疾病索引
Disorders Index

B

Beau 线　Beau's lines　463, 865, 884
Becker 痣　Becker's nevus　780
Bowen 样丘疹病　Bowenoid papulosis　343
Bowen 病　Bowen's disease　748
Buschke-Löwenstein 病，巨大尖锐湿疣　Buschke-Löwenstein, giant condylomata of　752
拔毛癖　Trichotillomania　858
白癜风　Vitiligo　684
白甲　Leukonychia　882
白色糠疹　Pityriasis alba　118, 689
白色浅表型甲真菌病　White superficial onychomycosis　876
白细胞碎裂性血管炎　Leukocytoclastic vasculitis　642
斑点状雀斑样痣　Speckled lentiginous nevus　778
斑秃　Alopecia areata　855
瘢痕疙瘩　Keloids　709
瘢痕疙瘩性痤疮　Acne keloidalis　283, 861
瘢痕性类天疱疮　Cicatricial pemphigoid　548
扁平苔藓　Lichen planus　250
变应性接触性皮炎　Allergic contact dermatitis　84
表皮囊肿　Epidermal cyst　717
表皮痣　Epidermal nevus　713
病毒疹　Viral exanthems　473
剥脱性红皮病　Exfoliative erythroderma　491

C

Churg-Strauss 综合征　Churg-Strauss syndrome　640, 649
Cowden 病　Cowden's disease　912
CREST 综合征　CREST syndrome　617, 832
草莓状血管瘤　Strawberry hemangiomas　815
层间蜂窝织炎　Dissecting cellulitism　861
常春藤毒素　Poison ivy　85
迟发性皮肤卟啉病　Porphyria cutanea tarda　675
持久斑疹性毛细血管扩张症　Telangiectasia macularis eruptiva perstans　157
持久性隆起性红斑　Erythema elevatum diutinum　653
出汗障碍（汗疱疹）　Dyshidrosis (pompholyx)　58
川崎综合征　Kawasaki syndrome　474
传染性红斑　Erythema infectiosum　468
传染性口角炎　Perlèche　450
唇部黑素斑　Labial melanocytic macule　782
刺激性接触性皮炎　Irritant contact dermatitis　82
丛状毛囊炎　Tufted folliculitis　860
痤疮　Acne　162

D

大疱性类天疱疮　Bullous pemphigoid　567-570, 568, 569
大疱性脓疱病　Bullous impetigo　268
带状疱疹　Herpes zoster　394
带状疱疹　Shingles　394
带状疱疹后神经痛　Postherpetic neuralgia　400
丹毒　Erysipelas　273
单侧痣样毛细血管扩张综合征　Unilateral nevoid telangiectasia syndrome　832
单纯疱疹　Herpes simplex　381
单纯性大疱性表皮松解症　Epidermolysis bullosa simplex　576
胆碱能性荨麻疹　Cholinergic urticaria　145
刀砍状硬皮病　En coup de sabre　622
德国麻疹　German measles　467
滴虫性阴道炎　Trichomonas vaginalis　440
第五病（传染性红斑）　Fifth disease　468
点滴状银屑病　Guttate psoriasis　212
叮人昆虫　Stinging insects　531
动脉性小腿溃疡　Arterial leg ulcers　74
动物咬伤　Animal bites　529
多形红斑　Erythema multiforme　626
多形性日光疹　Polymorphous light eruptions　671

E

恶性黑素瘤　Malignant melanoma　786
恶性雀斑样痣　Lentigo maligna　794

F

发疱性末端指（趾）炎　Blistering distal dactylitis　287
发育不良痣　Dysplastic nevi　782
肥大细胞增多病　Mastocytosis　156
非典型痣综合征　Atypical mole syndrome　782
狒狒综合征　Baboon syndrome　94
风疹　Rubella　467
蜂螫伤　Bee stings　531
蜂窝织炎　Cellulitis　273
妇女多毛症　Hirsutism　846
复合痣　Compound nevi　774
腹股沟肉芽肿　Granuloma inguinale　329

G

Gardner 综合征　Gardner's syndrome　913
干性湿疹　Eczema craquele　60
干燥病　Xerosis　60
杆菌性血管瘤病　Bacillary angiomatosis　827
狗咬伤　Dog bites　529
股癣　Tinea cruris　417
关节炎皮炎综合征　Arthritis-dermatitis syndrome　333
光化性唇炎　Actinic cheilitis　738
光化性粉刺　Actinic comedones　664
光化性角化病　Actinic keratosis　736
过敏性血管炎　Hypersensitivity vasculitis　642
过敏性紫癜　Henoch-Schönlein purpura　645

H

海绵状血管瘤　Cavernous hemangiomas　818
海浴疹　Seabather's eruption　540
寒冷性荨麻疹　Cold urticaria　146
汗管瘤　Syringoma　721
汗疱疹（出汗障碍）　Pompholyx (dyshidrosis)　58
黑寡妇蜘蛛咬伤　Black widow spider bites　512
黑棘皮病　Acanthosis nigricans　900
黑踵　Black heel　374
红斑狼疮　Lupus erythematosus　592
红痱　Miliaria rubra　205
红皮病型银屑病　Erythrodermic psoriasis　213
红细胞生成性原卟啉病　Erythropoietic protoporphyria　680
红癣　Erythrasma　419
花斑癣　Tinea versicolor　451
化脓性汗腺炎　Hidradenitis suppurativa　202
化脓性肉芽肿　Pyogenic granuloma　826, 889
坏疽性臁疮　Ecthyma gangrenosum　298
坏疽性脓皮病　Pyoderma gangrenosum　653
环状肉芽肿　Granuloma annulare　898
黄甲综合征　Yellow nails syndrome　884
黄色瘤　Xanthoma　902
灰泥角化病　Stucco keratosis　705
火激红斑　Erythema ab igne　694
火蚁螫伤　Fire ant stings　538
获得性大疱性表皮松解症　Epidermolysis bullosa acquisita　574

J

鸡眼　Corns　374
基底细胞癌　Basal cell carcinoma　724
急性痘疮样苔藓样糠疹　PLEVA　261
寄生虫病妄想症　Delusions of parasitosis　70
家族性慢性良性天疱疮　Benign familial chronic pemphigus　575
甲氨蝶呤　Methotrexate　229
甲剥离　Onycholysis　880
甲沟炎　Paronychia　867
甲真菌病　Onychomycosis　875
假单胞菌毛囊炎　Pseudomonas folliculitis　290
假性斑秃　Pseudopelade　860
假性卟啉病　Pseudoporphyria　679
尖锐湿疣　Condyloma acuminata　358
间擦疹　Intertrigo　418
睑缘炎　Blepharitis　242
腱黄瘤　Tendinous xanthoma　904
交界痣　Junction nevus　774
角化棘皮瘤　Keratoacanthoma　711
角质松解症，凹陷性　Keratolysis, pitted　416
角质松解症，剥脱性　Keratolysis, exfoliativa　55
疖　Furuncles (boils)　284
接触性皮炎　Contact dermatitis　81
接触性荨麻疹综合征　Contact urticaria syndrome　152
结节性多动脉炎　Polyarteritis nodosa　640
结节性红斑　Erythema nodosum　635
结节性黄瘤　Tuberous xanthoma　904
结节性痒疹　Prurigo nodularis　68
结节性硬化症　Tuberous sclerosis　909
疥疮　Scabies　497
静脉湖　Venous lake　825
静脉溃疡　Venous ulcers　73
酒渣鼻　Rosacea　198

K

Kaposi 肉瘤　Kaposi's sarcoma　827
口角唇炎　Angular cheilitis　450
口周皮炎　Perioral dermatitis　30, 195

L

莱姆病　Lyme disease　517
蓝痣　Blue nevus　782
老年性粉刺　Senile comedones　194
类丹毒　Erysipeloid　287
类天疱疮　Pemphigoid　567
类脂质渐进性坏死　Necrobiosis lipoidica　897
粟粒疹　Milia　194
臁疮　Ecthyma　272
淋病　Gonorrhea　330
鳞状细胞癌　Squamous cell carcinoma　744
落矶山斑点热　Rocky Mountain spotted fever　524

M

Mucha-Habermann 病　Mucha-Habermann disease　261
Muir-Torre 综合征　Muir-Torre syndrome　914
麻疹　Measles　460
蚂蚁　Ants　538
慢性单纯性苔藓　Lichen simplex chronicus　54, 63, 66

慢性结节性耳轮软骨皮炎　Chondrodermatitis nodularis chronica hellicis　716
慢性苔藓样糠疹　Pityriasis lichenoides chronica　261
猫咬伤　Cat bites　529
猫抓病　Cat-scratch disease　528
毛虫皮炎　Caterpillar dermatitis　510
毛发扁平苔藓　Lichen planopilaris　861
毛发红糠疹　Pityriasis rubra pilaris　240
毛周角化病　Keratosis pilaris　116
毛发囊肿　Pilar cyst　719
毛囊炎　Folliculitis　279
毛细血管扩张症　Telangiectasia　830
毛状白斑　Hairy leukoplakia　363
玫瑰痤疮　Acne rosacea　198
玫瑰糠疹　Pityriasis rosea　246
梅毒　Syphilis　315

N
男性化　Virilization　846
男性型秃发　Male-pattern baldness　842
男性雄激素性脱发　Androgenetic alopecia men　842
囊肿性痤疮　Cystic acne　174
脑膜炎球菌血症　Meningococcemia　299
念珠菌病　Candidiasis　440
尿道炎　Urethritis　309
脓疱型银屑病　Pustular psoriasis
脓溢性角皮病（Reiter 综合征）　Keratoderma blennorhagicum　216
脓肿　Abscesses　284
女性雄激素性脱发　Androgenetic alopecia female　844

P
PUPPP 综合征　PUPPP　152
盘状红斑狼疮　Discoid lupus erythematosus　596, 861
疱疹性湿疹　Eczema herpeticum　388
疱疹性瘭疽　Herpetic whitlow　873
疱疹样皮炎　Dermatitis herpetiformis　548, 554
皮肤 T 细胞淋巴瘤　Cutaneous T-cell lymphoma　754
皮肤 T 细胞淋巴瘤　T-cell lyphoma, cutaneous　754
皮肤划痕症　Dermographism　142
皮肤纤维瘤　Dermatofibroma　708
皮肤癣菌疹反应　Dermatophytid reaction　414
皮肤异色病　Poikiloderma　609
皮肤幼虫移行症　Cutaneous larva migrans　537
皮内痣　Dermal nevi　775
皮肌炎　Dermatomyositis　607
皮角　Cutaneous horn　706
皮脂缺乏性（干燥性）湿疹　Asteatotic eczema (xerosis)　60
皮脂腺瘤　Adenoma sebaceous　909
皮脂腺增生　Sebaceous hyperplasia　720
皮脂腺痣　Nevus sebaceousm　715
皮赘　Skin tags　706
蜱叮咬麻痹　Tick bite paralysis　526
匐行疹　Creeping eruptions　537
葡萄酒色斑　Port-wine stains　819
葡萄球菌性烫伤样皮肤综合征　Staphylococcal scalded skin syndrome　288

Q
Queyrat 增殖性红斑　Erythroplasia of Queyrat　749
钱币状湿疹　Nummular eczema　54
浅表扩散性黑素瘤　Superficial spreading melanoma　788
浅表性基底细胞癌　Superficial basal cell carcinoma　726
躯干下部痣（先天性巨大痣）　Bathing trunk nevus　778
雀斑　Ephelides　691
雀斑痣（肝斑）　Lentigo (liver spots)　691

R
日晒伤　Sunburn　233
乳房外 Paget 病　Extramammary Paget's disease　764
乳痂　Cradle cap　242
软垂疣　Acrochordon　706
软下疳　Chancroid　327

S
Schamberg 病　Schamberg's disease　656, 760
Spitz 痣　Spitz nevus　781
Stevens-Johnson 综合征　Stevens-Johnson syndrome　630
Sturge-Weber 综合征　Sturge-Weber syndrome　822
Sweet 综合征　Sweet's syndrome　650
色素性荨麻疹　Urticaria pigmentosa　156
珊瑚中毒　Coral poisoning　543
砷角化病　Arsenical keratoses　753
神经官能症性表皮剥脱　Neurotic excoriations　68
神经纤维瘤病　Von Recklinghausen's neurofibromatosis　905
生殖器疣　Genital warts　336
虱病　Pediculosis　506
湿疹性皮炎　Eczematous dermatitis　107
石棉状癣（石棉状糠疹）　Tinea amiantacea　243
嗜酸性毛囊炎　Eosinophilic folliculitis　358
手部湿疹　Hand eczema　50
手足口病　Hand, foot, and mouth disease
水痘　Chickenpox　389
水痘　Varicella　389
水泥皮炎及灼伤　Cement dermatitis and burns　95
水源性荨麻疹　Aquagenic urticaria　142
水源性瘙痒　Aquagenic pruritus　147

T
Terry 甲　Terry's nails　885

弹性假黄瘤　Pseudoxanthoma elasticum　916
糖皮质激素性痤疮　Steroid acne　33, 191
糖皮质激素性玫瑰痤疮　Steroid rosacea　30
糖皮质激素性萎缩　Steroid atrophy　34
特发性点状色素减少症　Idiopathic guttate hypomelanosis　689
特应性皮炎　Atopic dermatitis　105
体癣　Tinea corporis　420
天疱疮　Pemphigus　559
头癣　Tinea capitis　427
脱发性毛囊炎　Folliculitis decalvans　860

W

Wegener 肉芽肿病　Wegener's granulomatosis　640, 648
外耳炎　External otitis　294
外耳炎　Otitis externa　294
纹　Striae　15
窝状角质松解症　Pitted keratolysis　416
无疱性带状疱疹　Zoster sine herpete　402

X

系统性红斑狼疮　Systemic lupus erythematosus　600
细小病毒 B19 感染　Parvovirus B-19 infection　468
鲜红斑痣（葡萄酒色斑）　Nevus flammeus (port-wine stains)　819
限局性淋巴管瘤　Lymphangioma circumscriptum　825
先天性梅毒　Congenital syphilis　320
先天性痣　Congenital nevi　777
线状 IgA 大疱性皮病　Linear IgA bullous dermatosis　556
香料皮炎　Berlock dermatitis　682
小血管性血管炎　Small-vessel vasculitis　642
小叶性毛细血管瘤　Capillary hemangioma, lobular　826
新生儿中毒性红斑　Erythema toxicum neonatorum　582
猩红热　Scarlet fever　464
休止期脱发　Telogen effluvium　841
须部假性毛囊炎　Pseudofolliculitis barbae　280
须疮　Sycosis barbae　282
须癣　Tinea barbae　434
血管角化瘤　Angiokeratoma　824
血管性萎缩性皮肤异色病　Poikiloderma vasculare atrophicans　756
血管性水肿　Angioedema　147
血清病　Serum sickness　155
寻常型鱼鳞病　Ichthyosis vulgaris　115
荨麻疹　Urticaria　129
荨麻疹性血管炎　Urticarial vasculitis　154
蕈样肉芽肿　Mycosis fungoides　754

Y

压迫性荨麻疹　Pressure urticaria　144
咬伤　Bite wounds　530
药疹　Drug eruptions　490
腋毛发癣菌病　Trichomycosis axillaris　862
异维 A 酸　Isotretinoin　186
阴虱　Crab lice　506
阴道扁平苔藓，糜烂性　Vaginal lichen planus, erosive　255
阴道病，细菌性　Vaginosis, bacterial　313t
阴茎珍珠状丘疹　Pearly penile papules　339
银屑病　Psoriasis　209
隐匿癣　Tinea incognito　38, 417, 426
樱桃样血管瘤　Cherry angioma　824
营养不良性大疱性表皮松解症　Dystrophic epidermolysis bullosa　576
蝇蛆病　Myiasis　534
硬斑病　Morphea　620
硬皮病　Scleroderma　613
硬化萎缩性苔藓　Lichen sclerosis et atrophicus　257
痈　Carbuncles　284
疣　Warts　368
疣状癌　Verrucous carcinoma　752
疣状表皮痣　Verrucous epidermal nevus　714
游泳者瘙痒（血吸虫尾蚴性皮炎）　Swimmer's itch　539
幼儿急疹　Exanthem subitum　471
幼儿急疹　Roseola infantum　471
幼年良性黑素瘤　Benign juvenile melanoma　781
郁积性溃疡　Stasis ulcers　14
郁积性皮炎　Stasis dermatitis　72
远端甲分裂　Distal nail splitting　883
运动诱发的过敏反应　Exercise-induced anaphylaxis　145
晕痣　Halo nevi　781

Z

暂时性新生儿脓疱黑变病　Transient neonatal pustular melanosis　582
肢端雀斑痣样黑素瘤　Acral lentiginous melanoma　796
脂溢性角化病　Seborrheic keratosis　698
脂溢性皮炎　Seborrheic dermatitis　242
蜘蛛咬伤　Spider bites　512
蜘蛛痣　Spider angioma　830
跖疣　Plantar warts　374
指(趾)黏液囊肿　Digital mucous cyst　888
痣样基底细胞癌综合征　Nevoid basal cell carcinoma syndrome　731
中毒性表皮坏死松解症　Toxic epidermal necrolysis　491, 627
中毒性休克综合征　Toxic shock syndrome　479
棕隐士蜘蛛咬伤　Brown recluse spider bites　514
足部皲裂性湿疹　Chapped fissured feet　62
足癣　Tinea pedis　413

（吴江　何春涤译　陈洪铎校）

糖皮质激素（外用）* 全表见第 958 页

级别	商品名	%	通用名	规格（除非特殊注明，以下单位均为 g）
I	Cormax cream	0.05	丙酸氯倍他索	15, 30, 45
	Cormax ointment	0.05		15, 30, 45
	Cormax scalp solution	0.05		25ml, 50ml
	Ultravate cream	0.05	丙酸卤倍他索	15, 50
	Ultravate ointment	0.05		15, 50
	Diprolene lotion	0.05	增效二丙酸倍他米松	30ml, 60ml
	Diprolene ointment	0.05		15, 50
	Diprolene gel	0.05		15, 50
	Psorcon ointment	0.05	双醋二氟(拉)松	15, 30, 60
II	Cyclocort ointment	0.1	安西奈德	15, 30, 60
	Diprolene AF cream	0.05	增效二丙酸倍他米松	15, 50
	Diprosone ointment	0.05	二丙酸倍他米松	15, 45
	Elocon ointment	0.1	糠酸莫米松	
	Lidex cream	0.05	氟轻松	15, 30, 60, 120
	Lidex gel	0.05		15, 30, 60
	Lidex ointment	0.05		30, 60
	Lidex solution	0.05		20, 60ml
	Psorcon-E cream	0.05	双醋二氟拉松	15, 30, 60
	Psorcon-E ointment	0.05		15, 30, 60
	Topicort cream	0.25	去羟米松	15, 60
	Topicort gel	0.05		15, 60
	Topicort ointment	0.25		15, 60
III	Betatrex ointment	0.1	戊酸倍他米松	45
	Cultivate ointment	0.005	丙酸氟替卡松	15, 30, 60
	Diprosone cream	0.05	二丙酸倍他米松	15, 45
	Diprosone lotion	0.05	二丙酸倍他米松	20, 60ml
	Elocon ointment	0.1	糠酸莫米松	15, 45
IV	Aristocort A ointment	0.1	曲安奈德	15, 60
	Cyclocort cream	0.1	安西奈德	15, 30, 60
	Dermatop-E ointment	0.1	泼尼卡酯	15, 60
	Elocon cream	0.1	糠酸莫米松	15, 45
	Elocon lotion	0.1		30, 60ml
	Kenalog ointment	0.1	曲安奈德	15, 60
	Synalar ointment	0.025	氟轻松	15, 60
	Westcort ointment	0.2	氢化可的松	15, 45, 60
V	Betatrex cream	0.1	戊酸倍他米松	45
	Cutivate cream	0.05	丙酸氟替卡松	15, 30, 60
	Dermatop-E cream	0.1	泼尼卡酯	15, 60
	DesOwen ointment	0.05	地奈德	15, 60
	Kenalog cream	0.1	曲安奈德	15, 60, 80
	Locoid cream	0.1	丁酸氢化可的松	15, 45
	Locoid ointment	0.1		15, 45
	Locoid solution			20, 60cc
	Synalar cream	0.025	氟轻松	15, 60
	Westcort cream	0.2	戊酸氢化可的松	15, 45, 60
VI	Aclovate cream	0.05	泼尼卡酯	15, 45, 60
	Aclovate ointment	0.05	泼尼卡酯	15, 45, 60
	DesOwen cream	0.05	地奈德	15, 60, 90
	DesOwen lotion	0.05		2, 4 盎司
VII	Hytone cream	2.5	氢化可的松	1, 2 盎司
	Hytone lotion	2.5		2 盎司
	Hytone ointment	2.5		1 盎司

*以上根据效力分级，I 级最强。

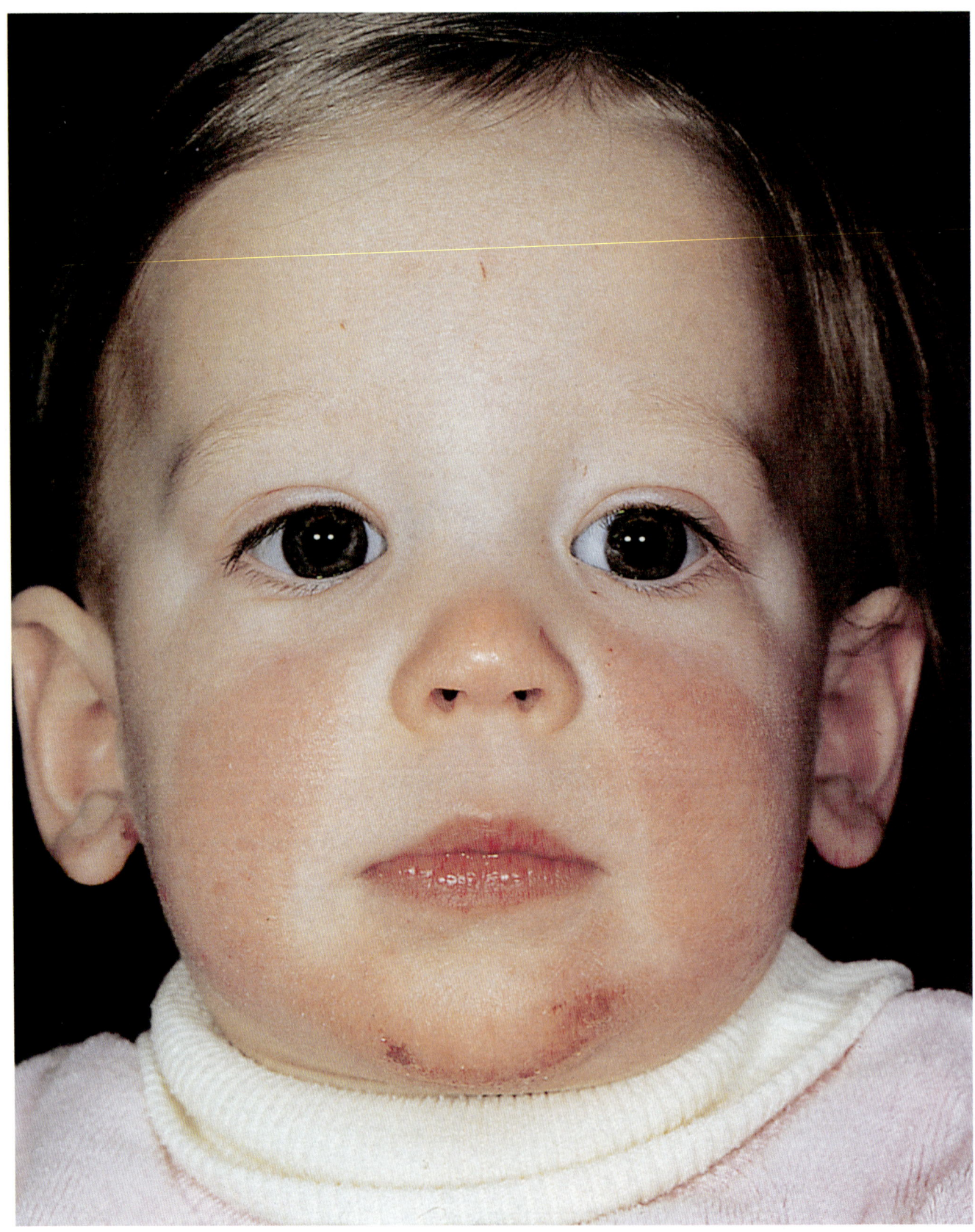

临床皮肤病学
CLINICAL DERMATOLOGY
（第四版）
诊断与治疗彩色图解指南
A COLOR GUIDE TO DIAGNOSIS AND THERAPY

注 意

　　医学在不断进步。虽然有关安全问题的注意事项必须遵守,但是由于新的研究和临床经验对我们知识的不断扩展,在治疗和用药方面做出某些改变也许是必须的或适宜的。建议读者核对所处方每种药品其生产厂家的最新产品信息,确认药物的推荐剂量、服用方法、时间及相关禁忌证。根据自己的经验和患者的病情,决定每一位病人的服药剂量和最佳治疗方法,是经治医师的责任。不论是出版商还是著者,对于因本出版物引起的任何个人或财产的损伤和(或)损失,均不承担任何责任。

出版者

诊断与治疗彩色图解指南

A COLOR GUIDE TO DIAGNOSIS AND THERAPY

临床皮肤病学
CLINICAL DERMATOLOGY
（第四版）

主　编　Thomas P. Habif
主　译　何春涤
副主译　徐世正　张建中
　　　　张学军　郑　敏
　　　　郝　飞　刘维达
主　审　陈洪铎
副主审　赵　辨　吴志华
　　　　白义杰　夏应魁

北京大学医学出版社
Peking University Medical Press

Clinical Dermatology: a Color Guide to Diagnosis and Therapy, 4th edition

Thomas P. Habif

ISBN-13: 978-0-323-01319-2

ISBN-10: 0-323-01319-8

Copyright© 2004, Mosby, Inc. All rights reserved.

Authorized Simplified Chinese translation from English language edition published by the Proprietor.

978-981-259-240-8

981-259-240-7

Elsevier (Singapore) Pte Ltd.

3 Killiney Road, #08-01 Winsland House I, Singapore 239519

Tel: (65) 6349-0200, Fax: (65) 6733-1817

First Published 2008

2008年初版

Simplified Chinese translation Copyright© 2008 by Elsevier (Singapore) Pte Ltd and Peking University Medical Press. All rights reserved.

Published in China by Peking University Medical Press under special agreement with Elsevier (Singapore) Pte Ltd. This edition is authorized for sale in China only, excluding Hong Kong SAR and Taiwan. Unauthorized export of this edition is a violation of the Copyright Act. Violation of this Law is subject to Civil and Criminal Penalties.

本书简体中文版由北京大学医学出版社与Elsevier (Singapore) Pte Ltd.在中国境内（不包括香港特别行政区及台湾）协议出版。本版仅限在中国境内（不包括香港特别行政区及台湾）出版及标价销售。未经许可之出口，是为违反著作权法，将受法律之制裁。

北京市版权局著作权合同登记号：图字：1-2004-5930

图书在版编目（CIP）数据

临床皮肤病学：诊断与治疗彩色图解指南/（美）哈比夫（Habif, T. P.）著；何春涤译.—北京：北京大学医学出版社，2007

书名原文：Clinical Dermatology：A Color Guide to Diagnosis and Therapy

ISBN 978-7-81071-336-8

Ⅰ.临… Ⅱ.①哈… ②何… Ⅲ.皮肤病—诊疗—指南 Ⅳ. R751-62

临床皮肤病学

主　　译：	何春涤
出版发行：	北京大学医学出版社（电话：010-82802230）
地　　址：	(100083) 北京市海淀区学院路38号　北京大学医学部院内
网　　址：	http://www.pumpress.com.cn
E-mail：	booksale@bjmu.edu.cn
印　　刷：	北京佳信达艺术印刷有限公司
经　　销：	新华书店
责任编辑：	李海燕　唐晓昱　邱阳　曹霞　畅晓燕　责任校对：杜悦　　责任印制：郭桂兰
开　　本：	889mm×1194mm　1/16　印张：65　字数：2097千字
版　　次：	2008年1月第1版 2008年1月第1次印刷
书　　号：	978-7-81071-336-8
定　　价：	798.00元

版权所有，违者必究

（凡属质量问题请与本社发行部联系退换）

译校人员名单

译者名单

中国医科大学附属第一医院
何春涤　肖　汀　杨振海　高兴华　徐宏慧　吴　江
金　鑫　来学民　赵丽萍　刘　勇　舒春梅

武汉大学医学院武汉大学人民医院
徐世正　夏玉民　傅继成　江　珊

北京大学人民医院
张建中　陈　雪　金　江

安徽医科大学附属第一医院
张学军　王培光

第三军医大学西南医院
郝　飞　周春丽　宋志强　赫　进　邓　军

浙江大学医学院附属第二医院
郑　敏　严建良　满孝勇　高文凤　楼　波

中国医学科学院中国协和医科大学皮肤病研究所
刘维达　谢世海　高建明　钟连声　李遇梅　佘晓东　吕雪莲

审校者名单

主　审　陈洪铎　中国医科大学附属第一医院
副主审　赵　辨　南京医科大学附属第一医院
　　　　吴志华　广东医学院皮肤病学研究所
　　　　白义杰　辽宁省人民医院
　　　　夏应魁　中国医科大学附属第二医院

译者前言

《临床皮肤病学——诊断与治疗彩色图解指南》（第4版）是一部颇具实用性和指导性的临床参考书。近1000张精美图片、新颖独特的表、框、线条图和模式图给人们以深刻印象。本书重点面向临床，以解决实际问题为主旨，特色鲜明：一、精选临床图片，特写逼真，文字说明简洁生动；二、采用了大量的表、框、线条图和模式图，对各种皮肤病的病因、病程，特别是临床特点、鉴别诊断及最新实用的治疗信息做了凝练的说明和展示，避免了过多文字赘述，使读者一目了然；三、编排很有特色。本书将疾病索引按英文字母顺序列于封二，又增加了按皮损特点排序的索引（放在正文第3页的皮肤病原发和继发损害处）、按皮损部位排序的索引（见第19页）和常用处方目录，便于从不同的角度查阅。本书适用于临床实习医生、研究生、低年资住院医师、乃至高年资医师和专家的参考。

本书的翻译是一项艰巨的工作。皮肤病病种繁多，为了中文版译名的规范，我们尽量与国内最新版全国科学技术名词审定委员会规定的命名保持统一，部分参考了目前国内皮肤病学界较为公认的名称。本书的中文排版和页数基本与原书相一致，并增加了中文病名索引。由于原书的常用处方药物和非处方药物大部分为国外商品名，我们在保留原文的基础上，仅对国内已有的药物名称进行了翻译。

参加翻译的人员有中国医科大学附属第一医院、武汉大学医学院武汉大学人民医院、北京大学人民医院、安徽医科大学附属第一医院、第三军医大学西南医院、浙江大学医学院附属第二医院及中国医学科学院中国协和医科大学皮肤病研究所的众多专家和医师。作为主审，陈洪铎院士对本书的翻译工作始终倾注了悉心的关心和指导，在此表示由衷的感谢。我国德高望重、经验丰富的皮肤性病学专家赵辨教授、吴志华教授、白义杰教授、夏应魁教授在百忙中参加了本书的审校，在此表示衷心的感谢。特别感谢中国医科大学附属第一医院的杨振海、肖汀、刘梅、徐宏慧、吴江、金鑫、朱红、王凯波、张丽、来学民、舒春梅、李晓东、周春林、崔绍山、郭哲、陈晶、王珍、郑松等医师在本书的翻译、前期排版及校对过程中所做的大量艰巨的工作。北京大学出版社领导的大力支持和编辑们的努力工作，使本书终于同广大读者见面，在此一并表示感谢。

本书涉及的学科知识广泛，在翻译过程中遇到不少困难。尽管全体翻译人员不懈努力，难免存在翻译上的偏差、不足、缺点，甚至错误，诚望医学界同道和热心读者不吝批评指正。相信本书能成为深受读者喜爱的临床皮肤病学参考书。

何春涤
2007年11月9日

著者前言

《临床皮肤病学》是为繁忙的临床医生准备的一本实用性参考书。它配有1000多张关于疾病描述、流行趋势及全面治疗信息的插图。通过粗体字标题易于查找所需信息,并可通过多种方式找到疾病。

本书按经典方式组织编排疾病顺序,常见病以黑体字印刷。书中包含各种皮肤病典型病例和疾病不同时期临床表现的图片。并详细介绍了基础皮肤外科技术,如Mohs显微外科手术也有描述,这样医生可以为患者提供更好的建议。疾病的基础理论、发病机理及少见病本书恕不赘述。

快速查询

1. 疾病索引(按字母排序,在封2)
2. 常见外用糖皮质激素目录(于疾病索引之后)
3. 皮损部位的鉴别诊断索引(放在书末)
4. 病损类型索引(第3页)
5. 处方目录(945页至973页)

如何使用本书

在校学生

学生们应从第1章中学习皮肤病的原发性和继发性皮损及每种皮肤病的鉴别诊断。从每个病损类型目录下选择几种常见的疾病来学。先仔细观察该皮损的特写图片,再翻到书中相应位置,对内容有一个整体认识后,看其中图片并阅读说明。

临床学生

在门诊您每天都能看到各种皮肤病,努力鉴别这些皮肤病或请教师指导。用放大镜或接目镜观察所见皮肤病,特别是皮肤肿瘤,配合查阅书中该内容,这样能获得大量相关知识。

学习第20章(皮肤良性肿瘤),21章(癌前皮肤病变和恶性非黑素瘤),22章(痣和恶性黑素瘤)。皮肤肿瘤很常见,识别它们的特点非常重要。

住院医师负责处置病人。请仔细阅读第2章,全面学习外用糖皮质激素的方法。这些有效的药物可治疗许多炎症性皮肤病。部分医生通常使用糖皮质激素作试验性治疗,只有治疗失败后才请会诊。外用糖皮质激素可以掩盖某些皮肤病的特点,或使某些皮肤病病情加重,或引起其他皮肤病。因此不要养成这样的不良习惯,在诊断不清时切勿治疗。

皮肤病的诊断看似简单,但请勿轻率的下诊断。要注意病史,仔细观察原发性皮损及其分布情况,做到深思熟虑。必要时寻求帮助。随着时间推移和经验的积累,在处理常见皮肤病时你将会逐渐感到得心应手。

临床实习医生

大部分皮肤病是由非专科从业医师,而不是皮肤科医师治疗的;这些非专科医师包括基础护理医生、从业护士、助理内科医生。负责治疗病人的临床医生应该阅读本书的使用指南。应熟悉不同强度各组糖皮质激素中至少几种外用药物应用。处方目录中有许多药物可供选择,每组目录中均列有多种含有相似成分并具有相同作用机理的药物。选择一系列药物,并积累其使用经验。

炎症性皮肤病的诊断经常混淆,有时病理活检对诊断有局限性。湿疹是皮肤科的常见病,可参阅第2、3章。痤疮每天都可以见到,可参阅第7章,有效的治疗会让担心自己容貌的年轻痤疮患者受益。色素沉着性皮损的临床诊断十分复杂。皮肤科医生经常可以在不做病理活检的情况下做出具体的诊断。

皮肤科医生

很多皮肤科医生用临床图片帮助病人消除疑虑。检查患者,做出诊断,随后让他观看该疾病的图片,很多患者见到类似之处后会比较安心。

本书是按照实用性参考书编写的。包括最常见的描述和最实用的治疗信息。所有的章节都经过Medline的查询。基础学科的细节、复杂的疾病机理及罕见皮肤病本书概不赘述。

关于摄影

本书照片是用中幅、35mm及数码相机拍摄。数码照片是用尼康数码相机、60mm近拍镜头和Canfield TwinFlash闪光灯拍摄。近拍相机拍出的照片与人们通过皮肤放大镜观察的效果相似，因此可精确的显示原发性皮损及其分布。在该版书的筹备过程中，有超过4000张新的数码照片备选。Dartmouth医学院皮肤科助理教授、医学博士Alan N. Binnick提供了所有反转片拍摄的新照片。作为临床医师、教师、摄影专家，他有25年的经验。他将收藏的所有临床照片都提供给了本书。

关于本书的出版

虽然作者撰写书稿，出版公司出书，然而一本书的制作过程是十分复杂的。参与本书制作的主要人员的名字放在首页。正如20年前我的第一个编辑曾说过，"如果人们知道写一本书是多么的棘手，他们将不会相信它最终会出版发行"。

本书的格式和页面设计是设计人员以传统方式通过对图片的剪切、粘贴，文本的组合而完成的。页面格式的设计是一门科学和艺术。Jeanne Genz是本书所有四版的页面设计者。本书的版面是用相对旧式、缓慢、非电脑化的专业技术所制作，表现出最大限度的平衡和整洁。电脑排版是无法胜任这一艺术性的工作。最终"粘贴"完成的书稿转换成数字文件，在高级感光纸上通过单张纸印刷机印刷完成。感光纸使油墨保留在纸面以提高清晰度；单张纸印刷机印刷缓慢，使油墨落点精确，图片非常清晰，色彩异常均衡。

Thomas P. Habif
2003

（吴　江　何春涤译　陈洪铎校）

目 录

1 诊断的基本原则和解剖学 1
　皮肤解剖学 1
　　表皮 1
　　真皮 1
　　皮肤神经和血管系统 1
　皮肤病的诊断 1
　　系统分析 2
　　检查技术 2
　　治疗方法 2
　　原发性皮损 2
　　继发性皮损 2
　　特殊皮损 17
　分区鉴别诊断 18

2 外用药物治疗和外用糖皮质激素 23
　外用药物治疗 23
　　润肤霜和洗剂 23
　　严重皮肤干燥（干燥病） 23
　　湿敷 24
　外用糖皮质激素 25
　　功效 25
　　赋形剂 26
　　糖皮质激素-抗生素混合物 27
　　霜剂药量的调配 27
　　应用 28
　　不良反应 30

3 湿疹及手部皮炎 41
　湿疹性炎症分期 43
　　急性湿疹性炎症 43
　　亚急性湿疹性炎症 44
　　慢性湿疹性炎症 48
　手部湿疹 50
　　刺激性接触性手部皮炎 51
　　特应性手部皮炎 53
　　变应性接触性皮炎 54
　　钱币状湿疹 54
　　慢性单纯性苔藓 54
　　复发性局灶性掌部角质剥脱 55

　　角化过度性湿疹 55
　　指尖湿疹 57
　　汗疱疹 59
　　Id反应 59
　湿疹：临床表现各异 60
　　皮脂缺乏性湿疹 60
　　钱币状湿疹 61
　足部皲裂性湿疹 62
　自身因素所致皮肤病 63
　　慢性单纯性苔藓 63
　　结节性痒疹 68
　　神经官能症性表皮剥脱 68
　精神性寄生虫病 70
　郁积性皮炎及静脉曲张性溃疡：
　静脉炎症后综合征 72
　　郁积性皮炎 72
　　湿疹性炎症类型 72
　　静脉性小腿溃疡 74

4 接触性皮炎与斑贴试验 81
　刺激性接触性皮炎 82
　变应性接触性皮炎 84
　　全身诱导的变应性接触性皮炎 84
　　临床表现 84
　　漆树皮炎 88
　　天然橡胶胶乳（NRL）过敏 90
　　鞋过敏 92
　　金属皮炎 93
　　水泥皮炎及烧伤 95
　　其他变应性接触性皮炎 95
　　下肢溃疡患者 97
　　化妆品及香料过敏 97
　接触性皮炎诊断 98
　　斑贴试验 98

5 特应性皮炎 105
　发病机制和免疫学 106
　临床表现 107
　　婴儿阶段（出生至2岁） 108

儿童阶段（2～12岁） 111
成人阶段（12岁至成人） 114
伴随特征 115
皮肤干燥和干皮病 115
寻常型鱼鳞病 115
毛周角化病 116
掌纹加深 118
白色糠疹 118
特应性皱褶 118
白内障和圆锥角膜 118
诱发因素 120
温度变化和出汗 120
湿度下降 120
过度清洗 120
接触刺激性物质 120
接触变应性 120
气源性变应原 120
微生物 120
食物 120
情绪紧张 120
治疗 120
干性皮肤 122
炎症和感染 122
婴儿 123
儿童和成人 123
焦油 124
顽固性病例的住院治疗 125
润滑作用 125
镇静剂及抗组胺药 125
光疗 126
饮食控制和母乳喂养 126

6 **荨麻疹和血管性水肿** 129
临床表现 130
病理生理学 133
荨麻疹患者的初始评估 134
急性荨麻疹 134
慢性荨麻疹 136
荨麻疹的治疗 139
抗组胺剂 140
肾上腺素 141
口服糖皮质激素 141
免疫疗法 141
物理性荨麻疹 142
皮肤划痕症 142
压迫性荨麻疹 144
胆碱能性荨麻疹 145
运动诱发的过敏反应 145

寒冷性荨麻疹 146
日光性荨麻疹 147
热、水及震动性荨麻疹 147
水源性瘙痒 147
血管性水肿 147
获得性血管性水肿 148
遗传性血管性水肿 151
接触性荨麻疹综合征 152
妊娠瘙痒性荨麻疹性丘疹和斑块 152
荨麻疹性血管炎 154
血清病 155
肥大细胞增多病 156

7 **痤疮、酒渣鼻及相关疾病** 162
痤疮 162
分类 163
诊断和治疗的概述 163
病因学和发病机制 169
痤疮治疗方法 170
痤疮治疗 171
痤疮治疗的药物 178
痤疮的外科治疗 190
其他类型痤疮 190
口周皮炎 195
治疗 197
酒渣鼻（玫瑰痤疮） 198
皮肤表现 198
眼玫瑰痤疮 200
治疗 200
化脓性汗腺炎 202
临床表现 202
发病机制 202
治疗 203
痱 205
白痱 205
红痱 205
深痱 205

8 **银屑病和其他丘疹鳞屑性疾病** 209
银屑病 209
慢性斑块状银屑病 212
点滴状银屑病 212
泛发性脓疱型银屑病 213
红皮病型银屑病 213
光敏性银屑病 214
头皮银屑病 214
掌跖银屑病 214
掌跖脓疱型银屑病 214

脓溢性角皮病（Reiter 综合征） 216
阴茎银屑病和 Reiter 综合征 216
指（趾）脓疱型银屑病 216
反向银屑病（皱褶部位或间擦部位银屑病） 217
人类免疫缺陷病毒（HIV）诱发的银屑病 217
指（趾）甲银屑病 218
银屑病性关节炎 220

毛发红糠疹 240

脂溢性皮炎 242
婴儿（乳痂） 242
幼儿（石棉状糠疹和睑缘炎） 242
青少年和成人（典型脂溢性皮炎） 245
获得性免疫缺陷综合征 245

玫瑰糠疹 246

扁平苔藓 250
局限性丘疹 250
肥厚性扁平苔藓 252
泛发性扁平苔藓和苔藓样药疹 252
掌跖扁平苔藓 252
毛囊性扁平苔藓 252
口腔黏膜扁平苔藓 254
糜烂性阴道扁平苔藓 255
指（趾）甲扁平苔藓 255

硬化萎缩性苔藓 257
阴茎硬化萎缩性苔藓 258

苔藓样糠疹 261

9 **细菌感染性疾病** 267
皮肤感染 267
脓疱病 267
臁疮 272
蜂窝织炎和丹毒 273
特殊部位的蜂窝织炎 274
坏死性筋膜炎 278

毛囊炎 279
葡萄球菌性毛囊炎 279
毛周角化病 280
须部假性毛囊炎（剃刀肿块） 280
寻常须疮 282
瘢痕疙瘩性痤疮 283

疖和痈 284
复发性疖病 286

类丹毒 287

发疱性末端指（趾）炎 287

葡萄球菌性烫伤样皮肤综合征 288

铜绿假单胞菌感染 290

假单胞菌毛囊炎 290
假单胞菌热足综合征 290
假单胞菌蜂窝织炎 292
外耳炎 294
恶性外耳炎 297
趾蹼感染 298
坏疽性臁疮 298

脑膜炎球菌血症 299

非结核分枝杆菌 304

10 **性传播性细菌感染** 307
性传播疾病的表现 307
生殖器溃疡 307
梅毒 315
发病率 315
分期 315
传播的危险性 317
苍白螺旋体 317
Ⅰ期梅毒 317
Ⅱ期梅毒 318
潜伏梅毒 320
Ⅲ期梅毒 320
梅毒和人免疫缺陷病毒 320
先天梅毒 320
梅毒血清学 321
梅毒的治疗 323
梅毒的治疗后评估 324

少见的性传播疾病 325
性病性淋巴肉芽肿 325
软下疳 327
腹股沟肉芽肿(Donovan 病) 329

以尿道炎和宫颈炎为特征的疾病 330
淋病 330
淋病奈瑟菌 330
非淋球菌性尿道炎 334

11 **性传播性病毒感染** 336
生殖器疣 336
人乳头状瘤病毒 336
发病率 336
传染 336
临床表现 337
诊断 340
治疗 340

Bowen 样丘疹病 343

传染性软疣 344

生殖器单纯疱疹 346

患病率 346

危险因素 346

传染率 348

原发感染和复发感染 348

预防 350

实验室诊断 350

血清学 351

社会心理影响 352

生殖器疱疹的治疗（疾病预防与控制中心指南） 352

妊娠期生殖器单纯疱疹 354

新生儿 HSV 感染 354

获得性免疫缺陷综合征 356

人类免疫缺陷病毒（HIV）致病机制 356

诊断 356

免疫状况评估（CD4$^+$T 细胞测定） 357

疾病预防与控制中心修订的分类和处理方法 357

HIV 感染相关皮肤病 358

12 疣、单纯疱疹及其他病毒感染 368

疣 368

寻常疣 371

丝状疣和指状疣 372

扁平疣 373

跖疣 374

甲下及甲周疣 378

生殖器疣 378

传染性软疣 379

单纯疱疹 381

口唇单纯疱疹 384

皮肤单纯疱疹 386

疱疹性湿疹 388

水痘 389

免疫抑制患者水痘 391

水痘和 HIV 感染 391

妊娠期水痘 391

先天性和新生儿水痘 392

带状疱疹 394

水痘免疫后的带状疱疹 398

带状疱疹与 HIV 感染 398

妊娠期带状疱疹 398

综合征 398

后遗神经痛的预防：早期抗病毒药物结合抗抑郁药 404

后遗神经痛的治疗 404

13 浅部真菌感染 409

皮肤癣菌引起的真菌感染 409

癣 413

足癣 413

窝状角质松解症 416

股癣 417

体癣和面癣 420

手癣 425

隐匿癣 426

头癣 427

须癣 434

真菌感染的治疗 434

念珠菌病 440

正常潮湿部位的念珠菌病 440

大面积皮肤皱襞处念珠菌病 446

小面积皮肤皱襞处念珠菌病 449

慢性皮肤黏膜念珠菌病 450

花斑癣 451

糠秕孢子菌性毛囊炎 454

14 发疹病和药疹 457

发疹病 460

麻疹 460

手足口病 462

猩红热 464

风疹 467

传染性红斑 468

幼儿急疹 471

肠道病毒：埃可病毒和柯萨奇病毒疹 473

川崎综合征 474

超抗原毒素介导的疾病 478

中毒性休克综合征 479

皮肤药物反应 482

药疹：临床类型和最常见过敏药物 485

发疹型（斑丘疹） 485

荨麻疹 488

瘙痒 489

药疹 490

急性泛发性发疹性脓疱病 490

痤疮样（脓疱性）疹 490

湿疹 490

水疱性药疹

多形红斑和中毒性表皮坏死松解 491

剥脱性红皮症 491

固定型药疹 492

苔藓样变（扁平苔藓样药疹） 493

红斑狼疮样药疹 493

光感性疹　493
　　色素沉着　494
　　血管炎　494
　　淋巴瘤样药疹　494
　　化疗引起的肢端红斑　494

15　感染与叮咬　497
　疥疮　497
　　解剖学特征、生活周期和免疫学　499
　　长期护理机构中的疥疮　505
　虱病　506
　　生物学和生活周期　506
　毛虫皮炎　510
　蜘蛛　512
　　黑寡妇蜘蛛　512
　　棕隐士蜘蛛　514
　蜱　516
　　莱姆病和游走性红斑　517
　　落矶山斑点热和无斑点热　524
　　蜱叮咬麻痹　526
　　去除蜱　527
　猫抓病和相关疾病　528
　　神经系统并发症　528
　　杆菌性血管瘤病　528
　动物和人咬伤　529
　昆虫螫刺　531
　　毒性反应　531
　　变态反应　531
　　毒液皮肤试验和免疫治疗指征　532
　昆虫叮咬　533
　　丘疹性荨麻疹　533
　　跳蚤　533
　　蝇蛆病　534
　　蚊子　536
　匐行疹　537
　蚂蚁　538
　　火蚁　538
　游泳相关皮炎　539
　　游泳者瘙痒（淡水）　539
　　刺丝囊叮咬　539
　　佛罗里达、加勒比海、巴哈马群岛　541
　　棘皮动物（海胆和海星）　543

16　水疱和大疱性疾病　547
　水疱　547
　　自身免疫性水疱病　547
　　主要的水疱性疾病　547
　　分类　550

　　大疱性疾病的诊断　551
　疱疹样皮炎和线状 IgA 大疱性皮病　554
　　谷胶敏感性肠病　556
　　淋巴瘤　556
　　疱疹样皮炎的诊断　556
　糖尿病患者的大疱　559
　天疱疮　559
　　寻常型天疱疮　561
　　落叶型天疱疮、IgA 型天疱疮和红斑型天疱疮　562
　　天疱疮的诊断　564
　　治疗　565
　　天疱疮和其他疾病的相关性　566
　类天疱疮性疾病　567
　　大疱性类天疱疮　567
　　局限性类天疱疮　571
　　儿童慢性良性大疱性皮病　572
　　妊娠疱疹（妊娠性类天疱疮）　573
　类天疱疮样疾病　574
　　获得性大疱性表皮松解症　574
　家族性慢性良性天疱疮　575
　大疱性表皮松解症　576
　新生儿伴有水疱、脓疱、糜烂和溃疡的疾病　577

17　结缔组织病　587
　诊断　587
　　抗核抗体检查　587
　红斑狼疮　592
　　临床分型　592
　　皮肤型红斑狼疮亚型　593
　　慢性皮肤型红斑狼疮　596
　　亚急性皮肤型红斑狼疮　598
　　系统性红斑狼疮　600
　　红斑狼疮其他皮肤体征　602
　　药物性红斑狼疮　603
　　新生儿红斑狼疮　604
　　皮肤型红斑狼疮诊断与处置　605
　　治疗　605
　皮肌炎与多发性肌炎　607
　　多发性肌炎　607
　　皮肌炎　607
　硬皮病　613
　　系统性硬化症　613
　　化学品诱发性硬皮病　613
　　CREST 综合征　617
　　局限性硬皮病　620

18　超敏综合征和血管炎　626
　超敏综合征　626

多形红斑 626
Stevens-Johnson 综合征/中毒性表皮坏死松解
症类疾病 630
    Stevens-Johnson 综合征 630
    中毒性表皮坏死松解症 632
结节性红斑 635
血管炎 637
小血管性血管炎 642
    过敏性血管炎 642
    过敏性紫癜 645
ANCA 相关的小血管炎 648
    Wegener 肉芽肿 648
    Churg-Strauss 综合征 649
    显微镜下多血管炎 649
ANCA 阴性小血管炎 649
嗜中性粒细胞性皮病 650
    Sweet 综合征（急性发热性嗜中性皮病） 650
    持久性隆起性红斑 653
    坏疽性脓皮病 653
Schamberg 病 656

19 光线性疾病及色素性疾病 661
光生物学 661
日光损伤性皮肤 662
晒黑和晒伤 668
防晒 668
多形性日光疹 671
夏令水疱病和种痘样水疱病 674
卟啉病 675
    迟发性皮肤卟啉病 675
    假性卟啉病 679
    红细胞生成性原卟啉病 680
光毒反应 681
光过敏反应 683
色素减退性疾病 684
    白癜风 684
    特发性点状色素减少症 689
    白色糠疹 689
    贫血痣 690
    结节性硬化病 690
色素沉着性疾病 691
    雀斑 691
    儿童黑子 691
    成人黑子 691
    黄褐斑 692
    咖啡斑 694
    糖尿病性皮病 694
    火激红斑 694

20 皮肤良性肿瘤 698
脂溢性角化病 698
灰泥角化病 705
黑色丘疹性皮病 706
皮角 706
皮赘（软垂疣）和息肉 706
皮肤纤维瘤 708
肥大性瘢痕和瘢痕疙瘩 709
角化棘皮瘤 711
表皮痣 713
皮脂腺痣 715
慢性结节性耳轮软骨皮炎 716
表皮囊肿 717
毛发囊肿（皮脂腺囊肿） 719
老年性皮脂腺增生 720
汗管瘤 721

21 癌前期及非黑素瘤恶性皮肤肿瘤 724
基底细胞癌 724
    病理生理学 725
    组织学特征 726
    临床类型 726
    治疗及复发危险性 732
光化性角化病 736
鳞状细胞癌 744
四肢鳞状细胞癌（Marjolin 溃疡） 747
Bowen 病 748
Queyrat 增殖性红斑 750
黏膜白斑病 751
疣状癌 753
砷角化病及其他与砷有关的皮肤病 753
皮肤 T 细胞淋巴瘤 754
乳房 Paget 病 763
乳房外 Paget 病 764
皮肤转移癌 765

22 痣和恶性黑素瘤 773
黑素细胞痣 773
    普通痣 774
    特殊类型 776
    非典型痣 782
恶性黑素瘤 786
    浅表扩散性黑素瘤 789
    结节性黑素瘤 792
    恶性雀斑痣样黑素瘤 794
    肢端雀斑痣样黑素瘤 796
    类似黑素瘤的良性损害 797
    皮肤镜 798

非典型黑素细胞痣的分类　799
　　　妊娠、口服避孕药、预后和危险因素　806
　处理　806
　　活检　806
　　初始诊断　808
　　随访检查　808
　分期和预后　810
　　黑素瘤分期系统　810
　治疗　810
　　恶性雀斑样痣的治疗　811

23　血管肿瘤与畸形　814
　先天性血管损害　814
　　婴儿血管瘤　815
　　血管畸形　819
　获得性血管损害　824
　　樱桃样血管瘤　824
　　血管角化瘤　824
　　静脉湖　825
　　限局性淋巴管瘤　825
　　化脓性肉芽肿（小叶性毛细血管瘤）　826
　　Kaposi 肉瘤　827
　毛细血管扩张　830
　　蜘蛛痣　830
　　遗传性出血性毛细血管扩张症　831
　　单侧痣样毛细血管扩张综合征　832
　　硬皮病　832
　　泛发性特发性毛细血管扩张症　832

24　毛发疾病　834
　解剖学　834
　生理学　836
　脱发的评估　838
　弥漫性脱发　841
　限局性脱发　842
　　男性的雄激素源性脱发（男性型秃发）　842
　　肾上腺雄激素源性女性型脱发　844
　　妇女多毛症　846
　　斑秃　855
　　拔毛癖　858
　　牵拉性（美容性）秃发　859
　　瘢痕性秃发　860
　毛发癣菌病　862

25　甲病　864
　解剖学和生理学　864
　正常变异　868
　与皮肤病相关的甲病　869

　获得性甲病　871
　　细菌和病毒感染　871
　　甲真菌感染　874
　　创伤　880
　甲与内脏疾病　884
　遗传性甲异常　886
　甲颜色变化和药物诱发的甲变化　886
　肿瘤　888

26　内脏疾病的皮肤表现　893
　内脏恶性肿瘤与皮肤病　893
　　皮肤副肿瘤综合征　893
　糖尿病的皮肤表现　896
　　类脂质渐进性坏死　896
　　环状肉芽肿　898
　黑棘皮病　900
　黄色瘤和异常脂蛋白血症　902
　神经纤维瘤病　905
　结节性硬化症　909
　恶性肿瘤相关的遗传性皮肤病　912
　　Cowden 病（多发性错构瘤综合征）　912
　　Muir-Torre 综合征　914
　　Gardner 综合征　915
　弹性假黄瘤　916
　遗传性皮肤病家庭咨询指导　917

27　皮肤外科操作　921
　局部麻醉　922
　止血　922
　伤口愈合　923
　　手术后伤口护理　925
　皮肤活检术　926
　　钻孔活检术　926
　　削切活检术和削切术　926
　　单纯剪除术　928
　电干燥法和匙刮术　929
　匙刮术　930
　　技术——匙刮术　930
　　技术——基底细胞癌的电干燥法和匙刮术　930
　钝性分离　931
　冷冻外科　931
　囊肿摘除术　933
　Mohs 显微外科　934
　化学剥脱术　936
　填充物质　936
　吸脂术　936
　激光　937
　肉毒毒素　938

皮肤解剖

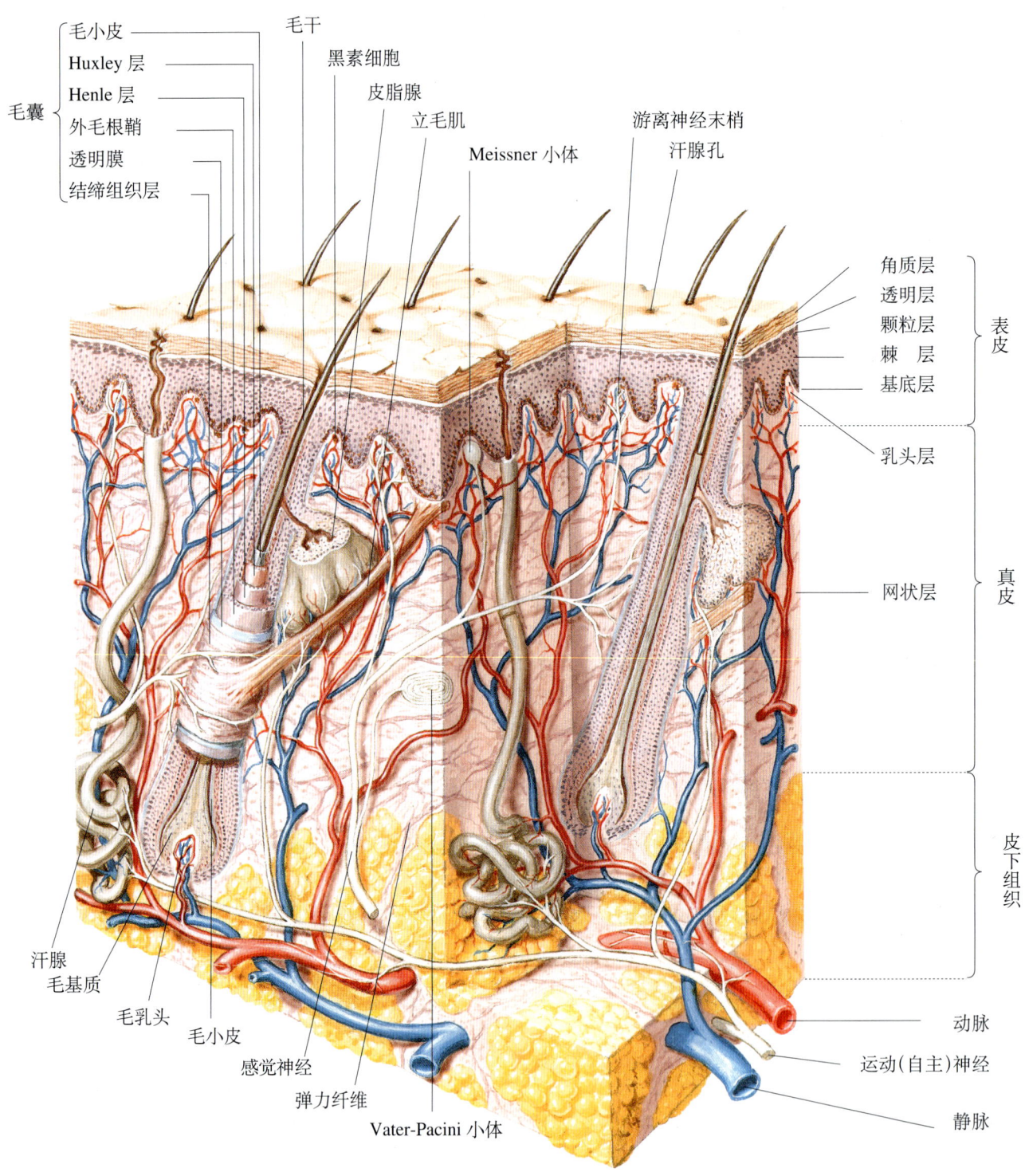

(Copyright 1967, CIBA Pharmaceutical Company, Division of CIBA-GEIGY Corporation. Reprinted with permission from Clinical Symposia. Illustrated by Frank H. Netter, M.D. All rights reserved.)

1 诊断的基本原则和解剖学
Principles of Diagnosis and Anatomy

- 皮肤解剖学　1
  - 表皮　1
  - 真皮　1
  - 皮肤神经和血管系统　1
- 皮肤病的诊断　1
  - 系统分析　2
  - 检查技术　2
  - 治疗方法　2
  - 原发性皮损　2
  - 继发性皮损　2
  - 特殊皮损　17
- 分区鉴别诊断　18

皮肤解剖学 Skin anatomy

皮肤可分为三层：表皮、真皮和皮下组织。背部和伸侧的皮肤较腹部和屈侧的皮肤要厚一些。

表皮 Epidermis

表皮是皮肤的最外层，由复层鳞状上皮细胞组成。表皮的厚度不等，眼睑最薄，为0.05mm；掌跖部位最厚为1.5mm。真皮与表皮之间的微观结构比较复杂，具体将在第16章进行讨论。表皮的最内层为单层柱状的基底细胞。基底细胞可以分化为角质形成细胞（棘细胞），以组成棘细胞层。棘层细胞之间靠细胞间桥或棘突相互连接，组织学上表现为细胞间的条带。角质形成细胞可以合成不可溶性蛋白质，该蛋白存在于细胞内，最终变成表皮外层（角质层）的主要成分。这些细胞逐渐变平，在其胞质中出现颗粒（颗粒层），最终移行至皮肤表面死亡并形成角质层。在表皮中有3种树突状细胞：合成黑色素的黑素细胞、作为皮肤免疫反应屏障的郎格汉斯细胞以及功能尚未明确的Merkel细胞。

真皮 Dermis

各部位真皮厚度也不同，从眼睑0.3mm到背部3.0mm不等。真皮由胶原纤维、弹力纤维和网状纤维三种结缔组织构成。可分为两层，上层较薄，称为乳头层，由一些随机排列的细胶原纤维组成；下层较厚，称为网状层，从乳头层的基底部一直延伸至皮下组织，该层由平行于皮肤表面的粗胶原纤维组成。组织细胞是游走的巨噬细胞，可吞噬聚集含铁血红素、黑色素及炎症后的分解产物。原本位于血管内的肥大细胞，可合成并释放组胺和肝素。

皮肤神经和血管系统

皮肤的触压觉可由Meissner和Vater-Pacini小体所感知。而痛觉、痒感和温度觉则由真皮乳头层内无髓鞘的神经纤维末梢所感知。炎症因素所致低强度的刺激产生痒感，而炎症所致高强度的刺激则产生痛感。因此，搔抓可将难以忍受的痒感转变为稍可耐受的痛感，并以此来缓解瘙痒。

皮肤运动神经是由自主神经系统支配的。其中支配血管（血管收缩）、立毛肌和顶泌汗腺的是肾上腺素能神经。支配外泌汗腺的则是胆碱能神经。皮脂腺由内分泌系统所调控，其上没有自主神经纤维的分布。头发毛囊的结构将于第24章阐述。

皮肤病的诊断 Diagnosis of skin disease

还有什么比皮肤病的诊断更容易呢？病变就摆在你的眼前！但为什么非皮肤科医师在描述他们所见时会遇到如此大的困难？

有如下三方面的原因。首先，从字面上讲就有好几百种皮肤病。其次，同一种疾病的表现可以变化多样。例如普通的脂溢性角化，表面可呈光滑、粗糙或是侵蚀性的，而边缘可以是规整的，也可以像黑素瘤样不规则。再次，皮肤病在形态上是动态发展变化的。很多疾病都经历着一个演变的过程：例如单纯疱疹，开始可能只表现为红色丘疹，而后发展成水疱，再后糜烂，最终结痂愈合。当你能够识别上百种皮肤病各自的病变形态和演变阶段所具有的特征性变化，既而能够识别上千种的相互转变，才能自信地进行诊断。因此，看起来很容易做出的诊断，而实际上是相当困难的。

皮肤病学是一门形态学科。如同其他专业一样，病史的收集相当重要；然而，更为重要的是，具备对所观察到的病变进行充分描述的能力。对皮肤病进行诊断需要有序的和逻辑性的分析。应该避免仓促地看一眼后就试图快速做出诊断。

系统分析

接诊皮肤病患者，推荐如下方法采集信息：

病史 获得简要的病史，记录病变所持续的时间、发生的频率、皮损的部位、症状、家族史、过敏史、职业史以及既往的治疗情况。

分布 让患者完全暴露以明确出疹的范围。

原发性损害 明确原发性损害。仔细地检查皮损，应用放大镜对观察皮损可提供有价值的帮助。明确任何继发性损害和特异性皮损的性质。

鉴别诊断 列出需要鉴别的疾病。

检验 进行活检及实验室检查，如皮肤活组织检查、针对真菌的氢氧化钾试验、皮屑检查疥虫、革兰染色、真菌和细菌培养、细胞学检查（Tzanck涂片试验）、Wood灯检查、斑贴试验、暗视野检查以及血液检查。

检查技术

分布 应对患者的皮肤进行系统检查。仅对皮肤进行广泛的扫视是不够的。最有效的办法是人为将皮肤表面分为几个区域，然后仔细地分别检查每个区域。例如，当研究面部的时候，应检查每只眼睛周围的区域、鼻、口、颊部和太阳穴周围。

在检查的过程中，患者可能仅展示小片皮肤，而告诉医师其他部位的皮疹看上去与此相同，并希望马上得到诊断。实际上其他皮损与他所展示的看起来可能一样，也可能不一样。所以，应对皮肤病患者进行完整的皮肤检查，以明确病变分布并确诊。而治疗所用药物剂量也要依病损的范围而定。现在很多皮肤科医师主张对所有患者进行全面的皮肤检查，但另一些医师主张因人而异，例如要求治疗跖疣的患者脱去所有衣物进行检查，他们会感到不自在。

原发性损害和特征性表现 首先应仔细检查皮损，而回顾疾病的发展过程将对了解其分布提供有价值的信息。用放大镜进行近距离检查可提供更多的信息。通常可在识别原发性损害的同时确定与该表现相符的诊断。因此，医生应掌握所有常见皮肤病的特征性表现，并通过检查已知疾病的皮损积累经验。肉色丘疹可能是疣、皮脂腺增生或基底细胞癌。本书中将对很多皮损的特征性表现进行图解。

治疗方法

大多数皮肤病能够被很多化学制剂和技术治愈。但如果诊断还未明确，则不应先给予药物治疗，尤其是外用糖皮质激素。一些医师试图用各种药物进行试验性治疗，假如失败了，再让患者去找专家。但这是一种既不符合逻辑也不高效的行医方法。

原发性皮损 Primary lesions

大多数皮肤病开始于一些基本的皮损，这些皮损被称为原发性皮损。明确这些原发性皮损是准确解释和描述皮肤病的关键。它们的存在可为疾病诊断提供最初考虑的方向，并为鉴别诊断提供依据。原发性皮损的定义及其鉴别诊断见第3～11页，并附图说明。

继发性皮损 Secondary lesions

继发性皮损是在皮肤病的演变过程中发展而来的，或是由于搔抓和感染产生的。在那些需要推测原发性皮损发展变化的病例中，它们可能是当前惟一存在的皮损类型。继发性皮损的鉴别诊断见第12～16页，并附图说明。

原发性皮损——斑疹

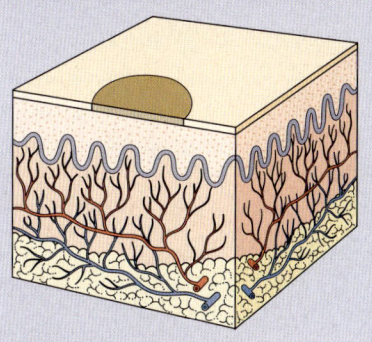

斑疹（macule）

限局性皮肤颜色改变，可呈棕色、蓝色、红色或是色素脱失等

棕色
Becker 痣（p.780）
咖啡斑（p.694）
红癣（p.419）
固定型药疹（p.492）
雀斑（p.691）
交界痣（p.774）
雀斑样痣（p.691）
恶性雀斑样痣（p.794）
黄褐斑（p.692）
光敏性药疹（p.683）
光毒性药疹（p.681）
郁积性皮炎（p.73）
黑掌癣

蓝色
文身
青斑（阴虱）（p.508）
蒙古斑
褐黄病

红色
药疹（p.485）
幼年类风湿性关节炎
　（Still 病）
风湿热
二期梅毒（p.318）
病毒疹（p.473）

色素脱失
特发性点状色素减少症（p.689）
贫血痣（p.690）
斑驳病
炎症后银屑病（p.222）
放射性皮炎
花斑癣（p.451）
结节性硬化症（p.690）
白癜风（p.684）

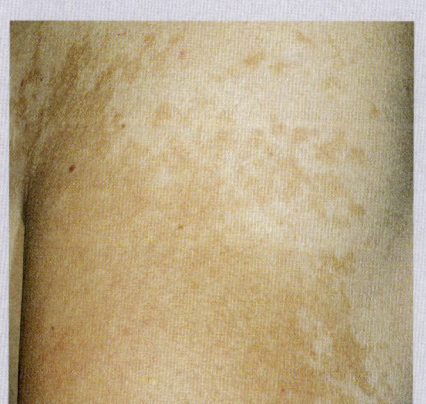
Becker 痣

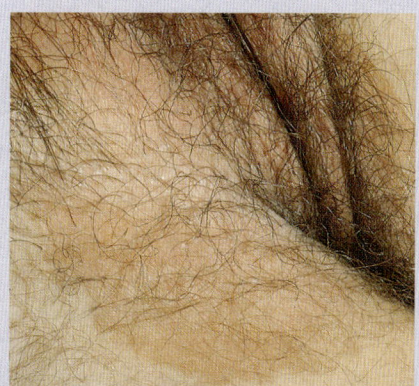
红癣

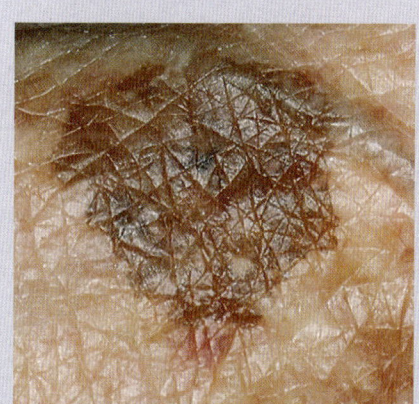
雀斑样痣

结节性硬化症

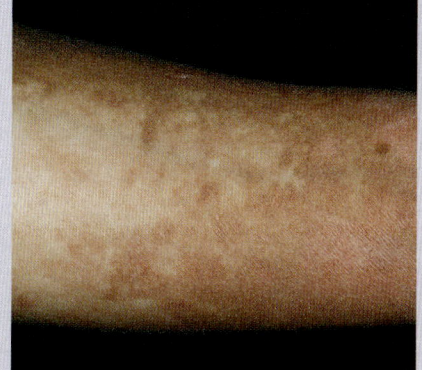
光毒性药疹

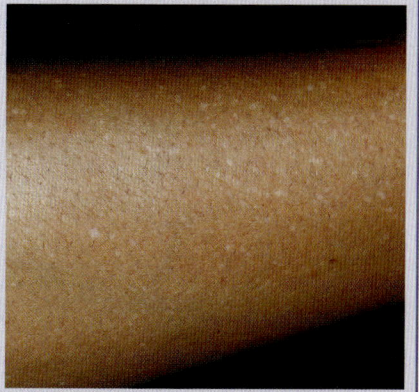
特发性点状色素减少症

原发性皮损——丘疹

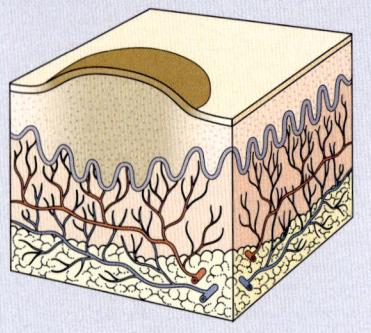

丘疹（papule）

隆起的实质性皮损，直径可达 0.5cm；颜色不同，可以融合形成斑块

肉色、黄色或白色
皮赘（p.706）
皮脂腺腺瘤（p.909）
基底细胞癌（p.724）
闭合性粉刺（痤疮）（p.171）
扁平疣（p.373）
环状肉芽肿（p.898）
光滑苔藓
硬化性萎缩性苔藓（p.257）
粟粒疹（p.194）
传染性软疣（p.379）
痣（真皮的）（p.776）
神经纤维瘤（p.906）
珍珠状阴茎丘疹（p.339）
弹性假黄瘤（p.916）
皮脂腺增生（p.720）
软疣（p.706）
汗管瘤（p.721）

褐色
皮肤纤维瘤（p.708）
毛囊角化病
黑素瘤（p.786）
痣（p.774）
脂溢性角化病（p.698）
色素性荨麻疹（p.156）
疣（p.371）

红色
痤疮（p.172）
特应性皮炎（p.107）
猫抓病（p.528）
樱桃样血管瘤（p.824）
胆碱能性荨麻疹（p.145）
耳轮软骨皮炎（p.716）
湿疹（p.414）
毛囊炎（p.279）
虫咬皮炎（p.534）
毛发角化病（p.116）
白细胞碎裂性血管炎（p.643）
痱（p.205）
多形性日光疹（p.672）
银屑病（p.212）
化脓性肉芽肿（p.826）
疥疮（p.500）
荨麻疹（p.130）

蓝色或紫色
血管角化瘤（p.824）
蓝痣（p.782）
扁平苔藓（p.250）
淋巴瘤
Kaposi 肉瘤（pp.365，827）
黑素瘤（p.786）
蕈样肉芽肿（p.754）
静脉湖（p.825）

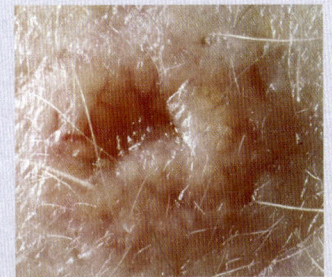
皮脂腺增生

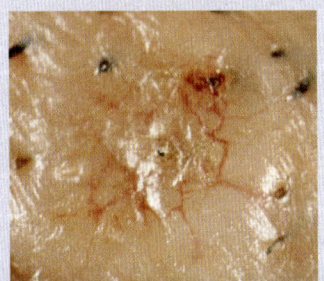
基底细胞癌

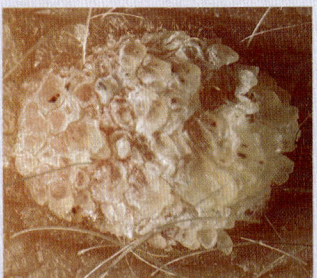
疣（圆柱状凸起）

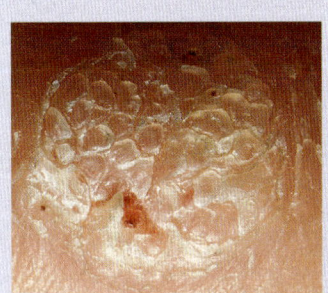
疣（马赛克样表面）

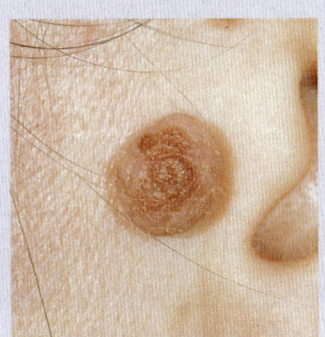
痣（真皮的）

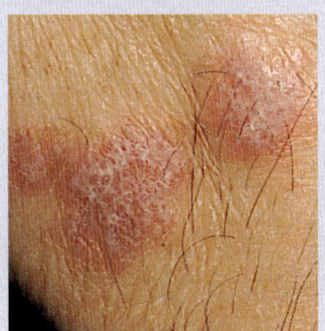
扁平苔藓

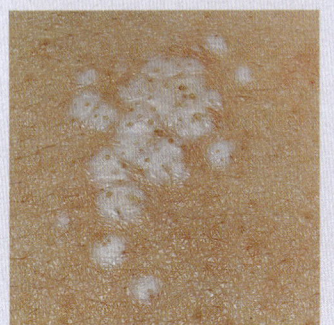
硬化性萎缩性苔藓

第 1 章 诊断的基本原则和解剖学

原发性皮损——丘疹

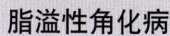
脂溢性角化病

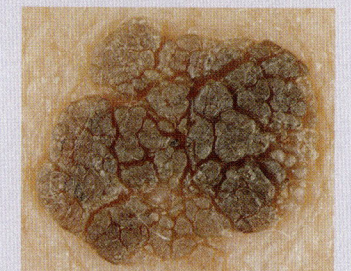
脂溢性角化病

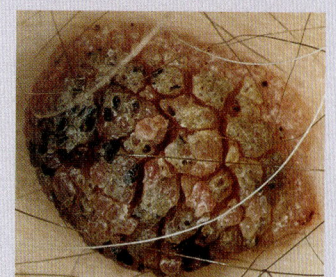
脂溢性角化病

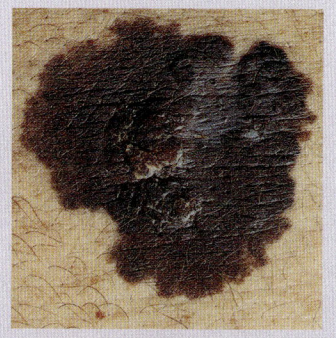
黑素瘤

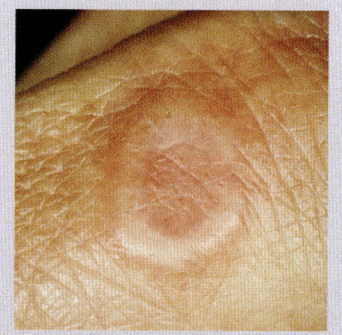
环状肉芽肿

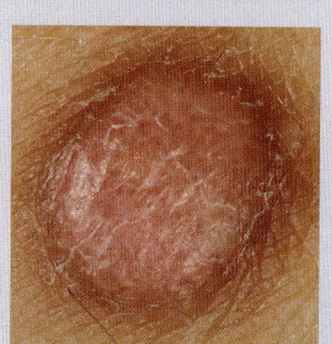
皮肤纤维瘤

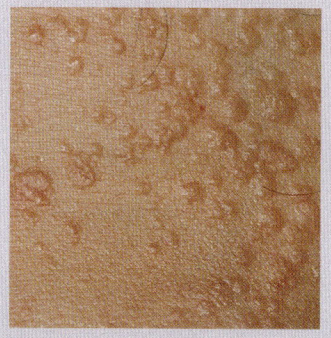
扁平疣

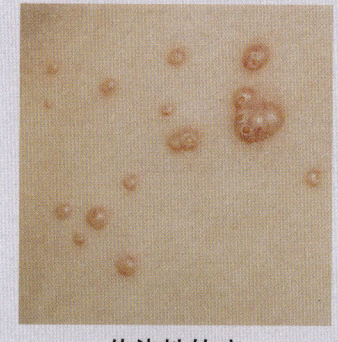
传染性软疣

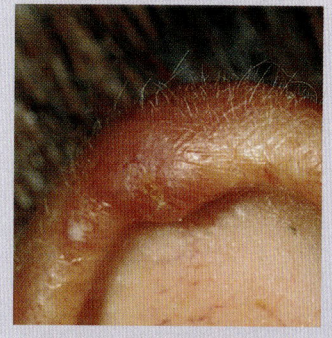
结节性耳轮软骨皮炎

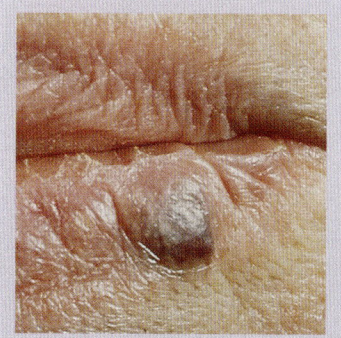
静脉湖

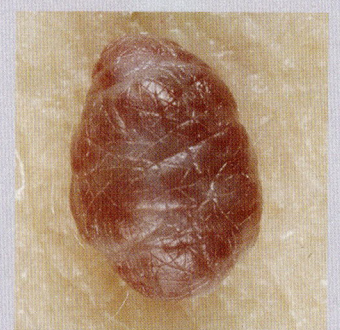
樱桃样血管瘤

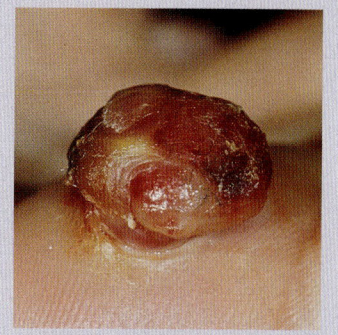
化脓性肉芽肿

原发性皮损——斑块

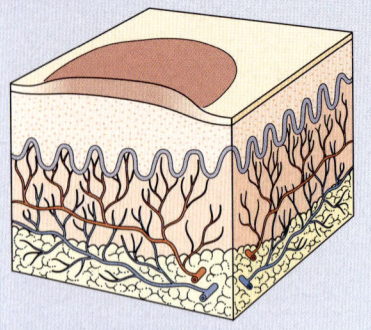

斑块（plaque）

界线清楚、隆起于皮肤表面的实质性皮损，直径大于0.5cm，常由丘疹融合而成

湿疹（p.45）
皮肤T细胞淋巴瘤（p.754）
Paget病（p.763）
Sweet综合征（p.650）
丘疹鳞屑性皮损（p.209）
盘状红斑狼疮（p.596）
扁平苔藓（p.250）
玫瑰糠疹（p.246）
银屑病（p.210）
脂溢性皮炎（p.245）
梅毒（二期）（p.318）
体癣（p.420）
足癣（p.413）
花斑癣（p.451）

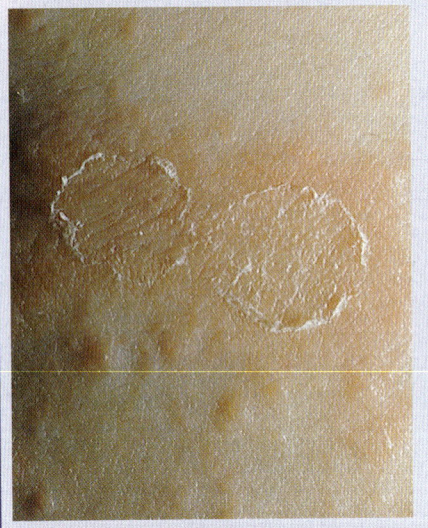
玫瑰糠疹

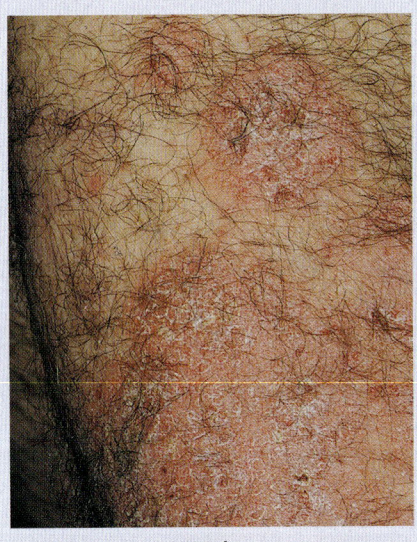
湿疹

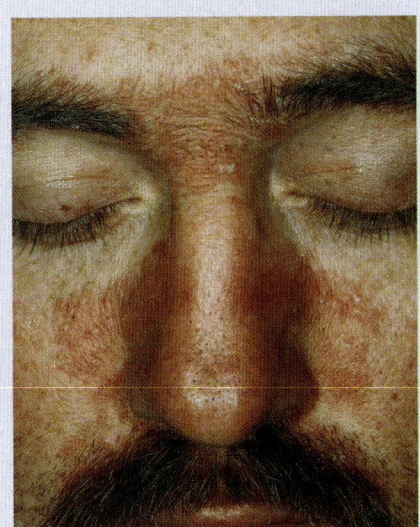
脂溢性皮炎

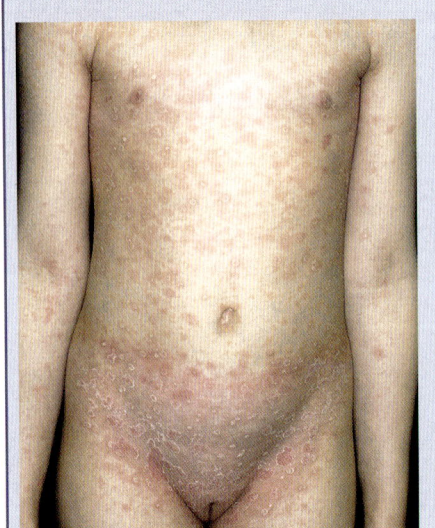
玫瑰糠疹

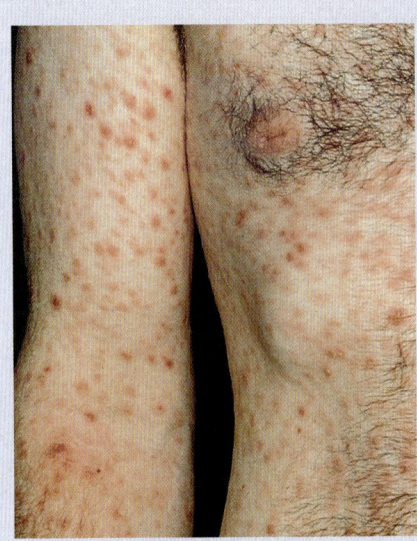
梅毒（二期）

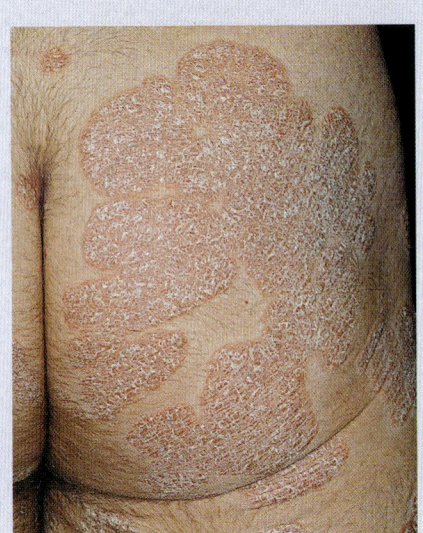
银屑病

原发性皮损——斑块

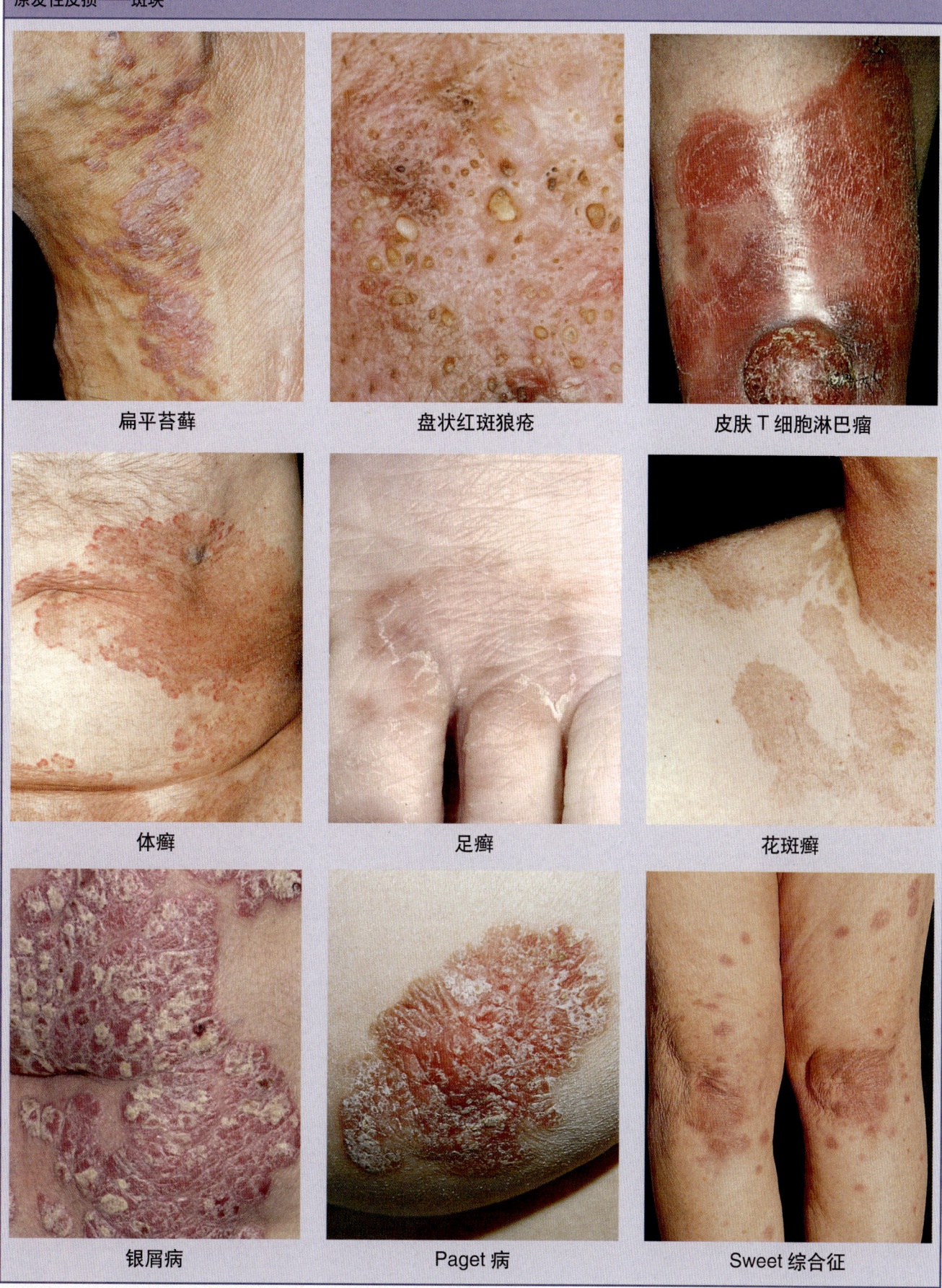

扁平苔藓	盘状红斑狼疮	皮肤T细胞淋巴瘤
体癣	足癣	花斑癣
银屑病	Paget病	Sweet综合征

原发性皮损——结节

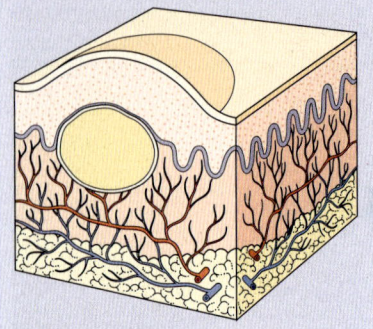

结节（nodule）

境界清楚、高出皮面的实性皮损*，直径超过0.5cm；大的结节被认为是肿瘤

*深达皮下（译者注）。

基底细胞癌（p.724）
结节性红斑（p.635）
疖（p.284）
血管瘤（p.815）
Kaposi 肉瘤（pp.365，872）
角化棘皮瘤（p.711）
脂肪瘤
淋巴瘤
黑素瘤（p.786）
转移癌（p.766）
皮肤T细胞淋巴瘤（p.754）
神经纤维瘤病（p.906）
结节性痒疹（p.68）
孢子丝菌病
鳞状细胞癌（p.744）
疣（p.371）
黄色瘤（p.904）

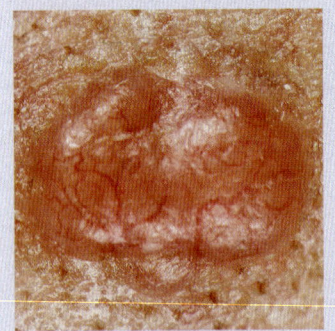

基底细胞癌

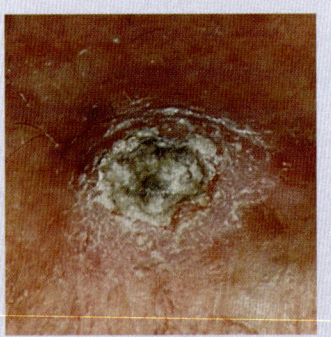

鳞状细胞癌

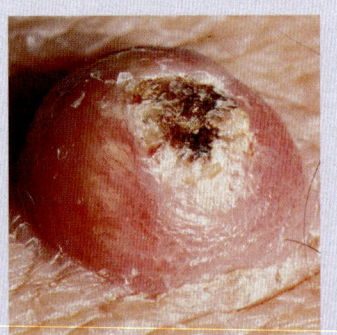

角化棘皮瘤

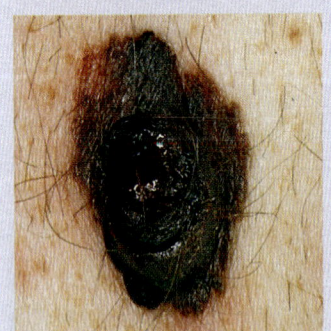

黑素瘤

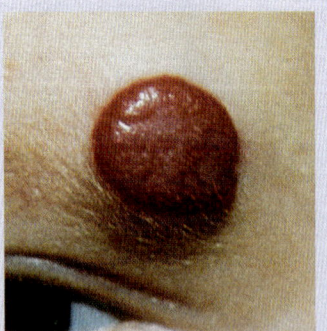

血管瘤

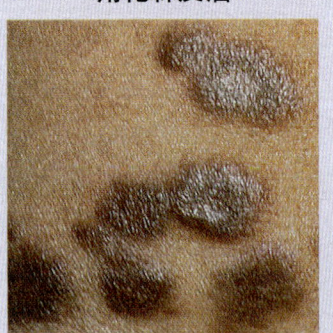

Kaposi 肉瘤

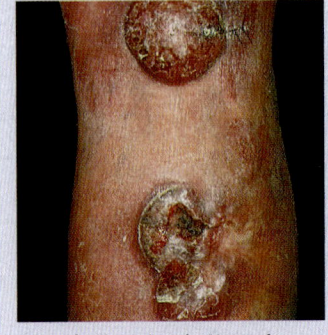

皮肤T细胞淋巴瘤

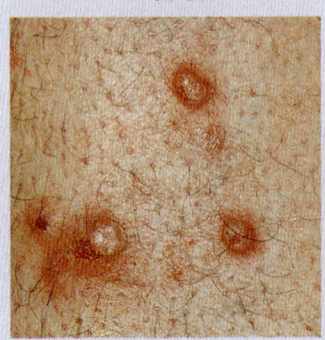

结节性痒疹

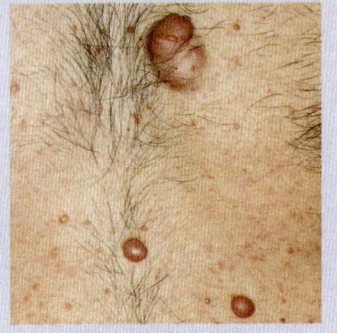

神经纤维瘤病

原发性皮损——脓疱

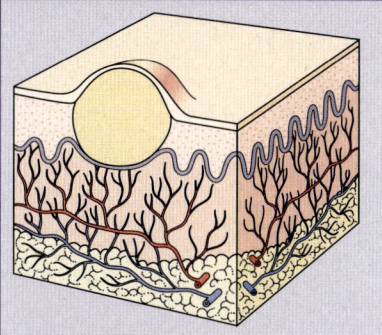

脓疱（pustule）
境界清楚、含有白细胞及液体聚集物*的腔隙（译者注），大小不一

痤疮（p.172）
念珠菌病（p.446）
皮肤癣菌感染（p.417）
汗疱疹（p.58）
毛囊炎（p.279）
淋球菌血症（p.333）
化脓性汗腺炎（p.202）
单纯疱疹（p.382）
带状疱疹（p.395）

脓疱病（p.268）
毛发角化病（p.116）
假单胞菌毛囊炎（p.290）
银屑病（p.213）
坏疽性脓皮病（p.653）
玫瑰痤疮（p.198）
疥疮（p.500）
水痘（p.390）

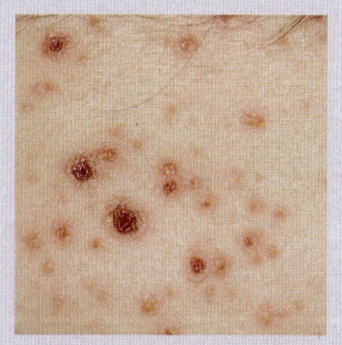
水痘

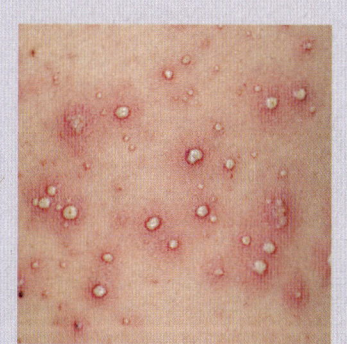
毛囊炎

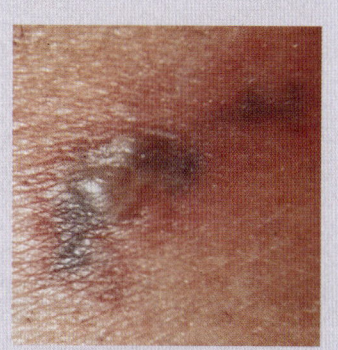
淋球菌血症

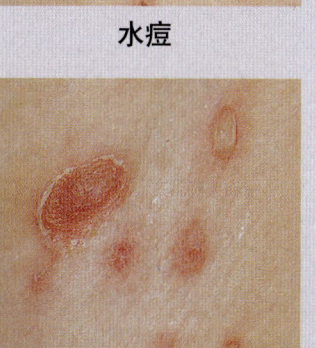
脓疱病

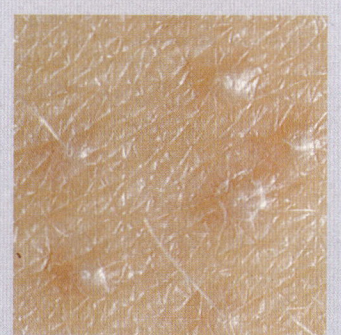
毛发角化病

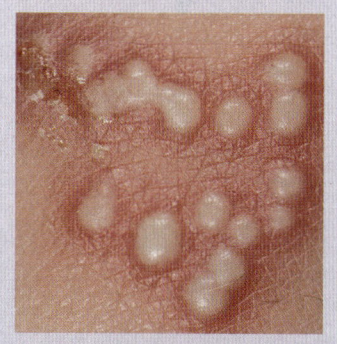
单纯疱疹

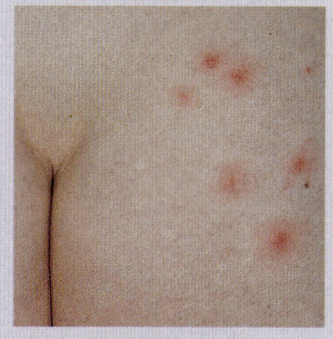
假单胞菌毛囊炎

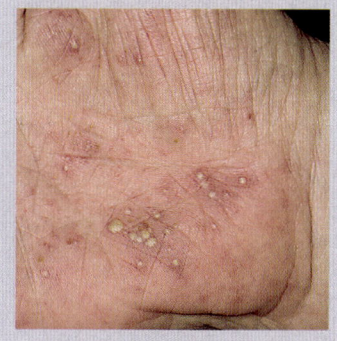
汗疱疹

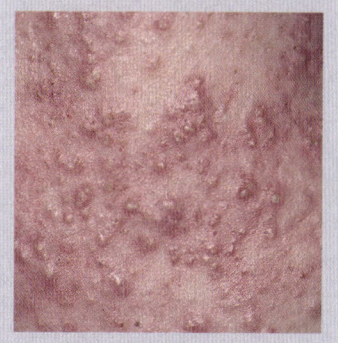
痤疮

原发性皮损——水疱和大疱

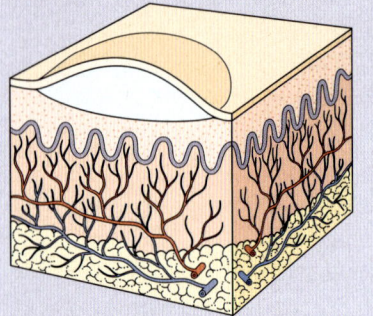

水疱（vesicle）
境界清楚，内含液体，直径小于 0.5cm

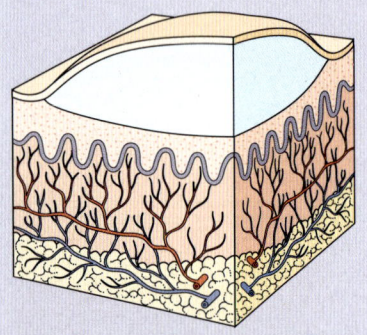

大疱（bulla）
境界清楚，内含液体，直径大于 0.5cm

水疱
家族性良性慢性天疱疮（p.575）
猫抓病（p.528）
水痘（p.390）
疱疹样皮炎（p.554）
湿疹(急性)（p.42）
多形红斑（p.629）
单纯疱疹（p.382）
带状疱疹（p.395）
脓疱病（p.268）
扁平苔藓
落叶性天疱疮（p.568）
迟发性皮肤卟啉病（p.678）
疥疮（p.500）

大疱
糖尿病性大疱（p.559）
大疱性类天疱疮（p.568）
瘢痕性类天疱疮（p.571）
获得性大疱性表皮松解症（p.574）
固定型药疹（p.492）
妊娠疱疹（p.573）
红斑狼疮
天疱疮（p.561）

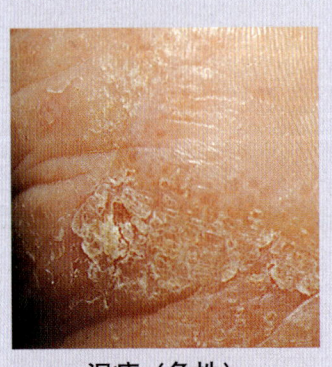	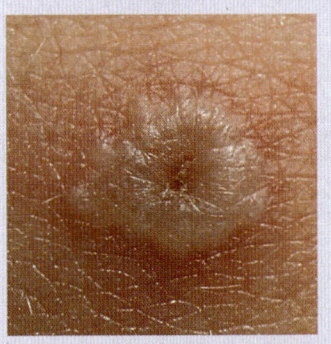	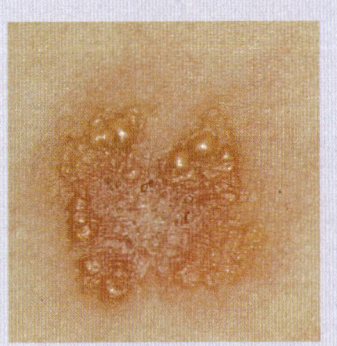
湿疹（急性）	水痘	疱疹样皮炎
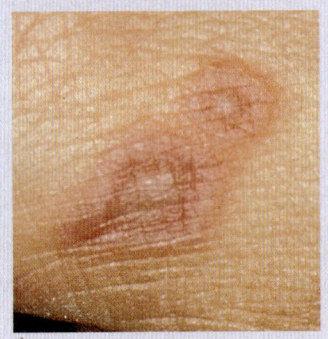	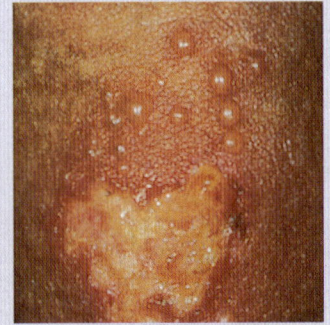	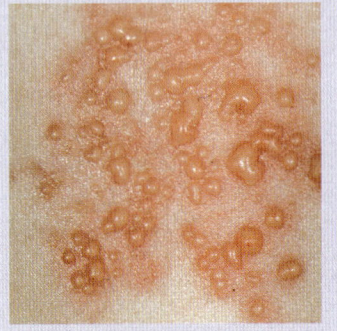
多形红斑	单纯疱疹	带状疱疹

原发性皮损——风团

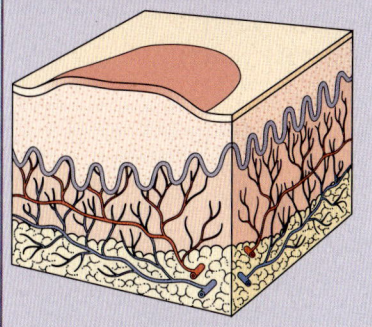

血管性水肿（p.147）
皮肤划痕症（p.142）
荨麻疹（p.130）
胆碱能性荨麻疹（p.145）
色素性荨麻疹（肥大细胞增生病）（p.156）

风团（wheal, hive）
实性水肿性斑块，为真皮水肿所致；风团是暂时性的，可能只持续数小时

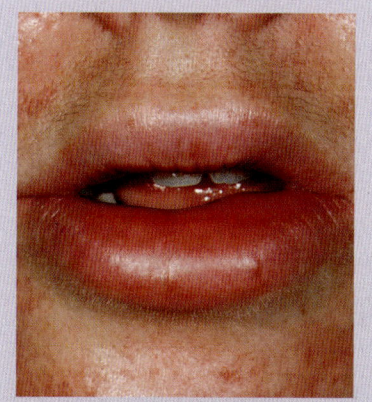

血管性水肿

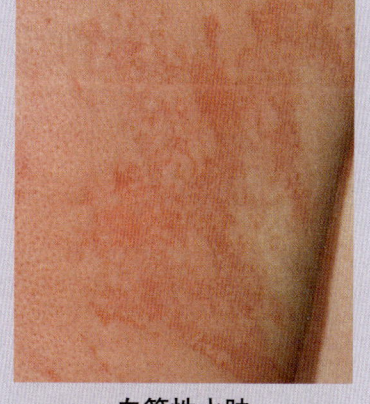

血管性水肿

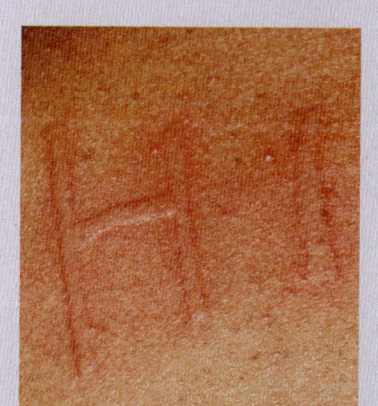

皮肤划痕症

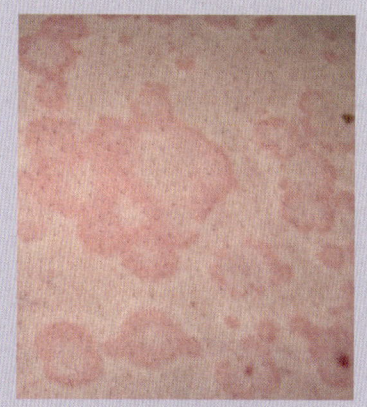

荨麻疹

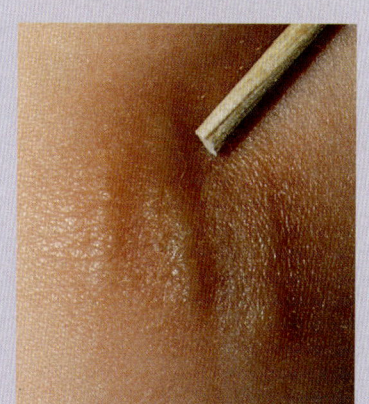

色素性荨麻疹

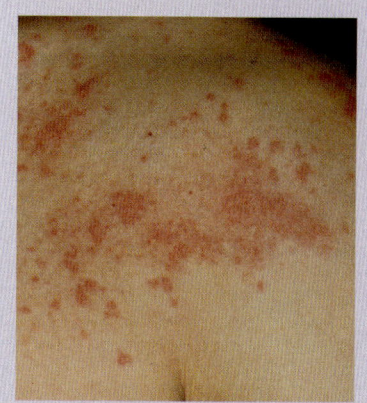

胆碱能性荨麻疹

继发性皮损——鳞屑

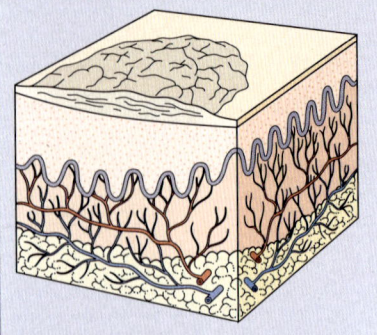

细小分层状鳞屑
红斑性裂隙（p.60）
鱼鳞病——显性（四角型）（p.115）
鱼鳞病——性连锁（四角型）（p.115）
红斑狼疮（地毯钉）（p.596）
玫瑰糠疹（领圈状）（p.247）
银屑病（银白色）（p.210）
猩红热（微小的，躯干部）（p.465）
脂溢性皮炎（p.245）

梅毒（二期）（p.318）
癣（皮肤癣菌）（p.410）
花斑癣（p.451）
干燥病（皮肤干燥）（p.23）
片层状鳞屑（脱皮）
川崎综合征（p.476）
猩红热（手和足）（p.466）
葡萄球菌性烫伤样皮肤综合征（p.288）
中毒性休克综合征（p.479）

鳞屑（scales）
异常角化和脱落而形成过多死亡的表皮细胞

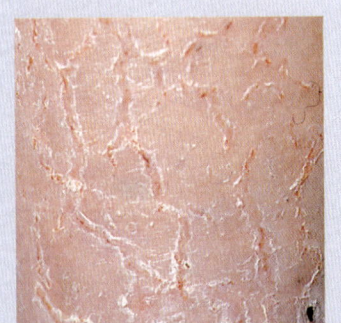
红斑性裂隙（致密性鳞屑）

鱼鳞病——显性（四角型的）

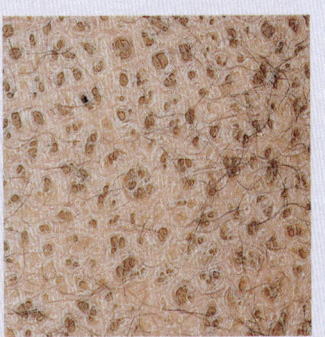
鱼鳞病——性连锁（四角型的）

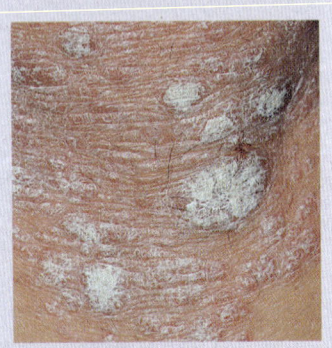
银屑病（银白色）

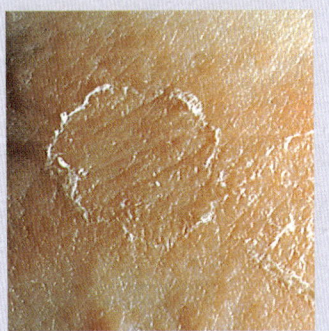
玫瑰糠疹（领圈状）

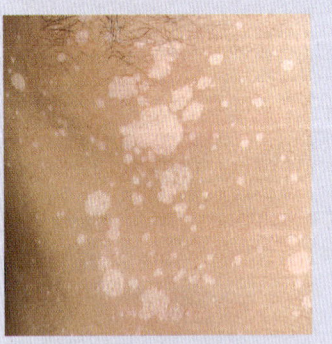
花斑癣（细小鳞屑）

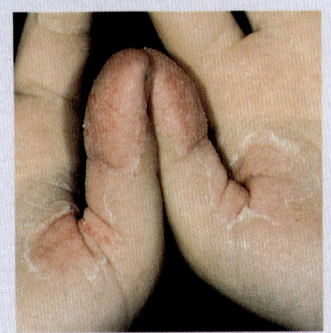
猩红热（脱屑）

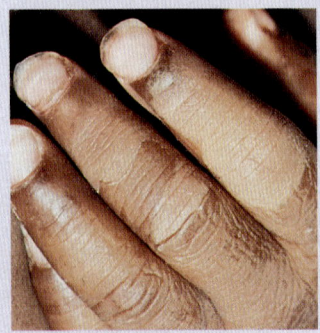
川崎综合征（脱屑）

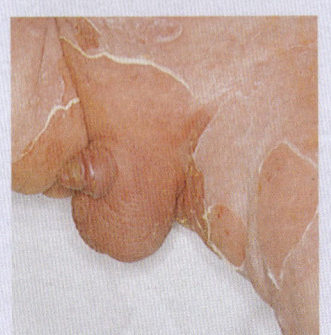
葡萄球菌性烫伤样皮肤综合征（脱屑）

继发性皮损——痂

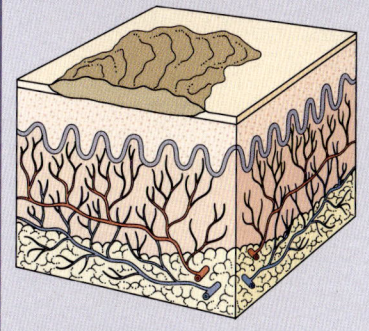

急性湿疹性炎症（p.42）
特应性（面部）（p.109）
脓疱病（蜜黄色）（p.270）
落叶性天疱疮（p.563）
头癣（p.431）

痂 (crust)
干燥血清和细胞碎片的混合物，形成硬壳

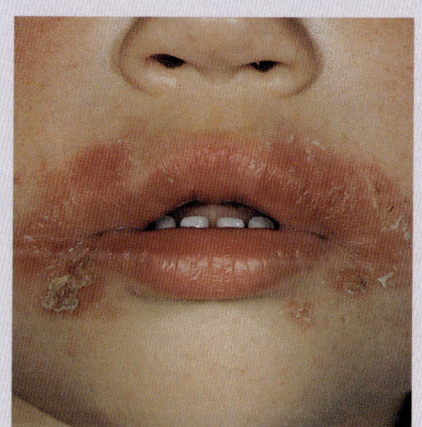
特应性（唇部）

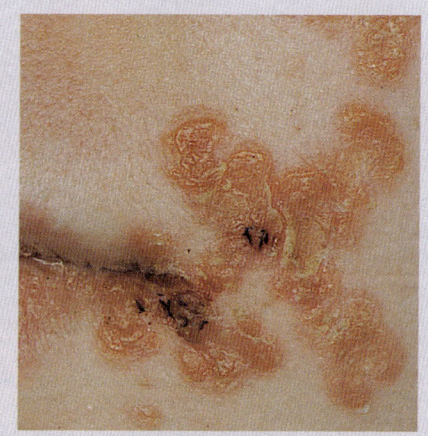
脓疱病（蜜黄色）

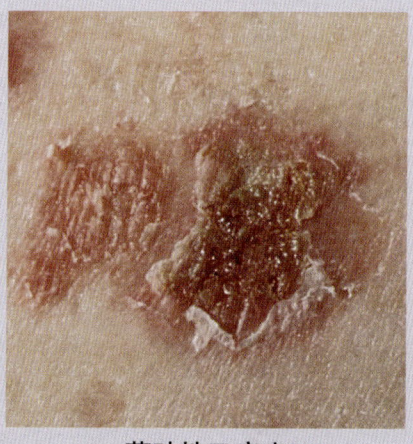
落叶性天疱疮

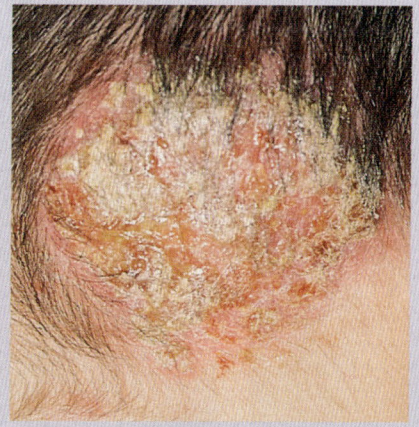
头癣

继发性皮损——糜烂和溃疡

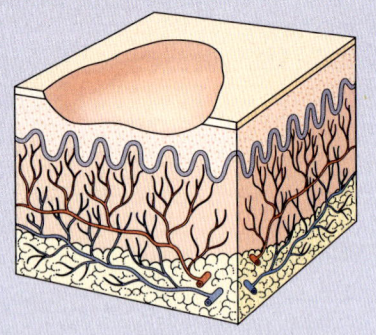

念珠菌病（p.445）
皮肤癣菌感染（p.413）
湿疹样疾病（p.63）
单纯疱疹（p.381）
间擦疹（p.447）
神经官能症性表皮剥脱（p.69）
传染性口角炎（p.450）
老化性皮肤（p.665）
足癣（p.413）
中毒性表皮坏死松解症（p.633）
水疱大疱性疾病（p.547）

糜烂（erosion）

局部的表皮缺失；未累及真表皮连接处，因此愈后不留瘢痕

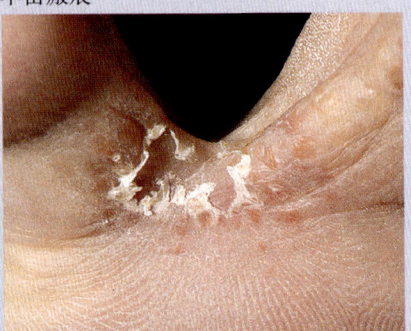

足癣

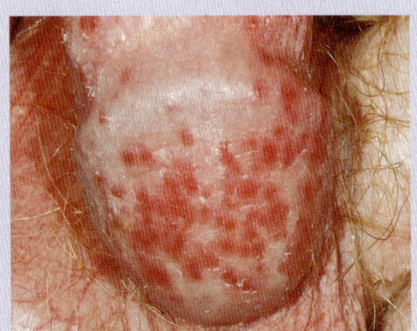

念珠菌病

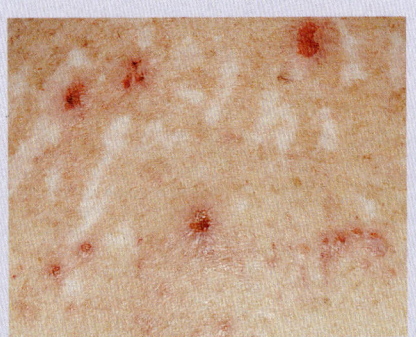

神经官能症性表皮剥脱

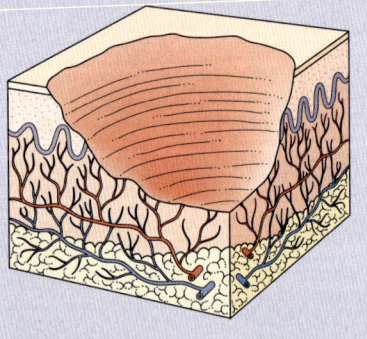

阿弗他溃疡
软下疳（p. 327）
褥疮
人为性的（p.69）
局部缺血
类脂质渐进性坏死（p.897）
新生物（p.728）
坏疽性脓皮病（p.653）
放射性皮炎
梅毒（硬下疳）（p.316）
郁积性溃疡（p.74）

溃疡（ulcer）

局限性的表皮和真皮缺失；愈后遗留瘢痕

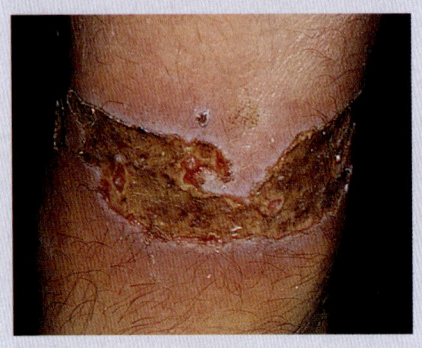

溃疡

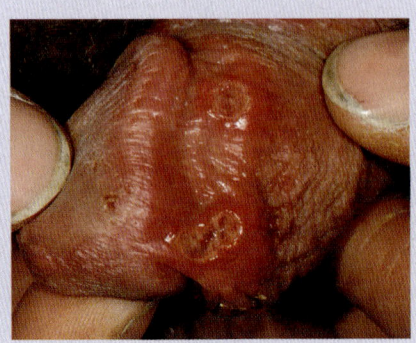

软下疳

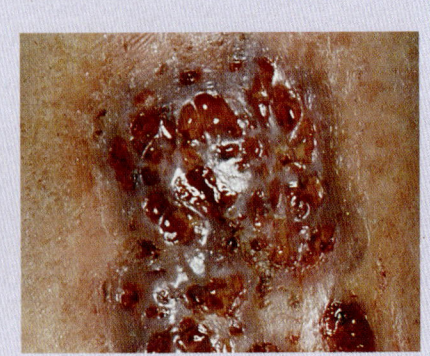

坏疽性脓皮病

继发性皮损——裂隙和萎缩

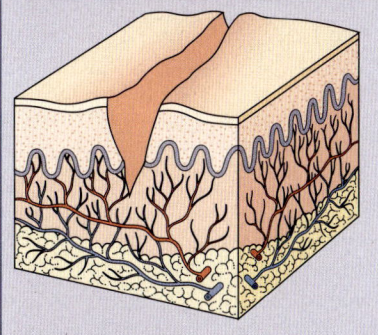

皲裂（p.51）
湿疹（指尖）（p.56）
间擦疹（p.447）
传染性口角炎（p.450）

裂隙（fissure）
条带状的表皮和真皮缺失，界限清楚，侧壁近垂直

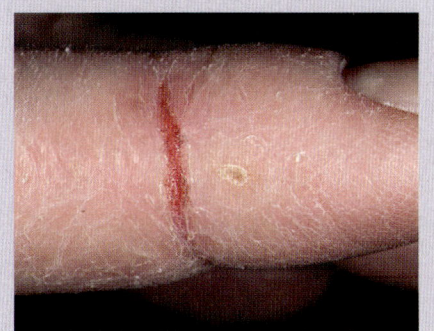
湿疹

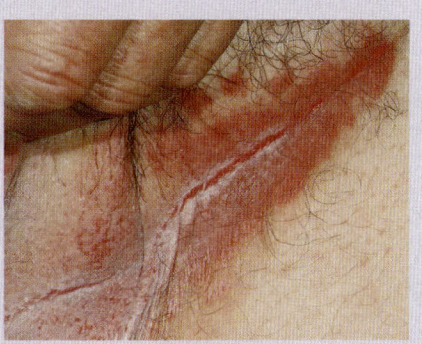
间擦疹

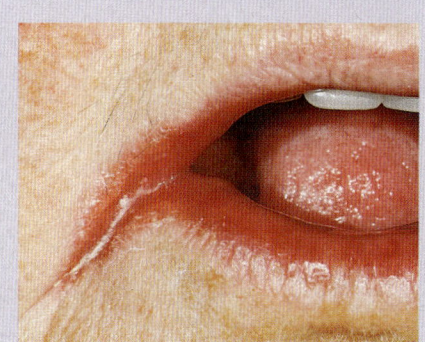
传染性口角炎

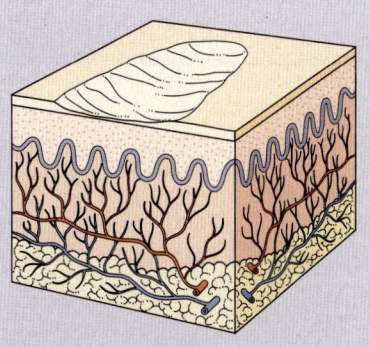

老化（p.665）
皮肌炎（p.608）
盘状红斑狼疮（p.97）
硬化性萎缩性苔藓（p.257）
硬斑病（p.621）
类脂质渐进性坏死（p.897）
放射性皮炎
细纹（p.37）
外用或皮损内注射糖皮质激素（p.35）

萎缩（atrophy）
由于表皮和真皮变薄而致的皮肤凹陷

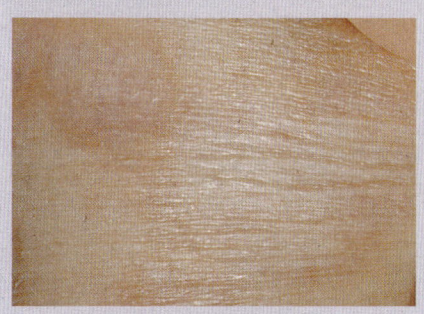
硬化性萎缩性苔藓

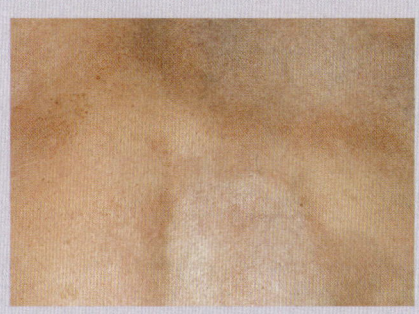
硬斑病

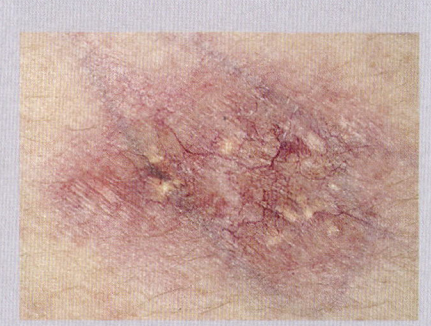
外用或皮损内注射糖皮质激素

继发性皮损——瘢痕

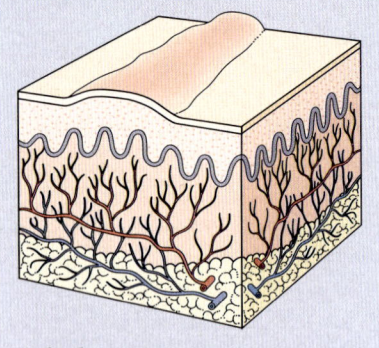

痤疮（p.174）
烧伤
带状疱疹（p.397）
化脓性汗腺炎（p.202）
瘢痕疙瘩（p.709）
卟啉病（p.678）
水痘（p.390）

瘢痕（scar）
真皮损伤后结缔组织异常形成；多发生于外伤或外科手术后，瘢痕起初呈粉红色，较厚，逐渐变白和萎缩

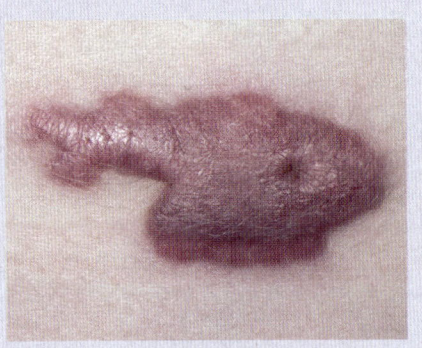
瘢痕疙瘩

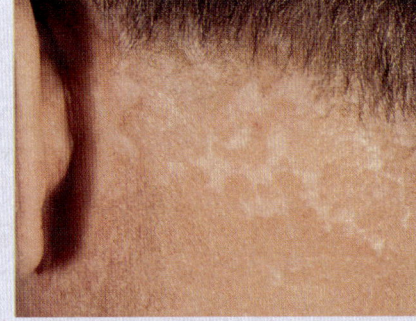
带状疱疹

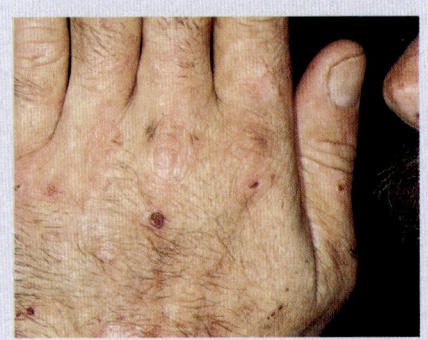
卟啉病

特殊皮损

抓痕（excoriation）
　　由于搔抓而致的糜烂，常呈线状

粉刺（comedone）
　　脂溢性和角质性物质堵塞于毛囊的开口
　　毛囊口可能扩张（黑头）或变窄
　　　（白头或闭合性粉刺）

粟粒疹（milia）
　　一种不可见开口的浅表角质小囊肿

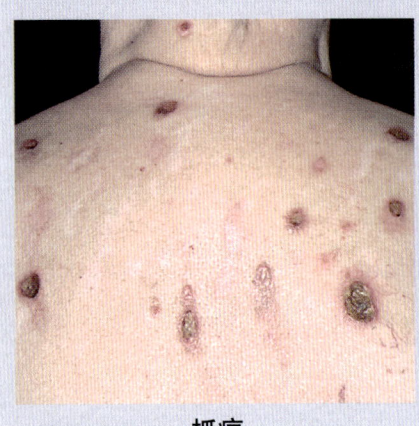
抓痕

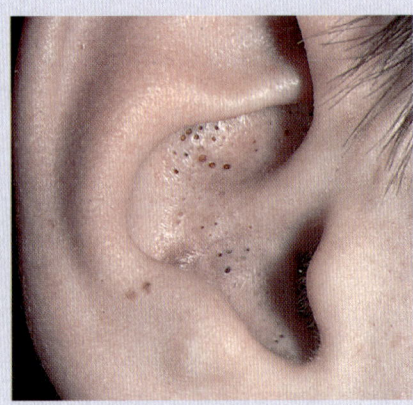
粉刺

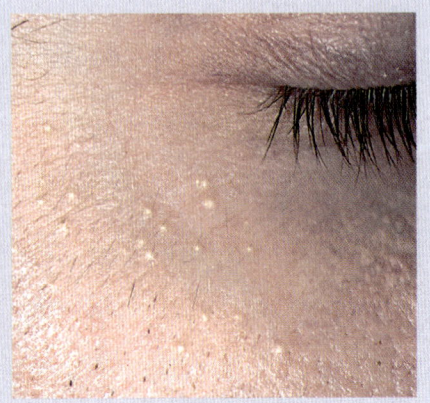
粟丘疹

特殊皮损

囊肿（cyst）
　　为一种有囊壁和内腔、境界清楚的皮损；内腔中可能含有液体或固体物质

隧道（burrow）
　　为一种由寄生虫所致的狭窄、隆起而扭曲的隧道

苔藓样变（lichenification）
　　由于搔抓而致的表皮增厚；皮肤纹理明显，如同洗衣板

毛细血管扩张（telangiectasia）
　　浅表的血管扩张

瘀点（petechiae）
　　直径小于 0.5cm 局限性的出血点

紫癜（purpura）
　　直径大于 0.5cm 局限性的出血斑

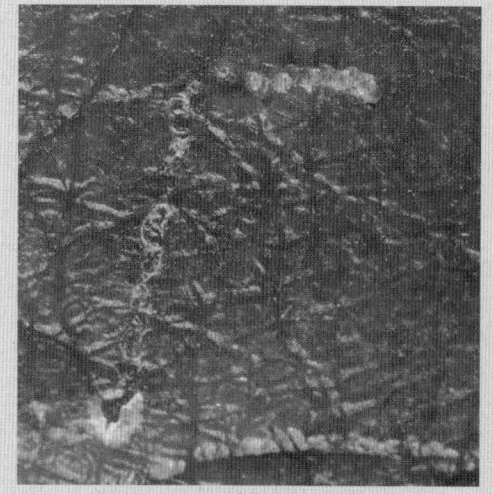

疥疮隧道

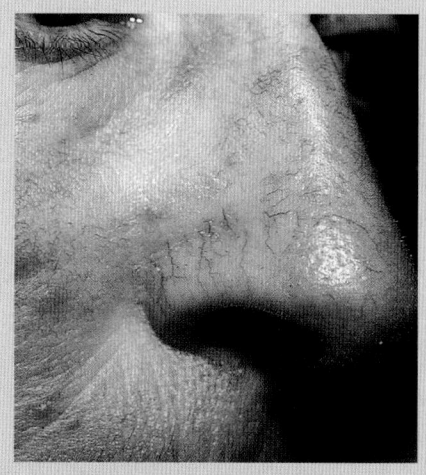

玫瑰痤疮（酒渣鼻）的毛细血管扩张

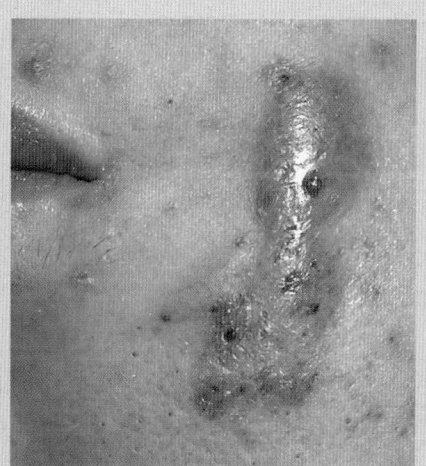

囊肿性痤疮

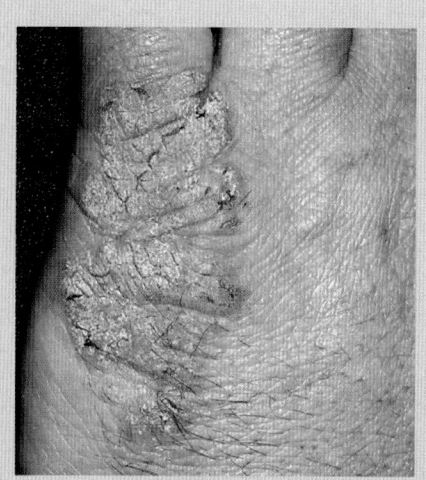

苔藓样变

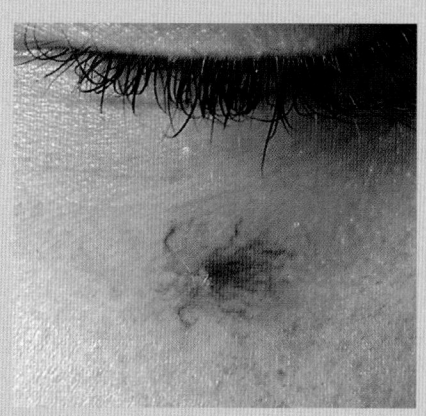

蜘蛛痣

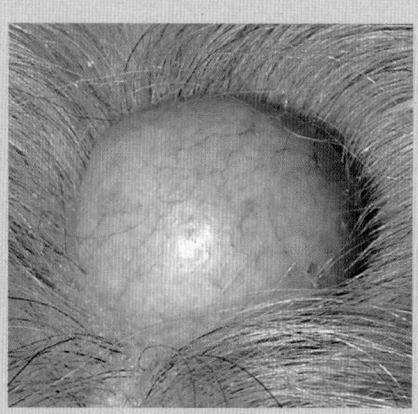

毛发囊肿

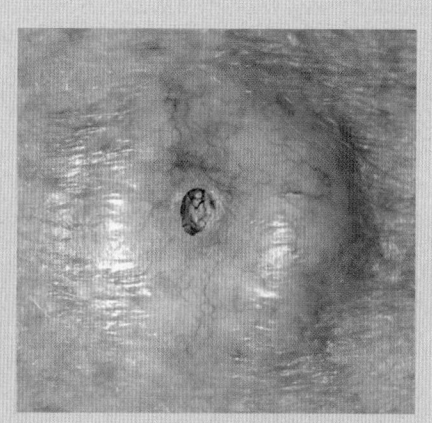

表皮囊肿

分区鉴别诊断

大多皮肤损害都有易受累的区域。疾病的分布详细阐述如下，病名按字母顺序列于第19～22页。其中不包括大多数职业医师都熟悉的常见疾病。

像接触性皮炎和带状疱疹这类可以发生于任何皮肤表面的疾病在目录中亦未列出。

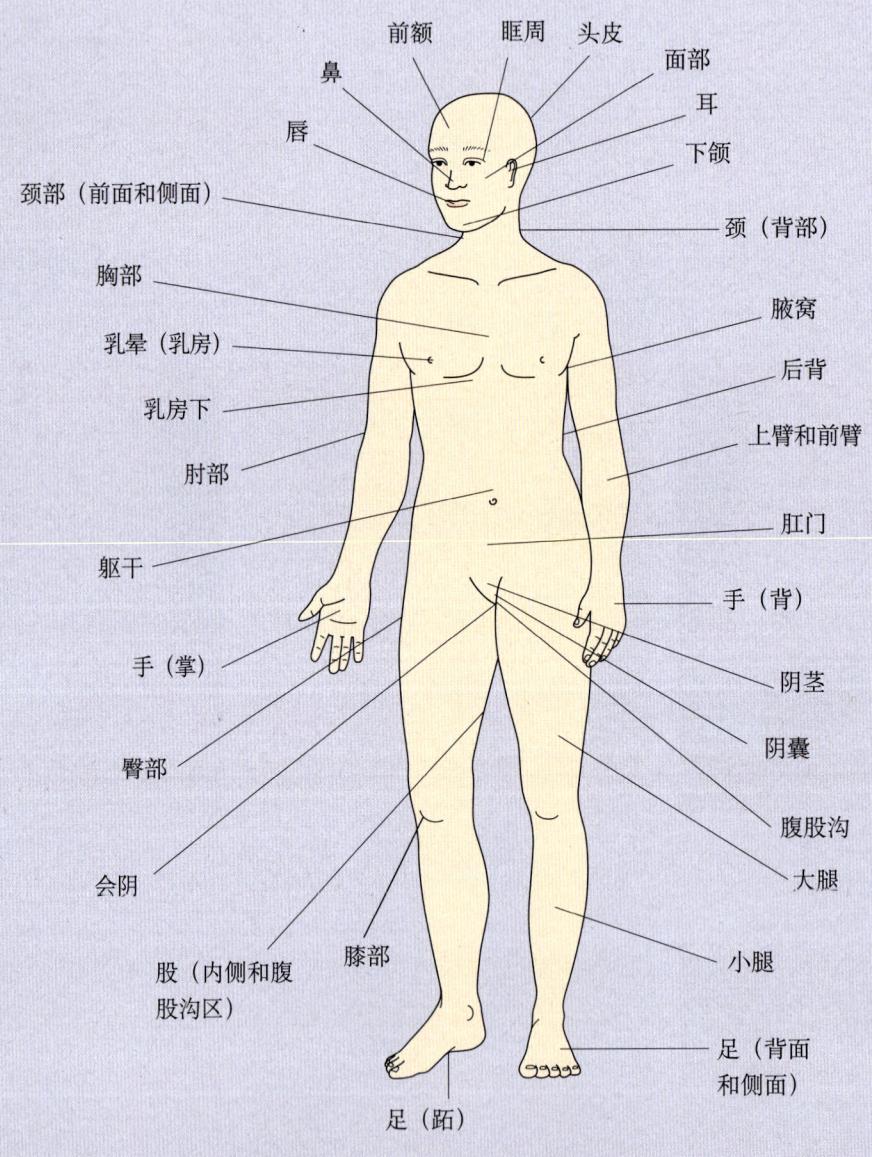

分区鉴别诊断（续）

肛门
念珠菌病 445
扁平湿疣（二期梅毒）318
乳房外 Paget 病 764
淋病 332
单纯/带状疱疹 381
化脓性汗腺炎 202
硬化性萎缩性苔藓 257
慢性单纯性苔藓 54
银屑病（臀部）211
链球菌性蜂窝织炎 277
梅毒（一期——硬下疳）317
白癜风 684
疣 364

乳晕（乳房）
湿疹 45
Fox-Fordyce 病 169
Paget 病 763
脂溢性角化病 702

上臂和前臂
痤疮 192
特应性皮炎 111
猫抓病 528
疱疹样皮炎（肘部）554
皮肌炎 607
发疹性黄瘤病 904
多形红斑 626
环状肉芽肿 898
带状疱疹 394
虫咬皮炎 533
角化棘皮瘤 711
毛发角化病 116
白细胞碎裂性血管炎 642
扁平苔藓 250
红斑狼疮 600
神经官能症性表皮剥脱 68
钱币状湿疹 54
色素性分界线
白色糠疹（白点）118
多形性日光疹 671
结节性痒疹 68
紫癜（日光损害）662
疥疮 497

硬皮病 613
脂溢性角化病（扁平）664
孢子丝菌病
鳞状细胞癌 744
星状自发性假瘢 665
Sweet 综合征 650
游泳池肉芽肿（分枝杆菌）304
癣 420

腋窝
黑棘皮病 900
软垂疣 706
念珠菌病 447
接触性皮炎 85
红癣 419
Fox-Fordyce 病 169
Freckling-Crowe 征（神经纤维瘤病）906
疖病 286
Hailey-Hailey 病 551
化脓性汗腺炎 202
脓疱病 267
虱 506
弹性假黄瘤 916
疥疮 497
萎缩纹 37
癣 420
腋毛癣 862

背部
痤疮 174
淀粉样变 894
萎缩性皮病
Becker 痣 780
皮肤 T 细胞淋巴瘤 754
皮肤划痕症 142
火激红斑 694
瘢痕疙瘩——痤疮瘢痕 709
小棘苔藓
黑素瘤 790
贫血痣 690
感觉异常性背痛
急性痘疮样苔藓状糠疹（PLEVA）261

脂溢性角化病 698
萎缩纹 37
花斑癣 451
暂时性棘层松解性皮病（Grover 病）

臀部
皮肤 T 细胞淋巴瘤 754
火激红斑 694
疖病 286
单纯疱疹（女性）386
化脓性汗腺炎 202
银屑病 212
疥疮 497
萎缩纹 37
癣 421

胸部
痤疮 174
光化性角化病 736
毛囊角化病
发疹性汗管瘤 4
发疹性毳毛囊肿
瘢痕疙瘩 16
贫血痣 3
脂溢性皮炎 242
多发性脂囊瘤 451
花斑癣 451
暂时性棘层松解性皮病（Grover 病）

下颌
痤疮 172
特应性皮炎 108
基底细胞癌 720
齿窦
表皮囊肿 717
脓疱病 267
口周皮炎 30
疣（扁平）373

耳
光化性角化病 736
非典型纤维黄瘤
基底细胞癌 720

Bowen 病 748
蜂窝织炎 294
结节性耳轮软骨皮炎 716
湿疹（传染性）296
表皮囊肿 717
种痘样水疱病 674
瘢痕疙瘩（耳垂）709
红斑狼疮（盘状）596
淋巴管炎 294
黑素瘤 795
褐黄病 3
假性囊肿
银屑病 218
Ramsey-Hunt 综合征（带状疱疹）399
复发性多软骨炎
脂溢性皮炎 242
鳞状细胞癌 744
痛风石（痛风）
静脉湖 825

肘膝部
皮肤钙质沉着症/CREST 综合征 617
疱疹样皮炎 554
多形红斑 491
痛风
环状肉芽肿 898
慢性单纯性苔藓 54
银屑病 210
类风湿结节
疥疮 497
黄色瘤 902

面部
光化性角化病 742
皮脂腺腺瘤 4
黏蛋白性脱发 894
血管性水肿 129
特应性皮炎 108
基底细胞癌 720
Cowden 病 912
CREST 综合征 617
黑色丘疹性皮病 706
湿疹 85
丹毒 273

分区鉴别诊断（续）

面部（续）
老年性粉刺 194
面部肉芽肿
单纯疱疹 381
带状疱疹 394
脓疱病 267
角化棘皮瘤 711
恶性雀斑样痣 794
红斑狼疮（盘状）596
红斑狼疮（系统性）600
皮肤淋巴细胞瘤
黄褐斑 3
传染性软疣 344
皮脂腺痣 715
红斑型天疱疮 559
口周皮炎 30
毛母质瘤
白色糠疹（白斑）118
银屑病 214
玫瑰痤疮（酒渣鼻）198
硬皮病 613
皮脂腺增生 720
脂溢性皮炎 242
脂溢性角化 698
二期梅毒 318
Spitz 痣 781
鳞状细胞癌 744
糖皮质激素性玫瑰痤疮（酒渣鼻）30
Sweet 综合征 627
须疮（须部毛囊炎）282
癣 434
毛发上皮瘤 909
疣（扁平）373
Wegener 肉芽肿 640

足部（足背和侧面）
黑踵 374
接触性皮炎 85
皮下幼虫移行症 537
多形红斑 491
环状肉芽肿 898
手足口病 462
脓溢性角皮病（Reiter 病）216
扁平苔藓 250
慢性单纯性苔藓 54
痛性脂肪疝
冻疮
化脓性肉芽肿 826
疥疮 497
灰泥角化病 705
癣 413

足（跖面）
砷角化病 753
鸡眼 374
皮下幼虫移行症 537
出汗不良性湿疹
大疱性表皮松解症 576
多形红斑 491
手足口病 462
角化过度病 580
水浸足
青少年跖部皮病
角皮症
脓溢性角皮病（Reiter 病）216
扁平苔藓 252
黑素瘤 796
痣 774
窝状角质松解症 416
毛发红糠疹 240
银屑病（脓疱）214
化脓性肉芽肿 826
落矶山斑点热 524
疥疮（婴儿）502
梅毒（二期）318
癣 413
癣（大疱）414
疣状癌 753
疣

前额
光化性角化病 736
基底细胞癌 720
扁平疣 373
带状疱疹 394
银屑病 214
硬皮病 622

皮脂腺增生 720
脂溢性皮炎 242
脂溢性角化病 698
Sweet 综合征 627

腹股沟
软垂疣 706
念珠菌病 440
湿疹 338
红癣 419
乳房外 Paget 病 764
Hailey-Hailey 病 551
化脓性汗腺炎 202
组织细胞增多症 X 580
间擦疹 15
慢性单纯性苔藓 54
传染性软疣 344
增殖型天疱疮 561
银屑病（无鳞屑）211
脂溢性角化病 698
萎缩纹（外用糖皮质激素引起）15
癣 417

手（手背）
获得性指纤维角化瘤 888
肢端硬化病 617
光化性角化病 736
特应性皮炎 105
非典型分枝杆菌病 304
蓝痣 782
皮肤钙沉着症（CREST 综合征）617
猫抓病 528
接触性皮炎 85
Cowden 病 912
皮肌炎 607
类丹毒 287
多形红斑 491
淋病 330
环状肉芽肿 898
单纯/带状疱疹 381
脓疱病 267
角化棘皮瘤 711

雀斑样痣 691
扁平苔藓 250
红斑狼疮（系统性）600
黏液囊肿（手指）888
羊痘（手指）
甲沟炎（急性，慢性）871，872
毛发红糠疹 240
多形性日光疹 671
迟发性皮肤卟啉病 675
银屑病 215
化脓性肉芽肿 826
疥疮 497
硬皮病 613
脂溢性角化病 664
孢子丝菌病 8
鳞状细胞癌 745
灰泥角化病 705
Sweet 综合征 651
游泳池肉芽肿 744
癣 425
野兔热（溃疡）
水疱性"疹样"反应 59
黄色瘤 902

手（手掌）
痣样基底细胞癌综合征（凹陷）731
胼胝/鸡眼 374
接触性皮炎 85
多发性错构瘤综合征 912
出汗不良性湿疹 58
湿疹 50
多形红斑 491
手足口病 462
角皮症 894
剥脱性角质松解症 55
扁平苔藓（水疱）250
红斑狼疮 592
黑素瘤
毛发红糠疹 240
汗疱疹 59
银屑病 214
化脓性肉芽肿 826
落矶山斑点热 524

分区鉴别诊断（续）

手（手掌）（续）
疥疮（婴儿）502
梅毒（二期）318
癣 425
水疱性"疹样"反应 59
疣 371

乳房下
软疣（皮赘）707
念珠菌病 440
接触性皮炎 85
间擦疹 418
银屑病（无鳞屑）
脂溢性角化病 702
花斑癣 451

腿部
基底细胞癌 728
虫咬 533
Bowen 病 748
皮肤纤维瘤 708
播散性浅表光化性汗孔角化病
臁疮 272
坏疽性臁疮 298
发疹性黄瘤 904
Kaposi 肉瘤 827
网状青斑
狼疮性脂膜炎
Majocchi 肉芽肿 422
黑素瘤 791
钱币状湿疹 54
脂膜炎 75
急性痘疮样苔藓状糠疹 261
汗孔角化症
结节性痒疹 68
坏疽性脓皮病 653
鳞状细胞癌 744
荨麻疹样血管炎 154
血管炎（结节性皮损）637
Wegener 肉芽肿 640
变应性肉芽肿性血管炎 640
结节性多动脉炎 640
复发性结节性非化脓性脂膜炎

腿部——小腿
虫咬伤 533
蜂窝织炎 273
皮肤纤维瘤 708
糖尿病性大疱 559
糖尿病性皮肤病（皮肤斑点）694
丹毒 273
硬红斑
结节性红斑 635
扁平疣 373
毛囊炎 279
环状肉芽肿 898
过敏性紫癜 640
寻常型鱼鳞病 115
特发性点状色素减少症 689
白细胞碎裂性血管炎 642
扁平苔藓 250
慢性单纯性苔藓 54
Majocchi 肉芽肿（癣）422
黏液性水肿（胫前）
类脂质渐进性坏死 14
紫癜 17
进行性色素性皮病 656
郁积性皮炎 72
皮下脂肪坏死（与胰腺炎相关）
Sweet 综合征 652
血管炎（结节性皮损）637
复发性结节性非化脓性脂膜炎
干燥病 60

唇部
光化性唇炎 738
变应性接触性皮炎 84
血管性水肿 129
阿弗他溃疡
皮脂腺异位症（上唇）169
单纯疱疹 381
口唇色素性斑 782
黏膜白斑 751
黏液囊肿
传染性口角炎 450
化脓性肉芽肿 826

鳞状细胞癌 744
静脉湖 825
疣

颈部（前面及侧方）
黑棘皮病 900
痤疮 171
软垂疣（皮赘）
特应性皮炎 112
香料性皮炎 683
接触性皮炎 85
齿瘘
匐行性穿通性弹性纤维病
表皮囊肿 717
毛囊炎 279
脓疱病 267
玫瑰糠疹 246
Civatte 皮肤异色病 663
假性毛囊炎 280
弹性假黄瘤 916
须疮（真菌性、细菌性）282
癣 421
疣 372

颈后部（项部）
痤疮 171
瘢痕性痤疮 283
光化性角化病 736
项部菱形皮肤 664
表皮囊肿 717
毛囊炎 279
疖病
带状疱疹 394
慢性单纯性苔藓 54
神经官能症性表皮剥脱 68
鲑鱼斑 823
癣 421

鼻
痤疮 171
光化性角化病 736
皮脂腺腺瘤 910
基底细胞癌 720
盘状红斑狼疮 861

裂纹（鼻部）
鼻红粒病
单纯疱疹 381
带状疱疹 394
脓疱病 267
红斑狼疮 600
鼻皱褶
痣 775
鼻赘 200
玫瑰痤疮 198
脂溢性皮炎 242
鳞状细胞癌 744
毛细血管扩张症 199
毛囊瘤
Wegener 肉芽肿病 640

阴茎
阿弗他溃疡（Behcet 综合征）14
环状龟头炎（Reiter 综合征）216
咬伤（人）529
Bowen 样丘疹病 343
念珠菌病（包皮下）445
软下疳 327
湿疣 337
接触性皮炎（避孕套所致）85
Queyrat 增生性红斑（Bowen 病）750
人为性的
固定型药疹 492
巨大性湿疣 749
腹股沟肉芽肿 329
单纯/带状疱疹 381
光泽苔藓 4
扁平苔藓 255
硬化性萎缩性苔藓（干燥闭塞性龟头炎）258
性病性淋巴肉芽肿 325
传染性软疣 344
痣
珍珠状阴茎丘疹 339
虱病（虱）506
阴茎黑变病

分区鉴别诊断（续）

银屑病 216
疥疮 501
硬化性淋巴管炎（非性病性）
脂溢性角化病 700
鳞状细胞癌 744
梅毒（硬下疳）316
Zoon（浆细胞）龟头炎

口周

软垂疣（皮赘）706
血管性水肿 129
特应性皮炎 114
猫抓病 528
胶样变性（粟粒疹）
接触性皮炎 85
皮肌炎 607
粟粒疹 4
传染性软疣 344
太田痣
脂溢性皮炎 242
老年性粉刺 194
汗管瘤 721
睑黄瘤 903

头部

坏死性痤疮
光化性角化病 736
肿瘤性脱发（转移性）766
非典型性纤维黄瘤
基底细胞癌
接触性皮炎 85
圆柱瘤
枕骨后皮炎（表皮剥脱）69
湿疹
毛囊炎 279
带状疱疹 394
脓癣（炎症性癣）430
毛发扁平苔藓 861

红斑狼疮（盘状）596
黑素瘤
神经官能症性表皮剥脱 69
痣 775
皮脂腺痣 715
头虱 507
毛发囊肿（粉瘤）719
结节性痒疹 68
银屑病 214
脂溢性皮炎 242
脂溢性角化病 702
癣 427

阴囊

血管角化瘤（Fordyce）824
湿疣 337
表皮囊肿 717
乳房外 Paget 病 764
过敏性紫癜 640
慢性单纯性苔藓 54
痣 775
疥疮 501
脂溢性角化病 700

股部（股内侧和腹股沟）

软垂疣（皮赘）706
念珠菌病 447
湿疹
红癣 419
乳房外 Paget 病 764
裂纹 418
腹股沟肉芽肿 329
化脓性汗腺炎 202
间擦疹 418
毛发角化病（前方的）116
硬化性萎缩性苔藓 257
萎缩纹 37
癣 417

躯干

副乳
皮肤松弛症
白色叶状斑 911
特应性皮炎 110
毛细血管瘤 826
水痘 389
蕈样肉芽肿 754
药疹（斑丘疹）485
表皮囊肿 717
远心性环状红斑
家族性非典型性痣综合征 784
固定型药疹 492
毛囊炎 290
环状肉芽肿（泛发）898
Hailey-Hailey 病 551
晕痣 781
带状疱疹 394
瘢痕疙瘩 16
扁平苔藓（泛发）252
硬化性萎缩性苔藓 257
红斑狼疮（亚急性皮肤）598
麻疹 460
痱 205
贫血痣 690
斑痣 779
副银屑病 756
虱病（虱）506
落叶型天疱疮 562
玫瑰糠疹 246
毛发红糠疹 240
糠秕孢子菌性毛囊炎 454
血管萎缩性皮肤异色病 756
银屑病（点滴状）212
结节病
疥疮 802
硬皮病（限局性，硬斑病）620
脂溢性皮炎 242
多发性脂囊瘤
梅毒（二期）318
癣 420

花斑癣 451
暂时性棘层松解性皮病
　（Grover 病）
单侧痣样毛细血管扩张 832
色素性荨麻疹 156
病毒疹 473
神经纤维瘤病 906

阴部

变应性接触性皮炎 85
血管角化瘤（Fordyce）824
Behcet 病
Bowen 病 748
念珠菌病 440
软下疳 327
瘢痕性类天疱疮 548
表皮囊肿 718
红癣 419
乳房外 Paget 病 764
纤维上皮息肉 707
毛囊炎 279
Fox-Fordyce 病 169
疖病 284
腹股沟肉芽肿 329
单纯/带状疱疹 381
化脓性汗腺炎 202
间擦疹 418
外阴白斑 751
扁平苔藓 255
硬化性萎缩性苔藓 258
慢性单纯性苔藓 54
黑素瘤 788
传染性软疣 344
痣 775
虱病 506
银屑病 211
鳞状细胞癌 744
Stevens-Johnson 综合征 627
疣状癌 753
疣 338

（金鑫　何春涤译　赵辨校）

2 外用药物治疗和外用糖皮质激素
Topical Therapy and Topical Corticosteroids

- **外用药物治疗** 23
  - 润肤霜和洗剂 23
  - 严重皮肤干燥（干燥病） 23
  - 湿敷 24
- **外用糖皮质激素** 25
  - 功效 25
  - 赋形剂 26
  - 糖皮质激素-抗生素混合物 27
  - 霜剂药量的调配 27
  - 应用 28
  - 不良反应 30

外用药物治疗 Topical therapy

相当多的药物可用于皮肤病的外用药物治疗（见皮肤科处方第945页）。特殊的药物在相应的章节有详细的记载，本章主要讨论外用药物治疗的基本原则。

皮肤是人体的一个重要屏障，必须保养以维持其正常功能。任何创伤均可使表皮丧失水分、脂质或蛋白质，继而改变这个屏障的完整性，使其功能受损。使用性质柔和的香皂、润肤霜和洗剂可修复表皮正常屏障。有一个古老但经常被重复的规律：如果干燥，使其潮湿；如果潮湿，使其干燥。

干性疾病 干性皮肤和干性皮损不仅丧失了水分，并且大多数情况下还丧失了维持表皮湿润的脂质和蛋白质，而这些物质可由润肤霜和洗剂取代。

湿性疾病 渗出性炎症性疾病导致脂质和蛋白质混合物的血清滤过丢失。湿性皮损可通过湿敷来抑制炎症、清除结痂和血清。干湿循环交替可引起皮损干燥，而过量湿敷将导致严重的皮肤干燥和皲裂。一旦疾病的渗出阶段被控制，必须应用润肤霜和洗剂来恢复皮肤脂质和蛋白质，并停止湿敷。

润肤霜和洗剂

润肤霜和洗剂可使表皮恢复水分和脂质（见皮肤科处方第945页）。含尿素（如Carmol 10，20，40，聚酰胺）或乳酸（如Lac-Hydrin, AmLactin）的制剂具有特殊的也可能是最有效的润滑性质。霜剂比洗剂更厚重，润滑作用也更强；而石油凝胶和矿物油中不含水。

潮湿的皮肤应用润肤霜和洗剂最有效，淋浴后是应用保湿剂的最佳时间。可先湿润皮肤，轻拍至干，然后立刻应用保湿剂。生活中应尽可能多使用润肤剂以保持皮肤柔软。有时为了止痒，可将化学物质如薄荷醇和苯酚（如Sarna洗剂）加入润滑洗剂中（见皮肤科处方第945页）。

严重皮肤干燥（干燥病, xerosis）

冬天湿度低时，皮肤干燥加重。"冬季瘙痒"最常发生于手和小腿皮肤。起初皮肤变得粗糙并覆盖许多细小的白色鳞屑，而后可出现更厚的褐色或棕色鳞屑，严重时可出现交叉的浅表红色裂隙。皮肤干燥可伴瘙痒或烧灼感。皮肤科处方第945页列出的药物适用于轻症患者；12%的乳酸洗剂对严重皮肤干燥有效。

湿 敷

湿敷可有效治疗渗出性（湿性）皮肤病（见框2-1），但不能过高评价其在局部治疗中的重要性。湿敷料的制备和应用方法如下：

1. 找一块干净柔软的布，如床单或衬衣布，不需要是新的或灭菌的。如需重复使用，则至少每天清洗一次。
2. 将布折叠至少4~8层，剪成比治疗区域稍大的小块。
3. 将叠好的湿敷料浸入溶液中，直到它们完全浸透后拧出（不要滴水，也不要过干）。
4. 将湿敷料置于病变区域。变干后不要向其倾倒溶液以保持湿润，因为这样会提高溶液浓度而产生刺激。此时应该用一个新的湿敷料替换。
5. 湿敷可持续30分钟至1小时，每天进行2~4次或持续湿敷。当皮损变干时可停止湿敷，局部过干可形成裂隙。

湿敷有以下好处：

- 抗菌作用：可在水中加入醋酸铝、醋酸或硝酸银，以起到抗菌作用（表2-1）。
- 伤口清创：湿敷可将水疱和痂浸软，并在更换湿敷料同时被清除。
- 抑制炎症：湿敷有较强的抗炎作用。蒸发冷却导致皮肤浅表血管收缩，因而减少了红斑和血清的产生。湿敷还可控制急性炎症过程，例如急性常春藤中毒时，湿敷比局部外用或口服糖皮质激素起效更迅速。
- 干燥作用：湿敷可使皮肤变干。弄湿某物使它变干看似矛盾，但这是湿润和干燥反复交替的结果。比如经常舔口唇可致口唇皲裂，反复洗手可致刺激性手部皮炎，出汗可致儿童长筒袜综合征。

冷湿敷溶液可达到抗炎作用，而微温的湿敷溶液则利于感染后结痂皮损的清创。将毛巾或塑料袋覆盖在湿敷料上可以防止蒸发，促进浸软，提高皮肤温度，但也会加速细菌生长。

框2-1　湿敷适应证
急性湿疹样炎症（常春藤中毒）
湿疹样炎症并继发感染（脓疱）
大疱性脓疱病
单纯疱疹和带状疱疹（水疱性皮损）
任何类型的感染性渗出性皮损
虫咬症
间擦部位（腹股沟或乳房下）
钱币状湿疹（渗出性皮损）
郁积性皮炎（渗出性皮损）
郁积性溃疡
日晒伤（水疱期）
足癣（水疱期或浸渍感染期）

表2-1　湿敷溶液

溶液	配方	适应证
水	自来水，不必灭菌	常春藤中毒、日晒伤、任何非感染渗出性或炎症性过程
Burrow溶液（醋酸铝）Domeboro收敛剂　粉末数包　泡腾片	在16盎司水中溶解1~3包Domeboro粉	温和的抗菌剂，用于急性炎症、常春藤中毒、虫咬症、运动员足
0.1%~0.5%硝酸银（由药剂师和医院配制）	出售时为50%的水溶液，可将皮肤染成暗棕色和金属黑	杀菌剂，用于渗出性感染性皮损（如郁积性溃疡和郁积性皮炎）
1%~2.5%醋酸	醋的成分是5%的醋酸，加1/2杯醋（白或棕色）到1品脱水中制成1%的溶液	杀菌剂，用于某些革兰阴性细菌（如铜绿假单胞菌）、外耳道炎、间擦部位假单胞菌感染

外用糖皮质激素 Topical corticosteroids

外用糖皮质激素是治疗皮肤病强有力的工具。了解这类药物的正确使用方法可以有效治疗多种皮肤病。目前同类产品很多,但所有产品的抗炎活性基本相同,仅在功效、赋形剂和价格上不同。

功效

效力:第Ⅰ到第Ⅶ级 外用糖皮质激素的抗炎活性一定程度上取决于其诱导真皮上层小血管收缩的能力。这种属性被用于每种新产品的功效分析。这些产品随即按功效强弱分为7级,第Ⅰ级最强,第Ⅶ级最弱(见处方和本书扉页)。本书的治疗部分根据分级,而不是根据商品名或品牌名推荐外用糖皮质激素,因为每一级药物在功效方面基本相同。

不同浓度的同类产品可能具有同样的缩血管作用。研究显示,0.025%、0.1%及0.5%的曲安奈德霜(Kenalog, Aristocort)在缩血管作用上没有区别[1]。

选择合适的功效 选择合适功效和品牌的外用糖皮质激素的指南,见框2-2和右图。适当功效的药物使用规定时间会取得最好效果。具有微弱、"安全"功效的药物常不能充分控制病情。如经1～4周的治疗后仍未见效,应重新评价患者病情。

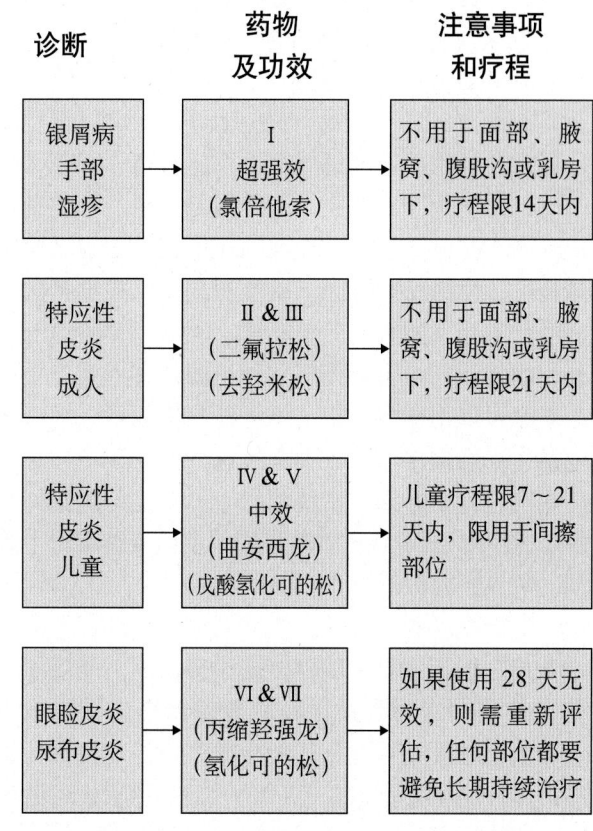

外用糖皮质激素的选择

诊断	药物及功效	注意事项和疗程
银屑病 手部湿疹	Ⅰ 超强效 (氯倍他索)	不用于面部、腋窝、腹股沟或乳房下,疗程限14天内
特应性皮炎 成人	Ⅱ & Ⅲ (二氟拉松)(去羟米松)	不用于面部、腋窝、腹股沟或乳房下,疗程限21天内
特应性皮炎 儿童	Ⅳ & Ⅴ 中效 (曲安西龙)(戊酸氢化可的松)	儿童疗程限7～21天内,限用于间擦部位
眼睑皮炎 尿布皮炎	Ⅵ & Ⅶ (丙缩羟强龙)(氢化可的松)	如果使用28天无效,则需重新评估,任何部位都要避免长期持续治疗

框2-2 外用糖皮质激素起始治疗的建议强度*		
Ⅰ～Ⅱ级	Ⅲ～Ⅴ级	Ⅵ～Ⅶ级
银屑病	特应性皮炎	皮炎(眼睑)
扁平苔藓	钱币状湿疹	皮炎(尿布部位)
盘状狼疮†	皮脂缺乏性湿疹	轻症的皮炎(面部)
严重手部湿疹	郁积性皮炎	轻症的肛周炎症
常春藤中毒(严重)	脂溢性皮炎	轻度间擦疹
慢性单纯性苔藓	硬化萎缩性苔藓(女阴)	
角化性湿疹	间擦疹(短程)	
足皲裂	癣(短程控制炎症)	
硬化萎缩性苔藓(皮肤)	疥疮(杀疥虫药后)	
斑秃	间擦疹(严重病例)	
钱币状湿疹(严重)	肛周炎症(严重病例)	
特应性皮炎(顽固成人病例)	严重皮炎(面)	

* 一旦炎症被控制,即停止治疗、换用弱效配方或间断治疗。
† 用在面部可能已被证实。

超强效外用糖皮质激素（第Ⅰ级） 丙酸氯倍他索、丙酸卤倍他索、二丙酸倍他米松和索康（双醋二氟松）是最强效的外用糖皮质激素。其中丙酸氯倍他索和丙酸卤倍他索功效最强，二丙酸倍他米松和索康是等效的。

通常此类霜或软膏每周用量不超过45～60克（见表2-2）。每天用1～2次，用2周停1周，可使副作用达到最小并提高疗效。这种循环用药的方案（冲击剂量）可持续到皮损消退[2]。对于银屑病，皮损初次消退后间歇用药（如每周1或2次），可使缓解期延长[3]。此外，维持治疗也可选择间歇外用弱效外用糖皮质激素。索康可以用塑料封包，但丙酸氯倍他索、丙酸卤倍他索、二丙酸倍他米松不能封包。

用药过程中必须严密监测患者。特别是无指导用药时[4]，很可能出现糖皮质激素副作用如萎缩和肾上腺抑制。故应严格限制处方。

浓度 标记在管上的糖皮质激素浓度不能用于与其他糖皮质激素功效的比较。有些糖皮质激素效力强，仅需低浓度就可达到最大疗效。但是，很难让患者相信0.05%的氟氢松霜（Ⅱ级）比1%的氢化可的松（Ⅶ级）效果更强。

不必牢记众多糖皮质激素的商品名，熟悉第Ⅱ、Ⅴ、Ⅶ级中的一种制剂，就能让你安全有效地治疗对糖皮质激素有效的皮肤病。大部分外用糖皮质激素是氟化的（即将氟原子加入氢化可的松分子中），此举提高了药效和副作用的发生率。例如含氟的氢化可的松霜较无氟的效力更强；然而这种中效糖皮质激素的副作用发生率也高。

配方 避免让药剂师配制或稀释外用糖皮质激素霜剂。因为活性成分分散可能不均匀，造成了霜剂功效不同。由于需要额外的劳动，药剂师配方的制剂价格一般较高。高质量的糖皮质激素霜如曲安奈德（Kenalog，Aristocort），可用低价买到。

非注册制剂与注册商品 许多非注册的外用糖皮质激素制剂也有出售（如戊酸倍它米松、二丙酸倍他米松、氟西奈德、氟轻松、氢化可的松和曲安奈德）。美国很多州允许药剂师用非注册制剂代替注册商品，除非医师注明"不可替换"。分析表明，非注册糖皮质激素制剂与同类注册商品相比，收缩血管作用有很大差别：大部分较弱[5]，一些功效相同[6]，一些则更强。许多非注册外用糖皮质激素与同类注册商品的载体（如防腐剂）不同[7]。

赋形剂

赋形剂，或基质，是药物活性成分分散于其中的物质。基质决定了活性成分通过皮肤吸收的速率。基质中的某些成分可导致刺激或过敏。

霜剂 霜剂的赋形剂是几种不同的有机化合物（油）和水的混合物，通常包含防腐剂。霜剂具备以下特征：

- 白色，有些油腻感
- 组成成分可导致刺激、刺痛感或过敏
- 多用途性（几乎可用于任何部位）；因此霜剂是最常开的处方药
- 美容上最易被接受，特别是润滑的基质（如去炎松A、安西奈德）

表2-2　Ⅰ组局部类固醇的应用限制*			
	疗程	每周用量（克）	封闭包装
丙酸氯倍他索[†]（Cormax）	14天	60	否
丙酸氯倍他索头皮溶液[†]	14天	50毫升	否
Olux泡沫剂	14天	50	否
丙酸卤倍他索（Ultravate）	14天	60	否
二丙酸倍他米松[†]（Diprolene）	无限制	45	否
索康（双醋二氟松）[†]	无限制	无限制	无限制

* 限制用法列在说明书中
[†] 无商标的制剂有售

- 持续应用有干燥作用，因此最好用于急性渗出性炎症
- 对于间擦部位最有效（如腹股沟、直肠、腋窝）

软膏 软膏基质包含种类有限的有机化合物，主要由油脂组成，如凡士林，含很少水或不含水。许多软膏不含防腐剂。软膏具备以下特征：
- 半透明（看上去像凡士林）
- 用后皮肤表面持续存在油腻感
- 更加润滑，因此适合较干皮肤
- 较霜剂渗透性更好，故效力更强（见本书内前封面，第V级的氟轻松霜和第IV级的氟轻松软膏）
- 封包作用太强，不用于急性（渗出性）湿疹样炎症或间擦部位，如腹股沟

凝胶 凝胶是由丙二醇和水组成的无油脂混合物，有些也含有乙醇。凝胶具备以下特征：
- 透明的基质，有时呈胶状黏稠
- 可用于急性渗出性炎症如常春藤中毒，及使用其他载体会导致头发缠结的头皮区域

溶液和洗剂 溶液可含有水、乙醇以及其他化学物质，具备以下特征：
- 透明或乳状外观
- 因为易穿过头发，无残留，最适于头皮
- 如果用于间擦部位如腹股沟，可能会有刺痛和干燥感

泡沫 戊酸倍他米松（Luxiq）和丙酸氯倍他索（Olux）的泡沫剂有售。后者是超强效糖皮质激素，因为可能抑制下丘脑-垂体-肾上腺轴，建议连续治疗不超过两周，每周总剂量不应超过50克，12岁以下儿童不建议应用此药。泡沫自发束间扩散到头皮，融化，使其活性成分发挥作用。可用于治疗头皮皮肤病，以及其它部位的急性湿疹样炎症如常春藤中毒和斑块型银屑病。

糖皮质激素-抗生素混合物

Lotrisone霜和洗剂 Lotrisone霜包含抗真菌剂克霉唑和糖皮质激素二丙酸倍他米松，适用于外用治疗足癣、股癣和体癣，被许多医师作为局部抗炎的首选药。大多数炎症性皮肤病不是由真菌感染或污染所致。Lotrisone是治疗皮肤真菌感染的非一线药物。目前注册的Lotrisone霜因被同一品牌的洗剂代替，已不再销售。而未注册的霜剂15克约25美元，45克约45美元；丙酸倍他米松霜15克约12美元，45克约18美元；克霉唑30克约10美元。

其他抗生素和皮质类固醇混合物 真菌II号（制霉菌素；曲安奈德）适用于皮肤念珠菌病。而制霉菌素对引起足癣的真菌无效，且大部分对类固醇有反应的皮肤病不使用外用抗生素亦能治愈。

霜剂药量的调配

霜剂药量的调配非常重要。患者不会喜欢医师开90美元60克的霜剂来治疗小面积的手部皮炎，且无限制地应用强效糖皮质激素可能导致副作用。患者依靠医师的判断来决定药物的正确用量，如果开的药量太小，患者可能会认为治疗无效。建议开足够量的霜剂，并限制疗程和使用频率。许多糖皮质激素（如曲安西龙、氢化可的松）出售非注册的剂型，药剂师可大批量采购，然后调配成小包装，这样相当节约。

覆盖一定面积的霜的剂量可以这样计算：1克霜剂覆盖100平方厘米皮肤[8]。一个平均身高的成人全身皮肤表面可被20～30克霜剂覆盖。

指尖单位和手尺也提供了评估霜剂药量调配和应用的方法。

指尖单位 fingertip unit 1个指尖单位指的是从管口直径5mm的管中挤出的覆盖从食指远端指节皱褶到食指尖的软膏的剂量。1个指尖单位约重0.5克[9]。

手的尺度（the rule of hand） 手的面积可用来估计皮肤病患者皮肤病变的总面积，进而估算所需软膏的量。手的单面面积被定义为1个手面积。1个手面积大小的受累皮肤需0.5指尖单位或0.25克软膏；而4个手面积等于2个指尖单位或1克软膏。手的单面面积约为1%体表面积，因此2%的体表面积需要1个指尖单位（2个手面积）来覆盖。如果每天2次全身（除了头皮）皮肤用药，连续1周，则需要约282克软膏[10]。

应用

频率

快速耐受性 tachyphylaxis 快速耐受性是指由于酶诱导产生的对药物的反应性下降。皮肤病学中专指对外用糖皮质激素引起的血管收缩反应的急性耐受。实验表明，强效糖皮质激素外用于皮肤，每天3次连续4天，血管收缩反应进行性下降[11]。在终止治疗4天后血管收缩反应恢复。实验结果从理论上验证了患者长期的抱怨：新的外用糖皮质激素药物起效快，但长期应用疗效却越来越不明显。因此，指导患者间断应用类固醇霜似乎是合理的。

间歇用药

第Ⅰ级外用糖皮质激素 强效外用糖皮质激素的指导治疗剂量尚未明确。研究表明，治疗糖皮质激素抵抗性疾病，如斑块型银屑病和手部湿疹，给予氯倍他索每日2次连续2～3周效果最佳[12,13]，停药1周后重复用药。采用上述2周间歇1周的治疗方案，直到皮损消退。

经间歇治疗痊愈的皮损可延长缓解期。长期不愈的红斑银屑病患者每日3次、每周1天应用本级药物后，皮损消退[7]。75%的银屑病患者和70%的手部湿疹患者每周2次应用氯倍他索，可保持皮损处于缓解期[14]。

每周短期应用强效外用糖皮质激素可使成人特应性皮炎得到控制。每天1次，每周连续2天应用氟替卡松软膏，可巩固初始治疗疗效，并延迟复发[13]。

第Ⅱ～第Ⅶ级外用糖皮质激素 本级药物最佳用药频率和疗程均未确定。采用以下治疗方案，会产生一定疗效并得到令人满意的患者依从性：

1．每日使用第Ⅱ～Ⅶ级外用糖皮质激素2次。
2．疗程为2～6周。
3．疗效不佳应停止治疗4～7天，后再治疗一个疗程。

冲击剂量可获满意疗效。以上为一般性指南，而实际应针对每个病例进行特别的指导与限制。

方法

常规用法 霜剂和软膏应薄涂，并缓慢按摩局部，每日1～4次，不需每次用药前清洗。应持续治疗直至皮损消退。因为当皮损迅速好转时，许多患者会减少用药频率或停药；另一些对药效非常满意的患者，则在疾病缓解后为防止复发仍继续用药。这样，副作用便随之出现。

不同皮肤表面吸收外用药物的能力不同。眼睑区皮肤较薄，该处应用第Ⅵ或Ⅶ级糖皮质激素后会很快痊愈。而手掌和足跖皮肤较厚，成为局部药物吸收的一大障碍，需要强度更大的治疗。弱效霜剂用于皱褶区（如腋窝、腹股沟、肛周、乳房下）也可快速起效。因为皮肤两面紧贴，起到和封包一样的作用，大大加强了药物的吸收。婴儿和幼儿的皮肤更容易吸收外用药物，对弱效霜剂反应同样迅速。婴儿的尿布与塑料薄膜一样有封包作用，可使糖皮质激素霜剂的吸收大大增加。因此，第Ⅴ、Ⅵ或Ⅶ级糖皮质激素制剂可用于尿布下皮肤。炎症区域皮肤吸收外用药的能力更强，这就可以解释为什么红肿皮肤应用弱效类固醇，初期即可有迅速的反应。

封包 用塑料薄膜（如 Saran Wrap）封包是加强外用糖皮质激素吸收的有效的方法。塑料薄膜阻止了皮肤表面的蒸发，使表皮的顶层-角质层水化。局部用药渗入湿润皮肤角质层的能力是渗入干燥皮肤的10～100倍。治疗单纯局部用药无效的皮疹，在用塑料薄膜封包后会很快痊愈。几乎任何部位都可以封包。封包整个身体可使用乙烯基运动服封包，而这种运动服可在大多数运动用品商店买到。

封包前需慎重考虑其必要性，因为潮湿部位封包可能很快发生感染。封包敷料多与霜剂合用，但如果皮损特别干燥，软膏也可以封包。封包时弱效、廉价的产品（如0.1%曲安西龙霜）也可产生非常好的疗效，而且可以低价购到大量药品。

封包的方法 封包部位应用温和的香皂和水清洗，不必应用抗菌香皂。将药物轻轻地按揉入皮损，后将整个区域用塑料（如Saran薄膜、Handi薄膜、塑料袋或手套；图2-1～2-3）覆盖包裹。塑料薄膜应用胶带固定以利于贴近皮肤、边缘封闭。也可用绷带或丝袜固定，不需使用不透气的敷料。敷料保持原位2小时以上即可得到最佳效果。许多患者发现睡眠时是应用塑料薄膜的最佳时间，可持续8小时。去除塑料薄膜后，在皮肤仍湿润时，可马上再用药。

因可导致感染或毛囊堵塞，故不应长时间持续应用这种薄膜。若封包区域病变突然恶化或出现脓疱，应怀疑继发感染，特别是葡萄球菌感染（图2-4）。可口服抗葡萄球菌抗生素（如头孢氨苄500mg，每日2～4次）。

合理的封包方法是每日2次，每次持续2小时，或在睡眠时持续8小时，而白天仅简单外用药物1～2次。

封包区经常会变得干燥，故推荐用应一些润肤霜或洗剂，可在外用药物后不久使用，也可以在脱掉塑料薄膜后、或其他方便的时间应用。

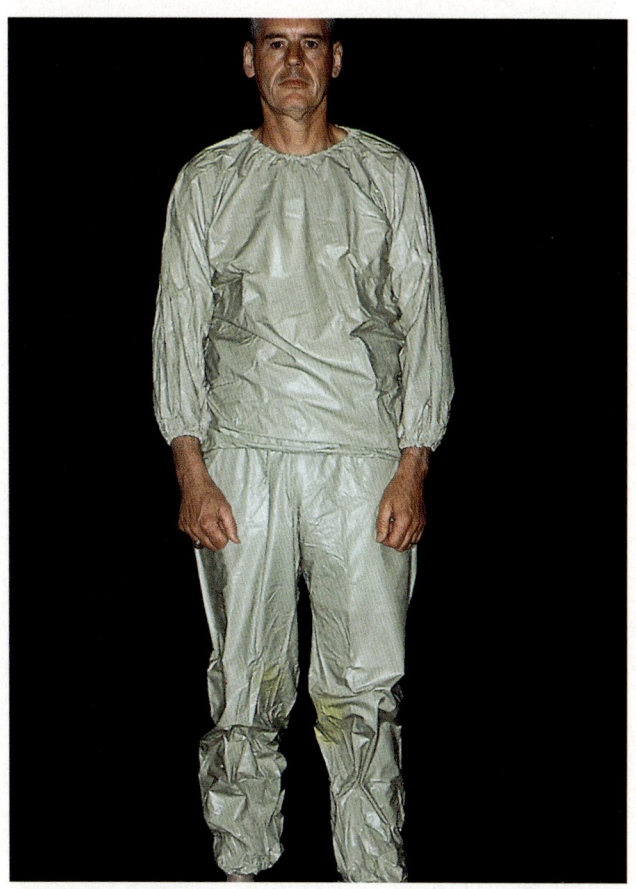

图2-3 全身封包：乙烯基运动服用于全身封包很方便。

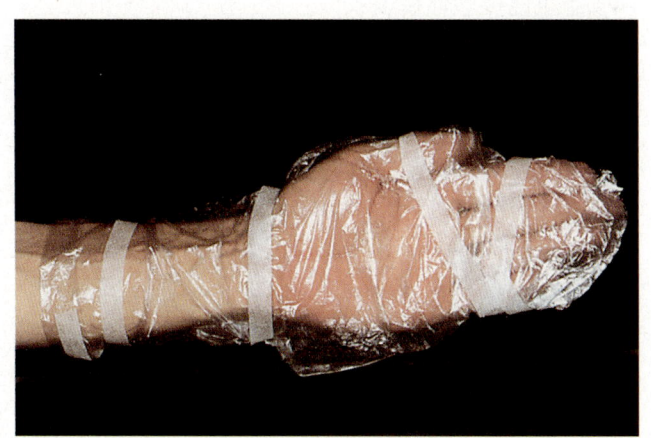

图2-1 手部封包：套上塑料袋，排除空气并缠上胶带使之紧贴皮肤。

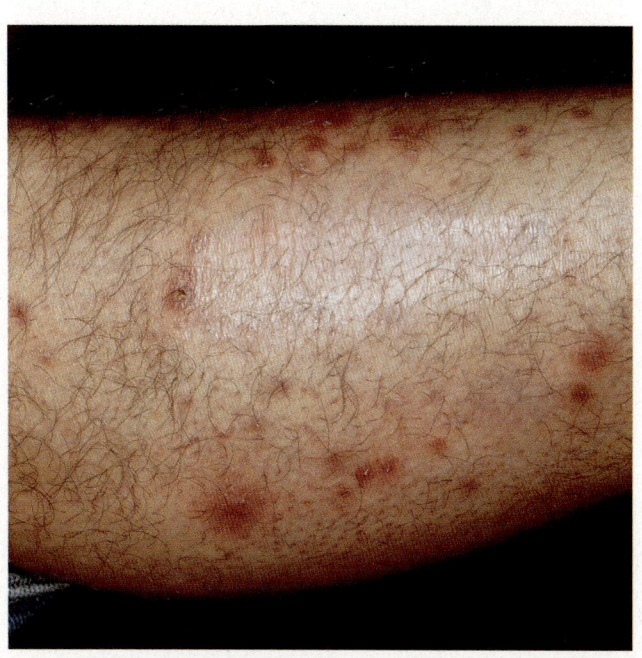

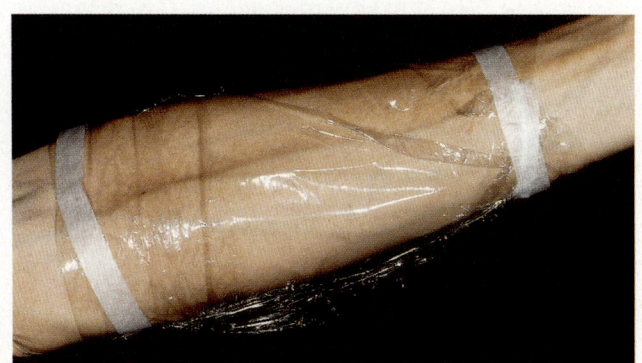

图2-2 手臂封包：用塑料薄膜（如Saran包装膜）缠绕肢体，两端用胶带封闭固定。剪去底部的塑料袋也可作为袖套，并同样用胶带或绷带固定。

图2-4 封包后继发感染：塑料封包24小时后，原有湿疹周围出现脓疱。

全身吸收

所有医师都非常关心外用糖皮质激素的吸收可能带来的全身副作用。现有少数病例报告记载了长期外用糖皮质激素引起的全身副作用，包括白内障、生长发育迟缓、不发育及Cushing综合征。

避免弱效、"安全"制剂 为了防止并发症，医师经常选择弱效的糖皮质激素制剂，但这些药物通常起不到希望的抗炎作用，也不能达到预期效果。因此病情不但没有改善，反而由于在无效的药物上浪费时间而恶化。瘙痒仍持续，还可继发感染，患者将产生沮丧心理。所以用0.5%氢化可的松霜治疗重症炎症，既浪费时间又浪费金钱。总之，为了迅速控制炎症，应使用足够强的外用糖皮质激素（见框2-2），每日2～4次，持续7～21天。但应用第Ⅰ～Ⅲ级外用糖皮质激素治疗广泛的炎症性皮肤病时，即使短程也可导致肾上腺抑制。但该下丘脑-垂体-肾上腺轴抑制作用一般在24小时内是可逆的，一般不可能造成类似长期全身应用产生的不良反应[15]。

儿童 许多医师担心外用糖皮质激素的全身吸收，而不给婴儿应用任何强于1%氢化可的松的外用糖皮质激素。不过，第Ⅴ级外用糖皮质激素，如0.05%丙酸氟替卡松霜（克廷肤）应用4周以治疗3个月或更大儿童重症湿疹，看来是安全的。3个月～6岁儿童中重度特应性皮炎（累及大于或等于35%体表面积，平均治疗的体表面积为64%），应用0.05%丙酸氟替卡松霜治疗，每日2次，持续3～4周。治疗结束后，患儿平均皮质醇水平与基线相似[16]。在幼儿中广泛应用的相对安全的中等强度外用糖皮质激素，已被证明不存在严重的全身毒性。因此，患儿应在规定疗程内，使用适当强度的药物。糖皮质激素霜剂不应持续应用数周；如未达到预期疗效，则需重新评估患儿病情。此外，第Ⅰ级外用糖皮质激素还应避免用于青春期前儿童。而尿布区仅可应用第Ⅵ或Ⅶ级糖皮质激素，且疗程限于3～10天。对于长期应用外用糖皮质激素治疗的儿童，还需监测生长参数。

成人 短期应用第Ⅰ或Ⅱ级外用糖皮质激素期间可能出现肾上腺轴抑制，但停药后迅速恢复。医师可依病情需要使用强效制剂，但必须告诫患者在规定疗程内应用。

不良反应

因为强效外用糖皮质激素的潜在危险性已被大家熟知，所以一些医师已经不再应用这些药物。外用糖皮质激素投入临床近30年，有卓越的安全记录。然而，它们确有引起多种不良反应的可能。一旦了解这些，就可以自信地应用最适强度的糖皮质激素制剂。已报道的外用糖皮质激素不良反应如下：

- 酒渣鼻、口周皮炎、痤疮
- 皮肤萎缩伴毛细血管扩张、星状假性瘢痕（上肢）、紫癜，萎缩纹（特定解剖部位的封包，如腹股沟）
- 难辨认癣、难辨认脓疱病、难辨认疥疮
- 眼压升高、青光眼、白内障
- 变应性接触性皮炎
- 系统吸收
- 烧灼感、瘙痒、疼痛，由于赋形剂导致的干燥（如丙二醇）
- 塑料封包导致的痱和毛囊炎
- 急性血管收缩导致皮肤变白
- 反跳现象（如停药后银屑病皮损加重）
- 难愈小腿溃疡；类固醇导致小腿溃疡延迟愈合
- 色素减退
- 面部多毛症
- 更重要的不良反应在下文有简要叙述。

糖皮质激素性玫瑰痤疮和口周皮炎
Steroid rosacea and perioral dermatitis

糖皮质激素性玫瑰痤疮[17]是浅肤色女性中常见的副作用。患者最初主诉皮肤出现红斑，可有或没有脓疱，呈"充血的红脸表情"。典型病例为，医师给患者应用某种温和的外用糖皮质激素，开始效果令人满意，逐渐出现了耐药性（快速耐受性）。如果继续应用就会出现红斑和脓疱，于是医师换用另一种更强效的外用糖皮质激素来控制病情。这样就成为不断更换更强效制剂的过程，直到每天需用数次第Ⅱ级糖皮质激素。图2-5A显示了一位已经持续5年每日1次使用第Ⅴ级糖皮质激素霜的中年女性。每当她试图停止外用药时，就会出现严重的红斑和脓疱（图2-5B，C）。皮肤可能出现萎缩、发红伴有烧灼感。

口周皮炎（见第7章）有时是由于颜面下半部长期应用外用糖皮质激素所致，表现为鼻、口及下颌周围脓疱、红斑及鳞屑。

糖皮质激素性玫瑰痤疮

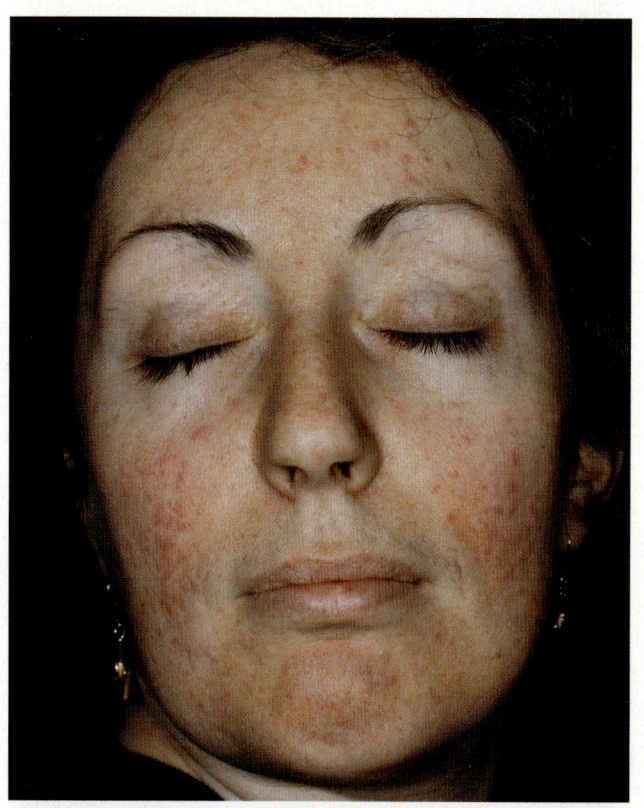

A. 每天应用第V级外用糖皮质激素，持续5年以上，两颊和前额可见大量的红色丘疹。

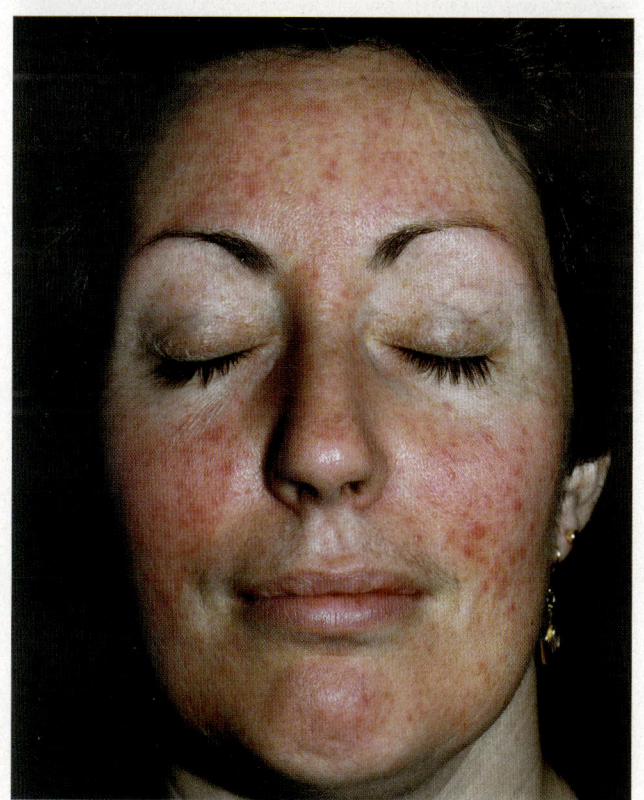

B. 停用第V级外用糖皮质激素10天后。

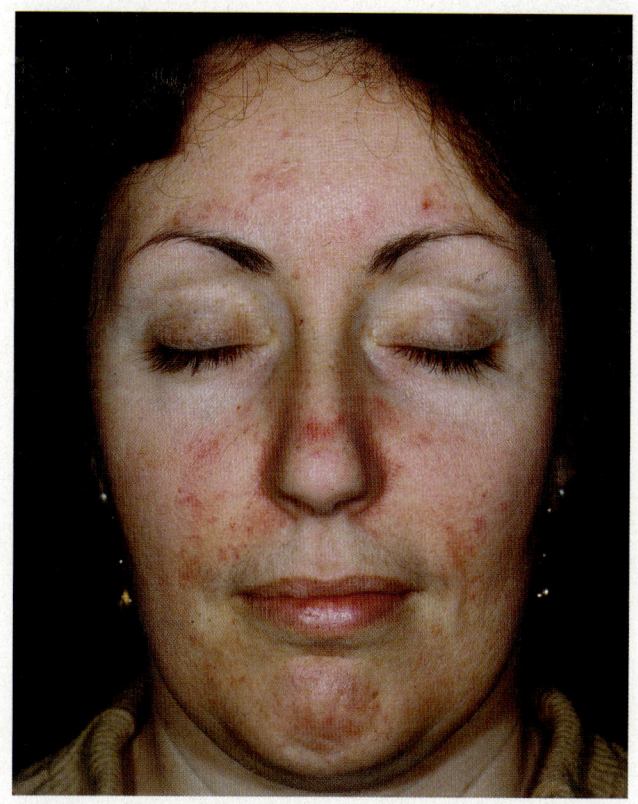

C. 停用外用糖皮质激素两个月后。毛细血管扩张仍存在；口服抗生素后玫瑰痤疮好转。

图 2-5

处理 必须停用强效外用糖皮质激素。多西环素（100mg，每日2次）或红霉素（250 mg，每日4次）可降低前10天可能出现的反跳性红斑和脓疱的严重程度（图2-6至2-9）。如果反跳很严重，必要时可予冷湿敷，外用或不用1%氢化可的松霜。而温和、无致粉刺作用的润肤剂（不会导致痤疮，如Curel洗剂）可用于缓解干燥和脱屑。红斑和脓疱至少持续数月，小剂量多西环素（50 mg，每日2次）或红霉素（250 mg，每日2～3次）可持续应用至皮损消退。红斑和脓疱最终可消退，但毛细血管扩张和萎缩可能永久存在。

糖皮质激素性玫瑰痤疮

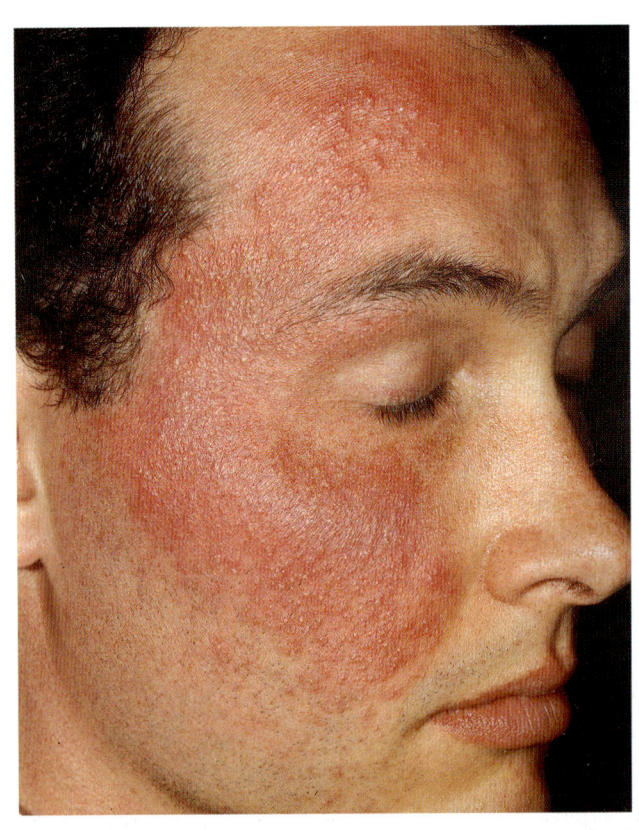

A. 持续每天外用第V级外用糖皮质激素1年，停用10天后出现重度红斑和脓疱。

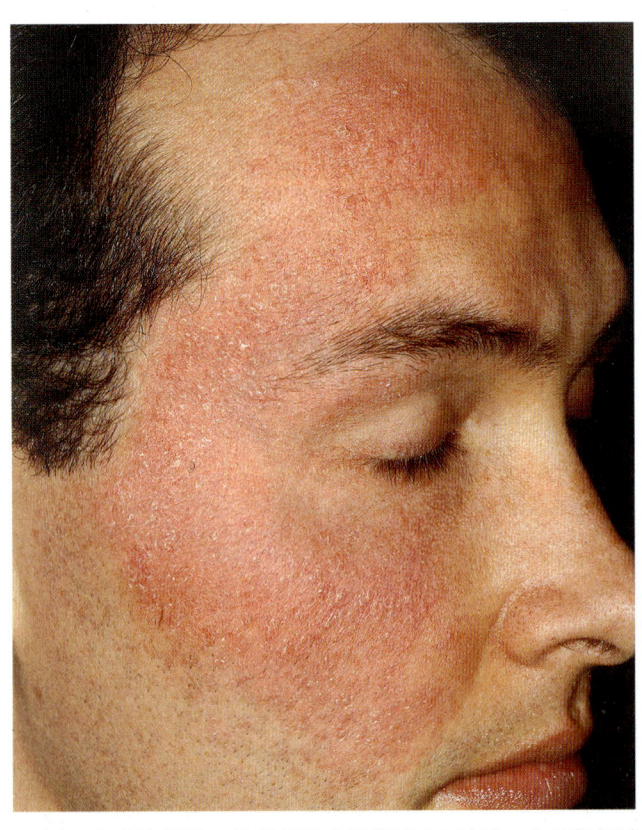

B. 同一患者停用第V级外用糖皮质激素24天后，未予任何治疗，脓疱自行消退，并在此后数月逐渐好转。

图2-6

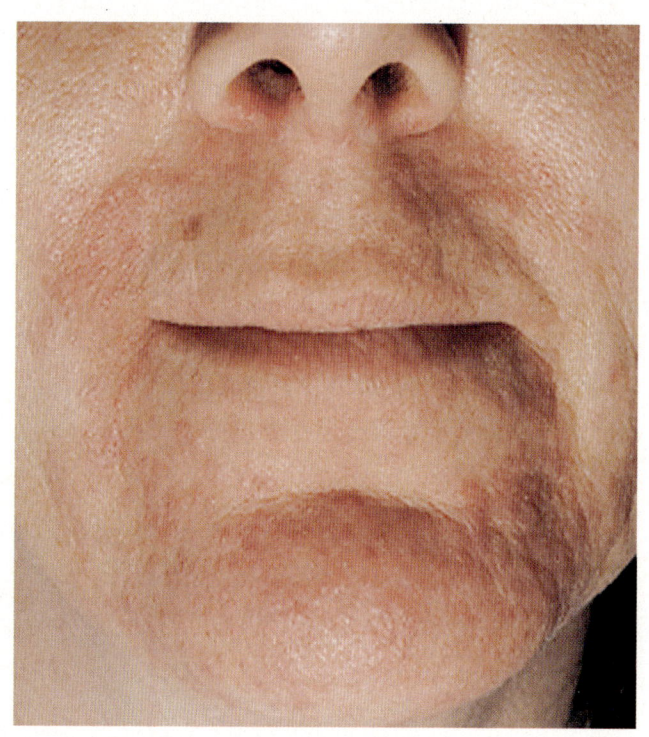

图2-7 口周皮炎：在颜面下半部应用数疗程第Ⅴ级外用糖皮质激素后，口周出现脓疱和红斑。而停药不久，炎症加重。

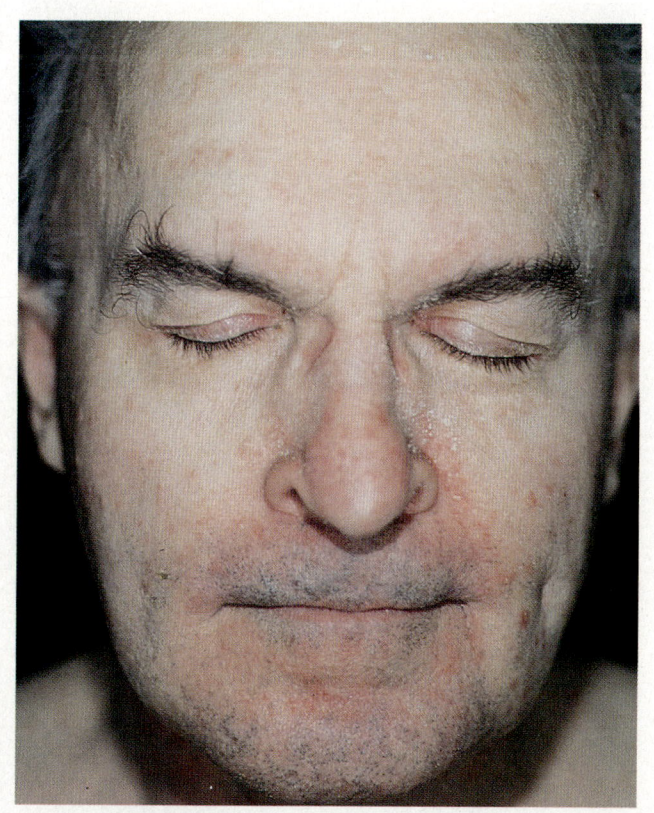

图2-8 糖皮质激素性玫瑰痤疮：持续12周每天用第Ⅱ级外用糖皮质激素氟轻松后，面部出现痛性、弥漫性脓疱疹。

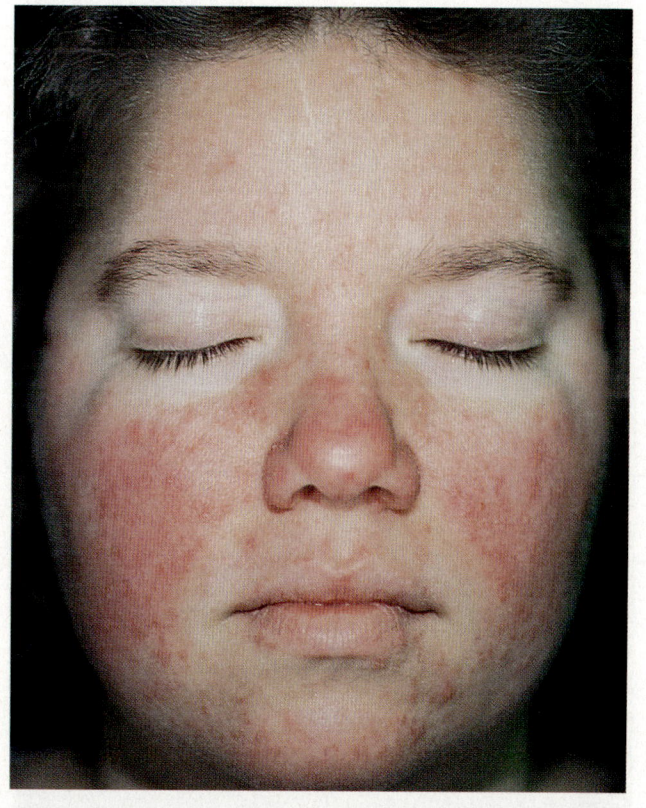

图2-9 糖皮质激素性痤疮：整个面部反复应用第Ⅴ级外用糖皮质激素，导致弥漫性脓疱疹。炎症每于外用糖皮质激素后减轻，但停药即加重。

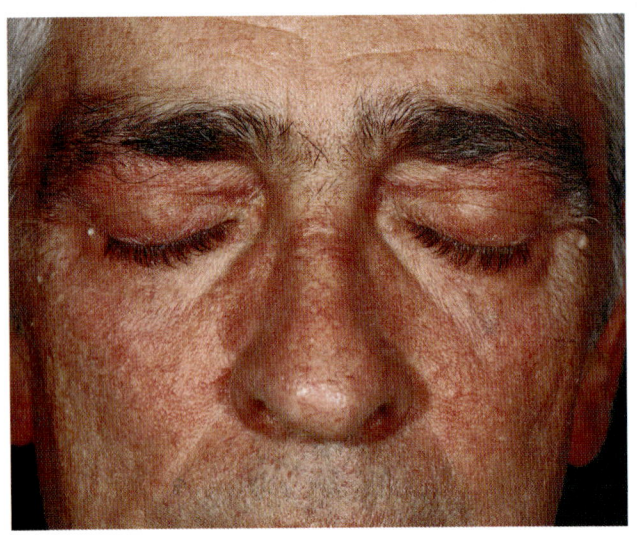

萎缩

同一部位长期应用强效外用糖皮质激素,可导致表皮变薄及真皮结缔组织退行性变。受累部位常较正常皮肤轻微凹陷,常见毛细血管扩张、局部静脉显露及色素减退。轻微损伤即可造成紫癜和瘀斑。皮肤变得松弛、起皱,并发亮。面部(图2-10~图2-13)、手背、前臂和小腿伸侧以及间擦部位尤其明显。大部分病例的萎缩是可逆的,有望在数月后消失[18]。对强效外用糖皮质激素反应慢的疾病(如银屑病),需要数周的治疗,并可预见会出现一些萎缩(图2-15)。

图2-10 糖皮质激素导致的毛细血管扩张:图2-12所示患者停用了所有外用糖皮质激素。一年后,两颊出现了永久性毛细血管扩张。患者眼压增高,但在停用氟轻松3个月后恢复到接近正常水平。

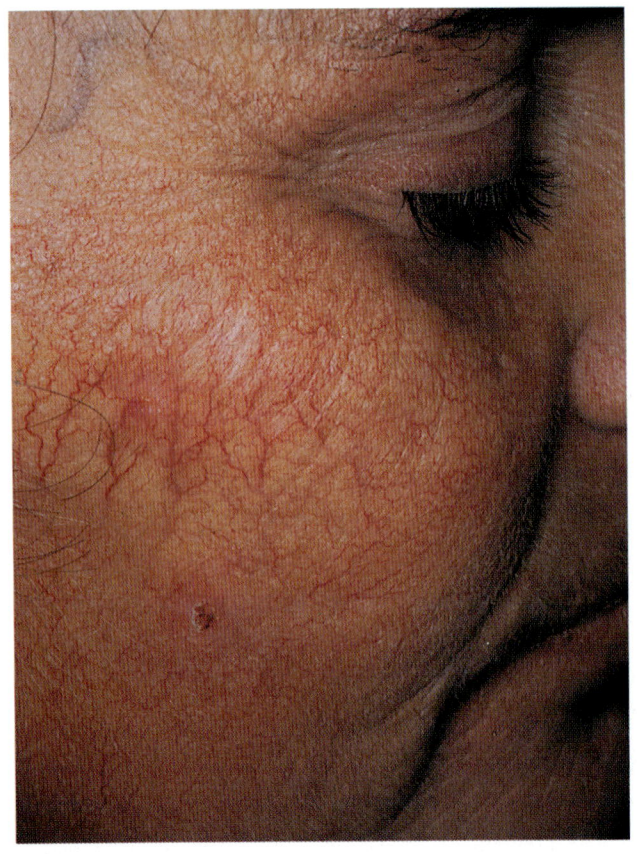

图2-11 持续用第Ⅳ级外用糖皮质激素6个月后,患者出现萎缩和毛细血管扩张。停药后萎缩可减轻,但毛细血管扩张常持续存在。

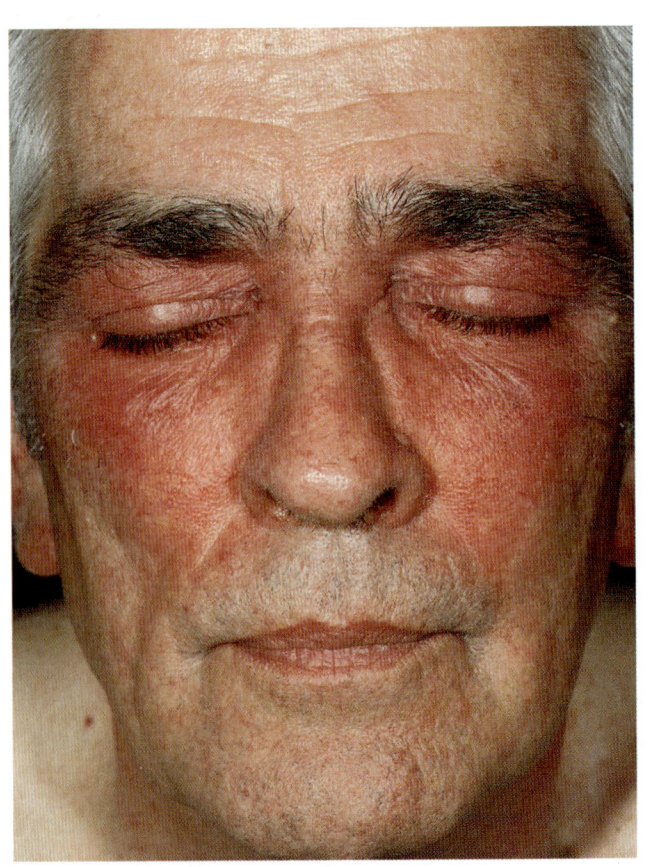

图2-12 糖皮质激素导致的红斑:此患者持续应用第Ⅱ级外用糖皮质激素氟轻松几乎12年。每次停药后均会出现红斑,而非脓疱。

糖皮质激素性萎缩

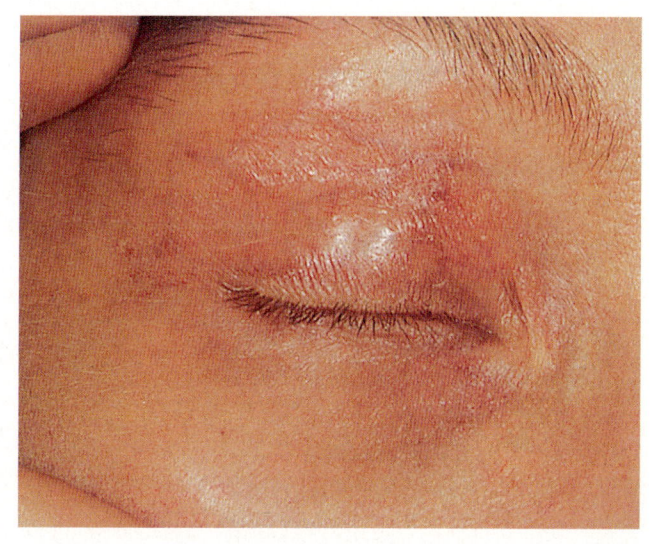
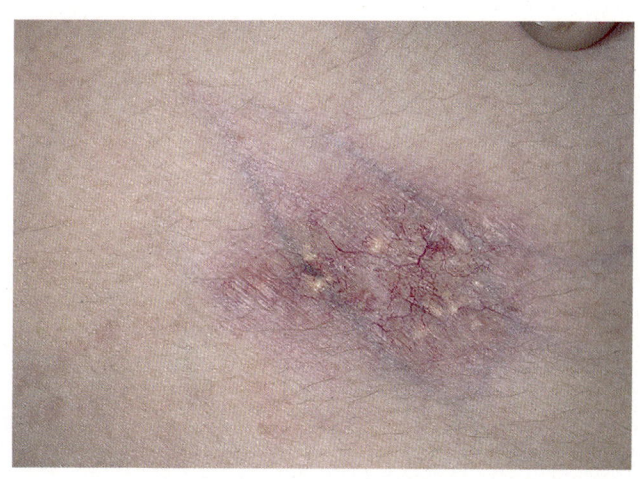

图 2-13

A. 患者每日外用第Ⅱ级外用糖皮质激素去羟米松，眼睑真皮几乎完全萎缩。接触眼睑时会出现自发性出血。同时伴眼压升高。停药8周后，萎缩和眼压升高明显好转。

B. 患者每日外用第Ⅱ级外用糖皮质激素数月后，腹部皮肤严重萎缩伴毛细血管扩张。

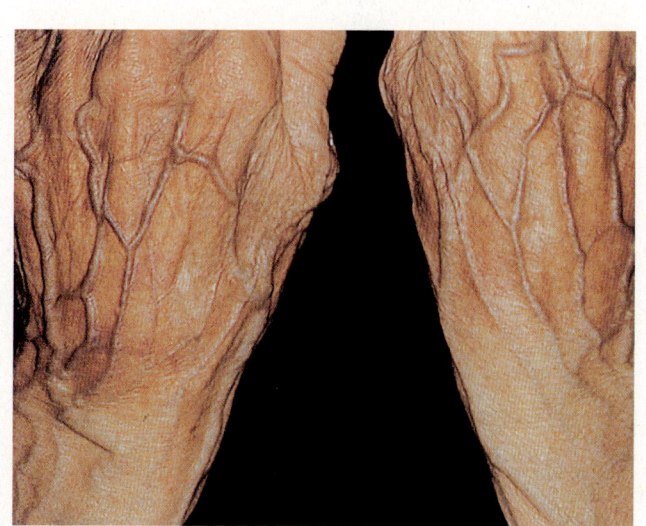
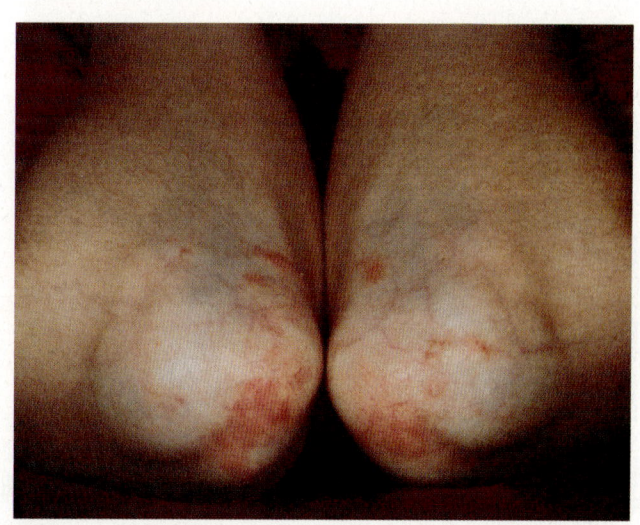

图2-14 持续封包治疗数月后，患者出现严重糖皮质激素性萎缩。停药后萎缩显著改善。

图2-15 糖皮质激素性萎缩：患者持续每日应用氟氢缩松贴膏治疗银屑病，3个月后，局部皮肤出现萎缩、静脉显露及色素减退。值得注意的是银屑病的小斑块仍存在。停药后萎缩好转，但一些色素减退仍存在。

封包 封包促进了药物的渗透,也导致了副作用的发生。许多患者熟知这种副作用,应当告知他们遵医嘱外用强效糖皮质激素 2 ~ 3 周是相当安全的。若出现萎缩,大部分病例停药后都可以恢复正常。

黏膜区 由于表皮较薄,抵抗糖皮质激素通过的能力差,使其易于进入真皮,因此包皮下(图2-16)、直肠和阴道内黏膜较其他区域出现萎缩更快[19]。这些间擦部位皮肤表面对合,如同塑料薄膜利于保持湿润,极大地促进了吸收。这些脆弱的组织变薄、疼痛,搔抓或性交时易撕裂或出血,萎缩也似乎更持久。因此医师必须谨慎制订治疗方案(如每日 2 次,共10天)。若局部治疗不能很快起效,则需重新评估患者病情。

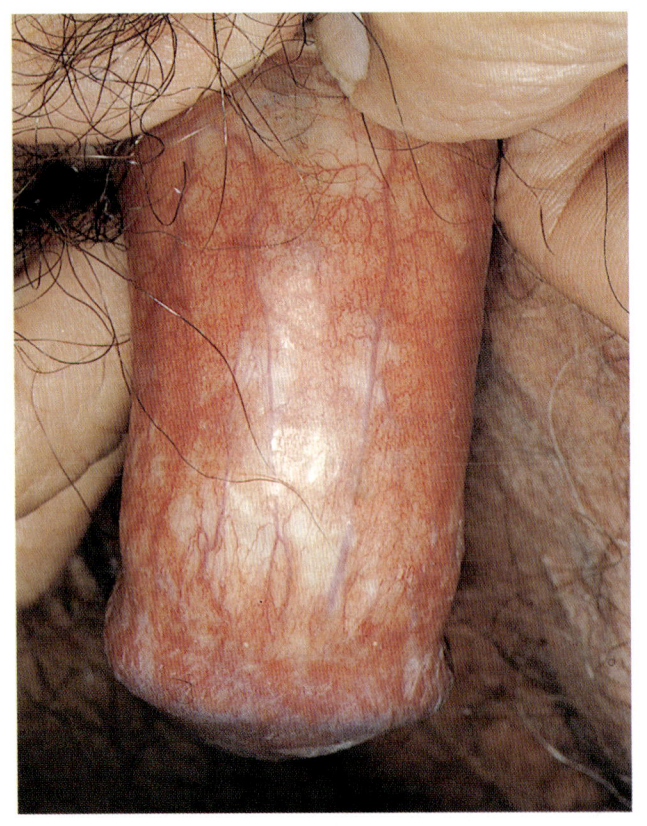
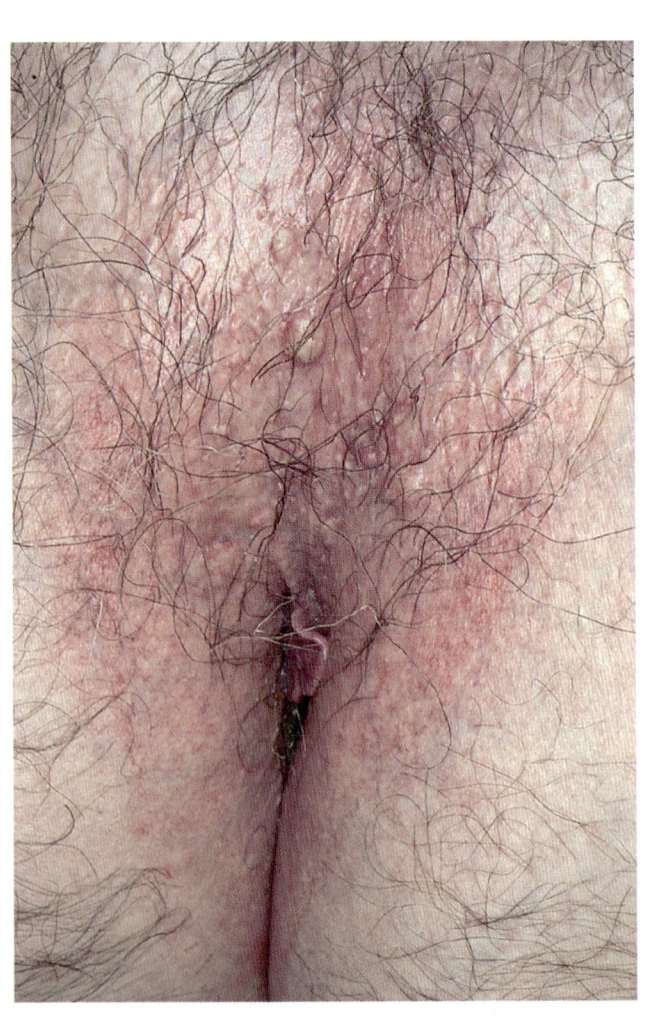

图 2-16

A. 包皮下糖皮质激素性萎缩:第Ⅴ级外用糖皮质激素曲安奈德用于包皮下,每日 1 次,共 8 周,造成了阴茎体严重萎缩和显著的毛细血管扩张。包皮如同一个封包的敷料,大大加强了糖皮质激素的吸收。轻微外伤即出血。停药 3 周后,病变有了很大改善。

B. 每日持续应用第Ⅴ级糖皮质激素 3 个月后,出现红斑、萎缩和疼痛。

糖皮质激素注射部位 皮损内注射糖皮质激素后，局部会很快出现萎缩（如治疗痤疮囊肿或促进斑秃的头发生长）。这种副作用可用于缩小肥厚性瘢痕和瘢痕疙瘩。应用5mg/ml的曲安奈德皮内注射即可能出现注射部位皮肤萎缩，而10mg/ml的曲安奈德则几乎总会造成萎缩。因此，应避免将高浓度糖皮质激素直接注入皮肤。

长期应用 即使弱效的外用糖皮质激素在大腿根部内侧或腋窝长期（数月）应用，也会导致出现类似妊娠妇女腹部萎缩纹的表现（图2-17），且不可逆。腹股沟瘙痒是常见的临床症状，应用非强效糖皮质激素后会有相当的缓解，但停药后常复发。出于"需要"继续外用糖皮质激素对患者仍是一个很大的诱惑，但是每次尝试时必须考虑潜在的副作用，不鼓励长期应用。

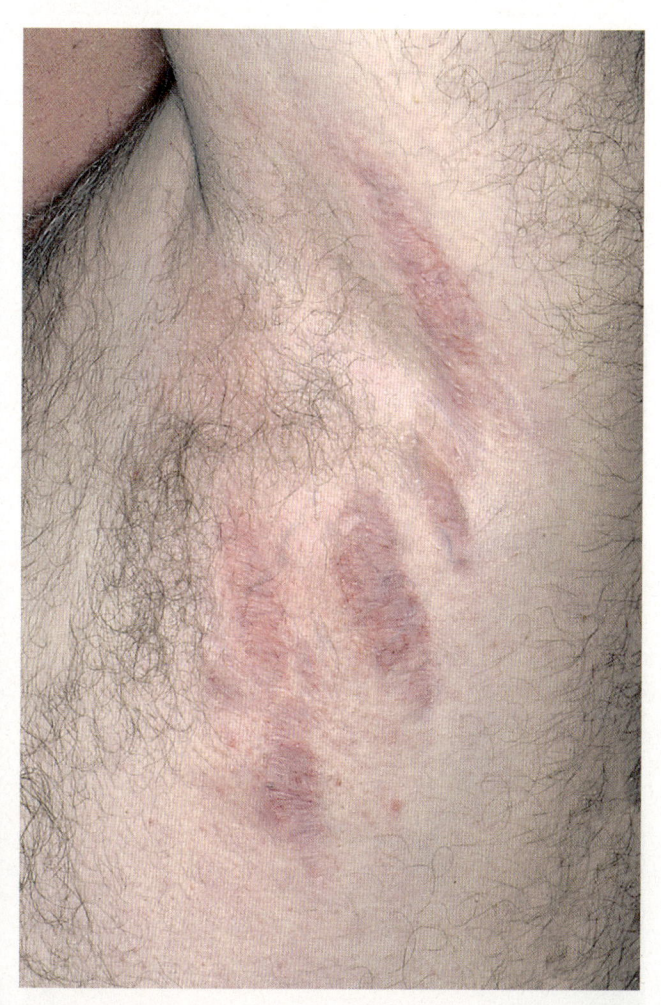

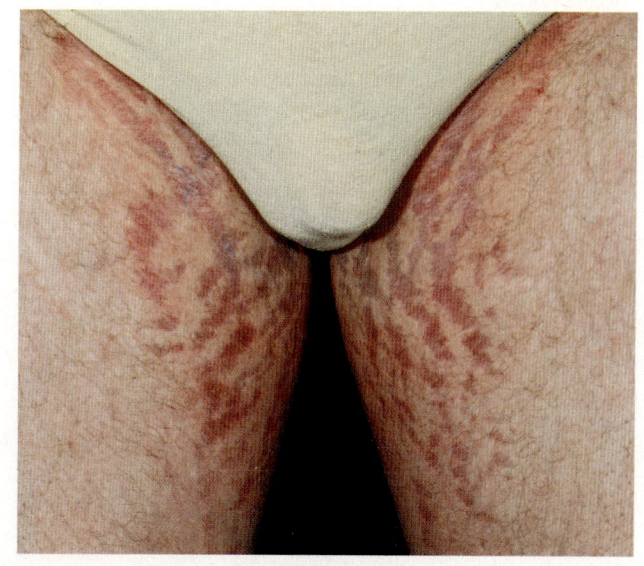

图2-17

A. 连续使用Lotrisone霜（1%克霉唑和0.05%二丙酸倍他米松制剂）3个月后，出现腋窝萎缩纹。

B. 为止痒长期外用第V级糖皮质激素后，腹股沟出现萎缩纹。这些变化是不可逆的。

感染的变化

可的松霜剂用于皮肤感染部位可能改变这些疾病的临床表现，继而产生不常见的非典型皮疹[20,21]。可的松霜剂抑制了可控制感染发展的炎症反应，导致感染扩散。

隐匿癣 tinea incognito 腹股沟癣的特征是局限性浅表斑块，边界清楚，上附鳞屑（图2-18）。应用第Ⅱ级糖皮质激素3周后，此常见皮疹呈现图2-19所示改变。真菌迅速扩散至更大范围，典型的清晰界限消失。常温下，未经治疗的癣很少出现类似的鲜红皮疹，这种改变在临床上称为隐匿癣。

图2-20显示了一个连续6个月每天使用第Ⅱ级外用糖皮质激素霜治疗"湿疹"的小女孩。图示大斑块保留了某些真菌感染的特征，即具有较清晰的边界。而红色丘疹和结节则不是典型真菌感染表现，通常仅见于一种不常见的小腿毛囊性真菌感染。

有报道外用糖皮质激素治疗癣可导致疖、毛囊炎、类似玫瑰痤疮的皮疹和弥漫性细小鳞屑。若经合理疗程治疗，皮疹仍未改善或外观发生变化，应考虑存在癣、细菌感染或由糖皮质激素的某种成分所致的变应性接触性皮炎。

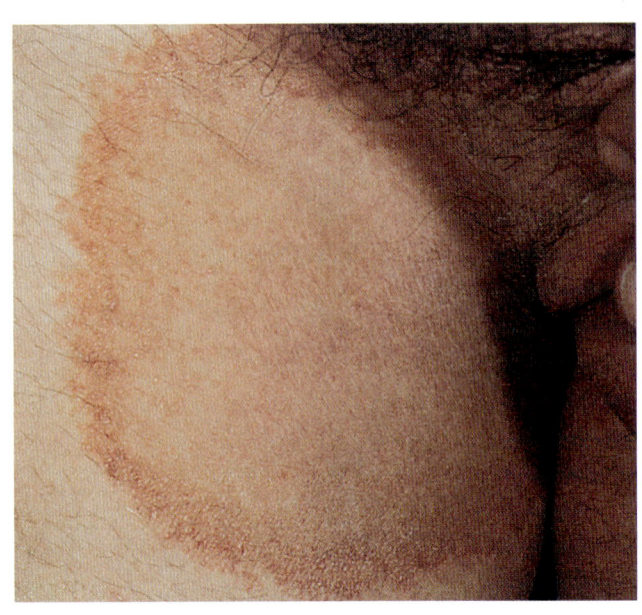

图2-18 腹股沟癣治疗前的典型表现。此类型真菌感染具有典型的清晰鳞屑性边界，并少有扩散的倾向。

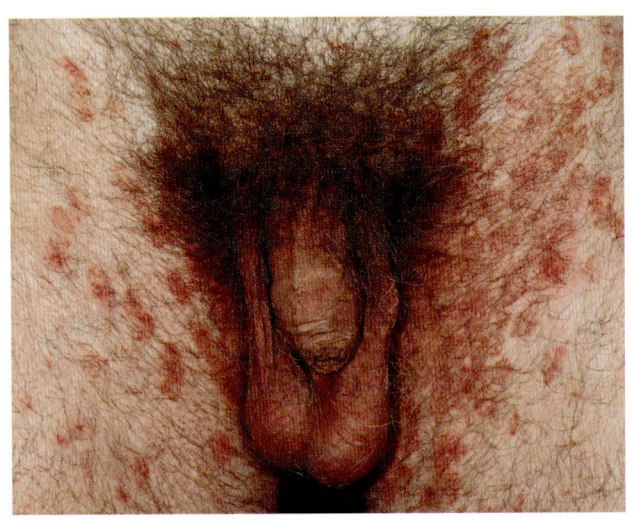

图2-19 隐匿癣：少见的播散性炎症在持续3周、每日2次应用第Ⅱ级外用糖皮质激素后出现，类似图2-18所示皮损。氢氧化钾制片中可见大量菌丝。

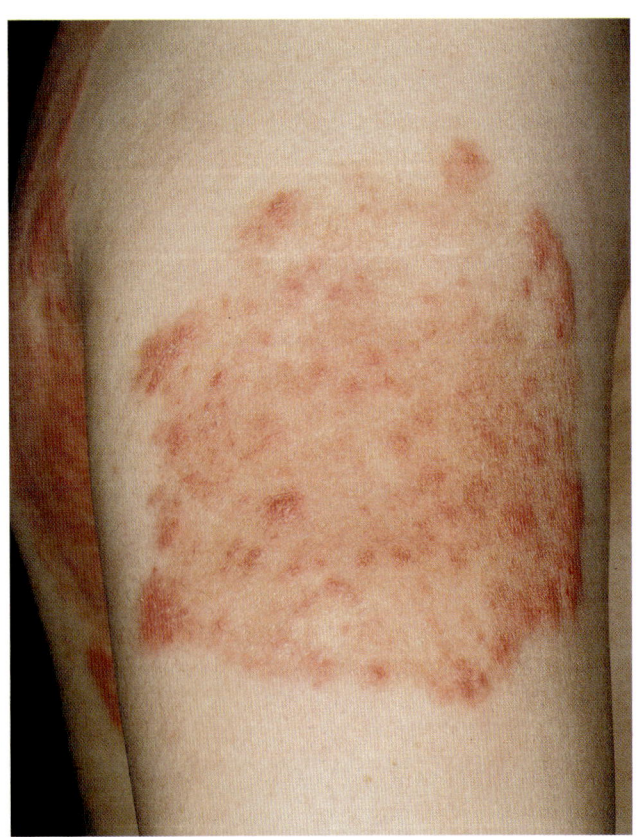

图2-20 隐匿癣：最初诊断为湿疹的斑块状癣，应用第Ⅱ级外用糖皮质激素治疗6个月后，在原有红斑基础上新出现红色丘疹。

寄生虫和细菌感染　由于外用糖皮质激素可抑制炎症，用药后疥疮和脓疱病最初可能好转，但停药时（或者继续用药过程中），这两种疾病均会恶化。图2-21所示患者应用第Ⅴ级外用糖皮质激素治疗渗出性、感染性湿疹斑块后，小腿出现较多脓疱，这是葡萄球菌感染的特征表现。

接触性皮炎

外用糖皮质激素是治疗变应性和刺激性接触性皮炎的首选药物，但偶尔也可引起这样的皮炎[22]。对糖皮质激素霜剂中不同成分（如防腐剂［对羟苯甲酸酯］、赋形剂［羊毛脂］、抗菌剂［新霉素］和香料）的变应反应均有记载。图2-22显示了用于治疗脂溢性皮炎的第Ⅱ级糖皮质激素凝胶中的防腐剂所致的变应性接触性皮炎，其变应反应可不强烈。而由霜剂的组分（如防腐剂）导致的炎症可被同一药物中所含糖皮质激素成分抑制，因此皮疹既不好转也不恶化，而仅是郁积，呈一种复杂的表现。

外用糖皮质激素过敏

进行斑贴试验的皮炎患者中，有4%～5%对外用糖皮质激素过敏。患有慢性皮肤病的患者发生糖皮质激素过敏的风险增高。在任何情况下，患者经过外用糖皮质激素治疗后，病变未好转或恶化，可能由于他们对基质的组分或药物本身过敏。患有郁积性皮炎或小腿溃疡的患者，因为长期应用多种外用药物治疗，可能更易对外用糖皮质激素过敏。而氢化可的松作为非处方药，可能被长期无限制地使用。是否对外用糖皮质激素过敏，可通过斑贴试验或皮内试验证实。

处理　应用外用糖皮质激素后，若患者未达到预期疗效或病情恶化，应停止所有局部治疗。若糖皮质激素治疗是绝对必须的，可选择低致敏性糖皮质激素[如糠酸莫米松（艾洛松）、丙酸氟替卡松（克廷肤）、倍它米松酯]，且只可应用以软膏为基质的剂型，以避免其它的过敏原[23]。

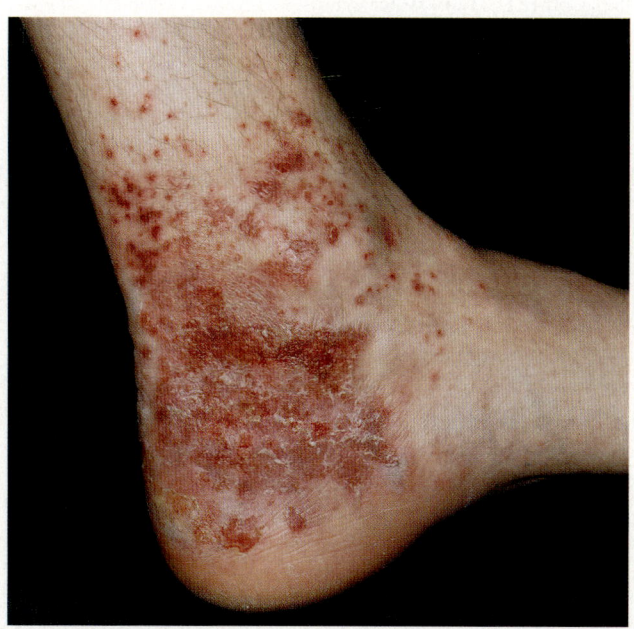

图2-21　应用第Ⅴ级糖皮质激素治疗渗出性感染性湿疹后，病变形成脓疱，周围同时出现较多小脓疱。

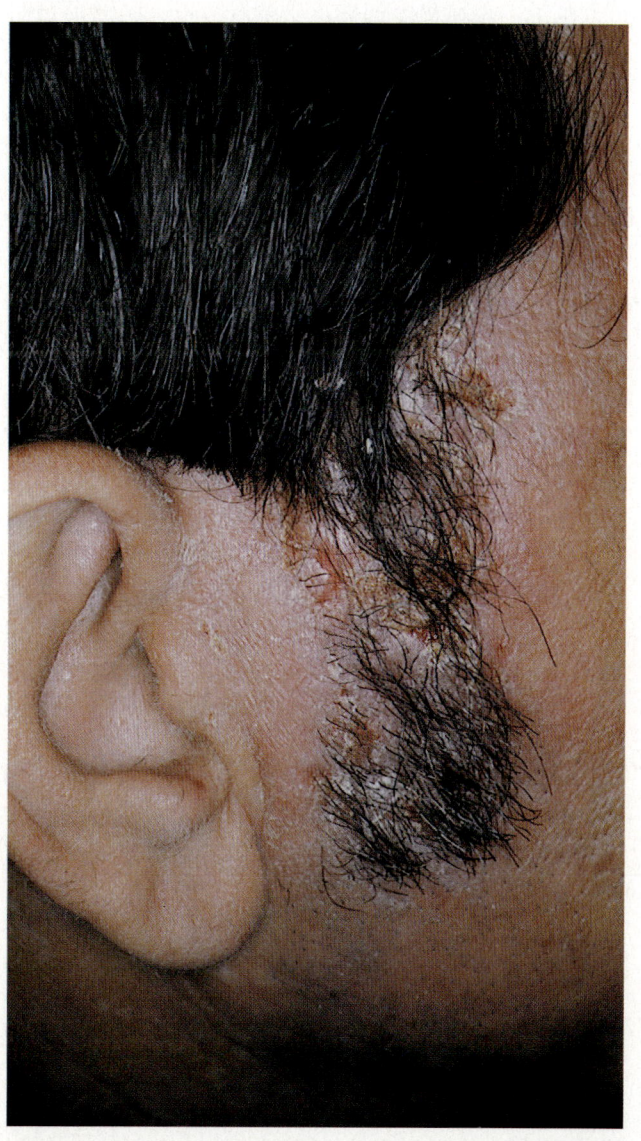

图2-22　第Ⅱ级糖皮质激素凝胶中的防腐剂造成的急性接触性过敏反应。

斑贴试验 patch testing 由于可发生对赋形剂或糖皮质激素分子组分的变应反应,需行针对糖皮质激素制剂变应反应的斑贴试验。该检查十分复杂,常由斑贴试验专家进行。

现已发现4类可出现同组物质间交叉反应的糖皮质激素[23],包括A类(氢化可的松类)、B类(曲安奈德)、C类(倍它米松类-非脂化型)和D类(氢化可的松-17-丁酸盐型)。D类又分为两组,即D_1组(卤化及C_{16}替代)及D_2组("不稳定的"前体药物酯类,缺乏后者的特征)。

巯氢可的松、氢化可的松-17-丁酸盐及布地奈德是应做筛查的药物[24]。患者在用药前需进行斑贴试验,以明确是否对该糖皮质激素过敏。由于外用糖皮质激素之间常存在交叉反应。因此若斑贴试验阳性,则应扩大范围,检测更多的糖皮质激素类型,以确定它们之间的交叉反应模式。

青光眼

眼周长期外用糖皮质激素后发生青光眼已有个例报道。而眼科医师经常遇到由于长期使用含糖皮质激素的眼药水,使药物直接进入结膜囊而造成青光眼的患者。外用糖皮质激素导致青光眼的机制尚未明确,但据推测,可能由于霜剂用于眼睑时可透过睑缘进入结膜囊内。且直接经眼睑皮肤吸收进入结膜囊内的糖皮质激素的量,亦可能足以导致同样的结果。

眼周炎症是一个常见问题。引起炎症的刺激性物质可通过手揉眼部进入眼睑皮肤,或直接由于局部使用化妆品所致。对喜欢的眼部化妆品过敏的女性,仍会经常间歇地使用它们,而从不质疑这种明显的过敏原。已知一些患者交替使用外用糖皮质激素和过敏性化妆品。未在医生指导下使用非处方药氢化可的松,可能导致青光眼。

目前尚无研究发现何种剂量和强度的糖皮质激素类搽剂可导致青光眼。图2-13所示患者眼睑每天应用第Ⅱ级外用糖皮质激素,持续3年后局部出现严重萎缩,轻微外伤即可导致出血,眼压也升高了。

应将眼睑部位使用外用糖皮质激素的疗程限于2~3周,且只可选择第Ⅵ和第Ⅶ级糖皮质激素制剂。

(来学民 何春涤译 赵辨校)

参考文献

1. Stoughton RB: Are generic formulations equivalent to brand name topical glucocorticosteroids? Arch Dermatol 1987; 121: 1312.
2. Gammon WR et al: Intermittent short courses of clobetasol propionate ointment 0.05% in the treatment of psoriasis, Curr Ther Res 1987; 42:419.
3. Hardil E, Lindstrom C, Moller H: Intermittent treatment of psoriasis with clobetasol propionate, Acta Dermatol Venereol (Stockh) 1978; 58:375.
4. Katz HI et al: Superpotent topical steroid treatment of psoriasis vulgaris: clinical efficacy and adrenal function, J Am Acad Dermatol 1987; 16:804.
5. Olsen EA: A double-blind controlled comparison of generic and trade-name topical steroids using the vasoconstriction assay, Arch Dermatol 1991; 127:197.
6. Stoughton RB: Are topical glucocorticosteroids equivalent to the brand name? J Am Acad Dermatol 1988; 18:138.
7. Fisher AA: Problems associated with "generic" topical medications, Cutis 1988; 41:313.
8. Schlagel CA, Sanborn ED: The weights of topical preparations required for total and partial body inunction. J Invest Dermatol 1964; 42:252.
9. Long CC, Finlay AY: The finger-tip unit—a new practical measure, Clin Exp Dermatol 1991; 16:444.
10. Long CC, Averill RW: The rule of hand: 4 hand areas-2 FTU= 1g, Arch Dermatol 1992; 128:1129.
11. duVivier A: Tachyphylaxis to topically applied steroids, Arch Dermatol 1976; 112:1245.
12. Svartholm H, Larsson L, Frederiksen B: Intermittent topical treatment of psoriasis with clobetasol propionate ('Dermovate'), Curr Med Res Opin 1982; 8:154.
13. Van DMJ et al: The management of moderate to severe atopic dermatitis in adults with topical fluticasone propionate: the Netherlands Adult Atopic Dermatitis Study Group, Br J Dermatol 1999; 140(6):1114.
14. Moller H, Svartholm H, Dahl G: Intermittent maintenance therapy in chronic hand eczema with clobetasol propionate and flupredniden acetate, Curr Med Res Opin 1983; 8:640.
15. Gomez EC, Kaminester L, Frost P: Topical halcinonide cream and betamethasone valerate: effects on plasma cortisol, Arch Dermatol 1977; 113:1196.
16. Friedlander S, Hebert A, Allen D: Safety of fluticasone propionate cream 0.05% for the treatment of severe and extensive atopic dermatitis in children as young as 3 months, J Am Acad Dermatol 2002; 46(3):387.
17. Leyden JJ, Thew M, Kligman AM: Steroid rosacea, Arch Dermatol 1974; 110:619.
18. Sneddon IB: The treatment of steroid-induced rosacea and perioral dermatitis, Dermatologica 1976; 152(suppl 1):231.
19. Goldman L, Kitzmiller KW: Perianal atrophoderma from topical corticosteroids, Arch Dermatol 1973; 107:611.
20. Ive FA, Mark SR: Tinea incognito, Br Med J 1968; 3:149.
21. Burry J: Topical drug addiction: adverse effects of fluorinated corticosteroid creams and ointments, Med J Aust 1973; 1:393.
22. Fisher AA, Pascher F, Kanof N: Allergic contact dermatitis due to ingredients of vehicles, Arch Dermatol 1971; 104:286.
23. Goossens A, Matura M, Degreef H: Reactions to corticosteroids: some new aspects regarding cross-sensitivity, Cutis 2000; 65(1):43.
24. Isaksson M et al: Patch testing with corticosteroid mixes in Europe: a multicentre study of the EECDRG, Contact Dermatitis 2000; 42(1):27.

3　湿疹及手部皮炎
Eczema and Hand Dermatitis

- ❏ **湿疹性炎症分期**　43
  - 急性湿疹性炎症　43
  - 亚急性湿疹性炎症　44
  - 慢性湿疹性炎症　48

- ❏ **手部湿疹**　50
  - 刺激性接触性手部皮炎　51
  - 特应性手部皮炎　53
  - 变应性接触性皮炎　54
  - 钱币状湿疹　54
  - 慢性单纯性苔藓　54
  - 复发性局灶性掌部角质剥脱　55
  - 角化过度性湿疹　55
  - 指尖湿疹　57
  - 汗疱疹　59
  - Id 反应　59

- ❏ **湿疹：临床表现各异**　60
  - 皮脂缺乏性湿疹　60
  - 钱币状湿疹　61

- ❏ **足部皲裂性湿疹**　62

- ❏ **自身因素所致皮肤病**　63
  - 慢性单纯性苔藓　63
  - 结节性痒疹　68
  - 神经官能症性表皮剥脱　68

- ❏ **精神性寄生虫病**　70

- ❏ **郁积性皮炎及静脉曲张性溃疡：静脉炎症后综合征**　72
  - 郁积性皮炎　72
  - 湿疹性炎症类型　72
  - 静脉性小腿溃疡　74

　　湿疹（湿疹性炎症）是最常见的炎症性皮肤病。虽然"皮炎"这一术语常指湿疹性皮疹，但该词仅代表皮肤炎症而非湿疹性疾病进程。皮疹鉴别，如分辨其为湿疹性还是银屑病性或苔藓性，对正确诊断皮肤病至关重要。合并其他皮肤病时，仔细观察皮疹并判断原发损害十分重要。

　　必须认识湿疹性炎症疾病（红斑、鳞屑、水疱）的本质与特征，并与其他类似皮疹进行鉴别。一旦熟悉该病特点，即使伴有搔抓、感染、刺激所致继发改变，经验丰富的临床医师也可准确辨认湿疹。湿疹性炎症诊断明确后，诊断难题亦随之基本解决。

　　湿疹三阶段　湿疹分为三个阶段：急性期、亚急性期及慢性期，分别代表炎症动态演变过程中的不同时期（表 3-1）。临床上，湿疹性疾病可从任一阶段起病并向其他阶段演变。若无诱因（即刺激、搔抓及药物因素），大多数湿疹性疾病均可及时缓解且无并发症。但此理想状态常无法实现；搔抓、刺激或尝试外用药物治疗几乎不可避免。一定程度的瘙痒是湿疹性炎症主要特征。

表 3-1 湿疹性炎症

阶段	原发及继发损害	症状	病因学及临床表现	治疗
急性期	水疱、大疱、鲜红斑	剧烈瘙痒	接触性变应反应（常春藤毒素）、严重刺激、id 反应、急性钱币状湿疹、郁积性皮炎、汗疱疹（出汗不良）、真菌感染	冷湿敷、口服或肌注糖皮质激素、外用糖皮质激素、抗组胺药物、抗生素
亚急性期	红斑、鳞屑、裂隙，干燥、烫伤样外观	轻到中度瘙痒、疼痛、针刺感、烧灼感	接触性变应反应、刺激、特应性皮炎、郁积性皮炎、钱币状湿疹、皮脂缺乏性湿疹、指尖湿疹、真菌感染	外用糖皮质激素（用或不用封包）、润肤剂、抗组胺药物、抗生素、焦油
慢性期	皮肤增厚，皮肤纹理加深（苔藓化皮肤），抓痕、裂隙	中到重度瘙痒	特应性皮炎、习惯性搔抓、慢性单纯性苔藓、足部皲裂性湿疹、钱币状湿疹、皮脂缺乏性湿疹、指尖湿疹、角化过度性湿疹	外用糖皮质激素（封包效果最佳）、皮损内注射糖皮质激素、抗组胺药物、抗生素、润肤剂

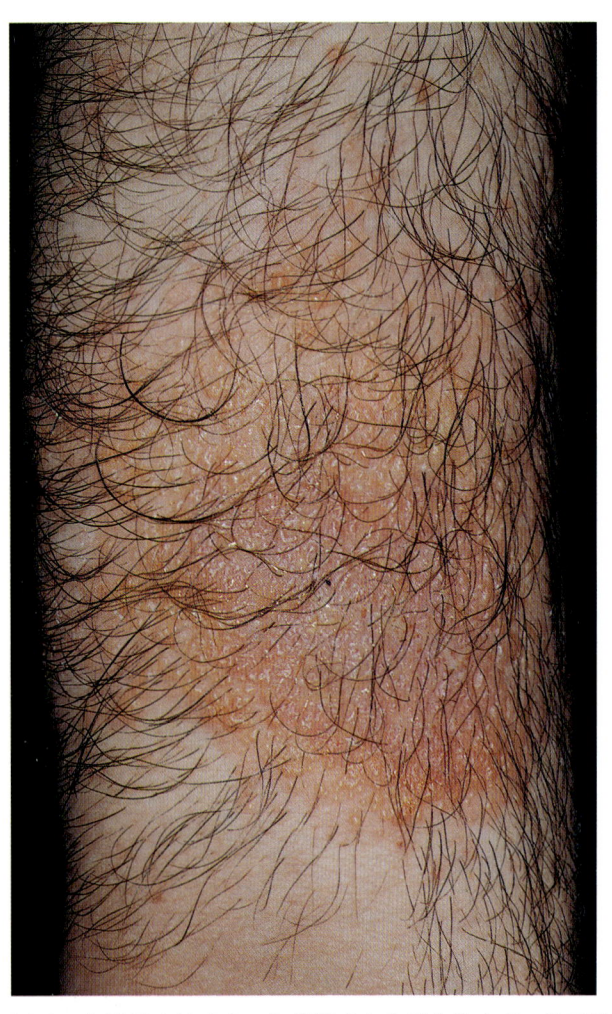

图 3-1 急性湿疹性炎症：红斑基础上出现密集水疱。并可随时间推移互相融合。

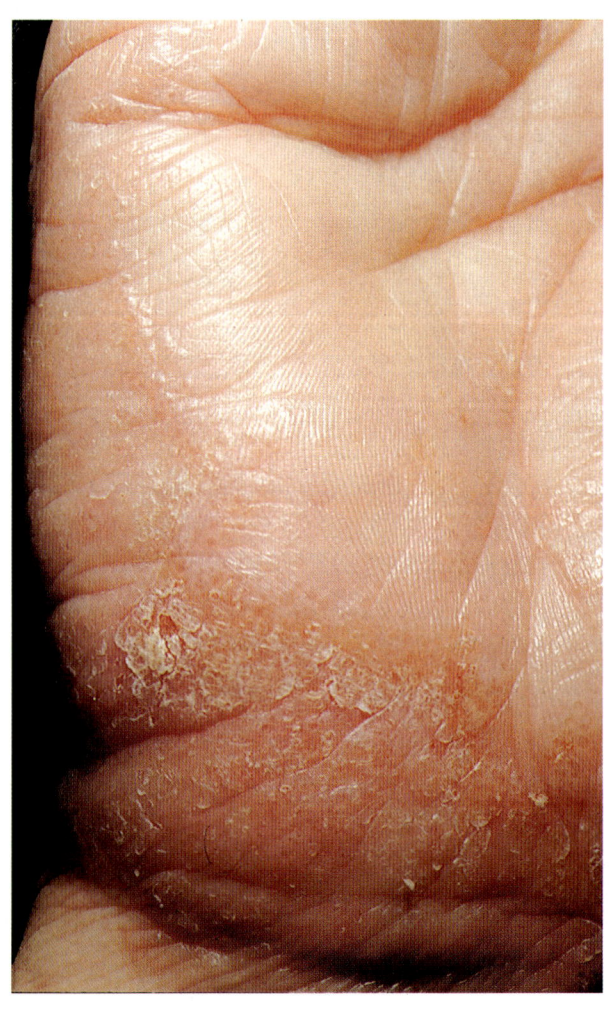

图 3-2 急性湿疹性炎症：手部慢性湿疹患者 24 小时内出现水疱，既往曾发作数次。

湿疹性炎症分期
Stages of eczematous inflammation

急性湿疹性炎症 Acute eczematous inflammation

病因 接触特异变应原如漆树属植物（如毒常春藤、橡树或漆树）或化学物质所致。"疹样"反应是在真菌感染、郁积性皮炎或其他急性炎症病程期间或之后形成的远处水疱反应。

查体 表现为中到重度炎症。可于数小时内形成表面鹅卵石样的鲜红色水肿性斑块，仔细检查皮疹可发现细小透明、充满浆液的水疱（图3-1、图3-2）。皮损可静止，也可继续发展为大疱。水疱及大疱可互相融合，并多呈线状。接触致病物质的手指搔抓皮肤后形成线状皮损。变应原所致炎症严重程度与沉积于皮肤中的抗原量呈正比。而表皮剥脱使皮肤更易感染并可致浆液、痂皮及脓性分泌物积聚。

症状 急性湿疹瘙痒剧烈。患者甚至于睡觉时搔抓。由于热水淋浴所致疼痛比瘙痒更易忍受，因此可暂时减轻瘙痒，但该法会使急性湿疹病情恶化。

病程 皮损于接触变应原后数小时至2～3天出现，可持续1周以上。炎症程度较轻的迟发性皮损患者常无法回忆起明确的暴露时间。少量变应原诱发的皮损发展较缓慢。通常认为水疱疱液不含致病化学物质，因此与之接触不会导致皮损形成。若急性湿疹性炎症无法缓解，即可进展为亚急性。

治疗
冷湿敷 冷湿敷产生的蒸发冷却可使血管收缩并快速抑制炎症及瘙痒。可于溶液中加入Burrow粉，现有包装为每盒12小包，以抑制细菌生长，但一般仅用水就已足够。将干净的棉纱布于凉水中浸透后折成几层，后直接覆于病变区域。蒸发使血管收缩，以减少浆液生成。湿敷时不应以毛巾或塑料包扎固定，因其可阻止蒸发。敷料浸软水疱，并于移开时产生局部机械性清创效果，防止浆液及痂皮聚积。每隔30分钟应更换浸湿的新鲜纱布，而浇湿已干燥旧敷料的做法是错误的。因为继续蒸发同时出现痂皮、鳞屑、浆液等物质聚积及Burrow粉所含活性成分醋酸钙及硫酸铝浓度增加，均可产生刺激反应。

口服糖皮质激素 口服泼尼松等糖皮质激素对控制严重或范围广泛的炎症非常有效，也可作为湿敷的补充治疗手段。每日2次口服泼尼松20mg，持续7～14天（成人剂量）可使大多数常春藤毒素诱发的病例得到控制；但严重或泛发的炎症患者，泼尼松起始剂量至少为30mg每日2次，并维持3到5天。有时甚至需要治疗21天以完全控制病情。病程相对较短的患者，应用小剂量激素无法获得满意的抗炎效果，因此不能逐渐减量。若药量太小或减量过快炎症可再发，表现为弥漫性红斑，且范围更加广泛。商业包装的制剂通常剂量不足，仅可维持很短时间，故不应采用。由于无法穿透水疱，故急性期外用制剂基本无效。

抗组胺药 抗组胺药如苯海拉明及羟嗪（安泰乐）无法改变疾病病程，但可减轻瘙痒，并起到镇静、安眠作用。需每4小时服药一次。

抗生素 如浅表出现继发性感染迹象，如脓疱、脓性分泌物或脓痂，口服抗生素可显著加快病情缓解。葡萄球菌为常见病原体，但非常规进行培养。急性湿疹合并深部感染（蜂窝织炎）罕见。红霉素、头孢氨苄、双氯青霉素有效，外用抗生素疗效差。

亚急性湿疹性炎症
Subacute eczematous inflammation

查体 可见不同形式的红斑、鳞屑，通常边界不清（图3-3及3-4）。红斑颜色深浅不一（图3-5~3-8）。银屑病、浅部真菌感染和湿疹性炎症均可有类似表现（图3-9~3-11），但前两者皮损边界清晰，且银屑病斑块底部鲜红并有银白色鳞屑。

症状 部分患者可无瘙痒，而部分患者瘙痒剧烈。

病程 亚急性湿疹性炎症可继发于急性炎症，也可为疾病始发阶段。刺激、变应反应或感染均可使亚急性过程转变为急性。去除刺激、变应反应等所有诱因后，亚急性炎症可自行缓解且不留瘢痕。冲洗或湿敷所致过度干燥可使皮肤产生裂隙及皲裂。若无法控制表皮剥脱，亚急性过程也可转变为慢性过程。以亚急性湿疹性炎症为特点的疾病于框3-1中列出。

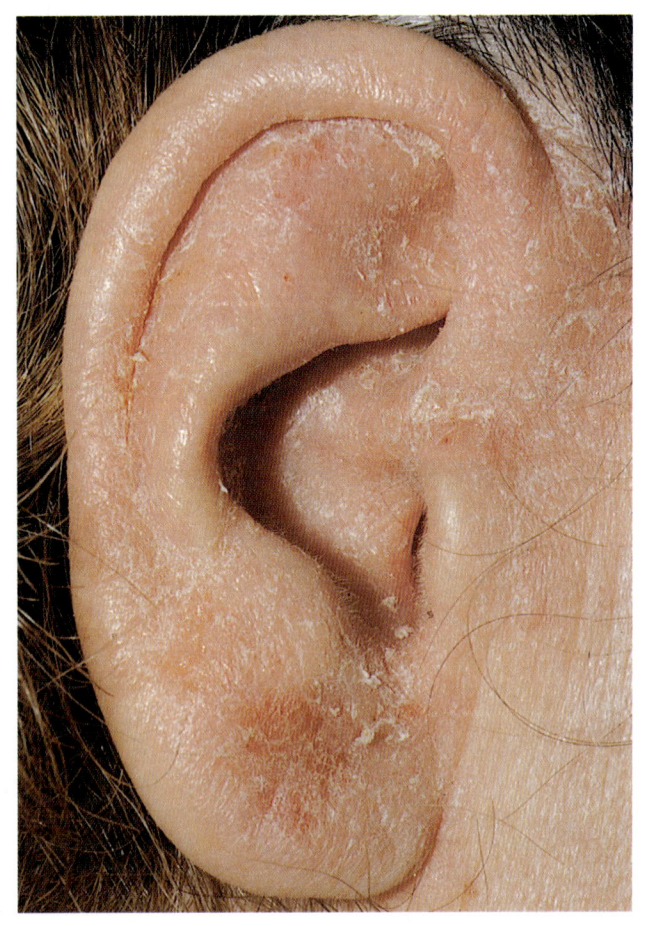

图3-3 亚急性及慢性湿疹性炎症：皮肤干燥、发红、脱屑、增厚。

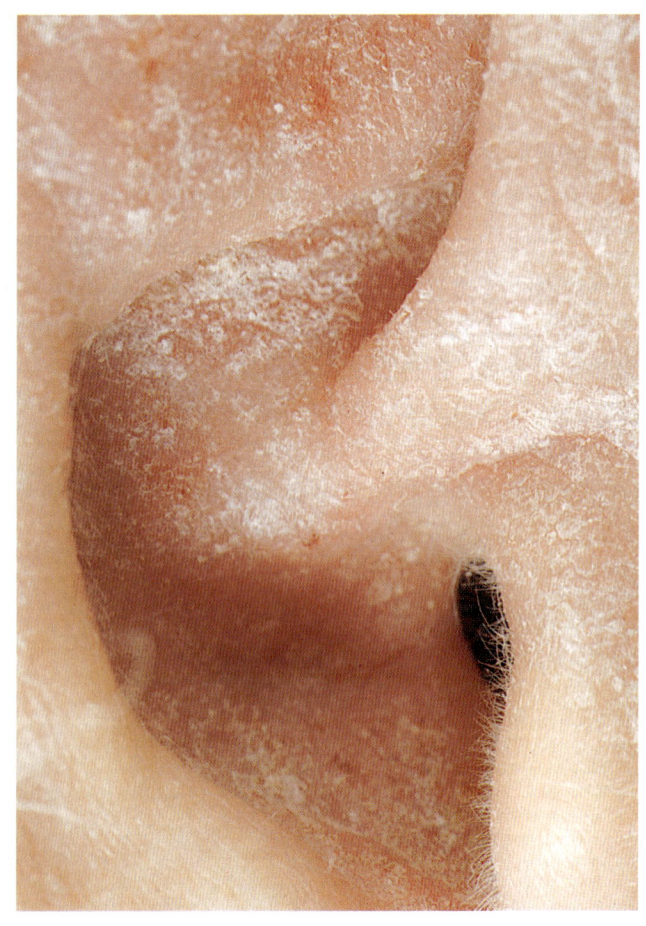

图3-4 亚急性及慢性湿疹性炎症：慢性脱皮致外耳道皮肤发红、脱屑、增厚。

第3章 湿疹及手部皮炎

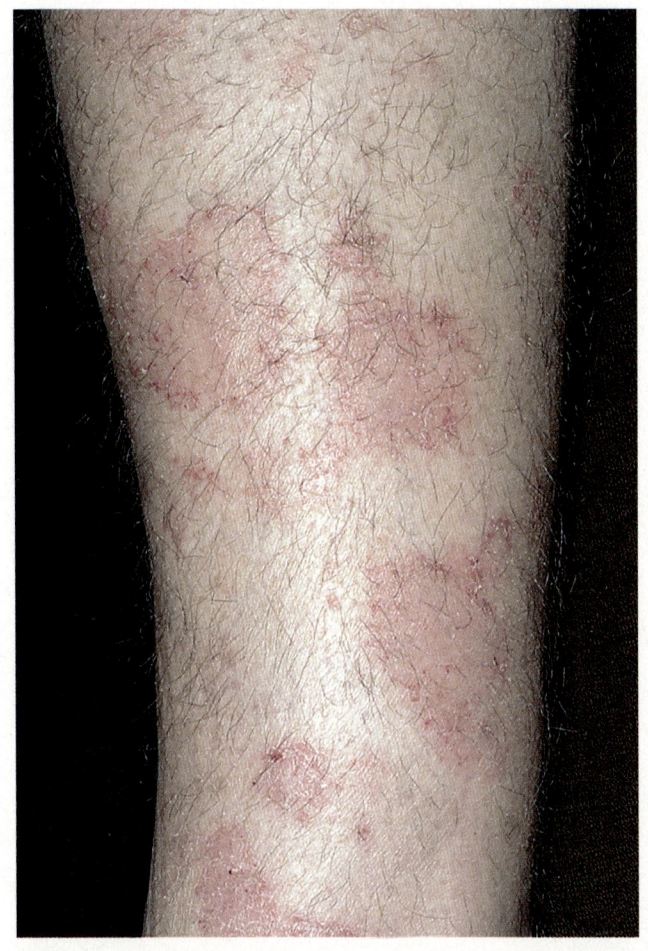

图3-5 冬季过度冲洗导致皮肤发红、脱屑，并形成钱币状（圆形）表浅斑块。

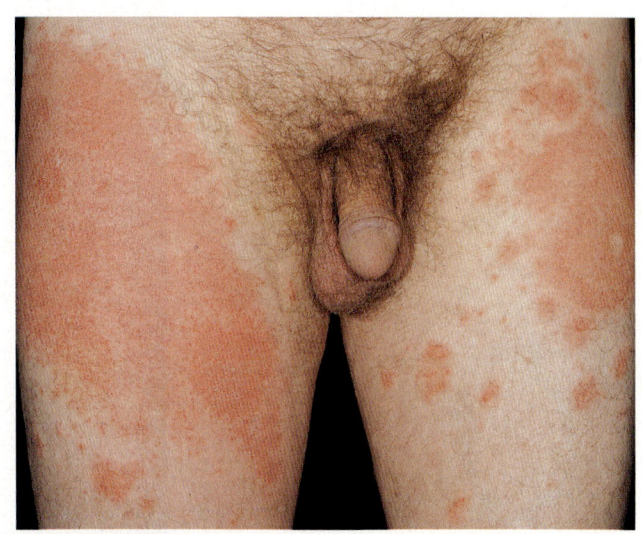

框3-1 表现为亚急性湿疹性炎症的疾病	
变应性接触性皮炎	间擦疹
皮脂缺乏性湿疹	刺激性接触性皮炎
特应性皮炎	刺激性手部湿疹
皲裂足（汗袜皮炎）	乳头湿疹（哺乳妇女）
回肠造口周围湿疹	钱币状湿疹
尿布皮炎	口周舌舔湿疹
接触化学物质	郁积性皮炎

图3-6 红斑及脱屑，表面干燥，边界欠清。

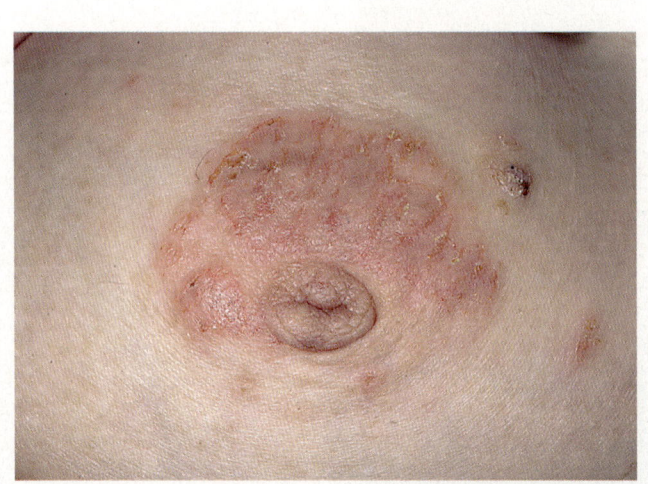

图3-7 双侧乳房乳晕均发红、脱屑。而单侧乳晕炎症是Paget病特点。

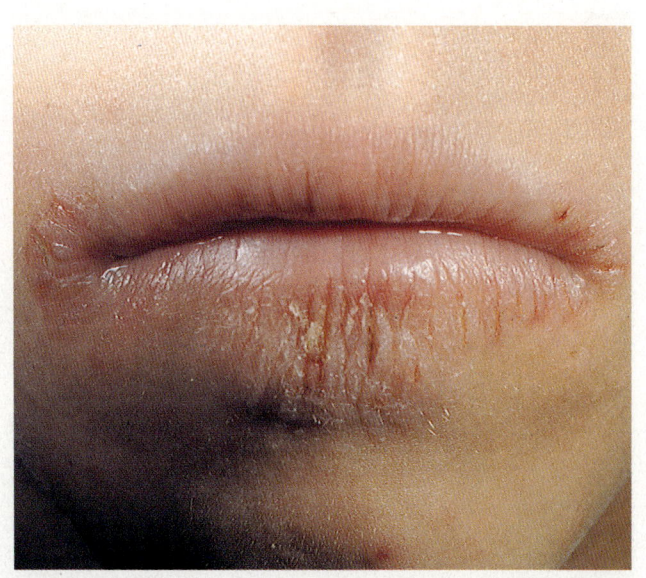

图3-8 经常舔湿唇部最终导致皲裂、湿疹。

亚急性湿疹性炎症

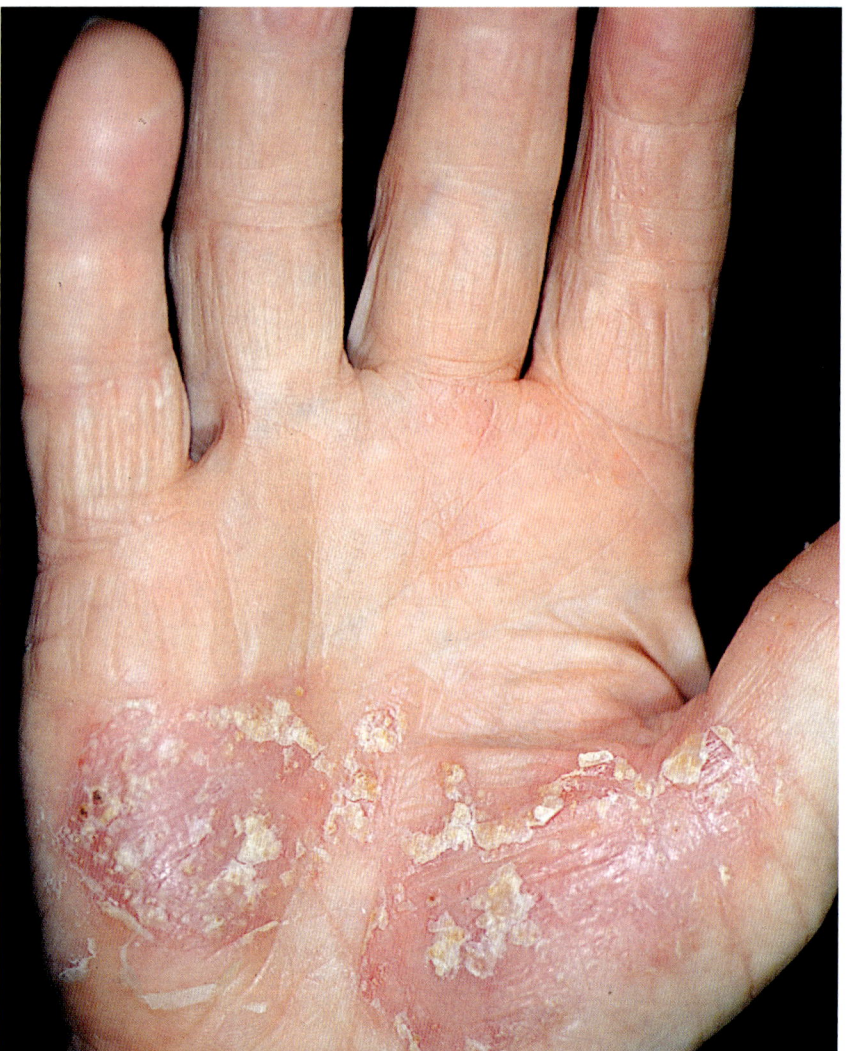

图3-9 急性水疱性湿疹出现红斑、脱屑，转变为亚急性湿疹。

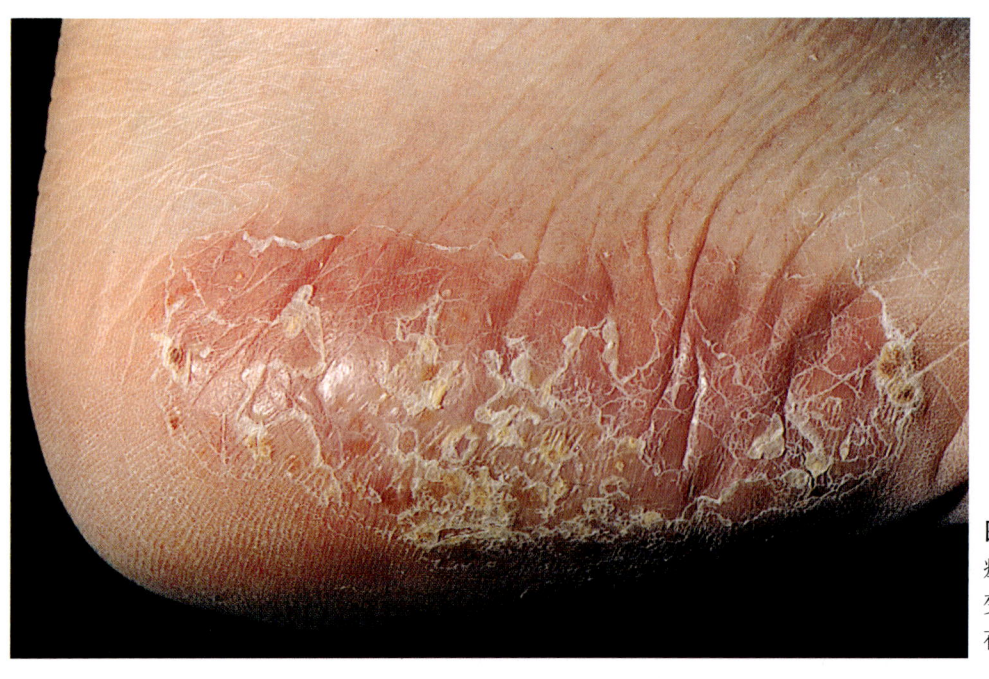

图3-10 急性及亚急性湿疹性炎症：急性湿疹正向亚急性湿疹转变，期间水疱、红斑、脱屑可并存。

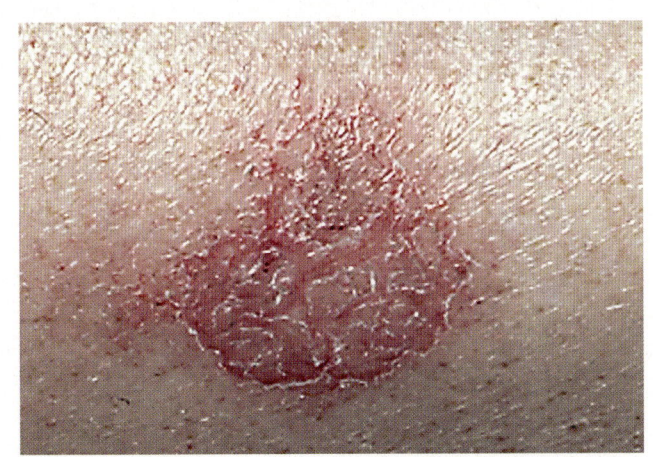

图 3-11 亚急性湿疹性炎症：红斑鳞屑呈圆形或钱币状。

治疗 当急性炎症转变为亚急性后，应立即停止湿敷。过度干燥可致皮肤产生裂隙及皲裂，易继发感染。

外用糖皮质激素 治疗时有多种制剂可供选择（详见第 2 章）。霜剂可每日应用 2～4 次，并可加用封包。较干燥的皮损可选择每日外用软膏 2～4 次。Ⅲ～Ⅴ级糖皮质激素可快速控制亚急性炎症。以霜剂封包可促进病情缓解且价格便宜，较弱的制剂如 0.1% 曲安奈德霜（康乐宁）亦可获极好疗效。湿疹性皮损中有金黄色葡萄球菌定植，但研究表明外用糖皮质激素可使其数量显著下降[1]。

外用大环内酯类免疫抑制剂 他克莫司软膏（普特彼）及吡美莫司霜剂（爱宁达）为非氢化可的松衍生物类药物中大环内酯类免疫抑制剂的首选。可抑制 T 淋巴细胞及肥大细胞产生炎性细胞因子，并可阻止后者释放已形成的炎症介质。用后不导致皮肤萎缩。可有效治疗特应性皮炎、变应性接触性皮炎、刺激性接触性皮炎等炎性皮肤病。已证实可用于 2 岁及以上儿童。但较外用糖皮质激素起效慢。使用前可先外用糖皮质激素数日以求迅速控制症状。

吡美莫司霜剂（爱宁达） 吡美莫司的皮肤穿透率较他克莫司低，表明其经皮吸收能力较弱。每日 2 次，可用于面部。疗程不限。

他克莫司软膏（普特彼） 他克莫司可用于治疗儿童（2 岁及以上）及成人特应性皮炎、湿疹，应用部位烧灼感及红斑为其最显著的副作用。现有 0.03% 及 0.1% 两种浓度。部分临床医师发现 0.03% 的剂型疗效有限。

多塞平霜剂 抗抑郁药多塞平的外用剂型（5% 多塞平霜，Zonalon）可有效缓解成人及 12 岁以上儿童的湿疹相关瘙痒。该药最常见的副作用是嗜睡及局部针刺感。根据需要每日可应用 4 次。

润肤剂 治疗中简单却十分重要的组成部分。皮肤发炎后可变干燥，易被进一步刺激或发炎。如果忽视适当的润肤治疗，已愈的干燥皮肤极易再发亚急性湿疹。外用糖皮质激素后数小时应用润肤剂效最佳，并应于炎症消退后数天或数周内持续使用。应鼓励患者经常使用润肤剂（1～4次/天）。淋浴后拍干皮肤，并直接使用润肤剂可起到封包保湿的作用，含有或不含水性化学物质的尿素及乳酸护肤液或霜剂均可使用。沐浴后使用足量沐浴油非常利于皮肤保持滋润。

洗剂 Curel、DML、Lubriderm、丝塔芙或药典中所列其他任何洗剂均有效。

霜剂 DML、Moisturel、露得清、妮维雅、优赛林、Acid Mantle 或药典中所列其他任何霜剂均有效。

温和性肥皂 频繁使用 Ivory 类干性肥皂可延迟皮肤愈合。应提倡使用性质温和或脂肪含量多的肥皂（如多芬、丝塔芙、Basis，详见药典），并应减少使用频率。通常没有必要使用低致敏性肥皂或避免使用香皂。尽管香料可诱发变应反应，但发生率低。

抗生素 外用糖皮质激素过程中若湿疹性斑块持续呈鲜红色，则提示感染可能。继发感染的亚急性湿疹可适量全身应用葡萄球菌敏感抗生素。且全身应用比外用抗生素或抗生素 - 糖皮质激素联合外用更有效。

焦油 糖皮质激素外用制剂出现前，应用焦油软膏、沐浴乳及肥皂是少数几个治疗湿疹的有效疗法。大多数患者外用糖皮质激素可快速持久控制病情。某些湿疹类型，如特应性皮炎及刺激性湿疹，有复发倾向。长期外用糖皮质激素可使疗效降低。此时，焦油往往成为有效的替代品。焦油软膏或霜剂可长期使用或在外用糖皮质激素期间短期使用。

慢性湿疹性炎症 Chronic eczematous inflammation

病因 慢性湿疹性炎症可由亚急性炎症性刺激诱发，也可表现为慢性单纯性苔藓。

查体 慢性湿疹性炎症为一临床-病理术语，并非简单特指湿疹长期迁延过程中的任一阶段。若无法控制搔抓，亚急性炎症可向慢性湿疹性炎症转变（图3-12）。炎症部位皮肤增厚，皮纹明显。具有明显平行皮纹的厚斑块（"洗衣板皮损"）称为苔藓化（图3-13）。边界较清，但仍不如银屑病般鲜明（图3-14）。通常发生于易触及的部位并与习惯性搔抓有关（如足背、前臂侧面、肛周及枕部头皮），具长期迁延倾向的湿疹部位（如小腿郁积性皮炎）及特应性皮炎的皱褶处（肘窝、腘窝、腕关节、耳后及足踝）（图3-15～3-17）亦为常见发病部位。

症状 表现为中至重度瘙痒。搔抓可非常剧烈，可致表皮剥脱及抠挖，直至疼痛替代瘙痒后才停止。慢性炎症患者甚至于睡熟时搔抓。

病程 搔抓及摩擦成为习惯，且常不自觉进行，皮疹因此持久不愈。搔抓导致皮肤增厚，而皮肤则由此更加瘙痒。这种习惯性搔抓使疾病难以消退。部分患者非常喜欢搔抓后瘙痒缓解的感觉，甚至于治疗后希望疾病复发。

治疗 慢性湿疹性炎症对治疗抵抗，需应用强效糖皮质激素。

外用糖皮质激素 每晚外用Ⅱ～Ⅴ级糖皮质激素并封包，直至炎症消退，常需1～3周；而Ⅰ级糖皮质激素外用时无需封包。

皮损内注射 皮损内注射（曲安奈德10mg/ml）是一种非常有效的治疗方法。迁延数年的皮损可于一次或短期系列注射后彻底缓解。以27号或30号针头注射药物，应使斑块被整个浸润至发白。顽固性斑块需间隔3～4周后再次注射。

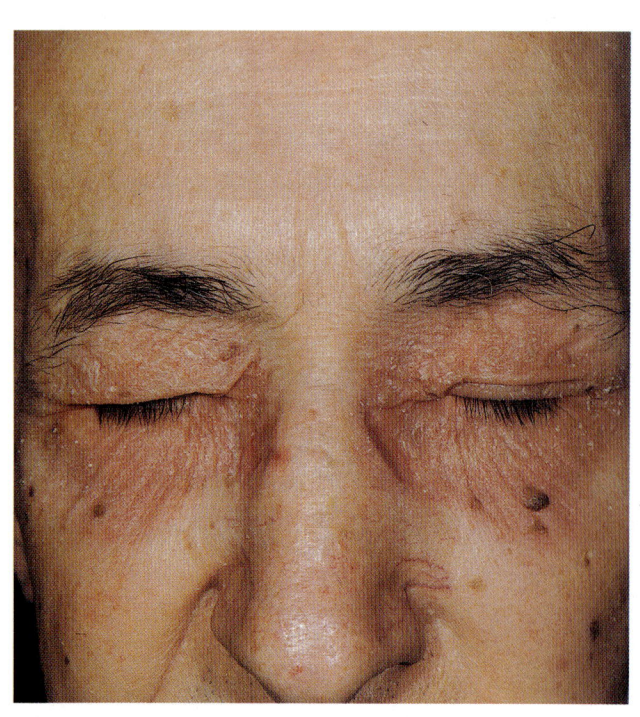

图3-12 亚急性及慢性湿疹：眼睑皮炎病因可为变应性、刺激性或特应性。此特应性皮炎患者习惯以手背摩擦眼睑。

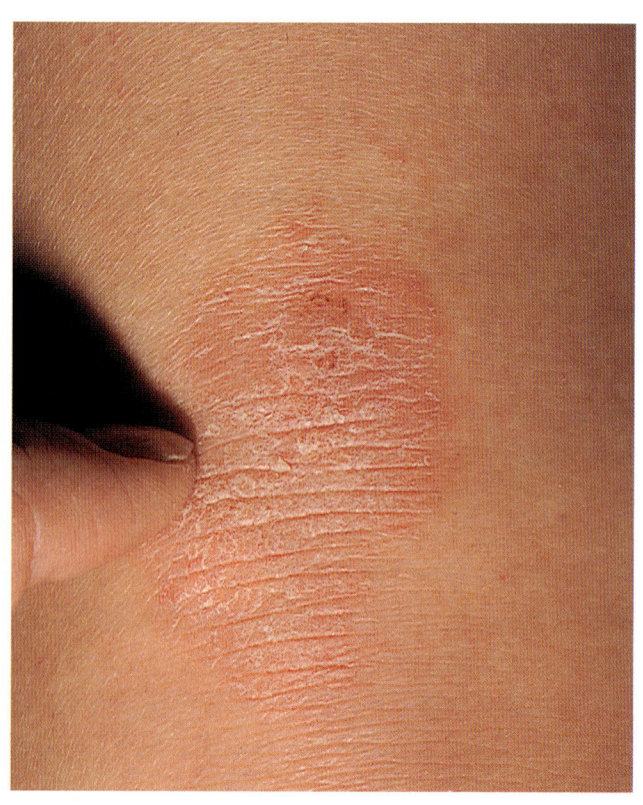

图3-13 慢性湿疹性炎症：长期搔抓使表皮增厚，皮纹明显。长期挠抓所致湿疹称慢性单纯性苔藓。

慢性湿疹性炎症

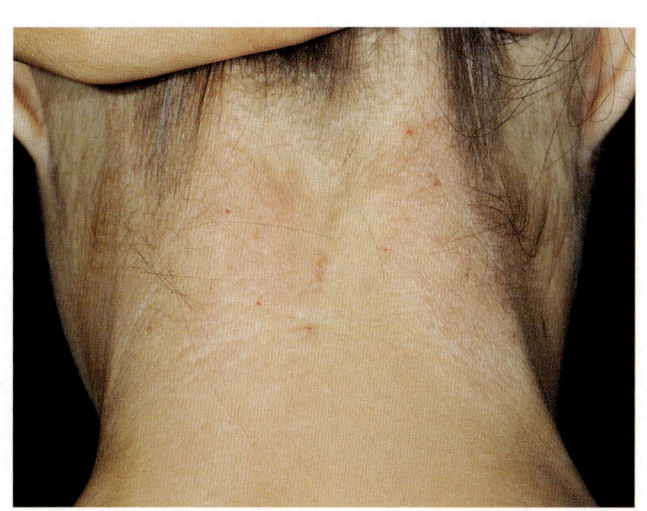

图3-14 可见红斑、脱屑,皮肤纹理明显,形成苔藓化皮损,又称"洗衣板"皮损。

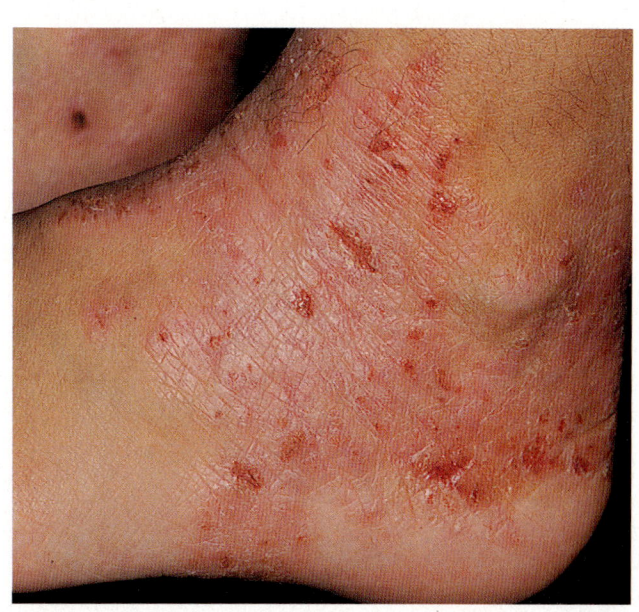

图3-15 特应性皮炎:常见于皱褶部位。特应性皮炎患者搔抓可致皮肤苔藓化,常转为慢性病程。

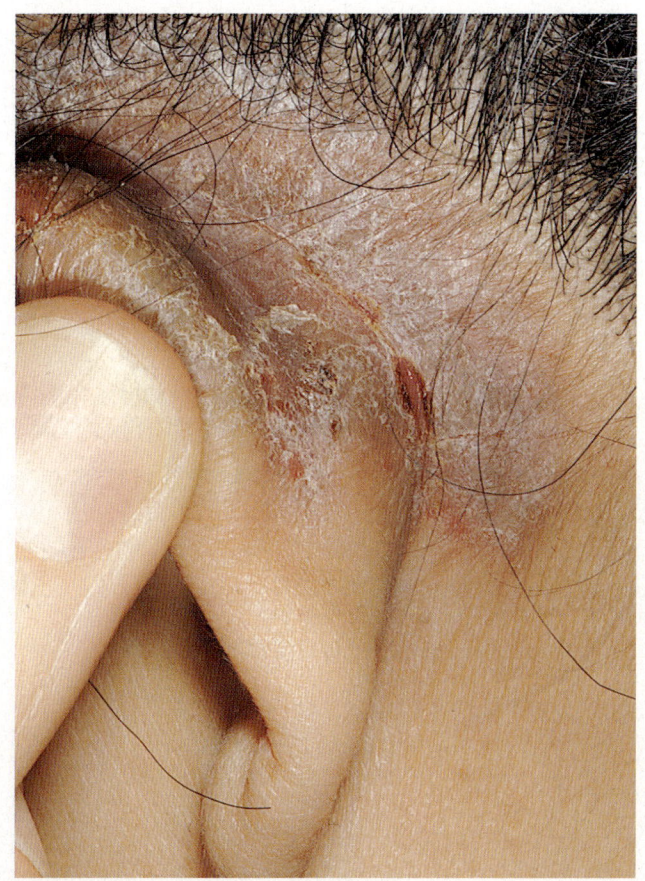

图3-16 搔抓及摩擦导致耳后皮肤增厚。

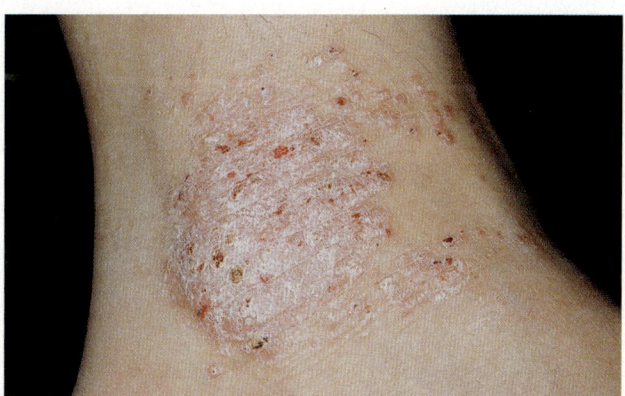

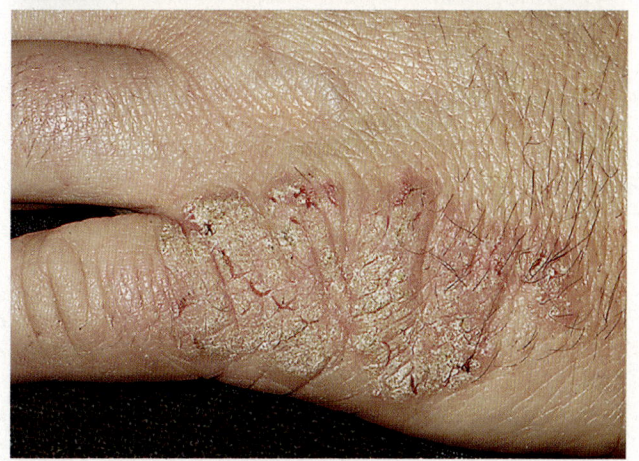

图3-17 表皮剥脱后形成慢性单纯性苔藓斑块。边界外皮纹明显及湿疹性斑块有助于与银屑病鉴别。

手部湿疹 Hand eczema

手部炎症是皮肤科医师临床最常见的疾病之一。可导致不适及困窘，且因部位特殊，常严重干扰日常生活。本病多发于工人，若炎症无法控制可威胁工作安全[2,3]。框 3-2 中所列为刺激性手部皮炎患者须知。

流行病学 一项大型研究提供了以下统计数据：手部湿疹患病率约 5.4%，女性患者为男性的 2 倍。最常见的类型是刺激性接触性皮炎（35%），其次为手部特应性皮炎（22%）及变应性接触性皮炎（19%）。最常见的接触性变态反应由镍、钴、香料混合物、秘鲁香脂及松香诱导产生。在调查的所有职业中，清洁工人发病率最高，达 21.3%。职业暴露人群手部湿疹较常见。最有害的接触物为化学物品、去污剂溶液、粉尘及干泥土。8% 的患者因此而更换职业，特别是服务性行业工作者，其中又以理发师为著。手部湿疹长期迁延且容易复发，可致 69% 的患者就医，21% 的患者至少申请病假 1 次。平均总病假时间为 18.9 周，中位数为 8 周[4]。本病最重要的高危因素列于框 3-3。

框 3-2　刺激性手部皮炎患者须知
1. 尽量减少洗手次数。最好不用肥皂，仅以温水冲洗。
2. 使用洗发剂时必须戴橡胶手套或请他人代洗。
3. 避免直接接触家用清洁剂及去污剂。做家务时戴棉/塑料/橡胶手套。
4. 不接触、不做可致烧灼感或瘙痒的事物（如羊毛、潮湿的尿布；剥马铃薯皮或处理新鲜水果、蔬菜及生肉）。
5. 接触刺激性物体时戴橡胶手套。但仅戴橡胶手套是不够的，因为手套内衬沾有的汗液、鳞屑或残渣的刺激性甚至比试图避免的刺激性物体更大。需于无内衬的橡胶手套里面紧贴皮肤戴棉布手套。准备多双棉布手套以便经常更换，购买时最好与橡胶手套一同试戴以求合适。

框 3-3　手部湿疹的高危因素
儿童湿疹史（最重要的高危因素）
女性
职业暴露
哮喘病史和/或花粉热
服务行业工作者（清洁工等）
From Meding B，Swanbeck G：Contact Dermatitis 23:154，1990.

表 3-2　手部皮炎：分布及鉴别诊断			
部位	红斑及脱屑	水疱	脓疱
手背	特应性皮炎	Id 反应	细菌感染
	刺激性接触性皮炎	疥疮（指间区）	银屑病
	慢性单纯性苔藓		疥疮（指间区）
	钱币状湿疹		癣
	银屑病		
	癣		
掌面	指尖湿疹	变应性接触性皮炎	细菌感染
	角化过度性湿疹	汗疱疹（出汗不良）	汗疱疹（出汗不良）
	复发性局灶掌剥脱		银屑病
	银屑病		
	癣		

诊断 由于手部湿疹的临床表现与发病诱因之间几乎无联系，因此诊断及处理极具挑战性。变应性、刺激性或内源性湿疹分布缺乏特异性[5]。不仅湿疹性炎症可具多种临床表现（表3-2），另有多种疾病可呈湿疹性改变，如银屑病。且原发损害及其分布因刺激物、摩擦、感染及治疗随时间而变化。湿疹性炎症的所有阶段都可发生于手部（框3-4）。

刺激性接触性手部皮炎 Irritant hand dermatitis

刺激性手部皮炎（家庭主妇湿疹、洗碗盆手、清洁剂手）是手部炎症最常见的类型。有人可耐受长期反复暴露于各种不同的化学物品中而保持皮肤正常。反之，有人即使简单的洗手也可形成裂隙及湿疹。手部易受刺激者可能具特应性体质。

病理生理学 角质层由死亡细胞、脂质（来源于皮脂及细胞残骸）、水合有机化学物质构成，是防止外源性物质进入皮肤，同时防止皮肤水分丢失的保护层。手掌角质层比手背厚，故对刺激的抵抗力更强。皮肤表层的pH值偏酸性。任何改变角质层成分的环境因素或因子均可干扰其保护功能，并将皮肤暴露于刺激物下。冬季寒冷的空气或低湿度的环境等多种因素均可促进皮肤水分丢失。有机溶剂和碱性肥皂等物质则使表皮丧失水合化学物质及脂类。一旦上述保护因子被一定程度地去除，皮肤即出现失代偿并呈湿疹性改变。

临床表现 炎症严重程度取决于以下因素：化学物质的浓度及强度、个体易感性、接触部位、季节等。变应反应、感染、搔抓及应激均可使临床表现发生改变。

炎症不同阶段 干燥及裂纹是最初的改变（图3-18）。继而出现剧痛的皮肤裂纹和裂隙，尤其是关节皱褶部位及指尖。随后可见手背发红、肿胀、触痛。掌侧皮肤尤其是指尖发红，并更加干燥及开裂。即使最微小的创伤也可使原本红润光滑细腻的皮肤变得容易开裂。上述均为亚急性湿疹性表现（图3-19、3-20）。

进一步刺激可诱发急性湿疹性炎症，出现水疱伴渗出及结痂。且瘙痒加剧，并可由于表皮剥脱继发感染（图3-21、3-22）。

若刺激性化学物质腐蚀性太强，结痂后则可形成坏死及溃疡。

框3-4	手部湿疹的多种类型
刺激性	复发性局灶性掌部角质剥脱
特应性	指套状
变应性	角化过度
钱币状	汗疱疹（出汗不良）
慢性单纯性苔藓	Id反应

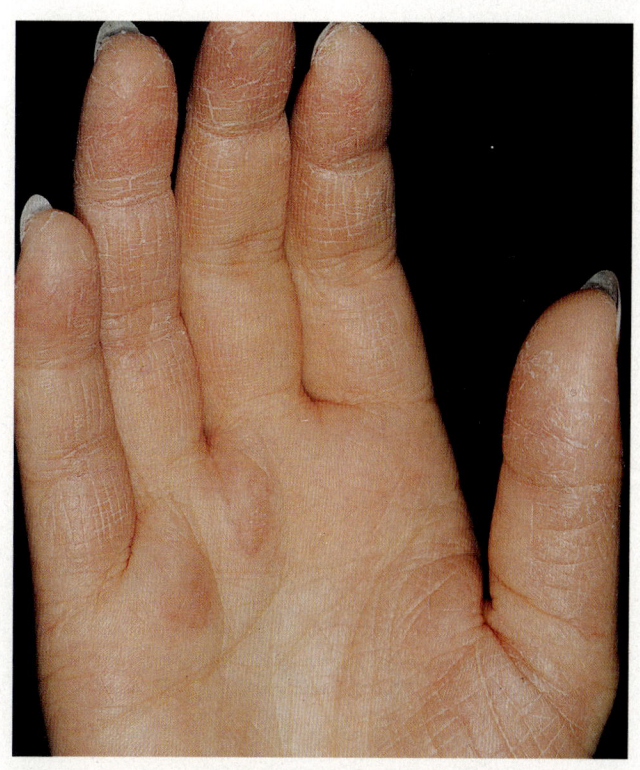

图3-18 刺激性手部皮炎早期。表现为干燥、裂纹。

刺激性手部皮炎

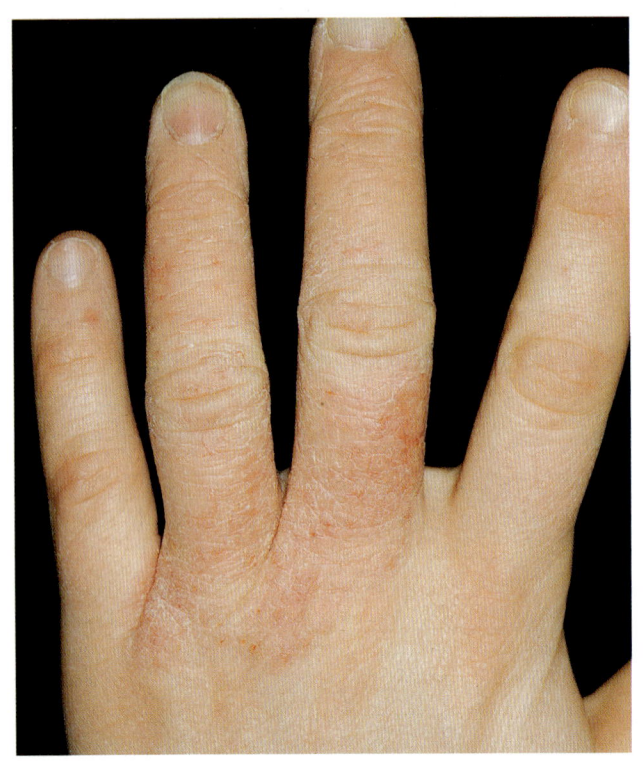

图3-19 第3、第4指皮肤干燥、裂隙，呈亚急性湿疹性炎症。

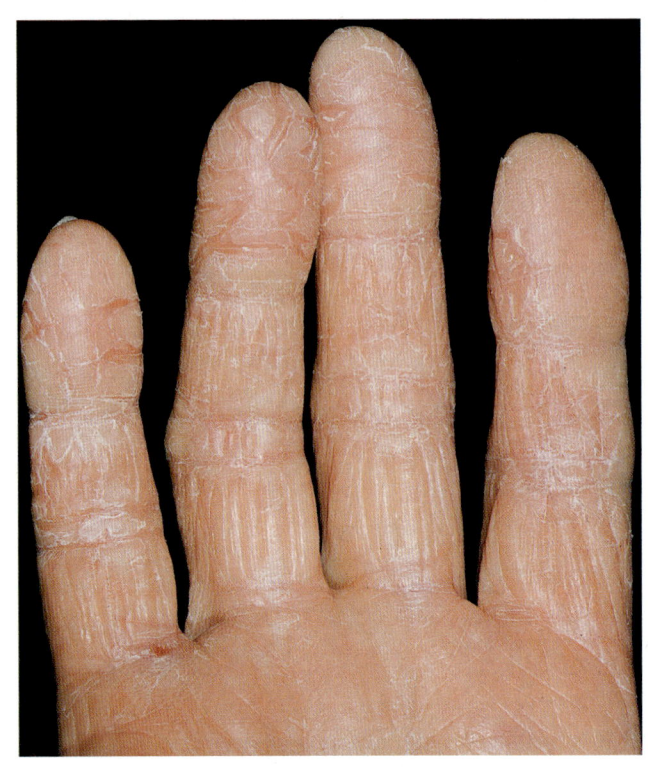

图3-20 亚急性及慢性湿疹性炎症：表现为指尖皮肤严重干燥、裂隙。

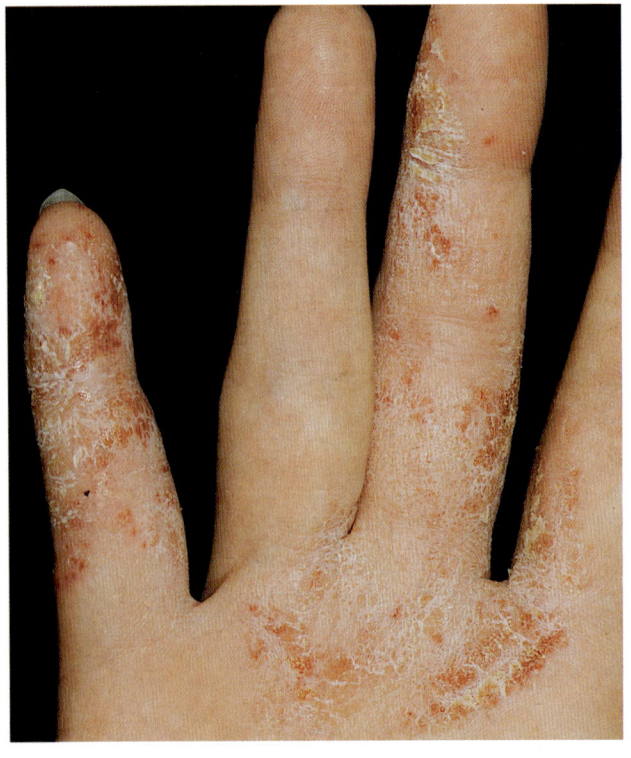

图3-21 手指慢性炎症性皮损上突发大量细小水疱。

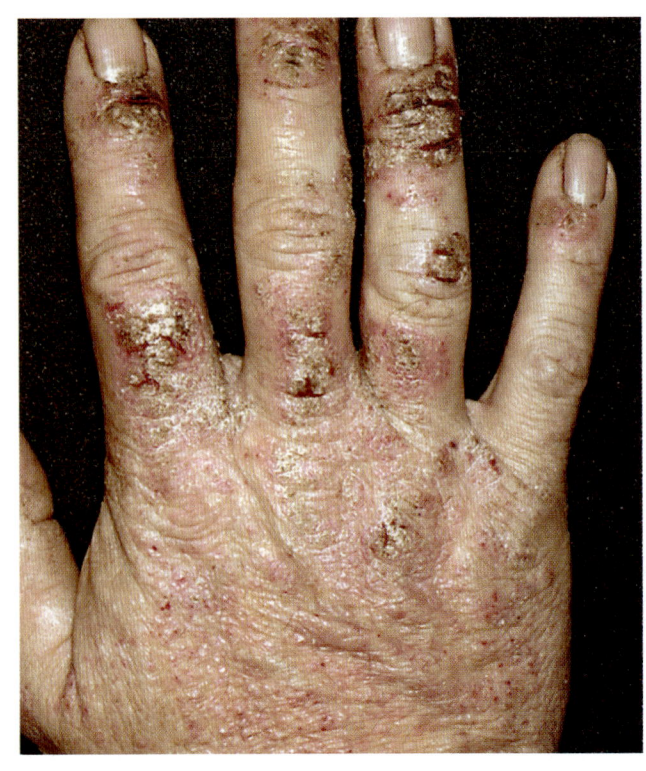

图3-22 慢性湿疹性炎症：搔抓导致皮肤增厚。痂皮为感染征象。

高危人群 高危人群包括婴儿母亲（换尿布）、需交替暴露于潮湿及干燥中的工作人员（如外科医师、牙科医师、洗衣工人、酒吧侍者、渔民）、接触化学物质（如切削油）的工人及特应性体质者。

预防 一项针对医院工作人员的研究发现，使用具有清洁功能的乳剂（如丝塔芙洗剂、Duosoft [欧洲]）的人员皮肤干燥、湿疹的发生率较使用液体肥皂的人员显著降低[6]。规律使用润肤剂可预防去污剂所致刺激性皮炎的发生[7]。

屏障保护性霜剂 机械性或化学性因素使皮肤丧失屏障功能，可致水分丢失及手部湿疹形成。所有暴露部位应至少每日2次使用防水性或防油性（见框3-5）霜剂。而防水性霜剂对油或溶剂的保护作用较低。

治疗 与湿疹性炎症章节中所列治疗方法相同。加强润肤及避免进一步刺激有助于预防复发。每位患者均需详细列出应避免接触的刺激物（见框3-2）。

特应性手部皮炎 Atopic hand dermatitis

手部皮炎可能是成人特应性皮炎中最常见的类型（参见第5章）。既往特应性皮炎病史患者手部湿疹较其他患者更常见[8]。特应性皮炎成人患者若符合以下几点，则极可能发生手部湿疹[9]。

- 15岁前患手部皮炎
- 躯干部位持续存在湿疹
- 成人皮肤干燥或瘙痒
- 儿童时期弥漫性特应性皮炎

很多特应性皮炎患者发生手部湿疹与接触刺激物无关，但刺激可致额外的刺激性接触性皮炎。

手背，尤其是手指易受累（图3-23）。皮炎最初表现为典型刺激性反应，即裂隙及红斑。继而可出现多种湿疹性皮炎表现：红斑、水肿、水疱、结痂、表皮剥脱、鳞屑，以及随搔抓加重的苔藓化[10]。特应性手部湿疹的治疗与刺激性手部湿疹相同。

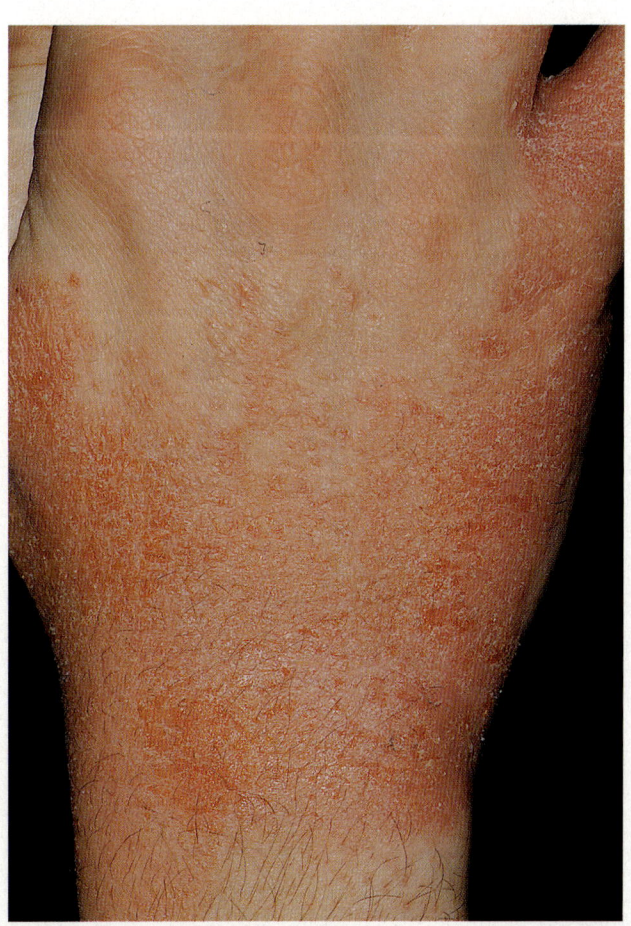

图3-23 特应性体质者发生刺激性手部皮炎。手背刺激性湿疹为成人特应性皮炎常见临床表现。

框3-5　屏障保护性霜剂——所有暴露部位至少每日使用2次
防水性
● North 201
● SBS-44
● Kerodex 71号
针对基于油性或溶剂性物质
● Kerodex 51号
● SBS-46
● North 222
● Dermashield(同时针对油基及水基物质)
通用的屏障保护性霜剂
● SBR-lipocream
● TheraSeal

变应性接触性皮炎 Allergic contact dermatitis

手部变应性接触性皮炎较刺激性皮炎少见。但由于变应反应为手部湿疹可能的诱因，因此无论临床表现如何，均应于鉴别诊断中考虑变应反应可能，而相应病例可行斑贴试验协助诊断。一项由220名手部湿疹患者参与的研究证实该病中存在变应反应[11]。研究中依赖标准筛选系列（T.R.U.E. TEST）确诊者占12%[12]，此试剂现已上市。另有5%的患者经补充变应原检测确诊。上述两类患者（17%）确诊后，可通过避免接触斑贴试验中发现的阳性变应原，使手部湿疹获显著改善。变应反应性手部皮炎部分可能的病因见表3-3。

查体 若炎症区域与接触变应原的部位完全一致（如手表表盘下的圆形斑块、与凉鞋带形状一致的足部炎症），则可明确诊断变应性接触性皮炎。手部湿疹亦可能存在类似线索，而大部分病例仅凭临床表现无法区分由变应性还是刺激性所致。但无论何种病因所致的手部炎症，均可因进一步接触刺激性化学物质、冲洗、搔抓、药物、感染等诱因加重。手背刺激性或特应性炎症较变应性炎症常见。

治疗 变应性皮炎最初可表现为急性、亚急性或慢性湿疹性炎症，并根据不同表现予相应治疗。

钱币状湿疹 Nummular eczema

表现为一个或数个硬币状斑块的湿疹称钱币状湿疹。多发于四肢，也可累及手部。斑块通常局限于手背（图3-24）。数目可逐渐增加，且已形成的皮损倾向于大小一致。炎症表现为亚急性或慢性，伴中至重度瘙痒。病因未明。本病亦可表现为增厚、鳞屑性斑块，病程迁延，类似银屑病。治疗与亚急性或慢性湿疹相同。

慢性单纯性苔藓 Lichen simplex chronicus

习惯性搔抓所致慢性局限性湿疹性炎症称慢性单纯性苔藓或局限性神经性皮炎。腕关节背侧为本病典型好发部位。可见斑块增厚，皮肤纹理增粗（苔藓样变），且边界非常清晰。斑块形成后，其面积通常不再增加。治疗同慢性湿疹性炎症。

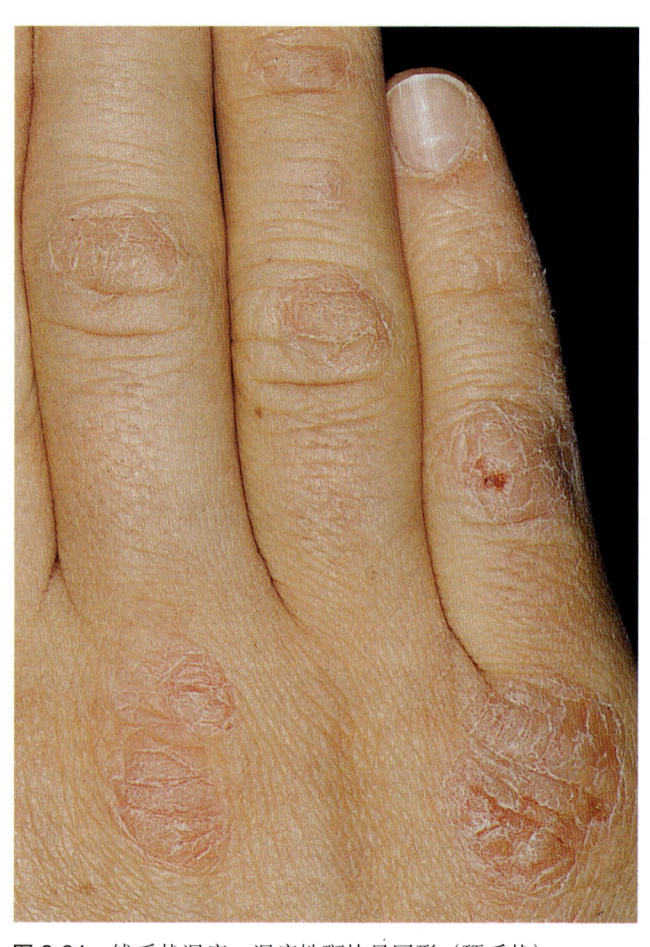

图3-24 钱币状湿疹：湿疹性斑块呈圆形（硬币状）。

表3-3 变应性手部皮炎：部分可能的病因

变应原	来源
镍	门把手、厨房用具手柄、剪刀、毛衣针、工业设备、理发用具
重铬酸钾	水泥、皮革物品（手套）、工业机器、油
橡胶	手套、工业设备（软管、皮带、电缆）
香料	化妆品、肥皂、润肤剂、外用药物
甲醛	免烫织物、纸张、化妆品、防腐液
羊毛脂	外用润肤剂、药物、化妆品

复发性局灶性掌部角质剥脱
Recurrent focal palmar peeling

剥脱性角质松解症或复发性局灶性掌部剥脱为一种常见的非炎症性慢性皮肤病，无明显自觉症状；常发生于双侧手掌，偶可累及足跖[13]（图3-25），病因未明。夏季多见，且与掌跖部位多汗有关。一些患者终生仅发病1次，而一些则反复发病。掌跖处数个部位同时出现脱皮，2～3mm的圆形鳞屑看似源于破溃的水疱，但却从未见水疱出现。鳞屑继续脱落并向周边扩展，形成更大的近圆形皮疹，类似皮肤癣菌病，不同之处在于本病皮损中心轻度发红且柔软。鳞屑边缘可互相融合。仅以润肤剂即可使病情于1～3周内缓解。

角化过度性湿疹 Hyperkeratotic eczema

本病为慢性湿疹的一种，皮损较厚，常见于手掌，偶可累及足跖，绝大多数患者为男性。表现为单发或多发的黄褐色斑块，致密鳞屑使皮肤增厚，并于表面形成相互连接的深裂，类似干涸河床中的泥土（图3-26）。与胼胝不同，本病所见致密鳞屑下皮肤湿润，不易被刀片刮除。若患者尝试刮除厚鳞屑，可发现其与表皮紧密相连，去除后所露真皮柔嫩易出血。本病可由变应反应、搔抓、刺激所致，但大部分患者病因不明。慢性病程，可迁延数年。需与银屑病及慢性单纯性苔藓相鉴别。治疗与慢性湿疹相同，Ⅱ级糖皮质激素霜剂外用及封包对斑块有效，但易复发。建议对复发性病例行斑贴试验。

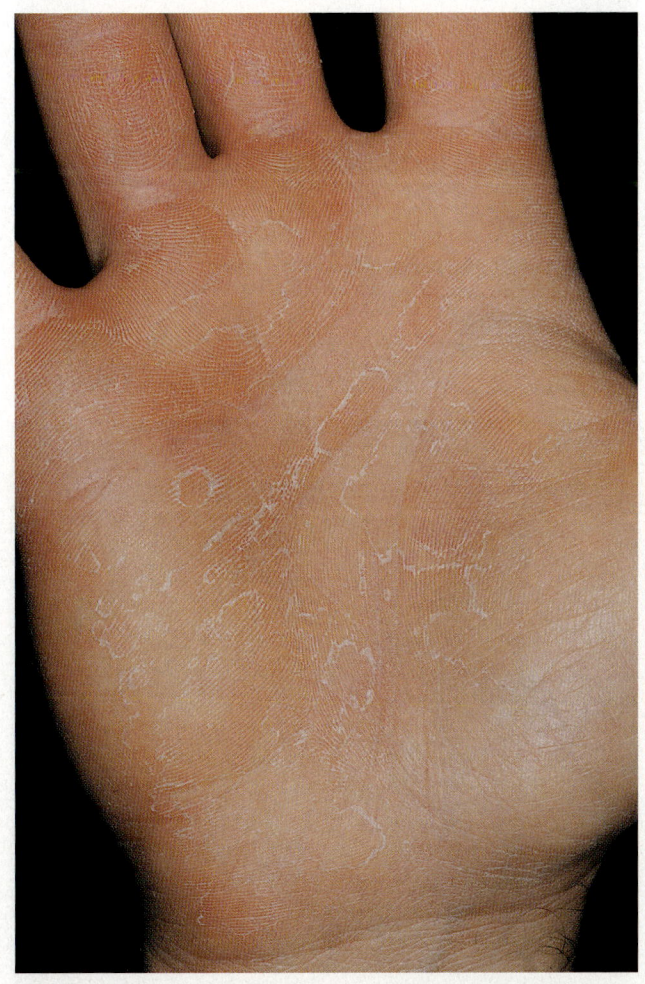

图3-25　剥脱性角质层松解：手掌皮肤非炎症性剥脱，常与排汗有关。必须与手癣鉴别。

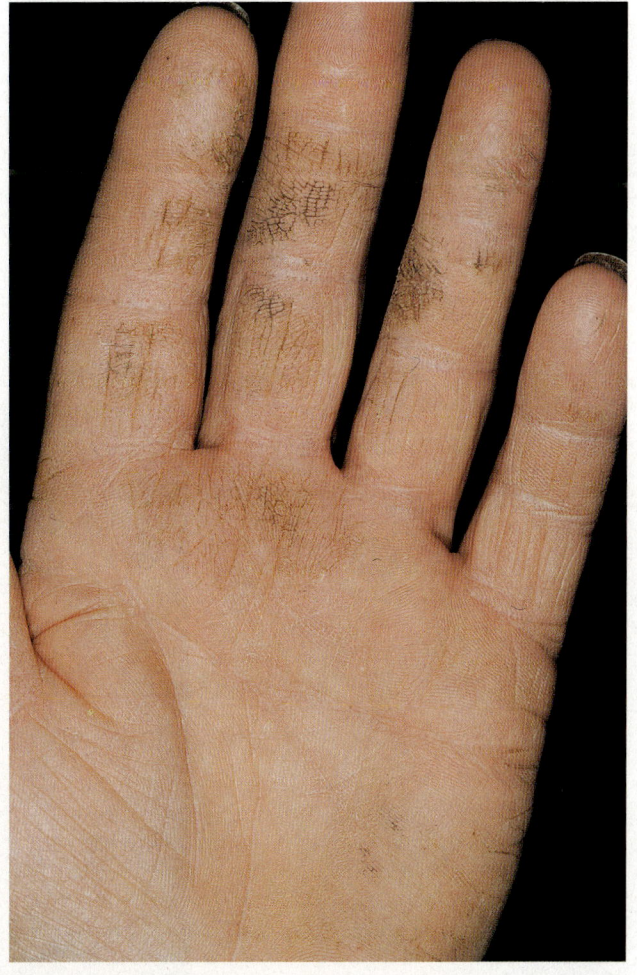

图3-26　角化过度性湿疹：手掌部位黄褐色鳞屑性增厚斑块。该患者对方向盘过敏。

指尖湿疹

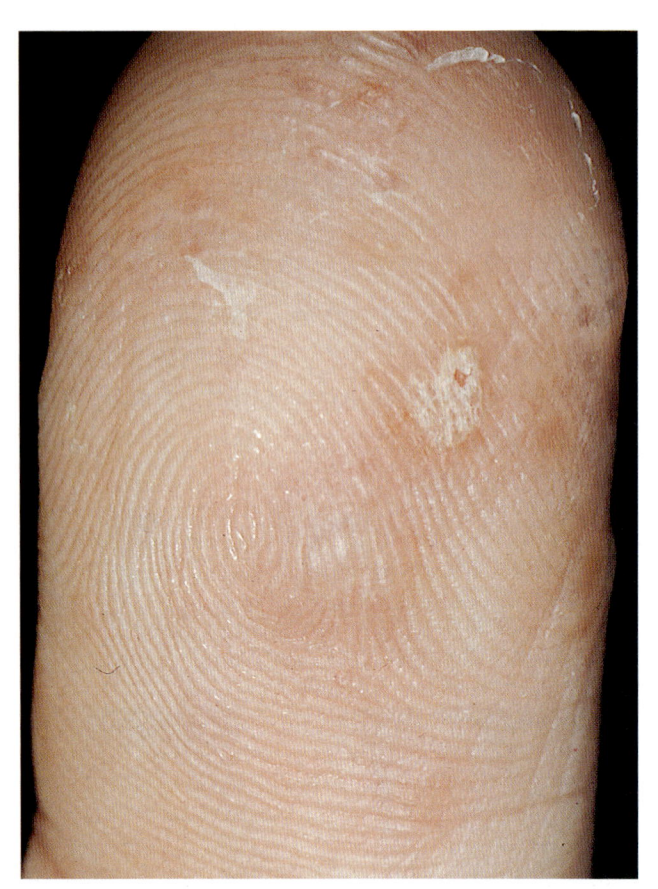
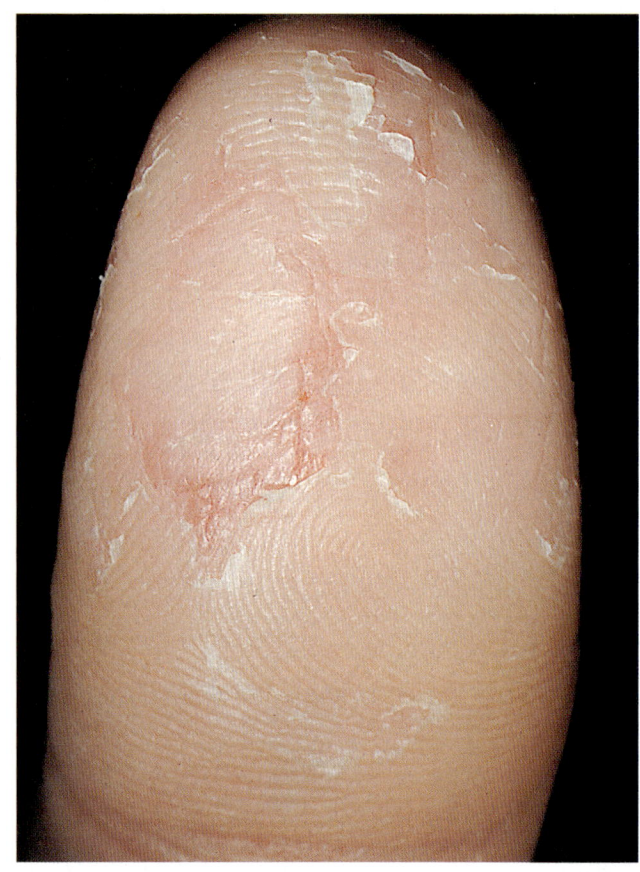

图 3-27

A．早期阶段。皮肤湿润。可见水疱。皮损中央发红、有裂隙。　　B．进展阶段。持续脱皮。皮纹消失。

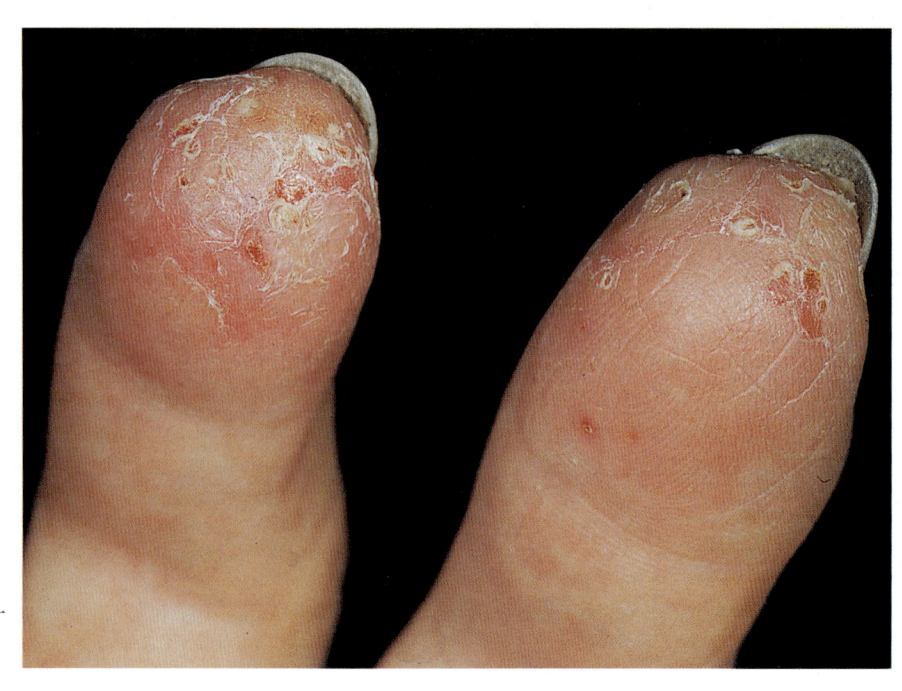

图 3-28　皮脂缺乏性湿疹：过度冲洗进一步加重，可见裂纹及裂隙。

指尖湿疹 Fingertip eczema

异常干燥的指尖屈侧慢性湿疹可能是变应反应（如植物球茎或树脂）的结果，也可能为发生于儿童或成人不明原因的孤立现象。可累及一根或数根手指。病初皮肤湿润，继而变得干燥、有裂纹、有鳞屑（图3-27）。自指尖远端开始脱皮，露出干燥、发红、有裂隙、柔嫩或疼痛的皮面，皮纹消失（图3-27～3-29）。该过程常突然止于远端指关节（图3-29、3-31）。本病可持续数月至数年，对治疗抵抗，外用糖皮质激素无论封包与否均仅获暂时缓解。一旦排除变应反应及银屑病，指尖湿疹应按亚急性或慢性湿疹治疗，即避免接触刺激物及常用润肤剂。爱宁达或普特彼有时疗效较好，每日使用2次焦油霜剂如Fototar有利于病情缓解。

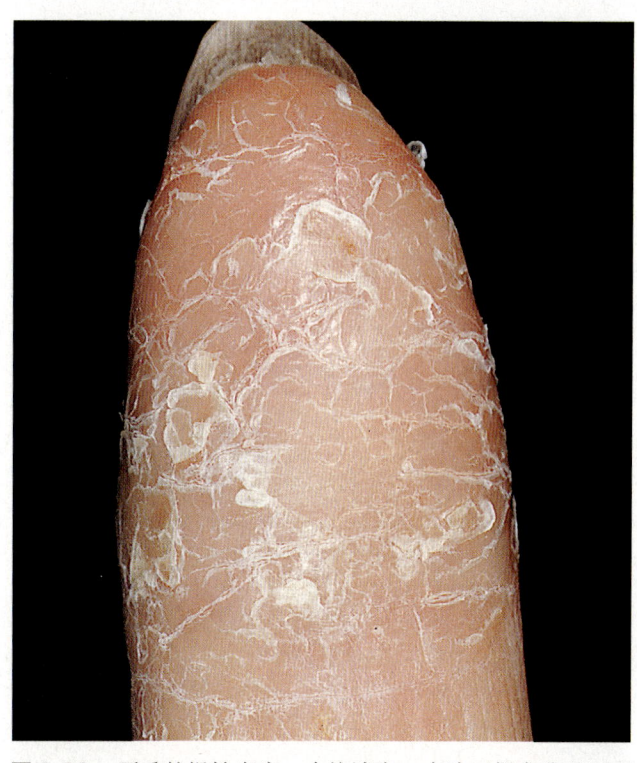

图 3-30 严重的慢性炎症：皮纹消失，皮肤干燥变脆且易开裂。患者经常试图剥除干燥松散的痂皮。

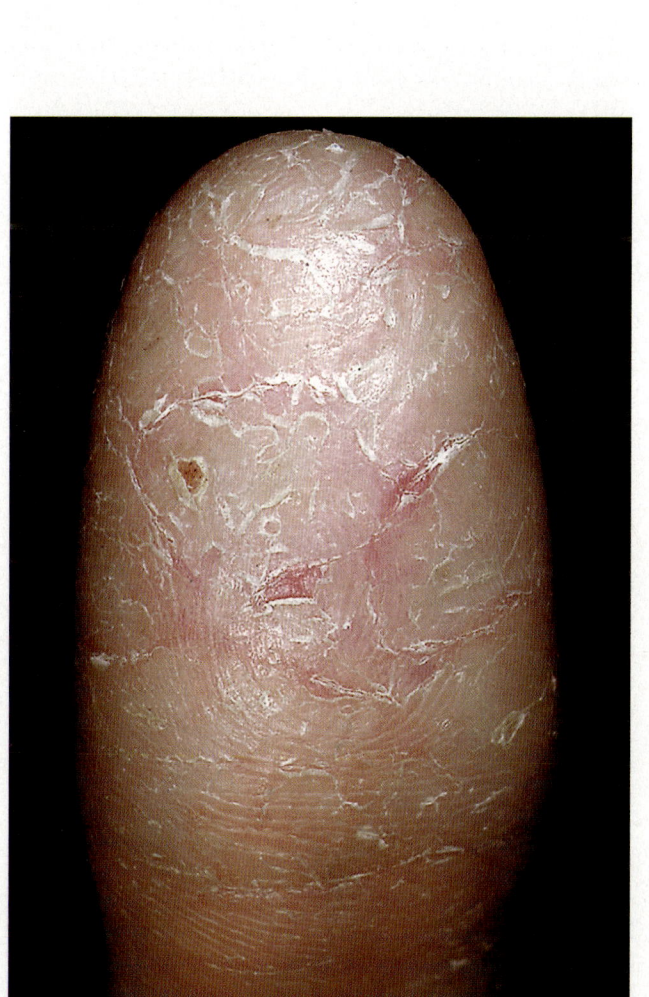

图 3-29 指尖湿疹：炎症已持续数月，外用糖皮质激素反应差。

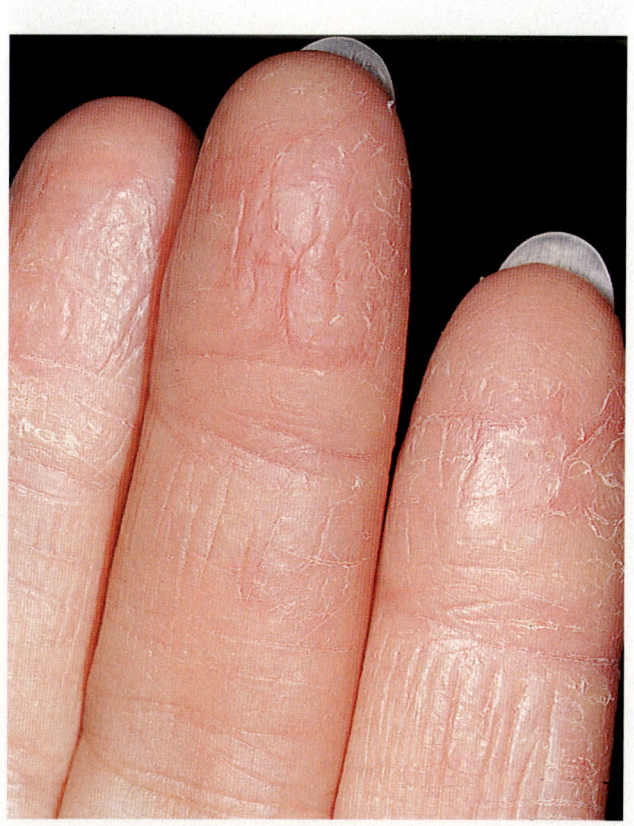

图 3-31 手指干燥起皱，皮肤脆弱、脱屑，但未形成图3-29及3-30所示厚鳞屑。

汗疱疹（出汗障碍）

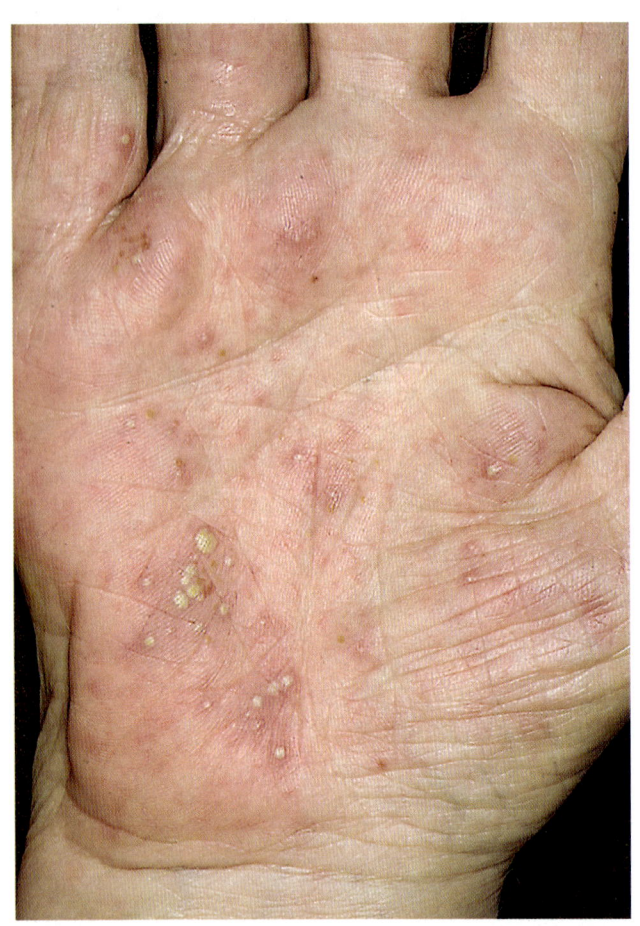

图 3-32　水疱已发展为脓疱。皮疹已持续数周。

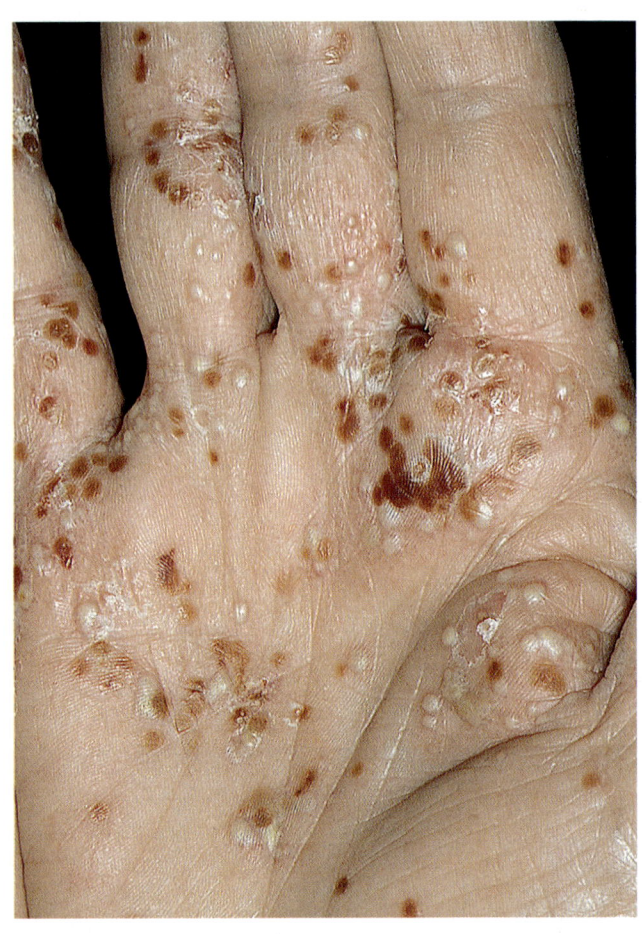

图 3-33　水疱继发感染：形成脓疱，继而数量增多。

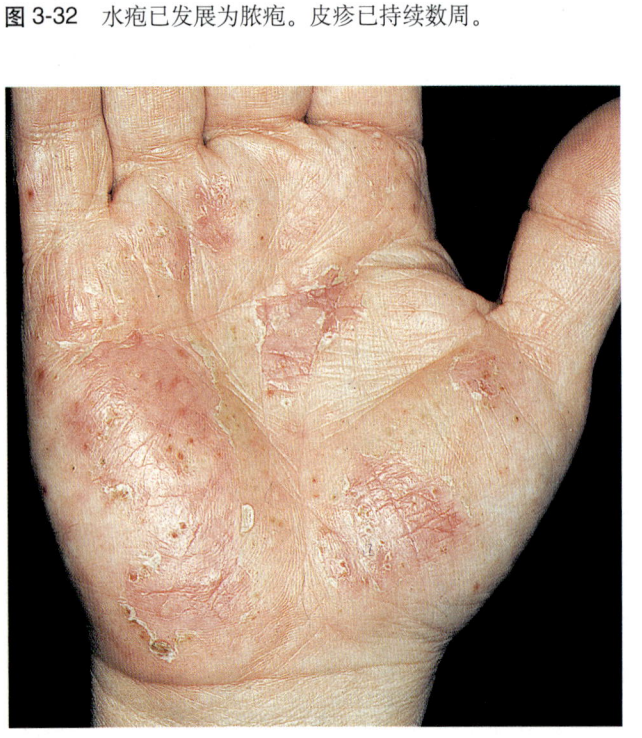

图3-34　皮肤剥脱标志急性过程结束，暴露红色皲裂基底，并于水疱处形成褐色斑点。

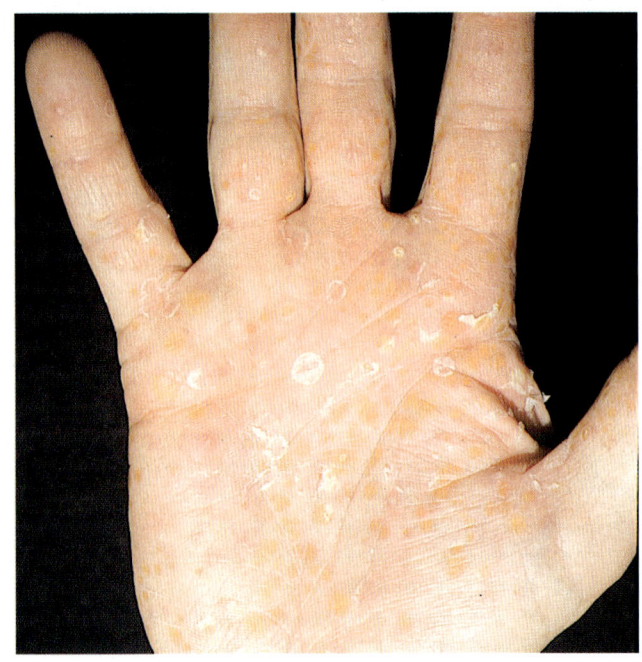

图3-35　重症汗疱疹（可见广泛深在小疱及水疱），与掌跖脓疱型银屑病难以鉴别。

汗疱疹 Pompholyx

汗疱疹（出汗障碍）是一种特异性对称性手足水疱性皮炎，病因不明（图3-32）。手掌及手指边缘中重度瘙痒先于水疱出现（图3-33）。手掌可因出汗而发红、潮湿，因此称汗疱疹。3～4周后水疱逐渐消失，代之以1～3mm的环状鳞屑（图3-34、3-35）。随后可出现红斑、鳞屑、苔藓化等慢性湿疹性改变。水疱此起彼伏，无明确规律。掌跖脓疱型银屑病可有汗疱疹相似表现，但前者水疱很快因出现脓性液体而变浑，且多主诉疼痛，瘙痒不著。此外脓疱型银屑病病程迁延，脓疱进展、消失较汗疱疹慢。特应性皮炎患者与其他患者一样容易发病。

汗疱疹病因不明，可能与应激有关。本病可干扰皮肤功能，使其接触变应原后产生致敏反应，但直接接触变应原并无法诱本病发生。摄取铬酸盐、新霉素、喹啉或镍等变应原可诱发一些病例[14]。部分患者斑贴试验检查中镍、钴、铬结果阴性，但摄取上述物质仍可导致汗疱疹[15,16]。本病患者出汗量为同龄正常对照者的2.5倍；斑贴试验发现患者中20%对铬敏感，16%对钴敏感，28%对镍敏感。一些患者口服镍、钴、铬即可出现阳性结果，表现为手部水疱反应。而对口服金属物质过敏加之局部出汗过多，可能导致汗疱疹水疱形成[17]。

治疗 开始可采用外用糖皮质激素、冷湿敷，必要时口服抗生素治疗，但疗效欠佳。有时需短期口服糖皮质激素以控制病情急性发作。顽固病例可能对PUVA有反应[18]。因口服金属盐导致疾病加重的患者（64%），控制饮食中相应金属含量后疾病可痊愈或明显改善，且上述患者中78%可通过继续严格控制饮食使病情可得到缓解（镍过敏汗疱疹患者的推荐饮食见第94页）[19]。难治病例也可尝试通过排除饮食以控制汗疱疹。

传统治疗无效或使用糖皮质激素后副作用明显的严重汗疱疹患者可予小剂量MTX治疗（每周15～22.5mg）。该方案可显著改善或缓解病情，同时明显减少口服糖皮质激素治疗剂量，甚至停用[20]。

应用低剂量外线束超高电压治疗亦可使严重出汗不良性湿疹获得完全缓解[21]。

Id反应（"疹样"反应）

足部活动性郁积性皮炎或急性真菌感染等严重炎症过程，可伴一种瘙痒性汗疱疹样水疱（itchy, dyshidrotic-like vesicular eruption，即"Id反应"，又称"疹样"反应；见图3-36）。皮疹最常见于手指侧缘，也可泛发，并随原发炎症消退而消失。Id反应可能为机体对真菌或炎症过程中产生的抗原发生的变应性反应。几乎所有汗疱疹性皮疹均被误称为Id反应。但仅于远端部位出现急性炎症且炎症控制后汗疱疹性皮疹亦很快消失时，才可诊为Id反应。

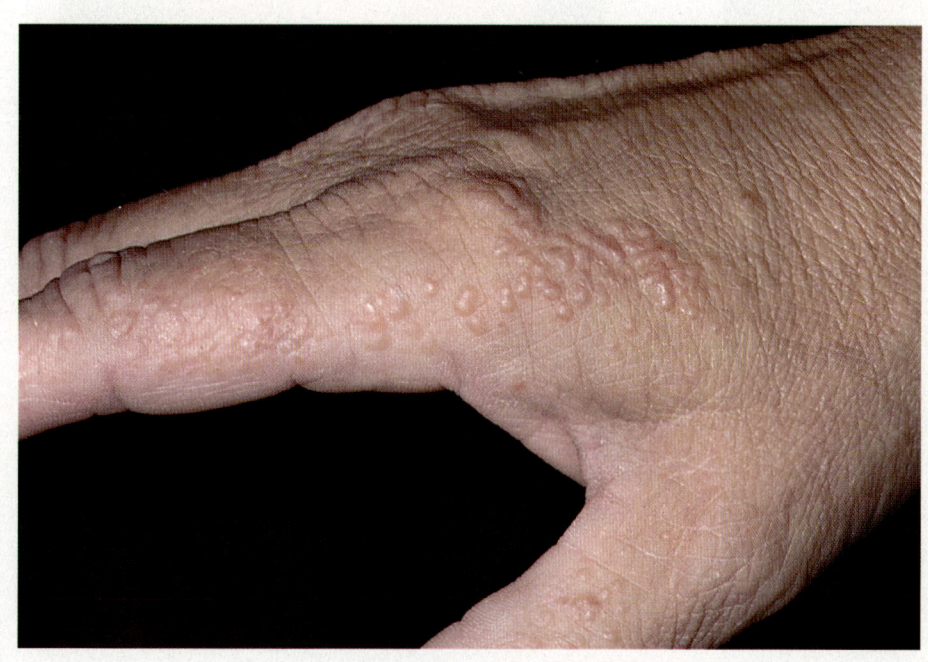

图3-36 Id反应：急性水疱，常见于手指侧缘。

湿疹：临床表现各异

皮脂缺乏性湿疹 Asteatotic eczema

皮脂缺乏性湿疹（干性湿疹）出现于皮肤过度干燥时，多发于冬季，特别是老年人。特应性体质者更易形成此特异性皮疹。皮疹可于任何部位发生，最常见于小腿前外侧。表现为小腿皮肤干燥脱屑，皮纹明显（干皮病）（图 3-39）。干燥加重及搔抓可形成红色斑片并伴细长、水平的浅表裂隙（图3-38）。冬季，相似炎症表现可见于躯干及上肢。垂直与水平的皲裂互相连接时，呈碎瓷或散乱铺路石状，"裂纹性湿疹"被用于描述这一表现。最严重时可于上述病变基础上出现深而宽的水平皲裂，伴渗出且多为脓性（图 3-39）。此时，患者多主诉疼痛而非瘙痒。搔抓或应用炉甘石等干性洗剂可加重湿疹性炎症，并导致感染，常伴痂皮及脓性物质堆积。

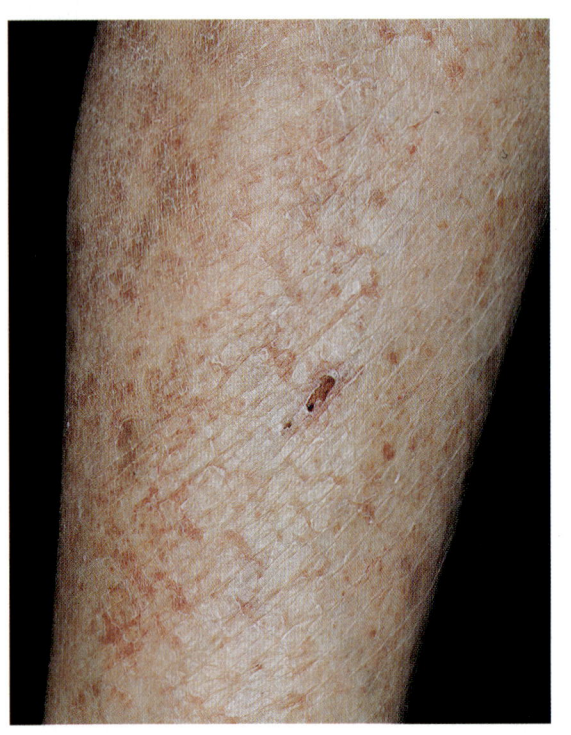

图 3-37　皮脂缺乏性湿疹（干皮病）：皮肤极度干燥、开裂，呈鳞屑样。于冬季空气干燥时发病。

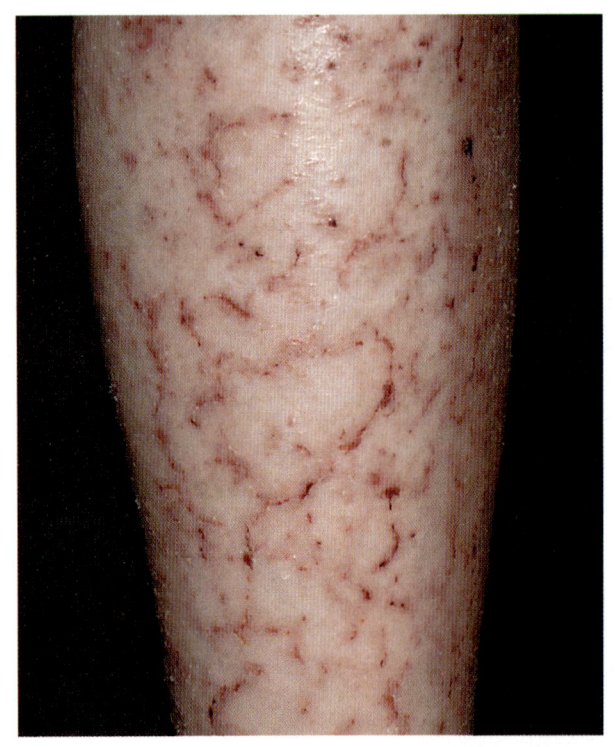

图 3-38　皮脂缺乏性湿疹（干皮病）：图 3-37 所示干燥皮肤经过度冲洗可出现与皮面平行的裂隙。

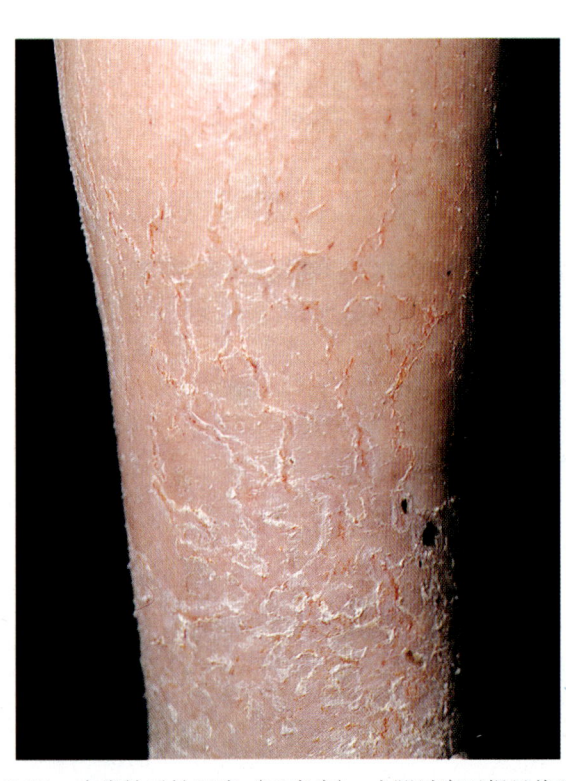

图 3-39　皮脂缺乏性湿疹（干皮病）：小腿过度干燥最终形成细长、水平的表浅皲裂。当其与短的垂直裂隙相连时，即呈碎瓷或散乱的铺路石状。

治疗 病初始可按亚急性湿疹性炎症治疗，予Ⅲ级或Ⅳ级外用糖皮质激素软膏。但最严重时可能需按急性湿疹治疗。可用湿敷，并于外用Ⅴ级糖皮质激素及润肤剂前应用抗生素，以去除痂皮并防止感染。湿敷时间不能过长（1～2天），否则可导致皮肤过度干燥。外用糖皮质激素治疗期间及其后对干燥皮肤进行滋润至关重要。应避免使用口服糖皮质激素，因停药后可于1～2天内复发。

钱币状湿疹 Nummular eczema

钱币状湿疹临床常见，病因不明，多发于中老年人。典型皮损为硬币状红斑，平均直径1～5cm（图3-40）。常伴瘙痒，易导致习惯性搔抓。曾经被称为"钱币状神经性皮炎"（图3-41）。斑块可变厚，并可于表面出现水疱；而皮肤癣菌病水疱多出现于皮损边缘。不同于银屑病厚的银色鳞屑，本病皮损鳞屑薄而疏松，且前者红斑颜色更暗。一旦发病，皮疹即逐渐增多，但均倾向于保持大小、位置不变。冬季本病加重。

手背最常受累，通常仅出现单个或数个皮损（图3-23）。此外常见发病部位为前臂伸侧、小腿、腹部侧面及髋部。而上述部位皮损一般数量较多。干性皮肤患者于接触刺激性药物或化学物品后或其他部位有活动性湿疹（如小腿郁积性皮炎）时，可突然泛发本病。表现为圆形、淡红色、干燥、皲裂的表浅皮损，且常互相融合。

病程各异，常为慢性。部分患者无有效治疗方法，而部分患者于数月后病情稳定。复发病例可于既往发病部位重新出现皮损。

治疗 依疾病活动阶段而定；湿疹性炎症所有阶段可同时出现。红色水疱应按急性治疗，红色鳞屑性斑块按亚急性治疗，而习惯性搔抓性厚斑块则按慢性治疗。

成人发病的顽固湿疹及恶性疾病 泛发性湿疹或红斑可能为皮肤T细胞淋巴瘤的预兆，顽固性瘙痒可能与Hodgkin淋巴瘤有关。而难以解释的成人期发病的湿疹可能与潜在恶性淋巴细胞增殖有关。患者可表现为弥漫性红斑或斑块，对治疗反应差。若无法发现常见诱因（如接触性过敏原、药物或特应性体质），则需进行系统的评估[22]。

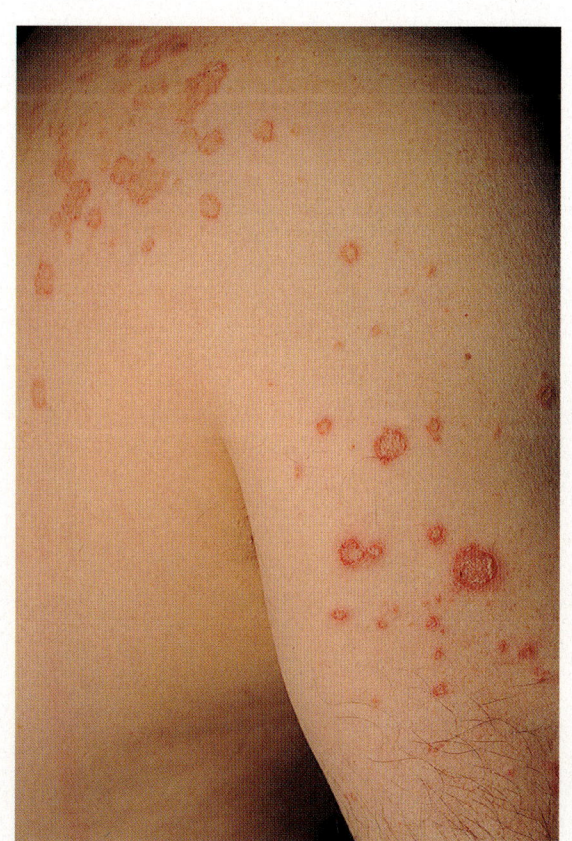

图3-40 钱币状湿疹：此湿疹形式并非原发，且与皮肤干燥或特应体质无必然联系。圆形硬币状湿疹多为慢性经过，对治疗抵抗。

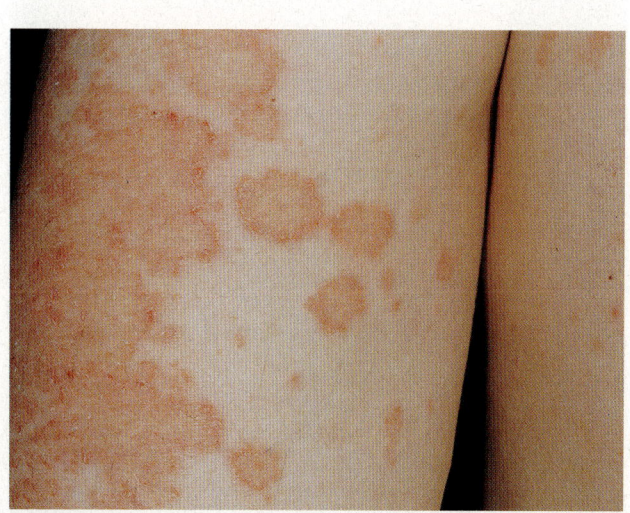

图3-41 钱币状湿疹：躯干及臂部相互融合的圆形湿疹性斑块。

足部皲裂性湿疹 Chapped fissured feet

临床表现 足部皲裂性湿疹（汗袜性皮炎、趾周皮炎、少年足跖皮炎）病初可见鳞屑、红斑、裂隙及皮嵴消失。随年龄增长，严重脱皮逐渐减轻，多于青春期痊愈。平均发病年龄 7.3 岁，平均痊愈年龄 14.3 岁[23]。通常于初秋发病，此时天气转冷，需穿厚袜子及不透气的鞋子或靴子。潮湿的袜子与足跖持续接触可形成人工间擦疹。受压部位及足部跖、趾区域干燥、松脆、脱屑，继而出现裂隙（图3-42A）。脱皮可一直延至足趾边缘，最终整个足跖均可受累。亦可累及手部（图3-42B）。

皮损持续整个冬季，即使未予治疗，晚春时亦可消退，但次年秋季又周期性发作。曾诊为儿童期"特应性冬季足"，现在本病还包括无特应性皮炎的患者。儿童足部特应性皮炎发生于足趾背侧，一般不累及足跖掌面，伴瘙痒。发病过程中特应性体质的地位尚未明确[24]。足部皲裂性湿疹患儿常主诉疼痛。由于患儿与其他儿童所穿湿袜及不透气的靴子无异，因此必须预防皲裂发生。

鉴别诊断 应与银屑病、足癣及变应性接触性皮炎相鉴别。银屑病红斑颜色较深，鳞屑层层脱落。而本病皮损鳞屑附着，去除后可致出血。儿童足癣少见。足部家族性红色毛癣菌感染罕见，皮损呈淡褐色，鳞屑细小，裂隙极少，且几乎无季节性变化。鞋子所致变应性接触性皮炎常累及足背，而足跖、趾缝及足部边缘少见，皮疹鲜红伴鳞屑而非淡红伴裂隙。

治疗 疗效欠满意。外用糖皮质激素及润肤剂可获部分缓解。外用Ⅱ级或Ⅲ级糖皮质激素每日2次，最好于睡觉时加以塑料薄膜封包。爱宁达霜或普特彼软膏治疗有效。每日应用润肤剂数次，尤其于脱去湿袜子后使用可保湿。鞋中双足不应持续潮湿。预防措施包括及时脱下校靴后换穿轻便皮鞋及每日更换棉袜 1～2 次。

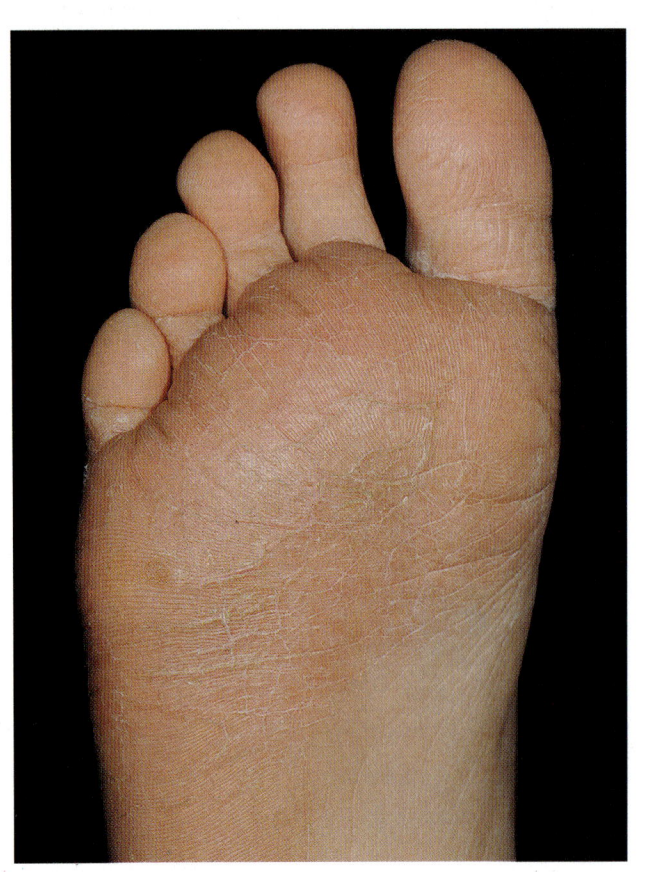
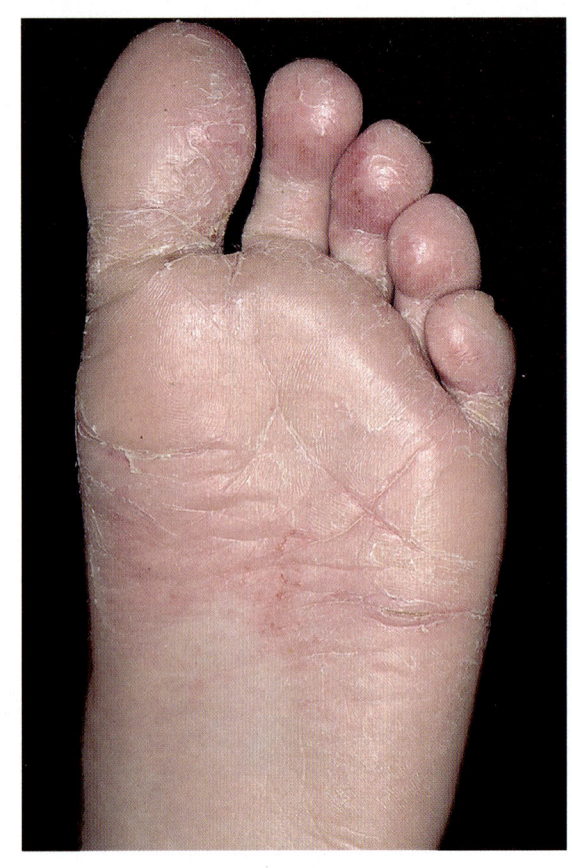

图 3-42 足皲裂性湿疹：A.早期。于受压部位出现红斑裂隙。 B.晚期。整个脚掌皮肤严重干燥、出现裂隙。

自身因素所致皮肤病 Self-inflicted dermatoses

许多皮肤疾病源于患者对自身皮肤进行的各种行为，并可因此迁延不愈[25-35]（表3-4）。控制皮肤病同时对患者进行精神方面的咨询可使其受益。下文将讨论最常见的几种自身因素所致的皮肤病。

慢性单纯性苔藓 Lichen simplex chronicus

慢性单纯性苔藓（图3-43～3-48）或称局限性神经性皮炎，是一种由于单一局部习惯性搔抓所致湿疹性皮损。成人多发，也可见于儿童。容易触及的部位最常受累。常见部位按大致发病频率列于框3-6。用力搔抓炎症部位可使患者获得瘙痒减轻所带来的愉悦感。愉悦感丧失或持续下意识习惯性搔抓可解释皮疹缘何频繁复发。

典型斑块呈局限性，且鲜有随时间扩大的趋势。红色丘疹互相融合形成红色脱屑性厚斑块，表面皮纹加深（苔藓化）。本病为慢性湿疹性疾病，但外用药物过敏可导致急性改变。湿鳞屑、浆液渗出、痂皮及脓疱为感染征象。

框3-6 慢性单纯性苔藓：按大致发生频率排列的常见受累部位
小腿下端外侧
阴囊、外阴、肛周、耻骨部位
手腕、足踝
上眼睑
颈背面（颈单纯性苔藓）和侧面
耳廓
前臂伸侧近肘部
耳后皱褶处
头皮 picker 结节

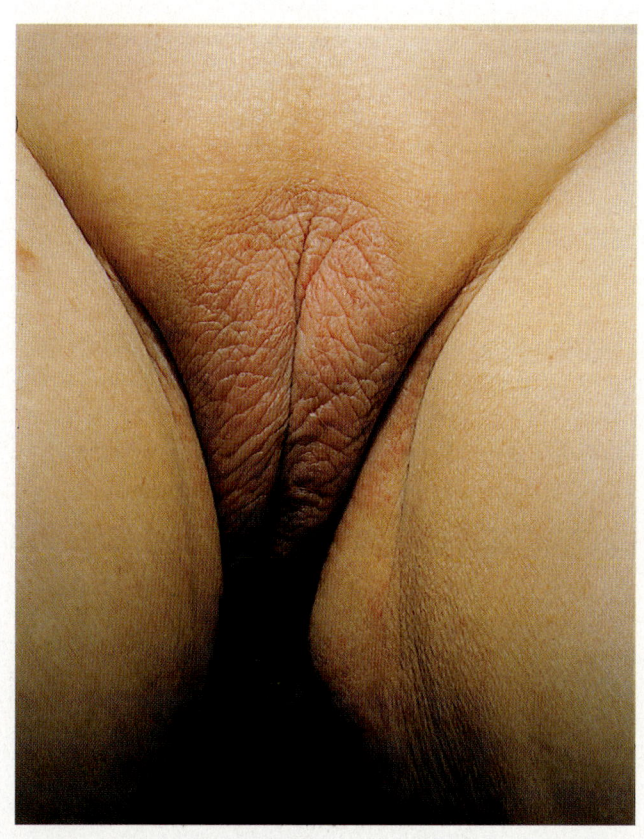

图3-43　外阴慢性单纯性苔藓：长达数年的摩擦与搔抓使皮纹明显加深。

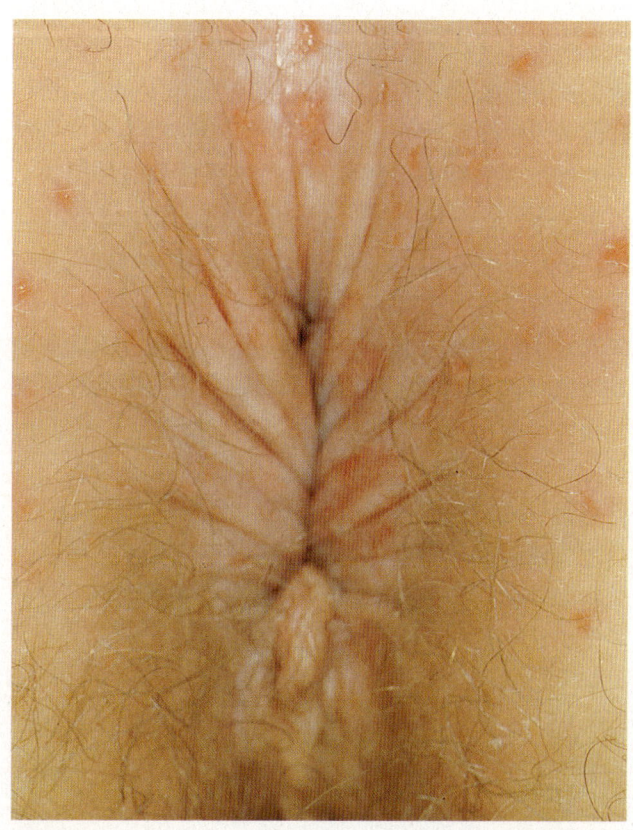

图3-44　肛门抓痕：搔抓导致肛周皮肤局部糜烂、增厚。

由于紧张时总以手触摸颈部后侧（图3-46），故颈部慢性单纯性苔藓患者几乎均为女性。起病时界限清楚的斑块可逐渐扩散。弥漫性干燥或潮湿的鳞屑、结痂、糜烂可超出颈部延至枕部头皮。继发感染常见。经常搔抓头皮的患者局部可见直径小于1cm的散在结节，数量多少不一。

慢性外阴瘙痒（chronic vulvar itching）　女性外阴瘙痒症患者常伴湿疹。瘙痒程度与皮肤表观并非一定平行。搔抓使皮肤粗糙、发红、刺激，继而更加瘙痒，如此循环。其他可致搔抓的病因包括硬化性苔藓、接触性皮炎、扁平苔藓、银屑病及Paget病等。外用Ⅰ级糖皮质激素2～4周常可获满意疗效。

红色阴囊综合征（red scrotum sydrome）　阴囊单纯性苔藓为临床常见体征，典型表现为皮肤增厚、皮纹加深。部分患者阴囊前侧甚至阴茎根部可出现持续性红斑。伴持续瘙痒、烧灼或疼痛感。病因不明，对治疗抵抗[36]。

治疗　首先患者必须明白即使最轻微的搔抓及摩擦也可导致皮疹迁延不愈。由于患者常于睡眠时搔抓，因此病变部位必须覆盖。慢性单纯性苔藓是一种慢性湿疹，其治疗原则已在本文湿疹性炎症部分中列出。但与其他单纯性苔藓不同，治疗肛周及耳后皱褶部位病变时不需外用强效糖皮质激素，虽然Ⅴ级或Ⅵ级外用对上述间擦部位皮损治疗有效。颈部单纯性苔藓由于部位特殊，治疗困难。延及头皮的干性炎症可予Ⅱ级糖皮质激素凝胶如醋酸氟轻松（商品名Lidex）外用，每日两次。继发感染的潮湿皮损需口服抗生素同时外用糖皮质激素溶液（如Cormax头皮溶液）。若外用药物治疗头皮弥漫性炎症无法快速起效，可考虑口服泼尼松（20mg每日2次）2～3周。抓挖所致头皮结节对治疗抵抗，可每月一次皮损内注射曲安奈德（康乐宁10mg/ml）。真皮内注射肉毒毒素A可通过阻断苔藓化皮损中的乙酰胆碱释放而抑制瘙痒。3～7天内瘙痒可缓解，皮损则于2～4周内清除[37]。

表3-4　自身因素所致并因此迁延不愈的皮肤病（接下页）	
原发性精神症状皮肤病	皮肤病学特点
精神性寄生虫病（寄生虫病妄想症）	局部糜烂、瘢痕 患者坚信自己被感染并因"无人相信他们"而对医生很愤怒
人为皮炎	皮损完全由自身所致，但患者否认 形式各异的皮疹、水疱、溃疡、烧灼感 表现形式怪异，不符合任何疾病特点 常为排他性诊断 青少年、年轻人
神经官能症性表皮剥脱及人为痤疮	可由瘙痒性皮肤病引起 自行反复摩擦：患者承认自身因素 于易触部位出现条索状抓痕 圆形或线状瘢痕群
拔毛癖	强迫性拔毛 因自行拔毛导致非瘢痕性斑秃；但43%的患者否认斑秃为自身因素导致 毛发长度不一 病变处并非全无毛发
慢性单纯性苔藓	持续摩擦及搔抓所致并因此迁延不愈 厚的椭圆形斑块 皮损通常单发 重度瘙痒 病程不一 频繁复发
结节性痒疹	四肢0.5～1cm大小瘙痒性结节，延续数年

Adapted from Gupta AK, Gupta MA: Dermatol 2000; Clin 18(4), and Gupta MD, Gupta AK: J Am Acad Dermatol 1996; 34:1030.
SSRIs, Selective serotonin reuptake inhibitors.
SSRI, 选择性5羟色胺再吸收抑制剂。

表3-4（续） 自身因素所致并因此迁延不愈的皮肤病（接上页）

原发性精神症状皮肤病	可能的相关精神性疾病	诊断要点	治疗
精神性寄生虫病（寄生虫病妄想症）	躯体型妄想性疾病或单一症状型抑郁症性精神病；与他人同患的精神性疾病（二联性精神病）；具精神病特征的抑郁性疾病；初发精神分裂症	患者多为50岁以上女性	镇静药（匹莫齐特[Orap]）抗抑郁药可能对合并抑郁性疾病者有效部分患者可予联合应用抗焦虑药、安眠药及抗精神病药
人为皮炎	人格障碍，皮肤损害为一求助信号创伤后应激障碍排除性虐待及儿童虐待抑郁症、精神病、强迫性观念与行为障碍、诈病、狂言综合征	男女比例为1∶4病变突发"病史空白"，患者无法描述皮损如何形成	移情疗法、支持性治疗多数患者无效抗精神病药及抗抑郁药用于创伤后应激紊乱患者
神经官能症性表皮剥脱及人为痤疮	抑郁症、强迫性观念与行为障碍至善论者特征，33%~98%的患者具明显精神社会应激因素躯体构象疾病，如人为痤疮中的进食紊乱	排除全身性疾病所致瘙痒患者承认因自身因素所致	移情疗法、支持性治疗，抗抑郁药，尤其是SSRI；必要时，抗焦虑药及镇静药物可作为补充治疗
拔毛癖	强迫性观念与行为障碍亚型多种诱因抑郁性疾病亲子关系不和生活状态紧张常不具原发精神性疾病	患者多为5~12岁女孩可能否认曾拉扯毛发KOH检查排除癣活检滤泡中未见毛发拔下毛发观察可发现其处于生长初期	抗抑郁药，尤其是SSRI对部分患者有效；使用精神药物前必须确诊精神性疾病心理治疗及家庭疗法
慢性单纯性苔藓	应激所致，尚未明确病因的精神疾病	活检可见湿疹性炎症或与银屑病相似	外用糖皮质激素并予塑料封包氟氢缩松带皮损内注射糖皮质激素
结节性痒疹	瘙痒严重，干扰日常生活及睡眠	活检发现表皮很厚，神经纤维数量增多	皮损内注射糖皮质激素冷冻疗法切除辣椒辣素乳膏卡泊三醇软膏

Adapted from Gupta AK, Gupta MA: Dermatol 2000; Clin 18(4), and Gupta MD, Gupta AK: J Am Acad Dermatol 1996; 34:1030.
SSRI, 选择性5羟色胺再吸收抑制剂。

慢性单纯性苔藓

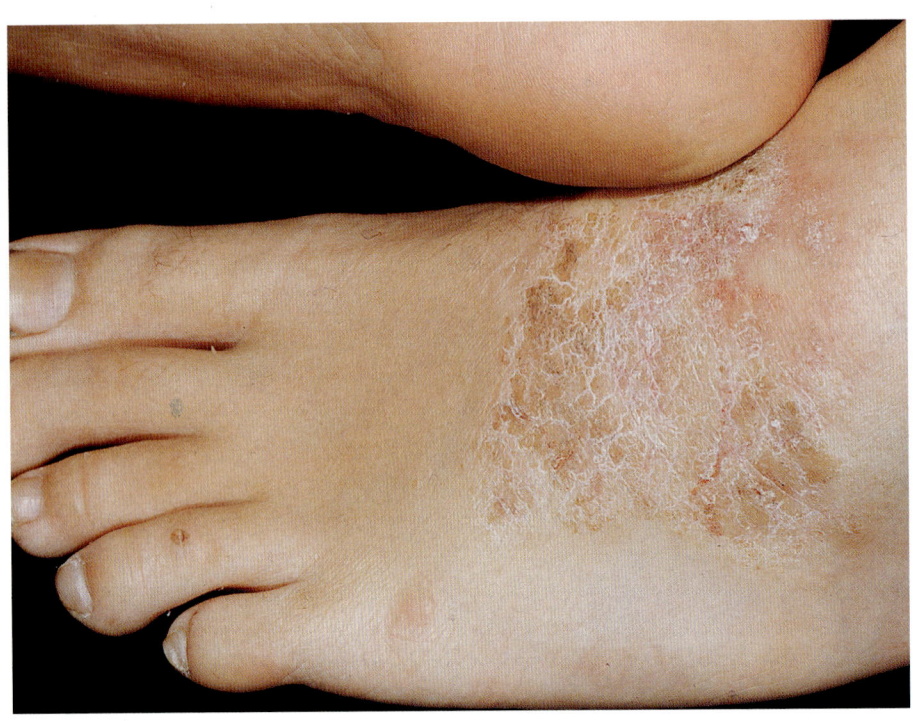

图 3-45　慢性湿疹性局限性斑块：对侧足跟摩擦所致。

图 3-46　颈部慢性苔藓：基本仅发生于紧张时搔抓颈部的妇女。

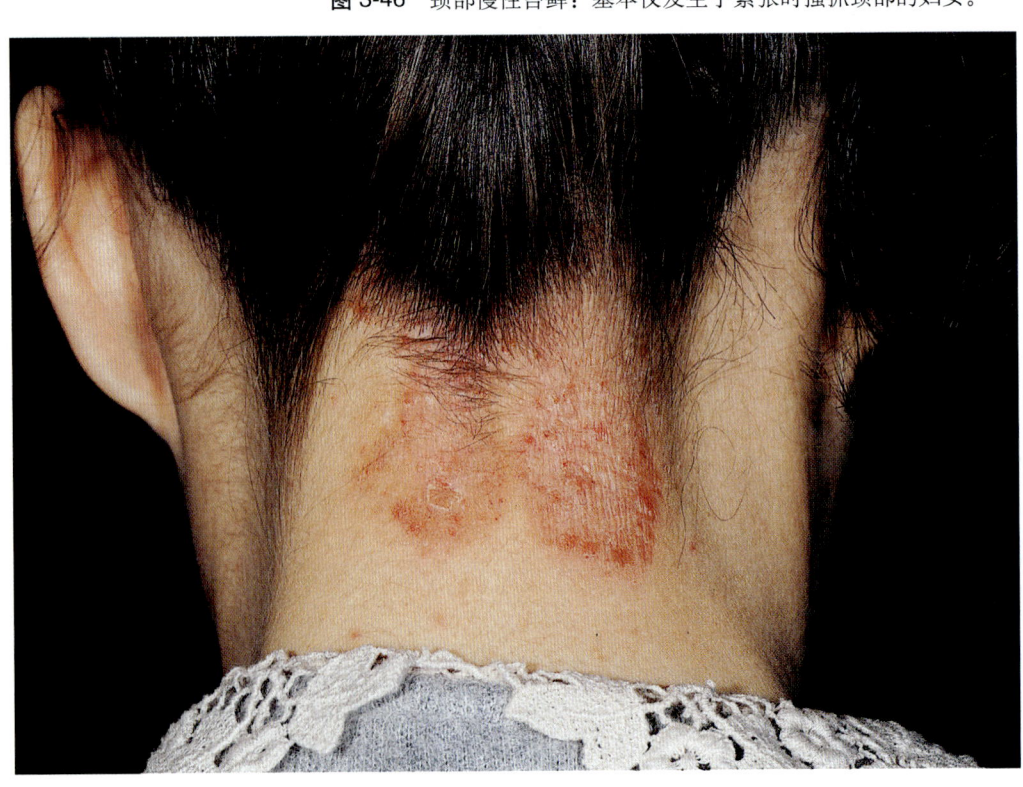

慢性单纯性苔藓

慢性单纯性苔藓

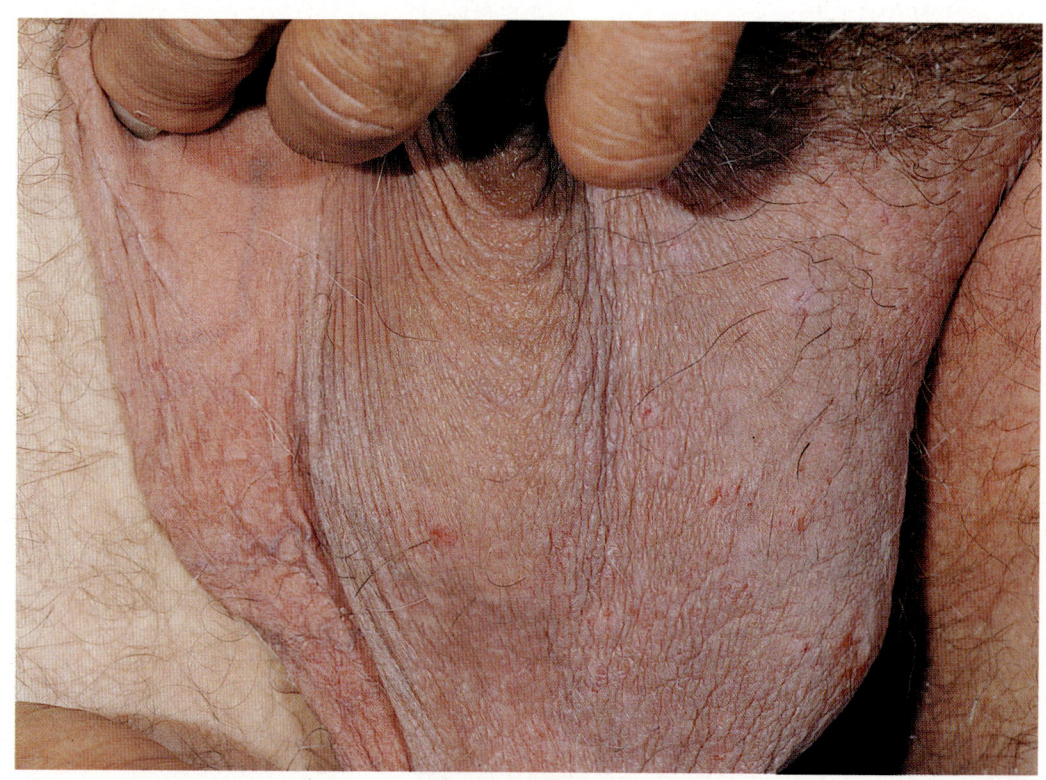

图 3-47 阴囊慢性单纯性苔藓：局部阴囊皮肤增厚，皮纹增粗，与邻近皮肤不同。

图 3-48 由于搔抓及抠挖使两处条索状区域皮肤变得非常厚。患者白天及睡熟时均在搔抓。

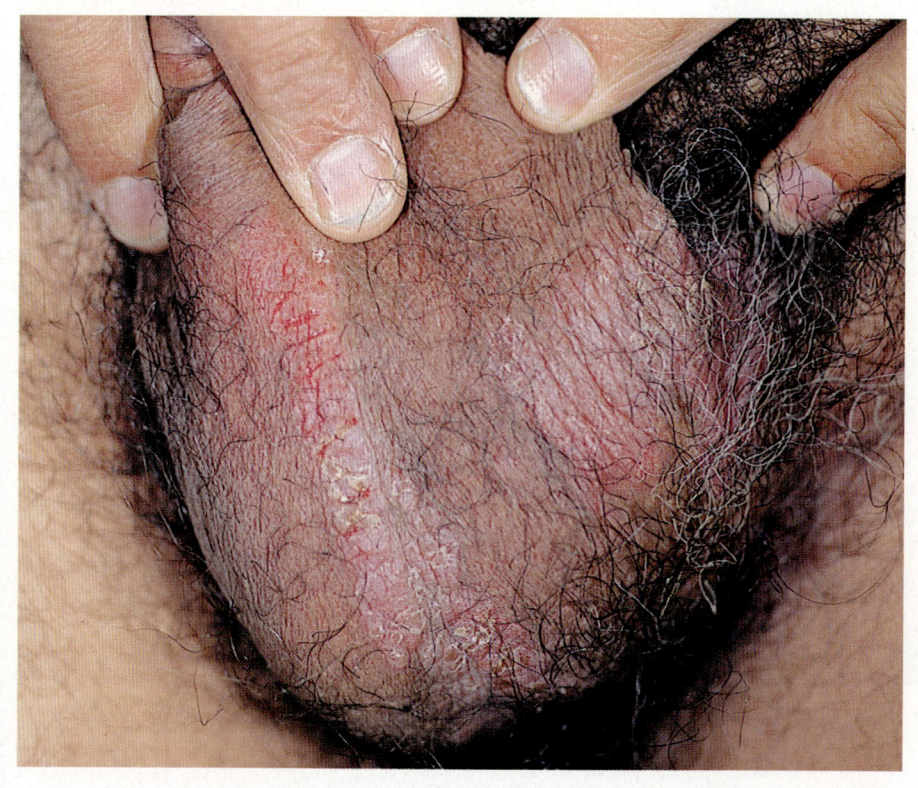

结节性痒疹 Prurigo nodularis

结节性痒疹临床少见，病因不明，可能为慢性单纯性苔藓的结节形式，伴顽固性瘙痒。本病与头皮 picker 结节相似，但数目可从几颗到 20 个甚至更多，随机分布于四肢伸侧（图3-49、3-50），由于反复搔抓所致。结节呈红色或褐色、坚硬、圆顶、表面光滑，结痂或疣状，直径1～2cm。皮肤乳头神经增生为本病相对常见的特征[38]。瘙痒程度不一，部分患者无瘙痒主诉，搔抓仅为习惯；而另一些患者则感瘙痒剧烈。

治疗 结节性痒疹对治疗抵抗，可迁延数年。与头皮 picker 结节相同，重复皮损内注射糖皮质激素有效。也可行单发结节切除及冷冻治疗。0.025% 辣椒碱（辣椒辣素乳膏）及 0.075% 辣椒碱-HP（辣椒辣素乳膏-HP）可通过消耗部分皮肤感觉神经的神经肽递质减轻瘙痒及疼痛感觉。连续10个月每日使用4～6次，可有效减轻烧灼感，并于12天内缓解瘙痒。同时皮疹逐渐愈合。但部分患者于停药后2个月内复发[39]。卡泊三醇油膏也可用于结节治疗，本药与糖皮质激素联合或序贯使用可达最佳疗效，同时降低两者潜在副作用[40]。纳曲酮（50mg/d），口服有效的阿片制剂拮抗剂，已被证实可有效控制多种疾病的瘙痒症状[41]。

神经官能症性表皮剥脱 Neurotic excoriations

神经官能症性表皮剥脱是患者自身人为造成的线状表皮剥脱。患者抠挖皮肤以缓解瘙痒或试图挖挤出想象中存于皮肤中的某种物质。搔痒及抠挖逐渐成为强迫性动作。大多数患者意识到是自己行为导致发病。完美主义及强迫症为最常合并的精神疾病，患者可表现被压抑的攻击性及自残行为。

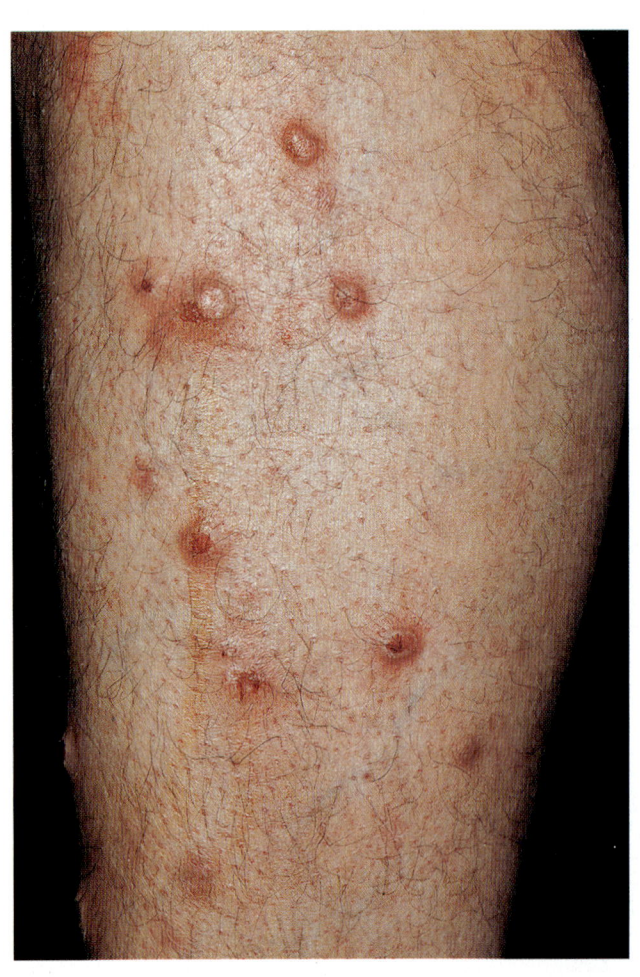

图3-49 结节性痒疹：由于慢性搔抓所致，厚而硬的结节通常出现于前臂及小腿伸侧。

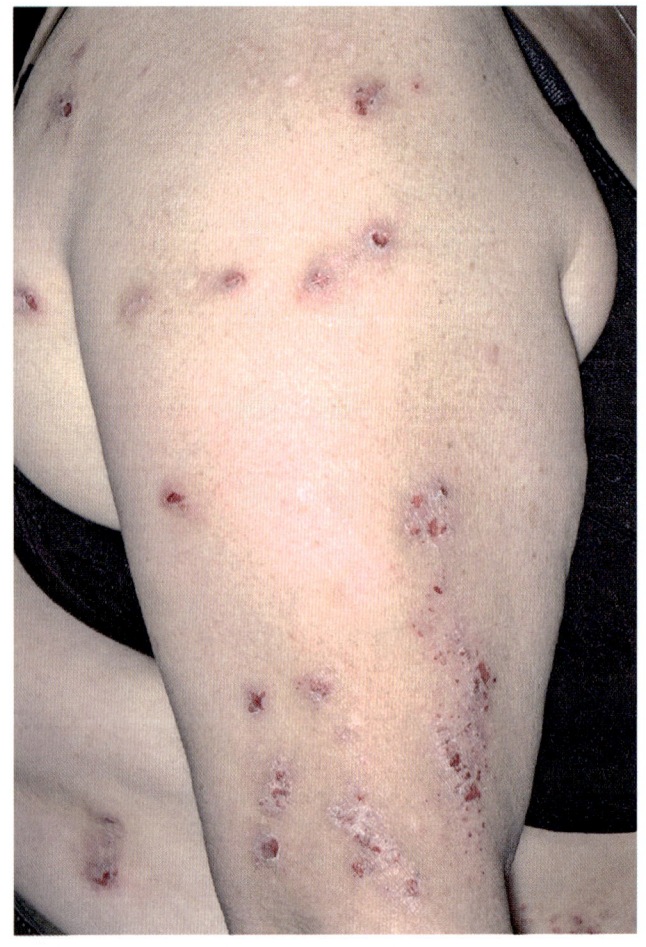

图3-50 结节性痒疹：厚斑块及条索状抓痕为结节性痒疹与神经官能症性表皮剥脱的特征。

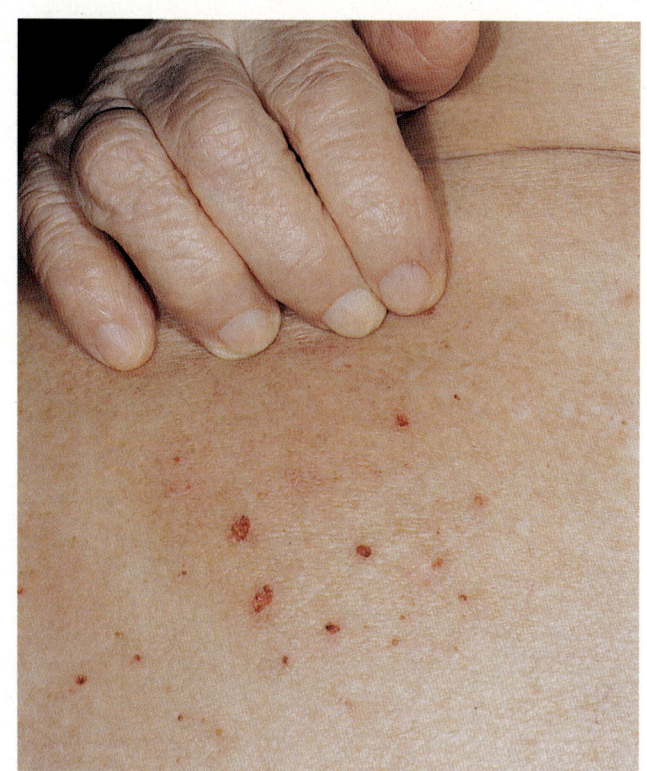

图3-51 神经官能症性表皮剥脱：上背部为慢性抠挖最常受累的部位之一。数个白色圆形瘢痕为以往疾病活动的证据。

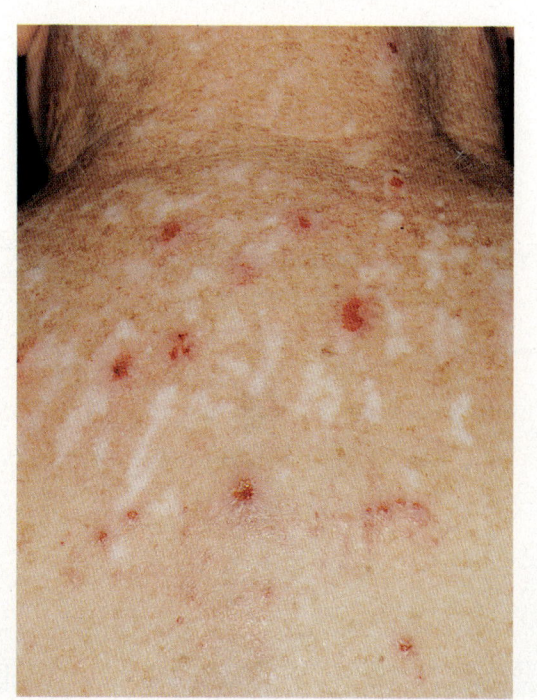

图3-52 神经官能症性表皮剥脱：皮损出现于躯干及肢体容易触及的任何部位。

临床表现 反复搔抓及抠挖所致局部抓痕，数目数个至几百不等。所有皮疹大小形状相似，多集簇成群地出现于小腿、手臂、上背等容易触及的部位（图3-51～3-54）。反复抠挖痂皮可延迟愈合。白色瘢痕围以褐色色素沉着为本病典型表现，仅凭此即可明确患者以往病情严重程度。

治疗 外用Ⅰ级糖皮质激素每日2次或Ⅴ级糖皮质激素塑料封包，并联合全身应用抗生素可获满意疗效。一旦皮疹愈合，应鼓励患者坚持使用润肤剂，并以此代替惯性搔抓，尽量避免冲洗同时使用温和肥皂。移情支持疗法通常比内醒心理治疗有效，后者可加重病情。

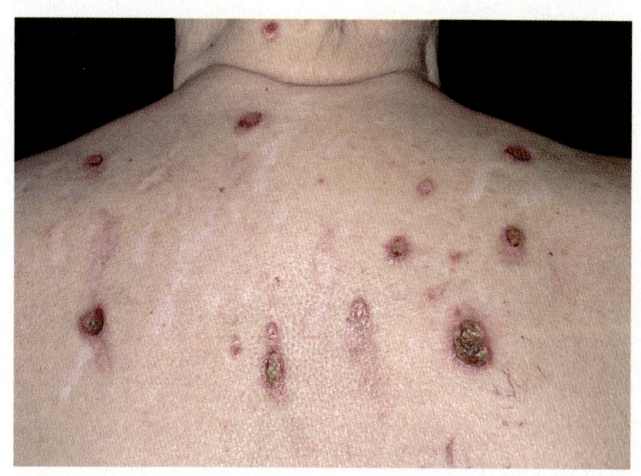

图3-53 神经官能症性表皮剥脱：上背部受累严重。抠挖导致浅表糜烂及小圆形瘢痕。严重时可见长线状瘢痕。

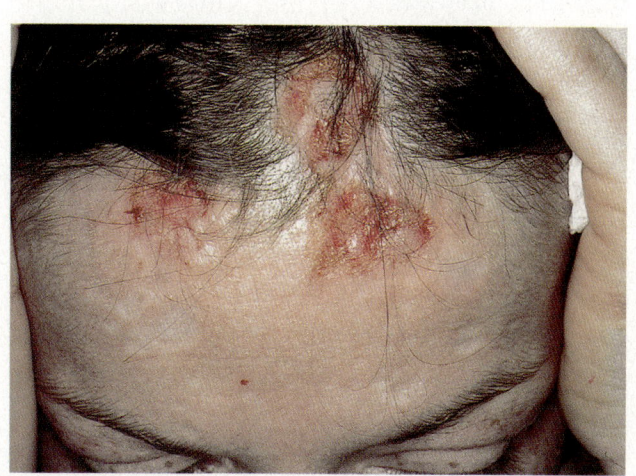

图3-54 神经官能症性表皮剥脱：长期侵袭性抠挖所致深瘢痕。

精神性寄生虫病 Psychogenic parasitosis

精神性寄生虫病患者相信自己感染寄生虫。他们反复就诊于不同医师，希望有人相信。本病可能与多种精神性疾病有关，但若建议其进行精神性疾病治疗则可冒犯患者。因此建立支持性治疗关系相当重要[42]。

妄想 患者告诉医师自己常常通过耳、眼、鼻等感觉器官发觉寄生虫存在。可出现"火柴盒"征：即将小片抓落皮肤、干涸血块、昆虫残骸收集于火柴盒或其他容器中，作为自身被寄生虫感染的"证据"。患者就诊时可携带装有"含寄生虫的体液"的瓶子，亦会请病虫害防治人员清除房间内的寄生虫。

皮肤 前臂、小腿、躯干、面部等容易触及的部位可见表皮剥脱、溃疡及条索状瘢痕（图 3-55）。

分型 精神性寄生虫病患者可分为 4 种类型（见对页）：焦虑/疑病症、合并抑郁症的焦虑/疑病症、寄生虫病妄想症、合并抑郁症的妄想性寄生虫病[43]。焦虑/疑病症患者相信自己感染寄生虫的同时亦怀疑是否真被感染，担心"发疯"，且能接受寄生虫可能并不存在的事实。焦虑/疑病症及抑郁症患者可能同意进行精神病学方面的评估。但真性妄想症患者则坚信自己被寄生虫感染，且所有医师均未发现；这些患者可能处于严重抑郁状态。

处理 除真性妄想症患者外，大部分病程短的患者可通过接受医师建议治愈。而症状持续超过 3 个月的患者，通常无法单凭建议而治愈。医师应仔细倾听患者主诉，同时表示关注；用放大镜检查皮肤并制作刮片；排除真性寄生虫感染。由于患者可能确实感染了动物或鸟类的螨虫及疥疮，因此首诊时不能轻易诊断，且第 2 次复诊时间应长。收集患者所带标本，留待日后评估。对患者进行全面检查，并仔细倾听协助评价有无抑郁症征象。经过 2 次或以上就诊后，患者可能提出"毛病出在自己脑袋里"。此时可向患者说明其看到及感觉到的寄生虫并非真实存在，而是一种疾病，可影响神智健全者。临床医师可察觉患者对其感染的真实性产生怀疑（即信念动摇）。复诊间期内可予地西泮口服以克服焦虑，并建议患者 2 周后复诊时再次进行精神病学评估。

对于坚信自己感染寄生虫的患者应考虑是否存在妄想性疾病。可建议其进行精神病学方面的咨询，若患者拒绝，可给予精神安定剂类药物如匹莫齐特（商品名Orap）或氟哌啶醇。目前肌肉注射用氟哌啶醇已经上市。可向患者解释该治疗方法已使其他具相似症状的患者痊愈，且上述药物被认为是一种"试验性治疗"。而经短期药物治疗后，患者一般容易接受精神病学方面的评估。

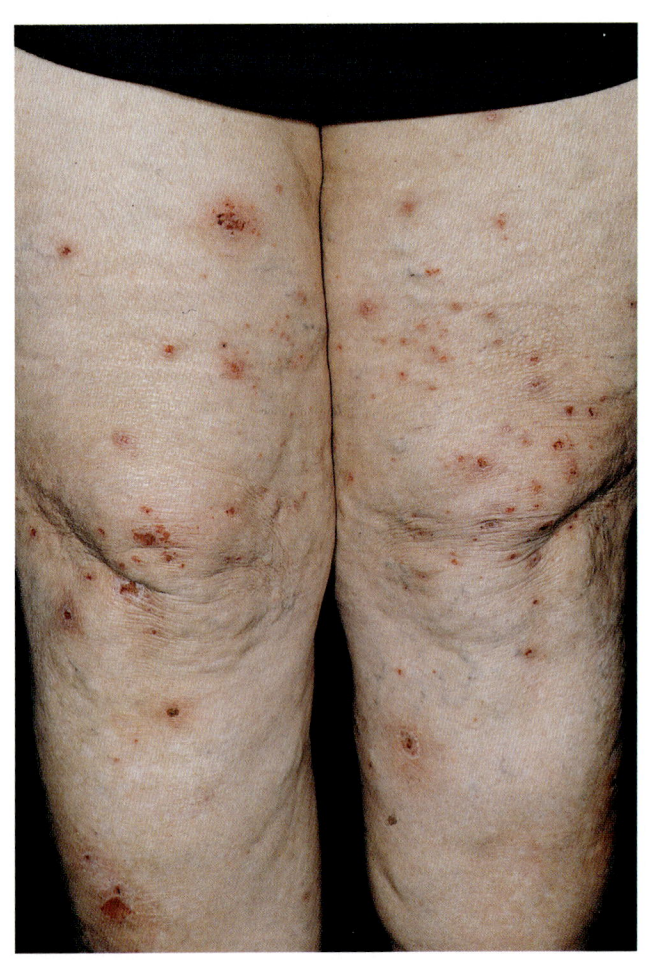

图3-55 精神性寄生虫病：患者试图抠出皮肤中的"臭虫"，导致手臂及小腿等容易触及的部位出现局灶性糜烂。

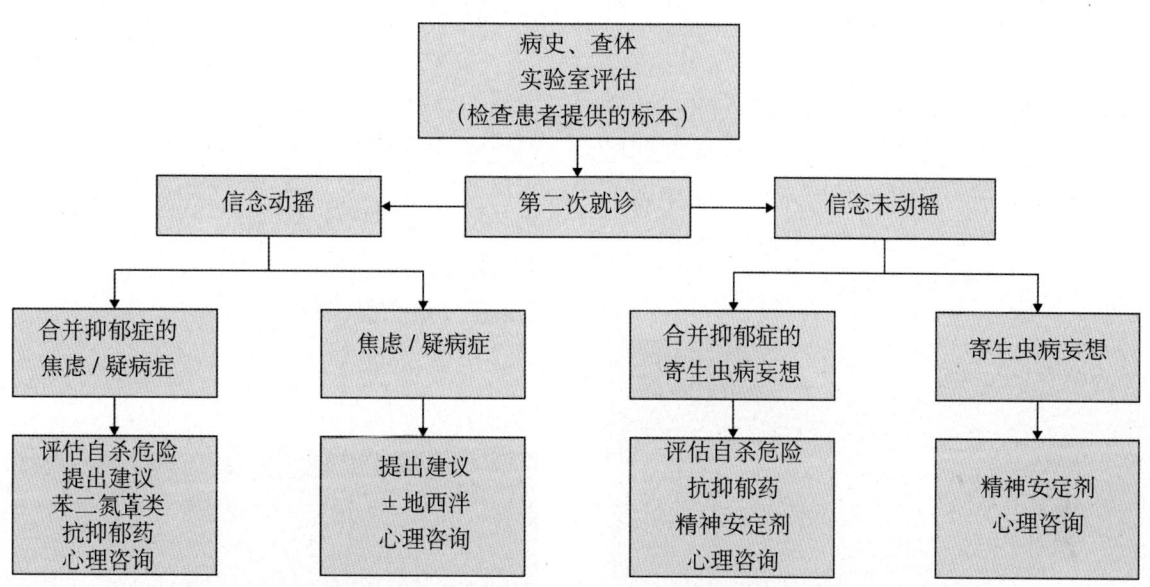

Adapted from Zanol K, Slaugher J, Hall R: lntl J Dermatol 1998; 37(1):56.

郁积性皮炎及静脉曲张性溃疡：静脉炎症后综合征 Stasis dermatitis and venous ulceration postphlebitic syndromes

郁积性皮炎 Stasis dermatitis

病因学 郁积性皮炎为湿疹性皮疹，发生于静脉功能不全患者下肢。皮炎呈急性、亚急性、慢性或复发性，可伴溃疡。仅少数静脉功能不全患者发病，提示本病与遗传或环境因素有关。但病因尚未明确。有人推测下肢静脉压力增加可致表皮产生一种蛋白抗原，并诱使患者产生变应反应而发病。另有人认为，本病发生是由于皮肤损伤后更易遭受刺激及创伤之故。

外用制剂所致变应反应 以既往使用的外用制剂进行斑贴试验，郁积性皮炎患者可出现明显阳性反应。因此本病患者需避免应用含羊毛脂、苯佐卡因、对羟苯甲酸酯及新霉素等潜在致敏物的外用制剂。而外用糖皮质激素亦可诱发变应反应。

湿疹性炎症类型

亚急性炎症

常于冬季起病，因此时小腿皮肤干燥、脱屑。由于静脉压增高，红细胞漏出血管并破碎，细胞残存铁质形成褐色色素沉着。故皮肤于数月内逐渐变为褐色（血铁质）（图3-56）。搔抓首先引起亚急性炎症继之为慢性湿疹性炎症（图3-57）。尝试以干性洗剂（炉甘石）或潜在致敏剂（如含新霉素的外用药物）自行治疗时可加重炎症并使病程延长。

急性炎症

下肢可突发湿疹性炎症、蜂窝织炎或两者兼有，表现为红色表浅的瘙痒性斑块。可见渗液及结痂（图3-57）。急性炎症过程中手掌、躯干和/或四肢等部位可出现水疱（Id反应）。全身使用抗生素、湿敷及外用Ⅲ～Ⅴ级糖皮质激素治疗有效。而湿敷必须间断进行，以免皮肤变得过分干燥。原发部位病情好转后，Id反应也随之自然缓解。

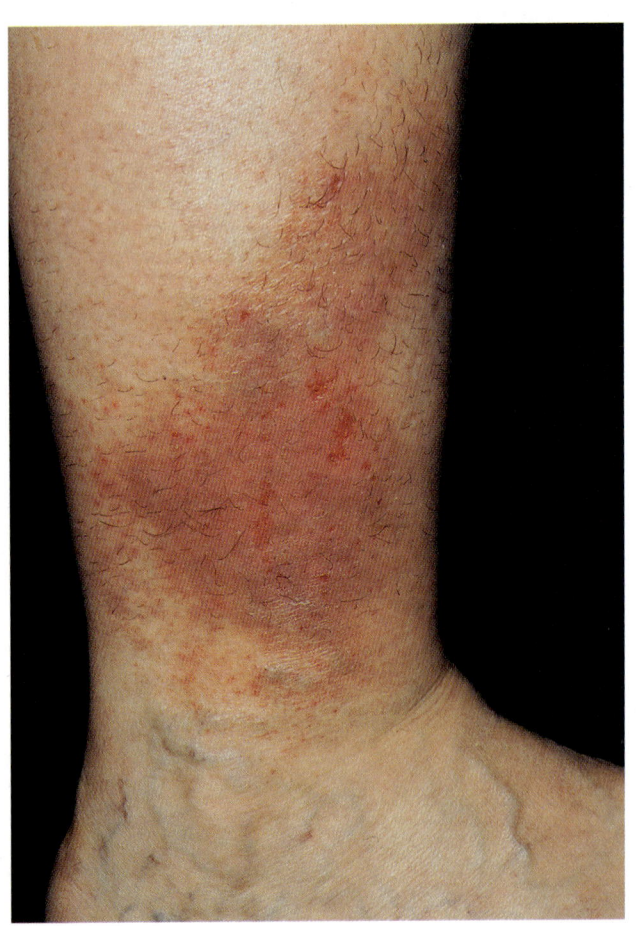

图3-56 郁积性皮炎早期阶段：表皮剥脱形成红斑及糜烂。

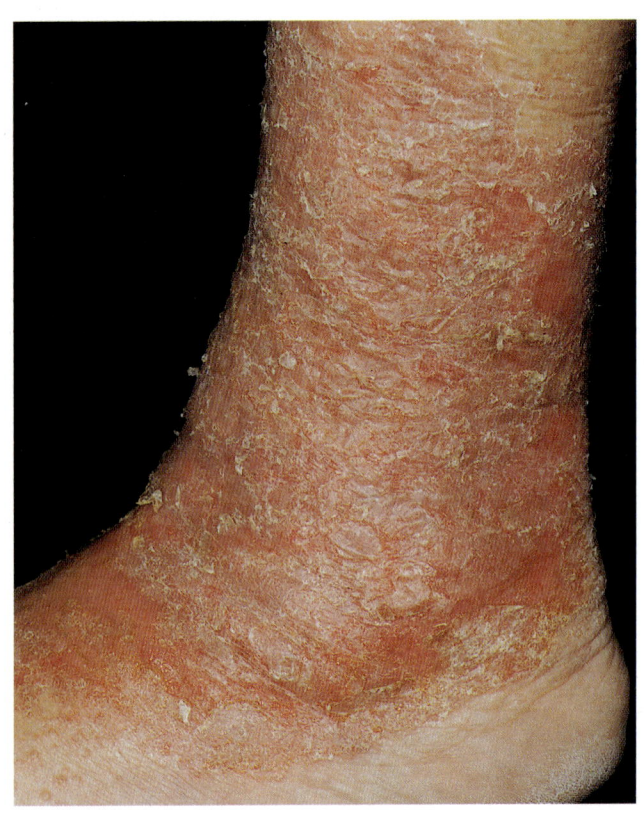

图3-57 郁积性皮炎（重度炎症）：红色瘙痒性斑块可突然发展成急性炎症和/或蜂窝织炎。可见弥漫渗液、结痂及皲裂。

慢性炎症

炎症反复发作最后累及血供障碍部位，疾病亦转为慢性并反复发作（图3-58、3-59）。典型表现为内踝处发绀性红色斑块。慢性炎症继发纤维化可致皮肤持久性增厚。且由于纤维化及静脉、淋巴管阻塞，皮肤表面粗糙，形成不可逆的鹅卵石样外观。而疾病静止期皮肤增厚呈弥漫性暗褐色（炎症后色素沉着）。

郁积性皮炎治疗

外用糖皮质激素及湿敷 早期干燥表浅的皮疹可按亚急性湿疹性炎症治疗，外用Ⅱ～Ⅴ级糖皮质激素霜剂或乳膏及润肤霜剂或乳液。出现蜂窝织炎表现时，口服抗生素（通常为抗葡萄球菌类药物，如头孢氨苄）可加速疾病缓解。潮湿的渗出性炎症或溃疡可用温热的Burrow溶液或仅以生理盐水湿敷，一日数次，每次30～60分钟。湿敷可清洁溃疡，同时抑制炎症。亦可以钝头剪刀小心去除粘着性痂皮。外用Ⅴ级糖皮质激素治疗溃疡周围湿疹性皮肤。必须提醒患者糖皮质激素霜剂外用溃疡处可中断愈合过程。而抬高小腿有利于愈合。

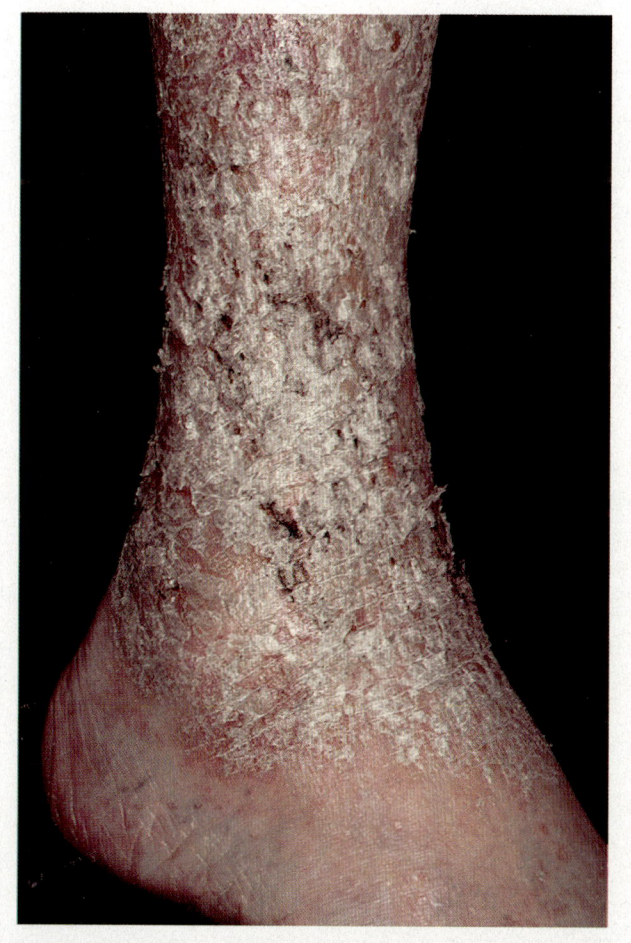

图3-58 郁积性皮炎：重度湿疹继发感染，疼痛，渗出，浆液性痂皮形成。先予口服抗生素及冷湿敷治疗数日，随后可外用Ⅱ～Ⅴ级糖皮质激素霜剂或乳膏。

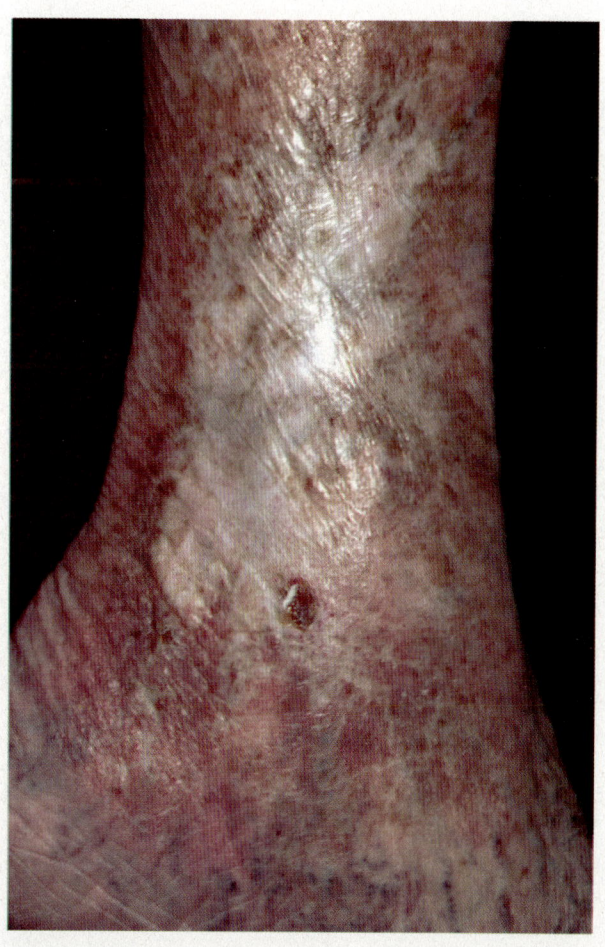

图3-59 郁积性皮炎：炎症-溃疡-愈合循环致瘢痕形成。血管内红细胞渗出，其内铁质渐沉积于炎症皮肤周围，形成色素沉着。

静脉性小腿溃疡 Venous leg ulcers

下肢溃疡三种主要类型为：静脉性、动脉性及神经性（表3-5）。大部分小腿溃疡为静脉性，而足溃疡则大多由动脉供血不足或神经病变所致。静脉性溃疡常位于内踝之上且较其他类型溃疡大。糖尿病是一种常见的潜在致病因素。

小腿溃疡鉴别诊断 很多疾病可导致小腿溃疡（表3-6）。而常规治疗无效的慢性溃疡需行活检（基底细胞癌、鳞状细胞癌）及培养（真菌、不典型分枝杆菌）。下肢溃疡与血管炎、坏疽性脓皮病及类风湿关节炎相关。

静脉功能不全病理生理学 小腿静脉分为浅静脉、交通静脉及深静脉。浅静脉系统包括大隐静脉（中间）及小隐静脉（侧面），并经交通静脉与深静脉系统相连。正常情况下，血液从浅静脉系统流向深静脉系统。其中若任何瓣膜功能失常，或因血栓阻塞深静脉系统以及腓肠肌泵功能衰竭，均可致静脉高压（慢性静脉功能不全）形成。压力增高可使包括纤维蛋白原在内的多种物质渗出毛细血管。而纤维化组织易发生溃疡。

病因学及定位 静脉功能不全及继发水肿为本病基本病理改变，并由此易发生皮炎及溃疡。由于静脉扩张及瓣膜功能受损，深静脉、交通静脉或浅静脉血液回流受阻，即静脉功能不全。深静脉血栓性静脉炎为小腿静脉功能不全最常见的预兆，但早期无明显症状。血液淤积于深静脉系统，形成静脉高压，继而造成连接深浅静脉系统的交通静脉扩张。静脉高压亦由此累及浅静脉系统。最大的交通静脉位于足踝后上侧至足踝内侧面，且上述部位皮炎及溃疡好发。但仅有表浅静脉曲张不会造成静脉功能不全。

表3-5 三种小腿溃疡常见类型

	静脉性	动脉性	神经病变性
溃疡位置	内踝；创伤及感染可使溃疡偏向一侧或近端	肢体远端，骨性突起之上；创伤可使溃疡位于近端	足部受压部位（如大蹈趾及脚掌连接部位，跖趾关节、足跟）
溃疡表现	表浅，边缘不规则；基底最初为纤维性，后发展为肉芽组织	圆形或凿孔状边缘，与正常组织界限清晰纤维性黄色基底或真性坏死性焦痂；可见骨头及肌腱暴露	胼胝包绕伤口为特征性损害，且边缘潜行；水疱、出血、坏死及基底组织暴露常见
查体	静脉曲张、小腿水肿、白色萎缩、皮炎、脂性硬皮病、色素性改变、紫癜	毛发丢失、皮肤萎缩光亮、趾甲萎缩、足部发冷、股动脉杂音、脉弱或缺失、毛细血管再充盈时间延长	单纤丝不敏感、骨质吸收、爪样趾、扁平足、Charcot关节
常见症状	疼痛、臭味、伤口分泌物多、瘙痒	跛行、静息性缺血性疼痛	足部麻木、烧灼感，感觉异常
超声测得足踝－手臂血压比（足踝/手臂指数[ABI]）	>0.9	<0.7 提示动脉性疾病，但血管钙化可导致错误的多普勒高回声	正常，除非有动脉性因素参与
危险因素	深静脉血栓形成、严重小腿损伤、肥胖	糖尿病、高血压、吸烟、高胆固醇血症	糖尿病、麻风病、冻伤
并发症	变应性接触性皮炎、蜂窝织炎	坏疽	潜在骨髓炎
治疗原则	压迫治疗、抬高小腿	己酮可可碱，若ABI<5 考虑血管外科手术治疗	积极外科手术清创，避免压迫

From Valencia IC et al: J Am Acad Dermatol, 2001; 44:401.

静脉性溃疡——临床特征 皮肤一旦增厚及循环受损，即无法避免溃疡发生。溃疡可于极轻微的创伤同时或之后出现（图3-60）。可保持很小，亦可于无进一步创伤的情况下快速扩大。可有持续性钝痛，抬高小腿可减轻。而缺血性溃疡所致疼痛较剧烈，且不因抬高患肢而减轻。

溃疡边缘锐利或斜行，深浅不一，去除痂皮及碎屑后可暴露伴肉芽组织形成的潮湿基底。溃疡底部及周围皮肤常继发感染。愈合缓慢，需数周至数月，且愈后迅速复发者并不少见。溃疡由牙白色硬化性瘢痕代替。尽管存在疼痛及治疗所致不便，大多数患者仍可很好地耐受并且坚持活动。

周围皮肤改变 水肿为常见体征，一般呈凹陷性，且于晚上抬高患肢后消失。慢性水肿、创伤、感染及炎症导致皮下组织纤维化，使皮肤变得坚硬，非凹陷性，并呈实木质地。小静脉血栓形成后即可出现脂肪坏死，这可能为触发溃疡最重要的因素。皮下组织丢失及下肢周长(脂性硬皮病)降低与反复发作的溃疡及脂肪坏死有关。疾病进一步发展可形成"倒转瓶子样小腿"，即小腿上段由于慢性静脉阻塞水肿，而小腿下段则因慢性溃疡及脂肪坏死萎缩。

表 3-6　小腿溃疡：鉴别诊断	
静脉性	**肿瘤性**
静脉炎症后综合征	基底细胞癌
动静脉畸形	皮肤 T 细胞淋巴瘤
动脉性	转移性肿瘤
动脉粥样硬化	肉瘤（如 Kaposi 肉瘤）
胆固醇栓塞	鳞状细胞癌
闭塞性血栓性脉管炎	**代谢性**
淋巴性（淋巴水肿）	糖尿病
神经病性	痛风
糖尿病	**细菌性感染**
脊髓损伤	坏疽性臁疮
脊髓结核	疖
血管炎	革兰阴性菌
白色萎缩症	分枝杆菌
超敏性血管炎	脓毒性栓子
红斑狼疮	梅毒
结节性血管炎	**真菌感染**
结节性多动脉炎	深部真菌感染
类风湿性关节炎	发癣菌素肉芽肿
硬皮病	**虫咬伤**
Wegener 肉芽肿	蜘蛛叮咬
血液病	原生动物（利什曼原虫）
镰状细胞性贫血	**脂膜炎**
地中海贫血	类脂质渐进性坏死
创伤性	胰腺脂肪坏死
烧伤（热、放射线）	Weber-Chrisitian 病
冻伤	**其他**
人为所致	类脂质渐进性坏死
压迫	坏疽性脓皮病
	结节病

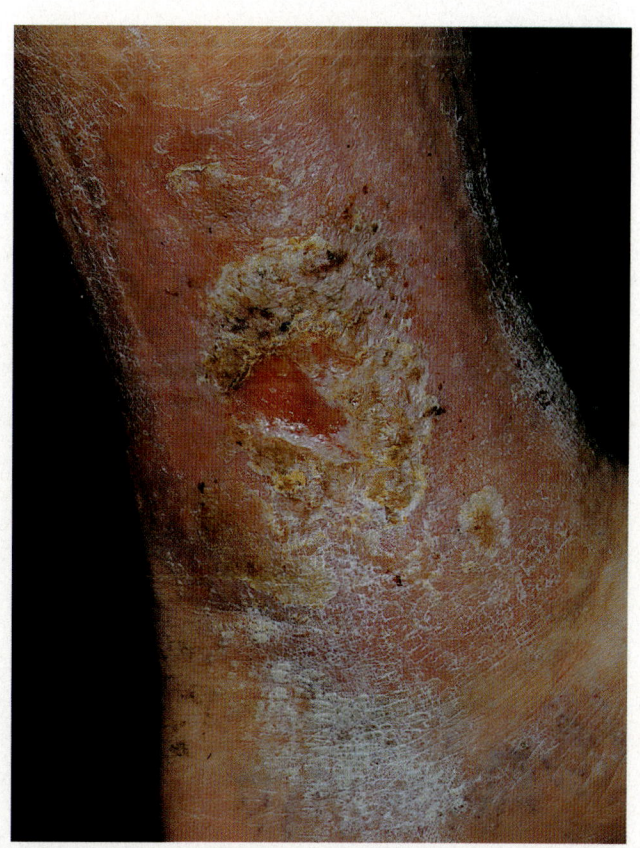

图3-60 皮肤弥漫变红增厚，被纤维组织包绕。最轻微的创伤也可诱发溃疡。

郁积性乳头状瘤病 本病多发于慢性淤血肢体。皮疹斑块大小不一，由褐色或略带桃红色的集簇丘疹组成，表面光滑或角化过度（图3-61）。皮损常累及足背、足趾及小腿伸侧或静脉性溃疡周围皮肤，见于伴局限性淋巴回流障碍的患者。原发性淋巴水肿、慢性静脉功能不全、创伤、复发性丹毒为本病高危因素[40]。

静脉炎后综合征（多种临床表型） 静脉回流障碍导致静脉压增高及组织间隙内液体积聚。静脉高压可产生6种临床表型（表3-7）。

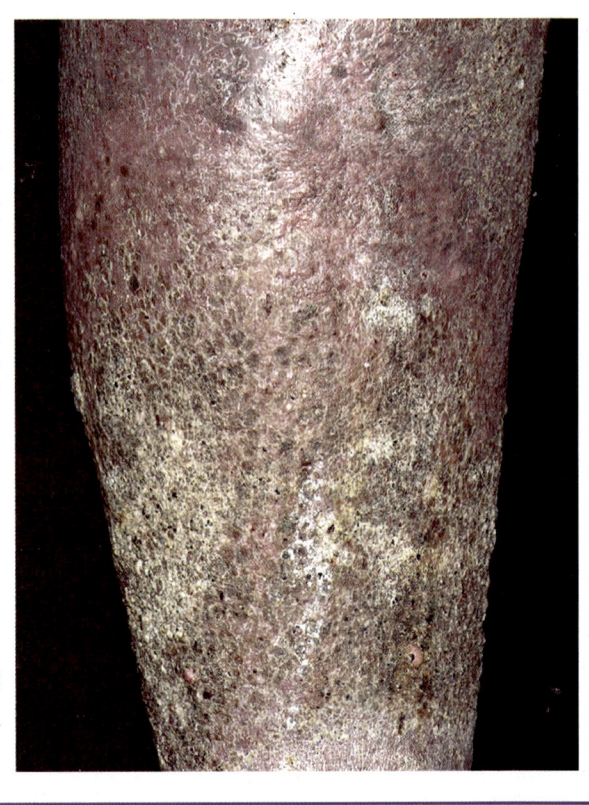

图3-61 郁积性乳头状瘤病：慢性炎症导致静脉阻塞长期持续存在，可形成数目众多的红色或蓝色怪异丘疹，呈圆顶状，且不可逆。

表3-7 静脉溃疡综合征（静脉炎后综合征）

综合征	临床特征	病理生理学	处理
继发性水肿及溃疡	可凹性水肿，抬高患肢后减轻 色素沉着	毛细血管内流体静压力增高	加压包扎 Unna糊靴 卧床休息（短期） 抬高患肢
脂性硬皮病及溃疡	皮肤及皮下组织硬化 广泛色素沉着 可凹性水肿 继发于毛细血管增生的红斑	持续静脉高压 活检示毛细血管周围纤维蛋白沉积 纤维蛋白阻止氧气向表皮弥散	纤溶治疗；司坦唑醇5mg每日2次 高压氧
白色萎缩症	局灶毛细血管扩张伴白色光滑的扁平瘢痕 之前可出现痛性小溃疡	血流郁积及血小板沉着导致血小板性血栓形成 真皮毛细血管阻塞致其下方真皮梗死；愈后遗留白色瘢痕	抗血小板治疗；阿司匹林 压迫治疗可使溃疡恶化 抬高患肢促进静脉回流
足踝爆裂综合征	足踝下方及后部多条小曲张静脉 溃疡发生于足踝中部上后侧，静脉之间 创伤、湿疹及静脉破裂可导致溃疡	小腿下1/3局限性静脉瓣膜功能不全 运动可致病情恶化	功能不全的静脉局部外科结扎
继发性静脉曲张伴溃疡	隐静脉系曲张 高压氧	高血压转移至隐静脉系统	绷带压迫
继发性淋巴水肿伴溃疡	非可凹性水肿	由于纤维变性可累及淋巴管，因此继发性淋巴水肿可使脂性硬皮病症状复杂化	高压氧

Modified from Heng MCY：Int J Dermatol 1987;26:14-21.

静脉性溃疡处理

初始评估及治疗 一旦排除其他小腿溃疡病因后，即应仔细处理溃疡部位。若持续存在水肿、感染或湿疹性炎症，溃疡则无法愈合。需检查静脉系统。必要时可予外科手术或硬化疗法控制静脉返流。

静脉曲张 由于浅表静脉瓣膜功能缺陷所致。交通静脉功能不全可导致溃疡。静脉曲张继发静脉高压可致水肿、皮肤色素沉着、郁积性皮炎及溃疡。治疗目的为恢复静脉正常生理功能。深静脉高压可予压迫治疗。而硬化疗法可用于治疗孤立性交通静脉功能不全，必要时甚至可穿过溃疡面进行治疗。隐静脉功能不全可行外科手术治疗。

实验室评估 最初评估包括全血细胞计数、血糖及血沉。溃疡面分泌物或活检组织需行细菌培养。经常规治疗未愈的溃疡应行溃疡边缘活检以排除鳞状细胞癌或基底细胞癌。深溃疡需行X线检查，以排除骨髓炎。

功能检查 双向血管彩超可明确静脉返流的部位及范围。若存在水肿，可能无法扪及动脉搏动。应用手控多普勒流量计测量足踝-手臂压力指数（ABI），见表3-5，即患者仰卧位时足踝处收缩压与手臂收缩压的比值。该值小于0.7的患者常患中重度动脉性疾病，需进一步行动脉重建。而血管弹性差的糖尿病患者，足踝-手臂压力指数检查无意义，应直接行动脉造影。

治疗 应住院进行伤口处理。患者卧床休息、抬高小腿、局部压迫可降低静脉压力并减轻小腿水肿。需同时治疗全身性疾病、局部感染及炎症（见右表）等相关疾病。停止吸烟并避免过量饮酒，鼓励患者饮食营养丰富。补充富含维生素C、维生素E及锌的复合维生素有助病情恢复。

抬高小腿 必须逆转静脉高压，卧床休息及抬高小腿非常有效。将小腿抬高超过心脏水平30分钟，每日3～4次，可促进水肿消退。患者夜间抬高小腿同时应将床尾抬高15～20cm。

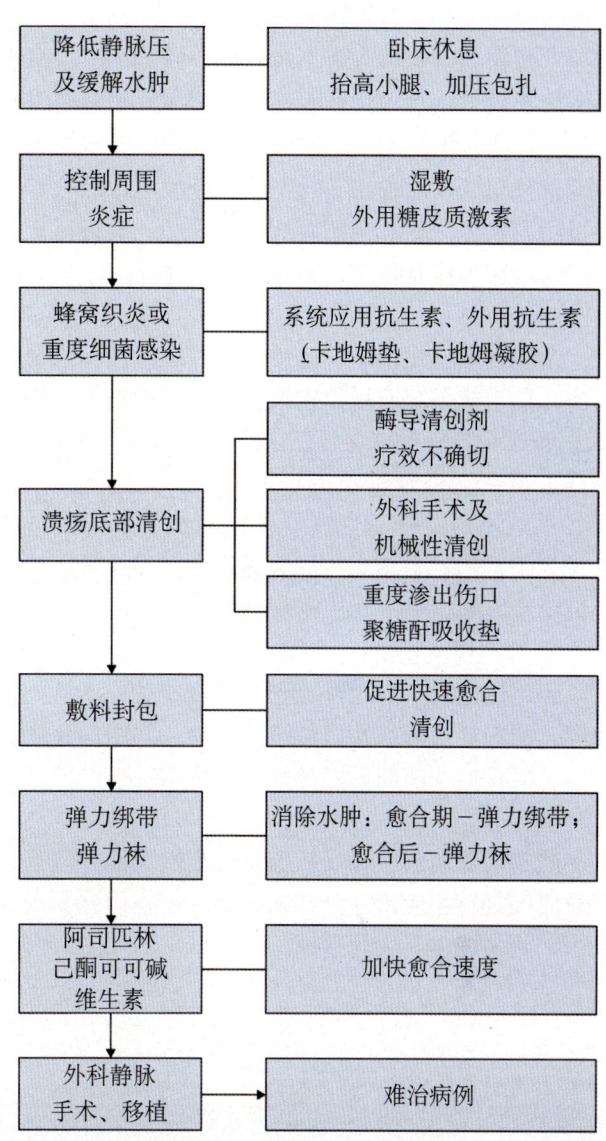

静脉性溃疡治疗

溃疡周围炎症 温热盐水或硝酸银（0.5%）湿敷可快速控制炎症，且存在感染时优先选择后者。可于创面上覆盖新鲜敷料（每小时更换）约24～72小时，但不应于敷料上滴加液体以保持其湿润。可每日外用V级糖皮质激素2～4次，并予敷料覆盖。静脉性溃疡周围受损皮肤易对外用药物产生变应反应，故应避免使用新霉素、对氨二苯防腐剂、羊毛脂。若进行正规治疗后炎症仍持续存在，则需行斑贴试验。

系统应用抗生素 溃疡常含多种厌氧性及需氧性细菌，但常规系统应用抗生素无法提高治愈率。局部外用和/或全身应用抗生素仅在重度细菌感染时才增加伤口愈合率。但蜂窝织炎必须给予系统性抗生素治疗（见第9章）。郁积性皮炎及蜂窝织炎临床表现相似，容易混淆，且前者可成为感染源。短期外用Ⅰ～Ⅳ级糖皮质激素可快速控制皮炎。

外用抗生素 卡地姆-碘酒（卡地姆垫，卡地姆碘凝胶）制剂具抗菌活性，可清洁伤口，刺激肉芽组织增生。但其他杀菌剂可能对伤口产生毒性。

溃疡底部清创 蜂窝织炎及湿疹性炎症控制后，应对溃疡进行相应治疗。必须去除分泌物以暴露肉芽组织，此为表皮新生的基础。

伤口清创 应去除溃疡面坏死物及纤维碎屑。敷料封包、化学性清创及外科手术或机械性清创是去除坏死组织与促进肉芽组织增生的三种方法。

敷料封包 产品众多（表3-8），可根据伤口类型及渗出量进行选择。此法需加压包扎以获最大疗效。

化学性清创 可考虑应用酶导清创制剂去除坏死组织。溶组织梭状芽孢杆菌蛋白水解酶软膏（胶原酶）、10%菠萝蛋白酶粉（木瓜蛋白酶）、Granulex（胰蛋白酶）或Accuzyme可每日使用一至数次。但上述所有试剂疗效均未明确，且弹力酶无效。

外科手术及机械清创 使用锋利的外科器械清创时必须非常小心，以免损伤脆弱的活组织。涡流冲击、伤口刺激、湿敷及水疗是常用治疗方法。

聚糖酐吸附垫含聚糖酐小粒，吸附性强，对渗出多的伤口很有帮助。但不可用于治疗干燥伤口及深窄伤口、窦道等排出困难的部位。

治疗必要步骤
1. 每次就诊均需测量溃疡大小。
2. 鼓励患者抬高下肢并进行阶段性锻炼、步行。
3. 尽量去除细菌及坏死碎屑。
4. 刺激肉芽组织生成。
5. 诱导上皮再生。
6. 减轻水肿。
7. 避免创伤。

表3-8 治疗小腿溃疡的封包敷料

类型（实例）	优点	缺点	适应证
水凝胶（如：克立诺姆凝胶、Nu-gel、Vigilon）	半透明、光滑，不粘着伤口，易吸收	需外用敷料且更换频繁，价格昂贵	皮肤磨削术或化学剥脱术后疼痛，伤口局部增厚
藻酸盐（如AlgiDerm、Kaltostat、藻酸钙纤维）	易吸收，可止血，不粘着伤口，不需经常更换敷料可用于感染性伤口	需外用敷料；有臭味不可用于低渗出性及干燥坏死性伤口	外科手术后伤口渗出增多，局部或整体增厚伤口
水胶体（如Comfeel、DuoDerm、Restroe）	纤维蛋白溶解剂，促进血管生成，易吸收，可形成细菌性物理屏障	不透明，有臭味，价格昂贵	局部或整体增厚伤口，1～4期压迫溃疡
泡沫剂（如Allevyn、Curafoam、Lyofoam）	用于脆性皮肤，高度吸收，敷料更换频率取决于渗出程度（1～6天）	不透明，需外用敷料，可粘附于伤口，价格昂贵	局限性增厚，渗出性伤口，减轻压力
薄膜（如OpSite、Polyskin 11、Tegaderm）	透明、粘性，可形成细菌性屏障，不需敷料	可粘附于伤口导致液体积聚	供给部位，浅表烧伤，少量渗出的局部增厚伤口

Adapted from Phillips TJ: Postgrad Med 1999;105:5.

敷料封包 敷料封包可促进小腿溃疡快速愈合。本法5种制剂与外科手术相比，清创时疼痛小但起效慢。敷料封包可抑制痂皮生成，使表皮于潮湿肉芽组织上快速爬移。伤口敷料封包时间并无明确规定，一次可保持数天，直至周围有液体渗出时更换。过早去除敷料可致脆弱的新生上皮被撕脱。初时需隔日换药，若无过多液体积聚，此后可延长换药间隔。新鲜伤口敷料封包后可积聚大量液体，此时可予针吸抽除。溃疡边缘发炎的皮肤湿疹不应使用敷料，否则可增加细菌繁殖。但仅于出现明确感染迹象时才可中断治疗。坚持步行可显著减轻患者疼痛。必须告知患者伤口液体积聚时可产生令人不快的气味。敷料应根据伤口类型、渗出液体量及价格进行选择（表3-8）。

压迫 压迫是静脉性溃疡最基本的治疗方法，用以消除水肿。因此可于治疗期间应用弹力绷带，缓解后穿梯度压力袜，并可防止复发。溃疡愈合时可在封包敷料上加用弹力绷带。部分静脉疾病患者可合并动脉功能不全，故加压包扎前需测量足踝-手臂压力指数以免发生足坏死或坏疽。

弹力绷带 局部压迫及保持伤口湿润很重要。应用弹力绷带可改善静脉性高压并减轻水肿。足踝部至少需35～40mmHg的外部压力。现有许多种绷带可供选择。

多层绷带 新的多层绷带系统（如三层填料或Dynaflex、四层填料或Profore）价格昂贵，但用后病变愈合速度最快。可提供稳定压迫并可持续保持一周。

梯度弹性弹力袜 梯度弹性弹力袜可提供自足踝至大腿逐渐降低的压力。溃疡愈合后亦应继续穿着用以防止复发。患者应于晨起后不久穿上弹力袜。穿着困难的类风湿关节炎患者可选择拉链型压力袜。压力可由医师调整（表3-9）。郁积性皮炎或溃疡性慢性静脉功能不全患者治疗所需压力在35～40mmHg之间。各种长度的袜子均有售，过膝部长袜疗效最好，目前膝-大腿袜最常用。但老年患者穿着较困难。袜子可由于长期伸展失去弹性，因此必须定期更换。长期使用布织绷带疗效虽差，但不失为一种方便的替代物。

表3-9 弹力袜（如Jobst, Juzo, Sigvaris）

分级	足踝部压力 (mmHg)	适应证
I	20～30	静脉曲张、轻度水肿或小腿部疲劳
II	30～40	小腿中度水肿、重度静脉曲张和中度静脉功能不全
III	40～50	重度水肿或象皮肿以及重度静脉功能不全伴继发血栓后水肿
IV	60	

Adapted from: Isabel C et al: J Am Acad Dermatol 2001;44:401.

根据足踝处不同压力有4种弹力袜可供选择。

无弹力绷带 Unna糊靴（如Domepaste、GELOCAST绷带及UnnaFlex）内置氧化锌金属网绷带，使用时可形成一半固定的"靴子"。保护溃疡免受外环境损伤，有助于水肿控制。老年及无并发症的患者尤其适用，因其包扎后可持续使用7～10天。由于该绷带无法消除水肿，故应于早晨水肿减轻后使用。若溃疡渗出较多，则需频繁更换。Unna糊靴不可覆于合成敷料之上。

空气压力泵 若静脉性溃疡对标准压迫性敷料治疗无反应，可考虑应用间歇性压力泵。

阿司匹林 口服肠溶性阿司匹林（300mg）可加速静脉性溃疡愈合[44]。

己酮可可碱 己酮可可碱（800mg，每日3次）可加速静脉性溃疡愈合，比传统剂量（400mg，每日3次）更有效[45]。

维生素 存在血清白蛋白或转铁蛋白浓度减低等营养不良表现的患者，饮食补充有益病情缓解。可予维生素C（1～2g，每日1次）、硫酸锌（220mg，每日3次）、维生素E（200mg，每日1次）用于补充治疗。上述药物为伤口愈合所必需，但处方剂量不可过大。

移植 由于移植皮肤可刺激伤口上皮化，因此即使被受者排异也可促进皮肤愈合。分层厚皮移植片可

用于大溃疡。网状移植物可使渗出物自移植物空隙中流出，有助于大溃疡治疗。但供给部位疼痛且愈合缓慢，尤其是老年患者。颗粒状皮肤移植物可用于小伤口治疗。自供给部位（如大腿）取大量小皮粒或行浅表小孔活检，后将其置于溃疡床上。经组织工程学处理的人工皮肤可有效治疗长期顽固性深溃疡。

外科静脉手术 大隐静脉或小隐静脉结扎或硬化处理仅在深静脉功能良好时才有效，可同时进行或不进行交通静脉结扎或硬化。而浅静脉手术无法提高溃疡愈合速度。

（严建良　郑敏译　赵辨校）

参考文献

1. Nilsson E, Henning C, Hjorleifsson M-L: Density of the microflora in hand eczema before and after topical treatment with a potent corticosteroid, J Am Acad Dermatol 1986; 15:192.
2. Meding B, Swanbeck G: Occupational hand eczema in an industrial city, Contact Dermatitis 1990; 22:13.
3. Meding B, Swanbeck G: Consequences of having hand eczema, Contact Dermatitis 1990; 23:6.
4. Meding B: Epidemiology of hand eczema in an industrial city, Acta Derm Venereol (Suppl) 1990; 153:1.
5. Cronin E: Clinical patterns of hand eczema in women, Contact Dermatitis 1985; 13:153.
6. Lauharanta J, et al: Prevention of dryness and eczema of the hands of hospital staff by emulsion cleansing instead of washing with soap, J Hosp Infect 1991; 17:207.
7. Hannuksela A, Kinnunen T: Moisturizers prevent irritant dermatitis, Acta Derm Venereol 1992; 72:42.
8. Rystedt I: Atopy, hand eczema, and contact dermatitis: summary of recent large-scale studies, Semin Dermatol 1986; 5:290.
9. Rystedt I: Factors influencing the occurrence of hand eczema in adults with a history of atopic dermatitis in childhood, Contact Dermatitis 1985; 12:185.
10. Rystedt I: Hand eczema in patients with history of atopic manifestations in childhood, Acta Derm Venereol (Stockh) 1985; 65:305.
11. Jordan WP Jr: Allergic contact dermatitis in hand eczema, Arch Dermatol 1974; 110:567.
12. Adams RM: Patch testing: a recapitulation, J Am Acad Dermatol 1981; 5:629.
13. Lee Y et al: Recurrent focal palmar peeling, Australas J Dermatol 1996; 37(3):143.
14. Thelin I, Agrup G: Pompholyx: a one-year series, Acta Derm Venereol (Stockh) 1985; 65:214.
15. Veien NK et al: Oral challenge with metal salts: vesicular patch-test negative reaction, Contact Dermatitis 1983; 9:402.
16. Lodi A et al: Epidemiological, clinical and allergological observations on pompholyx, Contact Dermatitis 1992; 26:17.
17. Yokozeki H et al: The role of metal allergy and local hyperhidrosis in the pathogenesis of pompholyx, J Dermatol 1992;19:964.
18. LeVine MJ, Parrish JA, Fitzpatrick TB: Oral methoxsalen photochemotherapy (PUVA) of dyshidrotic eczema, Acta Derm Venereol (Stockh) 1981; 61:570.
19. Egan C et al: Low-dose oral methotrexate treatment for recalcitrant palmoplantar pompholyx, J Am Acad Dermatol 1999; 40(4):612.
20. Egan CA, et al: Low-dose oral methotrexate treatment for recalcitrant palmoplantar pompholyx, J Am Acad Dermatol 1999; 40:612.
21. Stambaugh M et al: Complete remission of refractory dyshidrotic eczema with the use of radiation therapy, Cutis 2000; 65(4):211.
22. Callen J et al: Adult-onset recalcitrant eczema: a marker of noncutaneous lymphoma or leukemia, J Am Acad Dermatol 2000; 43(2):207.
23. Jones SK et al: Juvenile plantar dermatosis: an 8-year follow-up of 102 patients, Clin Exp Dermatol 1987; 12:5.
24. Ashton RE, Griffiths WAD: Juvenile plantar dermatosis: atopy or footwear? Clin Exp Dermatol 1986; 11:529.
25. Lyell A: Cutaneous artifactual disease, J Am Acad Dermatol 1979; 1:391.
26. Doran AR, Roy A, Wolkowitz OW: Self-destructive dermatoses, Psychiatr Clin North Am 1985; 8:291.
27. Gupta MA, Gupta AK, Haberman HF: The self-inflicted dermatoses: a critical review, Gen Hosp Psychiatry 1987; 9:45.
28. Medansky RS, Handler RM: Dermatopsychosomatics: classification, physiology, and therapeutic approaches, J Am Acad Dermatol 1981; 5:125.
29. Munro A: Delusional parasitosis: a form of monosymptomatic hypochondriacal psychosis, Semin Dermatol 1983; 2:197.
30. Koo JY, Pham CT: Psychodermatology: practical guidelines on pharmacotherapy, Arch Dermatol 1992; 128:381.
31. Van MM: Psychodermatology: an overview, Psychother Psychosom 1992; 58:125.
32. Koblenzer CS: Cutaneous manifestations of psychiatric disease that commonly present to the dermatologist—‰iagnosis and treatment, Intl J Psychiatry Med 1992; 22:47.
33. Folks DG, Kinney FC: The role of psychological factors in dermatologic conditions, Psychosomatics 1992; 33:45.
34. Moffaert MV: Localization of self-inflicted dermatological lesions: what do they tell the dermatologist? Acta Derm Venereol (Stockh) 1991; 156(suppl):23.
35. Hatch ML et al: Obsessive-compulsive disorder in patients with chronic pruritic conditions: case studies and discussion, J Am Acad Dermatol 1992; 26:549.
36. Fisher B: The red scrotum syndrome, Cutis 1997; 60(3):139.
37. Heckmann M et al: Botulinum toxin type A injection in the treatment of lichen simplex: an open pilot study, J Am Acad Dermatol 2002; 46(4):617.
38. Harris B t al: Demonstration by S-100 protein staining of increased numbers of nerves in the papillary dermis of patients with prurigo nodularis, J Am Acad Dermatol 1992; 26:56.
39. Stander S, Luger T, Metze D: Treatment of prurigo nodularis with topical capsaicin, J Am Acad Dermatol 2001; 44(3):471.
40. Wong S, Goh C: Double-blind, right/left comparison of calcipotriol ointment and betamethasone ointment in the treatment of prurigo nodularis, Arch Dermatol 2000; 136(6): 807.
41. Metze D et al: Efficacy and safety of naltrexone, an oral opiate receptor antagonist, in the treatment of pruritus in internal and dermatological diseases, J Am Acad Dermatol 1999; 41(4):533.
42. Slaughter J et al: Psychogenic parasitosis: a case series and literature review, Psychosomatics 1998; 39(6):491.
43. Zanol K, Slaughter J, Hall R: An approach to the treatment of psychogenic parasitosis, Intl J Dermatol 1998; 37(1):56.
44. Layton A et al: Randomised trial of oral aspirin for chronic venous leg ulcers, Lancet 1994; 334:164.
45. Falanga V et al: Systemic treatment of venous leg ulcers with high doses of pentoxifylline: efficacy in a randomized, placebo-controlled trial, Wound Repair Regen 1999; 7(4):208.

4 接触性皮炎与斑贴试验
Contact Dermatitis and Patch Testing

- **刺激性接触性皮炎** 82
- **变应性接触性皮炎** 84
  - 全身诱导的变应性接触性皮炎 84
  - 临床表现 84
  - 漆树皮炎 88
  - 天然橡胶胶乳（NRL）过敏 90
  - 鞋过敏 92
  - 金属皮炎 93
  - 水泥皮炎及烧伤 95
  - 其他变应性接触性皮炎 95
  - 下肢溃疡患者 97
  - 化妆品及香料过敏 97
- **接触性皮炎诊断** 98
  - 斑贴试验 98

接触性皮炎是一种因接触外界环境中的某些物质所致湿疹样皮炎。这些物质作为刺激原或变应原而发挥作用，可导致急性、亚急性或慢性湿疹样炎症。湿疹样皮损是诊断接触性皮炎的首要条件。接触性变应反应特征性分布方式表明所见湿疹样皮损是由外部因素引起，而非内部刺激所致。治疗接触性皮炎的有效方法包括去除可疑致敏因素、控制湿疹样炎症等。但这种直接的治疗方法对许多患者无效，此时应行斑贴试验。

鉴别接触性皮炎的病因是刺激还是变应原非常重要，表4-1列出了二者的区别。

表4-1 接触性皮炎：刺激性与变应性

	刺激性	变应性
危险人群	任何人	遗传易感人群
反应机制	非免疫性；表皮理化性质改变	迟发型变应反应
接触次数	不限，取决于个体维持有效表皮屏障的能力	一次或几次致敏
接触物特性	有机溶剂，肥皂	低分子量半抗原（如金属、甲醛、环氧树脂）
接触物浓度	通常较高	可以较低
起病方式	常随表皮屏障的减弱而逐渐加重	接触后12～48小时，一旦致敏常迅速发作
分布	边界欠清	与接触物（如表带、弹力腰带等）准确对应
确诊方法	试验性脱敏	试验性脱敏和/或斑贴试验
治疗	保护，减少接触机会	完全避免

刺激性接触性皮炎 Irritant contact dermatitis

皮肤刺激是导致接触性皮炎最常见的原因。表皮为一薄层细胞屏障，最外层由死亡细胞、水-蛋白质-油脂基质构成。损伤此屏障的任何组分都将削弱表皮功能，导致非免疫性湿疹样反应。反复使用强碱性肥皂或接触有机溶剂可使皮肤表面油脂丧失，而酸性物质与皮肤中水分结合会导致脱水。当皮肤缺乏抵抗力时，即使接触微弱的刺激也可导致炎症反应。炎症反应的强度取决于刺激物浓度和接触时间长短。轻度刺激导致皮肤干燥、皲裂和红斑，连续刺激可致轻度湿疹样反应。手、尿布区及结肠造口周围皮肤若持续暴露于潮湿环境，终将导致湿疹样炎症。而强烈刺激性化学物质可即刻产生反应，图4-1～4-4所示为刺激性皮炎的表现。

患者耐受刺激的能力不同，一些人连频繁洗手都无法耐受，而另一些人却可以整日接触刺激性清洗剂。

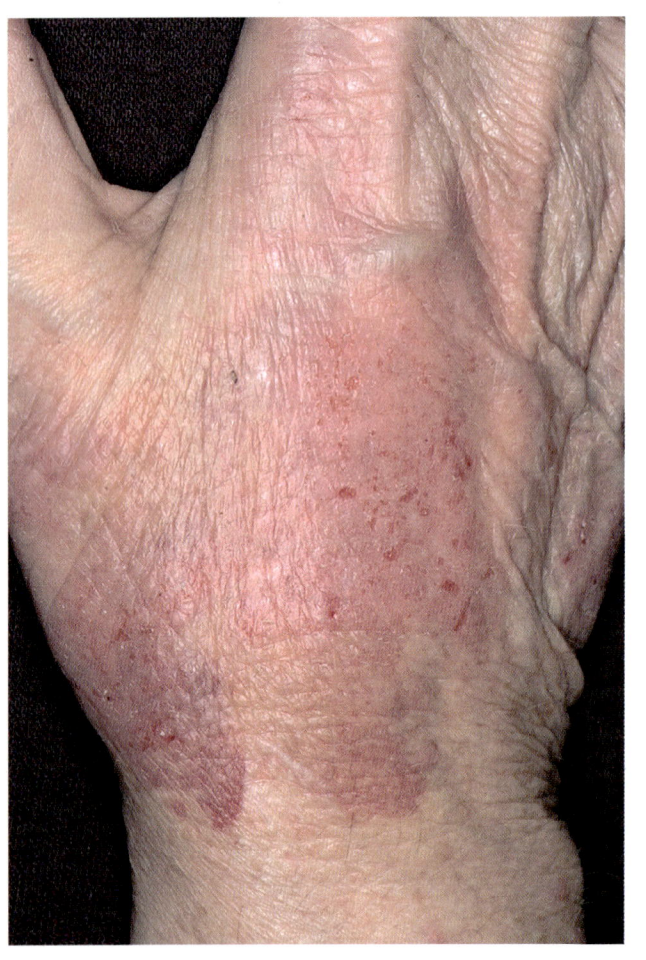

图4-1 长期接触肥皂和水所致手背和指背皮肤亚急性湿疹样炎症。

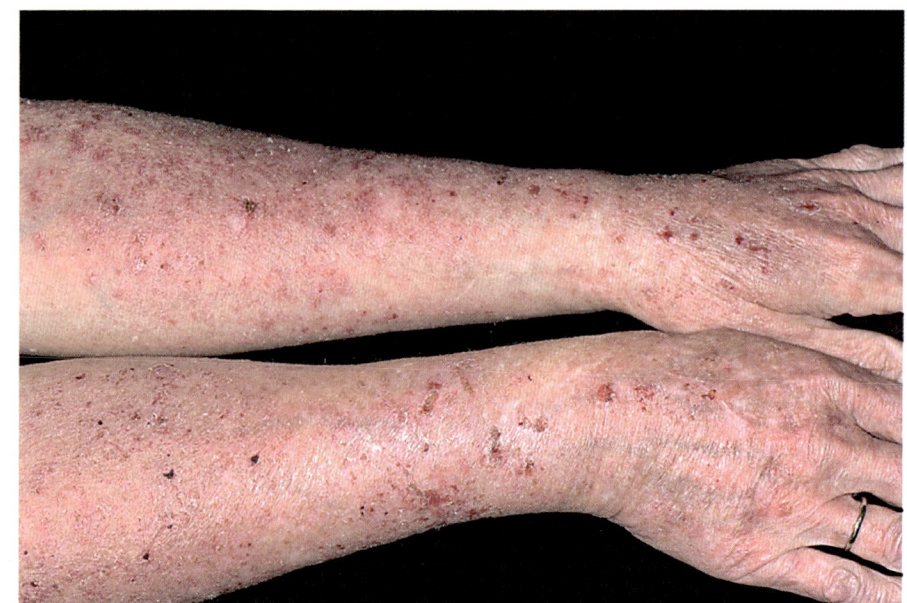

图4-2 长期频繁接触、洗涤湿尿布所致弥漫性红斑及干燥、皲裂性皮损。

刺激性皮炎

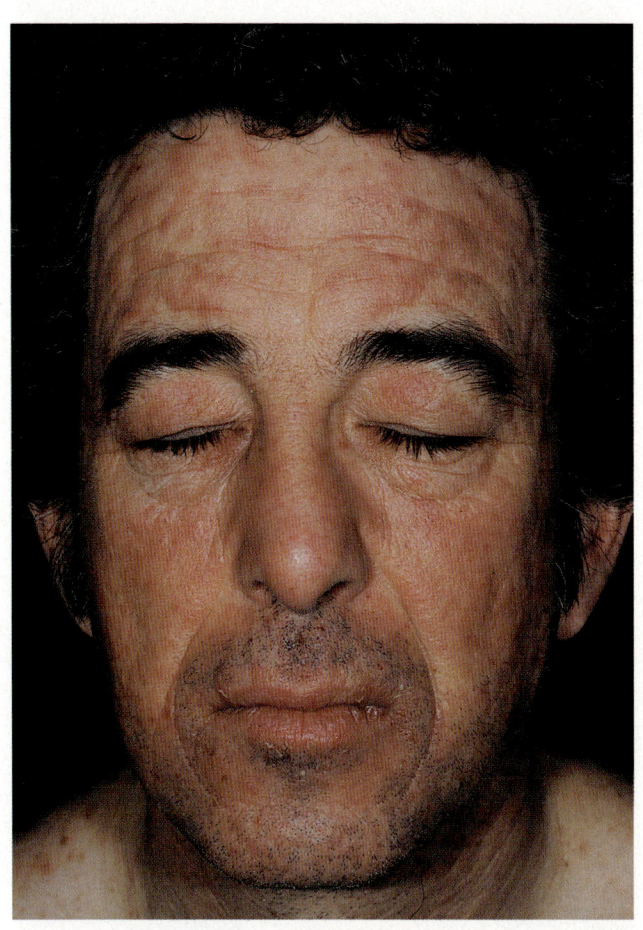

图 4-3　接触工业溶剂所致弥漫性干燥红斑及口周皲裂。

图 4-4　舔唇造成唇周干 - 湿交替所致刺激性皮炎。

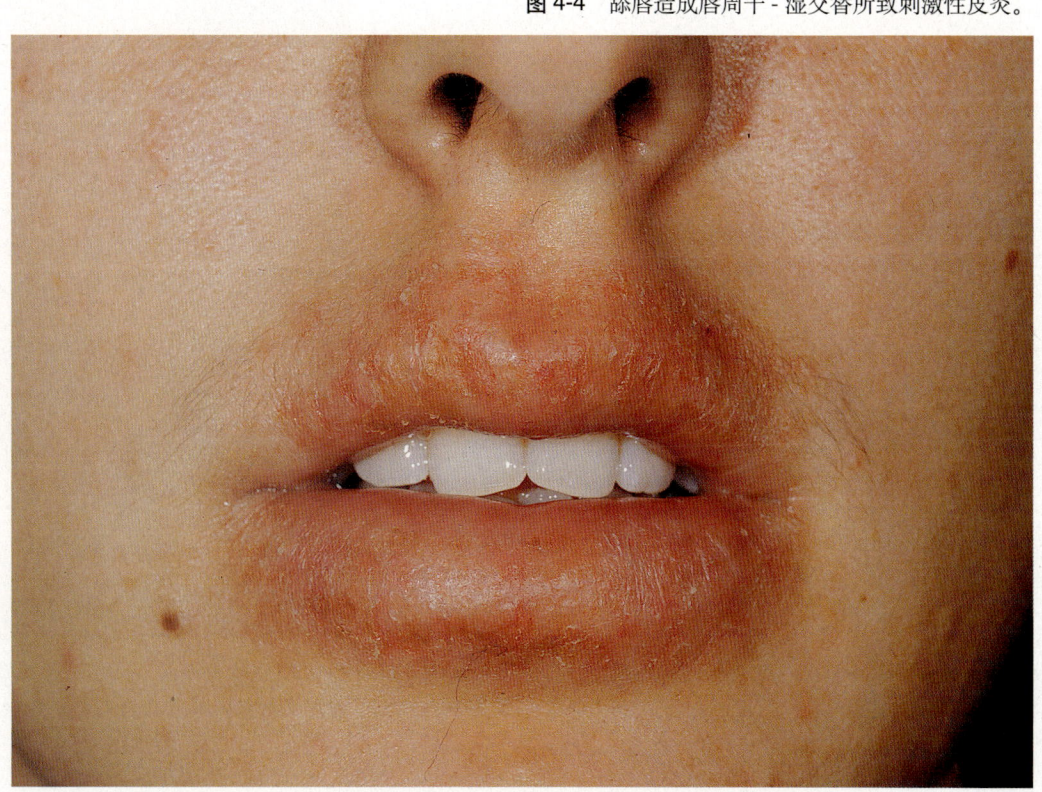

变应性接触性皮炎 Allergic contact dermatitis

变应性接触性皮炎是皮肤吸收抗原后，聚集已致敏的抗原特异性T淋巴细胞产生的炎症反应，仅累及有限个体。相关抗原常为低分子量物质，易穿透角质层。接触性变应原大部分较弱，需反复接触才能致敏。而强抗原如常春藤毒素，仅接触两次即可致敏。

由抗原提呈表皮细胞（朗格汉斯细胞）介导的抗原与T淋巴细胞之间相互作用，分为两个连续的阶段：初始致敏阶段和诱导阶段。皮肤有非常丰富的朗格汉斯细胞，而黏膜则较少[1]。

变应性接触性皮炎临床经过

致敏阶段 抗原结合到皮肤表面，穿透表皮屏障（角质层），继而被表皮基底层朗格汉斯细胞捕获，经"加工处理"后表达于朗格汉斯细胞表面，并随之迁移至局部淋巴结，将抗原提呈给T淋巴细胞。在淋巴结内，通过细胞因子诱导，使携有识别特异性抗原受体的T淋巴细胞增殖和克隆扩增。这些特异性T淋巴细胞进入血液循环回流至表皮。

诱导阶段 诱导阶段出现于已致敏患者再次接触相同抗原后。携带抗原的朗格汉斯细胞与循环至皮肤的抗原特异性T淋巴细胞相互作用，导致细胞因子诱导的抗原特异性T淋巴细胞活化、增殖并释放炎症介质。变应性接触性皮炎于接触抗原12~48小时后产生，持续3~4周。

交叉致敏

由于免疫系统不能区分初始抗原和与之化学结构相似的抗原，因此与初始变应原化学结构相似的变应原也可导致炎症反应。如对大量外用制剂中均含有的秘鲁香脂过敏的患者，在接触与其化学结构相似的安息香酊中的安息香时，也可产生炎症反应。

全身诱导的变应性接触性皮炎 Systemically induced allergic contact dermatitis

通过皮肤接触已对某一变应原致敏的患者，再经饮食、吸入、注射或皮肤穿刺接触该变应原，可导致系统性接触性皮炎。例如由于腰果油与毒常春藤的油性树脂化学结构相似[2,3]，既往对常春藤毒素过敏的患者，食用生腰果后可产生弥漫性炎症反应（图4-5）。而对秘鲁香脂和/或香气混合物过敏者，应避免进食香脂类饮食[4]。

临床表现

形状和部位 红斑的形状和位置是明确变应原最重要的线索（表4-2）。炎症部位的形状可与致敏物的形状准确对应（图4-6至4-8）。当炎症特异性局限于表带、鞋、弹力腰带等部位时，即可明确诊断。而某些植物（如常春藤）可导致线性皮损。

遗憾的是，大多数变应反应与接触变应原区域并不一致。如化妆品过敏女性的典型表现是面部片状湿疹，而非接触化妆品的整个面部的弥漫性皮炎。变应

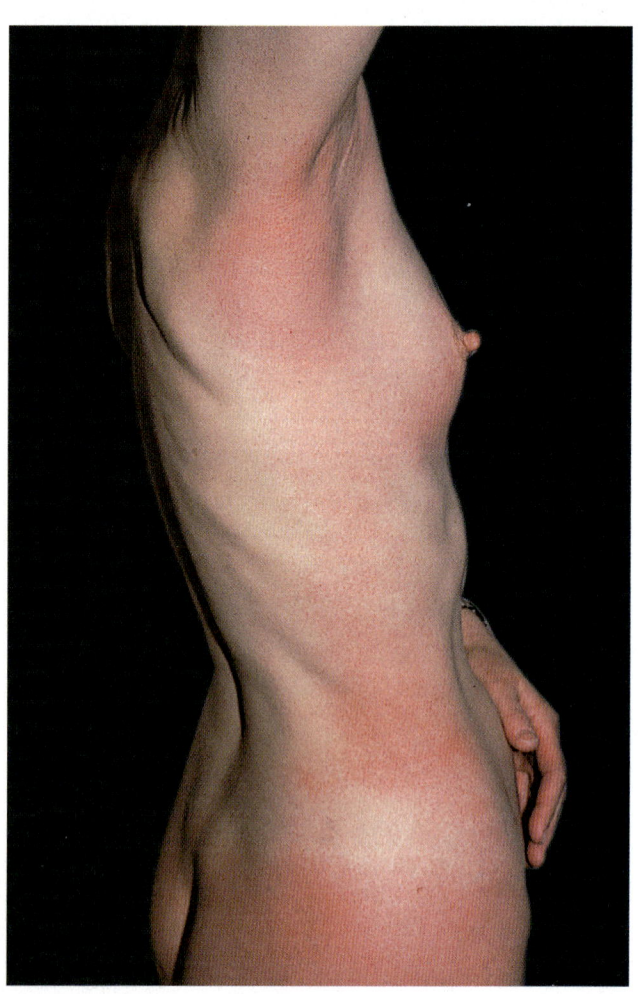

图4-5 生腰果油与常春藤毒素油性树脂存在交叉反应，因此常春藤毒素过敏患者食入生腰果后出现弥漫性变应反应。

表4-2 接触性皮炎:部位诊断

部位	物质
头皮、耳	香波、染发剂、外用药、金属耳环、眼镜、橡胶耳塞
面部	化妆品(防腐剂、乳化剂、香料) 治疗痤疮药物(如过氧化苯甲酰)、须后水 口罩、面具、雾化气(机械师)、挥发性有机物(如塑料工业中的胺硬化剂) 化学物质(如染发剂)从头皮蔓延至面部、耳、颈部——头皮除外(头皮耐受力强) 空气播散的变应原(如燃烧树叶产生的常春藤毒素、豚草) 光敏反应——上唇不受累,下颌处突然中止(遮光剂成分——羟苯甲酮、二苯甲酮3号)
眼睑	指甲油(通过挠抓转移)、化妆品、隐形眼镜洗液、金属睫毛夹、化妆海绵(橡胶) 下眼睑(外用药物) 眼周(护目镜)
上下眼睑	病因通常为非变应性(特应性皮炎、脂溢性皮炎、银屑病)
面部和眼睑为著	空气接触性皮炎(豚草、挥发性有机物、香料、烟雾所含化学物质) 手触后转移至面部的物质(如指甲油)
黏膜	口服变应原过敏的患者大多有唇炎而无口炎。对牙科应用的汞合金中镍、汞、钯、金过敏的个体表现为系统性接触性皮炎,伴或不伴局限性口炎
颈部	项链(金属、非本地产木质)、空气变应原(豚草)、香水、须后水、化妆品及纺织品皮炎(染料、服装中的甲醛树脂)
躯干部	纺织品(腋窝及内衣区域除外) 偶氮苯胺染料(有色衣物) 尿素甲醛树脂(抗皱衣物) 注:行斑贴试验检测纺织品中染料和树脂时,仅检测对苯二胺(para-phenylenediamine, PPD)和甲醛是不够的 橡胶变应原 弹性腰带、斯潘德克斯弹力纤维胸罩 注:部分弹性带的斑贴试剂源于漂白的外套,故标准橡胶斑贴试验变应原检查结果可能为阴性 全身反应 香料、保湿剂中的防腐剂、外用药物、防晒剂;常春藤毒素;植物(光毒性反应);金属带扣 洗衣去污剂很少引起变应性接触性皮炎[6]
散发,全身性皮炎	"系统性接触性皮炎"——局部对某变应原过敏的个体,相同抗原通过(药物/化学物质通过肌内注射、静脉注射、口服、经直肠、经阴道等途径)、饮食、医疗或牙科器械接触黏膜表面及外科植入物被机体内再次吸收。包括肉桂醛和香脂(化妆品、外用药、栓剂、牙科用液、调味剂)或对羟苯甲酸酯(食品防腐剂)。食品污染,如镍
手臂	与手表和表带一致;光敏反应(红斑止于中上臂);肥皂、保湿软膏
指尖	理发师——定型液中的单巯基乙酸甘油酯或染发剂中的对苯二胺 护士——消毒剂戊二醛 牙科和整形外科工作人员——胶(异丁烯酸甲酯) 许多化学物质能穿透标准手套
腋窝	除臭剂(腋窝顶部)、衣服(腋窝皱褶)
手	肥皂、去污剂、食品、香料、常春藤毒素、工业溶剂、油类、水泥、金属(盆、罐、壶、戒指)、外用药及外科橡胶手套
生殖器	常春藤毒素(手传播)、橡胶避孕套、隔膜、阴道栓剂
肛周	治疗痔疮的药物(苯佐卡因、奴白卡因)
下肢、腘窝及股内侧	外用药(苯佐卡因、羊毛脂、新霉素、对羟苯甲酸酯) 香料、防腐剂、保湿剂及化妆品的赋形剂 裤袜染料(特别是暗色长筒袜和尿布的蓝色染料及肉色长筒袜的3号黄) 纺织品
足	鞋——对三丁基苯甲醛树脂(鞋黏合剂的一种成分)、橡胶成分、铬酸盐(鞣制皮革) 溢进靴子的水泥

Adapted from Belsito DV: Dermatol Clin 1999; 17:3.

变应性接触性皮炎

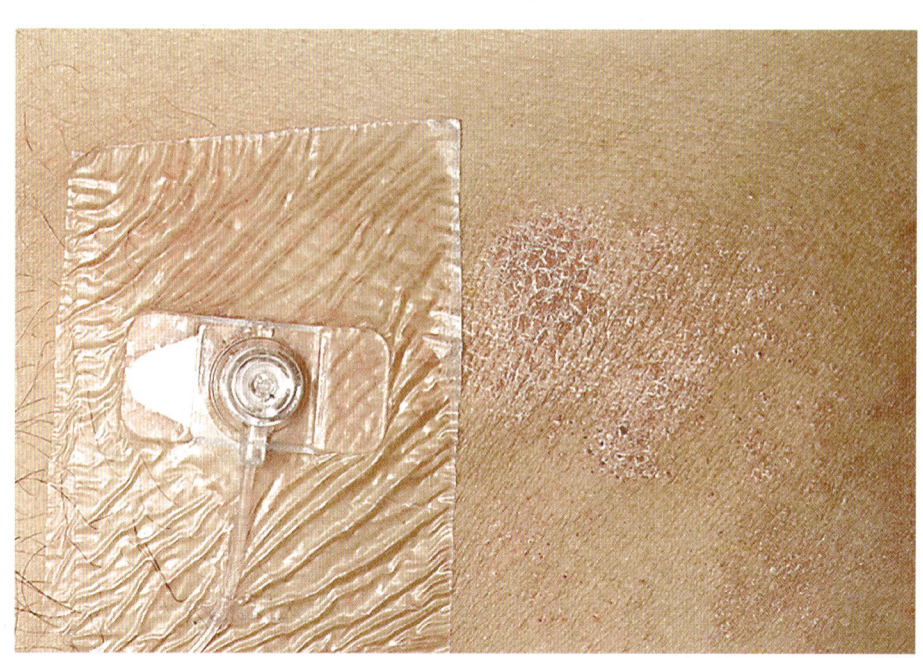

图 4-6　黏合剂过敏。

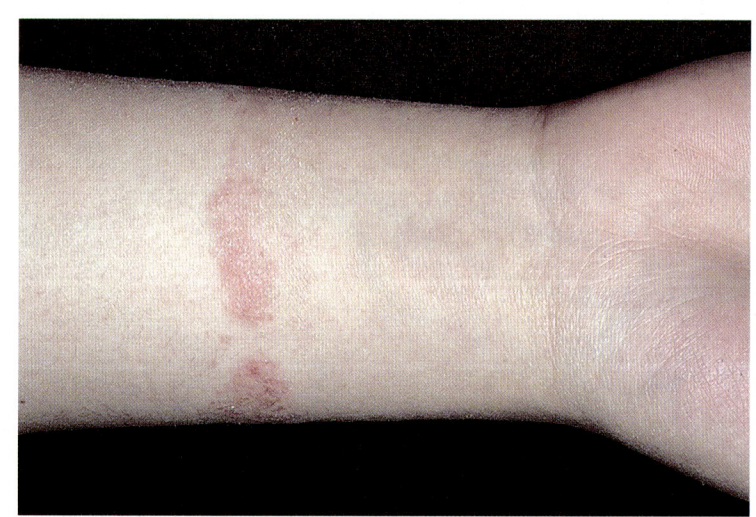

图 4-7　重铬酸钾过敏（皮革表带）。

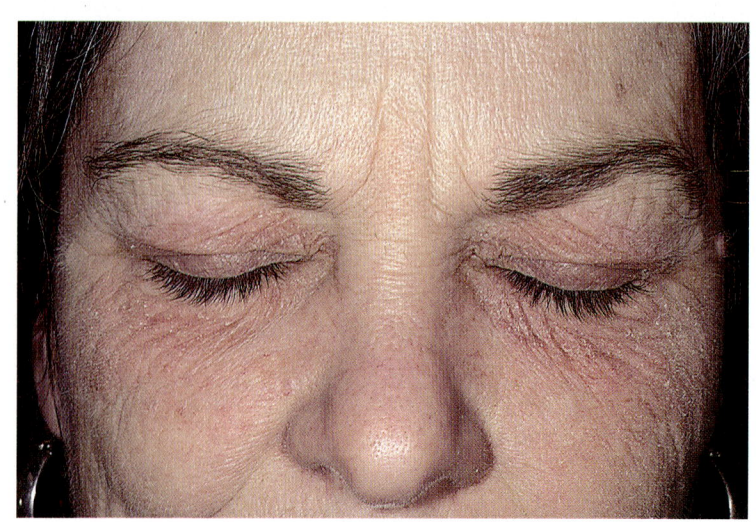

图 4-8　眼部化妆品过敏。经化妆品斑贴开放试验明确诊断，常规斑贴试验示混合香料阳性。

原可能无意中传布到其他部位。头皮、掌跖部位由于耐受变应性接触性皮炎，仅表现为轻微炎症反应，但邻近部位则形成皮炎[5]。

空气源性变应原使接触部位和暴露部位皮肤发生炎症，衣物上的变应原导致穿衣部位皮炎。表4-2所列为特定部位炎症常见病因，表4-3表明特殊职业的常见过敏物质。

常规治疗方案治疗湿疹样皮炎无效亦支持此皮炎为变应性而非刺激性。

强度及形状 炎症反应的强度依赖于致敏程度及抗原浓度。强致敏物如常春藤毒素油脂，低浓度即可产生剧烈炎症反应，而弱致敏物仅形成红斑。临床表现亦取决于接触部位和持续时间。急性炎症表现为斑点状红斑、水肿、水疱或大疱，而苔藓化、鳞屑或皲裂则为慢性炎症特征。接触性变应反应也可表现为非湿疹样损害，包括蜂窝织炎样外观、苔藓样改变、接触性白斑病、接触性紫癜及多形红斑[5]。

直接与空气源性变应原接触 空气中的化学悬浮物可导致暴露部位，特别是面部的急性和慢性皮炎，可能的致病物质包括喷雾剂、香水、化学粉尘、植物花粉（如豚草）。空气源性致敏物所致炎症范围更弥漫，与光照性皮炎分布相同。空气源性物质易聚于上眼睑，且这一区域特别易感，而易挥发物质多集中于衣物上。

儿童变应性接触性皮炎

20%儿童皮炎患者为变应性接触性皮炎，常见的变应原包括常春藤毒素、镍（饰物）、橡胶（鞋皮炎）、秘鲁香脂（手和面部皮炎）、甲醛（化妆品和香波）及新霉素（外用抗生素软膏）。

变应性接触性皮炎治疗
1. 尽量减少局部外用的产品。
2. 用软膏替代乳膏（乳膏含防腐剂，且化学成分复杂）。
3. 植物提取物可能用于"无香料"产品。
4. 对患者使用的产品进行斑贴试验。
5. 仔细阅读产品说明书，许多"皮肤科医师推荐"产品包含致敏剂（如羊毛脂、香料、Quaternium15、对苯二胺、甲氯异噻唑酮）。

表4-3 接触性皮炎：职业接触		
职业	刺激物	变应原
美容师	潮湿工作环境（香波）	染发剂、定型液、香波（甲醛）
建筑工人	燃料、润滑剂、水泥	水泥（铬、钴）、环氧树脂、胶、油漆、溶剂、橡胶、铬鞣制皮手套
厨师、酒吧侍者、面包师	湿润食物、果汁、谷物、菠萝汁	橙子和柠檬皮（柠檬烯油）、芒果、胡萝卜、防风草、荷兰芹、芹菜、香料（辣椒、肉桂、丁香、肉豆蔻、香草）
农民	挤奶者湿疹（去污剂）、拖拉机润滑剂和燃料	马拉硫磷、合成除虫菊酯、杀真菌剂、橡胶、豚草、沼气
林业工人	潮湿工作环境（木材加工）	栎叶毒漆树和槲叶毒葛、树皮上生长的植物（如苔藓、地钱）
医务人员与手术人员	外科刷手	橡胶手套、戊二醛（杀菌剂）、水泥中的丙烯酸单体（整形外科医师）、青霉素、氯丙嗪、苯扎氯铵、新霉素
印刷工业	酒精、碱洗涤剂、油脂	多功能丙烯酸单体、环氧丙烯酸酯寡聚物、异氰酸盐复合物（新的油墨干燥方法）

漆树皮炎 Rhus dermatitis

在美国，常春藤毒素、槲叶毒葛、沼泽漆树所致变应性接触性皮炎的病例数量超过接触其他变应原所致皮炎的总和。导致常春藤毒素及槲叶毒葛变应性接触性皮炎的变应原包含被称为漆酚的液状树脂，由儿茶酚类混合物构成。这些植物属于漆树科漆树属，所有部位均含漆酚。同科其他植物如腰果树、芒果树、日本漆树、银杏等所含变应原与常春藤毒素相同或相似。数千名印度腰果树农场工人因直接接触腰果壳上的刺激性腰果油而发生手部皮炎。栎叶毒漆树和槲叶毒葛既非常春藤属也非栎属。

临床表现 接触树叶、树干内部或树根均可致漆树皮炎，秋冬季以接触树根和树干发病为主。根据皮肤接触的油性树脂数量、接触方式、个体敏感性及接触部位不同，临床表现多样。少量油性树脂仅导致红斑损害，而大量油性树脂则可引起张力性水疱（图4-9至4-11）。

当植物划过皮肤或挠抓时手上带有油性树脂，可出现高度特异性线性皮损。若油性树脂来自污染的动物毛发、衣物或植物燃烧的烟雾，则导致弥漫性或少见炎症反应。皮损出现于接触8小时后或延迟至1周甚至更长时间。患者可能误以为1周后才出现的新皮损为接触活动皮损或疱液污染所致病变扩散。但疱液中无油性树脂，无法播散炎症。

预防 用任何类型的肥皂清洗皮肤，去除皮肤表面的油性树脂并使之失去活性，可防止污染的进一步扩展。接触后必须立即冲洗，因为10分钟后仅能清除50%漆酚，30分钟后仅10%能被清除，而60分钟后则完全无法清除。

保护性乳膏 有机膨润土混合物，5%Quaternium-18膨润土洗剂（"常春藤封闭"）可预防50%以上接触致敏的患者发生皮炎。

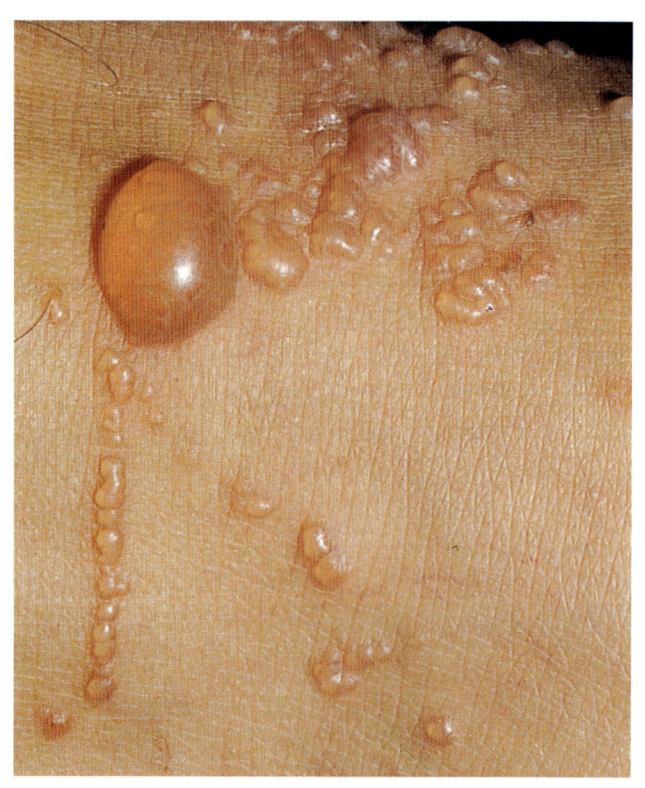

图4-9 常春藤毒素：典型表现为水疱和大疱，手指携带树脂挠抓划过皮肤表面时形成线形水疱（线形皮损）为植物接触性皮炎的典型特征。

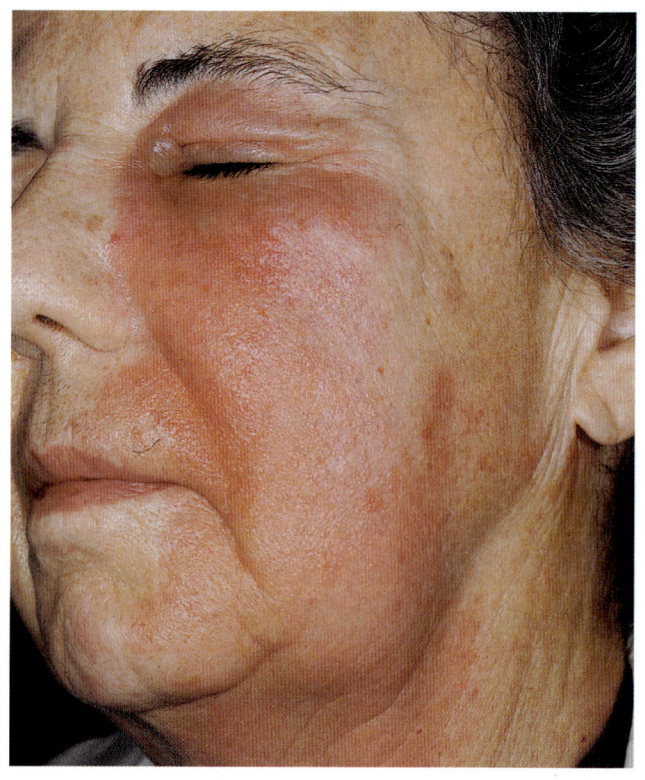

图4-10 常春藤皮炎：整个面部弥漫性红斑和水疱。

炎症治疗

湿敷 冷湿敷治疗水疱和严重红斑，在急性水疱期非常有效。湿敷每次 15～30 分钟，每日数次，连续 1～3 天，直至水疱和剧烈瘙痒缓解。外用糖皮质激素不能透入水疱。加或不加胶状燕麦片（Aveeno）的短期冷盆浴有安抚作用，并能控制泛发性急性炎症。炉甘石洗剂能减轻瘙痒，但长期使用可导致过度干燥。羟嗪和苯海拉明也可控制瘙痒并促进睡眠。

外用糖皮质激素 轻中度红斑对外用糖皮质激素反应较好，每日应用 I～V 类乳膏或凝胶 2～4 次，可迅速抑制红斑和瘙痒。

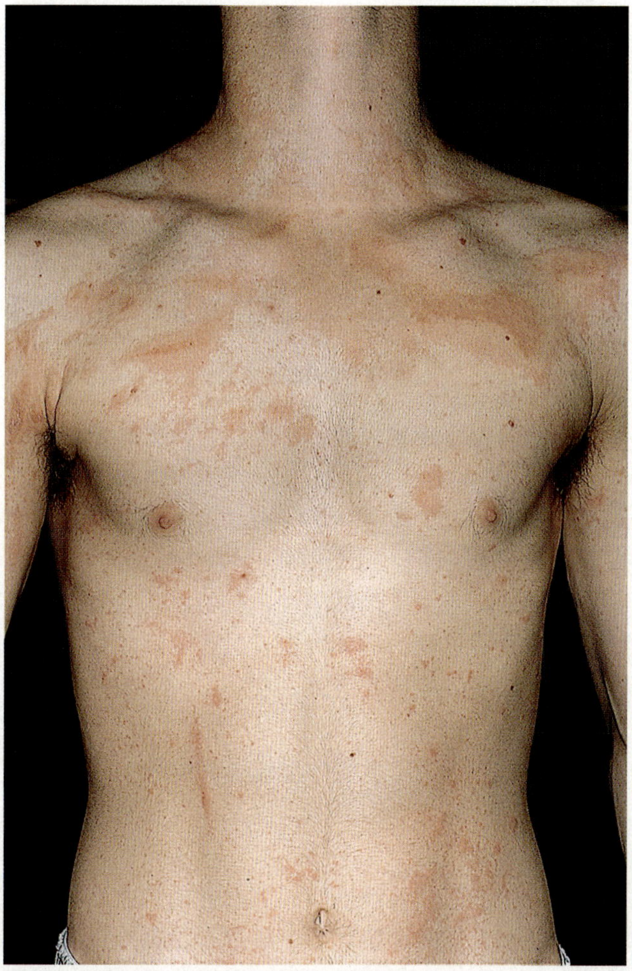

泼尼松 泼尼松被用于治疗重度常春藤毒素过敏，框 4-1 列出了顿服方案。泼尼松 20mg 每日 2 次，至少 7 天为治疗重度、泛发的炎症的改良疗法，短程服用一般不需逐渐减量。无法坚持按计划治疗的患者，可选择曲安缩松（曲安奈德，40mg 混悬液）肌肉注射。应避免应用糖皮质激素单剂量商品装（如单包装美卓乐），因其无法保证足量，可能导致用药初期红斑和瘙痒症状部分缓解，但随后复发[7]。初期看似不需用药的患者于就诊后 1～2 天病变可能加重，因此应建议患者若症状进展应用泼尼松治疗。

诊断 诊断一般比较明确，张力性线性水疱具有高度特征性。由于诱导非致敏患者发生变应反应的发生率高，因此不能行斑贴试验。

预防性治疗 无法实现完全脱敏，FDA 已从市场上淘汰了含常春藤油性树脂的胶囊和注射器。

图4-11 常春藤毒素皮炎：呈广泛的急性炎症，而非对称分布的强烈红斑及水疱支持外源性损伤诊断。线性皮损具有高度特征性。该程度的炎症反应常需泼尼松治疗。

框 4-1	泼尼松治疗重度常春藤毒素皮炎（成人）
天数	用量 mg/d
	10 mg/ 片，每日晨起顿服
1～4	60
5～6	50
7～8	40
9～10	30
11～12	20
13～14	10

天然橡胶胶乳（NRL）过敏
Natural rubber latex allergy

对天然橡胶胶乳（NRL）过敏是一个国际性的健康问题，高危人群包括健康护理人员、橡胶从业者及经常参加外科手术操作的人员[8]。

过敏类型 对NRL产物可致3种变应反应：刺激性接触性皮炎、变应性接触性皮炎及速发型超敏反应[9]。

刺激性接触性皮炎 非免疫性湿疹样反应，由湿、热及手套摩擦所致。反应强度取决于接触时间长短、皮肤吸收程度和皮肤温度。表现为瘙痒、红斑及鳞屑，可发展为厚斑块。NRL手套下衬以棉织品有助减轻反应。

变应性接触性皮炎（IV型变应反应） 100例发生手部皮炎的外科医师、牙科医师和外科手术人员中，11例对外科乳胶橡胶手套过敏[10]。而有报道10%的手术室护士对乳胶过敏[11]。乳胶手套中的橡胶催化剂（如秋兰姆、氨基甲酸酯、巯基混合物）和抗氧化剂（非乳胶蛋白）导致的变应性接触性皮炎为迟发型变态反应（IV型），由T淋巴细胞介导，局限于直接接触区域（如手背部）（图4-12）。手套过敏患者中，由秋兰姆、氨基甲酸酯及巯基混合物所致的分别占72%、25%及3%。一旦致敏，再次受到相同变应原的刺激将导致湿疹样皮炎（红斑、鳞屑、水疱）。约80%获得性职业性橡胶过敏为IV型变应反应，经斑贴试验诊断明确。标准斑贴试验筛选系列（见第101页）包含乳胶产品中的化学物质。NRL制品（如手套）碎片斑贴试验有助诊断，但不能应用于可能对NRL产生I型变应反应的患者。手部皮炎和特应性是NRL致敏的危险因素。此外，还可发生其他形式的变应反应（图4-13和图4-14）。

治疗 一旦经斑贴试验确定了变应原，应选择其他橡胶替代品[12,19]。医院应为术后患者及即将行手术治疗的患者提供无乳胶的安全环境。

对橡胶过敏的外科医师可使用Elastyren低变应原手套（1-800-ELASTYN）。与橡胶不同，Elastyren未硫化，因此不含金属氧化物、硫化物、催化剂及含巯基的苯丙噻唑，而橡胶制品中常含这些致敏物。家庭使用的乙烯基手套过敏者可在其中加用棉纺织品衬垫，也可选择购买检查用低变应原乙烯基手套。

速发型超敏反应（I型变应反应） 由IgE介导，预先致敏后，再次接触相同变应原时诱导释放组胺及其他介质的反应。皮肤接触变应原可发生接触性荨麻疹，而接触空气中的乳胶可激发变应性鼻炎、结膜炎、哮喘、变应反应，甚至死亡。乳胶过敏患者易在医院发病，IgE介导的变应反应可出现于外科手术、钡灌肠或牙科治疗过程中。外科手术中发生的变应反应及死亡可能归因于患者黏膜吸收了外科医师乳胶手套中的乳胶。漂浮于空气中的手套润滑剂的粉尘颗粒可作为乳胶蛋白载体，于手套移动时播散，导致气溶胶污染，经由黏膜接触，而使患者发作哮喘。I型NRL过敏患者可对某些食物产生交叉过敏。有报道患者于接触香蕉、鳄梨、西红柿或猕猴桃的工作环境中发生变应反应或局部刺激。

诊断 曾有接触橡胶后出现症状病史的患者可行RAST试验检测乳胶特异性IgE，若RAST阳性则无需做其他试验。阴性者（RAST假阴性率＞30%）可于监护下行"应用"试验，即先用一根手指接触乳胶手套，后全手接触。若结果仍然阴性，则可以乳胶蛋白提取液行皮肤穿刺试验。后2种检查过程中可能会发生变应反应，应准备好抢救措施。

治疗 应为有I型变应反应史的健康护理人员提供无乳胶手套替代物，其余共同工作人员应使用低变应原无尘手套。

乙烯树脂手套可能破口，因此在接触血液或体液时无法发挥可靠的屏障功能。故进行黏膜检查（如口腔、直肠、阴道）时使用双层乙烯树脂手套可起到更好的保护作用。热塑弹性橡胶价格昂贵，但其有效屏障作用与NRL手套相同。

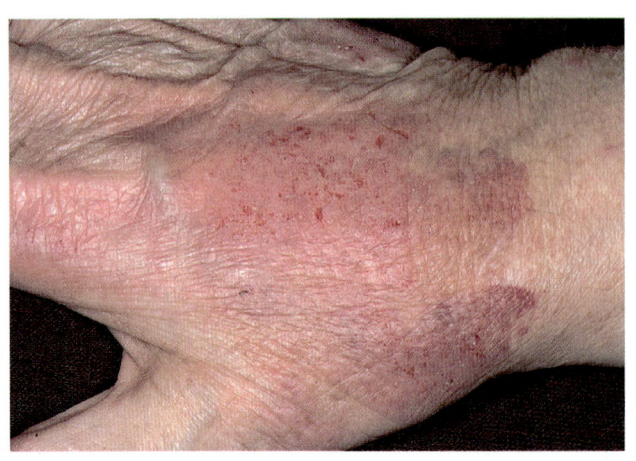

图4-12 医护人员手背部湿疹应怀疑乳胶手套过敏。

变应性接触性皮炎

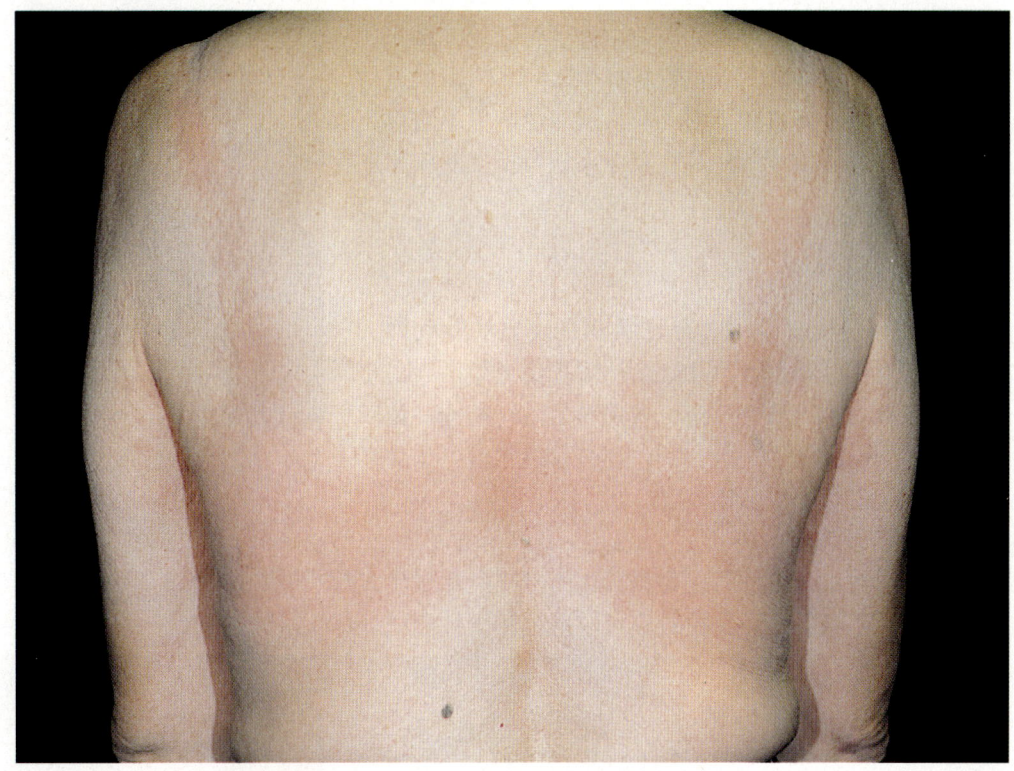

图 4-13　胸罩中的 Spandex 弹力橡胶所致。

图 4-14　对内衣的橡胶带过敏，使用漂白剂洗衣可导致橡胶有致敏性。

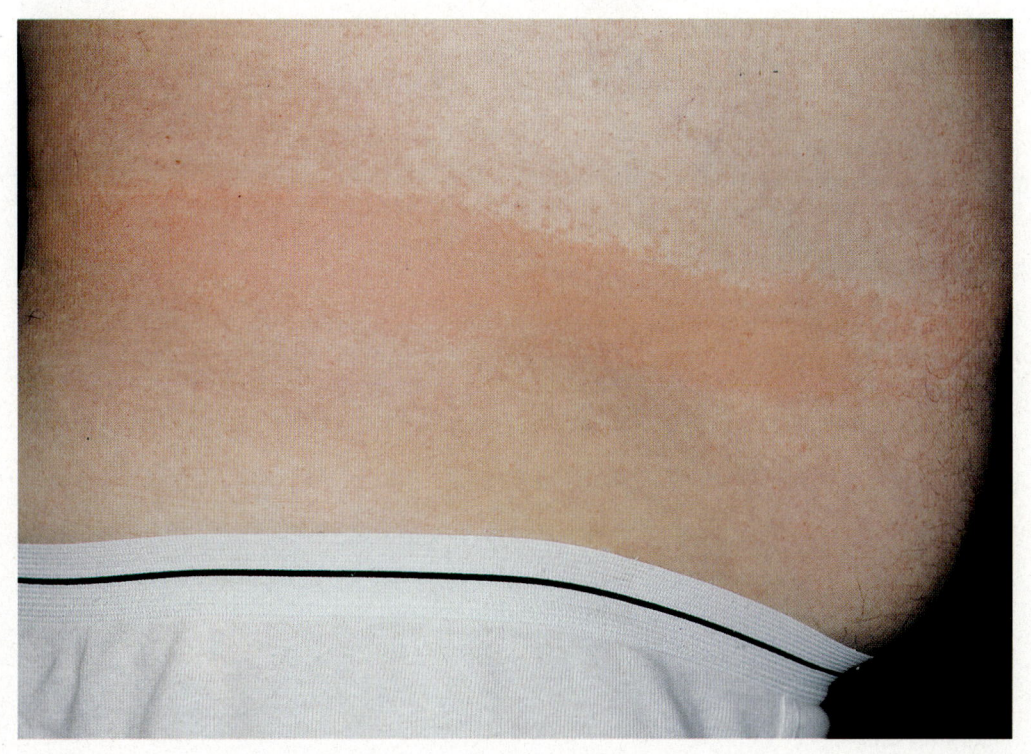

鞋过敏 Shoe allergy

所有疗效欠佳的足部皮炎患者，均应行斑贴试验以除外鞋过敏。本病典型表现为足背部鲜红斑、鳞屑的亚急性湿疹样炎症，足趾部为著（图4-15，4-16）。与足癣相反，趾间皮肤正常。常累及双足，但不对称皮损不能排除过敏诊断。足底较厚皮肤可抵抗变应原的侵入。

鉴别诊断 足部炎症的常见原因包括真菌感染、银屑病及特应性皮炎，而鞋过敏则是重要的鉴别诊断，特别对于儿童患者。儿童出汗短袜皮炎是由于出汗过多导致局部刺激性反应，表现为足趾、趾间、跖部弥漫性干燥、皲裂（图3-42）。这些刺激区域可呈类似鞋接触性皮炎的湿疹样改变。

诊断 过敏确诊需行斑贴试验，而标准斑贴试验系列可用于筛查。斑贴试验专家可应用鞋特异性斑试物进行检查[13]。而覆盖炎症区域的鞋样本也应用于行斑贴试验（图4-17）。

1. 从鞋上剪1英寸的正方形，去掉边角。
2. 去除表面胶质后，全层行斑贴试验。
3. 标本全层用水湿润后，置于上臂外侧并以带子覆盖，后按斑贴试验部分的程序进行。

橡胶（如巯基苯并噻唑）是最常见的变应原，其次是重铬酸盐、对叔丁酰酚甲醛树及脂松香[14]。巯基苯并噻唑是橡胶粘合成分，用来粘固鞋帮，重铬酸钾则是皮革鞣制剂。这些化学物质可通过出汗浸出。

治疗 鞋过敏患者必须控制脚部出汗。至少每天换一次短袜，足部吸收粉剂如Z-Sorb亦有助于减少出汗。睡前使用20%氯化铝六水合物溶液（Drysol）具有很强的抗汗效果。乙烯树脂鞋可作为橡胶及铬过敏患者的替代品，而跖部炎症则可通过插入屏障如Dr. Scholl气泡沫衬垫或Johnson除臭衬垫防护。有效抗汗使过敏患者穿皮质或含橡胶黏合剂的鞋成为可能。

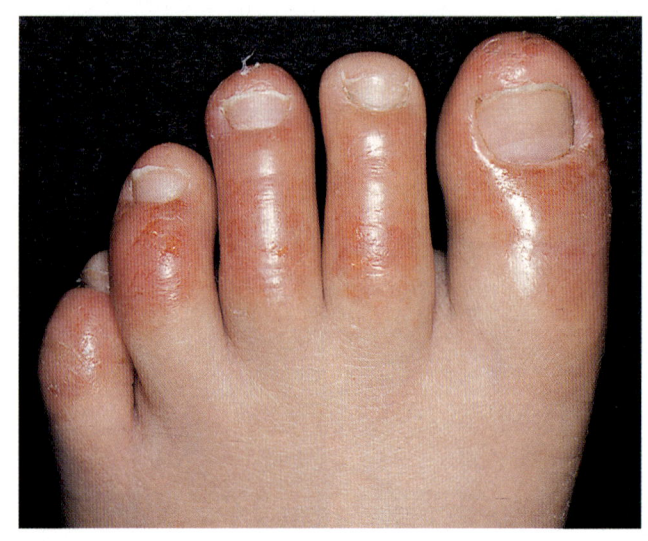

图4-15 鞋接触性皮炎：与足癣相反，趾间皮肤未受累。

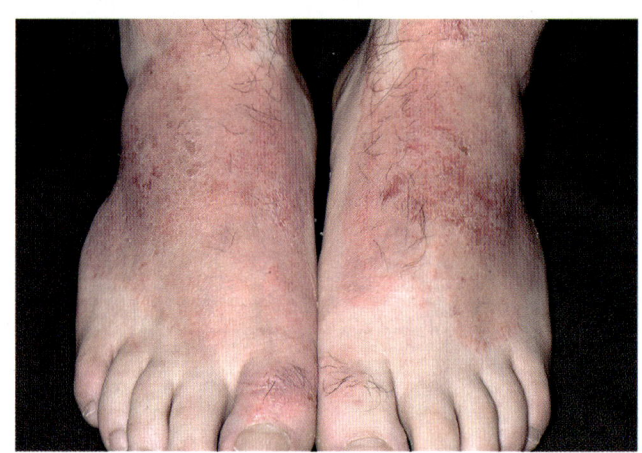

图4-16 鞋接触性皮炎：含橡胶黏合剂的鞋内衬下出现界限清晰的斑块。

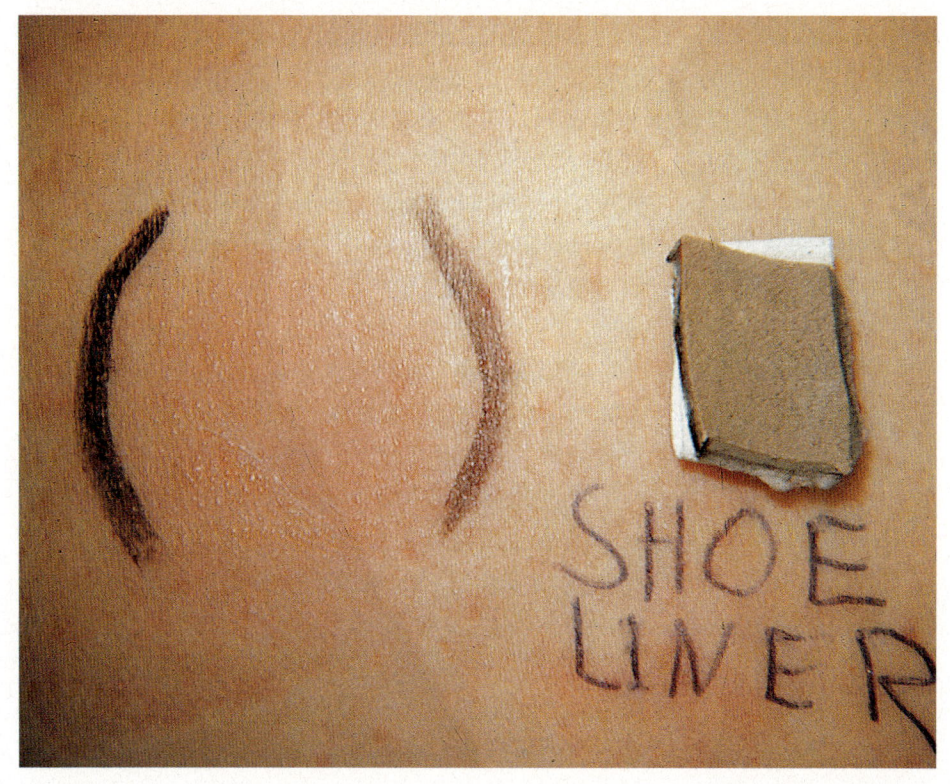

图 4-17　图 4-16 同一患者以一块鞋内衬行斑贴试验。48 小时内出现 2+ 阳性变应反应。

金属皮炎 Metal dermatitis

镍

镍过敏是全世界变应性接触性皮炎的首要原因。多见于女性，而男性通常在工业环境中过敏。本病最常见症状是于皮肤接触首饰或其他金属的部位产生皮炎。可能是导致首饰皮炎可能由珠宝首饰中的其他金属（如铅、金）所致，而导致镍过敏最常见的原因则为扎耳洞或佩戴廉价珠宝首饰。再次接触镍时，既往曾发生炎症的部位较正常皮肤更易出现反应[15]。

耳环　耳部及躯体钉式或夹式耳环使金属与皮肤直接接触进而导致过敏（图4-18）。耳部穿刺应使用不锈钢针并佩戴不锈钢或塑料耳钉直至上皮完全愈合。而所谓的低变应性耳环也可致个体金属过敏。含不锈钢的镍制品可致变应性接触性皮炎，而其他镍制品可能不致病。一些金耳环中也含镍。前、后、背面均应用硬尼龙制作的全塑料耳环已有售。

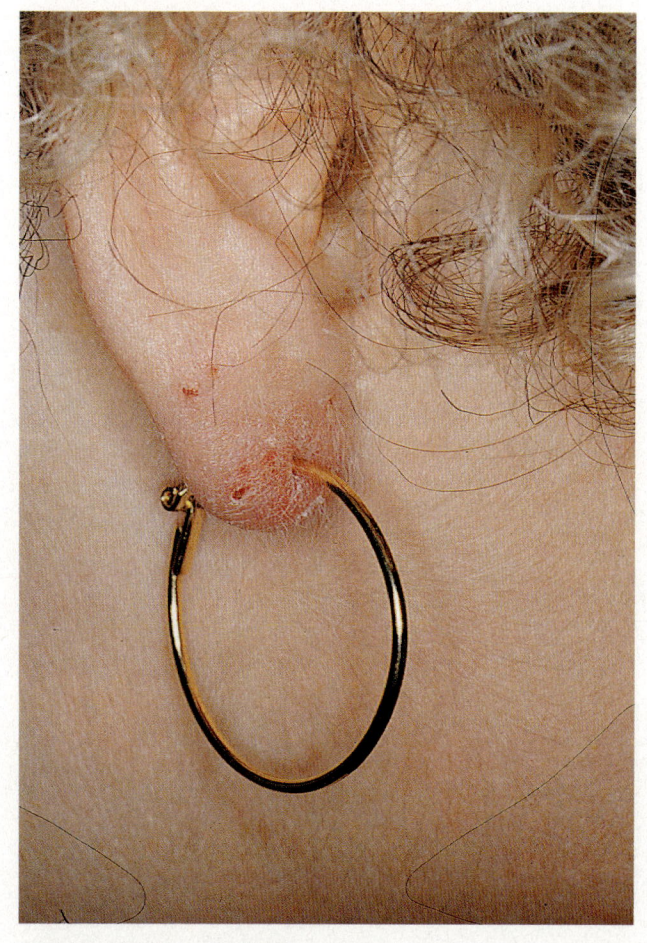

图 4-18　镍过敏：典型表现。

镍的其他来源 避免接触是预防过敏的惟一途径。镍的接触源包括项链、衣物上的金属（如牛仔裤上的纽扣和拉链）、剪刀、门把、表带、手镯、皮带扣（图4-19）、兜里的钥匙、发夹、睫毛夹、钩子、纽扣及硬币（收银员常见）。

镍过敏患者口腔内装有牙齿矫形器时不会感到非常不适[16]。而目前塑料-金属关节替代物很少导致合金过敏，对镍过敏者很安全[17,18]。虽然一些整形外科医师对异丁烯酸甲酯寡聚体过敏，但丙烯酸树脂骨水泥却从未导致过敏。镍过敏患者不可应用外科皮钉[19]。而不锈钢盘不是镍摄入的来源。

二甲基乙二肟斑点试验 判断金属是否含有镍可行二甲基乙二肟斑点试验。即将两种溶液滴加至金属表面，若溶液变为粉红色则为阳性。所有镍过敏患者均应掌握如何行二甲基乙二肟斑点试验（Chemotechnique Nickel Spot test, available from Dormer Laboratories, Inc., Toronto, Ontario, Canada），可使他们明确应避免哪些金属物体。

经口摄取镍 食物和水中也含镍。一些镍过敏患者间断出现水疱、手掌湿疹（汗疱疹），可能由于低镍饮食所致（见框4-2）[20-23]。而接触外源性镀镍物可致一些镍过敏患者发生所谓的内源性汗疱疹样皮疹。

既往通过接触对镍致敏的个体，经口摄取镍后可激发湿疹样反应，累及部位与既往接触性皮炎部位一致。

"狒狒综合征"或间擦部位药疹[24]用来描述伴肛周生殖器部位鲜红皮疹，累及肘部、腋下、眼睑、颈侧部的对称性湿疹样皮疹，而该病命名源于皮损与狒狒的红臀相似。系统摄入镍或其他变应原可产生Ⅳ型变应反应，并出现此皮损。

斑贴试验 由于镍过敏者斑贴试验可发生个体变异，因此有镍所致变应性接触性皮炎病史，但斑贴试验阴性者不能除外镍过敏。还有些患者斑贴试验时而阴性时而阳性[25]。而先后2次试验接触间隔时间越短，反应就越强烈。

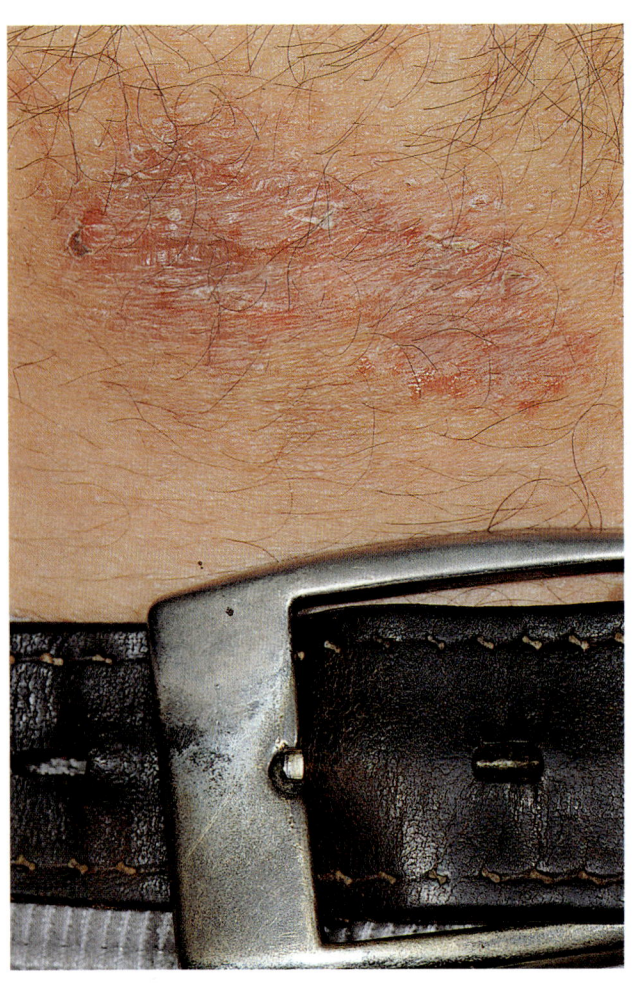

图4-19 镍过敏：系皮带时皮带扣摩擦腹部。

框4-2　镍过敏伴汗疱疹者饮食指导
可以食用：所有肉类、鱼（青鱼除外）、家禽、蛋、牛奶、酸奶、黄油、人造奶油、乳酪，中等大小土豆每天一个；以下可少量进食：花椰菜、卷心菜、胡萝卜、黄瓜、莴苣、精白米、面粉（全麦除外）、新鲜水果（梨除外）、果酱/桔子酱、咖啡、白酒、啤酒
禁止食用：罐头食品、含镍器皿中烹制的食物、青鱼、牡蛎、芦笋、豆类、蘑菇、洋葱、玉米、菠菜、西红柿、豌豆、全麦粉、新鲜熟梨、大黄、茶、可可、巧克力、发酵粉
最好选择铝制、不锈钢用具或二甲基乙二肟镍试验阴性的厨具烹饪食物

牙科银汞合金

牙科医师用来填充龋齿的银汞合金不含镍。汞过敏亦非常罕见,汞斑贴试验不常用且结果不可靠[26,27]。汞以外的其他金属合金可用于汞过敏患者。而金亦可能是变应性接触性皮炎病因[28]。

铬酸盐

三价铬(不可溶)及六价铬(可溶)复合物为致敏物。皮手套和皮鞋中存在三价铬,而水泥中含六价铬。工业化国家中,来源于水泥、相片冲洗、金属及染料的铬是导致男性过敏最常见的致敏物。其中水泥是铬过敏最常见的原因,可起到刺激物及致敏物的作用。

水泥皮炎及烧伤 Cement dermatitis and burn

很多建筑工人于初次接触水泥后出现皮肤干燥,但大部分可适应。严重强碱性(pH 12)皮肤深度烧伤可发生于皮肤与湿水泥直接接触的男性小腿。最初症状为烧灼感及红斑,12小时后即形成溃疡[29]。而水泥从靴筒上方溅入并紧贴皮肤可导致最严重的烧伤(图 4-20、4-21)[30]。重度烧伤可引起慢性疼痛及瘢痕形成[31]。对水泥所含铬过敏的工人手背和前臂会产生湿疹。且这些患者通常于对局部及全身应用糖皮质激素无效时才会注意过敏来源。只要患者避免接触水泥,治疗效果就非常显著。

其他变应性接触性皮炎

图 4-22 至 4-24 所示为其他变应性接触性皮炎。

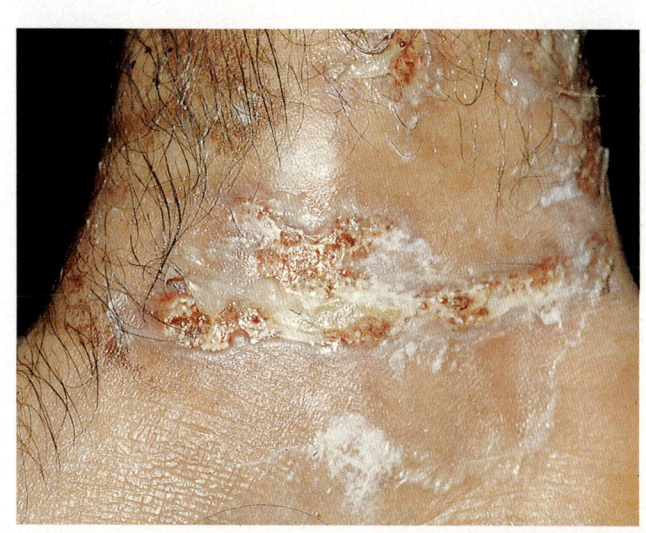

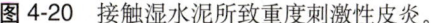

图 4-20　接触湿水泥所致重度刺激性皮炎。

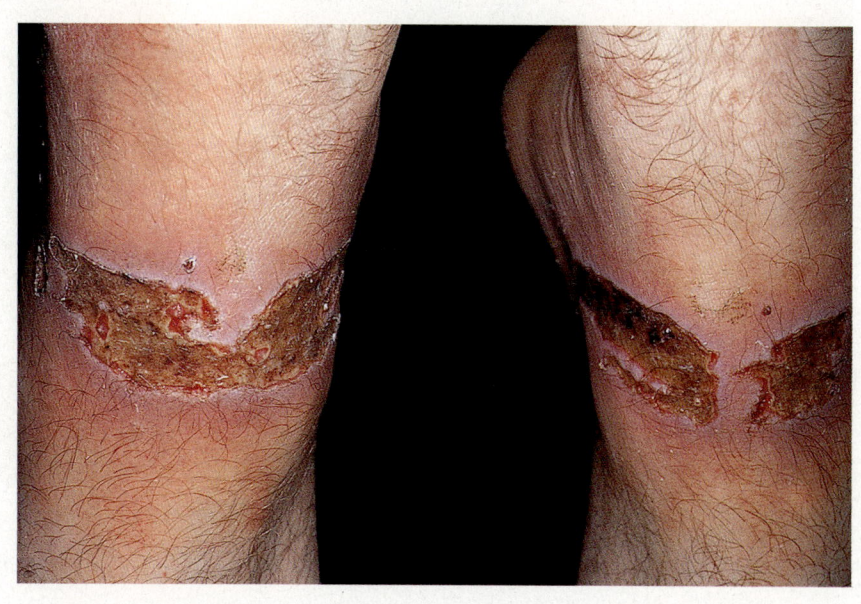

图 4-21　水泥自靴顶溅入后形成深溃疡,需治疗数月。

变应性接触性皮炎

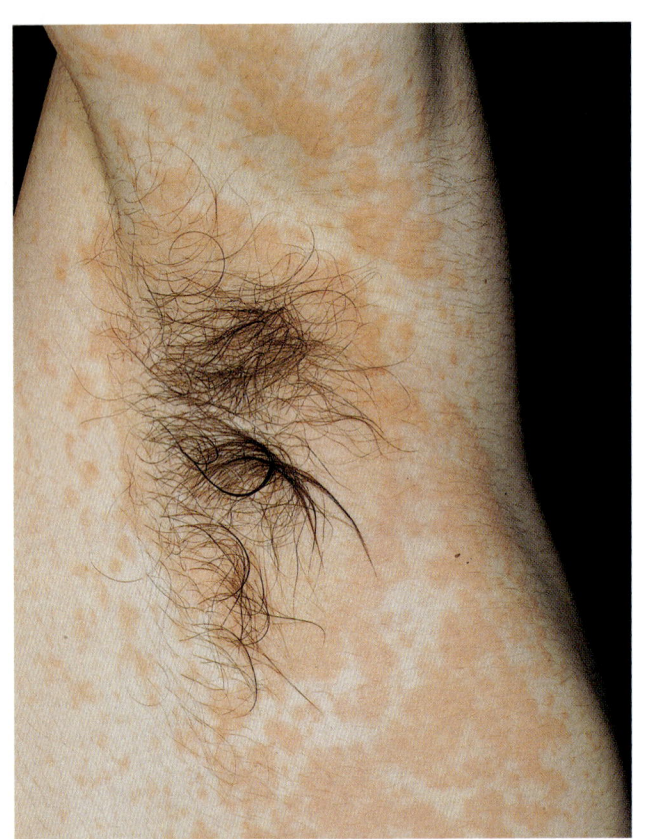

图 4-22　喷雾剂所致变应性接触性皮炎。

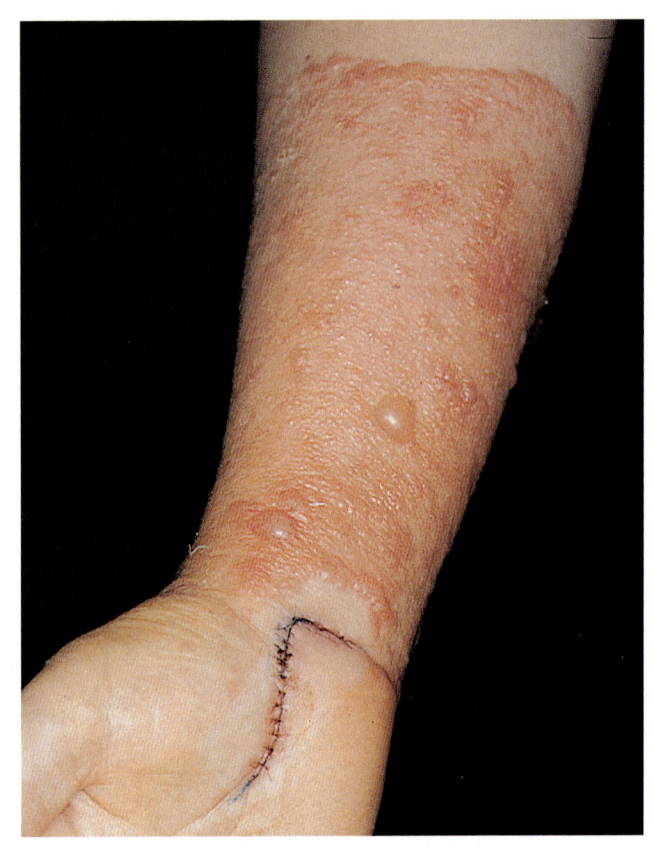

图 4-23　石膏下使用安息香致变应性接触性皮炎。

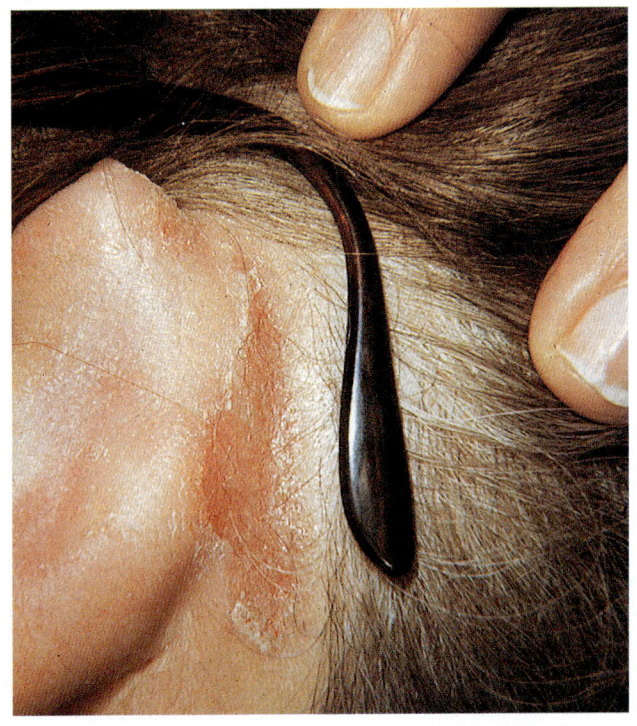

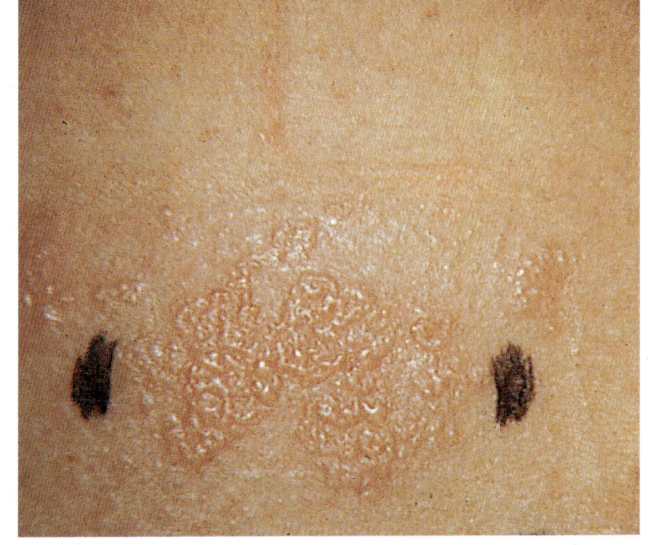

图 4-24

A．塑料眼镜架所致变应性接触性皮炎。　　　　　　　　B．以塑料镜架行斑贴试验，2 天后出现 3+ 阳性反应。

下肢溃疡患者

下肢溃疡、静脉功能不全及小腿水肿的患者对化学物质的敏感性可发生改变,因此小腿非常易患接触性皮炎。故应避免使用含羊毛醇、羊毛脂、香料、对苯二胺、新霉素和杆菌肽的外用药。

化妆品及香料过敏

化妆品常导致过敏反应(图4-25)。防腐剂、香料、乳化剂均可成为变应原,可行可疑物斑贴试验。化妆品、化妆用具和香料协会(www.ctfa.org)提供了大量有关产品成分和原料的信息。

香料最是常见的化妆品变应原,普遍应用于化妆品、香水、洗浴乳添加剂、除臭剂及日常生活用品等大量产品中。北美接触性皮炎组研究发现所有斑贴试验的患者中,11.7%对混合香料过敏。而秘鲁香脂斑贴试验提示50%患者对香料过敏。导致过敏的香料大都来源于含香料的护肤或护发产品。某些所谓"不含香料"的产品也可能含有香料[32]。

避免秘鲁香脂饮食 某些摄入的香料及食物可致口炎、唇炎、泛发性或难治性掌皮炎及跖部或肛门生殖器皮炎,可能说明香料过敏与系统性接触性皮炎有关。秘鲁香脂和/或混合香料过敏的患者,饮食中避免此类物质将非常有益(框4-3列举了秘鲁香脂和/或混合香料过敏者应避免的饮食)。通过限制香脂饮食而受益的患者包括:(1)慢性皮炎,病程一年以上,即使皮肤不再接触已知变应原,症状仍然持续者;(2)皮炎对称性累及双手和/或足、肛门生殖器部位和/或皮肤皱褶的患者及(3)秘鲁香脂和/或混合香料斑贴试验阳性者。上述患者限制香脂饮食至少4周,若皮炎明显改善,建议长期遵循。此后可每几周增加一种食物(如西红柿),以确定哪种特殊物质可加重皮炎。

局部外用糖皮质激素 治疗湿疹的药物,亦可成为致病因素。患者可对糖皮质激素产生变应反应,需要斑贴试验明确诊断。而患者可对多种糖皮质激素发生交叉反应(见第2章)。

框4-3 秘鲁香脂饮食(应避免的食物):适于秘鲁香脂或混合香料过敏患者

- 柑橘类水果产品*(桔子/橙子、柠檬、葡萄柚、枳壳、红橘、蜜桔)及其产品如果酱、果汁、面包等
- 如存在于丹麦面粉糕饼和其他面包食物中的调味剂、糖果、口香糖
- 香料*如肉桂、丁香、香草、咖喱粉、多香果、茴香、姜
- 香辣调味品如调味蕃茄酱、辣味番茄酱、烤肉酱、印度酸辣酱、肝酱
- 腌菜及泡菜
- 白酒、啤酒、杜松子酒、苦艾酒
- 香茶或调味茶、香烟,如含薄荷脑的烟草产品
- 巧克力*
- 止咳药和糖锭
- 冰淇淋
- 可乐*及其他加了香料的软饮料如 Dr Pepper
- 红辣椒*、比萨、使用红酱的意大利及墨西哥食品
- 西红柿*及含西红柿的食品

*诱发皮炎的最常见食物。

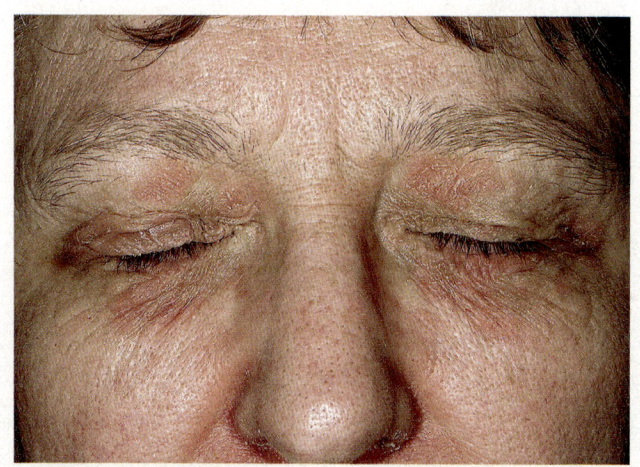

图4-25 该患者购买许多不同的化妆品试图找到可耐受的,后经斑贴试验证实为香料过敏。而不含香料的化妆品未引起炎症反应。

接触性皮炎诊断

明确导致患者变应性接触性皮炎的变应原应进行病史采集及体格检查，某些病例还需行斑贴试验（见第99页简图）。病史询问要点包括发病时间、与工作的关系（如周末或休假时可得到改善）、皮肤护理产品类型。患者可提供使用过的数量惊人的各种乳膏、洗剂、化妆品、外用药，详细询问病史可能最终发现致病抗原。

在患者认真思考过医师提出的问题前，不要尝试进行斑贴试验。对于大多数患者，所需要的是避免可疑致敏物。

斑贴试验 Patch testing

斑贴试验适用于尽量避免接触可疑致敏物并经适当局部治疗后，炎症仍持续存在的病例。因为刺激性接触性皮炎是非免疫介导的炎症反应，故该检查不用于诊断刺激性接触性皮炎。不是所有斑贴试验阳性结果均与患者病情相关，其本质在于决定阳性反应间的相关性。

开放性斑贴试验 将可疑变应原置于上臂外侧皮肤上，不覆盖其他物品。按如下所述方案进行，连续2天，每日重复2次。

应用试验 将可疑乳膏或化妆品外用于远离原发皮损的部位。通常选择上肢外侧或肘窝皮肤，每日2次，至少7天，若发生反应则停止试验。

封闭性斑贴试验 以黏性绷带覆盖置于皮肤上的试剂，48小时后移去并作初次判读（图4-26至4-28）。

固体物如制鞋皮革、木材、橡胶物质，或非刺激物如皮肤保湿剂、外用药或化妆品，都适用于这一试验。

只有刺激性小的物质才可直接应用于皮肤表面。由于高浓度腐蚀性物质斑贴试验可导致皮肤坏死，因此腐蚀性工业溶剂必须稀释。凡士林通常最适于用做稀释试验物的载体。不同化学品激发应答所需最低浓度不同，适宜试验浓度可于有关斑贴试验的专门书籍中找到。若于检查过程中产生剧烈瘙痒，则应从测试位置移除斑试片。直接法斑贴试验阴性结果不能排除过敏诊断。因为可能为测试物浓度太弱不能激发应答

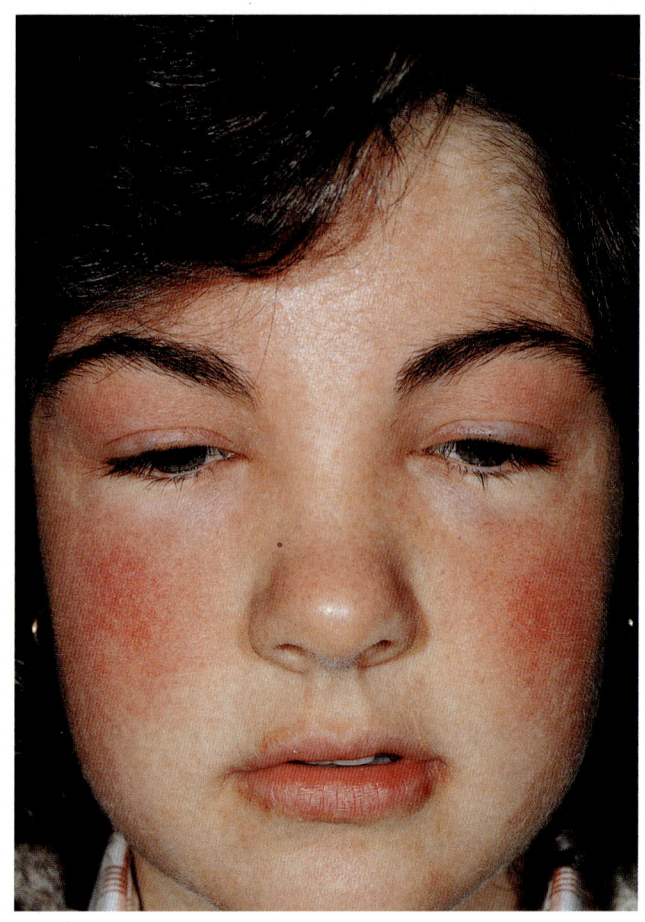

图4-26 美容师面部弥漫性红斑。斑贴试验阳性（图4-27）。

所致，或外用药（如外用糖皮质激素）某一成分抑制同一乳膏中其他成分诱导的免疫反应。

如该检查失败，或临床表现支持变应性接触性皮炎但无法经病史或体格检查明确病因时，应考虑行标准斑贴试验。

斑贴试验变应原

经常接诊接触性皮炎并对准确判定斑贴试验结果经验丰富的医师，常将变应原分组进行试验。现已将一些证实为导致变应性接触皮炎的常见及重要化学物质组合成为标准斑贴试剂系列。T.R.U.E.试验正是应用一种现成的斑贴试验试剂来诊断变应性接触性皮炎，该试剂包含了可导致80%变应性接触性皮炎的23种变应原及变应原混合物（表4-4）。斑贴试验专家除应用这种标准试剂系列外，常使用更多其他变应原，而这

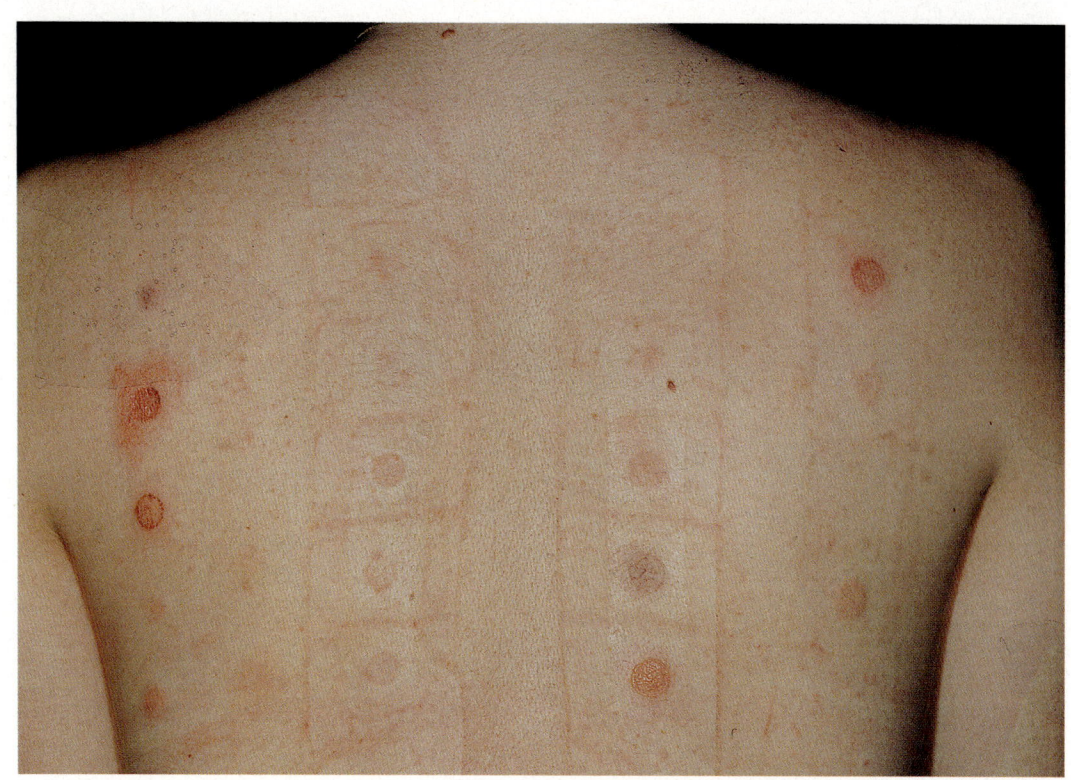

图4-27 图4-26患者对工作中经常接触的几种制品进行斑贴试验，结果表现为不同强度的阳性反应。

变应性接触性皮炎评估

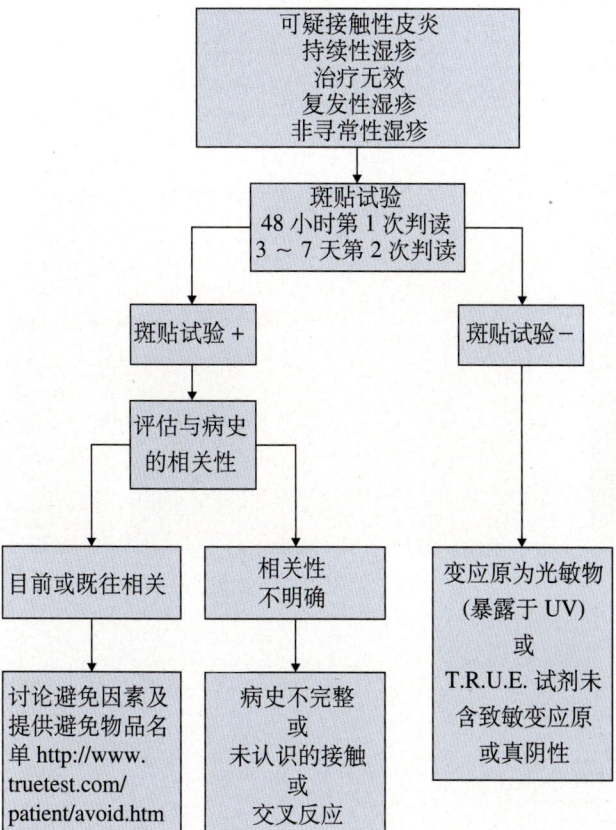

```
      可疑接触性皮炎
       持续性湿疹
        治疗无效
       复发性湿疹
       非寻常性湿疹
            │
            ▼
         斑贴试验
    48 小时第 1 次判读
    3～7 天第 2 次判读
       ┌────┴────┐
       ▼         ▼
    斑贴试验 +   斑贴试验 -
       │         │
       ▼         │
    评估与病史    │
    的相关性     │
   ┌───┴───┐    │
   ▼       ▼    ▼
目前或     相关性  变应原为光敏物
既往相关   不明确  （暴露于 UV）
   │       │    或
   ▼       ▼    T.R.U.E. 试剂未
讨论避免   病史不完整  含致敏变应原
因素及     或      或真阴性
提供避免   未认识的接触
物品名     或
单 http://www.  交叉反应
truetest.com/
patient/avoid.htm
```

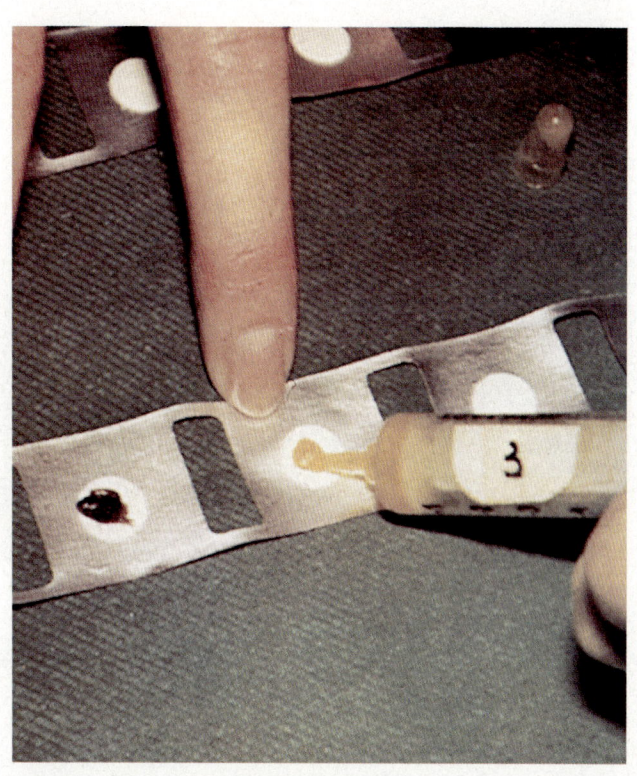

图4-28 斑贴试验。单一变应原以针管独立包装的形式出售，并被置于厂家提供条带上进行测试。

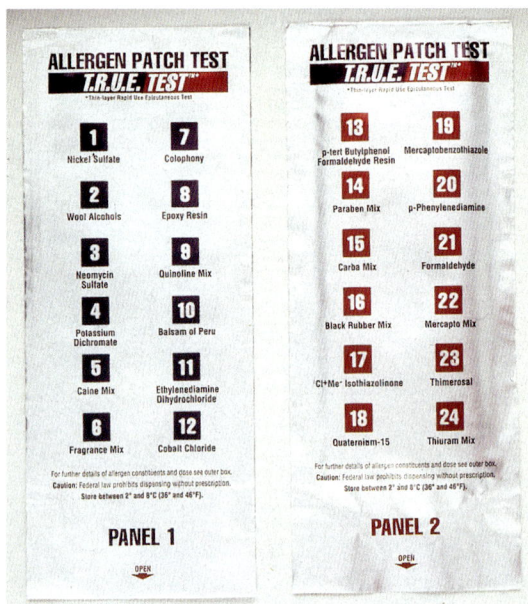

A．箔片包装的两个测试板。

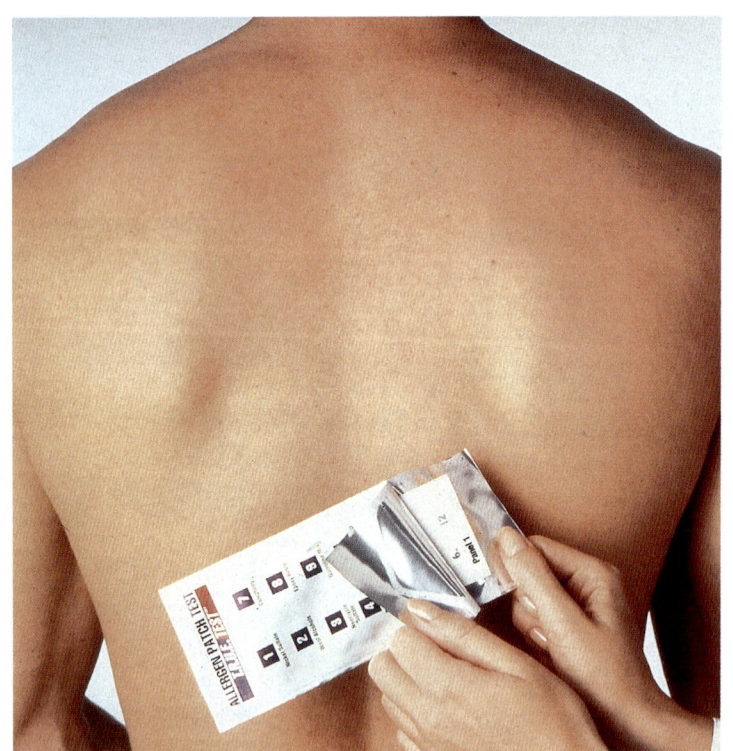

B．每板含12种变应原，固定于粘附带上。

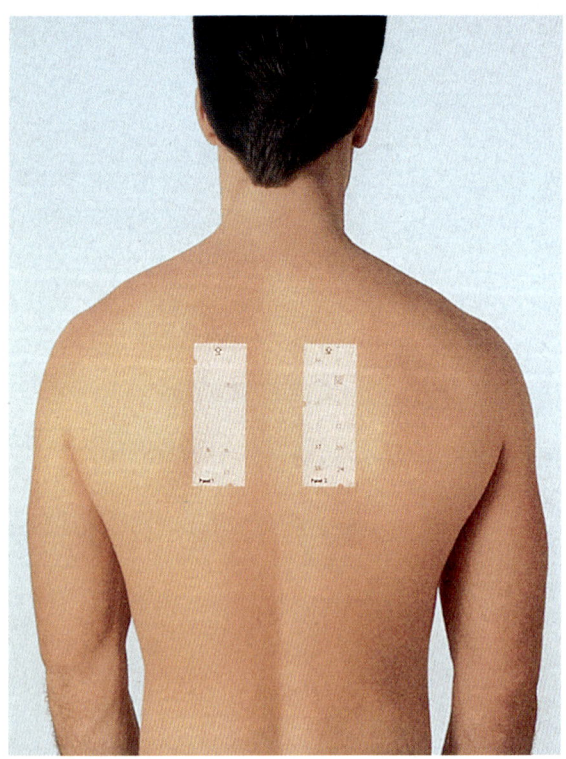

C．取出粘附带并将其紧贴于背部。

图 4-29

些额外变应原来自美国以外的国家。若仅行 T.R.U.E 试验，可能遗漏香料混合物、秘鲁香脂、橡胶添加剂秋兰姆及卡巴混合物产生的阳性反应[34]。加拿大及其他国家使用欧洲产 TROLAB 植物斑贴试验变应原。网上搜索 TROLAB 详细信息，提示其拥有各种大量可用变应原。北美接触性皮炎组试剂贴包含约 50 种抗原[34]。

T.R.U.E. 试验技术 T.R.U.E.试验的两个测试板各有 12 个含标准变应原或变应原混合物的薄层凝胶，覆于防水背板上。贴敷后，皮肤的水分使凝胶再度水化，进而释放少量抗原至患者皮肤。48 小时后，移去 T.R.U.E.试验贴剂。并于敷贴后 4～7 天判读反应情况（图 4-29）。由于发生变应反应较年轻人更慢，因此对于老年人第二次判读很重要。超过 50%的新霉素试剂于贴敷 96 小时后才产生反应。

表 4-4　T.R.U.E. 试验 23 种变应原斑贴试验
（获取参考手册及变应原回避表单请访问：http://www.truetest.com）

成分	物品	反应几率（%）*
1. 硫酸镍	饰物、金属及镀金物体	14.2
2. 羊毛醇	化妆品及外用药	3.3
3. 硫酸新霉素	外用抗生素	13.1
4. 重铬酸钾	切削油、防锈漆	2.8
5. 卡因混合物	局部麻醉剂	2.0
6. 混合香料	香料、化妆品、有香味的家庭用品、调味料	11.7
7. 松香	化妆品、黏合剂、工业产品	2.0
8. 对羟苯甲酸酯混合物	外用成分防腐剂、工业制品	1.7
9. 阴性对照		
10. 秘鲁香脂	香料、调味料、化妆品	11.8
11. 二盐酸乙二胺	外用药、眼药水、工业溶剂、防腐剂	2.6
12. 二氯化钴	镀金物品、油漆、水泥、金属	9.0
13. 对叔丁基苯酚甲醛树脂	防水胶、皮革、建筑材料、纸张、纤维	1.8
14. 环氧树脂	双面胶、表面涂料、油漆	1.9
15. 卡巴混合物	橡胶制品、皮革胶、杀虫剂、乙烯树脂	7.3
16. 黑橡胶混合物	所有黑橡胶产品、某些染发剂	1.5
17. Cl+Me- 异噻唑酮	美容护肤品、外用药、家庭清洁剂	2.9
18. Quaternium 15	美容护肤品中的防腐剂、家庭抛光剂及清洁剂、工业产品	9.0
19. 巯基苯并噻唑	橡胶制品、黏合剂、工业产品	1.8
20. 对苯二胺（PPD）	染色织物、化妆品、染发剂、印刷油墨、光显影剂	6.0
21. 甲醛	塑料、合成树脂、胶水、纺织品、建筑材料	9.3
22. 巯基混合物	橡胶制品、皮革及塑料黏合剂、工业产品	1.8
23. 硫柳汞	隐形眼镜保存液、化妆品、滴鼻液、滴耳液、注射用药	10.9
24. 秋兰姆混合物	橡胶制品、黏合剂、杀虫剂、药物	6.9

North American Contact Dermatitis Group Patch Test Results, 1996-1998 (Arch Dermatol 2000; 136:272-274.)
* 这些结果来自北美接触性皮炎组使用的另一套斑贴试验系统。

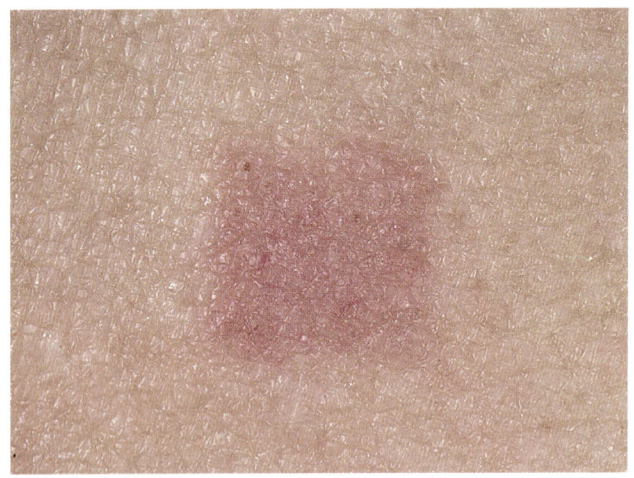

图 4-30　表现为红斑的斑贴试验 1+ 阳性反应。

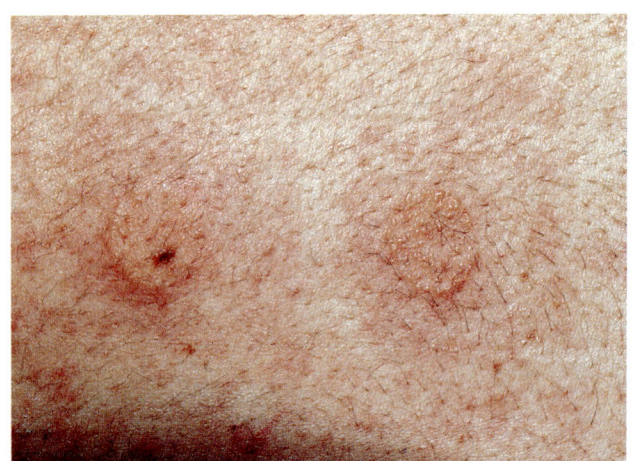

图 4-31　表现为红斑、水疱的斑贴试验 2+ 阳性反应。

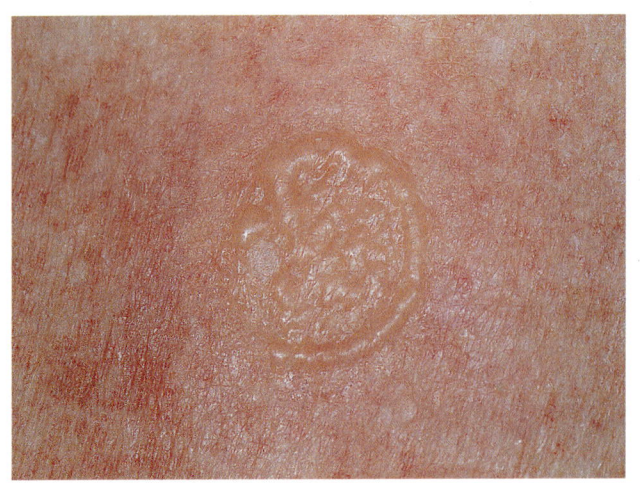

图 4-32　表现为水疱、大疱的斑贴试验 3+ 阳性反应。

斑贴试验判读和解释　试验结果分级判定如下：

+= 弱（无水疱）阳性反应：红斑、浸润，可能出现丘疹（图 4-30）

++= 强（水肿或水疱）阳性反应（图 4-31）

+++= 超强（扩散、大疱、溃疡）阳性反应（图 4-32）

− = 阴性反应

IR= 不同类型的刺激反应

NT= 未测试

结果可疑（仅有点状红斑）

变应性与刺激性试验反应

鉴别测试应答是变应性反应还是非特异性刺激反应很重要。强变应性反应可出现水疱并超出测试位置范围，强刺激反应则表现为深红斑，与烧伤相似。但形态学上不能区分弱刺激反应和弱变应性反应。商业性抗原已改良配方最大限度减少刺激反应。且由于刺激反应是皮肤应激过度或测试物浓度太高所致，故于未用酒精清洗或清洁的正常皮肤上进行测试可避免刺激反应。

斑贴试验禁忌证　存在累及 25% 体表面积以上的活动性皮炎时，不应进行斑贴试验。因为这种状况下常产生"怒背反应"及大量假阳性结果。可对迟发型超敏反应采取干预措施，如系统应用糖皮质激素、免疫抑制剂（环磷酰胺、硫唑嘌呤）及 UVB 或 PUVA 光疗，1～2 周后再进行斑贴试验[5]。

类固醇与斑贴试验　泼尼松 15mg/d 或与之相当剂量的糖皮质激素能抑制斑贴试验反应。若患者已全身使用糖皮质激素治疗，斑贴试验应至少推迟 2 周。既往应用第 Ⅴ 类外用糖皮质激素曲安萘德对斑贴试验结果影响不大[35]。如背部正在应用外用糖皮质激素，则需推迟 3 天进行斑贴试验。而外用糖皮质激素也可引起变应性接触性皮炎（见第 2 章）。

兴奋皮肤综合征（怒背）(The excited skin syndrome, angry back)　"湿疹产生湿疹"。皮肤兴奋综合征是斑贴试验结果假阳性的主要原因。单独或同时出现多个斑贴试验阳性反应可导致皮肤高反应状态，此时其他斑贴试验位置，即使是微小刺激性部位也可出现反应。多处强阳性反应患者应于数日后应用单一抗原重新进行测试（图 4-33）。重复试验可发现最

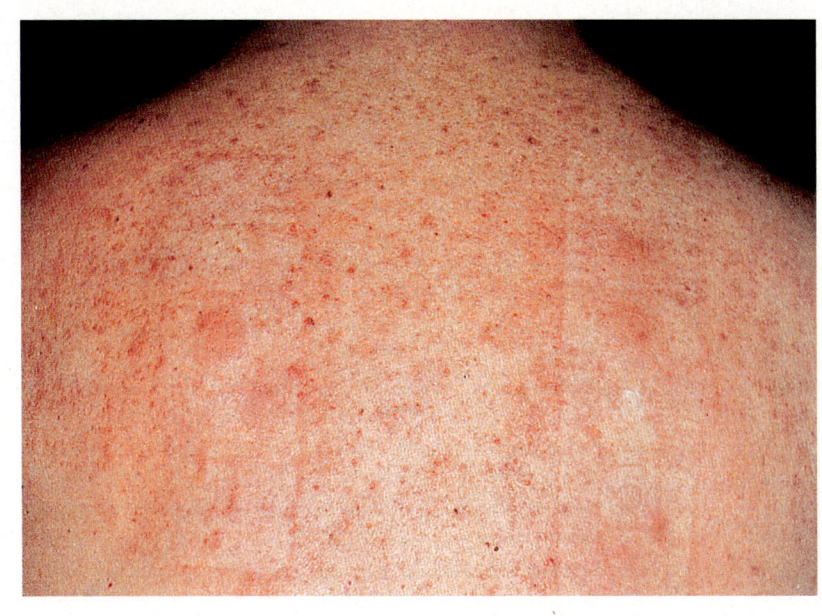

图 4-33 皮肤兴奋综合征：已出现几个阳性结果，重度反应刺激整个背部发生炎症反应。

初一些测试结果为假阳性。其他部位的轻微皮炎甚至也能引起皮肤兴奋综合征。

测试结果相关性及治疗 测试结果可得出以下结论：

- 激发阳性反应的变应原是导致患者皮炎的直接原因
- 化学结构相似或交叉反应的物质可导致皮炎
- 患者近期未与阳性抗原接触，虽然他或她对此特异性化学物质过敏，但该物质与目前病情无关
- 试验结果阴性，但如果测试用化学物质浓度足够，也可产生皮炎
- 阳性反应是刺激所致，与病情无关

1992—1996年的研究表明，混合香料、Quaternium-15、秘鲁香脂、甲醛、秋兰姆混合物、硫酸镍、新霉素、杆菌肽、卡巴混合物及对苯二胺是临床上最常见的10种变应原。乙二胺和苯唑卡因过敏比例显著降低，甲基异噻唑啉酮则成为主要变应原。T.R.U.E.试验试剂未包括杆菌肽、双咪唑烷基脲、硫代甘油、亚乙基尿三聚氰胺甲醛及咪唑烷基脲等一些重要的变应原[36]。若 T.R.U.E.试验无法提供相关信息，则应咨询接触性皮炎专家以进行其他斑贴试验。

接触性变应原替代物

回顾变应原出现环境（包括食物），与患者讨论安全的替代物，并发现可产生交叉反应的潜在物质。常见变应原安全实用的替代品列表请参见 http://www.truetest.com[21]。

阴性试验 结果阴性的可能原因包括：湿疹可能非变应性，未测试致病化学物质，或假阴性。此外，初次判读48小时后未再次判读也可导致阴性结果。而假阴性可由于测试变应原浓度太低不能激发反应所致。防晒剂羟苯甲酮所致光变应性接触性皮炎，因变应原需由光激活，故必须进行光斑贴试验。

（满孝勇 郑敏译 赵辨校）

参考文献

1. Weston W, Bruckner A: Allergic contact dermatitis, Pediatr Clin North Am 2000; 47(4): 897.
2. Marks JG Jr et al: Dermatitis from cashew nuts, J Am Acad Dermatol 1984; 10:627.
3. McGovern T: Botanical briefs: the cashew tree—Anacardium occidentale [In Process Citation], Cutis 2001; 68(5):321.
4. Salam T, Fowler J: Balsam-related systemic contact dermatitis, J Am Acad Dermatol 2001; 45(3):377
5. Belsito D: A sherlockian approach to contact dermatitis, Dermatol Clin 1999;17(3): 705.
6. Belsito D, et al: Allergic contact dermatitis to detergents: a multicenter study to assess prevalence, J Am Acad Dermatol 2002; 46(2):200.
7. Moe J: How much steroid for poison ivy? Postgrad Med 1999; 106(4):21.
8. Warshaw E: Latex allergy, J Am Acad Dermatol 1998; 39(1):1; quiz 25.
9. Cohen D, et al: American Academy of Dermatology's position paper on latex allergy, J Am Acad Dermatol 1998; 39(1):98.

10. Fisher AA: Contact dermatitis in surgeons, J Dermatol Surg Oncol 1975; 13:63.
11. Lagier F, et al: Prevalence of latex allergy in operating room nurses, J Allergy Clin Immunol 1992; 90:319.
12. Heese A, et al: Allergic and irritant reactions to rubber gloves in medical health services. Spectrum, diagnostic approach, and therapy, J Am Acad Dermatol 1991; 25(5 Pt 1):831.
13. Van CA, et al: Contact allergens in shoe leather among patients with foot eczema [In Process Citation], Contact Dermatitis 2002; 46(3): 145.
14. Freeman S: Shoe dermatitis, Contact Dermatitis 1997; 36(5): 247.
15. Hindsen M, Bruze M: The significance of previous contact dermatitis for elicitation of contact allergy to nickel, Acta Derm Venereol 1998; 78(5):367.
16. Staerkjaer L, Menne T: Nickel allergy and orthodontic treatment. Eur J Orthod 1990; 12:284.
17. Fisher AA: The safety of artificial hip replacement in nickel-sensitive patients, Cutis 1986; May:333.
18. Gawkrodger DJ: Nickel sensitivity and the implantation of orthopaedic prostheses, Contact Dermatitis 1993; 28:257.
19. Oakley AMM, Ive FA, Carr MM: Skin clips are contraindicated when there is nickel allergy, J R Soc Med 1987; 80:290.
20. Nielsen GD, et al: Nickel-sensitive patients with vesicular hand eczema: oral challenge with a diet naturally high in nickel, Br J Dermatol 1990; 122:299.
21. Adams RM, Fisher AA: Contact allergen alternatives: 1986, J Am Acad Dermatol 1986; 14:951.
22. Veien NK, et al: Low nickel diet: an open, prospective trial, J Am Acad Dermatol 1993; 29:1002.
23. Moller H: Yes, systemic nickel is probably important, J Am Acad Dermatol 1993; 28:511.
24. Le CC, et al: An unusual case of mercurial baboon syndrome, Contact Dermatitis 1996; 35(2):112.
25. Hindsen M, Bruze M, Christensen O: Individual variation in nickel patch test reactivity, Am J Contact Dermat 1999; 10(2): 62.
26. Fisher AA: The misuse of the patch test to determine "hypersensitivity" to mercury amalgam dental fillings, Cutis 1985; 35: 112.
27. Mackert JR, Jr: Hypersensitivity to mercury from dental amalgams, J Am Acad Dermatol 1985; 12:877.
28. Laeijendecker R, J Van T: Oral manifestations of gold allergy, J Am Acad Dermatol 1994; 30:205.
29. Robinson SM, Tachakra SS: Skin ulceration due to cement, Arch Emerg Med 1992; 9:326.
30. Peters WJ: Alkali burns from wet cement, Can Med Assoc J 1984; 130:902.
31. Lane PR, Hogan DJ: Chronic pain and scarring from cement burns, Arch Dermatol 1985; 121:368.
32. Scheinman P: The foul side of fragrance-free products, J Am Acad Dermatol 2000; 42(6):1087.
33. Belsito D: Surviving on a balsam-restricted diet: cruel and unusual punishment or medically necessary therapy? J Am Acad Dermatol 2001; 45(3):470.
34. Marks J, et al: North American Contact Dermatitis Group patch-test results, 1996-1998, Arch Dermatol 2000; 136(2):272.
35. Dahl MV, Jordan, WP, Jr: Topical steroids and patch tests, Arch Dermatol 1983; 119:3.
36. Maouad M, et al: Significance-prevalence index number: a reinterpretation and enhancement of data from the North American contact dermatitis group, J Am Acad Dermatol 1999; 41(4):573.

5 特应性皮炎
Atopic Dermatitis

- 发病机制和免疫学　106
- 临床表现　107
  - 婴儿阶段（出生至2岁）　108
  - 儿童阶段（2～12岁）　111
  - 成人阶段（12岁至成人）　114
- 伴随特征　115
  - 皮肤干燥和干皮病　115
  - 寻常型鱼鳞病　115
  - 毛周角化病　116
  - 掌纹加深　118
  - 白色糠疹　118
  - 特应性皱褶　118
  - 白内障和圆锥角膜　118
- 诱发因素　120
  - 温度变化和出汗　120
  - 湿度下降　120
  - 过度清洗　120
  - 接触刺激性物质　120
  - 接触变应性　120
  - 气源性变应原　120
  - 微生物　120
  - 食物　120
  - 情绪紧张　120
- 治疗　120
  - 干性皮肤　122
  - 炎症和感染　122
  - 婴儿　123
  - 儿童和成人　123
  - 焦油　124
  - 顽固性病例的住院治疗　125
  - 润滑作用　125
  - 镇静剂及抗组胺药　125
  - 光疗　126
  - 饮食控制和母乳喂养　126

许多年前已开始用"特应性"来界定具有下列一种或多种疾病个人史或家族史的一组患者：枯草热、哮喘、皮肤严重干燥和湿疹。

特应性皮炎（atopic dermatitis，AD）是一种慢性瘙痒性湿疹样疾病，几乎均从儿童期开始发病，之后可能表现为持续终生的反复/急性发作过程。AD病情的演变是环境、免疫、基因及药物等诸多因素相互作用的结果。感染、精神压力、季节/气候的变化、刺激物和变应原等因素可引起AD病情恶化。随着年龄增长，病情趋于缓解，但患者皮肤对刺激物的敏感性可终生存在，并且这种特应性素质使患者易患职业性皮肤病[1]。

该病的特征随年龄不同而变化不一。婴儿期表现为面部湿疹和躯体部斑片或泛发性湿疹。青春期和成年期表现为肢体屈侧及手部的湿疹。目前AD的遗传方式尚不清楚，但有资料表明它是多基因疾病。

诊断标准　尚无特异性的皮肤体征、独特的组织学及特征性的实验室指标来诊断AD。AD的诊断需要有多种特征性表现予以支持（见框5-1）。当患者具有3个或3个以上主要特征和3个或3个以上次要特征时，即可做出诊断。由于每个患者具有独特的主要和次要特征组合，所以患者各自不同。

患病率　儿童中的患病率为7%～17.2%[2]。20世纪70年代初以来，在学龄儿童中AD的患病率急剧增加。

遗传因素不能解释患病率的快速变化。环境因素和生活方式的变化、医生及家人对疾病认识的提高等诸多因素导致该病的诊断率增加。儿童期的一些事件可能会促使该疾病的发生（如早期感染、早期暴露于变应原、早期的饮食习惯）。

病程和预后　在框5-2中按相对重要性的顺序列出了与治愈率低、严重或复发性的顽固性皮炎增加有关的因素[3]。超过50%患有泛发性AD的儿童在13岁前出现哮喘和过敏性鼻炎。大多数的儿童皮炎会好转[4]。

70%的特应性患者有一种或多种特应性疾病的家族史：包括哮喘、枯草热或湿疹样皮炎。

框 5-1　特应性皮炎的诊断标准
主要特征（必须具备3项或3项以上）
瘙痒
典型的形态及分布
成人屈侧苔藓样皮损
婴儿及儿童面部及伸侧受累
皮炎－慢性或慢性复发性
个人或家族特应性疾病史－哮喘、变应性鼻炎、特应性皮炎
次要特征（必须有3项或3项以上）
白内障（前囊下）
唇炎
结膜炎——复发性
湿疹——毛囊周围加重
面色苍白/面部红斑
食物不耐受
手部皮炎——非变应性、刺激性
鱼鳞病
IgE升高
速发（Ⅰ型）皮肤试验反应性
感染（皮肤）——金黄色葡萄球菌，单纯疱疹
眶下褶（Dennie-Morgan线）
出汗时瘙痒
圆锥形角膜
毛周角化病
乳头皮炎
眼眶发黑
掌纹加深
白色糠疹
白色皮肤划痕症
羊毛不耐受
干皮病
Data from Roth HL: Int J Dermatol 1987; 26: 139; Hanifin JM, Rajka G: Acta Derm Venereol (Stockh) 1980; 92 (suppl):44; and Hanifin JM, Lobitz WC Jr :Arch Dermatol 1977; 113:663.

框 5-2　特应性皮炎：不利的预后因素[*]
成年期皮肤持续干燥和瘙痒
儿童期泛发性皮炎
伴有变应性鼻炎
特应性皮炎家族史
伴有支气管哮喘
早年发病
女性
Data from Rystedt 1: Acta Derm Venereol (Stockh) 1985; 65:206.
[*] 按相对重要性排序。

发病机制和免疫学

IgE升高和炎症反应　IgE在AD中的作用尚不清楚。许多AD患者血清中的IgE升高，但仍有20%患者血清IgE正常，并且无变态反应。说明IgE水平与疾病活动性并非必然相关。因此，血清IgE水平的增高可能仅是支持疾病的证据[5]。在伴有特应性呼吸道疾病的所有年龄组儿童中，总IgE水平升高更加显著。大多数AD患者具有变应性鼻炎或哮喘的个人病史或家族史，且血清中抗气源性抗原或抗摄入的蛋白质抗原的IgE抗体升高。在春天枯草热季节，当气源性变应原浓度处于最高时，AD症状常减轻。

血嗜酸性粒细胞增多　嗜酸性粒细胞可能是AD的主要效应细胞。尽管一些重症患者末梢血中嗜酸性粒细胞计数正常，但血中嗜酸性粒细胞计数与疾病严重程度大致相关。嗜酸性粒细胞计数正常的患者主要见于单纯患有AD的患者；患有严重AD且同时伴有呼吸道变态反应的患者其外周血嗜酸性粒细胞常常增高。组织中无嗜酸性粒细胞积聚；但真皮中嗜酸性粒细胞脱颗粒释放出的主要碱性蛋白可诱导嗜碱性粒细胞及肥大细胞释放组胺，引起瘙痒、炎症反应和苔藓样变[6]。

细胞介导的免疫功能下降　许多证据提示AD患者存在细胞介导的免疫功能紊乱。不论AD患者的皮肤炎症反应是否存在，均可能出现严重的皮肤播散性单纯疱疹病毒感染（疱疹样湿疹）。患有活动性唇部疱疹的母亲应避免皮损直接接触她们孩子的皮肤，例如亲吻，特别是当儿童患有皮炎时。虽然AD患者接触性变态反应的发病率可能低于正常人（如对常春藤毒素的敏感性下降）[7]，但一些研究显示AD患者与正常人的接触致敏率相同[8,9]。AD患者体液免疫可能正常。

误解　对于AD的常见误解有两个。其一，这种疾病是一种情绪失调性疾病。疾病持续数月或数年，患者确实似乎易被激怒，但这是对顽固疾病的正常反应。其二，特应性皮炎由变态反应所诱发。特应性个体常有呼吸道变态反应，当进行皮肤试验时，常被告知其对"所有物质"过敏。在皮试中用针刺激时，AD患者可能出现风团，但这是特应性皮肤的一种特征，并不一定代表变应反应。迄今所有证据表明，大多数AD病例是环境因素作用于先天缺乏免疫力的皮肤所致，而与变应原无关。

气源性变应原　气源性变应原在引发湿疹样皮损过程中可能发挥了重要作用。斑贴试验阳性率依次为：屋尘螨（70%）、螨虫（70%）、蟑螂（63%）、霉菌混合物（50%）和草混合物（43%）。AD患者常对多种抗原表现为划痕试验阳性和皮内试验阳性反应；避开这些抗原也很少能促进皮炎好转。

临床表现

主要的和次要的诊断特征　在框5-1 AD诊断标准中，列出了用于诊断特应性皮炎和特应性的主要和次要特征[10]。因为每个患者都有独特的特征组合，因此对于这类遗传性疾病没有精确的临床或实验室标志[11]。

瘙痒、原发损害　"AD不是先有皮疹而瘙痒，而是瘙痒后出现皮疹"。特应性皮炎由瘙痒开始。皮肤异常干燥和瘙痒阈值降低是AD的重要特征。AD绝大多数特征性表现是由于搔抓产生的。大多数AD患者清醒时努力控制搔抓，但当睡眠时，有意识的控制就丧失了；患者在温暖的被子下面搔抓，之后皮损出现了。瘙痒－搔抓的循环一旦建立，理性控制搔抓意识就不再发挥作用了。搔抓变成习惯性的动作，疾病逐渐恶化。特应性皮损的出现也与皮肤对刺激物的反应阈值降低有关。

炎症类型　由于暴露于外界刺激或搔抓，AD可产生几种皮损模式和皮损类型。急性炎症开始于红丘疹及红斑，出现表皮剥脱、糜烂、渗液。亚急性炎症有红斑、表皮剥脱及鳞屑性丘疹。慢性皮炎是由长期搔抓所致，表现为皮肤增厚、皮纹显著（苔藓样变）和纤维化的丘疹。炎症缓慢消退，形成干燥脱屑的所谓干皮病的损害。AD没有单一的原发疹。在同一患者，三种类型可能同时存在。皮损类型包括丘疹（图5-1）、红斑鳞屑的湿疹样皮炎（图5-2）和苔藓样变（图5-3）。苔藓样变出现表皮增厚，是具显著特征性的皮损，伴有皮肤纹理增强类似洗衣板。表皮剥脱和感染可改变这些反应。

尽管特应性素质的皮肤表现是多变的，但它们有特征性的年龄决定模式。虽然一些患者病变不典型，但是对这些模式的了解是有用的。AD可能在不确定的时间内消退，也可能从婴儿期至成人期病情几乎无变化，58%患AD的婴儿，炎症反应持续15～17年[12]。我们人为把AD分为三个阶段。

特应性皮炎——炎症模式

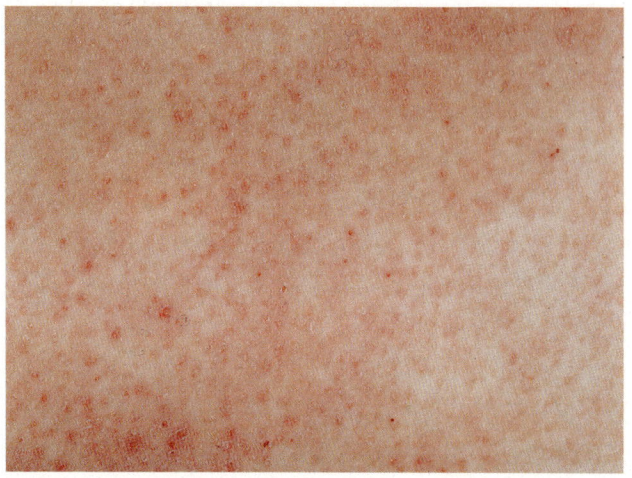

图5-1　肘前及腘窝处常见丘疹皮损。丘疹融合形成斑块。

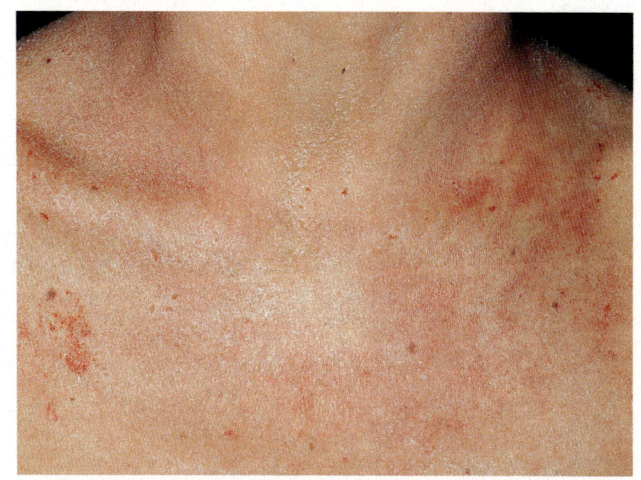

图5-2　颈部及胸部的弥漫性伴有红斑脱屑的湿疹样皮炎。

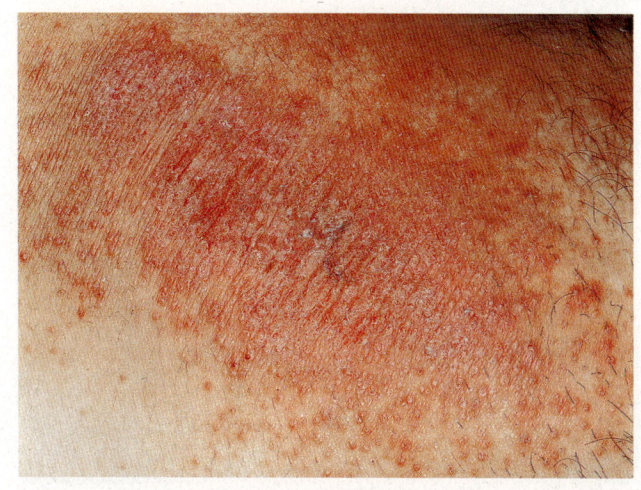

图5-3　伴有正常皮肤纹增强的苔藓样变。苔藓样变斑块周围多绕有丘疹。

婴儿阶段（出生至 2 岁）Infant phase

婴儿极少生来就有特应性湿疹。首发症状多出现在出生后3个月。最常见的症状是冬季颊部皮肤干燥、出现红色、鳞屑样斑片，但口周及鼻周皮肤正常（图5-4、图5-5）。当该区域暴露于冷空气时发红。下颌部由于唾液刺激及反复清洗，最初时炎症可能比颊部更重。伴随漫漫冬日，炎症可能波及鼻周及口周（图5-6）。AD患儿习惯性的舔唇常导致唇及口周皮肤渗液、结痂及脱屑（图5-7）。

许多婴儿在早期阶段没有表皮剥脱，皮损为局限、慢性改变。反复搔抓清洗后颊部出现发红、脱屑、渗出性皮损，呈现一种典型的婴儿湿疹表现。在这个阶段，婴儿感觉不舒服，在睡眠期间不安定，易骚动。

一些婴儿表现为泛发性的皮损，包括丘疹，红斑，鳞屑和苔藓样变。头皮受累与脂溢性皮炎有时难以区别（图5-8）。尿布区域常不受累（图5-9）。苔藓样变可出现于凹窝和皱褶区域，或常局限于用手易触及的部位，例如尿布的下方、手背或前臂伸侧（图5-9至5-11）。由于疾病的长期存在，不适感逐渐加重，影响睡眠，患儿及其父母均受影响。

数年来，人们猜想食物可能是致病原[13]。在本章末尾讨论了食物试验及母乳喂养。病理可能受出牙、呼吸道感染和不良情绪刺激等事件的影响。AD 是慢性的，反复出现恶化及缓解，且大约50%的婴儿至18个月时病情缓解。其他病例进展至儿童期阶段，出现不同的模式。

特应性湿疹患儿的发育 身高与湿疹受累体表面积明显相关。受累体表面积小于50%的儿童身高可正常，但更大面积受累时生长会受限。外用糖皮质激素对生长发育迟缓作用有限[14]。

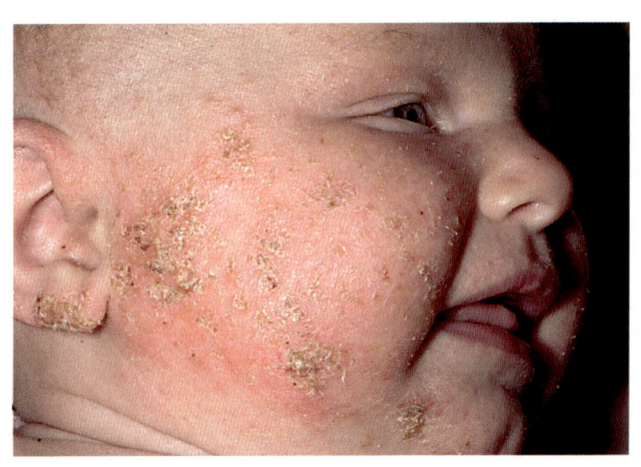

图 5-4 发红的脱屑性斑块限于婴儿颊部，是婴儿特应性皮炎首发体征之一。

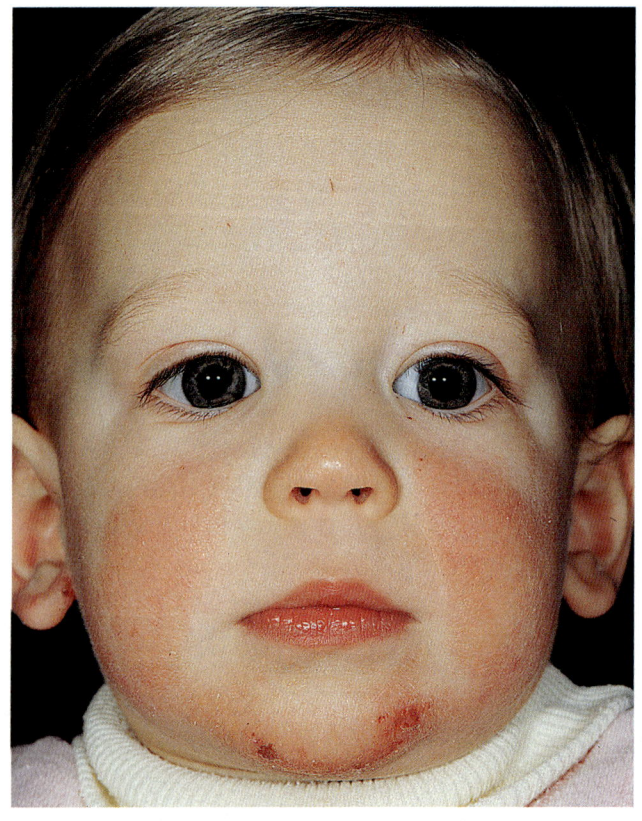

图 5-5 特应性皮炎：儿童的常见表现，限于颊部的红斑和脱屑，不累及口周及鼻周。

第 5 章 特应性皮炎

特应性皮炎

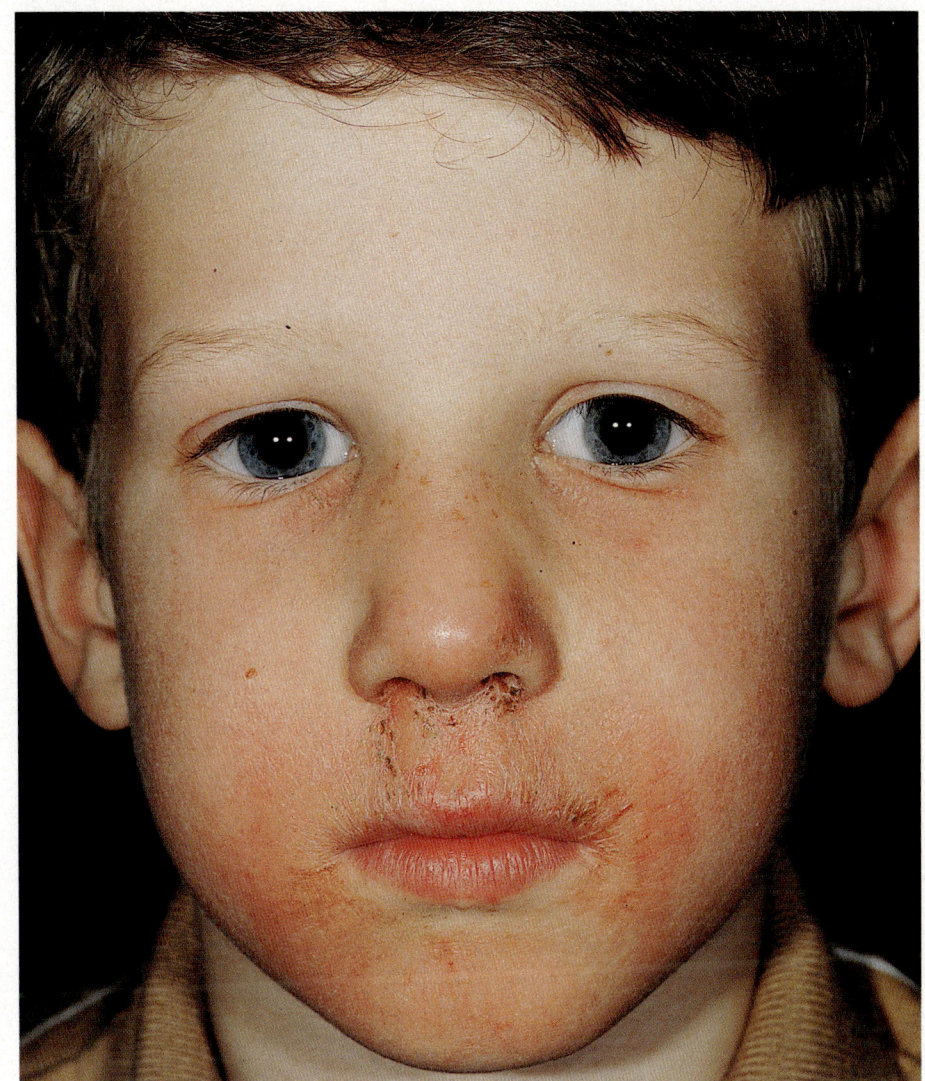

图 5-6　AD 炎症进展，累及口周及鼻周。

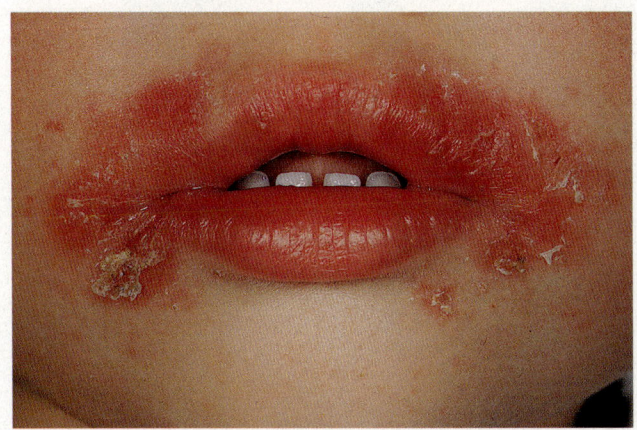

图5-7　特应性儿童习惯性的舔唇产生红斑和鳞屑，最后导致继发性感染。

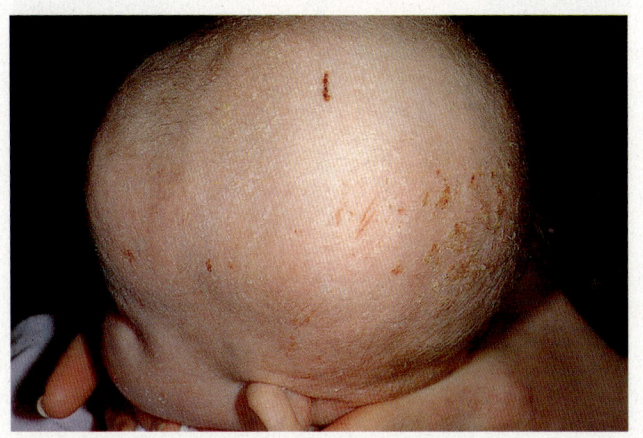

图5-8　头皮泛发、浅表性的红斑及鳞屑，用第Ⅵ级外用糖皮质激素快速有效。用 1% 氢化可的松控制炎症力度可能不够。

特应性皮炎

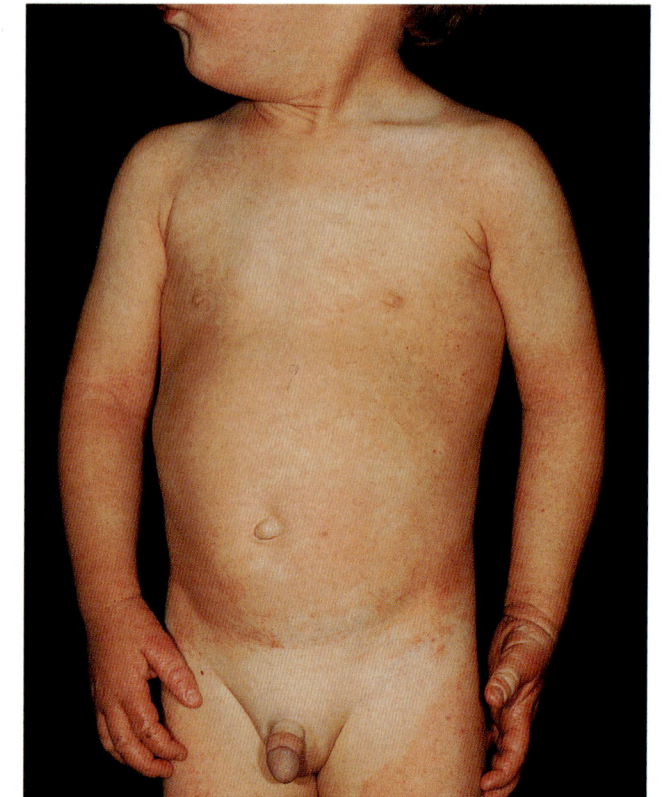

图 5-9 泛发性的婴儿 AD，不累及尿布区域，因为尿布可保护皮肤免于被搔抓。

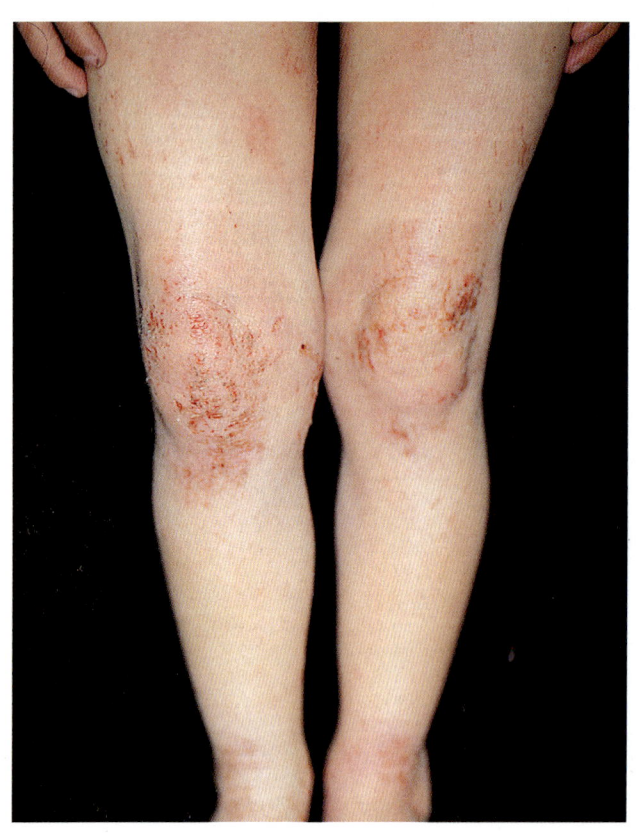

图 5-10 膝部的炎症是 AD 患儿最常见的表现。

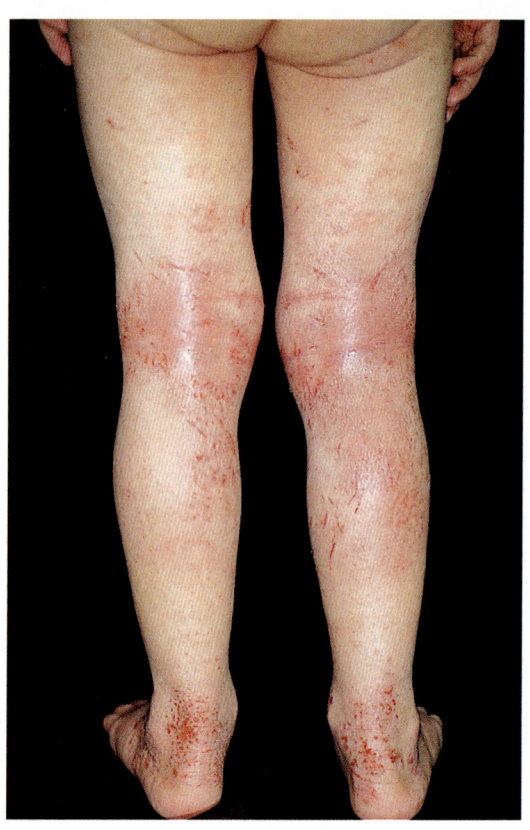

图 5-11 摩擦及搔抓有炎症的屈曲部位引起皮肤肥厚（苔藓化）。这些皮损形成裂隙并伴有金黄色葡萄球菌感染。

儿童阶段（2～12岁）Childhood phase

AD最常见和最具特征性的表现是屈曲部位的炎症反应［如肘窝、颈、腕、踝部炎症（图5-12至5-15)］。这些部位反复屈伸运动容易出汗。出汗刺激引起灼热和剧痒并引发瘙痒-搔抓的循环。颈周或肢端的紧身衣服使这些部位热量不易发散，更加剧了瘙痒-搔抓循环。典型的炎症先从一侧凹窝部或颈周出现。皮损可能局限于一、两个部位，也可逐渐累及颈部、肘前、腘窝、腕、踝。皮损由丘疹开始，迅速聚集融合成斑块，经搔抓后形成苔藓样变。斑块可能呈苍白色，有轻度炎症，少有变化（图5-13）；如果剧烈地搔抓皮损部位，则皮损处呈现鲜红、脱屑、糜烂。皮损边界清楚，如同银屑病样（图5-15），或由于在苔藓样变的周边有较多的小丘疹而致边界不清。少数患者即使反复搔抓也无苔藓样变。渗出性皮损是婴儿阶段的特征性表现，但在本阶段并不常见。大多数患者对慢性损害产生了耐受，睡眠良好。

图5-12 特应性皮炎：肘窝处丘疹融合形成斑块是典型表现。

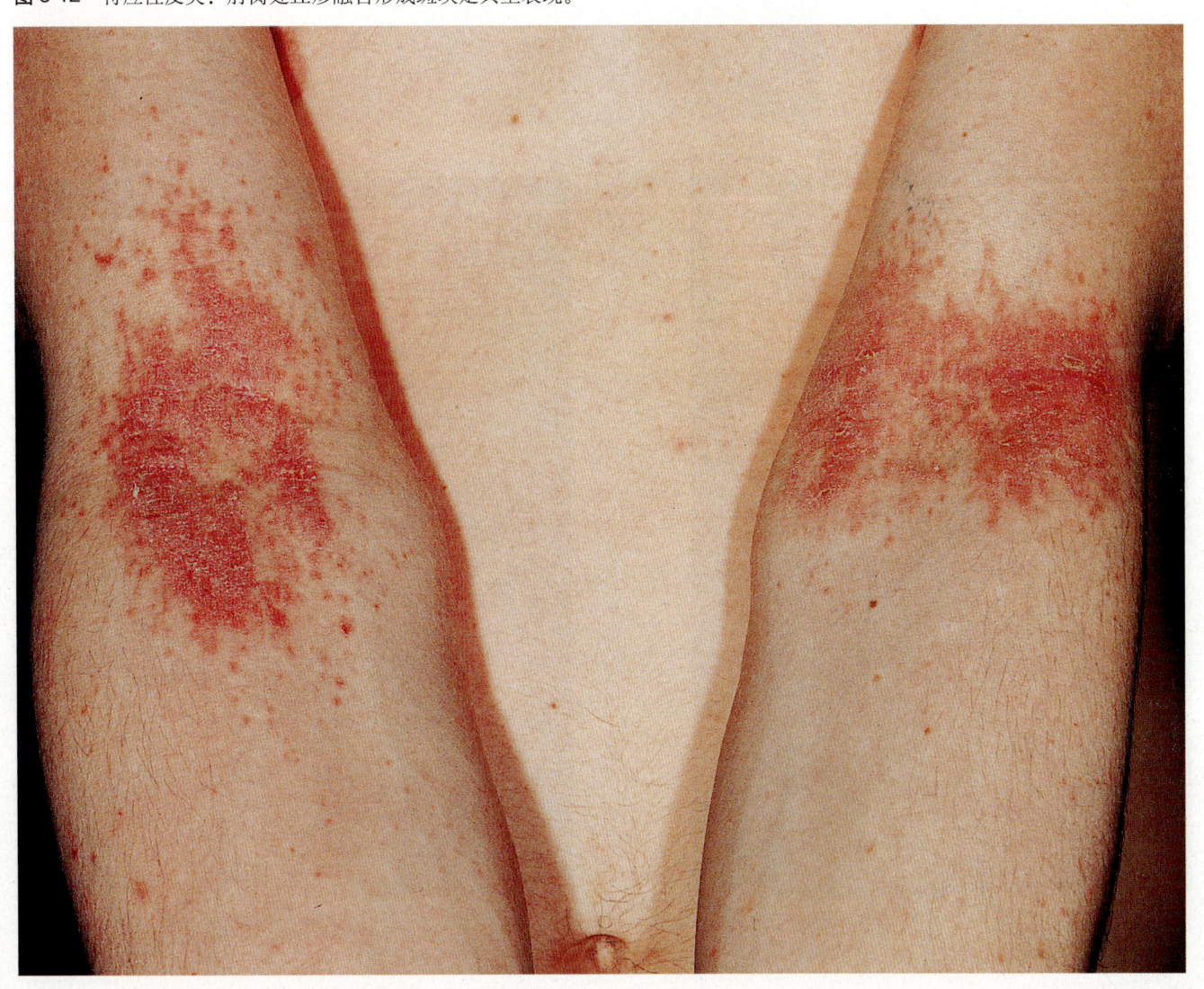

特应性皮炎

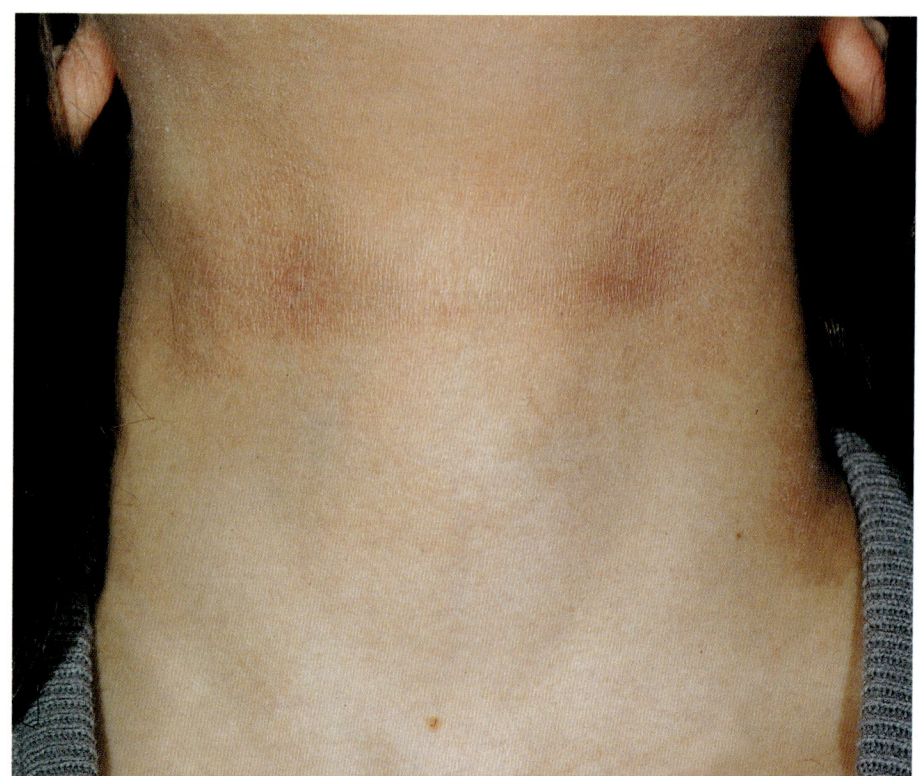

图5-13 特应性皮炎：典型表现为颈周红斑和弥漫性脱屑。

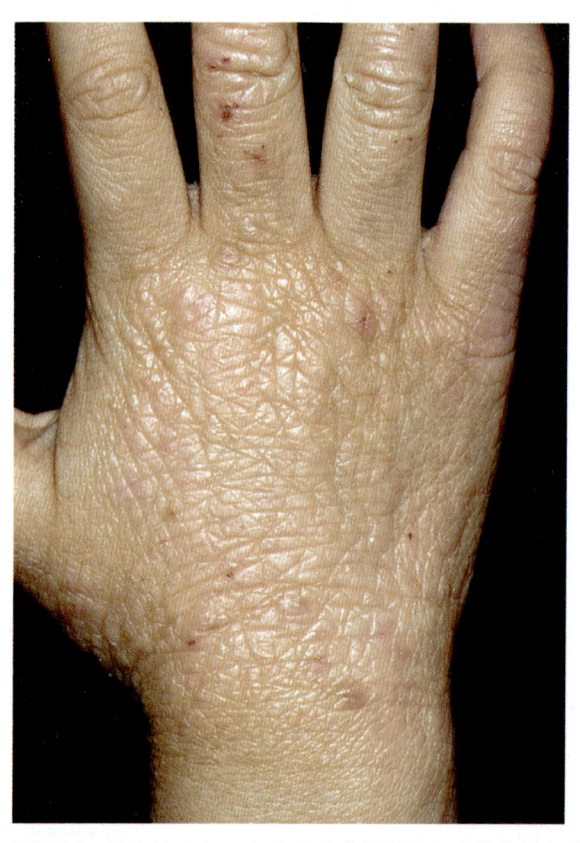

图5-14 特应性皮炎：在腕及手背处慢性炎症苔藓样斑块。

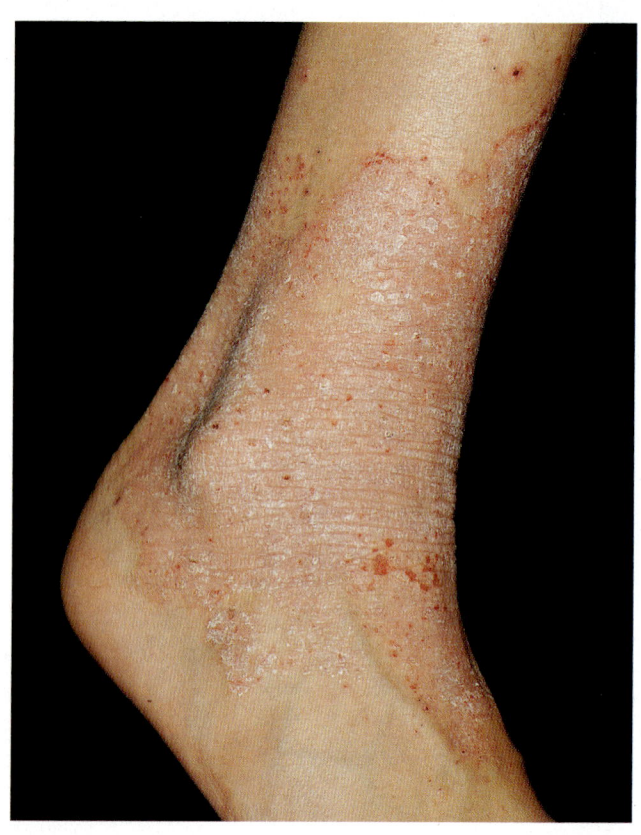

图5-15 有银白鳞屑且边界清楚的苔藓样斑块，显示有部分银屑病的特征。皮损有糜烂。

特应性皮炎

持续搔抓可能导致黑素细胞破坏，出现色素减退区，当炎症消退时，变得更明显。这些色素减退区随时间延长而减轻（图5-16）。其他恶化因素如受热、受冷、空气干燥或情绪压力等可导致炎症扩散，超过皱褶区域的限制（图5-17及图5-18）。炎症会干扰正常生活。患者不能正常睡眠，干扰正常的工作和学习，这些患者很困惑。他们发现站在热水中淋浴时病情有暂时的较大程度的缓解，但由于反复浸湿和干燥产生的干燥效果不可避免地进一步加重病情。更严重的病例则需要住院治疗。大多数有这种炎症模式的患者在30岁前病情会逐渐缓解，但还有一些患者病情转为慢性或仅在季节变换或在其他转变时复发，此时皮炎就变成终生的问题。

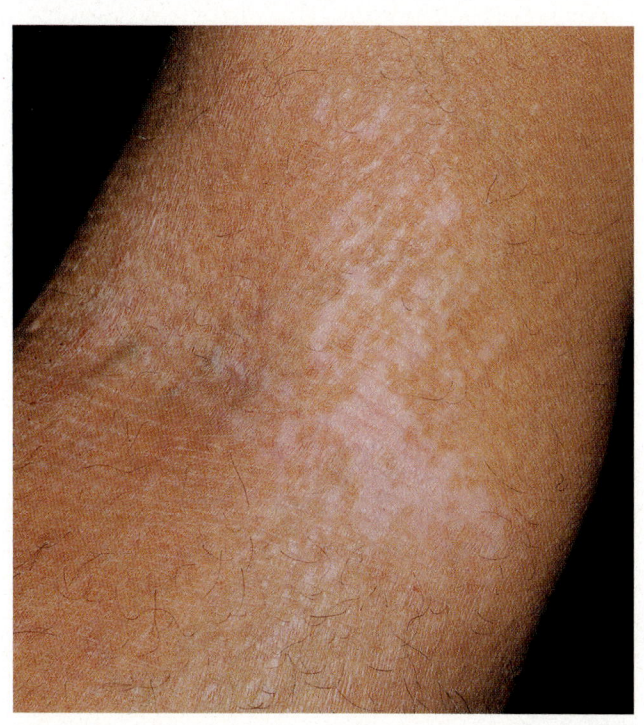

图5-16　肘窝处色素减退斑，慢性搔抓造成黑素细胞破坏所致。

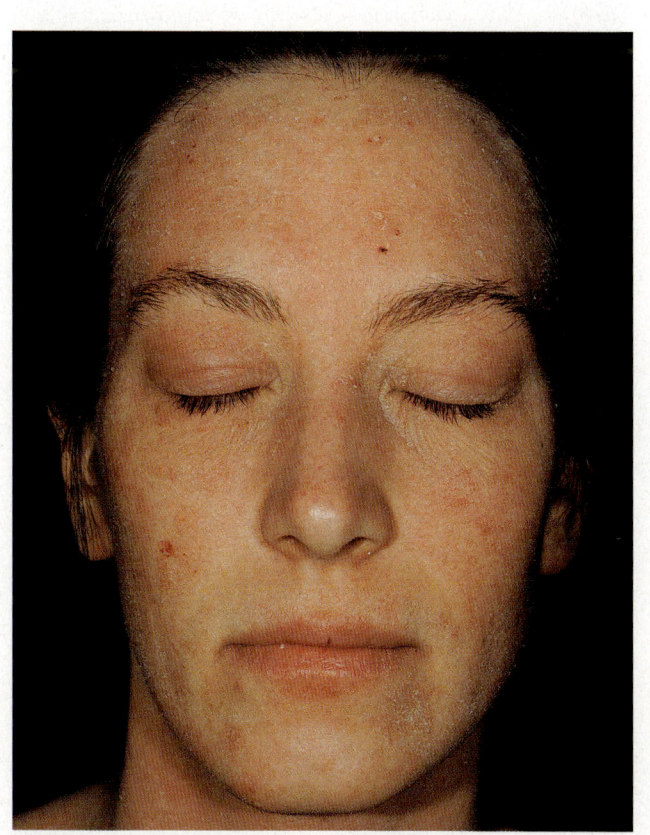

图5-17　泛发性特应性皮炎，泛发性红斑及鳞屑。

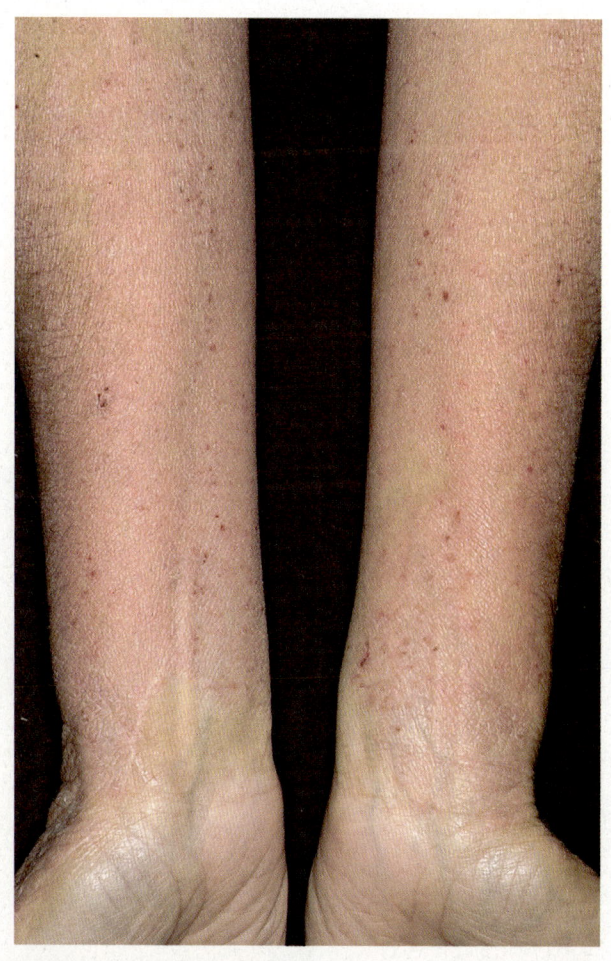

图5-18　皮炎泛发累及周身。继发性金黄色葡萄球菌感染总是与这种程度的炎症共存。

成人阶段（12岁至成人）Adult phase

AD的成人阶段开始于青春期。此时再次发生炎症的原因尚未清楚，但可能与激素变化或青春期初始的紧张状态有关。也有些成年患者在早年并无皮炎病史，但这并不常见。与儿童阶段的AD一样，局限性的苔藓样炎症是最常见的类型。皮损可能累及一处或多处且有几个特征性的类型。

屈侧部位的炎症 此类型常见，与儿童期屈侧的炎症是一样的。

手部皮炎 手部皮炎可能是成人特应性素质最常见的表现（见第3章手部皮炎）。成人在家里和在工作中会接触许多刺激性化学物质，并且比儿童洗手更频繁。刺激引起手背或指周发红和脱屑。瘙痒和不可避免的搔抓导致苔藓样变，或渗出和结痂。病变可能累及部分或全部指尖垫。皮损干燥，慢性脱屑或发红伴有裂隙。皮损处可能伴有疼痛，呈慢性，且对治疗抵抗。银屑病可出现类似表现。

眼周炎症 眼睑薄，常暴露于多种刺激物，且易被抓伤。许多成年AD炎症局限于上眼睑（图5-19）。他们声称对某物质过敏，但去除可疑的变应原后，炎症并不缓解。习惯性地用手背搓眼睑是比较典型的表现。若控制炎症不成功，则应考虑行斑贴试验以排除变应性接触性皮炎。

会阴部苔藓样变 与其他人相比，患AD的患者更易有肛门生殖器部位苔藓样变。这些擦烂部位温暖、潮湿、易受刺激、容易瘙痒。由于习惯性的搔抓，女阴、阴囊（图3-48）和肛周（图3-44）可能会出现苔藓样变。这些部位皮损对治疗抵抗，炎症可能会持续数年。患者也可能因为羞怯而延迟就医，未经治疗的苔藓样变斑块会变得非常肥厚。该现象的存在也与情绪因素有关。

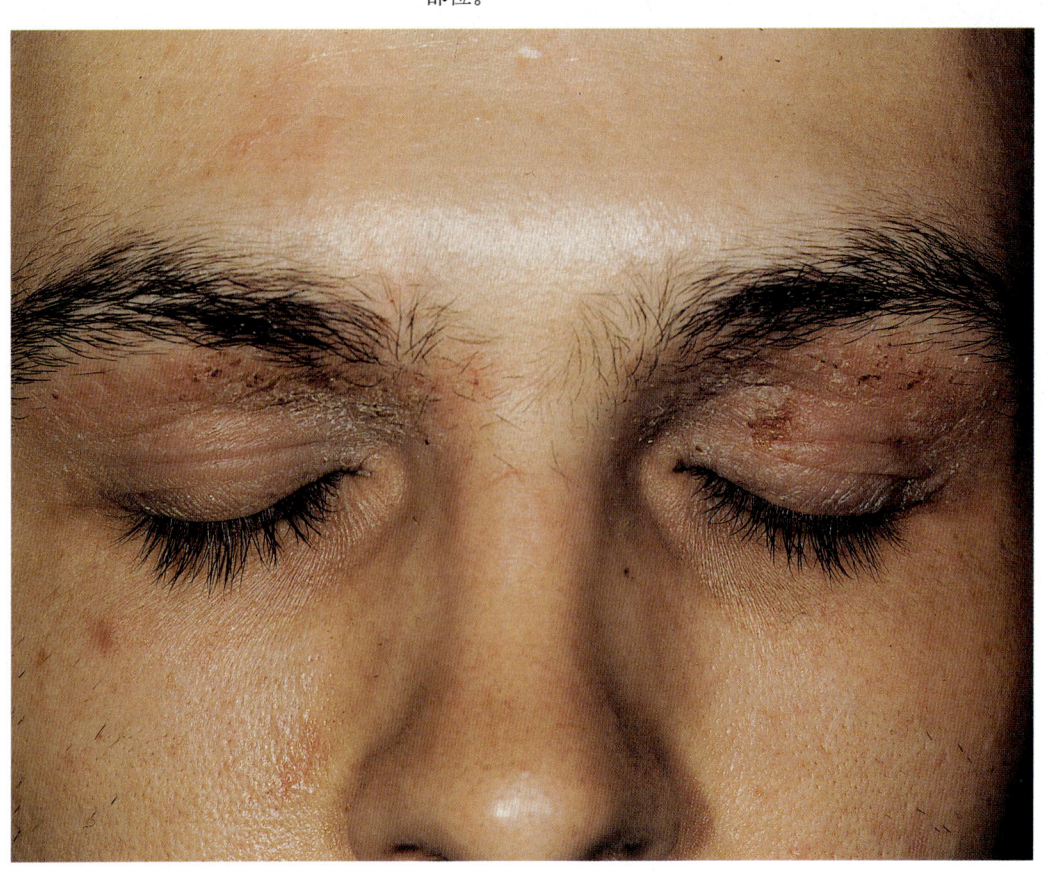

图5-19 位于上眼睑的特应性皮炎，患者经常用手背摩擦该部位。

伴随特征

皮肤干燥和干皮病 Dry skin and xerosis

皮肤干燥是 AD 的一项重要特征。通常人们认为 AD 患者皮肤干燥来自遗传。干燥的皮肤可能反映轻度的湿疹样改变、伴发鱼鳞病或同时具有这些病变[15]。

皮肤干燥可发生在任何年龄段，婴儿较常出现小腿皮肤干性脱屑。干燥的皮肤敏感，易受外界刺激，更重要的是出现瘙痒。瘙痒是诱发产生各种AD类型的基础。搔抓瘙痒皮肤引发湿疹；换句话说，正是因为瘙痒，皮疹才出现。

干燥的皮肤通常局限于四肢伸侧，但在易感性个体，全身皮肤均可受累。在冬季空气湿度低时，皮肤干燥更严重。水分经皮肤最外层丢失。冬季里，皮肤干燥逐渐加重。脱屑的皮肤出现裂隙。反复洗涤干燥部位使表皮屏障不再完整，出现红斑和湿疹。反复洗涤和干燥使皮肤发红，出现水平裂缝，特别是在老龄患者的下肢部位，常呈现裂隙或碎瓷样外观（见第3章，图3-37至图3-39）。避免经常洗涤。使用温和肥皂（如 Dove、Cetaphil Bar），并常规外涂保湿霜或洗液。洗澡后，拍干水分，尽快涂抹保湿剂是有效措施。

寻常型鱼鳞病 Ichthyosis vulgaris

鱼鳞病是一种角化性疾病，以皮肤干燥、矩形鳞屑为特征，有多种类型。显性寻常型鱼鳞病可独立存在，也可见于AD患者。伴有寻常型鱼鳞病的特应性患者常有毛周角化和掌纹加深。婴儿于冬季仅表现为皮肤干燥、脱屑；随着年龄增长，病变趋于广泛，四肢伸侧随之出现细小的、白色半透明的鳞屑（图5-20）。与仅出现于男性的性连锁寻常型鱼鳞病的大片褐色的多角形鳞屑相比，本病的鳞屑较小，且颜色较浅（图5-21）。与性连锁鱼鳞病不同的是，显性寻常型鱼鳞病在腋窝及颊部无显著脱屑，很少累及周身。随年龄增大，病情趋向于好转。12%的乳酸铵洗剂或霜剂（Lac-Hydrin, AmLactin）或 Carmol 20 或 40 霜（尿素）外用很有效。

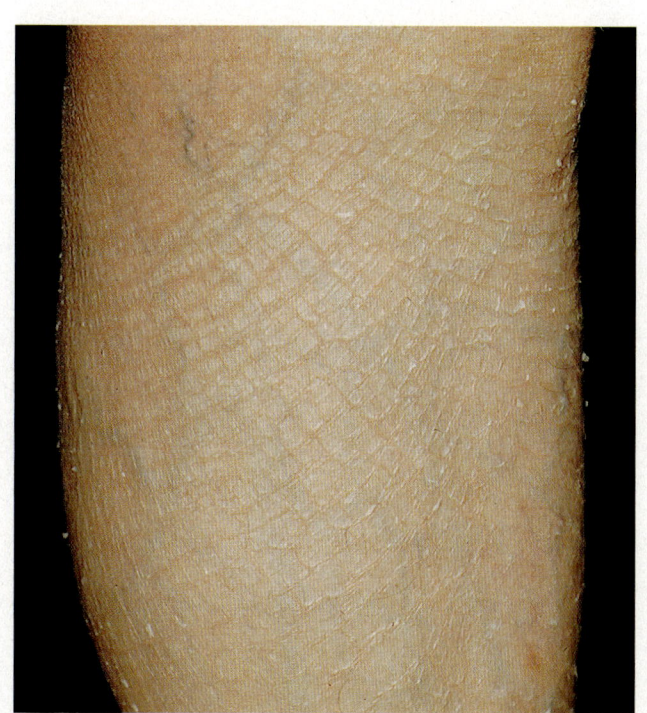

图5-20 显性寻常型鱼鳞病：四肢伸侧有白色半透明四边形鳞屑。本型与特应性显著相关。

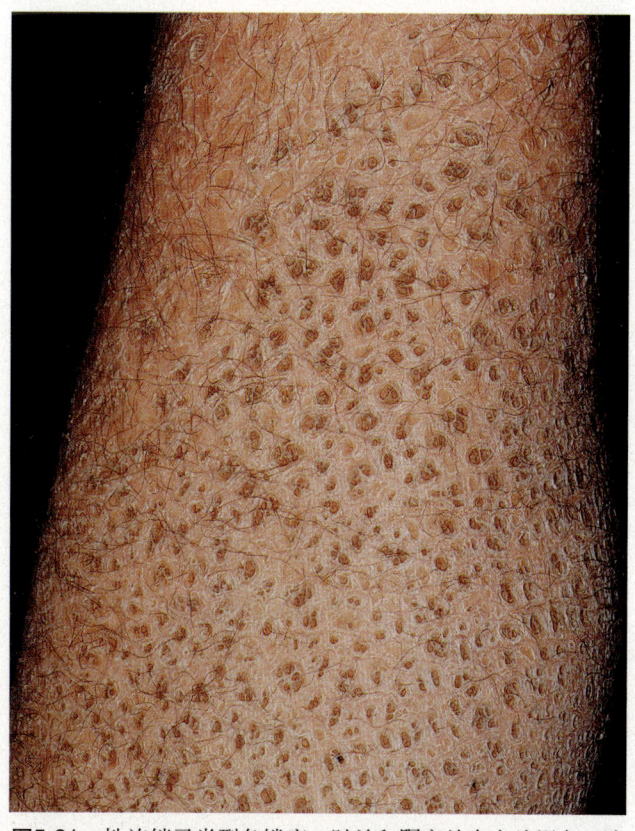

图5-21 性连锁寻常型鱼鳞病：肘前和腘窝处有大片褐色四边形的鳞屑。与图 5-20 相比较，本型与特应性无关联。

毛周角化病 Keratosis pilaris

毛周角化病很常见，在 AD 患者中更易发生且皮损更广泛。任何年龄段都可能出现小（1～2mm）而坚硬的毛囊性丘疹、脓疱，在小儿中更常见（图5-22）。青春期时发病率达到高峰，之后病情趋于好转。该病的出现可困扰青少年及成人。

毛周角化病皮损常累及上臂后侧（图 5-22 和图 5-23）和大腿前侧，但不累及掌、跖部位。面部皮损可能与痤疮相混淆，毛周角化病的皮疹小而均一，且伴有皮肤干燥、皲裂，可与脓疱性痤疮相鉴别（图5-24）。皮损泛发类似痱子或粟粒疹。大多数病例无症状，但皮损处可能发红，有炎症，呈脓疱性，似细菌性毛囊炎，特别是位于大腿上的皮损（图5-25）。成人泛发型皮损，角化性丘疹周围可有红晕。这种少见的泛发型皮损可持续不退（图5-26）。系统使用糖皮质激素治疗可明显加重皮损，并产生许多毛囊性脓疱。

局部维甲酸（Retin-A 霜或 Tazorac 霜）治疗可使病情缓解，但其刺激性一般较大，患者难以接受。短期应用第Ⅱ～Ⅴ级类固醇局部治疗可减轻不雅观的红斑，常用于暂时缓解病情的紧急情况。外涂 12% 乳酸铵或洗剂（Lac-Hydrin，AmLactin）或 Vanamide 霜（尿素）可能是最切实有效的减轻皮肤粗糙的方法；而剥蚀性洗涤技术会进一步加剧皮肤干燥。

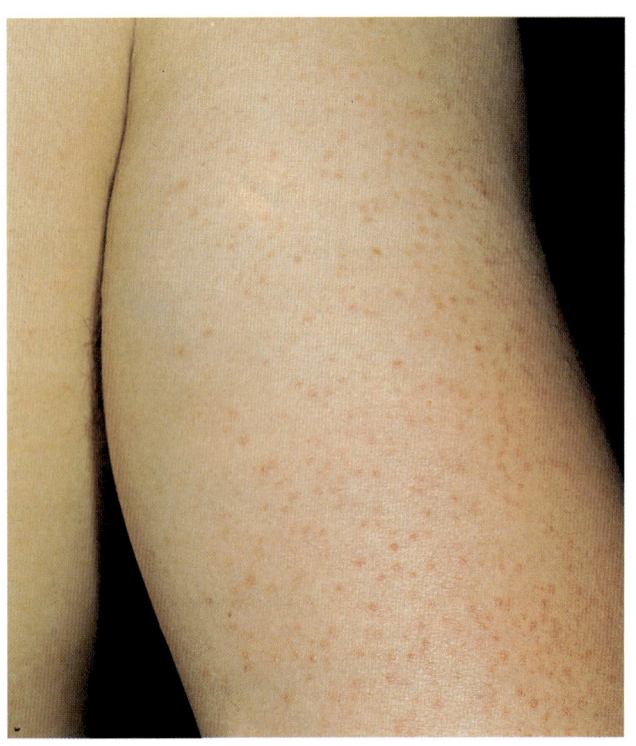

图5-22 毛周角化病：小而坚硬的毛囊性丘疹或脓疱，最常见于上臂后外侧及大腿前侧。

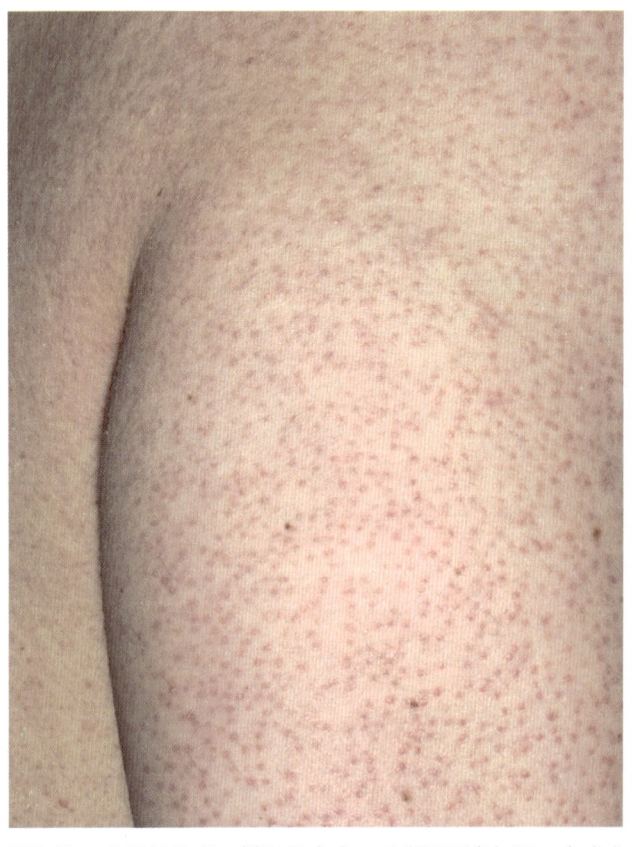

图5-23 毛周角化病：鲜红的皮疹，毛囊周围有红晕，在成人可长期存在。

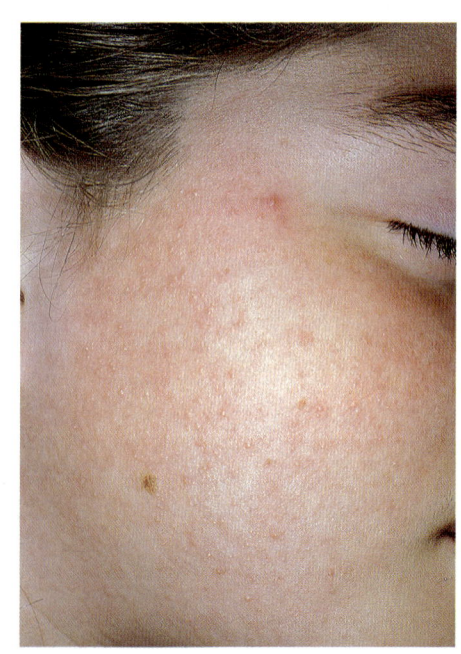

图5-24 毛周角化病：常见于儿童的面部，常与痤疮相混淆。

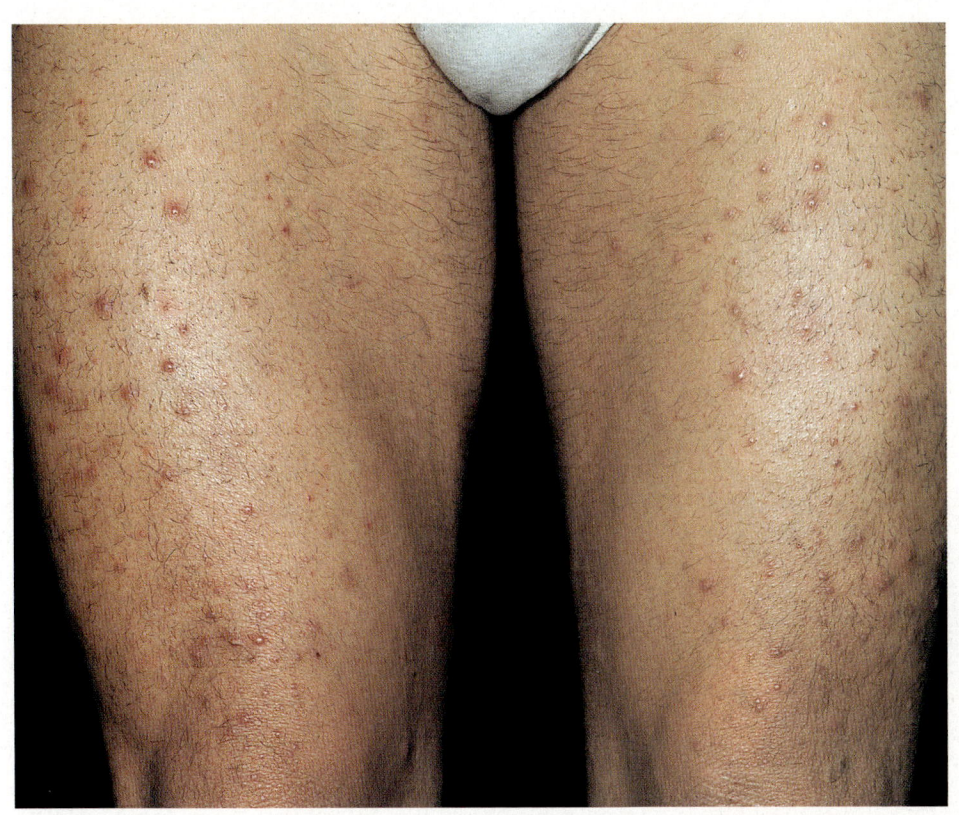

图 5-25　毛周角化病：受累的皮损均匀分布。而典型的细菌性毛囊炎是随机分布的。

图5-26　毛周角化病：成人偶见臀部泛发性皮损。这种类型皮损常年不退。

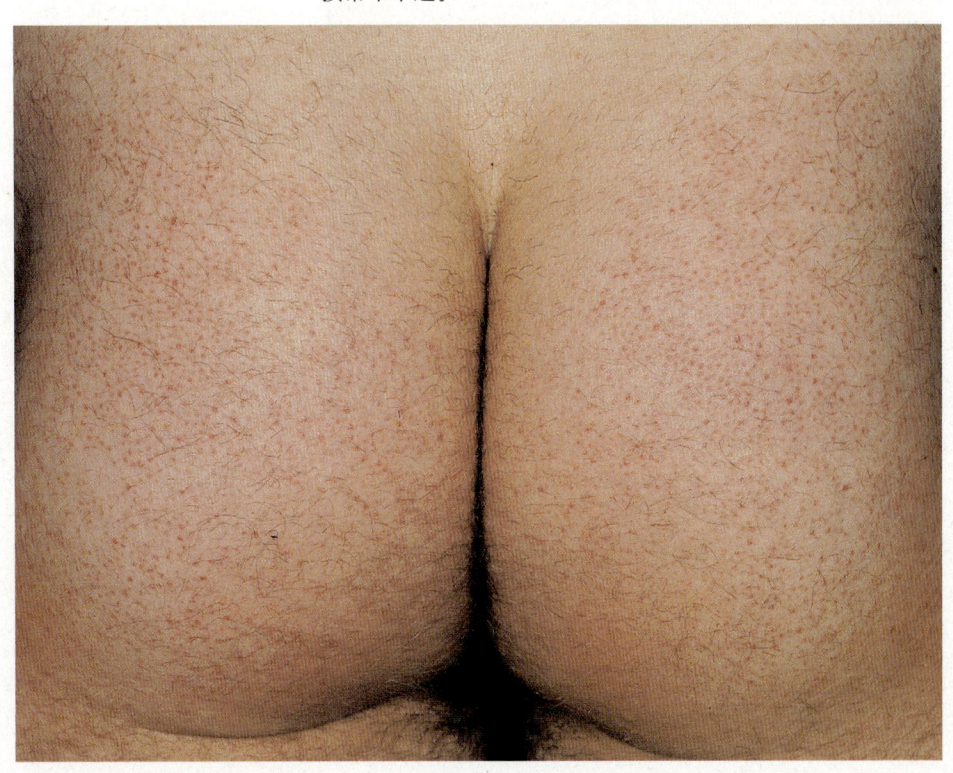

掌纹加深

特应性皮炎患者主要的掌纹常常加深（图5-27）。这种现象婴儿期即可存在，随年龄增长及皮肤炎症程度增加而变得更显著。该病变可能由于摩擦或搔抓而出现。掌纹加深的患者躯体上炎症似乎更广泛且病程更长。个别情况下，无AD的患者也有掌纹加深。保湿剂能软化皮肤，但不能改善掌纹加深的外观。

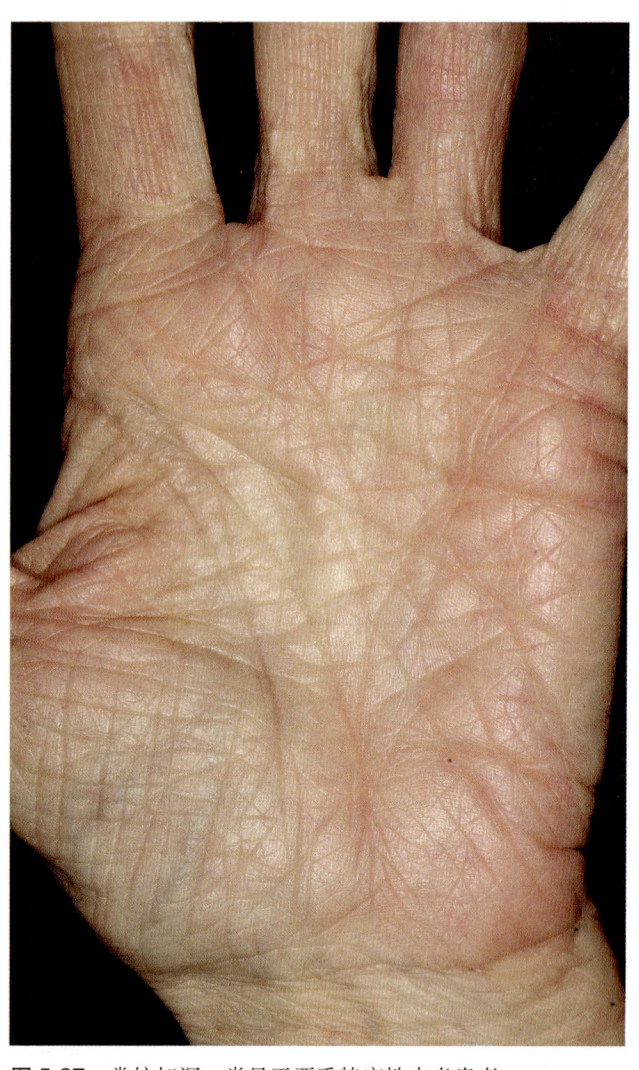

图5-27 掌纹加深：常见于严重特应性皮炎患者。

白色糠疹

白色糠疹是一种常见疾病，皮损无症状，呈色素减退性、轻度隆起的细微鳞屑性斑块，边界不清。在儿童期发病，累及面部（图5-28和图5-29）、上臂外侧（图5-30）和大腿（图5-31），通常在成年早期消退。皮疹呈白色圆形或卵圆形，大小不一，直径为 2～4 cm。夏季时皮损处不易晒黑，因而更加明显。

与白癜风的皮损不同，白色糠疹的色素减退不是永久性的。白癜风与真菌感染的花斑癣皮损都是白色的，但白癜风皮损与正常皮肤间的界限很清楚。花斑癣很少发生于面部，且色素减退斑数目更多且易融合，氢氧化钾试验可快速诊断该疾病。色素减退斑常随时间而减轻。除润滑外不应给予其他治疗，除非呈湿疹样的斑片。短期PUVA治疗可能对泛发性的白色糠疹有效[16]。

特应性皱褶

人们通常认为下眼睑额外的条纹（Dennie-Morgan眶下皱襞）是AD患者的显著特征[17]。这条线是患者不断摩擦眼睛所致[18]。它也可见于未患AD的人群，所以它不是特应性疾病的可靠体征。

白内障和圆锥角膜

对大样本特应性患者的分析结果显示，白内障发病率约为10%[19]，病因不明。多数患者无症状，仅通过裂隙灯检查发现。目前已报告有两种类型：一种是复杂型，始于紧靠囊下区的后极；另一种是前部斑块或盾样混浊，它们位于囊下及瞳孔区[20]。前部斑块型最常见。后部囊下的白内障是全身使用糖皮质激素的并发症。资料表明无法确定糖皮质激素的安全剂量，个体易感性决定发生白内障的阈值[21]。可能的情况是特应性患者有较低的阈值或更倾向产生白内障，尤其是全身应用糖皮质激素时。对于需要短期控制病情而全身性使用糖皮质激素的患者，必须考虑上述情况。特应性状态下患者更易发生圆锥角膜（角膜表面延伸和突出），但其发病率较低，并且没有发现与白内障有关联。

白色糠疹

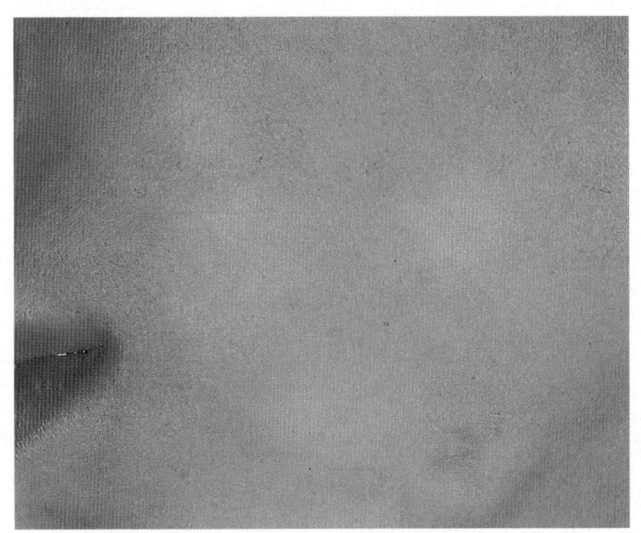

图 5-28　在特应性儿童的面部常发生色素减退的圆形斑块。

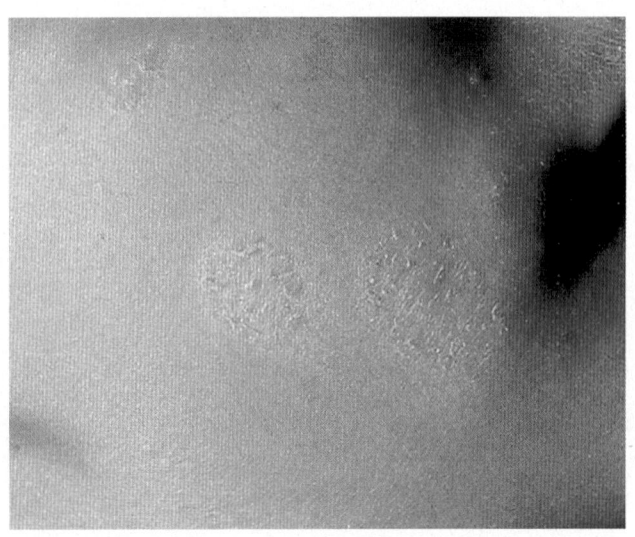

图 5-29　在干燥的冬季，浅表色素减退的斑块出现脱屑及炎症。

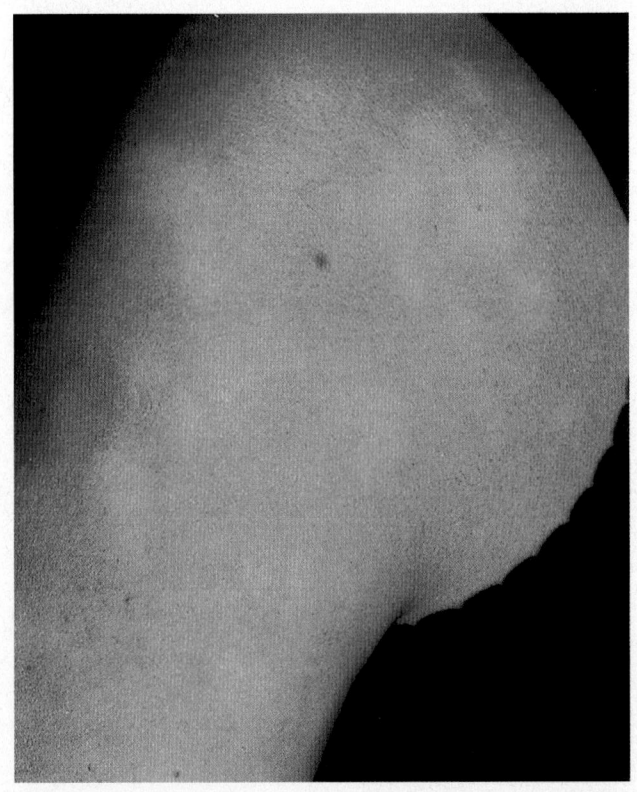

图 5-30　特应性患者常见不规则形色素减退区域，与花斑癣或白癜风不同。

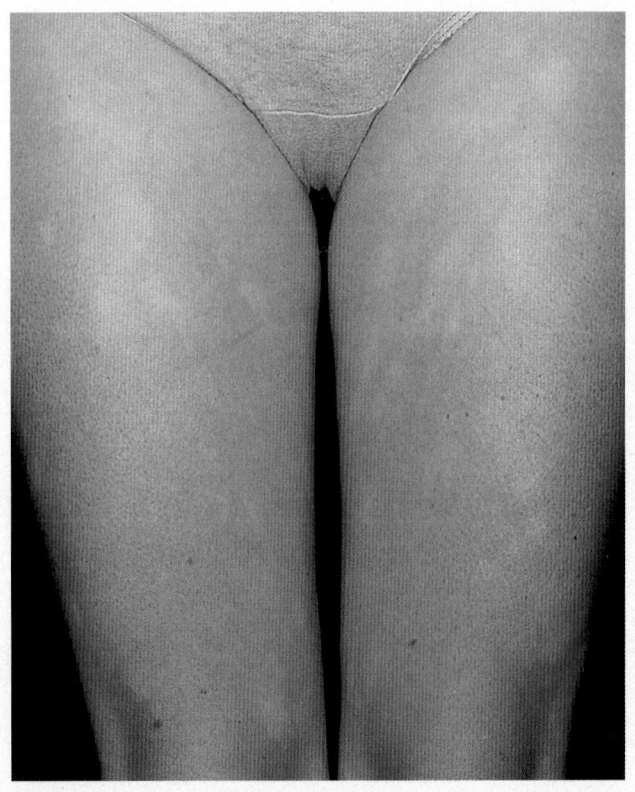

图 5-31　该处皮损为典型所见。

诱发因素

促进皮肤干燥或诱发搔抓的因素可使AD加重。了解并控制这些加重因素对成功治疗AD很重要[22]。因为没有标准化的类似于诊断鼻炎或哮喘那样的检测方案，所以需要有患者完整的病史以确认特异的AD诱发因素。

温度变化和出汗

AD患者不能耐受温度的骤然变化。与常人相比，AD患者出汗诱发的瘙痒更严重，特别是在肘窝及腘窝处。在温暖的被窝、暖和的屋子里或劳累后都将增加搔抓的欲望。在温度骤降的情况下，如离开温暖的洗澡水，也会促发瘙痒。应劝阻患者勿穿不易散热的衣服。

湿度下降

秋季降临预示着AD患者将面临一个困难的时期。冷空气的湿度低。皮肤表层含水分，与外界空气达成平衡，因此降温结果使皮肤表层湿度下降，含水减少。干燥的皮肤柔韧度下降，脆性增加，更易受刺激。瘙痒形成，皮损出现，北方漫长的冬季令AD患者难以忍受。市售的加湿器可使室内空气湿度增至50%以上，使病情有所缓解。

过度清洗

反复清洗和干燥使皮肤最表层中结合水分的脂质丧失。夏季每天洗澡尚可以忍受，但在秋冬季将导致皮肤极度干燥。

接触刺激性物质

特应性患者接触羊毛、家居及工业上的化学物质、化妆品、某些肥皂和洗涤剂可刺激皮肤诱发炎症。香烟的烟雾能引发眼睑湿疹样皮损。患者常把这种炎症解释为变应性反应，并声称他们对几乎所有接触到的物质都有变应性。这种抱怨反映患者对刺激不能耐受。特应性患者确实存在变应性接触性皮炎，但发病率低于正常人。

接触变应性

治疗无效者应考虑存在对外用药的接触变应性反应，例如糖皮质激素。斑贴试验（见第4章）对确认变应原可能有帮助。

气源性变应原

屋尘螨是最重要的气源性变应原。许多AD患者有抗屋尘螨抗原的IgE抗体，但屋尘螨在疾病恶化中的作用是有争议的。吸入屋尘螨抗原和变应原会透过皮肤渗入机体内。其他的气源性变应原如花粉或来自于宠物、霉菌或人皮屑的变应原，均可引起AD。我们应采取措施减少变应原。脱敏疗法可能有效，但这方面的经验还很欠缺。

微生物

金黄色葡萄球菌 金黄色葡萄球菌是AD皮损上主要的皮肤微生物。在未感染皮肤上金黄色葡萄球菌显著增加。正常情况下，无AD的个体中，金黄色葡萄球菌占皮肤总微生物群的比例不足5%。全身应用抗生素可显著改善病情。

食物

某些种类食物能使AD恶化。许多对食物有反应的患者没有意识到他们对食物的超敏反应。食物能激发变应性和非变应性反应。最常见的有致病性的食物是鸡蛋、花生、牛奶、鱼、大豆、小麦。食物诱发反应的表现包括荨麻疹、湿疹恶化、胃肠道或呼吸道症状及过敏反应。食物中防腐剂、色素和其他低分子量物质可能是致病因素，但尚无试验证实。

情绪紧张

紧张状态可能对AD病程有重要的影响。它可能使稳定的病情迅速恶化，局限性炎症一夜间泛发周身。患者对这种现象很清楚，遗憾地认为病情变化是他们自己导致的。亲友们也持有相同的观点，促使患者更加确信疾病加重是由于精神紧张所致。应向患者解释AD是一种遗传性疾病。情绪紧张能使病情加重，但不是引发疾病的原因。

治疗

治疗目的包括去除炎症和感染（框5-3）。应用润肤剂保护和恢复角质层屏障，使用止痒剂减少对受累皮肤的自我损伤，控制恶化因素（框5-4）。大多数患者在3周内即可充分控制病情。治疗失败的原因可能有：患者依从性差、对外用药产生变应性接触性皮炎、同时伴发哮喘或枯草热、镇静作用不足及持续的精神压力。

框 5-3　治疗特应性皮炎

外用药治疗

外用糖皮质激素治疗皮炎直至皮疹消除，然后停用糖皮质激素。当吡美莫司及他克莫司不能充分控制病情时也要应用糖皮质激素

第Ⅴ级糖皮质激素霜或软膏治疗发红、鱼鳞样皮肤

第Ⅰ级或第Ⅱ级糖皮质激素霜或软膏治疗苔藓样变皮肤

糖皮质激素注射用药治疗泛发潮红

波尼松

外用的非甾体抗炎药可连续应用且不引起萎缩。可作为初始治疗或在停止外用糖皮质激素后继续使用

吡美莫司（Elidel）

他克莫司（Protopic）

焦油
- 霜（如 Fototar）
- 浴油（如 Balnetar）

淋浴后及洗手后应外涂保湿剂

无脂洗剂清洁液（如 Cetaphil）

抗生素

用抗生素抑制金黄色葡萄球菌，可以短期或长期使用
- 头孢氨苄（Keflex）250mg，每日 4 次
- 头孢羟氨苄（Duricef）500mg，每日 2 次
- 双氯西林 250mg，每日 4 次

抗组胺类药

抗组胺类药控制瘙痒并诱导镇静及睡眠
- 安泰乐
- 5% 盐酸多虑平霜（Zonalon）

重症治疗

糖皮质激素
- 口服波尼松
- 肌注曲安西龙

环孢素

霉酚酸酯

硫唑嘌呤

住院治疗

家庭病房（见表 5-5）

外用糖皮质激素和休息

Goeckerman 方案（焦油加 UVB）

光疗

UVA-UVB 联合应用

UVA

UVB

UVA1

窄波 311nm UVB

PUVA

框 5-4　控制特应性皮炎

保护皮肤避免下列因素

润泽

避免经常洗手

避免经常洗澡

避免长时间洗浴

用温热水洗澡

不用粗糙的毛巾

食物

避免长时间接触（清除婴儿嘴边的食物）

粗糙的衣服

不接触羊毛

用 100% 棉布

刺激物和变应原

仅在腋窝、腹股沟、足部使用肥皂

不用香料或引起烧灼及瘙痒的化妆品

不用纤维软化剂

搔抓

不搔抓

拍、打或抓皮肤

外涂光滑的润滑油

控制环境

温度

保持凉爽，稳定的温度

不穿过多衣服

限制床毯的数目

避免出汗

湿度

保持冬季室内湿度

气源性变应原及粉尘

卧室内不要放地毯

用吸尘器吸帷帘和毯子

用塑料罩布

用湿拖把拖地

避免气雾剂

厨房通风

不接触香烟烟雾

用人造植物

不接触豚草花粉

使动物皮屑减到最少——避免接触猫、狗、啮齿类及鸟类

改变居住地理位置

可能发生突然好转

控制情绪压力

愉快的工作环境

学习放松技巧

控制饮食

饮食控制是一种有争议的治疗方法（见关于治疗的部分）

干性皮肤

控制皮肤干燥对于治疗 AD 很重要。应向患者解释洗浴后水分蒸发会造成皮肤干燥。

然而，洗澡也使皮肤水化，洗浴后，水分蒸发前（3分钟内）立即外涂湿润剂，可保持皮肤水化，柔软富有弹性。外涂湿润剂前先拍干皮肤。若遵循洗澡后3分钟保湿原则，可以每日洗澡。使用无香味的凡士林软膏或保湿霜是理想的，但洗液的润滑效果较差[23]。

炎症和感染

外用糖皮质激素和新型非甾体抗炎药（吡美莫司、他克莫司）可用来治疗炎症。联合使用这些药物的最佳方案尚未确定。一些临床医生使用糖皮质激素快速控制病情，然后换用吡美莫司或他克莫司完成治疗。发病较轻者也用相似的方法治疗。这种联合治疗通过减少糖皮质激素的使用频度而减少其副作用。外用糖皮质激素与他克莫司的联合使用可能有益于减轻与他克莫司有关的原发刺激。

外用糖皮质激素和抗生素 外用糖皮质激素控制炎症。如果皮损表面上可见典型的由金黄色葡萄球菌感染形成的痂或脓疱，则应给予抗生素。为控制感染，口服抗生素（例如头孢氨苄、头孢羟氨苄）比外用抗生素更有效。

如何使用外用糖皮质激素 如果应用得当，外用糖皮质激素安全且有效。氢化可的松和其他弱效外用糖皮质激素（第VI级，第VII级）缓解作用有限，炎症持续存在，治疗时间延长，患者及其家属容易失去信心。治疗初始时应用中效至强效（用于成人）糖皮质激素，在数日内快速控制AD。治疗期控制在两周以内。干性皮肤首选软膏基质药物，也可用润泽剂。推荐患者使用吡美莫司霜（商品名Elidel）或他克莫司软膏（商品名Protopic）。向患者解释这些药物很安全且没有与长期外用糖皮质激素相关的副作用（如皮肤萎缩、条纹等）。患者应了解什么样的药物组合对他们来说是最好的，从而增强控制病情波动的信心。

儿童用药安全性 连续4周外用第V级糖皮质激素0.05%丙酸氟替卡松霜（Cutivate）治疗3个月或更大患儿的严重湿疹是安全的。患有中重度AD（≥35%体表面积；平均治疗的体表面积为64%）的3个月至6岁大的患儿外用0.05%丙酸氟替卡松霜，每日2次，治疗3～4周，治疗伊始和治疗结束时平均糖皮质激素水平大致相同[24]。

维持治疗 每周短期外用糖皮质激素在控制成人AD病情方面可能有作用。在新出现的皮损经最初治疗好转后，每周连续2天，每日1次外用氟替卡松软膏（Cutivate），可维持治疗初期已治愈的皮损，并延迟复发[25]。

外用非甾体抗炎药 吡美莫司和他克莫司是新型外用免疫抑制剂，可以抑制钙激活的钙调磷酸酶。作用机制与环孢素相似。它们是第一个非氢化可的松衍生物的外用免疫抑制剂。它们阻滞T-细胞激活的早期阶段，抑制肥大细胞脱颗粒及激活细胞免疫需要的多种细胞因子。它们强力阻断朗格汉斯细胞功能，不会引起真皮萎缩。

1% 吡美莫司霜（Elidel）

适应证 1%吡美莫司霜用于治疗2岁以上的轻中度免疫功能健全的AD患者。可短期和长期间断使用。

剂量及用法 薄涂于患处，每日2次，用于所有部位皮肤，包括头、颈及间擦部位，直到症状和体征消退。如果病情消退应停用。吡美莫司霜不应封包使用。

吸收 吡美莫司很少被身体组织吸收。

副作用 不会产生烧灼感。应用他克莫司治疗时，患者应避免过度暴露于日光或人造阳光（日光浴或UVA/B治疗），因为它有可能增加紫外线的致癌性。

他克莫司（Protopic）

适应证 他克莫司软膏可短期或长期间断使用治疗患有中重度 AD 的患者。

剂量及用法 他克莫司有两种有效浓度：0.03%和0.1%。食品及药品管理局仅批准0.03%他克莫司用于儿童（2～15岁）。已证实在治疗儿童AD时0.1%软膏比0.03%软膏更有效，且无更严重的副作用，价格相对便宜，因此，给儿童外用0.1%软膏似乎是合理的。外用他克莫司治疗前，应先清除拟用药部位的感染。于病变部位，每日2次外涂薄层药膏。病情好转后持续治疗1周[26,27]。

他克莫司与糖皮质激素的疗效比较 他克莫司软膏作用效价与中效糖皮质激素如戊酸倍他米松（0.12%）软膏相似。

面部治疗 因为没有皮肤萎缩，且对眼睛无副作用，所以他克莫司软膏治疗面部皮肤病是安全的。当外用于眼睑时，没有证据表明可增加眼内压。

儿童用药安全性 在治疗2～15岁儿童的中、重度AD皮损时[27]，每日外用0.1%他克莫司软膏长达1年，感染的危险性或其他非用药部位副作用事件没有增加[28]，且药物持续有效。

吸收 当较大面积的皮肤外涂药膏时，机体吸收他克莫司量很少；血液中的药物水平或不能测出或低于治疗水平。在严重病变部位外涂大量的他克莫司可能出现至少是暂时性的血清药物水平增高。

副作用 用药部位最常见的不良反应是烧灼感（轻度至中度），发生率为31%～61%。烧灼感持续2分钟至3小时，涂药几天后烧灼感逐渐减轻。他克莫司软膏无光毒性、光敏感或光变应性。患者用他克莫司治疗时应避免过度暴露于日光或人造日光日光浴或UVA/B治疗中，因为有可能增加紫外线的致癌性。

婴儿

限局性炎症 局部外用糖皮质激素可快速控制炎症。婴儿颊部出现干燥发红的脱屑性斑片，外用第Ⅴ级或第Ⅵ级糖皮质激素，每日2次，7～14天后，病情好转。长期稳定控制病情，可使用Elidel霜或Protopic软膏，急性发作时外用糖皮质激素。在治疗初期应指导患儿父母减少洗涤次数，用温和的润滑油润滑皮肤。停止外用糖皮质激素后，应长时间润滑皮肤。仅在有中等量渗出和结痂时需要用抗葡萄球菌抗生素。应用相似的方法控制唇周裂隙，但需炎症消除后厚涂润滑油（如凡士林、羊毛脂软膏或优塞林）。

泛发性炎症 炎症广泛的婴儿需外用第Ⅴ级至第Ⅵ级糖皮质激素霜或软膏治疗，每日外涂2～3次，需10～21天。泛发性炎症常伴有继发性感染，应用抗葡萄球菌抗生素如头孢氨苄混悬液Keflex，3～7天有效。在开始外用糖皮质激素治疗前口服抗生素2天。在最初治疗期间用安泰乐（10mg/5ml）镇静有帮助。婴儿睡前服用安泰乐保证了婴儿的睡眠，而且也抑制了睡眠中无意识的搔抓。父母也很高兴，不用整夜不睡照顾哭闹、搔抓的婴儿。

应用强效的外用糖皮质激素有潜在的危害，并且与治疗结束后病情复发有关。AD患者应避免某些食物、宠物和屋尘螨；目前主要的不足是缺乏确认促发因子或预测反应的检测试验[29]。

儿童和成人

苔藓样斑块 在较大儿童和成人中，应用第Ⅱ级至第Ⅴ级外用糖皮质激素封包治疗苔藓样斑块有效（图5-32）。如对治疗有抵抗或斑块厚时，选择封闭包敷治疗10～14天。当感染控制后就开始封闭包敷治疗。成人可用第Ⅰ级外用糖皮质激素治疗1～4周。

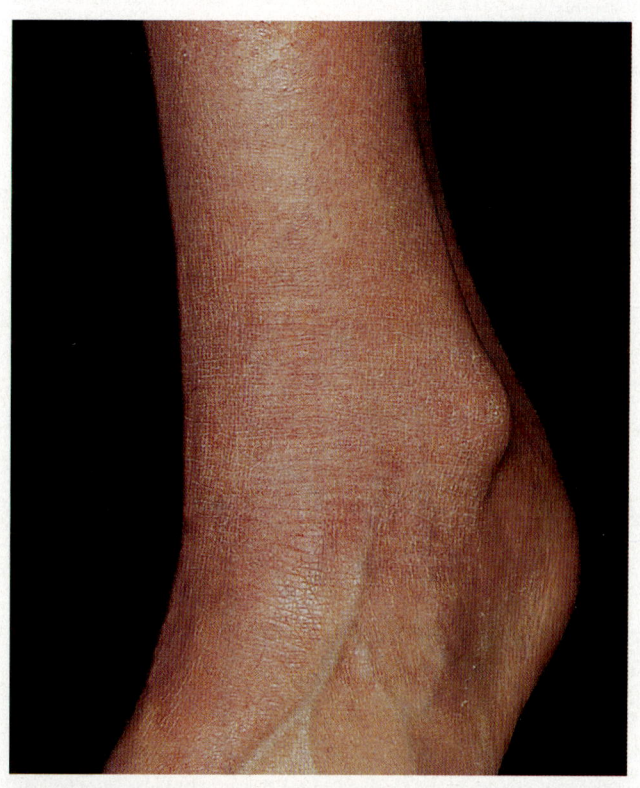

图5-32 治疗反应。图5-15所示的苔藓样斑块经用第Ⅳ级外用糖皮质激素封包治疗7天后。

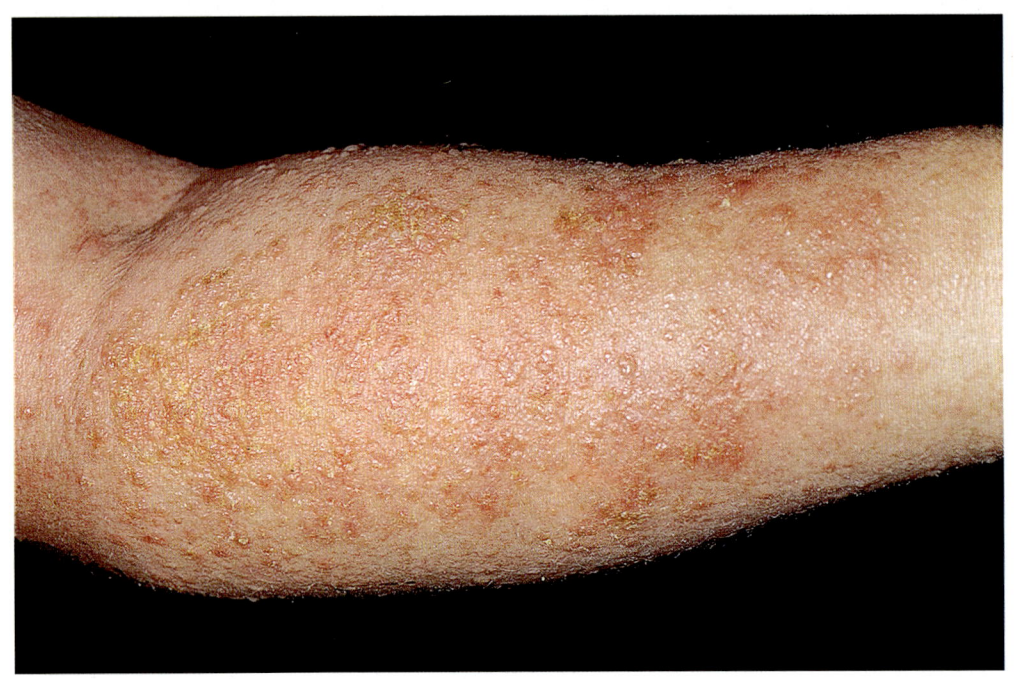

图 5-33 在起初控制严重泛发特应性皮炎时需强的松和湿敷治疗。

表 5-1　泼尼松治疗特应性皮炎（成人）	
天	剂量 mg/d
	每片 10mg，每天早晨 1 次顿服
1～4	60
5～6	50
7～8	40
9～10	30
11～12	20
13～14	10

弥漫性炎症 应用第Ⅴ级外用糖皮质激素治疗累及面、躯干、四肢的弥漫性炎症，每日用药 2～4 次。开始时即可用吡美莫司霜或他克莫司软膏治疗轻度至中度炎症和维持疗效。通常需要全身给予抗葡萄球菌抗生素治疗 3～7 天。外用糖皮质激素治疗前 2 天，口服抗生素。有渗出和结痂的皮损（图5-33）可用Burrow溶液湿敷 20 分钟，每日 3 次，共 2～3 天。若湿敷持续过久则出现干燥及裂隙。对顽固的病例，可用乙烯基套封闭，封包前后用第Ⅴ级外用糖皮质激素治疗。在睡眠时穿这种套装或每日穿 2 次，每次 2 小时。封包治疗前应清除所有感染症状，如渗出和结痂。

全身性糖皮质激素 严重的 AD 用泼尼松治疗。表5-1列出了用单一剂量糖皮质激素的治疗方案。对严重、泛发的炎症可选择泼尼松替代治疗，每日2次，每次20mg，治疗至少7天；然后2～3周时间逐渐减量。对于依从性差的患者，可用曲安奈德（Kenalog，Aristocort；40mg 混悬液）肌内注射。不应选用单剂量包装糖皮质激素（如甲泼尼龙单剂量包装）；它们的药量不足，尽管在治疗最初几天症状会部分缓解，但随后皮损和瘙痒会复发。

口服和肌内注射糖皮质激素治疗有许多的缺点。复发率高，停药后炎症很快复发，一旦患者用过全身性治疗使病情迅速缓解，他们就不想再外用治疗，并促使一些患者要求再次用全身性治疗；医生应拒绝这种要求，因为我们前面已讨论了特应性白内障与口服糖皮质激素治疗间的关系。

焦油

在未外用糖皮质激素前，焦油软膏是治疗 AD 的主流。这些药物效果明显，副作用少，但起效慢。以润滑剂为基质的焦油制剂，如 T-Derm 或 Fototar，每日 2 次外用，是外用糖皮质激素之外可供选择的有效治疗方法。急性炎症区域应首选外用糖皮质激素控制，然后用焦油软膏至疾病痊愈。对慢性浅表性的斑块可用焦油做起始治疗。

顽固性病例的住院治疗

对于一些有严重的泛发性炎症并且对治疗无反应或经合理的外用药尝试治疗后病情很快复发的患者，应住院治疗。短期住院对病期较长、病情不稳定的患者能快速的控制病情。框 5-5 中列出了"家庭医院"计划。

框 5-5　特应性皮炎－家庭医院（短期强化治疗）
选派家庭成员或朋友作为护士
护士管理所有治疗
给家庭护士写医嘱
于周五晚开始治疗，下周一早晨终止治疗
医嘱
1. 具备洗澡设备的房间里完全卧床休息
2. 光线昏暗
3. 除了护士外无其他人
4. 棉质床单，房间内无粉尘及动物
5. 温度 20℃～21℃
6. 湿度 70%
7. 温和的食物——无酒精、胡椒或咖啡因
外用药治疗
1. 温热水洗澡，使用浴油（如 Keri 浴油），每日 2 次，每次 20 分钟
2. 从浴盆出来后立即拍干水分，在潮湿的躯体上外涂温和的润泽霜
3. 在躯体皮损上每日 2 次外涂第 V 级糖皮质激素霜或软膏
4. 在面部皮损上每日 2 次外涂第 V 级糖皮质激素霜或软膏
5. 每日用洗发香波洗浴后外涂糖皮质激素（油中加入糖皮质激素洗剂，如 Dermasmoothe F/S）治疗头皮炎症
全身性治疗
1. 抗生素：如头孢羟氨苄 500mg，每日 2 次或双氯西林 250mg，每日 4 次
2. 镇静性抗组胺药：安泰乐 10～25mg，每日 4 次；多塞平 10～25mg，每日 4 次；或其他药物
3. 用吩噻嗪治疗烦躁患者：氯丙嗪 25mg，每日 4 次
4. 住院前可注射短效的糖皮质激素（如地塞米松 8mg 肌注或倍他米松 6mg 肌注）
Modified from Roth HL: Intl J Dermatol 1987; 26:139-149.

润滑作用

使皮肤保持湿润能提高治愈率，且能建立进一步抗干燥和刺激的耐受屏障。有许多洗液和霜剂可供选择。大多数有充分的重新水化皮肤的作用。石油冻（凡士林）特别有效。一些产品包含尿素（如 Nutraplus, Carmol 10,20,40）；另一些产品包含乳酸（如 Lac-Hydrin, AmLactin, LactiCare），尿素和乳酸有特殊的水化特性，比其他保湿剂更有效，应鼓励患者使用这些药物，特别是在冬季。应告诉患者外涂洗液后不久可出现刺痛，这可能是基质的性质或特殊成分如乳酸的性质。若每次外涂药物时均出现瘙痒或刺痛，建议选择另一种药物。如使用润滑剂后出现炎症反应，应考虑可能对防腐剂或香料发生变应性接触性皮炎。

洗澡后外用润滑剂是最有效的。患者用毛巾温和地拍干皮肤后，于潮湿的皮肤上立即外涂润滑剂以保持湿润。用浴油（如 Keri 浴油）是有效的润滑方法，但它们会使浴缸变得湿滑，对老年患者有危险。为保证疗效，在离开浴缸时必须在皮肤上外涂足够的油剂而使皮肤油润。但长期使用浴油可能对皮肤抗菌有不利影响。偶尔应用一种温和肥皂，如 Cetaphil、Dove、Keri、Purpose、Oilatum 和 Basis 等。Ivory 肥皂使皮肤干燥，应避免应用。

镇静剂及抗组胺药

口服抗组胺药　一般认为抗组胺药仅有辅助治疗作用。镇静性抗组胺药通过促进患者睡眠在减轻瘙痒方面有效。通常给予抗组胺药是基于患者或医生的个人经验。尚无客观证据支持镇静性或非镇静抗组胺药在治疗 AD 或缓解瘙痒中有作用[30]。非镇静性抗组胺药物治疗变应性鼻炎、变应性结合膜炎、变应原诱发的哮喘和慢性荨麻疹有用；非镇静抗组胺药价格昂贵。

外用抗组胺药　盐酸多塞平霜（Zonalon 霜）是一种抗瘙痒剂。其作用机制不清。多塞平有强大的 H_1 受体和 H_2 受体阻滞作用。Zonalon 霜适用于短期（至 8 天）治疗成人 AD 和慢性单纯性苔藓的中度瘙痒[31]。超过 20% 的患者用药后出现头晕，特别是涂药大于体表面积 10% 的患者。最常见的局部副作用是烧灼感和/或刺痛。使用方法为薄涂药物，每日 4 次，用药间隔至少 3 小时。

光疗

光疗对轻度至中度 AD 有效。以前研究显示联合 UVA-UVB 和 UVA 或 UVB 有效。剂量显著低于治疗银屑病所用的 UVB 剂量[32]。治疗严重 AD 时，UVA1 照射（波长介于 340～400nm）治疗优于常规的 UVA-UVB 光疗。最适剂量和可能的副作用仍未确定。UVA 照射与光老化、皮肤癌变及诱发黑素瘤相关。人们发现中等剂量方案是有效的[33]，并已研究出了避免快速复发的方案。给予低剂量 UVA1 或窄波 311 nm UVB 治疗 4 周，每周 2 次，然后每周 1 次同样治疗 4 周似乎能防止复发。对于中度至重度的特应性湿疹用窄波 UVB（311 nm）作为单一治疗也有效[34]。甲氧补骨脂素加 UVA（PUVA）的光化学疗法治疗 AD 也有效，但许多临床医生考虑长期使用有致癌性的危险，故不采用该方法。

口服免疫抑制剂 许多患者虽经全身性糖皮质激素治疗和光疗，病情仍很严重。对于这种少见的顽固性的病例可考虑口服免疫抑制剂治疗。

环孢素 环孢素 A（CsA）治疗儿童和成人严重的顽固 AD 有效且耐受性好。成人和儿童都是短期服用。只有当短期治疗不能控制病情时才考虑长期治疗，时间长达 1 年。从小剂量开始时治疗的安全性更好，因此，对严重的儿童 AD 病例，应从小剂量开始，采用环孢素 A 微乳粒（每天 2.5mg/kg）可改善疾病的临床指标[35]。短期治疗时可用与体重无关的剂量。尽管 300mg/d 的开始剂量比 150mg/d 更有效，但应选用 150mg/d，因为在该剂量下肾耐受性良好[36]。病情可能在治疗中或环孢素停用后很快复发。环孢素 A 的副作用可能阻碍它继续治疗，这一点同环孢素 A 治疗银屑病的情况一样。用环孢素 A 治疗不会改变血清中 IgE 水平及针刺试验结果。

霉酚酸酯 霉酚酸酯对治疗中重度 AD 很有效，且无严重的副作用。在一项开放式先导研究中，应用该药 1g 口服，每日 2 次，共 4 周，成功地治疗了 AD 患者。第 5 周时，剂量减至 500mg，每日 2 次，第 8 周停用[37]。

硫唑嘌呤 有限的开放研究提示硫唑嘌呤治疗 AD 可能有效。硫唑嘌呤的骨髓毒性和药效与硫唑嘌呤代谢过程中一种关键酶，即硫代嘌呤甲基转移酶（thiopurinemethyltransferase, TPMT）有关。治疗前获得 TPMT 的血清水平。低水平的 TPMT（每 300 人中 1 人）与毒性（白细胞减少，血小板减少）有关[38]。非常高水平的 TPMT 与治疗无效相关。起始剂量是 100～150mg/d，维持剂量是 50～100mg/d。

控制气源性变应原 患者接触外界气源性变应原能诱发特应性皮炎。湿疹样皮损主要位于暴露于空气的区域如颈、面、头皮。常规情况下，用皮肤针刺试验或放射性变应原吸附试验（RAST）检测特应性湿疹患者存在的可疑与临床相关的 IgE 介导致敏。另一种不作为常规的新检查，即特应性斑贴试验可能是最特异和最相关的[39]。与皮肤针刺反应和 RAST 相比，特应性斑贴试验与变应原临床相关性的特异程度更高[40]。在一项大型的临床试验中发现屋尘螨是最常见的阳性变应原，其次是草花粉和猫皮屑。大多数患者仅对一种变应原有阳性反应，少数人对 2 种或 3 种有阳性反应。一种旨在减少屋尘螨的方案可能会促进皮肤试验显示对螨抗原有接触超敏反应的 AD 患者病情好转。彻底屋内清扫和设置罩布可促使病情显著好转。变态反应学家经常对鼻炎和哮喘患者推荐包括清洁器具表面在内的居室清洁计划以控制气源性变应原，如螨虫和霉菌。为了减少变应原暴露，Allergy Comtrol Products 公司（www.allergycontrol.com）提供全线削减变应原暴露的服务。

饮食控制和母乳喂养

AD 的患病率和食物变应性的发生率 儿童 AD 患病率约为 10%～15%[2]。食物引发的过敏反应约占 AD 儿童的 10%～40%。

食物 食物过敏反应常限于 1 种或 2 种抗原，经过几年后可能消失。有 5 种食物占儿童阳性激发反应的 90%，以发生频率为序：鸡蛋，花生，牛奶，大豆，小麦。

框 5-6 总结了食物在 AD 中的作用。

常规治疗无效的 AD 儿童（特别是年龄小于 7 岁），可能 50% 以上有食物过敏反应[41]。有一小部分患 AD 的儿童和成人对食物激发试验有阳性反应，导致湿疹样皮损。当采用合适的限制性食谱后，1～2 个月内临床表现显著好转。对食物过敏的临床反应程度可从轻微的皮肤症状直至危及生命的过敏反应。

速发型反应 通过病史很容易确认对食物的速发型临床反应，这种速发型临床反应与阳性点刺反应和血清特异性IgE水平相关。症状常于摄入食物抗原2个小时内发生（早期阶段反应）。这些症状包括瘙痒、红斑和水肿。6~8小时后，瘙痒可能复发。无早期阶段反应的患者也无迟发阶段的反应。荨麻疹样皮损少见。许多患者抱怨有恶心、腹痛、呕吐、腹泻；甚至可能出现呼吸系统症状，如喘鸣、哮鸣、鼻充血和喷嚏。过敏反应不常见，但在食物激发试验中可能出现。

迟发型反应 在无速发型临床反应的AD患儿中，难以评价食物变应性。迟发型临床反应与阳性特应性斑贴试验有关，但不是所有的临床医生都做这项检查[42]。

皮肤试验和IgE 目前还没有最可靠和最实用的诊断食物变应性的方法。病史有辅助诊断价值。在很小的儿童中，皮肤点刺试验或循环特异性IgE（用RAST/CAP方法检测）可能对筛查IgE介导的食物过敏反应有帮助。一般情况下，皮肤点刺试验和循环特异性IgE抗体的相关性较好。假阴性的IgE结果不常见，但假阳性结果常见，特别是在年龄偏大的儿童。

激发试验 激发试验用于确定实验室阳性结果的临床意义。目前认为确认食物变应性的金标准是双盲、安慰剂对照的食物激发试验，但这个实验对大多数病例并不实用。并且需要在有急救设备的医院内进行。虽然开放性试验精确性较差，但更实用。患者事先避免接触抗原一段时间。行口服激发试验前1~2周，从患者食谱中去除有皮肤针刺试验阳性结果的食物。

AD患者用限制性的食谱 如果认为患者可能为食物过敏，那么在儿童营养师的建议和评估后，可推荐患者采用限制性排除食谱试验。食物过敏反应可能是较小儿童AD活动的一个因素，对于这些患者饮食治疗是有价值的。在幼儿中90%以上的反应仅由下述5种食物引起：鸡蛋，牛奶，花生，大豆和小麦。

婴儿的排除食谱 生后4个月内患儿食谱多样性的变换（延迟给予固体食物）与AD进展有关。食谱变换后患儿瘙痒减轻，湿疹显著好转。食谱必须经儿科营养师合理监督，以确保无变应原和营养充足。与进食大豆或配方牛奶的婴儿相比，食用酪蛋白水解物的儿童患湿疹可能性更小。

预后 食物变应性不会无限期地持续。在儿童3周岁以后，应考虑逐渐谨慎加入有阳性激发反应的食物。随着年龄的增长，牛奶和大豆变应性常消失，而鸡蛋和鱼的变应性倾向于持续存在。

（赵丽萍 高兴华译 赵辨校）

框5-6 AD和食物变应性
• 病史不是一个良好的筛查食物变应性的方法 • 目前还没有最可靠和实用的检测食物变应性的方法
试验
• 皮肤针刺试验 • 测定特异性IgE抗体 　测定血清中总IgE和对牛奶、鸡蛋、小麦和大豆的特异性IgE抗体滴度。假阴性IgE结果不常见，假阳性结果常见，尤其是年龄较大儿童中
排除食谱
• 对皮肤点刺试验阳性或认为食物变应性是可能病因者，推荐应用排除食物的限制性试验 • 90%以上的幼儿阳性反应仅由以下5种食物引起：鸡蛋、牛奶、花生、大豆、小麦
母亲食谱
• 在妊娠期间常不推荐用限制食谱 • 在妊娠和哺乳期间不吃坚果可能有益 • 在哺乳期间，患儿是食物激发反应阳性者，如果患儿母亲希望继续哺乳，则必须限制母亲食谱
母乳喂养和断乳
• 对有特应性家族史的儿童，在患儿生后3个月内单纯母乳喂养会保护患儿在儿童期间避免异位症和特应性皮炎[43] • 已确定在母乳中有食物抗原。在哺乳期间，婴儿的母亲避免接触鸡蛋白、牛奶、鱼、花生、豆制品，会使婴儿少患湿疹 • 在有特应性的家族中应鼓励延长母乳喂养时间 • 生后4个月内应避免给予固体食物
较大儿童和成人
• 食物过敏反应几乎不可能是病因 • 排除食谱几乎无帮助 • 坚果和鱼变应性很可能持续一生 • 较大儿童（大于6岁）IgE的筛查试验没有多大帮助，因为假阳性很常见，且几乎不提示食物过敏反应

参考文献

1. Hanifin J, Chan S: Biochemical and immunologic mechanisms in atopic dermatitis: new targets for emerging therapies, J Am Acad Dermatol 1999; 41(1):72.
2. Laughter D, et al: The prevalence of atopic dermatitis in Oregon schoolchildren, J Am Acad Dermatol 2000; 43(4):649.
3. Rystedt I: Prognostic factors in atopic dermatitis, Acta Derm Venereol (Stockh) 1985; 65:206.
4. Linna O, et al: Ten-year prognosis for generalized infantile eczema, Acta Paediatr Scand 1992; 81:1013.
5. Fisher D: IgE level and the validation of the diagnostic criteria for atopic dermatitis, Arch Dermatol 1999; 135(12):1550.
6. Leiferman K: A role for eosinophils in atopic dermatitis, J Am Acad Dermatol 2001; 45(1 suppl):S21.
7. de G AC: The frequency of contact allergy in atopic patients with dermatitis, Contact Dermatitis 1990; 22:273.
8. Sutthipisal N, et al: Sensitization in atopic and non-atopic hairdressers with hand eczema, Contact Dermatitis 1993; 29:206.
9. Cronin E, McFadden JP: Patients with atopic eczema do become sensitized to contact allergens, Contact Dermatitis 1993; 28:225.
10. Bohme M, et al: Hanifin's and Rajka's minor criteria for atopic dermatitis: which do 2-year-olds exhibit? J Am Acad Dermatol 2000; 43(5:1):785.
11. Hanifin J: Diagnostic criteria for atopic dermatitis: consider the context, Arch Dermatol 1999; 135(12):1551.
12. Musgrove K, Morgan JK: Infantile eczema, Br J Dermatol 1976; 95:365.
13. Sampson HH, Jolie PL: Increased plasma histamine concentrations after food challenges in children with atopic dermatitis, N Engl J Med 1984; 311:372.
14. Massarano AA, et al: Growth in atopic eczema, Arch Dis Child 1993; 68:677.
15. Uehara M, Miyauchi H: The morphologic characteristics of dry skin in atopic dermatitis, Arch Dermatol 1984; 120:1186.
16. Zaynoun S, Jaber LAA, Kurban AK: Oral methoxsalen photochemotherapy of extensive pityriasis alba, J Am Acad Dermatol 1986; 15:61.
17. Meenan FOC: The significance of Morgan's fold in children with atopic dermatitis, Acta Derm Venereol (Stockh) 1980; 92 (suppl): 42.
18. Uehara M: Infraorbital fold in atopic dermatitis, Arch Dermatol 1981; 117:627.
19. Roth HL, Kierland RR: The natural history of atopic dermatitis, Arch Dermatol 1964; 89:209.
20. Brandonisio T, Bachman J, Sears J: Atopic dermatitis: a case report and current clinical review of systemic and ocular manifestations, Optometry 2001; 72(2):94.
21. Skalka HW, Prachal JT: Effects of corticosteroids on cataract formation, Arch Opthalmol 1980; 98:1773.
22. Morren M-A, et al: Atopic dermatitis: triggering factors, J Am Acad Dermatol 1994; 31:467.
23. Tofte S, Hanifin J: Current management and therapy of atopic dermatitis, J Am Acad Dermatol 2001; 44(1):S13.
24. Friedlander S, Hebert A, Allen D: Safety of fluticasone propionate cream 0.05% for the treatment of severe and extensive atopic dermatitis in children as young as 3 months, J Am Acad Dermatol 2002; 46(3):387.
25. Van DMJ, et al: The management of moderate to severe atopic dermatitis in adults with topical fluticasone propionate: the Netherlands Adult Atopic Dermatitis Study Group, Br J Dermatol 1999; 140(6):1114.
26. Hanifin J, et al: Tacrolimus ointment for the treatment of atopic dermatitis in adult patients: part I—efficacy, J Am Acad Dermatol 2001; 44(1 suppl):S28.
27. Kang S, et al: Long-term safety and efficacy of tacrolimus ointment for the treatment of atopic dermatitis in children, J Am Acad Dermatol 2001; 44(1 suppl):S58.
28. Fleicher AB, et al: Tacrolimus ointment for the treatment of atopic dermatitis is not associated with an increase in cutaneous infections, J Am Acad Dermatol 2002; 47:562.
29. David TJ: Recent developments in the treatment of childhood atopic eczema, J R Coll Physicians Lond 1991; 25:95.
30. Klein P, Clark R: An evidence-based review of the efficacy of antihistamines in relieving pruritus in atopic dermatitis, Arch Dermatol 1999; 135(12):1522.
31. Drake L, et al: Pharmacokinetics of doxepin in subjects with pruritic atopic dermatitis, J Am Acad Dermatol 1999; 41(2:1): 209.
32. Jekler J: Phototherapy of atopic dermatitis with ultraviolet radiation, Acta Derm Venereol 1992; 171 (Suppl): 1.
33. von KG, et al: Medium-dose UVA1 cold-light phototherapy in the treatment of severe atopic dermatitis, J Am Acad Dermatol 1999; 41(6):931.
34. Reynolds N, et al: Narrow-band ultraviolet B and broad-band ultraviolet A phototherapy in adult atopic eczema: a randomised controlled trial, Lancet 2001; 357(9273):2012.
35. Bunikowski R, et al: Low-dose cyclosporin A microemulsion in children with severe atopic dermatitis: clinical and immunological effects, Pediatr Allergy Immunol 2001; 12(4):216.
36. Czech W, et al: A body-weight-independent dosing regimen of cyclosporine microemulsion is effective in severe atopic dermatitis and improves the quality of life, J Am Acad Dermatol 2000; 42(4):653.
37. Grundmann-Kollmann M, et al: Mycophenolate mofetil is effective in the treatment of atopic dermatitis, Arch Dermatol 2001; 137(7):870.
38. Meggitt S, Reynolds N: Azathioprine for atopic dermatitis, Clin Exp Dermatol 2001; 26(5):369.
39. Ring J, Darsow U, Behrendt H: Role of aeroallergens in atopic eczema: proof of concept with the atopy patch test, J Am Acad Dermatol 2001; 45(1):S49.
40. Darsow U, Vieluf D, Ring J: Evaluating the relevance of aeroallergen sensitization in atopic eczema with the atopy patch test: a randomized, double-blind multicenter study: Atopy Patch Test Study Group, J Am Acad Dermatol 1999; 40 (2:1):187.
41. Lever R: The role of food in etopic eczema, J Am Acad Dermatol 2001; 45 (1 suppl):S57.
42. Niggemann B, Reibel S, Wahn U: The atopy patch test (APT)— a useful tool for the diagnosis of food allergy in children with atopic dermatitis, Allergy 2000; 55(3):281.
43. Gdalevich M, et al: Breast-feeding and the onset of atopic dermatitis in childhood: a systematic review and meta-analysis of prospective studies, J Am Acad Dermatol 2001; 45(4):520.

6 荨麻疹和血管性水肿
Urticaria and Angioedema

- 临床表现 130
- 病理生理学 133
- 荨麻疹患者的初始评估 134
- 急性荨麻疹 134
- 慢性荨麻疹 136
- 荨麻疹的治疗 139
  - 抗组胺剂 140
  - 肾上腺素 141
  - 口服糖皮质激素 141
  - 免疫疗法 141
- 物理性荨麻疹 142
  - 皮肤划痕症 142
  - 压迫性荨麻疹 144
  - 胆碱能性荨麻疹 145
  - 运动诱发的过敏反应 145
  - 寒冷性荨麻疹 146
  - 日光性荨麻疹 147
  - 热、水及震动性荨麻疹 147
  - 水源性瘙痒 147
- 血管性水肿 147
  - 获得性血管性水肿 148
  - 遗传性血管性水肿 151
- 接触性荨麻疹综合征 152
- 妊娠瘙痒性荨麻疹性丘疹和斑块 152
- 荨麻疹性血管炎 154
- 血清病 155
- 肥大细胞增多病 156

荨麻疹又称风团，是一种常见的特征性反应疾病，任何年龄均可发病，有20%的人一生中至少患过一次荨麻疹。荨麻疹在特应性体质的患者中更常见。荨麻疹分为急性和慢性两种类型，大多数病例为急性荨麻疹，病程持续数小时至数周。血管性水肿经常与急性荨麻疹伴发，常见于儿童和青年。慢性荨麻疹（荨麻疹持续六周以上）好发于中年妇女。

大多数患者能自我诊断荨麻疹，并了解这是一种自限性疾病，因此没有就医。

多数急性荨麻疹病因明确，但只有5%～20%的慢性荨麻疹有明确病因。慢性荨麻疹的诊断和治疗较为棘手。病史采集对该病至关重要但却很枯燥乏味，通常采用对症治疗。

这些患者经常进行多项昂贵的检查却对诊断帮助不大。研究显示完整的病史、体格检查辅以适当的实验室检查对疾病评估很重要[1]。

临床表现

定义 风团是一种限局性的非凹陷性红色或白色水肿性斑块，伴有瘙痒。单个风团可持续数小时至数天，其大小和形状随皮损边缘的蔓延和消退而变化。水肿的中心区（风团）比红色的周边区（潮红区）显得苍白。

荨麻疹的进展是一个动态过程，新的皮损不断演化生成而旧的皮损逐渐消退。风团是由于局部毛细血管扩张，富含蛋白质的液体渗出到周围组织形成的，当液体被重新吸收时风团消退。荨麻疹性水肿发生在真皮浅层。血管性水肿的皮损边界不清，水肿发生在真皮深层或皮下/黏膜下。风团的鉴别诊断见框6-1。

临床表现 皮损大小不一，从胆碱能性荨麻疹2～4mm的水肿性丘疹到可覆盖整个肢端的单个巨大风团。皮损呈圆形或卵圆形，可融合成为多环形（图6-1～6-3）。部分边界由于未形成或重吸收，皮损表现为不完全环形（图6-2）。风团可呈现均一红色、白色，或水肿边界为红色，表面为白色。浅表风团颜色不一，深层斑块颜色均一（图6-1～6-5）。

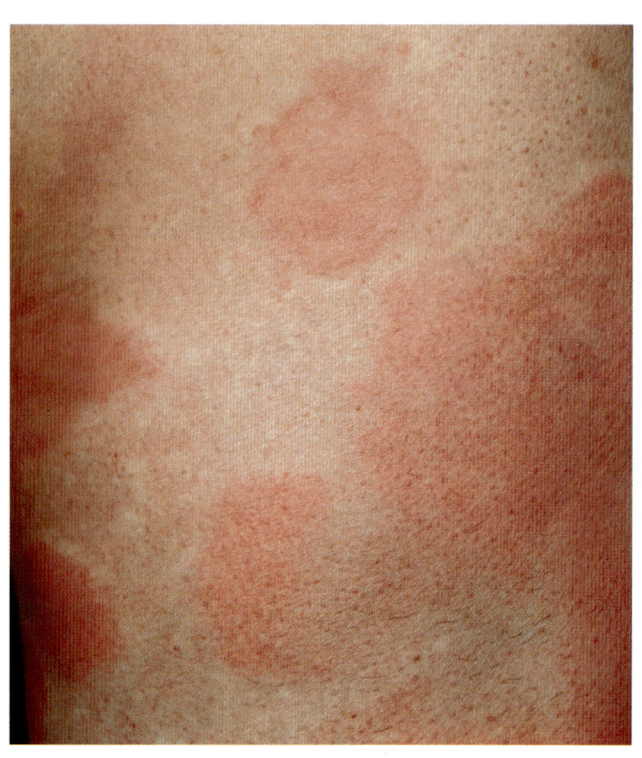

图6-1 荨麻疹：最具特征性的表现是淡白色晕圈环绕的均一水肿性红斑。这些浅表皮损是由于液体浸润至真皮所致。

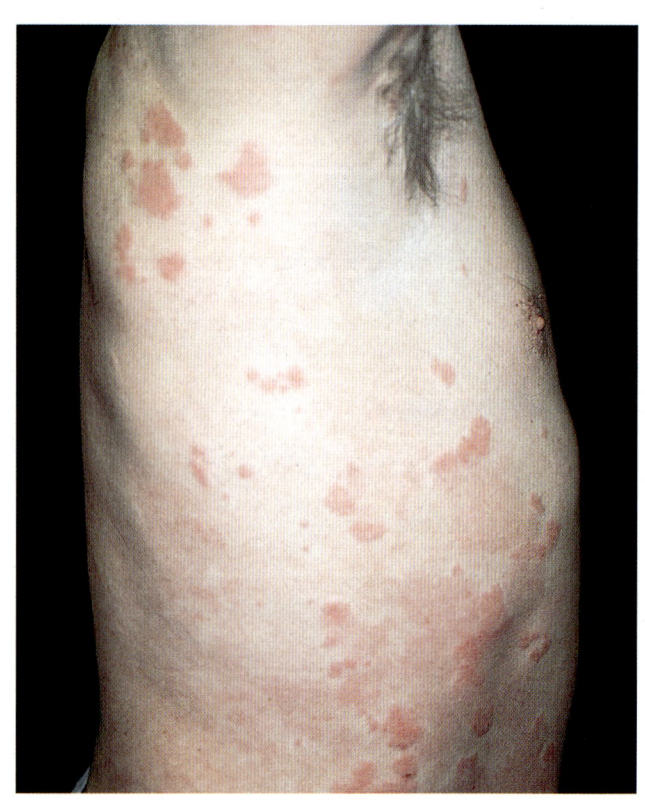

图6-2 荨麻疹：不同阶段的斑块样风团。

框6-1　荨麻疹的鉴别诊断
大疱性类天疱疮（荨麻疹样阶段）
疱疹样皮炎
药疹
边缘性红斑
多形红斑
丘疹性荨麻疹
妊娠瘙痒性荨麻疹丘疹和斑块
Still 病
色素性荨麻疹
荨麻疹性血管炎

From Green JJ, Heyman WR: Adv Dermatol 2001:17,141.

荨 麻 疹

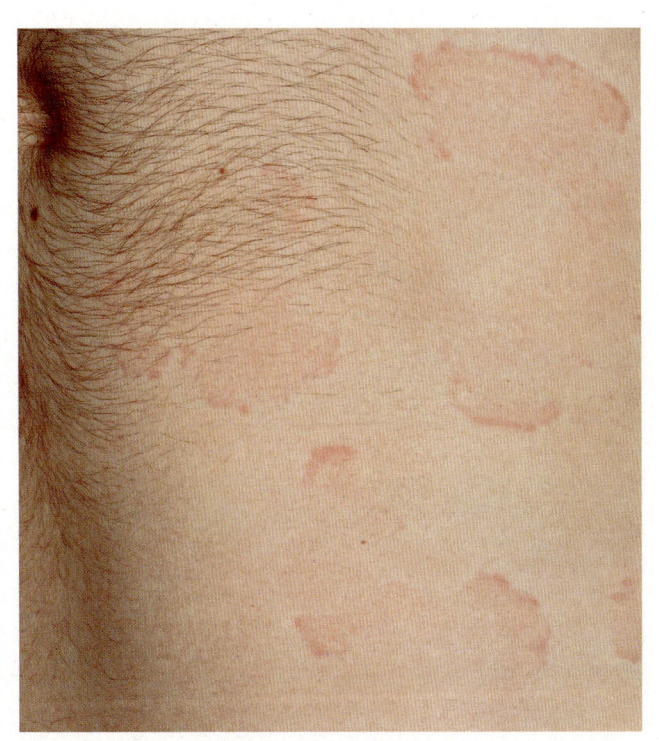

图 6-3 多环形图案。

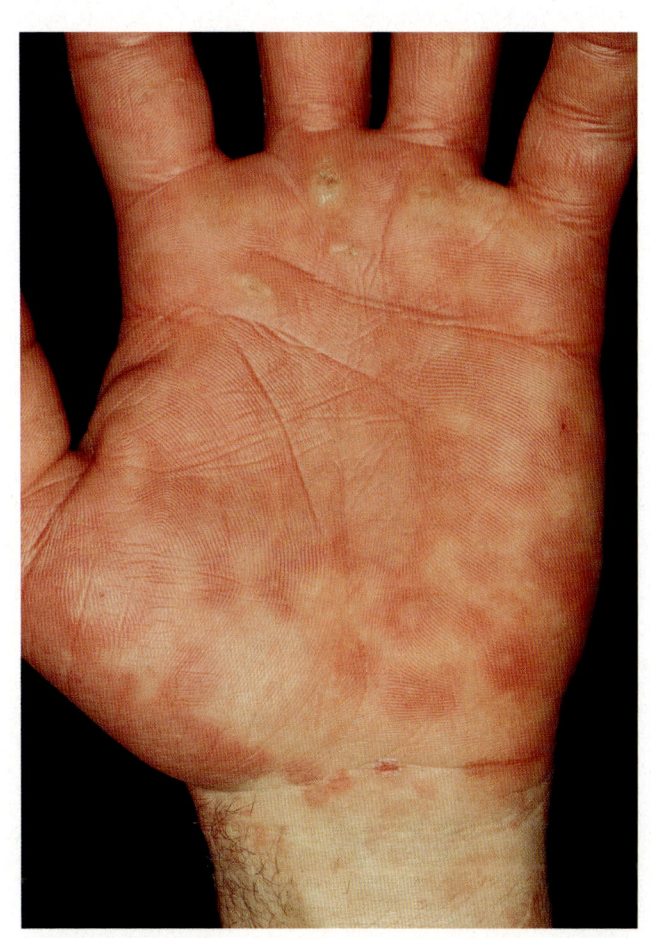

图 6-4 皮损侵袭整个手掌，肿胀明显。皮损类似红斑。

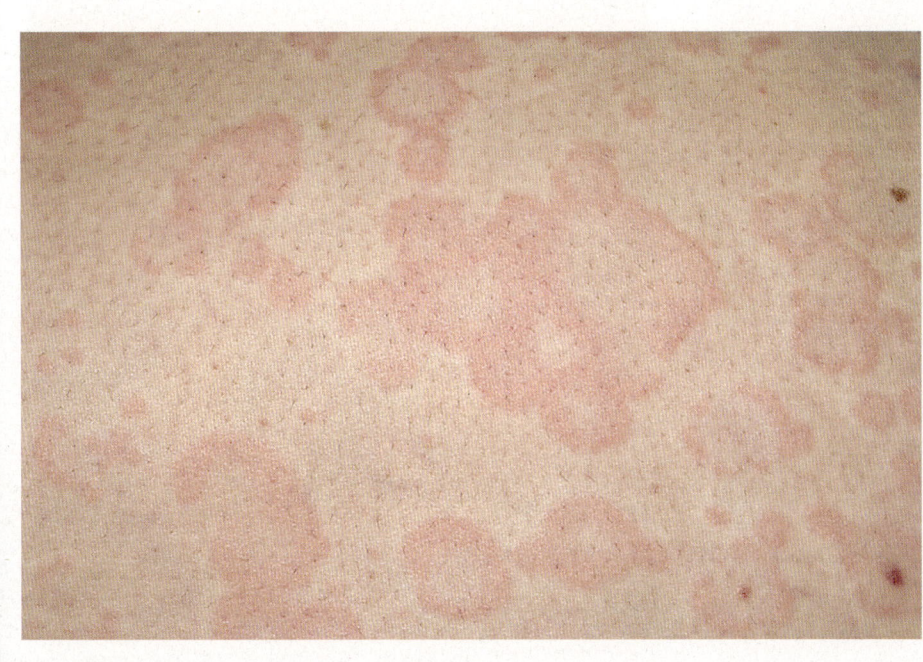

图 6-5 不同颜色的浅表风团。

风团可被清晰或红色的晕环围绕。大量液体渗出到真皮或皮下组织形成较厚斑块，称为血管性水肿。这些厚而坚实的斑块，类似典型风团，可发生在皮肤的任何部位，最典型的表现在口唇、喉（引起声嘶和咽痛）和胃肠道黏膜（引起腹痛）（图6-6和6-7），在显著肿胀区可出现大疱或紫癜。当荨麻疹性血管炎皮损消退时，可遗留紫癜和脱屑。风团分布无规律，但物理刺激引起的风团有特征性表现和分布。

症状 风团瘙痒程度不一，部分患者皮疹广泛但几乎无瘙痒。深部风团（血管性水肿）由于水肿发生在感觉神经末梢较少的区域，瘙痒较轻。

荨麻疹/血管性水肿临床分类 荨麻疹和血管性水肿临床分类见框6-2。免疫、非免疫机制及物理刺激、皮肤接触和小血管炎均可引起荨麻疹。物理性荨麻疹和寻常性荨麻疹可同时存在。血管性水肿可伴有或不伴有荨麻疹。不伴有荨麻疹的血管性水肿提示C_1酯酶抑制物缺乏。风团的持续时间也是一个重要的诊断特征（框6-3）。

框6-2 荨麻疹/血管性水肿临床分类
寻常性荨麻疹（不包括再发性或阵发性荨麻疹）
物理性荨麻疹（根据刺激诱发类型命名）
肾上腺素能性荨麻疹
水源性荨麻疹
胆碱能性荨麻疹
寒冷性荨麻疹
迟发压迫性荨麻疹
皮肤划痕症
运动诱发的过敏反应
局限性热性荨麻疹
日光性荨麻疹
震动性血管性水肿
接触性荨麻疹（由皮肤接触生物或化学物质诱发）
荨麻疹性血管炎（皮肤活检证实为血管炎）
血管性水肿（没有风团）
From Bratten CEH: J Am Acad Dermatol 2002, 46:645.

框6-3 风团持续时间	
荨麻疹类型	持续时间
寻常性和迟发压迫性	4～36小时
物理性（除外迟发压迫性）	30分钟～2小时
接触性（可有迟发阶段）	1～2小时
荨麻疹性血管炎	1～7天

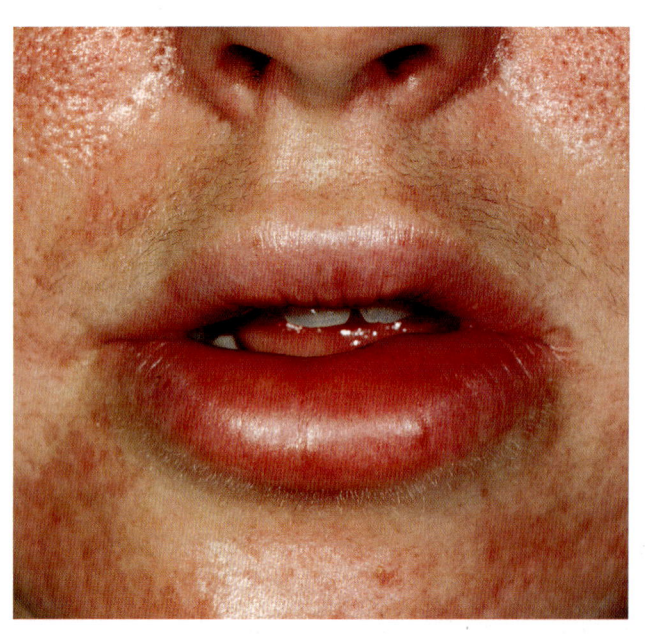

图6-6 血管性水肿的风团比图6-1至6-3的更深更大。它是液体渗出到真皮和皮下组织所致。常见于口唇。

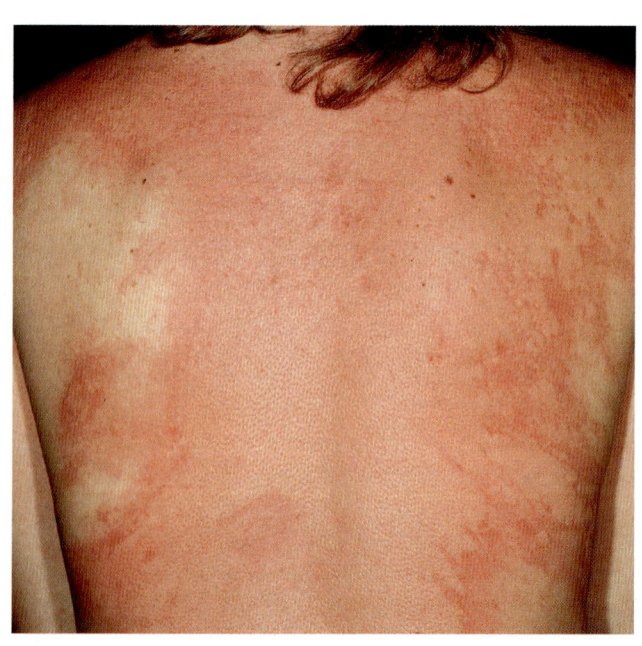

图6-7 血管性水肿：整个背部大面积肿胀。

病理生理学

组胺

组胺是荨麻疹发病中最重要的介质，由肥大细胞产生和贮存。通过肥大细胞表面受体释放组胺存在几种机制。一系列免疫、非免疫、物理和化学性刺激都能促使肥大细胞脱颗粒，释放组胺进入周围组织和血液循环。大约三分之一的慢性荨麻疹患者存在循环性自身抗体IgG，可与高亲和性IgE受体结合引起组胺释放。肥大细胞释放介质引起炎症反应，聚集并激活其他细胞包括嗜酸性粒细胞和嗜中性粒细胞，也可能激活嗜碱性粒细胞。组胺引起内皮细胞收缩，使血管内液体从细胞间渗出到血管外，引起组织水肿和风团形成。

组胺注入皮肤，会产生Lewis三联征：局部红斑（血管扩张）、局部红斑边界外的皮肤潮红、毛细血管后微静脉液体渗出形成的风团。组胺通过多种机制引起血管变化（见图6-8）。血管有两种（可能更多）组胺受体，研究最多的受体为H_1受体和H_2受体。

H_1受体　H_1受体激活引起轴突反射、血管扩张和皮肤瘙痒。组胺作用于H_1受体引起呼吸道和胃肠道的平滑肌收缩，通过感觉神经刺激引起皮肤瘙痒和打喷嚏。H_1受体可被H_1受体拮抗剂（如氯苯那敏）所拮抗，它们竞争受体位点阻止组胺与受体结合。

H_2受体　H_2受体激活引起血管扩张。H_2受体存在肥大细胞膜表面，受到刺激进一步抑制组胺产生，单纯激活H_2受体能增加胃酸分泌。西咪替丁（泰为美）、雷尼替丁（善胃得）、法莫替丁（保维坚）都是H_2受体拮抗剂（抗组胺剂）。H_2受体也存在于其他部位。同时激活H_1受体和H_2受体可引起低血压、心动过速、面部潮红和头痛等。H_2受体拮抗剂多用于抑制胃酸分泌，通常与H_1受体拮抗剂联合应用治疗荨麻疹。

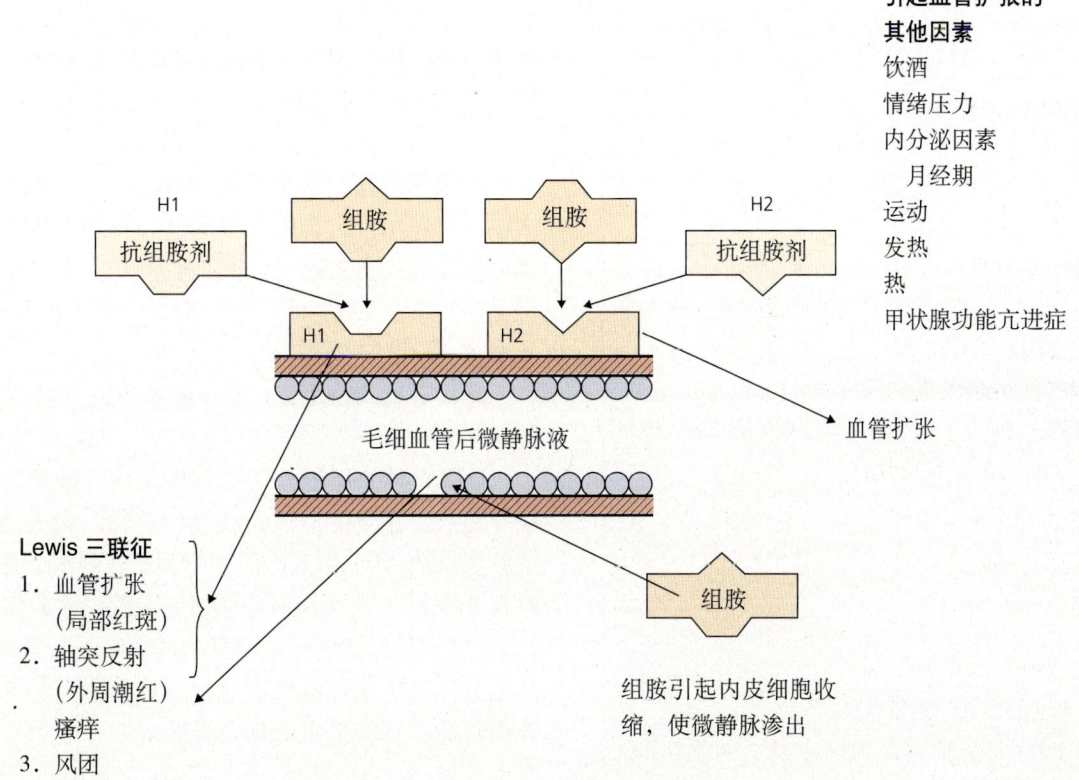

图6-8　组胺释放生理机制。

框 6-4 荨麻疹病因学分类
食物
鱼、贝壳类动物、坚果、鸡蛋、巧克力、草莓、西红柿、猪肉、牛奶、奶酪、小麦、酵母菌
食品添加剂
水杨酸盐、色素如柠檬黄、苯甲酸盐、青霉素、阿司帕坦（NutraSweet）可能不引起风团*、亚硫酸盐
药物
青霉素、阿司匹林、磺胺类药物和一些引起非免疫性释放组胺的药物（如吗啡、可待因、多黏菌素、葡聚糖、箭毒、奎宁）
感染
慢性细菌感染（如窦道、牙齿、胸部、胆囊、泌尿道感染）、弯曲菌肠炎、真菌感染（皮肤真菌病、念珠菌病）、病毒感染（乙型肝炎病毒前驱反应、传染性单核细胞增多症、柯萨奇病毒感染）、原虫和蠕虫感染（肠道蠕虫、疟疾）
吸入物
花粉、真菌孢子、动物皮屑、屋内粉尘、气雾剂、易挥发的化学物品
内在疾病
血清病、系统性红斑狼疮、甲状腺功能亢进症、自身免疫性甲状腺疾病、癌症、淋巴瘤、幼年类风湿性关节炎（Still病）、白细胞碎裂性血管炎、真性红细胞增多症（痤疮荨麻疹－荨麻疹丘疹被水疱覆盖）、风湿热、一些输血反应
物理刺激（物理性荨麻疹）
皮肤划痕症、压迫性荨麻疹、胆碱能性荨麻疹、运动诱发的过敏综合征、日光性荨麻疹、寒冷性荨麻疹、热、震动、水源性荨麻疹
非免疫性接触性荨麻疹
植物（荨麻）、动物（毛虫、水母）、药物（肉桂醛、48/80复合物、二甲基亚砜）
免疫性或机制不明的接触性荨麻疹
用于毛发漂白的过硫酸铵、化学制品、食物、纺织品、木制品、唾液、化妆品、香水、杆菌肽
皮肤疾病
色素性荨麻疹（肥大细胞增多病）、疱疹样皮炎、类天疱疮、淀粉样变
激素
妊娠、经前期发作（孕酮）
遗传，常染色体显性遗传（均罕见）
遗传性血管性水肿、胆碱能性荨麻疹伴进行性神经性耳聋、肾脏淀粉样变、家族性寒冷性荨麻疹、震动性荨麻疹

* Geha, R, Buckley CE, et al: J Allergy Clin Immunol 1993;92:513

荨麻疹患者的初始评估

1. 皮肤检查确定患者患有荨麻疹而不是被叮咬。
2. 排除物理性荨麻疹以避免不必要的长期评估。用棉签的木质端划手臂检查有无皮肤划痕症。
3. 以持续时间 6 周为界，确定急性或慢性荨麻疹。急性荨麻疹包括阵发性荨麻疹持续时间少于6周，慢性荨麻疹包括再发的泛发性荨麻疹，持续时间超过 6 周。
4. 回顾框 6-4 中罗列的引起荨麻疹的原因（荨麻疹的病因学分类）。了解病因有助于指导病史采集和体格检查。

急性荨麻疹 Acute urticaria

急性荨麻疹持续时间少于 6 周（图 6-9），其评估和处理见表 6-5。首先对患者进行病史采集和体格检查，通过实验室检查进一步研究异常情况[2]。通过 IgE 介导的过敏原（例如药物、食物或花粉）引起组胺释放是急性荨麻疹的一种常见原因，最初评估时应特别注意这些因素。没有常规的实验室检查来评估急性荨麻疹。一旦可能的原因消除后，抗组胺剂治疗可以抑制风团并止痒。因为大多数患者的荨麻疹可自行消除，故在发疹早期的数周内不建议给予过多的检查[3,4]。

儿童荨麻疹 食物是婴儿荨麻疹最常见的病因。一项研究显示，食物因素占62%，药物因素占22%，物理性荨麻疹占8%，接触性荨麻疹占8%[5]。

急性荨麻疹的病因

急性荨麻疹由 IgE、补体或非免疫介导。

IgE 介导的反应 Ⅰ型超敏反应可能是大多数急性荨麻疹最重要的原因。食物、药物、吸入物的循环抗原与膜结合IgE相互作用，引起组胺释放。食物过敏原在 3 岁以下儿童患者中占8%，而仅占成人患者的2%[6]。食物是过敏反应最常见的过敏原。在美国小黄蜂是昆虫叮咬引起荨麻疹或过敏反应最常见的原因。乳胶诱发的荨麻疹是由 IgE 介导的[7]。

补体介导或免疫复合物介导的急性荨麻疹 补体介导的急性荨麻疹可由应用全血、血浆、免疫球蛋白、药物及昆虫叮咬等引起。不溶性免疫复合物沉积在血管壁引发Ⅲ型超敏反应（Arthus反应）。免疫复合物由IgG或IgM和一种抗原如药物组成。捕获的免疫复合物激活补体，使C_5和C_3裂解为过敏毒素C_{5a}和C_{3a}。C_{5a}和C_{3a}对于肥大细胞释放组胺具有很强的作用。血清病（发热、荨麻疹、淋巴结病、关节痛和肌痛）、荨麻疹性血管炎和系统性红斑狼疮都可因免疫复合物沉积而出现风团。

组胺的非免疫性释放 药理学介质如乙酰胆碱、麻醉剂、多黏菌素B和草莓等直接与细胞膜结合介导反应发生引起组胺释放。阿司匹林和非甾体抗炎药都能引起非免疫性组胺释放。对阿司匹林和非甾体抗炎药敏感的患者可能有过敏性鼻炎或哮喘病史。荨麻疹可以由含有组胺的食物引起，鲭亚目鱼类（如金枪鱼、鲭鱼、鲣鱼）能在腐败过程中逐步累积组胺。放射性造影剂相关的荨麻疹/过敏反应的机制尚不清楚。用较新的低渗制剂发生率为3.1%，而较旧的高渗制剂发生率可达12.7%[8]。特应性是应用放射性造影剂后发生荨麻疹的危险因素。直接刺激细胞膜受体和免疫机制可以诱发物理性荨麻疹。

框6-5 急性荨麻疹——评估和处理

病史采集和体格检查

1. 询问患者是否知道引起风团的原因。在多数情况下，患者能自己确认病因。
2. 采集病史。参见框6-4（荨麻疹病因学分类）列出了具体的病因。药物是成人急性荨麻疹的常见病因。呼吸道病毒感染和链球菌感染是儿童发病的常见原因。
3. 进行体格检查。
4. 划手臂皮肤以检查皮肤划痕症。

如果通过病史、体格检查和划痕试验仍不能确定病因，则应进行实验室检查。

实验室检查

1. 全血细胞分类计数、红细胞沉降率、肝功能和尿液分析。
2. 病史和体格检查为下一步检查提供线索。应考虑：甲、乙、丙型肝炎检测、传染性单核细胞增多症检测、甲状腺功能检测、甲状腺抗体和抗核抗体检测（ANA）。

考虑过敏原检测

1. 皮肤试验：食物、药物、气源性过敏原、昆虫毒液、天然橡胶。除青霉素外，抗生素的点刺试验假阳性发生率高。
2. 放射免疫吸附法（RAST）检测青霉素、琥珀酰胆碱、天然橡胶乳剂。
3. 食物试验：每日进食记录及排除食谱试验。
4. 对食物或食品添加剂进行口服激发试验。

处理

1. 避免接触特殊过敏原。
2. 口服H_1受体拮抗剂。
3. 对难治病例添加H_2受体阻断剂[9]。
4. 超敏反应的处理：肾上腺素皮下注射，用或不用H_1和H_2受体拮抗剂注射（如50mg苯海拉明和50mg雷尼替丁）[10]。一些情况下系统性应用糖皮质激素药物有效。
5. 静脉注射造影剂反应：预先用H_1受体拮抗剂和糖皮质激素药物处理。
6. 乳胶过敏患者：术前应用糖皮质激素药物预防性处理。
7. 昆虫毒液反应：脱敏处理，预先准备肾上腺素注射液。

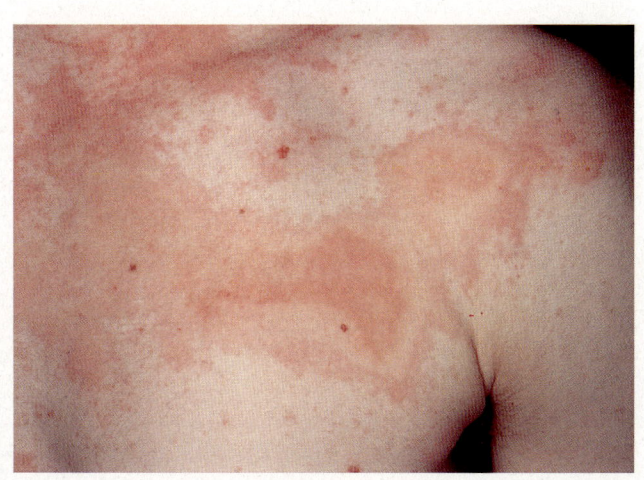

图6-9 急性荨麻疹：风团大小可从几毫米到覆盖大片区域的连续性斑块，斑块表面光滑，边缘弯曲或多环形。红斑深浅不一，扩张皮损中心红斑消失。

慢性荨麻疹 chronic urticaria

风团持续6周或以上归为慢性荨麻疹（CU），病因常不明确。慢性荨麻疹的形态与急性荨麻疹相似（图6-10）。慢性荨麻疹较常见于中年女性，儿童少见。单个皮损持续时间少于24小时，皮肤各处均可累及。夜间瘙痒剧烈，少有呼吸道和消化道症状。50%的慢性荨麻疹患者会发生血管性水肿。伴有慢性荨麻疹的血管性水肿很少累及喉部，这一点可与遗传性血管性水肿相鉴别。慢性荨麻疹可能存在物理性荨麻疹阶段，症状持续几周、几月甚至几年。压迫性荨麻疹、慢性荨麻疹和血管性水肿经常发生在同一个患者身上。一项研究显示37%慢性荨麻疹患者患有迟发性压迫性荨麻疹[10]。阿司匹林、非甾体类抗炎药、青霉素、血管紧张素转换酶抑制剂、鸦片制剂、酒精、发热疾病和精神压力都会加重荨麻疹。

发病机制

肥大细胞和嗜碱性粒细胞释放组胺诱发荨麻疹，过敏原通过交联反应激活结合在肥大细胞表面的IgE，诱发急性荨麻疹。一些慢性荨麻疹患者组胺释放机制不同。

大约三分之一慢性荨麻疹患者存在循环性IgG自身抗体可与高亲和性IgE受体结合引起组胺释放，更少见的是与肥大细胞和嗜碱性粒细胞表面IgE受体结合的自身抗体[11,12]。

自身抗体诱导IgE受体的交联反应可能是慢性荨麻疹的一个重要的发病机制[13]。

慢性荨麻疹与抗甲状腺自身抗体有关，大多数慢性荨麻疹患者最终考虑为自身免疫病而不是过敏性疾病[14]。

慢性荨麻疹的评估和处理见框6-6和下面的图表。

患者必须了解这类疾病的病程是不可预测的，可以持续数月甚至数年。在评估中，患者应该确信抗组胺剂能减轻不适，患者也应当被告知评估可能持续时间较长，通常效果不明显，但大多数病例有自限性。了解疾病的性质后不要轻易失望，也不要不断就医寻求治疗。

文献中有很多关于慢性荨麻疹的研究[17,18]。多数研究表明如果在病史采集和体格检查中不能明确病因，以后明确病因的可能性就更小。研究结果不支持用实验室方法如检测抗核抗体水平、大便检测寄生虫及虫卵等彻底检测。在最初评估效果不好时，可以考虑一些检查和程序。

框 6-6 慢性荨麻疹——评估和处理

1. 慢性荨麻疹是一种排除性诊断

确定皮损是风团而不是昆虫叮咬（见表 6-1 鉴别诊断）。单个叮咬皮损持续时间超过 24 小时，而风团持续时间少于 24 小时。大多数荨麻疹斑块直径超过 2 厘米。划患者的手臂排除皮肤划痕症。

2. 病史采集

发作的确切时间
药物
食物和饮料
持续时间
　急性：几天到几周
　慢性：6 周以上
出现的时间
　一天出现的时间
　一年出现的时间
　　持续性——食物、内脏疾病
　　季节性——吸入性变应原
环境
　暴露于花粉、化学物质
　　家庭——在工作或度假时皮疹消失
　　工作——接触或吸入化学物质
物理刺激以后出现（物理性荨麻疹）
　摩擦、压力、运动、日光暴露、寒冷
与关节痛和发热有关
　幼年类风湿性关节炎、风湿热、血清病、系统性红斑狼疮、荨麻疹性血管炎、病毒性肝炎
单个皮损持续的时间
　少于 1 小时——物理性荨麻疹、典型风团
　少于 24 小时——典型风团
　超过 25 小时——荨麻疹性血管炎；皮损消退时有鳞屑和紫癜

3. 体格检查

划患者手臂检查是否有皮肤划痕症，并且排除其他类型的物理性荨麻疹
大小
　丘疹——胆碱能性荨麻疹、叮咬
　斑块——大多数病例
厚度
　浅表——大多数病例
　深层——血管性水肿
分布
　广泛分布——摄入物、吸入物、内脏疾病
　局限分布——物理性荨麻疹、接触性荨麻疹
感染源
　鼻窦和齿龈感染、
　膀胱炎、阴道炎、前列腺炎
牙科医生检查牙齿
　修复龋齿
　治疗牙周疾病
内部疾病、甲状腺检查、胆囊症状
如果病史、体格检查、皮肤划痕试验不能确定病因，应考虑实验室检查

实验室检查

1. 初筛检查：全血细胞分类计数、红细胞沉降率（ESR）、肝功能（LFTs）、尿液分析和能确认病史和体格检查的实验室检查。
2. 筛查甲状腺功能和甲状腺自身抗体（甲状腺微粒体抗体和甲状腺球蛋白抗体），特别是女性患者或患有甲状腺或其他自身免疫病家族史的患者。
3. 嗜酸性粒细胞增多提示由药物、食物、寄生虫引起。
4. 白细胞增多提示慢性感染。
5. 抗核抗体、红细胞沉降率升高与结缔组织疾病有关。
6. 建议行鼻窦放射线摄片[2]。
7. 口服食物添加剂的激发实验。
8. 食物检查。进食记录或排除食谱。
9. 风团持续超过 36 小时（除外荨麻疹性血管炎）、发热、关节痛、红细胞沉降率升高、出现瘀斑，须行皮损活检。
10. C_4 水平检测只适于血管性水肿（对风团患者不适宜）。

处置（参见框 6-8）

1. 第二代 H_1 受体拮抗剂：西替利嗪（Zyrtec）、氯雷他定（Claritin）、非索非那定（Allegra）。可能需要比生产商建议的剂量更高（如日服 20～40mg 西替利嗪，而非 10mg）。随着剂量的增加，镇静副作用也随之增加。
2. 如果 H_1 受体拮抗剂不能有效控制，则加用 H_2 受体拮抗剂。
3. 羟嗪或多塞平有较强镇静作用，可在夜间加服。多塞平能与被细胞色素 p450 系统代谢的药物（酮康唑、伊曲康唑、红霉素、克拉霉素等）相互作用。
4. 全身糖皮质激素药物（短期应用）可以暂时缓解症状。
5. 停用维生素、缓泻药、抗酸剂、牙膏、香烟、化妆品、所有盥洗、口香糖、家用清洁剂、气雾剂。
6. 停止食用水果、番茄、坚果、鸡蛋、甲壳类动物、巧克力、酒精、牛奶、奶酪、面包、饮料、垃圾食品。
7. 更加严格限制饮食如羊肉、大米和食盐（少有成效）。
8. 考虑用抗生素进行经验性治疗。
9. 白三烯受体拮抗剂——扎鲁司特（安可来 10mg，20mg）和孟鲁司特（顺尔宁，10mg/d）可能有效，尤其与抗组胺剂合用会更有效。白三烯受体拮抗剂可预防一些慢性荨麻疹患者应用非甾体抗炎药后发生的严重荨麻疹/血管性水肿[15]。
10. 环孢菌素——对抗组胺剂效果很差的严重持续的慢性荨麻疹患者，可用环孢菌素 4mg/（kg·d）联合西替利嗪 20mg/d[16]。

排除物理性荨麻疹 未识别的物理性荨麻疹（见142页）约占所有慢性荨麻疹病例的10%。一项大型研究显示，物理性荨麻疹占到慢性荨麻疹的71%：其中22%有即刻皮肤划痕症、37%有迟发性压迫性荨麻疹、11%有胆碱能性荨麻疹、2%有寒冷性荨麻疹[10]。

在长期评估和采取治疗计划之前应通过病史和适当的检查（表6-1）排除物理性荨麻疹。皮肤划痕症是最常见的物理性荨麻疹，它在药物治疗和病毒疾病之后突然出现，持续数月或数年，可自行消退。划患者手臂出现风团，可确诊。

自身免疫性甲状腺疾病 慢性荨麻疹和自身免疫性甲状腺疾病（桥本氏甲状腺炎、Grave病、多结节性甲状腺肿伴甲亢）明显相关[19,20]。在一项研究中，140例连续观察的慢性荨麻疹患者中12%患有自身免疫性甲状腺疾病，其中88%为女性[21]。大多数有自身免疫性甲状腺疾病的患者没有症状，甲状腺功能也正常或仅轻度异常。甲状腺相关荨麻疹的评估和治疗指南见表6-7。

环境改变 环境中有大量的抗原，患者可以考虑离开家庭和工作场所1～2周，最好改变一下地理环境。

严格控制饮食 患者可以尝试严格控制饮食。患者食用羔羊肉、大米、糖、食盐和水5天，3天后如仍有新的风团出现，提示风团与食物无关。若风团消失，每隔一天加入一种新的可疑食物，直到风团出现。

隐性感染的治疗 患者有时用抗生素治疗有效，甚至在无临床感染时也有效[23]。

皮肤活检 荨麻疹变化很广谱，从轻微的混合性皮肤炎症反应到真正的血管炎。具有荨麻疹性血管炎特点的患者应该在皮损处行病理活检，这些风团烧灼感明显而瘙痒不剧烈，持续时间超过24小时。

真皮水肿、淋巴管和毛细血管扩张同时出现。急性荨麻疹和迟发性压迫性荨麻疹患者嗜中性粒细胞和嗜酸性粒细胞数量增加。荨麻疹患者皮损处和未受累皮肤的肥大细胞数量均增加。寒冷性荨麻疹和慢性荨麻疹有显著的单核细胞浸润[24]。

框6-7　甲状腺相关慢性荨麻疹的评估和治疗指南[22]
1. 通过检测甲状腺微粒体抗体和甲状腺球蛋白抗体筛查自身免疫性甲状腺疾病，特别是女性患者（男女比率为1:7）或者那些具有甲状腺或其他自身免疫病家族史的患者。
2. 在这些患者中，甲状腺激素可以缓解慢性荨麻疹、血管性水肿的症状。如果证实有自身免疫性甲状腺疾病，且慢性荨麻疹、血管性水肿经常规治疗无效的甲状腺功能减退或正常的患者可考虑应用左甲状腺素，适宜的初始剂量是$1.7\mu g/(kg\cdot d)$。
3. 治疗开始后4～6周检测促甲状腺激素，保持在正常低值，确保不发生甲状腺功能亢进症。
4. 如果慢性荨麻疹和/或血管性水肿持续8周未见明显治疗效果，则应停用左甲状腺素。
5. 病情缓解至少1～2月后才可停用左甲状腺素。如果慢性荨麻疹和/或血管性水肿复发，可再用激素，大多数患者疗效仍显著
Heymann, WR: J Acad Dermatol 1999; 40 (2Pt1):229.

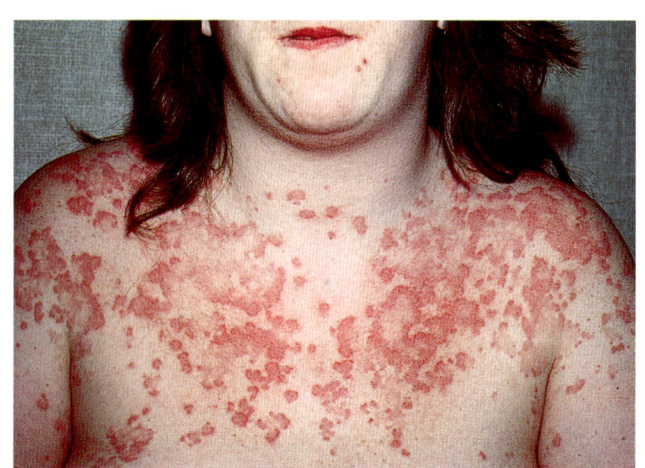

图6-10　慢性荨麻疹：风团和急性荨麻疹有相同的轮廓和强度。该患者的红斑有清晰的圆形、卵圆形或环行边缘。中心区域皮疹消失是荨麻疹的重要特征。

荨麻疹的治疗 Treatment of Urticaria

框 6-8 所列的是治疗荨麻疹的药物。

治疗方法

首选没有镇静作用的 H_1 受体拮抗剂（如非索非那定，商品名 Allegra，每日 180mg）治疗。以往具有镇静作用的 H_1 受体拮抗剂疗效更强，主要用于治疗较为严重的荨麻疹（如羟嗪或苯海拉明，每日 100～200mg）。严重血管性水肿患者（包括颜面、舌、咽部水肿），用苯海拉明治疗效果显著。

服药 1 周后，患者逐渐适应了药物的镇静副作用，但他们的驾驶技能测试仍有所减退。H_2 受体拮抗剂很少有这方面的副作用，可用于辅助治疗。白三烯受体拮抗剂比较安全，可以尝试应用。但严重患者需要泼尼松治疗，用药方法多种多样。

框 6-8 荨麻疹的药物治疗				
药物	初始剂量（成人）	最大剂量*（成人）	液体配方	片剂配方
H_1 受体拮抗剂				
无镇静作用*				
非索非那定（商品名 Allegra）	180mg qd	180mg bid	-	30mg,60mg,180mg
地氯雷他定（商品名 Clarinex）	5mg	10mg		5mg
氯雷他定（商品名 Claritin）	10mg qd	20mg bid	5mg/5ml	10mg
西替利嗪（商品名 Yrtec）	10mg qd	10mg bid	5mg/5ml	5mg, 10mg
有镇静作用				
羟嗪（商品名 Atarax）	10mg qid	50mg qid	10mg/5ml 混悬剂 25mg/5ml	10mg,25mg,50mg,100mg
苯海拉明（商品名 Benadryl）	25mg bid	50mg qid	酊剂 12.5mg/5ml 糖浆 6.25mg/5ml	25,50mg 12.5 咀嚼片
赛庚啶（商品名 Periactin）	4mg qid	8mg qid	2mg/5ml	8mg
H_2 受体拮抗剂				
西咪替丁（商品名 Tagamet）	400mg bid	800mg bid	300mg/5ml	200mg,300mg,400mg,800mg
雷尼替丁（商品名 Zantac）	150mg bid	300mg bid	75mg/5ml	150mg,300mg
法莫替丁（商品名 Pepcid）	20mg bid	40mg bid	40mg/5ml	20mg,40mg
H_1 和 H_2 受体拮抗剂				
多塞平（商品名 Sinequan）	10mg qid	50mg qid	10mg/ml	10mg,25mg,50mg,75mg,100mg,150mg
糖皮质激素				
泼尼松	20mg qod 逐渐减量	多种剂量	5mg/5ml	2.5mg,5mg,10mg,20mg,50mg
甲泼尼龙	16mg qod 逐渐减量	多种剂量	-	2mg,4mg,8mg,16mg,24mg,32mg
白三烯受体拮抗剂		-	-	
扎鲁司特（商品名 Accolate）	20mg bid	-	-	10mg, 20mg
孟鲁司特（商品名 Singulair）	10mg qd	-	-	4mg 咀嚼片,5mg 咀嚼片,10mg
肾上腺素	注射剂			
· Ana-Guard（1:1000）	每剂 0.3ml 皮下			
· EpiPen（1:1000）	每剂 0.3ml			
· EpiPen Jr（1:2000）	12 岁以下儿童 每剂 0.15mg			
免疫疗法				
环孢菌素	2～3mg/（kg·d）	4～6mg/（kg·d）	100mg/ml	25mg,50mg,100mg
甲氨蝶呤	2.5mg bid 每周用 3 天	5mg bid 每周用 3 天	25mg/ml	2.5mg

*为达到最佳治疗效果可能需要比推荐剂量更大的剂量。

一种方法是泼尼松初始剂量为隔日晨顿服15～20mg，根据疗效每3周逐渐减量2.5～5mg，4～5个月后停用[25]，限制饮食和体育锻炼可减轻其副作用。一些患者则需要所有这些药物联合治疗。

上述所有方法效果不佳时，可以考虑用免疫疗法，环孢菌素200～300mg每日1次，也可以用甲氨蝶呤[25]。

抗组胺剂 Antihistamine

大多数急性或慢性荨麻疹患者应用抗组胺剂都能使病情得到缓解。

作用机制 抗组胺剂通过抑制血管扩张和血管内液体渗出来控制荨麻疹，抗组胺剂不能阻断组胺释放。如果用药之前组胺已经释放，占据受体位点，则抗组胺剂无效。

初始治疗 治疗荨麻疹和血管性水肿初始治疗首选抗组胺剂。西替利嗪、氯雷他定和非索非那定是治疗的一线药物，每天服用一次，可能需要高于生产商建议的剂量。详见荨麻疹药物治疗框。联合用药可使患者白天和夜间的症状都得到缓解，可以清晨应用低镇静作用的抗组胺剂（如氯雷他定10mg、非索非那定180mg或西替利嗪10～20mg），夜间应用具有镇静作用的抗组胺剂（如羟嗪25mg），西替利嗪具有轻微的镇静作用。多塞平可在就寝前用药，特别适用于那些烦躁或抑郁患者，初始剂量为10～25mg，逐渐增加到75mg，以达到最佳效果。一些慢性荨麻疹患者在常规抗组胺剂中加入H_2受体拮抗剂（如西咪替丁）时反应良好。难治病例可尝试此法。

副作用 抗组胺剂的结构与阿托品类似，因此可以产生阿托品样外周和中枢性的抗胆碱能作用，如口干、视物模糊、便秘、头晕等。第一代抗组胺剂（H_1受体拮抗剂）如氯苯那敏、羟嗪、苯海拉明都可以透过血脑屏障，产生镇静作用。患者对药物的反应和副作用存在个体差异。抗组胺剂可使儿童兴奋，特别是6～12岁的儿童。

长期治疗 长期应用H_1受体拮抗剂不会引起肝代谢的自身诱导，并且不影响阻滞H_1受体的疗效，对中枢神经系统副作用的耐受也因人而异。

H_1和H_2受体拮抗剂 大多数临床应用的抗组胺剂是H_1受体拮抗剂（竞争H_1受体位点）。西咪替丁、雷尼替丁、法莫替丁是H_2受体拮抗剂，最初用于治疗胃酸过多症。皮肤中的大约85%组胺受体是H_1受体，15%是H_2受体。H_1受体拮抗剂抑制组胺诱发的风团和皮肤潮红，当H_1受体阻断效果达到最大时，H_2受体拮抗剂可起到协同作用。H_1和H_2受体拮抗剂联合应用似乎可以达到最佳效果，但研究结果不一，总体表明两者合用不比单用H_1受体拮抗剂更有效。

第一代（有镇静作用）H_1受体拮抗剂 第一代H_1受体拮抗剂分为5类（见框6-8）。它们具有亲脂性，能通过血脑屏障产生镇静、体重增加和阿托品样作用，包括口干、视物模糊、便秘和排尿困难。药物代谢通过肝细胞色素P450（CYP）系统，患有肝脏疾患或服用CY-P_3A_4抑制剂如红霉素或酮康唑的患者，药物的血浆半衰期延长。H_1受体拮抗剂可以抑制组胺引起的风团。在风团出现时或风团发生后再服用抗组胺剂，则效果欠佳。H_1受体拮抗剂能阻止风团产生而不是治疗风团。

第二代（有弱镇静作用）H_1受体拮抗剂 第二代H_1受体拮抗剂为非亲脂性，不能直接透过血脑屏障，很少产生镇静作用，很少或无阿托品样作用。

非索非那定（Allegra） 非索非那定180mg每日1次或60mg每日2次是治疗荨麻疹的推荐剂量，老年人或有轻度肝肾损害的患者不需要调整剂量。非索非那定是弱镇静作用抗组胺剂中兼顾有效性和安全性的最佳选择，治疗剂量可能要高于推荐剂量。

西替利嗪（Zyrtec） 西替利嗪是第一代H_1受体拮抗剂羟嗪的代谢产物。有些患者口服10mg后出现睡意，成人剂量是10mg，慢性肝肾损害患者建议减少剂量（5mg，每日1次）。该药无心脏毒性，药物间相互作用目前也尚无报道。治疗剂量可能要高于推荐剂量。

氯雷他定（Claritin） 氯雷他定是一类长效药物，10mg剂量即可控制风团超过12小时，增加剂量能延长作用时间。患有慢性肝肾疾病的患者需要减低剂量。无明显的药物不良相互作用。该药的特殊剂型Reditabs（10mg）在口腔中迅速分解。治疗剂量可能要高于推荐剂量。

地氯雷他定（Clarinex） 地氯雷他定是氯雷他定的活性代谢产物，有效剂量为5mg/d。没有证据表明它比氯雷他定更有效。

三环类抗组胺剂（多塞平） 三环类抗抑郁药是H_1和H_2受体的强阻断剂，多塞平作用最强，慢性特发性荨麻疹有效治疗剂量为10～25mg，每日3次，该剂量下无明显副作用。夜间服用多塞平可耐受更大剂量。多塞平对于常规抗组胺剂不能控制的慢性荨麻疹以及伴焦虑和抑郁的慢性荨麻疹患者是一个很好的选择[26,27]。该药常引起嗜睡，但继续用药可以减缓，口干及便秘较为常见。多塞平可与其他通过细胞色素P450系统代谢的药物相互作用（如酮康唑、伊曲康唑、红霉素、克拉霉素等）。

肾上腺素 Epinephrine

严重荨麻疹或血管性水肿需要用肾上腺素治疗。肾上腺素溶液起效快，但作用时间短，成人剂量为1：1000（0.2～1.0ml）的肾上腺素皮下或肌内注射。初始剂量通常为0.3ml，肾上腺素悬液起效快且持续时间长（8小时以上），成人给以1：200的混悬液0.1～0.3ml皮下注射。

口服糖皮质激素

许多慢性荨麻疹和血管性水肿患者对H_1和H_2受体拮抗剂联合用药的疗效也不明显，对这些难治性病例应考虑给予口服糖皮质激素治疗[28]。泼尼松40mg/d清晨顿服或20mg每日2次，多数患者有效；另一方案为20mg×30片剂，60mg、40mg及20mg各服5天，清晨顿服；其他患者可能对泼尼松20mg隔日1次并逐渐减量治疗有效。

免疫疗法

一些慢性荨麻疹患者肥大细胞释放组胺是由于自身免疫性疾病所致，它是由肥大细胞及嗜碱性粒细胞上抗高亲和性IgE受体（α亚单位）的自身抗体介导的，血浆置换或静脉注射免疫球蛋白去除自身抗体可缓解临床症状[29]。环孢菌素A对于部分患者有效，可能是环孢菌素A具有稳定肥大细胞的作用，能减少组胺和其他介质的释放。

环孢菌素 有些常规治疗方法无效的慢性荨麻疹患者应用环孢菌素可能有效[16,30]，进一步说明引起组胺释放的自身抗体在慢性荨麻疹的发生中起一定作用。抗组胺剂治疗不佳的难治性患者，应用环孢菌素4mg/（kg·d）治疗4周可能有效。初始应用大剂量糖皮质激素治疗及具有长期病史的患者应用环孢菌素疗效欠佳[31]。

甲氨蝶呤 难治性荨麻疹患者可考虑应用甲氨蝶呤治疗[32]，甲氨蝶呤（口服2.5mg，每日2次，每周3天）两周疗程，可使所有症状与体征消退[33]。

局部治疗 温水浴、温燕麦浴（Aveeno）、含薄荷脑的冷洗剂（Sarna lotion）及外用丙吗卡因洗剂（Itch-x）可控制瘙痒。避免加重瘙痒的因素（如阿司匹林、饮酒、穿弹力紧身衣或粗制羊毛织物）。

物理性荨麻疹 Physical urticarias

物理性荨麻疹是由物理性及外部刺激引起的，常发生于年轻人。患者可同时患一种以上类型的物理性荨麻疹，激发试验可明确诊断。初始体检时，医生须确定荨麻疹是否由物理性刺激引起（表6-1）。具有这些特征性风团的患者不需要做进一步的实验室检查，只需明确他们的病情及治疗。约20%慢性荨麻疹可能是未确认的物理性荨麻疹。物理性荨麻疹的主要鉴别特征是发作短暂，仅持续 30 ~ 60 分钟。典型的荨麻疹单个皮损持续数小时至数天。物理性荨麻疹中压迫性荨麻疹例外，其风团可持续数小时。

皮肤划痕症 Dermographism

皮肤划痕症是最常见的物理性荨麻疹，约5%的普通人群存在不同程度的皮肤划痕症。搔抓、毛巾擦浴或其他产生皮肤微小创伤的动作均可引发瘙痒和风团。发生突然，最常见于年轻人。发生皮肤划痕症的倾向持续数周、数月至数年，平均持续2~3年，可自愈。病毒感染、抗生素治疗（尤其是青霉素）或情绪不安可加重病情，但大多数患者病因不明[34]。不累及黏膜和发生血管性水肿，无明显的全身性改变（如特应性或自身免疫）。

荨麻疹反应程度不一，患者可持续数月高反应然后缓解，仅症状复发（图6-11和6-12）。患者诉搔抓后

表6-1 物理性荨麻疹的比较

荨麻疹	相对发生率	诱因	发作时间	持续时间	局部症状
症状性皮肤划痕症	最常见	轻划皮肤	数分钟	2 ~ 3小时	不规则，瘙痒性风团
迟发性皮肤划痕症	少见	轻划皮肤	30分钟 ~ 8小时	≤ 48小时	烧灼感，深部水肿
压迫性荨麻疹	常见	压迫	3 ~ 12小时	8 ~ 24小时	弥漫性，触痛性水肿
日光性荨麻疹	常见	各种波长的光线	2 ~ 5分钟	15分钟 ~ 3小时	瘙痒性风团
家族性寒冷性荨麻疹	少见	冷空气引起的皮温改变	30分钟 ~ 3小时	≤ 48小时	烧灼感风团
特发性获得性寒冷性荨麻疹	常见	冷接触	2 ~ 5分钟	1 ~ 2小时	瘙痒性风团
热性荨麻疹	少见	热接触	2 ~ 5分钟（很少延迟）	1小时	瘙痒性风团
胆碱能性荨麻疹	很常见	躯体过热	2 ~ 20分钟	30分钟 ~ 1小时	瘙痒性丘疹风团
水源性荨麻疹	少见	水接触	数分钟 ~ 30分钟	30 ~ 45分钟	丘疹，瘙痒性风团
震动性血管性水肿	罕见	皮肤受震动	2 ~ 5	1小时	血管性水肿
运动诱发的过敏反应	少见	运动、进食特定食物后	运动中或运动后	数分钟至数小时	瘙痒性风团

From Jorizzo JL, Smith EB: Arch Dermatol 118:198, 1982; copyright 1982, American Medical Association.

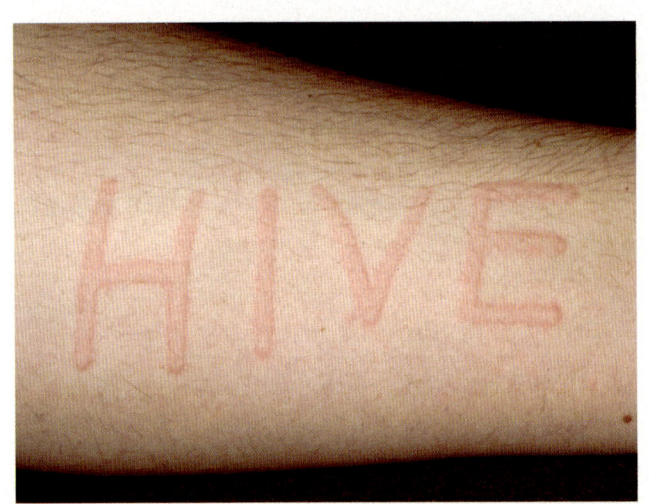

图 6-11 皮肤划痕症：患者述瘙痒数月，偶见水肿。

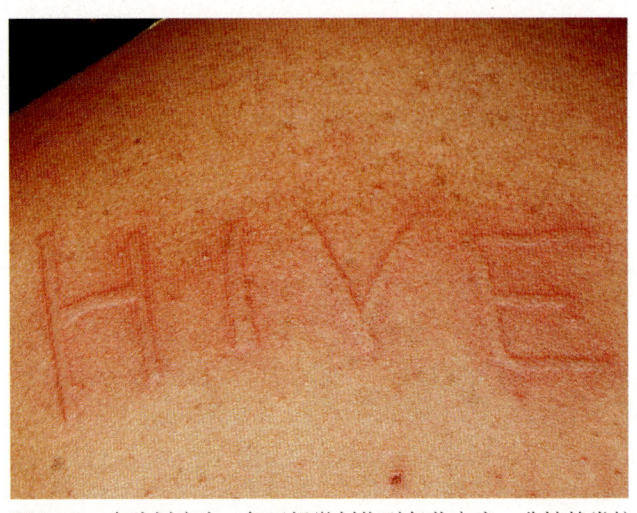

图6-12 皮肤划痕症：每天轻微创伤引起荨麻疹，非镇静类抗组胺剂可以控制。

全身症状	试验	发病机制	治疗
无	划皮肤	被动转移；IgE；组胺；三磷酸腺苷可能起一定作用；P 物质；可能的直接药理学机制	持续应用盐酸羟嗪方案或非镇静类抗组胺剂；联合应用 H_1 和 H_2 阻断剂。
无	划皮肤；早期和晚期观察	未知	避免诱发因素
感冒样症状	加压力	未知	避免诱发因素；如果严重，可给予小剂量糖皮质激素控制全身性症状
哮鸣，眩晕，晕厥	光试验	被动转移；反向被动转移；IgE；组胺可能起作用	避免诱发因素；抗组胺剂；遮光剂；短期应用磷酸氯喹方案
震颤，头痛，关节痛，发热	皮肤暴露于冷空气	未知	避免诱发因素
哮鸣，晕厥，溺死	充满冰块的铜烧杯放于患者手臂；手臂浸于冷水中	被动转移；反向被动转移IgE(IgM)；组胺；可诱发血管炎	盐酸赛庚啶方案；其他抗组胺剂；脱敏治疗；避免诱发因素
无	盛满热水的圆筒放于手臂	组胺可能起作用；补体可能起作用	抗组胺剂；脱敏治疗；避免诱发因素
晕厥，腹泻，呕吐，多涎，头痛	热水浴；运动直至出汗；注射氯醋甲胆碱	被动转移；免疫球蛋白可能起作用；汗腺产物刺激；组胺；蛋白酶抑制物减少	冷水或冰置于皮肤；羟嗪治疗方案；不应期；抗胆碱能药
无报道	用水湿敷	未知	避免诱发因素；抗组胺剂；外用惰性油剂
无报道	置振动器于前臂	未知	避免诱发因素
呼吸困难，低血压	运动试验；浸渍试验	未知	抗组胺剂；酮替芬

产生线条状瘙痒性风团或衣服摩擦部位出现风团。即刻荨麻疹反应在1～6小时后出现风团，风团持续24～48小时，迟发性皮肤划痕症罕见。

诊断 用压舌板紧贴患者手臂或背部划过，约1～3分钟后产生2mm或更宽的风团（Darier征），表现为逐渐加重的三联反应（图6-13）。

1. 3～15秒内出现红色线条（毛细血管扩张）；
2. 出现增宽的红斑（小动脉扩张引起轴突反射性潮红）；
3. 围绕红斑的风团取代红线（扩张的毛细血管液体渗出）。

检查医生可同时用自己的手臂试验，作为对照。

色素性荨麻疹是由于皮肤肥大细胞增多引起的（亦表现为皮肤划痕症——Darier征阳性）。与色素性荨麻疹不同，本病皮肤肥大细胞数量未见增加。

治疗 除非患者高度敏感或对最轻微的创伤亦持续反应，一般不需要治疗。抗组胺剂非常有效。非镇静类H_1抗组胺剂或相对低剂量的羟嗪（10～25 mg，每日1～4次）足够缓解病情。有些患者反应非常严重，需要持续治疗，使用尽可能低的剂量控制瘙痒，许多患者对小剂量羟嗪耐受不产生镇静作用。

压迫性荨麻疹 Pressure urticaria

压迫刺激作用后2～6小时产生瘙痒、烧灼或疼痛性深部水肿，持续8～72小时，是这种常见物理性荨麻疹的特征。平均发作年龄为30～40岁的早期，病程慢性，平均持续时间为9年（1～40年）。常出现不适、疲劳、发热、寒战、头痛或广泛的关节痛，许多中重度患者，尤其是体力劳动者可能丧失劳动能力。压迫性荨麻疹、慢性荨麻疹及血管性水肿经常发生在同一患者。一项研究显示，37%的慢性荨麻疹患者存在迟发性压迫性荨麻疹[10]，这是慢性荨麻疹患者受压部位发生风团的原因，也解释为什么一些患者对H_1抗组胺剂耐药，因为迟发性压迫性荨麻疹通常对此治疗反应不佳。

手足、躯干、臀部、口唇及面部常受累。站立、步行、穿紧身衣及长期坐在坚硬平面上可诱发皮损。

诊断 由于肿胀发生于受压后数小时，所以病因常不能快速查明，同一部位反复发生深部肿胀可以作为诊断的依据。皮肤划痕症阳性的患者可在受压后立即产生风团，而不是数小时后。重力试验可用于研究但临床一般不采用。

治疗 保护易受压迫部位。对严重的伴功能障碍的迟发性压迫性荨麻疹最有效的治疗是短期系统性给予糖皮质激素并逐渐减量。泼尼松需要剂量可能大于30mg/d。抗组胺剂通常无效，但有报道大剂量西替利嗪（大于30mg/d）有效[36]。氨苯砜可能有效。

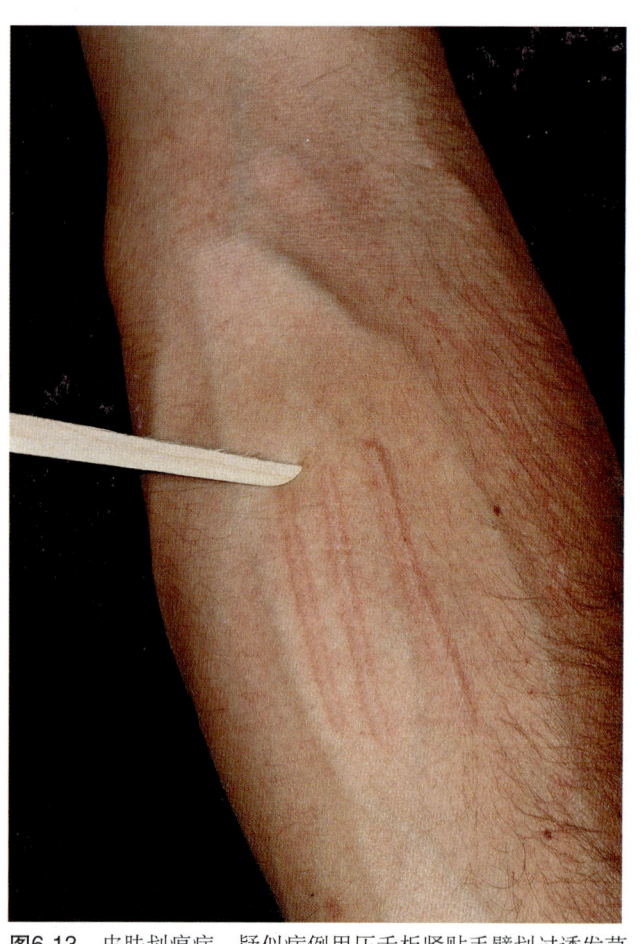

图6-13 皮肤划痕症：疑似病例用压舌板紧贴手臂划过诱发荨麻疹。急性或慢性荨麻疹患者均应考虑做这项简单的试验。

胆碱能性荨麻疹 Cholinergic urticaria

"热肿块"是其轻度的表现形式，胆碱能性荨麻疹是物理性荨麻疹最常见的类型，主要见于青少年和年轻人。总体患病率11.2%，大多数患者年龄超过20岁，只有极少患者病情严重，大部分患者症状轻微，仅表现为短暂性针尖大小的风团，多数患者不会就医[37]。激活受胆碱能性交感神经支配的汗腺可能是该病的发病机制。

临床特点 胆碱能性荨麻疹具有诊断意义的特征性皮损是直径2～4mm的圆形丘疹性风团，周围有程度不一的红晕[38]（图6-14）。典型风团通常出现在运动中或运动后不久，有的也可能在接受刺激1小时后延迟出现。表现为皮肤瘙痒、麻木、烧灼、温热感或皮肤易激惹。当运动、受热、情绪紧张导致患者身体过热后2～20分钟开始出现风团，持续数分钟至数小时（平均30分钟）。胆碱能性荨麻疹风团可以融合，与典型的风团类似。全身性症状发生几率很低，然而一旦发生，血管性水肿、低血压、哮喘、胃肠道症状都可出现[39]。

诊断 病史可提示本病诊断，实验性检查皮损再现即可确诊。最可靠有效的试验方法是让患者奔跑或骑自行车10～15分钟后观察患者1小时内有无典型的小丘疹性风团出现。运动试验应在一个可控制的环境里进行，运动诱发的过敏反应可能需要紧急处理。有半数患者在43℃的水浴中口腔温度可以升高1～1.5℃，并能诱发特征性的微小丘疹样风团[40]。对于运动诱发过敏反应的患者，此种方法不能诱发风团。

治疗 通过限制剧烈运动可以避免症状发生。热水淋浴可以暂时耗尽组胺储备而诱发24小时的不应期，出汗后立即冷却如冲凉水浴可缓解症状。西替利嗪20mg，每日3次治疗非常有效[41]。运动前1小时口服羟嗪（10～50mg）可以减轻皮疹，但其嗜睡的副作用令患者难以接受。口服普萘洛尔可以与抗组胺剂合用，疗效不佳的严重患者用司坦唑醇治疗可能有效[42]。

运动诱发的过敏反应 Exercise-induced anaphylaxis

患者运动后出现皮肤瘙痒、荨麻疹、呼吸困难和低血压，可发展为血管性水肿、喉头水肿、支气管痉挛和低血压，极可能发展为上呼吸道呼吸困难和休克[43, 44]。尽管与慢跑的相关报道最多，但它与不同类型的运动有关。运动作为一种物理刺激通过一种尚未明了的机制刺激肥大细胞脱颗粒，升高血清中组胺的水平。与胆碱能性荨麻疹相比较，皮损较大，热水淋浴、发热或焦虑等不会诱发皮疹。可以通过热水浸浴试验（见胆碱能性荨麻疹）与胆碱能性荨麻疹相鉴别。运动诱发或加重过敏反应可能仅在摄入某些食物后才出现（食物依赖性运动诱发的过敏反应），这些食物包括芹菜、甲壳类动物、小麦、水果、牛奶和鱼等[45]。患者摄入食物后30分钟内运动会出现症状，摄入食物不运动或不摄入食物运动都不会出现症状。与小麦相关的运动诱发的过敏反应患者对几种小麦成分的皮肤试验阳性[46]。其他的诱发因素包括药物，家族性发病趋势也有报道。疾病的预后不确定，45%的患者通过改变饮食和行为方式可以减少症状发作。应与运动诱发的哮喘、特发性过敏反应、心律不齐和类癌综合征相鉴别[47]。

治疗 H_1受体拮抗剂推荐作为预防处理和紧急治疗的药物，也可能需要应用肾上腺素自动注射器。谨慎的做法是与别人结伴运动。如果出现皮肤瘙痒、红斑或风团应立即停止运动，保持呼吸道通畅和心血管支持。疾病的预防治疗包括避免运动、运动前至少4小时节制摄入能诱发的食物，使用抗组胺剂和色甘酸钠或是通过规律的运动诱导耐受。

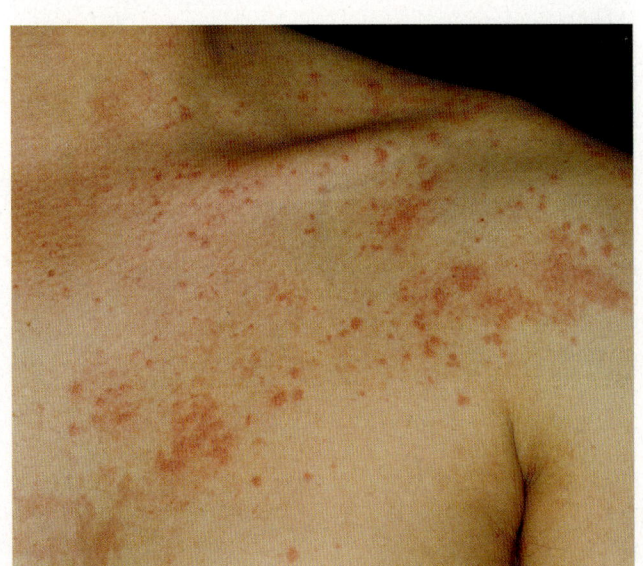

图6-14 胆碱能性荨麻疹：运动、热或情绪紧张后出现圆形红色丘疹性风团。

寒冷性荨麻疹 Cold urticaria

寒冷性荨麻疹综合征是一组暴露于寒冷环境中出现的以荨麻疹、血管性水肿或过敏反应为特征的病症。

原发性获得性寒冷性荨麻疹 原发性获得性（特发性）寒冷性荨麻疹多发生在儿童和青少年。皮肤接触固态或液态的冷刺激数分钟内局部出现风团和瘙痒，风团大约持续半小时。寒冷性荨麻疹患者相对较易发生皮肤划痕症和胆碱能性荨麻疹。喝冷饮后口咽部可以出现荨麻疹。广泛暴露如冷水浸浴后可发生系统性症状，偶尔出现严重症状和过敏反应。近期可能有病毒感染（支原体肺炎）史。平均2～3年病情可自行好转。气温突然变冷或暴露于冷水中都可以出现风团。许多患者反应严重，可发生泛发性荨麻疹、血管性水肿或二者同时发生。严重反应最常见的病因是在冷水中游泳，大量液体渗出到皮肤，导致低血压、晕厥、休克甚至可能死亡。和皮肤划痕症一样，寒冷性荨麻疹通常发生在感染、药物治疗或情绪紧张后。

继发性获得性寒冷性荨麻疹 继发性获得性寒冷性荨麻疹大约占寒冷性荨麻疹的5%。风团持续存在，可以有紫癜，皮肤活检证实有血管炎。冷球蛋白、冷凝集素和冷凝纤维蛋白原都可存在。检测全血细胞计数（CBC）、红细胞沉降率（ESR）、抗核抗体（ANA）、单核细胞增多症斑点试验、快速血浆反应素实验（RPR）、类风湿因子、总补体、冷球蛋白、冷凝纤维蛋白原、冷凝集素和冷溶血素[48]。检测到冷球蛋白应进一步检查有无慢性乙肝或丙肝、淋巴网状内皮细胞恶性肿瘤或腺热。冷球蛋白可以是多克隆的（感染后），也可以是单克隆的（IgG或IgM），可能涉及补体的激活[42]。

诊断 用塑料包裹冰块置于患者前臂3～5分钟诱发风团出现可以诊断该病（图6-15）。有些患者需要延长到20分钟才能诱发反应。冰块试验结果可疑时，可用冷水浸浴试验来明确诊断，即把前臂浸在0～8℃的水中5～15分钟。因为可能发生严重反应，必须密切监测患者。

治疗 患者必须学会保护自己避免温度突然降低。赛庚啶和多塞平（10mg，每日2或3次）有效[49]。赛庚啶的剂量可以改为每日1或2次，每次口服2mg，这样既可达到最大的疗效又使副作用降到最低。赛庚啶的副作用包括镇静和食欲增加。氯雷他定和西替利嗪也可能有效[50]。

系统性应用糖皮质激素无效。

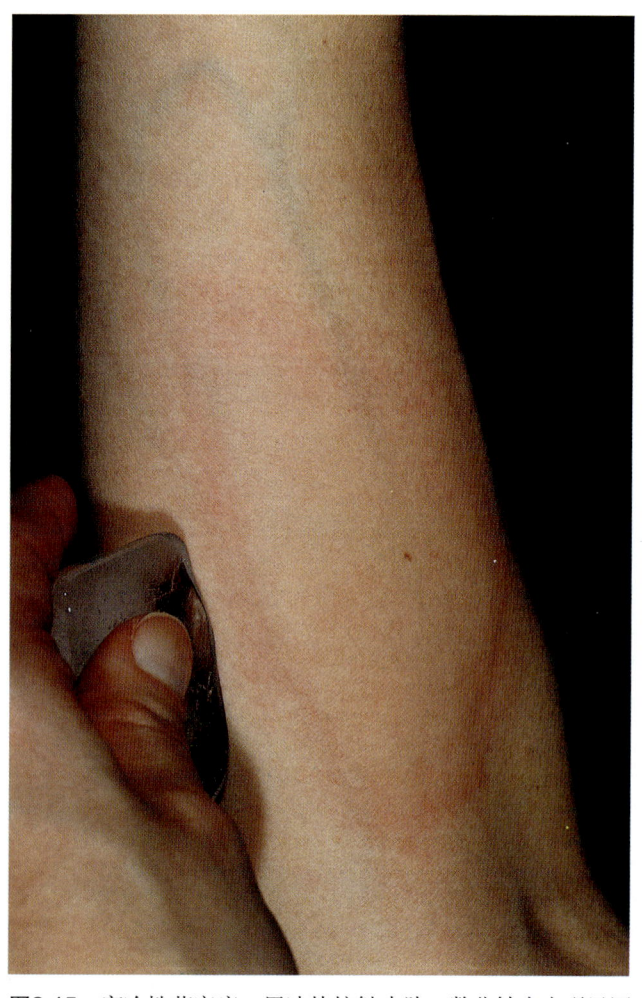

图6-15 寒冷性荨麻疹：用冰块接触皮肤，数分钟内出现风团。

日光性荨麻疹 Solar urticaria

日光照射后数分钟暴露部位出现风团并于1小时内消失称为日光性荨麻疹。此种光过敏性疾病可由日光及人造光诱发。常见于年轻人，女性更常见。可发生全身性反应，包括晕厥。已晒黑的皮肤再次暴露于紫外灯下可能不发生反应。紫外线诱发的荨麻疹需要与更常见的和日光相关的多形性日光疹相鉴别。多形性日光疹很少呈荨麻疹样，暴露后数小时发生，持续数天。

发病机制

有证据表明免疫球蛋白IgE介导日光性荨麻疹的发生。日光性荨麻疹可由不同波长的光线引起，根据日光的六种不同波长该病分为六型。个体对特定波长或较窄波长范围的光线敏感，通常范围为290～500nm，其原因可能是对光波在皮肤形成的抗原产生过敏反应。对波长大于400nm的光线（可见光）发生反应的患者，对透过玻璃的日光也有反应。可通过光试验鉴定日光性荨麻疹的不同波长反应。抗组胺剂、遮光剂及逐渐增加暴露的日光量是有效的治疗手段。

热、水及震动性荨麻疹 Heat, water, and vibration urticarias

其他物理刺激如热、不同温度的水或震动很少诱发荨麻疹。水源性荨麻疹表现为与胆碱能性荨麻疹相似的小丘疹性风团。抗组胺剂及抗胆碱能药可能不能阻止该反应。其具体发病机制不明[53]。

水源性瘙痒 Aquagenic pruritus

接触不同温度的水后1～15（或更长）分钟出现严重皮肤刺痛、不适，而无皮损可见[54]，持续时间10～120分钟（平均40分钟）。在水源性瘙痒的荨麻疹发病机制中组胺可能不起主要作用。辣椒素乳膏（商品名Zostrix, Zostrix-HP）每日3次，治疗连用4周，擦药部位症状可完全消失[55]。UVB光疗和及抗组胺剂有一定效果[56]。有论文报道碳酸氢钠（25～200gm）加入浴液或制成膏剂可以减轻症状[57]。诊断本病时应排除真性红细胞增多症。

血管性水肿 Angioedema

血管性水肿（血管神经性水肿）是由于皮肤和黏膜皮下组织及呼吸道和消化道黏膜下层的血管通透性增高引起的荨麻疹样肿胀。荨麻疹患者的真皮存在相似的反应。荨麻疹与血管性水肿常同时存在，具有共同的病因。框6-9总结了该病的所有类型。不伴荨麻疹的复发性血管性水肿应考虑到这些类型。

临床表现 比荨麻疹更进一步反应产生更广泛的水肿，通常无瘙痒。症状主要是烧灼感和疼痛性肿胀，最常累及口唇、手掌、足跖、四肢、躯干及生殖器部位。消化道及呼吸道受累时导致吞咽困难、呼吸困难、腹部绞痛及呕吐与腹泻。胃肠道症状在遗传性血管性水肿更常见。创伤亦可引起血管性水肿。遗传性或获得性血管性水肿极少发生荨麻疹。

一项对17个患者持续5年的研究报道，94%病例头颈部发生血管性水肿，3例需行紧急气管切开或插管，35%病例近期开始使用血管紧张素转化酶抑制剂治疗高血压，6%病例证实为经典型遗传性血管性水肿，大部分病例（59%）病因不明[58]。

框6-9　血管性水肿（所有类型）
获得性血管性水肿
急性血管性水肿
变应性IgE介导（药物、食物、昆虫毒液）
造影剂
血清病
寒冷性荨麻疹
慢性复发性血管性水肿
特发性（大多数病例）
获得性C_1抑制剂缺乏
血管性水肿——嗜酸性粒细胞增多综合征
遗传性血管性水肿
I型（85%）——C_1抑制剂缺乏
II型（15%）——C_1抑制剂功能不全

获得性血管性水肿 Acquired forms of angioedema

急性血管性水肿

由IgE介导的严重变应性Ⅰ型速发型超敏反应，可引起急性血管性水肿和荨麻疹（图6-16、6-17和6-18）。细胞表面的IgE抗体与位于肥大细胞表面的抗原（食物、药物[59]、昆虫毒刺及花粉）结合，引起肥大细胞快速、大量释放组胺及其他炎症介质，出现血管性水肿，伴或不伴其他全身性过敏反应症状（如呼吸窘迫和低血压），一些寒冷性荨麻疹由IgE介导，最初表现为血管性水肿。

放射检查用的造影剂及药物亦可通过非免疫机制引起急性血管性水肿，包括非甾体类抗炎药如阿司匹林、吲哚美辛及血管紧张素转化酶抑制剂。

血管性水肿可作为血清病综合征的表现之一，应用异种血清或某些药物后7~10天发生肿胀、发热、关节痛及淋巴结病。

昆虫螫伤后出现严重反应的患者可使用Epi-pen或Epi-pen Jr。Epi-pen内含有的肾上腺素能自动注入，避免人工注射。

建议患者佩戴写明诊断的腕带，以免被误诊为其他疾病如酒精中毒、中风、心肌梗死或呼吸道异物等。

特发性血管性水肿 大多数血管性水肿为特发性的，可发生于任何年龄，40~50岁年龄组多见，女性更多见。复发的模式难以预测，发病可持续5年或更长时间，累及胃肠道和呼吸道，但无窒息的危险。予抗组胺剂治疗，长期控制可能需要糖皮质激素。建议用隔日疗法（如泼尼松20mg，隔日1次），以足够控制病情的最低剂量治疗。

获得性血管性水肿（获得性C_1抑制剂缺乏）

获得性血管性水肿（AAE）是一种少见的疾病，有两种类型：AAE-Ⅰ和AAE-Ⅱ。AAE-Ⅰ与恶性肿瘤有关（B细胞淋巴瘤、乳腺癌等）。AAE-Ⅱ是一种自身免疫性疾病。AAE-Ⅱ患者存在C_1抑制剂（C_1-INH）自身抗体（见表6-10 获得性血管性水肿）。该病缺乏遗传性证据，症状始发于中年。

AAE-Ⅰ、Ⅱ的实验室诊断 （见框6-11，遗传性及获得性血管性水肿——实验室评价）。C_4、C_{1q}和C_1抑制剂水平降低。排查淋巴增殖性疾病及其他肿瘤。检查血清蛋白电泳、免疫电泳、外周血淋巴细胞免疫表型和胸部、腹部、盆腔CT扫描。早期检查可为阴性，血管性水肿可早于内部疾病7年以上发生，需要随访。

治疗 急性发作予肾上腺素及糖皮质激素治疗。大剂量抗组胺剂治疗可能有效。治疗基础疾病可控制AAE-Ⅰ。雄激素如达那唑对频繁发作有效。AAE-Ⅱ应用免疫抑制剂治疗。

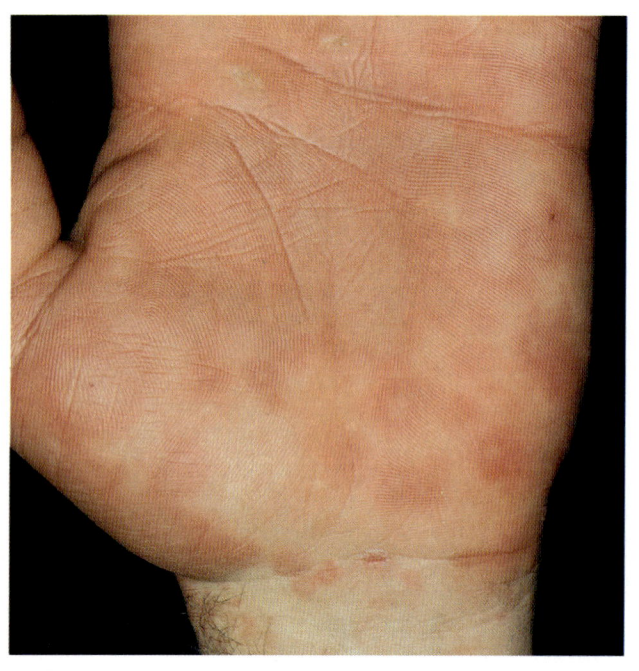

图6-16 血管性水肿：特征性表现手部肿胀

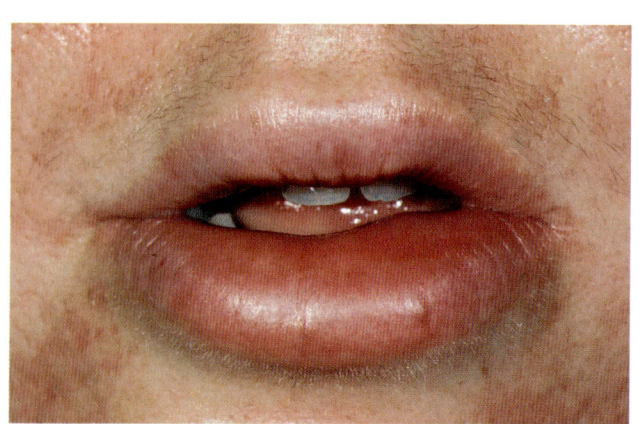

图6-17 血管性水肿：口唇肿胀可能是血管性水肿的惟一表现。

血管性水肿

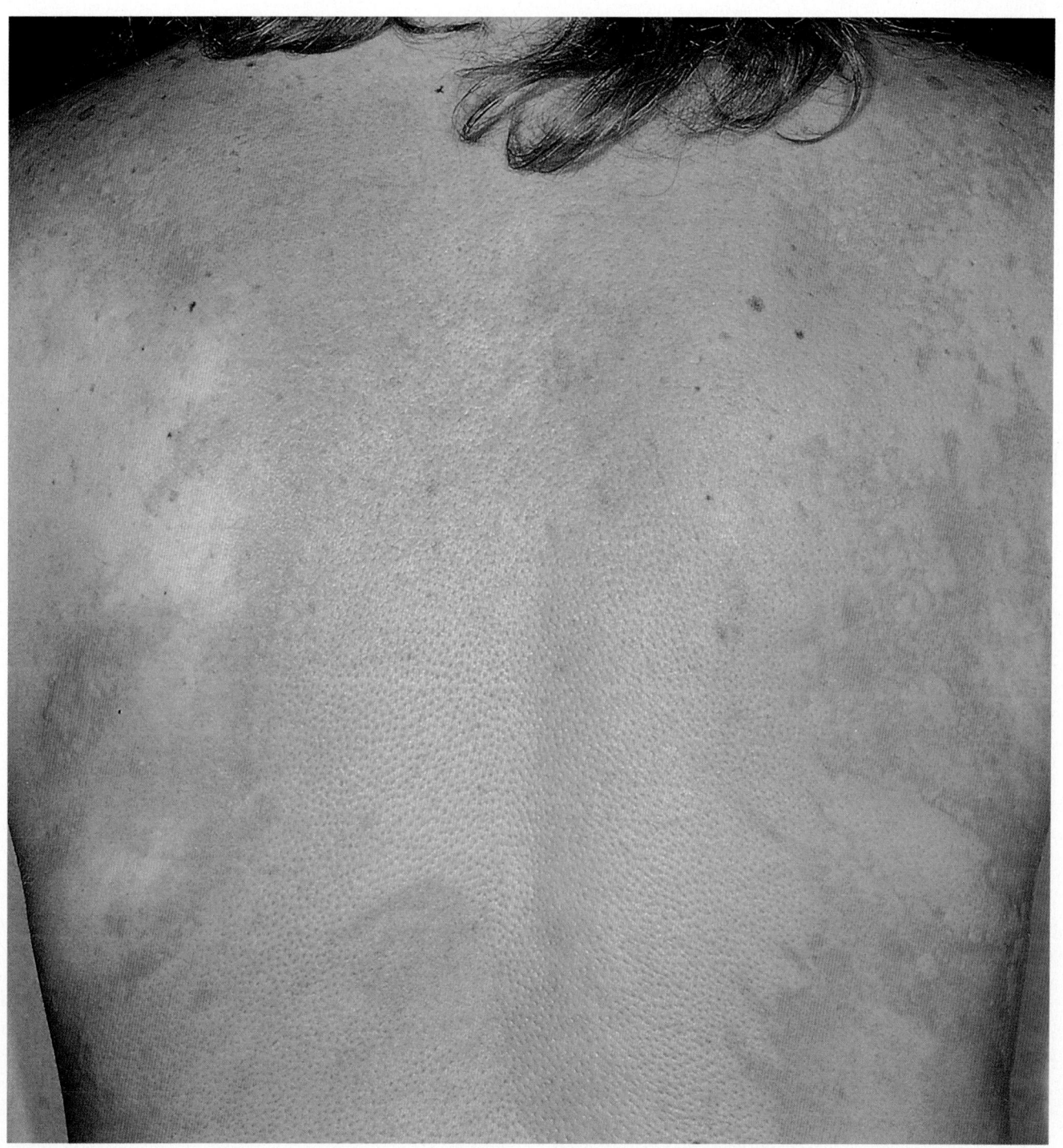

图 6-18 突发的大面积肿胀,因肿胀而感觉不适但无瘙痒。

框 6-10 获得性血管性水肿

获得性 C_1 酯酶抑制剂缺乏

皮下组织、腹部器官、上呼吸道肿胀。

中年发病

	病因学	C_1 抑制剂（正常量）（低水平）
AAE-I	相关疾病 　　B 淋巴细胞增殖失调 　　其他癌症 　　（血管性水肿比肿瘤提前出现） 　　结缔组织病 　　感染	分解代谢加强
AAE-II	抗体直接破坏 C_1 抑制剂分子	自身抗体裂解 C_1 抑制剂 阻滞 C_1 抑制剂的功能

框 6-11 遗传性和获得性血管性水肿——实验室评价

	C_4	C_{1q}	C_1-INH（定量）	C_1-INH（功能）
HAE-1 型	↓	正常	↓	↓
HAE-2 型	↓	正常	正常	↓
AAE-1 型	↓	↓	↓	↓
AAE-2 型	↓	↓	正常或轻度↓	↓

C_1-INH = C_1 酯酶抑制剂

HAE = 遗传性血管性水肿

AAE = 获得性血管性水肿

↓ = 降低

From Green JJ, Heymann WR: Adv Dermatol 2001；17：41

血管紧张素转换酶抑制剂 血管紧张素转换酶抑制剂（ACEI）广泛应用于治疗轻度高血压，在一些医院血管紧张素转换酶抑制剂是导致急性血管性水肿的首位原因[60]。应用血管紧张素转换酶抑制剂的患者血管性水肿的发生率为0.1%～0.2%，该不良作用可能会危及生命，美国黑人的发生率较高。

应用血管紧张素转换酶抑制剂后数小时到一周内通常发生血管性水肿，有的甚至在应用该药耐受数月或数年后也会突发血管性水肿，继续应用该药症状可自发消退，常会导致误诊。ACEI可使易感个体容易发生血管性水肿，而与过敏机制或异质性机制无关。

大多数患者应用短效 ACEI 卡托普利可产生轻度的血管性水肿，该症状可被抗组胺剂和糖皮质激素控制。相反，应用长效 ACEI（赖诺普利[63]、依那普利）可诱发非常严重的血管性水肿[64]。

ACEI引起的血管性水肿好发于舌，致使口腔气管插管和经鼻气管插管障碍，即使积极治疗也可能无法抑制病情快速进展，必要时采取紧急处理措施以保证呼吸道通畅[65]。具有特发性血管性水肿病史的个体不能应用ACEI[66]。ACEI 相关的血管性水肿患者 C_1 抑制剂通常在正常水平。

治疗包括及时终止使用 ACEI 和对急性症状的支持治疗。由ACEI导致的血管性水肿可能不是由IgE介导的，抗组胺剂和类固醇可能不会缓解气道阻塞，必须选择更换其他类型的药物控制高血压和/或心力衰竭。使用血管紧张素Ⅱ受体拮抗剂比ACEI副作用小，不会发生咳嗽，引起血管性水肿的可能性也小。

持续应用 ACEI 除了血管性水肿，还可使严重复发性血管性水肿发病率显著升高。

遗传性血管性水肿 Hereditary angioedema

遗传性血管性水肿（遗传性C_1抑制剂缺乏）属常染色体显性遗传，源于C_1抑制剂（C_1-INH）基因突变。发病率从 1/10 000 到 1/50 000。

大部分病例始于儿童期晚期和青春期早期，自然发生率达 25%，许多患者曾有祖先死于突发性窒息。以往，上呼吸道受累者的死亡率超过 25%，患者时常担心发生危及生命的喉阻塞。

遗传性血管性水肿患者携带一个正常的和一个不正常的C_1抑制剂基因，在正常环境下，这种缺陷是没有临床表现的。轻微外伤、心理应激和其他不明激发因子刺激血管活性肽的释放，产生间断发作性肿胀，组胺不参与这类水肿的发生。

临床表现 胃肠黏膜肿胀导致恶心、呕吐、腹泻和严重腹痛，类似外科急腹症表现。这种肿胀没有红斑、瘙痒或疼痛。病情因使功能丧失的皮肤水肿、威胁生命的上呼吸道阻塞和严重胃肠绞痛而复杂化。患者发生间断发作性急性皮下或黏膜肿胀，但不出现荨麻疹。

一次发作中，水肿在 12～18 小时内缓慢进展，然后在 48～72 小时后逐渐消退。水肿经常发生在肢端（96%）、面部（85%）、口咽部（64%）和肠道黏膜（88%）。30% 患者死于上呼吸道阻塞。

遗传性血管性水肿由 C_1 酯酶抑制剂功能缺乏导致。分为两型，Ⅰ型最常见，以C_1抑制剂生成不足为特征，有 85% 的患者属于此型。Ⅱ型患者虽然C_1抑制剂水平正常或增高，但蛋白质功能有缺陷。

患者通常在 10～20 岁时发病，血管性水肿主要发生在三个部位：皮下组织（面部、手部、上肢、下肢、生殖器和臀部）；腹腔脏器（胃、肠道、膀胱），发病时常有类似急腹症的表现；上呼吸道发病常导致致命性喉头水肿。皮肤以肢端发病最常见。典型的腹部症状在 12～24 小时内消失，而皮下肿胀需要 1～5 天才消退。

遗传性血管性水肿的实验室诊断 家族遗传史和个人发病史可提示诊断。实验室检查可明确诊断（见框 6-11，遗传性和获得性血管性水肿——实验室评价）。两型遗传性血管性水肿患者血清 C_4 水平都降低，确诊遗传性血管性水肿首先是检查血清 C_4 水平，发病期间 C_4 水平显著降低，间歇期 C_4 水平低于正常。发病期间 C_4 水平正常应考虑其他诊断。如果 C_4 水平不正常，应作另两项检查：（1）C_1 酯酶抑制剂检查；（2）C_1 酯酶抑制剂功能分析。在大多数Ⅰ型患者中C_1 酯酶抑制剂水平比正常水平低 30%；对伴有 C_4 降低而 C_1 酯酶抑制剂水平正常的患者应进行C_1 酯酶抑制剂功能分析，以确定Ⅱ型的诊断。遗传性血管性水肿C_{1q}水平正常，而在获得性血管性水肿是C_{1q}降低的。遗传性血管性水肿患者的家属尽管有显著的补体水平异常，但没有症状。

评价

急性发作 抗组胺剂、糖皮质激素和肾上腺素类药物疗效甚微，雾化吸入C_1抑制剂浓缩剂可预防和治疗急性发作，并可用于治疗无法预测的危险急性发作，如喉头水肿和急腹症。

如果不能提供C_1抑制剂浓缩剂，含有C_1抑制剂的新鲜冷冻血浆也可用于治疗。喉头水肿的患者可能需行气管切开或气管插管。

预防性治疗 预防性治疗用于每月发病 1 次以上和有严重症状的患者，最好的预防药物是稀释的雄激素类药物达那唑（200～600mg/d）和司坦唑醇（2mg/d）[67]。禁用于孕妇和青春期前患者。预防由口咽部操作激发的遗传性血管性水肿，例如牙科手术和气管插管。提前五天用药才有效，通过诱导肝合成C_1酯酶抑制剂而纠正降低的血清 C_1 酯酶抑制剂和 C_4 水平。对遗传性血管性水肿Ⅰ型和Ⅱ型都有效。有报道长期应用达那唑会导致肝细胞腺瘤[68]和肝细胞癌[69]。经过一定时间，病情可自行缓解，对预防治疗的需求也会逐渐降低。

血管性水肿 - 嗜酸性粒细胞增多综合征 Angio-edema-eosinophilia syndrome 这是一种少见的不危及生命的良性综合征，患者出现周期性的血管性水肿、荨麻疹、瘙痒、肌痛、少尿和发热[70]。在发病期间体重增加达 18%、白细胞计数可高达到 108 000/μl（88% 为嗜酸性粒细胞）。血管性水肿发作可持续 6～10 天，嗜酸性粒细胞增多在发作间期也持续存在。血管性水肿可自行缓解，也可能需短期糖皮质激素治疗以控制症状并使血细胞计数恢复正常[71]。

接触性荨麻疹综合征 Contact urticaria syndrome

多种物质接触皮肤可诱发风团和潮红反应,大多数患者都有反复发作的皮炎或泛发性荨麻疹病史而非仅有局限性风团,其他患者仅有局部瘙痒、烧灼和刺痛感。这区别于由细胞免疫介导的变应性接触性皮炎的湿疹样反应。

接触性荨麻疹特征为皮肤接触某类特定物质30～60分钟内出现风团和潮红反应。皮肤直接接触这些物质可导致仅限于接触部位的风团、泛发性荨麻疹、荨麻疹和哮喘或伴有过敏反应的荨麻疹。可分为非免疫性和免疫性接触性荨麻疹。

非免疫性接触性荨麻疹 非免疫性接触性荨麻疹是最常见和最轻微的类型,无需前期致敏可直接发病。非免疫性荨麻疹可由植物(荨麻)、动物(毛虫、水母)、药物[二甲基亚砜(DMSO)]产生刺激组胺释放的物质而引起[72,73]。应用杆菌肽软膏后可发生过敏反应[74]。其他相关物质包括氯化钴、苯甲酸、肉桂醛、肉桂酸和山梨酸。

免疫性接触性荨麻疹 是由IgE介导的即刻超敏反应。一些患者有鼻炎、喉头水肿和腹部不适。橡胶乳剂、杆菌肽、马铃薯、苹果、氮芥和指甲花也会引起该病。

其他诱发因子 由木材、植物、食物、化妆品、动物皮毛和皮屑所致的接触性荨麻疹的发病机制尚未清楚。当湿疹样变的皮肤接触某些食物(如鱼、蒜、洋葱、细香葱、黄瓜、欧芹、马铃薯)、动物(奶牛毛和皮屑)或植物成分后即刻发生的接触性荨麻疹称为蛋白质接触性皮炎。一些厨师在处理某些食物时会诉烧灼或刺痛感,可能是接触性荨麻疹综合征。

诊断 因为没有评价接触性荨麻疹的标准检查,有关速发型反应的详细病史,无论是局限性还是广泛性发作,都至关重要。在前臂屈侧行开放性可疑致敏物斑贴实验,30～60分钟后观察斑贴处是否发生风团。封闭实验可用于检查更强或更广泛的反应。

点刺实验(使用患者病史中可疑食物的新鲜样品)可准确检测患有手部皮炎并耗费相当长时间处理食物(如选菜工,厨师)的患者[75]。海鲜是常见的变应原,放射变应原吸附(radioallergosorbent,RAST)试验能够确诊免疫性接触性荨麻疹。

妊娠瘙痒性荨麻疹性丘疹和斑块 Pruritic Urticarial Papules and Plaques of Pregnancy

妊娠瘙痒性荨麻疹性丘疹和斑块(PUPPP)[75-82]或妊娠多形疹是最常见的妊娠性皮肤病,妊娠妇女发病率在1/130～1/300之间。大部分发生在初孕妇,于妊娠晚期(平均发病时间35周),偶见产后早期发病。发病突然,90%的患者皮损始于腹部(图6-19A),数日内可对称扩展累及臀部、上肢近端和手背(图6-19,B)。起始皮损局限于妊娠纹,面部不受累,中、重度瘙痒,表皮剥脱少见。损害开始时为红色丘疹通常有窄的苍白色晕环围绕,皮损数目逐渐增加,可融合形成水肿性荨麻疹性斑块或多形红斑样靶形损害,看起来类似妊娠疱疹样皮损。其他患者受累处为大片红斑和散在丘疹,也有丘疱疹的报道。平均病程6周,但一周后皮损常不严重。与荨麻疹不同,皮损局限于原处而严重程度增加。大多数患者皮损在分娩前后一周内消退,再次妊娠一般不会复发。不会出现胎儿或母亲的并发症,婴儿不出现皮损。

有报道PUPPP患者妊娠期体重、新生儿出生体重和双胞胎发生率均显著增加。推测腹部膨隆或对腹部膨隆的反应可能在PUPPP的发病中起一定作用。

活组织检查显示非特异性血管周围淋巴细胞浸润,多数活检可见嗜酸性粒细胞增加。实验室检查无异常,皮损及皮损周围皮肤直接免疫荧光检查阴性。

主要给予支持治疗,应告知患者在分娩前或产后瘙痒会迅速终止。局部应用第Ⅴ级糖皮质激素、冷湿敷、燕麦浴及抗组胺剂可减轻瘙痒。抗瘙痒的局部药物(薄荷醇、多塞平)有一定疗效。如果瘙痒无法耐受可予泼尼松(40mg/d),部分患者用UVB疗法可成功治愈[83]。

PUPPP

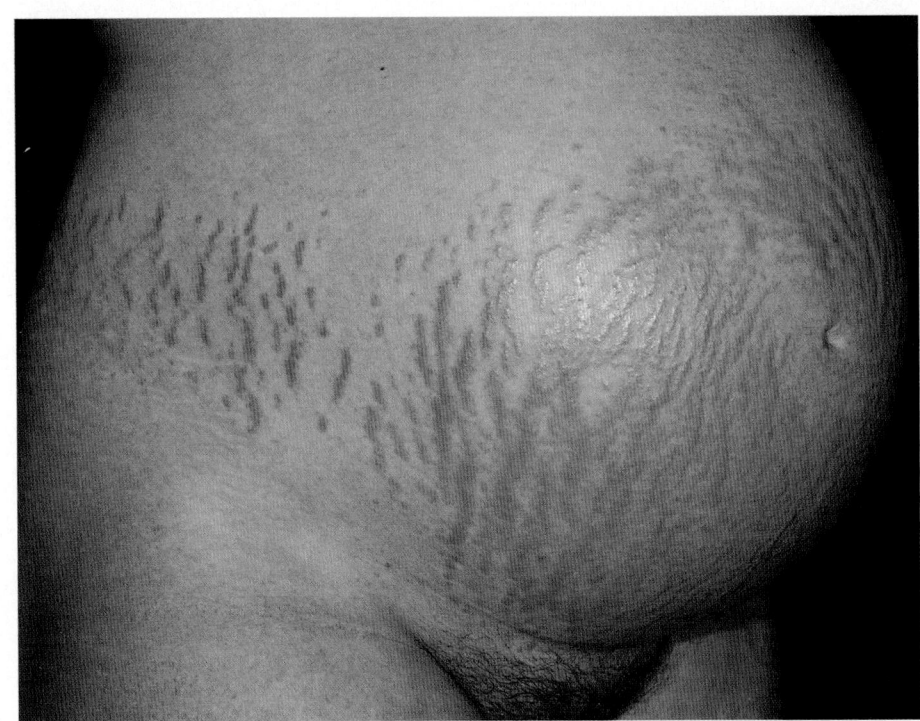

图 6-19 妊娠瘙痒性荨麻疹性丘疹和斑块。

A. 腹部常是最先受累的部位，皮损最初局限于妊娠纹。

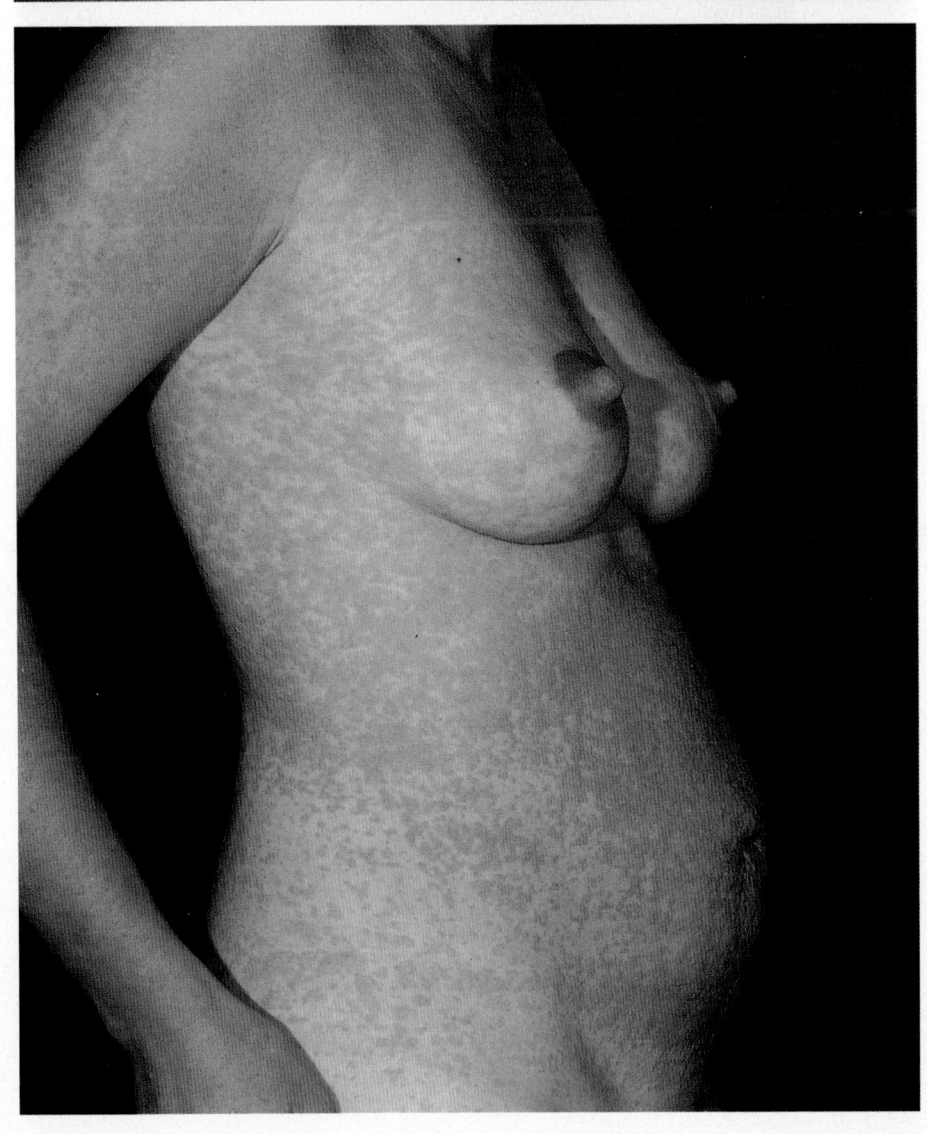

B. 充分发展的皮损。

荨麻疹性血管炎 Urticarial vasculitis

荨麻疹性血管炎是血管炎的一个亚型,典型临床表现为荨麻疹样皮损,组织学表现为坏死性血管炎[84]。

免疫复合物沉积于小血管激活补体、肥大细胞脱颗粒、急性炎症细胞浸润、纤维蛋白沉积及血管损伤。

本病具有病谱性临床表现及实验室特征。

许多患者系统性疾病的症状和体征很轻,包括血管性水肿(42%)、关节痛(49%)、肺部疾病(21%)和腹痛(17%)。32%患者有低补体血症,64%患者皮损持续时间超过24小时,32%患者皮损有疼痛或烧灼感,35%患者皮损消退后遗留紫癜或色素沉着[85]。

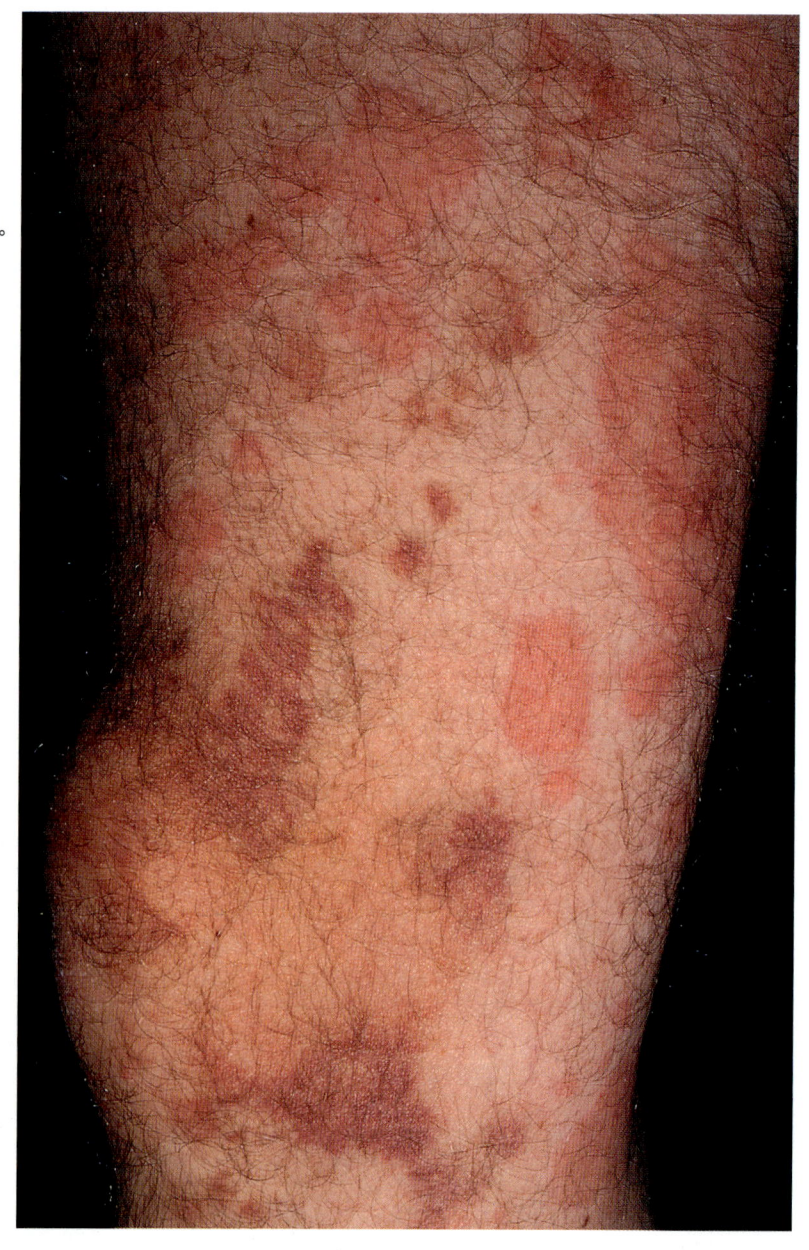

图6-20 荨麻疹性血管炎:荨麻疹消失时出现紫癜。

临床特征 总体来说，荨麻疹性血管炎趋向于良性病程。多数典型慢性荨麻疹患者的荨麻疹斑块在24小时内完全消退然而在其他部位有新的斑块出现。荨麻疹性血管炎的斑块持续1～7天，并可能遗留紫癜、脱屑及色素沉着改变（图6-20）。皮损有烧灼感及疼痛感而非瘙痒。

荨麻疹性血管炎分为2个亚型：低补体血症型和补体水平正常型。

补体正常型荨麻疹性血管炎 补体水平正常型荨麻疹性血管炎通常为特发性的。这种最普通的类型亦见于单克隆γ-球蛋白病、肿瘤、反复受冷及对紫外线敏感的患者[84]。

低补体型荨麻疹性血管炎 补体水平降低的患者较补体水平正常的患者更易发生系统性受累。低补体血症型荨麻疹性血管炎可伴发包括阻塞性肺病、尿毒症、系统性红斑狼疮、Sjögren综合征或冷球蛋白血症（与乙型或丙型肝炎病毒密切相关）的综合征[84]或早于这些疾病出现。

实验室检查 进行全血细胞计数（CBC）、红细胞沉降率（ESR）、血尿素氮（BUN）、肌酐、抗核抗体（ANA）、抗DNA抗体、抗Sm抗体、补体检测、抗C_{1q}抗体、冷球蛋白、Schirmer试验及肺功能检测。

与典型皮肤血管炎相比，大多数患者血沉加快，以免疫复合物介导的损伤为特征的疾病中产生抗C_{1q}自身抗体，可见于大多数低补体血症型荨麻疹性血管炎综合征患者[86]。更严重受累的患者有低补体血症（低补体血症型荨麻疹性血管炎综合征）伴CH_{50}、C_{1q}、C_4或C_2降低。

皮肤活检 组织学改变与皮肤坏死性血管炎（可触及性紫癜）肉眼无法区别。毛细血管后微静脉壁出现白细胞碎裂及纤维蛋白沉积，称为白细胞碎裂性血管炎。真皮间质有嗜中性粒细胞浸润。

免疫荧光检测 低补体血症患者可通过常规直接免疫荧光检测到免疫球蛋白或C_3荧光。低补体血症患者直接免疫荧光检查表现为免疫球蛋白和C_3沉积；87%血管存在荧光，70%基底膜带存在荧光。排除其他有荨麻疹样皮损表现的皮肤血管炎疾病（如病毒性疾病、系统性红斑狼疮、Sjögren综合征及血清病）。

治疗 大于40mg/d泼尼松有效，有报告显示吲哚美辛（25mg，每日3次，至50mg，每日4次）[87]、秋水仙碱（0.6mg 每日2～3次）[88,89]、氨苯砜（可达200mg/d）、小剂量口服甲氨蝶呤[90,91]以及抗疟药也有一定疗效。

血清病 Serum sickness

血清病发生在应用药物[92,93]、血制品或动物源性疫苗后。接触这些抗原后发生强烈的宿主抗体反应，这些循环抗体与新进入的抗原发生反应形成抗原抗体复合物沉积，这是一种Ⅲ型（免疫复合物型）或Arthus反应。这些循环免疫复合物沉积于多种器官的血管壁，然后激活补体。免疫复合物水平升高伴有血清C_3、C_4降低及C_{3a}/脱精氨酸C_{3a}增高，后者即C_3裂解产物的存在提示补体系统被免疫复合物激活，炎性介质释放。C_{3a}/脱精氨酸C_{3a}是一种强效过敏毒素，诱导肥大细胞脱颗粒产生荨麻疹。

临床表现 症状出现于接触药物或抗原后8～13天，持续4天或更长时间，包括发热、不适、皮损、关节痛、恶心、呕吐、大便潜血和淋巴结肿大，大多数患者愈后无后遗症。皮疹与其他症状同时出现。麻疹样皮疹或荨麻疹可局限于躯干也可泛发全身，手足亦可受累。

诊断 白细胞计数可达25 000，血清C_3和C_4低于正常，40%患者出现蛋白尿。24小时内皮损直接免疫荧光试验可见浅层小血管免疫球蛋白沉积（IgM、IgE、IgA或C_3）[94]。血清病最常见诱因是药物，常见的有青霉素、磺胺类药物、硫脲嘧啶、胆囊造影剂、乙内酰脲、对氨基水杨酸及链霉素[95]。

治疗 避免接触可诱发疾病的因素。抗组胺剂如羟嗪可控制荨麻疹，症状严重时可给予泼尼松40mg/d。

肥大细胞增多病 Mastocytosis

肥大细胞增多病是一种多器官肥大细胞数量增多的疾病[96,97]。皮肤是各类肥大细胞增多病最常累及的器官。幼年患者疾病通常局限于皮肤，成年人常为系统性受累。肥大细胞颗粒中贮存组胺，摩擦皮损（图6-21）或服用特定药物可致组胺释放。病因不明，少见家族性发病的报道[98]。

分类 旧的分类见框6-12，已提出新的修改意见[99]。儿童及成人主要多见于前两类。

皮肤肥大细胞增多病

皮肤肥大细胞疾病有数种类型[100]。

孤立性肥大细胞瘤 Solitary mastocytoma 大的孤立的肥大细胞聚集称为肥大细胞瘤。肥大细胞瘤是皮肤肥大细胞增多病最常见类型，可为单发或多发。呈红褐色结节或斑块，直径可达数厘米，轻擦可诱发风团（Darier征），由皮肤肥大细胞脱颗粒和组胺释放引起。可在出生时或平均生后1周发生，多数在出生后3个月内发病，成年发病少见。可见大疱，儿童在最初的皮损发生2个月后很少再发生其他肥大细胞瘤。大多数发生于肢端，但不发生于掌跖。皮损可自行消退，如果不能消退可行外科手术切除。不会转变为系统性受累。

色素性荨麻疹 Urticaria pigmentosa 色素性荨麻疹是儿童肥大细胞增多病的第二位最常见类型。可能出生时即存在，于婴儿期及儿童期发作，平均发病年龄为2.5个月，80%受累患者在6个月内出现。患者病情逐渐改善，约50%患者在青春期前症状消失[101]。10岁后发生的色素性荨麻疹通常持续存在并可能与系统性疾病有关。10岁以后发生色素性荨麻疹的平均年龄为26.5岁。皮损为界限清楚、红褐色、略隆起的斑块，平均直径为0.5～1.5cm。躯干部皮损成群发生，消退后有不同程度的色素沉着（图6-21）。大量皮疹可发生于身体任何部位，黏膜亦可受累，但掌跖除外。皮损随年龄增加而增多。2岁前婴儿可发生水疱和大疱，2岁后大疱少见，大疱愈后不留瘢痕。可出现瘙痒、潮红及皮肤划痕症，可引出Darier征（轻划皮损处引起风团及潮红反应）。

框6-12 肥大细胞增多病分类
皮肤肥大细胞增多病
孤立性或多发性肥大细胞瘤
色素性荨麻疹
弥漫性皮肤肥大细胞增多病
持久斑疹性毛细血管扩张
系统性肥大细胞增多病
（伴或不伴皮肤受累）
至少一个内部器官有肥大细胞浸润
（骨髓、胃肠道、骨骼系统）
伴血液系统异常的肥大细胞增多病
（伴或不伴皮肤受累）
白血病、淋巴瘤、骨髓增生异常或骨髓增殖性疾病）
伴嗜酸性粒细胞增多的淋巴结病性肥大细胞增多病
（伴或不伴皮肤受累）
（侵袭性肥大细胞增多病）
肥大细胞白血病
Modified from: Metcalfe, DD: J Invest Dermatol 1991; 3 (3):25.

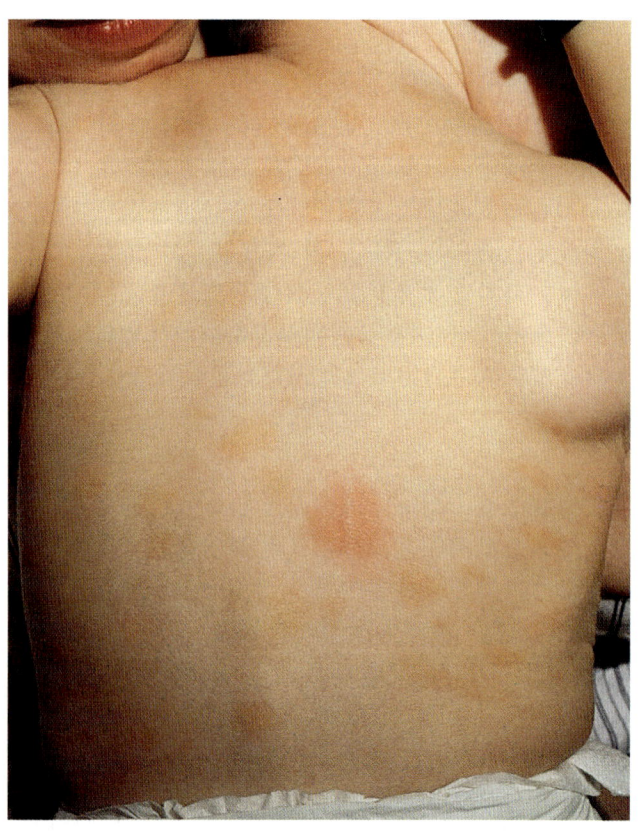

图6-21 皮肤肥大细胞增多病（色素性荨麻疹）：红褐色、略隆起的斑块，平均直径为0.5～3.5cm，典型躯干部皮损成群分布。一处皮损在划过后变成红色。

弥漫性皮肤型 有两种少见的泛发性皮肤肥大细胞增多病。弥漫性红皮病性皮肤肥大细胞增多病可表现为正常皮肤也可表现为增厚的红褐色水肿性皮肤伴橘皮样纹理，这些患儿的全部皮肤均存在弥漫性肥大细胞浸润，发生在3岁以前。这些患儿系统性肥大细胞增多病发生率最高。常见伴血疱的皮肤划痕症。弥漫性皮肤肥大细胞增多病常在15个月至5岁之间自行消退。弥漫性泛发性皮肤浸润型称为假黄瘤性肥大细胞增多病或类黄瘤，始发于儿童期，终身存在。

持久斑疹性毛细血管扩张（Telangiectasia macularis eruptiva perstans, TMEP） TMEP是最罕见的皮肤肥大细胞增多病，仅见于成人，皮损由毛细血管扩张和稀疏的广泛性肥大细胞浸润组成，与雀斑类似。无瘙痒、紫癜和水疱。

系统性肥大细胞增多病

系统性肥大细胞增多病可发生于任何年龄，主要见于较大儿童及成人[102]。皮肤损害发生率为50%到100%。约50%成人色素性荨麻疹患者发生系统性肥大细胞疾病[103]。表现为颜面潮红、晕厥和低血压。骨骼是仅次于皮肤的最常受累器官，表现为骨痛，放射线检查可见弥漫性或局灶性骨质破坏。胃肠道受累表现为恶心、呕吐、腹痛、腹泻及体重下降。肝、脾及淋巴结浸润可引起肝脾和淋巴结肿大。不到2%的患者发生肥大细胞白血病，这是最具侵袭性的肥大细胞增多病类型。7%幼年发病和约30%成年发生的系统性疾病患者可发生恶性转化[104]。

诊断

皮肤病变 棉签木质端划皮损引起整个斑块显著发红及接触部位发生风团（Darier征）（图6-22~6-26），该试验特异性高与活组织检查一样可作为诊断的可靠依据。活检标本异染性染色（Giemsa或甲苯胺蓝染色）肥大细胞胞浆颗粒呈深蓝色。麻醉剂直接注入活检部位可引起肥大细胞脱颗粒。

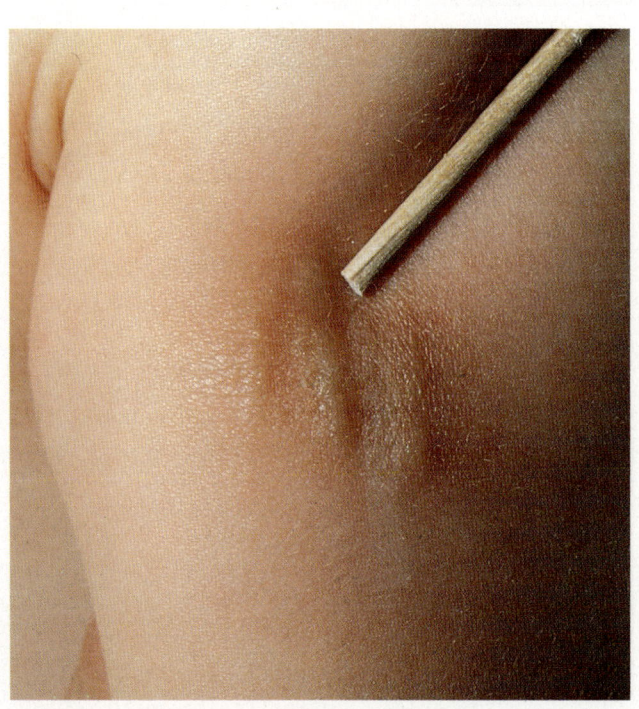

图6-22 皮肤型肥大细胞增多病（色素性荨麻疹）：Darier征，用棉签木质端划病变处引起接触局部或向周围扩大的风团。

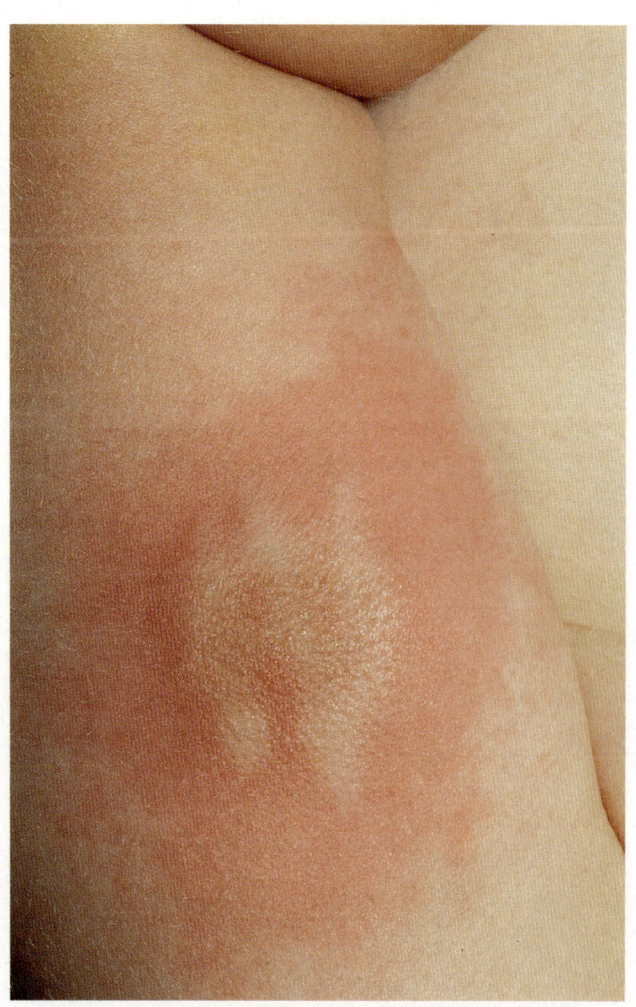

图6-23 皮肤肥大细胞增多病（色素性荨麻疹）：Darier征，与图6-21为同一斑块，数分钟后风团扩大并出现显著性红斑。

肥大细胞增多病

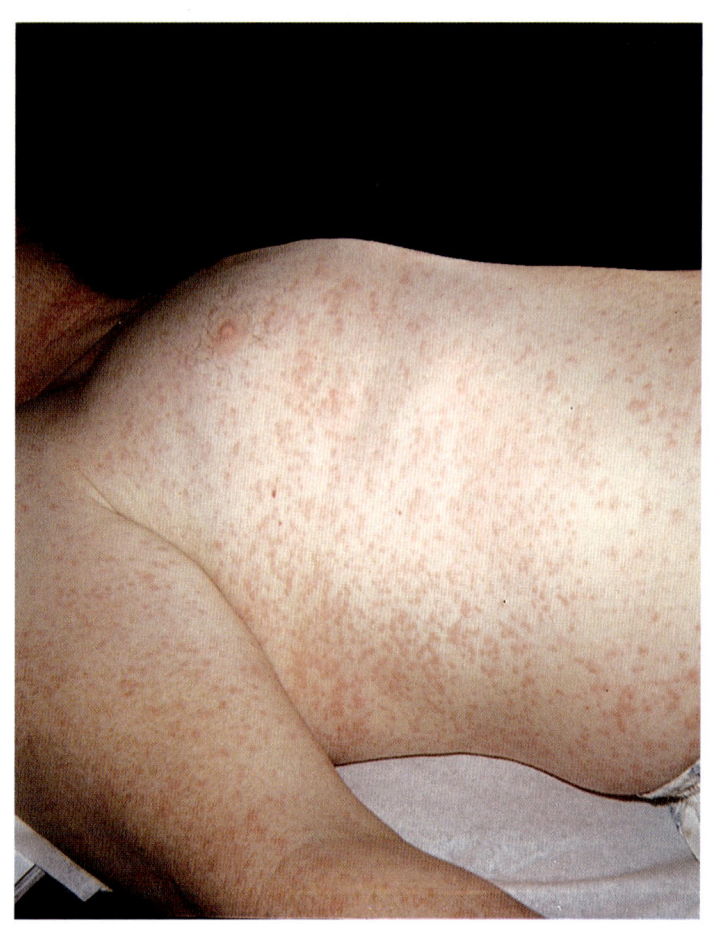

图6-24 成人泛发对称性分布的棕色斑疹和丘疹，典型皮损分布于躯干部位。不累及面部和掌跖。

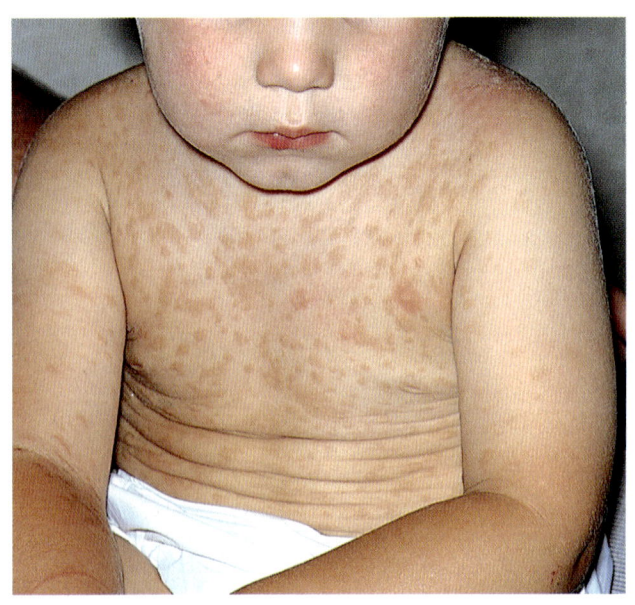

图6-25 主要分布于躯干部位的黄褐色丘疹和结节是儿童最常见的表现。棉签划过产生风团（Darier征）。

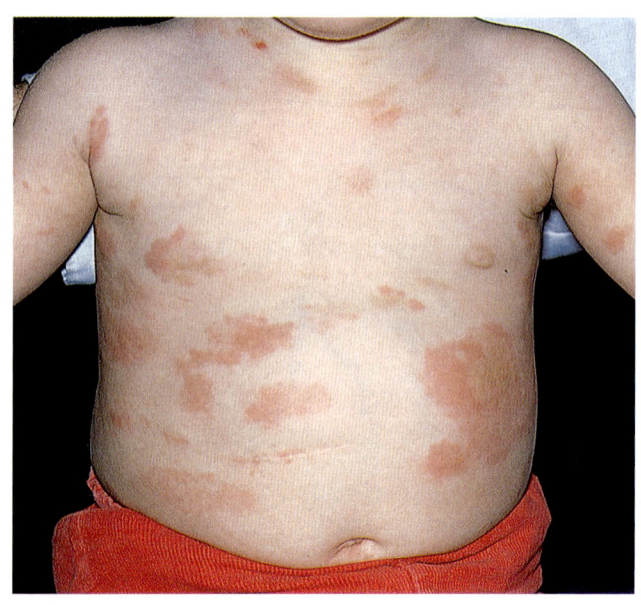

图6-26 位于躯干部位大的红褐色斑块，划过其中一处皮损后出现红斑环绕的风团（Darier征）。

系统性疾病 系统性肥大细胞增多病患者的诊断需要关键组织（如皮肤、骨骼、骨髓、胃肠道等）的组织学检查，并分析肥大细胞的化学标志。

血液及尿液检查 系统性肥大细胞增多病患者尿中组胺的主要代谢产物升高，尿N-甲基-组胺或组胺定量测定可作为组胺释放水平的测量方法。血清类胰蛋白酶水平也可能是一项有用的指标，α-前类胰蛋白酶检测可能是系统性肥大细胞增多病一项非常敏感的筛查试验，最新的检测方法称为 Mayo Medical labs (800-533-1710)。开始检测前24小时或24小时尿液收集期间，患者禁食富含组胺的食物（如葡萄酒、酸奶、奶酪、泡菜、菠菜、西红柿、茄子、鸡肝及牛腰肉）。大多数肥大细胞增多病的患儿血浆组胺水平升高。弥漫性皮肤肥大细胞增多病患者组胺水平增高。

预后 3岁以内早期发病的肥大细胞增多病预后良好，7～10岁晚期发病的患者疾病延续至成年期的几率很大。约50%患有皮肤肥大细胞增多病患儿的症状和体征在青春期消退，延续至成年的患者有5%～30%发生系统性受累。

处理

皮肤疾病 色素性荨麻疹及系统性疾病患者联合应用H_1和H_2组胺拮抗剂可能有效。口服色甘酸二钠可减轻伴或不伴系统疾病患者的瘙痒及风团。0.05%倍他米松二丙酸盐软膏（商品名Diprolene）外用，塑料薄膜封闭，每日8小时，连用6周，可控制瘙痒和Darier征，疗效平均维持1年。色素性荨麻疹患者可皮损内注射曲安奈德40mg/ml，4周内可控制瘙痒，Darier征消失并导致皮肤萎缩，疗效可持续1年。患者须避免诱发系统性肥大细胞脱颗粒的因素（框6-13）。

系统性疾病 系统性肥大细胞增多病可采用阶梯式治疗方案：H_1抗组胺剂治疗潮红和瘙痒，H_2阻断剂或质子泵抑制剂治疗胃及十二指肠症状，口服色甘酸钠治疗腹泻和腹痛，非甾体类抗炎药可阻断肥大细胞生物合成前列腺素D_2，后者可引起与血管破裂有关的严重潮红，用H_1和H_2抗组胺剂治疗无效。口服8-甲氧补骨脂素联合紫外线A（PUVA）的光化学疗法治疗伴或不伴系统性疾病表现的成人色素性荨麻疹，可减轻瘙痒和风团、减弱Darier征并减轻皮损处色素改变[109]。

（高文凤　郑敏译　赵辨校）

框6-13	引起系统性肥大细胞脱颗粒的诱因
原因	来源
昆虫刺伤，中毒	膜翅目昆虫
	海蜇
	蛇
药物	阿片类止痛剂
	可待因
	吗啡
	多黏菌素B
	万古霉素
	右旋筒箭毒碱
	琥珀酰胆碱
	碘化放射对比造影剂
	阿司匹林
	非甾体类抗炎药
	肌松剂
	拟交感神经药
	其他
温度改变	热、冷
饮酒	
机械刺激	按摩
	摩擦
感染	细菌
	病毒
	蛔虫
细菌毒素	鱼

Adapted From: Hartmann K, Metcalfe D: Hematol Oncol Clin North Am 2000; 14 (3):625.

参考文献

1. Mekkes J, Kozel M: New diagnostic and therapeutic possibilities in chronic idiopathic urticaria, Neth J Med 1998; 53(3):139.
2. Jacobson KW, Branch LB, Nelson HS: Laboratory tests in chronic urticaria, JAMA 1980; 243:1644.
3. Cooper KD: Urticaria and angioedema: diagnosis and evaluation, J Am Acad Dermatol 1991; 25:166.
4. Sorensen HT, Christensen B, Kjaerulff E: A two-year follow-up of children with urticaria in general practice, Scand J Prim Health Care 1987; 5:24.
5. Guillet MH, Guillet G: Food urticaria in children, review of 51 cases. Allerg Immunol 1993; 25:333-338.
6. Sampson H: Food allergy. Part 1: immunopathogenesis and clinical disorders, J Allergy Clin Immunol 1999; 103(5 Pt 1):717.
7. Warshaw E: Latex allergy. J Am Acad Dermatol 1998; 39(1):1; quiz: 25.
8. Katayama H: Adverse reactions to ionic and nonionic contrast media: a report from the Japanese Committee on the Safety of Contrast Media [see comments]. Radiology 1990; 175(3):621.
9. Grattan C, et al: Management and diagnostic guidelines for urticaria and angio-oedema. Br J Dermatol 2001; 144(4):708.
10. Barlow RJ, et al: Diagnosis and incidence of delayed pressure urticaria in patients with chronic urticaria, J Am Acad Dermatol 1993; 29:954.
11. Sabroe R, Greaves M: The pathogenesis of chronic idiopathic urticaria, Arch Dermatol 1997; 133(8):1003.
12. Tong L, et al: Assessment of autoimmunity in patients with chronic urticaria, J Allergy Clin Immunol 1997; 99(4):461.
13. Hide M, et al: Autoantibodies against the high-affinity IgE receptor as a cause of histamine release in chronic urticaria [see comments], N Engl J Med 1993; 328(22): 1599.
14. Zuraw B: Urticaria, angioedema, and autoimmunity, Clin Lab Med 1997; 17(3):559.
15. Asero R: Leukotriene receptor antagonists may prevent NSAID-induced exacerbations in patients with chronic urticaria, Ann Allergy Asthma Immunol 2000; 85(2):156.
16. Grattan C, et al: Randomized double-blind study of cyclosporin in chronic "idiopathic" urticaria, Br J Dermatol 2000; 143(2):365.
17. Fisherman EW, Cohen GN: Recurring and chronic urticaria: identification of etiologies, Ann Allergy 1976; 36:401.
18. Juhlin L: Recurrent urticaria: clinical investigation of 330 patients, Br J Dermatol 1981; 104:369.
19. Lanigan SW, Short P, Moult P: The association of chronic urticarial and thyroid autoimmunity, Clin Exp Dermatol 1987; 12:335.
20. Lanigan SW, et al: Association of urticaria and hypothyroidism, Lancet 1984; 1:1476.
21. Leznoff A, et al: Association of chronic urticaria with thyroid autoimmunity, Arch Dermatol 1983; 119:636.
22. Heymann W: Chronic urticaria and angioedema associated with thyroid autoimmunity: review and therapeutic implications, J Am Acad Dermatol 1999; 40(2 Pt 1):229.
23. Akers WA, Naverson DN: Diagnosis of chronic urticaria, Int J Dermatol 1978; 17:616.
24. Haas N, Toppe E, Henz B: Microscopic morphology of different types of urticaria, Arch Dermatol 1998; 134(1):41.
25. Kaplan A: Clinical practice: chronic urticaria and angioedema, N Engl J Med 2002; 346(3):175.
26. Goldsobel AB, et al: Efficacy of doxepin in the treatment of chronic idiopathic urticaria, J Allergy Clin Immunol 1986; 78:867.
27. Greene SL, Reed CE, Schroeter AL: Double-blind crossover study comparing doxepin with diphenhydramine for the treatment of chronic urticaria, J Am Acad Dermatol 1985; 12:669.
28. Paradis L, et al: Effects of systemic corticosteroids on cutaneous histamine secretion and histamine-releasing factor in patients with chronic idiopathic urticaria, Clin Exp Allergy 1996; 26(7): 815.
29. O'Donnell B, et al: Intravenous immunoglobulin in autoimmune chronic urticaria, Br J Dermatol 1998; 138(1):101.
30. Loria M, et al: Cyclosporin A in patients affected by chronic idiopathic urticaria: a report of two cases, Br J Dermatol 2001; 145(2): 340.
31. Toubi E, et al: Low-dose cyclosporin A in the treatment of severe chronic idiopathic urticaria, Allergy 1997; 52(3):312.
32. Gach J, et al: Methotrexate-responsive chronic idiopathic urticaria: a report of two cases, Br J Dermatol 2001; 145(2):340.
33. Weiner MJ: Methotrexate in corticosteroid-resistant urticaria, Ann Intern Med 1989; 110:848.
34. Wong RC, Fairley JA, Ellis CN: Dermographism: a review, J Am Acad Dermatol 1984; 11:643.
35. Dover JS, et al: Delayed pressure urticaria: clinical features, laboratory investigations, and response to therapy of 44 patients, J Am Acad Dermatol 1988; 18:1289.
36. Kontou-Fili K, et al: Therapeutic effects of cetirizine in delayed pressure urticaria: clinicopathologic findings, J Am Acad Dermatol 1991; 24(6 Pt 2):1090.
37. Zuberbier T, et al: Prevalence of cholinergic urticaria in young adults, J Am Acad Dermatol 1994; 31(6):978.
38. Jorizzo JL: Cholinergic urticaria, Arch Dermatol 1987; 123:455.
39. Lawrence CM, et al: Cholinergic urticaria with associated angioedema, Br J Dermatol 1981; 105:543.
40. Casale TB, Keahey TM, Kaliner M: Exercise-induced anaphylactic syndromes: insights into diagnostic and pathophysiologic features, JAMA 1986; 255:2049.
41. Zuberbier T, et al: Double-blind crossover study of high-dose cetirizine in cholinergic urticaria, Dermatology 1996; 193(4):324.
42. Greaves M: Chronic urticaria, J Allergy Clin Immunol 2000; 105 (4):664.
43. Sheffer AL, Austen KF: Exercise-induced anaphylaxis, J Allergy Clin Immunol 1980; 60:106.
44. Sheffer AL, et al: Exercise-induced anaphylaxis: a distinct form of physical allergy, J Allergy Clin Immunol 1983; 11:311.
45. McNeil D, Strauss R: Exercise-induced anaphylaxis related to food intake, Ann Allergy 1988; 61(6):440.
46. Kushimoto H, Aoki T. Masked type I wheat allergy: relation to exercise-induced anaphylaxis, Arch Dermatol 1985; 121:355.
47. Nichols AW: Exercise-induced anaphylaxis and urticaria, Clin Sports Med 1992; 11:303.
48. Wanderer A: Cold urticaria syndromes: historical background, diagnostic classification, clinical and laboratory characteristics, pathogenesis, and management, J Allergy Clin Immunol 1990; 85(6):965.
49. Neittaanmaki H, Myohanen T, Fraki J: Comparison of cinnarizine, cyproheptadine, doxepin, and hydroxyzine in treatment of idiopathic cold urticaria: usefulness of doxepin, J Am Acad Dermatol 1984; 11(3):483.
50. Villas MF, et al: A comparison of new nonsedating and classical antihistamines in the treatment of primary acquired cold urticaria (ACU), J Investig Allergol Clin Immunol 1992; 2(5):258.
51. Leenutaphong V, Holzle E, Plewig G: Pathogenesis and classification of solar urticaria: a new concept, J Am Acad Dermatol 1989; 21(2 Pt 1):237.
52. Rauits M, Armstrong RB, Harber LC: Solar urticaria: clinical features and wavelength dependence, Arch Dermatol 1982; 118:228.

53. Luong K, Nguyen L: Aquagenic urticaria: report of a case and review of the literature, Ann Allergy Asthma Immunol 1998; 80(6):483.
54. Greaves MW, et al: Aquagenic pruritus, Br Med J 1981; 282:2008.
55. Lott T, et al: Treatment of aquagenic pruritus with topical capsaicin cream, J Am Acad Dermatol 1994; 30:232.
56. Steinman HK, Greaves MW: Aquagenic pruritus, J Am Acad Dermatol 1985; 13:91.
57. Bayoumi A-H, Highet AS: Baking soda baths for aquagenic pruritus, Lancet 1986; 23:464.
58. Megerian CA, et al: Angioedema: 5 years' experience, with a review of the disorder's presentation and treatment, Laryngoscope 1992; 102:256.
59. Saxon A, et al: Immediate hypersensitivity reactions to beta-lactam antibiotics, Ann Intern Med 1987; 107:204.
60. Agah R, Bandi V, Guntupalli K: Angioedema: the role of ACE inhibitors and factors associated with poor clinical outcome, Intensive Care Med 1997; 23(7):793.
61. Thompson T, Frable MA: Drug-induced, life-threatening angioedema revisited, Laryngoscope 1993; 103:10.
62. Israili ZH, Hall WD: Cough and angioneurotic edema associated with angiotensin-converting enzyme inhibitor therapy: a review of the literature and pathophysiology, Ann Intern Med 1992; 117:234.
63. Rees RS, et al: Angioedema associated with lisinopril, Am J Emerg Med 1992; 10:321.
64. Bielory L, et al: Long-acting ACE inhibitor-induced angioedema, Allergy Proc 1992; 13:85.
65. Roberts JR, Wuerz RC: Clinical characteristics of angiotensin-converting enzyme inhibitor-induced angioedema, Ann Emerg Med 1991; 20:555.
66. Orfan N, et al: Severe angioedema related to ACE inhibitors in patients with a history of idiopathic angioedema, JAMA 1990; 264:1287.
67. Cicardi M, et al: Long-term treatment of hereditary angioedema with attenuated androgens: a survey of a 13-year experience, J Allergy Clin Immunol 1991; 87:768.
68. Crampon D, et al: Danazol therapy: an unusual aetiology of hepatocellular carcinoma [letter], J Hepatol 1998; 29(6):1035.
69. Bork K, et al: Hepatocellular adenomas in patients taking danazol for hereditary angioedema [letter] [see comments], Lancet 1999; 353(9158):1066.
70. Chikama R, et al: Nonepisodic angioedema associated with eosinophilia: report of 4 cases and review of 33 young female patients reported in Japan, Dermatology 1998; 197(4):321.
71. Gleich GJ, et al: Episodic angioedema associated with eosinophilia, N Engl J Med 1984; 310:1621.
72. Von K, Maibach HI: The contact urticaria syndrome: an updated review, J Am Acad Dermatol 1981; 5:328.
73. Fisher AA: Contact urticaria due to medicants, chemicals and foods, Cutis 1982; 30:168.
74. Schechter JF, Wilkinson RD, Del CJ: Anaphylaxis following the use of Bacitracin ointment, Arch Dermatol 1984; 120:909.
75. Freeman S, Rosen RH: Urticarial contact dermatitis in food handlers, Med J Aust 1991; 155:91.
76. Holmes RC, Black MM: The specific dermatoses of pregnancy, J Am Acad Dermatol 1983; 8:405.
77. Lawley TJ, et al: Pruritic urticarial papules and plaques of pregnancy, JAMA 1979; 241:1696.
78. Winton GB, Lewis CW: Dermatosis of pregnancy, J Am Acad Dermatol 1982; 6:977.
79. Yancey KB, Hall RP, Lawley TJ: Pruritic urticarial papules and plaques of pregnancy: clinical experience in twenty-five patients, J Am Acad Dermatol 1984; 10:473.
80. Callen JP, Hanno R: Pruritic urticarial, papules, and plaques of pregnancy (PUPPP): a clinical experience in twenty-five patients, J Am Acad Dermatol 1981; 5:401.
81. Holmes RC, Black MM: The specific dermatoses of pregnancy: a reappraisal with special emphasis on a proposed simplified clinical classification, Clin Exp Dermatol 1982; 7:65.
82. Weiss R, Hull P: Familial occurrence of pruritic urticarial papules and plaques of pregnancy, J Am Acad Dermatol 1992; 26:715.
83. Krompouzos G, Cohen L: Dermatoses of pregnancy, J Am Acad Dermatol 2001; 45(1):1; quiz 19.
84. Wisnieski J: Urticarial vasculitis, Curr Opin Rheumatol 2000; 12(1):24.
85. Mehregan DR, et al: Urticarial vasculitis: a histopathologic and clinical review of 72 cases, J Am Acad Dermatol 1992; 26:441.
86. Wisnieski JJ, Jones SM: IgG autoantibody to the collagen-like region of Clq in hypocomplementemic urticarial vasculitis syndrome, systemic lupus erythematosus, and 6 other musculoskeletal or rheumatic diseases, J Rheumatol 1992; 19:884.
87. Millns JL, et al: The therapeutic response of urticarial vasculitis to indomethacin, J Am Acad Dermatol 1980; 3:349.
88. Wiles JC, Hansen RC, Lynch PJ: Urticarial vasculitis treated with colchicine, Arch Dermatol 1985; 121:802.
89. Muramatsu C, Tanabe E: Urticarial vasculitis: response to dapsone and colchicine, J Am Acad Dermatol 1985; 13:1055.
90. Fortson JS, et al: Hypocomplementemic urticarial vasculitis syndrome responsive to dapsone, J Am Acad Dermatol 1986; 15:1137.
91. Stack PS: Methotrexate for urticarial vasculitis, Ann Allergy 1994; 72:36.
92. Joubert G, et al: Selection of treatment of cefaclor-associated urticarial, serum sickness-like reactions and erythema multiforme by emergency pediatricians: lack of a uniform standard of care, Can J Clin Pharmacol 1999; 6(4):197.
93. Knowles S, Shapiro L, Shear N: Serious dermatologic reactions in children, Curr Opin Pediatr 1997; 9(4):388.
94. Lawley TJ, et al: A prospective clinical and immunologic analysis of patients with serum sickness, N Engl J Med 1984; 311:1407.
95. Berman BA, Ross RN: Acute serum sickness, Cutis 1983; 32:420.
96. Stein DH: Mastocytosis: a review, Pediatr Dermatol 1986; 3:365.
97. DiBacco RS, DeLeo VA: Mastocytosis and the mast cell, J Am Acad Dermatol 1982; 7:709.
98. Fowler JF, Parsley WM, Gotter PG: Familial urticaria pigmentosa, Arch Dermatol 1986; 122:80.
99. Hartmann K, Henz B: Classification of cutaneous mastocytosis: a modified consensus proposal, Leuk Res 2002; 26(5):483; discussion 485.
100. Assaf C, et al: Cutaneous mastocytosis, Lancet 2002; 359(9316):1465.
101. Carter M, Metcalfe D: Paediatric mastocytosis: Arch Dis Child 2002; 86(5):315.
102. Tebbe B, et al: Cutaneous mastocytosis in adults: evaluation of 14 patients with respect to systemic disease manifestations, Dermatology 1998; 197(2):101.
103. Czarnetzki BM, et al: Bone marrow findings in adult patients with urticaria pigmentosa, J Am Acad Dermatol 1988; 18:45.
104. Webb TA, Li C-Y, Yam LT: Systemic mast cell disease: a clinical and hematopathologic study of 26 cases, Cancer 1982; 49:927.

7 痤疮、酒渣鼻及相关疾病
Acne, Rosacea, and Related Disorders

- ❑ 痤疮　162
  - 分类　163
  - 诊断和治疗的概述　163
  - 病因学和发病机制　169
  - 痤疮治疗方法　170
  - 痤疮治疗　171
  - 痤疮治疗的药物　178
- ❑ 痤疮的外科治疗　190
  - 其他类型痤疮　190
- ❑ 口周皮炎　195
  - 治疗　197
- ❑ 酒渣鼻（玫瑰痤疮）　198
  - 皮肤表现　198
  - 眼玫瑰痤疮　200
  - 治疗　200
- ❑ 化脓性汗腺炎　202
  - 临床表现　202
  - 发病机制　202
  - 治疗　203
- ❑ 痱　205
  - 白痱　205
  - 红痱　205
  - 深痱　205

痤疮 Acne

痤疮是一类毛囊皮脂腺单位的疾病，在西方社会，发生于青春早期的男性和女性，大多数病例，青春期末活动性减弱。疾病活动的强度和持续时间因个体而异。

该病可以仅表现为少量粉刺或丘疹的轻微症状，但也可以表现为重度炎性感染和弥散分布的瘢痕性痤疮团块。最严重的痤疮类型好发于男性，在女性患者中该病更倾向于持续存在，在月经期前出现症状，呈周期性发作，可持续到绝经期。

痤疮的精神社会作用　痤疮通常不需治疗而自行消退，对人困扰较轻微。因为它是成长期的一种表现，并且损害会很快消失，因此对患痤疮的青少年，其家长们并不急于咨询与治疗。这种不采取措施的行为会导致皮肤永久性瘢痕和精神压力。其精神压力远远超过面部出现的皮损痕迹。由于皮损不能被衣服遮盖而显著暴露，因此它明显减损了患者的外貌和自信心。来自同龄人的嘲笑使他们志气消沉。出席公共场合让他们觉得难堪和失望。由于痤疮对青少年有重要的个人和社会的负面影响，因此伴随着药物治疗可使这些状况得以改善。容貌因此变得使同龄人更易接受，减少尴尬，患者感到的社会压抑也会减少[1]。

医患关系 许多痤疮患者对治疗的结果感到失望[2]。他们可能很敏感,对医生现行的或假定的建议,都难以接受。青少年通常具有叛逆性,而且这种特征也可转移到医患关系。通过耐心解释治疗的方法和目的,将治疗方法的选择权留给青少年患者,这样可以减少患者的不配合。由于父母与子女的关系紧张,那些主动提出让子女接受治疗方案的父母可能导致子女更加不配合治疗[3]。因此更多的关注青少年的心理状况有助于改善治疗的效果,增加患者的依从性,并给医务人员带来更大的信心。

女性青春期后痤疮 轻度、持续存在的痤疮在职业女性中常见。主要表现为闭合性粉刺,伴有少量丘疹脓疱。月经期前发作是其典型表现。这类患者中多数在青少年期没有痤疮。有学者提出,慢性压力导致肾上腺雄性激素分泌增加,引起皮脂腺的增生和随后粉刺的产生[4]。曾有一项调查,对绝经前轻中度、无瘢痕、炎症性痤疮的女性患者的治疗,发现一些患者对标准的痤疮治疗无效,或者其临床表现提示雄激素过多症(月经前加重、月经不调、多毛症、雄性脱发、皮脂溢,或痤疮分布于面下部、下颌线或颈部)[5]。

痤疮的平均病程为 20 年。调查人群平均年龄 37 岁,平均发病年龄16岁。有报道认为80%的痤疮持续存在。

据报道,83%的痤疮加重与月经有关,67%为压力,26%为食物。65%的女性痤疮患者受妊娠影响,有报道称41%的妇女妊娠后痤疮有所改善,29%的患者痤疮恶化。

分类

痤疮分类意见讨论会(1990年)提出痤疮分级应该通过模式－诊断系统来完成,它包括对皮损及其并发症(如引流、出血、疼痛)的整体评价(图7-1)。痤疮分级应考虑到疾病总的影响,痤疮导致的毁容可影响痤疮评估。其严重程度也可以由职业伤残、精神社会影响、以往治疗失败的情况来决定。

痤疮皮损 痤疮皮损可分为炎症性和非炎症性损害。非炎症性损害包括开放性和闭合性粉刺。炎症性痤疮损害以存在以下一种和／或几种损害为特征:丘疹、脓疱和结节(囊肿)。丘疹直径小于5mm。脓疱可见一个含有脓性物质的中心核。结节直径大于5mm。结节可演变为化脓性或出血性。化脓性结节性损害就是指囊肿,类似于发炎的表皮囊肿。囊肿的反复破裂及表皮细胞再生可导致上皮形成线状窦道,通常伴有毁容性瘢痕。

对于炎性痤疮损害,分类委员会提出可分为丘疹脓疱型和/或结节型。根据皮损数目,其严重程度可分为轻度、中度和重度。每一严重分类的举例可见图7-2。其他评价严重程度的因素包括进行性瘢痕、持续性化脓和/或皮损出现渗血、渗液,以及窦道的存在。

诊断和治疗的概述

诊断和治疗的概述见图7-1至图7-3和框7-1。

```
                    ┌─────────────────┐
                    │  痤疮患者的评估  │
                    └────────┬────────┘
              ┌──────────────┴──────────────┐
              ▼                             ▼
```

病史

病程
部位
季节变化
压力加重
当前治疗
外用和系统
　痤疮的治疗
　其他疾病的治疗
既往治疗
局部和系统
　痤疮的治疗
　其他疾病的治疗
家族史
其他皮肤病
　特应性体质（局部痤疮Rx的刺激反应）
　化脓性汗腺炎
　其他
药物过敏史
一般健康状况
内分泌
其他方面
疾病的影响
毁容
职业性伤残
心理社会影响
以往治疗失败
女性
月经期发作
婚姻史和妊娠情况
雄激素依赖性毛发增多
头发变稀
口服避孕药及其对痤疮的影响
性激素的检测
化妆品和保湿剂

体格检查

损害类型和数量
非炎症性
　开放性粉刺（黑头）
　闭合性粉刺（白头）
炎症性
　丘疹
　脓疱
　结节和/或囊肿
部位
面/颈
背
胸
上臂
分级
轻、中、重
对每个主要损害类型
部位
并发症
瘢痕类型和严重程度
萎缩性
肥大性
瘢痕疙瘩性
其他伴随表现
炎症后的斑点损害
炎症后色素沉着和色素减退
女性多毛症
女性脱发
痤疮不对称分布
表皮脱落
其他疾病

确定皮损类型和严重程度，制定治疗计划
表现相似的痤疮患者对治疗反应不同

图 7-1　表现相似的痤疮患者对治疗反应不同。Rx：处方药

皮损的类型

非炎症性损害

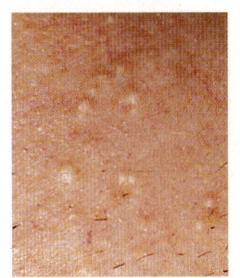
闭合性粉刺

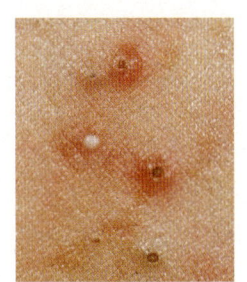
开放性粉刺

炎症性损害

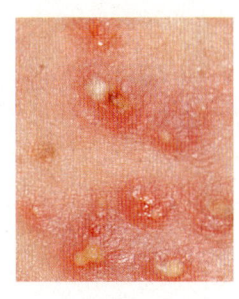
丘疹/脓疱

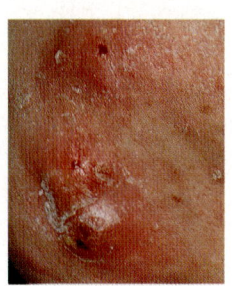
结节

痤疮的分类和分级

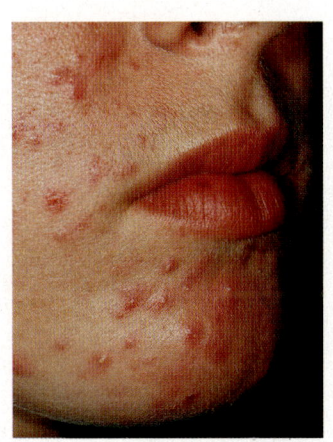

轻度
丘疹/脓疱 +/++
结节 0

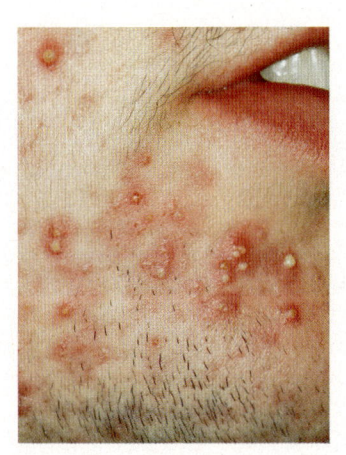

中度
丘疹/脓疱 ++/+++
结节 +/++

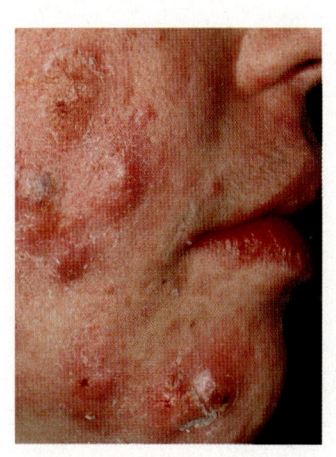

重度
丘疹/脓疱 +++/++++
结节 +++

炎症性皮损的严重程度分级

严重程度	丘疹/脓疱	结节	决定严重程度的其他因素
轻度	几个~数个	无	心理社会环境
中度	数个~许多	几个~数个	职业问题
重度	大量和/或广泛	许多	未达到治疗效果

图 7-2　痤疮的皮损分类。

痤疮的治疗

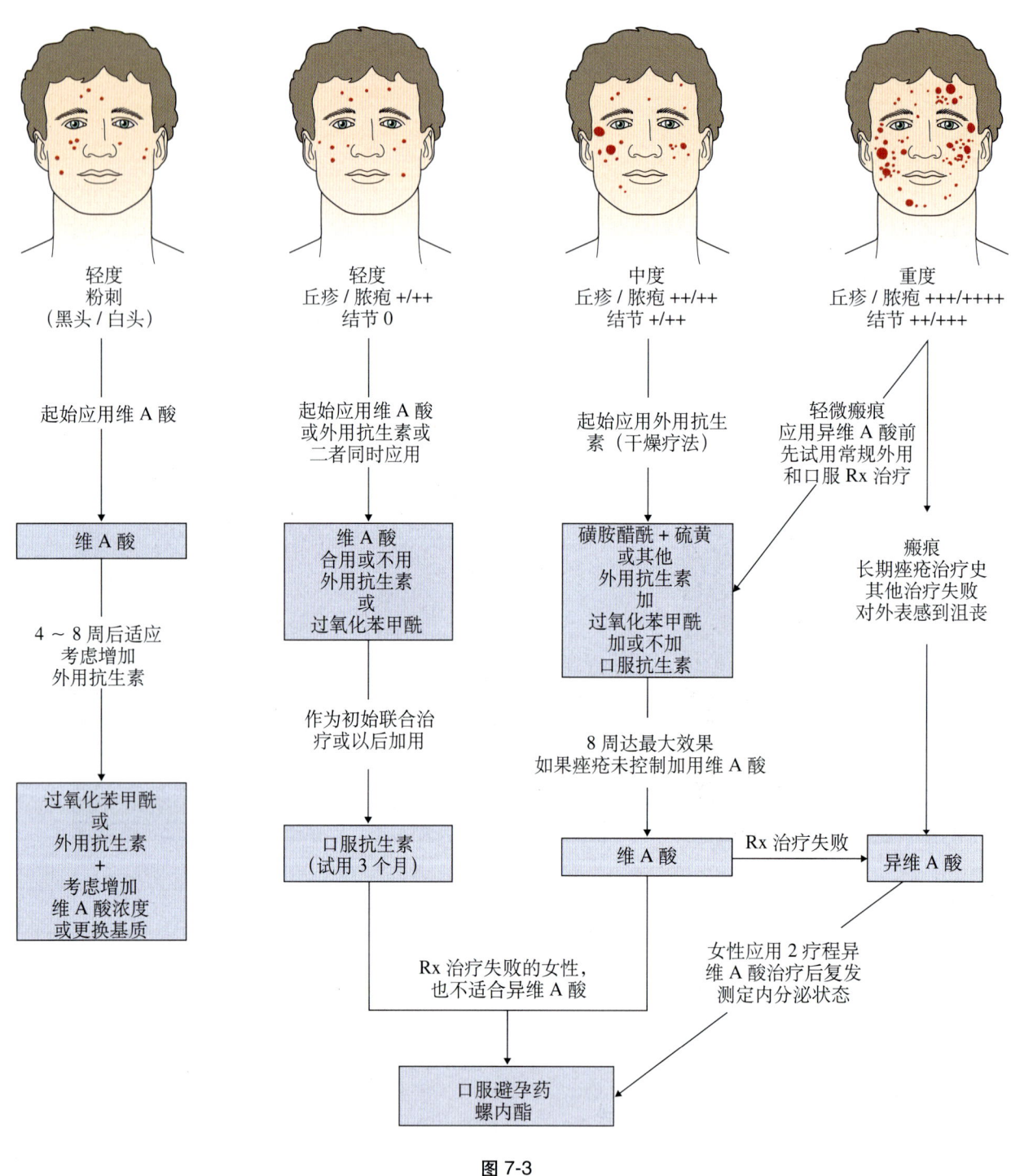

图 7-3

框 7-1 治疗痤疮的药物	
维 A 酸类 他扎罗汀 　tazorac 凝胶、乳膏 维 A 酸 　Retin-A：凝胶、乳膏、溶液、微粒 阿达帕林 　达芙文：乳膏、凝胶、溶液、小拭子 **过氧化苯甲酰** Brevoxyl-4，8 　乳膏洗剂、清洁洗剂、凝胶 Benzaclin 凝胶 　过氧化苯甲酰；克林霉素 Benzamycin 　过氧化苯甲酰，红霉素 Triaz 　清洁剂（3%，6%，9%） 　凝胶（3%，6%，9%） 　其他 **外用抗生素** 克林霉素 　Clindagel 　Clindets Pledgets 　Cleocin T（凝胶、洗剂、溶液） 壬二酸 　Azelex, Finacea 凝胶、乳膏 红霉素 　（Emgel 凝胶）	**外用抗生素（续）** 磺胺醋酰 + 硫黄 　Sulfacet-R，Rosula 　Klaron 洗剂（不含硫黄） 　Plexion（外用悬浮液，清洁剂） 　Rosanil（清洁剂） **口服抗生素** 四环素 多西环素 米诺环素 阿莫西林 甲氧苄啶 头孢菌素 克林霉素 红霉素 阿奇霉素 **异维 A 酸** Accutane, Amnesteen, Sotret, 10mg, 20mg, 40mg **抗雄激素** 口服避孕药 　estrostep 　ortho Tri-Cyclen 21 片 　ortho Tri-Cyclen 28 片 　其他 螺内酯

中重度脓疱型痤疮

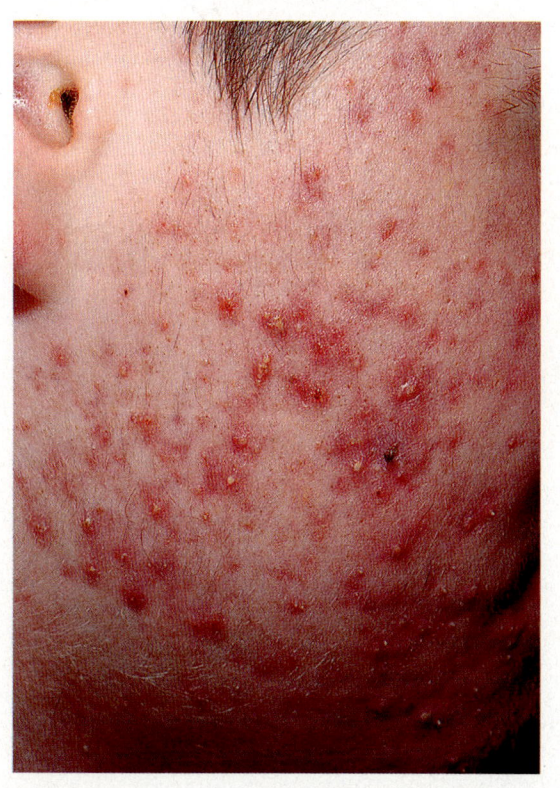

重度结节囊肿性痤疮

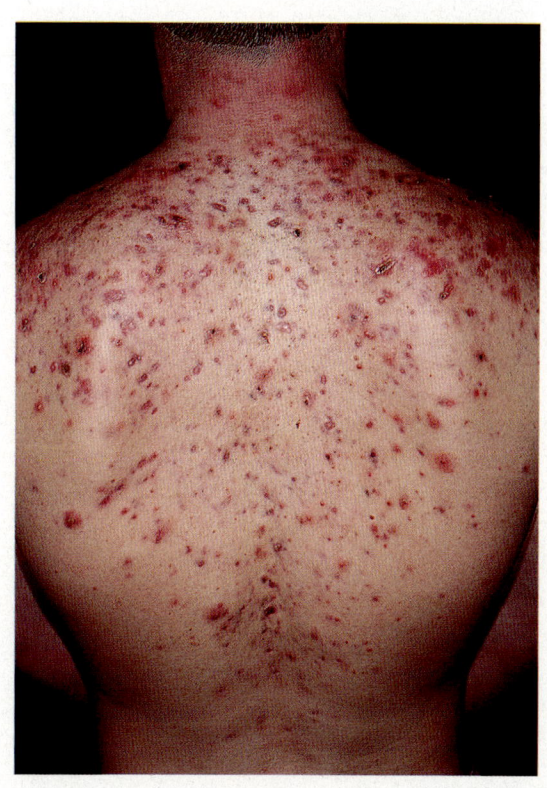

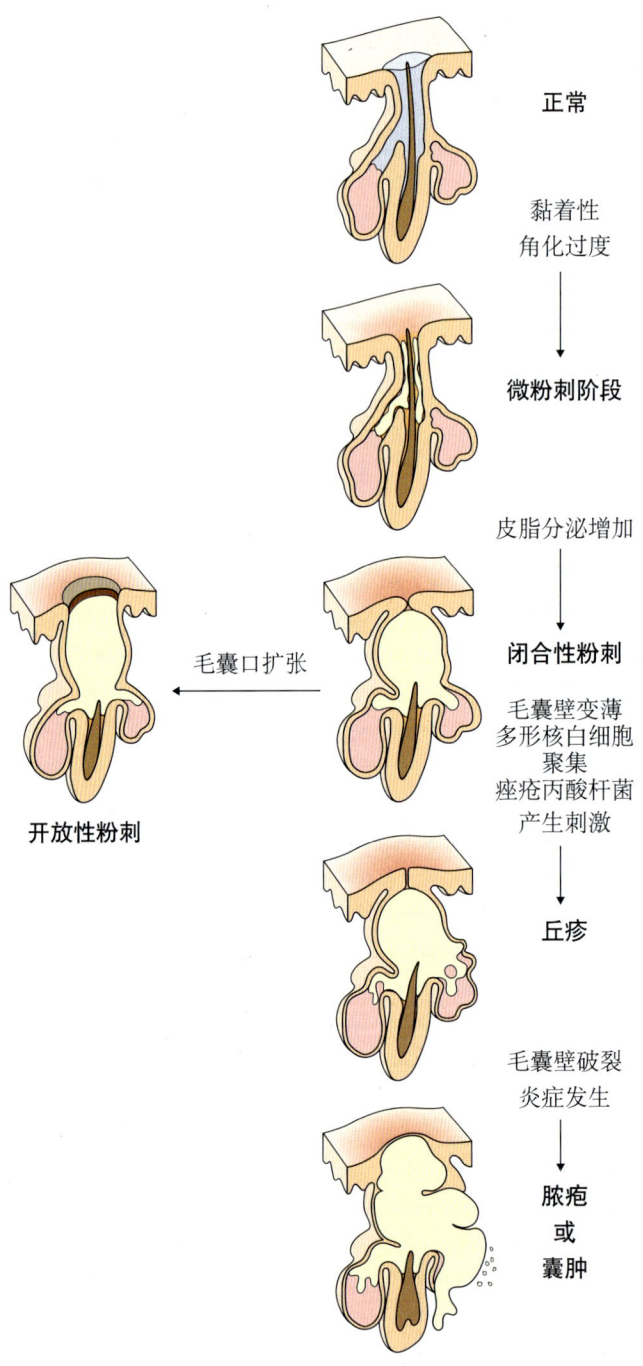

图 7-4

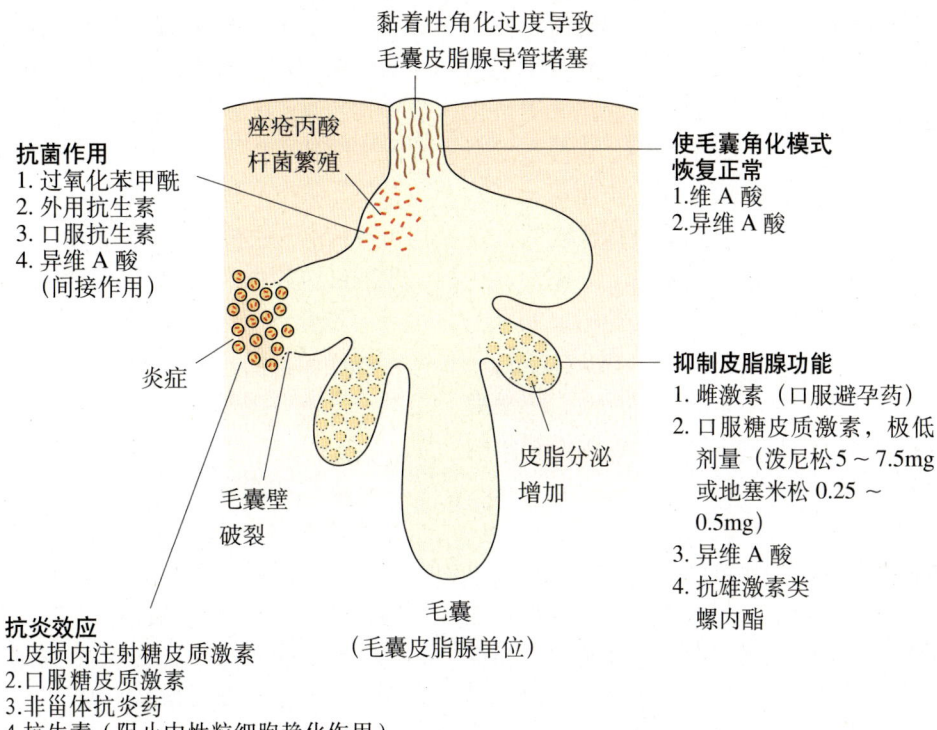

图 7-5 治疗药物作用模式。

病因学和发病机制

图 7-4 阐述了不同痤疮皮损的产生过程，图 7-5 则阐述了痤疮治疗药物的作用机制。痤疮是一种累及毛囊皮脂腺的疾病，最常发生于皮脂腺最大和最多的部位。痤疮好发于皮脂分泌增加的个体。痤疮丙酸杆菌在皮脂中增殖，毛囊上皮内层发生改变，形成角质栓，即所谓的粉刺。有研究提示焦虑与愤怒是重度痤疮形成的重要因素[6]。

皮脂腺　皮脂是痤疮的致病因素。特别是当痤疮丙酸杆菌增殖并改变皮脂的成分时，皮脂被激活，形成粉刺。大多数痤疮患者皮脂水平高于正常。

皮脂腺位于除掌、趾、足背、下唇以外的全身皮肤中。在面、胸、背和上臂外侧分布最为丰富。在颊黏膜（Fordyce 斑）、上唇唇红边缘（图 7-6）、女性乳晕（Montgomery 结节）、小阴唇、包皮、肛周等处皮脂腺成簇类似较大的、可见的白色球体。

新生婴儿的皮脂腺较大，但出生后不久即退化。在幼年和儿童时期，皮脂腺相对较小，青春期变大，且变得更加活跃。激素影响皮脂腺的分泌。睾酮在皮肤中转变成双氢睾酮，后者直接作用于皮脂腺，增加其体积和代谢速度。雌激素通过一种尚不太明确的机制，减少皮脂腺的分泌。皮脂腺细胞产生一种复杂的油性混合物质。皮脂腺细胞成熟、死亡后，形成碎片进入皮脂腺管，与毛囊下部的脱屑细胞混合，最终到达皮肤表面，形成皮脂。

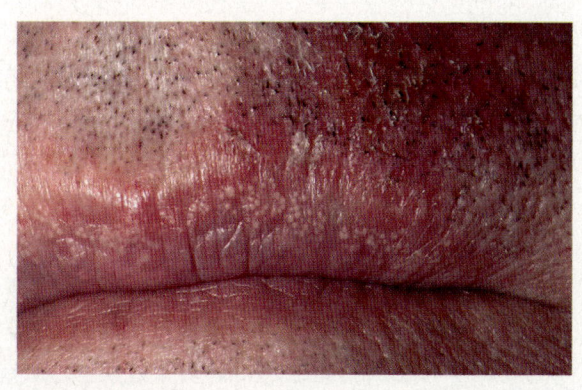

图7-6　成簇的皮脂腺（很小的黄白色斑点）常出现于上唇的唇红缘。

毛囊皮脂腺导管梗阻 痤疮早期皮损是由于毛囊导管堵塞引起。大量增加的角蛋白是由于激素变化和寄生于痤疮的丙酸杆菌改变的皮脂所引起。大量角化细胞依然吸附在毛囊导管（潴留角化病），直接在皮脂腺导管开口处形成栓子（微粉刺）。引起皮脂腺分泌的各种因素（肥胖、激素失衡）影响毛囊角质栓的最终体积。角质栓在皮肤表面较小的毛囊口下方扩大，并且成为可见的闭合性粉刺（质硬的白色丘疹）。如果毛囊口膨胀，就形成开放性粉刺（黑头）。黑头体积进一步增加扩大毛囊口，但通常不引起炎症反应。小毛囊口的闭合性粉刺是炎症性丘疹、脓疱和囊肿性痤疮的先兆。

细菌群集和炎症反应 痤疮丙酸杆菌，属于厌氧性类白喉杆菌，它是一种正常的皮肤寄生菌，也是毛囊皮脂腺微生物菌群的重要组成部分。该菌被认为在痤疮形成中起重要作用。痤疮丙酸杆菌产生的产物如脂肪酶、蛋白酶、透明质酸酶和趋化因子均可引起炎症反应。脂肪酶水解皮脂三酰甘油，形成游离脂肪酸，后者是粉刺的主要刺激物。趋化因子吸引中性粒细胞吸附于毛囊壁。中性粒细胞释放水解酶破坏毛囊壁，使壁变薄，形成炎症（红色丘疹），然后壁破裂并释放部分粉刺物到真皮，强烈的异物炎症反应导致痤疮脓疱和囊肿的形成。其他细菌产物可能通过刺激免疫机制介导炎症反应。

痤疮治疗方法

初诊

病史 许多患者羞于寻求帮助。医生稍有漠然和冷淡都会导致患者丧失治疗的热情和自信。详细询问病史，让患者意识到这是一类应该认真严肃对待和仔细处理的疾病。记录既往的治疗，包括使用清洁剂和润滑剂的类型、家族史和月经周期发病史。通过对非处方药过氧化苯甲酰干燥治疗的反应，来判断潜在的刺激。该试验使得选择哪种浓度和基质的过氧化苯甲酰、维A酸或其他外用药物的初始治疗变得更加容易。

发病机制和病程 痤疮是一种遗传性疾病，但不能预测家族中哪位成员将被遗传。对于患有该病的患者，其痤疮的严重程度与其父母痤疮的严重程度无必然联系。痤疮并不会在19岁时痊愈，反而可持续至40多岁。许多女性在25岁后第一次出现痤疮。一些不实的说法应该被澄清：痤疮不是由于污垢而引起；黑头中的色素不是污物，也不是曾被怀疑的黑色素[7]。过度的清洗是不必要的，而且它会干扰大多数治疗方案。轻微挤压脓疱不会造成严重的后果，但过度的挤压和剥皮可导致永久性瘢痕。有些患者，随着痤疮皮损缓解而出现的红斑和色素沉着往往需数月才能消退。

患者不应该有过高的期望值。在大多数病例中，痤疮能被控制，但不能治愈。精神压力是使病情加重的一个重要因素。

痤疮和饮食 在西方社会，高达95%的青少年受痤疮困扰，这种困扰使得其中12%的女性和3%的男性患者持续到中年。两个非西方的人群，巴布亚新几内亚的Kitavan岛的岛民和巴拉圭的游牧猎人们没有痤疮。他们的食物主要是水果、鱼类、猎物和薯类食物，而不是谷类食物和精制的糖。

这提示那些增加血糖水平的高糖碳水化合物（面包、百吉圈、油炸饼圈、饼干、糖果、蛋糕、油煎土豆片）可产生一系列激素水平的改变，从而引起痤疮。血糖升高导致胰岛素产生增多，从而影响其他激素，使皮肤产生过多的油脂。因此，低糖碳水化合物饮食，包括蔬菜和水果，为痤疮患者提供了一种新的治疗选择。

化妆品和清洁剂 适当使用非油脂润滑剂和乳剂化妆品，通常耐受性好，但为了改善痤疮症状，应该鼓励患者逐渐减少化妆品的使用。避免使用乳膏类清洁剂。

口服避孕药 如果女性患者口服避孕药，必然导致雌激素和孕激素水平的改变。

初步评估

皮损类型 在本章开始部分的诊断和治疗概述中（图7-1至7-3）已介绍。皮损的类型（粉刺、丘疹、脓疱、结节或囊肿）已被确定。痤疮的严重程度（轻、中、重）也被确定。

皮肤敏感度 皮肤敏感度可通过询问局部用药和肥皂的经历来确定。色素沉着程度和毛发颜色不是确定皮肤敏感程度的惟一标准。干性皮肤和有湿疹病史的特应性患者一般不能耐受过度的干性治疗。

治疗选择 应根据痤疮类型选择合适的治疗方法。（对于原发损害部位，参照图7-3。）如果治疗初期选择应用抗生素，最好用治疗剂量（见口服抗生素章节，180页）。

疗程 三次就诊后，大多数患者可确定一个治疗方案，但一些难治病例仍需继续监测。为了达到治疗的最佳效果必须持续和延长治疗。仅有少量皮损且治疗后迅速消退的患者需要观察一段时期，在皮损消退后的6～8周不予治疗。为了阻止痤疮的进一步发展，有大量皮损的患者应该持续应用局部治疗数月。必须查清患者是否有形成瘢痕的倾向。形成瘢痕的倾向因人而异。有些患者在明显炎症后仅有少量瘢痕，而另一些患者几乎每个炎症性丘疹或脓疱性损害后都会出现瘢痕。后者需积极治疗以阻止进一步损害。对这部分患者早期使用异维A酸或许是合理的选择。

痤疮治疗

下面的治疗方案仅作为一种指南。对于每个个体必须作适当修改（见图7-3）。

粉刺性痤疮 Comedonal acne

临床表现 痤疮的最早期类型通常为非炎症性粉刺（"黑头"和"白头"）（图7-7和7-8）。它产生于青春期前或青春期早期，是由皮脂产物增加和表皮细胞异常脱屑引起。由于痤疮丙酸杆菌尚未定植，炎症损害还未发生。

治疗 闭合性粉刺痤疮（白头）疗效反应较慢。大量皮脂物质阻塞在细的毛囊孔后面。治疗过程中，毛囊孔被扩大，这使痤疮外科手术成为可能。粉刺可数月保持不变或发展为脓疱或囊肿。

维A酸类（商品名Tazorac、Retin-A、达芙文、Azelex）可在睡前使用。根据皮肤敏感性选择不同基质和浓度的药物。Tazorac最有效，但刺激性也最强。起始可用低浓度的霜剂或凝胶（0.05%和0.1%），如果未出现刺激可增加浓度。Retin-A和达芙文的作用相当。开始使用Retin-A霜（0.025%、0.05%、0.1%）或凝胶（0.01%和0.025%）或Micro或达芙文（凝胶、乳膏、溶液、垫）。Azelex作用效果稍轻，但刺激性小，还有抗菌作用。如果患者能耐受，可增加药物的使用次数。加用过氧化苯甲酰或外用抗生素或联合药物（如Benzaclin）可抑制痤疮杆菌的生长和炎症损害的形成。通常需数月的治疗，且治疗反应缓慢及不尽人意。大的开放性粉刺（黑头）需挤出，但许多黑头很难被去除。治疗数周后更容易挤出。局部治疗需持续一段时间。

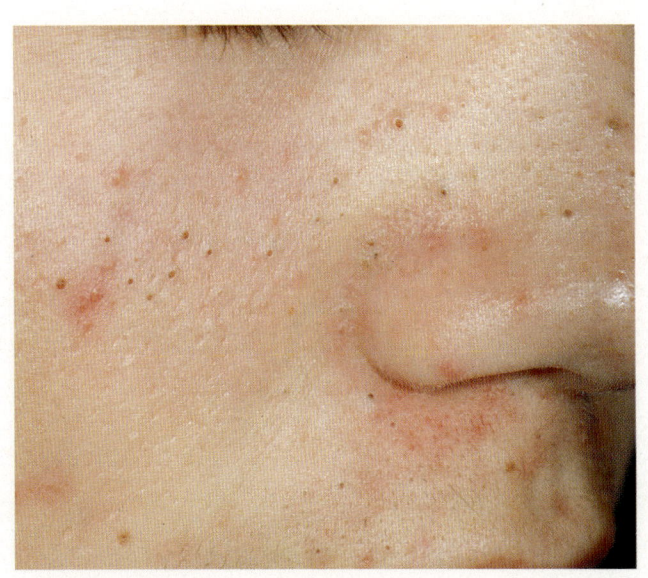

图7-7 粉刺（黑头），时有炎症感染。

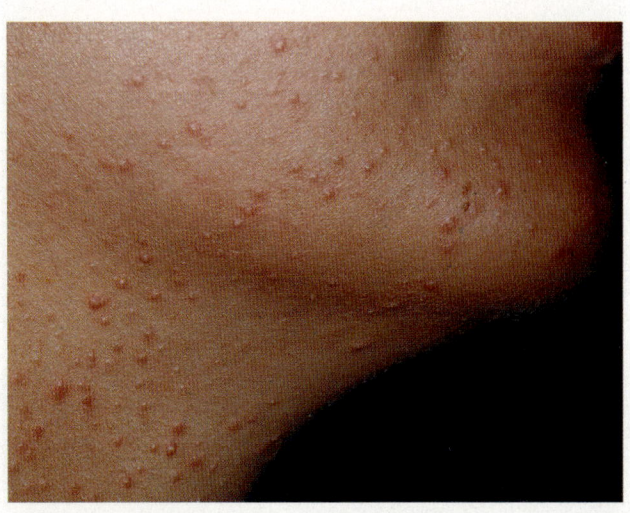

图7-8 闭合性粉刺（白头）：小的白色圆顶样丘疹，伴有小的毛囊性开口。拉紧皮肤可使这些皮损突出。

轻度炎症性痤疮

临床表现 脓疱少于20个的痤疮被定义为轻度脓疱和丘疹性炎症性痤疮。炎症性损害发生于有痤疮丙酸杆菌繁殖的粉刺。粉刺性痤疮发生后可出现极少量粉刺伴有丘疹或脓疱（图7-9）。

治疗 起始可应用过氧化苯甲酰、外用抗生素，或混合性药物（如Benzaclin）和维A酸隔日夜间使用。开始使用最低浓度。经过开始的适应期后，维A酸每晚使用，而过氧化苯甲酰或抗生素每天清晨使用。如果患者耐受，可增加药物的浓度。如果脓疱的数目未减少可口服抗生素。外用治疗需持续一段时间。

中重度炎症性痤疮

临床表现 中重度炎症性痤疮患者（超过20个脓疱）可暂时性破坏容貌（图7-10 至 7-13）。

症状可能逐渐恶化或在发作时就较严重。精神压力有时可促使大量脓疱的产生。粉刺几乎没有可忽略不计的。开始治疗时受累区域应避免受刺激。

治疗 中度炎症反应可使用外用抗生素、过氧化苯甲酰或联合药物（如Benzaclin），或联合应用过氧化苯甲酰和磺胺醋酰/硫黄，每日两次。这种干燥剂治疗方案非常有效。使用干燥剂的患者应调整使用的频率，它可导致轻度、持续的脱皮。出现治疗效果通常需要2~4周。口服抗生素（四环素或多西环素）应用于脓疱数超过10个的患者。治疗需持续到无新发皮损出现（2~4个月），然后逐渐减量。如果无任何刺激征象，局部用药的频率与强度应该减少。尤其是下颌周围区域和颈部的刺激，可使脓疱性痤疮恶化。

如果脓疱的数量和炎症程度减轻，可使用维A酸类药物。如果使用四环素或多西环素3个月后无效，可用足量的米诺环素。轻轻切开并挤出脓疱。给每个脓疱内注射小剂量曲安奈德（康宁乐 2.5~5.0mg/ml）可迅速取得令人满意的效果。

对于那些疗效佳的患者可以开始减量或终止口服抗生素。

有些患者对于小剂量的口服抗生素反应较好，四环素250mg/d或隔日250mg可控制病情。这些患者需小剂量口服抗生素维持一段时间。对常规治疗无效的患者可能是革兰阴性菌感染引起的皮损，进行脓疱和囊肿的细菌培养，选择相应敏感的抗生素如氨苄西林等进行治疗，疗效令人满意。

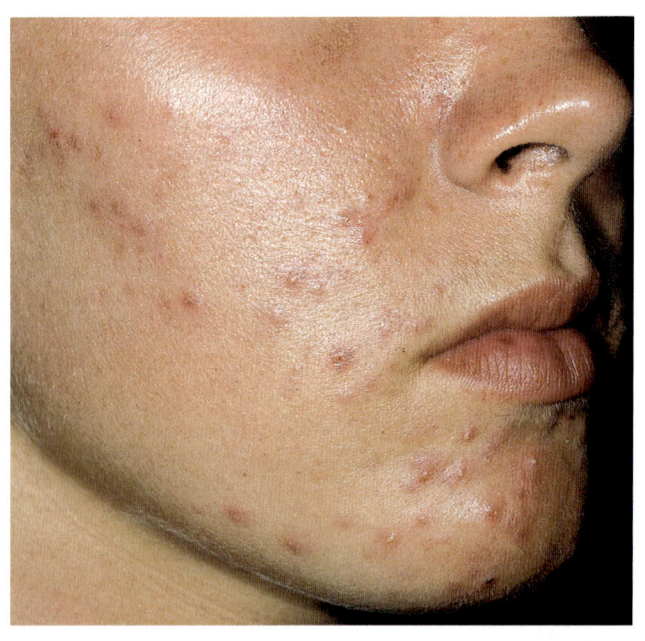

图7-9 丘疹和脓疱性痤疮（轻度）：数个丘疹局限于面颊部。

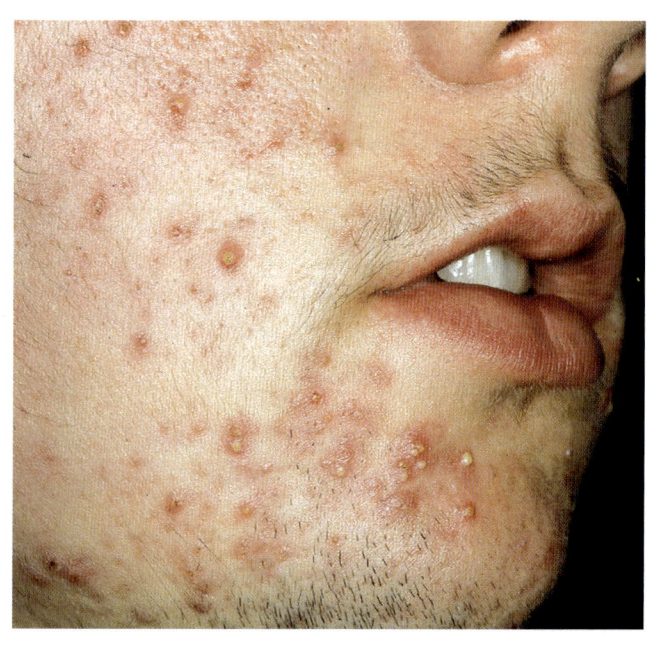

图7-10 丘疹和脓疱性痤疮（中度）：许多脓疱出现，在颊部有数个脓疱融合。

中重度炎症性痤疮

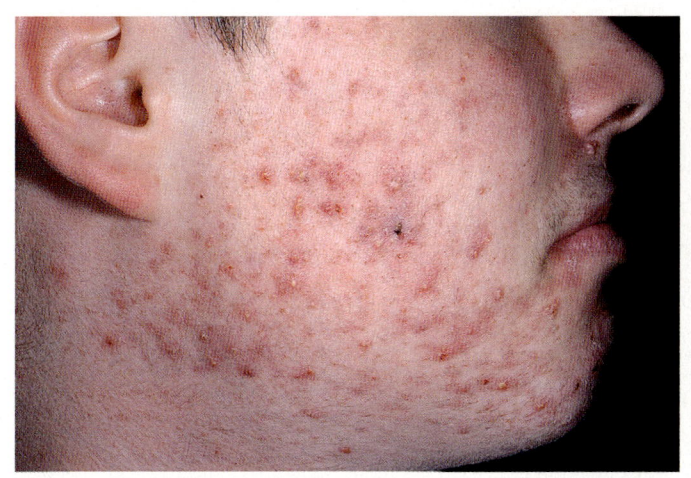

图7-11 丘疹、结节、囊肿覆盖了整个面部。瘢痕较广泛。

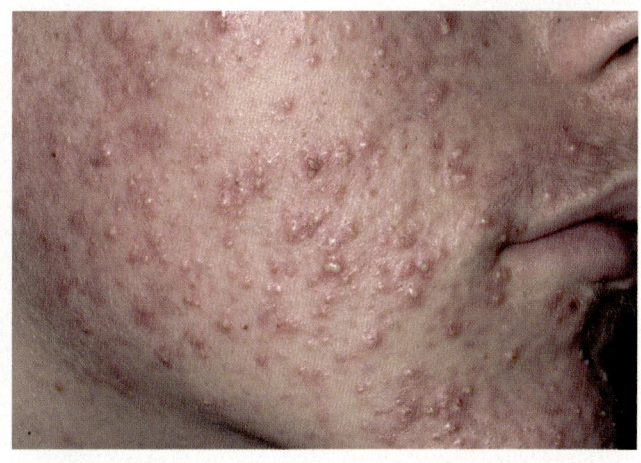

图7-12 所有常规治疗都不能控制这些大量的脓疱。异维A酸可以治愈。

图7-13 局限性结节和囊肿性痤疮：囊肿和结节性损害见于慢性粉刺和脓疱性痤疮的患者。

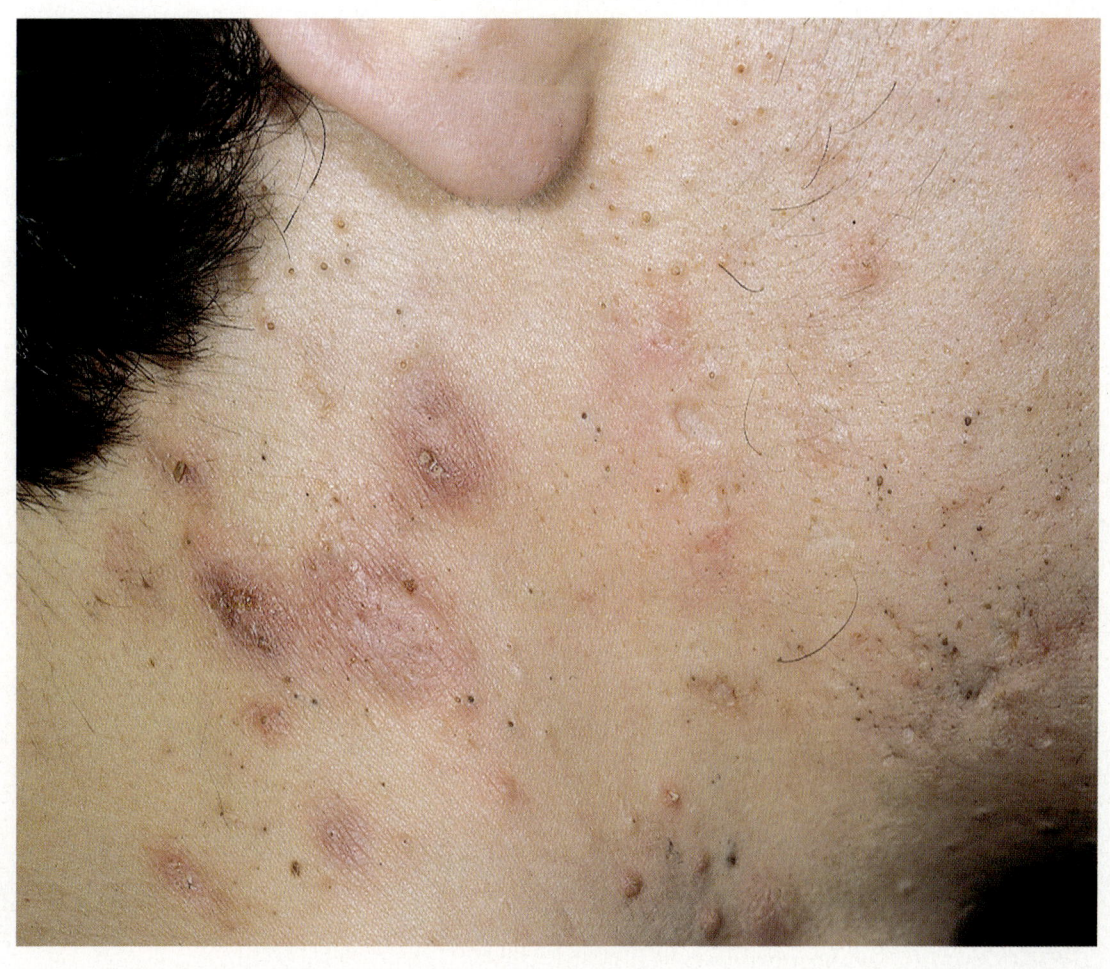

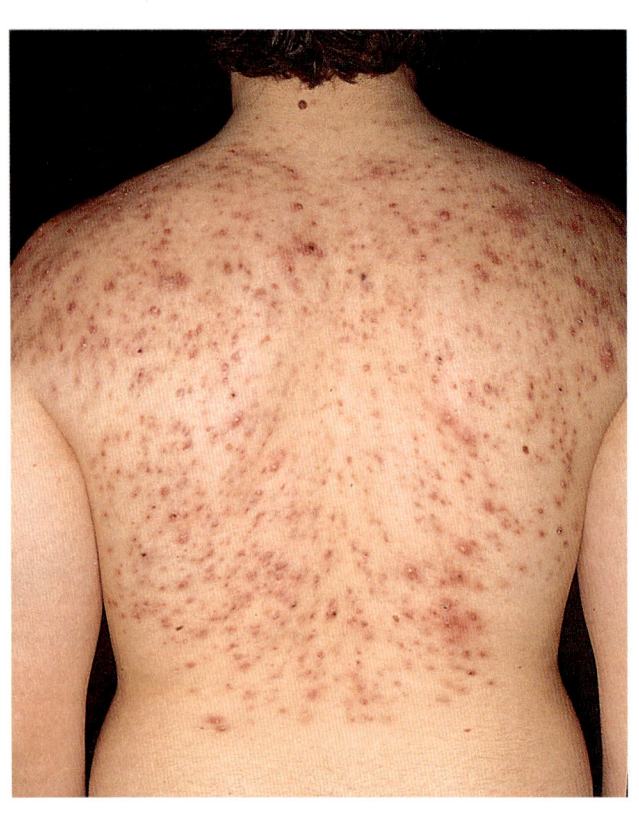

重度：结节囊肿性痤疮

临床表现 结节囊肿性痤疮包括局限性囊肿性痤疮（少量囊肿位于面部、胸部或背部）、泛发性囊肿性痤疮（面、胸和背部大部分区域）（图7-14至7-19）、面部脓皮病（女性患者面部的炎症性囊肿）（图7-20）和聚合性痤疮（高度感染，囊肿聚集于皮下、脓肿和窦道）（图7-21和7-23）。

囊肿性痤疮 Cystic acne

囊肿性痤疮是一种有时具有破坏性的严重疾病，需要积极的治疗。面部、胸、背部和上肢被大量萎缩性或肥大性瘢痕永久性破坏。患者通常因为希望皮损可自行改善而延迟治疗，往往当医生第一次接诊时发现病情已经非常严重。

图7-14 结节和囊肿性痤疮（重度）：活动性结节和囊肿性痤疮布满整个背部。

图7-15 结节和囊肿性痤疮（重度）：大剂量异维A酸，2mg/（kg·d），开始治疗后突然出现肉芽组织和结痂。

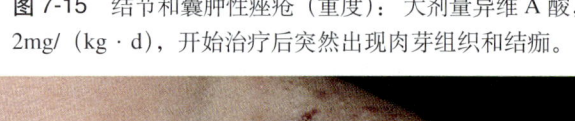

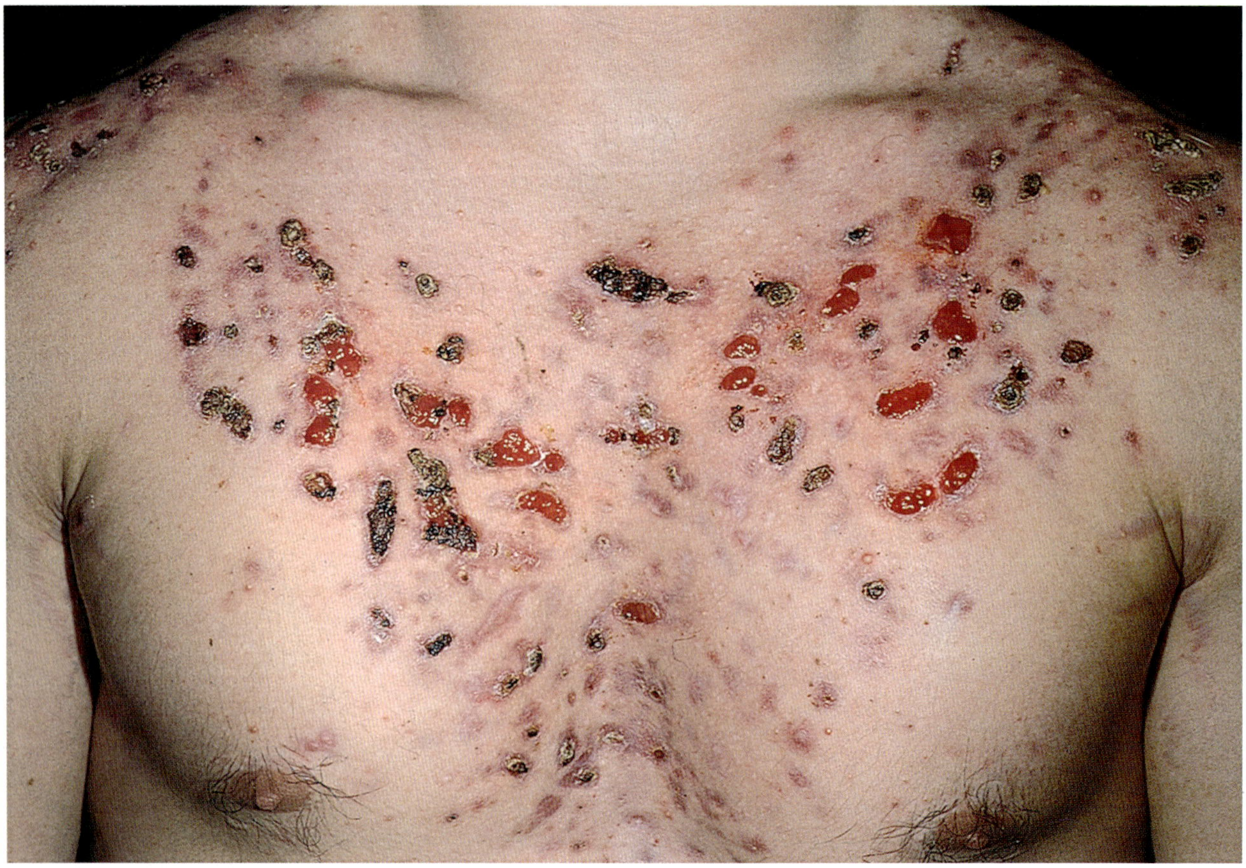

重度炎症性囊肿性痤疮

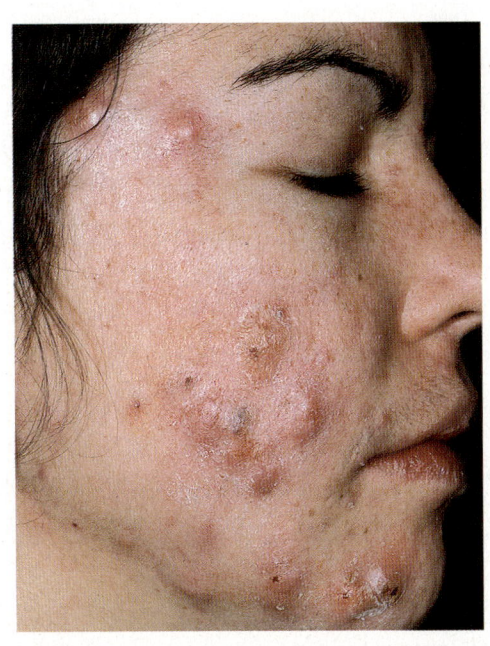

图7-16 囊肿性痤疮：该患者的损害为原发性囊肿，仅有少数脓疱和粉刺存在。

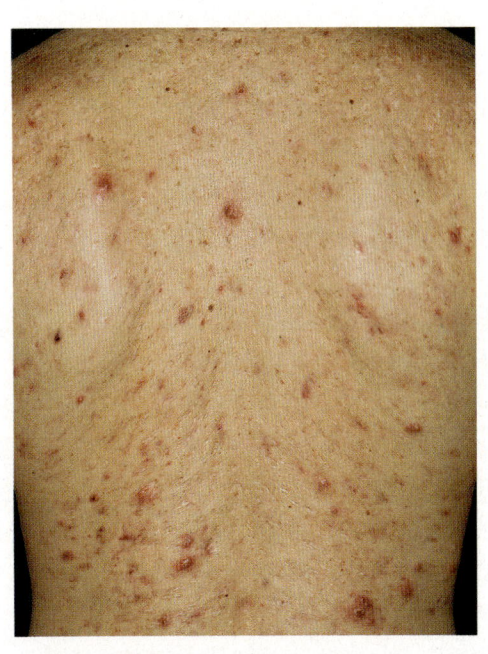

图7-17 结节和囊肿性痤疮：病情活动数年后留下大量瘢痕，布满整个背部。可见数个活动性囊肿。

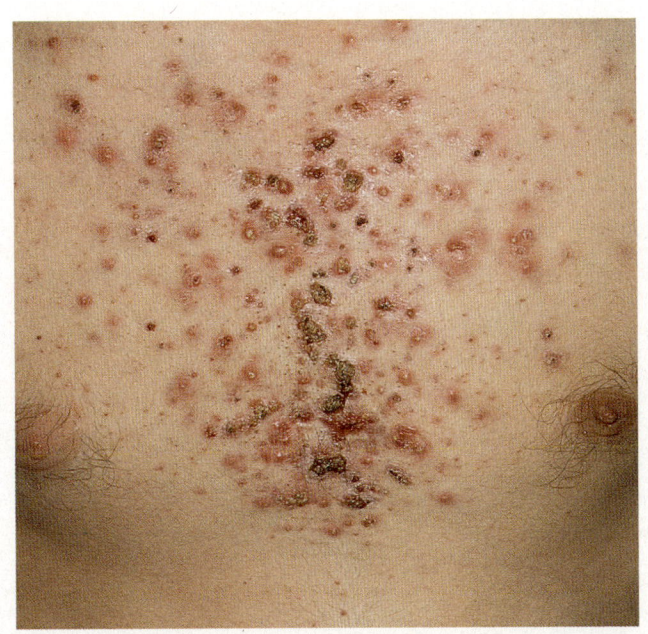

图7-18 结节和囊肿性痤疮（重度）：许多囊肿已开放和引流。

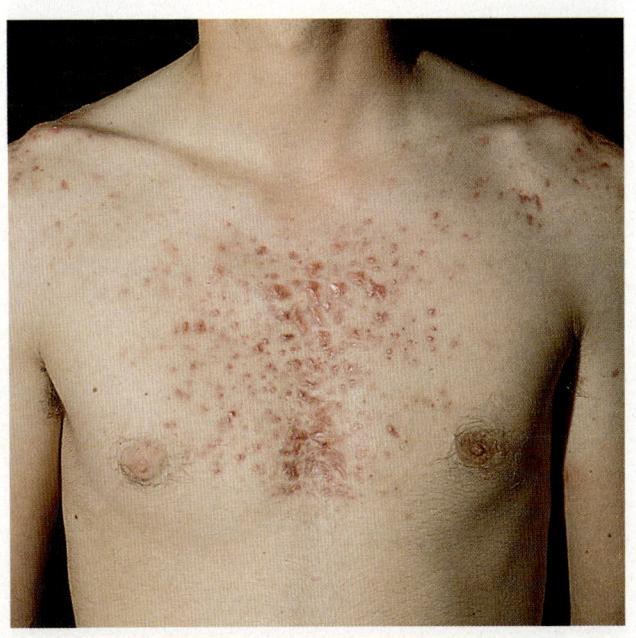

图7-19 结节和囊肿性痤疮（重度）：图7-18中的患者停用异维A酸后6个月。可见伴有大量炎症后色素沉着的萎缩性和肥大性瘢痕。

患者通常因为该病而感到难堪和心事重重，可表现为焦虑、抑郁、恐惧、精神失常与自我封闭。因为容貌的损害，青少年患者常拒绝上学，成年人可能害怕工作。据报道患者难以安心工作，在工作环境中会遇到很多问题。少量炎性囊肿的患者可用类似于中重度炎症性痤疮的治疗方案治疗。口服抗生素、常规外用治疗和定期皮损内注射曲安奈德，可使该病得到满意的控制。

泛发性囊肿性痤疮需要不同的处理方法。这里介绍3种少见的囊肿性痤疮的异型。

面部脓皮病 Pyoderma faciale　面部脓皮病是囊肿性痤疮一种独特的亚型，局限于面部（如图7-20）[9]。发生于青少年到40岁的女性。表现为在面颊中央突然发作，出现大而疼痛的红紫色囊肿，一般红斑很重。囊肿可自发破溃流出脓性物，或伴有轻度创伤。没有粉刺，但易出现瘢痕。有些病例可能与情绪创伤有关。许多患者既往无痤疮病史。

细菌培养可将该病与革兰阴性菌感染性痤疮鉴别。严重炎性损害可通过异维A酸和口服糖皮质激素控制。有研究报道应用以下方案有效：开始口服泼尼松龙[1.0mg/（kg·d），共1～2周]，2～3周逐渐减少激素用量，加用异维A酸[0.2～0.5mg/（kg·d）]，少数顽固病例可用1.0mg/（kg·d），持续应用异维A酸直到所有炎性损害消退。此过程通常需3～4个月。没有患者复发[9]。这组患者"面部发红发亮"，提示面部脓皮病可能是玫瑰痤疮的一个类型。有学者提出"暴发性酒渣鼻"的概念。另外有报道不用泼尼松，用Vlem Dome（硫黄溶液外敷）和口服抗生素可有效治疗该病。

暴发性痤疮 Acne fulminans

暴发性痤疮是一种罕见的溃疡型痤疮，病因尚不清楚，急性发作，伴有系统症状。通常发生于白种青少年男孩。怀疑具有遗传倾向[11]。溃疡性、坏死性痤疮伴随系统症状发展迅速。可出现关节痛或严重肌肉疼痛或两者同时出现，伴有痤疮发作[12]。大约40%的患者出现疼痛性骨损害。体重减轻、发热、白细胞增多和血沉升高是常见表现。

抗生素治疗无效。口服糖皮质激素（如泼尼松龙，0.5～1.0mg/kg）是首选治疗。迅速控制皮损和系统症状。可同时开始使用异维A酸（0.5～1.0mg/kg），如同严重囊肿性痤疮的治疗，持续用药5个月[13]。通常糖皮质激素治疗的疗程至少2个月。骨损害预后较好，慢性后遗症较罕见。

聚合性痤疮 Acne conglobata

聚合性痤疮是一种慢性、高度炎性反应的囊肿性痤疮，受累区域可出现相连的粉刺（两个粉刺在皮下相通）、丘疹、脓疱、连通性囊肿、脓肿和窦道（图7-21和7-23）。该病可持续数年，最终出现严重凹陷性萎缩或疙瘩样瘢痕。聚合性痤疮是一种罕见的毛囊闭锁性三联综合征的一部分，后者包括聚合性痤疮、化脓性汗腺炎和头部脓肿性穿掘性毛囊周围炎（图7-22）[14]。肌骨骼综合征在部分患者中有报道，85%为黑人。该病没有暴发性痤疮中发热或体重减轻的表现。

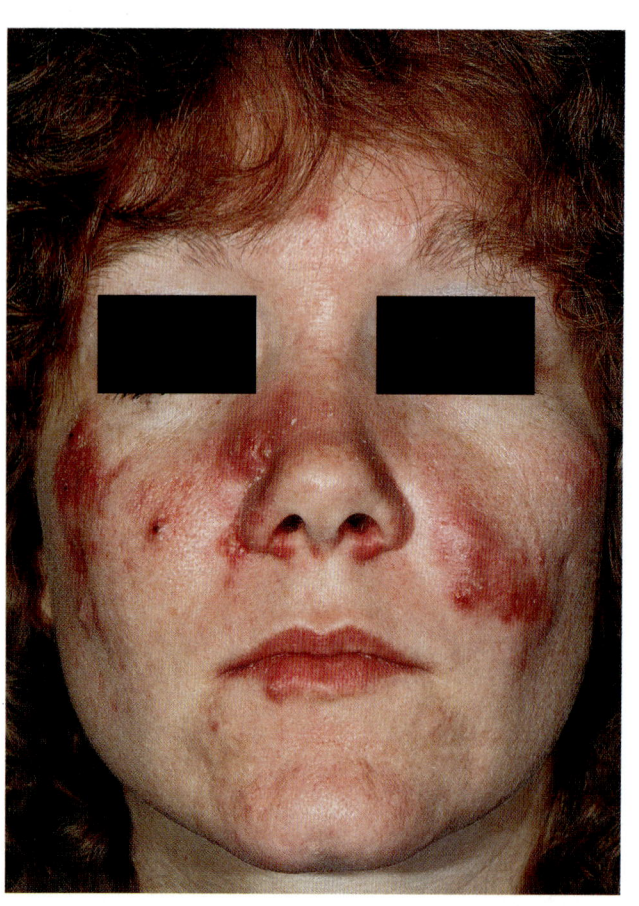

图7-20　面部脓皮病：融合的囊肿局限于面部。这种疾病几乎只发生于女性。

结节囊肿性痤疮的治疗

患者应该对该病的疗效有信心。应该告知患者密切观察，如果病情处于活动期应至少每周就诊一次，直到病情得到适当的控制。治疗的主要目的是通过迅速终止重度炎症反应而避免瘢痕。有时需要应用泼尼松。顶部较薄的囊肿可切开引流。部位较深的囊肿可囊内注射曲安奈德（康宁乐 2.5～10mg/ml）。

瘢痕形成可能性小的患者可按中重度炎症性痤疮治疗。大多数患者需要迅速使用异维 A 酸。应避免同时使用四环素类抗生素（四环素、多西环素、米诺环素）和异维 A 酸，因为两者联用可使假脑瘤的发生率升高。对于高度活动的病例，可使用泼尼松（成人剂量：20～30mg，2 次 / 日）。

皮损内注射曲安奈德和囊肿切开引流在治疗开始几个星期内很重要。使用异维 A 酸的患者通常不需其他口服或局部用药。

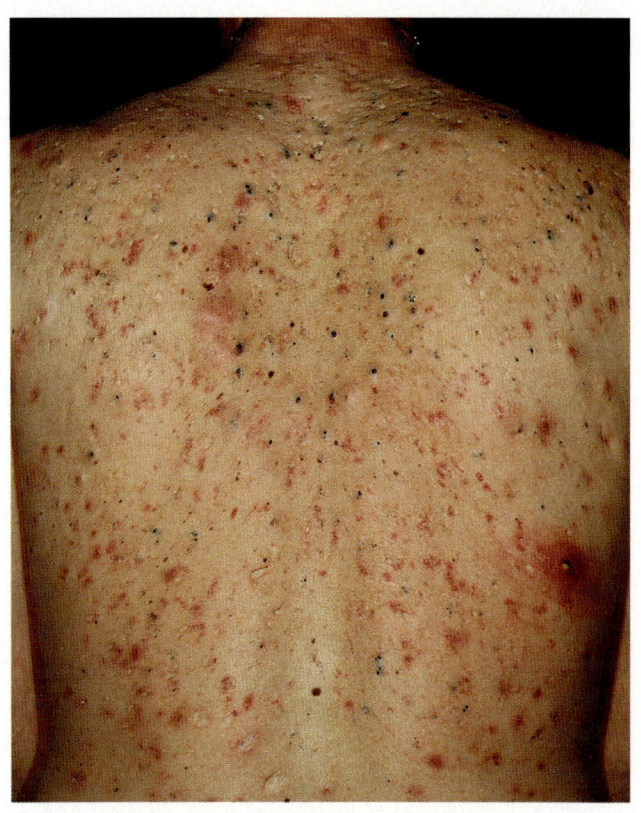

图7-22　毛囊闭锁性三联综合征：聚合性痤疮是一种罕见的毛囊闭锁性三联综合征的一部分，后者还包括化脓性汗腺炎和头部脓肿性穿掘性毛囊周围炎。注意巨大的黑头。

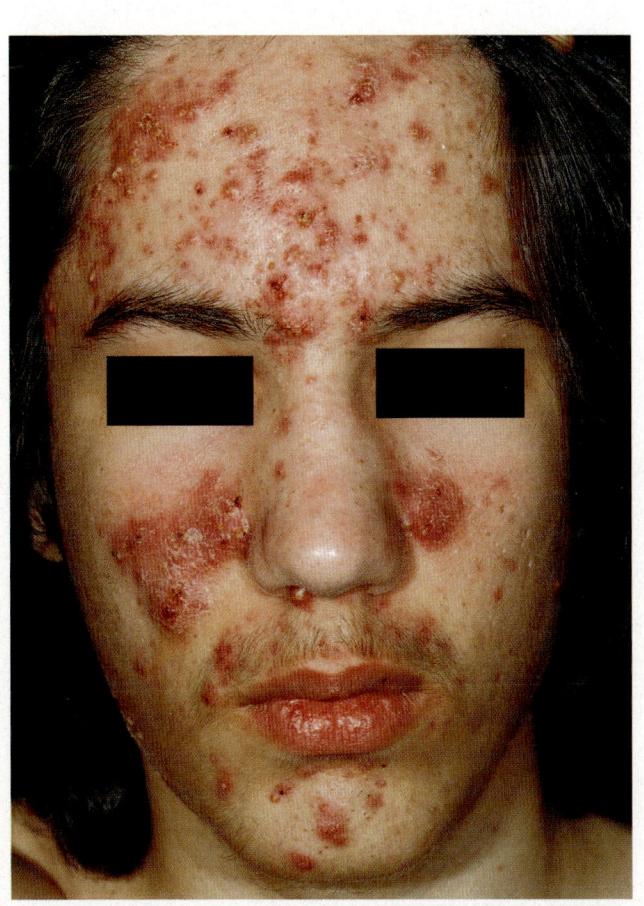

图7-21　聚合性痤疮：面颊部出现大的贯通性的囊肿。瘢痕广泛存在。

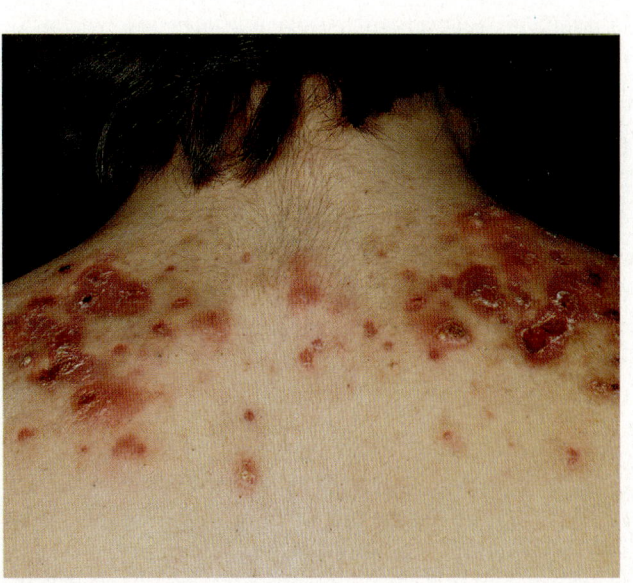

图7-23　聚合性痤疮：上背部绝大部分区域可见脓肿和溃疡性囊肿。

痤疮治疗的药物

有四种引起痤疮的发病因素，分别是毛囊皮脂腺的角化过度（角栓）、睾酮水平升高（产生过多的皮脂）、痤疮丙酸杆菌的繁殖和炎症反应。外用药物至少影响其中一种因素。超过50%的患者表现为粉刺性和丘疹脓疱性痤疮。这些患者起始治疗应外用药物。联合治疗包括一种抗生素和一种维A酸类，可减少毛囊角栓，它是外用治疗的主要依据。脓疱性痤疮可能对干性治疗反应迅速，它包括联合使用过氧化苯甲酰、磺胺醋酰和硫黄洗剂。当有瘢痕形成或有囊肿性痤疮，用抗生素或异维A酸系统性治疗。

外用和口服药物在痤疮皮损形成的不同阶段发挥作用（见图7-5），它们可单独使用或通过联合使用来增加疗效。外用药物应该使用于整个受累区域，既治疗已出现的皮损，又阻止新的皮损出现。外用强效的糖皮质激素霜剂对于中度痤疮患者短期内无明显改善[15]。

维A酸类

维A酸类可逆转寻常型痤疮中的异常角化。维A酸、阿达帕林、他扎罗汀、壬二酸、异维A酸具有溶解粉刺和抗粉刺生成作用，从而减少毛囊角栓。壬二酸具有很强的抗细菌能力，与过氧化苯甲酰类似，不会产生细菌耐药性。阿达帕林具有抗炎作用。维A酸类可引起面部干燥和红斑。

作用机制 维A酸类刺激正常的毛囊和粉刺的细胞转化，并减轻角化细胞间的粘附。它特别作用于微粉刺（所有类型痤疮的前驱损害），引起细小角栓的断裂和排出、粉刺的排出、闭合性粉刺转变为开放性粉刺[16]。持续使用可阻止新粉刺的形成。在使用过程中可能出现炎症反应，暂时性痤疮加重。持续外用该药可导致角质层变薄，使皮肤更易出现晒斑、晒伤，并易受来自风、寒冷或干燥等刺激的影响。患者对既往可以接受的收敛剂、酒精、痤疮肥皂等刺激将变得不能耐受。接触性变态反应的发生率很低。由于维A酸直接作用于微粉刺，许多临床医生认为维A酸适合所有类型痤疮的治疗。

联合治疗——协同作用 维A酸可增加其他外用药的渗透，如外用抗生素和过氧化苯甲酰。渗透性增强可导致协同作用——更强的整体药效和更迅速的治疗反应。

使用方法 皮肤使用温和肥皂（如Purpose, Basis）轻柔地冲洗，每天不超过2～3次，用手洗比用毛巾洗效果更好。特殊的痤疮肥皂与表面粗糙的肥皂应该避免使用。尽量减少可能的刺激，使用维A酸前应等待20～30分钟，让皮肤彻底干燥。维A酸涂于皮肤薄薄一层，每日一次。它可应用于整个皮损区域，而不是单个皮损。豌豆大小的量即可足够应用于整个面部。皮肤敏感或生活在寒冷、干燥气候下的患者开始每2天或每3天使用一次。如果能耐受，使用的频率可逐渐增加至每天2次。鼻周、口和眼部区域应避免应用药物。这些区域最敏感，而且最易受刺激。治疗初期，颏部使用维A酸不能太频繁，因为颏部很敏感，而且通常是最早出现潮红和脱屑的区域。夏季如果太阳辐射不可避免，应该使用遮光剂。

治疗反应 1～4周：在开始几周，患者可表现为发红、烧灼感或脱屑（图7-24）。出现过度刺激的患者应减少使用频率（如每2天或3天一次）。大多数患者在4周内可适应治疗，可恢复到每日一次。那些能耐受每日一次的患者可加大剂量或应用更强效的溶剂。

3～6周：粉刺在被挤出的过程中受到刺激，可出现新的丘疹和脓疱。如果患者不了解这种现象，就可能停止治疗。有些患者皮损不会恶化，并且在第5或第6周皮损有时会有明显改善。

6周后：大多数患者的皮损在第9到第12周得到改善，此后表现为持续性的好转。有些患者不适应维

图7-24 维A酸治疗反应

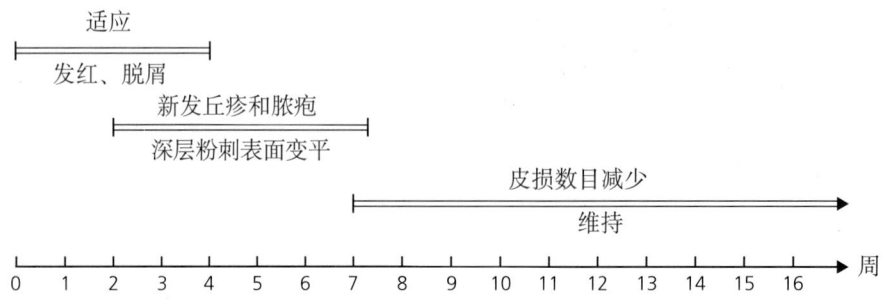

甲酸，表现为皮损持续性刺激或加重。如果6～8周后患者还不能适应，应该选择一种替代疗法。有些患者适应该疗法，但皮损却未改善。维A酸可持续使用数月，以阻止新皮损的出现。

维A酸 维A酸（商品名Retin-A）对于开放性和闭合性粉刺的非炎症性痤疮有效。它有各种不同的制剂类型：Retin-A溶液（0.05%）刺激性最强，作用效果最大。Retin-A凝胶（0.025%和0.01%）和Retin-A微凝胶（0.04%和0.1%）适用于油性皮肤。Retin-A霜剂（0.1%、0.05%和0.025%）有润滑作用，适用于干性皮肤。

他扎罗汀 他扎罗汀（商品名Tazorac）是一种新的维A酸类药物。它有凝胶（0.05%、0.1%）和霜剂（0.05%、0.1%）。0.1%他扎罗汀凝胶（每日一次）在减少丘疹和开放性粉刺的数量上，比0.025%维A酸凝胶（每日一次）更有效，而且对于轻、中度面部痤疮，能更迅速地减少脓疱[17]。隔日一次0.1%他扎罗汀凝胶同每日一次0.1%阿达帕林凝胶效果相同[18]。他扎罗汀凝胶的耐受性与0.025%维A酸凝胶、0.1%维A酸微凝胶（商品名Retin-A micro）和0.1%阿达帕林凝胶相当。初始用他扎罗汀隔日治疗的方案时，患者有较好的耐受。

短时间接触疗法可能有效，使用凝胶几分钟，然后洗去。

阿达帕林 阿达帕林（商品名达芙文）可制成凝胶、溶液和药垫。在毛囊分化终末阶段中它具有类似维A酸的活性。阿达帕林有抗炎作用，对于轻、中度痤疮的治疗，0.1%阿达帕林凝胶与0.025%维A酸凝胶作用相同，与后者相比，它更易耐受[19,20]。不引起光敏性。

壬二酸 壬二酸霜剂（商品名Azelex）是一种天然化合物，具有抗角化、抗菌和抗炎作用。它对非炎症性和炎症性痤疮都有效。单独使用壬二酸治疗中、重度痤疮的有效率与维A酸（0.05%）、过氧化苯甲酰（5%）和局部外用红霉素（2%）相当[21]。当它与其他外用药物如4%过氧化苯甲酰凝胶、1%克林霉素凝胶、0.025%维A酸霜剂、3%红霉素/5%过氧化苯甲酰凝胶联合应用时，效果增强[22]。壬二酸霜剂可与口服抗生素合用治疗中、重度痤疮，当抗生素停用后，可继续应用维持治疗。该药无光敏感性或明显局部刺激。它不会引起痤疮丙酸杆菌耐药。

过氧化苯甲酰

过氧化苯甲酰的主要作用是抗菌，尽管许多粉刺性痤疮的患者对它也有反应，但它对炎症性痤疮（包括丘疹、脓疱、囊肿性）的治疗最有效。过氧化苯甲酰与维A酸相比，消除微粉刺的作用要弱。过氧化苯甲酰和异维A酸在4周内能明显减少非炎症性损害。一项研究中显示，过氧化苯甲酰在4周时对炎症性损害有更迅速的减弱作用，而异维A酸在12周时表现出对皮损显著的改善作用[23]。

过氧化苯甲酰可以凭处方购买，也可以在药店购买。过氧化苯甲酰制剂有水基质的凝胶（Benzac AC 2.5%、5%和10%）、酒精基质的凝胶（Benzagel 5%和10%）、丙酮基质的凝胶（Persa-Gel 5%和10%）（见配方）。水基质的凝胶刺激性小，如果可以耐受，酒精基质的凝胶效果更佳。过氧化苯甲酰也可以肥皂为基质，浓度为2.5%到10%。

过氧化苯甲酰/抗生素的复合制剂 对于炎症性和非炎症性痤疮，红霉素/过氧化苯甲酰（商品名Benzamycin）和克林霉素/过氧化苯甲酰（商品名BenzaClin）复合制剂的疗效要优于单独使用其中任何一种成分[24]。克林霉素/过氧化苯甲酰复合凝胶比红霉素/过氧化苯甲酰复合凝胶更有优势，前者无需冷藏。两种产品疗效相似[25]。

过氧化苯甲酰产生一种干燥效应，它可引起轻度脱屑到有鳞屑、脱皮和皲裂等不同程度表现。应该让患者放心，干燥不会引起皱纹。它通过对痤疮杆菌的抗菌作用，显著减少游离脂肪酸的浓度。这种作用可能是由于氧自由基的释放引起，氧自由基可氧化细菌蛋白。过氧化苯甲酰可以减小皮脂腺的体积，但它是否抑制皮脂的分泌尚不清楚。应该提醒患者：过氧化苯甲酰是一种可毁坏衣物的漂白剂。

治疗原则 过氧化苯甲酰在整个受累区域涂上薄薄一层。治疗开始的几天，即使是最低浓度，大多数患者仍表现为轻度红斑和脱屑，一到两周内可以适应。如前所述，要取得最大治疗效果必然引起显著的脱屑。虽然有些患者的皮损用这种方法得到改善，但其他患者可能加重病情。起始治疗每天使用2.5%或5%凝胶可获得满意的治疗效果。逐渐增加或减少使用的频率和强度，直到出现轻度的干燥和脱屑[26]。

过敏反应 大约2%的患者出现过敏性接触性皮炎，这部分患者应该停止使用该药。突然出现的弥漫性红斑和水疱提示患者可能对过氧化苯甲酰接触过敏。

干燥剂和脱屑剂

治疗痤疮最古老的方法是使用诱导皮肤持续性轻度干燥和脱屑的制剂，特别是对于脓疱性痤疮的患者，该方法迅速、有效。产生这种效用的处方药或零售药包括硫黄、水杨酸、间苯二酚和过氧化苯甲酰。在使用维A酸和抗生素之前，对于许多患者这种方法可取得令人满意的效果。

治疗目的是通过改变这类制剂的使用频率和强度，从而产生一种轻度的持续脱屑。如果干燥严重，应暂时停止治疗。这种干燥和脱屑治疗方法可推荐给那些不愿去就医的患者或那些为刚出现痤疮的孩子来咨询的父母。如果治疗8周后皮疹无明显改善，患者应考虑让医生评估病情。两种有效的药物是10%过氧化苯甲酰和磺胺醋酰、5%硫黄洗剂（商品名Sulfacet-R）。一种在早晨使用，另外一种夜间使用。如果能耐受，可经常使用。

外用抗生素

对于轻度脓疱和粉刺性痤疮，外用抗生素有效。可在治疗初期使用，或者在患者已经适应维A酸或过氧化苯甲酰后作为一种辅助治疗。临床试验表明每日2次使用外用抗生素的疗效相当于口服四环素250mg，日2次[26]或米诺环素50mg，日2次[27]。由于大多数溶液是酒精基质，因此可产生一定程度的刺激。克林霉素（Cleocin T）洗剂不含有丙二醇，对一些患者刺激较小。克林霉素（Cleocin-T药垫、溶剂和洗剂）是一种常用的外用抗生素。

口服抗生素

抗生素用于治疗丘疹性、脓疱性、囊肿性痤疮大约有30年的历史了（表7-1）。

作用机制和剂量 抗生素的主要作用是减少毛囊内痤疮丙酸杆菌的数量。痤疮丙酸杆菌在痤疮发病机制中的作用尚不完全清楚。细菌在生长过程中分泌中性粒细胞趋化因子，它们在激活炎症反应过程中起重要作用。由于许多用来治疗痤疮的抗生素在体外试验

表 7-1 用于治疗痤疮的抗生素

抗生素	包装剂量	开始剂量	不良反应	注释
四环素	250 mg, 500 mg	500 mg, 日2次	胃肠道不耐受 光敏感 念珠菌性阴道炎 假脑瘤	治疗痤疮应用最广泛的抗生素 空腹使用
红霉素	250 mg, 333 mg, 400 mg, 500 mg	500 mg, 日2次	胃肠道不耐受 念珠菌性阴道炎	可与食物一起以多种形式吸收 妊娠期间使用安全 红霉素耐药的痤疮杆菌是一个显著问题
米诺环素	50 mg, 100 mg	50 mg 或 100 mg, 日2次	眩晕	昂贵 比四环素更有效 与食物一起使用可适当吸收 严重的不良反应较罕见
多西环素	50 mg, 100 mg	50 mg 或 100 mg, 日2次	光敏感	疗效与米诺环素相同 价格比米诺环素便宜
克林霉素	75 mg, 150mg, 300mg	75 mg 或 150 mg, 日2次	伪膜性结肠炎	高效
氨苄西林, 阿莫西林	250 mg, 500 mg	500 mg, 日2次	斑丘疹	可替代四环素 革兰阴性菌痤疮 妊娠期间使用安全
头孢菌素 （如头孢氨苄）	500 mg	500 mg, 日2次	荨麻疹 伪膜性结肠炎	治疗顽固性脓疱性痤疮可考虑使用
甲氧苄啶/ 磺胺甲噁唑	双强效（DS）片剂	一片, 日2次	皮疹、风团 光敏感	治疗顽固性脓疱性痤疮、 革兰阴性菌痤疮
甲氧苄啶	300 mg	300 mg, 日2次		如果其他抗生素治疗失败可考虑应用

中能够抑制中性粒细胞的趋化性，因此它们可作为抗炎药物使用。在粉刺性痤疮中，极低浓度的米诺环素通过抑制中性粒细胞趋化因子的产生表现出抗炎作用[28]。已经发现痤疮丙酸杆菌的耐药菌株。

耐抗生素的痤疮丙酸杆菌和长期治疗 痤疮丙酸杆菌对多种抗生素敏感，但耐抗生素的痤疮丙酸杆菌也不断增多。不同细菌间，耐药基因很容易转移。在系统或口服抗生素治疗后，有超过50%的病例中痤疮丙酸杆菌出现耐药性，据估计1/4的痤疮患者对四环素、红霉素和克林霉素耐药。对米诺环素耐药很少见。携带耐药基因的菌株可能导致一些病例治疗失败，但并非对所有的抗生素都耐药。许多痤疮患者，可能不合适持续使用抗生素或者无效。意识到治疗失败和及时改变治疗方案非常重要。长期轮换使用抗生素的治疗方案已过时，这样只会加重抗生素的耐药性[29]。

长期治疗 患者可能对长期使用口服抗生素表示担心，但实践证明这是一种安全的治疗方法[31,32]。对长期接受口服抗生素的痤疮患者进行常规实验室检测，很少发现药物的不良反应，这也证明这些检查的花销得不偿失。实验室监测应仅限制于那些可能对药物有不良反应的高危患者。

剂量和疗程 开始使用大剂量，在病情控制后逐渐减量，可获得较好的临床效果及较低的复发率[33]。经典的起始剂量是四环素500mg，日2次；多西环素100mg日1次或日2次；米诺环素，100mg日2次；阿莫西林500mg，日2次。抗生素可以分成不同的使用剂量，顺应性最好的应用方法是日2次。抗生素可能需要应用数周才显效，需要更长时间才能达到最大治疗效果。短期应用抗生素控制痤疮以及在月经前应用抗生素来防止痤疮的发作通常都无效。

四环素 四环素广泛应用于治疗痤疮。它主要的弊端是不能与食物（特别是牛奶制品）、某些抗酸药、铁剂同时服用，因为这些物质可干扰药物在肠内吸收。许多报道称四环素治疗痤疮失败的原因是由于患者没有坚持遵守这些限制。

剂量 四环素开始剂量为500mg，日2次，可获得较好的疗效与依从性，维持该剂量直到炎症性皮损的数量明显减少，通常需3～6周[35]。然后剂量减为250mg，日2次，或停止口服改为外用抗生素。口服合适剂量四环素6周后没有效果的患者应建议更换治疗方案。有相当数量的患者，口服大剂量四环素没有效果，而另一些患者口服四环素250mg每日一次或隔日一次，疗效很满意，当试图停药时又会出现潮红。

不良反应 四环素光敏性发生率较低，但大剂量使用时其发生率增加。应该提醒女性患者，使用四环素后白念珠菌性阴道炎的发生率增加。口服避孕药的包装说明上警示四环素与其他抗生素合用会降低其效果并增加出血的几率。虽然其相关性尚未被证实，但其潜在的风险应告知患者[36]。假性脑瘤，一种由于颅内压力调节机制损害引起的自限性疾病，是四环素治疗的一类罕见并发症[37]。增加的颅内压引起视神经盘水肿和严重头痛。增加的颅内压可引起进行性视觉损害，最终导致失明。

多西环素 多西环素是一类安全有效的药物，常用于治疗痤疮。研究表明多西环素（50mg和100mg）在治疗痤疮的临床疗效上与米诺环素无显著差别[38]。多西环素比美满霉素便宜。其光敏性发生率较低，但加大剂量可增加其光敏的发生率。

剂量 开始剂量为100mg，日1次或日2次，症状一旦得到控制，可减少剂量。多西环素可与食物一起服用。

米诺环素 米诺环素（50mg和100mg胶囊和等量片剂）是四环素的衍生物，对常规口服抗生素治疗无效的脓疱性痤疮有很大疗效。米诺环素价格昂贵，其同类药物也可使用。在一项米诺环素（50mg，日3次）和四环素（250mg，日4次）的对照研究中发现：对那些四环素无效的患者，应用米诺环素症状可有明显的改善。对四环素有反应的患者改用米诺环素治疗后，症状也得到明显的改善[39]。食物和牛奶对四环素在胃肠内吸收的抑制作用明显高于米诺环素。食物可抑制13%的米诺环素和46%的四环素的吸收，牛奶抑制27%的米诺环素和65%的四环素的吸收[40]。较简便的方案和较早出现的临床改善可使患者表现出更好的依从性。这就是米诺环素作为治疗痤疮一线口服药的理由。

剂量 通常起始剂量为 50～100mg，2 次/日。通常 3～6 周，皮损数量明显减少时可逐渐减少剂量。

不良反应 米诺环素具有高度脂溶性，容易渗透到脑脊液中，在一些患者中可引起剂量相关性共济失调、眩晕、恶心和呕吐。敏感个体，小剂量即可出现中枢神经系统的不良反应。如果中枢神经系统不良反应在剂量减少或胶囊剂与食物同时服用后仍持续存在，提示应改变治疗方案。米诺环素透过血脑屏障可引起假性脑瘤。米诺环素每日剂量为 50～200mg 治疗的患者有报道出现假性脑瘤综合征。疗程从不到一周到一年不等。症状包括头痛（75%）、暂时视觉障碍（41%）、复视（41%）、搏动性耳鸣（17%）、恶心和呕吐（25%）[41]。药物性肝炎和狼疮样反应的病例也有报道。应提醒患者所有报道的不良反应。

一些患者中发现皮肤、口腔黏膜、指甲、巩膜、骨和甲状腺有蓝灰色色素改变，通常这些患者服用米诺环素剂量大、时间长。皮肤色素改变常见于皮肤炎症部位的痤疮瘢痕凹陷处，类似于小腿挫伤后青紫以及褪色晒斑的泛发性脱色[42]。色素改变可在米诺环素停用后仍持续较长时间[43]，原因尚不清楚。有报道成人应用米诺环素治疗数年后在牙冠 1/2 到 3/4 的牙切面部位出现"牙斑"（持续数年）[44]。与之相比，7 岁前服用过四环素的儿童在牙齿近牙龈 1/3 处出现牙斑。极少数病例报道米诺环素可致自身免疫性肝炎、血清病样反应和药物性狼疮。

克林霉素 克林霉素（75mg 和 150mg 胶囊剂）是一类控制痤疮的高效口服抗生素[45]。近年来由于其伴发艰难梭菌引起的严重的伪膜性肠炎，该药的应用受到削减，大多数病例中这种艰难梭菌对口服或静脉应用抗生素有效。克林霉素有效剂量为 75～300mg，日 2 次。

氨苄西林或阿莫西林 长期口服抗生素治疗痤疮可导致囊肿和脓疱的出现，对其培养可发现革兰阴性细菌[46]。氨苄西林（250mg 和 500mg 胶囊剂）对这种所谓的培养出革兰阴性菌的痤疮有效。氨苄西林治疗轻中度炎性痤疮通常有效，对于那些对四环素无反应的患者是一种安全的替代治疗药物[47]。在妊娠期和哺乳期，氨苄西林也可用来治疗痤疮。维持剂量为 500mg，日 2 次，直到皮损获得满意的控制，然后减小剂量。有些患者在低剂量时可能复发，此时剂量必须恢复到 500mg，日 2 次。

头孢菌素 有一些无对照的临床试验报道表明头孢菌素治疗痤疮有效[48]。这些药物可考虑用于对抗生素耐药的脓疱性痤疮。

甲氧苄啶和磺胺甲噁唑 甲氧苄啶和磺胺甲噁唑（Bactrim，Septra）或甲氧苄啶治疗含有革兰阴性菌痤疮和耐四环素痤疮有效[49]。成人剂量为 160mg 甲氧苄啶，联合磺胺甲噁唑 800mg，每日一次或两次。

甲氧苄啶 如果其他抗生素治疗痤疮失败，可考虑使用甲氧苄啶，300mg，日 2 次[50]。

大环内酯类抗生素 以往治疗药物红霉素（如 E-mycin 250mg 或 333mg；ERYC 250mg；EES 400mg）现在不是一线药物。对红霉素耐药的痤疮杆菌是一个显著问题。然而有些患者仍然对红霉素或相关药物有效，如阿奇霉素（商品名 Zithromax）。阿奇霉素半衰期很长，一次剂量 250mg，每周给药 3 次。也可试用其他治疗方案。

激素治疗

痤疮是雄激素产生过度的标志。多囊卵巢综合征，排卵障碍，Cushing 综合征和雄激素分泌性肿瘤都可引起痤疮和多毛症。

雄激素 雄激素在垂体激素[黄体生成素、促肾上腺皮质激素（ACTH）]的作用下产生。雄激素主要在睾丸组织内合成，卵巢内也可合成少量的雄激素。脱氢表雄酮（DHEAS）在肾上腺产生，可转化为睾酮。睾酮在靶器官由 5α-还原酶作用转化为二氢睾酮（DHT）。睾酮和脱氢表雄酮（DHEAS）的 DHT 竞争性结合皮脂细胞上相同的雄激素受体。DHT 与受体结合的亲和性是睾酮的 10 倍。只有 DHT 存在时才有痤疮的发生。血循环中的雄激素及其在毛囊的代谢产物联合作用调节皮脂的生成和痤疮的严重程度。雄激素[游离睾酮（fT）、硫酸脱氢表雄酮（DHEAS）]都是痤疮形成的重要激素。血浆游离睾酮是睾酮的活性成分，决定血浆雄激素活性。

患者人群 有一组女性痤疮患者对治疗抵抗、晚期发作或痤疮持续存在。这些女性患者中，多数人有雄激素过多的表现，如多毛症、月经失调等，但其他可正常。血清雄激素水平可能升高，也可能在正常水平。

表 7-2 痤疮的激素治疗			
药物	适应证	作用机制	剂量
口服避孕药	抗生素治疗失败 对泼尼松或地塞米松无反应 fT 水平升高	抑制卵巢雄激素分泌	见表 7-3
螺内酯	抗生素治疗失败	阻断雄激素受体	25～200mg/d，通常分两次给予
地塞米松 或 泼尼松	DHEAS 水平升高 DHEAS 正常但抗生素或异维 A 酸治疗失败 口服避孕药或螺内酯无效	抑制肾上腺雄激素分泌	0.25～0.5mg，睡前使用 5～10mg，日 1 次或隔日 1 次，睡前服用，

fT: 游离睾酮；DHEAS：硫酸脱氢表雄酮

排卵异常 排卵异常见于 58.3% 的女性痤疮患者，在青少年痤疮患者主要是由于无排卵，迟发性或持续性痤疮主要是由于黄体功能不全[51]。迟发性或持续性女性痤疮患者中多囊卵巢综合征的发病率较高[52]。多囊卵巢不一定伴有月经失调、肥胖或多毛症。痤疮患者出现多囊性卵巢与痤疮的严重程度、不孕症、月经失调、多毛症或生化内分泌异常无相关性。

何时进行性激素检查 大多数女性痤疮患者血清雄激素浓度正常，不需要血清学检查。表现为痤疮迅速发作（1～4 个月）、多毛症、雄性脱发或男性化表现如嗓音低沉、肌肉增强、性欲增强或阴蒂增大的女性患者，需要进行筛查排除肿瘤。总睾酮水平超过 200ng/dl（7nmol/L）提示可能存在原发灶位于卵巢的肿瘤。血清睾酮水平超过 170ng/dl（6nmol/L）多见于多囊卵巢综合征，影像检查可确诊。如果血浆 DHEAS 水平超过 800μg/dL（正常值：350μg/dL）应当怀疑肾上腺肿瘤（罕见）[53]。对性激素评估的次要指征包括：肥胖症、黑棘皮病、糖尿病或 Cushing 综合征。雄激素水平高的多囊卵巢综合征女性患者常存在胰岛素抵抗。

检查项目 检查包括总睾酮和 fT、DHEAS、ACTH 激发试验、泌乳素、黄体生成素、卵泡刺激素、脂质代谢检查和糖耐量试验。fT 和 DHEAS 是衡量激素对女性影响的两个最基本指标。DHEAS 是反映肾上腺雄激素活性的最好指标。

治疗适应证 抗雄激素治疗应用于雄激素过多临床表现的女性痤疮患者以及其他治疗失败的患者（框 7-2）。系统应用抗生素治疗反应不佳的女性患者可口服避孕药、螺内酯或两者同时服用。大部分痤疮患者的血清雄激素水平无异常。应用异维 A 酸产生的显著皮脂抑制作用在很大程度上消除了抗雄激素治疗的需要。血清雄激素水平异常的患者可按表 7-2 所示进行治疗。

治疗选择 痤疮的激素治疗是通过阻断雄激素受体或抑制雄激素的产生来完成的。有三种系统性治疗痤疮的人工合成激素：雌激素（口服避孕药）抑制卵巢雄激素的产生；螺内酯和醋酸环丙孕酮作用于外周（毛囊、皮脂腺）雄激素水平；糖皮质激素（泼尼松、地塞米松）抑制肾上腺分泌雄激素。5α-还原酶抑制剂通常不用来治疗痤疮。推荐治疗如表 7-2 所示。

框 7-2 最适合激素治疗的女性患者
大多数对激素治疗有反应
面部油性物质增多（皮脂溢）
月经前痤疮发作
炎症性痤疮位于下颌线和颈部
其他适应证
成年痤疮发作
成年后痤疮恶化
对标准治疗不耐受或失败
异维 A 酸治疗失败
月经不规则史
卵巢囊肿史
多毛症病史或检查发现
雄性脱发
Adapted From Shaw JC: Dermatol Clin.2001; 19:169

口服避孕药 口服避孕药可抑制卵巢过度分泌雄激素。大多数口服避孕药（表7-3）是含有雌激素和孕激素的复合制剂。口服避孕药中最常使用雌激素（如乙炔雌二醇）和低雄激素活性的孕激素。大多数合成的黄体酮有一定程度的雄激素活性，这类药物不合适那些已有雄激素分泌过多症状的患者。

复合口服避孕药通过抑制促性腺激素释放（黄体生成素），来减少皮肤的雄激素作用，这种机制可抑制卵巢雄激素的分泌。口服避孕药也可调节月经过少女性患者的月经周期，减少雄激素受体阻断剂的副作用。

在许多病例中，使用口服避孕药后痤疮发作明显好转。对于那些选择口服避孕药来避孕的女性患者，选择合适的避孕药利于有效治疗痤疮。对于30~40岁的女性患者，无诸如吸烟等危险因素或无早期心血管疾病家族史时，可安全使用小剂量口服避孕药，以减少卵巢雄激素的分泌。

抗生素和口服避孕药 已有的科学和药代动力学资料并不支持抗生素（除利福平外）可降低口服避孕药的避孕效果的假设。美国妇产科协会提出：四环素、多西环素、氨苄西林和甲硝唑并不影响口服避孕药的类固醇水平。根据法律，法庭可以判定抗生素的应用与口服避孕药作用减弱关系之说毫无证据。这说明口服抗生素同时口服避孕药避孕的妇女，不必增加其他避孕方式。

螺内酯 螺内酯（SPL）是一种雄激素受体阻断剂，具有抗雄激素特性，可用于治疗痤疮、多毛症和雄性脱发。男性患者常不能耐受内分泌系统副作用的发生，因此它仅用于女性患者。螺内酯可减少肾上腺和性腺组织分泌的类固醇。在女性患者，血清总睾酮水平降低，硫酸脱氢表雄酮可能减少，也可不发生改变。游离睾酮水平可降低或不变。螺内酯通过竞争性抑制皮脂腺二氢睾酮受体，起到外周抗雄激素的作用。

适应证 成年女性患者，治疗失败普遍存在。螺内酯在治疗许多成年女性痤疮患者中取得成功。

螺内酯可与抗生素或口服避孕药一起使用或单独用药。因此无论雄激素来源于肾上腺还是卵巢，或当血清雄激素检测正常时，都可使用螺内酯。醋酸环丙孕酮有类似效用（美国之外的地区可使用）。醋酸环丙孕酮与50mg或35mg雌二醇的合成制剂，在美国以外的国家可购买。这些药物（商品名 Diane 和 Dianette）既可作为口服避孕药，又可作为雄激素受体抑制剂。

痤疮 螺内酯明显减少皮脂腺分泌，并可减少患者的皮损数目。有研究表明，螺内酯200mg/d连续使用4个月后可抑制75%的皮脂产物，并且使皮损数量减少75%以上[54,55]。框7-3中列出它的使用适应证。螺内酯可小剂量（50~100mg/d）单独用于治疗，也可作为标准痤疮治疗的辅助治疗。应用小剂量的螺内酯治疗后，33%的患者痤疮治愈，33%有明显好转，27.4%部分好转，7%患者无好转。治疗方式顺应性好，据报道57.5%的患者无不良反应出现[56]。不良反应

表7-3　口服避孕药在雄激素介导的皮肤病中的应用*				
商品名	雌激素	孕激素	雄激素活性
estrostep	炔雌醇 20μg, 30μg, 35μg	炔诺酮 1mg	0.53
norinyl	炔雌醇 35μg	炔诺酮 1mg	0.34
ortho-Novum1/35	炔雌醇 35μg	炔诺酮 1mg	0.34
triphasil/Tri-Levlen	炔雌醇 30μg, 40μg, 30μg	左炔诺孕酮, 0.05mg, 0.075mg, 0.125mg	0.29
ortho-Novum10-11	炔雌醇 35μg	炔诺酮 0.5mg, 1mg	0.25
ortho-Novum7/7/7	炔雌醇 35μg	炔诺酮 0.5mg, 0.75mg, 1mg	0.25
demulen 1/35	炔雌醇 35μg	双醋炔诺酮 1mg	0.21
ortho-Cept	炔雌醇 30μg	去氧孕烯 0.15mg	0.17
desogen	炔雌醇 30μg	去氧孕烯 0.15mg	0.17
ortho-Cyclen	炔雌醇 35μg	炔诺孕酮 20/1, 30/1, 35/1 估量, 0.25mg	0.18
ovcon 35			0.15
ortho Tri-Cyclen	炔雌醇 35μg	诺孕酯 0.18, 0.215, 0.25mg	0.15

Adapted from Shaw JC: Dermatol Clin 1996; 14:803.
* 按雄激素相对降低排序

发生率随剂量的增高而增加。另一项研究中，螺内酯500mg，2次/日，在月经周期的第5天到第21天给药。最常见的不良反应是子宫出血，但患者能较好的耐受[57]。通过给患者加用避孕药，可显著减少子宫出血的发生率。

不良反应 不良反应的发生与剂量相关。其发生率高，但严重程度通常较轻，大多数女性患者能耐受该治疗。出现的不良反应为月经不规则（80%），如闭经、月经量异常、月经中期出血和月经周期缩短等。口服避孕药可减少月经不规则的发生率并减轻其严重程度。乳房触痛或增大和性欲减退并不常见。其他不良反应包括轻度高钾血症、头痛、头晕、嗜睡、意识模糊、恶心、呕吐、食欲减退和腹泻等。尚无螺内酯与人类肿瘤相关的报道，但妊娠期使用螺内酯的安全性尚不清楚。

糖皮质激素 对口服避孕药或螺内酯无效、或DHEAS升高的顽固性痤疮患者，可考虑使用糖皮质激素。糖皮质激素可单独使用或与口服避孕药或抗雄激素药物联合使用。DHEAS升高提示肾上腺雄激素分泌过多。可给予地塞米松（0.25～0.5mg，睡前服用）或泼尼松（5～7.5mg，睡前服用，每日1次或隔日1次）[58]。小剂量糖皮质激素在睡前使用可抑制垂体产生过量的ACTH，从而减少肾上腺雄激素的产生。由于地塞米松对肾上腺的抑制作用时间长，因此更为常用。睡前服用，药物的有效血药浓度将出现于清晨，此时ACTH分泌最为活跃。地塞米松初始剂量为0.25mg，泼尼松为2.5mg，如果治疗3～4周后，DHEAS水平仍未下降，地塞米松剂量可增加至0.5mg，泼尼松剂量可增加至5.0～7.5mg[59]。治疗可持续6～12个月，其效应可持续更长时间。这种低剂量可改善临床症状并抑制DHEAS水平。这种剂量下，极少有患者出现肾上腺-垂体轴阻断的症状或其他不良反应。每隔数月应该进行ACTH激发试验或清晨氢化可的松水平的检查，以确保无肾上腺的抑制。并非所有患者都有反应。

环丙孕酮 抗雄激素醋酸环丙孕酮（CPA）在美国以外的地区可使用。它是应用最广泛的一种抗雄激素作用的激素。醋酸环丙孕酮是一种高效的雄激素受体阻断剂，具有孕激素作用，美国以外的地区作为口服避孕药广泛使用。口服避孕药（商品名Dianette，Diane），如小剂量的醋酸环丙孕酮（2mg/d）对改善痤疮效果明显。

框7-3 螺内酯（Aldactone 25、50、100-mg片剂）治疗痤疮指南

A. 适应证
1. 炎症性面部痤疮的成年女性
2. 提示受激素影响：
a. 月经前发作
b. 25岁以后发作
c. 分布于面下部，包括下颌线和颈
d. 面部油性物质增加
e. 同时存在面部多毛症
3. 对标准治疗（外用药物治疗、系统性应用抗生素或异维A酸）反应不好或不能耐受
4. 同时存在以下症状：月经不规则、月经前体重增加或经前综合征的其他症状
B. 治疗前的评估
1. 通常不需要评估血清雄激素水平，因为大多数女性痤疮患者其水平正常。当临床上出现男性化的其他体征时，需请内分泌医师会诊
2. 决定合适的避孕措施
3. 讨论口服螺内酯的潜在不良反应
4. 检查基础血压
C. 起始治疗的指南
1. 开始剂量为：1mg/（kg·d）或2mg/（kg·d），每日一次（50～100mg/d），最大限度地减少不良反应。每日两次是否优于每日一次给药，尚未清楚
2. 一个月内，监测血钾水平和血压。因为血液学异常发生较罕见，所以检测全血细胞计数不是强制性的
3. 当螺内酯治疗开始时，外用药物治疗和口服抗生素治疗可继续应用。当螺内酯治疗有效时，逐渐减少标准治疗
4. 如果没有禁忌证，开始螺内酯治疗同时可口服避孕药，或者在出现月经不规则时，可考虑使用
5. 如果1～3个月内没有临床反应，应考虑增加剂量到150mg/d或200mg/d。如出现好的临床反应，应减少剂量，直到最少不良反应的日剂量
6. 如果出现不良反应，应考虑减少剂量。如出现月经不规则，可考虑加用口服避孕药
7. 与治疗痤疮相比，多毛症的治疗通常需更长和更大的剂量，才能获得有效治疗

From Shaw JC: J Am Acad Dermatol 1991;24:236.

异维 A 酸

异维A酸（商品名Accutane、Amnesteen，10、20、40mg胶囊剂；13-顺维A酸）是一种口服的与维生素A相关的维A酸，控制痤疮非常有效，并达到长期缓解的效果，但它并不适用于所有类型的痤疮。异维A酸可影响引起痤疮的主要发病因素，显著减少皮脂分泌、毛囊角化以及毛囊内与皮肤表面痤疮杆菌的数量。这些作用不仅在治疗过程中显现，而且可在停药后仍维持一段时间。表7-4和框7-4中罗列了治疗的建议和指南。治疗过程中可出现一些不良反应[60]。异维A酸是一种具有较强致畸作用的药物。在治疗期间必须避免妊娠。异维A酸不会引起基因突变。女性患者在停药后至少一个月以上才能安全怀孕。患者的年龄并不是药物选择的限制因素。

适应证

重度、顽固的囊肿性或结节性和炎症性痤疮 少数重度患者对口服抗生素和外用过氧化苯甲酰和磺胺醋酰/硫磺洗剂的强效干燥治疗有反应。对短期常规治疗无反应的患者应用异维 A 酸治疗，以减少瘢痕。

对常规治疗无反应的中度痤疮 中度痤疮通常对抗生素（如四环素或多西环素）和外用药物联合使用有效。治疗3个月后，无明显反应的患者可更换其他的抗生素（如米诺环素，100mg，每日2次）。如果两种抗生素联用3个月后效果仍不满意，可改用异维 A 酸。使用抗生素两个疗程的过程中或过程后，出现复发的患者也可考虑使用异维 A 酸。

瘢痕患者 任何有瘢痕的患者均应考虑异维 A 酸治疗。痤疮瘢痕可能在患者的皮肤和心灵都留下永久的印记。

过度油腻 过度油腻令人困扰，并且可持续数年。抗生素和外用治疗可以缓解症状，但异维 A 酸的

框7-4　异维A酸（isotretinoin 10、20、40mg胶囊）治疗痤疮指南

适应证
- 重度、顽固性囊肿性痤疮
- 重度、顽固性结节和炎症性痤疮
- 中度对常规治疗无反应的痤疮
- 有瘢痕的患者
- 过度油腻
- 严重抑郁和心理障碍的患者

少见的亚型
- 暴发性痤疮
- 革兰阴性菌毛囊炎
- 面部脓皮病

剂量

总累积剂量决定缓解率

累积剂量 120 ~ 150mg/kg
- 这个剂量范围治疗时，88%的患者有稳定、完全的缓解
- 剂量 > 150mg/kg 时对治疗无益
- 0.5 ~ 1.0 mg/（kg·d），共4个月——Rx 的典型疗程
- 最佳的长期益处：初始剂量 1.0 mg/（kg·d）
- 1mg/（kg·d）× 120d = 120mg/kg

用 1.0 mg/（kg·d）治疗，尤其在
- 年轻患者
- 男性
- 重度痤疮
- 躯干部痤疮

用 0.5 mg/（kg·d）治疗
- 老年患者，特别是男性，
- 如果2个月末仍无反应，加倍剂量

疗程
- 剂量为 0.5 ~ 1.0 mg/（kg·d）时，通常85%患者4个月内治愈；15%需要更长时间 Rx
- 可以用小剂量长时间治疗，以达到最佳的总累积剂量

复发
- 39%复发（通常在3年内，大多数在18个月内）
- 23%需要抗生素
- 16%需要辅助的异维 A 酸

异维 A 酸的附加疗程
- 似乎安全
- 反应有可预见性
- 一些患者需要 3 ~ 5 个疗程
- 每个疗程的累积剂量不超过 150mg/kg

Rx：处方药

Adapted from Layton AM, Cunliffe WJ: J Am Acad Dermatol 1992; 27:S2; and Lehucher-Ceyrac D, Weber-Buisset MJ: Dermatology 1993; 186:123.

表7-4　每公斤体重异维 A 酸剂量

体重		总的 mg/d		
公斤	磅	0.5mg/kg	1mg/kg	2mg/kg
40	88	20	40	80
50	110	25	50	100
60	132	30	60	120
70	154	35	70	140
80	176	40	80	160
90	198	45	90	180
100	220	50	100	200

治疗作用更显著。症状缓解可持续数月或数年。一些患者需要治疗 2~3 个疗程。有些患者对长期小剂量治疗有效，如 10mg，每 2 日 1 次或每 3 日 1 次。

严重抑郁或心理障碍患者　一些患者，即使是轻度痤疮，也会出现抑郁心理。对常规治疗无效的患者可考虑使用异维 A 酸。他们对异维 A 酸的反应较好，尽管一些患者可迅速复发，并且需要重复治疗[61]。

皮脂腺增生　皮脂腺增生的大量面部皮损患者用小剂量异维 A 酸治疗可取得显著效果。典型患者年龄为 45~50 岁，额头和面颊超过 50 个皮损。开始剂量为 10mg/d，症状控制后减量。许多患者维持在 10mg，每 2 天一次或每 3 天一次。停止治疗数周或数月后皮损再次出现。

剂量　异维 A 酸不良反应严重程度与日剂量相关。开始用较低剂量，根据患者耐受情况逐渐增加剂量。治疗起始量通常为 0.5mg/(kg·d)，逐渐增加到 1.0 mg/(kg·d)。

累积剂量比治疗的持续时间更加重要。累积剂量超过 120 mg/kg 可获得更显著的长期缓解[62]。这种累积剂量水平可以通过 1 mg/(kg·d)、4 个月或低剂量长期治疗来获得。总累积剂量超过 150 mg/kg 对治疗无益[63]。经过 9 年的实验研究表明，异维 A 酸 1 mg/(kg·d)，持续使用 4 个月，皮损缓解时间最长。剂量为 0.5 mg/(kg·d) 的患者中，复发率大约为 40%，而在 1.0 mg/(kg·d) 的患者中复发率大约为 20%。年轻患者、男性和躯干部痤疮的患者可从更高剂量的治疗中得到最大疗效。这些患者，使用剂量如果低于 0.5 mg/(kg·d)，治疗 4 个月后复发率较高。治疗老年面部痤疮的剂量为 0.5 mg/(kg·d)。如果治疗 2 个月后仍无反应，剂量可加倍。对常规治疗无效或常规治疗后迅速复发的年龄超过 25 岁的面部轻中度痤疮患者，可用间歇性剂量治疗。异维 A 酸，0.5 mg/(kg·d)，每 4 周服用 1 周，共 6 个月[64]。对于年龄 60~70 岁的仍患有痤疮的罕见患者，应用极低剂量的异维 A 酸可能是一种有效的治疗方案。异维A酸，0.25 mg/(kg·d)，持续治疗 6 个月能够较好的耐受，并且有效[65]。所有患者中出现的不良反应均与剂量相关，可以通过减量来控制。

疗程　异维 A 酸治疗的标准疗程是 16~20 周。大约 85% 的患者在 16 周末皮损消退；15% 需要更长时间的治疗。不良反应与剂量相关。如果受皮肤黏膜的不良反应困扰，可考虑小剂量长期治疗。大的闭合性粉刺患者反应较慢，炎症性丘疹患者常较早复发。另外一组难以界定的患者反应很慢，皮疹开始消退至少需要 9 个月的时间。

复发和异维 A 酸重复治疗　大约 39% 的患者复发，需要口服抗生素（23%）或加用异维A酸（16%）。复发通常发生在停用异维 A 酸治疗后的第一个三年内，大多数发生在停止治疗后的 18 个月内。一些患者需要多个疗程治疗。重复治疗一般有效，不良反应与先前的治疗类似。异维 A 酸的重复治疗似乎是安全的。

异维 A 酸疗法　患者每四周观察一次。异维 A 酸每日分两次给药，最好在进餐时服用。治疗开始几周内，一些患者可出现中度到重度痤疮发作。通过初始剂量为 10~20 mg，2 次/日，4~6 周内逐渐增加剂量来减少这种不良反应。患者在 16~20 周末停止治疗，观察 2~5 个月。持续性重度痤疮患者在前次治疗观察期后可接受第二个疗程的治疗。

疗效　当异维 A 酸剂量为 1 mg/(kg·d) 时，皮脂产物大约减少 10%，并且皮脂腺体积缩小[66]。第 3 或第 4 周，可达到最大抑制效果。1 周内，患者通常注意到面部皮肤的干燥和皲裂，皮肤油腻迅速消失。当停止治疗时，这些效应还要持续一段时间。

治疗开始的第一个月，浅表损害如丘疹和脓疱通常减少。新的囊肿出现并迅速消失。囊肿的数量至少需 8 周才有明显减少。面部皮损与躯干皮损相比，反应要更迅速。

耐药患者　年轻患者（14~19 岁）和重度痤疮患者经常复发[67]。躯干部痤疮比面部痤疮更易复发。皮脂分泌率仅减少到治疗前水平的 10% 以内的患者，如果复发是一个预后较差的因素[68]。微囊肿痤疮（白头）患者和内分泌紊乱的女性患者可对异维 A 酸的治疗产生抵抗。当治疗总累积量达到 150 mg/kg，皮损仍未消退的女性患者需要进行实验室和临床检查，来评估她们的内分泌状况。她们可从抗雄激素治疗中受益。

社会心理影响　异维 A 酸治疗成功的患者在治疗后可得到明显的社会认可和自信[69]，焦虑和抑郁也明显减轻[70]。

轻度面部痤疮但有心理障碍（对轻度痤疮产生不适当的压抑和/或焦虑）的患者，常用抗生素长期治疗，改善并不明显。这些患者愿意应用异维A酸，对使用后获得的美容效果感到满意。这些患者的复发率要高于其他痤疮患者，经常需要辅助治疗，如抗生素或继续应用异维A酸治疗[61]。

实验室检查　对服用异维A酸的患者需进行妊娠试验、三酰甘油检查、全血细胞计数和肝功能检查（表7-5）；妊娠试验应每四周进行一次。

不良反应　不良反应的发生频繁，有剂量依赖性，停止治疗后不久即可恢复。有不良反应的患者可低剂量长时间服用，使累积剂量达到 120 mg/kg 水平。应向患者解释长期治疗效果与累积剂量有关，而与疗程无关。

不良反应的发生率在一项大型研究中已有记录（见表7-6）。在此项研究中，患者停用异维A酸有以下几种原因：皮肤/黏膜反应（2.5%）、三酰甘油水平升高（2.0%）、肌肉骨骼的影响（1.3%）、头痛（1.1%）、肝酶升高（0.6%）、闭经（0.4%）和其他（0.5%）。

畸形　避孕计划　异维A酸是一种强力致畸物，主要影响颅面部、心脏、胸腺、中枢神经系统结构[71]。如果医生疏忽地将异维A酸开处方给妊娠妇女服用，将导致胎儿先天性缺陷[72]。

女性患者应该被告知对胎儿的风险，需要选择适当的避孕方法。一些医生不给生育年龄妇女使用异维A酸，除非她们口服避孕药。如果不流产，医生应拒绝使用异维A酸。异维A酸不致基因突变，在组织中无潴留。应该建议患者在停药后继续避孕一个月以上，并保证在这一个月中采取可靠的避孕方法。一项研究显示在治疗后4个月，平均精子密度明显升高，精子形态和活力无影响。异维A酸治疗6个月，停药一年后未发现对精子生成有明显副作用[73]。

S.M.A.R.T最佳实践指南是指导临床医生和患者使用异维A酸时阻止妊娠预防相关畸形的一种方案，并且了解相互之间的矛盾和注意事项。在这个方案的指导下，女性患者可取得获得异维A酸处方的资格。医师必须在Roche实验室注册，获得黄色的异维A酸使用资格，贴在每个处方上。还有类似的有关异维A酸不需注册的表格可供使用。

血脂异常　异维A酸可引起血浆三酰甘油水平升高。在一项研究中，患者（年龄14～40岁）1 mg/(kg·d)的剂量治疗20周，男性患者中，最大平均三酰甘油水平增加了46.3 mg/dl，女性患者增加了52.3 mg/dl。该项研究中，53例患者中有两例三酰甘油水平超过500 mg/dl，8例达到200～500mg/dl。治疗后6周三酰甘油水平升高，随着治疗的延续其水平持续升高[74]。年龄、性别、公斤体重剂量似乎不是三酰甘油水平升高的危险因素。超重型患者血清中三酰甘油水平

表7-5	异维A酸治疗时的实验室检查
检查	备注
妊娠检查	在治疗前应进行两次尿和血清的妊娠试验。第一次在决定用药时进行，第二次在下次月经周期的第二天，或在无保护性性行为后的第11天，或稍晚。在治疗期间每月进行检测。
三酰甘油水平*	在治疗前、治疗2～3周后、然后每间隔4周检测一次。如果超过350～400mg/dl，每隔2～3周重复检测血脂。如果超过700～800mg/dl，应停止治疗，减少胰腺炎的风险。
全血细胞计数	治疗前和治疗4～6周后进行
肝功能*	在治疗前和治疗4～6周后进行

* 肝和血脂异常较罕见，需要减少剂量。

表7-6	在404例患者中皮肤黏膜和肌肉骨骼反应事件的发生率*
事件	发生率
唇炎	96
皮肤干燥	87
瘙痒	23
口干	29
鼻干	40
鼻衄	33
结膜炎	40
肌、骨骼症状	42
皮疹	16
毛发稀疏	6
脱皮	6

From McElwee NE, et al: Arch Dermatol 1991; 127:341.

* 异维A酸平均开始剂量为1mg/kg。大多数男性的初始剂量为80或120mg/d，女性为40或80mg/d。

较正常人高6倍，原三酰甘油高于正常基线的患者血清中三酰甘油较正常人高4.3倍[75]。在治疗后8周，血浆脂质和脂蛋白水平可以恢复到基线水平[76]。

骨改变 脊柱与四肢无症状的骨肥厚（骨刺）在一些患者中可通过X线片证实，但与异维A酸治疗的标准疗程似乎无关[77-79]。骨毒性较常见，与剂量、疗程及年龄相关。随年龄增长而增加。大约10%用标准疗程治疗的患者出现可检测到的改变[80]。剂量越大，改变越明显。长期治疗（5年）后，多数患者可发现骨改变。早熟性骨垢关闭罕见，见于应用大剂量的患者，并随年龄增长而减少，仅发生于儿童。研究证实，单个疗程异维A酸治疗痤疮不会导致钙动态平衡或骨矿化作用的持续改变[81]。

唇炎 唇炎是最常见的不良反应，发生于所有患者。开始治疗时，应用润滑剂可减轻干燥。

其他反应 治疗过程中，大约40%患者血沉升高。异维A酸并不特异性地作用于骨骼肌或心肌，但28%患者有肌肉与骨骼的症状[81]。异维A酸含有防腐作用的对羟苯甲酸酯，对后者过敏的患者不能接受异维A酸治疗。高度增生的肉芽组织可出现于治愈的痤疮损害部位，先前存在瘢痕、窦道或溃疡的患者中更易出现。肉芽组织可通过皮损内注射糖皮质激素或用硝酸银棒来控制。严重的皮肤干燥或湿疹常发生于手背。建议常规使用湿润剂和减少冲洗次数。外用V级糖皮质激素可治疗湿疹。

抑郁症 1998年，异维A酸的生产厂家联合FDA宣布了一项新的告示。"精神疾患：异维A酸可引起抑郁症和精神病，但引起自杀观念、自杀企图和自杀者罕见。异维A酸治疗停止后，还必须进一步追踪。这些事件产生的机制尚不清楚。"该产品说明书中声明，"在已报道的抑郁症患者中，有些患者在停止治疗后抑郁症改善，而在重新治疗后又复发。"文献证实，异维A酸和抑郁症之间并无因果关系。但临床医生应该警惕这种潜在的不良反应，特别是那些有危险因素的患者，如有抑郁症病史的患者。

泼尼松

痤疮的治疗中泼尼松有一定限制，但是在一些明确的情况下可以使用。结节囊肿性痤疮可能对所有类型的常规治疗和抗生素治疗产生抵抗。结节囊肿性痤疮具有破坏性，通过瘢痕可以产生大面积的毁容。进展迅速的病例，不应推迟使用强效的抗感染药物治疗。异维A酸仅能缓慢改善深部囊肿，在等待其疗效时可能留下很多永久性损害。

泼尼松疗法 根据病人的反应决定泼尼松治疗的剂量和疗程。下面的治疗方案曾成功治疗了泛发性、进展迅速的、疼痛性囊肿性痤疮。泼尼松开始剂量每天40～60mg，分两次给予，直到大部分皮损得到明显改善。然后逐渐减量。剂量减到30mg时，清晨单次给予。每周减少5mg，直到每日剂量为20mg，然后泼尼松剂量进一步减到隔日30mg，然后每4天减5mg。需足够泼尼松治疗的严重痤疮患者，通常也需异维A酸治疗来长期控制。治疗起始两药可以同时使用。

皮损内糖皮质激素注射

用27号或30号注射针向皮损内注射曲安奈德注射液，对于单个结节囊肿性和大的脓疱损害有效。商品名包括Kenalog（10mg/ml）和Tac-3（3mg/ml）。可使用10mg/ml的混悬液原液，或用1%的利多卡因或生理盐水稀释。推荐使用生理盐水，因为利多卡因混合液注射会产生痛感。为了抑制炎症反应，注射液的合适浓度通常为2.5～5.0mg/ml。

皮损内糖皮质激素注射疗法 使用前，糖皮质激素的溶液瓶需要摇晃，使白色的悬浮液分散。注射前应迅速摇晃注射器。从囊肿顶部的最薄处进针，囊肿腔内注射0.1～0.3ml溶液。可暂时使多数囊肿变白。如果糖皮质激素注射到囊肿基底部，可能发生萎缩。应使患者确信，如果皮肤出现凹陷，那么大多数病例是暂时性的，4～6个月内会逐渐恢复。多发性囊肿可在同一时间段内注射。注意，损害内注射只是特殊情况下用于辅助治疗。

让患者欣慰的是，如果出现大的、疼痛性囊肿，这种相对无痛的操作可以迅速缓解症状。有时，当患者要求迅速消除小的丘疹和脓疱时，可给予皮损内注射糖皮质激素。长期、持续的皮损内注射糖皮质激素可导致肾上腺抑制。

痤疮的外科治疗

痤疮外科治疗是人为去除粉刺以及进行脓疱和囊肿的引流。处理得当时，痤疮外科治疗可以加速皮损的消退，并迅速改善容貌。可供使用的仪器有：圆圈粉刺拔出器、卵圆环痤疮拔出器或Schamberg拔出器，和Ⅱ号手术尖刀。

粉刺

消除开放性粉刺（黑头）可以改善患者的外貌，从而减少患者自己挤弄操作。使用任意一种拔出器，大多数粉刺用均一轻柔的力量就能很容易被挤出。使有抗性的皮损变松，有时通过将Ⅱ号刀片的尖端插入黑头取出。挤压前，闭合性粉刺的洞口必须扩大。沿着毛囊的角度，用大约1mm锋利边缘的刀尖插入微小的毛囊口。将刀片轻轻地向前向上提取，施加压力用拔出器移去有时令人惊奇的大量柔软的白色物质。大粉刺（白头、微囊肿性痤疮）也可以用电烙术治疗[82]。

脓疱和囊肿

白色脓疱的头部用Ⅱ号刀片切开后，用痤疮拔出器挤出物质，脓疱很容易被引流。皮损内注射更适合囊肿，因为切口和引流可以引起瘢痕。脓疱和囊肿有一薄的、易被擦掉的壁，其中的液体物质很容易被触知到，人工挤压通过小的切口即可引流。为了预防瘢痕，应该用小切口（大约3mm）。引流后，通过切口将Ⅰ号刮匙插入囊腔，取出大量坏死组织。

瘢痕修复

凹陷的火山口样瘢痕（图7-25），作为一种先前炎症的永久性标志让许多患者感到很不自在。有些患者忍受各种痛苦的方法，不惜代价去消除哪怕是最小的瘢痕。一种新的痤疮瘢痕分类系统提出三种瘢痕类型：浮冰型、波浪型和小车顶型[83]。治疗包括钻孔切除术、钻孔拔出术、皮下切开术、瘢痕去除术和激光换肤术。皮肤科或整形外科医师可出色地完成这类手术。

通常，明智的方法是等到几个月后疾病活动性减低或消失。当瘢痕萎缩时，将会得到改善。颜色对比通常是痤疮最大的麻烦。炎症性损害可以留下平滑的或凹陷的红色瘢痕，有时十分明显，患者误认为是活动性损害。这种颜色逐渐变淡，4~12个月内接近正常肤色。

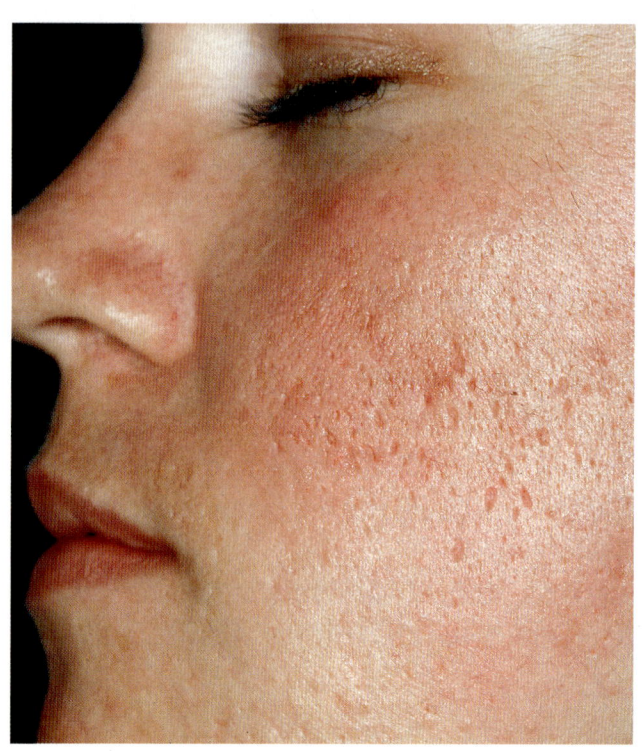

图7-25 凹陷的痤疮瘢痕。皮肤科和整形外科医师有许多方法（如擦皮术、钻孔术、激光换肤术）治疗这种难题。

其他类型痤疮

革兰阴性菌痤疮 Gram-negative acne

长期口服抗生素的痤疮患者的鼻前庭革兰阴性杆菌的带菌率增加。通常有三种表现，最常见的是鼻周突然出现浅表的脓疱，并向颏部和面颊部扩展。一种表现是突然出现成群脓疱。还有一些患者出现深层结节性和囊肿性损害。这些损害部位和鼻前庭部的细菌培养提示有产气埃希杆菌、奇异变形杆菌、肺炎克雷白杆菌、大肠杆菌、黏质沙雷菌和其他革兰阴性菌感染[84,85]。细菌培养和药敏试验后选择合适的抗生素。

氨苄西林、甲氧苄啶、磺胺甲噁唑（商品名Bactrim, Septra）通常是适用的药物。革兰阴性菌痤疮对相应的抗生素反应迅速，通常在2周内。即使给药长达6个月，停用抗生素后仍常迅速复发。革兰阴性菌很难被清除。异维A酸[1mg/（kg·d），共20周]对革兰阴性菌痤疮耐药的患者有效[84,86]。

糖皮质激素性痤疮 Steroid acne

易感染的个体，开始口服糖皮质激素 2～5 周后可突发毛囊性脓疱和丘疹[87]。糖皮质激素性痤疮的损害（图7-26）可通过皮损形态均一和对称性分布与寻常型痤疮相鉴别，前者好发于颈、胸和背部。皮损大小 1～3mm，肉色或粉红色，圆顶形丘疹和脓疱[88]，粉刺出现较晚，没有瘢痕。糖皮质激素导致的痤疮在青春期前和老年患者中罕见。不遗留瘢痕。这种药物损害与继续或将来使用口服糖皮质激素并不矛盾。局部使用过氧化苯甲酰和/或磺胺醋酰/硫黄洗剂（商品名 Sulfacet-R, Plexion TS, Rosula）有效。停用糖皮质激素后，皮损消失。

新生儿痤疮 Neonatal acne

局限于鼻和面颊部的痤疮样损害（图7-27）可在出生时或婴儿早期出现。当大皮脂腺被母体雄激素刺激后体积变小，活动减弱后，皮损无需治疗可自行消退。

婴儿痤疮 Infantile acne 婴儿痤疮不常见，发病年龄为 6～16 个月，男性好发。痤疮表现为轻度、中度或重度，易出现炎症。17%患者皮损为多形性，7%为结节性。除了不使用四环素外，治疗类似于成人痤疮。轻度痤疮对局部治疗（如过氧化苯甲酰和维 A 酸类）有效。大多数中度痤疮婴儿对口服红霉素125mg、2次/日和外用治疗有效。携带对红霉素耐药的痤疮杆菌患者需要口服其他抗生素，如甲氧苄啶，100mg，2次/日。大多数患儿在 18 个月内能停止口服抗生素。38% 的患儿，需要长期口服抗生素（>24 个月）。痤疮消退的时间为 6～40 个月（平均为 18 个月）。重度痤疮患儿可口服异维 A 酸，可能形成瘢痕[89]。

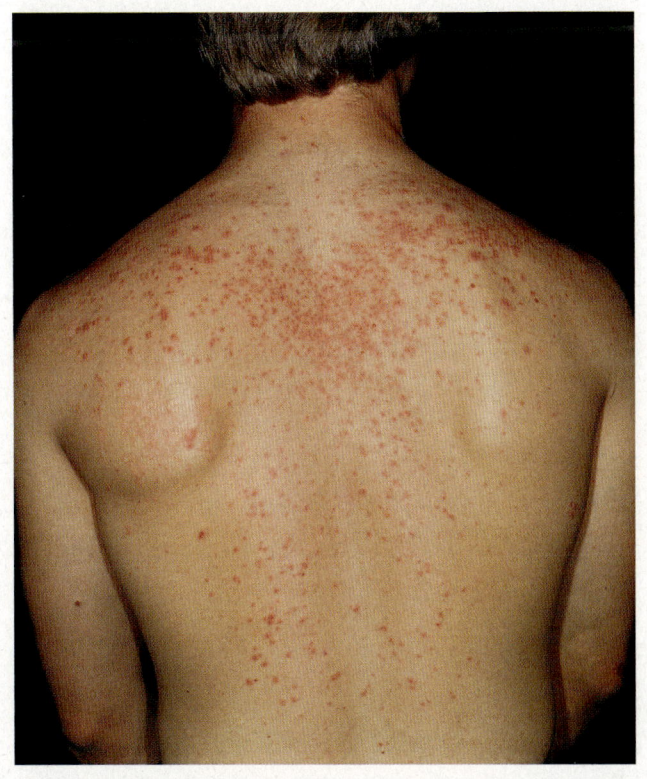

图7-26 糖皮质激素性痤疮：大量均一性丘疹和脓疱对称性分布。

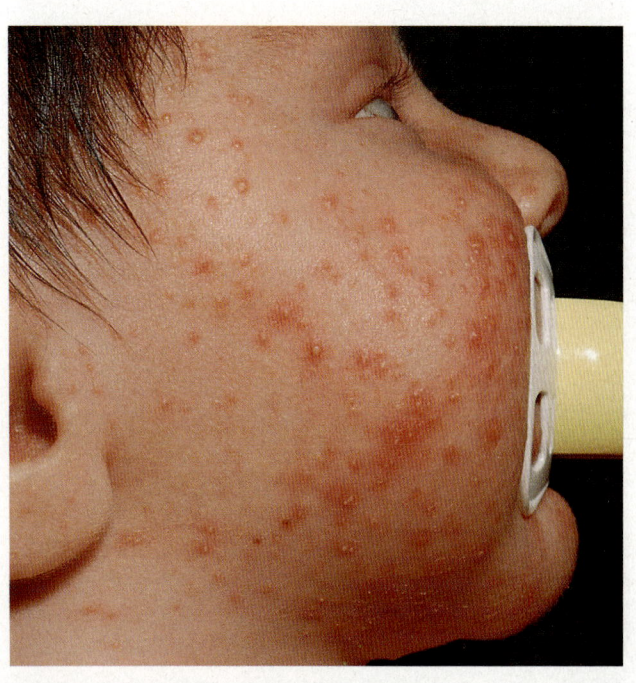

图7-27 新生儿痤疮：小的丘疹和脓疱通常发生在婴儿的面颊和鼻部。

职业性痤疮 Occupational acne

一种广泛、弥漫性的大粉刺和脓疱（图7-28）发生在接触特定工业化学物质的患者。这些工业化学物质包括含氯的碳氢化合物[90]和其他工业溶剂、煤焦油衍生物和油类。皮损发生于四肢末端和躯干部，这是因为这些部位皮肤浸染了化学物质，造成该物质和皮肤长时间紧密接触。易患这类痤疮的患者必须穿防护衣避免接触化学物质或寻找其他工作。治疗同炎症性痤疮。

机械性痤疮 Acne mechanica

机械性压力可导致痤疮样皮疹（图7-29）。常见致病原因包括运动头盔和整形固定器上的颏部护带。

化妆品性痤疮 Acne cosmetica

规律使用化妆品的中年女性，可出现闭合性和开放性粉刺、丘疹和脓疱，这可以是患者第一次发生痤疮。跟踪调查女性的一些特殊化妆品，发现其中一些成分可引起痤疮，有些不会，有些可能导致粉刺数量减少。在检测出特定的成分和弄清化妆品的美容潜在效应之前，建议患者使用浅色的、水基质的化妆品，避免使用多层霜基质的清洁剂和遮盖剂。多数患者错误地认为：美容店的面部按摩有治疗作用，可深层清理毛孔。大多数人可以耐受面部按摩时所使用的各种霜剂和化妆品，但它们能加速痤疮的产生。

使用淡染的痤疮制剂（如 Sulfacet-R）（见药物配方表）替代化妆品。这些通常易被患者接受。

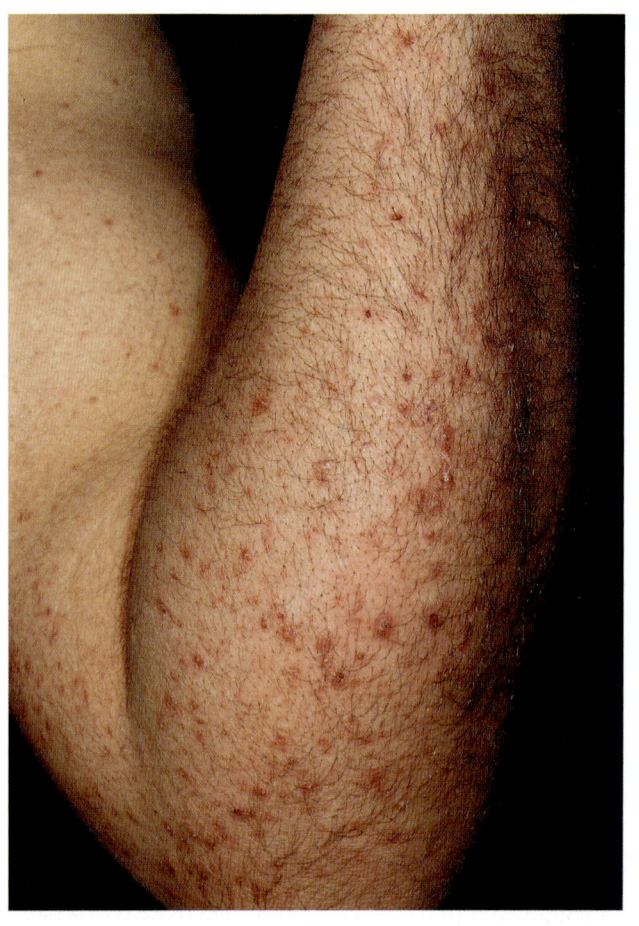

图7-28 粉刺、丘疹和脓疱发生在暴露于油类和工业溶剂的部位。

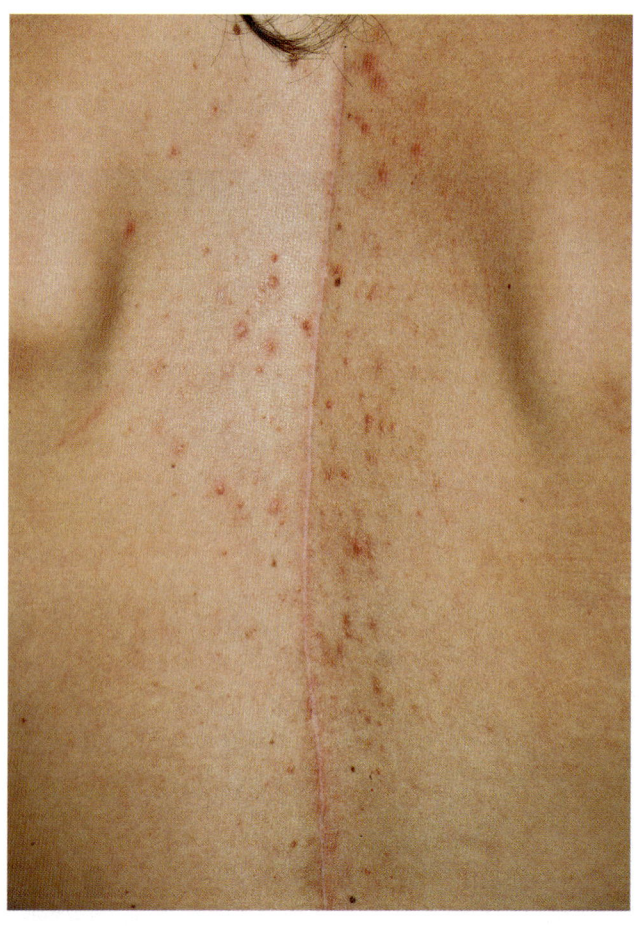

图7-29 机械性痤疮：粉刺、丘疹、脓疱发生在佩带背部矫正器数周后。

表皮剥脱性痤疮 Excoriated acne

大多数患者喜用手指挤压，企图挤去粉刺和脓疱。仅有少量或没有痤疮的年轻女性面部常常出现一些深的、线性分布的糜烂（图7-30至7-33）。皮肤被指甲用力挖过后最终可以形成结痂。这些附有结痂的、大面积红色糜烂面是人工处理过的痕迹，很容易同正在消退的丘疹和脓疱区分开来。这种根除皮损的错误尝试可引起瘢痕形成和褐色色素沉着。女性常常否认和忽视她们的挤压操作。这种损害仅仅是由人为操作引起的，可在睡觉时无意识地引起。一旦面对这种情况，许多女性患者能够抑制搔抓。那些不能抑制的患者可以从心理护理中受益。一位患者使用奥氮平2.5mg 6个月后，症状得到改善[91]。

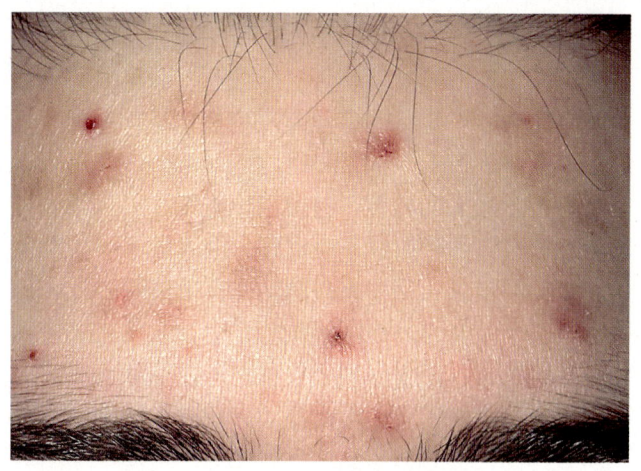

图7-31 额部无原发性损害的表皮剥脱性痤疮。

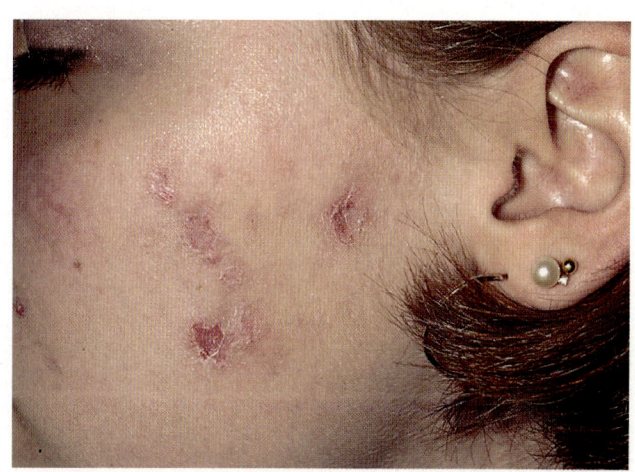

图7-32 线状、边缘不规则的溃疡，由患者强烈企图挤除痤疮损害所致。

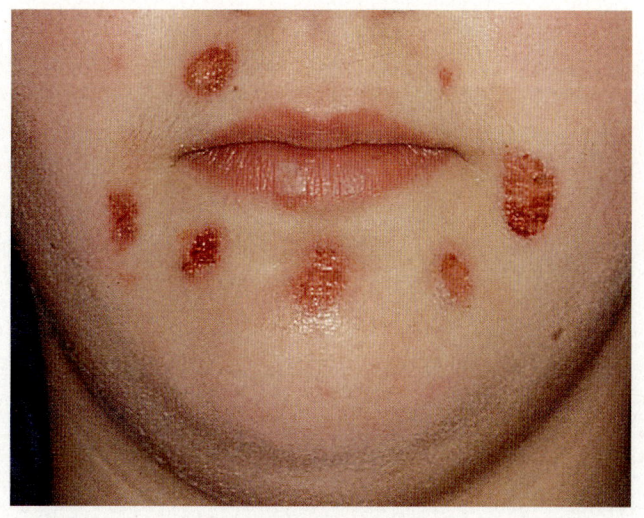

图7-30 少女人工痤疮。糜烂和溃疡由患者的痤疮损害挤压不当造成。

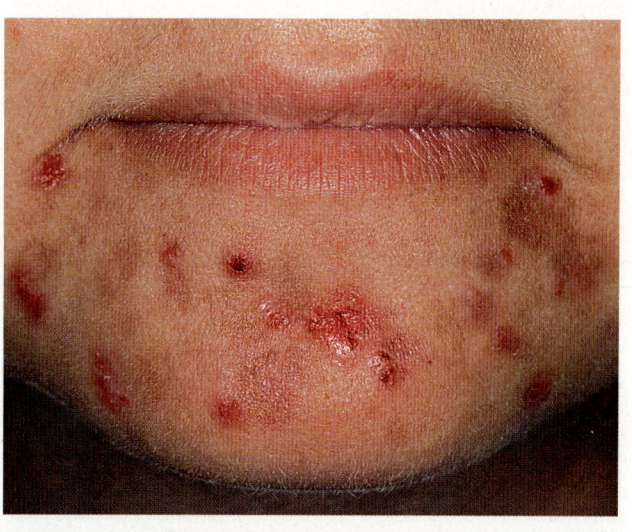

图7-33 表皮剥脱性痤疮。无原发损害。糜烂已愈合，伴有炎症后色素沉着。

老年性粉刺 Senile comedones

易感个体，过度暴晒可引起眼周和颞部的开放性和闭合性痤疮（图7-34）。炎症反应较罕见，粉刺通过痤疮手术较易清除。外用维A酸类（Retin-A，Tazorac）可用于松解嵌入的粉刺，持续阻止复发。一旦粉刺被清除，数月或数年内就不会出现。维A酸不需持续使用。复发的皮损可用2 mm的刮匙有效清除。拉紧皮肤，迅速轻弹手腕，粉刺可被挖起[92]。重要的是，应该挖得足够深，以便去除整个皮损。可以用Monsel溶液控制出血。电烙术可引起瘢痕，应该避免。

面部实性水肿 Solid facial edema

面部持续的、炎症性、实性水肿见于极少数痤疮患者，可持续数年。常规（包括异维A酸）治疗水肿无效。在一个已报道病例，口服异维A酸[0.5mg/(kg·d)]和酮替芬（2mg/d）联合治疗后，所有面部皮损完全缓解。外科治疗亦有报道[93]。

持续性水肿的发病机制尚未清楚，但可能与慢性炎症导致的淋巴管阻塞或肥大细胞引起的纤维化有关。

粟粒疹 Milia

粟粒疹为细小、白色、豌豆样的囊肿。通常好发于面部，特别是眼周（图7-35）。原发性粟粒疹和继发性粟粒疹之间存在区别。原发性粟粒疹自发性产生，大多数常发生在眼睑和面颊。源自毳毛漏斗部的最底部。它们是小的囊肿，仅在体积上与表皮囊肿有区别。

继发性粟粒疹为皮肤外伤后保留的囊肿。粟粒疹可以自发产生或在习惯性摩擦眼睑后发生。见于水疱性皮肤病，如大疱性表皮松解症、迟发性皮肤卟啉病、大疱性类天疱疮或外用5-氟尿嘧啶或皮肤磨削术后、糖皮质激素导致的慢性萎缩区域、灼伤和放疗后。继发性粟粒疹在形态和组织学上与原发性粟丘粒疹完全一致[95]。

这些小疹常使让患者苦恼，因此经常被要求挤出。

粟粒疹在皮肤表面没有开口，不能像黑头粉刺那样被挤出。用11号尖手术刀的锋利刀缘轻切开一小点，或切入大约1mm处即可。用Schamberg拔出器加压后，移去柔软的白色物质。其他治疗有激光消融或电干燥法。

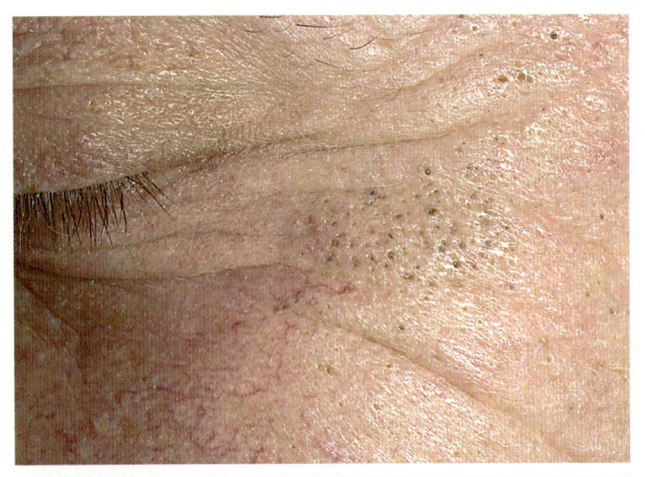

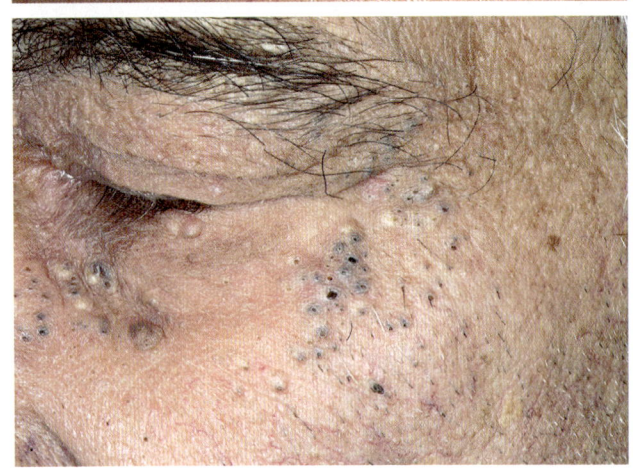

图7-34 老年性粉刺：大大小小的粉刺出现于中年和老年患者的眼部和颞部周围。日晒为激发因素。

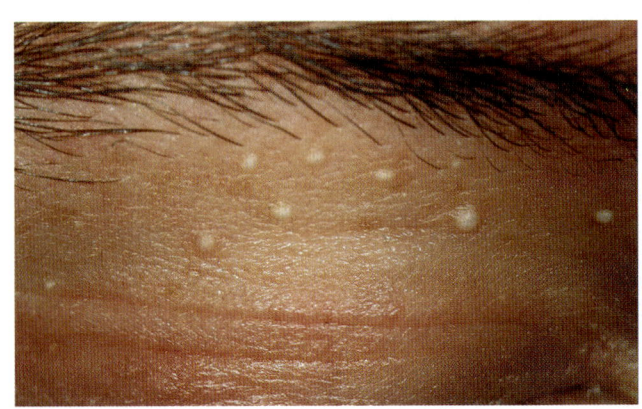

图7-35 粟粒疹：发生于眼部和面颊的很小的白色圆顶形囊肿。与闭合性粉刺不同，没有明显的毛囊性开口。

口周皮炎 Perioral dermatitis

口周皮炎是一种特征性皮炎。常发生于青年女性，与痤疮类似。红斑上出现丘疹和脓疱，有时在颏部和鼻唇沟有鳞屑，与周围有明显的红色边界区（图7-36）。本病的受累程度各不相同。有些可能在颏部和鼻唇沟处发生一些脓疱，这类病例与痤疮类似。位于鼻孔相邻部位的双颊的脓疱是早期的特征性表现（图7-37和7-38），有时本病仅局限于这一区域。眼两侧有时也可见到脓疱和丘疹（图7-39）。

口周皮炎在儿童中发病已有报道。口周皮炎是儿童期一类独特的皮肤病。发病年龄7个月到13岁不等。发病率在性别、黑人和白人之间无差异。口周、鼻周和眶周可出现肉色或红色炎症性丘疹和微结节。脓疱罕见。本病发展与消退历时数周或数月。

早在25年前，长期使用含氟糖皮质激素乳膏（图7-40和7-41）就被认为是最主要的病因。然而近年来，大多数女性患者否认使用过此类乳膏。口周皮炎常发生在不能耐受干燥剂的区域。外用制剂如过氧化苯甲酰、维A酸和以酒精为基质的抗生素洗剂可使皮损加重。

发病机制尚未明确。一类学者认为口周皮炎是一种皮肤不能耐受持续性干燥的反应，经常伴随轻度特应性皮炎病史。习惯性、规则应用大量保湿霜是轻率之举，将导致角质层的持续水化作用，破坏角质层的屏障作用和正常皮肤菌群的增殖[96]。另一项研究表明：基础治疗加上水化剂和晚霜，使口周皮炎的发生危险增加了13倍。保湿剂和基础护理联合使用可使症状减轻，但发生率显著增加。单独使用保湿剂并不增加发病危险。这些研究说明化妆品的应用可能通过阻塞机制在口周皮炎的病因学上起到重要作用[97]。

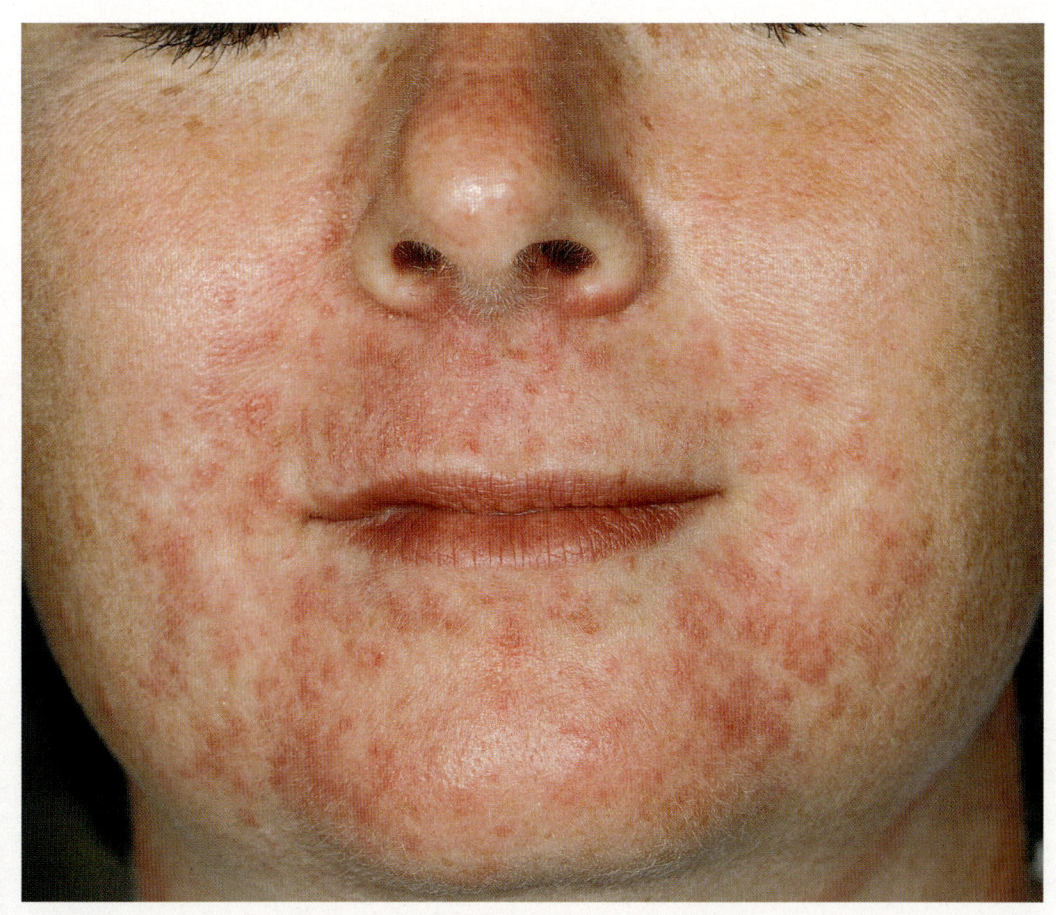

图7-36 口周皮炎：患者口周存在大量的小丘疹和脓疱。

口 周 皮 炎

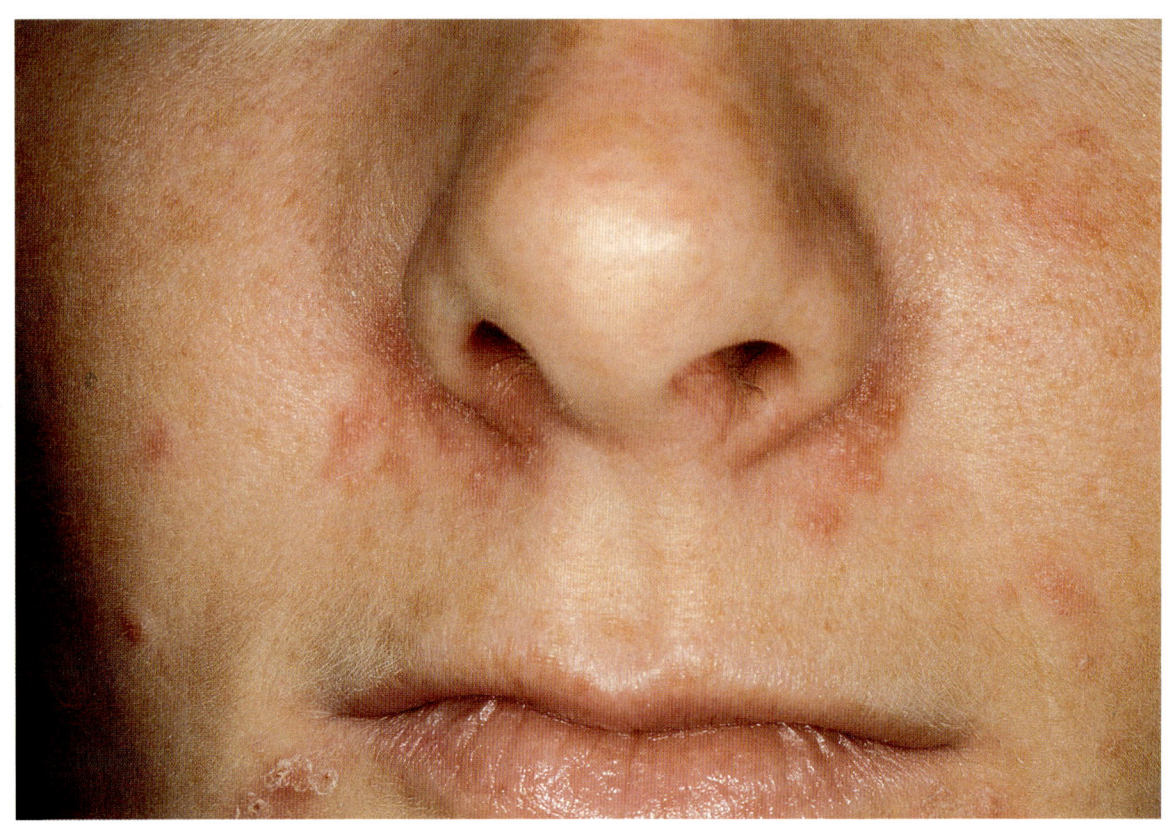

图 7-37 口周皮炎：鼻孔附近出现的针状脓疱可能是本病最早和惟一的表现。

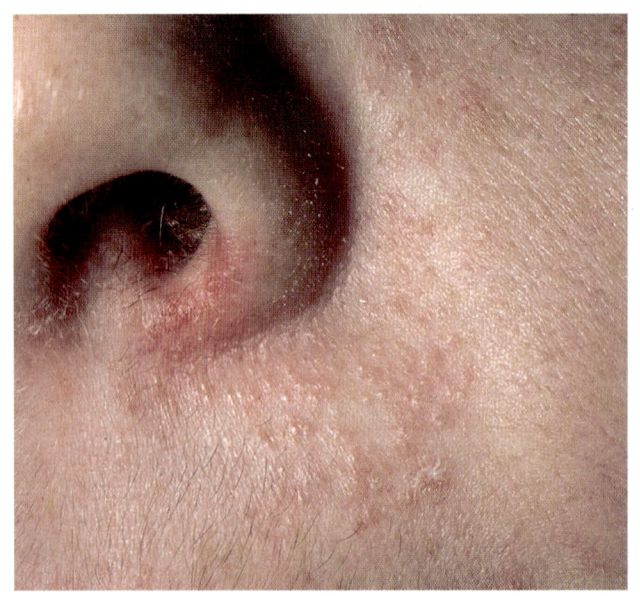

图 7-38 鼻孔附近簇状针尖大小的脓疱。这些损害对外用药物治疗耐药，需要短期应用口服抗生素（如四环素、多四环素、米诺环素、阿奇霉素）控制病情。

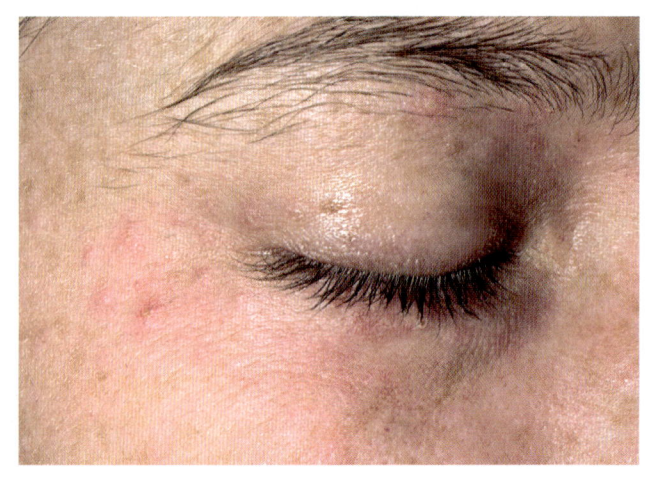

图 7-39 在下眼睑外侧可见成群红色丘疹。

治疗

口周皮炎 常在连续应用四环素或红霉素1g/d 2～3周后显效。多西环素 100 mg，日1次或日2次，也有效。一旦治愈，可以停止使用或在4～5周后逐渐减量至停药。病情仍活动的患者应加用抗生素。有时长期口服抗生素维持治疗是必需的。外用抗生素经常应用于临床但并不十分有效。局部应用1%甲硝唑乳膏（商品名Metrogel）每日2次，可减少丘疹的数目，但口服抗生素更有效[98]。短期应用VII级不含氟的糖皮质激素，如氢化可的松，偶尔也可用来治疗红斑与脱屑。应避免使用作用更强的糖皮质激素。一项预试验研究表明他克莫司软膏可能有效[99]。应鼓励患者停用或限制使用保湿乳膏和化妆品。

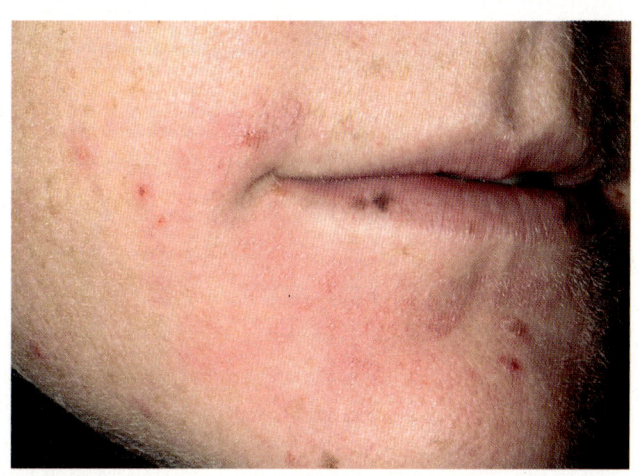

图 7-40 口周皮炎：间隔性局部外用 V 级糖皮质激素可引起丘疹与脓疱，在每次试图停止治疗后发作。糖皮质激素最终停用。患者5周后痊愈。

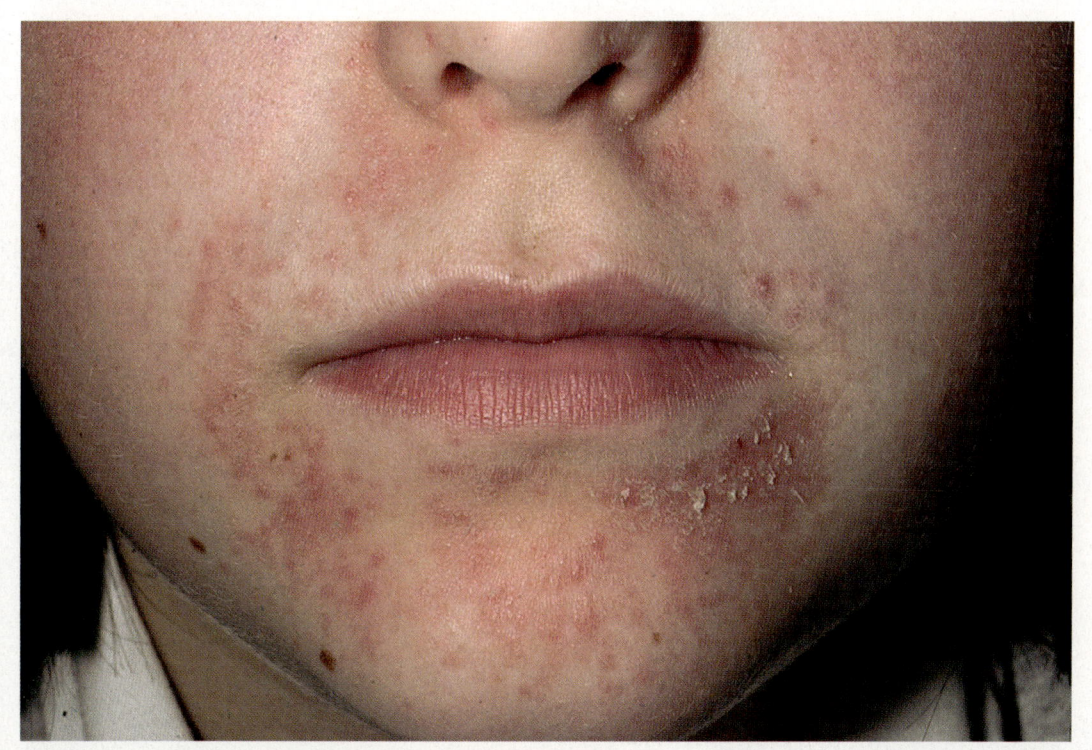

图 7-41 口周皮炎：用I级糖皮质激素自行治疗，1～2次/周，数月后导致丘疹、脓疱、脱屑和肿胀发生。停用糖皮质激素乳膏后皮损持续8周左右，对口服抗生素无反应。

酒渣鼻（玫瑰痤疮）Rosacea (acne rosacea)

W.C.Fields常过量饮酒，其脸颊和前额部毛细血管扩张的红色肿胀皮肤上出现成簇的丘疹与脓疱。在红色、球状的鼻子上遍布大量的玫瑰痤疮。很多酒渣鼻患者可能会自我保护外表，并向那些不相信的朋友解释他们不能酗酒。同样部位的酒渣鼻和眼部改变也可出现在儿童，但这非常罕见[100,101]，病因不明。酒精可加重红斑，但不是引起本病的原因。日晒可引起本病急性发作，但日光性皮肤损害并不是发病的必需条件[102]。咖啡和其他含咖啡因的产品一度被列入禁用食品，人们曾武断地认为避免此类食品的摄入是治疗玫瑰痤疮的一个重要组成部分。实际上是咖啡的热量而并不是其咖啡因成分导致脸部发红[103]。任何类型的热饮都应避免。酒渣鼻中毛囊螨虫（囊性蠕型螨）的感染率明显增加[104,105]。

口服四环素治疗1个月，螨虫的数量于治疗前后无明显改变。增多的螨虫可能通过引起炎性反应或变态反应，或毛囊的机械阻塞作用，或作为微生物媒介，在酒渣鼻的发病机制中起一定作用。

皮肤表现

酒渣鼻常发生在30岁以后，最常见于凯尔特族人群中。外貌有时很引人注目。已经建立了一种新的分类系统（框7-5）[106]。主要表现为红斑、肿胀、丘疹和脓疱以及毛细血管扩张（图7-42到7-45）。这些表现可单独存在也可共同存在。病程呈慢性，可持续数年，急性发作期与静息期交替存在，持续时间长短不一。皮疹出现在前额、面颊、鼻部，偶尔会出现在眼部周围。大多数患者有一些红斑，任何时期都有小于10个的丘疹和脓疱。另一个极端表现是部分患者出现大量脓疱、毛细血管扩张、弥漫性红斑、油性皮肤和肿胀，尤其是在面颊和鼻部（图7-46）。

有些患者有肉芽肿形成（肉芽肿性酒渣鼻），其特征是坚硬的丘疹或结节，严重者可导致瘢痕形成[107,108]。鼻部的慢性深部炎症引起不可逆性肥大，称作为肥大性酒渣鼻（图7-47）[109]。

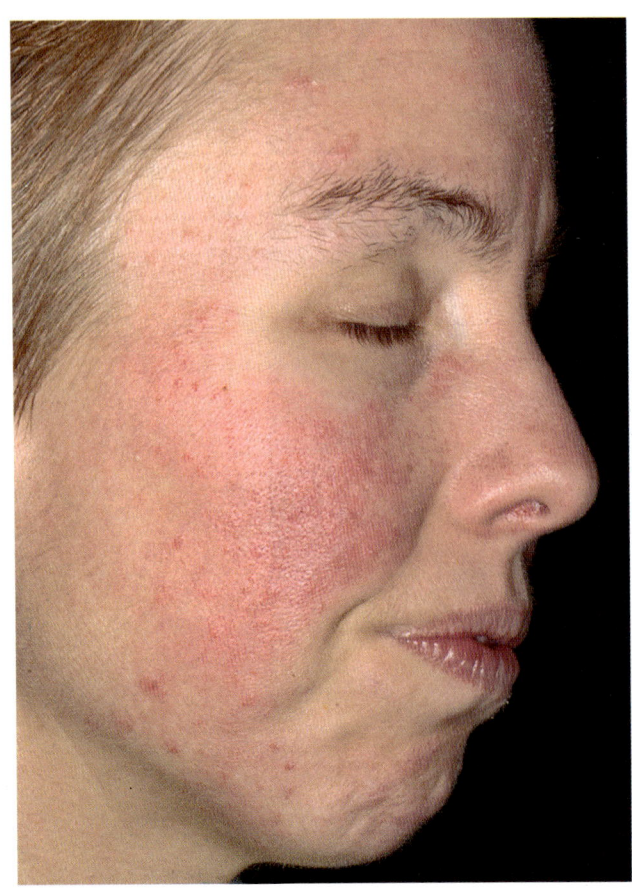

图7-42　酒渣鼻：持续存在的红斑，伴少许脓疱。

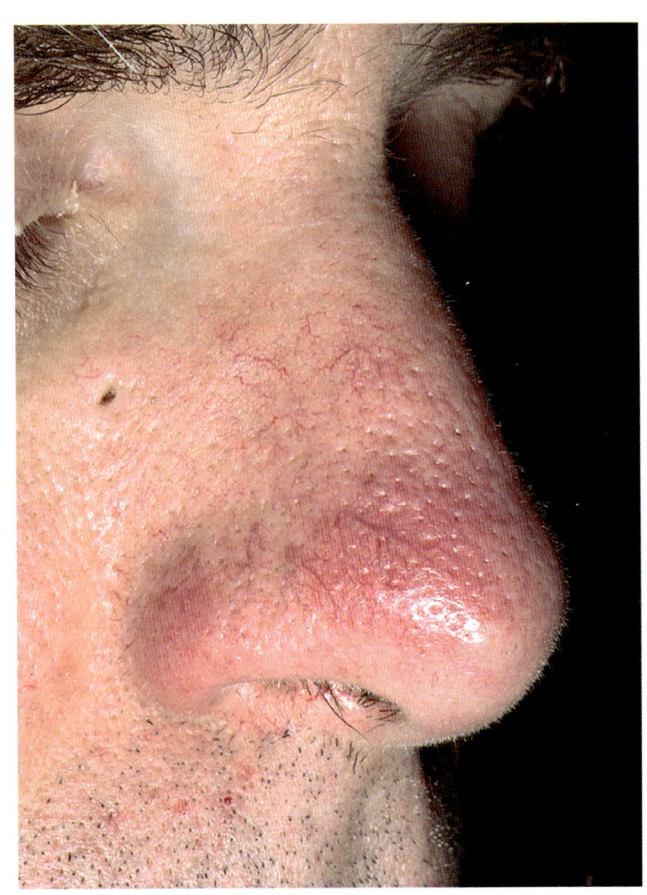

图7-43　酒渣鼻：持久性红斑和潮红。无脓疱存在。

框 7-5　酒渣鼻的诊断指南
原发性特征（以下一项或多项）
潮红（暂时性红斑）
非暂时性红斑
丘疹和脓疱
毛细血管扩张
继发性特征（以下一项或多项）
灼热感或刺痛
斑块
干燥表现
水肿
眼部表现
外周部位
肿块样改变
Adapted from: Wilkin J, et al: J Am Acad Dermatol 2002; 46:584.

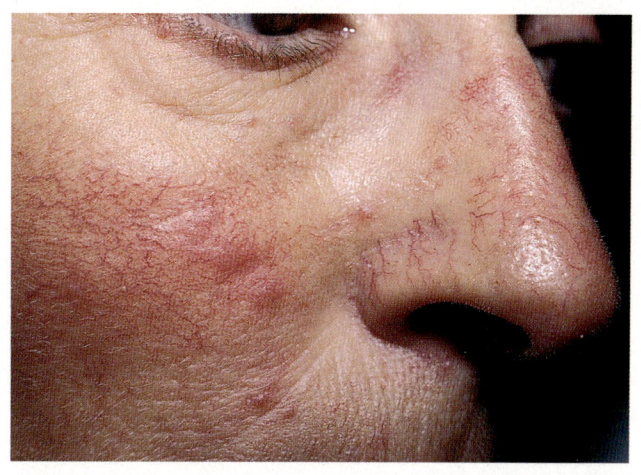

图7-44　酒渣鼻：广泛毛细血管扩张。无丘疹和脓疱。口服或外用抗生素对毛细血管扩张无效。激光外科治疗可获满意效果。

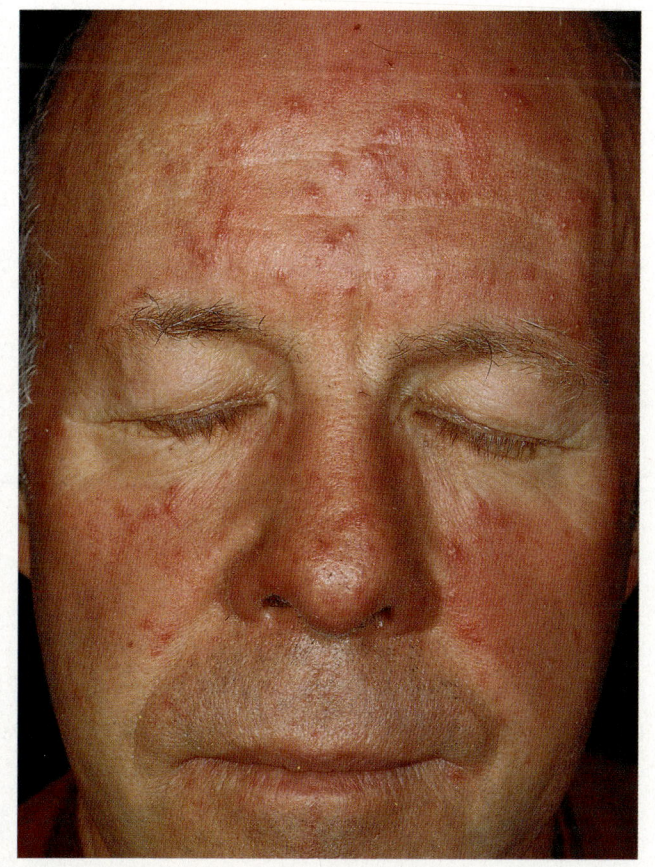

图7-45　酒渣鼻：脓疱和红斑分布于前额、面颊和鼻部。

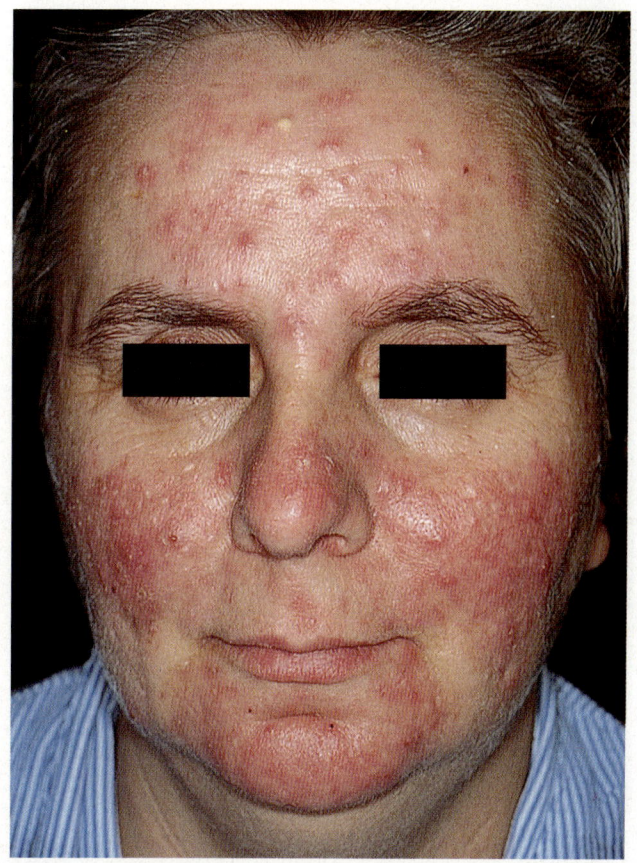

图7-46　重度酒渣鼻：口服抗生素无效。应用泼尼松和异维A酸可清除皮疹。

眼玫瑰痤疮 Ocular rosacea

眼玫瑰痤疮是一种常见疾病。常被眼科医师漏诊[110]。这种疾病的表现有轻有重（框7-6）。因其症状无特异性而常常被忽视。酒渣鼻的发病率高达58%，其中约20%的患者在皮肤损害出现之前有过眼部症状。当患者眼部出现1个或多个如框7-6提到的体征与症状时应考虑诊断该病。

常见的表现是患者出现轻度溃疡性结膜炎、异物感、灼热感、磨砂感、流泪。有报道称眼玫瑰痤疮患者常有眼泪生成障碍（干眼综合征）[111]，这类患者常抱怨眼部有与疾病临床表现不符的灼热感[112]。已报道的表现有：结膜充血（86%）、眼睑毛细血管扩张（63%）、眼睑炎（47%）（图7-48）、角膜浅表斑点（41%）、霰粒肿（睑板腺囊肿）（22%）、角膜血管形成和浸润（16%）、角膜的毛细血管形成和变薄（10%）[113]。视敏度小于20/400可造成长期的疾病。结膜上皮可有慢性炎性细胞侵入[114]。多西环素，100 mg/d，可以改善眼部疾病并提高眼泪生成时间[115]。

治疗

口服抗生素和异维A酸

酒渣鼻的皮肤和眼部的损害均对多西环素（100~200mg/d）、四环素或红霉素（1g/d，分次给予）有反应。顽固性病例可服用米诺环素100~200mg/d或甲硝唑（200mg，2次/日）治疗[116]。脓疱治愈后停止用药。治疗后的反应不可预测。有些患者在2~4周内可治愈，消退持续数周或数月。另外一些患者很快复发，需口服抗生素才能长期抑制。治疗见效后减量，减至有效控制症状的最低剂量。已愈患者应定期观察，不必药物治疗。然而，很多患者很快转为小剂量口服用药治疗方案。异维A酸[0.5 mg/（kg·d）]应用20周，对于治疗严重的顽固性的酒渣鼻有效[117]。85%的患者一年后未见复发[118]。对于常规治疗耐药的患者可以口服异维A酸，10 mg/d，连用16周。16周后丘疹、脓疱、毛细血管扩张和红斑均明显减少[119]。

外用治疗

轻度、中度和重度酒渣鼻患者均可应用0.75%甲硝唑（商品名Metrogel）2次/日或1%甲硝唑（商品名Noritate）每日1次治疗。通常局部外用甲硝唑用于轻度患者的初期治疗或用于停用口服抗生素后的巩固治疗[120]。克林霉素洗剂疗效欠佳[121]。

磺胺苯酰/硫黄洗剂（商品名Sulfacet-R、Plexion TS、Rosula）可以控制脓疱。Sulfacet-R是肉色的，可遮盖皮肤表面的发红。Sulfacet-R也有无色的。单独应用或与口服抗生素合用均有效。20%壬二酸乳膏（商品名Azelex）治疗有效，并且在治疗丘疹-脓疱型酒渣鼻时患者耐受性好[122,123]。

有鼻赘的患者可通过皮肤或整形外科医师的特殊治疗而受益。这些包括电外科、二氧化碳激光和外科手术。通过细致的电烙术或激光可去除扩张的毛细血管。

对抗生素无反应的患者可能存在毛囊内螨虫感染或癣，这种面部的脓疱和鳞屑常局限于一侧面颊。用氢氧化钾检查即可证实诊断。克罗米通（商品名Eurax）报道有效[124]。林旦洗剂或硫黄和水杨酸肥皂也有效。

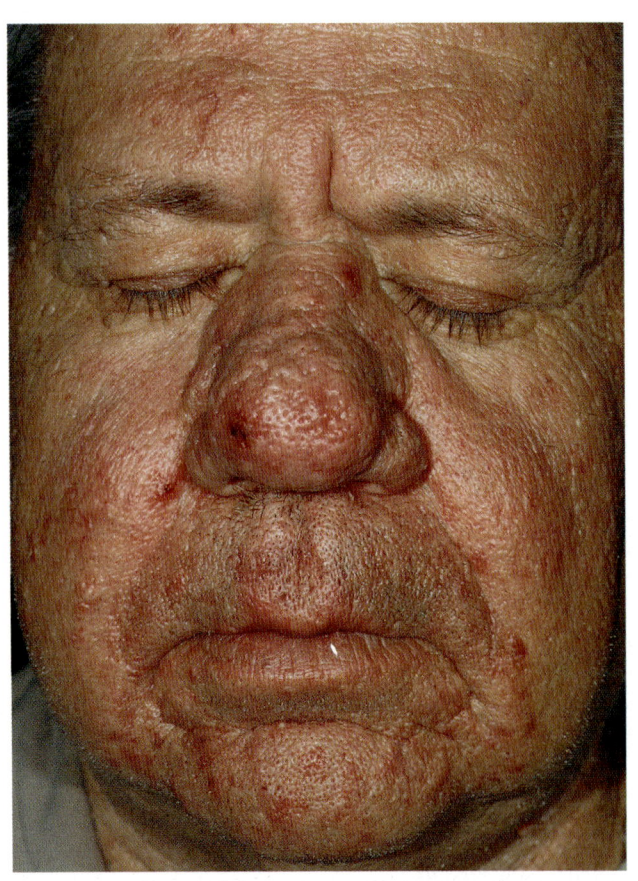

图7-47 酒渣鼻和鼻赘：鼻部的慢性酒渣鼻引起不可逆性肥大（鼻赘）。

框 7-6　眼部玫瑰痤疮：症状和体征
有分泌物或充血的外貌（眼睑间的结膜充血）
异物感
灼热感或刺痛
干燥
瘙痒
光敏感
视力模糊
结膜和睑缘的毛细血管扩张
眼睑和眼周红斑
睑缘炎、结膜炎、睑缘不规则
睑板腺囊肿（霰粒肿）
睑腺炎（麦粒肿）
视敏度下降
点状角膜炎
角膜浸润/溃疡
边缘角膜炎
Adapted from Wilkin J, et al: J Am Acad Dermatol 2002; 46:584.

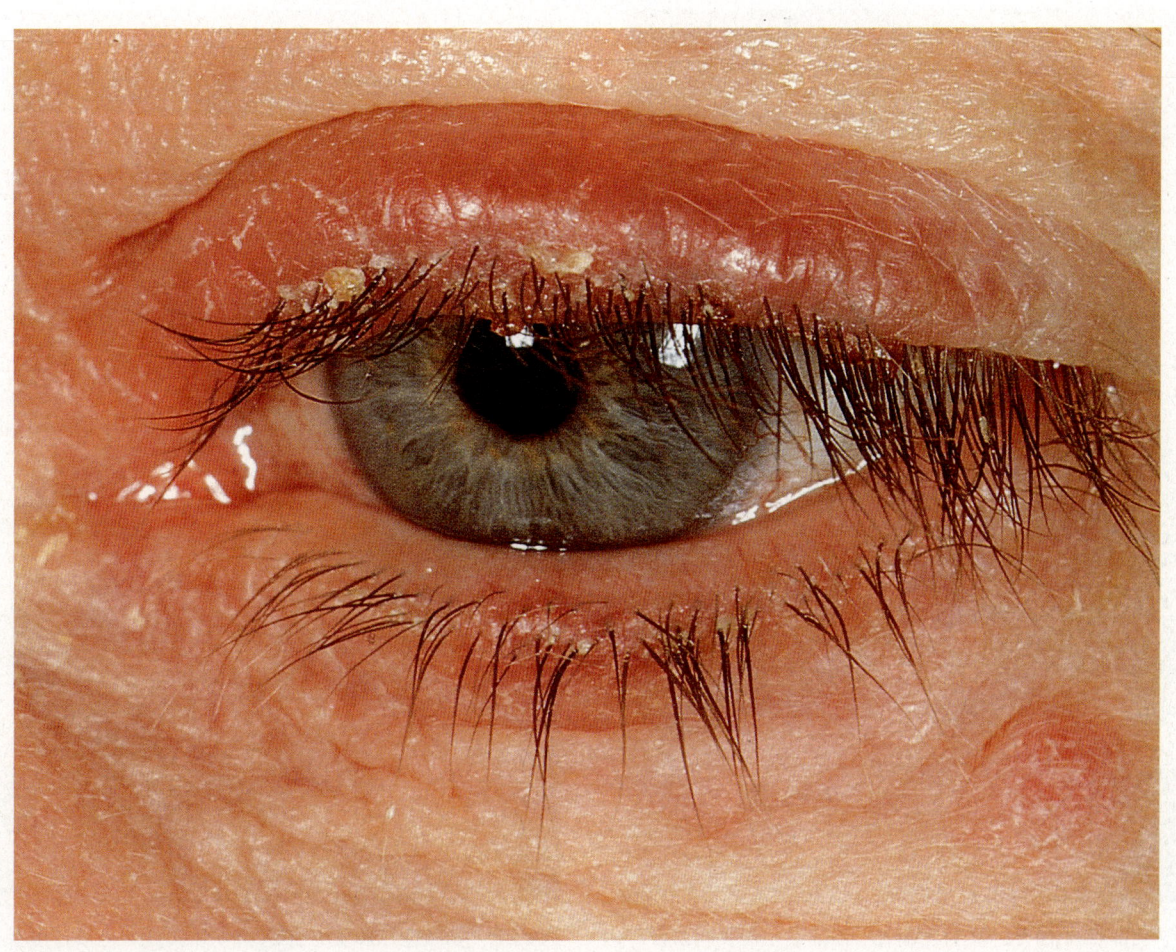

图 7-48　眼玫瑰痤疮：患者有结膜炎、溃疡和睑缘炎。

化脓性汗腺炎 Hidradenitis suppurativa

化脓性汗腺炎是一种皮肤和皮下组织慢性化脓性和瘢痕形成性疾病,主要发生在腋窝、肛门外生殖器和女性乳房下区(图7-49到7-54)。体重增加的患者皮肤损害常常位于新形成的脂肪皱褶中。临床严重程度不一。很多病例,尤其是皮损位于大腿和外阴的轻度病例经常被误诊为复发性疖病。肥胖患者病情较重。化脓性汗腺炎和聚合性痤疮患者可能伴发炎症性关节病。

临床表现

化脓性汗腺炎的突出表现是双黑头粉刺,即两个甚至多个黑头分散在皮肤表面,表皮下形成互相交错相通的窦道(图7-51和7-54)。这种特异性损害可能在其他症状出现前数年就已存在。与痤疮不同的是,本病一旦出现就逐渐加重,永久存在。广泛的深部皮肤感染可导致大块疼痛性脓肿(图7-49和7-53)。愈合过程可永久地改变真皮。束带状的瘢痕组织交叉分布在腋窝和腹股沟处(图7-49)。上皮再生导致皮肤外观不平整,外来物和细菌内陷在上皮线形窦道内。窦道可能很小,被误认为囊肿性损害。不同个体有不同形成过程,从腋窝部偶发单个小囊肿到腹股沟区弥漫性脓肿形成。

发病机制

目前认为化脓性汗腺炎是一种毛囊性疾病,而不是以往认为的顶泌汗腺疾病[125]。与痤疮类似,本病早期的表现可能是角化性毛囊阻塞。阻塞的结构扩张、破裂、感染,逐渐形成脓肿,引流后形成窦道。在慢性状态下,继发细菌感染可能是病情加重的一个重要因素。

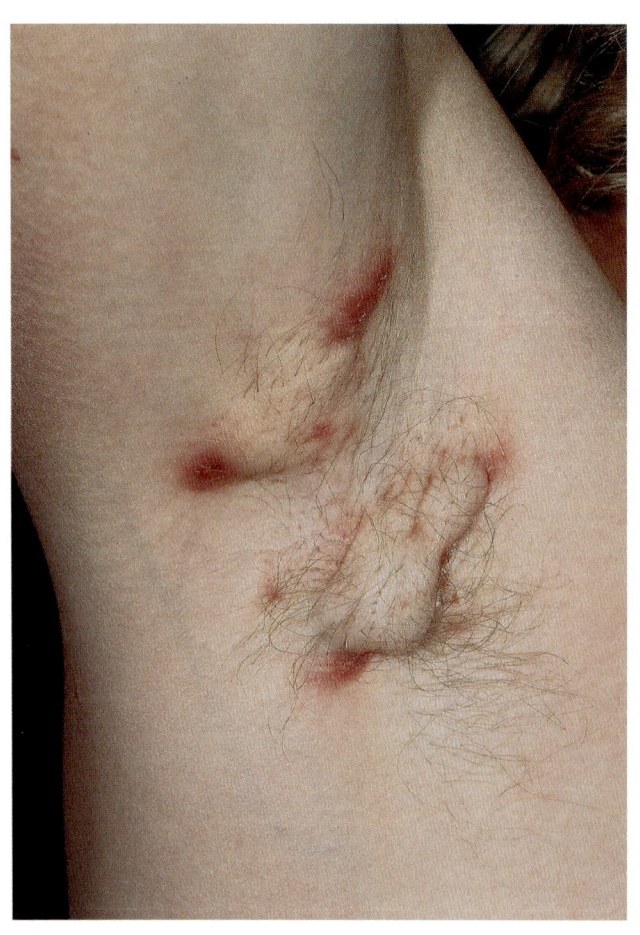

图7-49 化脓性汗腺炎:发生于腋窝、乳房下、腹股沟和臀部的慢性化脓性瘢痕疾病。

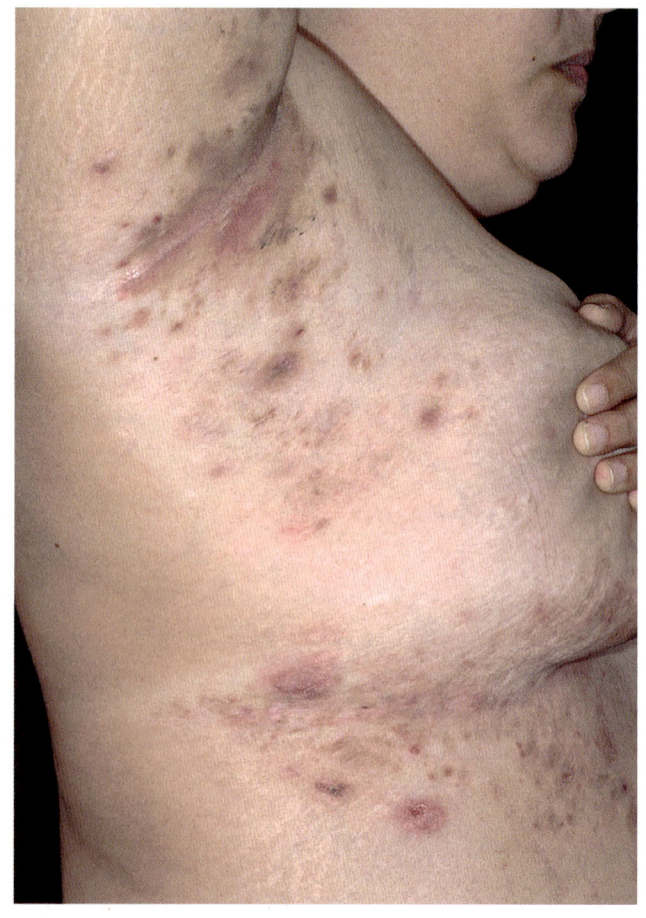

图7-50 化脓性汗腺炎:伴有囊肿和炎症后色素过度沉着的大面积损害的病例。

这种疾病一般发生于青春期后，大多数病例在20～30岁时发病。

研究表明本病有家族性群发现象。已报道发现一个常染色体显性遗传的家族[126]。与痤疮一样，此类患者汗腺雄激素代谢水平更高，雄激素代谢速度较快，汗腺对性激素刺激反应更强[127]。

化脓性汗腺炎是一种罕见的毛囊闭锁性三联综合征的一部分。该综合征包括聚合性痤疮、化脓性汗腺炎和头皮分割性蜂窝织炎[14]。

治疗

止汗剂、化学脱毛剂和滑石粉在本病早期很可能无效[128]。维A酸乳膏（0.05%）可以防止汗腺阻塞，但因其有刺激性仅用于能够耐受的患者。大的囊肿应切开引流，而较小的囊肿皮损内注射曲安奈德（商品名Kenalog，2.5～10mg/m）有效。减轻体重可有助于减轻疾病的活动性。

活动性有渗液的损害应进行细菌培养。所有病例均建议进行反复细菌培养。实验室检查应该仔细寻找敏感抗生素，尤其是红霉素和四环素[129]。口服避孕药不如用于治疗痤疮时有效。

吸烟是重要的诱发因素。

应鼓励戒烟。戒烟是否有助于改善疾病尚不明确[130]。

抗生素

抗生素是主要治疗手段，尤其在疾病的早期阶段。长期口服抗生素如四环素（500mg，每日2次）、红霉素（500mg，每日2次）、多西环素（100mg，每日2次）或米诺环素（100mg，每日2次）均可阻止疾病的发展。活动期时大剂量用药有效。一旦疾病控制可用小剂量长期维持治疗。外用克林霉素与系统应用四环素的治疗效果相同[131]。

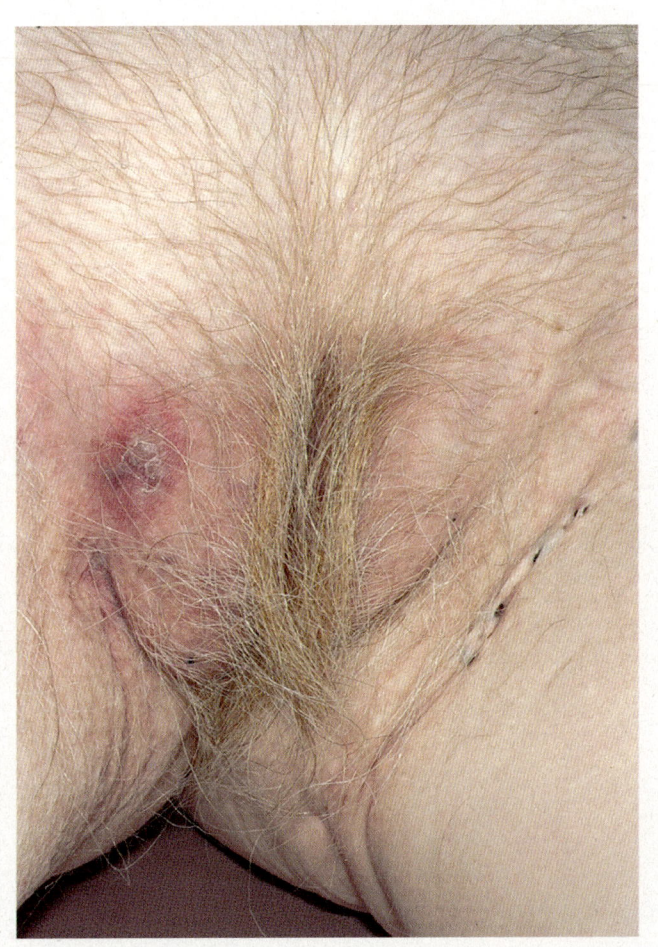

图 7-51　化脓性汗腺炎：位于右侧腹股沟区的线状瘢痕和粉刺。

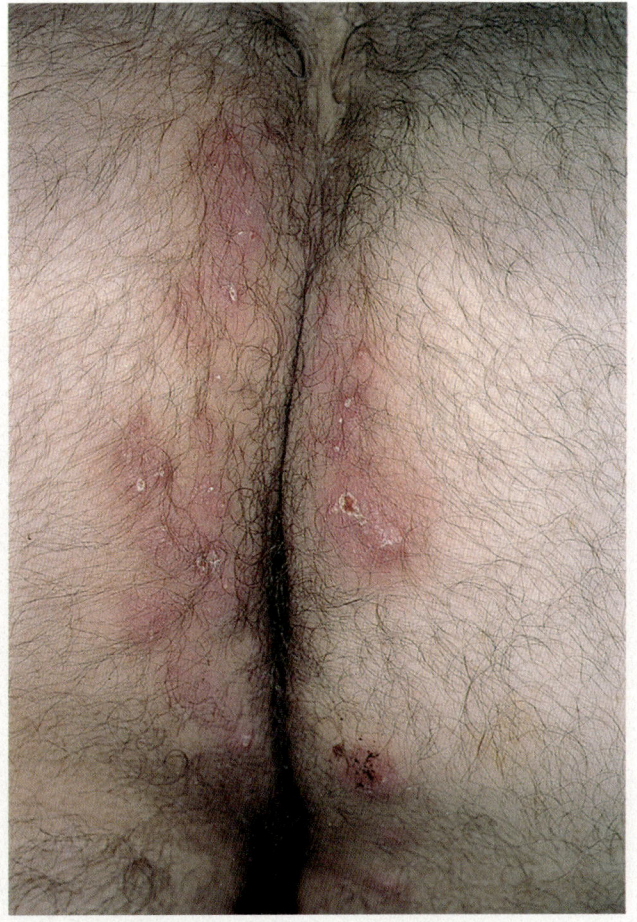

图 7-52　臀部化脓性汗腺炎：广泛融合性囊肿。

异维A酸

异维A酸[1mg/(kg·d)，共20周]对部分病例有效。不同患者用药反应不同而且难以预测，能够完全抑制或使消退期延长的病例并不常见。那些早期皮下窦道尚未形成仅有炎症性囊肿性损害的病例有最佳的治疗时机[132]。但有些严重病例也对治疗有反应[133,134]。

单一应用异维A酸的疗效有限。回顾性分析异维A酸治疗4~6个月的患者的资料，发现23.5%的患者在早期治疗时症状完全消失，16.2%的患者改善。在轻型病例中治疗更有效[135]。

外科治疗

手术切除有时是惟一的解决方法。残留的病损，尤其是那些难以愈合的窦道是复发性感染的来源。复发者常需要局部切除。

早期彻底切除病灶是手术治疗的首选方法。手术中常用亚甲蓝溶液作为窦道的颜色标记。手术复发率约为2.5%。缝合修补创面的方法（广泛切除感染皮肤，肉芽修复[136]或应用皮瓣移植或转位或以皮蒂做皮瓣移植）并不影响复发，按照切除的部位和范围来选择是进行组织修复还是需要植皮[137]。不同手术广泛切除后局部复发率与疾病发生的部位有关。有研究报道：腋窝处复发率为3%，腹股沟区为37%，乳房下区为50%，肛周未见复发。通过局部切除缝合治疗腋窝区病损者复发率高，需在相同部位行二次手术者比率高达54%，而在该处广泛切除后用皮瓣移植的复发率为13%，切除后皮蒂移植的复发率为19%[138]。

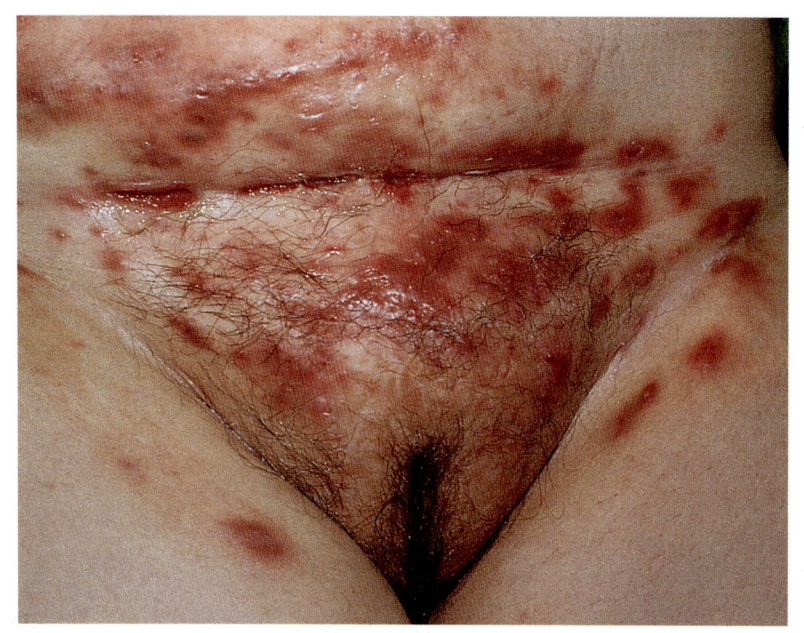

图7-53　化脓性汗腺炎可局限，也可累及腹股沟和肛门的大片区域。本例患者的炎症严重。

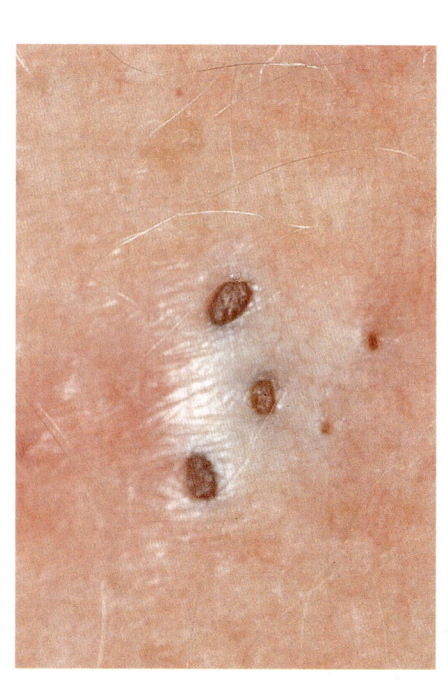

图7-54　汗腺炎的特征是两个或三个粉刺，一个黑头有时有两个或数个与皮下相通的开口。

痱 Miliaria

痱，也称热疹，是一种易感个体在劳累或热暴露时发生的常见现象。最初为汗腺导管口闭塞，随后导管破裂，汗液渗入周围组织，导致炎症反应。三种不同水平的闭塞产生三种不同类型的痱。类似于毛囊炎脓疱的丘疹和水疱皮损有一个主要的特征：它们是非毛囊性的，因此没有毛干穿过。毛囊性脓疱类似感染，而痱中见到的非毛囊性丘疹、水疱和脓疱通常没有感染。

白痱 Miliaria crystallina

在白痱中（图7-55），皮肤表面汗腺导管被闭塞，导致汗液在角质层下聚集。充满汗液的水疱与皮肤表面非常接近，就像一滴清澈的露珠。无或仅有极少量红斑，皮损无症状。水疱单个或成簇出现，常见于婴儿或卧床不起的高热的患者。水疱破裂后可见清澈的液体。治疗这种自限性疾病，凉水湿敷和适当的通风是必要的。

红痱 Miliaria rubra

红痱（热痱、热疹）（图7-56），是一种最常见的汗液潴留性疾病，由表皮部分汗腺导管出现闭塞引起。丘疹和水疱周围可见红晕或像炎症反应样出现大片红斑。皮损区常伴刺痛或针刺感，而不是瘙痒。皮损发生于疲劳或过热后衣服遮盖的部位或易于出汗的部位，掌跖不受累。该病通常有自限性，但有些患者不适应炎热的气候，因此必须改变地区环境才有改善。

治疗包括将患者移入凉爽、有空调的地方。经常使用有轻度抗炎作用的洗剂（如Desonide洗剂）可以减轻症状，并缩短炎症反应的病程。

深痱 Miliaria profunda

热带地区，多次发生红痱的患者可出现深痱。白色丘疹出现后，真皮部分的汗腺导管发生闭塞。有报道无水羊毛脂和异维A酸可以有效治疗该病[139]。

（江珊 徐世正译 白义杰校）

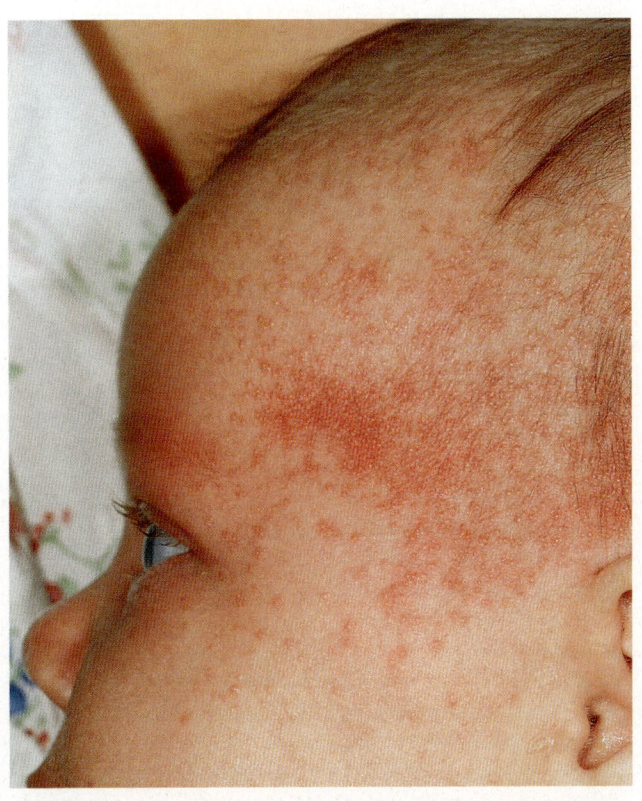

图7-55 白痱：皮肤表面汗腺导管闭塞，出现成簇的充满清亮液体的水疱。

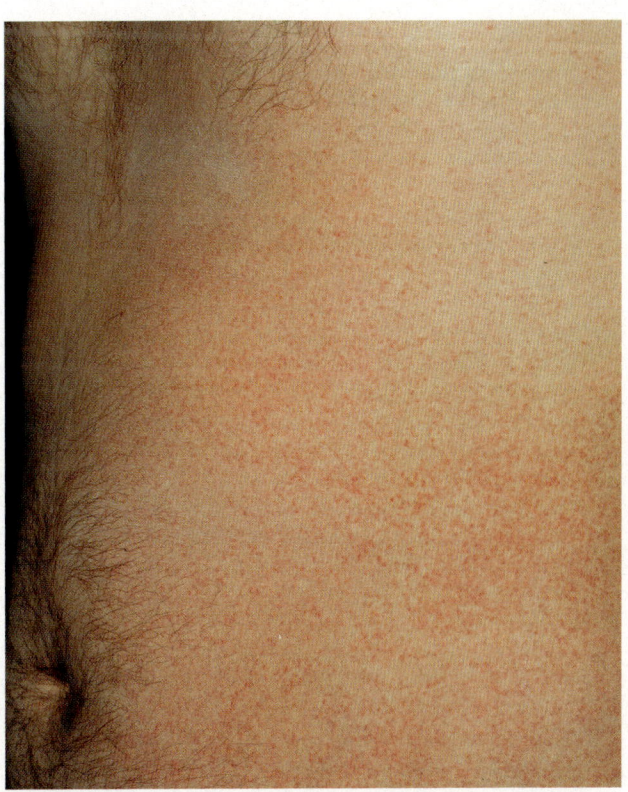

图7-56 痱（热疹）：劳累或过热后出现弥散的小丘疹和水疱。

参考文献

1. Krowchuk DP, et al: The psychosocial effects of acne on adolescents. Pediatr Dermatol 1991; 8:332.
2. Korczak D: The psychological status of acne patients. Personality structure and physician-patient relations. Fortschr Med 1989; 107:309.
3. Rauch PK, Jellinek MS: Pediatric dermatology: developmental and psychological issues. Adv Dermatol 1989; 4:143.
4. Kligman AM: Postadolescent acne in women. Cutis 1991; 48:75.
5. Shaw J, White L: Persistent acne in adult women. Arch Dermatol 2001; 137(9):1252.
6. Wu SF, et al: Role of anxiety and anger in acne patients: a relationship with the severity of the disorder. J Am Acad Dermatol 1988;18:325.
7. Zelickson AS, Mottaz JH: Pigmentation of open comedones. Arch Dermatol 1983; 119:567.
8. Cordain L, Lindeberg S, Hurtado M, Hill K, Eaton SB: Acne vulgaris: a disease of western civilization. Arch Dermatol 2002; 138:1584.
9. Plewig G, et al: Pyoderma faciale. A review and report of 20 additional cases: is it rosacea? Arch Dermatol 1992; 128:1611.
10. Massa MC, Daniel WP: Pyoderma faciale: a clinical study of twenty-nine patients. J Am Acad Dermatol 1982; 6:85.
11. Wong SS, et al: Familial acne fulminans. Clin Exp Dermatol 1992; 17:351-353.
12. Reunala T, Pauli S-L, Rasasen L: Musculoskeletal symptoms and bone lesions in acne fulminans. J Am Acad Dermatol 1990; 22:44.
13. Karvonen S-L: Acne fulminans: report of clinical findings and treatment of twenty-four patients. J Am Acad Dermatol 1993; 28:572.
14. Chicarilli ZN: Follicular occlusion triad: hidradenitis suppurativa, acne conglobata, and dissecting cellulitis of the scalp. Ann Plast Surg 1987; 18:230.
15. Hull SM, Cunliffe WJ: The use of a corticosteroid cream for immediate reduction in the clinical signs of acne vulgaris. Acta Derm Venereol 1989; 69:452.
16. Thomas JR, Doyle JA: The therapeutic uses of topical vitamin A acid. J Am Acad Dermatol 1981; 4:505.
17. Webster G, et al: Efficacy and tolerability of once-daily tazarotene 0.1% gel versus once-daily tretinoin 0.025% gel in the treatment of facial acne vulgaris: a randomized trial [In Process Citation]. Cutis 2001; 67(6 Suppl):4.
18. Leyden J, et al: Comparison of treatment of acne vulgaris with alternate-day applications of tazarotene 0.1% gel and once-daily applications of adapalene 0.1% gel: a randomized trial [In Process Citation]. Cutis 2001; 67(6 Suppl):10.
19. Cunliffe W, et al: Clinical efficacy and safety comparison of adapalene gel and tretinoin gel in the treatment of acne vulgaris: Europe and U.S. multicenter trials. J Am Acad Dermatol 1997; 36(6 Pt 2):S126.
20. Cunliffe W, et al: A comparison of the efficacy and tolerability of adapalene 0.1% gel versus tretinoin 0.025% gel in patients with acne vulgaris: a meta-analysis of five randomized trials. Br J Dermatol 1998; 139 Suppl 52:48.
21. Graupe K, et al: Efficacy and safety of topical azelaic acid (20 percent cream): an overview of results from European clinical trials and experimental reports. Cutis 1996; 57(1 Suppl):20.
22. Webster G: Combination azelaic acid therapy for acne vulgaris. J Am Acad Dermatol 2000; 43(2 Pt 3):S47.
23. Hughes BR, et al: A double-blind evaluation of topical isotretinoin 0.05%, benzoyl peroxide gel 5% and placebo in patients with acne. Clin Exp Dermatol 1992; 17:165.
24. Ellis C, et al: Therapeutic studies with a new combination benzoyl peroxide/clindamycin topical gel in acne vulgaris. Cutis 2001; 67(2 Suppl):13.
25. Leyden J, et al: The efficacy and safety of a combination benzoyl peroxide/clindamycin topical gel compared with benzoyl peroxide alone and a benzoyl peroxide/erythromycin combination product [In Process Citation]. J Cutan Med Surg 2001; 5(1):37.
26. Mills OH, Jr, et al: Comparing 2.5%, 5%, and 10% benzoyl peroxide on inflammatory acne vulgaris. Int J Dermatol 1986; 25:664.
27. Sheehan-Dare RA, et al: A double-blind comparison of topical clindamycin and oral minocycline in the treatment of acne vulgaris. Acta Derm Venereol 1990; 70:534.
28. Akamatsu H, et al: Effects of subminimal inhibitory concentrations of minocycline on neutrophil chemotactic factor production in comedonal bacteria, neutrophil phagocytosis and oxygen metabolism. Arch Dermatol Res 1991; 283:524.
29. Cooper A: Systematic review of Propionibacterium acnes resistance to systemic antibiotics. Med J Aust 1998; 169(5):259.
30. Ad Hoc Committee Report: Systemic antibiotics for treatment of acne vulgaris: efficacy and safety. Arch Dermatol 1975; 111:1630.
31. Sauer GC: Safety of long-term tetracycline therapy for acne. Arch Dermatol 1976; 112:1603.
32. Driscoll MS, et al: Long-term oral antibiotics for acne: is laboratory monitoring necessary? J Am Acad Dermatol 1993; 28:595.
33. Greenwood R, Burke B, Cunliffe WJ: Evaluation of a therapeutic strategy for the treatment of acne vulgaris with conventional therapy. Br J Dermatol 1986; 114:353-358.
34. Rajka G: On therapeutic approaches to some special types of acne. Acta Dermatovener 1986; 120(suppl):39.
35. Cunliffe WJ: Evolution of a strategy for the treatment of acne. J Am Acad Dermatol 1987; 16:591.
36. Archer JSM, Archer DF: Oral contraceptive efficacy and antibiotic interaction: a myth debunked. J Am Acad Dermatol 2002; 46:917.
37. Pierog SH, Al-Salihi FL, Cinotti D: Pseudotumor cerebri: a complication of tetracycline treatment of acne. J Adolescent Health Care 1986; 7:139.
38. Laux B: Treatment of acne vulgaris. A comparison of doxycycline versus minocycline. Hautarzt 1989; 40:577.
39. Rossman RE: Minocycline treatment of tetracycline-resistant and tetracycline-responsive acne vulgaris. Cutis 1981; 27:196.
40. Leyden JJ: Absorption of minocycline hydrochloride and tetracycline hydrochloride. J Am Acad Dermatol 1985; 12:308.
41. Chiu A, et al: Minocycline treatment and pseudotumor cerebri syndrome. Am J Ophthalmol 1998; 126(1):116.
42. Basler RSW: Minocycline-related hyperpigmentation. Arch Dermatol 1985; 121:606.
43. Pepine M, et al: Extensive cutaneous hyperpigmentation caused by minocycline. J Am Acad Dermatol 1993; 28:295.
44. Poliak SC, et al: Minocycline-associated tooth discoloration in young adults. JAMA 1985; 254:2930.
45. Christian GL, Krueger GG. Clindamycin vs placebo as adjunctive therapy in moderately severe acne. Arch Dermatol 1975; 111:997.
46. Leyden JJ, et al: Gram-negative folliculitis: a complication of antibiotic therapy in acne vulgaris. Br J Dermatol 1973; 88:583.

47. Shore RN: Usefulness of ampicillin in treatment of acne vulgaris. J Am Acad Dermatol 1983; 9:604.
48. Sheeler RD: Cephalosporin for acne vulgaris. J Am Acad Dermatol 1986; 14:1091.
49. Nordin K, et al: A clinical and bacteriological evaluation of the effect of sulfamethoxazole trimethoprim in acne vulgaris, resistant to prior therapy with tetracyclines. Dermatologica 1978; 157:245.
50. Bottomley W, Cunliffe W: Oral trimethoprim as a third-line antibiotic in the management of acne vulgaris. Dermatology 1993; 187(3):193.
51. Noto G, et al: Ovulatory patterns in women with juvenile and late-onset/persistent acne vulgaris. Acta Eur Fertil 1990; 21:293.
52. Bunker CB, et al: Most women with acne have polycystic ovaries. Br J Dermatol 1989; 121:675.
53. Shaw J: Hormonal therapy in dermatology. Dermatol Clin 2001; 19(1):169, ix.
54. Goodfellow A, et al: Oral spironolactone improves acne vulgaris and reduces sebum excretion. Br J Dermatol 1984; 111:209.
55. Burke BM, Cunliffe WJ: Oral spironolactone therapy for female patients with acne, hirsutism or androgenic alopecia. Br J Dermatol 1985;112:124.
56. Shaw J: Low-dose adjunctive spironolactone in the treatment of acne in women: a retrospective analysis of 85 consecutively treated patients. J Am Acad Dermatol 2000; 43(3):498.
57. Lubbos H, et al: Adverse effects of spironolactone therapy in women with acne. Arch Dermatol 1998; 134(9):1162.
58. Redmond GP, Bergfeld WF: Treatment of androgenic disorders in women: acne, hirsutism, and alopecia. Cleve Clin J Med 1990; 57:428.
59. Nader S, et al: Acne and hyperandrogenism: impact of lowering androgen levels with glucocorticoid treatment. J Am Acad Dermatol 1984; 11:256.
60. McLane J. Analysis of common side effects of isotretinoin. J Am Acad Dermatol 2001; 45(5):S188.
61. Hull SM, et al: Treatment of the depressed and dysmorphophobic acne patient. Clin Exp Dermatol 1991; 16:210.
62. Falk ES, Stenvold SE: Long-term effects of isotretinoin in the treatment of severe nodulocystic acne. Riv Eur Sci Med Pharmacol 1992; 14:215.
63. Lehucher-Ceyrac D, Weber-Buisset MJ: Isotretinoin and acne in practice: a prospective analysis of 188 cases over 9 years. Dermatology 1993; 186:123.
64. Goulden V, et al: Treatment of acne with intermittent isotretinoin. Br J Dermatol 1997; 137(1):106.
65. Seukeran D, Cunliffe W: Acne vulgaris in the elderly: the response to low-dose isotretinoin. Br J Dermatol 1998; 139(1):99.
66. Strauss JS, Stranier AM: Changes in long-term sebum production from isotretinoin therapy. J Am Acad Dermatol 1982; 6:751.
67. Chivot M, Midoun H: Isotretinoin and acne-a study of relapses. Dermatologica 1990; 180:240.
68. Cunliffe WJ, Norris JFB: Isotretinoin: an explanation for its long-term benefit. Dermatologica 1987; 175(suppl 1):133.
69. Myhill JE, Leichtman SR, Burnett JW. Self-esteem and social assertiveness in patients receiving isotretinoin treatment for cystic acne. Cutis 1988; 41:171.
70. Rubinow DR, et al: Reduced anxiety and depression in cystic acne patients after successful treatment with oral isotretinoin. J Am Acad Dermatol 1987; 17:25.
71. Lammer EJ, et al. Retinoic acid embryopathy. N Engl J Med 1985; 313:837-841.
72. Dai WS, et al: Epidemiology of isotretinoin exposure during pregnancy. J Am Acad Dermatol 1992; 26:599.
73. Hoting VE, et al: Isotretinoin treatment of acne conglobata. Andrologic follow-up. Fortschr Med 1992; 110:427.
74. Walker BR, Mac K: Serum lipid elevation during isotretinoin therapy for acne in the west of Scotland. Br J Dermatol 1990; 122:531.
75. McElwee NE, et al: An observational study of isotretinoin recipients treated for acne in a health maintenance organization. Arch Dermatol 1991; 127:341.
76. Bershad S, et al: Changes in plasma lipids and lipoproteins during isotretinoin therapy for acne. N Engl J Med 1985; 313: 981.
77. Tangrea JA, et al: Skeletal hyperostosis in patients receiving chronic, very-low-dose isotretinoin. Arch Dermatol 1992; 128: 921.
78. Ellis CN, et al: Long-term radiographic follow-up after isotretinoin therapy. J Am Acad Dermatol 1988; 18:1252.
79. Kilcoyne RF, et al: Minimal spinal hyperostosis with low-dose isotretinoin therapy. Invest Radiol 1986; 21:41.
80. Di GJ : Isotretinoin effects on bone. J Am Acad Dermatol 2001; 45(5):S176.
81. Margolis D, Attie M, Leyden J: Effects of isotretinoin on bone mineralization during routine therapy with isotretinoin for acne vulgaris. Arch Dermatol 1996; 132(7):769.
82. Pepall LM, Cosgrove MP, Cunliffe WJ: Ablation of white-heads by cautery under topical anesthesia. Br J Dermatol 1991; 125: 256.
83. Jacob C, Dover J, Kaminer M: Acne scarring: a classification system and review of treatment options. J Am Acad Dermatol 2001; 45(1):109.
84. James WD, Leyden JJ: Treatment of gram-negative folliculitis with isotretinoin: positive clinical and microbiologic response. J Am Acad Dermatol 1985; 12:319.
85. Mostafa WZ: Citrobacter freundii in gram-negative folliculitis. J Am Acad Dermatol 1989; 20:504.
86. Plewig G, Nikolowski J, Wolff HH: Action of isotretinoin in acne rosacea and gram-negative folliculitis. J Am Acad Dermatol 1982; 6:766.
87. Hitch JM: Acneiform eruptions induced by drugs and chemicals. JAMA 1967; 200:879.
88. Hurwitz RM: Steroid acne. J Am Acad Dermatol 1989; 21:1179.
89. Cunliffe W, et al: Comedogenesis: some new aetiological, clinical and therapeutic strategies. Br J Dermatol 2000; 142(6):1084.
90. Bond GG, et al: Incidence of chloracne among chemical workers potentially exposed to chlorinated dioxins. J Occup Med 1989; 31:771.
91. Gupta M, Gupta A: Olanzapine may be an effective adjunctive therapy in the management of acne excoriee: a case report. J Cutan Med Surg 2001; 5(1):25.
92. Mohs FE, McCall MW, Greenway HT: Curettage for removal of the comedones and cysts of the Favre-Racouchot syndrome. Arch Dermatol 1982; 118:365.
93. Jungfer B, et al: Solid persistent facial edema of acne: successful treatment with isotretinoin and ketotifen. Dermatology 1993; 187:34.
94. Mendez-Fernandez M: Surgical treatment of solid facial edema: when everything else fails. Ann Plast Surg 1997; 39(6):620.
95. Alapati U, Lynfield Y: Multiple papules on the eyelids. Primary milia. Arch Dermatol 1999; 135(12):1545, 1548.
96. Fritsch P, et al: Perioral dermatitis. Hautarzt 1989; 40:475.

97. Malik R, Quirk C: Topical applications and perioral dermatitis. Aust J Dermatol 2000; 41(1):34.
98. Veien NK, et al: Topical metronidazole in the treatment of perioral dermatitis. J Am Acad Dermatol 1991; 24:258.
99. Goldman D: Tacrolimus ointment for the treatment of steroid-induced rosacea: a preliminary report. J Am Acad Dermatol 2001; 44(6):995.
100. Drolet B, Paller AS: Childhood rosacea. Pediatr Dermatol 1992; 9:22.
101. Erzurum SA, et al: Acne rosacea with keratitis in childhood. Arch Ophthalmol 1993; 111:228.
102. Dupont C: The role of sunshine in rosacea. J Am Acad Dermatol 1986; 15:713.
103. Wilkin JK: Oral thermal-induced flushing in erythematotelangiectatic rosacea. J Invest Dermatol 1981; 76:15.
104. Bonnar E, et al: The Demodex mite population in rosacea. J Am Acad Dermatol 1993; 28:443.
105. Sibenge S, Gawkrodger DJ: Rosacea: a study of clinical patterns, blood flow, and the role of Demodex folliculorum. J Am Acad Dermatol 1992; 26:590.
106. Wilkin J, et al. Standard classification of rosacea: Report of the National Rosacea Society Expert Committee on the Classification and Staging of Rosacea. J Am Acad Dermatol 2002; 46(4):584.
107. Helm KF, et al: A clinical and histopathologic study of granulomatous rosacea. J Am Acad Dermatol 1991; 25:1038.
108. Patrinely JR, et al: Granulomatous acne rosacea of the eyelids. Arch Ophthalmol 1990; 108:561.
109. Black AA, et al: Prevalence of acne rosacea in a rheumatic skin disease subspecialty clinic. Lupus 1992; 1:229.
110. Akpek E, et al: Ocular rosacea: patient characteristics and follow-up. Ophthalmology 1997; 104(11):1863.
111. Gudmundsen KJ, et al: Schirmer testing for dry eyes in patients with rosacea. J Am Acad Dermatol 1992; 26:211.
112. Browning DJ, Proia AD: Ocular rosacea. Surv Ophthalmol 1986; 31:145.
113. Jenkins MA, et al: Ocular rosacea. Am J Ophthalmol 1979; 88:618.
114. Hoang-Xuan T, et al: Ocular rosacea: a histologic and immunopathologic study. Ophthalmology 1990; 97:1468.
115. Quarterman M, et al: Ocular rosacea: signs, symptoms, and tear studies before and after treatment with doxycycline. Arch Dermatol 1997; 133(1):49.
116. Nielsen PG: Metronidazole treatment in rosacea. Int J Dermatol 1988 (review); 27:1.
117. Hoting E, Paul E, Plewig G: Treatment of rosacea with isotretinoin. Int J Dermatol 1986; 25:660.
118. Turjanmaa K, Reunala T: Isotretinoin treatment of rosacea. Acta Derm Venereol 1987; 67:89.
119. Erdogan F, et al: Efficacy of low-dose isotretinoin in patients with treatment-resistant rosacea. Arch Dermatol 1998; 134(7):884.
120. Dahl M, et al: Topical metronidazole maintains remissions of rosacea. Arch Dermatol 1998; 134(6):679.
121. Wilkin JK, De WS: Treatment of rosacea: topical clindamycin versus oral tetracycline. Int J Dermatol 1993; 32:65.
122. Bjerke R, Fyrand O, Graupe K: Double-blind comparison of azelaic acid 20% cream and its vehicle in treatment of papulopustular rosacea. Acta Derm Venereol 1999; 79(6):456.
123. Maddin S: A comparison of topical azelaic acid 20% cream and topical metronidazole 0.75% cream in the treatment of patients with papulopustular rosacea. J Am Acad Dermatol 1999; 40(6 Pt 1):961.
124. Shelley WB, et al: Unilateral demodectic rosacea. J Am Acad Dermatol 1989; 20:915.
125. Jemec G, Hansen U: Histology of hidradenitis suppurativa. J Am Acad Dermatol 1996; 34(6):994.
126. Von DWJ, Williams H, Raeburn J: The clinical genetics of hidradenitis suppurativa revisited. Br J Dermatol 2000; 142(5):947.
127. Mortimer PS, et al: Mediation of hidradenitis suppurativa by androgens. BMJ 1986; 292:245.
128. Morgan WP, Leicester G. The role of depilation and deodorants in hidradenitis suppurativa. Arch Dermatol 1982; 118:101.
129. Highet AS, Warren RE, Weekes AJ: Bacteriology and antibiotic treatment of perineal suppurative hidradenitis. Arch Dermatol 1988; 124:1047.
130. Konig A, et al: Cigarette smoking as a triggering factor of hidradenitis suppurativa. Dermatology 1999; 198(3):261.
131. Jemec G, Wendelboe P: Topical clindamycin versus systemic tetracycline in the treatment of hidradenitis suppurativa. J Am Acad Dermatol 1998; 39(6):971.
132. Dicken CH, Powell ST, Spear KL: Evaluation of isotretinoin treatment of hidradenitis suppurativa. J Am Acad Dermatol 1984; 11:500.
133. Shalita AR, et al: Isotretinoin treatment of acne and related disorders: an update. J Am Acad Dermatol 1983; 9:629.
134. Brown CF, Gallup DG, Brown VM: Hidradenitis suppurativa of the anogenital region: response to isotretinoin. Am J Obstet Gynecol 1988; 158:12.
135. Boer J, van GM: Long-term results of isotretinoin in the treatment of 68 patients with hidradenitis suppurativa. J Am Acad Dermatol 1999; 40(1):73.
136. Banerjee AK: Surgical treatment of hidradenitis suppurativa. Br J Surg 1992; 79:863.
137. Rompel R, Petres J: Long-term results of wide surgical excision in 106 patients with hidradenitis suppurativa. Dermatol Surg 2000; 26(7):638.
138. Harrison BJ, Mudge M, Hughes LE: Recurrence after surgical treatment of hidradenitis suppurativa. BMJ 1987; 294:487.
139. Kirk J, et al: Miliaria profunda. J Am Acad Dermatol 1996;35(5 Pt 2):854.

8 银屑病和其他丘疹鳞屑性疾病
Psoriasis and Other Papulosquamous Diseases

- 银屑病　209
  - 慢性斑块状银屑病　212
  - 点滴状银屑病　212
  - 泛发性脓疱型银屑病　213
  - 红皮病型银屑病　213
  - 光敏性银屑病　214
  - 头皮银屑病　214
  - 掌跖银屑病　214
  - 掌跖脓疱型银屑病　214
  - 脓溢性角皮病（Reiter 综合征）　216
  - 阴茎银屑病和 Reiter 综合征　216
  - 指（趾）脓疱型银屑病　216
  - 反向银屑病（皱褶部位或间擦部位银屑病）　217
  - 人类免疫缺陷病毒（HIV）诱发的银屑病　217
  - 指（趾）甲银屑病　218
  - 银屑病性关节炎　220
- 毛发红糠疹　240
- 脂溢性皮炎　242
  - 婴儿（乳痂）　242
  - 幼儿（石棉状糠疹和睑缘炎）　242
  - 青少年和成人（典型脂溢性皮炎）　245
  - 获得性免疫缺陷综合征　245
- 玫瑰糠疹　246
- 扁平苔藓　250
  - 局限性丘疹　250
  - 肥厚性扁平苔藓　252
  - 泛发性扁平苔藓和苔藓样药疹　252
  - 掌跖扁平苔藓　252
  - 毛囊性扁平苔藓　252
  - 口腔黏膜扁平苔藓　254
  - 糜烂性阴道扁平苔藓　255
  - 指（趾）甲扁平苔藓　255
- 硬化萎缩性苔藓　257
  - 阴茎硬化萎缩性苔藓　258
- 苔藓样糠疹　261

丘疹鳞屑性疾病是一组以鳞屑性丘疹和斑块为特征的疾病。除原发皮损的临床特征相似外，这些疾病几乎不存在共同点。第 1 章原发性皮损部分已全面地列出了一系列以鳞屑性斑块为特征的疾病。这里介绍几种主要的丘疹鳞屑性疾病。

银屑病 Psoriasis

银屑病在人群中的发病率为 1%～3%。该病与遗传有关，很可能为可变外显率的显性遗传；病因不明。银屑病为一终身性疾病，其特征为慢性，加重和缓解交替反复发作，使患者身心俱疲。

在适当的环境诱发因素下，有数以百万计的人可能发生银屑病，例如，应激就有可能诱发之。环境因素可影响疾病的病程和病情的严重性，疾病的范围和严重程度差异较大。银屑病通常在幼年起病，第一次发病可能是由链球菌性咽炎诱发（如点滴状银屑病）。

"银屑病患者的心痛"　大多数银屑病患者情感所受到的伤害比身体伤害更大。银屑病影响患者的自我形象和自信心，使其不愿见人。患者因担心被人发现而避免一些活动，如日光浴（非常有助于治疗银屑病）[1]。患者即使仅有一些无症状的慢性斑块，但其实际病情要比外观表现严重得多。

临床表现

银屑病的皮损具有特征性。初发为红色鳞屑性丘疹，逐渐融合形成圆形或椭圆形斑块，与周围正常皮肤容易区别（图 8-1）。银白色粘着性鳞屑，被刮除后会出现点状出血（Auspitz 征）。鳞屑可以变得非常致密，特别是分布于头皮者。间擦部位的鳞屑浸软且分散，因此皱褶部位银屑病斑块表现为平滑、红色的斑块，表面浸渍。最常见的间擦性斑块位于臀间皱襞部位，称为臀间红斑（图 8-2）。颜色深红是其另一特征性的表现，在所有皮损处均保持不变。

银屑病可发生于物理性损伤（搔抓、日晒伤或外科手术）部位，即所谓的同形现象或köebner现象（图8-3、8-8和8-10）。瘙痒程度不等。虽然银屑病可影响任何皮肤表面，但有一定的好发部位，所有疑诊银屑病的患者均应检查这些部位，包括肘部、膝部、头皮、臀裂、指甲和趾甲。

银屑病累及伸侧多于屈侧，且通常不累及掌跖和面部。大部分患者为慢性局限性病变，并伴其他临床表现。局限性斑块状银屑病可与湿疹或脂溢性皮炎混淆，表现为许多小皮损的点滴状银屑病，与二期梅毒或玫瑰糠疹类似。

诱发或加重银屑病的药物

锂 有文献记载，在锂治疗过程中可加重先前存在的银屑病，但先前存在的银屑病并不是锂治疗的一般禁忌证[2]。许多锂治疗患者病情并不加重，当需要持续锂治疗时，则应减少锂用量或采用其他更强效的银屑病治疗方法。

β受体阻断剂 β受体阻断剂可能会加重病情，在给药时应慎重[3]。

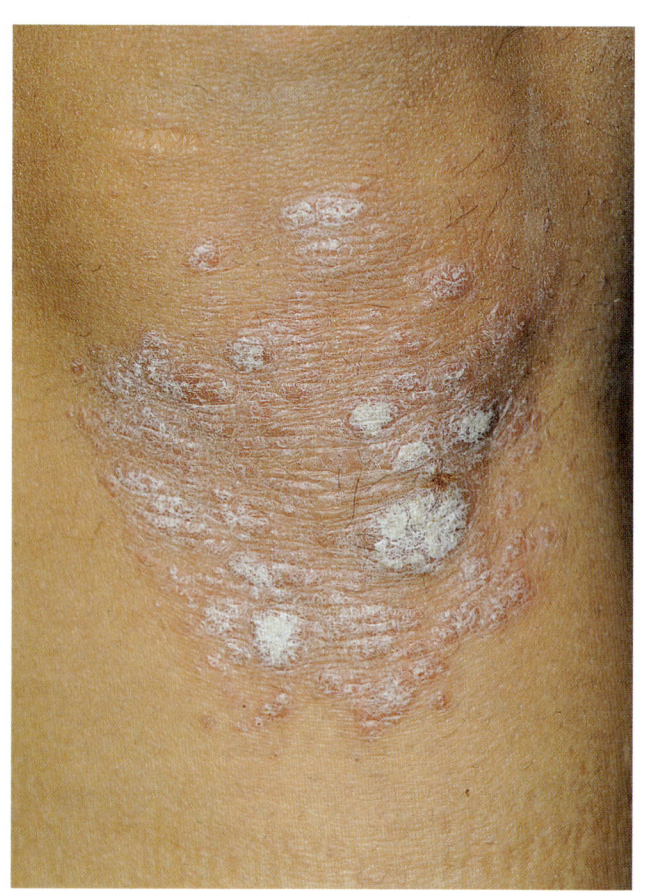

图8-1 银屑病：典型的椭圆形斑块状皮损，境界清晰，表面覆盖银白色鳞屑。

抗疟药 有报道用抗疟药治疗银屑病过程中可导致剥脱性皮炎，加重银屑病病情[4]，但发生率低。对于需要预防性抗疟疾治疗的银屑病患者，抗疟药治疗并不禁忌[5]。

全身应用糖皮质激素 系统性应用糖皮质激素可快速清除银屑病，但遗憾的是，停药后许多患者病情加重，有时可发展成脓疱型银屑病[6]。正因如此，系统性糖皮质激素治疗被禁止用作银屑病的常规治疗方法。

组织学

银屑病表皮细胞存在大量有丝分裂。存在表皮过度增生及表皮功能异常的最终产物——鳞屑。真皮层扩张，迂曲的毛细血管接近皮肤表面，导致典型的红斑损害。刮除鳞屑时毛细血管破裂出血（Auspitz征）。

临床表现

银屑病形态学分型
慢性斑块性银屑病
点滴状银屑病（急性发疹性银屑病）
脓疱型银屑病
红皮病型银屑病
光敏性银屑病
人类免疫缺陷病毒诱发的银屑病
脓溢性角皮病（Reiter综合征）

不同部位银屑病
头皮银屑病
掌跖银屑病
掌跖脓疱型银屑病
指（趾）脓疱型银屑病
反向银屑病（皱褶部位银屑病）
阴茎银屑病和Reiter综合征
指（趾）甲银屑病
银屑病性关节炎

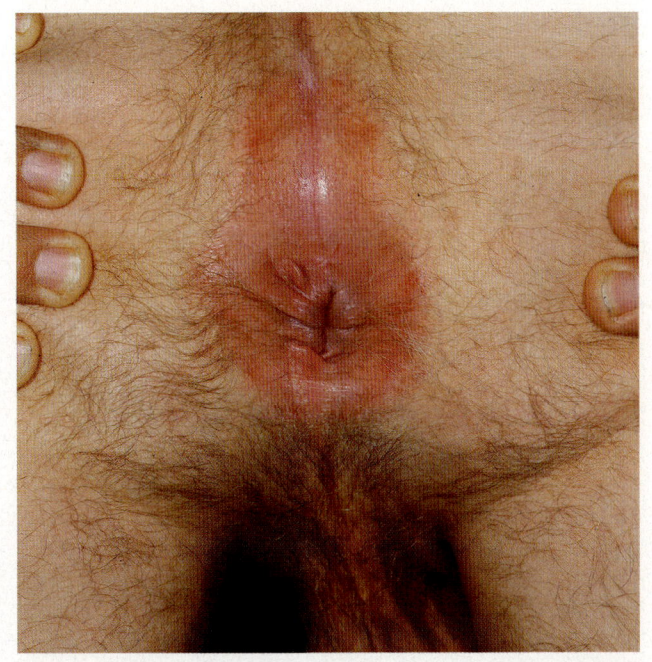

图8-2 银屑病：臀间红斑，银屑病患者常见的皮损。间擦性银屑病斑块的典型表现，皮损鲜红色而无鳞屑。

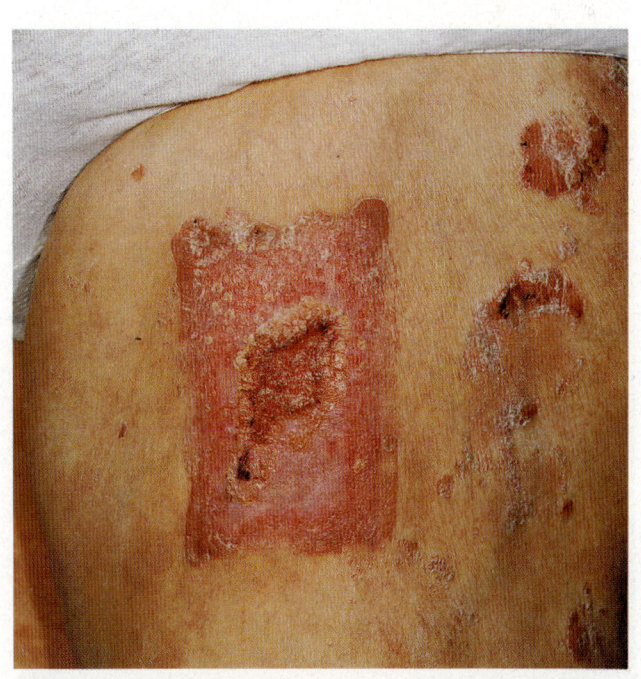

图8-3 银屑病：köebner现象。银屑病出现于供体皮肤移植处。

慢性斑块状银屑病 Chronic plaque psoriasis

界限清晰的慢性非炎症性斑块是银屑病最常见的表现。皮损可出现于皮肤表面任何部位,扩大到一定程度后,保持数月或数年的稳定状态(图8-4)。斑块消退时有暂时性的棕色、白色或红色斑疹。

点滴状银屑病 Guttate psoriasis

超过30%的银屑病患者在20岁之前首次发病,许多患者初发表现即为点滴状银屑病,发病前1～2周通常有链球菌性咽炎或病毒性上呼吸道感染[7]。躯干部和四肢突然出现鳞屑性丘疹,不包括手掌和足跖(图8-5 A,B)。数量不等,可数个或多个,针尖大小到1cm左右,随着时间推移,皮损直径逐渐增大。头皮和面部也可累及。有程度不等的痒感。点滴状银屑病可在数周或数月内自发消退;较慢性斑块状银屑病治疗效果好。应行咽拭子培养,排除链球菌感染。该型银屑病患者血清中抗链球菌溶血素"O"滴度阳性率很高。

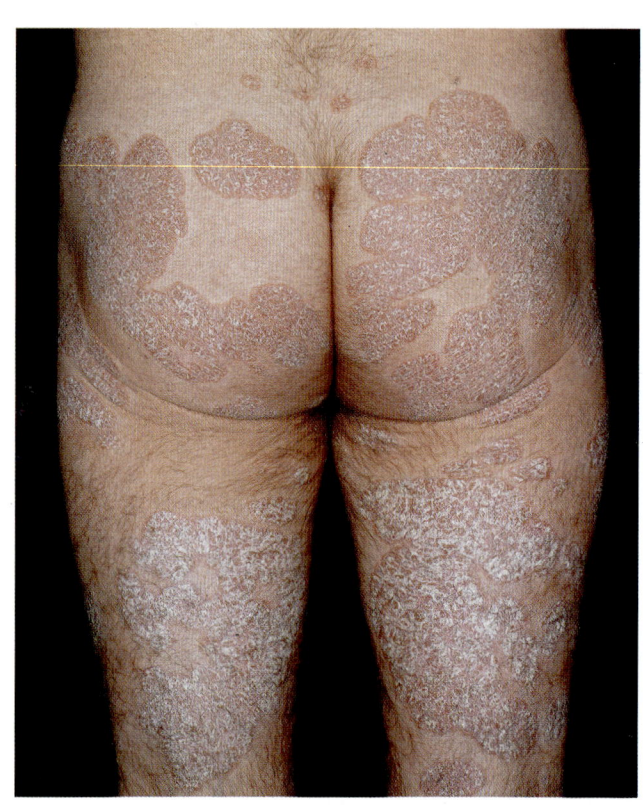

图8-4 慢性斑块状银屑病:非炎症性斑块倾向于固定在某一部位达数月。

图 8-5 点滴状银屑病。

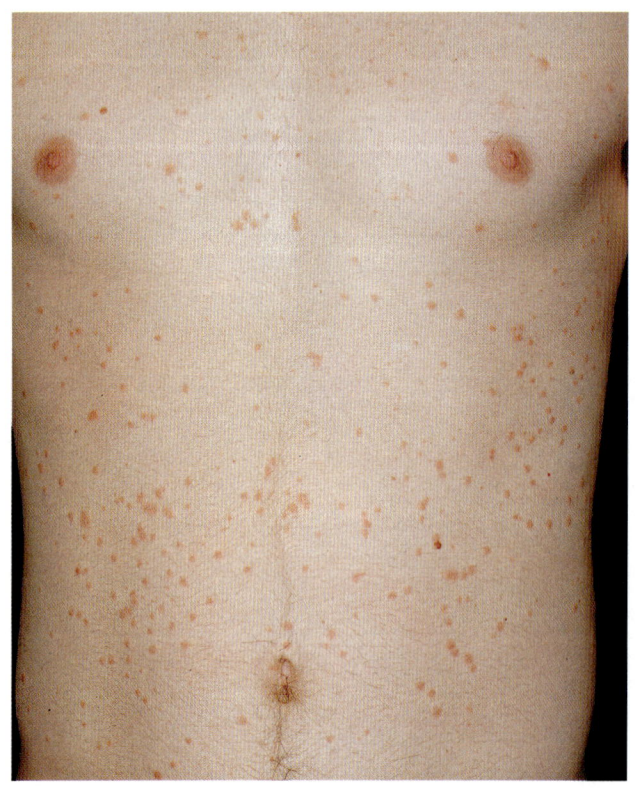

A. 在链球菌性咽炎后突然出现大量大小形状一致的小皮损。

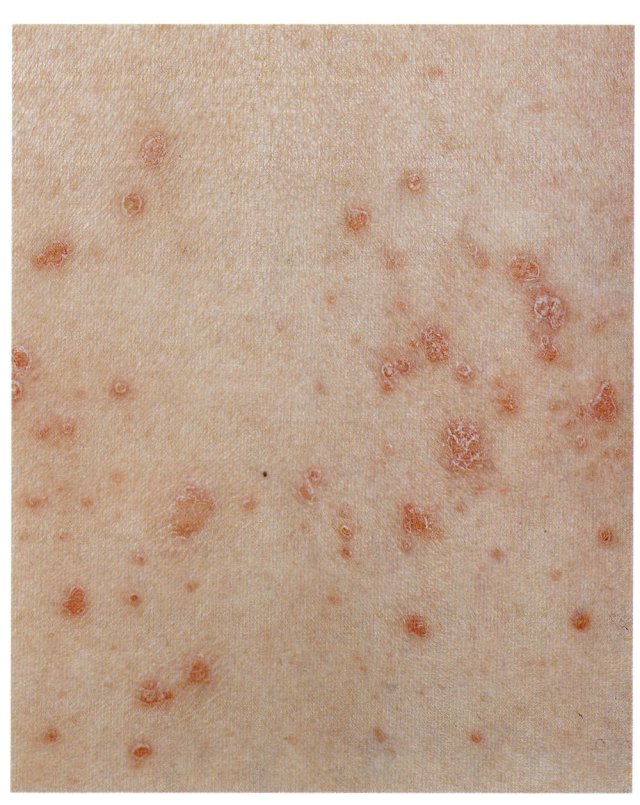

B. 大量的针尖大小到1cm的皮损,形成典型的银屑病样鳞屑。

泛发性脓疱型银屑病
Generalized pustular psoriasis

该型银屑病临床少见（又称 von Zumbusch 银屑病），病情严重，可能导致患者死亡。皱褶部位突发红斑并扩展到躯体其他部位。红斑基础上产生大量细小的无菌性脓疱，并融合成脓湖（图 8-6）。表皮上层浅表的脓疱容易破裂。患者有中毒症状，发热，白细胞增多。外用药如焦油和地蒽酚可诱发不稳定的或易变的银屑病患者发病。停止外用和内服糖皮质激素制剂均可导致疾病发作，复发常见。湿敷和外用Ⅴ级糖皮质激素能初步控制病情，重度病例需要系统性治疗。阿维A酸可迅速控制病情，甲氨蝶呤和环孢菌素也有效[8]。

红皮病型银屑病 Erythrodermic psoriasis

与泛发性脓疱型银屑病一样，泛发性红皮病性银屑病病情严重、高度不稳定，可为银屑病的初发表现，但通常发生于先前有慢性银屑病者（图 8-7）。诱发因素包括系统性使用糖皮质激素、外用糖皮质激素过量、过度的、刺激性的局部治疗、光疗并发症、严重精神应激和前驱疾病如感染。治疗包括卧床休息，初始时应避免紫外线照射。用醋酸铝溶液（Burrow 溶液）湿敷，燕麦凝胶浴，大量使用润滑药，增加蛋白质和液体摄入，使用抗组胺药减轻瘙痒，避免使用强效外用糖皮质激素，严重病例需要住院治疗[9]。当局部用药不能迅速控制时可以考虑使用甲氨蝶呤、环孢菌素或阿维A酸。焦油和蒽林有可能加重病情，应避免使用。

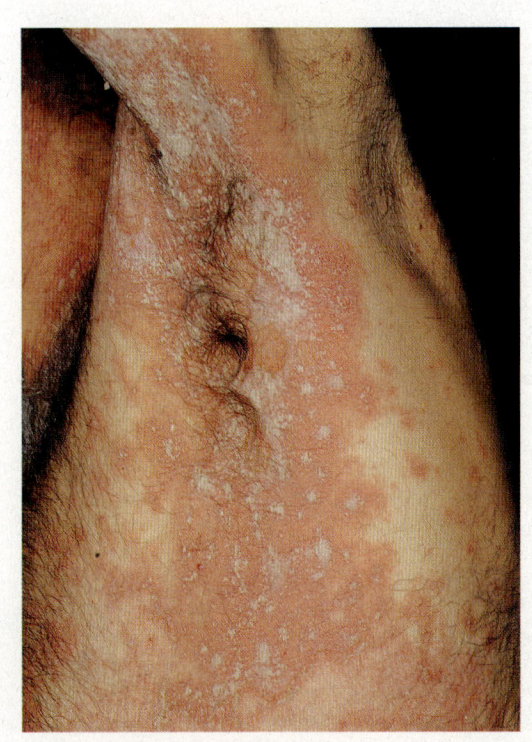

图 8-6 泛发性脓疱型银屑病：红色斑块上出现为数众多的无菌性脓疱，在许多部位可融合。

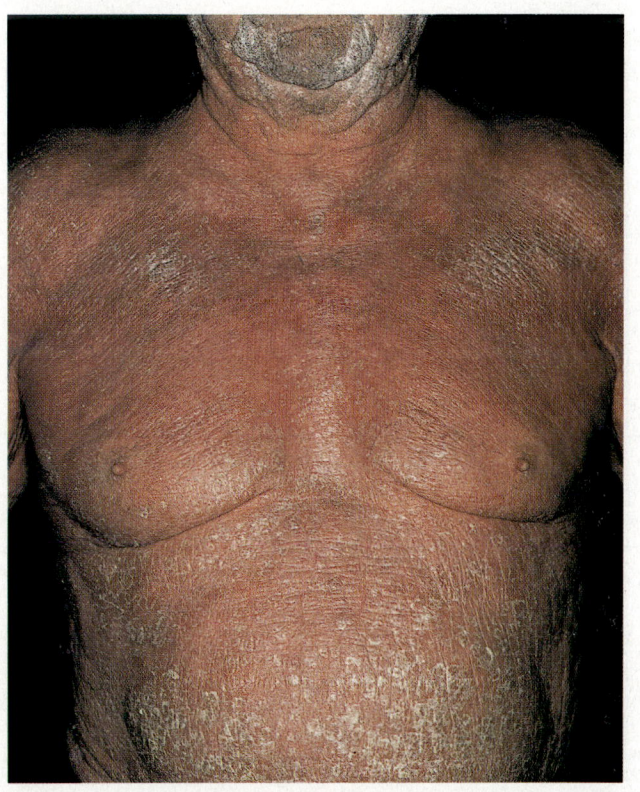

图 8-7 红皮病型银屑病：患者停用甲氨蝶呤后很快出现泛发性红斑。

光敏性银屑病 Light-sensitive psoriasis

银屑病患者期待阳光充足的夏天,大多数病例在夏季对紫外线有可预期的反应。然而,也可能适得其反,特别是那些急切期待迅速清除皮损的患者,有可能导致晒伤,在晒伤区域出现Köebner现象,点滴状皮损或是疼痛性弥散性炎症性斑块(图8-8)。斑块状皮损接着聚集在未累及的、先前完好的皮肤区域。有些患者不能耐受任何强度的紫外线。

头皮银屑病 Psoriasis of the scalp

头皮是银屑病的好发部位,可以是惟一的受累部位。其斑块状皮损与其他部位的相似,但它的鳞屑更不易脱落,因其被头发固定住。斑块状皮损扩展至前额者比较常见(图8-9)。密集的、紧绷感的鳞屑覆盖在整个头皮。即使是最严重的病例,也不会造成永久性脱发。有关儿童头皮出现特征性鳞屑的问题将在本章的脂溢性皮炎部分叙述。

掌跖银屑病 Psoriasis of the palms and soles

掌跖可以是泛发性银屑病受累部位的一部分,也可以是银屑病惟一的受累部位。皮损有多种形态,表面红色的斑块状皮损覆以棕色厚积鳞屑,不易与慢性湿疹相鉴别(图8-10)。光滑的、深红色斑块状皮损与皱褶部位皮损类似(图8-11)。

掌跖脓疱型银屑病 Pustuar psoriasis of the palms and soles

较深的脓疱首先出现于手掌和足跖的中间部分,脓疱可以是局限性的,也可以是弥漫性的(图8-12 A,B)。脓疱不破裂,但接近皮肤表面,颜色逐渐变为棕黑色,出现鳞屑。周围的皮肤逐渐变为红色,光滑,柔嫩,以后在受累部位出现厚痂。慢性病程,持续数年。在这段时间内患者忍受着缓解与加重的交替出现,因疼痛而影响日常活动。这些患者吸烟率相当高[10]。阿维A酸、甲氨蝶呤、补骨脂素-长波紫外线疗法(PUVA)和间歇性局部使用糖皮质激素封包疗法都是可以考虑的治疗方案。

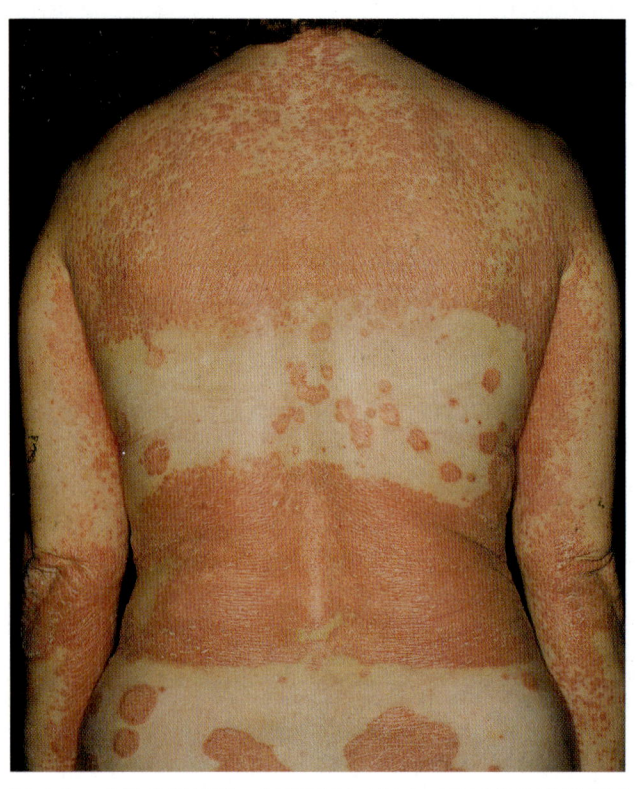

图8-8 光敏性银屑病:过度暴露于阳光下可诱发弥漫性银屑病。被内衣遮盖的后背中部不发病。

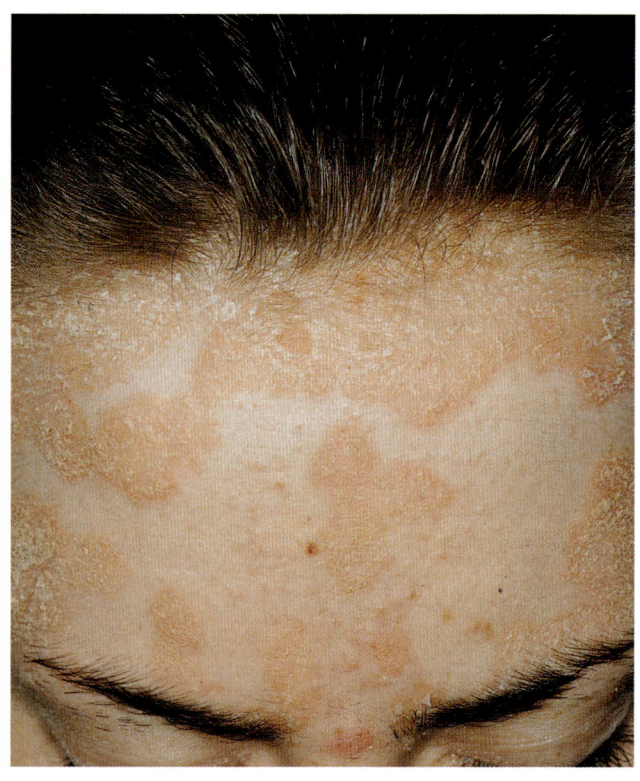

图8-9 头皮银屑病:头皮和发际部位出现典型的斑块状皮损。偶尔斑块状皮损也出现于面部。

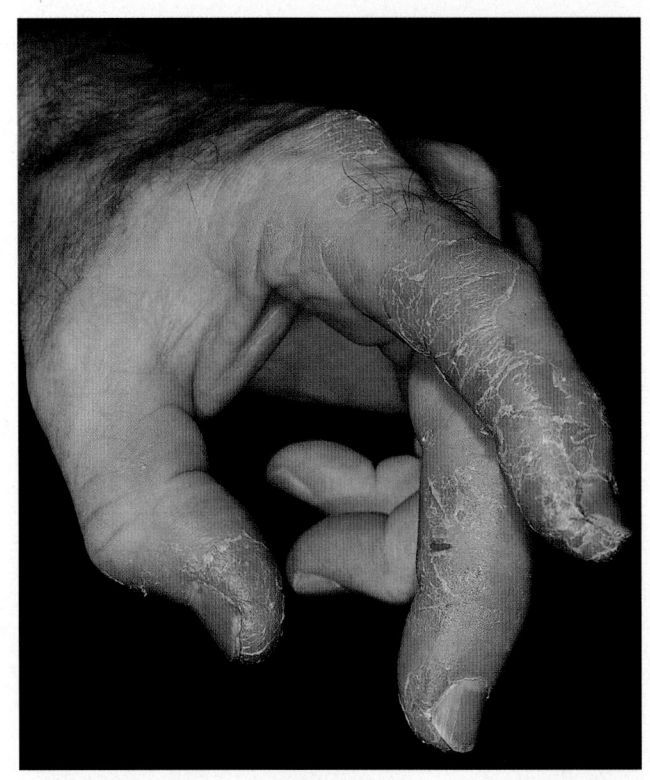

图8-10 指尖银屑病：表现为湿疹样变化，但鲜红色是典型银屑病的特征。1名外科医生手部以köebner现象发生的皮疹。

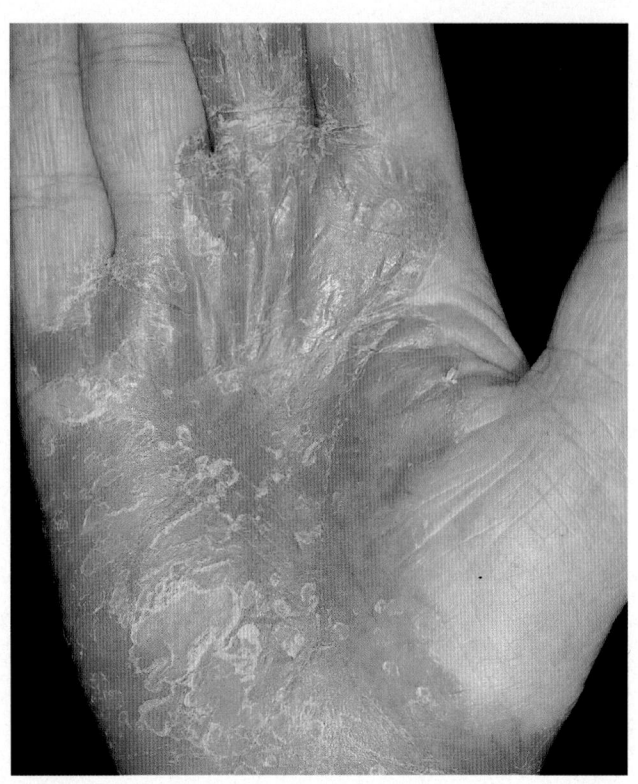

图8-11 手部银屑病：手部深红色光滑的斑块状皮损，患者躯干部有典型皮损。

图 8-12 足跖脓疱型银屑病

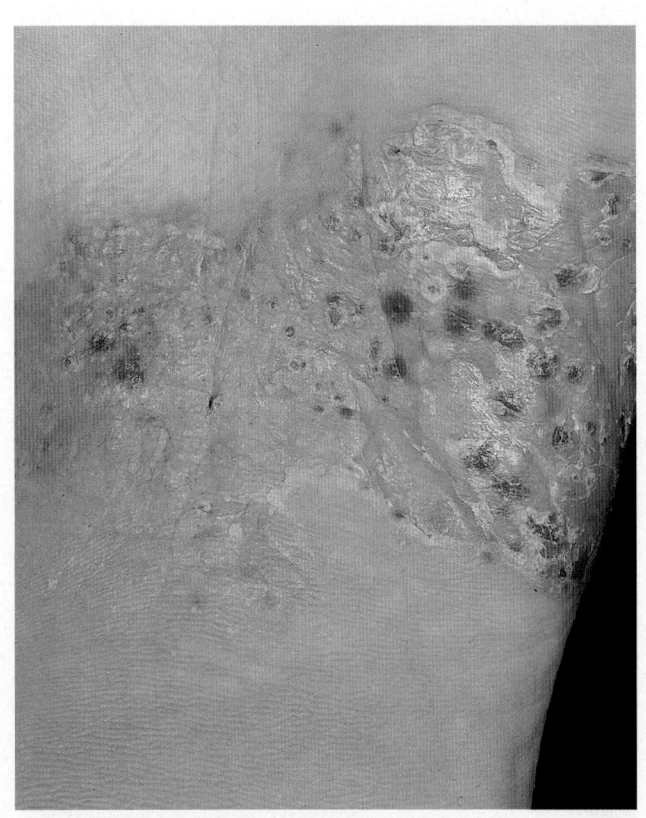

A. 典型部位的早期病例。

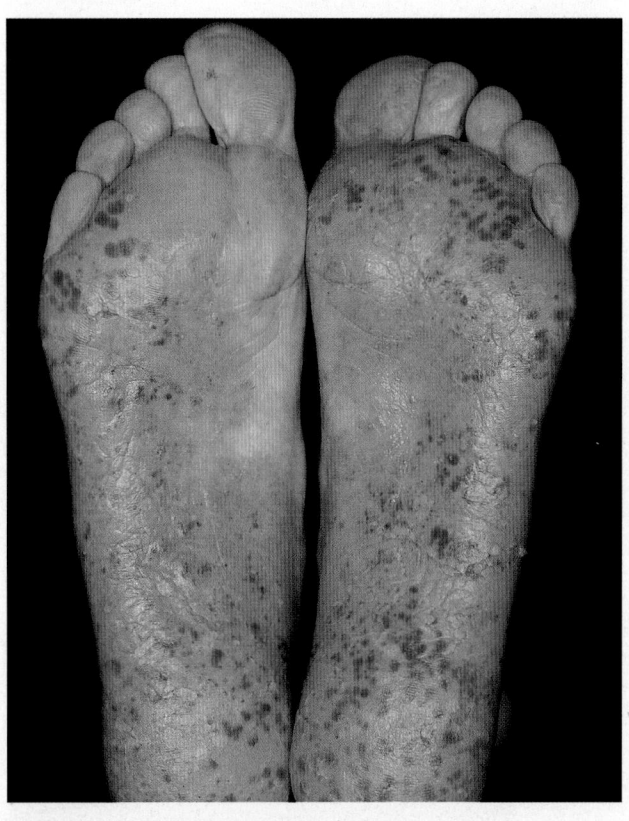

B. 慢性病例，其足跖部炎症可持续数年。

脓溢性角皮病（Reiter 综合征）Keratoderma blennorrhagicum (Reiter's syndrome)

Reiter综合征表现为反应性免疫应答，发生于基因易感性个体中（60%～90%的患者HLA-B27阳性），通常由各种不同的感染触发，特别是可导致痢疾或尿道炎的细菌，如小肠结肠炎耶尔森菌、假结核耶尔森菌。Reiter综合征（尿道炎和/或宫颈炎，持续1个月以上的外周关节炎）患者通常在关节炎起病后1～2个月出现银屑病样皮损，有25%的患者有结膜炎。脓溢性角皮病的典型皮损出现于足跖（图8-13 A），并逐渐扩展到趾（图8-13B）。但皮损也可出现于腿、头皮和手。可伴有指（趾）甲营养不良、变厚和变形。斑块状皮损呈明显的圆圈状、鳞屑性边缘。丘疹水疱性斑块扩大融合，形成鳞屑性扇形斑块状皮损，表面覆以厚的、黄色堆积性鳞屑，相似的皮损也可出现于阴茎。甲氨蝶呤、阿维A酸[11]和酮康唑[12]对皮肤和关节症状治疗有效。

阴茎银屑病和 Reiter 综合征 Psoriasis of the penis and Reiter's syndrome

躯干和包皮环切后的阴茎可出现典型的白色鳞屑性银屑病斑块（图8-15）。阴茎被包皮覆盖时无鳞屑形成。龟头和冠状沟糜烂的皮肤表面覆盖鳞屑和痂，当其融合形成明显的弯曲状时，可在Reiter综合征患者出现非常典型的银屑病样损害，即环状龟头炎（图8-16），活检可确诊。氢氧化钾检查可排除念珠菌感染。

指（趾）脓疱型银屑病 Pustular psoriasis of the digits

这种严重的局限性变异型银屑病，也被称为连续性肢端皮炎，可局限于某一手指数年。水疱破裂导致表面皮肤脆弱，糜烂扩散，表面裂隙，不断有血清渗出。松散而潮湿的痂很容易脱落，但反复出现（图8-17）。这种局限性的指（趾）脓疱型银屑病对治疗不敏感。

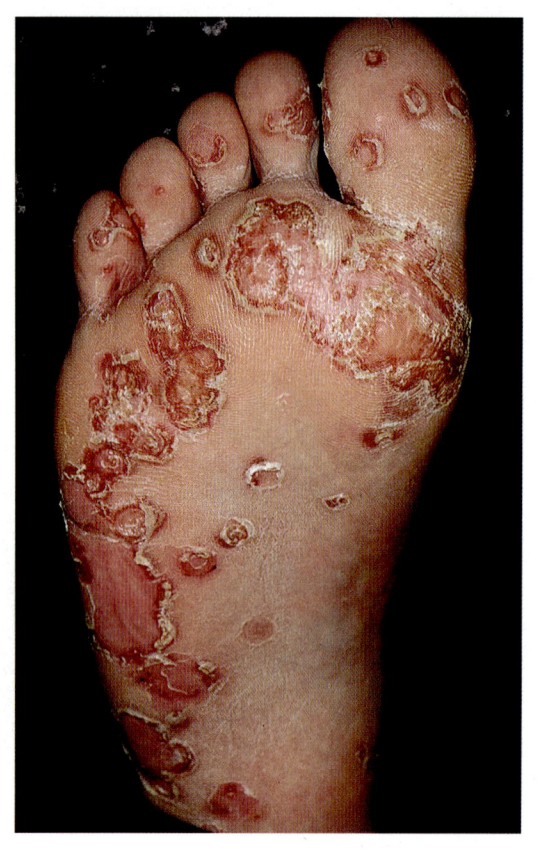

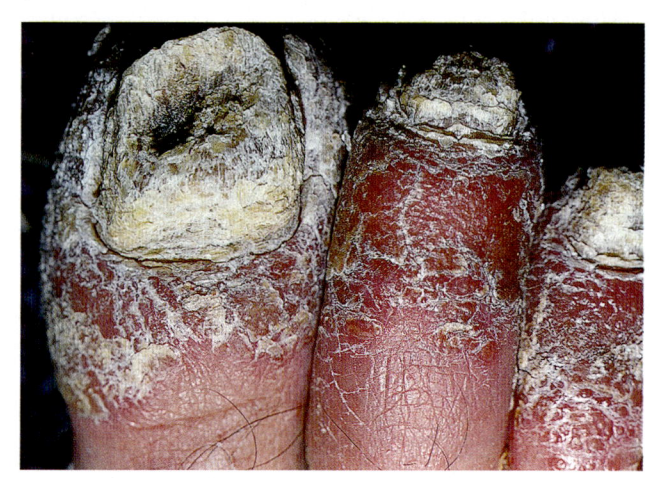

图8-13 脓溢性角皮病（Reiter综合征）：**A.** 手掌和足跖常常累及。角化性丘疹、斑块、脓疱，可融合形成环周状，类似于阴茎部所见的皮损（见图8-16）。**B.** 扩大的丘疹水疱性斑块融合，形成银屑病样斑块，常见于跖、趾。

第8章 银屑病和其他丘疹鳞屑性疾病 217

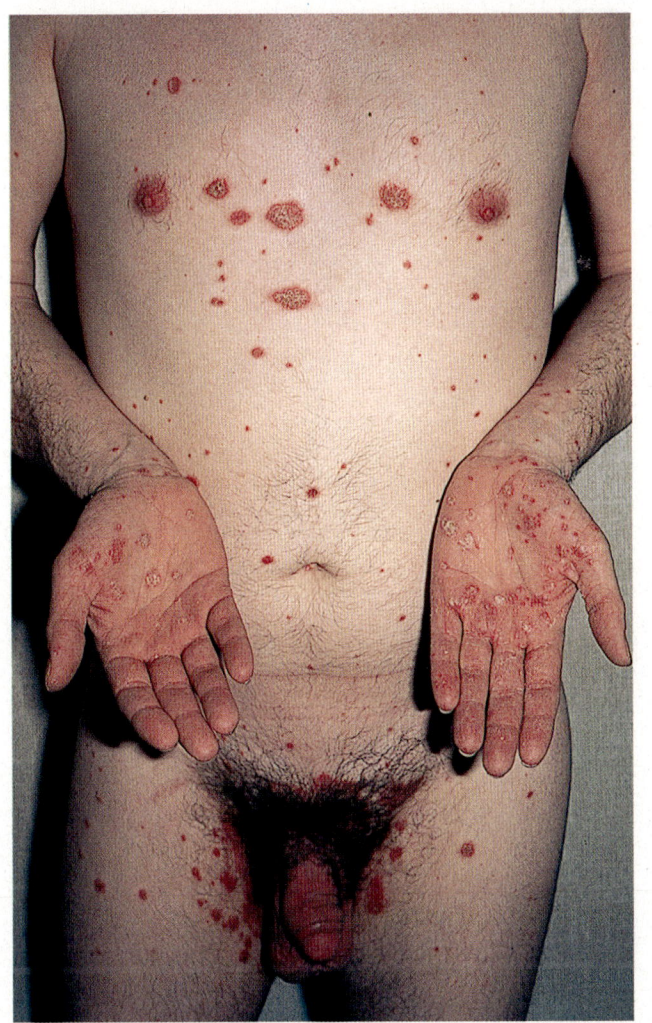

反向银屑病（皱褶部位或间擦部位银屑病）

臀褶皱处、腋窝、腹股沟、乳房下皱褶处、耳后皱褶处和未作包皮环切术的阴茎头部均可受累。深红色、平滑、发亮的斑块状延伸至皮肤皱褶连接处停止，类似于间擦疹或念珠菌感染。表面潮湿，浸渍白色碎屑。感染、摩擦和炎热可诱发皱褶银屑病，即Köebner现象。皱褶基底部常常可见裂痕和裂缝，特别是在腋窝、臀裂和耳上耳后皱褶处（图8-18）。与典型的银屑病斑块一样，其边界清晰，脓疱超过斑块边缘提示继发酵母菌感染。婴幼儿腹股沟部皱褶处银屑病皮损可扩展至臀部整个尿布区域。

人类免疫缺陷病毒（HIV）诱发的银屑病

银屑病可以是获得性免疫缺陷综合征（AIDS）的首发症状或是首发症状之一。艾滋病患者中的银屑病可为轻度、中度或重度[13]。表现可不典型，病情加重可累及腹股沟、腋窝、头皮、手掌和足跖皮肤。若暴发性起病，表现为红皮病或是脓疱性皮损，并迅速融合，应怀疑获得性免疫缺陷综合征。该病治疗困难，补骨脂素-长波紫外线疗法（PUVA）、中波紫外线疗法和局部糖皮质激素都具免疫抑制作用，应避免使用。现在还不清楚甲氨蝶呤对获得性免疫缺陷综合征的自然病程是否有不良影响[14]。可选择阿维A酸治疗重度银屑病。叠氮胸苷也有效，可用于治疗对阿维A酸耐药的病例[15]。

图 8-14 Reiter 综合征患者出现银屑病样皮损（脓溢性角皮病），有特征性环状鳞屑性边缘。这些特征性皮损多发生于掌跖部位。

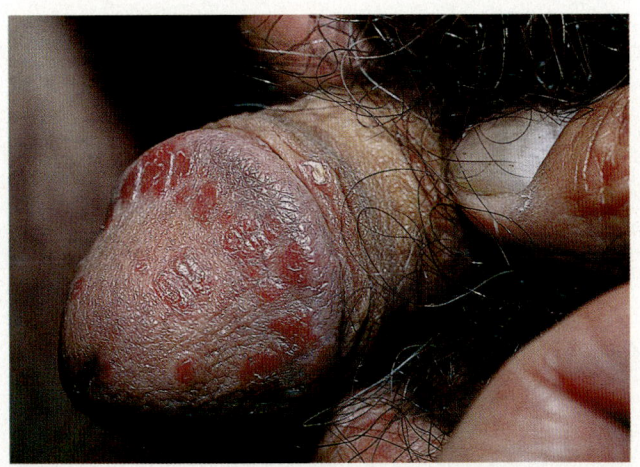

图8-15 银屑病：做过包皮环切的阴茎可出现典型的银屑病样鳞屑性斑块，覆有白色的鳞屑。当阴茎被包皮覆盖时不形成鳞屑。

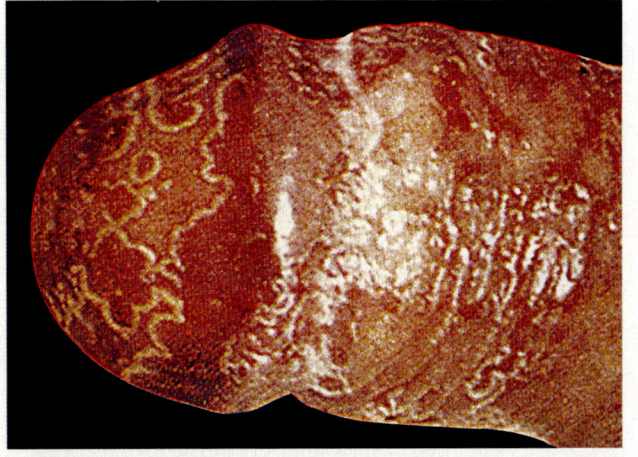

图 8-16 Reiter 综合征：当龟头和冠状沟表面覆盖鳞屑和痂的糜烂皮肤融合，形成明显的弯曲状时，可在Reiter综合征中出现非常典型的银屑病样损害，即环状龟头炎。

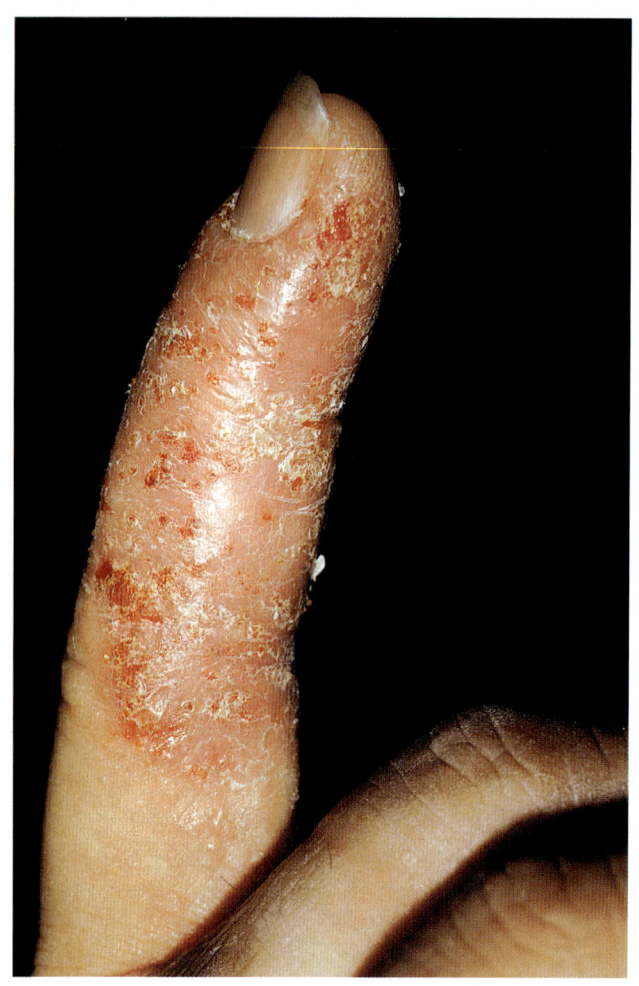

图 8-17 指（趾）脓疱型银屑病：皮损局限于此手指数年。

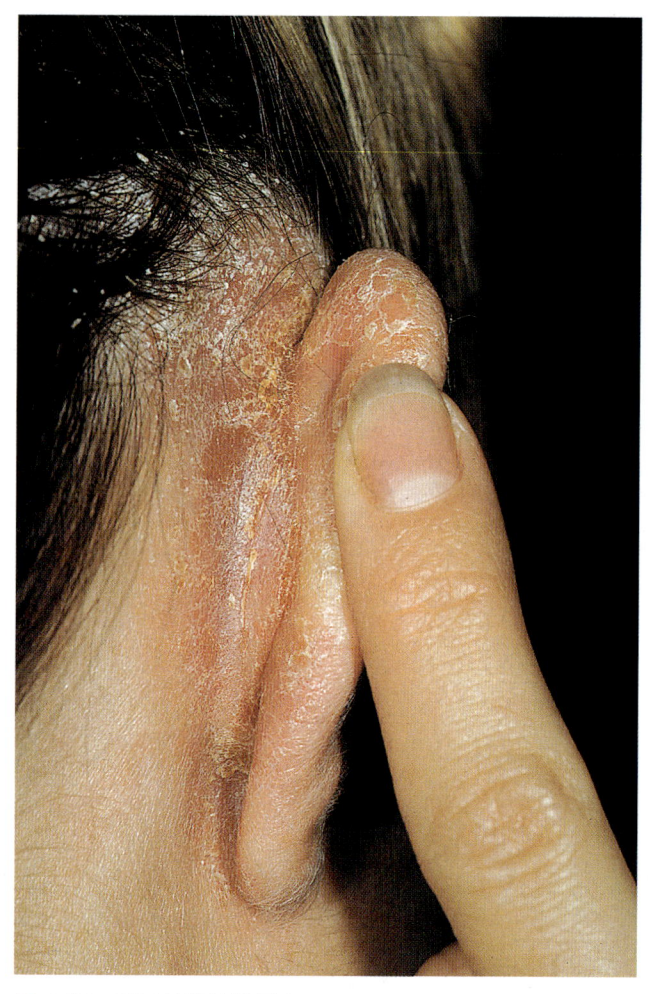

图 8-18 耳后皱褶处银屑病。

指（趾）甲银屑病 Psoriasis of the nails

指（趾）甲改变是银屑病的显著特征，应检查患者的指（趾）甲（见第25章）。当无皮肤改变或皮肤改变不明显时，指（趾）甲的改变为诊断银屑病提供了可靠的依据。

顶针样凹陷 众所周知，指（趾）甲顶针样凹陷可能是银屑病最常见的指（趾）甲异常（图 8-19，8-20）。指（趾）甲板脱落方式与银屑病皮损鳞屑的脱落方式相同，在甲板表面留下数量不等的针尖大小凹陷。出现于甲上皮的下方，随指（趾）甲生长向甲表面移行。许多其他皮肤病也可导致甲凹点（如湿疹、真菌感染和斑秃），该症状也可为单独发生的正常变异。

油滴状损害 甲床银屑病可导致甲板局限性分离。细胞碎屑和渗液积聚在甲板分离处，透过甲板看上去像一滴油，呈现棕黄色（图 8-19）。

甲剥离 甲床银屑病可导致指（趾）甲从甲床分离。不像压力作用于长甲尖端造成的一致的分离，其指（趾）甲分离是不规则的。指（趾）甲板变成黄色，类似真菌感染（图 8-21）。

指（趾）甲下碎屑 与真菌感染类似；甲床上堆积着鳞屑，导致远端指（趾）甲从甲床分离（图8-21）。

指（趾）甲变形 甲母质广泛受累，导致其结构完整性丧失，结果是指（趾）甲碎裂和块状脱落（图 8-22）。

第 8 章　银屑病和其他丘疹鳞屑性疾病　219

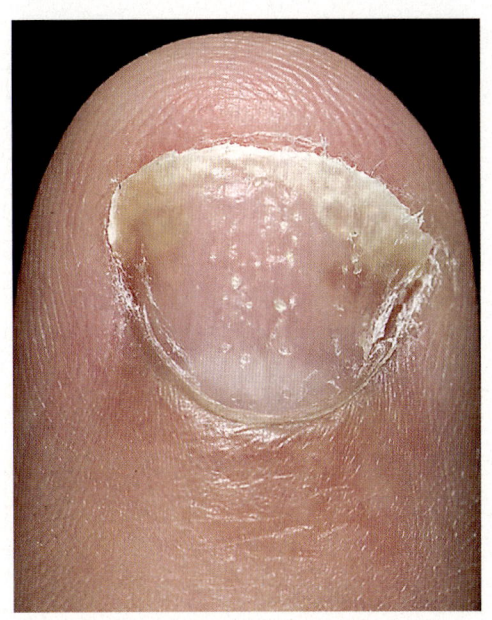

图8-19　近端甲板顶针样凹陷性银屑病导致角化不全细胞从甲板表面脱落。该过程类似于银屑病皮肤鳞屑的脱落。

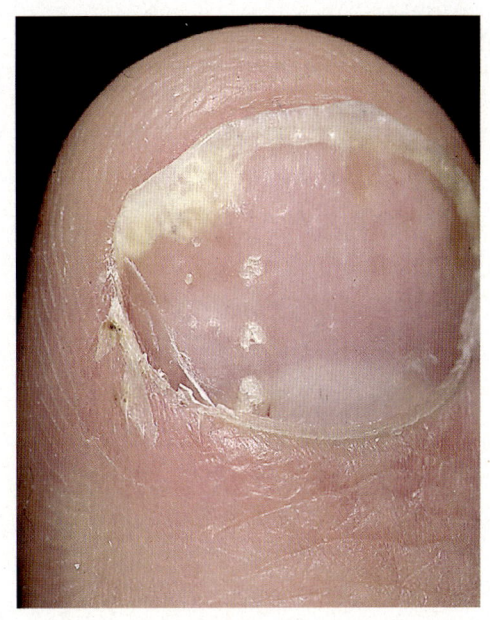

图8-20　油滴状损害。半透明黄红色，类似于一滴油，滴在甲板下方。银屑病患者的甲床上出现这种损害，导致渗液积聚在甲板下方。

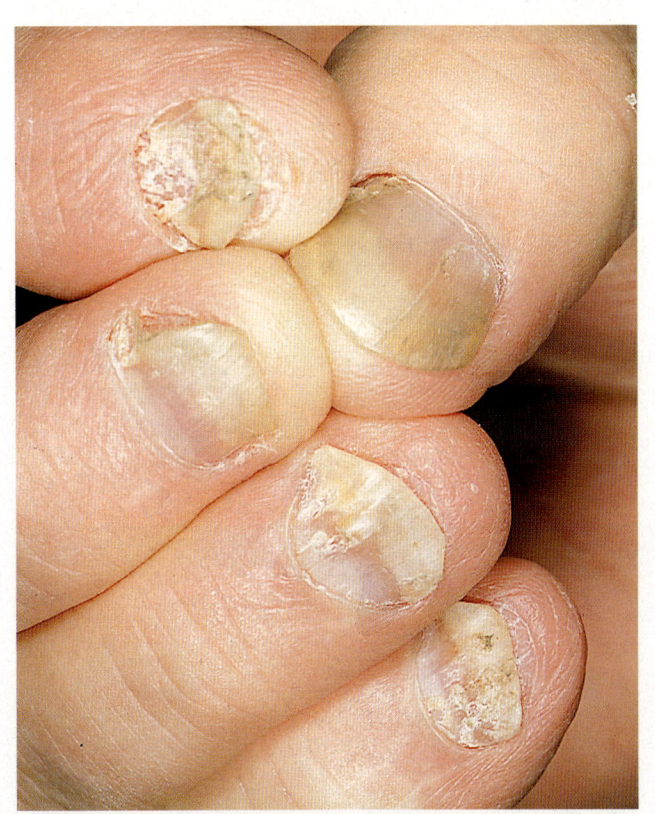

图8-21　指（趾）甲分离或剥离，伴随着甲变黄。鳞屑样碎屑抬高甲板，碎屑常常被误认为是指（趾）甲真菌感染。

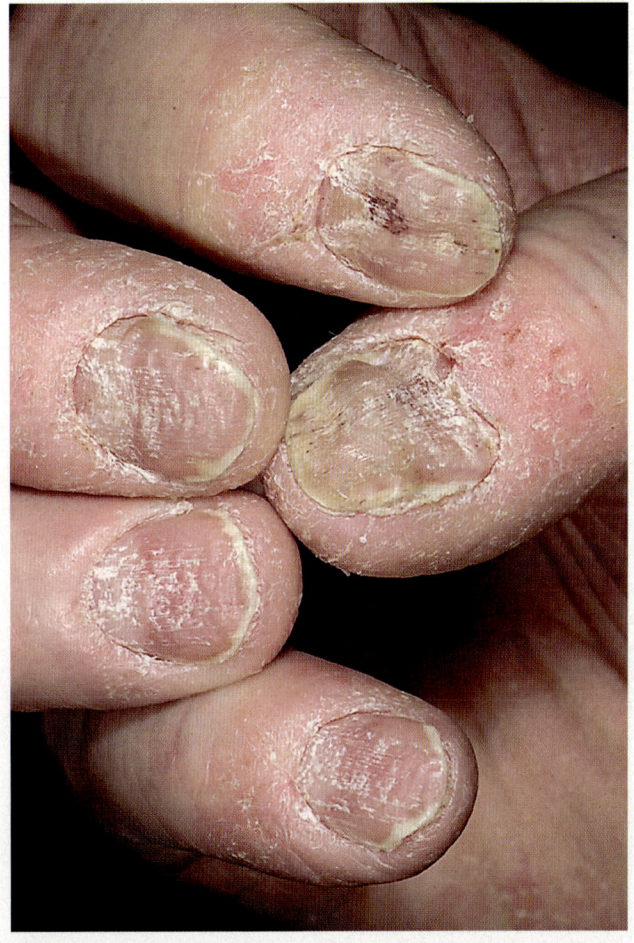

图8-22　指（趾）甲变形。甲板和甲床重度银屑病导致显著的指（趾）甲变形。

银屑病性关节炎 Psoriasis arthritis

银屑病性关节炎是关节炎的独特类形，其类风湿因子通常阴性。它可以在皮肤表现出现前或与之同时发生，但更多的是在皮损出现之后发生。可于任何年龄发病，但发病高峰在20～40岁；男女均等。其发病率在银屑病患者中约为5%～8%，但达53%的银屑病患者有关节痛症状[16,17]。皮损越严重的患者中银屑病性关节炎发病率越高。80%以上银屑病性关节炎患者指（趾）甲受累，而无并发症的银屑病患者仅30%有甲受累。伴有手指关节炎的银屑病性关节炎患者其指（趾）甲银屑病发生率最高，但指（趾）甲病变对判断患者是否有发生银屑病性关节炎的可能并无预测价值。有损伤后发生银屑病性关节炎病例的报道。怀孕时银屑病性关节炎患者的症状有所改善，甚至80%的病例出现缓解[18]。尽管积极的治疗可减少关节炎症状和降低损害的发生率，但银屑病性关节炎仍可导致进行性关节变形[19]。

诊断 实验室检查对于排除其他类型的关节炎非常有价值。虽然抗核抗体（ANA）水平、血沉（ESR）、白细胞（WBC）计数和尿酸有时可以提高诊断水平，但这些检查对于诊断银屑病性关节炎无预测价值。ESR是最有效的评价疾病活动性的指标。类风湿因子水平通常是正常的，但一小部分患者出现升高。

临床特征 五种公认的银屑病性关节炎表现见表8-1[20]。

非对称性关节炎 非对称性关节炎是最常见的形式，累及一个或多个指（趾）间关节（图8-23）。通常是累及一个或多个近端指间关节（PIP）远端指间关节（DIP）跖趾关节或掌指关节。在急性期，关节红、热、痛。持续的炎症反应导致关节两侧软组织肿胀（"腊肠样手指"），活动受限。伴有外周关节炎的患者其HLA-DR7显著升高[21]。

对称性关节炎 对称性多关节炎类似于类风湿性关节炎，但类风湿因子阴性。可累及手足小关节和腕、踝、膝、肘等关节。

远端指（趾）间关节病变 或许银屑病性关节炎最显著的特征是累及手足远端指（趾）间关节，同时伴有指（趾）甲银屑病病变。该型关节病变进展缓慢，但病情轻，不致残，约占银屑病性关节炎的5%。

关节毁形 银屑病性关节炎最严重的类型，可导致手足部任意一小块骨发生溶骨性破坏，关节完全变形和半脱位。严重的溶骨性破坏可导致指（趾）缩短，产生变形（"opera glass"）。这样的变形也可在类风湿性关节炎中看到。

强直性脊柱炎 可单独发生，也可伴有外周关节病变。众所周知，HLA-B27与脊柱炎有关，HLA-B27与男性骶髂关节炎显著相关。无症状的骶髂关节炎约占银屑病患者总数的1/3，通常是不对称性的，可合并脊柱炎。

银屑病性关节炎的治疗 与其他慢性炎症性关节痛治疗方法类似，主要使用非甾体类抗炎药，通常便可以控制关节炎症状，但非类固醇抗炎药并不能诱导缓解。关节腔内注射糖皮质激素可能有效。

表8-1 银屑病性关节炎

类型	占所有银屑病性关节炎的比例	特点
非对称性关节炎（一个或多个关节）	60～70	指（趾）间关节（"腊肠样手指"）
对称性多关节炎	15	临床表现类似于类风湿性关节炎，类风湿因子阴性
远端指（趾）间关节病变	5	轻度、慢性，伴有指（趾）甲病变
毁形性多关节炎（关节毁形）	5	手足小块骨溶骨性破坏，显著变形，关节半脱位
强直性脊柱炎	5	伴或不伴外周关节病变

Modified from Moll JMH: Clin Orthop 1979; 143:66.

甲氨蝶呤能控制进展期关节和皮肤症状，柳氮磺胺吡啶和环孢菌素也有效。抗肿瘤坏死因子（TNF)-α治疗（etanercept、infliximab）也可能非常有效。

甲氨蝶呤 甲氨蝶呤是治疗银屑病性关节炎的二线药物[22]。甲氨蝶呤可采用每周3次口服，每次5mg（每次间隔12小时）2~6周后疼痛和关节功能明显改善。小剂量可能无效[23]。甲氨蝶呤也可1次服用，或分成2次服用，每12小时1次。剂量逐渐增至每周25~30mg，直到控制病情为止，逐渐减量到维持剂量每周5~15mg。

长期小剂量甲氨蝶呤治疗银屑病性关节炎，有严重的肝毒性，累积剂量和酗酒可加重肝毒性，应定期肝活检监测肝毒性[24]。

Etanercept（Embrel）和Infliximab（Remicade） 抗肿瘤坏死因子（抗-TNF药物）药物可结合TNF，阻碍其活性。依那西普皮下注射每周2次。Infliximab静脉给药，依据病情间歇用药。这两种药物对于银屑病性关节炎疗效显著，但价格昂贵。

抗疟药，特别是羟基氯喹，因其可能导致剥脱性皮炎或加重银屑病，通常应避免用于银屑病患者。但有两项研究显示，羟基氯喹[25]或氯喹[26]治疗的银屑病患者，并未引起这些反应。

羟基氯喹治疗银屑病性关节炎疗效欠佳。因系统性糖皮质激素治疗在撤药过程中有可能导致皮肤症状反跳，通常应避免使用。

环孢菌素每日1.5~5.0mg/kg可显著缓解关节痛，改善关节功能[27]。虽然有轻中度复发病例，但停药后不出现反跳现象[28]。肾毒性限制了其使用。

阿维A酸（每日1mg/kg）可显著改善主观症状。为最大限度地减少其副作用在控制症状后应逐渐减量[29]。柳氮磺胺吡啶（每日2mg）是治疗银屑病性关节炎安全有效的二线药物[30,31]。

某些银屑病患者在光化学疗法（PUVA）治疗后关节症状可得到改善。

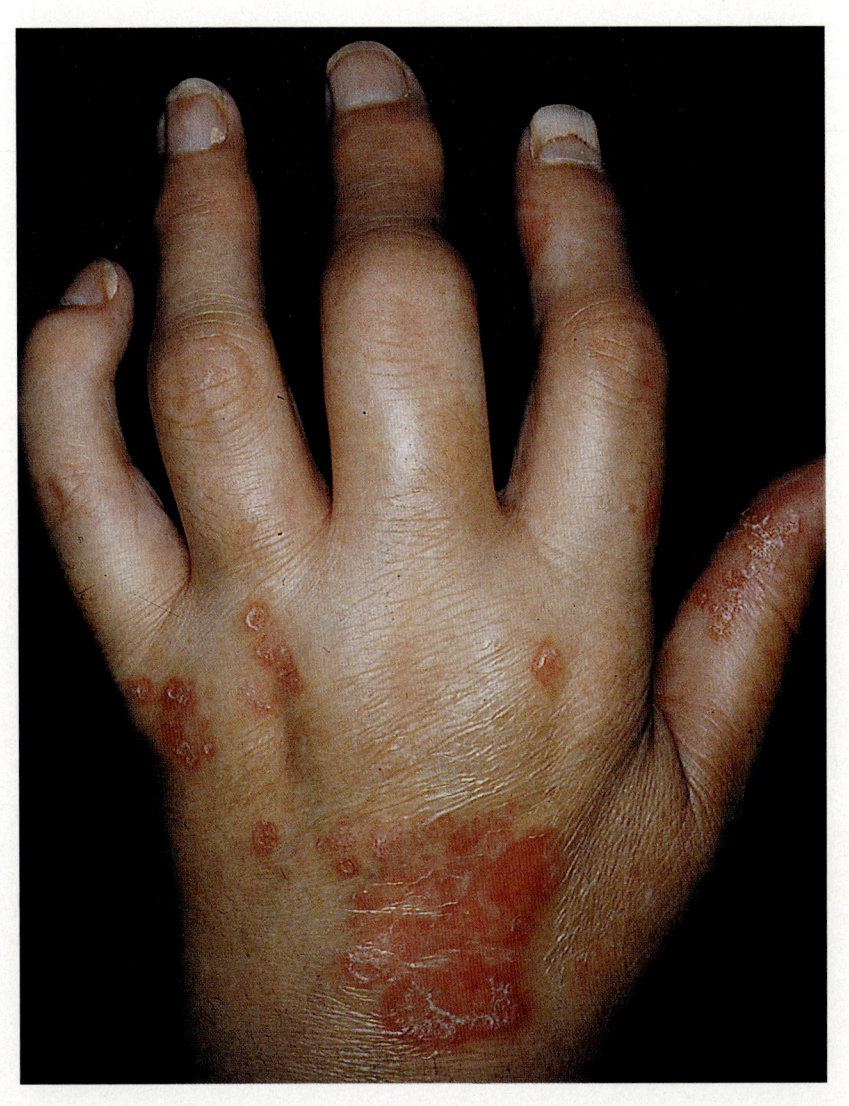

图8-23 银屑病性关节炎：非对称性关节炎。

银屑病的治疗

现有多种外用药和系统性用药，但没有哪一种外用药有可预知的疗效。因症状改善往往是暂时的，故需长期使用。并发症也是一个问题。使用数周或数月价格昂贵的外用药物，但疗药效中等，这使患者感到沮丧。限局性皮损可以外用药物治疗（表8-2）。单次皮损内注射糖皮质激素可治愈小的斑块，并持续消退数月，是治疗一些小的斑块状银屑病的理想方法。糖皮质激素乳膏和软膏、卡泊三醇（达力士）、他扎罗汀（Tazorac）、地蒽酚和焦油是主要的局部用药，这些药物可合并或不合并紫外线光疗。对于那些无条件接受光疗的患者和疾病局限的患者应制订有效的治疗方案。不合并使用光疗时，焦油疗效中等，但持续使用卡泊三醇、他扎罗汀或蒽林可清除皮损，使病情持续处于真正的消退期。外用糖皮质激素起效快，但不能完全消除斑块；消退期短，持续用药疗效降低。皮损超过体表面积20%的银屑病患者需要特殊治疗方案（表8-3）。

确定炎症的程度　银屑病最常见的类型是局限性慢性斑块状银屑病，累及皮肤和头皮（见图 8-1 和图 8-4）。在制订治疗方案之前应确定是否为炎症性斑块状皮损（图8-24）。焦油、卡泊三醇和蒽林可刺激皮肤，导致红色疼痛性斑块状皮损。刺激可致病情进一步加重，在其他刺激性的治疗前应外用糖皮质激素和/或抗生素抑制炎症反应。

确定终止治疗　硬结消失表明斑块状皮损已达有效治疗。当斑块清除时常见残留的红斑、色素减退或棕色色素沉着；患者往往把残留的红斑误认为是银屑病未愈而继续治疗，如果用手指触诊皮肤表面不能感觉到斑块状皮损，治疗便可停止。

应激的控制　研究表明银屑病症状的严重性与心理应激正相关[32]。减少应激的方法可能对某些患者有效[33]。

表 8-2　皮损小于 20% 体表面积的银屑病患者的治疗方案

治疗	优点	缺点	注释
外用糖皮质激素	起效快，控制炎症和瘙痒感，最适用于间擦部位和面部，使用方便，不麻烦	暂时性缓解（可耐受），持续用药疗效降低，长期使用可导致皮肤萎缩和毛细血管扩张，短暂消退，价格昂贵	脉冲式给药疗效最佳（如局部类固醇激素 2 周和单用润肤剂 1 周）；塑料薄膜封包疗法是非常有效的
卡泊三醇（达力士）	耐受性良好，可长期缓解	灼热感，皮肤刺激症状，价格昂贵	最适用于中度斑块状银屑病
他扎罗汀（Tazorac）	疗效好，可长期缓解	皮肤刺激症状，价格昂贵	外用糖皮质激素可控制皮肤刺激症状和提高疗效
蒽林	方便的短期疗法，可长期缓解，适用于头皮	紫色-棕色染色，皮肤刺激症状，慎用（仅用于斑块状银屑病）	用于慢性（非炎性）斑块；合并使用中波紫外线（UVB）照射可获得最佳疗效
焦油	新制剂，无不适感	仅对某些患者有中等疗效	合并使用中波紫外线（Goeckerman 疗法）最有效
中波紫外线和润肤剂或焦油	确保覆盖部分或全部皮损，对 70% 的患者有效，不需要外用糖皮质激素	价格昂贵，用于门诊治疗	仅适用于斑块状和点滴状银屑病，需要随访和时间
敷贴或封包疗法	方便，不麻烦	价格昂贵；仅适用于局限性病例	可用于封闭外用糖皮质激素
皮损内糖皮质激素	方便，起效快，长期缓解	仅用于病灶局限的部位，在注射部位可出现皮肤萎缩和毛细血管扩张	当皮损小、数量少时，是治疗头皮和躯干慢性斑块状银屑病的理想疗法

缓解持续时间 在单独外用药治疗中，地蒽酚和他扎罗汀诱导的缓解时间比卡泊三醇和糖皮质激素诱导的缓解时间长；在系统用药中，阿维 A 酸比环孢菌素或甲氨蝶呤诱导更长时间的缓解，但与光疗相比，消退的比例还是偏低（见表 8-2 和 8-3）。在一日内完成的传统 Goeckerman 疗法一日治疗比单独 UVB 光疗能诱导更长时间的缓解。"家庭 Goeckerman 疗法"使用 LCD 或日光疗法。PUVA 光疗也可诱导更长时间的缓解[34]。

某些治疗方法更适合迅速清除皮损；另一些治疗方法则比较适合维持治疗[35]。最令人满意的治疗方法包括一些治疗药物的序贯应用，涉及三个阶段，即清除阶段、过渡阶段和维持阶段。

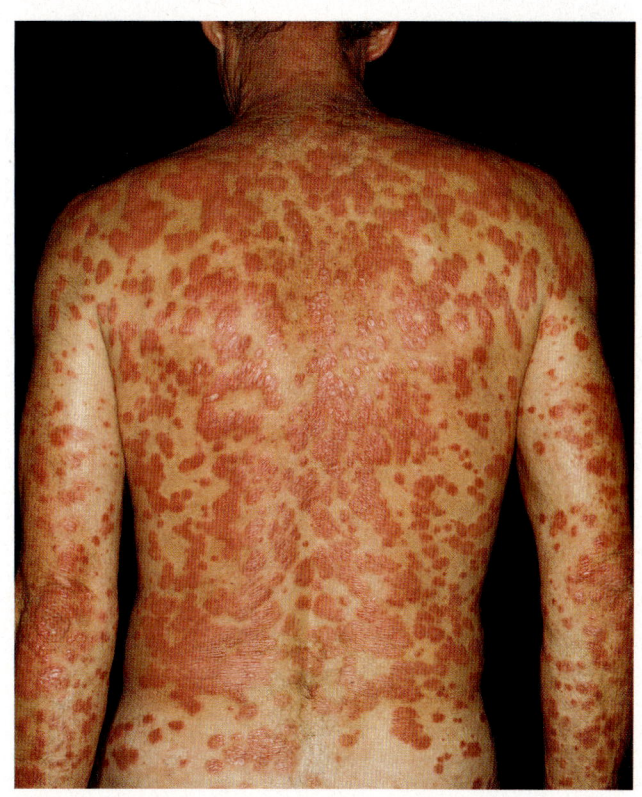

图 8-24 炎症性斑块状银屑病：炎症明显的患者在最初治疗时不应使用刺激性药物，如蒽林、焦油或卡泊三醇。

表 8-3 皮损大于 20% 体表面积的银屑病患者的治疗方案

治疗	优点	缺点
在门诊合用中波紫外线和焦油	比单独中波紫外线光疗有效	比单独中波紫外线光疗价格贵，有更大的致癌作用；需多次复诊
补骨脂素-长波紫外线疗法（PUVA）	允许患者门诊治疗；有效	需要多次治疗；多次复诊
甲氨蝶呤	疗效判定的"金标准"；改善关节炎症状	肝毒性；需定期肝活检
羟基脲	对某些患者有效	抑制骨髓造血功能；流感样症状
阿维 A 酸（Soriatane）	对掌跖脓疱性、红皮病性和脓疱型银屑病有效；起效快，有效；改善关节炎症状	致畸作用；单用治疗斑块状银屑病有效
环孢菌素	起效快，有效；改善关节炎症状	肾毒性；免疫抑制；价格昂贵
生物疗法 　Alefacept（Amevive） 　Etanercept（Embrel） 　Infliximab（Remicade） 研发中的许多其他药物	无多器官副作用 非常有效 与其他药物相互作用小	价格昂贵 无长期治疗的经验 注射或静脉给药

局部治疗

卡泊三醇（达力士）

0.005%卡泊三醇（达力士）软膏和乳膏是维生素D_3类似物，能抑制表皮细胞增生和诱导细胞分化。用于短期和长期治疗银屑病均是安全有效的。每周可以使用到100g。通常患者容易接受乳膏的基质，但其疗效比软膏略差。卡泊三醇比II级糖皮质激素软膏0.05%醋酸氟轻松和地蒽酚疗效好[36]。卡泊三醇不发生快速减敏（耐受）。卡泊三醇溶液可用于治疗头皮型银屑病，其疗效不如戊酸倍他米松，但无糖皮质激素致皮肤萎缩的副作用。适用于头皮银屑病的长期治疗。

卡泊三醇疗效不如I级糖皮质激素，但卡泊三醇和I级糖皮质激素联合使用疗效优于单独用药。现在大多数患者采用以下的治疗方案。早上用卡泊三醇，晚上用I类糖皮质激素，持续用药2周[37]。接着在维持阶段初始，周末用I类糖皮质激素每日2次，平日用卡泊三醇每日2次。6~8周后60%~70%的斑块性银屑病能改善症状，长期采用该疗法可使病情持续处于消退期。卡泊三醇每日2次比每日1次疗效好。为了获得最佳疗效，应鼓励患者依从该治疗方案。限制糖皮质激素的外用，避免发生如皮肤萎缩等副作用。采用卡泊三醇封包疗法，可通过提高其穿透性而增加疗效，但许多患者不能忍受其引起的皮肤刺激症状[38]。

卡泊三醇在治疗部位可引起轻度刺激性接触性皮炎，面部和间擦部位的皮肤更容易引起接触性皮炎。

卡泊三醇治疗面部和间擦部位的银屑病十分有效，用凡士林稀释卡泊三醇是避免刺激性皮炎的方法之一，用低到中等强度的外用糖皮质激素是另一避免刺激性皮炎的方法。

卡泊三醇并不能有效提高中波紫外线（UVB）或窄谱中波紫外线的疗效[39]，中波紫外线也不会抑制卡泊三醇。卡泊三醇与PUVA合并使用是非常有效的[40]。卡泊三醇治疗的患者并不需要大剂量的长波紫外线（UVA），低累积量的UVA即可清除皮损。因UVA有抑制卡泊三醇的作用，故需在UVA光疗后使用卡泊三醇[41]。有报道称大面积过量使用卡泊三醇可导致高钙血症[42]，每周使用卡泊三醇小于100g并不影响钙的代谢。

维甲酸类药

他扎罗汀（0.05%、0.1%）通常被制成凝胶和乳膏，使用后大多数患者可引起皮肤刺激症状。剂型越强，疗效越好，但也更容易引起皮肤刺激症状。

外用糖皮质激素可控制皮肤刺激症状并提高疗效。外用I，II及IV级糖皮质激素与他扎罗汀合并使用疗效好。维甲酸类药可避免糖皮质激素造成的皮肤萎缩，治疗方案为每日1次外用他扎罗汀和大约12小时后外用糖皮质激素。

星期一、三、五外用0.1%他扎罗汀凝胶，星期二、四外用氯倍他索软膏，可使银屑病持续消退至少5个月[43]。

一些临床医生认为短期疗法有效，他扎罗汀外用5分钟后清洗掉，既可减少皮肤刺激症状，又可保持疗效。

他扎罗汀和UVB合并使用疗效比单用UVB光疗好。他扎罗汀使表皮角质层变薄，所以患者更容易烧伤。当他扎罗汀与光疗合并使用时，紫外线的剂量至少可减少1/3[44]。当与UVB或UVA光疗合并使用时，他扎罗汀化学性质保持稳定[45]。

外用糖皮质激素

外用糖皮质激素（见第2章）起效快，但为暂时性缓解，控制炎症反应和瘙痒感非常有效。起初患者外用糖皮质激素时，疗效非常令人满意。然而，常发生快速耐受或抵抗，长时间使用疗效降低。患者记住了最初疗效，为获得持续的疗效而长期外用糖皮质激素，导致皮肤萎缩和毛细血管扩张。外用糖皮质激素适用于治疗炎性和间擦部位斑块状银屑病。

为获得最佳疗效，I~V级糖皮质激素乳膏或软膏需每日使用1~4次。外用糖皮质激素封包疗法比单纯外用更有效。Diprolene（二丙酸倍他米松）、Cormax（丙酸氯倍他索软膏）和Olux（0.05%丙酸氯倍他索）泡沫剂药效强，不可采用封包疗法。V级糖皮质激素在面和间擦部位每日外用1~2次。某些斑块状银屑病可完全消退，但即使持续用药，大多数银屑病也只能部分消退。不建议持续用药3周以上。消退通常是暂时性的，斑块状银屑病在停药后短时间内可复发。外用糖皮质激素乳膏封包疗法可更迅速清除皮损，但并不延长消退期。

I级糖皮质激素局部封包疗法可迅速出现皮肤萎缩和毛细血管扩张。局部糖皮质激素溶液可用于治疗头皮银屑病。小的斑块状银屑病病灶内注射曲安奈德（Kenalog，5~10mg/ml）几乎可完全清除皮损而达到长期缓解。浓度10mg/ml的激素病灶内注射可能导致皮肤萎缩。

戊酸倍他米松泡沫剂（Luxiq）和丙酸氯倍他索泡沫剂（Olux）市场上为50g和100g两种规格。泡沫剂在接触皮肤时形成一层液体膜。这些药物都是非常有效的，在治疗头皮、躯干部和四肢斑块状银屑病时许多患者常优先考虑使用泡沫剂而非乳膏、软膏和溶液。有些患者会感觉到短暂的刺痛。在使用泡沫剂后可马上使用保湿剂。

皮损内注射糖皮质激素

单纯病灶内注射曲安奈德（Kenalog 5~10mg/ml）可有效治疗一些小皮损、头皮或躯干部慢性的斑块状银屑病。可用生理盐水稀释10mg/ml的溶液。大多数斑块状银屑病在注射后可完全清除，保持在消退期数月。在注射部位可出现皮肤萎缩和毛细血管扩张。在面部和间擦部位应避免使用。

蒽林

蒽林仅适用于治疗慢性斑块状银屑病。其用于临床有效治疗银屑病已多年。主要的争议是使用麻烦，需长期使用和染色。绝大多数患者可接受新的短期治疗方案和已上市的产品。有多个有效的治疗方案。当蒽林与中波紫外线（UVB）光疗合并使用时清除银屑病更快[46]。

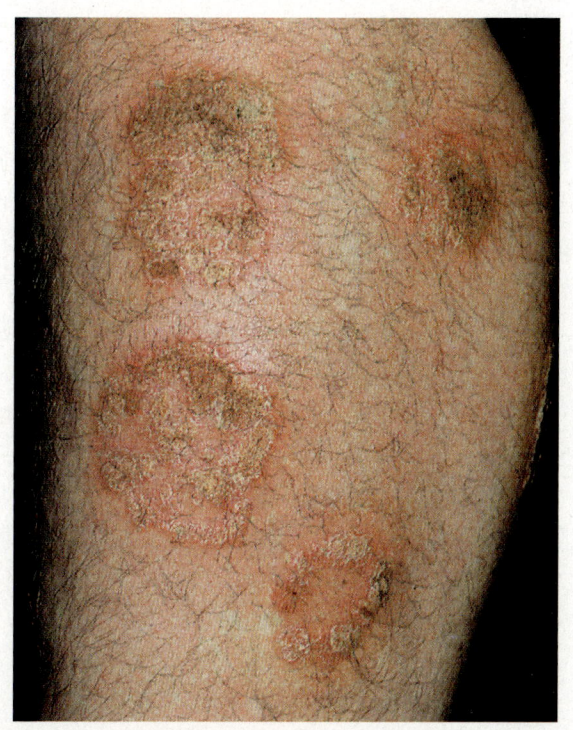

图8-25 蒽林治疗银屑病斑块状皮损。与采用所有的治疗方案一样，斑块状皮损首先从中央消退。

制剂与应用 已上市的蒽林浓度为0.1%、0.25%、0.5%和1.0%（美国以外地区为3.0%）。患者必须注意皮肤刺激症状和着色。在使用蒽林后应仔细清洗双手，避免接触眼部。保护周围正常的皮肤，面部和间擦部位皮肤不应使用蒽林。淋浴时用香皂可清除软膏，使用润肤剂可避免皮肤干燥和清除残余的蒽林。如果发生皮肤刺激症状，应停用蒽林，改用Ⅱ~Ⅴ级糖皮质激素局部外用直到症状明显改善为止。

皮肤染色可在数周后退去，但衣物被染成紫色是永久性的（图8-25）。蒽林也可用于治疗头皮银屑病。当去除蒽林后使用三乙醇胺可防止皮肤刺激症状和皮肤染色。次氯酸盐去污剂可去除衣物上蒽林的染色，弱酸性肥皂可去除皮肤上由蒽林导致的染色。

短期接触疗法 外用蒽林20分钟后将药物冲洗掉。接触时间可延长至1小时；更长时间治疗未必能提高疗效，而且使用不方便[48]。治疗目标是维持每天使用可耐受的最高浓度的蒽林，它可被耐受，而不引起炎症反应。

中波紫外线

最有效的局部治疗方案是紫外线联合焦油或他扎罗汀的疗法。他扎罗汀与中波紫外线联合使用的疗法可更迅速、更有效地清除皮损。多项研究表明紫外线联合糖皮质激素外用的疗法诱导的消退持续时间较短[49]。研究表明，UVB光疗合并蒽林短期接触治疗的疗效与单独UVB光疗的疗效差不多，而且患者不喜欢使用蒽林。当卡泊三醇与UVB合并使用时，其疗效比单独UVB光疗的疗效好。

紫外线的强度要足够，可用自然的太阳光或是市售的光疗箱。有时价格便宜的单个灯泡的晒黑皮肤的光和长波紫外线（UVA）晒黑沙龙的光也有效。大多数皮肤科医生有光疗设备，运用这些设备可使许多患者得到最佳治疗。患者对日光浴的反应与对UVB光疗的反应有显著的正相关。对日光浴无反应的患者行UVB光疗70%可能失败；对日光浴有反应的患者行UVB光疗80%可能成功[50]。

中波紫外线和润肤剂 焦油可提高紫外线的疗效[51]，但研究表明在UVB光疗前使用润肤剂，其疗效与焦油和UVB光疗合并使用的疗效相似[52]。理想治疗方案的治疗频率和UVB增加的剂量尚未确定。有数据表明，UVB光疗每次治疗剂量足够大到能产生红斑(引起红斑的最大UVB)，则可减少治疗次数和UVB光疗总剂量[53]。实际情况是，这些进展性疗法对于常规门诊使用可能很难掌握；使用引起亚红斑的UVB照射可有满意疗效[52]。在最初清除皮损后通过持续UVB光疗(平均每月6次)可获得最令人满意和长期的疗效[54]。中波紫外线和润肤剂合用的疗效与UVB和外用糖皮质激素合用的疗效差不多；因而在光疗过程中无需使用价格昂贵的糖皮质激素[55]。若光疗前不能清除皮肤表面的焦油制剂、厚的凡士林或润滑剂，可阻挡UVB[56]。

中波紫外线和焦油 尽管多项研究表明，在UVB光疗前使用润肤剂或焦油疗效相当，但最终的结果尚不清楚。焦油和UVB光疗已合用多年，疗效满意，该疗法可继续使用。在紫外线光疗前，外用焦油制剂需≥2小时。已有多种焦油制剂上市(见处方集第945页)。有些焦油制剂可导致皮肤干燥，而另一些，特别是含有润肤成分的(如T-Derm和Fototar)，可良好耐受。

Goeckerman 疗法 即每日合用焦油和UVB光疗，该疗法安全，非常有效，可达到最长时间的缓解[57]。然而，主要问题是需大量时间和金钱。过去许多大医院把该疗法仅提供给住院患者，但该疗法在医保范围内已被停止。Goeckerman疗法也可用于门诊患者。联合外用糖皮质激素可能会干扰Goeckerman疗法的治疗，缩短缓解期[58]。焦油浓缩型制剂如Balnetar可加到洗澡水中替代软膏和洗液。焦油溶液浸浴可有效治疗掌跖型银屑病。每天用一盆温水加1~2粒Balnetar胶囊，泡脚1小时。

中波紫外线和系统用药 中波紫外线光疗和系统用药合并使用是非常有效的。UVB和甲氨蝶呤合并使用可清除泛发性银屑病[59]。泛发性银屑病患者先用甲氨蝶呤治疗3周，接着UVB光疗和甲氨蝶呤合用。皮损清除后，剩余皮损不超过体表面积5%时，停用甲氨蝶呤，单独UVB光疗作为维持治疗。这一方案一般平均需7周清除患者的所有皮损。UVB光疗和甲氨蝶呤合用可相对减少UVB和甲氨蝶呤剂量，这样可以减少药物的累积毒副作用。同样，阿维A酸和UVB光疗合用比各自单独使用疗效更快、更好[60]。

窄谱中波紫外线 能有效治疗银屑病的紫外线光谱是在非常窄的范围内(大约是311nm)。窄谱紫外线光疗灯泡的疗效好于广谱UVB，但窄谱UVB光疗的疗效不如PUVA。窄谱UVB光疗的灼热感更强。并不是所有的皮肤科门诊都有该治疗方法，这些灯泡价格昂贵。

光化学疗法

完整的处方信息见处方集。

该治疗方案即通常所说的PUVA，使用了一类叫补骨脂素(P)的药物，与长波紫外线光疗(UVA)合用。甲氧沙林(Oxsoralen-Ultra)胶囊是包裹液态甲氧补骨脂素的胶囊(上市产品为10mg胶囊)。在暴露于设计独特的光疗箱内接受设定剂量的UVA光疗之前2小时，患者需口服处方量的甲氧补骨脂素。PUVA的最大优点是可控制重度银屑病，而不需要经常维持治疗，可用于门诊患者。紫外线不能穿透头发：头皮部位银屑病必须按常规治疗。

适应证 PUVA是控制银屑病的有效方法，但不能治愈银屑病。只有有经验、善于治疗各型银屑病的皮肤科医生才能决定患者是否可采用PUVA。PUVA用于控制对其他治疗不敏感的重度、难治性和致残的斑块状银屑病。红皮病型和脓疱型银屑病最好用阿维A酸治疗。掌跖脓疱型银屑病最好用PUVA和阿维A酸合并治疗[61,62]。因为长期使用的毒副作用，PUVA最适用于50岁以上的重度银屑病患者。美国儿科研究院不赞成在儿童中运用PUVA疗法。

PUVA疗法可改善非脊柱炎性关节病型银屑病患者外周关节炎的红斑、压痛和炎症[50]。

治疗方案 治疗方案分为两个阶段：清除阶段，该阶段持续治疗直到皮损清除完为止；接着是维持阶段，该阶段治疗频率可降低，但药量要足，以防止疾病复发。

治疗反应　最初清除阶段后开始的一年半时间里，患者需接受每年平均30次的治疗[63]。维持阶段最初2～3个月的治疗后，大多数皮损已清除的患者可至少维持6～12个月没有皮损。PUVA 治疗后病情控制的时间比 UVB 治疗者长。在最初清除银屑病皮损后，持续PUVA治疗能很好地控制病情，延长消退期。对于那些不能持续维持治疗的患者其复发率是非常高的；然而，长期维持治疗可导致很高的能量累积。

PUVA合并其他用药　PUVA与其他方法（UVB[64]、卡泊三醇[65]、他扎罗汀、阿维A酸[66]和甲氨蝶呤[67]）合用可减少用于维持消退的PUVA的治疗次数，减少治疗的副作用，增加疗效和降低费用。

PUVA 和阿维 A 酸合用　阿维 A 酸和光疗合用（PUVA或UVB）治疗银屑病，有多种优点，优于二者单用。

长期治疗的副作用　PUVA 长期治疗的副作用大多数是剂量依赖性的。应找到多种方法以最小 PUVA 剂量控制病情，包括使用合适的剂量方案，尽可能避免较长的维持治疗和联合治疗。

皮肤肿瘤　PUVA 可促进皮肤老化，引起光化性角化病和鳞状细胞癌（SCC）[68]，特别是以前用砷或电离子辐射治疗过的患者和有皮肤肿瘤病史的患者[69-71]。PUVA引起皮肤SCC的风险与剂量有关。在接受PUVA和UVB治疗的患者中，其生殖器肿瘤的发病率与剂量有关。男性患者在接受 PUVA 治疗及出于治疗、娱乐或美容等原因而接受其他类型紫外线照射时，应保护好生殖器[72]。

大约在第一次PUVA治疗15年后，恶性黑素瘤的危险性增加，特别是那些治疗次数≥250次的患者（表8-4）[73]。

色素沉着　在长期接受PUVA治疗后许多患者形成了色素沉着。这些小的黑色素沉着斑出现于接受PUVA光疗的暴露部位[77,78]。

白内障　通常担心在PUVA治疗后可能会导致白内障，但做好眼睛保护后，其发生率是非常低的[79]。在PUVA治疗的第一天，从患者服药后到上床睡觉之前这段时间内，户外活动时患者应佩戴防长波紫外线的塑料环形眼镜。不管是在室内，还是在光线较弱的地方，患者均应佩戴环形眼镜或是阻碍长波紫外线的眼镜。治疗的第二天患者仍需整天佩戴塑料环形眼镜或防长波紫外线的眼镜。

短期治疗副作用　短期治疗副作用包括皮肤晒黑、瘙痒感、恶心和重度灼伤。

恶心　恶心是最常见的副作用。在服补骨脂素后短时间内即可出现。把补骨脂素分多次口服，服药时间超过15分钟或与食物同时服用可避免恶心感。在服用补骨脂素之前20分钟，服用1500mg生姜也可避免恶心感。与早上接受PUVA治疗的患者相比，白天晚些时候接受 PUVA 治疗的患者出现恶心的可能性较小。

光毒性　应避免晒太阳以防止灼伤。PUVA 治疗导致的灼伤在治疗后24小时出现，48小时达高峰。因为患者没意识到第 1 天治疗后可能发生灼伤，所以PUVA 不能连续治疗 2 天。

敷贴或封包疗法

有研究表明运用粘着性的封包疗法，每周更换，其疗效优于局部应用 V 级糖皮质激素的疗效，与UVB光疗的疗效差不多[80]。有 47% 的病例平均 5 周内即可完全清除银屑病皮损；另有 41% 的病例可改善症状。能透过低湿度蒸气的防水敷贴持续使用 1 周可获得相同的疗效。需使用2次或以上[81]。该疗法可适用于治疗局限性慢性斑块状银屑病。Actiderm 和 Duoderm 是本身就有粘性的敷贴片，可单独使用或是贴于局部糖皮质激素上，每 1～7 天更换敷贴。

表 8-4　PUVA 致肿瘤的危险性

恶性黑素瘤[73]	鳞状细胞癌[72,74]	基底细胞癌
在第 1 次 PUVA 治疗15年后，接受过 > 250 次治疗的患者其风险增加	危险性与持续时间、剂量有关	在治疗的最初10年里其危险性并不增加
发病人数少	接受过 > 260 次 PUVA 治疗的患者其危险性增加 11 倍	

Morison W, et al: Arch Dermatol 1998; 134(5):595.

头皮银屑病的治疗

因头发干扰用药和阻碍紫外线透过，所以头皮银屑病治疗较困难。压痛和瘙痒症状差异很大，目标是症状和外观的改善。试图使头皮持续无皮损是没有必要的，也是不现实的。

去除鳞屑 在使用药物之前必须去除鳞屑以利于药物渗透。可用含有焦油和水杨酸的香波（如T凝胶）去除表面鳞屑。头皮较厚的鳞屑可用Baker P & S液或是含10%液体碳去污剂（LCD）的Nivea油去除，6~8小时后用香波或Dawn洗洁液清洗掉。在用香波清洗过程中梳理头发更有助于去除鳞屑。

Baker P & S液（含苯酚、氯化钠和液态石蜡）在睡觉前外用于头皮，第2天早上清洗掉，能有效减少鳞屑。Baker液对能良好耐受的患者可以长期使用。

LCD（10%）是从原油中提取的一种焦油制剂。药剂师把它与Nivea油混合，配制成混合物。这种令人不适的混合物在睡前按摩可逐渐渗透入头皮。在使用前适当加热可提高其渗透性。戴浴帽不仅有助于防止枕头弄脏，且有助于提高药物对鳞屑的渗透性。在最初的数天内可去除大量的鳞屑。晚间持续用药直到头皮鳞屑基本清除为止。

轻中度头皮银屑病 至少隔天使用焦油香波（见处方集P945），可有效控制中度鳞屑。糖皮质激素溶液价格昂贵，但几滴就可以覆盖较大范围。糖皮质激素凝胶（如醋酸氟轻松凝胶、丙酸氯氟美松凝胶、去氧米松凝胶），含有角质层松解剂，可穿透头发，能有效治疗局限性斑块状银屑病。Derma-Smoothe FS洗剂（花生油、0.01%氟轻松）是有效的外用糖皮质激素，可用于整个头皮，然后用浴帽包裹。在用药前，头皮应先弄湿。其油性基质可穿透鳞屑并使之疏松。每晚使用，反复使用大约1~3周，直到瘙痒感和红斑得到控制。

市场上有50g和100g剂型的戊酸倍他米松泡沫剂（Luxiq）和丙酸氯倍他索泡沫剂（Olux）产品。在接触皮肤后泡沫剂变成一层液体膜。该药能有效治疗银屑病，无不适感，容易穿透头发。在使用过程中可能会有暂时性的刺痛。

病灶内注射曲安奈德（Kenalog，10mg/ml）可有效治疗银屑病小斑块。病灶内注射糖皮质激素比外搽糖皮质激素的缓解期长。

酮康唑乳膏有时是有效的。口服酮康唑（每日400mg）可能对某些病例有效[82]。但可能的药物毒性限制了其使用。

弥漫性较厚的头皮银屑病的治疗 有3种不同的治疗方案，所有的方案均使用油剂或软膏成分以利于穿透鳞屑。每天晚上睡觉时外用于头皮，第2天早上用强效去污剂如Dawn洗洁液清洗掉。在白天可使用外用糖皮质激素溶液。

焦油和油 用含有10% LCD的Nivea油外搽于头皮，然后用浴帽包裹，每天早上可清洗掉鳞屑，可抑制炎症反应。

蒽林 每天晚上使用蒽林软膏，早上清洗掉，是另一种治疗持续性头皮银屑病的方法。短期接触疗法类似于先前叙述的蒽林使用方法。外搽0.25%~0.5%蒽林软膏，10~20分钟后将其清洗掉。Dritho-Scalp（0.25%和0.5%）用软管包装，有一个长长的喷嘴，有利于穿透头发。

系统性治疗

局部治疗有其局限性。许多患者对最强效的局部治疗方案仍无反应，或是皮损范围太大以致于局部治疗不可行。

中重度银屑病指皮损占体表面积≥20%或是对局部治疗无反应者，可采用多种治疗方法，包括光疗、PUVA、维甲酸类药、甲氨蝶呤或生物制剂[83]。

有许多系统用药，其中有些药物有潜在的严重毒副作用。甲氨蝶呤是非常有效的，目前相对安全，耐受性良好。但使用甲氨蝶呤后需定期进行肝活检，使许多患者和医生不得不放弃使用该药。PUVA有效并相对安全。阿维A酸能加强PUVA的疗效，也可单独用于治疗斑块性、脓疱性、红皮病性银屑病。阿维A酸也有许多恼人的副作用。羟基脲无肝毒性，因为其只对少部分患者有效，因此并不常用。环孢菌素起效很快，但长期使用可能损害肾功能。

轮替治疗

建议使用轮替治疗方案（见P229的图表）。目前UVB与焦油、PUVA、甲氨蝶呤、阿维A酸、环孢菌素或生物制剂合用可治疗中重度银屑病，轮替使用可使长期治疗的毒性最小化，有效治疗可持续数年。患者接受一种方法治疗1~2年，接着接受另一种方法治疗。交替运用每种方法，每4~5年重复该轮替治疗方案一轮，因有很长一段时间不再用某治疗方法，从而使每种疗法的毒性降到最低[83,84,85]。

医生和患者应基于个案的特点来最终决定运用哪种治疗方法。

轮替治疗

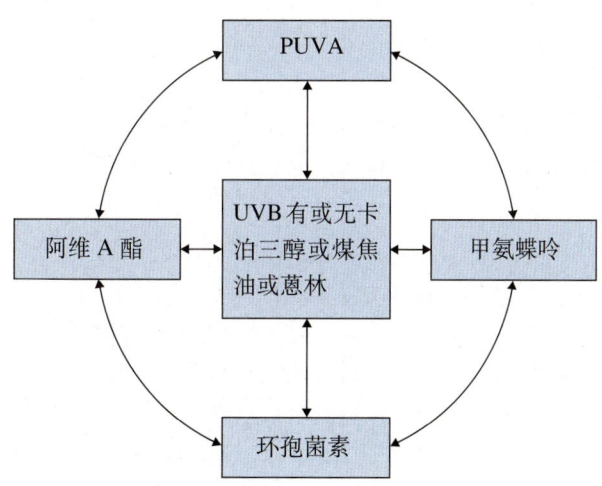

轮替治疗。用于治疗中重度银屑病，可使任何一种治疗方法的毒副作用最小化。合理的顺序开始于光疗（PUVA或UVB），接着使用甲氨蝶呤，再接受另一种光疗，再口服另一种药物，如此循环。对于不能耐受光疗的患者可交替口服药物。

甲氨蝶呤

适应证 甲氨蝶呤（MTX）用于治疗银屑病已30多年，是治疗重度银屑病的金标准，对控制红皮病型和泛发性脓疱型银屑病特别有效[86]。能诱导绝大多数患者进入消退期，通过持续治疗可保持较长的消退期。MTX对银屑病性关节炎也有效。相对安全并能良好耐受[87]，但使用甲氨蝶呤后需定期肝活检，使许多患者和医生不得不放弃使用该药物。MTX的使用方法列于框8-1至8-3。

作用机制 MTX是叶酸的拮抗剂，能抑制二氢叶酸还原酶。在MTX治疗后，随胸腺嘧啶和嘌呤浓度的下降，DNA合成被抑制[88]。MTX能抑制银屑病患者表皮细胞增殖，有抗炎和免疫调节作用。MTX是免疫抑制剂；急性感染患者应避免使用。

剂量 分3次口服给药是最常见的使用方法（框8-3）。每周1次在36小时内每12小时口服1次药物。最初试验剂量为2.5~5mg，1周后检查全血细胞数和肝功能。如该剂量能良好耐受，则以每次2.5mg的剂量为起始，每12小时口服1次，连服3次。第2周剂量每次增加1~2片。以后每周每次逐渐增加或减少1片（2.5mg），直到达到最佳疗效和最好耐受的剂量。大多数患者能较好地控制病情和耐受每周15mg的剂量（即2片，2片，2片）。一旦获得满意的清除效果，每周减少2.5mg，直到达到维持剂量（即每周2.5~5mg）。目标不必达到100%的清除，能达80%的改善即可，与达到100%的清除而服用较高和较强毒性的剂量比较，该剂量较安全。

在余下的数月内停药；夏天是尝试这样停药的好时机，因阳光可以控制病情。逐渐减量到停用MTX导致的反跳现象似乎比突然停药导致的反跳现象少见。

监测 见框8-4和8-5。异常检查结果列于框8-6。骨髓毒性是最严重的短期治疗副作用，肝毒性是最常见的长期治疗的副作用。MTX主要通过肾排泄。年龄较大的患者往往其肾功能已有所下降，MTX剂量要小。

框 8-1　MTX 治疗银屑病的适应证
重度银屑病可能会导致身体虚弱、精神负担或经济压力
1. 中重度银屑病患者
2. 银屑病性红皮病
3. 中重度银屑病性关节炎
4. 急性脓疱型银屑病，von Zumbusch 型
5. 皮损超过体表面积的 20%
6. 局限性脓疱型银屑病
7. 银屑病影响到躯体某些部位，以致于正常功能和工作受到影响
8. 对光疗、PUVA 和维甲酸类药治疗疗效欠佳者
From Roenigk H, et al: J Am Acad Dermatol 1998; 38(3):478.

框 8-2　MTX 治疗银屑病的相对禁忌证
• 肾功能异常可能需更换另一种治疗药物或大幅降低剂量
• 肝功能明显异常
• 妊娠或哺乳（绝对禁忌证）
• 育龄期男女（在 MTX 治疗过程中及治疗后一段时间内不能怀孕，男性治疗后至少 3 个月要避孕，女性则至少 1 个排卵周期要避孕）
• 急性肝炎或最近患过肝炎
• 肝硬化
• 重度贫血、白细胞减少或血小板减少
• 酗酒
• 急性感染性疾病（如结核、肾盂肾炎）
• 依从性差的患者
如某个患者在使用 MTX 时利将大于弊，则不要坚持这些禁忌证
From Roenigk H, et al: J Am Acad Dermatol 1998; 38(3):478.

框 8-3　MTX 剂量
• 试验剂量：2.5～5mg（确定其是否有毒副作用的倾向—1 周后检查全血细胞数和肝功能）
• 平均剂量：每周 7.5～15mg
• 逐渐增加剂量（2.5～5mg）
• 口服最大量：每周 30mg
• 胃肠外最大量：每周 50～75mg
• 症状改善时，每月减 2.5mg
MTX 剂量方案
通常采用以下两种治疗方案
• 单周口服、静脉注射、肌注或皮下注射。MTX 不应静滴。
• 每周 3 次，间歇口服给药（每周连续口服 3 次，每次间隔 12 小时）。平均剂量为每次 2.5～5mg。
逐渐加量，每周增加 2.5mg。总的口服剂量通常每周不超过 30mg。口服给药可以是片剂或是胃肠外溶液制剂（0.1ml 浓度为 50mg/2ml 的溶液相当于 2.5mg 口服）。
一次性给药其毒副作用比相同总量的药物分成 5～7 天给药的毒副作用要小。
Adapted from Lebwohl M, Ali S: J Am Acad Dermatol 2001; 45(5): 649; Roenigk H, et al: J Am Acad Dermatol 1998; 38(3):478

框 8-4　MTX：基线监测和后续监测
基线监测
• 病史和体检
• 全血细胞计数，血小板计数
• 肾功能：血清肌酐，血尿素氮，尿液分析和肌酐清除率，特别是老年患者
• 肝化学指标：AST（SGOT），ALT（SGPT），碱性磷酸酶，胆红素，血清白蛋白；甲肝、乙肝、丙肝血清学检查
• 有 AIDS 患病危险的患者检测 HIV 抗体
后续监测
• 最初的 2 周内，每周做全血细胞计数和血小板计数；接着 1 个月内每 2 周做一次，再接着大约每月做一次，这取决于患者的白细胞数和病情的稳定性
• 肝化学指标：每 4～8 周检查一次 ALT、AST、碱性磷酸酶和血清白蛋白水平（更频繁的肝化学指标监测可代替最初的肝活检）
• 肾功能检查：每 3～4 个月检查一次血尿素氮和肌酐水平
• 加量后 7 天复查血
Adapted from Lebwohl M, Ali S: J Am Acad Dermatol 2001; 45(5): 649; Roenigk H, et al: J Am Acad Dermatol 1998; 38(3):478

框 8-5　实验室检查异常及其处理	
白细胞或血小板数减少，MTX 使用后 7～10 天达最大程度抑制	减量或停用 MTX
白细胞数 < 3500/mm³ 持续 1 周以上	停用 MTX 2～3 周
血小板数 <100 000/ mm³	用叶酸治疗（20mg）
平均细胞容积增加可能提示巨幼红细胞性贫血	叶酸每日 1～5mg 可逆转此副作用
在最近一次 MTX 治疗后至少 1 周应检查肝化学指标	MTX 治疗后 1～2 天各种指标常常上升
肝化学指标持续异常	MTX 停用 1～2 周，然后再化验，肝功指标在 1～2 周后可恢复正常
肝化学指标效价异常持续 2～3 个月	考虑肝活检

框 8-6　用 MTX 治疗银屑病的不良反应
1. 通常有疲劳感：头痛，寒战，发热和眩晕
2. 皮肤：瘙痒感，疼痛，荨麻疹，轻度可逆的斑秃，瘀斑，银屑病皮损处急性溃疡，光敏反应。在紫外线照射后短时间内使用 MTX 可能导致急性日晒伤。
3. 血液：骨髓抑制，白细胞减少导致对感染抵抗力下降，贫血，血小板数减少，出血，巨幼红细胞性贫血
4. 消化系统：胃溃疡，恶心和厌食；少见的有肝毒性，咽炎，腹泻，呕吐，肠炎
5. 泌尿生殖系统：氮质血症，镜下血尿，膀胱炎，暂时性精子减少症，精子生成缺陷，卵子生成缺陷，致畸作用，月经失调，肾脏病变
6. 神经系统：头痛，眩晕，嗜睡，视物模糊，急性抑郁症

框 8-7　肝脏疾病的危险因素
• 有酗酒史或目前正在酗酒（MTX 的毒性与治疗前酗酒时间有关。关于酒精摄入量对肝的危险性尚不清楚，并且有个体差异）
• 肝化学指标持续异常
• 肝病史，包括慢性乙肝或丙肝
• 家族遗传肝病史
• 糖尿病（可能是次重要因素）
• 肥胖（可能是次重要因素）
• 有明显的肝毒性药物或化学物质接触史（可能是次重要因素）
所有这些危险因素达到一定程度对于考虑是否行早期治疗性肝活检十分重要

白细胞和血小板计数减少在 MTX 使用后大约 7～10 天达到最大程度。当计数低于正常水平时有必要减少剂量或停用 MTX。间隔 3～4 个月行肝功能试验检查，但是至少是在最近一次治疗 1 周后。在给药后 MTX 可导致暂时性肝功能检查升高 1～3 天。如果患者服药后马上检查，可得到假阳性结果。

副作用　短期治疗的副作用（框 8-6）包括恶心、厌食、疲劳、口腔溃疡、胃炎、轻度白细胞减少、血小板减少和巨幼红细胞性贫血。这些与剂量相关，很快可逆转，与肾功能和造血功能有关。每周 3 次口服，每周 1 次口服及肌内注射交替使用，可能会减少这些副作用[89]。长期治疗可导致肝纤维化或肝硬化。酗酒、每日服药、肝病史和累积 MTX 摄入可导致患者有肝纤维化和肝硬化的倾向。男性和女性在怀孕前需停用 MTX 3～4 个月[90]。

补充叶酸和甲酰四氢叶酸　叶酸每日 1～5mg 可有效控制消化系统症状和巨幼红细胞性贫血[91]。如果叶酸与 MTX 不是同一天服用，其治疗效果更佳[92]。红细胞平均容积增加可能意味着叶酸缺乏，即将发生毒副作用。在未服用 MTX 时，服用叶酸可减少副作用。

肝纤维化、肝硬化和间歇性肝活检　MTX 有肝毒性，如果患者有肝病史或存在肝病的危险因素，应避免使用 MTX（框 8-7）。酗酒者不应使用 MTX。肥胖或糖尿病患者可增加肝硬化的危险因素。血清肝功能检测并不是肝病的可靠指标。患者在长时间服用 MTX 后应行肝活检。

肝活检　肝活检方法见表8-5。

有数据表明当药物累积使用量达到1.5g时，大约3%的患者可发生肝硬化[93]。当药物累积使用量达到4g或更多时，患者发生肝硬化的发病率增至25%[94]。MTX诱导的肝硬化可能是一类"缓慢进展"的肝硬化。

如果患者肝脏化学指标效价正常，无既往病史，体检正常，无任何危险因素，建议MTX累积使用量达到大约1.5g后行肝活检。如果服用MTX后第1次行肝活检未发现异常者，建议在累积使用量每增加1~1.5g时再行肝活检。患者每周服用MTX 15mg，25个月后累积使用量达到1.5g（表8-6）。

如果肝功能检测和肝活检均正常，累积使用量每增加1~1.5g重复行肝活检。有肝病史的患者在开始治疗后的2~4个月行第1次肝活检，这个时间取决于患者对MTX的耐受性和MTX的疗效。

肝活检异常的处理方法见框8-8。肝硬化在银屑病患者比风湿性关节炎患者更常见。因此风湿科医生并不需要常规肝活检。

肺毒性　由MTX导致的肺损伤是突然的，严重的。开始症状通常为咳嗽和气促。大多数是亚急性进展过程，在确诊前症状通常已出现数周。大约50%的病例在开始使用MTX后的32周内能够确诊。由MTX导致肺损伤的患者在恢复后不应再用MTX治疗。越早识别和停药可避免严重的有时甚至是致命的后果[95]。

肺损伤的高危因素包括老龄，糖尿病，类风湿累及胸膜和肺，先前使用过抗风湿药及低白蛋白血症[96]。

表8-5　肝活检：患者有和无肝脏危险因素	
	MTX累积使用量（g）
患者有肝脏危险因素（肝脏疾病，酗酒，糖尿病，肥胖）	
第1次活检	0.12~0.24（治疗2~4个月时）
第2次活检	1.0~1.5
第3次活检	3.0
第4次活检	4.0
患者无肝脏危险因素（肝功能正常，无肝病史或酗酒史）	
第1次活检	1.0~1.5
第2次活检	3.0
第3次活检	4.0

Lebwohl M, Ali S: J Am Acad Dermatol 2001;45（5);649-61.

表8-6　MTX持续使用累积剂量达到1.5g所需时间	
每周剂量（mg）	达到1.5g所需月数
7.5	50
15.0	25
22.5	17

框8-8　肝活检结果分级和处理	
Ⅰ级：正常；轻度脂肪浸润；轻度核变性；轻度肝门区炎症	继续使用MTX
Ⅱ级：中重度脂肪浸润；中重度核变性；中重度肝门区扩张，炎症及坏死	继续使用MTX
ⅢA级：轻度纤维化（肝门区纤维化，意味着纤维间隔的形成蔓延至肝小叶）肝门区轻度扩张而没有中断的限制性板或间隔的形成，不能将活检样本归为Ⅲ级	继续使用MTX MTX治疗大约6个月后再次活检 考虑其他治疗
ⅢB级：中重度纤维化	停用MTX 除特殊情况外，可能需要持续服用MTX，但需反复肝活检
Ⅳ级：肝硬化（必须确证有再生性结节和肝门区桥的形成）	停用MTX 除特殊情况外，可能需要持续服用MTX，但需持续肝活检

Adapted from Roenigk H, et al: J Am Acad Dermatol 1998; 38(3):478

日晒伤史 有辐射伤或日晒伤史的患者服用MTX后可能使曾被晒伤部位症状再次复燃。这种反应不同于真正的光敏性反应[97,98]。

怀孕 MTX有致畸作用，孕妇不能使用。MTX可暂时性影响男性的生殖能力。但也有报道接受MTX治疗期间的男患者的伴侣怀孕，其小孩并无畸形[99]。虽然对胎儿致畸作用的危险性很小，但仍建议在怀孕前停用MTX数月。

药物间的相互作用 药物间潜在的相互作用见表8-7。特别是对于肾功能已降低的患者，药物间的相互作用最有可能是一个问题。中性粒细胞减少是主要问题；有生命危险的骨髓毒性作用也可能发生。在改变治疗后，特别是对于那些肾功能已损害的患者，如高龄患者，应监测血细胞计数[100,101]。非甾体类抗炎药可降低MTX的肾清除率，导致达到毒性水平。MTX能提高某些药物的血药浓度（如萘普生）。酮洛芬、氟比洛芬和吡罗昔康可安全地治疗银屑病性关节炎。患者应避免使用甲氧苄啶-磺胺甲噁唑（复方新诺明），因其常常与重度MTX毒性有关，能与MTX竞争肾小管分泌。对于接受华法林抗凝治疗的患者应监测血浆凝血酶原时间。

表 8-7 可能与 MTX 相互作用而增加毒性的药物

机制	药物*
降低 MTX 的肾清除率	肾毒素（如氨基糖苷类、环孢菌素）
	水杨酸盐
	保泰松
	磺胺类
	丙磺舒
	头孢菌素
	青霉素
	秋水仙碱
	许多非甾体类抗炎药（如萘普生、布洛芬）
相加或协同毒性	甲氧苄啶/磺胺甲噁唑
	乙醇
	乙胺嘧啶
将 MTX 从结合水杨酸盐的蛋白上置换下来	丙磺舒
	巴比妥类
	苯妥英
	维甲酸类
	磺胺类（绝对禁忌）
	磺脲类
	四环素
MTX 细胞内积聚	双嘧达莫
肝毒性	维甲酸类
	乙醇

详细列表参阅 Evans and Christensen: J Rheumatol 1985; 12(suppl 12):15-20.
Lebwohl M, Ali S: J Am Acad Dermatol 2001; 45(5):649.

维甲酸类

阿维A酸 阿维A酸（Soriatane）是一类口服的维甲酸类药，是最安全的系统性治疗银屑病的药物之一。有关阿维A酸的特征小结于框8-9。阿维A酸单独治疗脓疱型和红皮病型银屑病最有效，而对斑块状银屑病疗效欠佳。阿维A酸合并PUVA或UVB对于斑块状银屑病疗效好于单独用药。疗效和副作用存在个体差异。阿维A酸从小剂量开始使用（每日10～25mg），逐渐加量直到在疗效和副作用耐受之间找到一个最佳平衡的剂量为止。

适应证 阿维A酸治疗脓疱型和红皮病型银屑病非常有效。单独用药治疗斑块状银屑病疗效欠佳，毒性更强的大剂量需要控制使用。症状改善缓慢，需要3个月以上才能达到最佳剂量。

剂量方案 阿维A酸的治疗反应和毒性反应变化很大。有些患者对维甲酸类药反应良好。尚无惟一恰当的剂量可推荐。为确定恰当的剂量，逐渐加量是最佳策略。阿维A酸小剂量开始使用（每日10～25mg），逐渐加量至所需剂量，可以提高疗效同时减少副作用。大多数患者开始剂量为每日25 mg。该疗法有助于对副作用逐步耐受，同时又避免了不必要的超量使用。

阿维A酸和UVB或PUVA合用 与单独使用阿维A酸或紫外线光疗比较，合用可提高疗效，同时也降低了治疗频率、持续时间和累积剂量[66,102]。与光疗合并使用时，较小剂量的阿维A酸通常也有效。阿维A酸通常每日使用剂量为10～25mg。其疗效比PUVA和UVB更快、更全面。当维甲酸类药与光疗合用时可显著降低紫外线剂量。有关治疗方案的综述参阅文献103。

实验室检查指标改变 监测方案列于框8-10。合用吉非罗齐（诺衡）或阿托伐他汀（立普妥）可防止血脂升高，特别是甘油三酯升高。肝功能检测指标可升高。

副作用 阿维A酸有致畸作用。在有乙醇作用的情况下阿维A酸可被酯化成阿维A酯[104]。阿维A酯可存在于组织中多年，打算在3年内要生育的育龄期妇女禁止使用阿维A酸。每日使用50 mg或更大剂量时，常见皮肤黏膜副作用，包括唇炎、结膜炎、脱发、指（趾）甲发育不良、皮肤干燥和"黏性皮肤"。在甲周可形成化脓性肉芽肿。头痛是假脑瘤症状之一。长期大剂量使用可导致韧带钙化和骨骼肥厚，这些改变通常无症状[105]。

异维甲酸

异维A酸可有效治疗脓疱型银屑病[83]。当与PUVA[106]或UVB合并使用时可有效治疗斑块状银屑病[107]。

框8-9　阿维A酸治疗银屑病研究小结

- 阿维A酸单独用药可有效治疗脓疱型和红皮病型银屑病。阿维A酸与PUVA或UVB合用治疗斑块状银屑病疗效较好；对于这些病例，阿维A酸小剂量开始使用（每日10～25mg）更佳
- 单独用药最佳剂量范围为每日25～50 mg
- 症状逐步改善，需3～6个月才能达到最佳其疗效
- 完全消退的比率通常＜50%
- 较大剂量（每日50～75mg）可加快起效，更全面地清除银屑病，但同时也意味着副作用增加
- 皮肤黏膜副作用，肝毒性和血脂改变均是剂量依赖性的
- 尽管红斑和鳞屑可能减少，但初始时银屑病皮损面积增加，这种情况在开始治疗后出现，并将持续1～2个月

框8-10　维甲酸类药：基线监测和后续监测

基线监测
- 病史和体检
- 妊娠试验
- 全血细胞和血小板计数
- 肝功能检测，血尿素氮水平，肌酐水平
- 胆固醇，高密度脂蛋白，甘油三酯水平
- 尿液分析

后续监测
- 病史和每月体检
- 肝功能检测，每2周测胆固醇和甘油三酯水平；接着每月测1次，持续4～6个月；再每3个月测1次
- 每月测全血细胞和血小板数，血尿素氮和肌酐水平，尿液分析；接着每3个月测1次
- 每月或根据需要做妊娠试验

Lebwohl M, Ali S: J Am Acad Dermatol 2001; 45(5):649

环孢菌素

依从性好、经仔细选择的患者，给环孢菌素（Cs）每日 2.5～5.0mg/kg，对于严重的斑块状银屑病可快速产生满意的疗效，在治疗过程中应密切观察其临床表现和实验室指标。环孢菌素用于治疗成人重度、难治性斑块状银屑病，这些患者通常免疫功能正常。环孢菌素微乳剂（Neoral）的上市产品为软性凝胶胶囊（剂量为 25mg，100mg）和口服溶液（容积为 50ml，浓度为 100mg/ml）。环孢菌素共识会制定了该药的使用指南[108]。

基线监测 关键在于治疗开始前获得准确的基线指标（框 8-11）。

副作用小结于框 8-12。

肾功能和肌酐 肾功能改变可以是功能性和器质性的。这是由肾血流模式的改变和对肾细胞的毒性作用造成的。器质性改变包括间质纤维化、肾小管萎缩和动脉病变，几乎所有的患者在治疗至少 1 年后都会出现肾器质性改变。在年龄大、肾功能减退和高血压患者中，其副作用会更严重。许多患者都有一定程度的肾功能下降，但这种下降通常是轻度的和可逆的。

通常在治疗后的最初 16 周内肌酐水平升高，以后稳定在该水平上。建议至少在治疗的最初 12 周内每 2 周复诊一次。如果血清肌酐水平比基础水平升高 30% 以上，则在 2 周内再测一次肌酐。如果第 2 次血清肌酐水平仍然升高，剂量应至少每日减少 1mg/kg，1 个月后再检查血清肌酐。如果血清肌酐水平比基础水平升高少于 30%，则可继续治疗。如果血清肌酐水平持续高于基础水平 30% 以上，应停止治疗，直到血清肌酐水平恢复到高于基础水平 10% 以内。不需要常规测肾小球滤过率和肌酐清除率。也不需要做常规肾活检。

高血压 8%～30% 的患者可发生高血压。抗高血压治疗可有效控制血压升高。使用钙通道阻滞剂如心痛定、硝苯地平或伊拉地平可获得最佳疗效。血管紧张素转换酶抑制剂疗效欠佳，β 受体阻断剂有时可能会加重银屑病。当剂量减少或停用环孢菌素后肾功能下降和高血压可在一定程度上逆转。但许多患者可发生不可逆转的肾损害。有些患者在停用环孢菌素后，高血压仍持续。如果发生高血压，建议剂量减少 25%～50%。

肝功能 血清胆红素通常升高。仅血清胆红素升高不必紧张。只有当其他肝功能指标出现持续显著异常时，患者才需进一步评估。对于慢性活动性肝炎患者，其使用环孢菌素的安全性尚不清楚。

其他化学指标 尿酸可能升高，但很少需要抗痛风治疗。血清镁离子可能下降，如果低于正常水平，可口服含镁的片剂。胆固醇和甘油三酯水平可能上升。

框 8-11　环孢菌素：监测
基线监测
病史，包括用药史
体检，包括血压
血清肌酐（在治疗前至少测量 2 次，希望其重复测量的指标在 ±10% 之内）
其他化学指标，包括电解质，镁离子，血尿素氮，血脂，肝功能试验，尿酸
全血细胞计数
后续监测（以后每 2 周，每 4 周，每月）
病史，包括新的药物治疗
体检包括血压
化学指标监测包括电解质，血尿素氮，肌酐，镁离子，血脂，肝功能试验，尿酸
Lebwohl M, et al: J Am Acad Dermatol 1998; 39(3):464.

框 8-12　副作用	
肾功能异常	眩晕
高血压	腹痛
多毛症	腹泻
震颤	消化不良
牙龈增生	高钾血症
骨骼肌肉痛	低镁血症
感觉异常	高尿酸血症
微血管病性贫血	低血糖
血小板减少症	胆红素血症
头痛	白细胞减少症
小腿痉挛	高脂血症
Lebwohl M, et al: J Am Acad Dermatol 1998; 39(3):464.	

其他副作用 副作用的发生与剂量有关。有可能发生不适、疲劳、恶心、头痛和全身酸痛。较大剂量时可发生手震颤、感觉异常或指趾对热和冷敏感。随着治疗的进行，这些症状可消失。有可能出现多毛症。牙龈增生的患者需要去看口腔科医生。高尿酸血症可诱发痛风。15%的患者可发生甘油三酯升高（>750mg/dl）；少于3%的患者可发生胆固醇升高（>300mg/dl）。当停用环孢菌素后，大多数异常的实验室指标可逆转。

剂量 初始剂量取决于临床状态（框8-13）。有两种方法可决定初始剂量。症状改善的速度和治愈率与剂量有关。

小剂量给药 初始剂量为每日2.5mg/kg，至少1个月后考虑增加剂量，缓慢增加剂量的方法可用于治疗稳定的泛发性银屑病或中重度银屑病患者。每2周每日剂量增加0.5～1.0mg/kg，如果需要可增加至最大每日量5mg/kg。通常情况下很少需要使用较大剂量。

大剂量给药 当需要快速改善病情时，初始剂量为每日5mg/kg。可用于治疗对其他药物治疗不敏感的重度、炎症性、难治性病例或处于危险期的沮丧的患者。短期使用大剂量通常可良好耐受。一旦出现反应每日剂量马上减少0.5～1.0mg/kg，每周减少剂量是惟一可行的方法，直到确定最小的、最佳疗效的维持剂量为止。

短期间歇给药 环孢菌素短期间歇给药是一种用于治疗中重度斑块状银屑病的新方法[109]。其疗效好，能良好耐受和减少副作用的发生。初始剂量为每日2.5mg/kg，分两次给药。每周可逐渐增加每日剂量0.5～1.0mg/kg，直到最大每日量达5mg/kg为止。当受累皮肤的90%以上皮损消退后，停止治疗，或治疗不超过12周。环孢菌素可突然停药。一旦复发，患者需要更换另一环孢菌素治疗方案。此时，开始剂量为先前治疗时的最佳剂量。为期2年的短期间歇给药是安全的和可良好耐受的。

治疗反应 只要清除剂量持续使用，清除效果就可以维持。在试图调整维持剂量时有可能复发。

禁忌证 禁忌证列表于表8-8。

应避免接种活疫苗；在环孢菌素治疗过程中其他疫苗的作用可能下降。前列腺或宫颈癌肿瘤完全去除后的患者可口服环孢菌素。

药物之间的相互作用 在服用由细胞色素P450复合物代谢的药物时，患者必须注意，在再次服用环孢菌素时可能会增加或降低相互作用药物的血药浓度（表8-9）。

联合治疗 局部用药（强效糖皮质激素、他扎罗汀、卡泊三醇）可用于治疗顽固的斑块状银屑病。局部用药也可用于维持清洁状态。治疗的一般方案包括早上外搽强效糖皮质激素，晚上外搽他扎罗汀或卡泊三醇于新发皮损处。其他被认为能尽可能控制急性期和/或环孢菌素累积量的药物列于框8-14。对于联合使用，经验不多。因担心处于免疫抑制状态患者的皮肤癌发病率高，环孢菌素很少与PUVA或UVB合并使用。环孢菌素与阿维A酸合并使用能良好耐受。在停用环孢菌素时，改用阿维A酸或许是个好方法。

框8-13 环孢菌素/Neoral 剂量
胶囊（25 mg，100 mg）
口服液（容量为50ml，浓度为100mg/ml）
开始剂量为：每日2.5～5mg/kg，分1～2次给药
如果需要，每周可调整每日剂量0.5～1.0mg/kg

表8-8 禁忌证	
绝对禁忌证	相对禁忌证
肾脏疾病	内脏恶性肿瘤
难控制的高血压	免疫缺陷
重度感染	依从性差的患者
	同时服肾毒性药物
	服用相互作用的药物
	痛风
	肝脏疾病
	妊娠

Lebwohl M, et al: J Am Acad Dermatol 1998; 39(3):464.

表 8-9 可能影响环孢菌素血药浓度的药物		
可加重肾功能异常的药物	可提高环孢菌素浓度的药物	可降低环孢菌素浓度的药物
抗生素	钙通道阻滞剂	抗生素
庆大霉素	地尔硫䓬	新青霉素Ⅲ
妥布霉素	尼卡地平	利福平
万古霉素	维拉帕米	抗惊厥药
甲氧苄啶/磺胺甲噁唑	抗真菌药	卡马西平
抗肿瘤药	氟康唑	苯巴比妥
美法仑	伊曲康唑	苯妥英
抗炎药	酮康唑	其他药物
双氯芬酸	抗生素	奥曲肽
抗真菌药	甲基红霉素	噻氯匹定
两性霉素 B	红霉素	
酮康唑	糖皮质激素	
胃肠道药物	甲泼尼龙	
西咪替丁	其他药物	
雷尼替丁	别嘌醇	
免疫抑制剂	溴隐亭	
他克莫司	达那唑	
	甲氧氯普胺	

重度肝病患者环孢菌素代谢可能下降

Lebwohl M, Ellis C, Gottlieb A, et al: J Am Acad Dermatol 1998; 39(3):464.

轮替治疗

轮替治疗是避免长期使用单一药物造成副作用的标准方法。在大约 1~2 年的周期内交替使用 UVB、PUVA、甲氨蝶呤、维甲酸类药、生物制剂和环孢菌素。使用环孢菌素前，特别是使用环孢菌素后应避免 PUVA，因为其可能对引起皮肤癌有协同作用[110]。

框 8-14 银屑病可能的联合疗法
环孢菌素合并外用药
糖皮质激素
蒽林
卡泊三醇
他扎罗汀
环孢菌素合并系统用药
阿维 A 酸
甲氨蝶呤
羟基脲
硫鸟嘌呤
柳氮磺胺吡啶
麦考酚酸
Lebwohl M, et al: J Am Acad Dermatol 1998; 39(3):464

银屑病的生物治疗

银屑病由活化的记忆T细胞所致。目前有许多生物制剂正在研究中，一些选择性地针对免疫系统的制剂已经问世。生物制剂是通过重组DNA技术（基因工程）[111]合成的蛋白质。目前免疫诱导的疾病包括Crohn病和类风湿性关节炎，都已运用生物制剂来治疗，抑制免疫活性。生物制剂结合于特定细胞，而无阿维A酸、环孢菌素和甲氨蝶呤造成的多器官副作用。与其他药物之间的相互作用发生率很低。其可能造成的免疫抑制不会比皮肤科常用药更糟。

Alefacept（Amevive）

Alefacept是融合蛋白，与T细胞表达的CD_2结合。这些细胞在银屑病的发病过程中起着重要作用。Alefacep可减少循环中这些细胞的数量。治疗后患者保持消退期数周或数月。每周肌注或静滴Alefacep 1次，连续12周。

表8-10 治疗银屑病的其他系统性药物

	他克莫司	麦考酚酸酯
特征	能有效治疗银屑病 免疫抑制剂 抑制器官移植排斥反应 抑制T细胞活化	免疫抑制剂 抑制器官移植排斥反应 可与环孢菌素合并使用[114] 疗效不如环孢菌素[115] 对银屑病性关节炎有效[116]
基线监测	• 病史与体检 • 血压 • 每2周测肌酐和血尿素氮水平 • 化学监测，包括血糖和电解质 • 全血细胞计数和血小板计数 • 如怀疑，可行HIV检验	• 病史与体检 • 全血细胞数 • 化学指标监测 • 尿液分析法 • 妊娠试验
后续监测	每2～4周，接着每月监测一次： • 病史与体检，血压 • 肌酐和血尿素氮水平 • 全血细胞计数和化学指标监测	• 每月问病史并进行体检 • 第1、2、3、4、6、8周测全血细胞计数，接着每月测一次
剂量	• 初始剂量：每日0.05mg/kg 根据反应： • 在第3周可增至每日0.10mg/kg • 在第6周可增至每日0.15mg/kg	• 根据临床反应，500mg口服，每日4次，连续12周 • 可每月增加或减少250mg/d，直到最大量4g/d • 剂型为250mg胶囊和500mg片剂
副作用	腹泻、感觉异常和失眠 危险性类似于环孢菌素：高血压，肾毒性，免疫抑制 无多毛症或牙龈增生	大剂量时白细胞减少 减少剂量或分次口服可减少胃肠道反应，所以每日4次给药 11%发生带状疱疹 机会性感染 淋巴组织增生病发病率为1%～2% 其他非皮肤恶性肿瘤5.5%

Lebwohl M, et al: J Am Acad Dermatol 1998; 39(3):464.

Etanercept (Embrel) 和 Infliximab (Remicade)

这些抗肿瘤坏死因子药物可结合TNF和抑制TNF的活性。依那西普皮下注射，每周2次。根据病情间歇静滴。它们都能有效治疗银屑病。

治疗银屑病的其他系统性药物

这些药物可用于治疗那些用维甲酸类药、甲氨蝶呤和环孢菌素引起毒性反应治疗失败的患者。使用这些药物的经验有限（表8-10）。

羟基脲	6-硫代鸟嘌呤[112]	柳氮磺胺吡啶[113]
抗代谢药物 用于治疗银屑病已30年 单独用药也有效	嘌呤类似物 对于治疗银屑病非常有效（见参考文献117） 测定6-硫代鸟嘌呤甲基转移酶水平从而预测骨髓抑制的倾向性	治疗银屑病有一定效果 经验有限
• 病史与体检 • 每周测全血细胞计数和血小板计数，连续4周；接着每2～4周测，连续至少12周 • 化学指标监测；每3个月重复肝功能试验	• 病史与体检 • 全血细胞计数和血小板数 • 化学指标监测	• 病史与体检 • 全血细胞计数和血小板计数 • 化学指标监测 • 尿液分析
• 病史与体检，每月 • 每周测全血细胞计数和血小板计数，连续4周；接着每2～4周测，连续至少12周 • 每3个月重复肝功能试验	• 当剂量增加时，每周重复基线监测；接着每2周监测 • 当白细胞计数 < 4.0×10^9/L，血小板数 < 125×10^9/L 或血红蛋白 < 110g/L，则维持剂量	• 每2周重复检查，连续3个月；在接下去的3个月每月检查；接着每3个月检查或根据临床变化，需要时检查
• 每日1g口服 • 每月可增加500mg/d；最大量为2g/d。在剂量增加后，每周测全血细胞计数和血小板计数。如白细胞数 < 2.5×10^9/L，血小板计数 < 100×10^9/L，或者重度贫血，则维持剂量 • 剂型为500mg胶囊	每日服药和加量服药，从每周2次，每次20mg到每日120mg[117] • 初始剂量：每周2次，每次80mg口服 • 每2～4周增加20mg • 最大剂量为每周3次，每次160mg口服	• 初始剂量：每日3次，每次口服500mg • 如能耐受，3天后增至每日3次，每次口服1g • 6周后如耐受，增至每日4次，每次口服1g • 有效或无效在4～6周后即可知道
约有50%的可能性发生骨髓毒性反应、白细胞减少或血小板减少；巨幼红细胞性贫血常见，但很少需要治疗 小腿溃疡最难处理	骨髓抑制 恶心 腹泻 肝功能检查升高	头痛、胃肠道症状、皮疹发生率高

毛发红糠疹 Pityriasis rubra pilaris

毛发红糠疹（PRP）是少见的病因不明的慢性疾病，有多种独特的临床表现。毛发红糠疹对患者的生活常造成严重的影响。组织病理学特征描述不一致[118]，治疗困难。本病可在任何年龄发病，但绝大多数在10岁之前和41～60岁之间发病的。本病分成人型和儿童型，Griffiths将该病分成5类，将成人型分成经典型和非典型型，将青少年型分成经典型、局限型和非典型型[119]。经典型成人毛发红糠疹（Ⅰ型）和青少年毛发红糠疹是最常见的。

重症毛发红糠疹可无前驱症状，突然起病或与HIV感染有关[120,121]。

临床表现

经典型成人毛发红糠疹起病突然，通常在41～60岁之间起病，小的不痛的鳞屑性红斑主要发生于面部或躯干上部。红斑数天和数周后慢慢扩大，手掌和足跖开始变厚，鲜艳的橘红色毛囊性丘疹出现于近端指（趾）的伸侧、肘部、膝部和躯干部。随着疾病的发展，形成泛发的形状奇异的皮疹（图8-26，8-27和8-28）。躯干部许多部位出现毛囊性角化性丘疹，从而形成复杂的分离的丘疹，境界清楚，在皮疹间仍有岛屿状正常皮肤（"skip spots"）（图8-26和图8-27）。皮疹可扩展累及几乎整个皮肤表面，躯干下部的鳞屑较粗糙，上部的较细，呈粉末状。面部广泛受累致睑外翻。指（趾）甲远端变黄棕色，出现甲下角化过度、甲变厚和裂隙状出血，

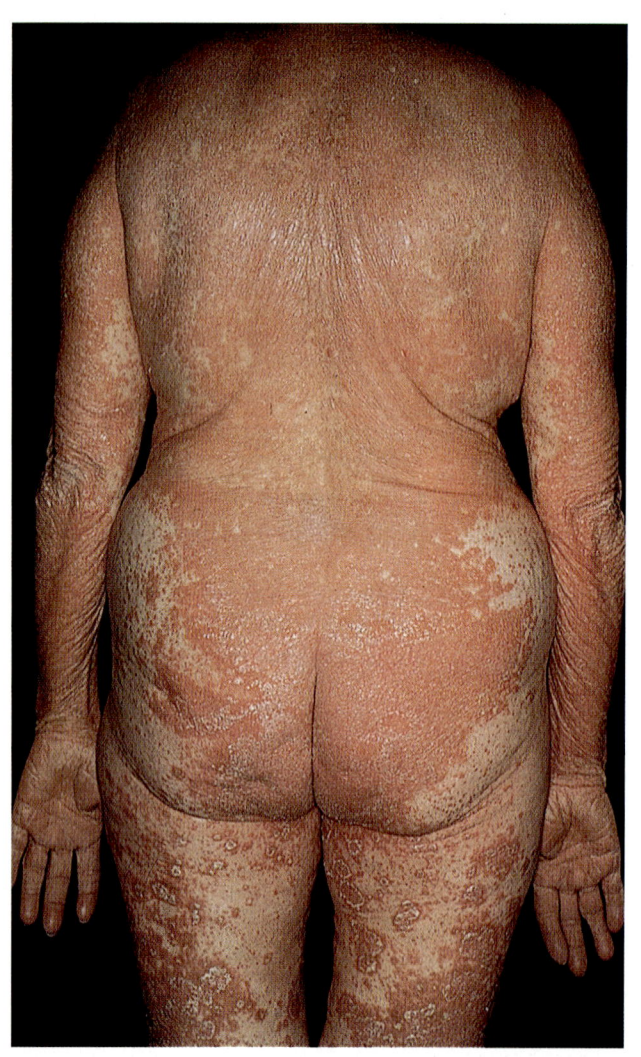

图8-26 毛发红糠疹：橘红色鳞屑性斑块，境界清楚，蔓延至整个躯干部。有的部位皮肤未受累或在皮疹间出现正常皮岛是其特点。

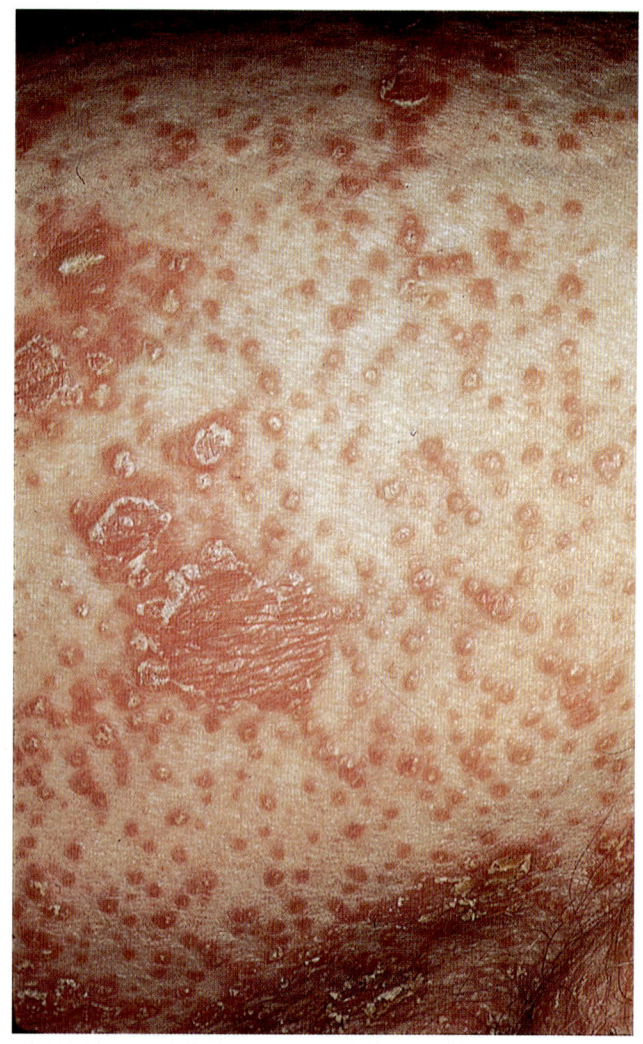

图8-27 毛发红糠疹典型表现：鲜红色毛囊性丘疹融合形成大片鲜艳的橘红色斑块。

而银屑病的指（趾）甲表现为甲剥离（特别是甲边缘部），油点状，甲板上有大小不等的顶针样凹陷[122]。

瘙痒轻或不痒。患者的头皮、面部和掌部覆以较厚的致密的鳞屑，在足跖部形成疼痛性的裂隙。面部弥漫性致密的红色鳞屑影响容貌，因此这些患者常常很孤独。症状可持续数月至数年，80%的患者在3年内可痊愈。

儿童毛发红糠疹 儿童毛发红糠疹开始于头皮和面部，类似脂溢性皮炎。病变范围越来越大，形成毛囊角化性丘疹。儿童毛发红糠疹数年内可复发，而成人型毛发红糠疹无此特征。局限型毛发红糠疹的特点是通常在肘部和膝部出现橘红色的斑块，有境界清楚的毛囊过度角化和红斑。3年缓解率为32%[123]。

诊断

特征性的临床表现是最有价值的诊断依据。当病变局限于头皮、肘部和膝部时，其皮损类似于银屑病。病理活检显示厚的鳞屑、致密的角化过度性毛囊角栓、颗粒层增厚和皮肤棘层松解，其他一些特征也有报道[118]。

治疗

经常使用润肤剂如 Lac-Hydrin（12% 乳酸），优色林（Eucerin）、希帕胺或凡士林可使皮肤柔软。Vanamide（40%尿素霜）外搽于足部，睡时用塑料袋包裹是去除鳞屑的一个有效方法。外搽强效保湿霜，如等量的希帕胺和吸水性软膏基质（Unibase），接着用塑料薄膜封包数小时也可使皮肤柔软。达力士（卡泊三醇）软膏也可能有效。

维甲酸类 维甲酸类药是有效的系统性治疗药物[124]。服用异维A酸4周内即可改善红斑、瘙痒、鳞屑、睑外翻和皮肤角化，服药16～24周后可显著改善或清除病损。许多患者在停止治疗后仍能持续消退或改善症状。剂量为每日0.5～2.0mg/kg，持续用药6个月[125]。对于成年起病的患者，阿维A酸联合或不联合光疗疗效好于异维A酸[126, 127]。

初始口服维甲酸类药，同时或以后每周加服低剂量甲氨蝶呤，治疗16周后，24名毛发红糠疹患者中有17名患者症状改善25%～75%[128]。

有些报道称大剂量维生素A（每日1百万单位）治疗5～14天后可逐渐改善症状，而另一些报道则称其疗效欠佳[129, 130]。

甲氨蝶呤 每日口服甲氨蝶呤2.5mg比每周口服更有效，也可能比维甲酸类药更有效。治疗2～3周后可见疗效，治疗10～12周后可明显改善症状，此时剂量可逐渐减少。

环孢菌素可考虑用于治疗经典型的成人毛发红糠疹[131]。

青霉素、司坦唑醇[132]和 Goeckerman 疗法（UVB合并煤焦油使用）可能疗效欠佳。毛发红糠疹患者有光敏性，大部分患者皮肤发红，用补骨脂素和紫外线A（PUVA）或 UVB 治疗可引起病情加重。

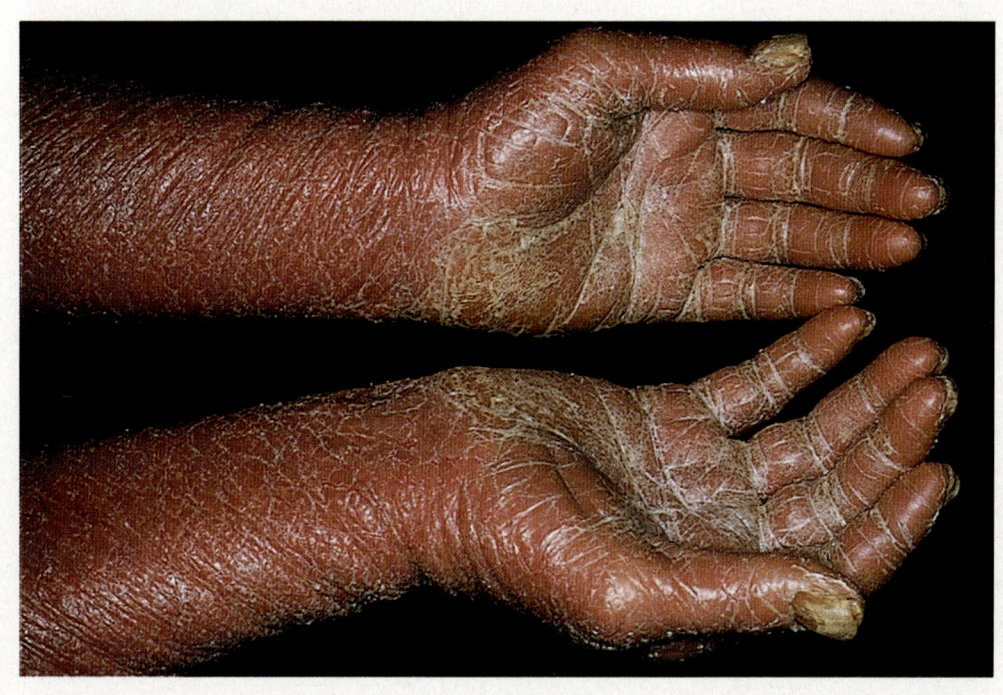

图8-28 毛发红糠疹：手掌和足跖整个表面变厚（过度角化）和变黄。

脂溢性皮炎 Seborrheic dermatitis

脂溢性皮炎是常见的慢性炎症性疾病,每个年龄段有不同的特征性表现。糠秕孢子菌可能是一致病因素,但遗传因素和环境因素似乎也影响着疾病的发病和病程。许多成年患者有油性面容,因此被称作脂溢性体质。对于成人而言,脂溢性皮炎是持续存在的,但也有缓解期和加重期,累及范围变化很大。大多数患者可得到很好的控制。

婴儿(乳痂)

婴儿通常在头顶部形成油腻性粘着性鳞屑。经常用含有硫磺、水杨酸或两者都有的香波(如Sebulex香波、T凝胶香波)清洗,很容易清洗掉小部分鳞屑。鳞屑可能在头皮积聚,形成很厚的附着性鳞屑,可能伴随炎症反应(图8-29)。也可能发生继发感染。

治疗 有渗液和痂的患儿可口服抗葡萄球菌的抗生素,一旦感染得到控制,可局部用Ⅵ或Ⅶ级糖皮质激素乳膏或洗剂来控制红斑和鳞屑。加热的矿物油、橄榄油或Derma-Smoothe FS洗剂(花生油、矿物油、0.01%氟轻松)擦在头皮上,数小时后再用去污剂如Dawn洗洁液清洗,可去除密集的较厚的附着性鳞屑。经常用水杨酸或焦油香波清洗,可延长消退期(见处方集P945)。尿素头皮溶液(磺乙酰胺)也有效,每日使用1~2次。

幼儿(石棉状糠疹和睑缘炎)

石棉状糠疹有特征性皮疹,其发病机理尚不清楚。患儿家长常常回忆起在婴儿期的乳痂病史。一些学者认为石棉状糠疹是湿疹或银屑病的一种。头皮上一片或多片致密的鳞屑持续数月后,家长可能注意到,患儿暂时性脱发,大的卵圆形黄白色板状鳞屑牢固地附着于头皮和头发上(图8-30)。其特征是鳞屑粘附于头发上,随头发生长而外延,致密的鳞屑范围有2~10cm大。鳞屑提示头皮真菌感染,这也可用来解释为什么称之为癣,即石棉状头癣,意为板层状鳞屑,即板片样性质的鳞屑,类似于真正的石棉。

治疗 用加热的含10%液体碳去污剂(LCD)的Nivea油(剂量为8盎司;必须由药师配制)在睡前外搽于头皮,第2天早上用Dawn洗洁液香波清洗掉。Derma-Smoothe FS洗剂(花生油,矿物油,0.01%氟轻松)是有效的外用糖皮质激素,可用于整个头皮,用浴帽包裹。用药前需湿润头皮。每天晚上使用,连续1~3周,直到瘙痒感和红斑得到控制。1~3周后鳞屑可完全清除,焦油香波如T-凝胶或Tarsum可用于巩固阶段。周期性复发的病例也可用相同的方法治疗。

脂溢性睑缘炎的特点是睫毛和眼睑边缘部覆有白色鳞屑,同时伴有数目不等的红斑(图8-31)。导致的不适感,可持续存在数年,并且抵抗治疗。经常用含锌或焦油的去头屑香波(见处方集P945)清洗可减少鳞屑。虽然外用糖皮质激素软膏和洗剂可抑制该皮炎,但长期用于眼周可导致青光眼,应当避免使用。对于耐药病例可试用酮康唑(Nizoral乳膏)每日1次。

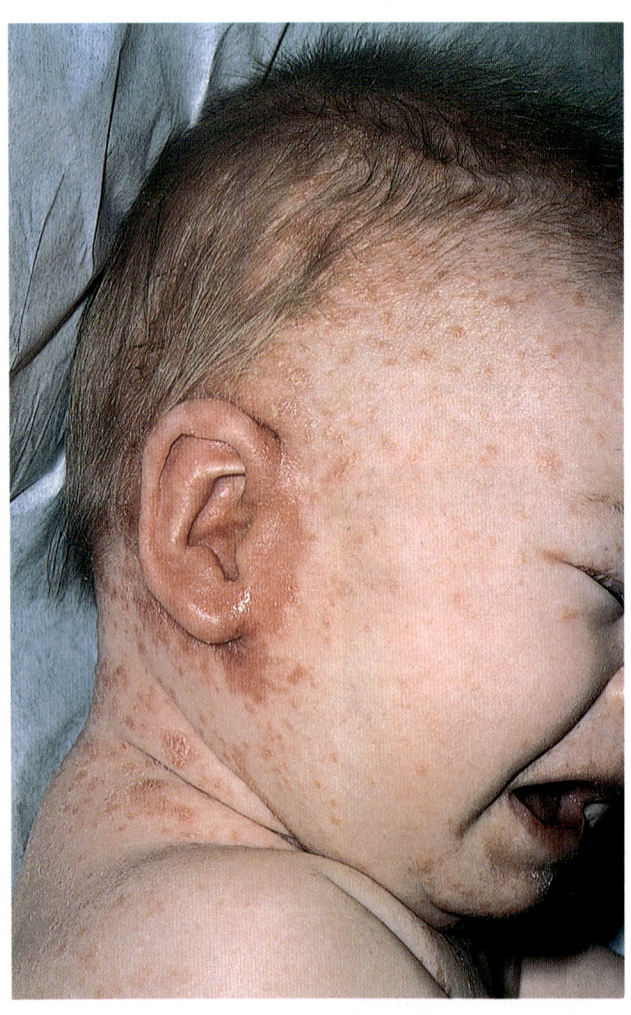

图8-29 脂溢性皮炎(乳痂):弥漫性炎症反应伴继发感染,用香波可清洗掉儿童头皮鳞屑。

脂溢性皮炎

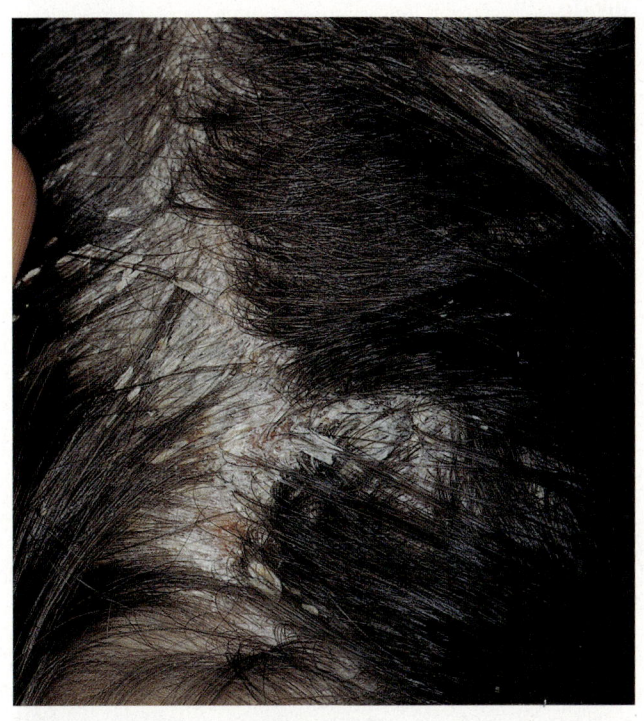

图8-30　脂溢性皮炎（石棉状头癣）：头皮分布着致密的斑片状鳞屑。大块黄白色鳞屑紧密地粘附于发干上。

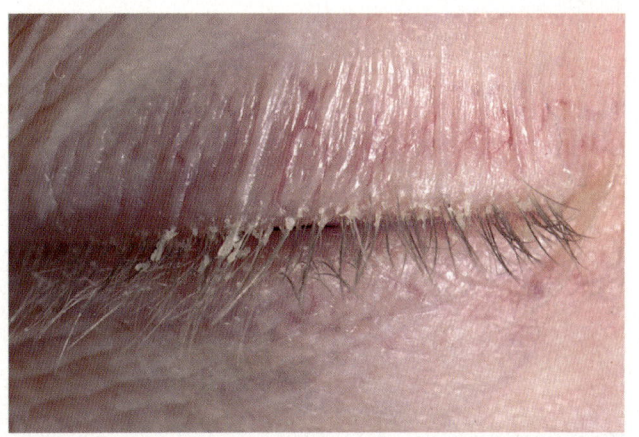

图8-31　脂溢性皮炎（睑缘炎）：鳞屑积聚和粘附于睫毛上。几滴婴儿型香波混于一瓶盖温水中可用作清洁剂。磺胺醋酰软膏可控制炎症和鳞屑。

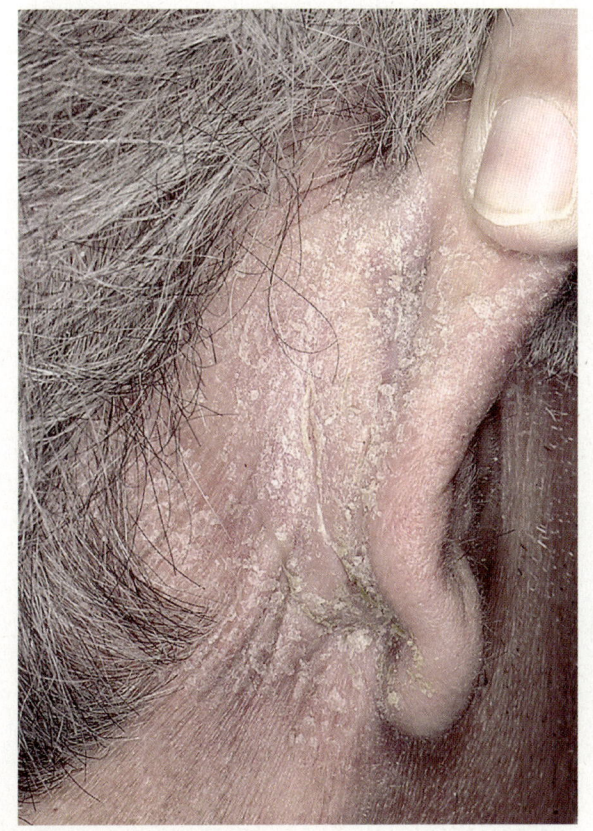

图8-32　耳后部脂溢性皮炎。

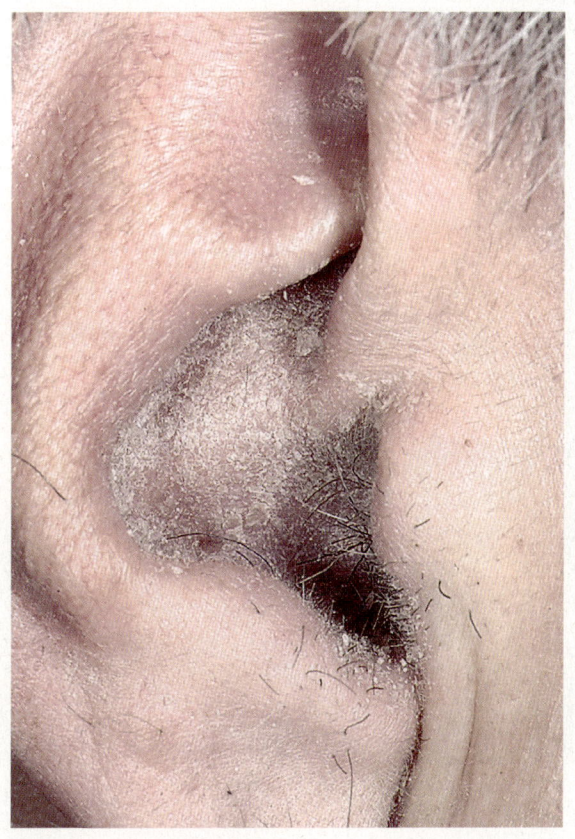

图8-33　耳道脂溢性皮炎。

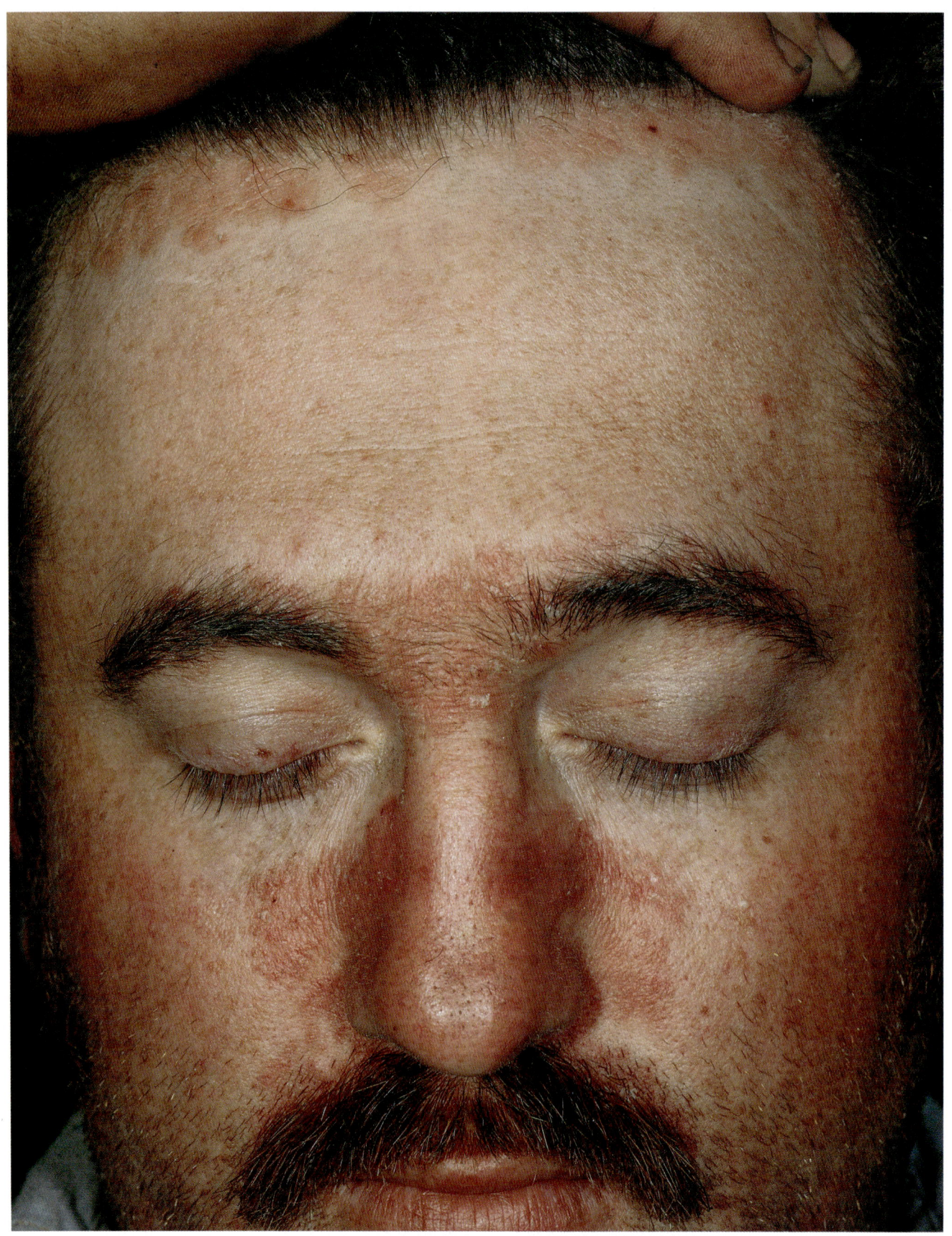

图 8-34　成人脂溢性皮炎可广泛累及所有典型部位。

青少年和成人（典型脂溢性皮炎）

大多数患者周期性形成细而干燥的白色头皮屑，伴有轻度瘙痒感，称作头皮屑。患者往往把这一情况归因于头皮干燥，而不常洗发。不常洗发可导致鳞屑堆积和炎症发生。有少量鳞屑的患者应鼓励其每天用去头皮屑的香波清洗（见处方集P945）。炎症表面形成细的干燥的黄色或白色鳞屑，鳞屑和炎症可广泛弥漫分布。脂溢性皮炎的部位包括：头皮、头皮边缘部、睫毛根、鼻唇沟、外耳道（图8-32，8-33）、耳后皱褶部和耳前部（图8-34）。

腋窝、乳房下皱褶部、腹股沟和脐部常较少累及，耳部的鳞屑可误诊为湿疹或真菌感染，如其他典型部位也出现特征性鳞屑可辅助支持诊断。胡须生长时可能出现鳞屑，剃除后鳞屑消失（图8-35）。一旦发生，该病可持续存在，严重程度不等。年龄较大的患者，特别是那些卧床患者或有神经系统疾病的患者，如帕金森综合征，脂溢性皮炎可能更慢性、更广泛。偶尔头皮鳞屑可弥漫、变厚和黏着，很难与银屑病区别。

可以让患者放心的是脂溢性皮炎不会导致永久性脱发。由毛癣菌导致的成人头癣可形成干燥的白色的弥漫性鳞屑，其在Wood灯下不发荧光。真菌培养和氢氧化钾检查可用于一些头皮屑不典型的或治疗抵抗的耐药病例的检查。

获得性免疫缺陷综合征
Acquired immunodeficiency syndrome（AIDS）

脂溢性皮炎是AIDS最常见的皮肤表现之一，皮肤症状通常在AIDS症状出现之前发生，脂溢性皮炎的严重程度与AIDS的病情相关。

脂溢性皮炎的治疗

香波 经常用抗脂性香波清洗所有受累部位，包括面部和胸部。含锌的肥皂（Head & Shoulders香波，ZNP bar 肥皂）、含硒洗剂（Head & Shoulders Intensive Care，Selsun）、焦油（Tarsum、T 凝胶）或水杨酸（T 水杨酸）可抑制病情活动性，维持缓解。

外用糖皮质激素 外用 V～Ⅶ级糖皮质激素软膏对炎症部位起效快，糖皮质激素溶液可每日 2 次用于头皮。患者必须注意的是糖皮质激素不可用作维持治疗。

抗酵母菌药物 酮康唑（Nizoral乳膏）或环吡酮胺（Loprox 乳膏或凝胶）每日 1～2 次可有效治疗，即使是最困难的最弥散的病例[133]。面部、耳、胸部、上后背部广泛受累的患者可使用Nizoral乳膏或Loprox乳膏，有效清除鳞屑和红斑。奇怪的是，对于面部轻度的脂溢性皮炎其疗效欠佳，需要联合外用 V～Ⅶ级糖皮质激素才能很好地控制。

和先前叙述的治疗幼儿脂溢性皮炎一样，可用Derma-Smoothe FS 洗剂（花生油、矿物油、0.01% 氟轻松）或用含 10% 液体碳去污剂（LCD）的 Nivea 油治疗密集弥漫的头皮鳞屑。成人可在睡前使用油剂，戴上浴帽。每天晚上使用，直到头皮屑清除为止，大约需要 1～3 周时间，接着可用香波维持。

其他外用药物 磺胺醋酰（Carmol头皮治疗洗剂）每日 1～2 次可有效治疗急性病例，特别是出现脓疱者。1%甲硝唑凝胶（Noritate）也有效，2周后症状可明显改善，8周后可显著改善或完全清除[134]。非对照性的研究报道称他克莫司软膏（Tacrolimus，Protopic）和 Elidel 软膏（吡美莫司）也有效。

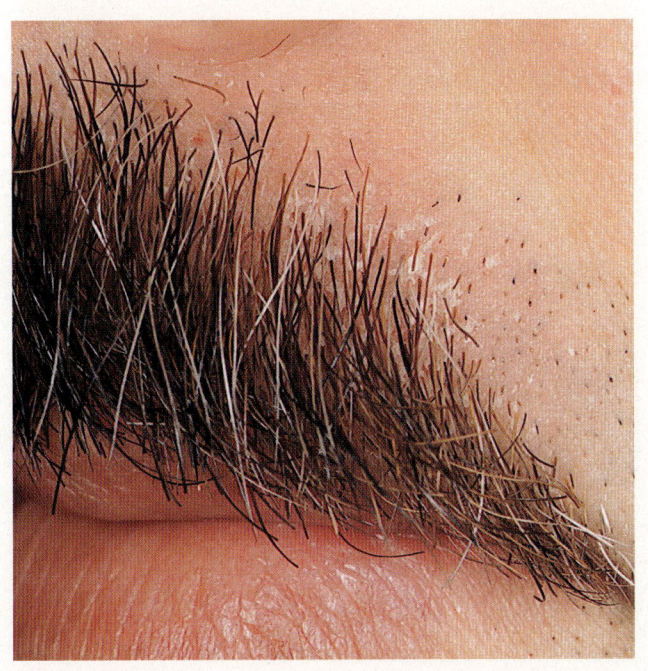

图8-35 脂溢性皮炎：蓄须时可能出现皮肤红斑和鳞屑，剪去毛发后能自行消退。

玫瑰糠疹 Pityriasis rosea

玫瑰糠疹为常见的、良性无症状的、自限性炎症性皮肤病，病因不明[135]。有证据表明病毒为原发因素，可以在团体和军队中发生小流行。不同的调查发现男性和女性发病率有差异，75%以上的患者在10～35岁之间发病，平均发病年龄为23岁（4个月到78岁）。2%的患者可复发[136,137]。在寒冷季节发病率增加。20%的患者发病前有急性感染伴疲劳、头痛、咽痛、淋巴结炎和发热。特应性患者中该病更常见，68.8%的患者在皮损出现前有上呼吸道感染史[138]。

鉴别诊断

玫瑰糠疹有许多特征性表现，但有很大差异。玫瑰糠疹需要与二期梅毒、点滴状银屑病、病毒疹、癣、钱币样湿疹和药疹鉴别。

临床表现

典型表现为单个直径2～10cm的圆形或椭圆形皮疹，称前驱斑，17%的患者突然出现。可发生于任何部位，但通常位于躯干部或肢体近端。前驱斑与而后出现的椭圆形皮疹有相同的特征，这个时候许多患者认为自己患癣了。

在几天至几周内（平均7～14天），该病进入暴发阶段。出现许多较小的皮损，1～2周后达到最高峰（图8-36）。皮损局限于躯干部和肢体近端是本病特征，但在广泛型病例中，皮损也可出现于手臂、腿和面部（图8-37）。6%的患者分布情况相反，主要累及四肢[139]。皮损明显呈良性，集中于下腹部（图8-38）。白人的皮损为鲑鱼鱼样粉红色，黑人的皮损为色素过度沉着。许多早期皮损为丘疹性的，但绝大多数出现典型的1～2cm卵圆形斑块状皮疹（图8-39）。细碎、起皱的羊皮纸样鳞屑附着于斑块边缘，表现为戒指样鳞屑，称为领圈状鳞屑（图8-40）。椭圆形斑块长轴与皮纹走向一致，大量皮损位于背部，其走向与皮纹一致，形态类似于下垂的松树分支，这就是为何称其为"圣诞树分布"的原因。皮损数量数个至数百个不等。

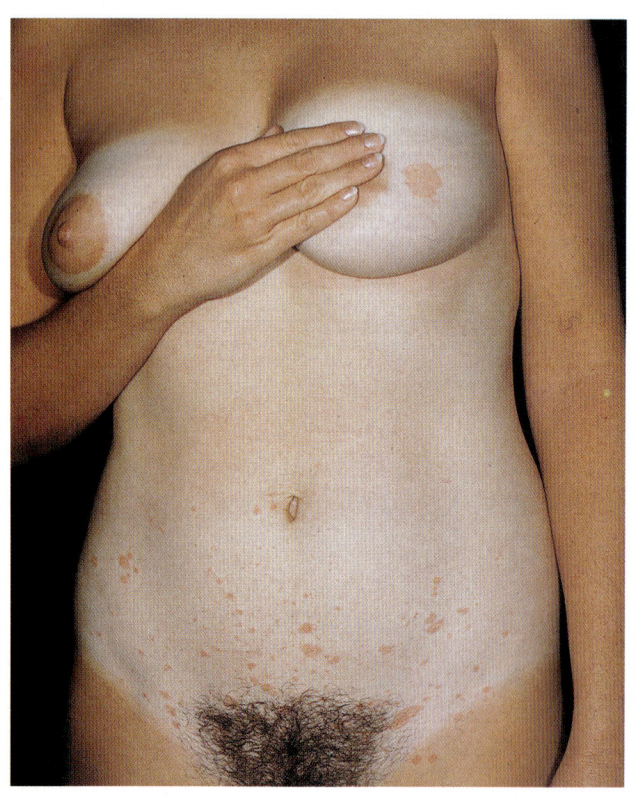

图8-36　玫瑰糠疹：前驱斑位于胸部，接着皮损常常出现于下腹部。

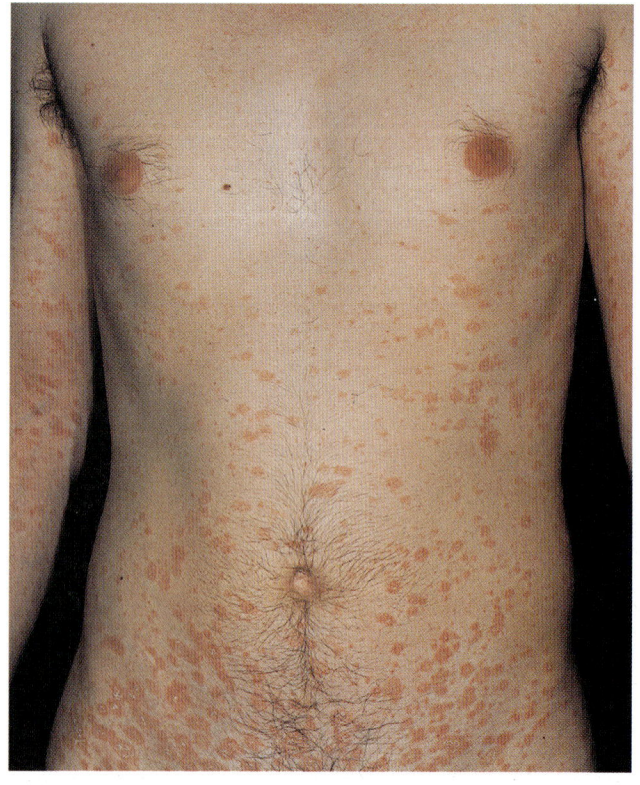

图8-37　玫瑰糠疹：起病2周后充分进展的皮疹。

玫 瑰 糠 疹

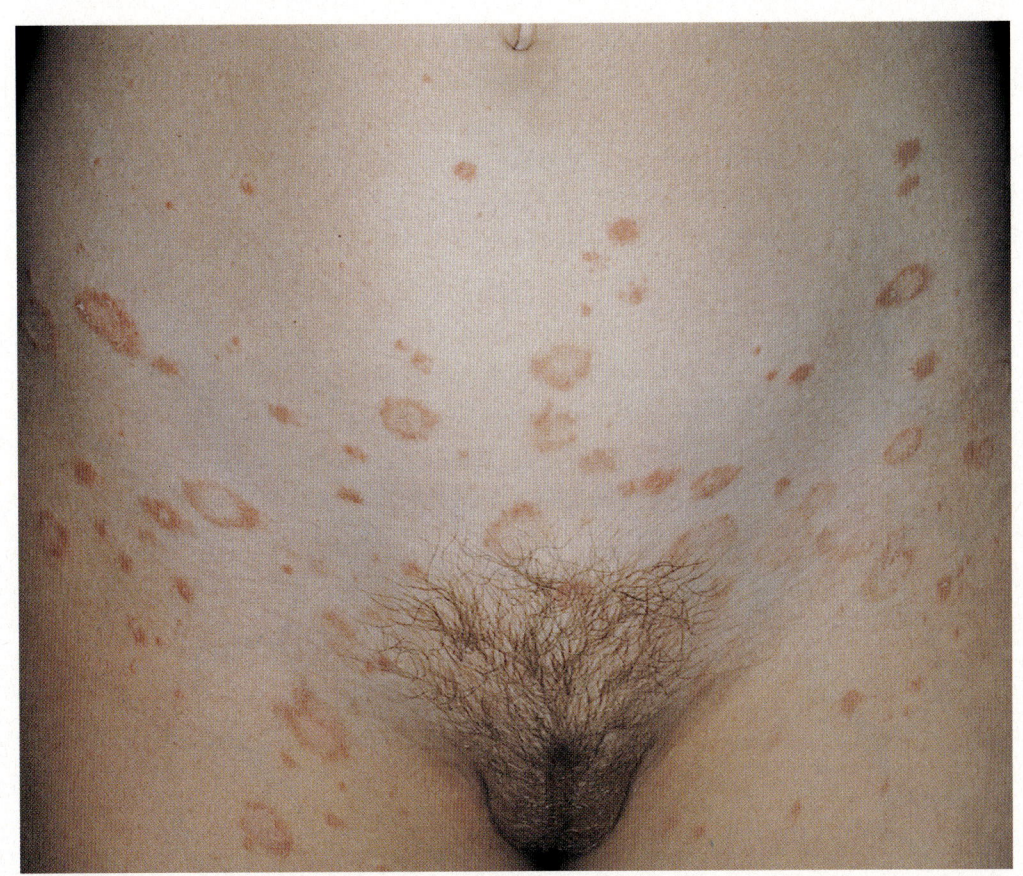

图 8-38 集中于下腹部的典型皮损。

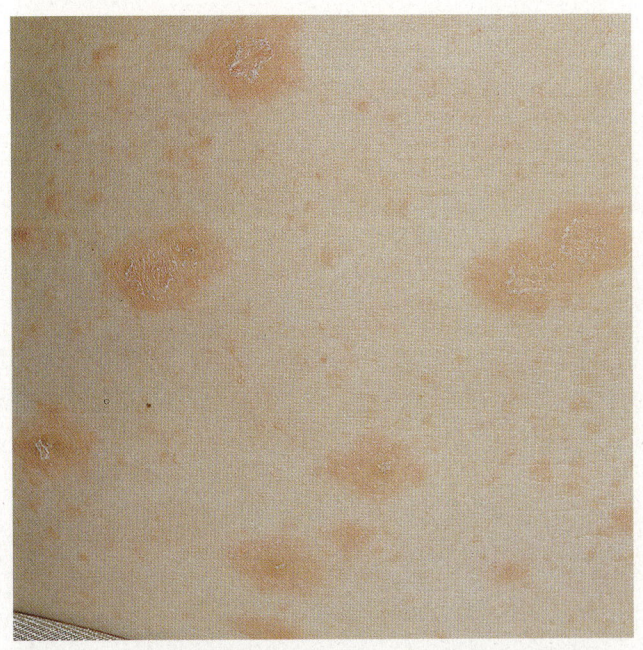

图 8-39 出现卵圆形小斑块和大量小丘疹。偶尔可只出现小丘疹。

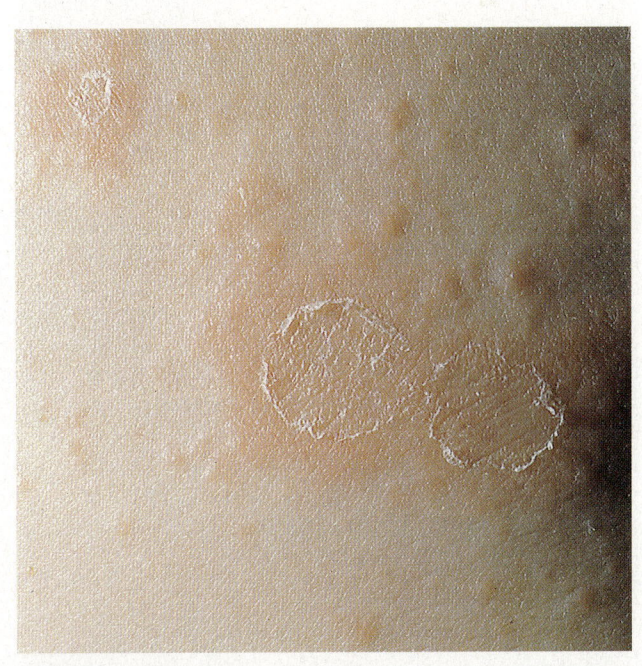

图 8-40 羊皮纸样鳞屑（领圈状鳞屑）附着于斑块边缘。

有些病例表现为其他类型的皮损。幼儿、孕妇和黑人最常见丘疹（图8-41，8-42），水疱和较少见的紫癜皮损可见于婴儿和儿童[142]，5.4%的病例出现湿疹样皮损[139]。只有很少的病例累及全身（图8-43）。口腔皮损也有报道[140,141]。

绝大多数皮损是无症状的，但许多患者主诉有一过性轻度瘙痒感，重度瘙痒感常伴发广泛的炎症性皮疹。1～3个月后皮疹可自愈。可出现炎症后色素过度沉着，特别是黑人患者。

诊断

有经验的医生依据临床表现即可确诊。通过氢氧化钾试验可排除癣的可能性。二期梅毒可能与玫瑰糠疹混淆，特别是缺乏前驱斑表现时，如果不能作出临床诊断可行梅毒血清学检查[143]。非典型病例活检是非常有意义的，见真皮乳头层红细胞外溢和真皮内角化不良细胞。玫瑰糠疹可能与银屑病、钱币样湿疹混淆。

治疗

玫瑰糠疹是否有传染性尚不清楚。该病为良性自限性，不影响胎儿，因此没有必要隔离。有研究采用每日口服硬脂酸红霉素（成人每日4次，每次0.25g，连服2周；儿童每日25～40mg/kg，分4次口服）治疗玫瑰糠疹。研究显示33名患者在治疗2周后皮疹完全清除，4名患者在治疗6周后皮疹完全清除，8名患者治疗无反应[138]。V级糖皮质激素外用和口服抗组胺药可用于缓解瘙痒感。口服泼尼松（每日2次，每次20mg）1～2周后可缓解较罕见的广泛性伴有强烈瘙痒感的玫瑰糠疹。直接暴露于太阳光下可加速皮疹痊愈，而那些有保护的部位，如泳衣遮盖的部位，则皮损继续存在（图8-36）。红斑处UVB连续照射5天，可减少瘙痒感和加速皮疹消退，在发病的第1周内治疗最有效[144]。在治疗过程中，每周5次UVB光疗连续2周可缓解病情的严重程度，然而瘙痒感和疾病的病程并不发生改变[145]。

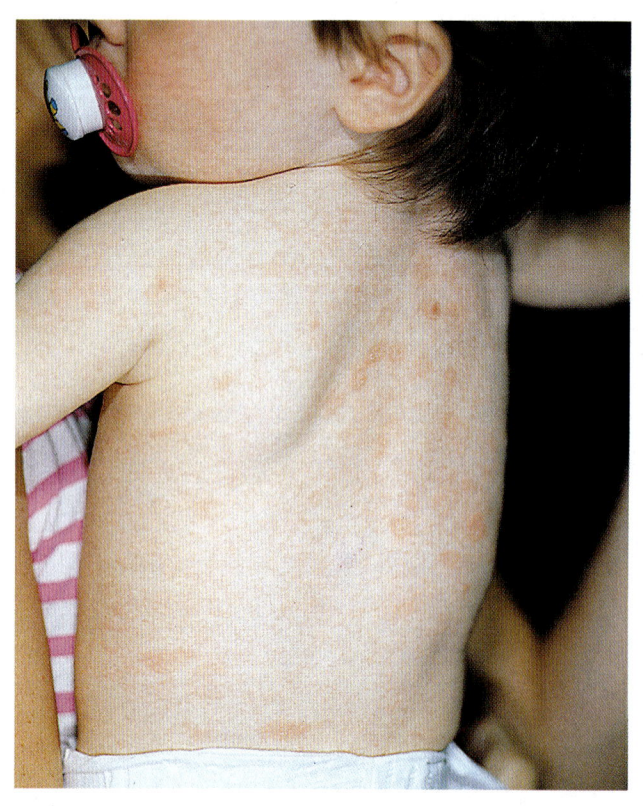

图8-41 玫瑰糠疹：丘疹损害可见于儿童、孕妇和黑人。

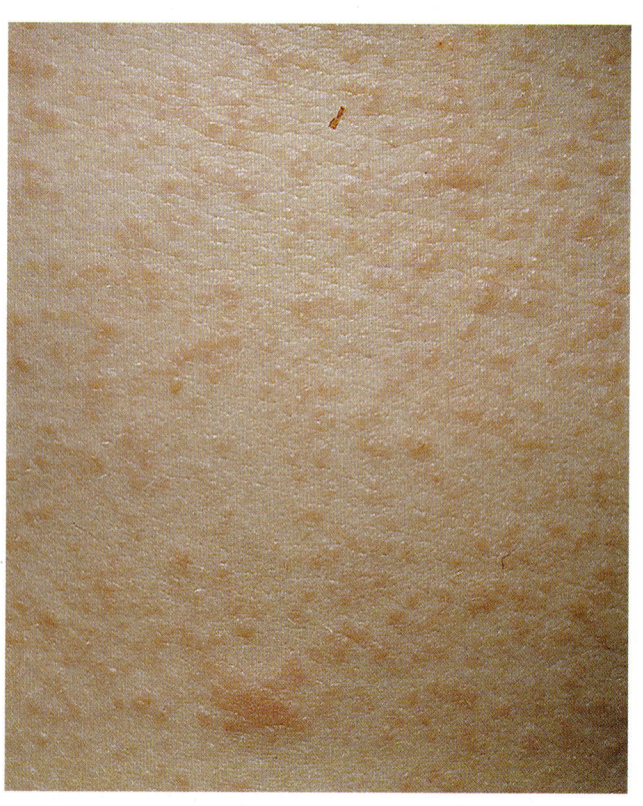

图8-42 玫瑰糠疹：丘疹损害可能好发于儿童。

玫 瑰 糠 疹

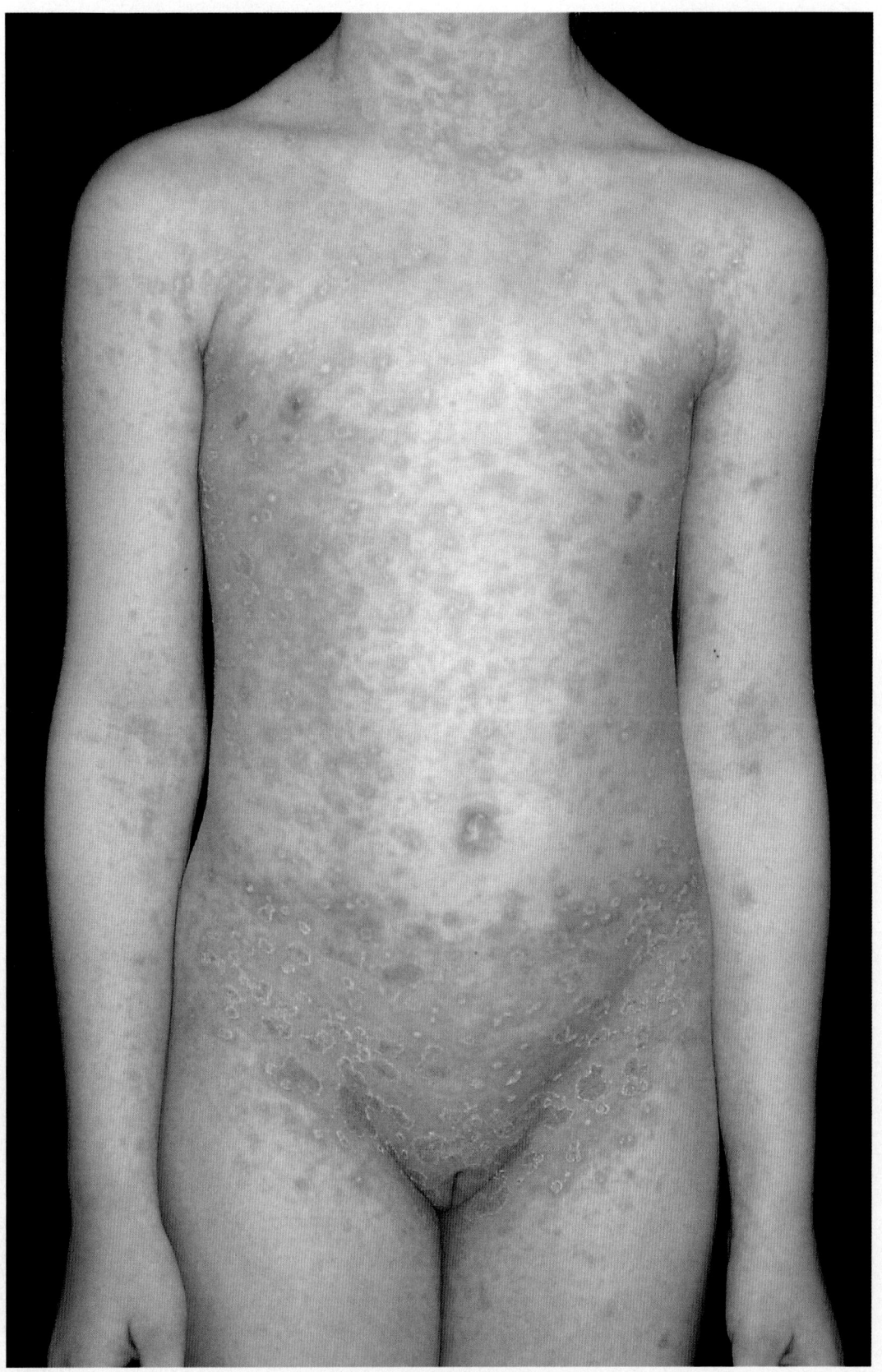

图 8-43 罕见的全身性皮疹。

扁平苔藓 Lichen planus

扁平苔藓（LP）是独特的炎症性皮肤和黏膜反应，其病因尚不清楚。男性平均发病年龄为40.3岁，女性平均发病年龄为46.4岁。68%的患者在1年内其主要皮损可自愈，但49%的患者会复发[146]。虽然任何年龄均可发病，但很少发生于5岁之前的儿童。大约有10%的患者有明确的家族史，这一证据支持了遗传因素在该病发病过程中起重要作用的假说[147]。肝脏疾病对于扁平苔藓也是一个危险因素，虽然没有特异性标志物。扁平苔藓可能与丙肝病毒导致的慢性活动性肝炎有关。病毒在皮肤组织中复制，激发丙肝遗传性易感患者出现扁平苔藓。

扁平苔藓有许多不同的临床类型，皮损数量不等，从一些慢性丘疹到急性泛发性病例（表8-11）。

药物（如金制剂、氯喹、甲基多巴、青霉胺）、化学暴露（胶片处理过程）细菌感染（二期梅毒）和骨髓移植后（移植物抗宿主反应）引起的皮损，可出现与扁平苔藓类似的表现。

原发皮损

皮损的形态和分布具有特征性（图8-44）。扁平苔藓的临床特点可用5个"P"来加深记忆：瘙痒、扁平（顶端扁平）、多角形、紫红色丘疹。原发皮损为直径2~10mm顶端扁平的多角形丘疹，浸一滴油至皮损表面后，仔细检查，其表面可出现带状、网格状纵横交错的白线（Wickham纹）（图8-45，8-46）。组织学上，Wickham纹是表皮局灶性增厚区。

表8-11　各种类型的扁平苔藓	
各种类型的扁平苔藓	最常见的部位
光化性	光暴露部位
环状	躯干，外生殖器
萎缩型	任何部位
糜烂溃疡型	足跖，口腔
毛囊性（毛发扁平苔藓）	头皮
点滴型（数量多） 　小丘疹	躯干部
肥厚型	四肢远端（特别是踝关节）
线型	带状疱疹样（腿），擦伤部位
甲型	指甲
丘疹（局限型）	屈侧（腕关节和前臂）
水疱——大疱型	下肢，口腔

新发皮损是粉红-白色的，但经过一段时间皮损变成明显的紫红色，伴有特殊的蜡样光泽。皮损持续数月逐渐变厚，变成暗红色（肥厚性扁平苔藓）。丘疹逐渐变成不同的类型，通常是杂乱的集簇，也可能是环状、弥漫性丘疹（点滴型）或线形丘疹，于搔抓后出现（同形现象）。线形丘疹很少延伸至肢体末端，水疱可出现于先前皮损处或正常皮肤处。在皮疹褪去后数年，许多患者仍可留有棕色色素沉着。

局限性丘疹

丘疹最常位于腕关节、前臂、踝关节以上腿部的屈侧（图8-47）和腰部。瘙痒程度不等，20%的患者无瘙痒感，有些广泛累及的患者症状较轻，而另一些患者则表现为无法忍受的瘙痒感。病程不可预测，有些患者在数月后可自愈，但最常见的局限性丘疹性扁平苔藓常常变为慢性，平均持续大约4年的时间。

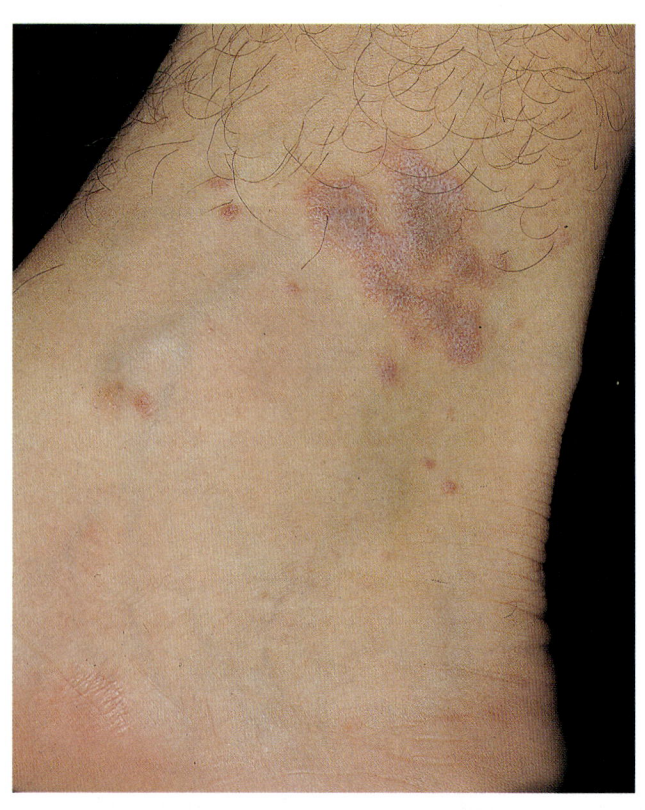

图8-44　扁平苔藓特征皮损为扁平的多角形紫色丘疹，表面有带状、网格状纵横交错的白线（Wickham纹）。

扁平苔藓

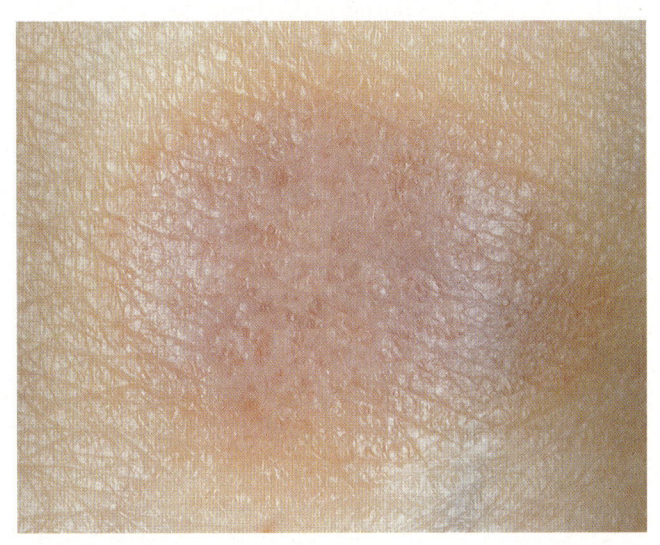

A. 其主要皮损表现为顶端扁平的丘疹，伴有不规则多角形边界（多角形丘疹）。

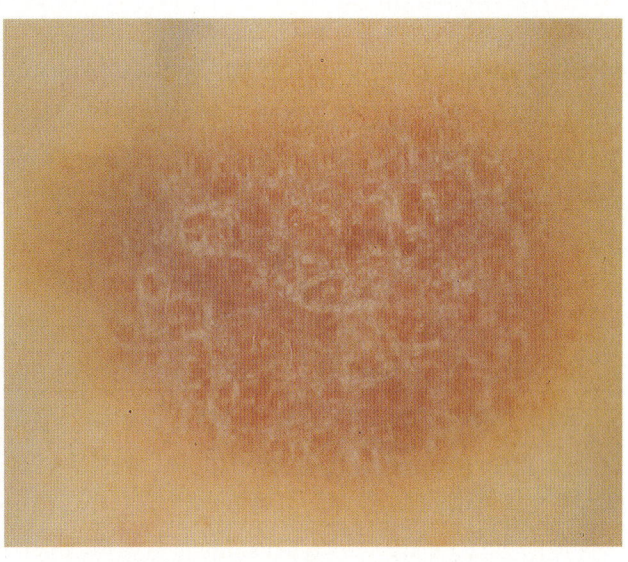

B. 浸一滴油至皮损表面后仔细检查，皮损表面可显示花边样，网格状纵横交错的白线（Wickham 纹）。

图 8-45　原发皮损。

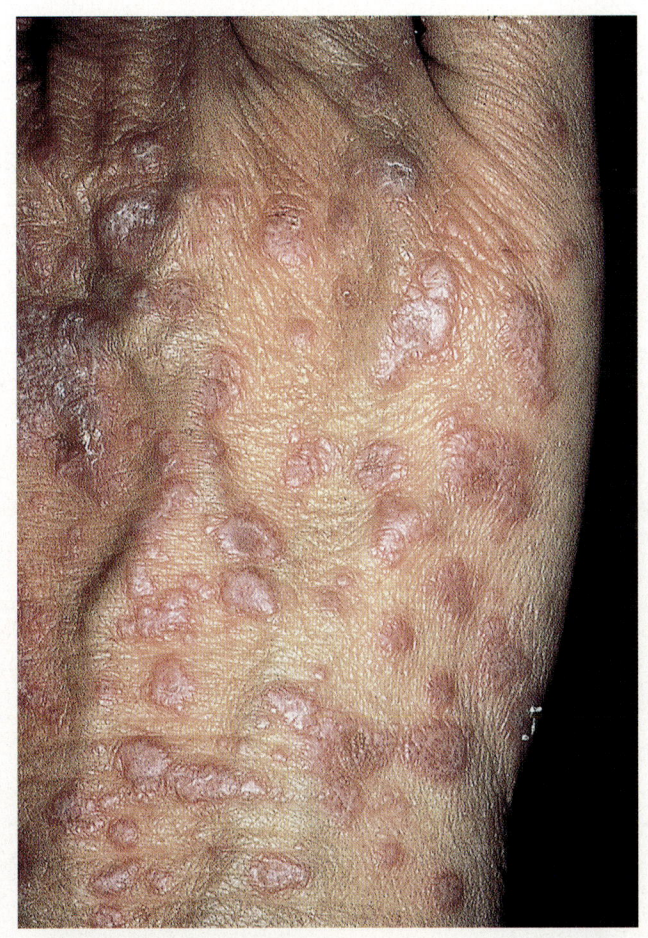

A. 腕关节大量紫色多环状皮损。

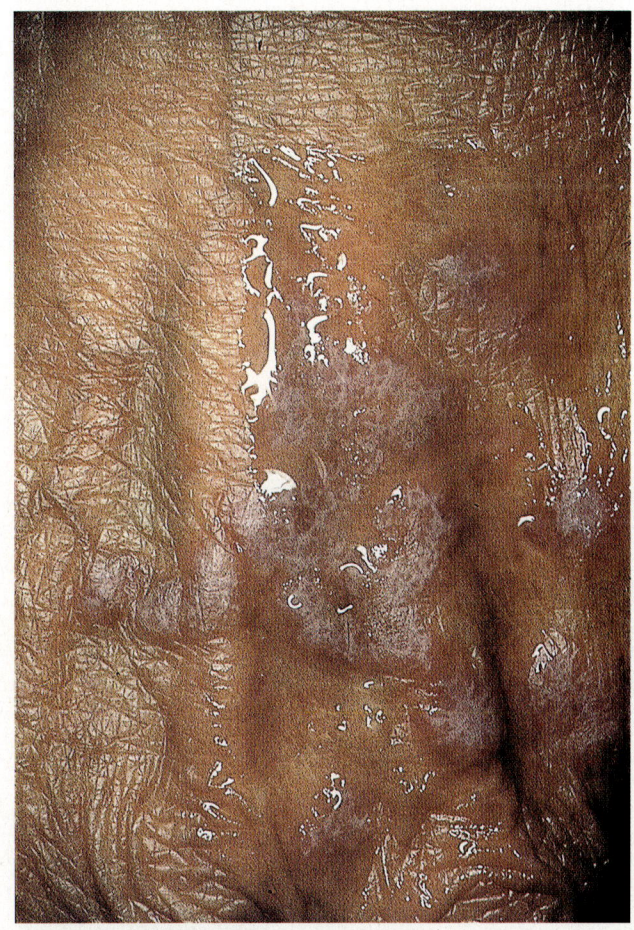

B. 用油可使白色、花边样 Wickham 纹更明显，帮助临床确诊。

图 8-46　局限性皮损。

肥厚性扁平苔藓

是第二常见的扁平苔藓皮肤表现形式,可发生于躯体任何部位,多见于胫前和踝部(图 8-48,8-50)。很长一段时间后,丘疹逐渐失去其特征性表现,融合成红棕色或紫色较厚的圆形或带状斑块,其表面粗糙或成疣状;可能有严重瘙痒感。皮损持续数月或数年,平均大约 8 年,可能由于搔抓而永久存在,皮损消退后可遗留有深褐色色素沉着。

泛发性扁平苔藓和苔藓样药疹

扁平苔藓可突然起病,出现全身泛发的剧烈瘙痒的皮疹(图8-49)。起初丘疹为针尖大小,数量多,孤立存在。丘疹既可以分离,也可以融合成大片红色湿疹样薄的斑块,消退后可遗留高度特征性的弥漫性的深褐色炎症后色素沉着。未经治疗的泛发性扁平苔藓持续约 8 个月后可自行消退。苔藓样药疹常常是弥漫性的[148]。最初几天可有低热,皮损出现于躯干部、四肢和后背下部。皮损很少出现于面部或头皮,掌跖也少见。阳光照射后可出现广泛的炎症反应。

掌跖扁平苔藓

掌跖扁平苔藓常独立发生,但也可与其他部位的皮疹同时发生。皮损不同于其他典型的扁平苔藓。丘疹面积较大,融合成半透明的斑块,球状,表面呈蜡样光泽(图8-51)。瘙痒感可能难以忍受。皮损可发生溃疡,足部皮损耐药以致于需要外科切除和移植[149]。皮疹可持续存在。

毛囊性扁平苔藓

毛囊性扁平苔藓也被称为毛发扁平苔藓[150]。局限于毛囊的皮损可单独发生或伴随丘疹性扁平苔藓发生。毛囊性扁平苔藓表现为针尖样大小,角化过度,毛囊突起,是头皮最常见的扁平苔藓,而头皮丘疹性皮损则相对少见。可发生脱发,如果病情过度活动可导致瘢痕,从而造成永久性脱发。头皮扁平苔藓是瘢痕性脱发的原因之一。瘢痕性脱发的患者应行组织学和直接免疫荧光检查,其免疫荧光检查异常不同于扁平苔藓,意味着毛囊性扁平苔藓与扁平苔藓是两种不同的疾病[151, 152]。

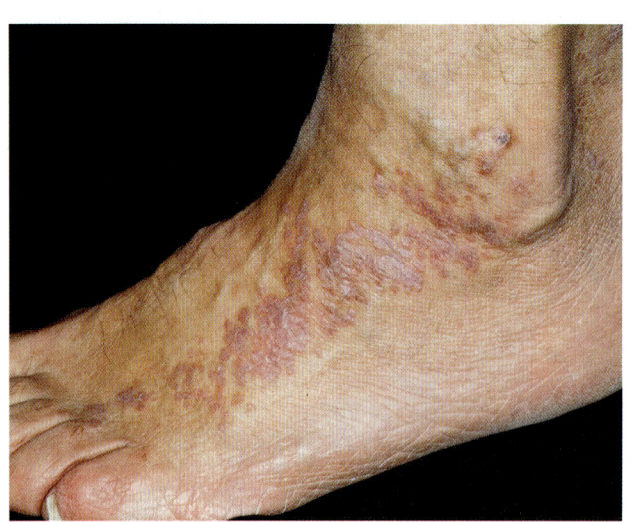

图 8-47 局限性扁平苔藓丘疹变厚,随着时间推移逐渐融合。

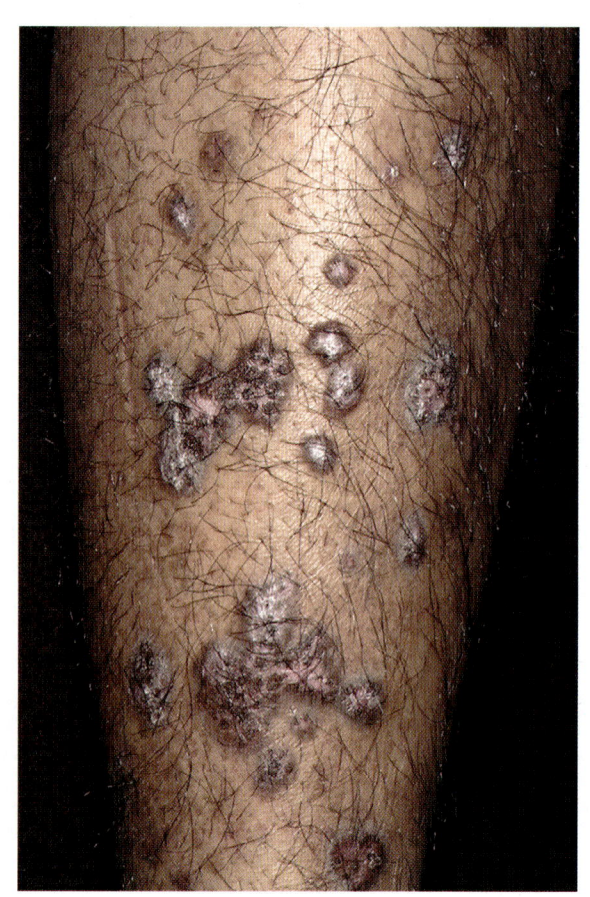

图 8-48 肥厚性扁平苔藓厚的红棕色斑块最常见于小腿部。

第 8 章 银屑病和其他丘疹鳞屑性疾病

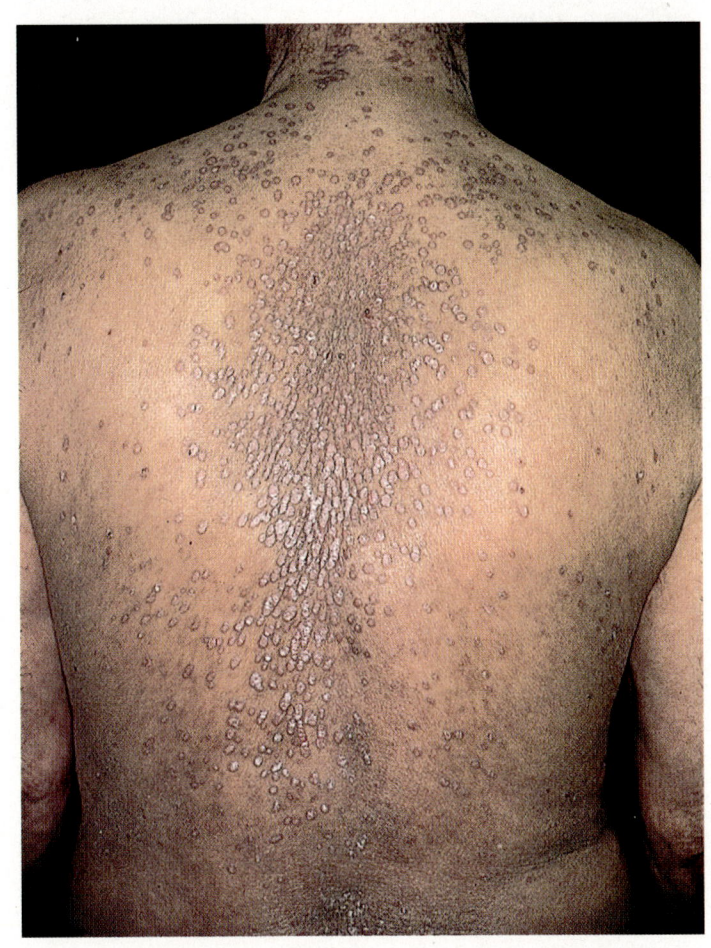

图 8-49 泛发性扁平苔藓：独立的（点滴型）皮损 1mm～1cm 大小。在开始服用抗疟药后出现泛发性扁平苔藓。

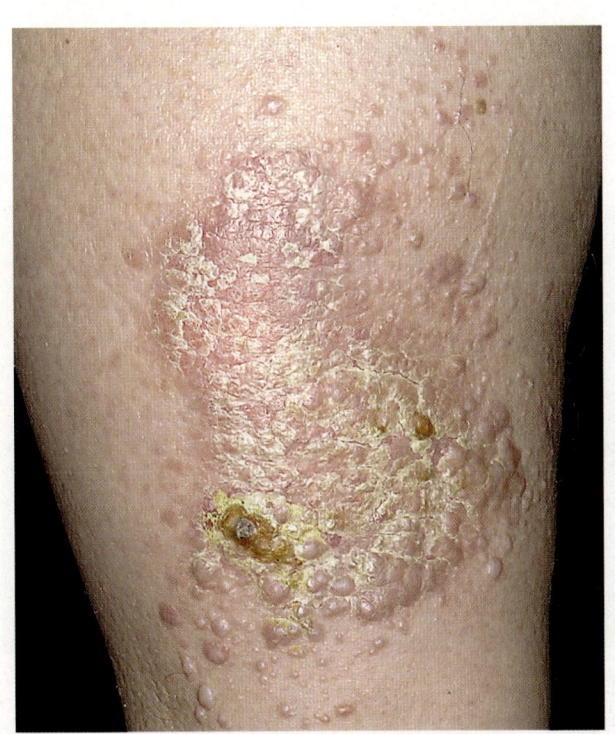

图 8-50 融合的肥厚性扁平苔藓，皮损极度瘙痒。

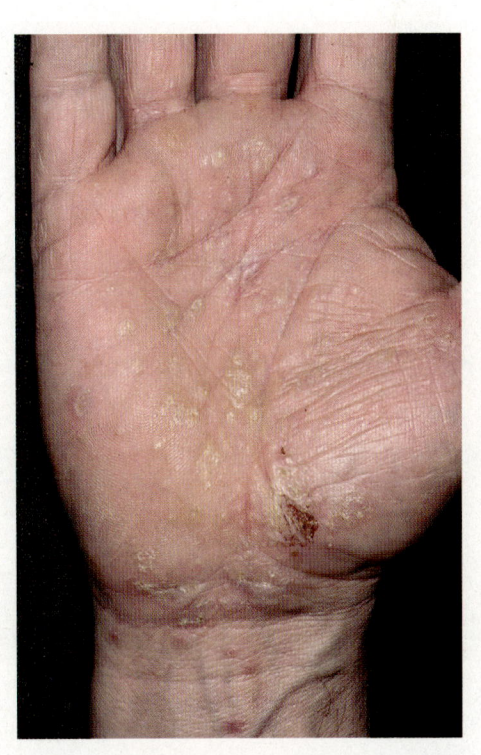

图 8-51 手掌的扁平苔藓：丘疹较大，逐渐聚集。

口腔黏膜扁平苔藓

发生口腔扁平苔藓时可无皮肤表现。中年之前很少起病,平均发病年龄为 51～60 岁[153]。女性比男性多,二者比例为 2∶1[154]。超过50%的皮肤扁平苔藓患者口腔黏膜受累(图8-52,8-53,8-54)。皮损可局限于舌和唇,但最常见的部位是颊膜(见图8-52)。有两个严重阶段,最常见的类型是颊膜上出现非糜烂性的树枝状分支或带状白色网格形条纹,通常无症状。随着时间的推移,出现丘疹和斑块。如考虑诊断皮肤扁平苔藓,应经常检查口腔。树枝状表现是诊断皮肤扁平苔藓的有力证据。

更严重的类型是糜烂性黏膜扁平苔藓(见图8-53)。局限性或广泛性溃疡可累及口腔任何部位。17%～25%的溃疡性和非溃疡性扁平苔藓病例发现念珠菌感染[155]。既往临床检查诊断为糜烂性或红斑性扁平苔藓的患者有0.8%可在该部位发生鳞状细胞癌[156]。

阴茎(图8-55)、外阴部(图8-56)和肛门很少出现浅表糜烂性皮损[157]。

少部分口腔扁平苔藓有丙型肝炎病毒感染史[158]。

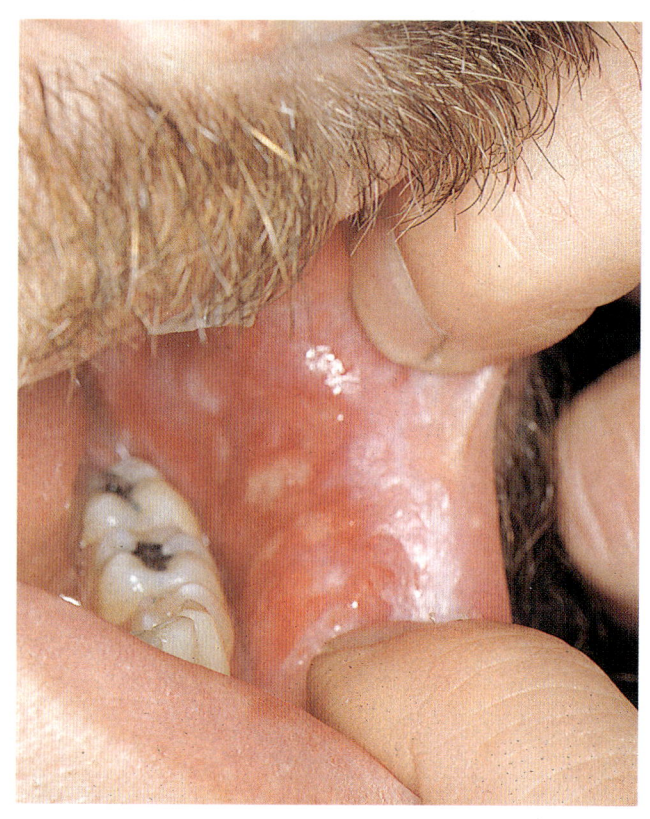

图8-53 口腔糜烂性扁平苔藓:局限性或广泛性溃疡可累及口腔任何部位。

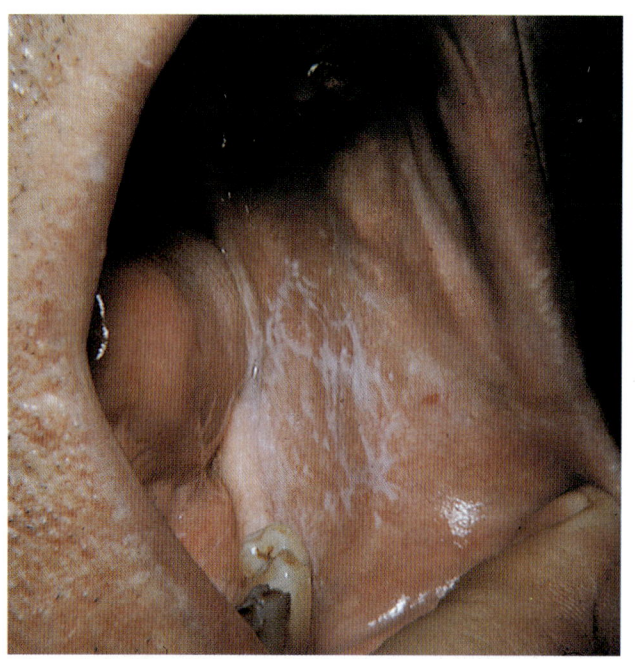

图8-52 黏膜扁平苔藓:颊黏膜出现带状白色扁平苔藓(Courtesy Gerald Shklar, B.Sc., D.D.S., M.S., Harvard School of Dental Medicine)。

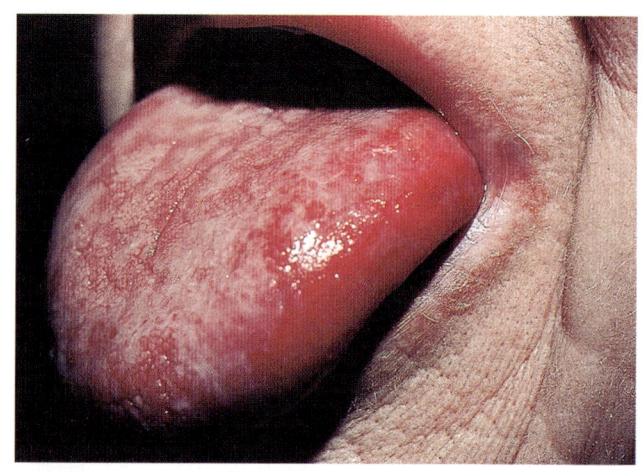

图8-54 舌扁平苔藓:表面红色,光滑,无乳头。白纹是其固有特点,念珠菌病有类似的临床表现。

糜烂性阴道扁平苔藓

扁平苔藓通常累及皮肤和口腔,但糜烂性阴道疾病可能是首发症状。扁平苔藓可能是脱屑性阴道炎最常见的原因。病情反复,时有加重和部分消退,但不能完全消退。阴道黏膜脆性增加和明显红斑(见图8-56),阴唇粘连和阴道粘连可能导致患者无法正常性生活。组织学上无特异性表现,仅有上皮缺损。从阴唇皮肤白色角化过度的部位取活检,可能有特征性组织学改变。阴道脱屑与苔藓样硬化无关。外用和口服糖皮质激素是最有效的治疗方法,外用他克莫司(普特彼软膏)或吡美莫司(艾宁达乳膏)也有效。部分患者对氨苯砜治疗有效,也可使用其他系统性药物治疗[159,160]。

外阴阴道-牙龈综合征是一种特殊类型的黏膜扁平苔藓,以外阴、阴道、牙龈糜烂和脱屑为特征。牙龈扁平苔藓出现于所有患者,以糜烂、红斑、白色网状皮损为特征。大多数外阴、阴道扁平苔藓患者也可出现糜烂。为获得较好的疗效,通常需要联合使用多种药物[161]。雌激素无效。

指(趾)甲扁平苔藓

指(趾)甲改变经常伴随泛发性扁平苔藓,但也可能是疾病的惟一表现。指(趾)甲扁平苔藓在指(趾)甲损害之前或之后,约25%的患者发现其他部位出现扁平苔藓损害。指(趾)甲扁平苔藓通常在50~70岁时发病,甲改变包括近端到远端线性凹陷或凹槽和甲板部分或完全破坏。少部分指(趾)甲扁平苔藓患者特点为早期重度甲母质破坏[162]。长期观察发现即使甲床广泛受累的患者,指(趾)甲永久性损害的可能性也很小(见图25-10)。

诊断

根据临床表现即可作出诊断,皮肤活检可排除可疑病例。直接免疫荧光检查有助于诊断[163]。皮肤表现出卵圆形IgG、IgM、IgA和补体沉积。几乎所有患者的皮肤和口腔皮损表现为基底膜纤维蛋白和纤维蛋白原带状沉积物。未发现循环抗体,因此间接免疫荧光检查阴性。

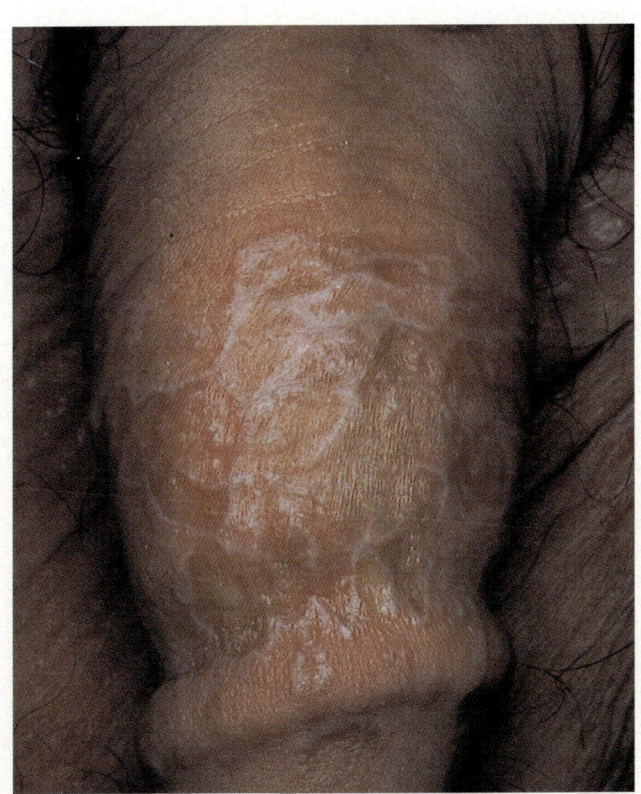

图8-55 阴茎扁平苔藓:白色带状皮损,与颊黏膜见到的皮损相似。

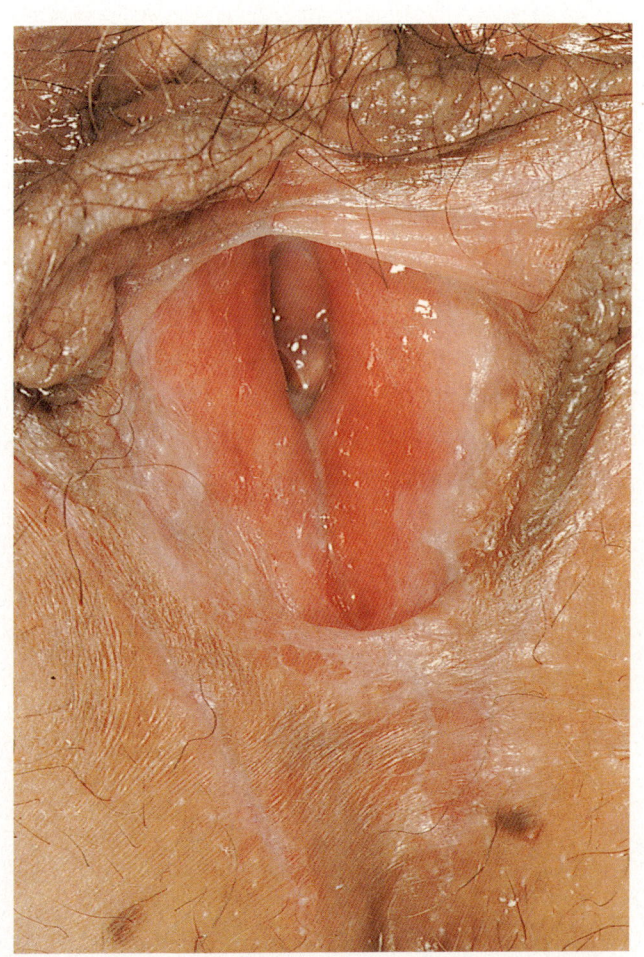

图8-56 糜烂性阴道扁平苔藓:重度病例可累及整个阴道。

治疗

皮肤扁平苔藓的治疗

外用糖皮质激素 早期外用Ⅰ或Ⅱ级糖皮质激素（乳膏或软膏每日2次）治疗局限性患者，可减轻瘙痒，但皮损清除较缓慢。塑料薄膜封包疗法可提高外用糖皮质激素的疗效。

皮损内注射糖皮质激素 曲安奈德（Kenalog 5~10mg/ml）可减轻局限于腕关节和小腿的肥厚性皮损，每3~4周可重复注射。

系统性糖皮质激素 口服糖皮质激素可用于治疗泛发性重度瘙痒的扁平苔藓。成人泼尼松2~4周一疗程，每日2次，每次20mg，通常可有效清除皮损。为了防止复发，逐渐减量，不能短于3周。

阿维A酸 一项大样本研究证实，阿维A酸是治疗重度扁平苔藓有效和可被接受的药物。用阿维A酸每日30 mg治疗的绝大多数患者（64%），皮损消退或症状明显改善，而安慰剂仅13%可见效。此外，在后续的8周开放治疗阶段，先前用安慰剂治疗的患者83%对阿维A酸治疗非常有效[164]。

硫唑嘌呤 硫唑嘌呤可有效治疗泛发性扁平苔藓，与糖皮质激素合用可减少其用量。硫唑嘌呤也可单独使用，特别是使用糖皮质激素存在危险因素的情况下[164,165]。

环孢菌素 口服环孢菌素可有效治疗重度慢性扁平苔藓（每日6mg/kg）。4周后药物起效，8周后可完全清除皮损。无显著副作用发生，在治疗后患者可保持消退期10个月[166]。

抗组胺药 抗组胺药，如羟嗪，每4小时口服10~25mg可减轻瘙痒感。

PUVA 双相比较研究证实PUVA可有效治疗泛发性症状性扁平苔藓，且一旦皮损完全清除可能不需要维持治疗[167]。

黏膜扁平苔藓的治疗

口腔和阴道的扁平苔藓病程可迁延数年。治疗困难。许多治疗失败的病例是由于诊断不正确，可考虑通过活检来明确诊断。大多数患者无症状，不需要治疗。大部分有症状的病例表现为糜烂和萎缩，需系统治疗。短期使用系统性糖皮质激素（泼尼松）和外用强效糖皮质激素是治疗该型扁平苔藓最有效的方法。

他克莫司和吡美莫司 局部使用免疫调节剂他克莫司（普特彼软膏0.1、0.03）和吡美莫司（艾宁达乳膏），已被证实治疗特应性皮炎有效，也有报道称对糜烂性扁平苔藓有效[168]。这些药物是安全的，可用于初始的治疗。

糖皮质激素 这些药物通常用于口腔扁平苔藓的初始治疗。外用糖皮质激素（氯倍他索，氟轻松醋酸酯，氟轻松，曲安奈德），其基质为粘附性的（明胶），安全有效。0.1%氟轻松凝胶是一种安全有效的替代外搽0.1%氟轻松明胶的药物[169]。治疗口腔水疱糜烂性扁平苔藓，氯倍他索明胶比醋酸氟轻松明胶更有效[170]。明胶剂型搽于皮损处，但不需要揉擦，按摩局部会使其失去粘附性。糜烂性扁平苔藓牙龈和颊膜局部外用醋酸氟轻松凝胶3周以上，不会产生肾上腺功能抑制[171]。在治疗过程中可能会出现急性念珠菌病，但对抗真菌治疗有效（如克霉唑）。

黏膜下单独注射糖皮质激素0.5~1.0ml甲泼尼龙乙酸盐（醋酸6-甲泼尼龙40mg/ml），1周内可有效治疗糜烂性口腔扁平苔藓[172]。

泼尼松龙可迅速、有效地控制疾病，但在减量过程中易复发[153,173]。

如保守治疗失败可尝试氨苯砜（每日50~150mg）治疗[174,175]。

硫酸羟基氯喹（Plaquenil） 每日200~400mg可有效治疗口腔扁平苔藓，治疗1~2个月后疼痛减轻，红斑减淡。糜烂性扁平苔藓需治疗3~6个月[176]。

硫唑嘌呤 硫唑嘌呤可有效治疗口腔扁平苔藓，耐药的病例可考虑使用[177,178]，使用后能缓解糜烂。

外用环孢菌素 有研究表明5ml溶液漱口（每毫升含有100mg环孢菌素）每日3次，每次5分钟，8周后可显著改善症状，无系统性副作用，血中环孢菌素浓度低或检测不到[179]。而另一些研究则表明环孢菌素无效[180]。

灰黄霉素 灰黄霉素无效[181]。

硬化萎缩性苔藓 Lichen sclerosus et atrophicus

硬化萎缩性苔藓不常见，为病因不明的慢性皮肤病。女性多于男性，二者比例为10∶1。虽然躯干部和四肢可受累，但好发于外阴、肛周和腹股沟。大部分皮损是特发性的，但也有一部分可能由创伤或放射引起（同形现象）[185]。

乍看上去，硬化萎缩性苔藓可能与点滴状硬皮病、扁平苔藓或盘状红斑狼疮混淆，进一步检查其表面特征则有明显区别。早期皮损小，光滑，红色或象牙色，为顶端扁平略微高起的丘疹，表面出现白色-棕色的毛囊角栓，该特征即小凹（图8-57，8-58）。扁平苔藓或硬斑病不出现小凹。丘疹集簇可融合形成小的卵圆形斑块，表面暗淡或发亮，光滑，白色，萎缩，起皱（图 8-58）。组织学上表皮与真皮交界消失，上方无支持的薄的萎缩表皮收缩，呈羊皮纸样外观（图8-59）。

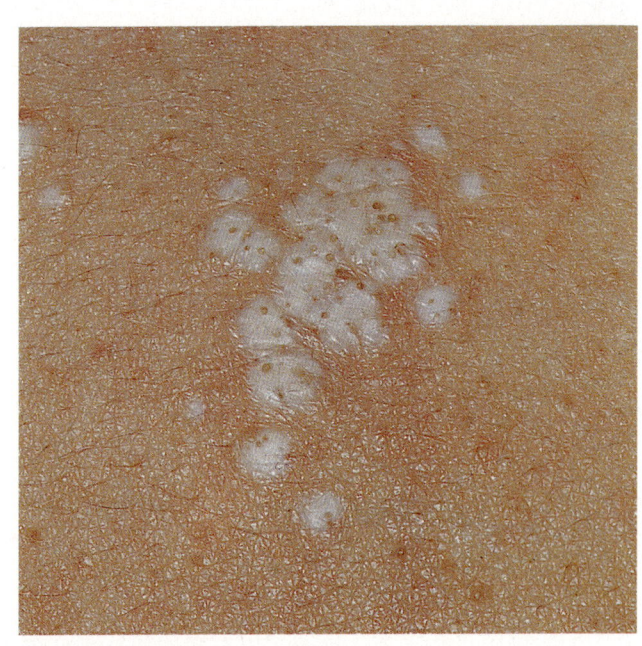

图8-57 硬化萎缩性苔藓：早期皮损为象牙色，顶端扁平、略微高起的丘疹和毛囊角栓。

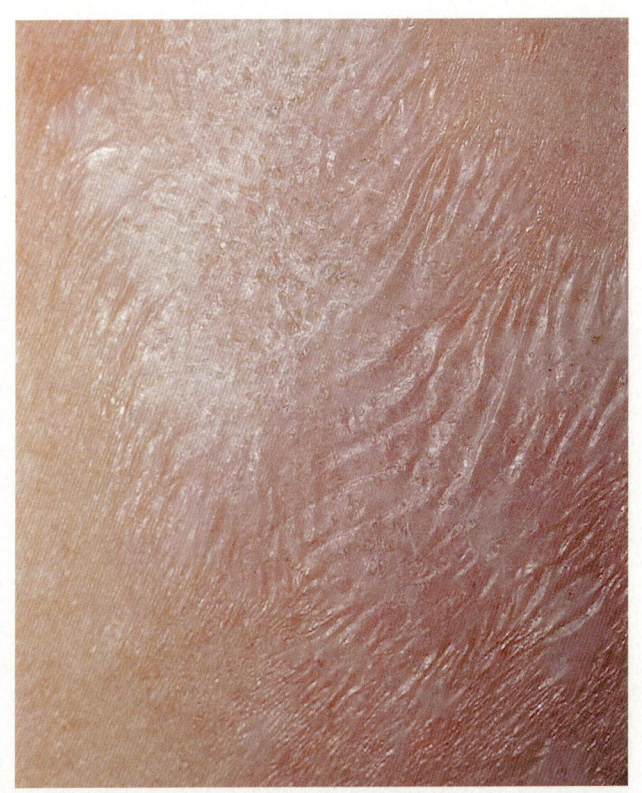

图8-58 图8-57中的丘疹融合形成萎缩性斑块，表面起皱。表面出现白色到棕色的毛囊角栓，该特征即小凹。

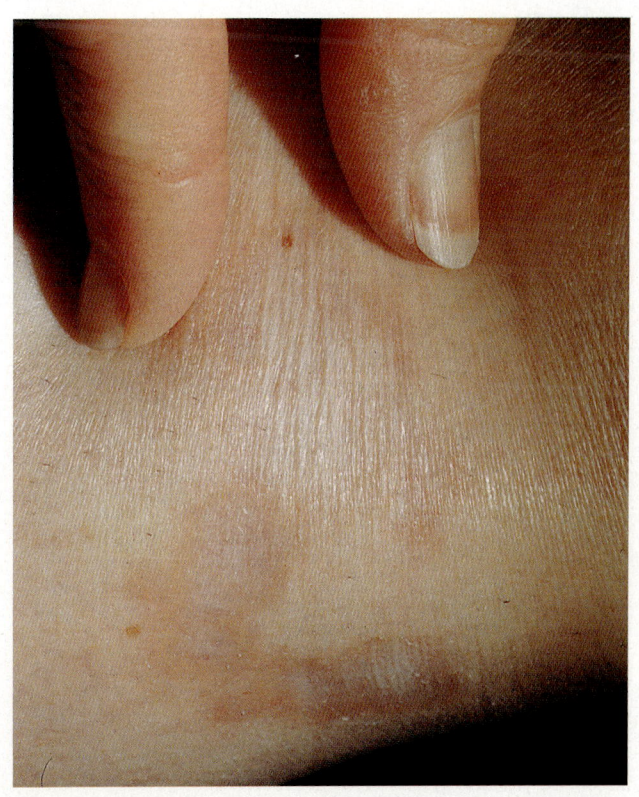

图8-59 硬化萎缩性苔藓：表皮变薄、萎缩，呈羊皮纸样外观。

女性阴肛部的皮损

大部分病例阴肛部的皮损有特征性,下面所叙述的各种类型可出现于同一患者身上。第一种是围绕阴道直肠形成沙漏样或倒转的钥匙孔样白色萎缩性苔藓(图8-60,8-61)。青春期前女性(图8-62)和成人中可见到典型的皮损。皮损可延伸至整个外阴部,为珍珠样白色外观,局限性分布,为明确诊断需要活检。外阴瘙痒和性生活困难是最常见的症状,排尿困难和排便时疼痛常见[186]。

青春期前硬化萎缩性苔藓

青春期前硬化萎缩性苔藓可发生于幼儿中,2/3的病例在月经初潮或月经初潮之前消退而无后遗症,仅仅在先前白色萎缩区域皮肤处留下棕色色素沉着斑[187]。儿童硬化萎缩性苔藓偶尔可出现外阴紫癜,类似于性虐待,从而导致孩子父母被控告和调查[188-190]。大约1/3的患者可持续存在。

间擦部位(皮肤皱褶)皮损累及腹股沟和肛周,容易摩擦和浸渍。脆弱而薄的白色起皱的皮肤缺乏抵抗力,易出血和糜烂,类似于刺激性或念珠菌性擦烂,糜烂出现前可出现大疱。

成人硬化萎缩性苔藓

外阴硬化萎缩性苔藓是一个令人头痛的问题。典型病例在绝经期后出现,可持续很长一段时间。皮损处瘙痒,表皮脱落。该病慢性疼痛,妨碍性生活。皮损易碎、萎缩、薄羊皮纸样外观、糜烂、浸渍、愈合缓慢。糜烂和愈合反复发生,导致阴道口收缩和硬化,阴蒂和小阴唇萎缩并收缩(见图8-61)。可出现水样分泌物。有报道称大约3%的慢性硬化萎缩性苔藓患者,特别是阴蒂或阴唇部,可发生鳞状细胞癌[191]。因此,当皮损为白色隆起的黏膜白斑、皲裂或溃疡,以及对药物治疗无反应时应考虑活检。

阴茎硬化萎缩性苔藓

成人 成人阴茎硬化萎缩性苔藓(干燥闭塞性龟头炎)可表现为复发性龟头炎,性生活可加重病情,阴茎体部很少累及。龟头和包皮上出现白色萎缩性斑块,糜烂愈合后皮肤挛缩(图8-63,8-64,8-65)。大部分患者未行包皮环切术[192]。硬化萎缩性苔藓可能由慢性包茎造成[193],侵蚀尿道可导致尿道狭窄。与外阴硬化萎缩性苔藓一样,其恶变成鳞状细胞癌的可能性很小[194]。但阴茎鳞状细胞癌与硬化萎缩性苔藓似乎存在相关性,所研究的鳞状细胞癌患者中50%有硬化萎缩性苔藓病史和/或组织学检查证据。发生SCC前多年可能出现硬化萎缩性苔藓的临床症状或需要做包皮环切术[195]。

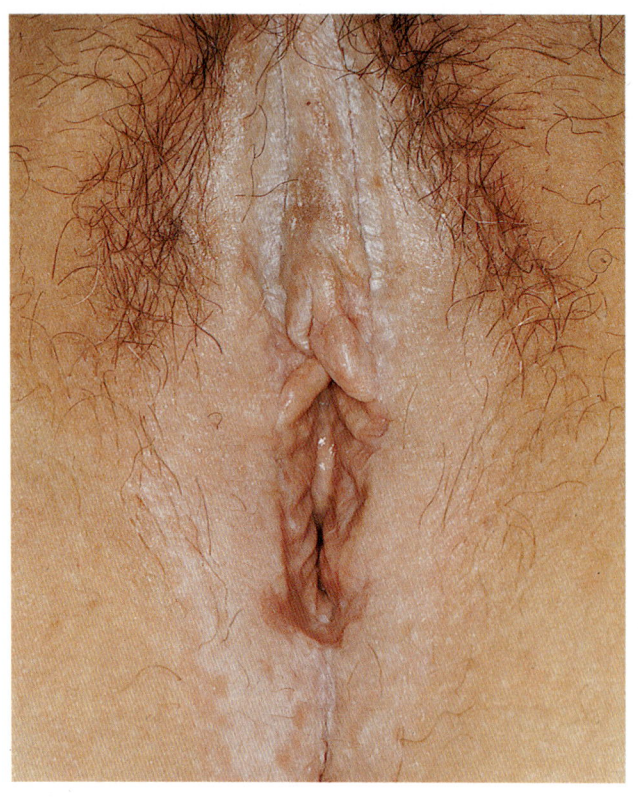

图 8-60 硬化萎缩性苔藓:白色萎缩性斑块围绕阴道和肛门(倒转的钥匙孔样)。

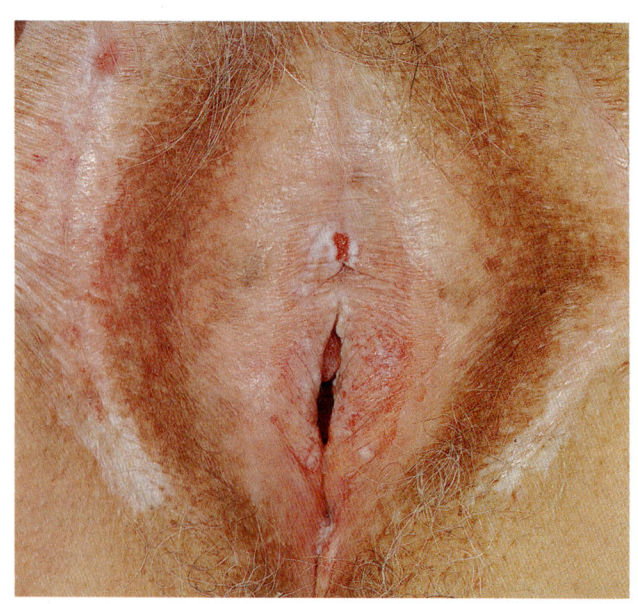

图 8-61 外阴硬化萎缩性苔藓(干皱外阴):皱褶部位萎缩、起皱纹,阴唇色素沉着,阴道口收缩和溃疡。

生殖器硬化萎缩性苔藓

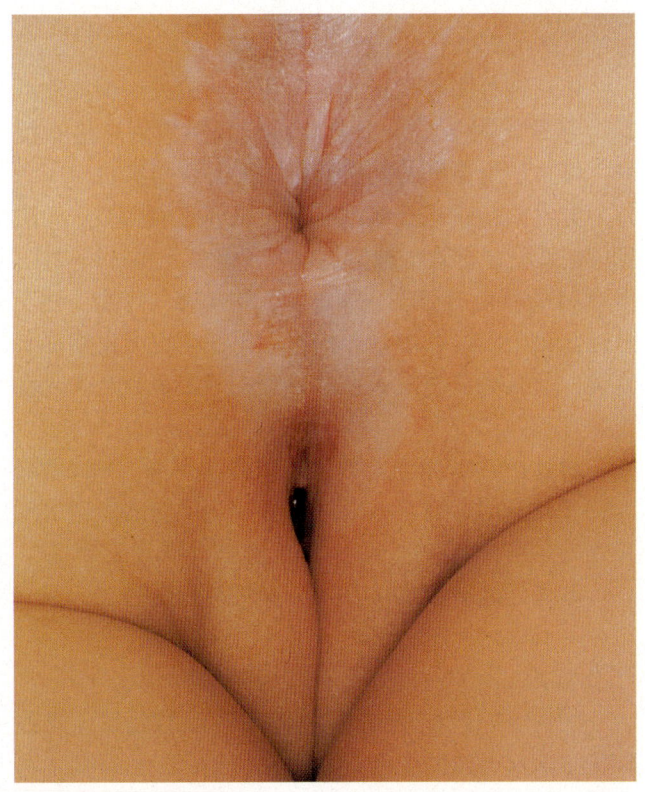

图 8-62 硬化萎缩性苔藓：青春期前硬化萎缩性苔藓典型部位位于外阴和肛周。超过 2/3 的患者可自愈。

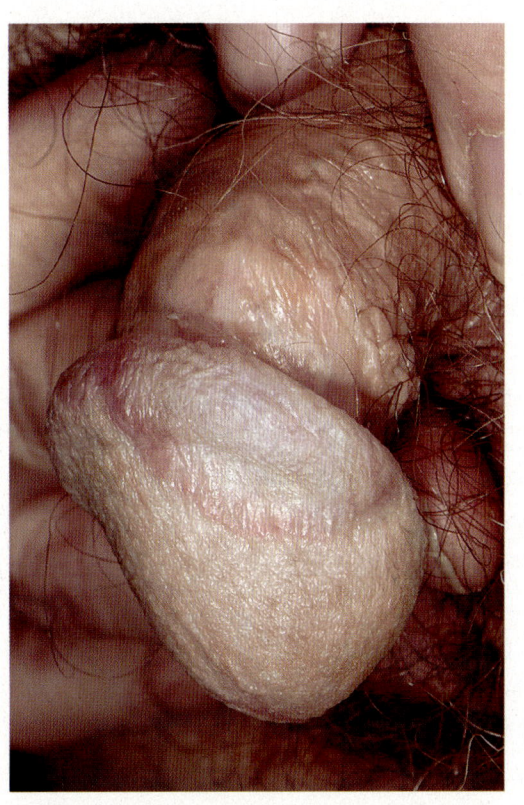

图 8-63 阴茎体部很少累及。该病例表现为龟头和阴茎体部扩张性硬化性环。

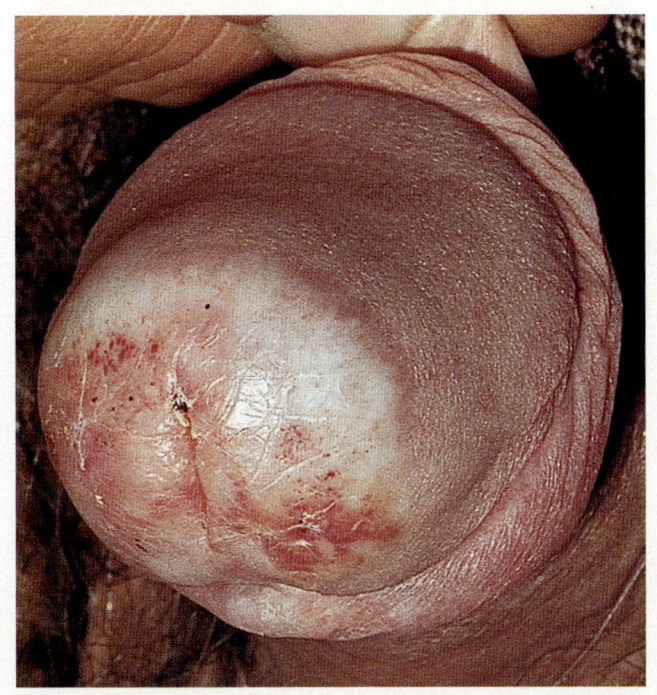

图 8-64 阴茎部硬化萎缩性苔藓（干燥闭塞性龟头炎）：龟头光滑，白色，萎缩。包皮上出现糜烂。

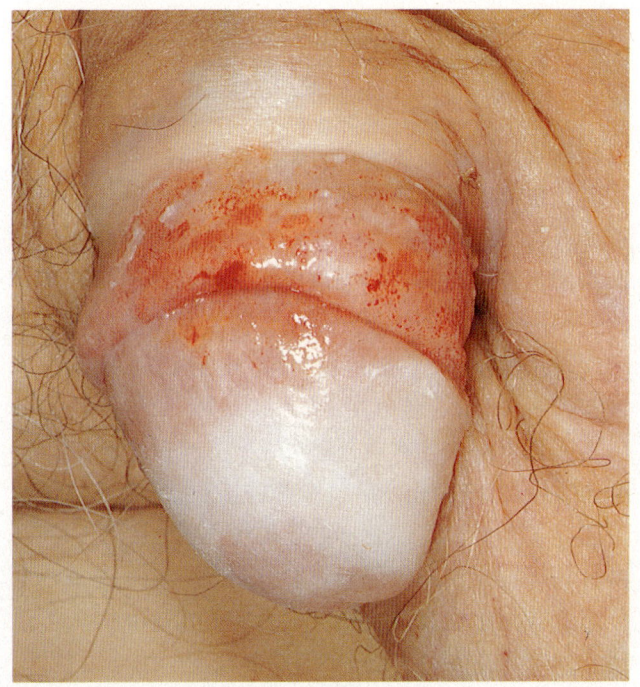

图 8-65 皮损通常局限于龟头和包皮。

男孩 过去认为少年硬化萎缩性苔藓少见，但近来报道称过去该病被忽视了。大多数男孩在4～12岁之间起病，几乎所有的患儿都有重度包茎，靠近包皮顶端有明显的瘢痕或硬化[196]。儿童硬化萎缩性苔藓中紫癜少见。生殖器紫癜也是性虐待的表现之一[189]。

治疗

通常情况下通过临床观察可诊断皮肤和外阴的硬化萎缩性苔藓，但需要活检明确诊断。慢性皲裂性、溃疡性或增生性皮损均需活检排除鳞状细胞癌。

外用糖皮质激素 外用糖皮质激素乳膏可作为成人和儿童无并发症的外阴阴茎皮损的早期治疗[197]。可发生外阴和阴道的念珠菌病。不恰当的持续外用糖皮质激素可导致外阴萎缩，获得良好疗效后应停止使用。每日使用温和的润肤剂可润滑干燥的皮肤。

氯倍他索 0.05%氯倍他索软膏可显著改善症状（瘙痒感、灼热感、疼痛、性交困难），改善萎缩、角化过度和硬化等临床症状，同时也可逆转组织学改变（上皮萎缩、水肿、炎症浸润、纤维化）[198]。2%睾酮丙酸盐外用疗效欠佳。

成人外阴硬化萎缩性苔藓 有报道称外用Ⅰ级糖皮质激素软膏丙酸氯倍他索对治疗各年龄组的患者均有效。下述为用于成人患者的治疗方案。外搽软膏每日2次，连用1个月；接着每日1次，再连用1个月；第3个月逐渐减量直到每周2次，之后维持使用直到初诊后3个月复诊。然后，根据需要调整治疗[199]。使用超强效外用糖皮质激素时需经常复诊。

儿童外阴硬化萎缩性苔藓 青春期前硬化萎缩性苔藓患者（平均5.7岁）用0.05%氯倍他索软膏治疗2～4周后反应良好，接着停用氯倍他索并改用效用较弱的糖皮质激素[200]。复发常见，需要再次糖皮质激素治疗。并发症少、轻，容易治疗。0.05%二丙酸倍他米松软膏每日3次，连续用3周；接着每日2次，直到外阴出现正常皮肤才有效，需要1～6个月的治疗（平均3个月）。该疗程之后，患者每日外搽1%氢化可的松连续3个月，此后就不需要再用药了。复发病例可再行短疗程疗法。大部分患者外阴外观恢复正常，部分患者残留色素沉着。所有患者的症状在6周内可消退。无副作用发生，除3个病例有轻度毛细血管扩张。

复发型病例表现为症状性复发。

婴幼儿常见阴唇融合。大部分病例是生理性的，但也可能表现生殖器硬化性苔藓[201]。复发性阴唇和阴道壁粘连的幼女可出现疼痛和瘢痕。

可出现外阴和阴道念珠菌病，持续外用糖皮质激素可导致外阴萎缩，因此获得良好疗效后应停止使用。每日使用温和的润肤剂可润滑干燥的皮肤。

男性阴茎硬化萎缩性苔藓 局部使用0.05%丙酸氯倍他索安全有效，很少造成表皮萎缩。每日1～2次，平均7.1周后可显著改善瘙痒感、灼热感、疼痛、性交困难、包茎和排尿困难。治疗后组织学也可发生显著改善，但有可能诱发潜在的感染，绝大多数是人乳头瘤病毒感染[202]。

病灶内注射糖皮质激素，如曲安奈德（Kenalog 2.5～5mg/ml），对那些对局部治疗无反应的病例可能有效。

苏丹红纱布包裹可有效治疗皲裂和糜烂。

外科治疗

外科治疗后有较高的复发率，因此仅适用于那些对药物治疗无效的患者。成人和少年行包皮环切术可减轻症状[192,203]。外阴硬化萎缩性苔藓外科治疗包括外阴切除术（植皮或不植皮）、冷冻手术和激光剥脱术。当出现恶性变时或可能恶变时必须外科治疗。剥离和简单的外阴切除术复发率高达50%[204]。但做分离皮片移植术的患者，剥离术治疗方案可更好地改善性交功能和美容。冷冻手术虽然短期治疗效果好，但复发率也较高。激光治疗与其他治疗方法相比长期治疗效果较好。CO_2激光剥脱术深度为1～2mm，可用于治疗那些其他方法难治的阴茎硬化萎缩性苔藓或外阴硬化萎缩性苔藓患者[205]，需全麻下进行。术后6周可痊愈，在3年内患者可无症状[206]。

年轻女性复发阴唇和阴道壁粘连可采用阴蒂顶分离术和粘连阴唇分离术。外科氧化再生性纤维素纱布（Johnson&Johnson, Arlington,Tx）可缝合暴露的阴蒂顶和用Vicryl线来缝合阴唇表面。术后4～6天外科线吸收而无粘连复发，对于那些有再次粘连可能的表面，该技术可在治疗间歇期阻止其复发[207]。

阿维A酸 阿维A酸（每日20～30mg，连用16周）可有效治疗女性重度外阴硬化萎缩性苔藓[208]。

苔藓样糠疹 Pityriasis lichenoides

苔藓样糠疹少见，有两种类型：急性[急性痘疮样苔藓样糠疹（PLEVA）或Mucha-Habermann病]和慢性（慢性苔藓样糠疹，PLC）。这里所说的急性和慢性不是指病程而是指皮损的特点。在大量T淋巴细胞增生异常过程中，PLC和PLEVA是互相关联的。慢性苔藓样糠疹通常是克隆性T细胞疾病。分子研究表明急性痘疮样苔藓样糠疹是克隆淋巴细胞增生异常[209]。大部分病例在30岁之前起病，在男性中更常见。有证据表明急性痘疮样苔藓样糠疹是对感染因子的过敏反应。两种类型预后良好[210]，慢性苔藓样糠疹、急性痘疮样苔藓样糠疹和淋巴瘤样丘疹有许多相似的临床和免疫组织学特点，提示这些疾病可能是相互关联的，都属于皮肤克隆性T淋巴细胞增生性疾病病谱[211, 212]。这些疾病的组织学具有特征性。

急性痘疮样苔藓样糠疹

Mucha-Habermann病或急性痘疮样苔藓样糠疹通常是良性、自限性的丘疹鳞屑性疾病。急性痘疮样苔藓样糠疹是克隆性T细胞介导的淋巴细胞增生性疾病[213]。文献报道急性痘疮样苔藓样糠疹可在任何年龄发病，大多数病例在11～30岁之间发病。急性痘疮样苔藓样糠疹隐匿起病，除了轻度瘙痒感或低热外无其他症状。粟粒样或卵圆形淡红-棕色的丘疹，直径通常为2～10mm，单独出现或集簇出现。可发生于任何部位，但典型部位为躯干、大腿和上臂（图8-66）。大约10%的患者可累及面部、头皮、手掌和足跖。

丘疹中心呈紫色，四周为红斑，云母状鳞屑。皮损可变成水疱或脓疱，通常在2～5周内出血坏死，常常遗留有炎症后色素沉着，有时也可形成瘢痕（图8-67）。急性恶化常见，皮损可有蜡样光泽，慢慢减少，持续数月或数年。高热是少见的并发症，但可能见于溃疡坏死性皮损患者[214]。并发症包括自限性关节炎和皮损处重叠感染，急性痘疮样苔藓样糠疹可能与其他疾病如水痘和昆虫叮咬类似。

慢性苔藓样糠疹

慢性苔藓样糠疹（Juliusberg型）通常表现为棕色丘疹，覆盖细的云母状黏着鳞屑，搔抓后鳞屑更明显，该病可持续数年，系统性症状少见。鳞屑比银屑病的少，皮损消退后不遗留瘢痕，仅仅遗留暂时的皮肤变色。分布类似于急性痘疮样苔藓样糠疹。

治疗

红霉素可使73%的病例消退，通常需要治疗2个月后出现显著疗效。大部分病例口服红霉素每日30～50mg/kg有效[215]。红霉素减量过程要慢，通常需要数月，取决于对药物的反应。如果红霉素减量过快，容易复发。PUVA、UVB光疗[216]、四环素、金制剂、MTX、口服糖皮质激素和氨苯砜都有一定的疗效[217]。

（楼波 郑敏译 白义杰校）

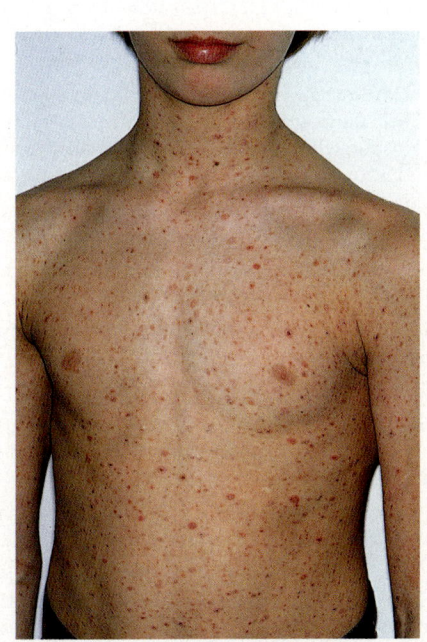

图8-66 急性痘疮样苔藓样糠疹（PLEVA）：鲜红色泛发性皮疹。

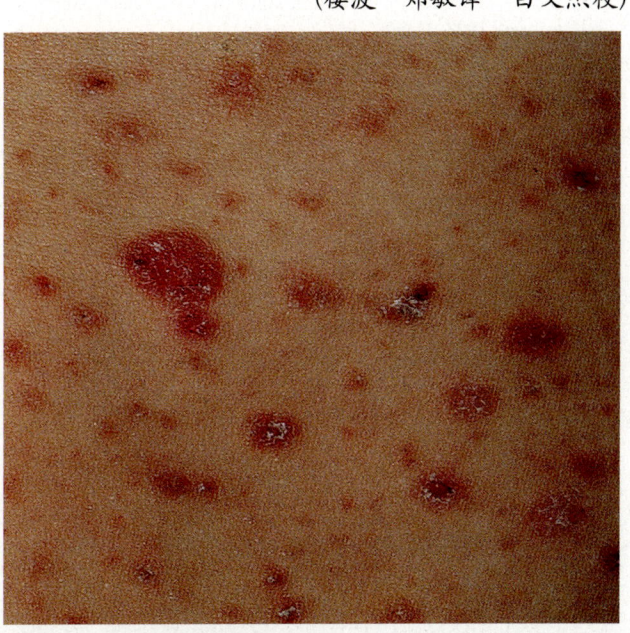

图8-67 急性痘疮样苔藓样糠疹：表现为分散的独立的多角形红棕色丘疹、脓疱和糜烂。

参考文献

1. Updike J: Personal history: at war with my skin, The New Yorker 1985: Sept 2.
2. Skoven I, Thormann J: Lithium compound treatment and psoriasis,. Arch Dermatol 1979; 115:1185.
3. Gold MH, Holy AK, Roenigk HH: Beta-blocking drugs and psoriasis, J Am Acad Dermatol 1988; 19:837.
4. Slagel GA, James WD: Plaquenil-induced erythroderma, J Am Acad Dermatol 1985; 12:857.
5. Abel EA, et al: Drugs in exacerbation of psoriasis, J Am Acad Dermatol 1986; 15:1007.
6. Baker H, Ryan TJ: Generalized pustular psoriasis: a clinical and epidemiological study of 104 cases, Br J Dermatol 1968; 80:71.
7. Telfer NR, et al: The role of streptococcal infection in the initiation of guttate psoriasis, Arch Dermatol 1992; 128:39.
8. Zelickson BD, Muller SA: Generalized pustular psoriasis: a review of 63 cases, Arch Dermatol 1991; 127:1339.
9. Boyd AS, Menter A: Erythrodermic psoriasis: precipitating factors, course, and prognosis in 50 patients, J Am Acad Dermatol 1989; 21:985.
10. O'Doherty CJ, Macintyre C: Palmoplantar pustulosis and smoking, Br Med J 1985;291:861.
11. Benoldi D, et al: Reiter's disease: successful treatment of the skin manifestations with oral etretinate, Acta Derm Venereol 1984; 64:352.
12. Lesher JL, Chalker DK: Response of the cutaneous lesions of Reiter's syndrome to ketoconazole, J Am Acad Dermatol 1985; 13:161.
13. Obuch ML, et al: Psoriasis and human immunodeficiency virus infection, J Am Acad Dermatol 1992; 27:667.
14. Maurer TA, et al: The use of methotrexate for psoriasis in patients with HIV infection, J Am Acad Dermatol 1994; 3:372.
15. Ruzicka T, et al: Treatment of HIV-induced retinoid-resistant psoriasis with zidovudine, Lancet 1987; 2:1469.
16. Stern RS: The epidemiology of joint complaints in patients with psoriasis, J Rheumatol 1985; 12:315.
17. Zanolli MD, Wikle JS: Joint complaints in psoriasis patients, Int J Dermatol 1992; 31:488.
18. Ostensen M: The effect of pregnancy on ankylosing spondylitis, psoriatic arthritis, and juvenile rheumatoid arthritis, Am J Reprod Immunol 1992; 28:235.
19. Gladman DD, et al: Longitudinal study of clinical and radiological progression in psoriatic arthritis, J Rheumatol 1990; 17:809.
20. Moll JMH: The clinical spectrum of psoriatic arthritis, Clinical Orthop 1979; 143:66.
21. McHugh MJ, et al: Psoriatic arthritis: clinical subgroups and histocompatibility antigens, Ann Rheum Dis 1987; 46:184.
22. Espinoza LR, et al: Psoriatic arthritis: clinical response and side effects to methotrexate therapy, J Rheumatol 1992; 19:872.
23. Willkens R, et al: Randomized, double-blind, placebo controlled trial of low-dose pulse methotrexate in psoriatic arthritis, Arthritis Rheum 1984; 27:376.
24. Whiting-O'Keefe QE, et al: Methotrexate and histologic hepatic abnormalities: a meta-analysis, Am J Med 1991; 90:711.
25. Kammer GM, et al: Psoriatic arthritis: a clinical immunologic and HLA study of 100 patients, Semin Arthritis Rheum 1979; 9:75.
26. Gladman DD, et al: Chloroquine therapy in psoriatic arthritis, J Rheumatol 1992; 19:1724.
27. Salvarani C, et al: Low dose cyclosporine A in psoriatic arthritis: relation between soluble interleukin 2 receptors and response to therapy, J Rheumatol 1992; 19:74.
28. Wagner SA, et al: Therapeutic efficacy of oral low-dose cyclosporin A in severe psoriatic arthritis, Dermatology 1993; 186: 62.
29. Chieregato GC, Leoni A: Treatment of psoriatic arthropathy with etretinate: a two-year follow-up, Acta Derm Verereol 1986; 66: 321.
30. Newman ED, et al: Sulfasalazine therapy in psoriatic arthritis: clinical and immunologic response, J Rheumatol 1991; 18:1379.
31. Farr M, et al: Sulphasalazine in psoriatic arthritis. A double blind placebo-controlled study, Br J Rheumatol 1990; 26:46.
32. Gaston L, et al: Psoriasis and stress: a prospective study, J Am Acad Dermatol 1987; 17:82.
33. Gupta MA, Gupta AK, Haberman HF: Psoriasis and psychiatry: an update, Gen Hosp Psychiatry 1987; 9:157.
34. Koo J: Systemic sequential therapy of psoriasis: a new paradigm for improved therapeutic results, J Am Acad Derm 1999; 41:525.
35. Koo J, Lebwohl M: Duration of remission of psoriasis therapies, J Am Acad Dermatol 1999; 41(1):51.
36. Berth-Jones J, et al: A multicentre, parallel-group comparison of calcipotriol ointment and short-contact dithranol therapy in chronic plaque psoriasis, Br J Dermatol 1992; 127:266.
37. Lebwohl M, et al: Calcipotriene ointment and halobetasol ointment in the long-term treatment of psoriasis: effects on the duration of improvement, J Am Acad Dermatol 1998; 39(3):447.
38. Bourke JF, et al: Occlusion enhances the efficacy of topical calcipotriol in the treatment of psoriasis vulgaris, Clin Exp Dermatol 1993; 18:504.
39. Brands S, et al: No additional effect of calcipotriol ointment on low-dose narrow-band UVB phototherapy in psoriasis, J Am Acad Dermatol 1999; 41(6):991.
40. Speight E, Farr P: Calcipotriol improves the response of psoriasis to PUVA, Br J Dermatol 1994; 130(1):79.
41. Lebwohl M, et al: Interactions between calcipotriene and ultraviolet light, J Am Acad Dermatol 1997; 37(1):93.
42. Georgiou S, Tsambaos D: Hypercalcaemia and hypercalciuria after topical treatment of psoriasis with excessive amounts of calcipotriol, Acta Derm Venereol 1999; 79(1):86.
43. Lebwohl M: Strategies to optimize efficacy, duration of remission, and safety in the treatment of plaque psoriasis by using tazarotene in combination with a corticosteroid, J Am Acad Dermatol 2000; 43(2 Pt 3):S43.
44. Lebwohl M, Ali S: Treatment of psoriasis. Part 1. Topical therapy and phototherapy, J Am Acad Dermatol 2001; 45(4):487; quiz 499.
45. Hecker D, et al: Interactions between tazarotene and ultraviolet light, J Am Acad Dermatol 1999; 41(6):927.
46. Farr PM, Diffey BL, Marks JM: Phototherapy and dithranol treatment of psoriasis: new lamps for old, Br Med J 1987; 294:205.
47. Deleted in proofs.
48. Jones SK, Campbell WC, Mackie RM: Out-patient treatment of psoriasis: short contact and overnight dithranol therapy compared, Br J Dermatol 1985; 113:331.
49. Meola T, Jr, et al: Are topical corticosteroids useful adjunctive therapy for the treatment of psoriasis with ultraviolet radiation? a review of the literature, Arch Dermatol 1991; 127:1708.
50. Boer J, et al: Comparison of phototherapy (UV-B) and photochemotherapy (PUVA) for clearing and maintenance therapy of psoriasis, Arch Dermatol 1984; 120:52.

51. Marsico AR, Eaglstein WH, Weinstein GD: Ultraviolet light and tar in the Goeckerman regimen for psoriasis, Arch Dermatol 1976; 112:1249.
52. Stern RS, et al: Contribution of topical tar oil to ultraviolet B phototherapy for psoriasis, J Am Acad Dermatol 1986; 14:742.
53. Adrain RM, et al: Outpatient phototherapy of psoriasis, Arch Dermatol 1981; 117:623.
54. Stern RS, et al: Effect of continued ultraviolet B phototherapy on the duration of remission of psoriasis: a randomized study, J Am Acad Dermatol 1986; 15:546.
55. Petrozzi JW: Topical steroids and UV radiation in psoriasis, Arch Dermatol 1983; 119:207.
56. Lebwohl M, et al: Effects of topical preparations on the erythemogenicity of UVB: implications for phototherapy, J Am Acad Dermatol 1995; 32:469.
57. Perry HO, et al: The Goeckerman treatment of psoriasis, Arch Dermatol 1968; 98:178.
58. Horwitz SN, et al: Addition of a topically applied corticosteroid to a modified Goeckerman regimen for treatment of psoriasis: effect on duration of remission, J Am Acad Dermatol 1985; 13:784.
59. Paul BS, et al: Combined methotrexate—ultraviolet B therapy in the treatment of psoriasis, J Am Acad Derm 1982; 7:758.
60. Lowe N, et al: Acitretin plus UVB therapy for psoriasis. Comparisons with placebo plus UVB and acitretin alone, J Am Acad Dermatol 1991; 24(4):591.
61. Rosen K, Mobacken H, Swanbeck G: PUVA, etretinate, and PUVA-etretinate therapy for pustulosis palmoplantaris: a placebo-controlled comparative trial, Arch Dermatol 1987; 123:885.
62. Lawrence CM, et al: A comparison of PUVA-etretinate and PUVA-placebo for palmoplantar pustular psoriasis, Br J Dermatol 1984; 110:221.
63. Melski JW, Stern RS: Annual rate of psoralen and ultraviolet-A treatment of psoriasis after initial clearing, Arch Dermatol 1982; 118:404.
64. Momtaz TK, Parrish JA: Combination of psoralens and ultraviolet A and ultraviolet B in the treatment of psoriasis vulgaris: a bilateral comparison study, J Am Acad Dermatol 1984; 10:481.
65. Speight EL, Farr PM: Calcipotriol improves the response of psoriasis to PUVA, Br J Dermatol 1994; 130:79.
66. Roenigk H: Acitretin combination therapy, J Am Acad Dermatol 1999; 41(3 Pt 2):S18.
67. Morison WL, et al: Combined methotrexate-PUVA therapy in the treatment of psoriasis, J Am Acad Dermatol 1982; 6:46.
68. Stern R, Liebman E, Vakeva L: Oral psoralen and ultraviolet-A light (PUVA) treatment of psoriasis and persistent risk of nonmelanoma skin cancer: PUVA Follow-up Study, J Natl Cancer Inst 1998; 90(17): 1278.
69. Studniberg HM, Weller P: PUVA, UVB, psoriasis, and nonmelanoma skin cancer, J Am Acad Dermatol 1993; 29:1013.
70. Henseler T, et al: Skin tumors in the European PUVA study: eight-year follow-up of 1,643 patients treated with PUVA for psoriasis, J Am Acad Dermatol 1987;16:108.
71. Mali-Gerrits MG, et al: Psoriasis therapy and the risk of skin cancers, Clin Exp Dermatol 1991; 16:85.
72. Stern RS: Genital tumors among men with psoriasis exposed to psoralens and ultraviolet A radiation (PUVA) and ultraviolet B radiation: The Photochemotherapy Follow-up Study, N Engl J Med 1990; 322:1093.
73. Stern RS, et al: Malignant melanoma in patients treated for psoriasis with methoxsalen (psoralen) and ultraviolet A radiation (PUVA). The PUVA study, N Engl J Med 1997; 336:15.
74. Stern R, Lange R: Non-melanoma skin cancer occurring in patients treated with PUVA five to ten years after first treatment, J Invest Dermatol 1988; 91(2):120.
75. Morison W, et al: Consensus workshop on the toxic effects of long-term PUVA therapy, Arch Dermatol 1998; 134(5):595.
76. Momtaz-T K, Parrish J: Combination of psoralens and ultraviolet A and ultraviolet B in the treatment of psoriasis vulgaris: a bilateral comparison study, J Am Acad Dermatol 1984; 10(3):481.
77. Basarab T, et al: Atypical pigmented lesions following extensive PUVA therapy, Clin Exp Dermatol 2000; 25(2):135.
78. Rhodes A, Stern R, Melski J: The PUVA lentigo: an analysis of predisposing factors, J Invest Dermatol 1983; 81(5):459.
79. Stern RS, et al: Ocular lens findings in patients treated with PUVA, J Invest Dermatol 1994; 103:534.
80. Friedman SJ: Management of psoriasis vulgaris with a hydrocolloid occlusive dressing, Arch Dermatol 1987; 123:1046.
81. Shore RN: Treatment of psoriasis with prolonged application of tape, J Am Acad Dermatol 1986; 15:540.
82. Farr PM, et al: Response of scalp psoriasis to oral ketoconazole, Lancet 1985; 2:921.
83. Moy R, Kingston T, Lowe N: Isotretinoin vs etretinate therapy in generalized pustular and chronic psoriasis, Arch Dermatol 1985; 121(10):1297.
84. Weinstein GD, White GM: An approach to the treatment of moderate to severe psoriasis with rotational therapy, J Am Acad Dermatol 1993; 28:454.
85. Koo J: Systemic sequential therapy of psoriasis: a new paradigm for improved therapeutic results, J Am Acad Dermatol 1999; 41:525.
86. Collins P, Rogers S: The efficacy of methotrexate in psoriasis: a review of 40 cases, Clin Exp Dermatol 1992; 17:257.
87. V, Dooren-Greebe, et al: Methotrexate revisited: effects of long-term treatment in psoriasis, Br J Dermatol 1994; 130:204.
88. Olsen EA: The pharmacology of methotrexate, J Am Acad Dermatol 1991; 25:306.
89. Casserly CM, et al: Severe megaloblastic anemia in a patient receiving low-dose methotrexate for psoriasis, J Am Acad Dermatol 1993; 29:477.
90. Morris LF, et al: Methotrexate and reproduction in men: case report and recommendations, J Am Acad Dermatol 1993; 29:913.
91. Duhra P: Treatment of gastrointestinal symptoms associated with methotrexate therapy for psoriasis, J Am Acad Dermatol 1993; 28:466.
92. Hills RJ, Ive FA: Folinic acid rescue used routinely in psoriatic patients with known methotrexate "sensitivity," Acta Derm Venereol 1992; 72:438.
93. Roenigk HH, Jr et al: Methotrexate in psoriasis: revised guidelines, J Am Acad Dermatol 1988; 19:145.
94. Zachariae H, Kragballe K, Sogaard H: Methotrexate-induced liver cirrhosis, Br J Dermatol 102; 07:1980.
95. Kremer JM, et al: Clinical, laboratory, radiologic, and histopathologic features of methotrexate-associated lung injury in patients with rheumatoid arthritis: a multicenter study with literature review, Arthritis Rheum 1997; 40:1829.
96. Alarcon G, et al: Risk factors for methotrexate-induced lung injury in patients with rheumatoid arthritis: a multicenter, case-control study. Methotrexate-Lung Study Group, Ann Intern Med 1997; 127(5):356.
97. Khan A, et al: Methotrexate and the photodermatitis reactivation reaction: a case report and review of the literature, Cutis 2000; 66(5):379.

98. Guzzo C, Kaidby K: Recurrent recall of sunburn by methotrexate, Photodermatol Photoimmunol Photomed 1995; 11(2):55.
99. Perry W: Methotrexate and teratogenesis, Arch Dermatol 1983; 119(11):874.
100. Mayall B, et al: Neutropenia due to low-dose methotrexate therapy for psoriasis and rheumatoid arthritis may be fatal, Med J Aust 1991; 155:480.
101. King HW, et al: Near fatal drug interactions with methotrexate given for psoriasis, Lancet 1987; 295:752.
102. Roenigk H, et al: Methotrexate in psoriasis: consensus conference, J Am Acad Dermatol 1998; 38(3):478.
103. Lebwohl M, et al: Consensus conference: acitretin in combination with UVB or PUVA in the treatment of psoriasis, J Am Acad Dermatol 2001; 45(4):544.
104. Gronhoj LF, et al: Acitretin is converted to etretinate only during concomitant alcohol intake, Br J Dermatol 2000; 143(6):1164.
105. Katz H, Waalen J, Leach E: Acitretin in psoriasis: an overview of adverse effects, J Am Acad Dermatol 1999; 41(3 Pt 2):S7.
106. Honigsmann H, Wolff K: Isotretinoin-PUVA for psoriasis, Lancet 1983; 1(8318):236.
107. Roenigk R, Gibstine C, Roenigk H: Oral isotretinoin followed by psoralens and ultraviolet A or ultraviolet B for psoriasis, J Am Acad Dermatol 1985;13(1):153.
108. Lebwohl M, et al: Cyclosporine consensus conference: with emphasis on the treatment of psoriasis, J Am Acad Dermatol 1998; 39(3):464.
109. Ho V, et al: Intermittent short courses of cyclosporine microemulsion for the long-term management of psoriasis: a 2-year cohort study, J Am Acad Dermatol 2001; 44(4):643.
110. Koo J: Systemic sequential therapy of psoriasis: a new paradigm for improved therapeutic results, J Am Acad Dermatol 1999; 41 (3 Pt 2):S25.
111. Singri P, West D, Gordon K: Biologic therapy for psoriasis: the new therapeutic frontier, Arch Dermatol 2002; 138(5):657.
112. Mason C, Krueger G: Thioguanine for refractory psoriasis: a 4-year experience, J Am Acad Dermatol 2001; 44(1):67.
113. Gupta A, et al: Sulfasalazine improves psoriasis: a double-blind analysis, Arch Dermatol 1990; 126(4):487.
114. Ameen M, Smith H, Barker J: Combined mycophenolate mofetil and cyclosporin therapy for severe recalcitrant psoriasis [In Process Citation], Clin Exp Dermatol 2001; 26(6): 480.
115. Davison S, et al: Change of treatment from cyclosporin to mycophenolate mofetil in severe psoriasis, Br J Dermatol 2000; 143(2):405.
116. Paul B, et al: Combined methotrexate—ultraviolet B therapy in the treatment of psoriasis, J Am Acad Dermatol 1982; 7(6):758.
117. Zackheim H, et al: 6-Thioguanine treatment of psoriasis: experience in 81 patients, J Am Acad Dermatol 1994; 30(3):452.
118. Magro C, Crowson A: The clinical and histomorphological features of pityriasis rubra pilaris: a comparative analysis with psoriasis, J Cutan Pathol 1997; 24(7):416.
119. Griffiths WA: Pityriasis rubra pilaris: the problem of its classification, J Am Acad Dermatol 1992; 26:140.
120. Auffret N, et al: Pityriasis rubra pilaris in a patient with human immunodeficiency virus infection, J Am Acad Dermatol 1992; 27:260.
121. Blauvelt A, et al: Pityriasis rubra pilaris and HIV infection, J Am Acad Dermatol 1991; 24:703.
122. Sonnex TS, et al: The nails in adult type 1 pityriasis rubra pilaris: a comparison with Sezary syndrome and psoriasis, J Am Acad Dermatol 1986; 15:956.
123. Griffiths WAD: Pityriasis rubra pilaris: an historical approach. II. Clinical features, Clin Exp Dermatol 1976; 1:37.
124. Dicken CH: Treatment of classic pityriasis rubra pilaris, J Am Acad Dermatol 1994; 31:997.
125. Dicken CH: Isotretinoin treatment of pityriasis rubra pilaris, J Am Acad Dermatol 1987;16:297.
126. Herbst R, et al: Combined ultraviolet A1 radiation and acitretin therapy as a treatment option for pityriasis rubra pilaris, Br J Dermatol 2000; 142(3):574.
127. Kirby B, Watson R: Pityriasis rubra pilaris treated with acitretin and narrow-band ultraviolet B (Re-TL-01), Br J Dermatol 2000; 142(2):376.
128. Clayton B, et al: Adult pityriasis rubra pilaris: a 10-year case series, J Am Acad Dermatol 1997; 36(6 Pt 1):959.
129. Griffiths WAD: Vitamin A and pityriasis rubra pilaris, J Am Acad Dermatol 1982; 7:555.
130. Murry JC, Gilgor RS, Lazarus GS: Serum triglyceride elevation following high-dose vitamin A treatment for pityriasis rubra pilaris, Arch Dermatol 1983;119:675.
131. Usuki K, et al: Three cases of pityriasis rubra pilaris successfully treated with cyclosporin A, Dermatology 2000; 200(4):324.
132. Brice SL, Spencer SK: Stanozolol in the treatment of pityriasis rubra pilaris, Arch Dermatol 1985;121:1105.
133. Green CA, Farr PM, Shuster S: Treatment of seborrhoeic dermatitis with ketoconazole. II. Response of seborrhoeic dermatitis of the face, scalp and trunk to topical ketoconazole, Br J Dermatol 1987; 116:217.
134. Parsad D, et al: Topical metronidazole in seborrheic dermatitis—a double-blind study, Dermatology 2001; 202(1):35.
135. Parsons JM: Pityriasis rosea update: 1986, J Am Acad Dermatol 1986; 15:159.
136. Kempf W, et al: Pityriasis rosea is not associated with human herpesvirus 7, Arch Dermatol 1999; 135(9):1070.
137. Chuang T-Y, et al: Pityriasis rosea in Rochester, Minnesota, 1969 to 1978: a 10-year epidemiologic study, J Am Acad Dermatol 1982; 7:80.
138. Sharma P, et al: Erythromycin in pityriasis rosea: a double-blind, placebo-controlled clinical trial, J Am Acad Dermatol 2000;42(2 Pt 1):241.
139. Tay Y, Goh C: One-year review of pityriasis rosea at the National Skin Centre, Singapore, Ann Acad Med Singapore 1999; 28(6): 829.
140. Kay MH, Rapini RP, Fritz KA: Oral lesions in pityriasis rosea, Arch Dermatol 1985; 121:1449.
141. Vidimos AT, Camisa C: Tongue and cheek: oral lesions in pityriasis rosea, Cutis 1992; 50:276.
142. Pierson JC, et al: Purpuric pityriasis rosea, J Am Acad Dermatol 1993; 28:1021.
143. Horn T, Kazakis A: Pityriasis rosea and the need for a serologic test for syphilis, Cutis 1987; 39:81.
144. Arndt KA, et al: Treatment of pityriasis rosea with UV radiation, Arch Dermatol 1983; 119:381.
145. Leenutaphong V, Jiamton S: UVB phototherapy for pityriasis rosea: a bilateral comparison study, J Am Acad Dermatol 1995; 33(6):996.
146. Irvine C, et al: Long-term follow-up of lichen planus, Acta Derm Venereol 1991;71:242.
147. Kofoed ML, Wantzin GL: Familial lichen planus, J Am Acad Dermatol 1985; 13:50.
148. Halevy S, Shai A: Lichenoid drug eruptions, J Am Acad Dermatol 1993; 29:249.

149. Grotty CP, Daniel SU, W.P., Winkelmann RK: Ulcerative lichen planus: follow-up of surgical excision and grafting, Arch Dermatol 1980; 116:1252.
150. Matta M, et al: Lichen planopilaris: a clinicopathologic study, J Am Acad Dermatol 1990; 22:594.
151. Mehregan DA, et al: Lichen planopilaris: clinical and pathologic study of forty-five patients, J Am Acad Dermatol 1992; 27:935.
152. Ioannides D, Bystryn JC: Immunofluorescence abnormalities in lichen planopilaris, Arch Dermatol 1992; 128:214.
153. Silverman S, Jr, Gorsky M, Lozada-Nur F: A prospective follow-up study of 570 patients with oral lichen planus: persistence, remission, and malignant association, Oral Surg Oral Med Oral Pathol 1985; 60:30.
154. Brown RS, et al: A retrospective evaluation of 193 patients with oral lichen planus, J Oral Pathol Med 1993; 22:69.
155. Vincent SD, et al: Oral lichen planus: the clinical, historical, and therapeutic features of 100 cases, Oral Surg Oral Med Oral Pathol 1990; 70:165.
156. Eisen D: The clinical features, malignant potential, and systemic associations of oral lichen planus: a study of 723 patients, J Am Acad Dermatol 2002; 46(2):207.
157. Eisen D: The vulvovaginal-gingival syndrome of lichen planus, Arch Dermatol 1994; 130:1379.
158. Romero M, et al: Clinical and pathological characteristics of oral lichen planus in hepatitis C-positive and -negative patients, Clin Otolaryngol 2002; 27(1):22.
159. Edwards L, Friedrich EG, Jr: Desquamative vaginitis: lichen planus in disguise, Obstet Gynecol 1988; 71:832.
160. Ridley CM: Chronic erosive vulval disease, Clin Exp Dermatol 1990; 15:245.
161. Eisen D: The vulvovaginal-gingival syndrome of lichen planus: the clinical characteristics of 22 patients, Arch Dermatol 1994; 130(11):1379.
162. Tosti A, et al: Nail lichen planus: clinical and pathologic study of twenty-four patients, J Am Acad Dermatol 1993; 28:724.
163. Firth NA, et al: Assessment of the value of immunofluorescence microscopy in the diagnosis of oral mucosal lichen planus, J Oral Pathol Med 1990; 19:295.
164. Laurberg G, et al: Treatment of lichen planus with acitretin: a double-blind, placebo-controlled study in 65 patients, J Am Acad Dermatol 1991; 24(3):434.
165. Lear J, English J: Erosive and generalized lichen planus responsive to azathioprine, Clin Exp Dermatol 1996; 21(1):56.
166. Ho VC, et al: Treatment of severe lichen planus with cyclosporine, J Am Acad Dermatol 1990; 22:64.
167. Gonzalez E, Momtaz TK, Freedman S: Bilateral comparison of generalized lichen planus treated with psoralens and ultraviolet A, J Am Acad Dermatol 1984; 10: 958.
168. Bergman J, Rico MJ: Tacrolimus clinical studies for atopic dermatitis and other conditions, Semin Cutan Med Surg 2001; 20:250.
169. Buajeeb W, Pobrurksa C, Kraivaphan P: Efficacy of fluocinolone acetonide gel in the treatment of oral lichen planus, Oral Surg Oral Med Oral Pathol Oral Radiol Endod 2000;89(1): 42.
170. Lozada-Nur F, Miranda C, Maliksi R: Double-blind clinical trial of 0.05% clobetasol propionate ointment in orabase and 0.05% fluocinonide ointment in orabase in the treatment of patients with oral vesiculoerosive diseases, Oral Surg Oral Med Oral Pathol 1994; 77(6):598.
171. Plemons JM, et al: Absorption of a topical steroid and evaluation of adrenal suppression in patients with erosive lichen planus, Oral Surg Oral Med Oral Pathol 1990;69:688.
172. Ferguson MM: Treatment of erosive lichen planus of the oral mucosa with depot steroids, Lancet 1977;2:771.
173. Silverman S, Lozada-Nur F, Magliorati C: Clinical efficacy of prednisone in the treatment of patients with oral inflammatory ulcerative diseases: a study of 55 patients, Oral Surg 1985; 59:360.
174. Beck H-I, Brandrup F: Treatment of erosive lichen planus with dapsone, Acta Derm Venereol (Stockh) 1986; 66:366.
175. Falk DK, Latour DL, King LE, Jr: Dapsone in the treatment of erosive lichen planus, J Am Acad Dermatol 1985; 12:567.
176. Eisen D: Hydroxychloroquine sulfate (Plaquenil) improves oral lichen planus: an open trial, J Am Acad Dermatol 1993; 28:609.
177. Silverman S, et al: A prospective study of findings and management in 214 patients with oral lichen planus, Oral Surg Oral Med Oral Pathol 1991; 72:665.
178. Lear J, English J: Erosive and generalized lichen planus responsive to azathioprine, Clin Exp Dermatol 1996; 21(1):56.
179. Eisen D, et al: Effect of topical cyclosporine rinse on oral lichen planus: a double-blind analysis, N Engl J Med 1990; 323:290.
180. Sieg P, et al: Topical cyclosporin in oral lichen planus: a controlled, randomized, prospective trial, Br J Dermatol 1995; 132(5):790.
181. Matthews RW, Scully C: Griseofulvin in the treatment of oral lichen planus: adverse drug reactions, but little beneficial effect, Ann Dent 1992; 51:10.
182. Karp DL, Cohen BA: Onychodystrophy in lichen striatus, Pediatr Dermatol 1993; 10:359.
183. Taieb A, el Y, A., et al: Lichen striatus: a Blaschko linear acquired inflammatory skin eruption, J Am Acad Dermatol 1991; 25:637.
184. Hauber K, et al: Lichen striatus: clinical features and follow-up in 12 patients, Eur J Dermatol 2000;10(7):536.
185. Yates VM, King CM, Dave VK: Lichen sclerosus et atrophicus following radiation therapy, Arch Dermatol 1985; 121:1044.
186. Berth-Jones J, et al: Lichen sclerosus et atrophicus: a review of 15 cases in young girls, Clin Exp Dermatol 1991; 16:14.
187. Helm KF, et al: Lichen sclerosus et atrophicus in children and young adults, Pediatr Dermatol 1991; 8:97.
188. Loening-Baucke V: Lichen sclerosus et atrophicus in children, Am J Dis Child 1991; 145:1058.
189. Barton PG, et al: Penile purpura as a manifestation of lichen sclerosus et atrophicus, Pediatr Dermatol 1993; 10:129.
190. Young SJ, et al: Lichen sclerosus, genital trauma and child sexual abuse, Aust Fam Physician 1993; 22:732.
191. Ridley CM: Lichen sclerosus et atrophicus, Arch Dermatol 1987 (editorial); 123:457.
192. Mallon E, et al: Circumcision and genital dermatoses, Arch Dermatol 2000; 136(3):350.
193. Weigand DA: Microscopic features of lichen sclerosus et atrophicus in acrochordons: a clue to the cause of lichen sclerosus et atrophicus? J Am Acad Dermatol 1993; 28:751.
194. Pride HB, Miller OF, Tyler QB: Penile squamous cell carcinoma arising from balanitis xerotica obliterans, J Am Acad Dermatol 1993; 29:469.
195. Powell J, et al: High incidence of lichen sclerosus in patients with squamous cell carcinoma of the penis, Br J Dermatol 2001; 145 (1):85.
196. Chalmers RJG, et al: Lichen sclerosus et atrophicus: a common and distinctive cause of phimosis in boys, Arch Dermatol 1984; 120:1025.

197. Meffert JJ, Davis DM, Grimwood RE: Lichen sclerosus, J Am Acad Dermatol 1995; 32:393.
198. Cattaneo A, De M, A., et al: Clobetasol vs. testosterone in the treatment of lichen sclerosus of the vulvar region, Minerva Ginecol 1992; 44:567.
199. Bornstein J, et al: Clobetasol dipropionate 0.05% versus testosterone propionate 2% topical application for severe vulvar lichen sclerosus, Am J Obstet Gynecol 1998;178(1 Pt 1): 80.
200. Smith Y, Quint E: Clobetasol propionate in the treatment of premenarchal vulvar lichen sclerosus, Obstet Gynecol 2001; 98(4):588.
201. Gibbon K, Bewley A, Salisbury J: Labial fusion in children: a presenting feature of genital lichen sclerosus? Pediatr Dermatol 1999; 16(5):388.
202. Dahlman-Ghozlan K, Hedblad M, von KG: Penile lichen sclerosus et atrophicus treated with clobetasol dipropionate 0.05% cream: a retrospective clinical and histopathological study, J Am Acad Dermatol 1999; 40(3):451.
203. Liatsikos E, et al: Lichen sclerosus et atrophicus: findings after complete circumcision, Scand J Urol Nephrol 1997; 31(5):453.
204. Rettenmaier MA, et al: Treatment of cutaneous vulvar lesions with skinning vulvectomy, J Reproductive Med 1985; 30:478.
205. Windahl T, Hellsten S: Carbon dioxide laser treatment of lichen sclerosus et atrophicus, J Urol 1993; 150:868.
206. Stuart GC, et al: Laser therapy of vulvar lichen sclerosus et atrophicus, Can J Surg 1991; 34:469.
207. Breech L, Laufer M: Surgicel in the management of labial and clitoral hood adhesions in adolescents with lichen sclerosus, J Pediatr Adolesc Gynecol 2000; 13(1):21.
208. Bousema MT, et al: Acitretin in the treatment of severe lichen sclerosus et atrophicus of the vulva: a double-blind, placebo-controlled study, J Am Acad Dermatol 1994; 30:225.
209. Shieh S, Mikkola D, Wood G: Differentiation and clonality of lesional lymphocytes in pityriasis lichenoides chronica, Arch Dermatol 2001; 137(3):305.
210. Gelmetti C, et al: Pityriasis lichenoides in children: a long-term follow-up of eighty-nine cases, J Am Acad Dermatol 1990; 23: 473.
211. Dereure O, Levi E, Kadin M: T-Cell clonality in pityriasis lichenoides et varioliformis acuta: a heteroduplex analysis of 20 cases, Arch Dermatol 2000; 136(12):1483.
212. Wood GS, et al: Immunohistology of pityriasis lichenoides et varioliformis acuta and pityriasis lichenoides chronica: evidence for their interrelationship with lymphomatoid papulosis, J Am Acad Dermatol 1987; 16:559.
213. Shieh S, Mikkola D, Wood G: Differentiation and clonality of lesional lymphocytes in pityriasis lichenoides chronica, Arch Dermatol 2001; 137(3):305.
214. Luberti AA, et al: Severe febrile Mucha-Habermann's disease in children: case report and review of the literature, Pediatr Dermatol 1991; 8:51.
215. Truhan AP, Hebert AA, Esterly NB: Pityriasis lichenoides in children: therapeutic response to erythromycin, J Am Acad Dermatol 1986; 15:66.
216. LeVine MJ: Phototherapy of pityriasis lichenoides, Arch Dermatol 1983; 119:378.
217. Powell FC, Muller SA: Psoralens and ultraviolet A therapy of pityriasis lichenoides, J Am Acad Dermatol 1984; 10:59.

9 细菌感染性疾病
Bacterial Infections

- 皮肤感染　267
  - 脓疱病　267
  - 臁疮　272
  - 蜂窝织炎和丹毒　273
  - 特殊部位的蜂窝织炎　274
  - 坏死性筋膜炎　278
- 毛囊炎　279
  - 葡萄球菌性毛囊炎　279
  - 毛周角化病　280
  - 须部假性毛囊炎（剃刀肿块）　280
  - 寻常须疮　282
  - 瘢痕疙瘩性痤疮　283
- 疖和痈　284
  - 复发性疖病　286
- 类丹毒　287
- 发疱性末端指（趾）炎　287
- 葡萄球菌性烫伤样皮肤综合征　288
- 铜绿假单胞菌感染　290
  - 假单胞菌毛囊炎　290
  - 假单胞菌热足综合征　290
  - 假单胞菌蜂窝织炎　292
  - 外耳炎　294
  - 恶性外耳炎　297
  - 趾蹼感染　298
  - 坏疽性臁疮　298
- 脑膜炎球菌血症　299
- 非结核分枝杆菌　304

皮肤感染 Skin infections

两种革兰阳性球菌即金黄色葡萄球菌和A组β溶血性链球菌导致了临床上大部分的皮肤和软组织感染。链球菌感染常继发于创伤性皮肤损害，导致脓疱病、丹毒、蜂窝织炎和淋巴管炎。金黄色葡萄球菌可直接侵入皮肤导致脓疱病、毛囊炎、蜂窝织炎和疖；另外，其产生的毒素可导致大疱性脓疱病和葡萄球菌性烫伤样皮肤综合征。

脓疱病 Impetigo

脓疱病是一种常见的传染性的浅表皮肤感染，主要由链球菌、葡萄球菌或由二者混合感染所致。临床上有两种表现形式：大疱性脓疱病和非大疱性脓疱病，二者开始时均表现为仅由角质层构成的薄壁水疱。大疱性脓疱病主要由葡萄球菌感染所致，非大疱性脓疱病以前认为主要由链球菌感染引起，但是临床上葡萄球菌可以从大部分的大疱性脓疱病和非大疱性脓疱病皮损中分离出来，因此现在认为金黄色葡萄球菌是导致这两种脓疱病的主要病原菌[1]。

儿童之间由于密切接触而较成人有更高的感染率。临床一般表现为轻微的瘙痒和疼痛，全身症状比较少见。脓疱病可继发于小的皮肤损伤如昆虫叮咬，但大多数病例发生于无明显损伤的正常皮肤。该病为一种自限性疾病，但如果不治疗，可持续数周甚至数月。脓疱病可继发链球菌感染后肾小球肾炎。目前尚无因脓疱病并发风湿热的报道。

大疱性脓疱病 bullous impetigo

大疱性脓疱病（葡萄球菌感染性脓疱病）是由感染部位细菌产生的表皮溶解毒素所致。能产生该毒素的细菌主要为噬菌体Ⅱ型葡萄球菌，通常不会继发链球菌感染。该种毒素可导致表皮在颗粒层下或颗粒层内形成裂隙。

临床表现 大疱性脓疱病主要见于婴儿和儿童，偶尔发生于成人。面部为好发部位，但身体任何部位均可发生，皮损可局限于身体一处，也可全身散发，类似于毒常春藤的效应。一个或数个水疱可迅速扩大形成大疱，其内容物由清亮变为混浊。薄壁大疱中央常破溃，而边缘仍有液体存在并可持续数天，形成所谓的管形边缘。皮损中央可形成平薄、蜜色的漆状结痂，去除结痂后可见亮红色炎性的潮湿基底，并有血清渗出；也有部分皮损中央干燥后无痂，形成红色基底，周围绕以鳞屑。在大多数病例中，当皮损扩大与邻近皮损融合时，其液体性边缘往往被癣状的鳞屑性边缘所取代（图9-1至9-5）。皮损边缘干燥结痂后其周围一般有或无轻微红晕。在一些未经治疗的病例中，皮损呈放射状延伸，并保留有狭窄的水疱性管状边缘。这些孤立的皮损可增大至2～8cm，然后停止扩大，持续存在数月（图9-5）。这些长期存在的皮损上常形成厚痂，黑人患者皮损痊愈后常遗留色素沉着。在单纯的葡萄球菌感染性脓疱病患者中，局部淋巴管炎并不常见。有证据显示相应的葡萄球菌菌株在感染之前定居在鼻部，而后扩散至正常皮肤引发感染。

在婴儿，看来无害的皮肤浅表性感染可继发严重的全身感染（如骨髓炎、化脓性关节炎、肺炎等）。

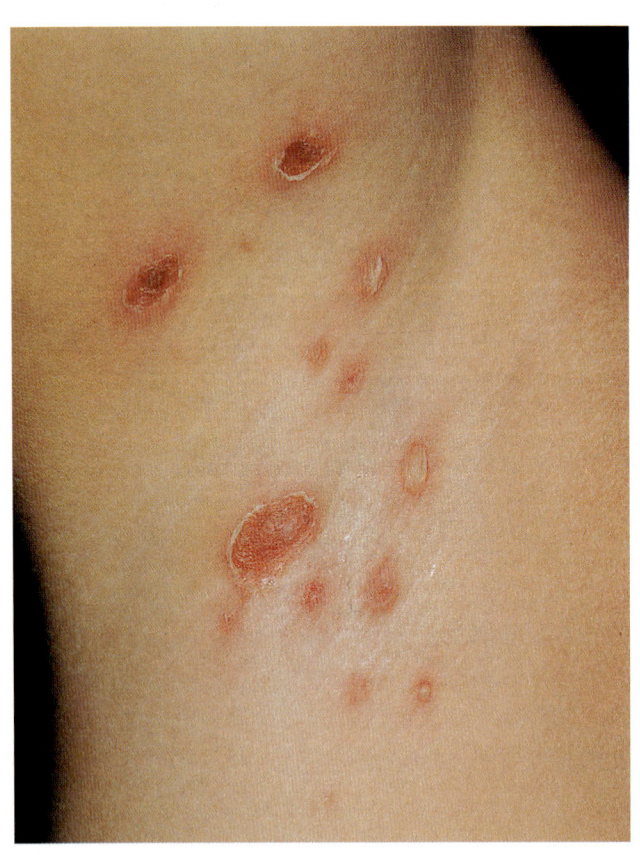

图9-1 进展期各阶段的皮损。大疱破裂，皮损表面糜烂，周围鳞屑形成。

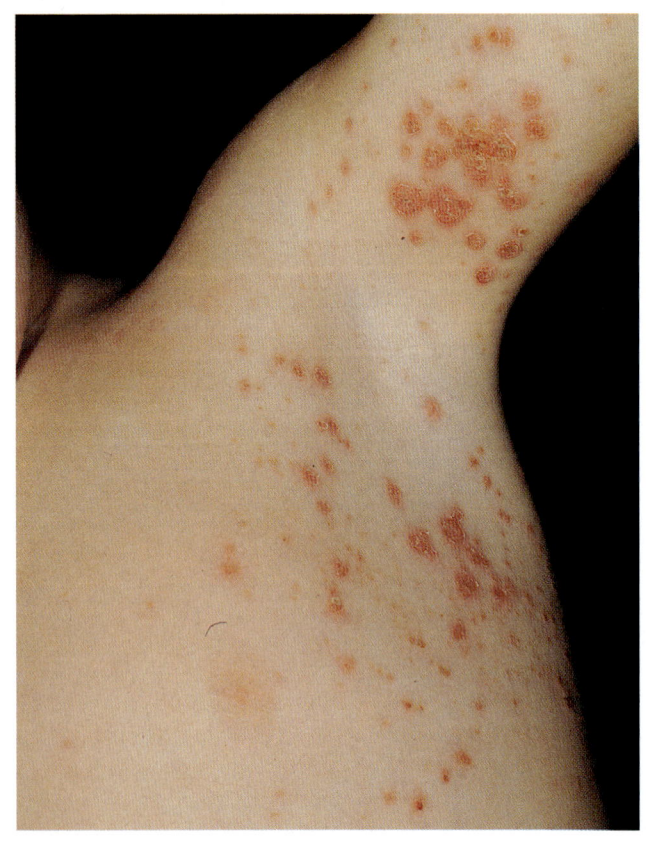

图9-2 皮损原发于手臂，后自身接种至胸部。

大疱性脓疱病

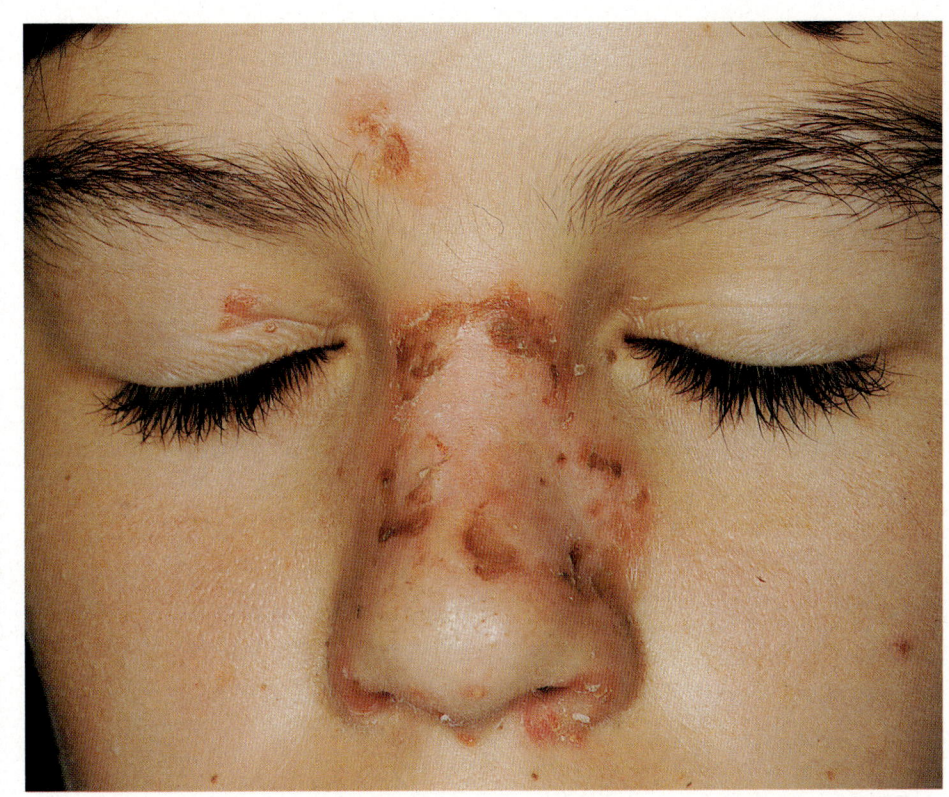

图9-3 大疱已破裂、消失。皮损正处于向外周扩展的阶段，并累及双侧鼻孔。

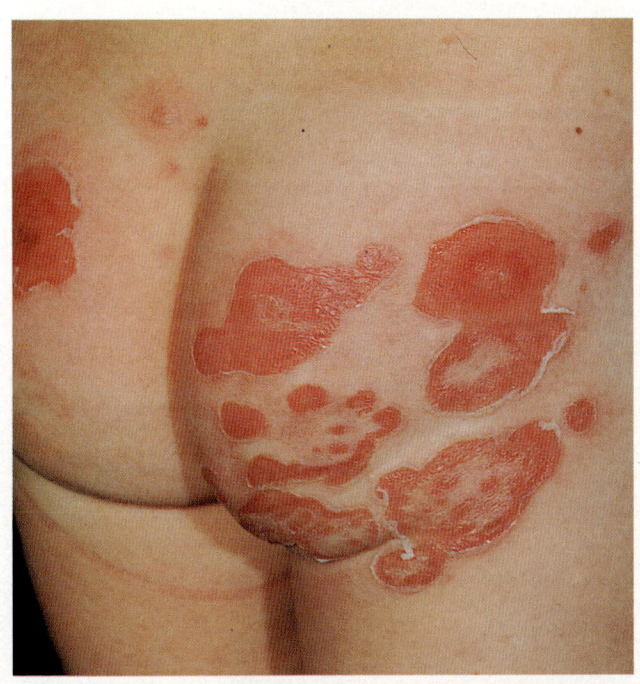

图9-4 巨大皮损，其基底光亮、糜烂，外周绕以潮湿的鳞屑。

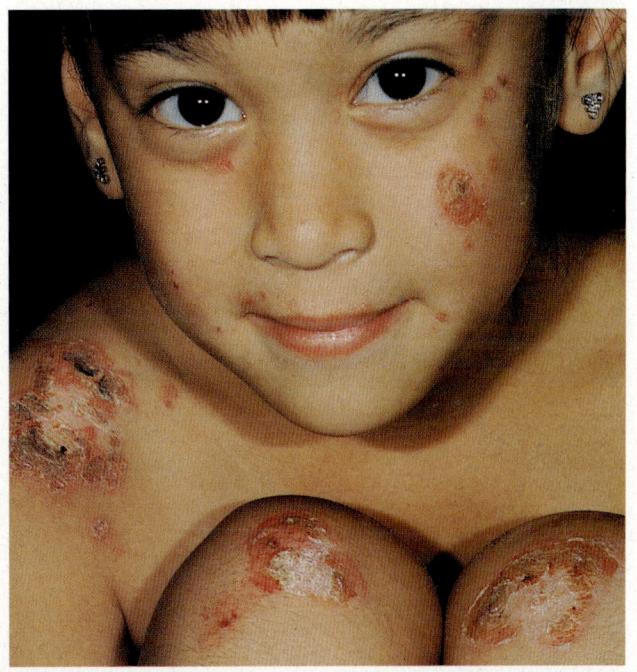

图9-5 大疱边缘缓慢扩展数周，皮损未经外用和口服药物治疗。

大疱性脓疱病

非大疱性脓疱病 nonbullous impetigo

非大疱性脓疱病起源于小水疱或脓疱，疱壁破裂后暴露红色、潮湿的基底。皮损呈放射状进展，可形成紧密粘着的蜜黄色至棕白色厚痂（图9-6至9-9），边缘很少有红斑。皮损周围可见卫星灶，常无明显自觉症状。鼻、口周围及四肢是好发部位，一般不累及手掌和足底。未经治疗的病例，皮损可持续数周，并不断扩大（见图9-7），大多数皮损可痊愈而不留瘢痕。形成非大疱性脓疱病的机制依次是：机体暴露于感染源，导致正常皮肤携带病原菌，最终在微小皮肤创伤后形成感染，搔抓可使其加重。在皮肤显性感染前2周（甚至更久以前），已经可发现正常皮肤表面所感染的菌株。

完好无损的皮肤可抵抗A组β溶血性链球菌定植或感染，但皮肤损伤如昆虫叮咬、擦伤、破口或烧伤后链球菌容易侵入。有时可从早期的皮损中培养分离出纯A组β溶血性链球菌，但大部分皮损很快被葡萄球菌所污染[2]。局部淋巴结常被累及。链球菌感染的病源菌来源于自身正常皮肤、其他患者的脓疱病皮损、并不来源于呼吸道[3]。链球菌性脓疱病多见于2至5岁的儿童，温暖、潮湿的气候及不良卫生条件为易患因素。患病后，机体的抗链球菌素O（ASO）的滴度并无明显升高，而抗DNA酶B抗体的滴度可升至较高水平，因此可作为一种比较灵敏的链球菌性脓疱病的检测指标。

急性肾炎

若一家族中有多个脓疱病患者，其成员发生急性肾炎的可能性较大。

链球菌感染后肾小球肾炎（poststreptococcal glomerulonephritis, PSGN）多由特定致肾炎性的A组β型溶血性链球菌感染所致，通常发生于急性感染后1~3周。在所有的脓疱病患者中，急性肾炎的整体发病率在2%至5%之间，但在致肾炎性链球菌所致的脓疱病患者中，急性肾炎的发病率则为10%~25%。

各个年龄段的患者均可发生PSGN，但常见于儿童。在6~10岁的儿童中暴发流行常见，1.5岁以下的婴儿患脓疱病后很少继发肾炎。在PSGN患者中，无明显临床症状者与有临床症状者之比为4:1。

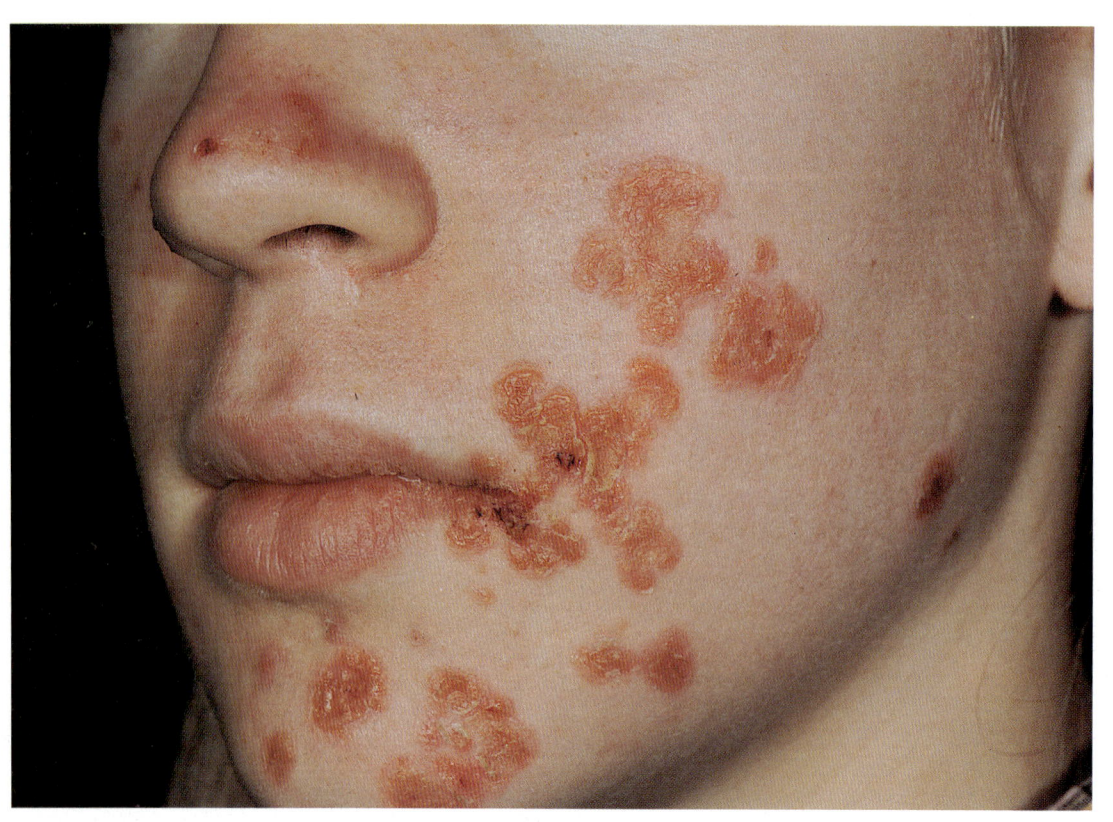

图9-6 脓疱病：所有糜烂面被蜜黄色的粘性厚痂覆盖。

PSGN以血尿和蛋白尿为特征，常伴有肾小球滤过率降低和水钠潴留。急性肾炎的整体发病率及临床特征如下[4]：90%的患者中发生血尿；25%的患者有肉眼血尿，后期可出现镜下血尿伴红细胞管型、蛋白尿，持续时间不等；大部分患者可出现水肿，其程度与患者饮食钠摄入量有关，主要表现为晨起眼睑及下肢水肿；60%的患者可发生高血压，成人表现为血压中等程度升高（160/100mmHg），而儿童血压大致正常，血压升高的程度亦与饮食钠摄入量有关。其他并发症如神经系统症状（头痛、意识紊乱）、充血性心力衰竭、急性肾衰则比较少见。

红细胞管型的出现是最特异性的病征。另外，大多数患者可观察到C_3水平的降低。在皮肤感染的患者中，抗DNA酶B抗体滴度可明显升高，且较ASO敏感（ASO仍保持在较低水平）。肾活检对患者预后的判断和治疗有比较重要的意义。肾脏疾病治疗多为支持性的，儿童急性肾炎的预后很好。1～2周后，大多数患者的水钠潴留和高血压开始好转。蛋白尿可持续约6个月，镜下血尿可持续1年以上。少数患者病情进展迅速并发生肾衰。针对M型蛋白的免疫是型特异性的，因此PSGN的复发很少见。

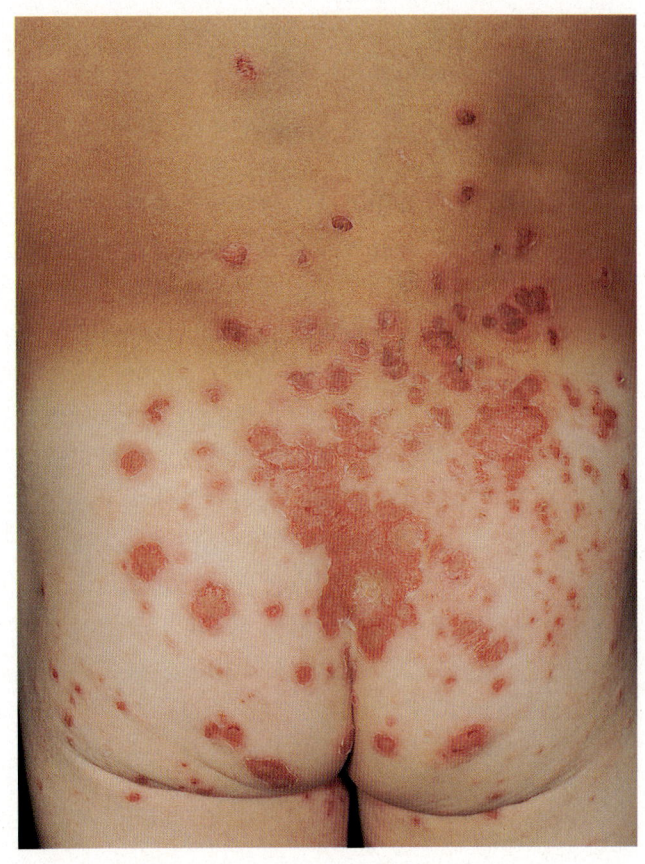

图9-7 脓疱病：外用Ⅳ级糖皮质激素治疗3周后皮损广泛播散。

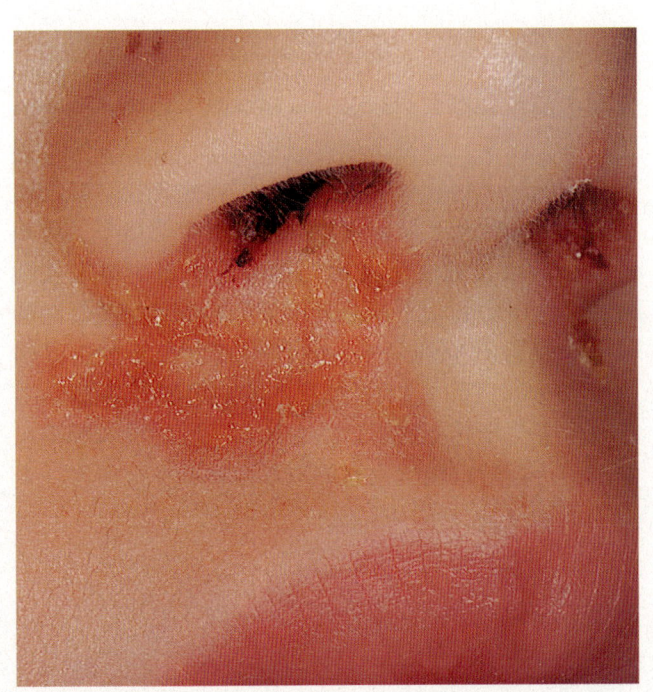

图9-8 鼻孔处浆液渗出和结痂是脓疱病的常见临床表现。

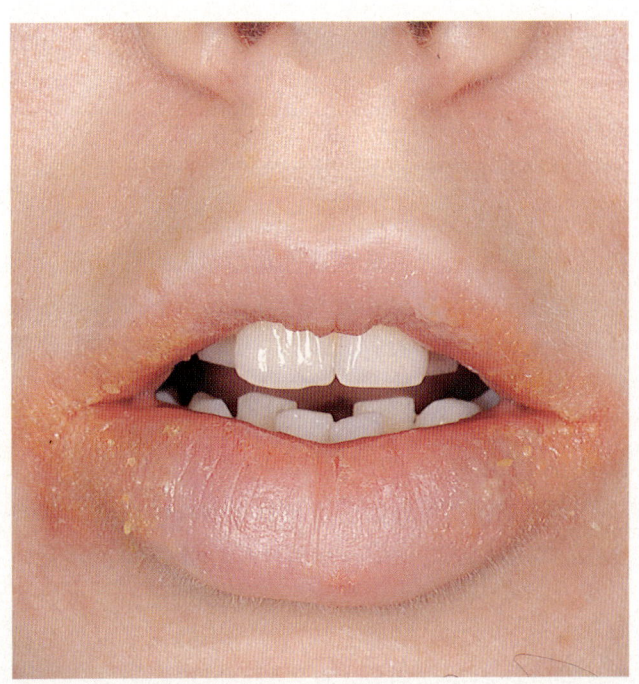

图9-9 脓疱病：嘴角处的血清渗出和结痂是脓疱病的常见临床表现。

实验室检查 脓疱病的诊断主要基于病史和临床表现，不需要常规进行细菌培养。水疱内容物涂片行革兰染色显示G⁺球菌。痂下脓液细菌培养可见金黄色葡萄球菌、A组链球菌或二者混合生长。有证据表明原有皮肤链球菌感染患者继发急性肾小球肾炎常伴有抗DNA酶B抗体（anti-DNase B）和抗透明质酸酶抗体（AH）滴度的升高。90%以上脓疱病合并急性链球菌感染后肾小球肾炎的患者血清中 anti-DNase B 滴度有明显升高[5]。

在链球菌感染所致的脓疱病患者中，抗链球菌素O的滴度较低，甚至无法测出。在继发急性肾炎的早期，总血清补体活性可降低，C_3 与总补体水平变化一致。红细胞沉降率与疾病活动程度一致。C反应蛋白水平基本正常。对继发肾炎的患者应进行咽部和任一皮损部位的细菌培养、然后利用M组T型抗血清对A组链球菌进行血清分型；与急性肾炎相关的M-T血清型为2、49、55、57和60型。

急性肾炎可不经治疗而痊愈，而对一些症状和体征如高血压则应予以对症处理。

脓疱病的预防

在皮肤轻微创伤部位（如蚊虫叮咬、擦伤等）外用莫匹罗星软膏（百多邦）或三联抗生素软膏（杆菌肽、多链丝霉素、新霉素），每日3次，可有效防止脓疱病的发生[6]。

脓疱病的复发

对反复发生脓疱病的患者应当评估其金黄色葡萄球菌的带菌状态。鼻孔为最常见的带菌部位，但会阴、腋窝、趾间亦有可能是金黄色葡萄球菌定植的部位。鼻孔处应用莫匹罗星软膏或霜（百多邦）每日2次，持续5天，用药3天后可明显降低鼻部和手部金葡菌带菌率，对鼻部带菌者疗效可持续1年[7]。

脓疱病的治疗

脓疱病可自然缓解，也可转为慢性或扩散。研究表明，对脓疱病的治疗，局部外用2%莫匹罗星软膏同口服红霉素一样安全、有效[8]。但对皮损已扩散至身体多个区域的患者，则应系统治疗，不能仅予以外用药物。患儿应行短期隔离，直至感染得到控制。

口服抗生素 由于一些病例为链球菌和葡萄球菌混合感染所致，不能仅予以青霉素治疗[9]。口服双氯西林或头孢菌素（如头孢氨苄、头孢羟氨苄等），疗程5～10天，可迅速治愈。

莫匹罗星（百多邦） 莫匹罗星软膏或霜剂是第一个外用治疗脓疱病的抗生素制剂，它对链球菌和葡萄球菌（包括耐甲氧西林葡萄球菌）有效，但对肠道细菌、铜绿假单胞菌和真菌无效。外用莫匹罗星软膏治疗脓疱病与口服抗生素一样有效，但副作用却小得多[10]。对于单纯皮肤浅表性感染且无扩散的病例，应用莫匹罗星软膏有很多优点。它对大多数常见皮肤病原菌有效（即使这些病原菌对其他抗生素耐药），局部用药使感染部位有较高的药物浓度[7]。用法为每天3次，直至皮损痊愈。选择局部用药的同时，用抗菌肥皂（如葡萄糖酸氯乙定和异丙醇制剂、聚维酮碘）每日清洗患处1～2次也是有益的。用抗菌肥皂清洗整个身体还可防止皮损在远隔部位复发。痂皮可阻止药物的渗透，应予以清除，用湿毛巾浸敷痂皮使其软化以方便清除之。

臁疮 Ecthyma

臁疮的基本特征为溃疡表面附有不易剥脱的粘性结痂，较差的卫生条件是易感因素之一。臁疮的很多特征与脓疱病相似，它们均始于水疱或大疱，但臁疮皮损疱壁破后易形成粘性结痂覆盖在溃疡表面，而不像脓疱病容易形成糜烂面（见图9-5）。在未经治疗的情况下，皮损可维持不变并逐渐消退，或者缓慢扩展形成无痛性溃疡，其表面附有厚层牡蛎壳状结痂。该型皮损常发生于下肢，皮损数目一般少于10个。另一种播散性皮损发生于儿童的臀部及小腿，伴表皮剥脱。除了厚痂和痂下溃疡外，臁疮的形态与播散性链球菌感染性脓疱病基本一致，但其愈合后多遗留瘢痕。臁疮的发病开始由A组β溶血性链球菌感染引起，但很快则转变为链球菌、葡萄球菌的混合感染。臁疮的治疗应口服抗生素如双氯西林或头孢菌素（头孢氨苄），疗程一般10天。

蜂窝织炎和丹毒 Cellulitis and erysipelas

蜂窝织炎和丹毒是以红斑、水肿和疼痛为特征的皮肤感染，大部分患者同时有发热和白细胞升高，也可伴有淋巴管炎和淋巴结炎。病原菌通过局部创伤、擦伤、银屑病、湿疹或癣等所致的皮肤缺损处侵入。丹毒主要累及皮肤浅层和皮肤淋巴管，蜂窝织炎则累及皮下组织。

蜂窝织炎是一种真皮和皮下组织的细菌感染，成人多为A组链球菌和金黄色葡萄球菌感染，3岁以下儿童则主要为B型流感嗜血杆菌感染，有时也可见到其他微生物所致的蜂窝织炎。典型的蜂窝织炎多发生于手术伤口、皮肤溃疡处；同丹毒一样，蜂窝织炎也可发生于外观正常的皮肤；感染与非感染皮肤之间无明显界限。反复发生的蜂窝织炎多与局部的解剖学异常有关，如静脉或淋巴循环障碍。局部淋巴系统功能障碍的原因可能是以前发生过蜂窝织炎、淋巴结摘除或局部放疗等。

丹毒本质上也是一种急性的、炎症反应明显的蜂窝织炎，与其他形式蜂窝织炎的不同主要在于其淋巴管受累严重（可出现红线）。丹毒皮损表现为炎症区域明显高出周围皮肤，且与正常皮肤界限清楚。下肢、面部和耳朵为丹毒好发部位。

蜂窝织炎的诊断

蜂窝织炎具有明显的红、肿、热、痛等临床特征，很容易做出早期诊断。引起蜂窝织炎的病原菌分离比较困难，且经常难以成功。发热、白细胞轻度升高、核左移和血沉略增快在临床上比较常见。下肢蜂窝织炎的患者一般在发病前均存在局部皮肤的损伤，如皮肤溃疡、糜烂，致使病原菌容易侵入[11]。

成人 在无基础疾病的成人患者中，皮损局部抽吸物、组织活检标本及血液中细菌培养的阳性率都很低。而如果合并有其它病症（如糖尿病、血液系统恶性肿瘤、静脉药物滥用、HIV感染和化疗）则细菌培养的阳性率大大增加[12]。在这些患者中，葡萄球菌、链球菌以外的其他微生物感染更为常见，包括不动杆菌、败血梭状芽孢杆菌、肠道细菌、大肠埃希杆菌、流感嗜血杆菌、出血败血性巴斯德菌、奇异变形杆菌、铜绿假单胞菌及B族链球菌等。因此，有必要对这部分患者的腔口分泌物、皮损抽吸物、活检组织、血液等标本进行细菌培养，然后根据药敏结果选择合适的抗生素。

儿童 儿童蜂窝织炎的病原学诊断相对更容易一些，流感嗜血杆菌是最常见的病原菌。面部是临床最常见的累及部位。报道的儿童蜂窝织炎病例中，血液培养阳性率在6.4%[13]至78%[14]之间。针刺抽吸物的阳性率相对较成年患者高，但是通常不这样做。可从面部蜂窝织炎儿童患者的多个部位分离出病原菌，如其伤口、血液、咽喉及耳朵等部位。

培养 成人蜂窝织炎最理想的病原学诊断方法还未确定，目前认为局部皮损组织的培养相比其他有创性检查可能更理想。在皮损前缘或中央注射盐水后的抽吸物以及血液培养对无基础疾病的蜂窝织炎患者的诊断价值不大[11,15,16]。较高浓度的细菌可在炎症最明显处发现，在炎症最明显处针刺抽吸可获得45%的培养阳性率，而皮损前缘的培养阳性率仅为5%[17]。皮损穿刺一般采用带20号针头的结核菌素注射器，面部皮损可采用22号针头。针刺深度达皮下组织，撤针时抽吸。

蜂窝织炎的治疗

成人 因为针刺抽吸术的低成功率和病原菌的可预测性，对成人患者可根据经验选用针对葡萄球菌、链球菌的抗生素，如耐青霉素酶的青霉素类（双氯西林，500～1000mg，每6小时一次，口服）或头孢菌素。对严重感染患者，可静脉应用耐青霉素酶的青霉素类药物如萘夫西林（500～1500mg，每4小时一次，静脉给药）；青霉素过敏者可选用万古霉素。对一些可能感染革兰阴性菌的患者要考虑选用氨基糖苷类抗生素（如庆大霉素、妥布霉素）。对产生β内酰胺酶的细菌（B型流感嗜血杆菌，HIB）则需要选用其他适当的抗生素[18]。Burrow溶液冷敷可缓解疼痛。另外，抬高患肢可促进下肢皮损痊愈。

儿童 对流感嗜血杆菌感染所致的蜂窝织炎必须及时治疗，同时还应确定局部无气体产生和/或脓液聚积，否则就应及时引流和清创。病情严重的患儿应采取气管插管或气管切开。该菌对氨苄西林的耐药率在5%～30%之间。头孢噻肟、头孢曲松对该菌有效，头孢类抗生素药物副作用较小，且对血脑屏障有较好的通透性。

B型流感嗜血杆菌可造成多数家庭成员和日间托儿所里密切接触者的感染。当家庭中有一个处于易感阶段（4岁以下）的儿童，其托儿所教室里已发生了一例B型流感嗜血杆菌感染病例，而且一个或更多的年龄小于2岁的儿童暴露于该环境下，这位先证者的全部家人有必要口服利福平进行预防[19]。

感染复发的预防

对反复发作软组织感染的患者,延长抗生素的使用时间(数月至数年)来预防其发作是有效且安全的。一般采用同时对链球菌和葡萄球菌有效的抗生素,苯氧甲基青霉素250～500mg,每日两次对复发患者也有效。建议口服小剂量克林霉素以防止葡萄球菌所致的皮肤感染反复发生[20],同时对预防蜂窝织炎的复发也有帮助。

特殊部位的蜂窝织炎 Cellulitis of specific areas

四肢蜂窝织炎和丹毒

四肢蜂窝织炎多由A组β溶血性链球菌感染所致,临床特征为局部肿胀、发红、触痛或疼痛性斑块,斑块大小不一,与周围正常组织界限不清(图9-10和9-11)。当局部红色斑块扩展较快、水肿加剧或出现大疱、化脓时,患者可伴有寒战、发热。小腿的淤滞性溃疡边缘可缓慢扩展形成亚急性病变,临床仅表现为红斑,而无明显肿胀和发热。目前临床下肢丹毒的发生率远高于面部丹毒,G组链球菌是主要的病原菌,特别是在50岁以上患者中更为常见[21]。局部红斑、疼痛及淋巴管炎可扩散至区域淋巴结,病情反复发作则可致局部淋巴引流障碍,并进一步增加感染机会,引起持续肿胀。这种现象在下肢静脉淤滞和溃疡的患者中更为常见,病情持续进展,最终可造成真皮纤维化、淋巴水肿和表皮增厚,即所谓的象皮腿。

治疗 诊断明确后应立即予以口服或静脉抗生素治疗,如果有条件,可根据实验室结果再进行调整。疗程一般为5～25天,平均12天[15]。具体参照蜂窝织炎的治疗。

足癣和大隐静脉切除后复发性蜂窝织炎 趾缝有真菌感染的患者易发生蜂窝织炎,可能为真菌感染破坏皮肤屏障使细菌容易侵入。有报道在大隐静脉切除行冠状动脉搭桥术的患者中,小腿容易反复发作蜂窝织炎[22]。行冠状动脉搭桥术后数月或数年,这些患者出现急性发热,小腿红斑、肿胀。目前认为其病原菌主要为C、G和B组链球菌,而非A组β溶血性链球菌[23]。这些患者均被发现同时患有足癣,提示真菌感染为发生蜂窝织炎的重要因素。蜂窝织炎及真菌感染的治疗(外用药和系统用药)措施见第13章。

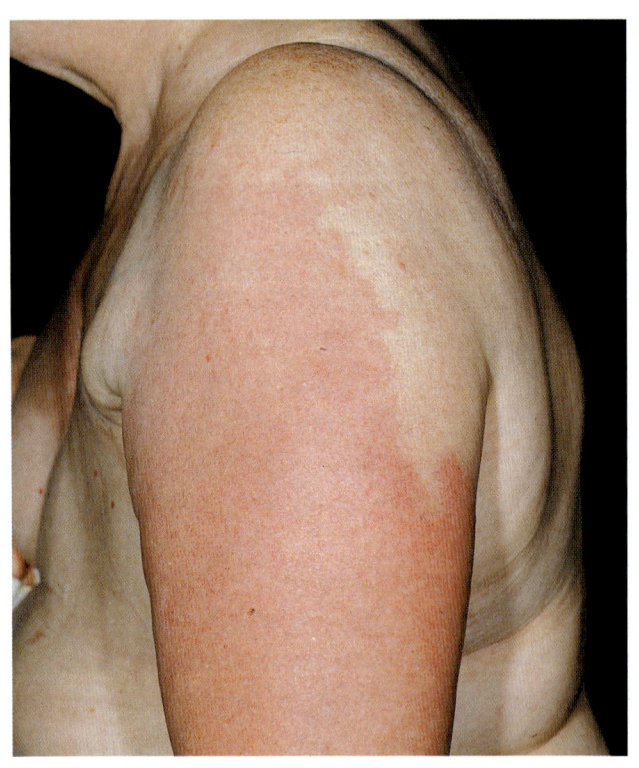

图9-10 蜂窝织炎:感染部位呈深红色、肿胀,并有触痛。

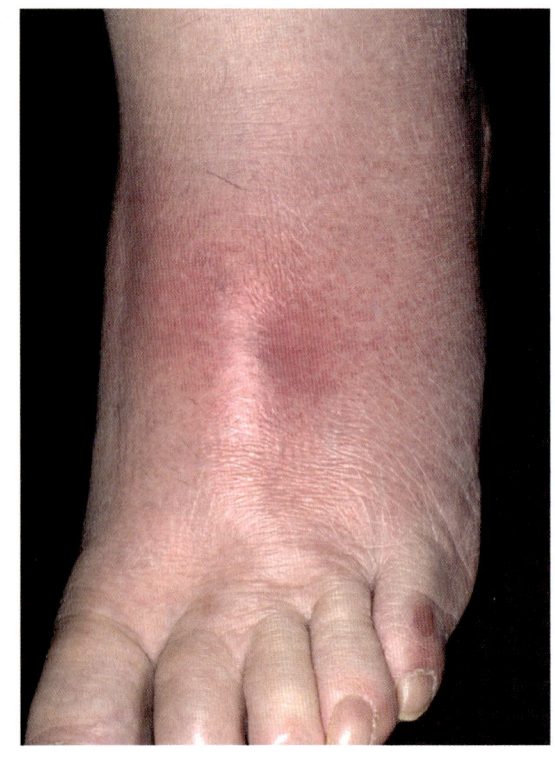

图9-11 蜂窝织炎:局部红斑、水肿和触痛。

成人面部丹毒和蜂窝织炎

丹毒 古语称丹毒为圣安东尼之火,这精确描述了丹毒皮损的剧烈程度。丹毒是累及淋巴系统的浅表性蜂窝织炎,一般为散发病例,罕见流行。多见于下肢,面部罕见。丹毒可起源于创伤或手术所致伤口,但绝大多数病例未见明显细菌侵入的通道。在抗生素未发明的时代,丹毒是一种可怕的疾病,有很高的死亡率,特别是在婴儿。现在大多数病例均不严重,呈良性经过。A组链球菌为主要致病菌,其次为G组链球菌[21]。

丹毒发病前一般有前驱症状,持续约4~48小时,包括不适、寒战和发热(38.3℃~40℃),偶尔有食欲减退和呕吐。随后在感染部位出现一个或多个红色、质地坚实的触痛性斑点。这些斑点可迅速扩大,形成表面紧张、发红、发热、光滑发亮的不规则斑块,均匀隆起,与周围组织界限清楚(图9-12)。随病情进展,皮损颜色变为暗火红色,表面或进展边缘可出现水疱。皮损可有瘙痒、烧灼感和触痛,中重度疼痛。未经治疗者,皮损可在1周左右发展至高峰,然后经1至2周缓慢消退。

复发 经抗生素治疗的丹毒病例有18%~30%的复发率[24]。特别是在易感人群中,丹毒可长期反复发作,并使淋巴系统堵塞而导致皮肤永久性增厚(淋巴水肿)。以后皮肤轻微损伤甚至无明显损伤均可导致丹毒再发,造成进一步不可逆的皮肤增厚。耳廓和小腿为复发性丹毒的好发部位(图9-13)。

治疗 丹毒的治疗与链球菌感染性蜂窝织炎的治疗措施相同。复发病例可长期口服小剂量的青霉素和红霉素进行预防[25]。但如果培养出其他细菌则需根据药敏结果选用合适的抗生素。具体细节参考蜂窝织炎的治疗。

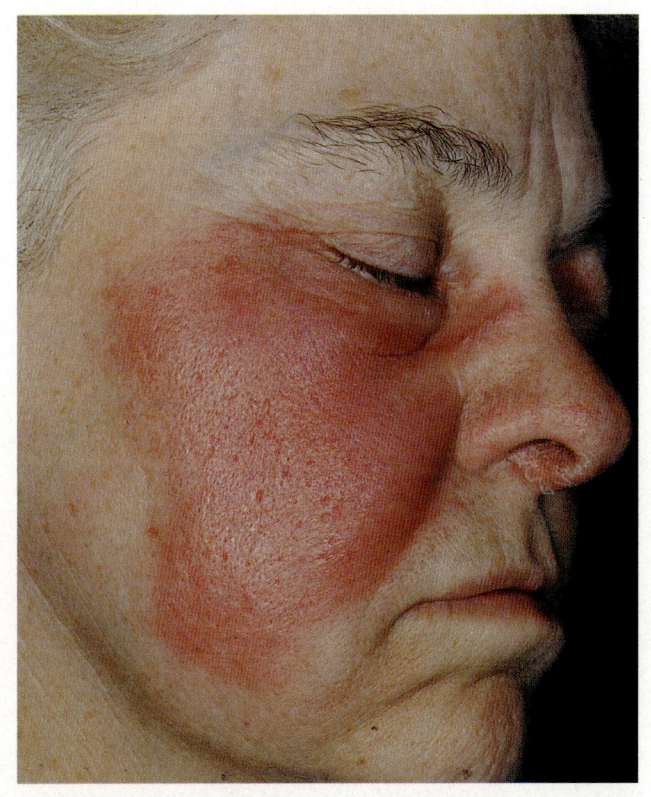

图9-12 丹毒:处于急性期,可见明显的红斑。

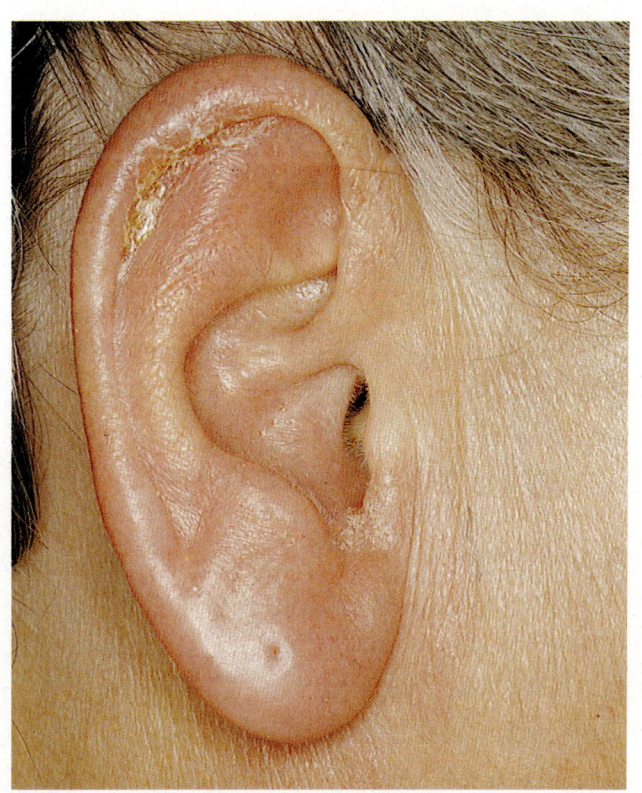

图9-13 丹毒:反复发作造成淋巴管阻塞而导致皮肤永久性肥厚。

儿童面部蜂窝织炎

儿童面部蜂窝织炎可能较严重。在类似上呼吸道感染症状出现1~2天后迅速进展，出现发热、易激惹、面颊部红斑、肿胀。可发生脑膜炎。

患儿面部是否存在明确的细菌感染通道是评估该病的最重要因素。对3岁以上的儿童，若面部有破口、昆虫叮咬、湿疹、牙齿感染或其他因素所致的明显损伤，一般提示为葡萄球菌和链球菌感染；若面部皮肤无明显破损（即无明显细菌感染通道）则提示可能为流感嗜血杆菌感染。

B型流感嗜血杆菌感染性蜂窝织炎 该型面部蜂窝织炎的感染途径有两种：口腔损伤后病原菌侵入软组织，或同侧中耳炎的病原菌通过淋巴管扩散。因此临床上很难发现有明显的细菌侵入通道。一般好发于5岁以下儿童，特别多见于6个月至3岁之间的婴幼儿；因婴儿在出生后几个月体内有母体抗体的保护而不易感染。首先表现为上呼吸道感染和突发高热至40℃，随后约50%病例出现单侧、有触痛的、发热的面颊变色区，颜色可从鲜红至边界不清的紫罗兰色，即所谓的面颊青肿综合征[26]，但这种局部皮损颜色变化并非特异性病征。68%的患儿合并有单侧或双侧中耳炎。8%的婴儿有脑膜炎，其中部分病例无症状，需行腰椎穿刺检查证实。因此，所有患儿均应行腰椎穿刺检查。对患者血液行细菌培养是鉴定病原菌最敏感的方法，阳性率约75%。细菌培养标本也可取样于伤口（阳性率51%）、中耳分泌物（阳性率96%）、脑脊液（阳性率7.5%）[27]或鼻咽部。绝大多数的眼部蜂窝织炎与潜在的筛窦炎和上颌窦炎有关[18]。白细胞计数通常超过20 000/mm³。

治疗 治疗措施同前述蜂窝织炎的治疗。

眼周蜂窝织炎

发生于眼周的蜂窝织炎非常危险，鼻窦炎是导致该病的重要原因。行X光检查表明，96%的眼眶蜂窝织炎患儿、81%的眶周蜂窝织炎患者合并有鼻窦炎[28]。间隔前蜂窝织炎或眶周蜂窝织炎（眶隔前的感染）必须与眼眶内感染区别开来，后者指的是间隔后或眼眶内的蜂窝织炎（眶隔后的感染）。上下眼睑处的眶隔与上下眼眶边缘的骨膜相连并插入睑板的前表面。眶隔是阻止炎症从眼睑（前间隔）向后进展至眼眶内的主要屏障。HIB疫苗自1985年应用于临床后，B型流感嗜血杆菌不再是眶周或眼眶蜂窝织炎感染的重要病原菌。

眶周蜂窝织炎

临床上眶周蜂窝织炎比眼眶蜂窝织炎常见，感染局限于前间隔区域的眼睑。该病多见于儿童，鼻窦炎、上呼吸道感染[29]及眼外伤是诱发该病较常见的原因。该病为急性炎症性疾病，伴有体温升高、眼睑红肿、结膜炎和球结膜水肿，视力和眼球运动正常（图9-14）。如同眼眶蜂窝织炎，眶周蜂窝织炎在成人主要为链球菌和葡萄球菌感染，在儿童则主要为流感嗜血杆菌感染。眶周蜂窝织炎很少合并中枢神经系统改变，因此对6个月或更大的婴儿一般不行常规腰椎穿刺，除非有中枢神经系统受累的临床症状或体征[30]。

治疗 对无发热、无中毒症状的成人患者，可予以局部温液浸泡及口服抗生素治疗。年龄较小的患儿应积极治疗以免发展为眼眶蜂窝织炎。静脉给予能同

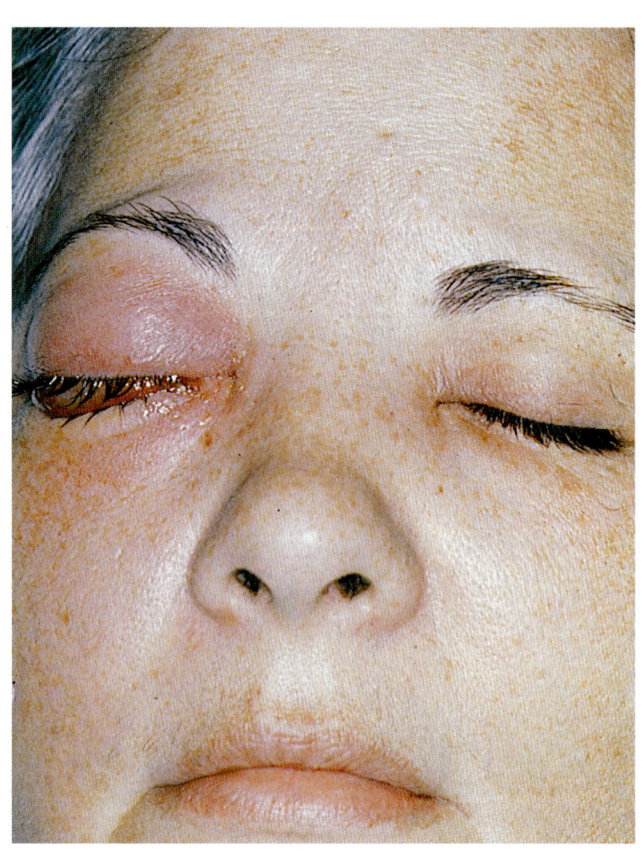

图9-14 眶周蜂窝织炎：急性炎症过程，感染局限于前间隔区的眼睑。患者有发热，眼睑红斑、水肿，同时有结膜炎和球结膜水肿。鼻窦炎、上呼吸道感染、眼外伤是常见的易感因素。（Courtesy Shn R. Baker, M.D.）

时针对流感嗜血杆菌、各种类型链球菌和葡萄球菌的抗生素，如头孢呋辛、头孢曲松或其他广谱抗生素。具体细节参照蜂窝织炎的治疗。

眼眶蜂窝织炎

眼眶蜂窝织炎属于急症，比较少见，临床上大部分患者有眼球突出、眼眶疼痛、眼睛活动受限、结膜水肿等症状。绝大多数蜂窝织炎继发于急性鼻窦炎，特别是筛窦炎和上颌窦炎[31]。感染的途径有两种：直接扩散和通过面部无瓣膜静脉逆行扩散（血栓性静脉炎/血栓栓塞）。X线检查发现75%眼眶蜂窝织炎患者合并鼻窦炎。56%的患者可发生视觉紊乱。成人患者通常为葡萄球菌感染[32]；3个月至4岁婴幼儿常见流感嗜血杆菌感染，其血液细菌培养的阳性率为10%～60%[33]。

眼眶蜂窝织炎的并发症包括脓肿形成（大部分位于局部骨膜下，CT可很好检查出）、永久性失明、眼球活动受限和复视。并发静脉窦血栓形成和脑脓肿比较少见[34,35]。有研究表明，214例儿童眶周和眼眶蜂窝织炎患者中，只有1%发生脑膜炎，所以可不必行常规腰椎穿刺[36]。

治疗 所有眼眶蜂窝织炎患者均应静脉应用抗生素。头孢呋辛对导致眼眶蜂窝织炎的几种主要病原菌均有效，特别是对流感嗜血杆菌。头孢呋辛可进入脑脊液，因此可降低继发性脑膜炎的可能性（参照蜂窝织炎治疗的章节）。发病早期用CT评估损伤范围对判断预后和决定是否手术治疗十分重要。若患者存在任何程度的眼球移位、眼肌麻痹或视力损害等异常，需行CT检查；还需对患者进行一系列视力敏感度、眼球运动状况的评估。如CT提示有颅内病变、骨膜下或眼眶脓肿，或有视力降低、眼球运动受损，或静脉给予抗生素后24至48小时内患者症状体征没有快速改善，均需外科手术干预（手术探查或眼眶减压术）[37]。

肛周蜂窝织炎

肛周的蜂窝织炎（由A组β溶血性链球菌引起）常被误诊为念珠菌病。儿童相对成人多见，临床表现为发亮的红斑由肛周边缘约2～3cm逐渐向周围扩散（图9-15），男孩较女孩多见。患者可有排便疼痛（52%）和触痛，皮损局部有污秽分泌物，有时伴血便和肛周瘙痒（78%）[38,39]，一般无系统受累表现。部分患者发病之前有咽炎。鉴别诊断包括念珠菌间擦疹、银屑病、蛲虫感染、炎症性肠病、行为功能障碍、儿童虐待等。细菌培养有助于明确诊断。

初次治疗可应用青霉素、阿莫西林-克拉维酸、红霉素或其他大环内酯类抗生素，疗程10～14天[39]。39%的患者可出现复发[40]。因此在治疗后，应采集新的标本进行细菌培养，以防复发。局部外用莫匹罗星（百多邦）有助于迅速缓解症状，但必须同时积极给予系统治疗，以清除或治疗患者口咽部链球菌感染。

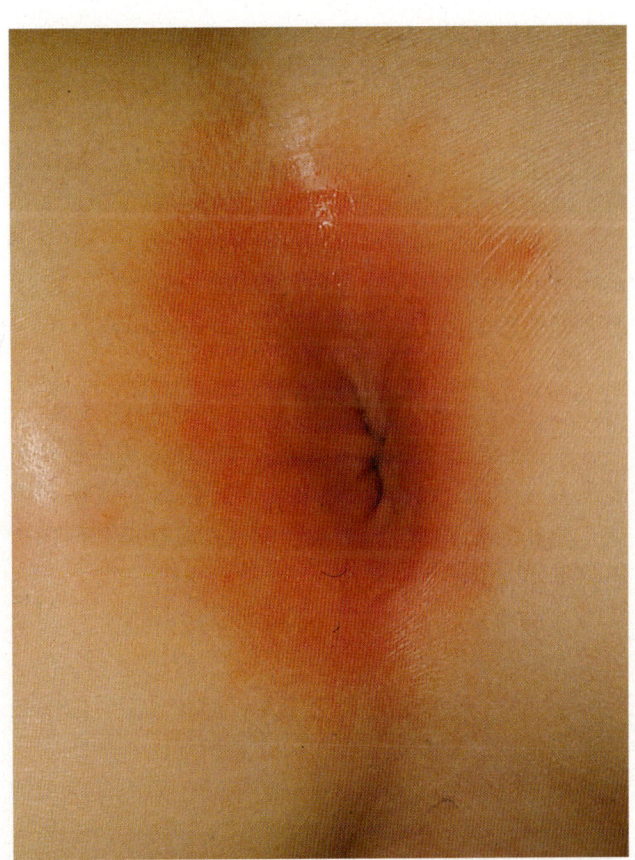

图9-15 肛周蜂窝织炎（A组β型溶血性链球菌）：发亮的红斑由肛周边缘约2～3cm逐渐向周围扩散。而念珠菌病活动性皮损边缘的正常皮肤有卫星状脓疱。

假单胞菌蜂窝织炎

假单胞菌蜂窝组织炎见假单胞菌感染部分。

坏死性筋膜炎 Necrotizing fasciitis

坏死性筋膜炎是造成筋膜和脂肪破坏的皮下组织感染。通常为多种微生物感染，10%由A组链球菌引起，可导致中毒性休克。坏死性筋膜炎常发生于四肢，特别是小腿。表现可类似深静脉血栓形成。易感因素包括创伤（通常轻微）、烧伤、小的裂口、手术、分娩、糖尿病、水痘、免疫抑制、肾衰、动脉硬化、牙源性感染、恶性肿瘤和酒精中毒。非甾体类抗炎药可改变免疫反应，使微小的感染暴发。

临床表现

初始表现为疼痛、红斑、水肿、蜂窝组织炎和发热。许多患者被诊断为蜂窝织炎回家治疗；他们会因为病情恶化而复诊。最能提示临床病情的线索是：即使患者临床表现为轻度或无发热及红斑时，也会出现与查体不相符的持续加重的疼痛[41]。典型表现是上肢或下肢的弥漫性肿胀和显著触痛。上述症状1～2天后，出现高热、白细胞升高、中央片状深蓝色水肿、渗出性水疱及边缘部位蜂窝织炎。水疱初为澄清很快变成紫色。可继发败血症，特别是出现发热、食欲减退、恶心、腹泻、意识混乱和低血压时应高度警惕。可进展至坏疽，有时伴肌坏死，炎症可沿筋膜板扩散。25%的患者死于感染性休克和器官衰竭。

实验室检查

A组β溶血性链球菌感染所致的坏死性筋膜炎患者的C反应蛋白和肌酸激酶水平比蜂窝织炎患者更高。因此标准实验室检查有助于早期鉴别诊断坏死性筋膜炎和蜂窝织炎[42]。

冰冻组织切片显示大量的多形核白细胞浸润筋膜。大多数患者组织培养阳性；大多数情况下不止一种细菌感染。链球菌感染最常见，但革兰阴性细菌和厌氧菌也较常见。对于无皮肤受累但疼痛和肿胀剧烈的患者，测量肌间隔压力有一定帮助。肌间隔压力增高提示广泛的肌坏死。如果压力升高（即大于40mmHg）应立即行筋膜切开术。

影像学检查

CT、磁共振（MRI）和常规软组织成像显示深部软组织肿胀。CT或MRI可定位感染部位及深度。梭状芽孢杆菌感染及需氧/厌氧菌混合感染时可产生气体，而A组链球菌感染不会产生气体。不伴气体的软组织肿胀可能误导医生认为病情不重。X线平片、CT和超声可显示软组织中的气泡。气体一旦存在，则扩散很快。把MRI上的异常区域与手术中发现的感染范围相比时会发现，MRI通常过度估计了病变范围，这可能是因为周围非感染区水肿的缘故。

治疗

坏死性筋膜炎治疗包括坏死组织外科清创处理、应用抗生素及支持疗法。不能确定病原菌的患者应予广谱抗生素治疗。常规疗法包括广谱青霉素和头孢菌素、克林霉素和氨基糖苷类抗生素，可结合患者的临床表现和流行病学特征联合用药。如对诊断有疑问且患者病情危重应行手术探查。手术可提供组织进行培养、革兰染色及组织病理检查以明确诊断。术中可通过"手指试验"来诊断：即手指插入切开的病变部位时，皮肤在皮下筋膜处易于剥离。根据病情，可选择单纯引流、清创根治或截肢术进行治疗。静脉注射免疫球蛋白可辅助治疗与坏死性筋膜炎相关的链球菌性中毒性休克综合征[43]。

毛囊炎 Folliculitis

毛囊炎是因感染、化学刺激或物理损伤造成的毛囊炎症。炎症可表浅或深在于毛囊。毛囊炎很常见，可作为一系列炎症性皮肤病的组成部分，详见表9-1。

在表浅的毛囊炎中，炎症限于毛囊上部。临床表现为无痛性或触痛的脓疱，最终愈合不留瘢痕。许多情况下，看不见脓疱中心的毛干。整个毛囊或毛囊深部的炎症最初表现为肿胀性红色肿块，最终向表面发展变成比表浅毛囊炎更大的脓疱。深在的皮损可引起疼痛，愈后留有瘢痕。

葡萄球菌性毛囊炎 Staphylococcal folliculitis

葡萄球菌性毛囊炎是最常见的感染性毛囊炎。在身体任何表面，可出现一个或一群脓疱，通常不伴发热及其他系统症状（图9-16）。葡萄球菌性毛囊炎可因外伤、擦伤或邻近的手术伤口或脓肿引流而产生；也可为外用糖皮质激素封包疗法的并发症（图9-17），特别是当潮湿的皮损被封包数小时后。毛囊炎脓疱的培养应采用15号刀片刮除整个脓疱并将其放置在转运培养基的棉拭子上，而非用棉拭子直接接触脓疱。部分病例可用微温的Burrow液湿敷，大多数病例应口服抗生素。

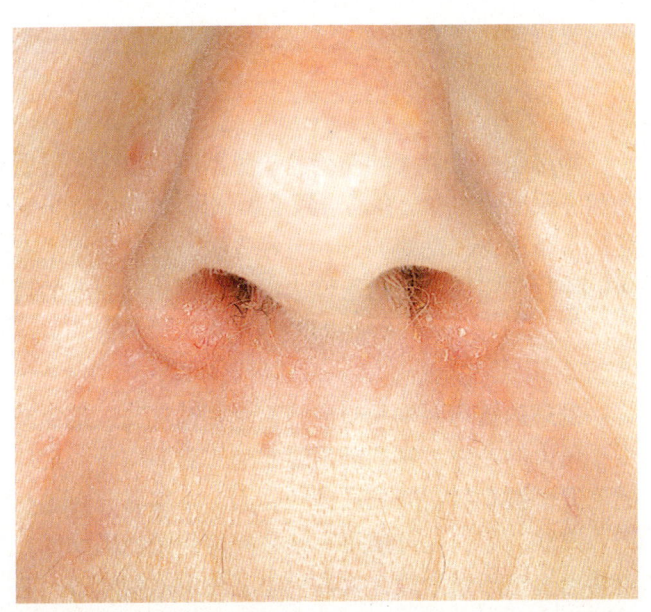

图9-16 葡萄球菌性毛囊炎：鼻孔是金黄色葡萄球菌的储藏库。毛囊炎可出现在鼻周围皮肤。

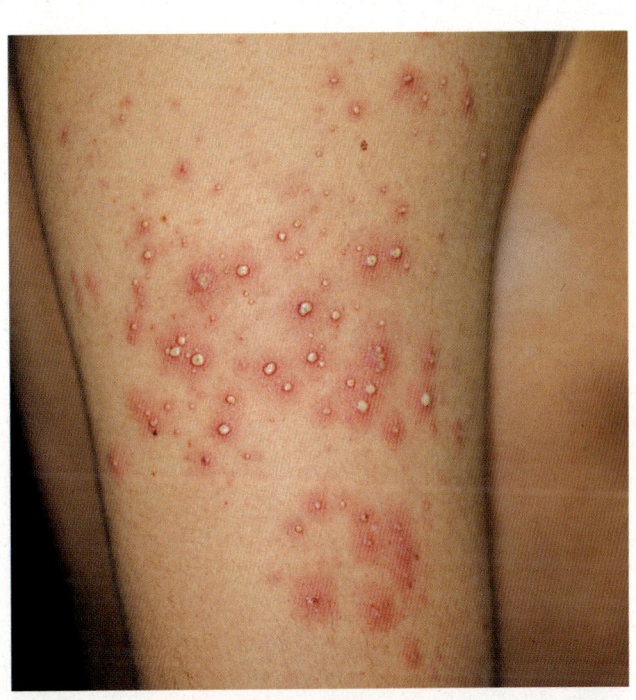

图9-17 葡萄球菌性毛囊炎：患者四肢外用糖皮质激素塑料封包24小时后出现毛囊性脓疱。长时间的塑料封包后革兰阴性微生物也可繁殖。

表9-1 初始表现为毛囊炎的疾病	
表浅性毛囊炎	**深部毛囊炎**
葡萄球菌毛囊炎	疖和痈
须部假性毛囊炎（剃须引起）	须疮（整个毛囊的炎症）
浅部真菌感染（皮肤真菌）	须疮（胡须区）：寻常须疮，细菌性或真菌性
皮肤念珠菌病（毛囊周围亦出现脓疱）	须疮（头皮）：细菌性
寻常痤疮	寻常痤疮，囊肿
机械或化学因素诱发的痤疮	革兰阴性痤疮
停止外用糖皮质激素后的糖皮质激素性痤疮	假单胞菌性毛囊炎
毛周角化病	皮肤真菌感染

毛周角化病 Keratosis pilaris

毛周角化病好发于上臂后外侧和大腿前侧，发病常与特应性有关（见116页）。临床上表现为同一区域持续数年的、群集、针尖大毛囊性脓疱，组织病理表现为毛囊周围炎症。搔抓、紧身衣服、研磨治疗均可导致这些无菌性脓疱感染而造成扩散（图9-18）。应从整体认识该病，从而避免不必要和有害的治疗。很多患者不喜欢这些小的、有时很难看的皮肤隆起。毛周角化病对任何治疗均无效。若发生毛囊炎，可口服针对金黄色葡萄球菌的抗生素。当局部存在干燥或明显炎症时，可外用Ⅴ级糖皮质激素以暂时缓解症状。尿素软膏（如Vanamide）和乳酸保湿剂（如Lac-Hydrin, Amlactin）也可用来软化皮肤。

须部假性毛囊炎（剃刀肿块）Pseudofolliculitis barbae（razor bumps）

须部假性毛囊炎（PFB）是一种针对毛发的异物反应，但临床上其炎症反应一般没有葡萄球菌性毛囊炎明显。该病常发生于面颊和颈部，这部分患者的毛发通常紧密卷曲、呈螺旋状，可向内生长（图9-19），50%～75%的黑人、3%～5%的白人经常剃须者具有这种现象。剃须后，胡须尖端可弯曲生长而穿透毛囊壁或反转穿透皮肤，诱发异物反应，临床表现为毛发侵入部位出现触痛性的红色丘疹或脓疱，直至毛发被清除。通常颈部的问题更为严重，因为该处的毛囊与皮肤表面的角度较小，长出的毛发容易反转刺穿皮肤。假性毛囊炎也可发生于腋部、阴部和腿部。当炎症过程转为慢性时，该部位的正常菌群可最终被病原菌取代。须部假性毛囊炎在部队和需剃须的职业中是个常见问题（图9-19）。

预防和治疗

须部假性毛囊炎的防治方法见框9-1和9-2。蜡脱毛和夹除毛发的方法容易导致毛囊被再次穿破[44]。电解脱毛价格昂贵、疼痛明显，且常失败。目前临床上有效的治疗是借助激光永久性去除毛囊以达到脱毛的目的[45-47]。

剃须的技巧 剃须时应该避免紧贴皮肤以避免产生小角度的毛根。剃须前用温肥皂水湿润胡须，柔软的毛发可被直接切断形成钝的切面，不容易向内生长进入皮肤。另外也可使用有较强润滑作用的剃须膏。市场上有专门适合假性毛囊炎患者使用的剃须刀，能避免紧贴皮肤切断毛发。也可选择使用可遗留一定长度毛桩的电动剃须刀，而避免有多个刀片的剃须刀。另外，可在药房购买硫化钡或硫羟乙酸钙自己进行脱毛从而避免假性毛囊炎。用法是先将这些粉末涂于毛发3～10分钟，然后清除，其中的还原态硫可与毛干的毛皮质结合，导致毛发脆弱易断，遗留柔软的毛桩，不容易向内生长。但是这些产品具有刺激性，每周只能使用1～2次。如果这些措施仍然失败，应该停止剃须。

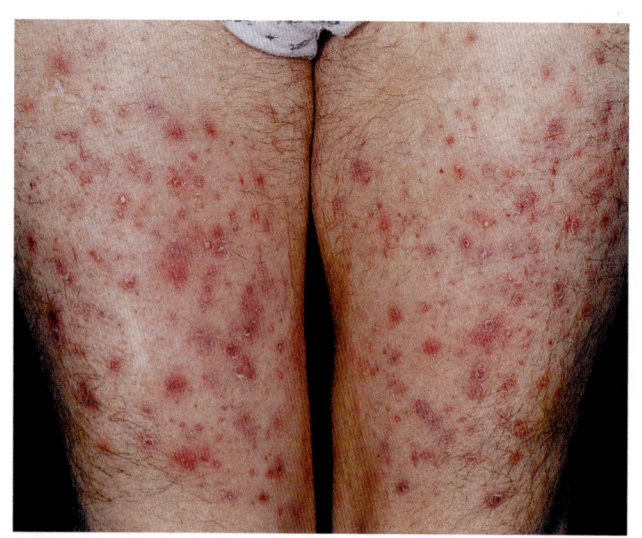

图9-18 毛周角化病和毛囊炎：毛周角化病常见于大腿前侧，表现为同一区域持续数年的、群集、针尖大毛囊性脓疱。搔抓、紧身衣服、研磨治疗等刺激可导致这些无菌性脓疱感染而造成扩散。

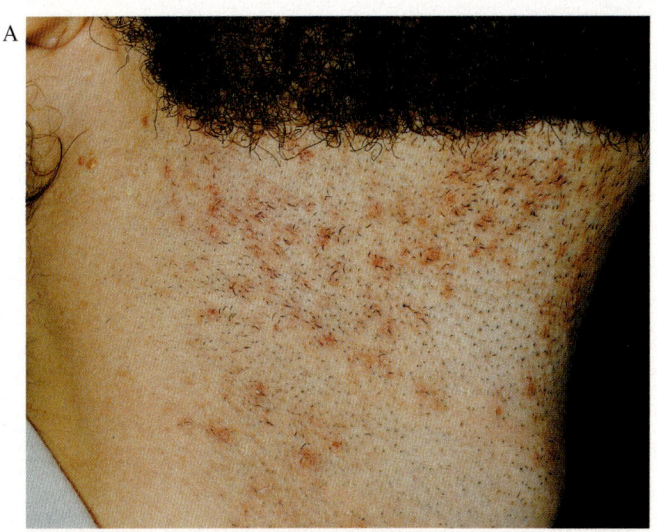
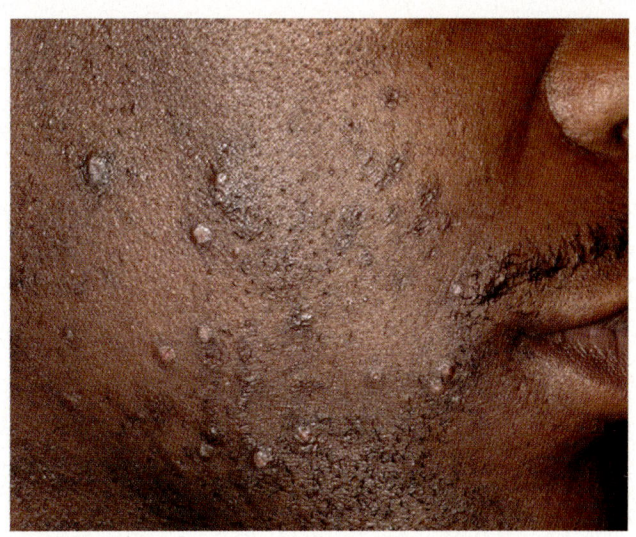
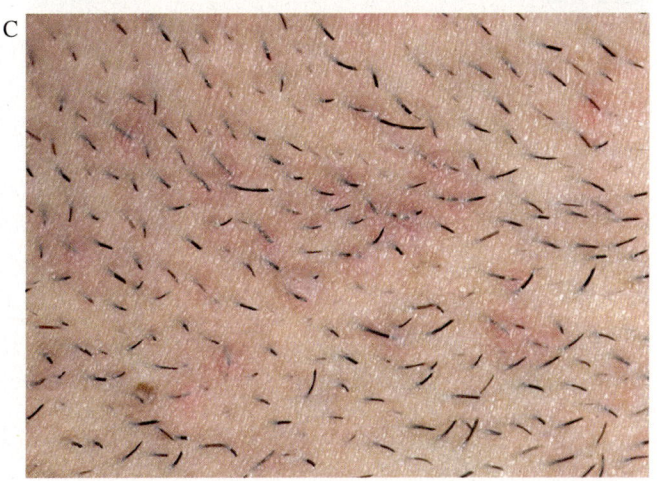

图9-19 假性毛囊炎：A. 剃须后丘疹和脓疱持续存在；B. PFB最常见于剃须的黑人男性。慢性病例可见瘢痕和瘢痕疙瘩；C. 红色丘疹，中央有毛发植入。

框 9-1 治疗假性毛囊炎的方法
1. 停止剃须、电解、夹除、应用脱毛剂以及使用脱毛蜡。（因毛发重新生长，PFB 可能在第一周加重）。
2. 松解毛发：用牙刷或毛巾作环行运动清洗胡须几分钟，以松解向内生长的毛发。
3. 对已植入的毛发，可用尖端的物体如注射器针头插入毛发环内挑起毛发。
4. 可短期使用抗生素（如四环素、头孢菌素等）以促进痊愈。
5. 对中重度病例可使用糖皮质激素（泼尼松 40~60mg/d，5~10天）以减轻毛囊周围的炎症，直至毛发长出及恶化因素去除。
6. 对长期不愈的红色丘疹可皮损内注射曲安奈德（2.5~10mg/ml）。

框 9-2 预防假性毛囊炎的方法
1. 用温热水湿润、软化胡须，使胡须易被切断，残端不尖锐。
2. 在剃须前和临睡前用软毛牙刷作环行运动以松解刺入皮肤内的毛发末端，对顽固的末端可用消过毒的针松解。
3. 避免紧贴皮肤剃须，尽量不用有两个或 3 个刀片的剃须刀。
4. 可选择使用电动剪须刀，残留的毛发末端不短于 1mm。
5. 可使用特制的针对假性毛囊炎的剃须刀（Bumpfighter razor, American Safety Razor Co, Staunton, VA, www.asrco.com），它可在适当的长度切断毛发，防止毛发末端重新进入皮肤。剃须前用肥皂水软化胡须，剃须时避免牵拉皮肤，沿毛发生长的方向剃须，并保留一定的长度。每次剃须后应清洗刀片，剃须后冷敷面部。
6. 选用电动剃须刀，避免紧贴皮肤剃须。
7. 应用羟基乙酸洗液（如尿素洗液）抑制角化过度。
8. 可考虑应用化学方法脱毛。
Crutchfield CE；Cutis 1998; 61:351, and Perry PK；J Am Acad Dermatol 2002; 46:S113.

寻常须疮 Sycosis barbae

须疮指侵犯整个毛囊的炎症，可由金黄色葡萄球菌或皮肤真菌感染引起（见第13章真菌感染中的真菌性须疮）。须疮仅发生于剃须的男人，该病开始表现为毛囊性小丘疹或脓疱，随着剃须可迅速扩散（图9-20、9-21、9-22）。不同患者该病的表现不同，毛囊部的浸润可很轻微，也可广泛，炎症浸润越深的皮损愈后越易形成瘢痕。慢性病例中，脓疱一般局限于某一部位，如上唇或颈部。葡萄球菌感染的须疮中，毛发不易拔除，而真菌感染病例中则相对容易。应拔取感染部位的毛发行真菌学检查，并对脓液标本进行培养。真菌感染所致的病例比较严重，炎症浸润较深、范围也较大。细菌感染所致病例则往往表现为散在的脓疱，可类似于假性毛囊炎（参见前面的内容）的表现。

局部炎症可选择外用莫匹罗星（百多邦软膏）。皮损广泛的病例则需口服抗生素（如双氯青霉素、头孢菌素等）至少2周以上或者直至所有炎症完全消失。复发的病例并不少见，需追加口服抗生素的疗程。另外，应选用干净的剃须刀，避免再次感染。

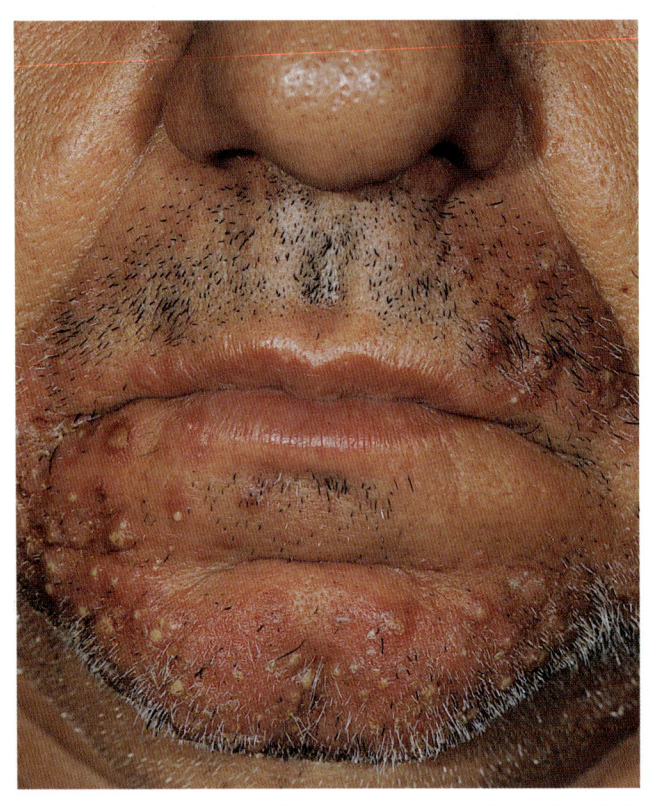

图9-20 须疮：深在的毛囊性脓疱，聚集于该患者未剃须的部位。

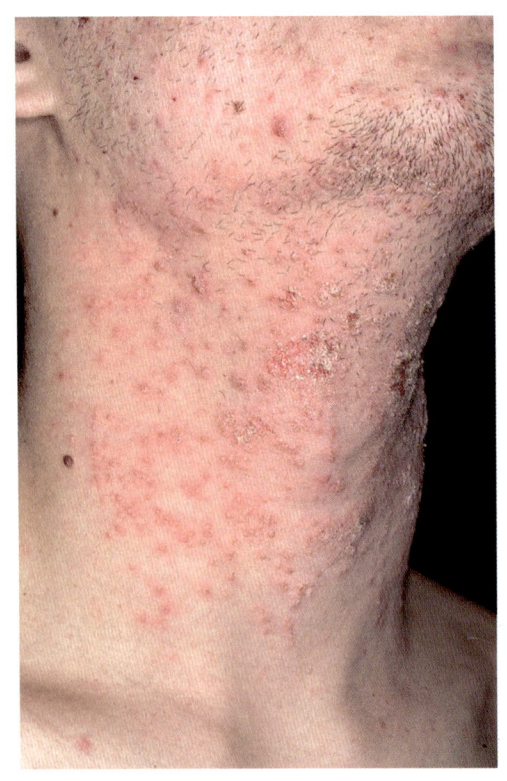

图9-21 寻常须疮：扩散至颈部和面部，临床少见。

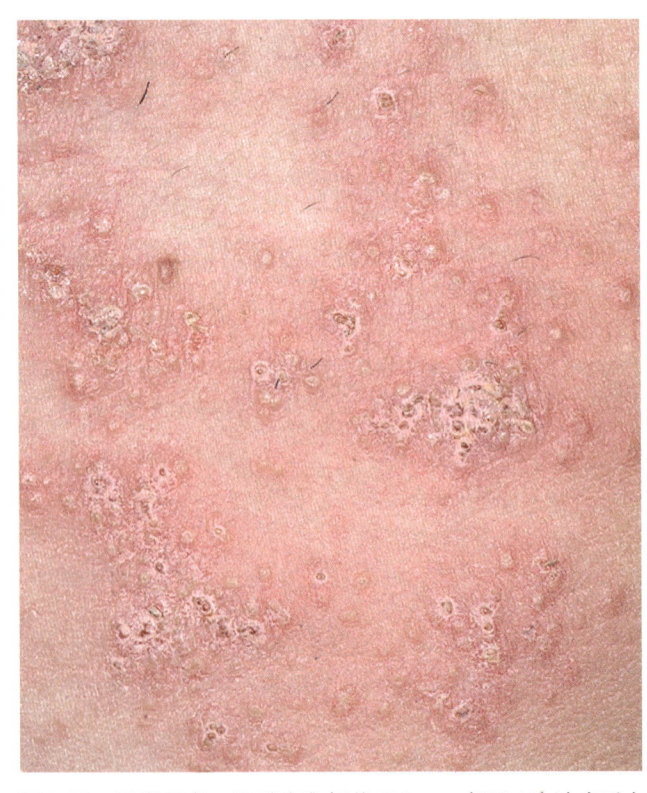

图9-22 寻常须疮：予以头孢氨苄500mg，每日4次治疗后大量脓疱被很快清除。

瘢痕疙瘩性痤疮 Acne keloidalis

瘢痕疙瘩性痤疮是瘢痕性脱发的主要形式。痤疮一词是一个误称，指的是发生于颈后的、病原学不明的慢性瘢痕性毛囊炎，最终可形成成簇的瘢痕疙瘩性丘疹[48]。该病仅发生于男性，黑人更为常见，使用头部保护性装置可诱发或加重该病[49]。临床表现为颈后的毛囊性丘疹或脓疱（图9-23），部分可融合成坚实的丘疹和结节。组织学病理提示皮损局部有炎症形成、纤维增生和皮脂腺消失[50,51]。炎症阶段可无明显临床症状，这种广泛的亚临床状态可导致部分患者永久性脱发，患者最终可发现成群的坚实丘疹（图9-24）。炎症过程可持续数月至数年，炎症的程度不一，可表现为散在的丘疹，也可表现为弥散于整个颈后和头皮的脓疱。有时临床上可观察到数个毛发从一个毛囊中长出，类似于丛集性的头发毛囊炎。

丛集性的头发毛囊炎并不属一种特殊的疾病，而是一些累及毛囊疾病的继发或进展形式，如脱发性毛囊炎、层间蜂窝织炎、瘢痕疙瘩性痤疮等[52]。局部微生物的过度生长在发病过程中无重要作用。

治疗

虽然明确的细菌病原学未被证实，但通常短期或长期应用口服抗生素治疗该病有效。可能需尝试应用不同类别的抗生素，直至症状控制。头孢菌素、复方新诺明、双氯西林、阿莫西林-克拉维酸钾均在一些病例中取得很好的疗效。如果长期使用一种抗生素控制病情，其效果会逐渐减弱，因此需选用不同抗生素口服维持，以达到长期缓解的目的。短期每日二次外用糖皮质激素泡沫（Olux）可控制炎症、减少瘢痕疙瘩的形成。皮损内注射曲安西龙也可减少瘢痕疙瘩形成，但必须在局部感染控制后使用。如果有窦道形成且长期不愈，外科切除是必要的。对晚期毛囊已经破坏的皮损可选用多种外科治疗措施[48]。外科切除对难治性的、范围较大的皮损效果很好，特别大的皮损可分阶段切除[53,54]。

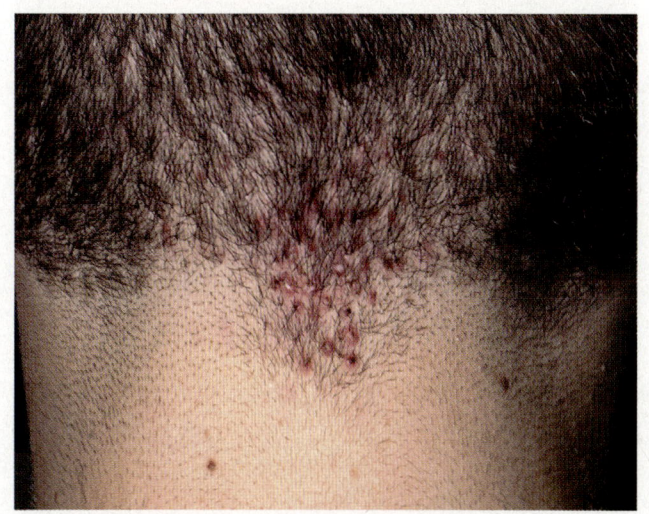

图9-23 深在性毛囊炎：毛囊性脓疱周围有红斑和肿胀。整个毛囊结构均有炎症浸润。脓液标本可培养出葡萄球菌。

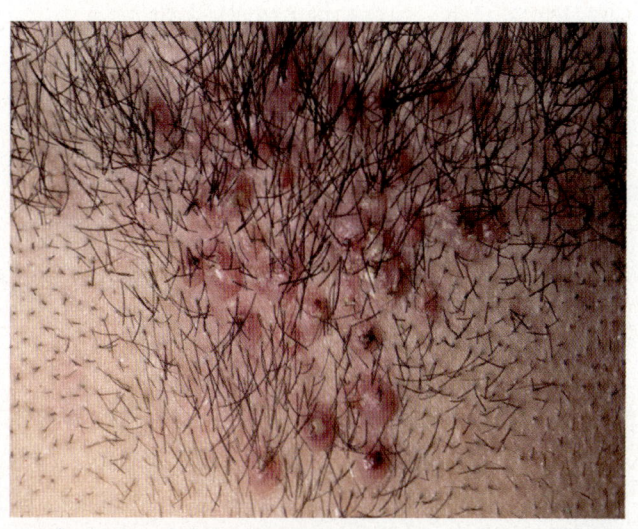

图9-24 瘢痕疙瘩性痤疮：颈后毛囊的慢性炎症可最终形成瘢痕疙瘩性丘疹。

疖和痈 Furuncles and carbuncles

疖（脓肿）是一种有壁隔开的脓液聚积体，伴有疼痛，质地坚实或有波动感。疖出现前局部可发生蜂窝织炎，二者也可并发。疖实际上是由多个指状小室构成的脓肿性腔隙，腔壁为肉芽状组织，脓液可沿阻力较小的腔室流出。疖在儿童中并不常见，进入青春期后发病率则升高。疖是一种自限性感染，患者一直存在一个或数个皮损不能痊愈，或者表现为痊愈后反复发作，慢性病程，持续数月至数年，有时可累及家族中数个成员。散在或复发性疖病患者其他方面都正常，也具备完整的免疫系统。

发病部位

疖可发生于任何部位，但好发于易受摩擦或轻微外伤部位，如腰带下、大腿前侧、臀部、腹股沟、腋下和腰部。

细菌

金黄色葡萄球菌是最常见的病原菌，疾病静止期，可在鼻腔和会阴部发现相同的菌株。有证据表明鼻前孔携带的葡萄球菌是导致皮肤发生疖的主要感染源。其他微生物，包括需氧菌（大肠杆菌、绿脓杆菌、粪链球菌）和厌氧菌（类杆菌、乳酸杆菌、消化球菌、消化链球菌）也可以导致疖。通常，脓液的微生物学反映了身体感染的解剖学部位：厌氧菌常发现于会阴部及一些头颈部的脓肿，直肠和肛周的脓肿则一般为粪便菌群感染。大约5%的脓肿是无菌性的。细菌可定植在特应性皮炎、湿疹和疥疮患者的皮肤上。

易感因素

腹股沟和臀部被衣服遮盖，因此容易促进细菌定植，多汗者更为明显。臀部和腋下存在粉刺、痤疮性丘疹、脓疱等毛囊异常的患者容易反复发作疖，但这些临床表现也提示化脓性汗腺炎的诊断（参见202页）。

临床表现

皮损初始表现为深在的触痛性红色丘疹，质地坚实，迅速扩大成触痛性、深在的结节，持续数天后变为波动性（图9-25）。患者体温正常，无全身症状。随脓液聚积程度不同，疼痛程度不等，可有中至重度的疼痛。在扩张受限的部位如颈部和外耳道，疼痛往往比较剧烈。脓肿可继续向深处进展被重吸收或者形成脓头、破溃。脓腔内可包含大量脓液和白色块状坏死组织。破溃处最终愈合形成瘢痕。

痈为聚集性的感染性毛囊炎，感染发生于真皮深层和皮下组织，位置较深，表现为肿胀、深在的红色疼痛性肿块，范围较大，皮损缓慢进展，最终形成多个脓点和通道，脓液由此排出。发病前或病程中可伴有全身不适、寒战、发热。如果病变累及皮下组织较深、较大，可造成大片坏死组织脱落而形成广泛的瘢痕，这种现象在皮肤较厚的部位如颈后、背部和大腿侧面更易发生。在抗生素广泛应用以前，本病有较高的死亡率。

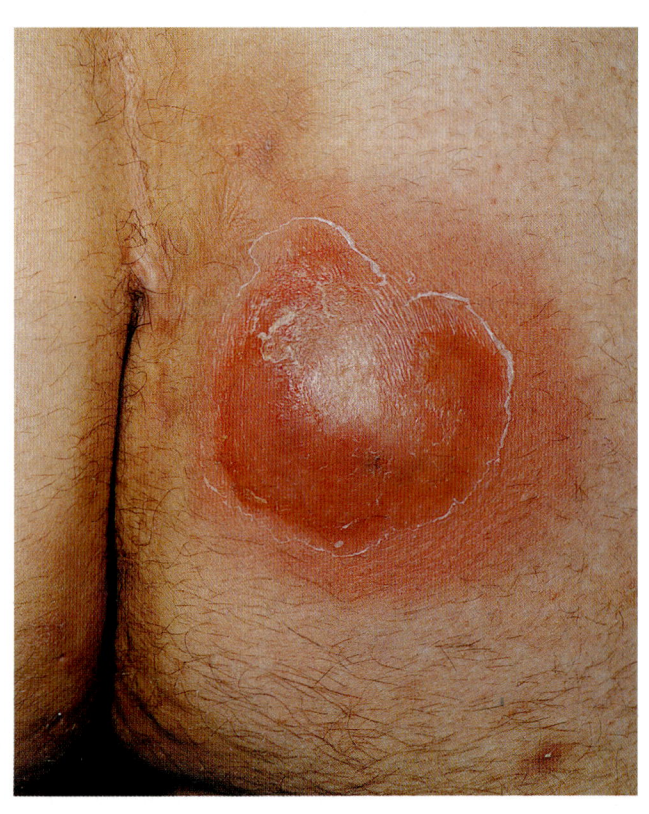

图9-25 疖：较大的肿块，并有脓液开始从皮损表面几个脓头流出。

鉴别诊断

临床上有几种疾病的表现和疖类似（表9-2），其中头皮部位的毛发囊肿和破裂的表皮囊肿最易和疖混淆。囊肿的囊壁自然破裂后，其中的白色无定形物质进入真皮内（图9-26），数小时后发生异物反应，形成无菌性脓肿。治疗破裂的囊肿，应在皮损表面作线性切口，后用刮匙结合手压去除白色物质和囊壁；囊壁也可直接手术切除，但许多病例的囊壁因炎症过程中与真皮融合而不能被去除。没有必要应用抗生素。

疖的治疗

热敷

许多疖具有自限性，对频繁的湿热敷反应较好。热敷可使患者感觉舒适，并能促进脓肿局限和脓头形成。

切开、引流和包扎

皮肤脓肿的主要处理包括切开、引流，通常对免疫力正常且脓肿已局限的患者，没有必要行常规的细菌培养和抗生素治疗[55]。切开引流的条件为脓肿表面皮肤变薄，下方的肿块变软、具有波动感，否则不应切开引流。方法如下：沿皮损周围用1%利多卡因进行麻醉，然后用尖端柳叶形的11号手术刀片在皮肤变薄处插入，沿皮纹方向作一切口，施加轻微压力即可排出脓液。切开过程必须小心，避免累及周围坚实未软化区。皮肤切开以后，用刮匙伸进腔隙，小心来回运动以切断粘连、带出坏死组织。对较大的脓肿建议用长的碘仿纱布条持续引流，将纱布条缠绕在刮匙上，伸进脓肿腔隙内，然后刮匙反向旋转、取出，再用镊子夹住纱布条继续深入脓腔，直至遇到阻力。纱布可很快被脓液渗透，数小时后应取出并更换新的引流条。

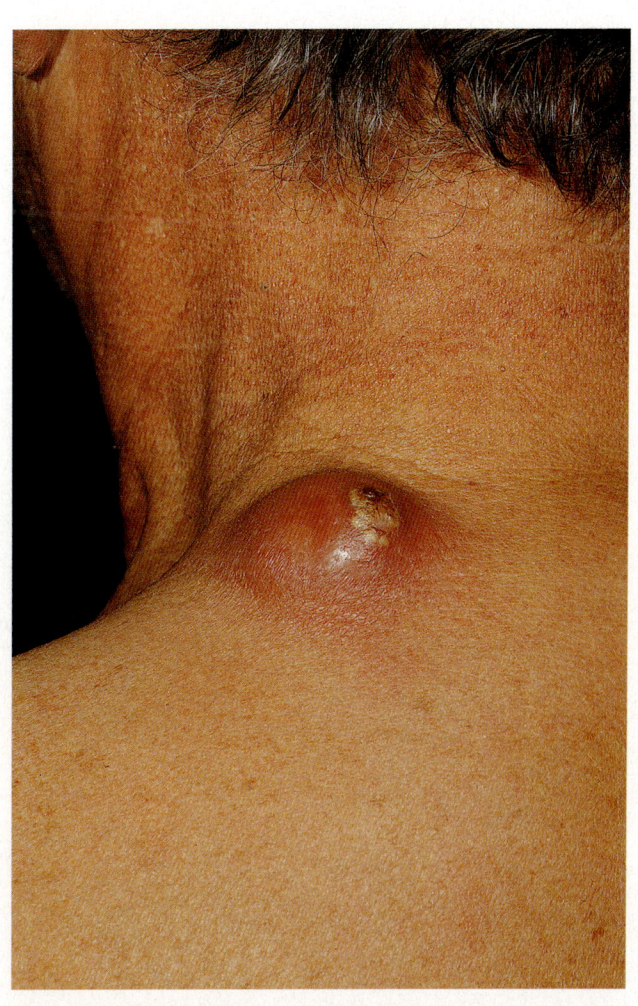

图9-26 破裂的表皮囊肿：很容易被误诊为疖。表面作线性切口后，流出大量白色无定形物质和脓液。

表 9-2 与疖表现类似的疾病

疾病	发病部位
细菌性疖病	身体任何部位
瘢痕组织上的复发性疖病	臀部或身体任何部位
表皮囊肿破裂	耳前和耳后区域、面部、胸部、背部
化脓性汗腺炎	腋下、腹股沟、臀部、乳房下
囊肿性痤疮	面部、胸部、背部
原发性免疫缺陷性疾病*	身体任何部位
继发性免疫缺陷性疾病†	身体任何部位
其他：糖尿病，酒精中毒，营养不良，严重贫血，身体衰弱	身体任何部位

*高免疫球蛋白E综合征并发葡萄球菌性脓肿（Job综合征），慢性肉芽肿性疾病，Chédiak-Higashi综合征，C3缺乏症，C3高代谢症，婴儿暂时性低免疫球蛋白血症，胸腺瘤致使的免疫缺陷，Wiskott-Aldrich综合征

† 白血病，白细胞减少，中性粒细胞缺乏，治疗造成的免疫抑制

细菌培养和革兰染色

临床上大部分疖患者不需进行细菌培养和鉴定，但如果存在下列情况则需行病原学检查：脓肿反复发作、传统治疗无效、全身中毒症状、累及面中央部位、脓肿产气、肌肉或筋膜受累或免疫受损。可用无菌注射器针头在皮肤变薄（但未破溃）部位穿刺吸取脓液标本，如考虑厌氧菌感染，标本应迅速送到实验室或立即接种至厌氧培养管。脓液培养一般需要48小时或更长时间以观察是否有细菌生长。脓液的革兰染色是一种快速诊断方法。

抗生素

对复发性疖患者在局部刚开始出现红肿时即应用针对葡萄球菌的抗生素可阻断病情进展，一般需持续用药5～10天。抗生素必须在发病早期开始应用才能减轻或阻止脓肿形成，脓肿具有波动感后使用抗生素基本无治疗效果。

复发性疖病 Recurrent furunculosis

临床表现为复发性疖病的一些疾病列于表 9-2[56]。复发性疖病患者绝大多数发生于其他方面均健康的正常人，无特殊易感因素。

治疗

复发性疖病大多在 2 年后自然痊愈，但也有少数患者持续数年，有时可同时感染家族中数个成员。绝大多数患者免疫系统正常。正常人群鼻腔内并不携带金黄色葡萄球菌，但复发性疖病患者的会阴或鼻腔则经常携带有金黄色葡萄球菌[57]，临床治疗的目的是减少或清除这些病原菌。复发性疖病的治疗方案见框 9-3。

框 9-3　复发性疖病的治疗方案

清除鼻腔携带的金黄色葡萄球菌

首选方案

1. 指导患者用棉拭子在鼻前孔内外用莫匹罗星（百多邦）软膏，每日 2 次，连续 5 天。家庭中所有经证实的带菌者均应按此处理[7]。
2. 每 3 个月对鼻前孔进行细菌培养，确定上述治疗是否有效。若治疗失败则再次应用莫匹罗星或考虑口服抗生素。

外用药物治疗失败后的方案

口服半合成青霉素，0.5～1.0g，每日 2 次，疗程 10～14 天；如仍不能阻止复发，可延长用药至2个月[57]。（系统用药主要目的是清除鼻腔、会阴和疖肿内的病原微生物*）

清除金黄色葡萄球菌的其他措施

建议患者：

1. 每天用甲刷和抗菌皂（聚维酮碘、葡萄糖酸氯己定和异丙醇制剂、双三氯酚皂）清洗全身和指甲，持续1～3周。如果皮肤变干则相应减少清洗频率。
2. 每天更换毛巾、澡巾和被单。
3. 频繁更换伤口的敷料。
4. 每天彻底清洗剃须器具。
5. 避免挖鼻孔。

* 若鼻前孔携带凝固酶阳性的葡萄球菌，可联合应用氯唑西林（500mg/6h，7~10 天）和利福平（600mg/d，7~10 天）进行清除。若鼻前孔的细菌培养提示金黄色葡萄球菌，单独口服利福平（疗程 3 个月）即可显著降低感染的几率。口服克林霉素（每天 150mg），疗程 3 个月也可有效预防感染[29]。

类丹毒 Erysipeloid

类丹毒是由革兰阳性杆菌——非芽孢猪红斑丹毒丝菌所致的急性皮肤感染，已发现该菌可感染多种哺乳或非哺乳动物及鱼类[58]。人类主要通过接触被感染的动物或被污染的食物而发病[59]，因此类丹毒成为从事肉类和动物制品加工行业工作者的职业病，例如渔民（鱼中毒、螃蟹中毒、海豹状指、鲸状指）、肉类加工者（猪丹毒）、屠夫、农民和兽医。反复感染的患者清楚该菌对青霉素敏感，并能自己进行治疗。

临床表现

类丹毒最常见的表现是局部自限性皮损，很少发生弥散或全身感染。与动物接触后1～7天（平均3天）在病原菌接种部位出现暗红斑，并逐渐离心性扩展，3～4天后直径可至10cm左右（图9-27），中央常消退。而链球菌所致蜂窝织炎（丹毒）的皮损为亮红色、疼痛性皮损，迅速扩散。类丹毒可发生于面部、颈部和足底。自觉症状包括烧灼感、瘙痒、不适，少数患者可发展为淋巴管炎或出现全身症状，也可发生关节病，有时可长期存在。类丹毒具有自限性，可自然消退，但皮损痊愈后4天至2周内可有复发。皮损弥漫累及全身，出现形如宝石状红色斑块、化脓性关节炎或心内膜炎[60]的现象比较少见。

诊断

活检组织或血液标本在标准培养基上培养，分离出病原菌即可确诊。

治疗

虽然许多病例具有自限性，但所有患者均应予以抗生素治疗，防止扩散至全身或导致心内膜炎[61]。该病对青霉素、头孢菌素、红霉素和氟喹诺酮类药物均敏感。

发疱性末端指（趾）炎 Blistering distal dactylitis

该病为发生于指尖前脂肪垫的浅表性皮肤感染，最常见的致病菌为A组β溶血性链球菌（图9-28）[62]，少数为金黄色葡萄球菌[63,64]。皮损表现为发生于手指远端掌面的较大水疱，其中混有脓液。根据现有的报道，该病平均发病年龄为2～16岁，但也有发生于成人的报道[65]。确诊须对疱液进行革兰染色和细菌培养。治疗包括切开引流和抗链球菌药物系统治疗10日。

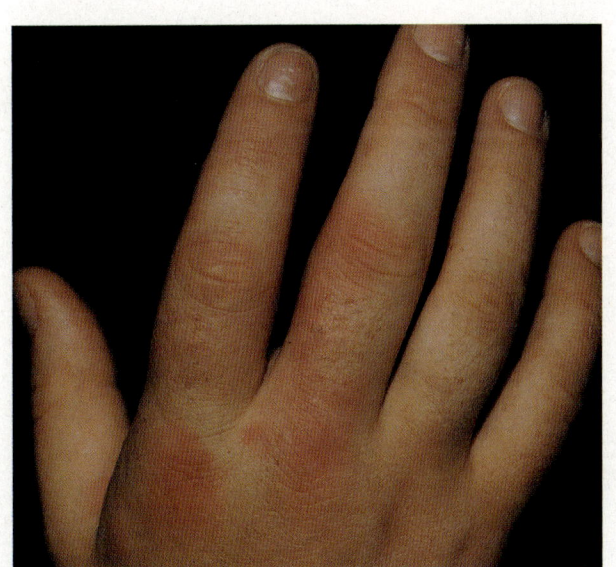

图9-27 类丹毒：接触动物或鱼大约3天后，接种部位出现暗红斑，离心性扩展。

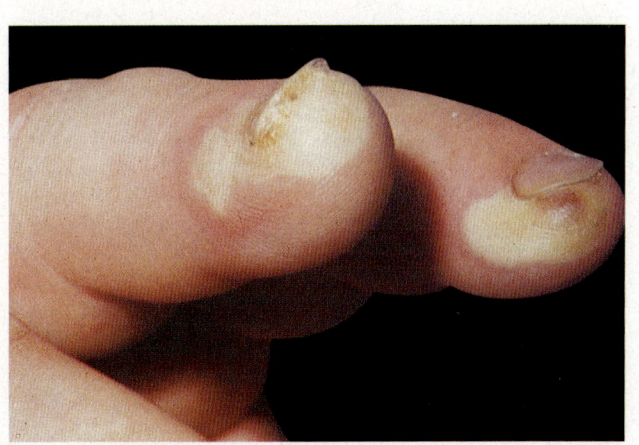

图9-28 发疱性末端指炎：发生于手指远端前脂肪垫的浅表性皮肤感染，最常见为A组β溶血性链球菌感染。（Courtesy Lu'cia Martin-Moreno, M,D.）

葡萄球菌性烫伤样皮肤综合征
Staphylococcal scalded skin syndrome

葡萄球菌烫伤样皮肤综合征（SSSS）也称 Ritter 病，是由葡萄球菌产生的表皮溶解毒素引起的综合征[66]。儿童对该毒素缺乏免疫力，以及儿童肾脏发育不成熟、毒素清除缓慢是导致该病发生的原因[67]。表皮溶解毒素也可导致葡萄球菌性猩红热样发疹和大疱性脓疱病。该毒素由噬菌体 II 组的金黄色葡萄球菌产生，包括 55、71、3A 和 3B 型。

表皮溶解毒素

表皮溶解毒素具有抗原性，可诱发抗体反应，目前主要有毒素 A（ET A）和毒素 B（ET B）两种抗原形式。75% 的 10 岁以上正常人群体内存在针对该毒素的抗体，所以 SSSS 很少发生于成年人。目前推测表皮溶解毒素能作用于介导细胞间粘附的表皮成分，对该成分的攻击造成了角质层下水疱。新近有研究提示该毒素尚具有超抗原活性[68]。

发病率

SSSS 主要发生于其他方面均健康的正常儿童。62% 的患儿在 2 岁前发病；98% 的患儿在 6 岁和 6 岁前发病。罕见的成人 SSSS 患者伴有原发疾病，如免疫抑制、免疫异常[69-71]、肾功能不全等。

临床表现

SSSS 源于局部不明显的金黄色葡萄球菌感染，如结膜、咽喉、鼻孔或脐部感染[72]。皮肤出现弥漫性、触痛性红斑，表面有砂纸样纹理，类似于猩红热样，但猩红热皮损无触痛。红斑常在身体屈侧部位和腔口周围加重。患者体温升高，1 至 2 天内皮肤出现皱折和短暂大疱，并有大片表皮剥脱，形成潮湿、红色、光亮的糜烂面（图9-29和9-30）。轻微的压力即可使皮肤分离（尼氏征阳性），皮损累及的区域可局限，但常泛发。大面积的水分蒸发常导致严重的体液丢失和脱水。糜烂面逐渐干燥、皲裂，同时也有黄色结痂形成。患儿一般经过 7～10 天后逐渐痊愈，同猩红热一样也伴随脱屑。由于表皮细胞分裂迅速，皮损处可很快形成正

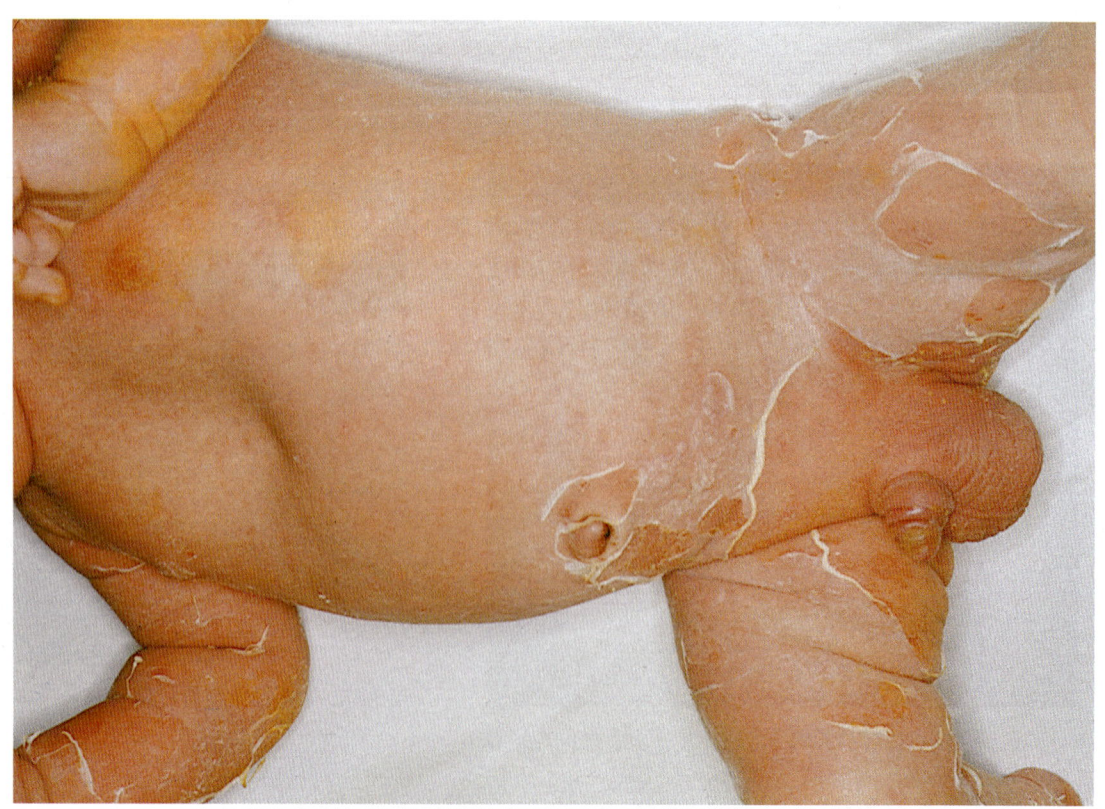

图9-29 葡萄球菌性烫伤样皮肤综合征：皮肤出现猩红热样皮疹，然后表皮起皱（皱纹纸样）。身体腔口周围、腋下和腹股沟出现大疱。随后大片表皮剥脱形成潮湿、红色糜烂面。5~7 天后痊愈。

常上皮。限局性SSSS和大疱性脓疱病鉴别非常困难，支持限局性SSSS的标准如下：(1) 活检组织的真皮内无炎症细胞浸润；(2) 红斑有触痛；(3) 皮损周围尼氏征阳性；(4) 完整大疱内液体细菌培养阴性。葡萄球菌性猩红热状发疹也可类似于SSSS，但皮肤不发生水疱和表皮剥脱。

病理生理学

表皮溶解毒素可被肾小球滤过，部分可被近曲小管重吸收，然后被近曲小管细胞代谢、降解。婴幼儿的肾小球滤过滤不到成年人的50%（2岁时才至50%），这可解释为何婴幼儿、慢性肾衰及依靠血液透析[72]的患者容易发生SSSS。

诊断

SSSS局部活检提示，表皮分离发生于接近皮肤表面的颗粒层，缺乏炎细胞浸润。大疱松弛，疱壁菲薄、容易破裂。培养标本应采集自眼、鼻、咽部、大疱及其他有明显感染迹象的部位。皮肤和血液培养结果在儿童常为阴性，而成人多为阳性。SSSS必须与中毒性表皮坏死松解症（toxic epidermal necrolysis，TEN）相鉴别，后者是一种少见的、危及生命的疾病，其表皮全层可发生坏死。在组织学上，TEN表现为表皮、真皮的分离，而不是SSSS的表皮颗粒层分裂，且有明显炎症细胞浸润。对脱落的皮肤进行冰冻切片观察是一种可靠而快速的诊断措施。根据临床报道，成人病例血液细菌培养结果阳性率比较高，而5岁以下的儿童患者只是偶尔发生脓毒血症。有报道对疱液进行细菌培养结果为阳性，但可能为污染后的结果。也有报道成人因系统应用糖皮质激素而诱发该病。

治疗

糖皮质激素因可干扰机体免疫防御机制，是否使用目前尚存争议。对严重病例，住院治疗和系统应用抗生素是必要的。大多数产毒的金黄色葡萄球菌可合成青霉素酶，对住院患者可静脉予以萘夫西林（每日100～200mg/kg）。皮损范围比较局限的患者可不必住院，予以口服抗生素治疗，如双氯西林（每日25mg/kg）或头孢菌素，疗程至少一周。没有必要局部外用抗生素治疗，可用温和、无刺激的洗剂保护皮肤，并经常清洗。潮湿敷料可能导致皮肤进一步干燥和皲裂，应避免之。

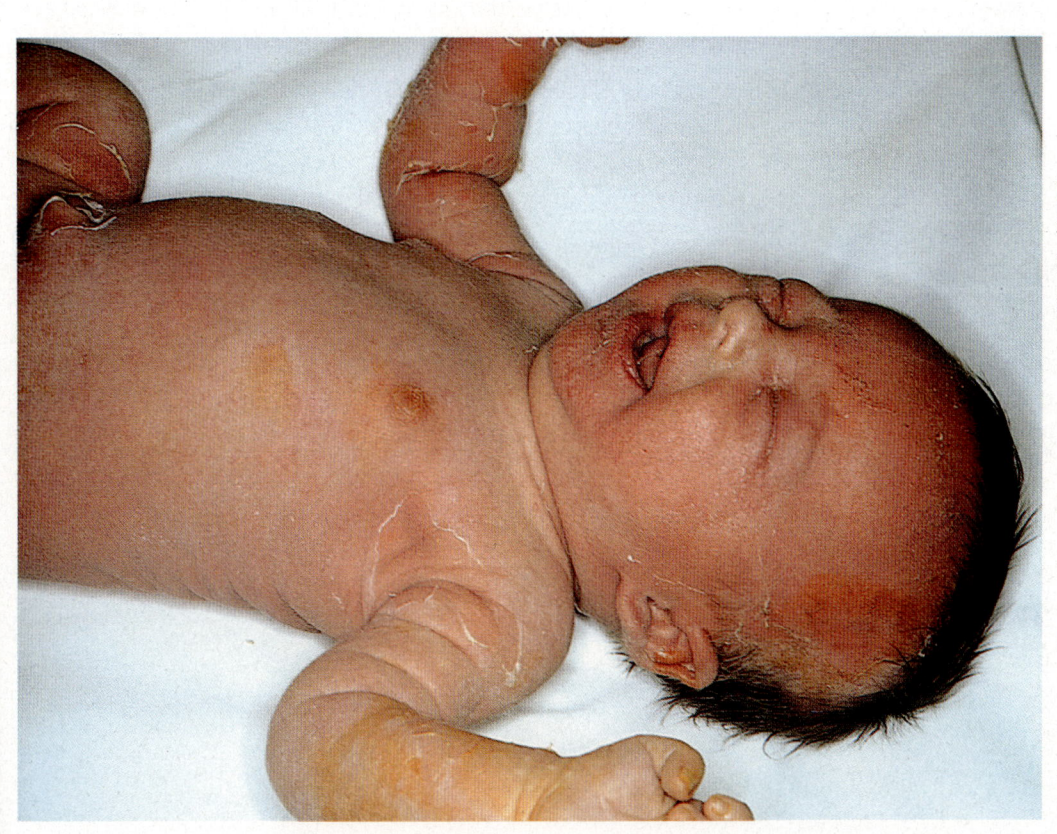

图 9-30 葡萄球菌性烫伤样皮肤综合征：处于剥脱期，可见表皮浅层大片脱落。

铜绿假单胞菌感染
Pseudomonas aeruginosa infection

铜绿假单胞菌属于假单胞菌属，是一种寄生于肠道的革兰阴性需氧杆菌，喜好潮湿环境。正常人皮肤上，假单胞菌类属暂居性皮肤微生物菌丛的一部分，主要存在于肛门与生殖器区域、腋窝和外耳道，革兰阳性球菌对其生长有抑制作用。免疫受损的宿主，其皮肤破损、侵蚀、静脉穿刺点、鼻饲和气管内插管、尿路导尿管是常见的细菌侵入部位。细菌可寄生在温暖、潮湿的区域，像皮肤皱褶处（趾蹼）、耳道、烧伤、溃疡和甲下区；也可见于污水池、排水沟、保存不善的乳酪和药膏局部。铜绿假单胞菌产生可以弥散性荧光色素，包括绿脓素和一种可溶性的奋乃静色素，称为绿脓菌素。绿脓菌素在中性或碱性pH条件下呈现蓝色或绿色，此为铜绿假单胞菌名称的由来。在部分皮损中，其有机代谢物可产生一种水果气味。在培养中，上述气味是铜绿假单胞菌种属的特性。假单胞菌属很难在酸性环境下生长，它们有多种血清型。

假单胞菌可感染健康人温暖、潮湿的部位。因为皮肤湿度和温度的临时变化，使假单胞菌过度增殖，导致热浴毛囊炎和趾蹼间擦烂发生。纠正改变了的皮肤环境可以解决感染问题。严重的、威胁生命的感染发生于免疫受损的患者，如那些严重烧伤、急性白血病或接受免疫抑制治疗的患者。

口服氟喹诺酮类，如盐酸环丙沙星可治疗假单胞菌感染。

假单胞菌毛囊炎 Pseudomonas folliculitis

使用污染的旋涡浴、家用热水盆、滑水设施、理疗池或污染的丝瓜海绵后8小时到5天或更长时间（平均潜伏期48小时）[73]，7%～100%的接触者可发生假单胞菌毛囊炎。儿童的发病率显著高于成人，可能因为儿童常常在水中停留更长时间。使用污染的设施后淋浴并不能提供保护作用。

临床表现

典型患者有少量至50个以上的，0.5～3cm大小瘙痒的、圆形的荨麻疹样斑块，中央有丘疹或脓疱，分布于除头部以外的所有皮肤表面。皮疹可表现为毛囊性斑丘疹、水疱、脓疱或同时出现上述皮疹类型的多形性皮疹。穿连体游泳衣的妇女易患此病。大多患者的皮疹在7～10天内消退，遗留红褐色圆点伴炎症后色素沉着，但也有皮损反复出现长达3个月的报道。人与人之间可能不传染。在皮疹发生的最初几天，可有不适和疲劳感。发热不常见，即使出现也是低热。

病理生理学

正常情况下，把铜绿假单胞菌接种到免疫健全者的皮肤表面不能诱发感染。皮肤角质层的不透气和过度水化有利于铜绿假单胞菌的定植，这可解释为什么皮疹在贴身泳衣的包被区域最为严重（图9-31和图9-32）。在皮损中最常分离得到的铜绿假单胞菌血清型是0:9和0:11，但其他血清型[74]也有报道[75]。三种情况与毛囊炎的发生有关：暴露于水中时间过长，入浴者过多，水池管理不善。微生物通过毛囊或皮肤的破损处侵入。水温升高促进汗液排出，从而提高了细菌穿透皮肤的能力。此外，池水使用过度，水中脱落的皮肤细胞为细菌提供了丰富的有机营养来源。因此，无处不在的铜绿假单胞菌在温度升高的水中迅速繁殖。

治疗

感染是自限性的，但使用5%醋酸（白醋）湿敷20分钟，每日2～4次和/或磺胺嘧啶银乳膏可有帮助。局部治疗无效的患者可口服环丙沙星500mg或750mg，每日2次。

预防措施包括池水过滤以除去脱落的皮屑，经常检控消毒剂的水平，经常换水，尤其是在过度使用时。使用过度的公共热水浴和旋涡浴应每日彻底排干，每天用酸溶液清洁水池内侧面。因为入浴者过多，水流加快和通风使得氯很难维持在满意的水平。

假单胞菌热足综合征
Pseudomonas hot-foot syndrome

"假单胞菌热足综合征"描述了发生于40名儿童的一系列情况。在他们使用一个底部覆盖砂粒的浅水池后40小时内，足底出现疼痛性红色结节。对脓疱和池水进行培养，有铜绿假单胞菌生长。所有患者在14天内康复。病程呈现良性和自限性[76]。

铜绿假单胞菌感染

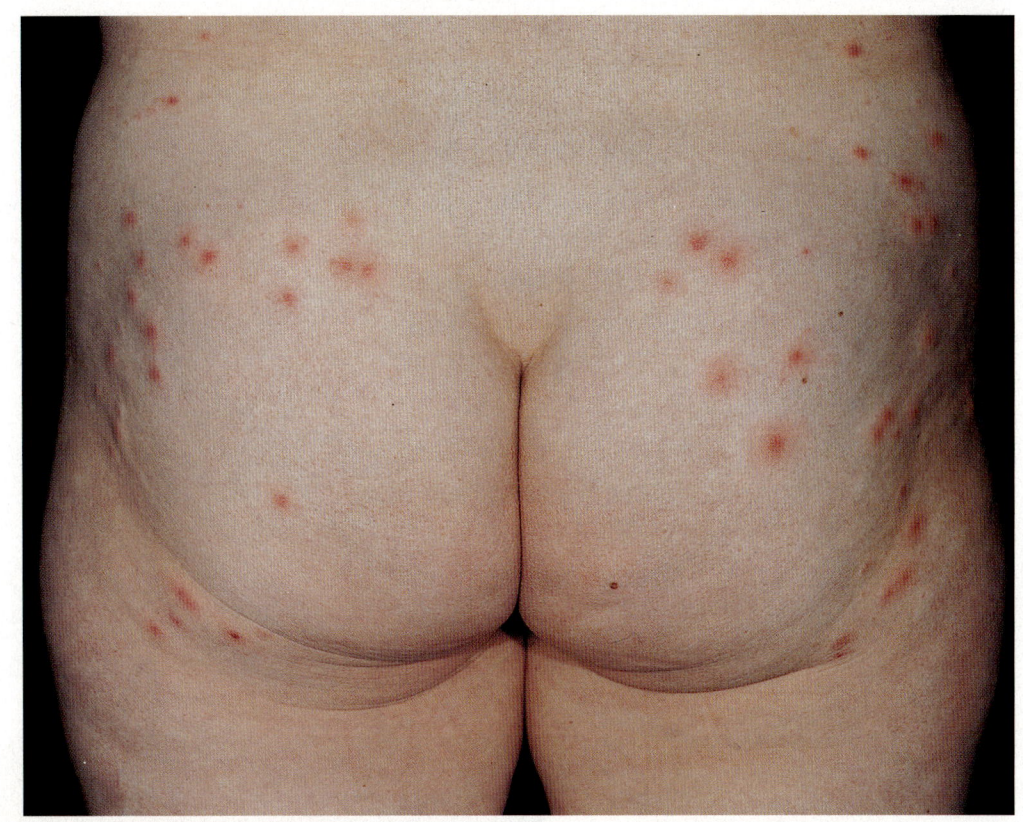

图9-31 假单胞菌毛囊炎：荨麻疹样斑块，其上有脓疱，基本位于泳衣覆盖的区域。

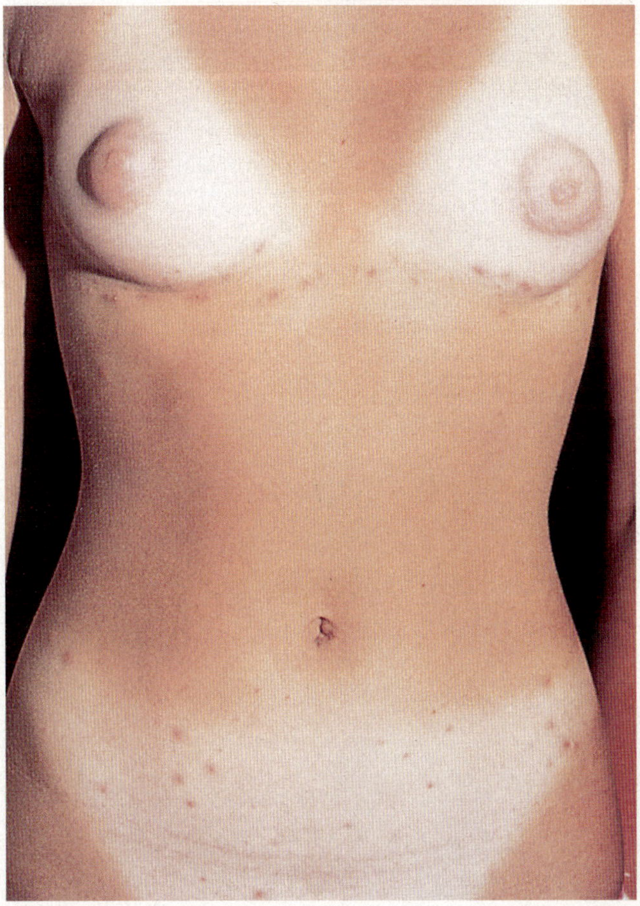

图9-32 假单胞菌毛囊炎：在游泳衣覆盖区，可见脓疱形成。

假单胞菌蜂窝织炎 Pseudomonas cellulitis

假单胞菌蜂窝织炎可被局限化，或发生于假单胞菌败血症期间。局限型假单胞菌蜂窝织炎可继发于趾蹼癣或股癣（图9-33和9-34）、褥疮、淤滞性溃疡、烧伤、移植区和阴茎包皮下[77, 78]，其次是外伤[79]（图9-35和9-36）。这些皮损的浸渍或封包促进假单胞菌引起的继发感染。通过广谱抗生素抑制正常菌群亦利于假单胞菌引起的继发感染。假单胞菌感染常不为人所知，因此治疗被延误。在作出正确的诊断之前，深部腐烂和组织坏死可能已经发生。剧烈的疼痛是感染播散的特征。皮肤变成暗红色（见图9-34），当红色的硬化区域变软并破溃时，蓝绿色、带有果味或"鼠味"的脓性物质堆积溢出，周围可发生卫星样水疱和脓疱。皮疹可播撒达较大面积并伴随系统症状。假单胞菌败血症可产生深在的、坚硬的、坏死性蜂窝织炎，类似于其他形式的感染性蜂窝织炎。

治疗

治疗用5%醋酸（白醋）[80]湿敷20分钟，每日4次。局部感染口服环丙沙星500mg或750mg，每日2次。重度感染可静脉给予克林沙星治疗[81]。

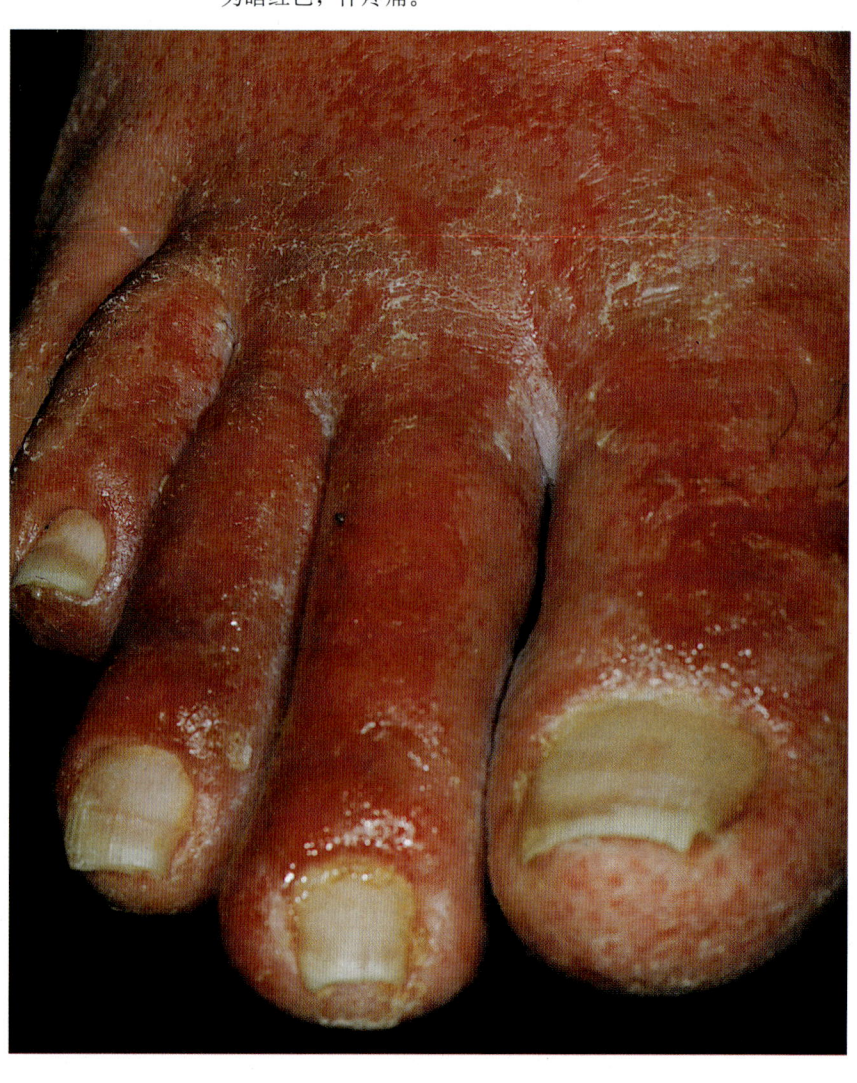

图9-33 假单胞菌蜂窝织炎：局限型继发于趾蹼癣感染。在潮湿的靴子内，浸渍和封闭的环境易继发感染假单胞菌。皮肤变为暗红色，伴疼痛。

假单胞菌蜂窝织炎

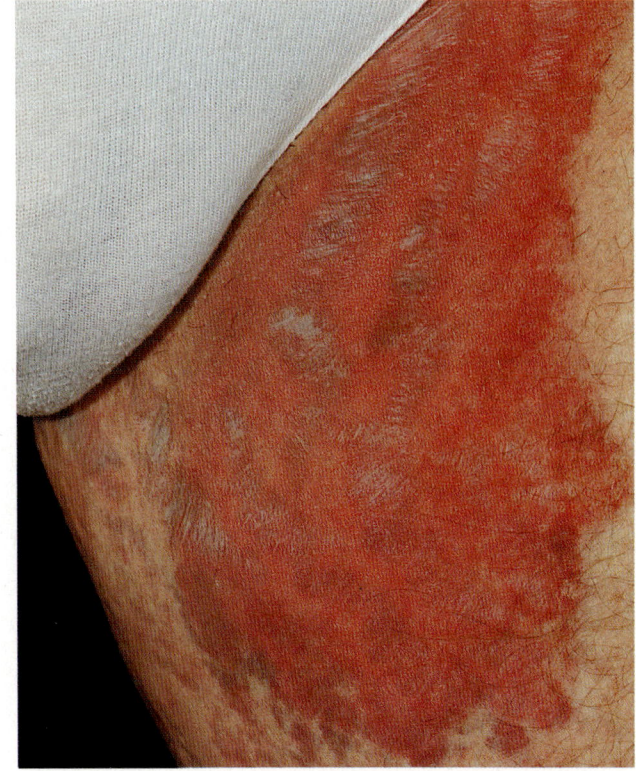

图 9-34 炎症区域有"老鼠味"或葡萄汁样气味。

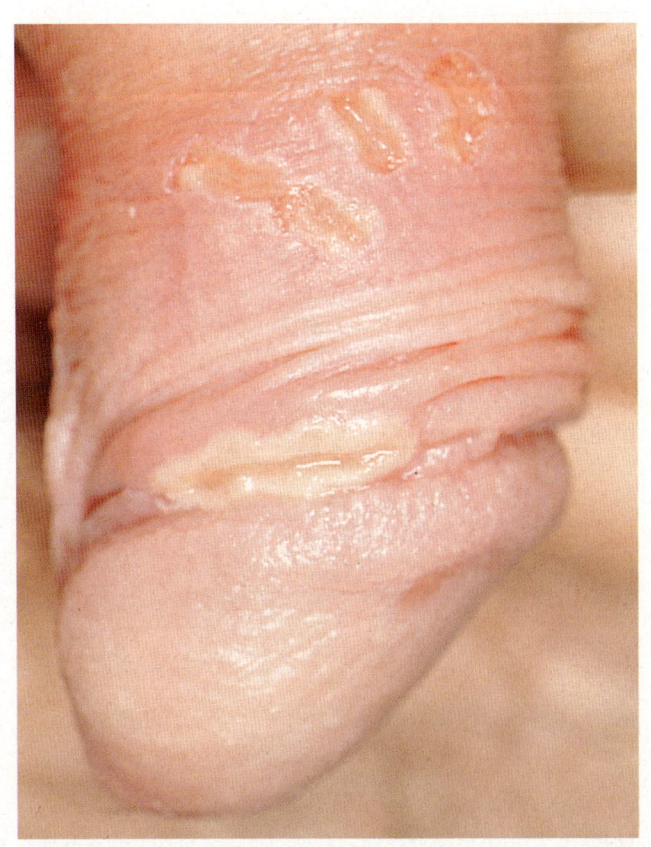

图 9-35 包皮下温暖潮湿的环境使龟头糜烂易发生假单胞菌感染。

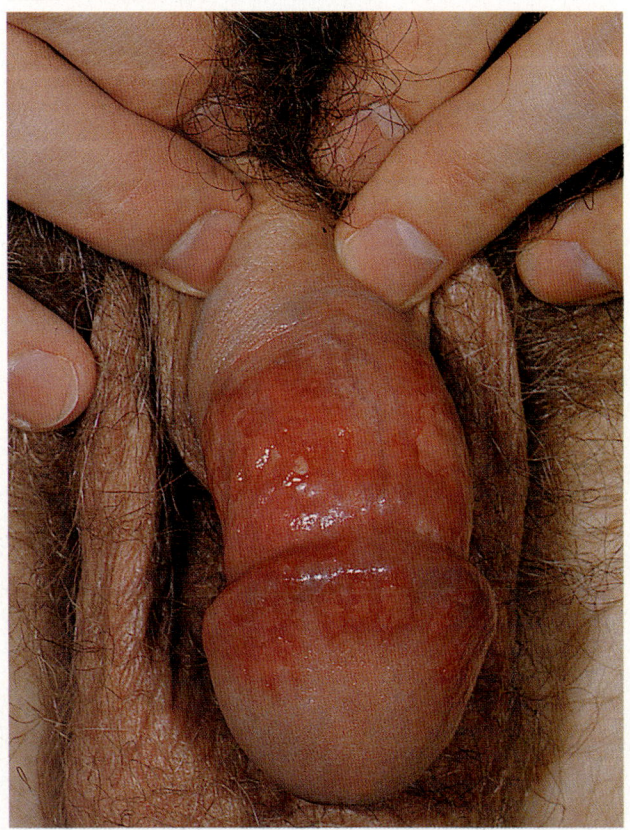

图 9-36 包皮下的浸渍和擦伤可导致继发性假单胞菌感染。

外耳炎 External otitis

过度潮湿和外伤削弱了耳道的天然防御功能，是外耳炎最常见的诱因。外耳道的炎症可局限或弥散，可急性或慢性。诱发因素包括外伤、外耳道保护层的脱失、水或潮湿导致的皮肤浸渍和腺体分泌阻塞。急性外耳炎一般由铜绿假单胞菌或金黄色葡萄球菌引起[82]。

外耳炎是外耳道的炎症，其发生可以是轻度的、自限的形式（游泳耳）或为急性及慢性、复发性、消耗性疾病。正常的酸性耳垢抑制革兰阴性细菌生长，并形成防止皮肤浸渍的保护层。游泳或耳道的过度清洁可破坏该天然屏障。炎症性疾病，比如银屑病、脂溢性皮炎、湿疹性皮炎等破坏了正常的屏障，导致感染。假单胞菌是轻、重度外耳炎患者中最常分离到的细菌。然而，大多情况下伴有其它革兰阴性菌（乳糖变形杆菌、肺炎克雷伯菌）和革兰阳性菌（表皮葡萄球菌、β溶血性链球菌）的混合感染，有时发生酵母或黑曲霉菌感染，这些微生物可能是最初感染的病原体。

临床表现

不适、红斑、耳道肿胀伴有各种渗出是最常见的症状和体征。早期阶段以耳道的红斑、水肿和耳道分泌物、细胞碎屑的堆积为特征，牵拉耳廓或耳屏可引发疼痛。如果疾病进展，红斑向耳廓扩展，脓性物质部分受堵塞而从耳道流出，疼痛变得持续且剧烈。耳廓和耳周皮肤蜂窝织炎伴耳道黏稠脓性分泌物，可能是假单胞菌感染引起的（图9-37，9-38，9-39）。但大多情况下，这提示葡萄球菌和链球菌引起的继发感染。

感染蜂窝织炎期间，外耳淋巴管可能被永久破坏，预示着患者耳廓可反复出现链球菌性丹毒。复发性丹毒由搔抓或最轻微的外伤引起。湿疹性炎症、外耳道和周围皮肤的感染可由于种种原因引起，比如脓性分泌物的刺激、擦伤、搔抓或对局部药物过敏。习惯性搔抓可导致该病持续多年。

治疗

外耳炎患者的治疗包括清创术，外用酸性制剂和抗菌剂，以及系统应用抗菌剂。慢性外耳炎患者的治疗包括清洁和清创术，并同时局部应用酸性制剂和干燥剂[82,83]。

清洁和清创术 清洁对于外耳炎的治疗来说是必不可少的；应当避免冲洗。鳞状细胞碎屑、耳垢和脓液通过抽吸或用耳洗涤器冲洗被清除。

外用药物治疗 为达到酸化可以外用2%醋酸溶液（Otic Domeboro溶液）。一些溶液为抗炎的需要添加了氢化可的松（VoSol Otic HC）。酸化创造了一个不适合革兰阴性菌和真菌生长的环境。对大多患者来说，酸化是有效的治疗方法；当暴露于潮湿的环境时，这些溶液是很好的预防用药。局限于耳道的感染应考虑局部应用抗生素（表9-3）。通过培养耳道排泄物的标本发现，氧氟沙星每日2次，同外用Cortisporin软膏每日4次对于治疗外耳炎一样安全有效[84]。

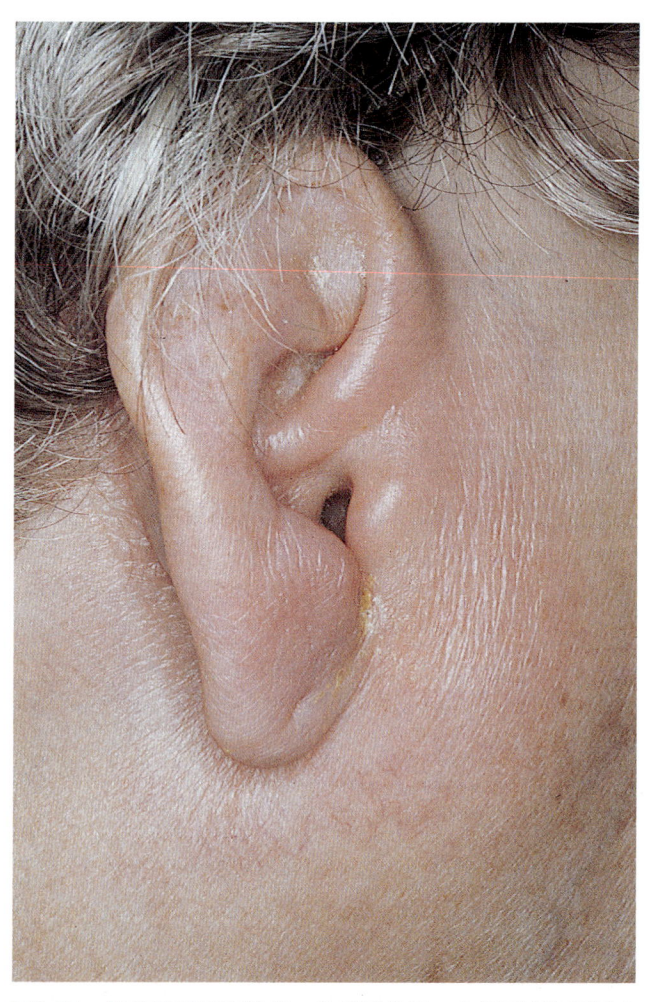

图9-37 假单胞菌蜂窝织炎：患外耳炎后，全部耳廓和耳周皮肤出现炎症。

表9-3 耳部抗生素和麻醉溶液

	抗菌活性	剂量
FLOXIN Otic 0.3% （氧氟沙星耳溶液） 5ml 和 10ml 瓶装	金黄色葡萄球菌 肺炎球菌 流行性感冒杆菌 卡他莫拉菌 乳糖杆菌 铜绿假单胞菌	1～12岁，5滴，每日2次，连用10日； 12岁以上，10滴，每日2次，连用10日；
CIPRO HC OTIC （盐酸环丙沙星和氢化可的松耳悬液）	金黄色葡萄球菌 乳糖杆菌 铜绿假单胞菌	3滴，每日2次，连用7日
Otic Domeboro 溶液 Burrow 液中含 2% 醋酸 2 液量盎司瓶装	醋酸能抗细菌和真菌	每 2～3 小时 4～6 滴
苯佐卡因耳局部溶液 （滴耳麻醉剂） 20% 苯佐卡因，15ml 瓶装	一种局部麻醉剂	4～5滴，然后在管口塞入棉纱，可每1～2小时重复1次
VoSoL HC 耳溶液 1% 氢化可的松和 2% 醋酸； 10ml 瓶装	醋酸能抗细菌和真菌	每 4～6 小时 3～5 滴
Cortisporin-TC 耳悬液 多黏菌素 E 硫酸新霉素 氢化可的松 醋酸	多粘菌素： 杀菌功能，抗大多数革兰阴性微生物，如铜绿假单胞菌、大肠杆菌、克雷伯氏(产)气杆菌	5滴，每日3～4次； 小儿4滴
Auralgan 耳溶液 安替比林 苯佐卡因 10ml 瓶装	局部解充血药和止痛剂	慢慢地灌输，让溶液沿着耳道壁流动直至充满。然后用Auralgan弄湿棉纱塞入耳孔。每1～2小时重复1次直至疼痛和充血减轻。有利于排干耳道。
PEDIOTIC 悬液 新霉素 多粘菌素 B 氢化可的松 7.5ml 瓶装	该混合溶液能有效的抗金黄色葡萄球菌、大肠杆菌、流行性感冒杆菌、克雷伯菌肠细菌属、奈瑟菌属、铜绿假单胞菌	成人4滴，每日3～4次；婴幼儿3滴

说明：受感染的耳朵向上躺下，慢慢滴入，保持体位5分钟。

纱布条。耳纱布条由棉线或精细的布料制成，插入耳道作为外用耳溶液进入的通道。如纱布条恰当饱和，将使药物与耳道的所有表面接触。溶液必须每小时加入一次以维持饱和。新的耳纱布条每日换一次。对轻微炎症，纱布条并非必需，但当耳道因肿胀和水肿被部分堵塞时，应考虑使用。纱布条必须在耳道肿胀之前导入，否则将引起疼痛或无法导入。

纱布条 耳纱布条由棉线或精细的布料制成，插入耳道作为外用耳溶液进入的通道。如纱布条恰当饱和，将使药物与耳道的所有表面接触。溶液必须每小时加入一次以维持饱和。新的耳纱布条每天更换一次。对轻微炎症，纱布条并非必需，但当耳道因肿胀和水肿而被部分堵塞时，应考虑使用。纱布条必须在耳道肿胀之前导入，否则将引起疼痛或无法导入。

系统抗菌剂治疗 对于超出耳道至耳廓和周围组织的感染应口服环丙沙星500mg或750mg，每日2次。

预防

复发性外耳炎的预防在于尽可能减少外耳道的创伤，避免接触水。用吹风机吹干耳朵，避免挠抓外耳道对预防复发有帮助[83]。

治疗湿疹

外耳和周围皮肤发生湿疹样炎症和感染时，可外用Ⅲ至Ⅳ级糖皮质激素、湿敷和口服抗生素。通过联结一个充满药液的注射器到Zollinger或一次性的金属吸头，慢慢地将药物灌输至耳道深处；在直接显微成像下，可观察到耳道充满药物[85]（见湿疹样炎症的处理）。

对于伴有外耳道皮肤增厚的慢性外耳炎，外耳道局部注射曲安奈德有效[86]。

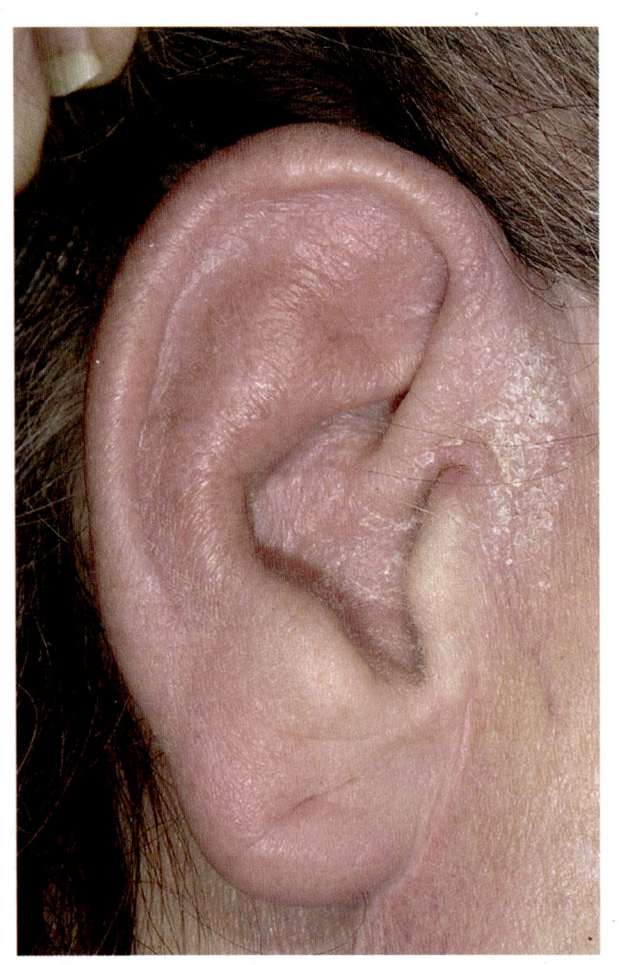

图9-38 外耳炎：耳道的慢性炎症累及耳廓。耳廓炎症的慢性进展表现为红斑和脱屑（湿疹）。控制病情，需外用Ⅴ级糖皮质激素。

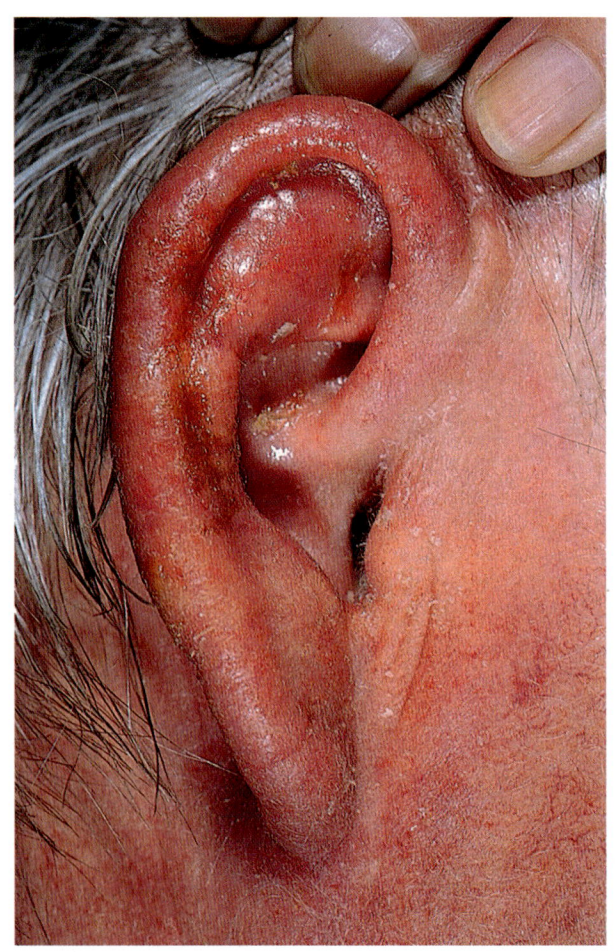

图9-39 外耳炎：耳廓湿疹导致感染和疼痛。培养显示葡萄球菌感染，无铜绿假单胞菌感染。双氯西林500mg，每日4次，可控制感染。外用Ⅴ级糖皮质激素以治疗湿疹。

恶性外耳炎 Malignant external otitis

恶性外耳炎是来自外耳道的威胁生命的感染。

恶性外耳炎患者有数周或数月的非治愈性外耳炎病史（图9-40）。大多患者有糖尿病。假单胞菌感染穿透上皮，侵入皮下软组织，引起剧烈耳痛，夜间尤甚，伴脓性分泌物溢出及外耳道水肿。在耳道基底部或前部的骨质、软骨接合处可有肉芽组织形成。感染随后可穿透耳道骨、软骨接合处的基底部，播散至头骨底部[87]。恶性外耳炎是一种头骨底部的骨髓炎。更严重的病例呈现头颅神经麻痹，最常累及第Ⅶ对颅神经。颞部和头颅底部行核磁扫描和CT扫描可明确诊断。诊断标准见框9-4。

治疗

恶性外耳炎的治疗已经从主要靠外科治疗发展到对潜在骨髓炎的长期药物治疗，伴以有限的外科清创术，可达治愈。治疗包括使用第三代头孢菌素（头孢拉定或头孢曲松）和氟喹诺酮（环丙沙星或氧氟沙星）。本书未涉及外科手术。

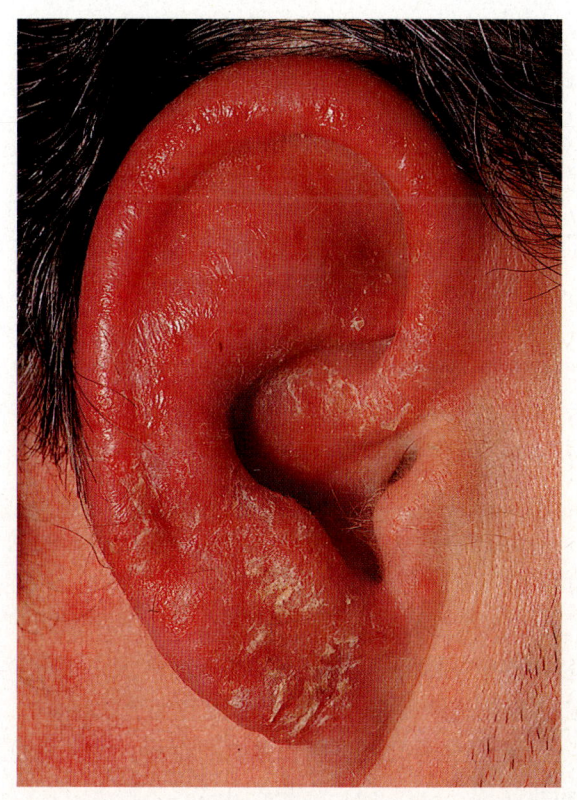

图9-40 恶性外耳炎：耳廓经数月的慢性炎症，形成严重的耳部感染。

框9-4　恶性外耳炎的诊断标准
难治性外耳炎
严重的耳痛，夜间加重
脓性分泌液
肉芽组织形成
铜绿假单胞菌复发
糖尿病或其他免疫受累状态
颞骨的^{99}Tc骨扫描阳性
Levenson MJ, et al: Laryngoscope 1991;101:821.

趾蹼感染 Toe web infection

铜绿假单胞菌趾蹼感染是一种特殊的临床疾病，常被误诊为足癣[88]。患者习惯于穿沉重、潮湿的靴子，趾蹼可出现厚厚的、白色的、浸渍的鳞屑伴绿色污渍。最常见的临床特征是趾蹼和邻近皮肤的浸渍。轻者表现为受累部位潮湿、变软和发白。第二、三、四趾蹼是最常见的初发部位。更严重的可以进展到侵袭性皮肤剥脱和大量的、浆液性或脓性分泌物。在大多患者，这种浸渍性的皮肤剥脱累及所有的趾蹼并可扩展到足跖表面、足趾背面和跖面，超出了足趾根部约1cm宽的面积。所有患者均为男性，宽足，方形足趾，趾间空间紧密。皮肤与皮肤间的密切接触和足趾间的摩擦是一大特征。由于青脓素的产生，Wood灯检查显示绿白荧光，在袜子、绷带、脚趾甲和干燥的渗出物上可见绿色的污点。从潮湿的鳞屑中可以分离到假单胞菌或假单胞菌和真菌的混合菌丛。

治疗

首先，清除增厚的、肿胀坏死的表皮层[89]。反复应用0.5%硝酸银或5%醋酸[80]（白醋）浸泡趾蹼、足背和足跖，可促进干燥并抑制细菌生长；然后外用庆大霉素霜、磺胺嘧啶银或卡斯太拉尼涂剂（Derma-Cas凝胶）直至感染控制。对局部治疗无效的感染可口服环丙沙星，500mg或750mg，每日治疗2次。有些假单胞菌株已经对环丙沙星产生耐药性。

预防再复发的措施包括在脚趾间使用纱布条防止密切接触，穿凉鞋或编织宽松的鞋加快汗液蒸发，应用收敛剂，如20%氯化铝（Drysol）来促进干燥。

坏疽性臁疮 Ecthyma gangrenosum

坏疽性臁疮(EG)是铜绿假单胞菌败血病的皮肤表现，免疫抑制患者的感染最为典型，尤其是中性粒细胞减少症患者。系统性铜绿假单胞菌感染常使患者衰弱的身体状况恶化，如白血病、烧伤和囊肿性纤维化患者。该病不易与坏疽性脓皮症或链球菌性臁疮混淆。该病罕见但具备铜绿假单胞菌感染的高度特异性，皮损可以由铜绿假单胞菌血行播散至皮肤引起或原发于皮肤而没有菌血症。铜绿假单胞菌败血病患者的死亡率高，无菌血症者约15%[90]；本病罕见，仅发生于1.3%~6.0%的假单胞菌败血症患者中[91]，皮损通常少于10个。

所有EG患者均有感染危险性升高的易感因素。EG发生于免疫受损的患者（肿瘤、白血病、免疫抑制治疗、移植、营养不良和糖尿病）、烧伤患者和接受青霉素治疗的患者。许多患者机体功能紊乱，导致严重的中性粒细胞减少症或全血细胞减少症。大多患者在铜绿假单胞菌败血病期间发病，但非败血病型，在婴儿和成人也有报道[92-94]。非败血病患者，无明显的免疫抑制或中性粒细胞减少症，其EG可发生于抗生素治疗后。

损害由多个非连续性溃疡或单发溃疡组成。起初为孤立的、红色、紫癜性斑丘疹，后演变为水疱、硬结节，最后成为大疱或脓疱，脓疱可以是出血性的。损害可以局限，但更典型的是延伸超过几厘米。中心区域出血和坏死（图9-41）。于是损害形成具有灰黑色焦痂的坏疽性溃疡，周围绕以红晕。皮损主要发生于臀部和会阴区（57%），四肢（30%），躯干（6%）和面部（6%），但也可见于其他任何部位。

败血症患者可出现高热、寒战、低血压和心动过速和（或）呼吸急促。多伴有中性粒细胞减少，中性粒细胞的绝对计数与临床预后紧密相关。治疗期间或治疗后，若中性粒细胞计数低于500/mm³，大多患者会死亡[95]。皮损的恢复很慢（平均4周）。

可能的发病机制是血管壁中的细菌、循环免疫复合物和（或）细菌内、外毒素引起的血管炎。

治疗（败血症型）

Green 等[95] 推荐如下的治疗程序：

1. 取深部皮肤活检（4mm 或 5mm）进行组织病理学研究，用特殊染色鉴定组织中的细菌。
2. 取皮肤活检标本进行培养。
3. 用针头抽取皮损，革兰染色用于快速诊断。
4. 采集血标本进行培养，尤其是在发热高峰期。
5. 在进行培养后开始适当的系统性抗生素治疗。

局限型、非败血病性疾病可仅局部治疗，如0.5%硝酸银或5%醋酸[80]（白醋）湿敷，或磺胺嘧啶银乳膏局部外用。

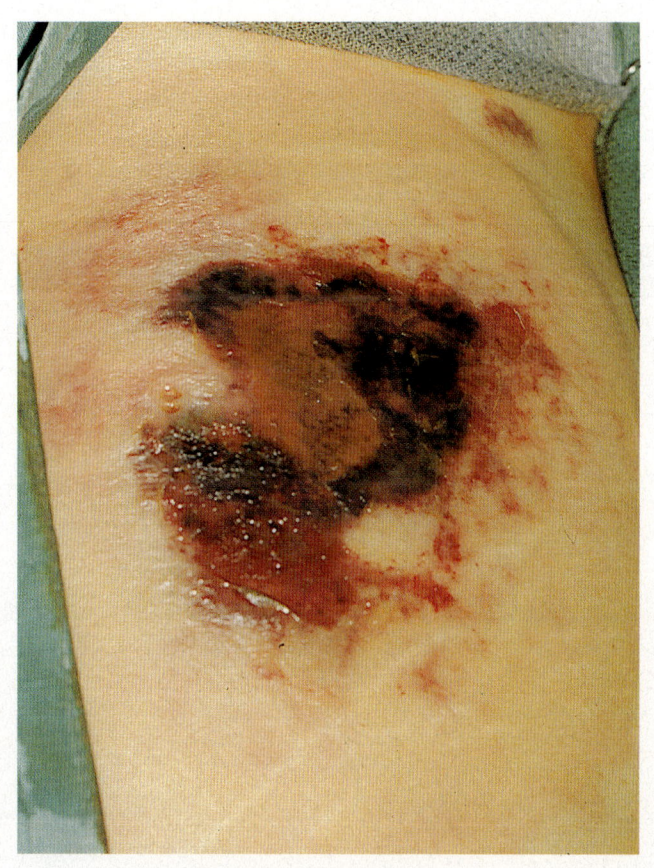

图9-41 坏疽性臁疮：假单胞菌败血病的皮肤表现。股部可见一处较大的，含有水疱、大疱并出血的肿块。

脑膜炎球菌血症 Meningococcemia

脑膜炎球菌血症是脑膜炎奈瑟菌感染引起的，通过呼吸道分泌物传播。脑膜炎是最常见的表现形式。急性败血症（脑膜炎球菌血症）比其他任何感染性疾病更能迅速置人于死地。休克和死亡可在数小时内发生。慢性脑膜炎球菌血症少见，类似于淋球菌血症引起的关节炎-皮炎综合征。

传播

大多数为散发病例，但也有局限性暴发。

无症状携带者被认为是主要的传染源。脑膜炎球菌存在于约10%~20%健康人的鼻咽部。大多数病例由新病原菌定植于鼻咽部引起，这种病原菌随后侵入全身，形成菌血症，然后出现中枢神经系统受累。病毒感染、家庭拥挤、慢性疾病和末端公共补体通路（C_3，$C_{5\sim9}$）缺陷的患者感染危险性增加。迟发补体成分对于溶菌作用是必要的。

发病率

在美国每年有2400例患者感染脑膜炎球菌。婴幼儿发病率最高；32%病例发生于30岁或大于30岁的人群；35%的病例由血清群C引起；32%由血清群B引起的；26%由血清群Y引起[96]。因为没有疫苗，在小于1岁的婴幼儿中有超过一半的病例由血清群B引起的。

病理生理学

病毒感染可能有利于脑膜炎奈瑟菌侵入血液。脑膜炎奈瑟菌侵入小血管内皮细胞并释放细菌内毒素。细菌内毒素引起内皮细胞、单核细胞和巨噬细胞释放细胞因子，从而导致严重的低血压、低心脏输出量和内皮渗透性增加。器官缺氧和大量弥散性血管内凝血（DIC）可导致器官衰竭、休克和死亡。

通透性降低和血栓形成导致梗死形成，产生小面积、不规则的紫癜。

临床表现

潜伏期2~10天不等，但典型疾病发生于感染后3~4天。临床表现从仅有发热到伴暴发性紫癜的暴发性、败血病性休克。临床表现为突然发热、剧烈头痛、恶心、呕吐、颈项强直，70%患者有皮疹[97]。皮肤表现可见紫癜性损害（60%）、红色斑丘疹（32%）（图9-42

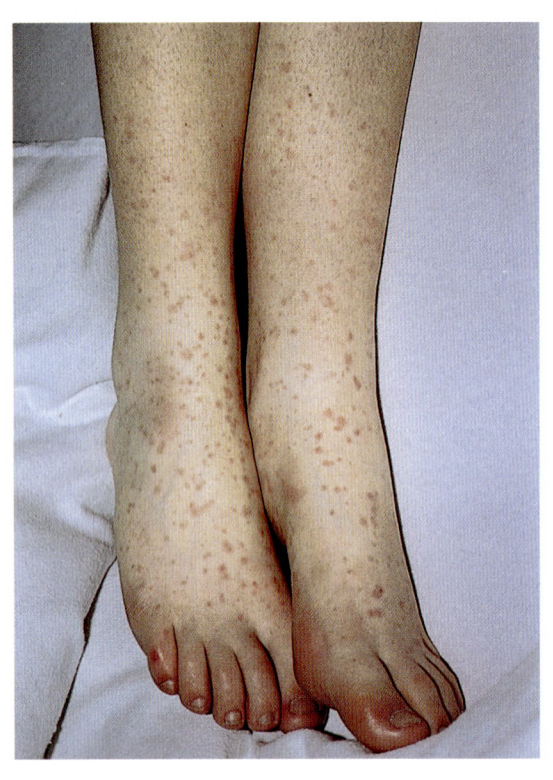

和9-43)[98]、淡粉红色斑(28%)和结膜瘀点(10%)[99]。精神错乱和昏迷常常出现。致死率为7%[100]。1岁以下婴幼儿人群的死亡率最高。脑膜炎球菌的致病率很高：9%~11%患者有后遗症（如神经性残疾、肢体丧失和听力丧失）。

暴发性紫癜

暴发性疾病占所有病例的3%，患者有突发性虚脱、瘀斑和休克发作（暴发性紫癜）。此综合病征可导致手足末端的坏疽和自行离断，尤其是可能加重2岁以内患儿的脑膜炎球菌血症。迅速致死的沃-弗综合征（Waterhouse-Friderichsen综合征）或暴发性败血病可导致皮肤大量出血和双侧肾上腺的出血性损毁。

图9-42 脑膜炎球菌血症：丘疹性、非出血性皮疹波及腋下、躯干、手腕和踝部。皮疹随后变为瘀斑。

图9-43 脑膜炎球菌血症：瘀斑可位于火焰色斑疹的中央。皮损汇合可导致出血性斑，常见中心坏死。

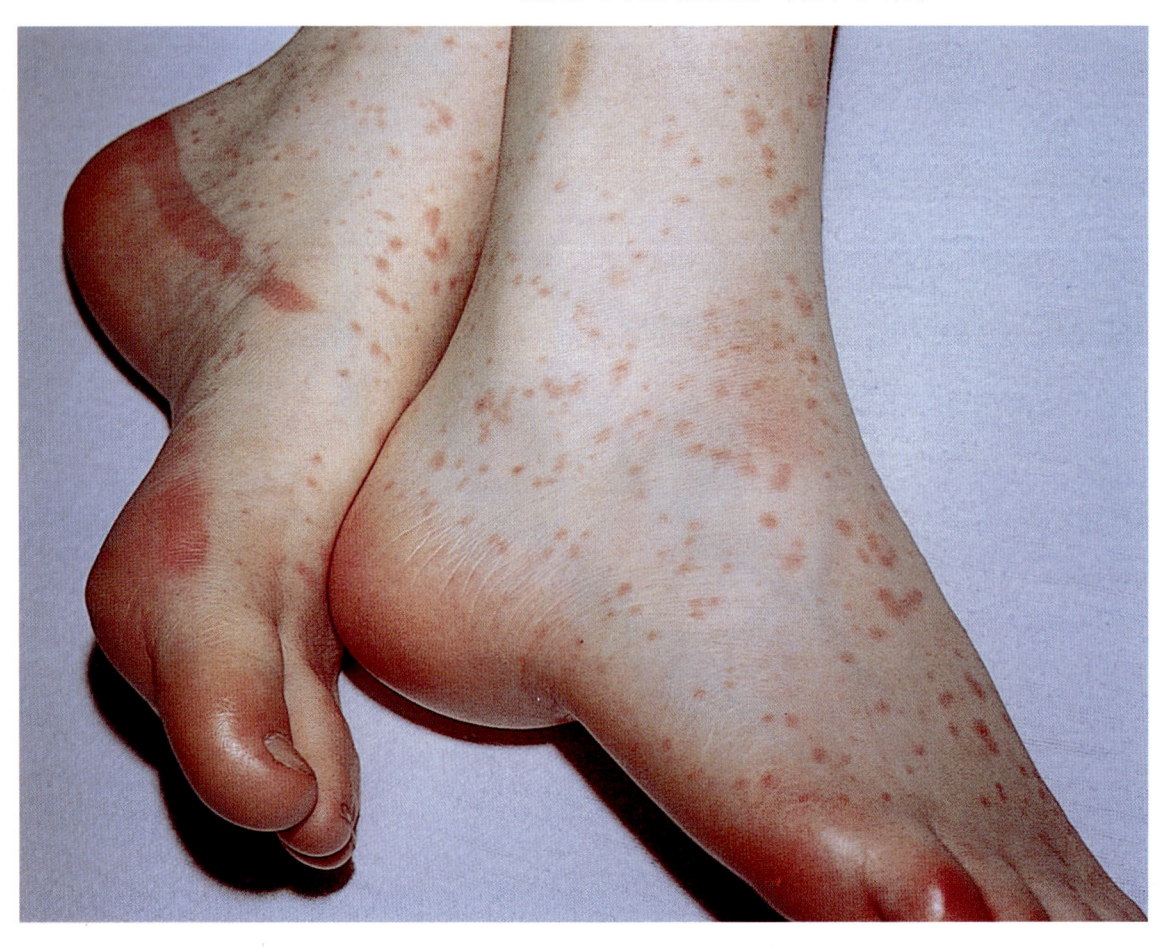

蛋白C和蛋白S的获得性缺陷可以引起暴发性紫癜的发病。儿童蛋白C系统的不成熟可解释其发病危险性增加的原因[101]。

诊断

诊断和治疗总结于框9-5。脑膜炎奈瑟菌是革兰阴性双球菌。根据荚膜多糖的血清凝集反应，把它们分为13型。血清群A、B、C、Y和W-135在最近的大多数病例得以确认[104]。世界大多数病例为血清群B和C引起的[102,103]。瘀点为特征性临床表现，最易与可疑感染脑膜炎双球菌的患者相鉴别[104]。瘀斑为脑膜炎双球菌性疾病所特有的表现。一般状况和意识的下降也是有价值的诊断体征[105]。CSF（脑脊髓液）的检测依然是诊断细菌性脑膜炎的金标准[106]。CSF中多形核白细胞的增多。通过对CSF、血沉棕黄层和取自瘀点的涂片进行革兰染色，可以鉴定革兰阴性双球菌。皮损的活检可快速诊断。63%的患者中对出血性皮损标本进行培养和（或）革兰染色可以检测到细菌。在脑膜炎双球菌脓血症患者中，对皮损进行革兰染色比对CSF进行革兰染色的敏感性高得多（72%：22%）。钻孔活检标本的结果不受抗生素影响，因为治疗开始后45小时内，革兰染色可以出现阳性结果；13小时内培养结果可以为阳性[107]。通过血培养可以在几乎100%的病例中分离到微生物，但12～24小时内往往得不到培养结果。对于复杂性、复发性或暴发性患者，应排除补体的缺陷。

鉴别诊断

此病应与以急性发病、伴瘀点为特征的疾病进行鉴别诊断，这类疾病包括落矶山斑疹热、艾柯病毒、柯萨奇病毒感染和中毒性休克综合征。淋球菌血症和过敏性血管炎（Henoch-Schonlein紫癜和白细胞破碎性血管炎）产生的瘀点和紫癜性损害，常高于皮面并可触知。

治疗

有效治疗急性脑膜炎双球菌感染的药物包括青霉素G、氯霉素（用于对青霉素过敏的患者）和头孢菌素（头孢噻肟，头孢曲松，头孢呋辛）。

无皮疹的脑膜炎

脑膜炎病因不明时，对可能的脑膜炎病菌应进行经验性抗生素治疗。可用万古霉素和第三代头孢菌素。微生物诊断和抗生素敏感试验明确后，间断性应用万古霉素。脑膜炎的经验性抗生素治疗根据年龄而定：新生儿应用氨苄西林和头孢噻肟（或氨苄西林和庆大霉素）；1～3月的婴儿应用氨苄西林和头孢噻肟，可联用或不用万古霉素；年龄稍大的婴儿、儿童和成人应用头孢噻肟或头孢曲松，可联用或不用万古霉素。

框9-5	脑膜炎球菌血症的早期诊断和快速治疗
血培养	应用抗生素以前取样
	阳性率为10%～23%
	12～24小时有结果
	连续5天
腰椎穿刺和	多形核白细胞增多
脑脊液培养	革兰染色常阴性
	连续5天
革兰染色：	50%～80%阳性
刮削下的碎屑	在紫癜性皮损革兰染色可见双球菌
皮损活检	组织学：
吸出物	皮肤血管血栓形成
	血管炎：多形核白细胞和核尘
	血栓和管壁可见脑膜炎奈瑟菌
	皮内和皮下中性白细胞性脓疱
细菌抗原检测	脑脊液1ml（推荐）
	尿液10ml
	2小时内鉴定特异性细菌抗原
	特定实验室（如Mayo Clinic）
咽培养	可培养成功，但结果不可靠
	无症状性定植
	培养出普通细菌
第三代头孢菌素（如头孢噻肟或头孢曲松）	对败血症患者的初始治疗
强化支持疗法	
支持疗法	吸氧、强心、静脉补液
出现DIC	新鲜冰冻血浆
低组织灌注并发症	坏死皮肤、皮下组织和肌肉的清创术+移植
	MRI诊断肌肉和骨骼的病变
DIC，弥散性血管内凝血	

败血病和脑膜炎

脑膜炎球菌感染是最常见引起瘀点或紫癜性皮疹和脑膜炎的细菌。其他微生物可导致休克和非发热性皮疹（如B型流感嗜血杆菌和肺炎链球菌）。在得到培养结果以前，选用第三代头孢菌素是适当的。

大多数脑膜炎球菌感染应用抗生素后迅速改善，但脑膜炎球菌性疾病也可在数小时内迅速导致死亡。

不良的预后体征包括：
- 无脑膜炎
- 发展迅速的皮疹
- 意识的进行性恶化
- 休克
- 凝血
- 白细胞计数低

用抗生素治疗，然后处理休克和用新鲜冷冻血浆和鲜血纠正凝血紊乱和贫血。

治疗可选青霉素 G。第三代头孢菌素（头孢噻肟或头孢曲松）在诊断明确之前应首先使用。一旦患者病情稳定，清除坏死组织（皮肤、皮下组织和肌肉）并进行移植来修复缺陷。

急性期支持疗法

DIC 是儿童脑膜炎球菌败血症的常见并发症。出现休克和DIC的患者死亡率达到40%。可根据几个血凝参数早期判断脑膜炎球菌性疾病的凝血异常。

凝血参数的变化发生在感染的第一阶段。部分促凝血酶原激酶时间延长，凝血素时间缩短有助于明确凝血病的阶段。控制休克可通过补液、调整代谢性酸中毒、纠正凝血异常（在DIC发生前应用抗凝血酶Ⅲ和肝磷脂；如果发生DIC用抗凝血酶Ⅲ和新鲜冰冻血浆），必要时输注儿茶酚胺[108]。

疫苗

推荐四价多糖脑膜炎球菌疫苗（其可预防血清群A、C、Y和W-135感染）用于控制血清群C脑膜炎球菌疾病暴发和用于某些高危人群。血清群B的疫苗尚未研发。脑膜炎球菌C共价疫苗具有很好的安全性和免疫原性，与其它常规疫苗一起给予2、3、4月大小的婴幼儿时可产生免疫记忆[109]。免疫后7~10日内达保护性抗体水平。外出旅行者应与疾病预防和控制中心联系（电话：[404]332-4559；http://www.cdc.gov/tral/）。大学新生，尤其是住校的学生应接受脑膜炎疾病和疫苗的教育，以使他们对免疫做出有根据的决定。

化学预防

对与感染人群密切接触者预防性应用抗菌剂可以预防散发性病例（表 9-4）[110]。患者疾病发作前一周，与其密切接触 4 小时以上的个体被感染的危险性增加。密切接触者包括家庭成员、日托中心的接触者和直接暴露于患者口腔分泌物的任何人。应尽可能快的预防性应用抗菌剂（疑似患者确诊后24小时内使用最理想）。疑似患者疾病发作 14 天后再给予化学预防，其效果可能有限或无价值。口咽或鼻咽标本培养对于决定预防用药没有帮助。

肝素并不能阻止脑膜炎球菌血症紫癜性损害的进展。用新鲜冰冻血浆补充蛋白C和S可能是暴发性紫癜并发脑膜炎球菌血症患者重要的补充治疗[101]。

表 9-4 针对脑膜炎球菌疾病的化学预防药物使用方法

药物	年龄	剂量	用药时间和方式
利福平* (Rimactane)	<1 月	每 12 小时，5mg/kg	2 天，口服
利福平 (Rimactane)	>1 月	每 12 小时，10mg/kg	2 天，口服
利福平 (Rimactane)	成人	每 12 小时，600mg/kg	2 天，口服
环丙沙星† (Cipro)	成人	750 mg	单剂量，口服
头孢曲松	<15 岁	125 mg	单剂量，肌注
头孢曲松	成人	250 mg	单剂量，肌注
阿奇霉素(Zithromax)	成人	500 mg	单剂量，口服

Rosenstein NE, et al: N Engl J Med 2001; 344:1378.

* 利福平不能用于孕妇。口服避孕药的效果可受利福平的影响。

† 如无可接受的替代治疗，环丙沙星可用于 18 岁以下人群。

表9-5 非结核分枝杆菌感染

特征	海鱼分枝杆菌	溃疡分枝杆菌	偶然分枝杆菌和龟分枝杆菌	胞内鸟型分枝杆菌	堪萨斯分枝杆菌
感染源	淡水和盐水（游泳池，井，污染的鱼、鱼缸）；免疫抑制患者	水、澳大利亚的沼泽地区、乌干达和扎伊尔	海水和淡水、泥土、灰尘、动物饲料、零星的术后感染、外伤、透析设备和注射后脓肿	海湾和太平洋海岸、美国北部中心、土壤、屋尘、水和干燥的植物	不明、已从自来水中分离到；机会感染
症状	无症状性至疼痛性皮肤肿胀	无症状至疼痛性皮肤肿胀；关节活动性降低	常在有肺病的患者发生，与获得性免疫缺陷综合征相关	无症状性发热、体重减轻和骨疼痛	瘙痒症、发热、斑块、肿胀。最常见的是有潜在肺部疾病的老年人的肺部感染
皮损	在接种点发生损害。丘疹；结节；疣状斑块；溃疡/脓肿，孢子丝菌样损害；播散	下肢末端大的、孤立的、深在无痛性溃疡；发生继发性坏死；主要影响儿童和年轻人	肉芽肿性结节；脓肿溢液；溃疡；孢子丝菌样损害；蜂窝织炎；播散性疾病	肉芽肿性滑膜炎；深在的手部感染；脂膜炎；皮下结节	疣状丘疹，孢子丝菌样皮疹；蜂窝织炎；肉芽肿性斑块；溃疡和坏死性丘疱疹
治疗	米诺环素或多西环素100mg，2次/日；甲氧苄氨嘧啶磺胺甲基异恶唑160~800 mg，2次/日；克拉霉素，利福平每日600mg；对耐药性菌株、孢子丝菌病样损害和播散性感染，乙胺丁醇每日800mg。治疗1个月到1年。	广泛切除，合并有/无皮肤移植是一种治疗选择。甲氧苄氨嘧啶磺胺甲基异恶唑80/400mg，2次/日，随后利福平每日600mg；米诺环素每日100mg或联合应用链霉素、氨苯砜和乙胺丁醇。因溃疡分枝杆菌对热敏感，可包裹感染区而维持一定温度。	严重的疾病；外科切除；阿米卡星（每日15 mg/kg）加头孢西丁（每日200mg/kg），联合口服丙磺舒，随后用氨苯磺胺、红霉素或米诺环素。病情较轻者：氨苯磺胺和红霉素。外伤痊愈后连续应用4~6周。	用多种药物积极治疗，包括：异烟肼、氯法齐明、利福平、链霉素、乙胺丁醇、乙硫异烟胺、环丝氨酸、卷曲霉素或克拉霉素	利福平加乙胺丁醇或异烟肼。异烟肼的耐药性已有报道，可尝试大剂量异烟肼（900mg）治疗。利福平耐药菌株出现时，可附加氨苯磺胺和阿米卡星。
培养孵育温度	30℃~33℃	30℃~33℃	25℃~40℃之间	37℃	37℃

Street ML, et al; J Am Acad Dermatol 199；24：208.

非结核分枝杆菌 Nontuberculous mycobacteria

分枝杆菌是有蜡样外衣的棒状杆菌，这使它们对染料和许多抗生素具有抵抗性。一旦染色便不易脱色并保持抗酸性。最常见和最重要的分枝杆菌是结核分枝杆菌和麻风杆菌。非结核分枝杆菌（以前称为非典型分枝杆菌）通常引起系统性疾病，但也可仅感染皮肤（表9-5）[111]。非结核分枝杆菌在自然界广泛存在于土壤、动物和人的粪便、游泳池和鱼缸的水中。它们在培养条件、色素产生、疾病表现和药物敏感性方面大不相同。根据集落色素和生长率特性而制定的Runyon分类法不再使用。细菌仅与种属有关。大多数皮肤病是由海鱼分枝杆菌[112]和游泳池分枝杆菌（M. balnei）引起的。海鱼分枝杆菌感染常被称为游泳池肉芽肿，为慢性肉芽肿感染，常发生于热带鱼爱好者和渔民，常表现为结节性淋巴管炎。其最佳生长温度为30℃～32℃，因此感染常局限于皮肤。疾病发生在微小的创伤处，比如手指、手；其次是肘和膝盖。潜伏期2～6周，出现丘疹或结节，可溃破并溢出血性液体或形成疣状表面。损害常常孤立，也可呈孢子丝菌病样分布，结节或溃疡性损害沿淋巴管分布。在手指或手部常出现腱鞘炎。局限性淋巴结肿大罕见。50%～80%患者可出现结核菌素试验结果阳性[113]。治疗可选择米诺环素。

溃疡分枝杆菌、偶然分枝杆菌、龟分枝杆菌和胞内鸟型分枝杆菌（M.ulcerans, M.fortuitum, M.chelonei, and M.avium-intra cellulare）

美国感染HIV的患者中，15%～40%的播散性疾病是由于鸟型分枝杆菌复合物引起的，导致发热、盗汗、体重减轻和贫血[114-117]。该类细菌致病性低，人与人之间的传染罕见。易感因素包括创伤、免疫抑制、HIV感染[18]和慢性病。在外伤处形成损害并经久不愈时，应考虑非结核分枝杆菌感染。

分枝杆菌的培养需不同的温度。实验室培养温度为30℃和37℃。培养分离到这些机会性、分布广泛的微生物并不能证明其就能致病。DNA探针现在正用于鉴定分枝杆菌的种属；鉴定时间在3～4周以内。

（郝进 郝飞译 白义杰校）

参考文献

1. Barton LL, Friedman AD: Impetigo: a reassessment of etiology and therapy, Pediatr Dermatol 1987; 4:185.
2. Dagan R, Bar-David Y: Comparison of amoxicillin and clavulanic acid (augmentin) for the treatment of nonbullous impetigo, Am J Dis Child 1989; 143:916.
3. Peter G, Smith AL: Group A streptococcal infections of the skin and pharynx, N Engl J Med 1977; 297:311.
4. Fine RN: Clinical manifestations and diagnosis of post-streptococcal acute glomerulonephritis. pp 79-82. In Nissen AR: Poststreptococcal acute glomerulonephritis: fact and controversy, Ann Intern Med 1979; 91:76.
5. Rajajee S: Post-streptococcal acute glomerulonephritis: a clinical, bacteriological and serological study, Indian J Pediatr 1990; 57: 775.
6. Maddox JS, Ware JC, Dillon HC: The natural history of streptococcal skin infection: prevention with topical antibiotics, J Am Acad Dermatol 1985; 13:207.
7. Doebbeling BN, et al: Long term efficacy of intranasal mupirocin ointment: a prospective cohort study of Staphylococcus aureus carriage, Arch Intern Med 1994; 154:1505.
8. McLinn S: A bacteriologically controlled, randomized study comparing the efficacy of 2% mupirocin ointment (Bactroban) with oral erythromycin in the treatment of patients with impetigo, J Am Acad Dermatol 1990; 22:883.
9. Demidovich CW, et al: Impetigo: current etiology and comparison of penicillin, erythromycin, and cephalexin therapies, Am J Dis Child 1990; 144:1313.
10. Mertz PM, et al: Topical mupirocin treatment of impetigo is equal to oral erythromycin therapy, Arch Dermatol 1989; 125:1069.
11. Hook EW, et al: Microbiologic evaluation of cutaneous cellulitis in adults, Arch Intern Med 1986; 146:295.
12. Kielhofner MA, et al: Influence of underlying disease process on the utility of cellulitis needle aspirates, Arch Intern Med 1988; 148:451.
13. Rudoy RC, Nakashima G: Diagnostic value of needle aspiration in Haemophilus influenzae type B cellulitis, J Pediatr 1979; 94: 924.
14. Goetz JP, et al: Needle aspiration in Haemophilus influenzae type B cellulitis, Pediatrics 1974; 54:504.
15. Leppard BJ, et al: The value of bacteriology and serology in the diagnosis of cellulitis and erysipelas, Br J Dermatol 1985; 112:559.
16. Epperly TD: The value of needle aspiration in the management of cellulites, J Fam Pract 1986; 23:337.
17. Howe PM, Fajardo JE, Orcutt MA: Etiologic diagnosis of cellulitis: comparison of aspirates obtained from the leading edge and the point of maximal inflammation, Pediatr Infect Dis J 1987; 6:685.
18. McDonnell WM, Roth MS, Sheagren JN: Hemophilus influenzae type B cellulitis in adults, Am J Med 1986; 81:709.
19. Broome CV, et al: Special report: use of chemoprophylaxis to prevent the spread of Hemophilus influenzae B in day-care facilities. N Engl J Med 1987; 316:1226.
20. Klemper MS, Styrt B: Prevention of recurrent staphylococcal skin infections with low dose oral clindamycin therapy, JAMA 1988; 260:2682.
21. Hugo-Persson M, Norlin K: Erysipelas and group G streptococci, Infection 1987; 15:36.
22. Baddour LM, Bisno AL: Recurrent cellulitis after saphenous venectomy for coronary bypass surgery, Ann Intern Med 1982; 97:493.

23. Baddour LM, Bisno AL: Non-group A beta-hemolytic streptococcal cellulitis: association with venous and lymphatic compromise, Am J Med 1985; 79:155.
24. Jorup-Ronstrom C: Epidemiological, bacteriological and complicating features of erysipelas, Scan J Infect Dis 1986; 18:519.
25. Bitnun S: Prophylactic antibiotics in recurrent erysipelas (letter), Lancet 1985; 9:345.
26. Charnock DR, White T: Bruised cheek syndrome: haemophilus influenzae, type B, cellulitis, Otolaryngol Head Neck Surg 1990; 103:829.
27. Ginsburg CM: Hemophilus influenzae type B buccal cellulitis, J Am Acad Dermatol 1981; 4:661.
28. Barone S, Aiuto L: Periorbital and orbital cellulitis in the Haemophilus influenzae vaccine era, J Pediatr Ophthalmol Strabismus 1997; 34(5):293.
29. Ambati B, et al: Periorbital and orbital cellulitis before and after the advent of Haemophilus influenzae type B vaccination, Ophthalmology 2000; 107(8):1450.
30. Antoine GA, Grundfast KM: Periorbital cellulitis, Int J Pediatr Otorhinolaryngol 1987; 13:273.
31. Mills RP, Kartush JM: Orbital wall thickness and the spread of infection from the paranasal sinuses, Clin Otolaryngol 1985; 10:209.
32. Jackson K, Baker SR: Clinical implications of orbital cellulitis, Laryngoscope 1986; 96:568.
33. Teele DW: Management of the child with a red and swollen eye, Pediatr Infect Dis 1983; 2:258.
34. Hodges E, Tabbara KF: Orbital cellulitis: review of 23 cases from Saudi Arabia, Br J Ophthalmol 1989; 73:205.
35. Spires JR, Smith RJH: Bacterial infection of the orbital and periorbital soft tissues in children, Laryngoscope 1986; 96:763.
36. Ciarallo LR, Rowe PC: Lumbar puncture in children with periorbital and orbital cellulitis, J Pediatr 1993; 122:355.
37. Martin-Hirsch DP, et al: Orbital cellulitis, Arch Emerg Med 1992; 9:143.
38. Marks VJ, Maksimak M: Perianal streptococcal cellulitis, J Am Acad Dermatol 1988; 18:587.
39. Rehder PA, Eliezer ET, Lane AT: Perianal cellulitis: cutaneous group A streptococcal disease, Arch Dermatol 1988; 124:702.
40. Kokx NP, Comstock JA, Facklam RR: Streptococcal perianal disease in children, Pediatrics 1987; 80:659.
41. Bisno A, Cockerill F, Bermudez C: The initial outpatient-physician encounter in group A streptococcal necrotizing fasciitis, Clin Infect Dis 2000; 31(2):607.
42. Simonart T, et al: Value of standard laboratory tests for the early recognition of group A beta-hemolytic streptococcal necrotizing fasciitis, Clin Infect Dis 2001; 32(1):E9.
43. Cawley M, et al: Intravenous immunoglobulin as adjunctive treatment for streptococcal toxic shock syndrome associated with necrotizing fasciitis: case report and review, Pharmacotherapy 1999; 19(9):1094.
44. Perry P, et al: Defining pseudofolliculitis barbae in 2001: a review of the literature and current trends, J Am Acad Dermatol 2002; 46[Suppl 2]:S113.
45. Kauvar A: Treatment of pseudofolliculitis with a pulsed infrared laser, Arch Dermatol 2000; 136(11):1343.
46. Rogers C, Glaser D: Treatment of pseudofolliculitis barbae using the Q-switched Nd:YAG laser with topical carbon suspension, Dermatol Surg 2000; 26(8):737.
47. Chui C, et al: Recalcitrant scarring follicular disorders treated by laser-assisted hair removal: a preliminary report, Dermatol Surg 1999; 25(1):34.
48. Dinehart SM, et al: Acne keloidalis: a review, J Dermatol Surg Oncol 1989; 15:642.
49. Knable A, Hanke C, Gonin R: Prevalence of acne keloidalis nuchae in football players, J Am Acad Dermatol 1997; 37(4):570.
50. Sperling L, et al: Acne keloidalis is a form of primary scarring alopecia, Arch Dermatol 2000; 136(4):479.
51. Sperling L: Scarring alopecia and the dermatopathologist, J Cutan Pathol 2001; 28(7):333.
52. Luz RM, et al: Acne keloidalis nuchae and tufted hair folliculitis, Dermatology 1997; 194(1):71.
53. Gloster H: The surgical management of extensive cases of acne keloidalis nuchae, Arch Dermatol 2000; 136(11):1376.
54. Califano J, Miller S, Frodel J: Treatment of occipital acne keloidalis by excision followed by secondary intention healing, Arch Facial Plast Surg 1999; 1(4):308.
55. Llera JL, Levy RC: Treatment of cutaneous abscess: a double-blind clinical study, Ann Emerg Med 1985; 14:15.
56. Dahl MV: Strategies for the management of recurrent furunculosis, South Med J 1987; 80:352.
57. Hedstrom SA: Recurrent staphylococcal furunculosis: bacterial findings and epidemiology in 100 cases, Scand J Infect Dis 1981; 13:115.
58. Reboli AC, Farrar WE: Erysipelothrix rhusiopathiae: an occupational pathogen, Clin Microbiol Rev 1989; 2:354.
59. Molin G, et al: Occurrence of Erysipelothrix rhusiopathiae on pork and in pig slurry, and the distribution of specific antibodies in abattoir workers, J Appl Bacteriol 1989; 67:347.
60. Gorby GL, Peacock JE: Erysipelothrix rhusiopathiae endocarditis: microbiologic, epidemiologic and clinical features of an occupational disease, Rev Infect Dis 1988; 10:317.
61. Barnett JH, et al: Erysipeloid, J Am Acad Dermatol 1983; 9:116.
62. McCray MK, Esterly NB: Blistering distal dactylitis, J Am Acad Dermatol 1981; 5:592.
63. Norcross M, Jr, Mitchell DF: Blistering distal dactylitis caused by Staphylococcus aureus, Cutis 1993; 51:353.
64. Zemtsov A, Veitschegger M: Staphylococcus aureus-induced blistering distal dactylitis in an adult immunosuppressed patient, J Am Acad Dermatol 1992; 26:784.
65. Benson PM, Solivan G: Group B streptococcal blistering distal dactylitis in an adult diabetic, J Am Acad Dermatol 1987; 17:310.
66. Lyell A: The staphylococcal scalded skin syndrome in historical perspective: emergence of dermopathic strains of Staphylococcus aureus and discovery of the epidermolytic toxin, J Am Acad Dermatol 1983; 9:285.
67. Resnick SD: Staphylococcal toxin-mediated syndromes in childhood, Semin Dermatol 1992; 11:11.
68. Amagai M, et al: Toxin in bullous impetigo and staphylococcal scalded-skin syndrome targets desmoglein 1, Nat Med 2000; 6(11):1275.
69. Goldberg NS, et al: Staphylococcal scalded skin syndrome mimicking acute graft-vs-host disease in a bone marrow transplant recipient, Arch Dermatol 1989; 125:85.
70. Herzog JL, Sexton FM: Desquamative rash in an immunocompromised adult: staphylococcal scalded skin syndrome (SSSS), Arch Dermatol 1990; 126:815.
71. Beers B, Wilson B: Adult staphylococcal scalded skin syndrome, Int J Dermatol 1990; 29:428.

72. Borchers SL, Gomez EC, Isseroff RR: Generalized staphylococcal scalded skin syndrome in an anephric boy undergoing hemodialysis, Arch Dermatol 1984; 120:912.
73. Bottone EJ, Perez A: Pseudomonas aeruginosa folliculitis acquired through use of a contaminated loofah sponge: an unrecognized potential public health problem, J Clin Microbiol 1993; 31:480.
74. Ratnam S, et al: Whirlpool-associated folliculitis caused by Pseudomonas aeruginosa: report of an outbreak and review, J Clin Microbiol 1986; 23:655.
75. Highsmith AK, et al: Characteristics of Pseudomonas aeruginosa isolated from whirlpools and bathers, Infect Control Hosp Epidemiol 1985; 6:407.
76. Fiorillo L, et al: The pseudomonas hot-foot syndrome, N Engl J Med 2001; 345(5):335.
77. Petrozzi JW, Alexander E: Pseudomonal balanitis, Arch Dermatol 1977; 113:952.
78. Manian FA, Alford RH: Nosocomial infectious balanoposthitis in neutropenic patients, South Med J 1987; 80(7):909.
79. Raz R, Miron D: Oral ciprofloxacin for treatment of infection following nail puncture wounds of the foot, Clin Infect Dis 1995; 21(1):194.
80. Milner SM: Acetic acid to treat Pseudomonas aeruginosa in superficial wounds and burns, Lancet 1992; 340:61.
81. Siami G, et al: Clinafloxacin versus piperacillin-tazobactam in treatment of patients with severe skin and soft tissue infections, Antimicrob Agents Chemother 2001; 45(2):525.
82. Brook I: Treatment of otitis externa in children, Paediatr Drugs 1999; 1(4):283-289.
83. Sander R: Otitis externa: a practical guide to treatment and prevention, Am Fam Physician 2001; 63(5):927-936, 941.
84. Jones R, Milazzo J, Seidlin M: Ofloxacin otic solution for treatment of otitis externa in children and adults, Arch Otolaryngol Head Neck Surg 1997; 123(11):1193.
85. Dekker PJ: Alternative method of application of topical preparations in otitis externa, J Laryngol Otol 1991; 105:842.
86. Stuck B, Riedel F, Hormann K: Treatment of therapy refractory chronic otitis externa by local injection of triamcinolone acetate crystalline suspension: initial experiences, HNO 2001; 49(3):199.
87. Scherbenske JM, Winton GB, James WD: Acute pseudomonas infection of the external ear (malignant external otitis), J Dermatol Surg Oncol 1988; 14:165.
88. Westmoreland TA, Ross EV, Yeager JK: Pseudomonas toe web infections, Cutis 1992; 49:185.
89. King DF, King LAC: Importance of debridement in the treatment of gram-negative bacterial toe web infection, J Am Acad Dermatol 1986; 14:278.
90. Huminer D, et al: Ecthyma gangrenosum without bacteremia: report of six cases and review of the literature, Arch Intern Med 1987; 147:299.
91. Bodey GP, Jadeja L, Elting L: Pseudomonas bacteremia: retrospective analysis of 410 episodes, Arch Intern Med 1985; 145:1621.
92. Boisseau AM, et al: Perineal ecthyma gangrenosum in infancy and early childhood: septicemic and nonsepticemic forms, J Am Acad Dermatol 1992; 27:415.
93. Fergie JE, et al: Pseudomonas aeruginosa cellulitis and ecthyma gangrenosum in immunocompromised children, Pediatr Infect Dis J 1991; 10:496.
94. el Blaze P, et al: A study of nineteen immunocompromised patients with extensive skin lesions caused by Pseudomonas aeruginosa with and without bacteremia, Acta Derm Venereol 1991; 71:411.
95. Greene SL, Daniel S, Muller SA: Ecthyma gangrenosum: report of clinical, histopathologic, and bacteriologic aspects of eight cases, J Am Acad Dermatol 1984; 11:781.
96. Rosenstein N, et al: The changing epidemiology of meningococcal disease in the United States, 1992-1996, J Infect Dis 1999; 180(6):1894.
97. Wong VK, et al: Meningococcal infections in children: a review of 100 cases, Pediatr Infect Dis J 1989; 8:224.
98. Marzouk O, Thomson AP, et al: Features and outcome in meningococcal disease presenting with maculopapular rash, Arch Dis Child 1991; 66:485.
99. Ramesh V, et al: Clinical, histopathologic & immunologic features of cutaneous lesions in acute meningococcaemia, Indian J Med Res 1990; 91:27.
100. Wang V, et al: Meningococcal disease among children who live in a large metropolitan area, 1981-1996, Clin Infect Dis 2001; 32(7):1004.
101. Powars DR, et al: Purpura fulminans in meningococcemia: association with acquired deficiencies of proteins C and S, N Engl J Med 1987; 317:571.
102. Berg S, et al: Incidence, serogroups and case-fatality rate of invasive meningococcal infections in a Swedish region 1975-1989, Scand J Infect Dis 1992; 24:333.
103. Pinner RW, et al: for the Meningococcal Disease Study Group: meningococcal disease in the United States-1986. J Infect Dis 1991; 164:368.
104. Borchsenius F, et al: Systemic meningococcal disease: the diagnosis on admission to hospital, NIPH Ann 1991; 14:11.
105. Tesoro LJ, Selbst SM: Factors affecting outcome in meningococcal infections, Am J Dis Child 1991; 145:218.
106. Pohl CA: Practical approach to bacterial meningitis in childhood, Am Fam Physician 1993; 47:1595.
107. Van DM, et al: Rapid diagnosis of acute meningococcal infections by needle aspiration or biopsy of skin lesions, BMJ 1993; 306:1229.
108. Mertens R, et al: Diagnosis and stage-related treatment of disseminated intravascular coagulation in meningococcal infections, Klin Padiatr 1999; 211(2):65.
109. MacLennan J, et al: Safety, immunogenicity, and induction of immunologic memory by a serogroup C meningococcal conjugate vaccine in infants: a randomized controlled trial, JAMA 2000; 283(21):2795.
110. Rosenstein N, et al: Meningococcal disease, N Engl J Med 2001; 344(18):1378.
111. Holland S: Nontuberculous mycobacteria, Am J Med Sci 2001; 321(1):49.
112. Hoyt RE, et al: M. marinum infections in a Chesapeake Bay community, Va Med 1989; 116:467.
113. Weitzul S, Eichhorn P, Pandya A: Nontuberculous mycobacterial infections of the skin, Dermatol Clin 2000; 18(2):359-377, xi.
114. Seevanayagam S, Hayman J: Mycobacterium ulcerans infection; is the "Bairnsdale ulcer" also a Ceylonese disease? Ceylon Med J 1992; 37:125.
115. Ingram CW, et al: Disseminated infection with rapidly growing mycobacteria, Clin Infect Dis 1993; 16:463.
116. Drabick JJ, et al: Disseminated Mycobacterium chelonae subspecies chelonae infection with cutaneous and osseous manifestations, Arch Dermatol 1990; 126:1064.
117. Wallace R, Jr: The clinical presentation, diagnosis, and therapy of cutaneous and pulmonary infections due to the rapidly growing mycobacteria: M. fortuitum and M. chelonae, Clin Chest Med 1989; 10:419.

10 性传播性细菌感染
Sexually Transmitted Bacterial Infections

- 性传播疾病的表现　307
- 生殖器溃疡　307
- 梅毒　315
  - 发病率　315
  - 分期　315
  - 传播的危险性　317
  - 苍白螺旋体　317
  - I 期梅毒　317
  - II 期梅毒　318
  - 潜伏梅毒　320
  - III 期梅毒　320
  - 梅毒和人免疫缺陷病毒　320
  - 先天梅毒　320
  - 梅毒血清学　321
  - 梅毒的治疗　323
  - 梅毒的治疗后评估　324
- 少见的性传播疾病　325
  - 性病性淋巴肉芽肿　325
  - 软下疳　327
  - 腹股沟肉芽肿(Donovan病)　329
- 以尿道炎和宫颈炎为特征的疾病　330
  - 淋病　330
  - 淋病奈瑟菌　330
  - 非淋球菌性尿道炎　334

性传播疾病的表现
Sexually transmitted disease presentations

传播疾病可以表现为：
- 生殖器溃疡
- 尿道炎
- 宫颈炎
- 阴道分泌物
- 丘疹

308～311页的图表中概述了这些疾病。所有性传播疾病的治疗列于表10-1。

生殖器溃疡 Genital ulcers

生殖器疱疹感染在第11章讨论。生殖器溃疡的鉴别诊断描述于表10-2中（314页）。

在发达国家，大多数生殖器溃疡患者可伴发单纯疱疹病毒感染、梅毒或软下疳。每一种疾病的发病率因地域和患病人群不同而有差异，其中单纯疱疹最流行。一个患者可同时患多种疾病。并非所有生殖器溃疡都由性传播感染造成。每一种疾病都会增加感染人类免疫缺陷病毒的风险。基于病史和体格检查的诊断经常不准确。所有生殖器溃疡患者都应做血清学检查以确定是否感染梅毒，且同时做针对单纯疱疹的诊断性检查。这些检查包括：

- 快速血浆反应素试验（RPR）或性病研究实验室试验（VDRL）
- 针对苍白螺旋体的暗视野检查
- 针对单纯疱疹的病毒培养试验和/或抗原检测试验
- 细菌培养确定是否有杜克雷嗜血杆菌感染
- 如治疗失败，活检取材病理检查
- 如溃疡由于苍白螺旋体或杜克雷嗜血杆菌引起，应行HIV检测
- 感染单纯疱疹病毒的患者考虑HIV检测

溃疡由苍白螺旋体或杜克雷嗜血杆菌引起的患者应行HIV检测；溃疡由单纯疱疹病毒引起者亦考虑做HIV检测。

患者往往要求在得到化验结果前治疗生殖器溃疡。应针对最可能的诊断进行治疗。如诊断不明确，则应针对梅毒治疗；或者在杜克雷嗜血杆菌引起生殖器溃疡的高发区同时针对梅毒和软下疳治疗。即使经过完整的诊断评估，仍有至少25%的生殖器溃疡患者无法获得实验室确认的诊断。

续接315页

性传播生殖器疾病的诊断和治疗

生殖器溃疡

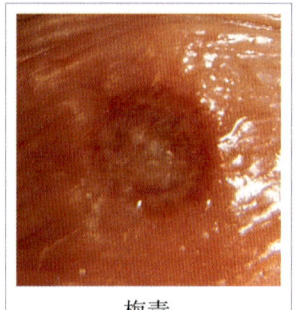

梅毒

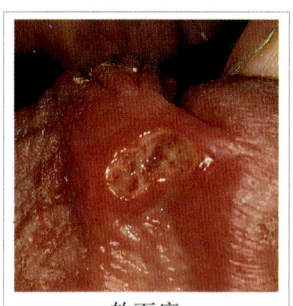

软下疳

疱疹水疱

疱疹溃疡

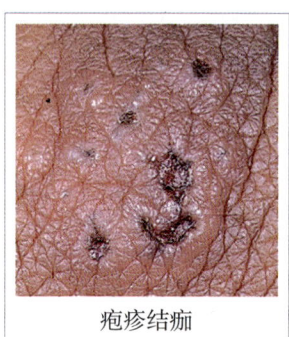

疱疹结痂

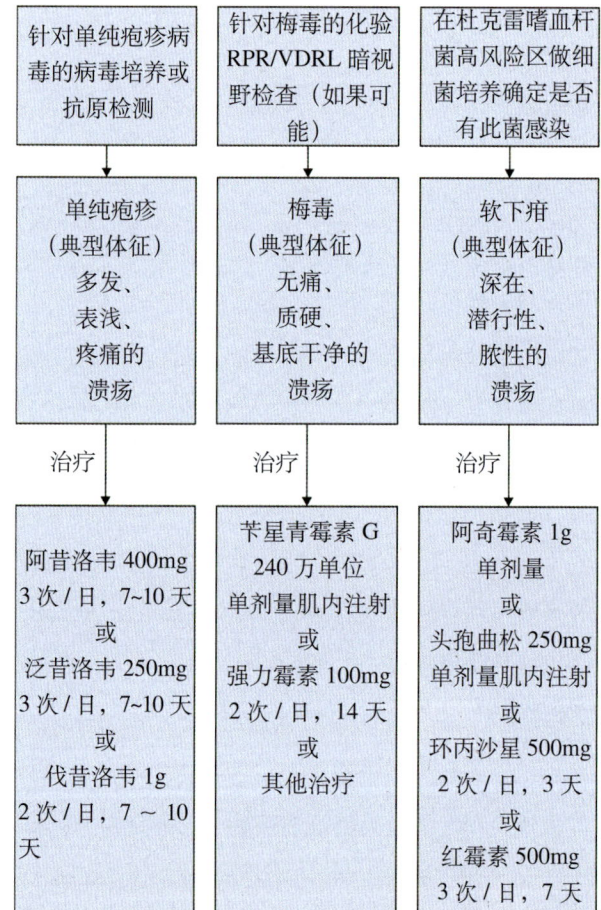

对少数患者做临床诊断
腹股沟淋巴结的表现对临床诊断的准确性无明显帮助

化验

| 针对单纯疱疹病毒的病毒培养或抗原检测 | 针对梅毒的化验 RPR/VDRL 暗视野检查（如果可能） | 在杜克雷嗜血杆菌高风险区做细菌培养确定是否有此菌感染 |

| 单纯疱疹（典型体征）多发、表浅、疼痛的溃疡 | 梅毒（典型体征）无痛、质硬、基底干净的溃疡 | 软下疳（典型体征）深在、潜行性、脓性的溃疡 |

治疗

| 阿昔洛韦 400mg 3 次／日，7~10 天 或 泛昔洛韦 250mg 3 次／日，7~10 天 或 伐昔洛韦 1g 2 次／日，7~10 天 | 苄星青霉素 G 240 万单位 单剂量肌内注射 或 强力霉素 100mg 2 次／日，14 天 或 其他治疗 | 阿奇霉素 1g 单剂量 或 头孢曲松 250mg 单剂量肌内注射 或 环丙沙星 500mg 2 次／日，3 天 或 红霉素 500mg 3 次／日，7 天 |

进行 HIV 检测
1. 如诊断为梅毒或软下疳
2. 如果为单纯疱疹则考虑 HIV 检测

如果没有实验室确认的诊断，则按照梅毒治疗或同时按照梅毒和软下疳治疗

性传播生殖器疾病诊断和治疗

尿道炎和宫颈炎

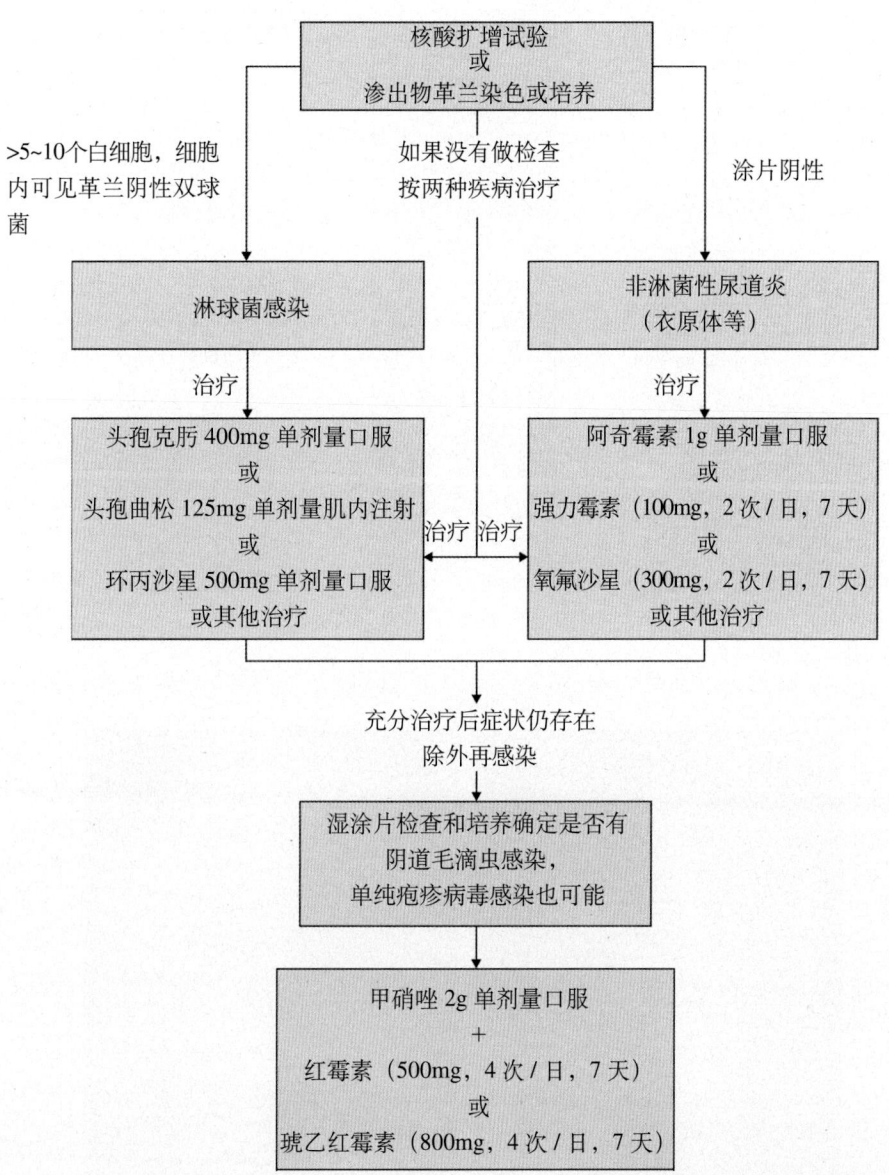

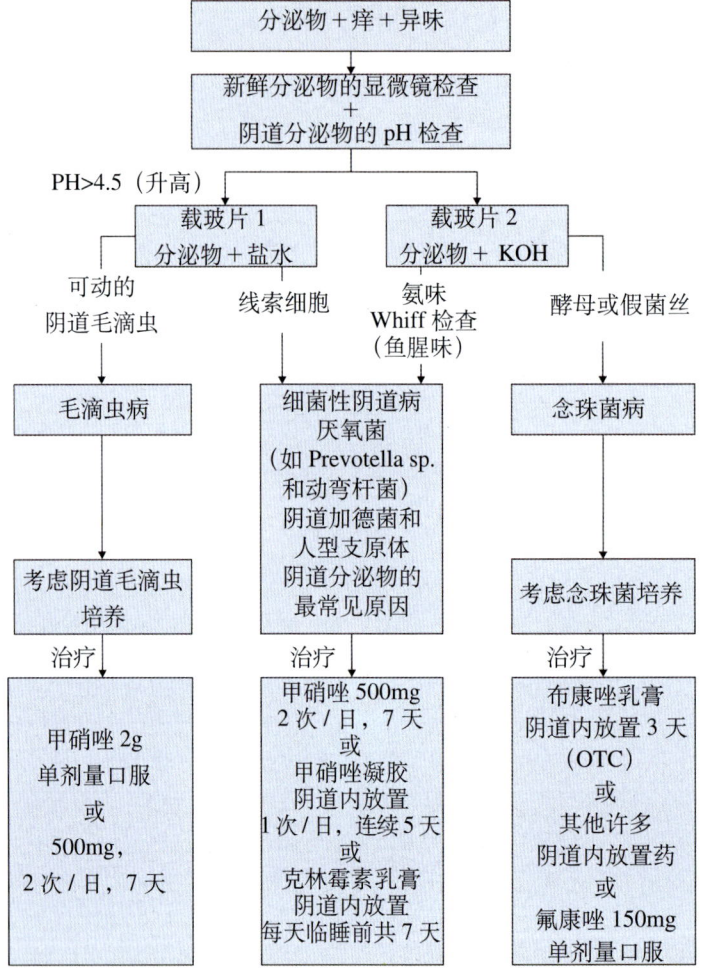

性传播生殖器疾病诊断和治疗

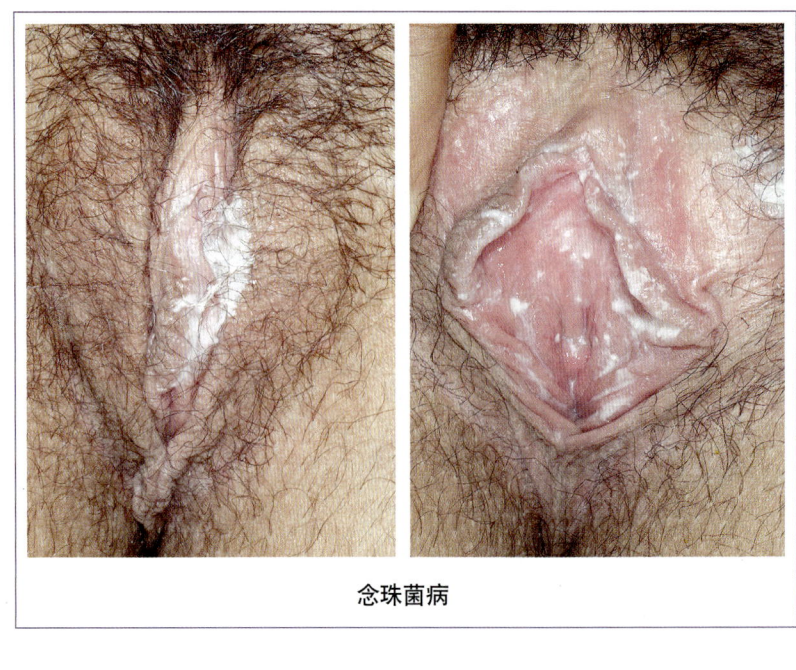

念珠菌病

性传播生殖器疾病诊断和治疗

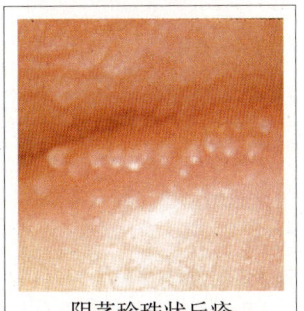

传染性软疣

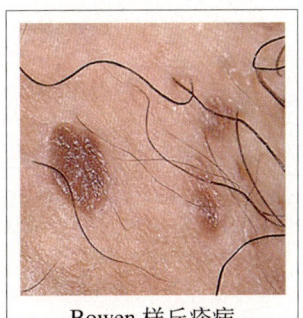

阴茎珍珠状丘疹

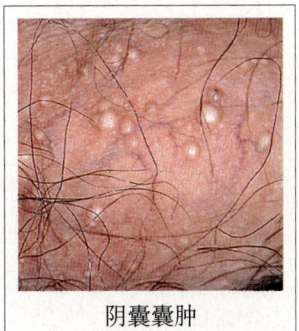

Bowen 样丘疹病

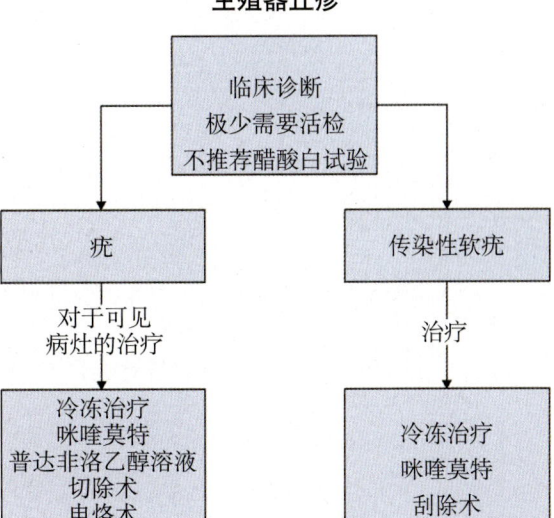

生殖器丘疹

临床诊断
极少需要活检
不推荐醋酸白试验

疣 → 对于可见病灶的治疗 → 冷冻治疗、咪喹莫特、普达非洛乙醇溶液、切除术、电烙术、三氯醋酸

传染性软疣 → 治疗 → 冷冻治疗、咪喹莫特、刮除术

通过巴氏涂片、阴道镜检查、活检、醋酸浸泡试验诊断的亚临床HPV感染，不推荐治疗

鉴别诊断：
阴茎珍珠状丘疹
Bowen 样丘疹病
阴囊皮脂腺

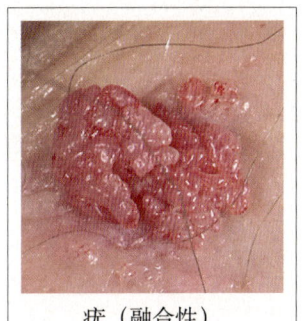

疣（融合性）

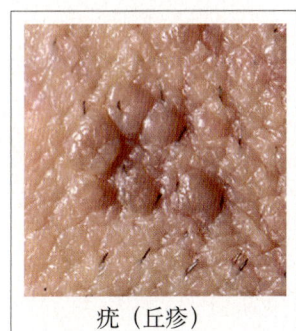

疣（丘疹）

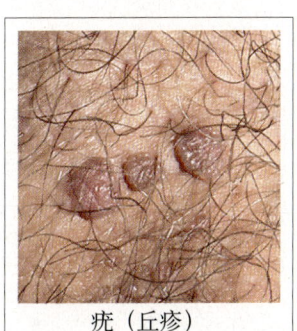

疣（丘疹）

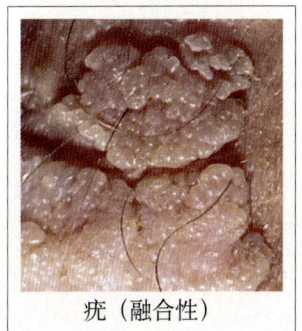

疣（融合性）

阴囊囊肿

表 10-1　一些性传播感染的治疗（Medical Letter 2002）

型或期	药物选择	剂量	其他选择
衣原体感染及相关临床症状[1]			
尿道炎，宫颈炎，结膜炎或直肠炎（性病性淋巴肉芽肿除外）			
	阿奇霉素	1g 单次口服	氧氟沙星[2] 300mg，口服，2 次/日，×7 天
	或多西环素[2,3]	100mg 口服，2 次/日，×7 天	左氧氟沙星[3] 500mg，口服，1 次/日，×7 天
			红霉素[4] 500mg，口服，4 次/日，×7 天
孕期感染			
	阿莫西林	500mg 口服，3 次/日，×10 天	红霉素[4] 500mg，口服，4 次/日，×7 天
	或阿奇霉素	1g 单次口服	
新生儿眼炎或肺炎			
	阿奇霉素	200mg/kg，口服，1 次/日，×3 天	红霉素 12.5mg/kg，口服，4 次/日，×14 天[5]
性病性淋巴肉芽肿			
	多西环素[2,3]	100mg 口服，2 次/日，×21 天	红霉素[4] 500mg，口服，4 次/日，×21 天
附睾炎			
	氧氟沙星	300mg 口服，2 次/日，×10 天	头孢曲松 250mg，单次肌内注射，继以多西环素[3] 100mg，口服，2 次/日，×10 天
淋病[6]			
尿道的，宫颈的，直肠的或咽的			
	头孢克肟	400mg 单次口服	大观霉素 2g 单次肌内注射[7]
	或环丙沙星[2,8]	500mg 单次口服	
	或氧氟沙星	400mg 单次口服	
	或头孢曲松	125mg 单次肌内注射	
骨盆炎症性疾病			
－静脉用药	头孢替坦或	2g 静脉给药，每 12 小时 1 次	氧氟沙星[2] 400mg，静脉给药，每 12 小时 1 次
	头孢西丁＋	2g 静脉给药，每 6 小时 1 次	或左氧氟沙星[2] 500mg，静脉给药，1 次/日
			＋甲硝唑 500mg，静脉给药，每 8 小时 1 次[9]
	多西环素[2]	100mg，静脉给药或口服，每 12 小时 1 次直到改善	氨苄西林/舒巴坦 3g，静脉给药，每 6 小时 1 次 ＋多西环素[2] 100mg，口服或静脉给药，每 12 小时 1 次
	继以	100mg 口服，2 次/日，直至 14 天	
	多西环素[2]		
	或克林霉素	900mg 静脉给药每 8 小时 1 次	所有治疗持续到症状改善，继以多西环素[2] 100mg 口服，2 次/日，直至 14 天[10]
	＋庆大霉素	2mg/kg 静脉给药 1 次，继以 1.5mg/kg 静脉给药每 8 小时 1 次[11]，直到改善	
	继以	100mg 口服，2 次/日，直至 14 天[10]	
	多西环素[2]		
－口服	氧氟沙星[2]	400mg，2 次/日，×14 天	
	或左氧氟沙星[2]	500mg，1 次/日，×14 天	
	＋甲硝唑[9]	250mg，单次肌内注射	
	或头孢曲松		头孢西丁 2g 单次＋丙磺舒 1g 单次口服 继以多西环素[2,12] 100mg 口服，1 次/日，×14 天
	继以		
	多西环素[2,12]	100mg 口服，2 次/日，×14 天	

[1] 相关临床症状包括非衣原体的非淋球菌性尿道炎和宫颈炎。
[2] 怀孕期不推荐。
[3] 或四环素 500mg 口服，4 次/日。
[4] 琥乙红霉素 800mg 可以用红霉素 500mg 替代，红霉素禁用于孕期。
[5] 新生儿中，幽门狭窄与应用红霉素有关。
[6] 所有患者都应接受一疗程针对衣原体有效的治疗。
[7] 只推荐用于孕期对 β-内酰胺过敏的患者。对咽部感染无效。
[8] 在亚洲、夏威夷、以色列或其他常见对氟喹诺酮耐药淋球菌的地区不应使用氟喹诺酮治疗淋病。
[9] 一些医生认为加用甲硝唑没有必要。
[10] 或克林霉素 450mg 口服 4 次/日直至 14 天。
[11] 单日单剂量 3mg/kg 很可能有效，但在盆腔炎症性疾病中的研究缺乏。

表 10-1　一些性传播感染的治疗（Medical Letter 2002）（续）

分型或分期	药物选择	剂量	其他选择
阴道感染 （毛滴虫病，细菌性阴道病）服	甲硝唑	2g 单次口服	甲硝唑 375mg（Flagy l375）或 500mg 口 2 次/日，×7 天
	甲硝唑	500mg 口服，2 次/日，×7 天	甲硝唑 2g，单次口服[13]
	或 0.75% 甲硝唑凝胶	5g，阴道内放置，1~2 次/日×5 天	克林霉素 300mg 口服，2 次/日，×7 天
	或 2% 克林霉素乳膏[14]	5g，每晚阴道内放置，×3~7 天	克林霉素阴道栓[14] 100mg，阴道内放置，1 次/日，×3 天
外阴阴道念珠菌病	阴道内 　布康唑， 　克霉唑， 　咪康唑， 　特康唑，或 　噻康唑[15]		
	或氟康唑	150mg 单次口服	
梅毒 早期（1 年内 I 期，II 期，或潜伏）			
	苄星青霉素 G	240 万单位即刻肌内注射[16]	多西环素[3] 100mg 口服，2 次/日，×14 天 阿奇霉素[17] 2g 单次口服
晚期（病程超过 1 年，心血管损害，树胶肿，晚期潜伏）			
	苄星青霉素 G	240 万单位肌内注射，每周 1 次，×3 周	多西环素[2] 100mg 口服，2 次/日，×4 周
神经梅毒[18]	青霉素 G	300~400 万单位静脉用药，每 4 小时一次，×10~14 天	普鲁卡因青霉素 G，240 万单位，肌内注射，1 次/日+丙磺舒 500mg 口服，4 次/日，二者均×10~14 天 头孢曲松 2g 静脉用药，1 次/日，×10~14 天
先天梅毒	青霉素 G	50 000 单位/kg，静脉用药，每 8~12 小时一次，×10~14 天	
	或普鲁卡因青霉素 G	50 000 单位/kg，肌内注射，1 次/日，×10~14 天	
软下疳[19]	阿奇霉素	1g 单次口服	环丙沙星[2] 500mg 口服，2 次/日，×3 天
	或头孢曲松	250mg 单次肌内注射	红霉素[4] 500mg 口服，4 次/日，×7 天
生殖器疣[20]	三氯醋酸或双氯醋酸 或鬼臼树脂[2] 或液氮	1~2 周直到消退	外科手术去除 激光外科 皮损内注射干扰素
	5% 咪喹莫特[2]	3 次/周，×16 周，2 次/日	
	0.5% 鬼臼毒素[3]	2 次/日×3 天，休息 4 天，重复一共 4 次	

[12] 一些专家会加用甲硝唑 500mg，2 次/日。
[13] 单剂量会引起高复发率，但对不耐受多剂量治疗的患者有用。
[14] 在孕期，局部制剂对阻止早产无效，一些研究中口服甲硝唑有效。
[15] 对于局部制剂的剂量和成分，可以参考 Medical Letter 2001,43:3[1]。
[16] 一些专家建议 7 天后重复这个治疗，特别是对于有 HIV 感染的患者。
[17] 有限的经验（EW Hook III, et al: Sex Transm Dis 2002;29, 486-90[2]）。
[18] 对青霉素过敏的患者应脱敏后再用青霉素治疗。

表 10-1　一些性传播感染的治疗（Medical Letter 2002）（续）

生殖器疱疹			
第 1 次发病	药物选择	剂量	其他选择
	阿昔洛韦	400mg 口服，3 次/日，×7～10 天	阿昔洛韦 200mg，口服，5 次/日，×7～10 天
	或泛昔洛韦	250mg 口服，3 次/日，×7～10 天	
	或伐昔洛韦	1g 口服，2 次/日，×7～10 天	
严重（住院病人）	阿昔洛韦	5～10mg/kg，静脉给药，每 8 小时 1 次，×5～7 天	
复发[21]	阿昔洛韦	400mg 口服，3 次/日，×3～5 天[22]	
	或泛昔洛韦	125mg 口服，2 次/日，×3～5 天[22]	
	或伐昔洛韦	500mg 口服，2 次/日，×3 天	
抑制复发[23]	阿昔洛韦	400mg 口服，2 次/日	阿昔洛韦 200mg，口服 2～5 次/日
	或泛昔洛韦	500mg～1g，1 次/日[24]	
	或伐昔洛韦	250mg 口服，2 次/日	

[19] 所有治疗方案，特别是单剂量头孢曲松对于 HIV 感染的患者疗效都较差。
[20] 推荐用于外部生殖器疣。液氮也可用于阴道、尿道和口腔疣。普达非洛或咪喹莫特可用于尿道疣。三氯醋酸或双氯醋酸可用于肛门疣治疗。
[21] 抗病毒治疗对复发病的治疗效果不定，只有及早治疗才有效。
[22] 阿昔洛韦或泛昔洛韦的 3 天疗法可能有效，但缺乏临床数据支持。
[23] 每年的预防性治疗应当停止 1~2 月以重新评估复发率。
[24] 对于每年复发≥10 次的患者每天使用 500mg。

表 10-2　生殖器溃疡的鉴别诊断

特征和治疗	软下疳	腹股沟肉芽肿	性病性淋巴肉芽肿	I 期梅毒	单纯疱疹
病因	杜克雷嗜血杆菌	肉芽肿荚膜杆菌（多诺万菌）	衣原体	苍白螺旋体	人疱疹病毒
潜伏期	12 小时到 3 天	3～6 周	3 天～数周	3 周	3～10 天
初发病灶	单发或多发，圆形到卵圆形，深溃疡，有轮廓，具有粗糙的潜行性边缘，脓性基底，病灶疼痛	软的非疼痛性丘疹形成不规则溃疡，具有牛肉样红色脆的基底和高的卷起的边缘	易消失的溃疡（少见）	非疼痛性的虫蚀性丘疹，基底干净，边缘高起坚固较硬，偶见多发病灶	原发病灶是多发水肿性疼痛性糜烂，具有黄白色被膜，复发性病灶在红斑基础上可有簇集水疱
病程	未确定（月）	未确定（年）	2～6 天	3～6 周	原发：2～6 周 复发：7～10 天
发病部位	生殖器或肛周	生殖器、肛周或腹股沟	生殖器、肛周或直肠	生殖器、肛周或直肠	生殖器或肛周
局部淋巴结肿大	单侧或双侧疼痛性缠结固定的淋巴结肿大，可能变软和可移动	皮下淋巴周围肉芽肿性病灶导致腹股沟肿大，不是淋巴结炎（假性腹股沟腺炎）	单侧或双侧疼痛性坚固腹股沟淋巴结肿大，表面皮肤色暗，可能变成移动性，可发展成"腹股沟的槽沟"	单侧或双侧无痛性坚固可移动的非化脓性的腹股沟淋巴结肿大	双侧疼痛性腹股沟淋巴结肿大，通常伴发原发外阴阴道炎，可以有也可以没有复发的生殖器病灶
诊断性化验	病灶的涂片，培养或活检；未破溃淋巴结的穿刺涂片	活检，活检印片姬姆萨染色	性病性淋巴肉芽肿补体固定试验，培养	暗视野检查，VDRL，FTA-ABS	Tzanck 涂片，培养

Modified from Margolis RJ, Hood AF. J Am Acad Dermatol, 1982; 6:496

梅毒 Syphilis

梅毒是由苍白螺旋体引起的一种人体感染性疾病。本病可通过直接接触Ⅰ期或Ⅱ期梅毒病灶、经子宫内胎盘途径、或分娩时婴儿通过感染的产道传播。与淋球菌相同的是，这种细菌非常脆弱，离开人体环境时会死亡；不同的是苍白螺旋体可感染任何器官，导致数不清的临床表现；正如古格言所说"了解梅毒的人了解医学"。

发病率 Incidence

美国1998年梅毒的发病率是3.2/100 000人（共7057例患者），这是自1941年有检测以来最低的发病率。梅毒可见于南部许多州，特别是非裔美国人[1]（图10-1）。可卡因及性和毒品交易成为发病率升高的因素。

分期 Stages

未经治疗的梅毒可经过三个期。梅毒早期表现为Ⅰ期和Ⅱ期的皮肤感染，可以无任何后遗症，也可发展成潜伏期持续数月到数年或数十年，直到发展成一种少见的Ⅲ期梅毒，这期梅毒表现为心血管、神经系统的损害及深部皮肤并发症。（图10-2）

疾病控制和预防中心定义了梅毒的分期：

1. 感染性梅毒包括病程1年内Ⅰ期、Ⅱ期梅毒及早期潜伏梅毒。
2. 潜伏感染（即那些缺少临床表现者）可通过血清学试验检测到。潜伏梅毒可分为病程1年内早期潜伏梅毒和病程超过1年的早期潜伏梅毒。
3. 病程4年或以上的晚期潜伏梅毒。

美国 1998 年Ⅰ期梅毒和Ⅱ期梅毒[*]

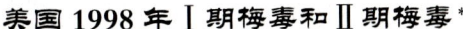

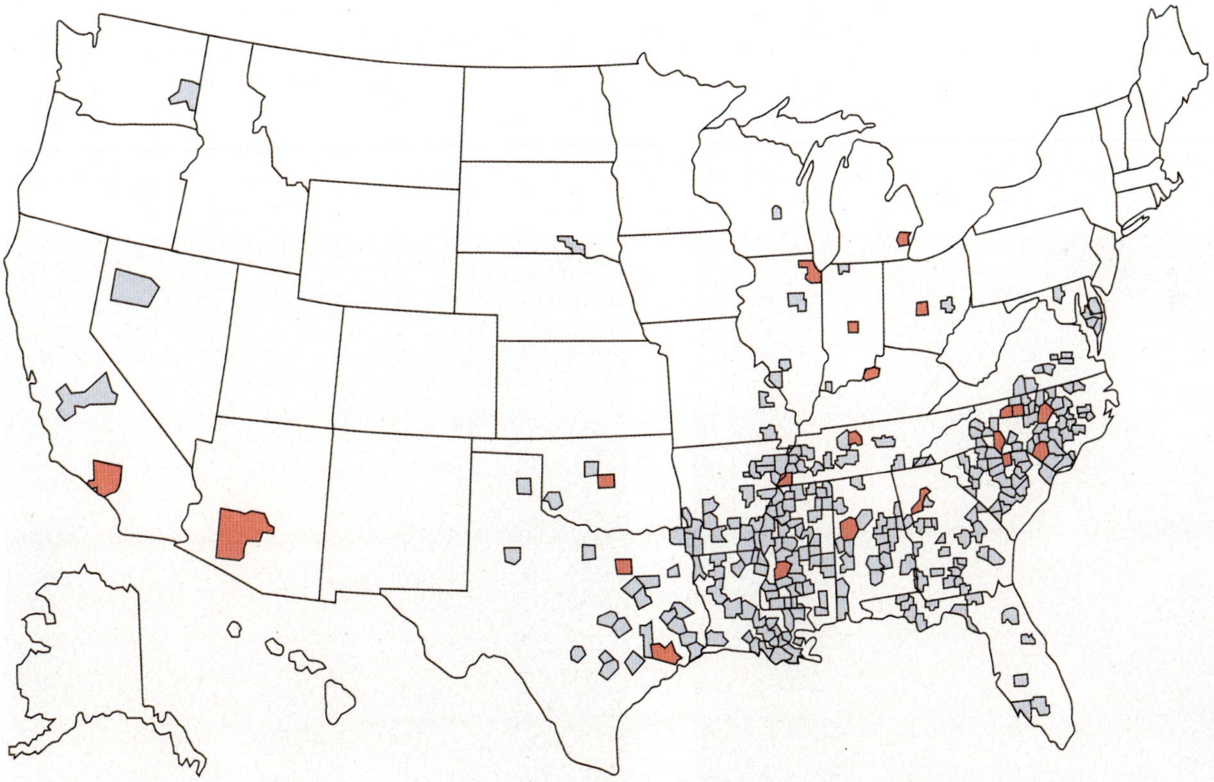

■ 310个地区报告＞4例/100 000人
■ 28个地区报告半数新发病例（高发病区）

图10-1 美国Ⅰ期和Ⅱ期梅毒的发病率。

[*]注意：1998年美国Ⅰ期&Ⅱ期梅毒发病率为2.6/100 000（HP 2000目标=40）
来源：CDC性传播疾病监测系统

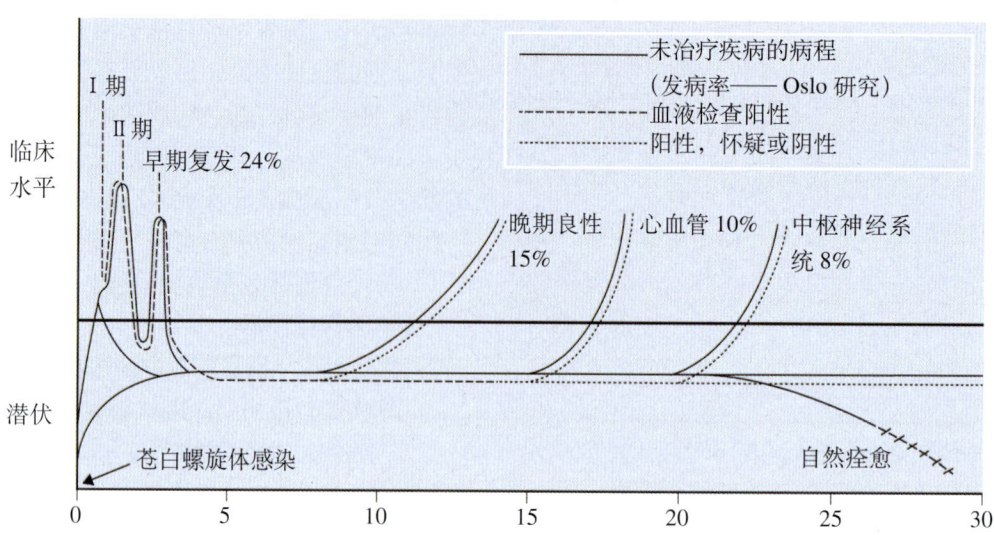

图 10-2　获得性梅毒未经治疗的自然病程。
(Morgan HJ; South Med J, 26:18, 1933; incidence from Clark EG, Danbolt N: J Chronic Dis 2:311, 1955)

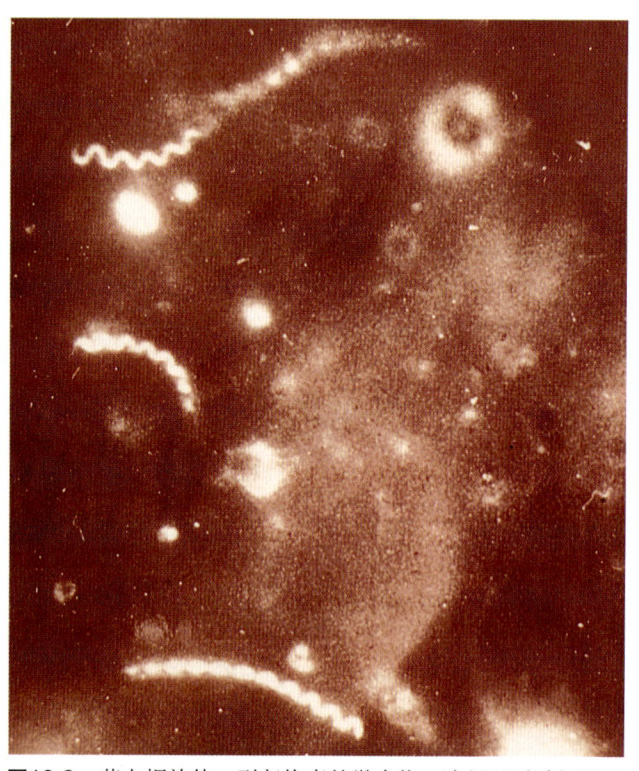

图10-3　苍白螺旋体：引起梅毒的微生物，这是通过暗视野显微镜拍摄下来的。

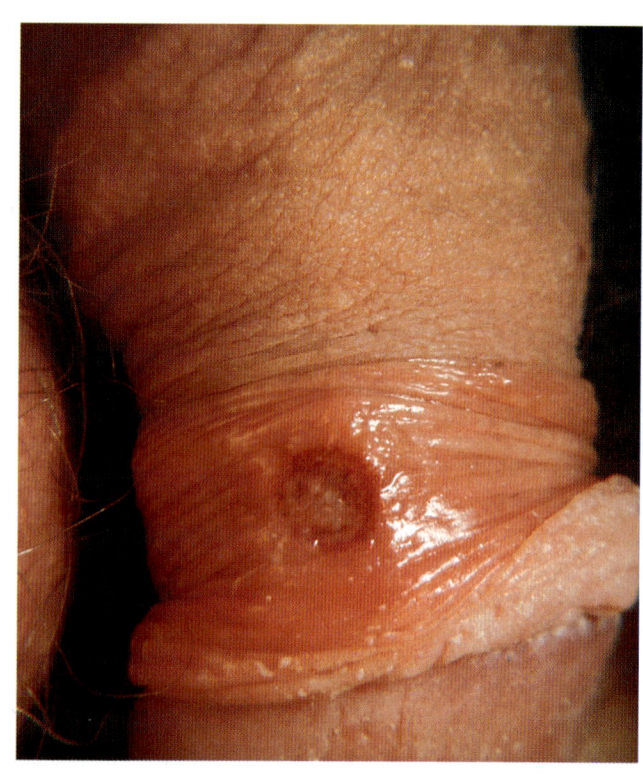

图10-4　Ⅰ期梅毒：梅毒性下疳是一种基底干净无脓性分泌物的溃疡——边缘平滑，规整，锐利。

传播的危险性 Risk of transmission

梅毒最大的传播风险发生于本病的Ⅰ期、Ⅱ期和早期潜伏期。患者被感染后的第1~2年最具传染性。Ⅱ期梅毒患者由于有许多病灶而传染性最强。从已感染梅毒的性伴那里感染梅毒的风险为10%~60%。1/3接触过1次早期梅毒的人会感染梅毒。

苍白螺旋体 T. pallidum

苍白螺旋体，引起梅毒的生物，是一种小的螺旋形细菌（螺旋体），其形状和螺旋形运动只能通过暗视野显微镜观察到（图10-3）。与大多数细菌每30分钟繁殖一代不同，其生殖周期估计在30~33小时。因此，血中抗生素水平必须持续至少7~10天才能杀死所有螺旋体。革兰染色无法应用于该菌，培养也很困难。

Ⅰ期梅毒 Primary syphilis

以皮肤溃疡为特征的Ⅰ期梅毒是通过直接接触皮肤的感染病灶或口腔、肛门、阴道的潮湿表面而获得。接触后10~90天（平均21天），在最早接触部位可出现一种早期病灶，下疳。下疳通常单发，但多发病灶也不少见。所有下疳中生殖器外下疳占6%，发生于唇部和口腔者，多数通过接吻或口交传播[2]。病灶初始为一丘疹，经历缺血性坏死和侵蚀，形成一个0.3~2厘米大小、无痛到疼痛的较硬溃疡，其基底干净，有少量黄色血性分泌物。由于下疳早期是一丘疹，所以溃疡边缘高起、平滑和锐利（图10-4）。而软下疳的下疳软且疼痛。1~2周内出现硬而离散的、无痛性局灶淋巴结肿大。除非出现混合感染，病灶不会融合和化脓。如未经治疗，病灶可在3~6周内结疤愈合，因此无痛性的阴道内和肛周病灶可能永远不会被发现（图10-5）。鉴别诊断包括：溃疡性生殖器病灶如软下疳、外阴单纯疱疹、阿弗他病（Behcet合征）及创伤性溃疡如咬后溃疡（表10-2）。如未经治疗，约25%感染直接进入Ⅱ期，其余75%进入潜伏期。

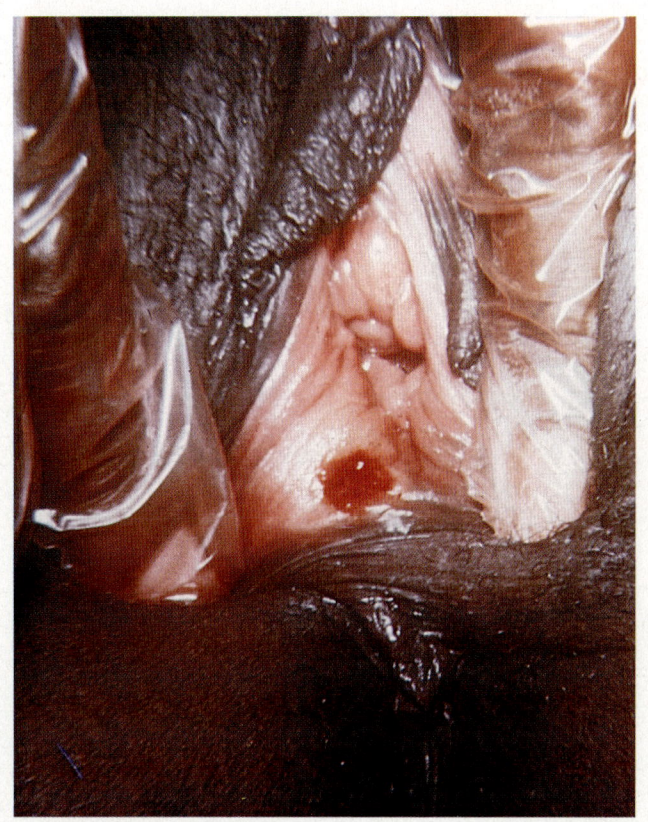

图10-5　Ⅰ期梅毒：阴道内下疳。病灶无痛，可能永远不会被发现。

II期梅毒 Secondary syphilis

II期梅毒以皮肤黏膜损害为特征，有流感样症状和泛发的淋巴结肿大。当下疳愈合时，苍白螺旋体向所有器官无症状播散，随后约75%患者的疾病可消退[3]（图10-2）。其余25%患者约在下疳出现6周（2周到6个月）后开始出现II期梅毒征象并持续2到10周。流感样症状（咽痛、头痛、肌肉痛、假性脑[脊]膜炎和食欲减退）和泛发的无痛性淋巴结肿大先于皮肤病灶出现，也可能出现肝脾肿大。也有一些患者在下疳愈合前就出现II期梅毒的病灶。皮肤黏膜病灶的分布和形态学特征千变万化，可能与许多其他皮肤病混淆。正如许多其他系统性皮肤病一样，梅毒皮疹通常是双侧对称性的（图10-6至10-9）。

损害

II期梅毒的病灶具有特征性，可使其与其他皮肤病相鉴别[4]。开始时微热或无发热。非炎症性病灶发展缓慢，可能持续数周到数月。可以无自觉症状或微痛或微痒。可同时存在许多种病灶，而不像其他发疹性皮肤病那样，病灶的多形性一致。皮疹颜色有特征性，像"轮廓分明的火腿"或具有铜样色泽等（图10-10）。皮损形状多样，可以是圆形、椭圆形或环状。皮疹可以局限和离散，也可以大量、泛发，以及或多或少的融合，而表现为不同的分布密度。

皮疹类型按出现频率由高到低为：斑丘疹、丘疹、斑疹、环状、丘疹脓疱、银屑病样和滤泡样。非裔美国人的病灶以暗红色缺失为特点[5]。大多数II期梅毒患者的掌跖都受累（图10-10）。与年老非裔美国人掌跖常见的黑素沉着性斑疹不同，II期梅毒的掌跖皮疹为孤立的、卵圆形、微微隆起、表面脱屑的红斑。胡须、头发或睫毛可出现暂时不规则的（虫蚀性）脱落（图10-7）。肛门潮湿的疣样丘疹（扁平湿疣）具有高度传染性（图10-8）。病灶可发生于任何黏膜。II期梅毒的所有皮肤损害都有传染性；因此，如果你不确定是什么病不要去触摸。鉴别诊断很广泛。可能与II期梅毒混淆的常见疾病有玫瑰糠疹（特别是母斑消失的时候）、点滴状银屑病（突然出现许多小丘疹和斑块）、扁平苔藓、花斑癣及发疹型药疹和病毒疹。

本病诊断基于临床表现和血清学化验。大多数病例的组织学检查可以确认本病。

II期梅毒的皮肤表现由细胞免疫引起。与HIV-1合并感染基本不会影响机体皮肤对苍白螺旋体的反应[6]。

约25% II期梅毒未经治疗的患者可能复发，其中大多数（90%）发生于第一年，少数发生于第二年，四年后不会复发。

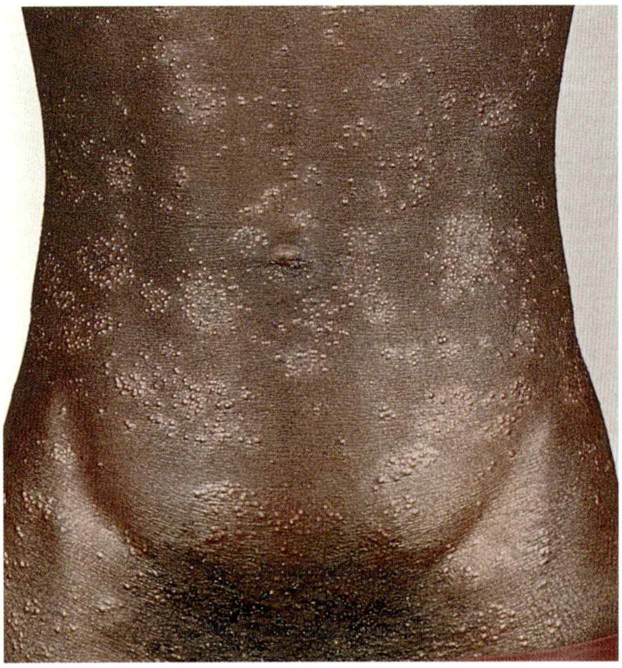

图10-6　II期梅毒：这是少见的毛囊性II期梅毒。（Hira S et al; Int J Dermatol 26; 103-106, 1987）

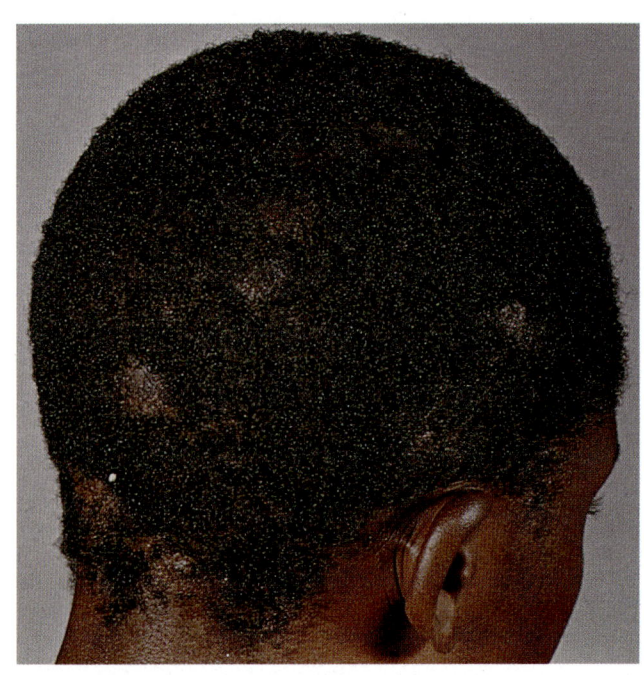

图10-7　II期梅毒：头发暂时的不规则脱落（虫蚀性）。(Courtesy Subhash K. Hira, M.D.)

Ⅱ期梅毒

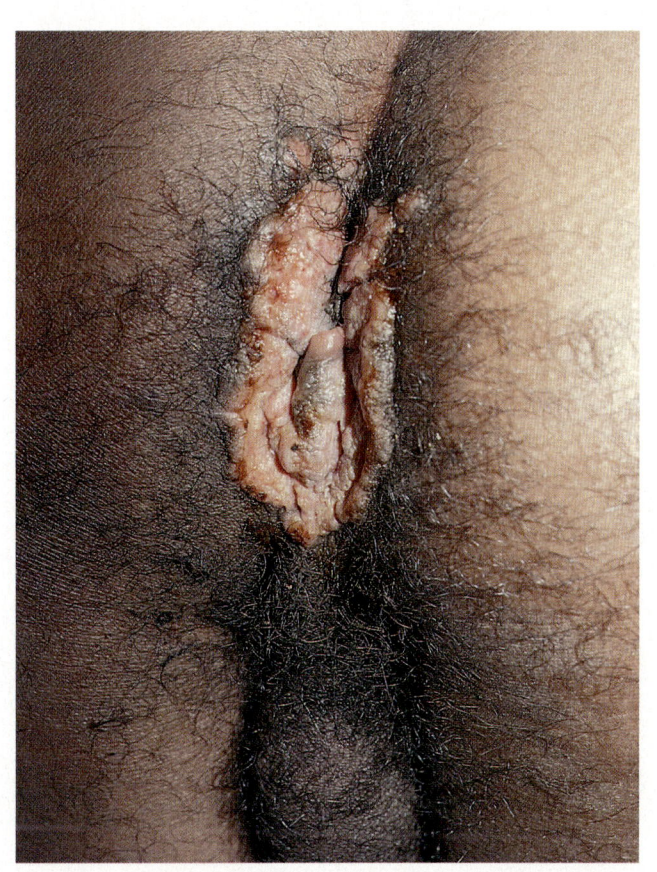

图10-8　肛门潮湿的疣样丘疹（扁平湿疣），具有高度传染性。

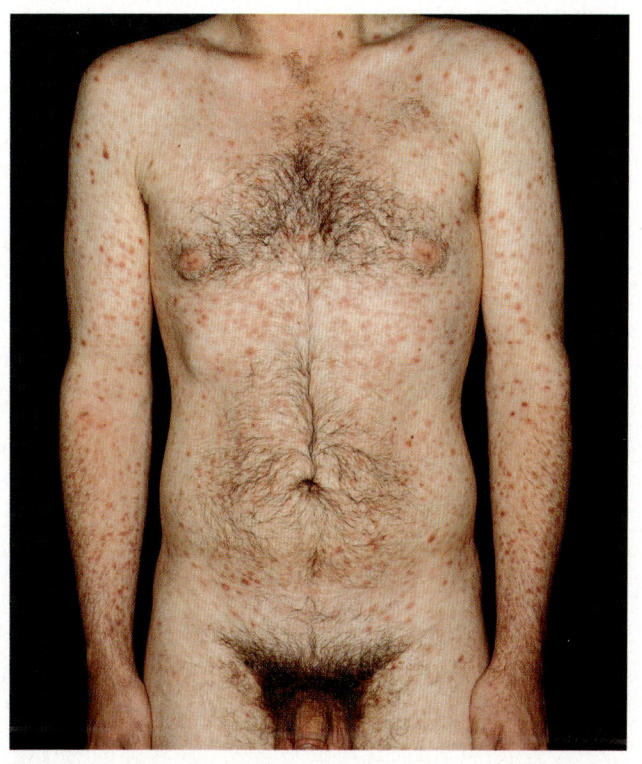

图10-9　全身皮肤多发病灶。图为常见的斑丘疹和银屑病样损害。

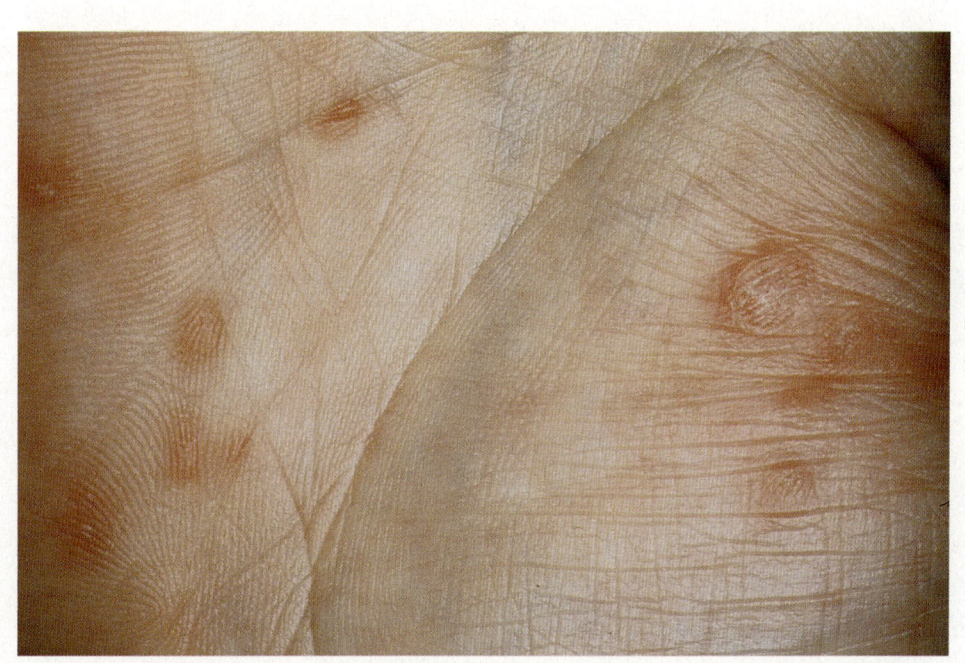

图10-10　大多数Ⅱ期梅毒患者掌跖都受累。轮廓分明的火腿样铜色皮损是Ⅱ期梅毒特征性表现。

潜伏梅毒 Latent syphilis

潜伏梅毒指只有血清反应而无其他表现的梅毒。潜伏梅毒的患者以及患梅毒在1年以内的患者均称为早期潜伏梅毒患者。潜伏梅毒的诊断依赖患者病史的准确性，是否曾经有梅毒的特征性症状和体征，或者是否血液化验结果证明阳性，即使在某一时期曾经无反应。

在就诊前1年内，患者如有以下表现，则可诊断为早期潜伏梅毒：
1. 无疾病活跃的证据但有血清转化记录（即RPR，VDRL，非假阳性结果）。医生通常不能确认血清转化的特定时间间隔。
2. Ⅰ期或Ⅱ期梅毒的明确症状。
3. 患者的一个性伴侣有Ⅰ期、Ⅱ期或早期潜伏梅毒。

一般来说，早期潜伏梅毒指少于1年或1年病程者，而晚期潜伏梅毒病程超过4年。建立1年和4年的期限可以帮助预见患者Ⅱ期感染性梅毒体征复发的几率。约25%Ⅱ期梅毒未经治疗的患者可能发生复发，其中大多数（90%）发生于第一年，少数发生于第二年，四年后不会发生复发。患者复发时如伴Ⅱ期梅毒的表现则具有传染性。

对患潜伏梅毒而病程不明确者，应按晚期潜伏梅毒处理。早期潜伏梅毒的非密螺旋体血清滴度（如RPR，VDRL）通常高于晚期潜伏梅毒。但是，并不能单独依靠非密螺旋体血清滴度区分早期潜伏梅毒和晚期潜伏梅毒。对潜伏梅毒患者所有可触级的黏膜表面都要仔细检查（如口腔、妇女的会阴、未切除包皮患者的包皮下部）以确定是否有黏膜病灶。对所有梅毒患者都要行HIV感染检查。

Ⅲ期梅毒 Tertiary syphilis

少数未经治疗或治疗不充分的患者可发生系统损害，包括心血管损害，中枢神经系统损害、系统性肉芽肿（树胶肿）[7,8]。

梅毒和人类免疫缺陷病毒 Syphilis and human immunodeficiency virus

梅毒（一种生殖器溃疡性疾病）利于并且是HIV传播的协同因素。人类免疫缺陷病毒可改变梅毒的自然病程。有报告称HIV患者的梅毒病情发展加速。

对同时患梅毒和HIV感染者的治疗是有争论的；已有神经梅毒进展和复发的报道。梅毒会增加HIV传播和感染的可能性。美国的梅毒患者HIV血清阳性率很高[9]。对于有HIV感染的梅毒患者，青霉素的标准推荐剂量可能无效[10]。对大多数同时感染梅毒和HIV的患者，诊断和治疗后随访的实验室检查可理解为一项例行的检查[11]。

先天梅毒 Congenital syphilis

先天梅毒在世界上某些缺乏妇女产前护理的地区是个大问题。苍白螺旋体通过感染梅毒母亲的子宫传染给胎儿。有报道称未治疗病例中死产率为19%~35%，25%的婴儿生后不久死亡，12%出生时无症状，40%有晚期症状的先天梅毒[12,13]。孕期，螺旋体可在任何时候穿过胎盘。怀孕16周内对感染梅毒母亲的充分治疗可预防胎儿的感染。怀孕18周后的治疗可能治愈母亲梅毒，但不能阻止新生儿发生不可恢复的神经性耳聋、间质性角膜炎及骨和关节改变。母亲患梅毒病程在2年以内的胎儿感染梅毒的风险最大。在晚期潜伏期，患病母亲传染给胎儿的可能性降低但是不会消失。在接近出生后1年时可以出现扁平湿疣和巴氏疳肿。

临床表现可分早期和晚期。

早期先天性梅毒

早期先天性梅毒指子宫内传染的，且生后2年内出现症状的先天梅毒。通常出现于生后1周内，其表现可视为那些获得性Ⅱ期梅毒症状的加重。2年内婴儿病灶表现为Ⅱ期梅毒的特征性皮疹。20%~50%患者有流感样呼吸系统症状，50%~75%患者有肝脾肿大或淋巴结肿大，40%~50%患者有皮肤黏膜改变。掌趾斑丘疹和脱屑性红斑很常见。嘴角可见深的裂隙（裂隙丘疹）。早期特征性体征为高度传染性的出血性鼻部分泌物和鼻塞。骨和关节症状也常见。

一种水疱大疱变体，称为"梅毒性天疱疮"，可能表现为水疱，大疱和糜烂。X射线照片可见伴"锯齿"状干骺端的骨软骨炎，肢体和关节可见骨膜炎。非疼痛性泛发性腺样病变、脱发、虹膜炎及发育不良较少发生。

晚期先天梅毒

5岁后，晚期先天梅毒的症状和体征变得明显，首次诊断的平均年龄为30岁。很难与获得性梅毒区分。最重要的体征是前额部突出（前额的骨性突出）(87%)，鞍鼻 (74%)，矮小上颌 (83%)，高弓腭 (76%)，桑葚状磨牙（缩窄的第2牙列下第1白齿超过4个小尖），Hutchinson齿（6岁后出现的永久牙列的钉样上中切牙）(63%)（图10-11），Higoumenakia征（骨膜炎造成的锁骨胸锁连接部分的单侧肥大）(39%)，以及皲裂（眼角、鼻角、嘴角和肛周放射性线状瘢痕）(8%)。Hutchinson三联症（Hutchinson齿、基质性角膜炎、神经性耳聋）被认为是晚期先天梅毒的特异性的体征。

梅毒血清学 Syphilis serology

苍白螺旋体的培养是不可能的。梅毒的诊断基于血清学发现和／或针对螺旋体的暗视野检查或免疫荧光显微检查。后两种方法需特殊仪器和有经验的技师。

322页的图表介绍了梅毒血清反应的试验解读[14]。感染苍白螺旋体后产生两组IgM和IgG抗体。由VDRL和RPR检测的是非特异性抗体，FTA-ABS试验检测的是特异性抗体（表10-3）。IgM在感染后第2周存在，在早期梅毒治疗3个月后及晚期梅毒治疗12个月后消失。IgM不能通过胎盘和血脑屏障。IgG在4到5周时达高峰，可能终生存在。

性病研究实验室试验和快速血浆反应素试验

这些试验用于筛选，有高度敏感性（大多数梅毒患者结果为阳性），但相对特异性较低（无梅毒的患者也有阳性结果）。在血清试验有反应前，早期下疳可能已存在2周，但VDRL和RPR试验通常在下疳发展4到7天就有反应。当其结果为阳性时，可通过更特异的FTA-ABS试验确定。

定量实验 该试验可以定量和定性，也可用于监测疗效。所有标本都要测滴度确定最高的反应稀释倍数。滴度升高显示疾病活跃，治疗后滴度下降。滴度改变4倍以上（即两个稀释倍数的改变，如从1:16～1:4或从1:8～1:32）被认为是同样血清试验两个结果间有显著差异。治疗后，非密螺旋体试验通常变为无反应性；但一些患者非密螺旋体抗体可在较低的滴度存在很长时间，有时会终生存在。这种反应称为"血清固定反应"。

假阳性反应 非密螺旋体试验的生物学假阳性反应（3%～20%）是指患者非密螺旋体抗体试验阳性，而FTA-ABS试验结果阴性（表10-4）。假阳性结果可出现在胶原性血管疾病、年龄大、使用麻醉药、慢性肝脏疾病、一些慢性感染如HIV或结核、及一些急性感染如单纯疱疹患者中。如患者局部或系统使用抗生素，则可能出现假阴性结果。

在莱姆病，VDRL表现为无反应。

前带现象 含高滴度非特异抗体的未稀释血清，如同Ⅱ期梅毒那样，可能在絮状沉淀试验中出现阴性结果。这种现象称为前带现象，是因为大量抗体占据了所有的抗原位点，从而阻止了絮状物形成。实验室可以通过稀释血清后进行絮状沉淀试验解决此问题。

表 10-3 梅毒不同阶段血清试验的敏感性
（阳性率百分比）*

试验	Ⅰ期	Ⅱ期	潜伏	Ⅲ期	筛选
VDRL[†]	72	100	73	77	86
FTA-ABS[‡]	91	100	97	100	99

FTA-ABS：荧光密螺旋体抗体吸收；VDRL：性病研究实验室试验
* Griner PF, et al; Ann intern Med 1981; 94:585
[†] 特异性取决于分期和化验人群患慢性自身免疫性疾病的比例，一般人群中大约为97%。
[‡] 所有阶段特异性为98%到99%，包括那些非密螺旋体试验生物学假阳性结果。

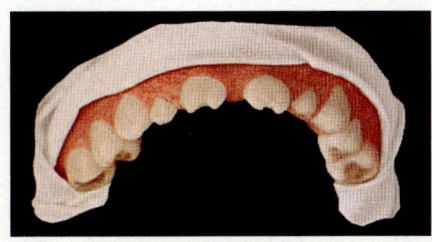

图10-11 晚期先天梅毒：Hutchinson齿（永久牙列上的钉样上中切牙）。

梅毒血清反应试验解读

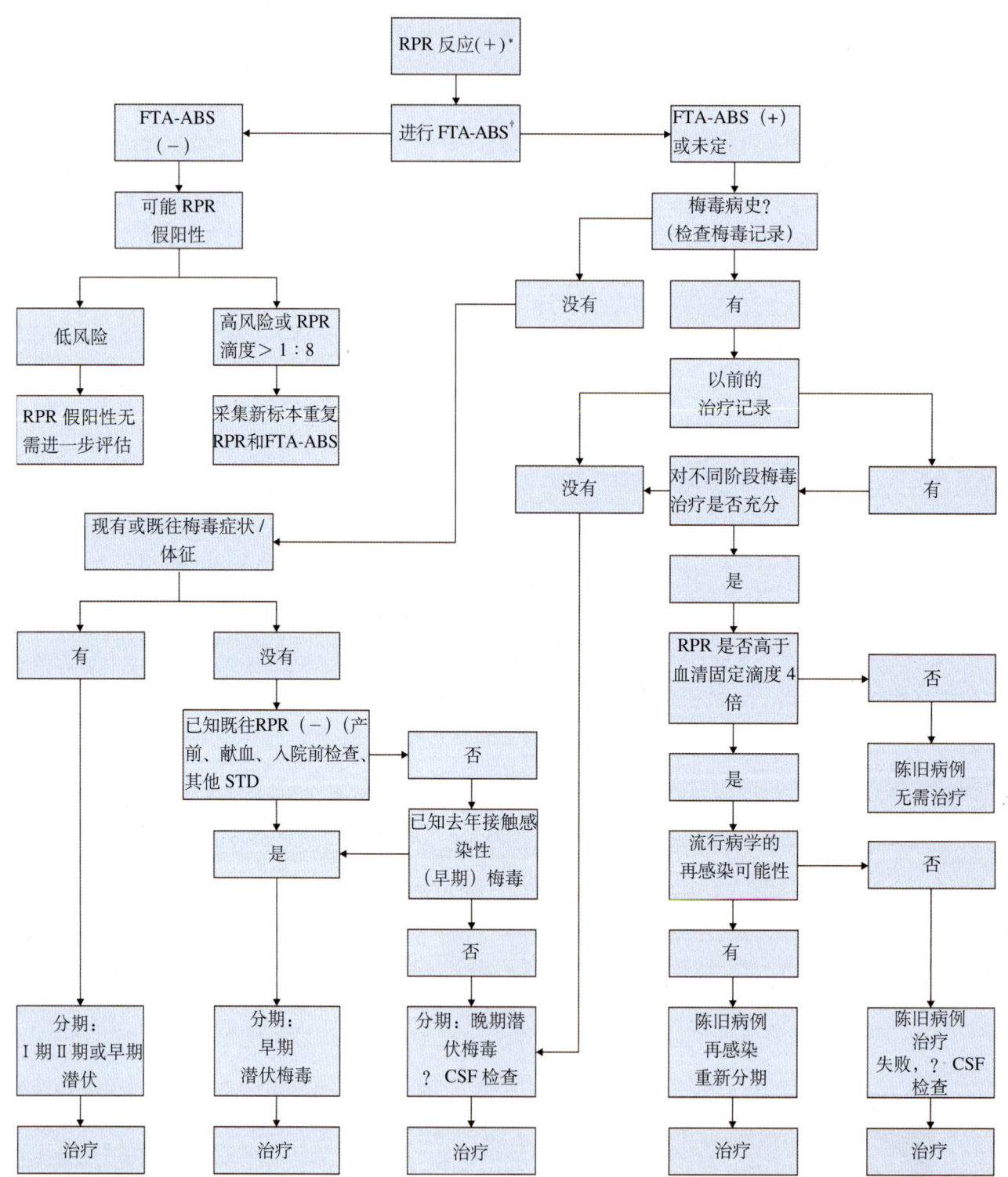

*或其他非密螺旋体血清试验（如 VDRL 或 ART）
†或其他密螺旋体血清试验（如 MHA-TP）

表 10-4 在没有梅毒的患者中引起化验结果阳性的疾病(假阳性反应)

非密螺旋体化验		
急性反应 (6个月以内)	慢性反应 (超过6月)	FTA-ABS
怀孕	胶原血管性疾病	怀孕
药物引起的	衰老	吸毒
系统性红斑	麻风	生殖器疱疹
狼疮	肝转移或肝硬化	红斑狼疮，硬皮病，风湿性关节炎，(非典型珠状荧光型)
急性感染	桥本甲状腺炎	
传染性单核细胞增多症	干燥综合征	
	结节病	混合性结缔组织病
疟疾	淋巴瘤	酒精性肝硬化
麻疹	骨髓瘤	
水痘	麻醉药品滥用	
非典型性肺炎	家族性假阳性发现	
牛痘苗		
麻醉药品滥用		

荧光密螺旋体抗体吸收及苍白螺旋体颗粒凝集试验

由于非密螺旋体试验特异性低，因此RPR和VDRL试验阳性的结果需要通过更精确的荧光密螺旋体抗体吸收试验(FTA-ABS)或苍白螺旋体颗粒凝集试验(TP-PA)确认。对于有梅毒典型临床证据而非密螺旋体试验阴性的患者也要进行FTA-ABS试验，此试验主要目的是去除反应素试验生物学假阳性结果，并可检测出反应素试验结果可能阴性的晚期梅毒。FTA-ABS检测是直接针对苍白螺旋体的抗体而非RPR和VDRL试验针对的组织(反应素)。对于有自身抗体的患者，FTA-ABS试验经常有假阳性结果。不论治疗或疾病活动性怎样，密螺旋体试验阳性将持续终生（15%～25% Ⅰ期梅毒经过治疗的患者可能在2～3年后血清转阴）。密螺旋体试验抗体滴度与疾病活动性基本不相关，所以不应用于疗效评估。

针对神经梅毒的试验

没有试验可独自诊断神经梅毒。脑脊液-VDRL具有高度特异性，但敏感性较低。大多数其他试验的敏感性和特异性都低而必须结合其他试验结果和临床评估。因此神经梅毒的诊断通常需要综合血清学试验结果、脑脊液细胞数目的异常、蛋白含量的异常、以及脑脊液-VDRL结果阳性伴有或不伴有临床表现。神经梅毒患者脑脊液白细胞计数通常增加（＞5个白细胞/mm^3）；白细胞计数的改变也可以灵敏地反应疗效。脑脊液-VDRL是标准的血清学试验，当缺乏充分的脑脊液感染的证据时，本实验阳性结果可以提示诊断神经梅毒。但是，有的神经梅毒患者的脑脊液-VDRL结果可能是阴性。一些专家建议进行脑脊液FTA-ABS试验。对于神经梅毒，脑脊液FTA-ABS试验特异性比脑脊液-VDRL试验低（即产生更多的假阳性结果），但是脑脊液FTA-ABS试验具有高度敏感性。因此，一些专家相信脑脊液FTA-ABS试验的阴性结果可以排除神经梅毒。

感染人类免疫缺陷病毒的患者

一些感染HIV的患者血清学试验结果可能不典型（即滴度可高可低或波动）。这些患者中，当血清学试验结果与临床表现对于早期梅毒提示的结果不一致时，应考虑其他试验（如活组织检查或直接显微镜检查）。但是，对于大多数感染HIV的患者，血清学试验对梅毒的诊断和疗效的判定还是准确，可以信赖的。

梅毒的治疗 Treatment of syphilis

即将开始梅毒治疗的患者必须做一个基础RPR化验。RPR滴度下降是治疗成功的最好指示。

治疗梅毒首选苄星青霉素（表10-1）。有关治疗的最新推荐方案可登录网站www.cdc.gov。登陆后查询性传播疾病指南。

吉赫反应

梅毒治疗中出现的一种针对死亡螺旋体释放抗原的复杂变态反应。可表现为治疗24小时内出现一过性发热伴有头痛和寒战。更常见于早期梅毒的治疗中。

有青霉素过敏史患者的治疗

对于神经梅毒，先天梅毒和孕期梅毒的治疗还缺乏明确可行的青霉素替代物。HIV感染患者，只要可能，也推荐使用青霉素。只有10%有严重青霉素过敏史者仍然对青霉素过敏。针对主要和次要决定因子的皮试可以可靠地确定患者对于青霉素反应的风险性。皮肤试验阳性的患者应当行脱敏治疗。脱敏方法可在下面网站找到：www.cdc.gov，搜寻性传播疾病治疗指南。

表 10-5 梅毒治疗后随访中非密螺旋体血清试验的使用	
分期	随访间隔
早期梅毒（少于1年）	治疗后 3，6，12 月
晚期梅毒（大于1年）	治疗后 2 年
神经梅毒	治疗后连续 3 年中每 6 个月行血和脑脊液检查
再治疗	脑脊液水平

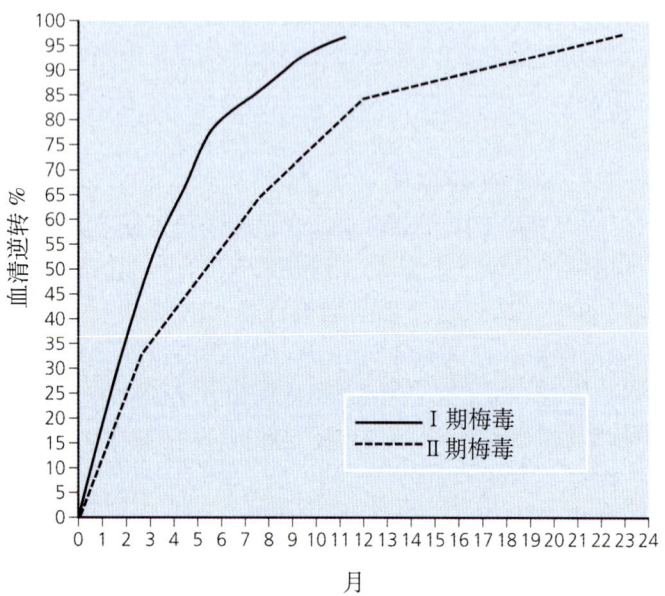

图 10-12　1977—1981 年 500 名 Ⅰ 期梅毒患者和 522 名 Ⅱ 期梅毒患者血清逆转速率。(Graph courtesy Nicholas J. Fiumara, M.D., M.P.H.)

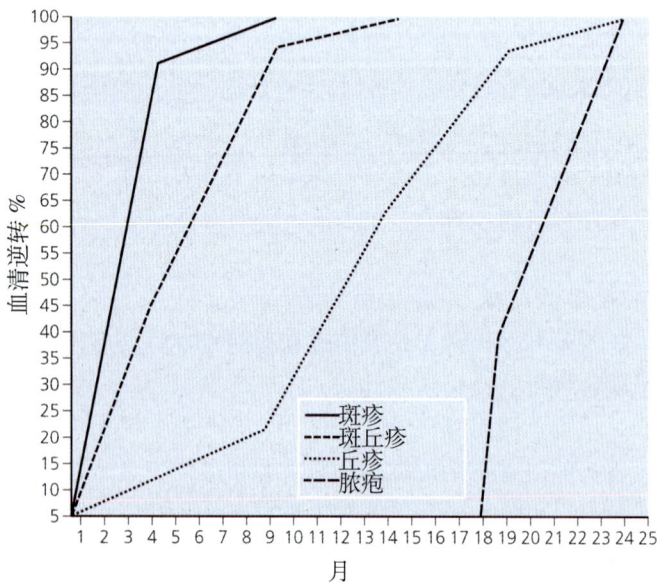

图 10-13　522 名不同病灶的 Ⅱ 期梅毒患者血清逆转速率 1977—1981。(Graph courtesy Nicholas J. Fiumara, M.D., M.P.H)

梅毒的治疗后评估
Posttreatment evaluation of syphilis

治疗前血清试验结果滴度越低，则治疗后恢复正常越快[15]。第一次感染 Ⅰ 期梅毒的患者 RPR 试验结果在 1 年内将恢复正常；Ⅱ 期梅毒患者在 2 年内恢复（图 10-12 和图 10-13）[16]。1 年以内的早期潜伏梅毒患者在 4 年内血清学转阴。

按照表 10-1 的方案治疗，首次感染早期潜伏梅毒患者，病程在 1 到 4 年者，其 RPR 结果在 5 年内转阴。晚期潜伏梅毒，45% 患者 5 年内转阴，剩下的出现反应素快速反应。除非患者有神经精神症状和体征，一般不进行脑脊液检查。

持续的低滴度 RPR 反应活性可发生于 5% 成功治疗的患者中。FTA-ABS 试验可显示过去或现在感染梅毒，而与疾病活动性无关。

晚期潜伏梅毒

在一项研究中，44% 的晚期潜伏梅毒患者在 5 年内血清学转阴，56% 反应素试验持续阳性[17]。治疗晚期潜伏梅毒的疗效标准是梅毒血清反应素试验由有反应性变为无反应性，反应素滴度有 4 倍或以上的下降，或观察期间固定的血清滴度无明显改变。

血清学试验的随访频率

所有进行梅毒治疗的患者都需随访以评估疗效。于治疗后 3、6 和 12 个月进行定量非密螺旋体试验（VDRL 或 RPR）。对 Ⅰ 期和 Ⅱ 期梅毒患者，如果 6 个月内抗体滴度未出现至少 4 倍的下降，则考虑治疗失败或再次感染，同时应检测可能的 HIV 感染。Ⅱ 期梅毒患者，要观察可能的复发或再次感染，一般治疗后第 1 年每月随访，第 2 年每季度随访（表 10-5）。任何患者如果滴度持续 4 倍升高，或者开始时的高滴度 1 年内无 4 倍降低，则考虑再次治疗[18]。

Ⅰ期、Ⅱ期和潜伏梅毒的再感染

此时，反应素抗体的滴度高于第 1 次感染，血清学对治疗的反应较慢，需大约 2 倍于第 1 次感染时的治疗时间达到血清学无反应性。

少见的性传播疾病
Rare sexually transmitted diseases

性病性淋巴肉芽肿 Lymphogranuloma venereum

性病性淋巴肉芽肿（LGV）是一种累及淋巴组织并向周围组织扩散的疾病。LGV 在发达国家很少见，更常见于男性（15～40岁）[19]。无症状的女性携带者是主要传染源。男性表现为溃疡，或单侧腹股沟和/或股部疼痛性淋巴结肿大。女性和男性同性恋者可能患有直肠结肠炎、直肠周围炎或肛周淋巴组织炎症导致的裂隙和狭窄。LGV由细胞内沙眼衣原体（血清型 L1、L2 和 L3）引起，这些血清型沙眼衣原体可感染巨噬细胞。引起尿道炎和宫颈炎的血清型沙眼衣原体感染鳞柱状细胞，且感染局限于黏膜。诊断通常依靠血清学试验支持，并排除其他有腹股沟淋巴结肿大和生殖器溃疡的疾病。

原发病灶

在经过5～21天的潜伏期后，在阴茎、阴唇系带、阴道后壁、或子宫颈出现小的无痛性丘疹或病毒性（单纯疱疹型）水疱（图 10-14）。病灶迅速发展成小的无痛性糜烂，一周内无瘢痕性愈合。大部分病例的病灶是无害的。大多数患者记不住这类病灶。女性患者中很少见到原发皮损。男性尿道和女性宫颈可能存在黏液脓性分泌物。

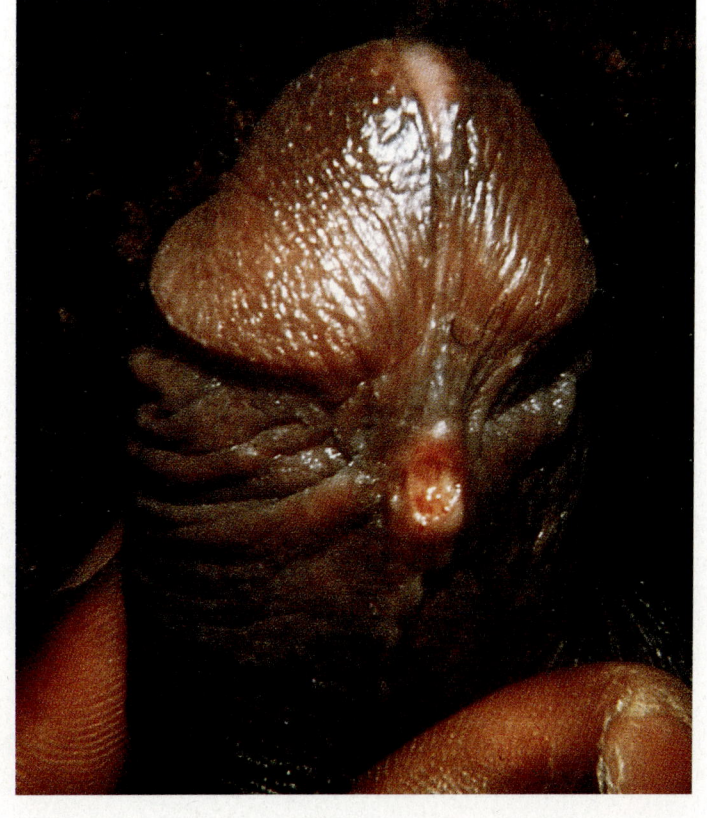

图10-14　性病性淋巴肉芽肿：原发皮损包括小的无痛性糜烂，可在很短时间内无瘢痕性愈合。

腹股沟受累期

感染的巨噬细胞移行到局部淋巴结。原发病灶愈合后1～6周，会出现单侧或双侧的淋巴结肿大，伴头痛、发热及转移性多发性肌痛和关节痛（图10-14）。在女性患者中，盆腔深部淋巴结也可受累。在很短时间内，淋巴结变得有压痛和波动感，当它们形成溃疡并分泌脓性物质时则被称为腹股沟腺炎（鱼口疗）。"鱼口疗"可存在数月。炎症播散到邻近淋巴结可引起成片反应。脓肿破裂，窦道最终愈合并形成瘢痕。"鱼口疗"在男性多见，但只见于1/3受累女性。约1/5的患者会出现腹股沟韧带上部肿大的腹股沟淋巴结和腹股沟韧带下部肿大的股部淋巴结，形成的"槽沟征"，这被认为是LGV的特异性体征（图10-15）。仅20%～30%的女性患者发生腹股沟淋巴结肿大，其原发病灶涉及直肠、阴道、宫颈或后尿道，累及深部髂骨或直肠周围淋巴结，造成下腹部疼痛或背痛。

生殖器－直肠－肛门综合征

这种晚期表现更常见于早期无症状的女性患者。直肠结肠炎，或直肠周围、肛门周围淋巴组织的炎症会引起直肠周围脓肿、裂隙、狭窄及直肠梗阻和阴唇、直肠黏膜及阴道的溃疡。女性外生殖器的慢性水肿（象皮肿）是淋巴梗阻的晚期表现。阴唇增大增厚及纤维化被称为女阴蚀疮。阴茎和/或阴囊水肿伴阴茎歪曲变形被称为"萨克斯管阴茎"。

诊断

该病原体很难培养。诊断主要依靠血清化验。

补体固定试验 在1～3周内，LGV的补体固定试验为阳性。交叉反应发生于引起不同衣原体感染的不同血清型之间。大多数患者的补体固定试验滴度大于1:64，这被认为是疾病活动性的标志。很难发现滴度逐渐增加的情况，因患者通常在初始病灶愈合后，即急性期过后才被发现。诊断过程中抗体滴度4倍升高可作为活动性感染的诊断性标志。中等或较高血清滴度也可由其它沙眼衣原体感染引起并可持续多年。

培养 沙眼衣原体的培养有一定的技术要求，一般不易成功。即使应用特异放线菌酮处理的McCoy细胞或二乙氨乙基处理的Hela细胞，培养成功率也很低。可将原发溃疡上的分泌物直接接种到培养基上。受累淋巴结吸片是最好的标本来源。鱼口疗脓和组织必须在培养基中均质化以获得10%～20%的混悬液，后将10^{-1}和10^{-2}稀释液接种到培养基中。这对于降低脓液对培养细胞的毒性是必需的。

治疗

药物 首选强力霉素100mg，口服，每日2次，连续21天；红霉素500mg，口服，每日4次，连续21天也有效。与患LGV的人有性接触者（发病前30天内接触）应检查和化验以确定是否有尿道或子宫颈衣原体感染，并根据结果治疗。

病灶处理 应当从附近健康皮肤对可移动的淋巴结做吸片。禁止切开引流及切除淋巴结，因样这会延误愈合。晚期后遗症如狭窄或裂隙可能需外科处理。

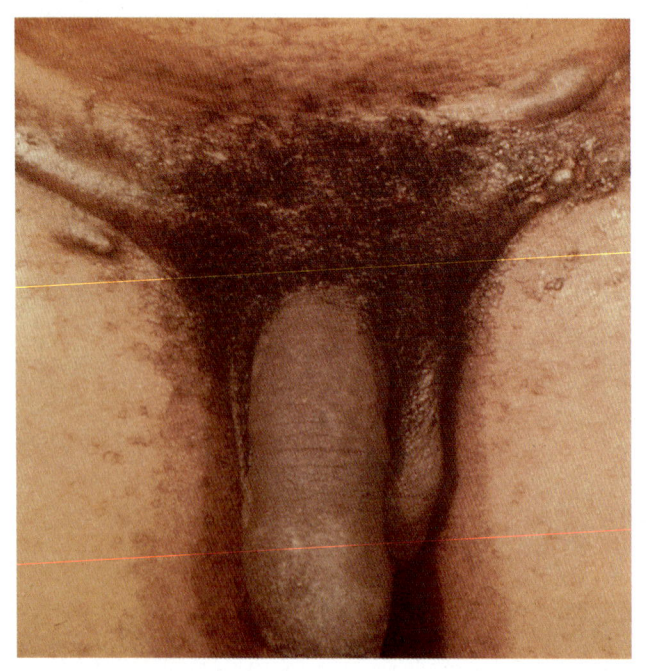

图10-15 性病性淋巴肉芽肿：双侧淋巴结肿大，分泌脓性分泌物（鱼口疗）。腹股沟韧带上部肿大的腹股沟淋巴结和腹股沟韧带下部肿大的股部淋巴结形成的"槽沟征"。

软下疳 Chancroid

软下疳很常见,是许多地区的地方病。在美国的一些地区散发(如纽约、加利福尼亚、德克萨斯和南卡罗莱纳州)。常见于非洲,加勒比盆地和西南亚洲。全球发病率可能超过梅毒。在肯尼亚,冈比亚和津巴布韦,软下疳是引起生殖器溃疡的最常见原因[19]。

病原体

软下疳是由短的革兰染色阴性杜克雷嗜血杆菌引起。男女发病率之比约为10∶1。软下疳主要发生于异性恋的男性,大多数感染来源于无症状的带菌妓女。软下疳也可促进HIV的传播。软下疳患者中HIV感染率极高。据估计,约10%的软下疳患者同时合并感染苍白螺旋体或人类单纯疱疹病毒。

原发状态

经3~5天的潜伏期后,在接触部位出现一个疼痛的红色丘疹,迅速变成脓疱,破裂形成带红晕、形状不规则、表面粗糙的溃疡。溃疡深在,而不像单纯疱疹那样表浅,易出血并向周围播散,在皮肤下面掘洞形成潜行的边缘和表面覆盖黄灰色渗出物的基底(图10-16)。溃疡有高度传染性,且由于自身接种造成生殖器上出现多发溃疡。与梅毒不同,这些溃疡很痛。未经治疗患者的病情部分自然消退,但更多的继续发展为更深的溃疡、严重的包茎和瘢痕(图10-17)。偶尔出现系统性症状如厌食症、寒战和低热。女性患者可在阴唇和阴唇系带(较少见于阴道壁和宫颈)出现多发疼痛性溃疡。自身接种导致大腿、臀部和肛门区域出现病灶。女性携带者可无可检测到的病灶,也可无症状。

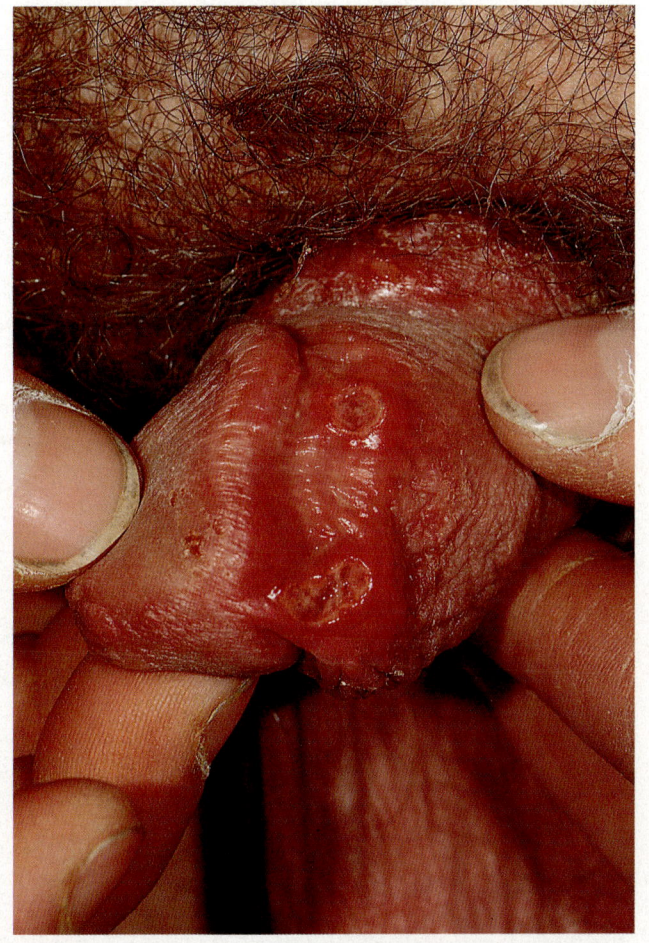

图10-16 软下疳:通常存在数个疼痛的小溃疡。与梅毒不同,溃疡基底为脓性。

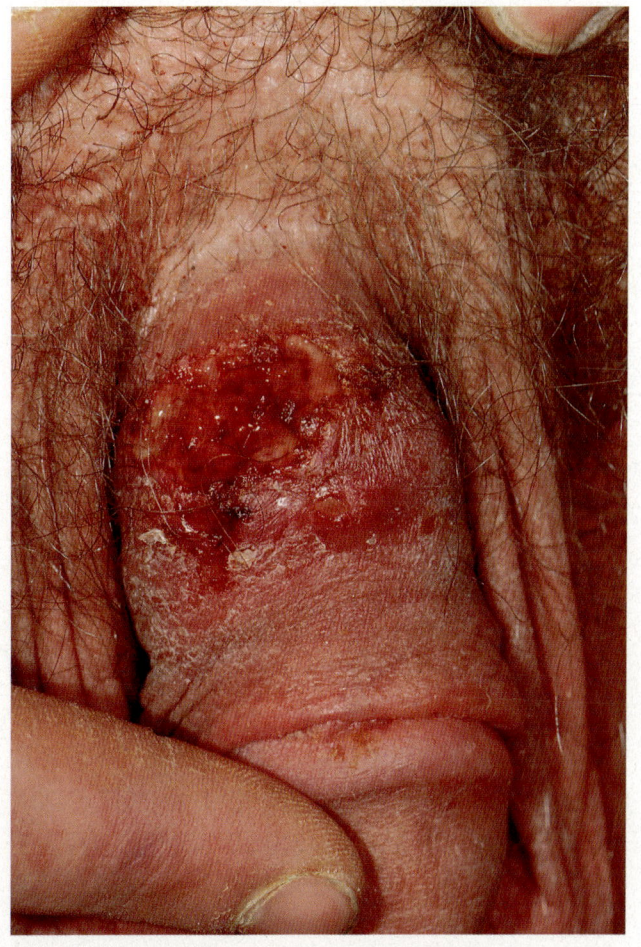

图10-17 软下疳:未经治疗,4周后溃疡融合。

淋巴结病

在首发病灶出现约1周后，50%未经治疗的患者出现单侧或双侧腹股沟淋巴结病变。淋巴结可能自然痊愈或化脓破裂。

诊断

疼痛性溃疡（梅毒溃疡无痛）合并压痛的腹股沟淋巴结肿大提示软下疳，同时合并化脓性腹股沟淋巴结肿大时，为软下疳的特异性病征。

如果下面标准都符合，则可能诊断软下疳：
- 一个或更多疼痛性溃疡。
- 溃疡渗出物暗视野检查未显示苍白螺旋体感染，或溃疡发生至少7天后做针对梅毒的血清学试验未显示苍白螺旋体感染。
- 生殖器溃疡和/或局限性淋巴结肿大都是软下疳的典型表现。
- 溃疡渗出物针对单纯疱疹病毒的检查为阴性。患者应做HIV检查且3月后同时检查梅毒和HIV（如果第1次HIV结果阴性）。

培养

准确的诊断依靠杜克雷嗜血杆菌的培养技能。不同实验室分离率不同，大多数实验室对本病经验极少，因此分离率低。从溃疡基底采样时，使用无菌拭子或塑料环。所有新合成的运输介质可以在4℃保持杜克雷嗜血杆菌活性超过4天。如溃疡渗出物直接接种到培养皿中而不是放入运输介质，可获得更可靠的结果。培养皿放在33℃及微需氧环境中培养48小时。

杜克雷嗜血杆菌一般不能在常规培养基中培养。杜克雷嗜血杆菌的营养需求可能有地理上的限制。用Mueller-Hinton琼脂糖培养基加上巧克力马血清及Isovitale X（MH-HBC）[20]可以获得高培养率。

革兰染色

当菌落在盐水中分散时，杜克雷嗜血杆菌的凝集特性使它们成簇分布。革兰染色见到的"鱼群样表现"也与凝集有关。表面涂片检查基本无意义。标本采集时要用牙签的平面在溃疡潜行边缘滑动，然后将细胞碎屑涂到玻璃载玻片上。渗出物用棉拭子在一新溃疡的底部获取，将拭子在载玻片上按一个方向滑动，保持微生物的分布特性。将载玻片热固定，然后革兰染色。革兰阴性球杆菌呈平行排列（分布呈鱼群样）。这一特性不常见，其它革兰染色阴性细菌可能造成假阳

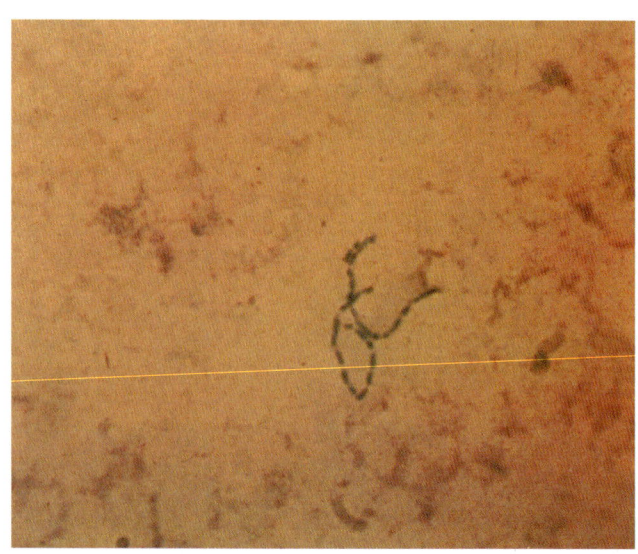

图10-18 软下疳：溃疡基底脓性物质的瑞氏染色显示球杆菌的链。

性诊断（图10-18）。细菌可存在于细胞内。杜克雷嗜血杆菌还可通过瑞氏染色、姬姆萨染色或Unna-Pappenheim染色确认。

单纯疱疹性生殖器溃疡可与软下疳相似[21]。疱疹病毒培养及Tzanck涂片寻找病毒引起的多核巨细胞可帮助建立诊断。软下疳组织学表现有特异性，但取材过程很疼，因此应首选其他方法确诊。

治疗

药物治疗方案见表10-1。主要有阿奇霉素（1g单剂量口服），头孢曲松250mg单次肌内注射，红霉素（500mg口服，每日4次，共7天），环丙沙星（500mg口服，每日2次，共3天）。前文已描述了杜克雷嗜血杆菌无症状携带者[21,22]。因此，随访和治疗性伴（无论是否有症状）对控制病情是必需的。同时应检测是否有梅毒和HIV感染，尽管有适当的抗生素治疗，HIV感染会降低软下疳溃疡的痊愈率[23]。

波动的淋巴结可在局部麻醉下用针做吸片，这种方法从上面到达脓肿，而不是从下面，需预防脓液流出[24]。最近经验表明化脓性淋巴结肿大对于适当的抗生素治疗反应好。推荐对鱼口疗保持外科治疗，因为已证明其对抗生素治疗不敏感[25]。世界范围内报道了少数对环丙沙星或红霉素耐药的个别病例。

腹股沟肉芽肿(Donovan病) Granuloma inguinale

腹股沟肉芽肿是热带引起生殖器溃疡的主要原因,为除欧洲外所有大陆都会发生的小范围流行病。腹股沟肉芽肿流行于巴布亚岛、新几内亚岛、东南印度、加勒比、南美洲周边区域、巴西、南非德班和澳洲土著人中。本病为一种发生于生殖器,腹股沟和肛周的慢性浅表溃疡性疾病。腹股沟肉芽肿传染性较弱,夫妻之间的传染率在0.4%~52%之间[19]。病原体是肉芽肿荚膜杆菌,一种革兰染色阴性、兼性的、细胞内有荚膜的细菌。

临床表现

潜伏期不确定,可能是14~50天。本病开始表现为生殖器上单发或多发的丘疹、结节或溃疡,逐渐发展成无痛性的大而表浅的溃疡,溃疡边缘明显卷起,高于表面,基底牛肉红样、较脆、肉芽肿组织样,高于皮面(图10-19)。溃疡向周围播散引起局部组织的进行性毁坏和损害。自身接种使邻近皮肤产生病灶,称为"吻"病灶。本病在男性逐渐发展成生殖器和腹股沟褶,在女性会阴和肛周区域形成褶。病灶局限于潮湿的、分层的上皮细胞,很少累及直肠区域的柱状上皮。溃疡可出血,但不像LGV和软下疳那样常常伴有腹股沟淋巴结肿大[26]。女性表现为生殖器溃疡(88.5%)和生殖道出血(19.7%)。阴道是最常累及的部位。发生于子宫颈的腹股沟肉芽肿表现为增生性生长,可能类似肿瘤[27]。该病可发生系统播散。大多数患者的规律性伴没有合并感染腹股沟肉芽肿的证据[28]。延误治疗会导致明显的局部组织残毁。可能形成广泛多发的肛周裂隙和脓肿。腹股沟肉芽肿一般不产生全身症状。系统性症状提示血行播散,引起远处组织的感染,甚至死亡[29]。生殖器外的部位会由于自身接种被感染(特别是口腔),其他深在器官也会被播散如骨骼,肠和膀胱。

淋巴梗阻会引起生殖器水肿。肛门生殖器的毁形和瘢痕可能需外科矫正[30]。

诊断

人工培养基中很难培养成功。最可靠的诊断方法是细胞胞浆内见到双级染色的包涵体,称Donovan小体。这些"闭合别针"样的小体可以在活检标本或肉芽肿组织涂片中发现[19]。采用下列技术可在1小时内确认诊断[31]。用盐水清洗病灶,外用恩纳软膏,10分钟后去除,再次外用,10分钟后去除。用刮匙或霰粒肿匙沿着溃疡的前面边缘尽可能深的刮2勺。第1勺用福尔马林固定用于组织学研究,第2勺放在2个玻璃载玻片之间,滑动载玻片使细胞均匀分散。当组织潮湿时,立即制作组织标本。脱水会导致组织细胞的破裂。相对于活检组织,Donovan小体在涂片中更易辨认。将载玻片带到实验室,立即干燥,用甲基乙醇固定5分钟,接着用20%的姬姆萨固定10分钟。用水清洗多余的染料。也可使用瑞氏染色和利氏曼染色。干燥后,马上在100×油镜下检查大的组织细胞胞浆小泡内的双级染色细菌。这种细胞内微生物称为Donovan小体,成熟时有明显的荚膜。如载玻片不能立即送到实验室,应进行空气干燥并用气溶剂固定,如那些用于巴氏涂片的气溶剂。忙碌的性病门诊中,RapiDiff技术可用于诊断Donovan病[32]。

对于组织病理研究,Warthin-Starry银染色可显示组织细胞内有荚膜细菌。

治疗

一线治疗给予甲氧苄氨嘧啶-磺胺甲基异恶唑,每日2次(口服),1次1片;以及强力霉素,100mg,口服,每日2次。抗生素至少服用3周,应当服用到所有病灶彻底愈合。对于上述任何一种方案,如果治疗几天后无反应,则应加用氨基糖苷类药物(庆大霉素,1mg/kg,静脉给药,每8小时1次)。

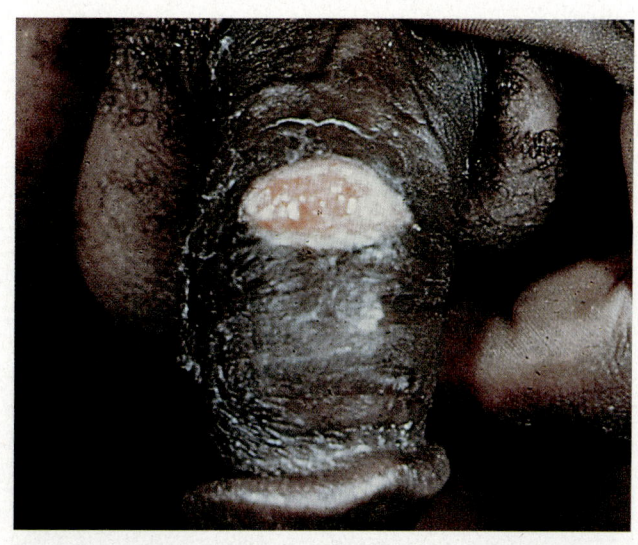

图10-19 腹股沟肉芽肿:高于皮面的牛肉红样组织的,无痛性浅表宽广溃疡。(Courtesy Nicholas J. Fiumara, M.D., M.P.H.)

以尿道炎和宫颈炎为特征的疾病 Diseases characterized by urethritis and cervicitis

尿道炎表现（框10-1）为尿道黏液脓性分泌物或脓性分泌物，有时伴排尿困难或尿道痒。无症状性感染很常见。淋球菌和沙眼衣原体是主要致病菌。革兰染色可快速诊断淋球菌，而核酸扩增试验可诊断任何标本上的淋球菌和沙眼衣原体。这些试验比沙眼衣原体培养更敏感，因此推荐用于检测沙眼衣原体。

非淋球菌性尿道炎是指患者有尿道炎的症状，未发现细胞内革兰阴性双球菌，淋球菌培养阴性，尿道涂片和尿沉淀中有炎症细胞（至少5个多形核白细胞）。

淋病 Gonorrhea

1997年，美国报道了324 901例淋病。患者主要为非裔美国人和青少年。淋球菌只能在类似人体温度下存活于潮湿的环境。其传播只能通过与淋病患者的性接触（生殖器，生殖器-口，生殖器-直肠）。不会通过类似厕所坐椅的东西传播。淋病最常侵犯黏膜表面引起分泌物和排尿困难。男性烧灼样脓性尿道炎和女性无症状性宫颈内膜炎是本病最常见的形式，但淋病也可发现于其他部位。

淋球菌也可由感染原发部位侵入血液引起播散性淋球菌感染（关节炎皮炎综合征），表现为发热，寒战，皮损和关节受累。

从流行病学角度看，本病由于有越来越多的无症状携带者而很难控制。

城市中，"核心传播者"或反复感染的人，是导致感染大量传播的主要原因。

所有形式的淋病以前都对青霉素敏感，但耐药菌株已经出现。

淋病奈瑟菌 Neisseria gonorrhoeae

淋球菌是感染柱状或立方上皮细胞的革兰阴性球菌。中性粒细胞反应导致脓性分泌物，染色涂片显示多形核白细胞内大量被吞噬的成对淋球菌。核酸扩增试验可快速准确诊断淋病。

淋球菌是一种脆弱的微生物，只能生存于人体，如不能满足其生存环境，则很快死亡。淋球菌可存活在血中和一些黏膜表面（包括尿道、子宫内膜、直肠、咽、结膜和青春期阴道）。淋球菌不能在皮肤和青春期后阴道复层上皮存活。淋球菌必须存在于等渗体液的潮湿环境中，如不能在体温下则很快死亡。其生存需要微碱性环境，如子宫颈内膜、经前和经期的阴道。感染时机体产生的抗体对于将来抵御淋球菌感染基本无作用。一种荧光抗体试验可确认组织标本中的淋球菌，如淋球菌血行播散时的皮肤（菌血症-关节炎综合征）。

男性生殖器感染

男性与患病女性一次性接触后感染的风险为20%~35%。

尿道炎 经过3~5天的潜伏期，大多数男性患者突然尿痛、尿频、出现黄色厚脓性尿道分泌物。一些男性患者5~14天内无症状，然后出现轻微的排尿困难，伴有非淋球菌性尿道炎那样的黏液尿道分泌物。5%~50%感染淋球菌的男性不会有任何症状，且在数月内成为慢性携带者（像无症状女性那样），成为淋病的主要传染源。感染会波及前列腺，精囊和附睾，但现在这些并发症很少见，因为大多数有症状的男性都已经过治疗。

诊断 诊断可以不经过淋球菌培养，只要有急性尿道炎的典型症状，同时尿道分泌物的多形核白细胞内可见革兰阴性双球菌即可。核酸扩增试验（Gen-Probe，LCx Uriprobe）具有高敏感性和高特异性，也可检测沙眼衣原体。实验室提供从尿道和子宫颈内膜取材的器具。也可用尿液进行试验。当诊断有困难时，进行淋球菌培养。

框10-1 下列体征提示尿道炎

1. 黏液脓性分泌物或脓性分泌物。
2. 尿道分泌物革兰染色显示>5个白细胞/油镜视野，革兰染色是评估尿道炎的快速诊断方法。
3. 清晨第1次尿的白细胞酯酶试验阳性或显微镜检查显示>10个白细胞/高倍视野。

女性生殖道感染

大多数患者年龄为 15～19 岁；与患病男性有过 1 次性接触后感染的风险是 50%～90%。女性生殖器淋病往往被认为是无症状的，但 40%～60% 的女性患者会有尿道炎和子宫颈内膜炎的症状。尿道和直肠常常受累，但典型感染部位是子宫颈内膜。

宫颈炎 宫颈内膜感染可表现为非特异性灰黄色的阴道分泌物，但很多患者没有注意这个现象，或者将其当作一种正常改变。宫颈看起来可能正常，或有一些炎症表现如宫颈糜烂和脓性分泌物。如果女性尿道旁的前庭大腺被感染，则可分泌脓液。

尿道炎 经 3～5 天潜伏期后，发生尿道炎，表现为尿频和排尿困难，这些症状的程度会有不同。红色的外尿道会排出脓液，或者在阴道里伸进一手指后尿道里会出现"牛奶样"脓液。

巴氏导管 巴氏导管开口于小阴唇内侧靠近阴道开口的中后 1/3 处，如受到感染，会在腺体开口处出现滴脓液现象。感染的导管堵塞后，患者自诉行走或坐时有肿胀和不适感。在深触诊大阴唇后半部时可能会感觉到一个团块，即肿胀疼痛的巴氏腺。

诊断 如在尿道脓性分泌物中发现胞内革兰阴性双球菌，则可以肯定地确立急性尿道炎的诊断。奈瑟氏菌属（如卡他奈瑟菌和干燥奈瑟球菌）可寄生于女性生殖道内，因此，只有在多形核白细胞内存在革兰阴性双球菌时才考虑诊断。

核酸扩增试验（Gen-Probe, LCx Uriprobe）用于尿道和子宫颈内膜标本，也可用于尿液。诊断困难时，考虑作培养。如果肛门出现症状、有直肠性接触史、或女性淋病患者治疗随访中，需行肛管内培养。

盆腔炎性疾病

盆腔炎性疾病（pelvic inflammatory disease, PID）或输卵管炎，是子宫、输卵管和邻近骨盆结构的感染。微生物由子宫颈和阴道播散到这些结构。发生于 10%～20% 的女性淋球菌感染者。大多数患者由沙眼衣原体和/或淋球菌感染引起。一些可能是正常阴道菌群的微生物（如厌氧菌、阴道加德纳菌、流行性感冒杆菌、肠道革兰阴性杆菌、无乳链球菌）也可引起 PID。另外，PID 中还可发现人型支原体和解脲支原

框 10-2　骨盆炎症性疾病诊断标准（疾病控制和预防中心）
基本表现（无其他原因）：
● 下腹触痛
● 附件触痛
● 宫颈举痛
支持 PID 诊断的额外标准：
● 口测体温>101°F(38.3℃)
● 阴道或子宫颈分泌物异常
● 血沉增快
● C 反应蛋白升高
● 实验室检查显示子宫颈被淋球菌或沙眼衣原体感染
诊断 PID 的确定标准
● 子宫内膜活检证实子宫内膜炎
● 与骨盆炎症性疾病一致的腹腔镜检查异常结果
● 阴道超声检查或其他影像技术显示管道增厚充满液体，伴或不伴有骨盆内游离液体或输卵管卵巢炎性复合体
● 腹腔镜检查异常符合 PID 表现

体。促进感染的危险因素包括年龄小于 20 岁、PID 病史、阴道灌洗及细菌性阴道病。诊断标准见框 10-2 中。

临床表现 症状由轻度的疼痛（如下腹痛）到伴腹膜征的严重疼痛。PID 是导致不孕的重要原因。最常见的临床症状是下腹部疼痛，通常双侧。淋球菌性 PID 突然发病伴发热和腹膜刺激征。非淋球菌性 PID 的症状没有这么急，所有的感染都可能是无症状的，且症状更可能在月经周期的前半期出现。

诊断 通常都是据临床症状做出诊断。下腹部压痛和疼痛、附件压痛、触动子宫颈痛见于大多数患者，还会出现发热、白细胞增多、血沉增快、C 反应蛋白升高及阴道分泌物。

大多数女性有黏液脓性子宫颈分泌物或阴道液盐水涂片显微镜检有白细胞。如果子宫颈分泌物正常而涂片镜检无白细胞，则不能诊断 PID，应当检查疼痛的其他原因。

需检查子宫颈内膜标本中是否有淋球菌和沙眼衣原体感染。最准确的诊断方法是腹腔镜检查直视炎症性的输卵管和其他骨盆结构，但这个方法通常不可行。对于通过腹腔镜获得的标本要做进一步的微生物学检查。鉴别诊断包括：急性阑尾炎、骨盆子宫内膜异位症、黄体血肿、或异位妊娠。远期并发症（疾病复发、慢性疼痛、异位妊娠和不孕）缘于管道破坏和疤痕形成。

治疗 对于性活跃期的女性和其他可能感染性传播疾病的女性，如果框10-2中所有基本标准都存在而无可以确认的其他原因，则应按照PID经验治疗：推荐的治疗方案在表10-1中。评估她们的男性性伴，因男性感染淋球菌和衣原体通常是无症状的。

直肠淋病

直肠淋病由肛交传染。患生殖器淋病的女性也可因传染性的阴道分泌物感染肛门直肠黏膜而导致直肠淋病。肛交史是最重要的诊断线索，因大多数患者的症状和体征都是非特异性的。

对同性恋男性进行肛门镜检发现，54%的病原菌培养阳性患者和37%的病原菌培养阴性患者中有广泛的渗出物[33]。许多感染患者有正常外观的直肠黏膜。这些数字强调了直肠淋病的常见症状和体征的特异性较低。一些患者自诉有便痛、便血、内衣上有脓液或行走时不适。

诊断 对有症状的男性同性恋患者和有过肛交史的有症状女性患者应考虑直肠培养。淋球菌性直肠炎不累及直肠上部肠段。感染的区域大约是肛门（莫尔加尼隐窝的梳妆线）内2.5厘米左右。获取培养物无需使用肛门镜。可用一个消毒的棉签拭子深入肛门约2.5厘米（如果拭子不小心插入粪便，应换一个拭子）。在肛管内应当转动拭子，从隐窝中获取标本，约需要10到30秒把病原菌吸附到拭子上。

Gen-probe试剂盒对诊断直肠和咽部淋病是既敏感又特异的。如果非培养方法用于筛选淋球菌感染，应当对阳性结果患者进行病原体培养，这样就可以检测淋球菌群的药物敏感性和分子流行病学[34]。

由于存在许多其它细菌，因此革兰染色是不可靠的。

淋球菌性咽炎

淋球菌性咽炎常通过阴茎口交感染，很少通过舔阴或接吻传染。如果像大多数同性恋那样，将阴茎深深地插入咽后部，会增加感染的可能性。大多数患者无症状，淋球菌会在咽部携带数月不被发现。对有症状的患者，表现为轻度咽痛或伴弥散红斑和渗出物的严重咽炎。

诊断 如果有分泌物，则培养最可靠。脑膜炎奈瑟菌是咽部常见的寄生菌。针对奈瑟菌属的糖利用试验对于准确判断感染菌是否存在是必需的。

只有存在渗出物时，革兰染色才是有用的，但接着必须区分是否混淆了其他奈瑟菌，Gen-probe试剂盒对于诊断咽部淋病既敏感又特异。

播散性淋球菌感染（关节炎－皮炎综合征）

在性活跃的年轻成人中，播散性淋球菌感染（disseminated gonococcal infection，DGI）是脓毒血症性关节炎的最常见原因。典型的三联症是皮炎、腱鞘炎和转移性多发关节炎。本病跟随泌尿生殖器、直肠和咽部的感染，在大多数患者是无症状的。对于任何年轻人或青少年，如果表现为皮疹，关节肿胀和疼痛，则应考虑此诊断。

发病率 有黏膜损害的患者中约1%到3%会发生DGI，DGI更常见于年轻成年人。这是最常见的感染性关节炎的表现形式[35]。男女发病比例为1∶4。

播散 播散通常发于初发感染后的2～3周。血行播散更可能发生于月经期的第1周。女性更常发生播散感染，可能是因为女性更常见无症状性感染而未曾治疗。月经使黏膜下血管暴露从而增加了播散的风险。系统感染风险在第2和第3次妊娠时增加。

初始表现 转移性多发性关节炎是最常见的症状，发生于80%的患者。初始体征包括：腱鞘炎（67%）、皮炎（67%）和发热（63%）。少于30%的患者会有局限性淋病的症状和体征，如尿道炎或咽炎。然而，女性DGI患者的子宫颈阳性培养结果发生于80%～90%的患者中，男性尿道阳性培养结果发生于50%～75%的患者中。

关节疾病 大多数患者只累及3个以内的关节。上肢关节更易受累，特别是腕关节。在下肢关节中，膝关节最常受累。尽管下肢大小关节周围的跟腱也可受累，但2/3患者的手和手指发生腱鞘炎。

两种表现 在大多数患者，经过了无症状泌尿生殖器的、直肠及咽部黏膜感染后，播散性疾病表现为两种临床特点。初始菌血症期，伴发热（罕见达39℃），皮疹，腱鞘炎，继以局限的关节内感染。约60%的患者表现为菌血症，40%表现为化脓性关节炎。表10-6比较了播散性淋球菌感染和非淋球菌性细菌性关节炎的特点。

关节炎-皮炎综合征 寒战（25%）和发热（超过50%）伴随3～6个小关节的无渗出性红肿疼痛。这种多发性关节炎和腱鞘炎发生在手和腕部，伴腕和手指的跟腱疼痛。足趾和踝部也可受累。这些患者血培养结果阳性而关节液培养结果阴性的可能性更大。

皮肤病灶 2/3的患者可见皮炎。当皮疹出现于手背及足趾和踝部背面时，寒战和发热会停止。皮疹也可能出现于躯干上。皮疹可能是由于微生物在皮肤上栓塞后伴微脓肿而导致。总的皮疹数目通常少于10个。可见不同期的皮疹。许多患者只发生1～2个皮疹。初始皮疹是无痛性、非化脓性、小的红色丘疹或瘀点，瘀点可能消失，也可能演变成水疱（图10-20A）

表10-6 播散性淋球菌感染（DGI）和非淋球菌性细菌性关节炎（NBA）的不同	
播散性淋球菌感染	非淋球菌性细菌性关节炎
常见于健康年轻人	常见于非常年轻、年老或免疫受损的人
初为游走性多关节痛（常见）	多关节痛少见
大部分有腱鞘炎	腱鞘炎少见
大部分有皮炎	皮炎少见
>50%多关节炎	>85%单关节炎
阳性血培养结果 <10%	阳性血培养结果 50%
阳性关节液培养结果 25%	阳性关节液培养结果85%~95%

Goldenberg DL, ReeD JI: N EngL J Med 1985; 312:767.
Reprinted by permission of the New England Journal of Medicine.

和化脓，变为灰色坏死然后形成出血性中心（图10-20B），中心出血区域是淋球菌栓塞中心。这些病灶数周内愈合。即使开始抗生素治疗，也会出现新的病灶。

局限性脓毒血症性关节炎

通常累及1或2个大关节，最常见于膝关节，继以踝、腕和肘关节。受累关节发热，疼痛肿胀及运动受限，也可发生永久性关节改变。滑液的平均白细胞计数常常大于50 000个/mm³。关节常常是无菌的，可能是免疫机制的结果。通常无皮肤改变。

图10-20 淋球菌性败血症。

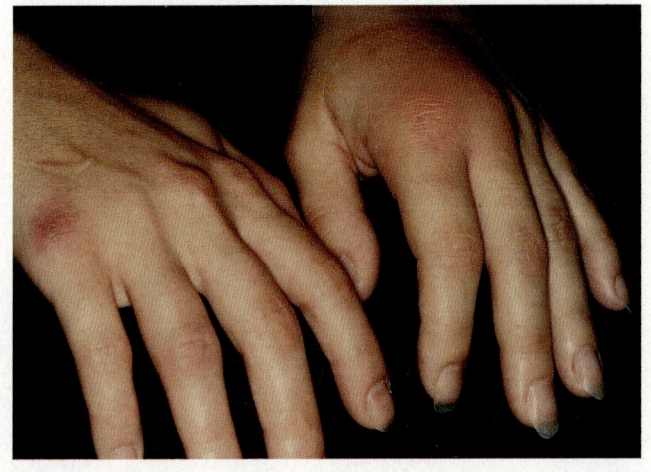

A．左手关节红肿，右手有1个水疱。

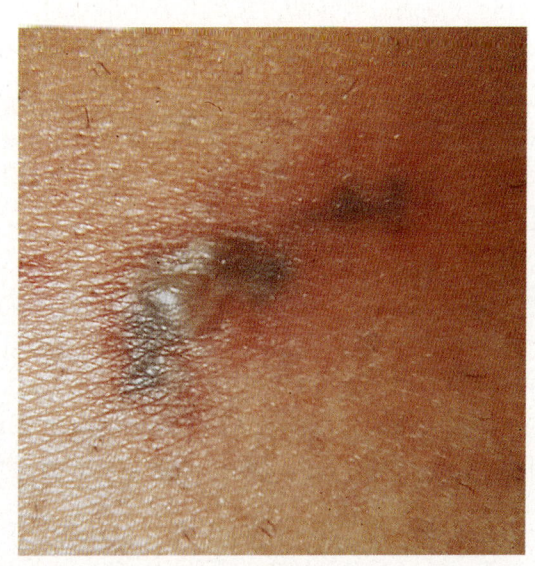

B．比A进一步皮损，基底出血坏死。

其他少见的播散性并发症包括心内膜炎，心肌炎，脑膜炎。

诊断 诊断基于临床表现，及依靠从原发感染黏膜部位分离出淋球菌而确诊，这些部位包括：尿道、子宫颈、直肠及口咽。关节液、皮损、血中培养不易分离出细菌。即使培养阴性，核酸扩增试验也能发现滑膜液中的淋球菌。

最常见的实验室表现是轻度白细胞增多（每立方毫米10 500～12 500个）及血沉增快。培养结果阳性可以确定诊断，并可确定药物敏感性。

培养 获得血、滑膜液、皮损、子宫颈内膜、尿道和咽部的培养标本。淋球菌可以从50%化脓性关节的滑膜液中培养出来，从25%～30%的DGI患者标本中培养出来。从原发黏膜受累部位或从性伴那里获取的标本的80%能培养出淋球菌。DGI患者的血培养结果有20%～30%的阳性，而来自皮肤感染处的标本培养阳性者占5%。血培养结果一般只在前几天呈阳性。

革兰染色 将皮肤病灶脓液表层去掉，对下层脓液行革兰染色。滑膜液离心沉淀涂片的革兰染色显示阳性率不到25%。

淋球菌感染的治疗

治疗方案见表10-1。

非淋球菌性尿道炎 Nongonococcal urethritis

非淋球菌性尿道炎（NGU）和宫颈炎是美国最常见的性传播疾病。其诊断，正如其名字预示的，要首先排除一种疾病。目前可以提供鉴别不同微生物感染的诊断试验。流行病学的控制很困难，因许多感染者无症状。大多数女性有子宫颈衣原体感染，大多数同性恋男性有直肠衣原体感染，约30%异性恋男性衣原体尿道炎患者基本无症状。

病原体

约一半的NGU患者是由生殖器衣原体感染引起。生殖器支原体和解脲支原体可能引起10%～30%的NGU。单纯疱疹病毒，阴道毛滴虫嗜血杆菌属及厌氧菌引起的NGU低于10%。约1/3的患者找不到感染原因。

男性非淋球菌性尿道炎

男性尿道炎表现为排尿困难和尿道分泌物。淋菌性尿道炎在性接触3～5天后出现尿痛及黄厚黏液脓性分泌物，NGU在接触后7～28天出现排尿时刺痛和尿道黏液分泌物。表10-7比较了2种尿道炎的不同。在35岁以下的性活跃男性中，沙眼衣原体引起了至少2/3的"特发性"附睾炎。

女性非淋球菌性尿道炎

女性的症状和体征更加无特异性。非淋球菌性子宫颈炎是无症状的，或初始时出现子宫颈内膜的黏液脓性分泌物或黏液性阴道分泌物。

诊断

诊断需首先确认尿道炎的存在，然后证明沙眼衣原体的存在，并且排除淋球菌感染。

分子生物学试验 分子生物学诊断方法已替代了培养和抗原试验。扩增试剂盒（Gen-Probe LCx Uriprobe）可通过测试尿道标本和首次排空尿而确认生殖器衣原体和淋球菌感染，结果可在数小时内获得。

革兰染色 对尿道分泌物作革兰染色。多形核白细胞的存在确认了尿道炎的诊断。缺少细胞内革兰阴性双球菌提示尿道炎为非淋球菌性的。排尿后至少4小时可以最有效地获得革兰染色标本。对于有尿道症状但无分泌物者，可以将Calgiswab深入尿道约2厘米取材，即可看见多形核白细胞。

培养 尿道分泌物用于淋球菌培养。这些生物在体外不稳定，运输中很难维持活性，如果可能，应当从患有NGU的男性伴那里得到培养标本，孕期女性可能在生产时将致病菌传播给婴儿，引起新生儿结膜炎。

表10-7　NGU和GU的比较		
	非淋球菌性尿道炎	淋球菌性尿道炎
潜伏期	7～28天	3～5天
发病	逐渐	突然
排尿困难	刺痛	烧灼
分泌物	黏液或脓性	脓性
分泌物革兰染色	多形核白细胞	细胞内革兰阴性双球菌

标本采集　在所有确认衣原体的实验中，标本的采集和处理很重要。由于衣原体是感染柱状上皮的胞内微生物，因此标本主要是尿道中采集的柱状上皮。

- 患者排尿 2 小时后采集标本。
- 收集完用于革兰染色和淋菌培养的标本后，采集用于衣原体的标本。
- 对于非培养衣原体试验，使用厂家提供的拭子。
- 轻轻地将泌尿生殖拭子伸进尿道（男性 2～4 厘米，女性 1～2 厘米）旋转拭子每一方向至少 5 秒钟，将拭子放入适宜的运输介质，或用拭子准备载玻片用于 DFA 试验。

沙眼衣原体阴性的 NGU

最常见引起沙眼衣原体阴性 NGU 的病因是支原体，如解脲支原体和生殖支原体。阴道滴虫，酵母和厌氧菌是其他的感染源。诊断需要特殊培养基的培养或分子生物学方法的检测。

治疗

首选强力霉素或阿奇霉素（表 10-1）。

（谢世海　佘晓东　陈志强　刘维达译　白义杰校）

参考文献

1. Huang J, Rogers W, Bailey S: Primary and secondary syphilis in the metropolitan area of Nashville and Davidson County, Tennessee: 1996 to 1998 epidemic described, Sex Transm Dis 2000; 27(3):168.
2. Allison SD: Extragenital syphilitic chancres, J Am Acad Dermatol 1986; 14:1094.
3. Clark EG, Danbolt N: The Oslo study of the natural cause of untreated syphilis, J Chronic Dis 1955; 2:311.
4. Felman YM, Nikitas JA: Secondary syphilis, Cutis 1982; 29:322.
5. Hira SK, et al: Clinical manifestations of secondary syphilis, Int J Dermatol 1987; 26:103.
6. McBroom R, et al: Secondary syphilis in persons infected with and not infected with HIV-1: a comparative immunohistologic study, Am J Dermatopathol 1999; 21(5):432.
7. Kampmeier RH: Late and congenital syphilis. In Dermatologic Clinics. Symposium on Sexually Transmitted Diseases, 1983; 1(1):23.
8. Luxon LM: Neurosyphilis (review), Int J Dermatol 1980; 19:310.
9. Blocker M, Levine W, St. Louis M: HIV prevalence in patients with syphilis, United States, Sex Transm Dis 2000; 27(1):53.
10. Dibbern DJ, Ray S: Recrudescence of treated neurosyphilis in a patient with human immunodeficiency virus, Mayo Clin Proc 1999; 74(1):53.
11. Janier M, et al: A prospective study of the influence of HIV status on the seroreversion of serological tests for syphilis, Dermatology 1999; 198(4):362.
12. Congenital syphilis-United States, 1983-1985. MMWR 1986; 35:625.
13. Reimer CB, et al: The specificity of fetal IgM: antibody or antiantibody? Ann NY Acad Sci 1975; 254:77.
14. Griner PF, et al: Application of principles, Ann Intern Med 1981; 94(2):585.
15. Fiumara NJ: Treatment of early syphilis of less than a year's duration, Sex Transm Dis 1978; 5:85.
16. Fiumara NJ: Treatment of primary and secondary syphilis: serologic response, J Am Acad Dermatol 1986; 14:487.
17. Fiumara NJ: Serologic responses to treatment of 128 patients with late latent syphilis, Sex Transm Dis 1979; 6:243.
18. Fiumara NJ: Infectious syphilis. Dermatol Clin Symp Sexually Transmitted Dis 1983;1(1):3.
19. Brown T, Yen-Moore A, Tyring S: An overview of sexually transmitted diseases. Part I, J Am Acad Dermatol 1999; 41(4):511.
20. Pillay A, et al: Comparison of culture media for the laboratory diagnosis of chancroid, J Med Microbiol 1998; 47(11):1023.
21. Kinghorn GR, Hafiz S, McEntegart MG: Genital colonization with Haemophilus ducreyi in the absence of ulceration, Eur J Sex Transm Dis 1983; 1:89.
22. McCarley ME, Cruz PD, Jr, Sontheimer RD: Chancroid: clinical variants and other findings from an epidemic in Dallas county, 1986-1987, J Am Acad Dermatol 1988; 19:330.
23. King R, et al: Clinical and in situ cellular responses to Haemophilus ducreyi in the presence or absence of HIV infection, Int J STD AIDS 1998; 9(9):531.
24. Gollow MM, Blums M, Haverkort F: Rapid diagnosis of granuloma inguinale, Med J Aust 1986; 144:502.
25. Rosen T, et al: Granuloma inguinale, J Am Acad Dermatol 1984; 11:433.
26. O'Farrell N, et al: Genital ulcer disease: accuracy of clinical diagnosis and strategies to improve control in Durban, South Africa, Genitourin Med 1994; 70:7.
27. Hoosen AA, et al: Granuloma inguinale of the cervix: a carcinoma look-alike, Genitourin Med 1990; 66:380.
28. O'Farrell N: Clinico-epidemiological study of donovanosis in Durban, South Africa, Genitourin Med 1993; 69:108.
29. Paterson D: Disseminated donovanosis (granuloma inguinale) causing spinal cord compression: case report and review of donovanosis involving bone, Clin Infect Dis 1998; 26(2):379.
30. Bozbora A, et al: Surgical treatment of granuloma inguinale, Br J Dermatol 1998; 138(6):1079.
31. Lal S, Garg BR: Further evidence of the efficacy of cotrimoxazole in granuloma venereum, Br J Veneral Dis 1980; 56:412.
32. O'Farrell N, et al: A rapid stain for the diagnosis of granuloma inguinale, Genitourin Med 1990; 66:200.
33. Lebedeff DA, Elliott HB: Rectal gonorrhea in men: diagnosis and treatment, Ann Intern Med 1980; 92:463.
34. Young H, et al: Non-cultural detection of rectal and pharyngeal gonorrhoea by the Gen-Probe PACE 2 assay, Genitourin Med 1997; 73(1):59.
35. Cucurull E, Espinoza L: Gonococcal arthritis, Rheum Dis Clin North Am 1998; 24(2):305.

11 性传播性病毒感染
Sexually Transmitted Viral Infections

- 生殖器疣　336
  - 人乳头状瘤病毒　336
  - 发病率　336
  - 传染　336
  - 临床表现　337
  - 诊断　340
  - 治疗　340
- Bowen 样丘疹病　343
- 传染性软疣　344
- 生殖器单纯疱疹　346
  - 患病率　346
  - 危险因素　346
  - 传染率　348
  - 原发感染和复发感染　348
  - 预防　350
  - 实验室诊断　350
  - 血清学　351
  - 社会心理影响　352
  - 生殖器疱疹的治疗（疾病预防与控制中心指南）　352
  - 妊娠期生殖器单纯疱疹　354
  - 新生儿 HSV 感染　354
- 获得性免疫缺陷综合征　356
  - 人类免疫缺陷病毒（HIV）致病机制　356
  - 诊断　356
  - 免疫状况评估（$CD4^+T$ 细胞测定）　357
  - 疾病预防与控制中心修订的分类和处理方法　357
  - HIV 感染相关皮肤病　358

生殖器疣 Genital warts

人乳头状瘤病毒 Human papillomavirus

疣是由人乳头状瘤病毒（HPV）感染所致。HPV 存在于上皮基底细胞内，导致亚临床、潜在感染。目前已鉴定出80多种基因型；与生殖器疣关系最密切的是HPV-6、11、16型。HPV-6、11型很少与子宫颈癌相关。HPV-16、18型更常见于亚临床感染，与生殖器肿瘤关系也最密切。Bowen样丘疹病主要由HPV-16引起。比较少见的疣状癌（Buschke-Löwenstein 肿瘤）类似巨大疣，呈局部侵袭性生长，很少转移。主要与 HPV-6、11型相关。

发病率 Incidence

生殖器疣的发病率迅速增加，已经超过生殖器疱疹的发病率，是最常见的性传播病毒感染疾病。据估计，大约30%～50%的性活跃期成人感染HPV，仅1%到2%表现出肛门生殖器疣临床症状。大多数宫颈异型增生和癌症都与致癌性 HPV 有关。

传染 Transmission

女性患尖锐湿疣的危险因素包括：性伴数量、性交频率、性伴是否患病。男性如不使用安全套，则患病危险增加。使用安全套能降低HPV的传播几率，但是不能从根本上消除。婴儿出生时感染HPV很少见。

临床表现 Clinical presentation

生殖器疣（尖锐湿疣、性病疣）为宽广的基底上散在淡红色大小不等的多发突起。表面光滑或呈天鹅绒样，潮湿，缺乏其他部位疣的过度角化特点（图11-1至11-5）。直肠、会阴部皮损可融合，形成大的菜花样团块（图11-6和11-7）。会阴部皮损也可见于无肛门性行为者。

另一类型主要见于性活跃的青年患者，表现为多灶性、对称性、红色或棕色、略隆起、表面光滑的丘疹，与外生性尖锐湿疣感染病毒型相同，但在某些病例，这种皮损具有Bowen病的组织学表现（见：本章Bowen样丘疹病）。

潮湿部位的皮损进展迅速，在阴唇、直肠相对部位对称分布（图11-7）。尽管两类病毒的抗原型不同，寻常疣也可以形成生殖器疣。皮损常蔓延到阴道、尿道、肛门、膀胱，这种情况下常需要借助窥器、乙状结肠镜进行观察和治疗。湿疣可自行消退、扩大或保持不变，尖锐湿疣治疗后经常复发。可能的原因有两个：一是治疗区临床正常皮肤存在潜在感染[1]；二是皮损扁平，不易发现，特别是阴茎和尿道部位[2]，常漏过治疗。

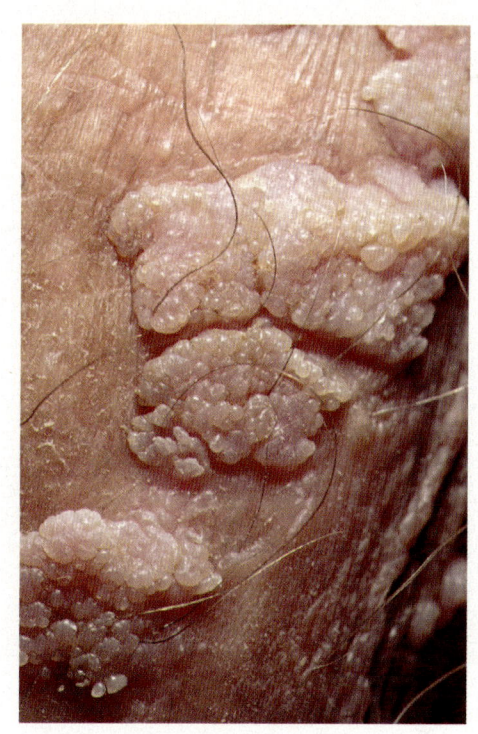

图11-1 茎部疣基底宽，表面呈乳头状。

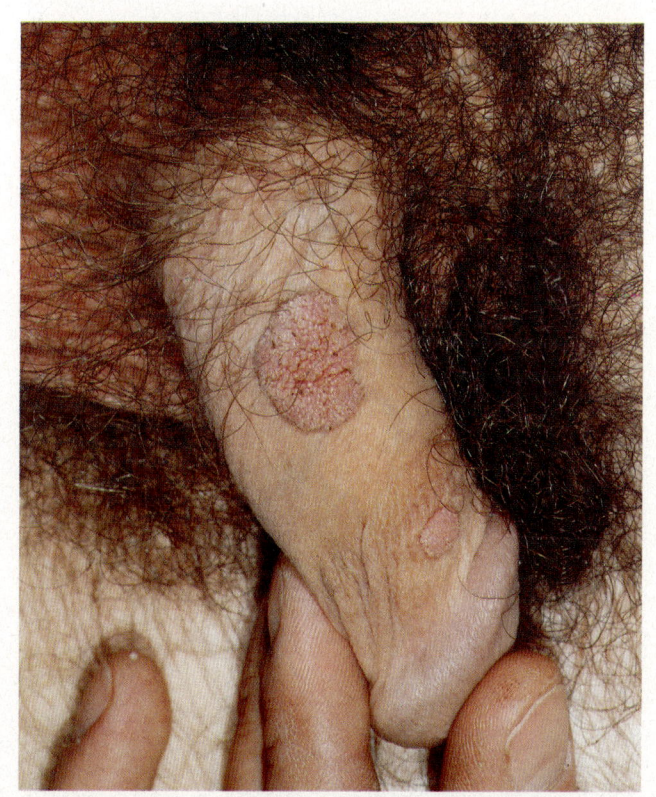

图11-2 阴茎部位疣基底宽，表面大量突起。

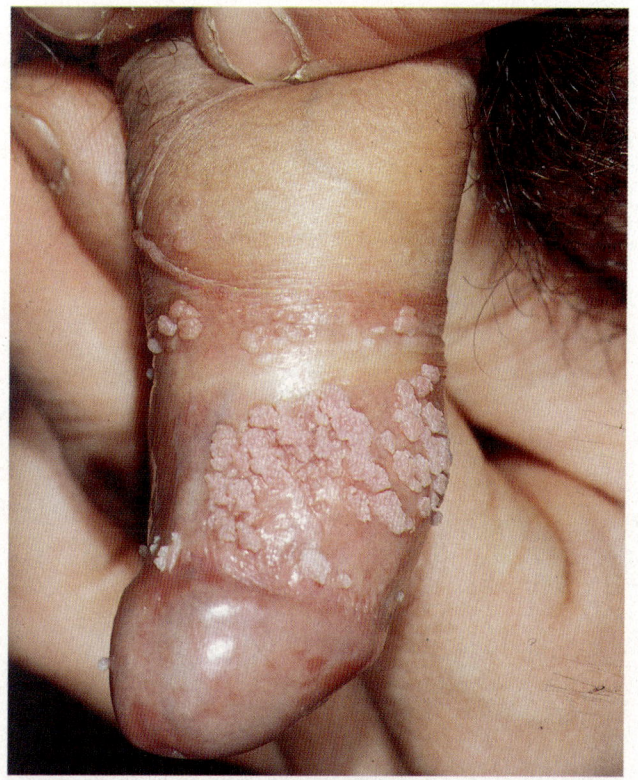

图11-3 包皮下多发的小疣突，潮湿部位表面大量接种，每个皮损由很多散在的窄突起组成。

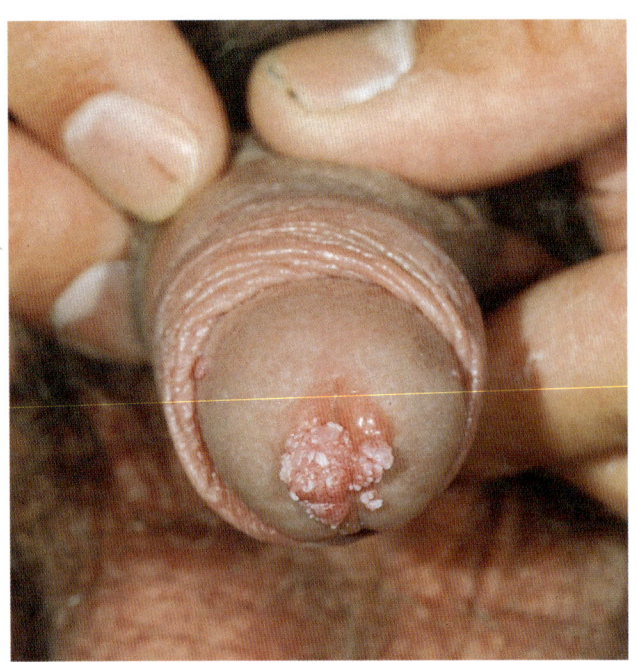

图 11-4 尿道口疣。

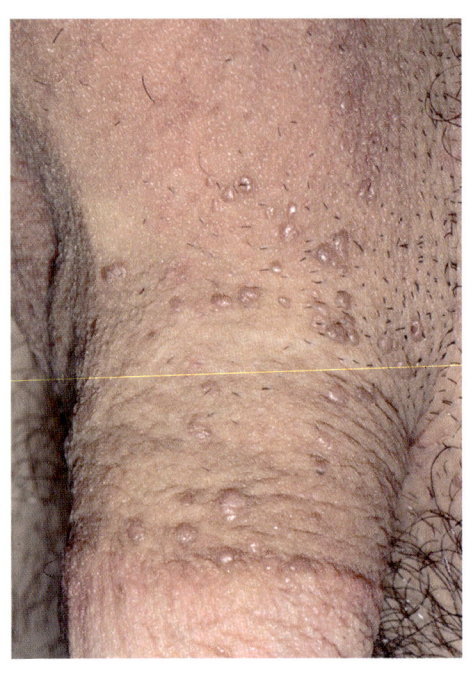

图11-5 阴茎表面小的丘疹疣，光滑、半球形，对外用药不如宽基底乳头状皮损敏感，电干燥、冷冻或切除治疗有效。

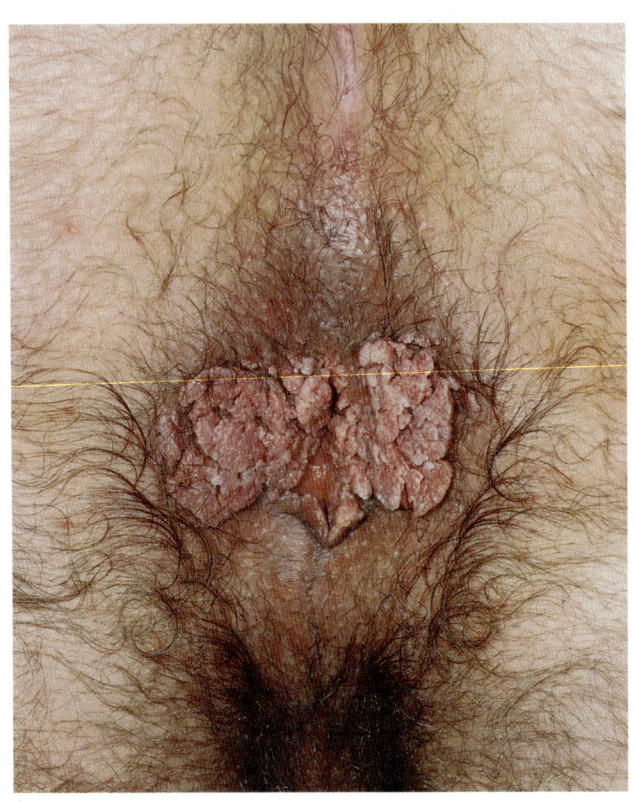

图 11-6 肛周表面很多疣。

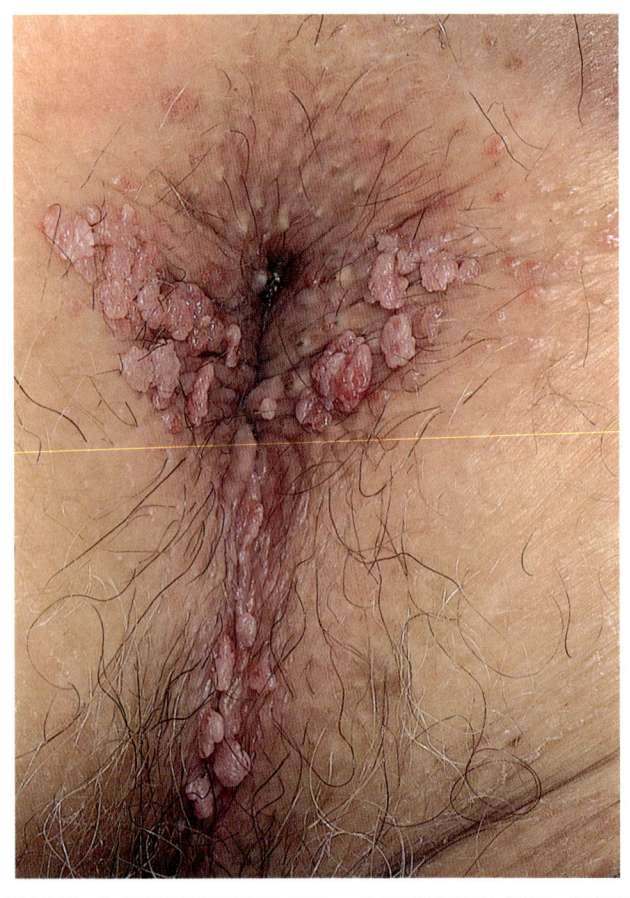

图11-7 肛门附近宽基底的疣突，外用咪喹莫特或普达非洛有效。

生殖器部位人乳头瘤病毒感染患者的口腔尖锐湿疣

一项研究显示50%进行口交的多发性、分布广泛的生殖器HPV感染患者患有口腔尖锐湿疣。皮损均无症状。口腔皮损需用放大镜进行检测。组织活检可证实诊断。舌头是最易感染部位。口腔尖锐湿疣常表现为小的多发性、白色或粉红色血疹、无蒂或有蒂、乳头状生长，线性分布。50%以上口腔皮损大于2mm，61%患者有5个以上皮损。已发现的HPV型为：16、18、6、11型[3]。

阴茎珍珠状丘疹

半球形或毛发样突起的皮损称为阴茎珍珠状丘疹，见于阴茎冠状沟，10%男性患者丘疹位于靠近冠状沟的阴茎表面，这些小的血管纤维瘤是变异的正常组织，偶尔被误诊为生殖器疣，无需处理（图11-8）。

儿童生殖器疣

据估计，至少50%的儿童尖锐湿疣是由性虐待引起的[4]。美国各州均有生效法律宣布："如遇到确定或可疑的儿童性虐待，必须报告政府机关。"

生殖器部位的疣也可以不通过性虐待传播[5]。儿童手上皮损可以传染到口、生殖器和肛门[6]。母亲手上的疣也可以传染给孩子。儿童间性游戏是另一种可能的传播途径。目前尚不清楚除了通过皮肤间接触外，儿童从成人生殖器疣患者处感染尖锐湿疣是否还有其他传播模式。因为疣的潜伏期常长达数月，很难回忆起以往发生的事件。

图11-8 阴茎珍珠状丘疹

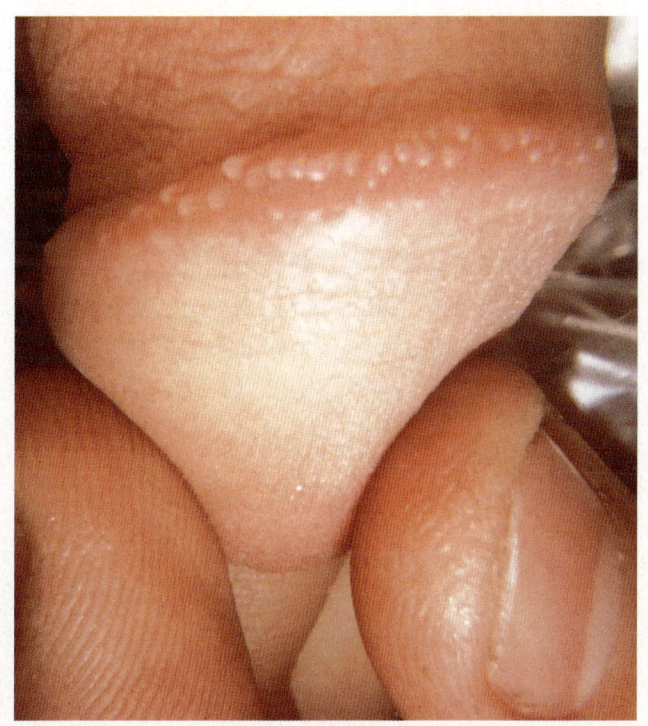

A. 阴茎冠状沟表面常见的一种解剖学变异。有时误诊为疣。无需治疗。

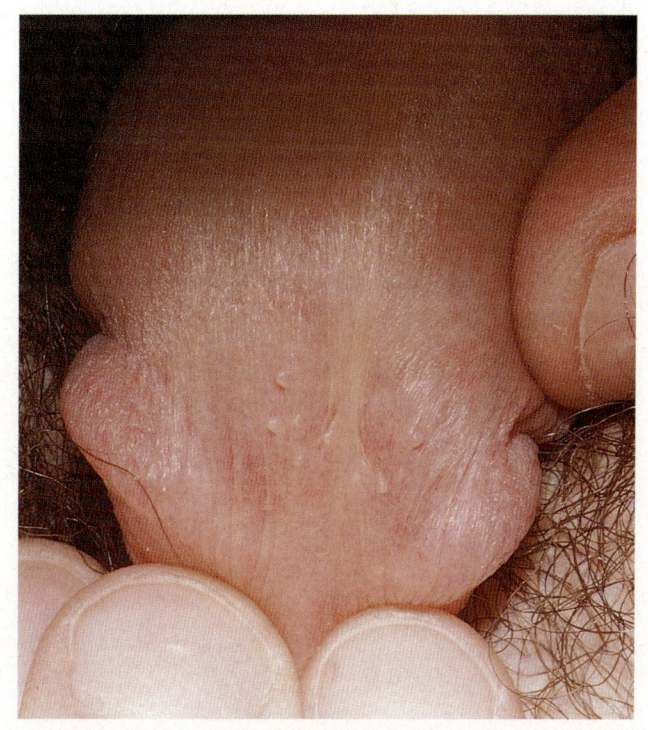

B. 靠近阴茎冠状沟的成簇丘疹易误诊为疣。

生殖器疣和癌症

事实证明有几型HPV与生殖器肿瘤密切相关。生殖器肛门疣主要由HPV-6、11、16、18引起[7,8]。HPV-16、18感染与宫颈癌的一系列进展密切相关。如果病毒分型可以普及的话,对于隐匿的高危险HPV型别鉴定是有意义的。生殖器肿瘤HPV-16、HPV-18的携带率为84%、8%。

73%肿瘤周围2～5cm范围的良性、临床和组织学均正常的组织含有HPV-16[9],说明HPV也可持续潜伏在外观正常的组织中。女性宫颈癌和癌前病变与男性性伴侣生殖器乳头瘤病毒感染相关。43%女性生殖器疣患者的男性性伴仅通过醋酸实验即可检测出生殖器疣[10]。男性同性性行为是肛门肿瘤的危险因素。肛门鳞状细胞癌与生殖器疣病史相关,提示乳头瘤病毒感染是肛门肿瘤的病因之一[11]。男性包皮环切可以降低龟头部位HPV感染危险,对于有多个性伴的男性,可降低其当前性伴患子宫颈癌的危险[12]。

诊断 Diagnosis

绝大多数病例可以临床诊断。鉴别诊断包括:脂溢性角化、痣、传染性软疣、阴茎珍珠状丘疹。可疑病例可行组织活检明确诊断。

醋酸变白:醋酸白实验

以前推荐使用醋酸实验进行诊断,但因为敏感性差、特异性低、假阳性结果常见,现在已不常用于诊断。

治疗 Treatment

因为皮损周围存在HPV亚临床感染,HPV不能完全根治。去除肉眼可见的皮损可以降低病毒传播几率,但任何治疗手段都存在高复发率,可能与皮损周围的亚临床感染有关。抗病毒或免疫调节治疗,比如咪喹莫特乳膏可能降低复发率。

性伴的处理

对于生殖器疣处理来说,性伴检查并不必要,因为再感染可能性极小。很多性伴有明显皮损,要求治疗。大多数性伴即使没有肉眼可见的疣突,也已经存在HPV亚临床感染。使用安全套可以减少传染给未患病性伴的可能。HPV感染可以持续终生,或处于不活动状态,或间歇性发作。亚临床感染患者是否与外生性疣一样具有传染性尚不清楚。研究显示在同时治疗性伴时,女性尖锐湿疣患者治疗失败比例并没有降低[13]。

妊娠

妊娠时禁用鬼臼树脂和普达非洛。妊娠期间生殖器乳头状皮损有增生倾向、并且变脆。不少专家都建议妊娠期除去肉眼可见的疣。HPV-6、11可引起婴儿喉乳头瘤病。传染途径不明。喉乳头瘤病可发生于剖宫产婴儿,但不能仅仅为了预防HPV传染给胎儿而不采取剖宫产术。对罕见病例,如女性生殖器疣阻塞骨盆出口或阴道分娩会导致出血过多时,可采用剖宫产术。

儿童

一半以上儿童尖锐湿疣可以在5年内自行消退。因此尖锐湿疣患儿的早期可不采取治疗措施[14]。

患者应用的治疗

咪喹莫特 咪喹莫特能提高机体自身免疫防御功能,疗效好,复发率低。咪喹莫特具有免疫调节效应,不依靠物理破坏皮损。咪喹莫特通过诱导细胞因子如IFN、TNF、IL-6、IL-8、和IL-12等的产生而发挥抗病毒作用。还可以通过增强细胞介导的细胞溶解作用而抗HPV。咪喹莫特乳膏隔日晚睡前外用,最长疗程可用16周。次日早晨,清洗局部用药部位。局部可发生轻、中度刺激。尚未见系统反应的报道。尚无妊娠期应用的研究。

普达非洛 又名鬼臼毒素，是鬼臼树脂的主要细胞毒性成分。普达非洛凝胶（Condylox）市场上可以购到，有责任心依从性好的患者可以自己使用。0.5%凝胶用于外生殖器疣，每天2次、连用3天，接下来停药4天。推荐每天治疗疣体面积不超过10cm²。隔几周重复疗程，最多4~6周。大约15%的患者在第一疗程后治疗区域出现严重局部反应。最后1疗程结束时下降到5%。局部副作用发生率超过50%，包括疼痛、烧灼感、炎症反应、糜烂等。肛周、阴道、尿道部位疣不推荐使用。孕妇禁用。

医生执行的治疗

冷冻外科 使用探针喷雾或棉棒接触进行液氮冷冻，治疗小而平坦的生殖器疣非常有效。但皮损广泛者常因疼痛剧烈不能耐受。切除法、咪喹莫特、普达非洛治疗外生性损害效果最佳。阴茎、外阴部疣效果极佳，几乎不留瘢痕。直肠部位进行冷冻治疗疼痛剧烈，最好用保守治疗。冷冻治疗时使皮损结冰直到白色边缘超出皮损约1mm。冷冻过度会引起疼痛、大面积肿胀、遗留瘢痕。

水疱出现后，1~3天糜烂形成溃疡，皮损1~2周愈合。如病情需要，每隔2~4周重复治疗。一般需2~3个疗程。

如患者不能耐受疼痛，可用EMLA乳膏或注射1%利多卡因。

妊娠中、晚期接受冷冻治疗对母婴均安全、有效。间断喷雾技术所用喷雾探头小，适合用于冷冻区域较小时，也可减少液氮溢出、扩散。宫颈尖锐湿疣用液氮治疗不增加母婴危险[15]。

手术切除和电外科 剪刀剪除、刮除术或电外科手术疗效立竿见影，无论是皮损广泛或局限都有效。阴茎上小而孤立的疣最好使用保守电外科手术去除或剪刀剪除[16]，而不宜反复使用鬼臼毒素类药物。直肠、女阴周围的大而疗效差的疣块，可以剪除团块大部，然后采用电灼烧掉剩余疣体[17]。除去巨大疣团块操作过程中常伴有疼痛，最好在手术室全麻或脊柱麻醉下进行手术。

三氯乙酸 三氯乙酸和二氯乙酸对80%~90%的病例有效，创伤性小于激光术、电灼术、或液氮冷冻。对小的潮湿皮损最有效。

对于孕妇的孤立皮损，三氯乙酸是一种理想的方法[18]。极少量三氯乙酸滴于疣体表面，疣体马上变白。然后用水或小苏打中和。7~10天组织脱落痊愈。必要时可每周或每两周重复一次。过量时会产生瘢痕，小心勿弄到周围正常皮肤上。

鬼臼树脂 鬼臼树脂是一种植物化合物，可以抑制细胞有丝分裂，引起组织坏死。10%~25%鬼臼树脂安息香酊复合剂曾经是医生的标准疗法。现在是普通的患者自用药。对于表面积大而潮湿的疣体和表面突起多的皮损尤其有效。对相对干燥区域的疣疗效稍差，比如阴囊、阴茎、大阴唇等。不推荐使用于宫颈、阴道、间擦部位。复合剂可用棉签蘸取使用。在整个疣体上覆盖一层药液，大约2分钟后液体干燥，患者方可活动。如果皮损被包皮遮住，则必须等液体干燥数分钟后方可使包皮恢复原位。治疗后往疣体上扑粉或在疣体周围皮肤外用凡士林有助于防止树脂刺激正常皮肤。1小时后洗掉药物；1周后重复治疗。如果第一次治疗后没有炎症或炎症反应轻微，鬼臼树脂液可保留8~12小时。

第一次治疗过度会引起强烈炎症反应和不适，持续数天。疗程操作简单，极少数情况下可同意患者在家中治疗，但是绝大多数情况下应该禁止；因患者经常将药物用到正常皮肤上，过度治疗会引起炎症。会阴、直肠部位的大面积疣体每次应治疗皮损的一部分，以避免引起严重不适。阴茎上的疣用鬼臼树脂治疗效果不如龟头、包皮下的疣，所以，经2、3次治疗失败后应该使用电灼或冷冻。很多疣可在一次治疗后消退，5次治疗后无改善的疣应该考虑更换其他治疗方法。

注意 鬼臼树脂吸收可产生系统毒性。当大面积大剂量应用鬼臼树脂或在皮肤上保留时间过久时可引起感觉异常、多发性神经炎、麻痹性肠梗阻、白细胞减少、血小板减少、昏迷，甚至死亡[19]。每次仅治疗小面积皮损。口腔、阴道、或直肠乙状结肠部位药物用量宜少。孕妇禁用。

组织学改变 鬼臼树脂可以引起鳞状细胞异变，易误诊为鳞状细胞癌。在治疗过的疣体上病理取材时应告知病理医生患者是否使用过鬼臼树脂。

5-氟尿嘧啶霜 其他治疗生殖器疣方法无效时，可以考虑应用5-氟尿嘧啶霜。外用5-氟尿嘧啶霜剂薄层涂抹每周1到3次，根据局部反应，3到10小时后洗净[20,21]。如有必要，可治疗数周。少数患者不能耐受局部刺激。

阴道尖锐湿疣可以塞入三分之一蘸满5% 5-氟尿嘧啶霜（约相当于3ml）的棉棒，临睡时塞入阴道。每周使用1次，最多连用10周[22,23]。女阴、尿道外涂凡士林保护，棉塞仅塞入阴道入口。一项研究显示，治疗3个月后85%患者痊愈。顽固病例可以每周治疗2次。可以发生轻度刺激和阴道分泌物增多。每周2次时，女阴部应外用氧化锌或氢化可的松软膏保护。角化上皮组织如女阴、肛门和阴茎每周连用2天耐受性好，但疗效稍差。孕妇禁用此法。注意提醒患者药物不能外涂过厚，外用过多软膏会引起阴唇脚和肛门皱褶部位炎症或溃疡。外涂5-氟尿嘧啶软膏后仔细洗手，不必戴保护性手套。阴道内单次应用1.5克5%5-氟尿嘧啶软膏，仅含75mg 5-氟尿嘧啶，不到常规系统用药剂量的10%，即使这些药物被迅速完全吸收，也远达不到其毒性水平。

二氧化碳激光 对于初发和复发尖锐湿疣的男性和女性患者[24]，CO_2激光是理想治疗方法。定位精确、伤口愈合快，不留瘢痕。可以借助手术显微镜寻找、破坏非常小的疣体。孕妇大或泛发的皮损，或者反复应用三氯乙酸治疗无效的情况，也可以使用激光疗法。

异维A酸 一项研究用口服异维A酸治疗尖锐湿疣。56名至少接受1种标准治疗方法无效的男性尖锐湿疣患者，每日口服异维A酸1mg/kg体重，连服3个月。治疗结束时，40%痊愈，13%有效，47%无效。未成熟的、小的尖锐湿疣反应最好[25]。

重组干扰素α-2b（Intron-A） 各种常规治疗无效、患者病情严重、明显影响社会和自身活动时可以考虑应用干扰素治疗[26]。美国FDA已经批准使用干扰素α治疗18岁以上成人尖锐湿疣。市场现有2种商品药，皮损内注射至疣体基底部。市场上有1ml规格Alferon N（干扰素α-n3）注射针剂；每个疣注射0.05ml，每周2次，最多8周。Intron-A（重组干扰素α-2b）市场可见数个规格针剂，但仅有每支1000万IU包装的针剂专用于治疗尖锐湿疣。使用Intron-A（0.1ml重组Intron-A）对每个皮损每周交替注射3次，连续3周。流感样症状通常在24小时内消失，疣体的总清除率大约40%。药品价格昂贵。

Bowen 样丘疹病 Bowenoid papulosis

Bowen 样丘疹病并不常见，主要见于性活跃期青年。好发于生殖器（女阴和包皮环切的阴茎），组织学与鲍温病相似[27]。发病年龄3～80岁，男性和女性患者平均年龄为30岁和32岁。病程从2周到11年[28]。本病自然病史不详，但皮损多为良性过程，可自行消退，进展为侵袭性癌者少见。

丘疹无症状，散在，较小（平均直径4mm）平坦，紫红色或棕色，常融合，表面光滑，呈天鹅绒样。皮损类似扁平疣、银屑病或扁平苔藓（图11-9）。女性患者皮损常伴色素加深，易与其他疾病鉴别。男性好发于阴茎、龟头、包皮，女性好发于大阴唇、小阴唇、阴蒂、腹股沟皱褶和肛周。女性皮损常双侧分布，色素沉着，易融合。潮湿部位因病毒自身接种呈双侧、对称分布。不少患者有生殖器疣、单纯疱疹感染史。生殖器疣主要由HPV-6和HPV-11型引起。女性Bowen样丘疹病、子宫颈和其他生殖器肿瘤患者中，HPV-16型阳性率高[29]。

因此，女性子宫颈Bowen样丘疹病及其他肛门生殖器HPV感染者应定期体检和随访。Bowen样丘疹病患者的女性性伴也应该密切注意观察。

采取保守治疗。单个皮损行电灼、CO_2激光、冷冻或剪刀切除即可，与治疗普通疣相同，不需扩大切除边缘。也可外用5% 5-氟尿嘧啶3～5周或咪喹莫特乳膏隔日一次直到局部出现炎症。

图11-9 Bowen样丘疹病：阴茎表面多发性棕色疣状丘疹。隔日一次咪喹莫特霜外用有效。治疗与阴茎疣的疗法相同。

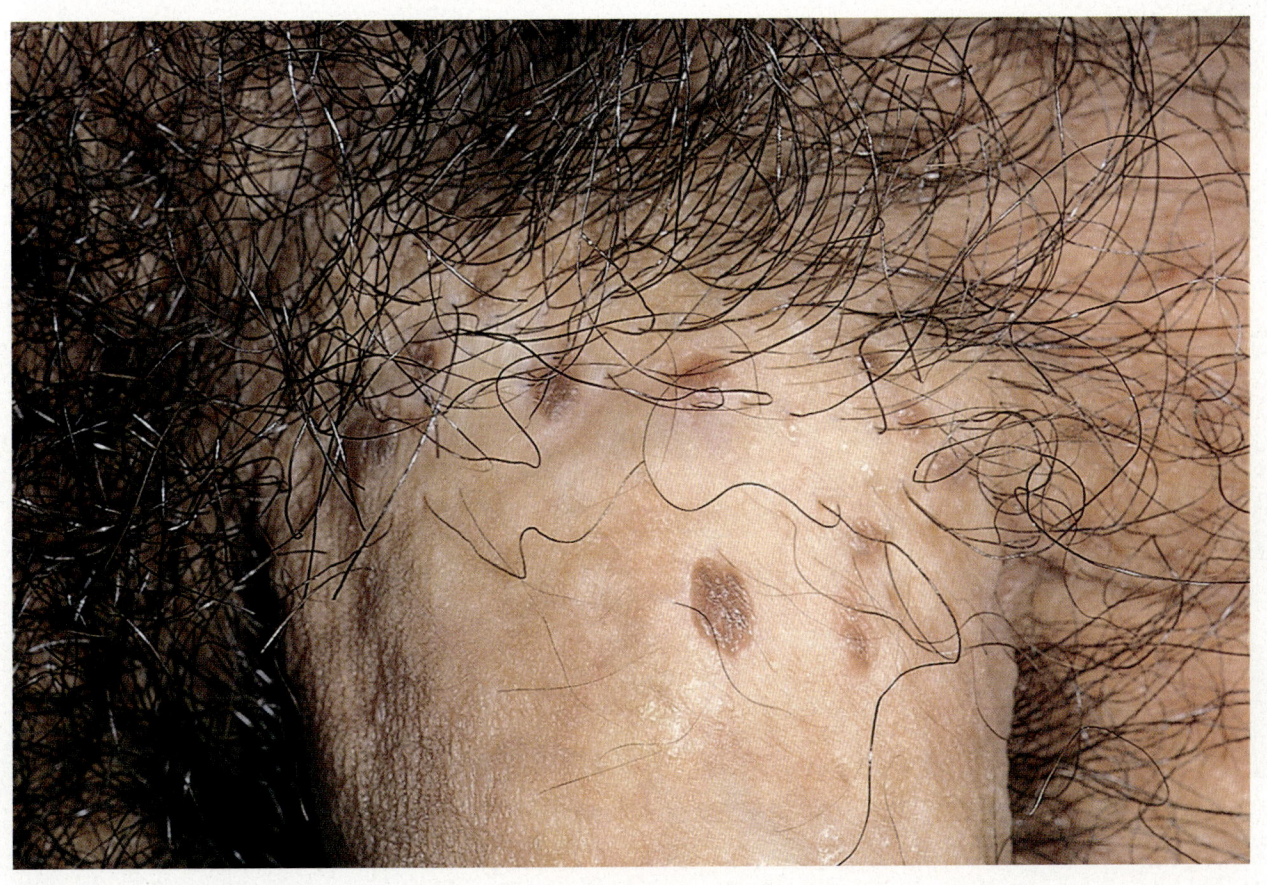

传染性软疣 Molluscum contagiosum

传染性软疣是一种大的双链DNA病毒在角质形成细胞的胞浆内复制引起的疾病。该病毒属于痘病毒家族成员，不像疱疹病毒一样具有潜伏期。病毒颗粒包装在保护性包囊中，避免激活宿主免疫系统。

临床表现 Clinical manifestations

传染性软疣皮损为散在、直径2～5mm、轻度脐凹、肉色、半球形丘疹。可通过直接接触传播，或通过搔抓或剃须自身接种，形成线状皮损（特别是特应性体质患者）。传染性软疣也在摔跤选手、按摩师、蒸汽浴或芬兰浴者间传播。成人耻骨（图11-10）和生殖器（图11-11）最常受累。其他部位的传染性软疣见第12章。常成簇出现。皮损可呈少数几个，也可广泛分布。单一皮损或数个皮损周围可出现红斑和鳞屑（见图11-12），可能系搔抓引起的炎症，或认为是一种过敏反应。

单个皮损持续6～8周，自身接种引起新皮损，感染病程可达8个月。

鉴别诊断包括疣、单纯疱疹。传染性软疣皮损为半球形、略成脐凹、坚实、白色丘疹。而疣则形状不规则，常呈天鹅绒样外观。单纯疱疹水疱迅速破溃成脐状。

儿童生殖器传染性软疣可能由性虐待引起（见图11-12）。

传染性软疣是一种常见皮肤病，有时在HIV感染患者中导致严重毁容皮损（图11-24），为晚期HIV感染的标志[30]。

诊断 Diagnosis

散在的白色、淡红色、脐凹性丘疹经常被耻骨毛发遮盖，必须仔细查体。大多数患者仅有少数几个皮损，易被漏诊。检查重点是耻骨毛发区、生殖器、肛门、大腿及躯干。除掌跖外，皮损可见于身体任何部位。如有必要，通过实验室方法可诊断本病（见第12章）。用刮匙从脐凹皮损处刮出质软内容物，进行KOH涂片显微镜检查，可见角质形成细胞内的包涵体。

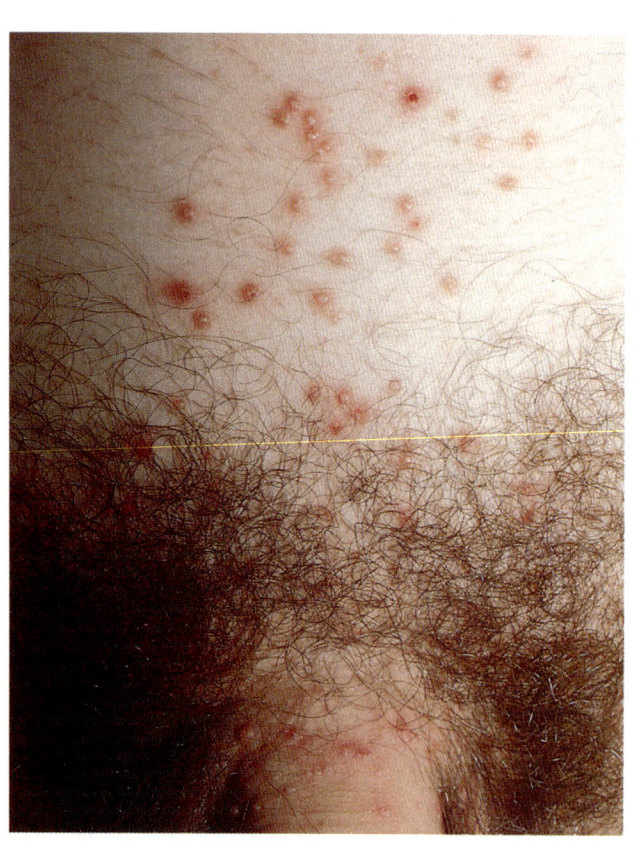

图11-10 成人传染性软疣是一种性传播疾病。确诊需要仔细观察皮损。常误诊为疣或单纯疱疹。

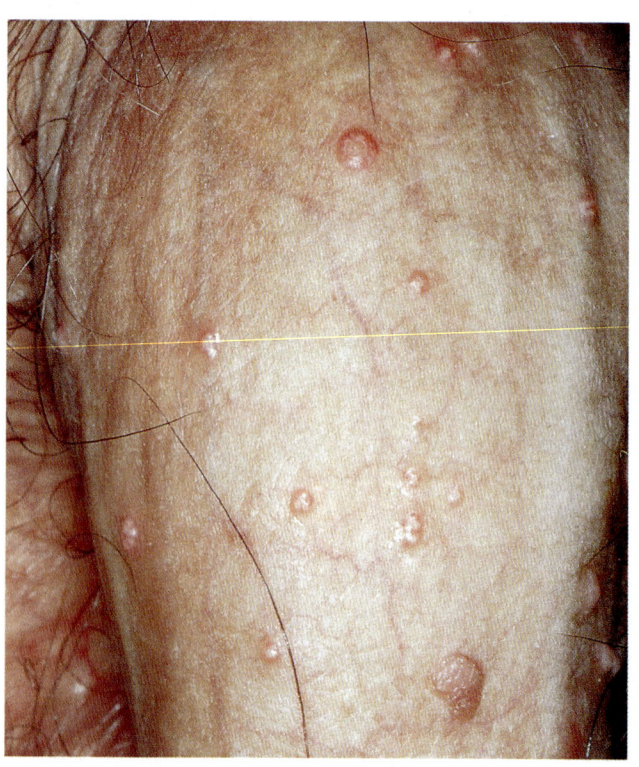

图11-11 传染性软疣：皮损常散在分布、白色、半球形。缺乏生殖器疣表面有很多突起的特点。

治疗 Treatment

生殖器皮损一定要治疗，防止通过性接触传播。新皮损非常小，初诊易漏诊；可在治疗后出现，复诊时需给予注意。

刮除术

小的丘疹可用刮匙迅速刮除，用或不用局麻均可。纱布压迫或用Monsel溶液止血。需提醒患者Monsel溶液会引起疼痛。皮损数量较少时可用刮除法，见效最快，疗效可以信赖。该方法可遗留小瘢痕，在重要美容部位应避免使用。

儿童可在治疗前30～60分钟外用利多卡因或丙胺卡因霜（EMLA），帮助减轻刮除术疼痛[31]。

冷冻外科

不易耐受疼痛的患者可用冷冻疗法。用喷雾或蘸液氮的棉签轻轻接触丘疹，直至丘疹基底周围的正常皮肤形成1mm明显发白、冰冻的边缘晕圈。大约需5秒钟，过度冷冻会产生色素沉着或色素减退，故应慎重。

抗病毒和免疫调节治疗

9岁到27岁男性患者可用一种5%咪喹莫特霜类似物，每日3次，每周连续5天，连用4周，治愈率超过80%[32]。儿童每天或隔日外用一次，可减小刺激[33]。儿童（平均年龄7岁），每晚一次，4周一疗程。不良作用局限在局部用药部位，无系统毒性[34]。咪喹莫特对于HIV-1感染患者及免疫功能正常的成人生殖器部位皮损最有效。

斑蝥素

斑蝥素是一种安全有效的疗法。一小滴Cantharone（0.7%斑蝥素）用于皮损表面，避免沾染正常皮肤。可发生一过性烧灼感、疼痛、红斑和瘙痒。不会继发细菌感染。皮损出现水疱，愈后不留瘢痕。有时用过斑蝥素后产生水疱的部位会出现新皮损。另外，可用少量斑蝥素或更强的Verrusol（含1%斑蝥素，30%水杨酸，5%鬼臼毒素）且局部用胶带覆盖一天，出现水疱后可用多链丝霉素，至皮损局部反应消退。

氢氧化钾

每个皮损外用10%KOH溶液，每日2次，直到所有皮损出现炎症和浅溃疡时停止使用。35个完成治疗的儿童中有32人临床治愈，平均疗程30天。1例出现增生性瘢痕，9例出现色素改变。

口服西咪替丁

患儿可口服2个月疗程西咪替丁，40mg/(kg·d)，完成治疗的儿童中除3人外，皮损全部消退。未观察到副作用。特应性体质患儿疗效好于非特应性体质患儿[35]。

激光治疗

585nm脉冲染料激光对于传染性软疣是一种有效且耐受性好的快速治疗手段。

三氯乙酸剥脱法

泛发传染性软疣的HIV感染患者采用25%～50%三氯乙酸（平均浓度35%）剥脱法，如果病情需要，每2周重复一次，皮损数量平均减少40.5%（0%～90%）。随诊2月，无传染性软疣播散、无瘢痕和继发感染[36]。

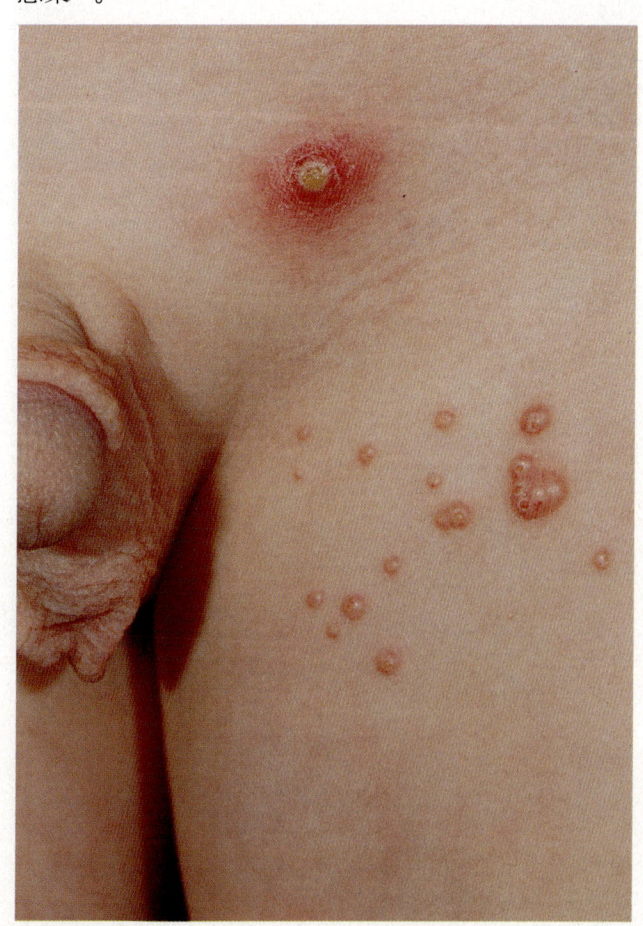

图11-12 传染性软疣：单个皮损出现炎症反应，10天后消失。

生殖器单纯疱疹 Genital herpes simplex

生殖器单纯疱疹病毒（HSV）感染是青年易感疾病，终生感染、反复发作。有 2 个血清型：HSV-1 和 HSV-2。大多数生殖器疱疹由 HSV-2 引起。美国至少有 5000 万生殖器 HSV 感染者。性接触者常因害怕获得或传染 HSV 而推迟或取消性行为。本病心理暗示作用明显。HSV-2 并不像曾经怀疑的那样是宫颈癌的病因。

大多数 HSV-2 感染者没有得到确诊。许多人症状轻微或为无症状感染，但是有生殖道间歇性排毒。大多数生殖器疱疹传染者是没有察觉到自己被感染的患者或无症状携带者。生殖器疱疹首次发作会很严重。

阴茎（图 11-13 至 11-15）、女阴（图 11-16）和直肠单纯疱疹感染的病理生理学特点与其他部位疱疹病毒感染相同。

患病率 Prevalence

1988 年至 1994 年，美国 12 岁以上人群 HSV-2 血清学患病率是 21.9%，相当于有 4500 万 HSV-2 感染人群。全美国 12 岁以上人群每 5 个人里面就有 1 个人血清中可以检测到 HSV-2[37]。

危险因素 Risk factors

HSV-2 生殖器疱疹的危险因素包括：终生性伴数量（图 11-17）、性活跃年限、男性同性恋、黑种人、女性、性传播疾病病史。

血清学患病率女性（25.6%）高于男性（17.8%）；黑种人（45.9%）高于白种人（17.6%）。既往有生殖器单纯疱疹感染病史的血清阳性者不足 10%[37]。

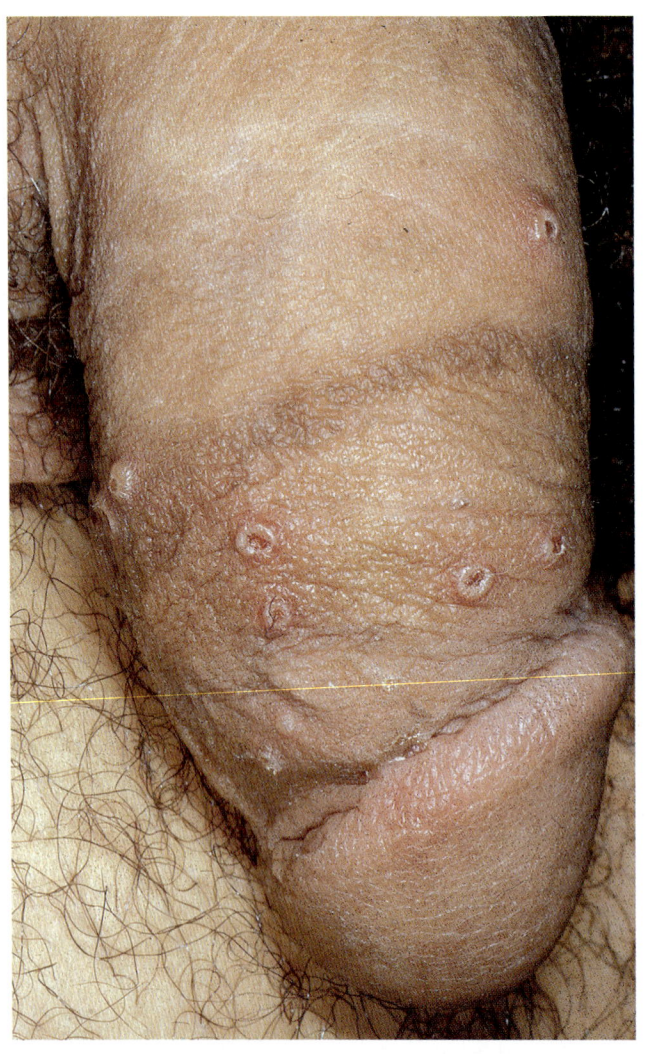

图 11-13　原发性单纯疱疹：水疱散在，有时与疣、传染性软疣混淆。原发皮损为水疱，迅速演变成脐形凹陷。

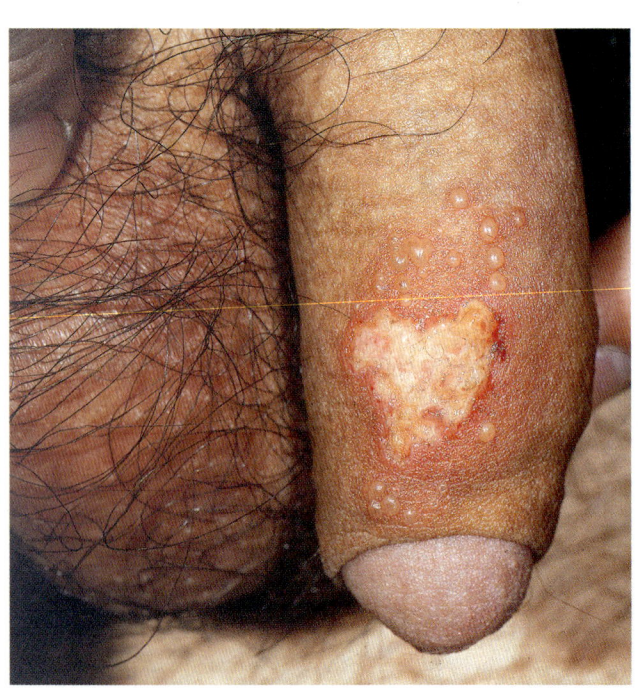

图 11-14　原发性单纯疱疹：成簇水疱破裂，形成糜烂，周围有张力性水疱。

间擦疹

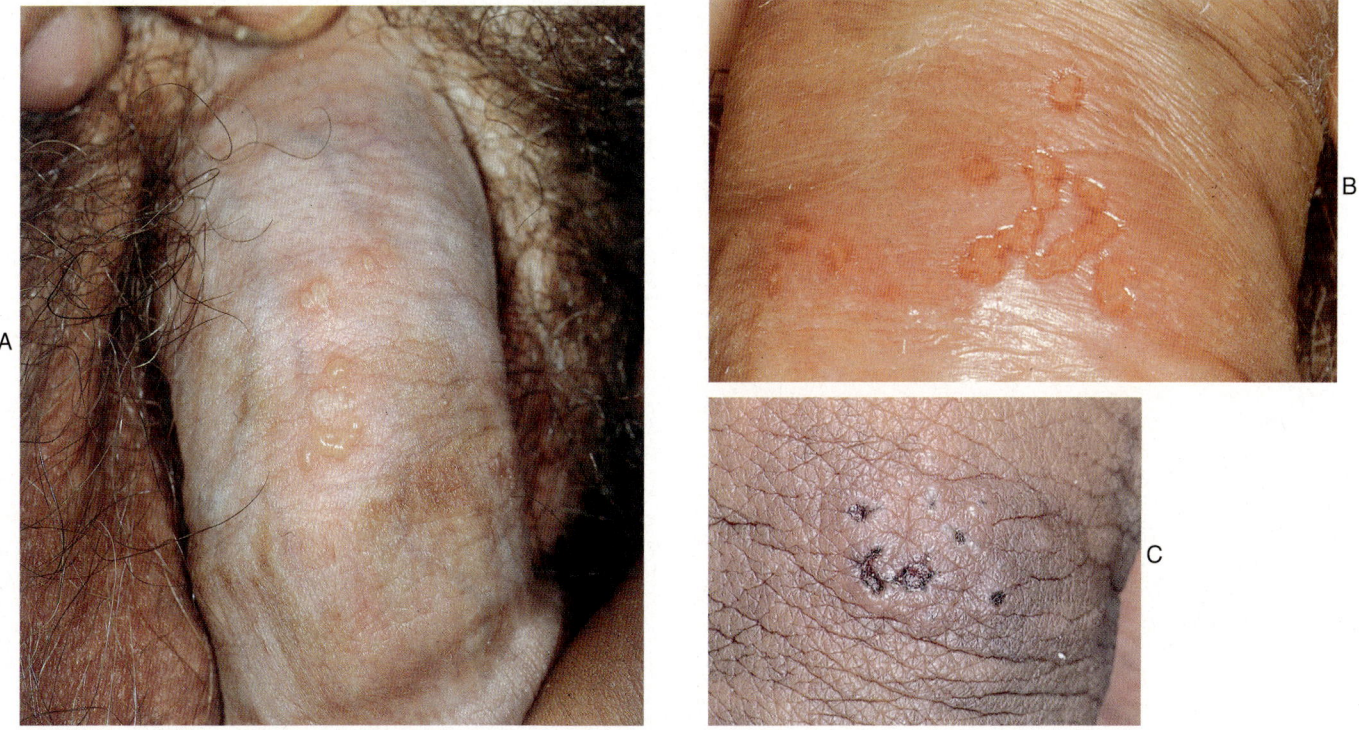

图11-15 A．皮损初起为红色基底上的成簇水疱。B．包皮下皮肤不出现水疱，浸渍后形成点状糜烂。C.形成结痂，愈合后留或不留瘢痕。

图 11-16 原发性单纯疱疹

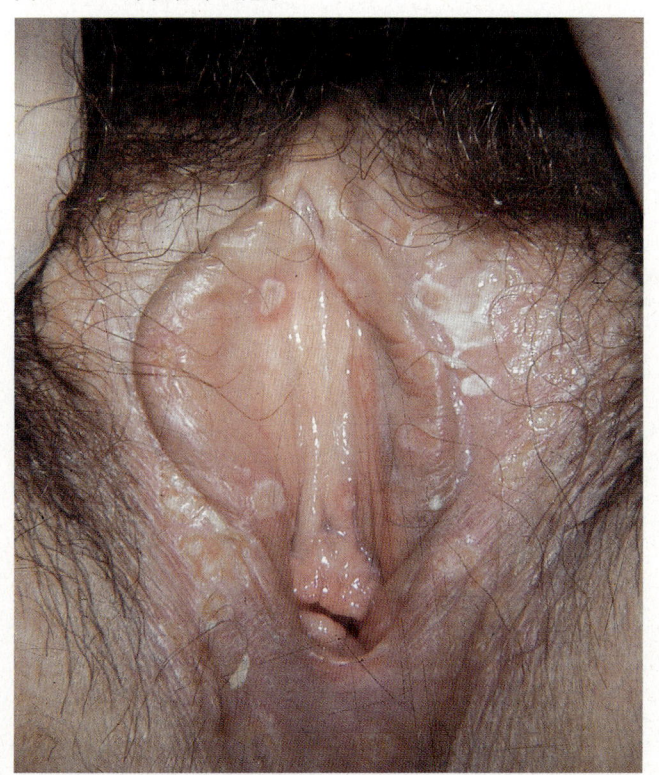

A．散在的糜烂，表面覆盖渗出液。

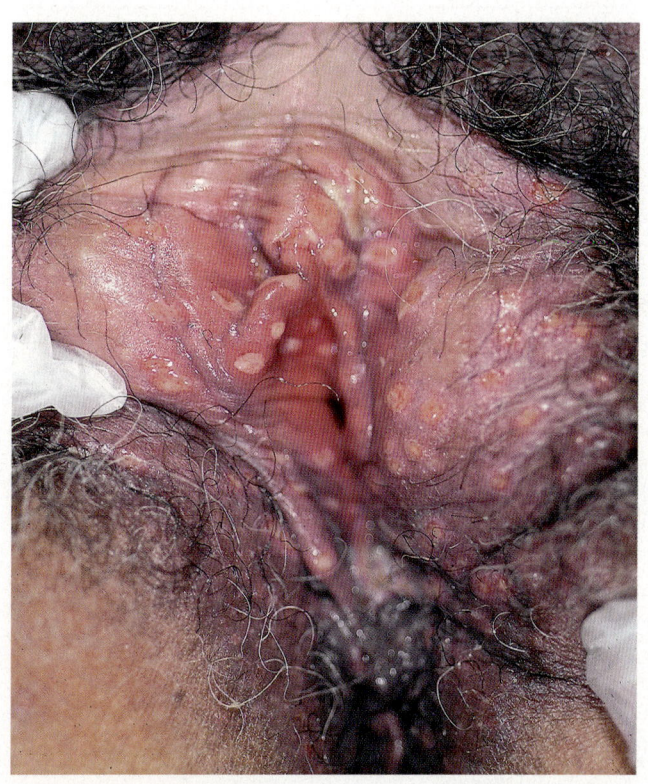

B．与无症状携带者性交4天后，出现大面积糜烂。

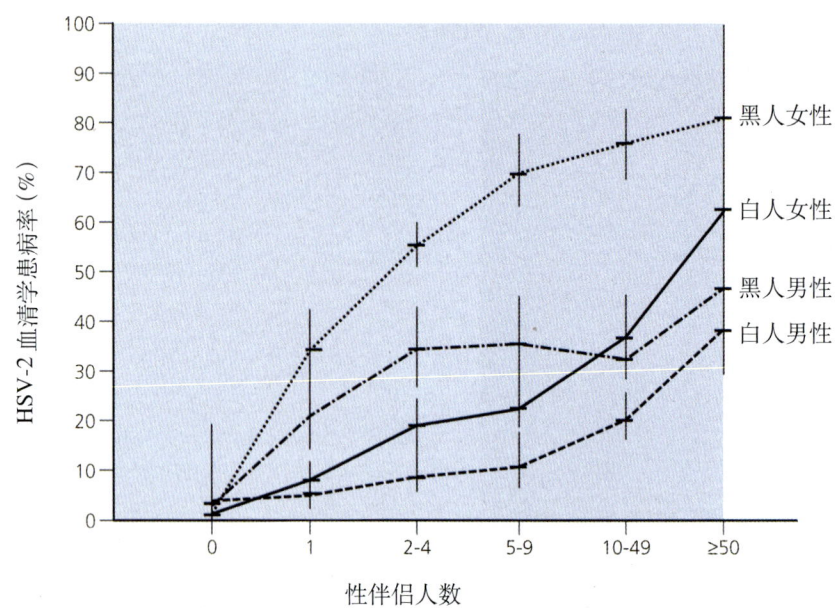

图 11-17 1988—1994 年 HSV-2 血清学患病率与终生性伴侣数量、年龄、黑人或白人、男性或女性相关性。(From *Fleming DT, et al: N Engl J Med* 1997; 337:1105.)

传染率 Rate of transmission

有症状的皮损和无症状病毒携带者均可传染 HSV。有症状皮损病毒滴度高，传染性更强。单纯疱疹由男性传染给女性比女性传染给男性容易，可能是由于男性复发率高，传染性更强。血清学阴性的易感女性性伴患生殖器疱疹的危险最高，血清学阴性的女性年感染危险率为 32%，远高于血清学 HSV-1 阳性女性（9%），和易感男性性伴（低于 6%）。一项大样本研究显示，女性感染 HSV-2 几率为 8.9/10 000，男性感染率为 1.5/10 000[38]。

既往感染 HSV-1

曾经感染过 HSV-1 者其感染 HSV-2 生殖器疱疹的几率下降，初发 HSV-2 感染的严重程度降低，人群中无症状或亚临床感染 HSV-2 的人数增加。HSV-1 抗体阳性可降低女性 HSV-2 抗体检出可能性。

HSV-1 生殖器疱疹无症状患者排毒少，临床复发率低，传染率低[39-41]。

HIV 感染

HSV 感染逐年增加，以 HIV 感染者患病率最高，生殖器溃疡性疾病是 HIV-1 传染的危险因素之一，HSV-2 所致的生殖器溃疡可检出 HIV-1 病毒颗粒。提示生殖器疱疹似乎可以提高性传播 HIV 的效率[42]。

治疗生殖器疱疹可降低 HIV 感染率，阿昔洛韦耐药常见于这类人群。但阿昔洛韦可延长 HIV 血清阳性患者生存期[43]。

原发感染和复发感染
Primary and recurrent infections

首发感染

首发感染包括真正的原发感染和非原发的首次发作。真正的原发感染者血清学试验为阴性，从未感染过任何型别疱疹病毒。非原发感染的首次发作者曾经于其他部位（如口腔）感染过 HSV-1 或 HSV-2，血清抗体及体液免疫为阳性。

首次感染病变更广泛，全身症状更严重。原发首次感染者排毒时间更久（15～16 天）[44]。潮湿部位更容易感染病毒。10%～15%首次感染患者伴发咽部感染，可能经口交引起[45]。表现为广泛生殖器皮损以及渗出性、溃疡性咽炎。

症状与体征 性行为后约6天，出现水疱，2～3天后中央凹陷成脐状，随之糜烂（图11-13、11-14）。1～2周后结痂、愈合。炎症严重时遗留瘢痕。常伴有分泌物、排尿困难及淋巴结肿大。约70%患者出现全身症状，包括发热、肌痛、嗜睡、畏光，女性患者更多见。临床诊断敏感性、特异性低。许多感染患者常缺乏典型的疼痛性多发水疱或溃疡性皮损。

女性病变广泛，全身症状发生率高，可能与女性受累面积大有关，女性生殖器可出现大面积疼痛性糜烂（图11-16）。

大多数女性患者宫颈受累，首次发作者几乎均发生糜烂性宫颈炎，仅有10%～15%女性复发性生殖器疱疹患者在宫颈分离得到HSV病毒。可能有非常严重的炎症、肿胀、和疼痛，甚至影响排尿并需要导尿。患者应制动、卧床，或者住院治疗。

男性患者中类似的广泛受累病变表现为肿胀及尿潴留，特别是未行包皮环切者。包皮下无结痂形成（图11-15 B），通过性交中的分泌物，皮损常常播散至耻骨区。肛门可经肛交受累。

近40%HSV-2新感染者和近2/3 HSV-1新感染者有症状。性活跃期成人，生殖器部位和口咽新发HSV-1感染一样常见[46]。

原发感染后，病毒沿外周感觉神经上行，潜伏在神经节、神经根，在性交、皮肤创伤、冷热刺激、压力、伴发感染、月经期等情况下诱发激活。

复发感染

临床症状与体征 女性复发性疱疹皮损很小，或者隐匿在阴道、子宫颈不易被发现。因此部分男性初发患者可能无法回忆起感染来源。病情是否复发不能预测，但经常于性交后发作。瘙痒或疼痛可先于复发性皮损出现，接着出现小簇水疱，1～2天后出现脐凹，然后糜烂、结痂，10～14天愈合，包皮下或阴道、外阴等潮湿部位不出现水疱（图11-15）。

活动的生殖器皮损大约5天可以培养出病毒。在此期间，皮损几乎肯定具有传染性。无症状男性和女性携带者均可传染本病。既往无明确疱疹病史的女性病毒携带者通过接触可传染男性患者。感染也可来源于活动期宫颈疱疹或者女性慢性病毒携带者的宫颈分泌物、外阴部溃疡、皲裂、和肛门、直肠感染者[47]。

复发率 有研究追踪了具有征候的初发HSV-2生殖器疱疹患者的复发率（框11-1）[48]。

约80%～90%患者在HSV-2引起的生殖器疱疹初发1年内复发，而感染HSV-1的患者则有50%～60%复发[49]。

大多数患者复发率逐渐降低，95%原发HSV-2感染可复发。第一次复发平均间歇时间约为50天。有症状的初发HSV-2生殖器感染者的复发率见框11-1。50%HSV-1原发感染者会复发。第一次复发平均时间为1年。

新感染的第1年中，HSV-1、HSV-2平均复发率分别为1次和5次。随访超过4年的HSV-2感染者，第5年比第1年平均减少复发2次。然而有25%患者在第5年复发次数至少增加1次。从未接受过抑制性治疗的患者复发减少的次数与接受过抑制性治疗而处在未用药期的患者相似[39,48,50]。

框11-1　具有征候的初发HSV-2生殖器疱疹患者复发率
89% 复发至少1次
38% 复发超过6次
20% 复发超过10次
无复发或复发1次
女性 26%
男性 8%
复发超过10次
女性 14%
男性 26%
初发感染严重的患者其复发率约是初发时间较短患者的2倍，首次复发的间歇期也短

From Benedetti J, et al: Ann Intern Med 1994; 121:847.

解剖部位 复发率随解剖部位及HSV病毒类型的不同而有差异[39]，HSV-2所致生殖器疱疹比HSV-1所致口腔疱疹复发率高。HSV-1所致口腔疱疹比HSV-1所致生殖器疱疹复发率高。HSV-2所致生殖器疱疹是HSV-1所致生殖器疱疹感染复发率的6倍。HSV-2所致口腔疱疹复发率最低。

无症状传染 无症状排毒是疱疹病毒传染的主要方式，被传染的性伴几乎没有觉察到疱疹感染。因此性活跃的伴侣即使能意识到生殖器疱疹的症状和体征并在有皮损时避免与性伴性交，仍有足够的风险传染给未感染的性伴。阿昔洛韦可明显减轻有症状或无症状排毒、或是潜在的传染性，但是不能完全根除。

无症状排毒 血清学证实大多数感染HSV-2的患者无症状。无症状排毒的具体部位尚不明确。原发感染后不能从精液和尿液中分离出病毒[51]。患者任何时间都可以排毒。无症状排毒主要发生于初发第一年（尤其是头三个月）、前驱期、症状复发1周内以及HSV-2感染时[52]。

无生殖器疱疹病史者与有过生殖器疱疹病史者的HSV亚临床排毒率相同（分别为3.0%和2.7%）[53]。

HSV-2所致生殖器疱疹的女性患者平均2%的时间在亚临床排毒，亚临床期平均排毒时间为1.5天，症状发作期平均排毒时间为1.8天。女性患者症状频发者同时也频繁发生亚临床排毒，传染HSV风险高[54]。

预防 Prevention

疱疹发作5天左右时，糜烂性皮损中病毒即已清除。但应该直到上皮组织重新完全再生后恢复性生活。男性尿道和女性宫颈部位无症状病毒携带者任何时候都具有传染性。具有复发性生殖器疱疹病史者应推荐其使用杀精剂和安全套。性伴双方均为生殖器疱疹患者时，如果携带相同型别病毒且无活动性皮损时，可以不必使用防护措施。值得注意的是，某部位发生疱疹并不能预防其他部位发生感染。如果存在活动性皮损应避免直接性接触。

一项研究发现：25%以上性行为中使用安全套对预防女性HSV-2感染有作用，但对男性无预防作用。因此如异性伴侣中男性为HSV-2感染者而女性无HSV-2感染，使用安全套可以减少女性感染HSV-2的机会[38]。

实验室诊断 Laboratory diagnosis

所有实验诊断方法的敏感性有赖于皮损所处阶段（水疱比溃疡损害敏感性高）；患者是初发还是复发（初发期敏感性高）；样本来自免疫抑制还是免疫功能正常患者（免疫抑制患者抗原含量多）。孕妇生殖器单纯疱疹感染和新生儿皮肤疱疹感染诊断非常关键，因此，可疑水疱及糜烂性损害应做病毒培养。其他大多数患者临床表现通常非常典型。可根据直观检查做出正确诊断。如需确诊，有很多实验室技术可供选择[55]。

培养

病毒培养是生殖器溃疡及其他皮肤黏膜损害患者最权威的诊断方法，可以鉴别HSV-1与HSV-2。培养标本必须取材自正在排毒的活动期皮损，平均持续4天。复发性损害培养结果50%为阴性，水疱及潮湿糜烂损害部位的病毒培养阳性率高于干燥皮损或结痂处。可用针穿刺水疱，拭子吸取疱液，并在皮损基底处剧烈摩擦。

宫颈处标本用拭子自宫颈内膜取材。从经济角度考虑，将取材自宫颈、阴道溃疡及皲裂、肛门等部位的不同拭子纳入同一培养瓶是收集生殖器样本进行病毒培养的最有效方法。

标本接种在培养管中进行培养，显微镜下观察典型的形态学改变，接种5~7天细胞病理效应最明显，敏感性最高。一般1~2天可以观察结果。

细胞学检查

疱疹病毒感染的细胞改变用细胞学检查是不敏感、非特异的，不能依靠生殖器皮损Tzanck涂片（图11-18）和宫颈巴氏涂片诊断HSV感染。

组织病理学研究

完整的水疱可行组织活检，组织切片具有特征性，但对于单纯疱疹不是特异的。

聚合酶链反应

一些实验室已经可以通过聚合酶链反应检测HSV；可以检测脑脊液中HSV，用于诊断中枢神经系统HSV感染。

血清学 Serology

50%～90%成人血清HSV抗体阳性，其中超过70%人群其抗体水平在1:10至1:160，仅5%滴度超过1:160，由于人群中单纯疱疹病毒阳性率很高，评价单份血清样本价值不大。

亚型

HSV有两个血清型。HSV-1原发感染主要见于口咽部，但也可以引起生殖器疱疹。HSV-2主要见于生殖器，也可以见于口腔。

单纯疱疹病毒1型（HSV-1） HSV-1血清阳性通常与口周感染相关。HSV-2血清阳性通常与生殖器感染相关。目前HSV-1已经成为生殖器疱疹的重要病因。大约占所有初发病例的5%～30%。初发HSV-1生殖器疱疹中，男同性恋发病率（46.9%）高于女性（21.4%），男性异性恋发病率最低（14.6%）。接受口交者初发感染以HSV-1占明显优势，超过HSV-2[56]。生殖器HSV-1经常通过接触伴侣的口腔获得。

型特异性血清学试验

感染后的最初几周出现型特异性和非特异性抗体，持续时间不定。几乎所有HSV-2感染均通过性传播。因此，HSV-2抗体提示肛门生殖器感染，但HSV-1不能区别肛门生殖器和口周感染。

检测方法包括POCkit HSV-2、Meridian's Premier试验、选择性HSV-1 IgG ELISA试验、选择性HSV-2 IgG ELISA试验、选择性IgG HSV-1、2免疫印迹蛋白试验。

POCkit HSV-2试验是可以在诊所操作的以治疗为目的的试验方法，可以提供现场抽取的末梢血或血清的HSV-2抗体结果。其他检测在实验室进行。检测HSV-2抗体敏感性为80%～98%。也会出现假阴性结果，特别是感染早期。特异性超过96%。同样也会出现假阳性结果，特别是HSV感染可能性低的患者。因此有时候需要重复或进行确证试验，比如：如果初次使用ELISA试验，重复时可以用免疫印迹试验。

POCkit HSV-2快速试验可以迅速报告结果，仅需6分钟。可以确认HSV-2血清学抗体，而不能检测HSV-1抗体。Meridian's Premier试验需将血标本送至实验室进行检测，可以确认HSV-1、HSV-2特异性抗体。有时HSV-2抗体可能需4个月血清转换。所以怀疑血清转换的阴性结果应该用western blot试验证实或稍后重复血清样本。

实验室检查适应证

对亚临床或未觉察感染患者最宜采取型特异性抗体试验。

孕妇 如果孕妇在妊娠晚期有感染危险时可以考虑进行检测，主要针对无生殖器疱疹病史而性伴有感染或血清呈阳性的孕妇。妊娠晚期原发感染导致新生儿感染是最常见的，分娩时感染传染给新生儿导致新生儿疱疹，后果严重。

血清学阴性的孕妇应给予指导，避免妊娠晚期感染疱疹。HSV-2阳性的孕妇可以告知其传染给胎儿的几率很低，绝大多数可以经阴道自然分娩。如果孕妇血清学阴性而其性伴HSV-1阳性，则应建议其在最后3个月避免口交和性交，因为30%的新生儿疱疹是由HSV-1感染引起的。不愿禁欲或使用安全套的血清学阳性的男性性伴，应考虑抑制性治疗。

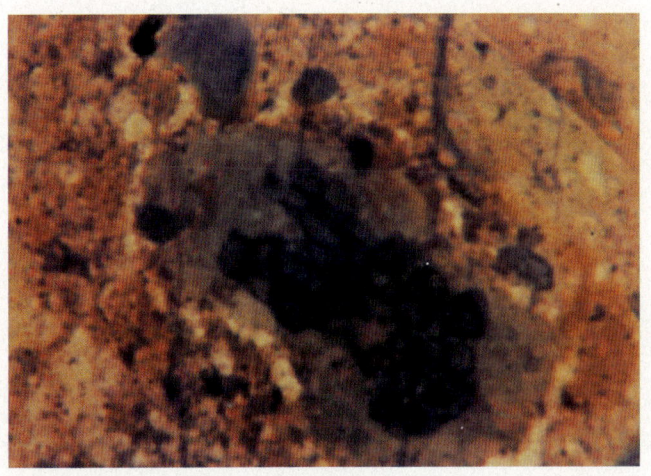

图11-18 Tzanck涂片：多核巨细胞。

夫妻伴侣 如果夫妻一方临床或血清学证实感染疱疹，则应建议另外一方进行实验室检查。血清学试验可证实性伴是否存在感染危险。许多人没有察觉到自己已经感染疱疹。当性伴一方存在血清抗体而另一方为阴性时可向其解释感染风险。对患者进行传染几率、无症状排毒及使用安全套、抑制性治疗等方面的教育。

复发性生殖器疱疹的诊断 当其他手段无法诊断复发性生殖器疱疹时，可以使用实验室方法诊断或排除生殖器疱疹。复发性生殖器损害患者常在皮损已经不能培养出病毒时就诊。HSV-2抗体的出现可以提供诊断依据，血清抗体阴性可以排除生殖器疱疹。令人惊奇的是，部分有过生殖器疱疹病史的患者血清学检测阴性。HSV-1或HSV-2抗体阳性不能确定感染位于生殖器还是口咽部。证实诊断需行病毒培养。因为HSV-1比HSV-2复发率低，确定型别有利于判断预后。

HSV是HIV传播的危险因素 实验室检查可用于在HIV高危人群中确认HSV-2感染。生殖器HSV溃疡利于通过黏膜皮损传播HIV。疱疹皮损内$CD4^+$淋巴细胞是HIV粘附并进入机体的靶细胞。对于HSV血清阳性的HIV高危人群可以考虑抑制性治疗。

社会心理影响 Psychosocial implications

疱疹属于一种良性皮肤病，但可产生严重的社会心理影响[57]。敏感的医生能察觉到症状的进展，并提供情感支持，特别是在诊断初期。通常，患者最初会震惊，情绪麻木，然后不顾一切寻求治愈；当患者开始意识到疾病是慢性、不可治愈的，则会产生孤独感和隔绝感，焦虑感蔓延，担心已建立的人际关系以及担心不能获得性满足、结婚、正常生育。自尊心受损，产生社会隔绝感，不愿再有亲密关系。性生活虽维持，但害怕主动发起性生活，抑制性表达。种种情绪障碍女性比男性更严重。少数患者随每次复发而抑郁情绪逐渐加重，生活各个方面，包括工作表现，均受影响。目前可以每日口服抗病毒药物如阿昔洛韦控制病情复发，药物可以明显提高很多疱疹患者的生活质量[58]。

生殖器疱疹的治疗（疾病预防与控制中心指南）Treatment of genital herpes (Centers for Disease Control and Prevention guidelines)

生殖器疱疹的主要治疗手段是抗病毒药物和咨询。系统性抗病毒药物可以部分控制症状与体征，但不能根除潜伏的病毒，也不能影响停药后危险性、复发率及病情严重度。外用抗病毒药物疗效甚微。

表 11-1　生殖器单纯疱疹病毒感染用药

	阿昔洛韦 200mg (Zovirax)	阿昔洛韦 400mg (Zovirax)	阿昔洛韦 800mg (Zovirax)	泛昔洛韦(Famvir) 125mg、250mg、500mg	伐昔洛韦 (Valtrex) 500mg、1000mg
首次发作*	200mg, 5次/天 × 7~10天	400mg, 3次/天 × 7~10天		250mg, 3次/天 × 7~10天	1g, 2次/天 × 7~10天
症状复发（间歇治疗）†	200mg, 5次/天 × 5天	400mg, 3次/天 × 5天	800mg, 2次/天 × 5天	125mg, 2次/天 × 5天	500mg, 2次/天 × 3~5天或1g, 1次/天 × 5天
每日长期抑制治疗		400mg, 2次/天		250mg, 2次/天	每年复发少于10次（500mg, 1次/天） 每年复发大于10次（1g, 1次/天）
重度患者	阿昔洛韦5~10mg/kg 静脉给药，每8小时一次，2~7天或直到临床消退				

外用药物疗效不如系统用药
* HIV患者使用剂量更高
† 治疗10天后没有完全治愈可以延长疗程

药物

以下三个抗病毒药物是有效的：阿昔洛韦、伐昔洛韦、泛昔洛韦。伐昔洛韦是阿昔洛韦的缬氨酸酯，口服后吸收加快，泛昔洛韦是喷昔洛韦的前体药物，口服生物利用度高。外用阿昔洛韦药效不如系统用药，疗效令人失望。阿昔洛韦、伐昔洛韦、泛昔洛韦能减少排毒时间、缩短皮损愈合时间、防止新皮损出现。药物剂量见表11-1。

临床初发生殖器疱疹

许多初发生殖器疱疹患者开始临床表现轻微，以后症状逐渐严重，病程延长，因此大多数初发生殖器疱疹患者应该给予抗病毒治疗。给予关于生殖器疱疹的自然病程、性传播及围生期传播风险，以及减少传染的措施等方面的必要指导。5%～30%初发生殖器疱疹患者由HSV-1引起，但由HSV-2引起的临床复发者明显多于HSV-1。感染株型别鉴定对于判断预后非常重要，也有利于咨询指导。推荐治疗方案见表11-1。

冷敷

女阴及龟头大面积糜烂，宜用冷水、0.5%硝酸银溶液或Burrow溶液冷敷，每次20分钟，每天数次。局部冷敷可以减轻肿胀、炎症和浸渍，清除痂及脓性分泌物，缓解疼痛。膝下垫枕头支撑腿部，以利于暴露炎症组织，促进干燥。

咨询

咨询是治疗的重要部分。虽然是第一次就诊时提供的初期咨询，但患者可以在病情急性期消退后进入慢性过程时获益。可以提供给患者的信息，见框11-2。

复发性单纯疱疹病毒疾病

大多数初发HSV-2生殖器疱疹的患者病情会复发。间断性或抑制性抗病毒治疗可以缩短皮损时间或减少复发；前驱症状开始出现或皮损发作1天内治疗最有效；对于复发性生殖器疱疹患者来说，患者在发作刚开始时自行治疗比由医生进行治疗痊愈时间更短。如果选择复发间断性治疗，应给予患者抗病毒治疗或药物处方，这样在前驱症状或生殖器皮损初期就能开始治疗。

每日抑制性治疗

持续抑制性治疗的决定应基于复发频率、严重程度和心理因素，以及患者主观要求。每日持续抑制性治疗可以显著减少但不能完全抑制无症状排毒量和临床复发[59]。抑制性治疗预防HSV传染的程度尚不得而知。对于每年6次以上的频繁复发者，每日抑制性治疗能将生殖器疱疹复发频率减少75%。有资料证明生殖器疱疹患者接受6年阿昔洛韦或1年泛昔洛韦、伐昔洛韦每日治疗是安全有效的。

抑制性治疗与临床上免疫功能正常患者对阿昔洛韦显著耐药无关。1年持续性抑制治疗后，不少患者复发率随时间的推移逐渐减少，间断治疗时应该与患者交流，评估其对生殖器疱疹病情及复发率的心理调节能力。每年复发少于10次者，每天服用500mg伐昔洛韦有效。每年复发超过10次者，伐昔洛韦1g，每日一次或400mg阿昔洛韦每日2次更有效。每日一次疗法为要求抑制治疗的生殖器疱疹患者提供了一个可用的选择[60]。

框11-2 生殖器疱疹患者的咨询指导

- 解释疾病自然病程，强调潜在复发性、无症状排毒、和性传播。
- 皮损或前驱症状存在时停止性生活，告知其性伴自己患有生殖器疱疹。鼓励其与新性伴或未感染性伴的每次性生活使用安全套。
- 无症状期也可以通过性生活传染HSV。HSV-2生殖器疱疹患者的无症状排毒明显多于HSV-1生殖器疱疹患者和病程小于12个月的生殖器疱疹患者。
- 患生殖器疱疹的育龄女性应通知保健医生，以便怀孕时给予护理、指导。
- 复发期间断性给予抗病毒治疗可以缩短皮损持续时间。
- 抑制性抗病毒治疗能预防或减少复发，预防无症状传染。

润滑剂

封包性软膏如矿物油凝胶不能用于糜烂部位。当炎症减轻、病变组织变干燥时,轻度润滑溶液有安抚作用。

阴唇大面积糜烂的女性患者排尿时伴有剧烈不适,可以让其坐浴,排尿时用手分开阴唇以减轻疼痛。

妊娠期生殖器单纯疱疹
Genital herpes simplex during pregnancy

绝大多数新生儿疱疹患者,其母亲并没有明显的生殖器疱疹临床表现。很多新生儿疱疹源于妊娠晚期原发HSV生殖器疱疹后的无症状宫颈排毒。临产时感染生殖器疱疹的孕妇传播给孩子的比例高达30%～50%。而患复发性疱疹的足月产孕妇及妊娠不足5个月的感染HSV的孕妇,新生儿感染率小于1%。但因为复发性生殖器疱疹比妊娠原发HSV感染更为常见,新生儿HSV感染自复发性疱疹孕妇的比例依旧是高的。预防新生儿疱疹在于预防妊娠晚期感染HSV生殖器疱疹以及分娩时避免胎儿接触疱疹皮损。

妊娠并发症

妊娠期间感染生殖器疱疹与自发性流产、早产、先天性和新生儿疱疹有关[61]。2%甚至更多易感女性妊娠期间可能感染HSV。分娩前感染HSV并血清转换不增加新生儿疱疹或先天性疱疹的发病率,但分娩前不久感染生殖器疱疹病毒与新生儿疱疹或围生期死亡率有关[62]。

产前筛选及处理

大多数新生儿分娩时接触已感染的生殖器分泌物而被传染。其母亲通常是分娩前不久感染的初发生殖器疱疹患者。大多数妊娠时初发生殖器疱疹感染不易察觉。有专家建议在第一次产前检查时行HSV-1、HSV-2血清学检查[63],以明确已感染者和易感者。未感染过HSV-2的孕妇宜在妊娠晚期避免与患生殖器疱疹的男性进行性生活。未感染过HSV-1的孕妇可以指导其在妊娠晚期避免与患口腔疱疹的性伴口交或与生殖器HSV-1感染者性交。有明确生殖器疱疹病史者于妊娠晚期可口服阿昔洛韦预防性抗病毒[64]。

预防

预防新生儿疱疹重点在于预防妊娠晚期生殖器HSV感染。性伴患有口、阴部HSV感染的易感妇女,或者性伴健康状况未知的女性,应建议其避免在妊娠晚期无保护性交和口交,或者口服抗病毒药物抑制性治疗(框11-2)。

抗病毒治疗

孕妇系统应用阿昔洛韦、伐昔洛韦治疗的安全性尚未明了。目前研究未发现阿昔洛韦治疗后会增加婴儿出现严重缺陷的危险性。妊娠期生殖器疱疹初次临床发作应口服阿昔洛韦。近临产时阿昔洛韦治疗可以减少复发频繁或新感染者活动性皮损发生率,从而减少剖宫产比例。大多数临床医生并不主张有复发性生殖器疱疹病史孕妇常规应用阿昔洛韦。

病毒培养

妊娠时病毒培养结果不能预测分娩时是否排毒,所以并不建议进行常规培养。

分娩时处理

分娩时,所有产妇都应该查体,并详细询问是否有生殖器疱疹症状。如无生殖器疱疹的症状、体征或前驱症状,产妇可以经阴道分娩。研究并不支持为避免分娩时复发性单纯疱疹传染而进行剖宫产的策略[65]。如果近分娩时,孕妇生殖器初次感染HSV,新生儿患HSV危险性高。此时可以考虑行剖宫产术。在分娩时发现宫颈、外阴出现活动性疱疹时,如果羊膜尚完整或破膜4小时内,可以行剖宫产[66]。

剖宫产并不能完全消除新生儿HSV感染的可能性。如果通过病毒分离证实或通过皮损推测胎儿生产时暴露于HSV感染环境时,要注意密切观察。一些专家建议这些新生儿在出现临床体征前即进行黏膜表面培养检测是否感染HSV。大多数婴儿经过感染者产道接触病毒后,感染危险很小,现有资料不支持婴儿未出现症状即常规应用阿昔洛韦。但是近足月时感染生殖器疱疹的孕妇所生婴儿感染新生儿疱疹的几率较高。一些专家建议给予这些婴儿阿昔洛韦治疗。母婴都应接受专家咨询。有新生儿疱疹的证据的婴儿应迅速评价病情并给予系统性阿昔洛韦治疗。

新生儿HSV感染
Neonatal herpes simplex virus infection

新生儿疱疹少见但病情严重,近半数患儿早产,是否病毒再激活可诱发早产尚属疑问。未治疗死亡率约50%，幸存的患儿遗留眼睛及神经系统并发症。大多数患儿经阴道分娩时感染病毒，也可经胎盘或病毒上行感染，或者来源于分娩后来访的亲友。许多胎儿感染源自妊娠晚期原发生殖器疱疹后宫颈无症状排毒。出生时皮肤上可出现HSV阳性丘疹。活动性原发感染的孕妇其胎儿患病率约为50%[67]。

临床体征

当新生儿出生1周时出现易怒、嗜睡、发热、食欲差时都应该怀疑HSV感染。临床症状常见于出生后1～7天。根据病情程度对新生儿感染进行临床分类：(1) 皮肤、眼睛、口腔受累 (SEM)，占17%；(2) 中枢神经系统受累表现为脑炎，占32%，也包括SEM症状；(3) 播散性感染占39%，多个器官受累，引起肝炎、肺炎、DIC或脑炎，中枢神经系统也可受累[66,68]。极少数患儿急性HSV感染期不出现皮肤水疱。

单纯皮肤疱疹数天后发展为系统感染。平均诊断时间在出生后12.8天，此时患儿平均已出现症状5天，诊断延迟可导致婴儿内脏感染危险。如仅出现皮肤病变时及时予以抗病毒治疗时可以预防内脏感染。感染可局限于皮肤、眼睛、口腔，也可影响中枢神经系统或内脏器官。

诊断

通过血、脑脊液、尿液和眼、鼻、口腔黏膜分泌物培养进行诊断。早期咽拭子单纯疱疹病毒检出率高（出生后2～5天，1/3可以检出病毒）。

预后

大规模研究显示：婴儿局限性HSV感染不会引起死亡；播散性感染死亡率为57%；而新生儿疱疹性脑炎死亡率在15%。最主要的死因是内脏受累。婴儿昏迷或近昏迷、DIC或早产均增加死亡危险。播散性疱疹患儿HSV肺炎死亡率高。幸存婴儿中，脑炎、播散性疱疹、癫痫、HSV-2感染发病率最高。HSV局限于皮肤、眼、口腔，与2个以下水疱相比，3个以上复发性水疱与神经受累相关性更高[69]。病变局限于皮肤的患儿死亡少见，但即使给予抗病毒治疗，脑及播散性疱疹患儿的死亡率仍高达15%～50%；50%的中枢神经系统和内脏受累患儿中大约10%有功能损伤，缺乏活动能力。

治疗

早期应用抗病毒治疗是疾病预后的决定性因素[68]。

早期诊断皮损是决定皮肤原发感染预后的关键。90%皮肤疱疹患儿治疗用阿昔洛韦30mg/(kg·d)，无后遗症出现[70]。

有新生儿疱疹表现的所有患儿必须及时地系统应用阿昔洛韦。对于确诊或疑似新生儿疱疹者推荐剂量为阿昔洛韦20mg/kg体重，每8小时静脉点滴；播散性疱疹、中枢神经系统受累者疗程21天；局限于皮肤、黏膜患儿疗程14天[71]。

获得性免疫缺陷综合征
Acquired Immunodeficiency syndrome

人类免疫缺陷病毒（HIV）感染的终末期称为获得性免疫缺陷综合征（AIDS），简称艾滋病。HIV引起严重的细胞介导免疫缺陷，并发机会性感染和肿瘤。初期为有症状或无症状HIV感染，数月到数年后才出现明显症状。部分患者出现症状，发展成AIDS，主要死因因为内脏感染。感染虽可以控制，但很难治愈，大多数最终死于既往感染复发。常伴发或继发其他病原体感染，感染严重且常播散。

人类免疫缺陷病毒致病机制
Human immunodeficiency virus pathogenesis

HIV属于逆转录病毒，携带一条正RNA链，利用逆转录酶———一种DNA聚合酶，将RNA反转录为DNA，与通常DNA转录为RNA的过程正好相反，所以称之为逆转录病毒。HIV与CD4$^+$淋巴细胞表面蛋白结合位点CD4结合，穿入细胞，释放出含RNA的病毒核心，在逆转录酶作用下转录为DNA，成为宿主基因的一部分。随着细胞正常分裂，合成新病毒颗粒，CD4$^+$淋巴细胞被破坏。免疫系统反复激活，清除部分病毒，随着病毒复制，反复感染免疫细胞，免疫系统试图控制感染失败，最终被损坏、崩溃，导致严重免疫抑制，进展至AIDS阶段，最终死亡。免疫系统产生细胞因子，引起炎症反应，促进HIV感染播散，使得HIV进入多种类型细胞。

CD4$^+$T 淋巴细胞被破坏导致感染

HIV 选择性攻击诱导/辅助性CD4$^+$T 淋巴细胞，细胞数量下降，功能障碍。CD4$^+$T 淋巴细胞是调节全身免疫应答的基本环节，CD4$^+$T 淋巴细胞数量下降引起淋巴细胞总数下降。由于细胞免疫功能下降，感染机会显著增加。

HIV 感染初期

潜伏期的确切时间不清楚，据估计约在3～6周。感染后3～6周，50%～70%患者出现急性单核细胞增多症样综合征。表现为发热、肌痛、关节痛、咽炎、全身弥漫性红色斑疹[72]，直径为0.5～2.0cm[73]。8～12天内症状自行消退。1周至3个月内，血清转换，此时病毒血症明显减轻。CD4$^+$T 淋巴细胞>500/mm^3，保持在正常水平，患者无临床症状。一旦病毒感染，病毒血症可持续终生。

疾病进展期

初次感染后，病毒播散，出现HIV特异性免疫，大多数患者出现长达数年的"临床潜伏期"（图11-19）。临床表现依次为：无症状，慢性全身淋巴结肿大，亚临床、临床T细胞数下降。危及生命的机会性感染和CD4$^+$T 淋巴细胞绝对计数密切相关。随CD4$^+$T 淋巴细胞数下降，机会性感染的危险性和严重程度提高。以与HIV感染相关的临床状态和CD4$^+$T 淋巴细胞计数为基础，疾病预防控制中心重新修订了HIV感染者的分类系统。CD4$^+$T 淋巴细胞计数可用于指导临床和治疗。

进展到 AIDS

随疾病进展，患者出现一系列长期的全身症状，如慢性疲劳、盗汗、发热、体重下降、腹泻。常出现T淋巴细胞功能障碍的临床表现，如黏膜疾病（包括口腔念珠菌病、毛状黏膜白斑）和皮肤病（包括单纯疱疹/带状疱疹、真菌感染）。

AIDS是HIV感染的终末阶段，以各种不常见肿瘤、机会性感染为特征。表现为一系列病谱，随新药物疗法出现，长期生存或可实现。

诊断 Diagnosis

成人诊断HIV需要通过血清ELISA实验，确诊需行western blot抗体实验。需重复实验以证实诊断。病毒学实验（p24抗原、DNA检测、HIV培养）可以确诊。HIV的RNA-PCR检测用于计算病毒载量。

病毒载量

感染初始，免疫应答开始，测定病毒载量可以监控疾病的长期预后。可以通过RNA-PCR方法进行检测。成人感染不久，病毒RNA量增加；由于发生免疫应答,其量在随后 3 周内下降。调整该值至病毒设定点,可以预测预后。病人在艾滋病发作早期和死亡时有高水平病毒荷载,相对无症状期有低水平的病毒荷载。

免疫状态评估(CD4⁺T 淋巴细胞测定)
Assessment of immune status (cd4+ t-cell determinations)

艾滋病的发病机制是表面具有 CD4⁺ 受体的 T 淋巴细胞数量下降。免疫抑制的程度以辅助性 T 淋巴细胞(CD4⁺T 淋巴细胞)计数表示。CD4⁺T 淋巴细胞是评估 HIV 感染者免疫系统的基本指标。CD4⁺T 淋巴细胞进行性消耗与临床并发症增加呈正相关[74]。所有 HIV 感染者应每 3～6 个月应检测一次 CD4⁺T 淋巴细胞水平。

CD4⁺T 淋巴细胞水平测定用于确立抗病毒治疗的起点、预防机会性感染和评价治疗效果。

疾病预防与控制中心修订的分类和处理方法
Revised Centers for Disease Control and Prevention classification and management

疾病预防控制中心 1993 年修订的成人和儿童 HIV 感染分类系统主要目的是用于公共卫生。以与 HIV 感染相关的临床状态和 CD4⁺T 淋巴细胞计数为基础对感染人群进行分类。该分类系统以 3 级 CD4⁺T 淋巴细胞计数和 3 级与 HIV 感染相关的临床状态为基础,共组合成 9 级。3 级 CD4⁺T 淋巴细胞定义如下:
- 1 级:大于 500 个细胞 / 毫升
- 2 级:200 至 499 个细胞 / 毫升
- 3 级:低于 200 个细胞 / 毫升

在一定免疫功能障碍水平内,预防性抗微生物和抗逆转录病毒治疗最有效。CD4⁺T 淋巴细胞计数是治疗 HIV 感染者的必要依据。

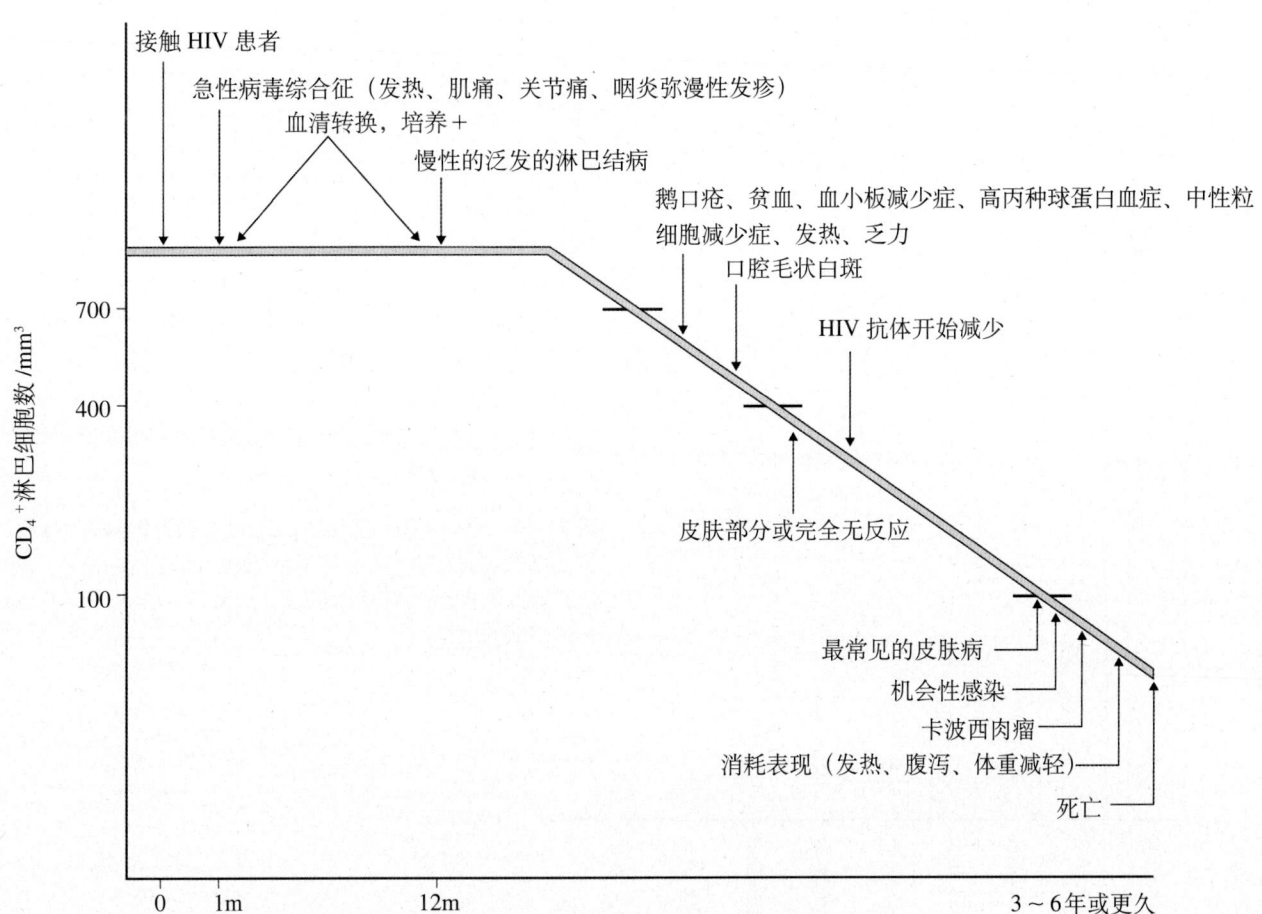

图 11-19 AIDS 的演变过程

注意:HIV 感染的病程是高度可变的,该曲线显示的是症状和体征的大致关系

表11-2 528例HIV患者表现的特殊皮肤病的发生率和百分比

疾病诊断	病例数	%
瘙痒性丘疹	60	11.4
单纯疱疹	57	10.8
Kaposi肉瘤	45	8.5
传染性软疣	43	8.1
尖锐湿疣	42	8.0
脂溢性皮炎	39	7.4
药疹	33	6.3
干皮病	28	5.3
嗜酸性毛囊炎	21	4.0
癣	19	3.6
寻常疣	18	3.4
疥疮	17	3.2
细菌性蜂窝组织炎	15	2.8
梅毒	12	2.3
银屑病	12	2.3
带状疱疹	11	2.1
黑素瘤以外的皮肤肿瘤	10	1.9

Adapted from Goldstein B, Berman B, Sukenik E, Frankel SJ: J Am Acad Dermatol 1997; 36:262.

发病率

皮肤病的发病率、严重度和数量[82]随免疫功能恶化而增加（见表11-2、11-3）。与$CD4^+T$淋巴细胞计数一样，皮肤黏膜疾病的数量也是判断免疫系统状态和预后的指标。皮肤病与$CD4^+T$淋巴细胞计数间相关性见图11-20。带状疱疹和药疹与较高的$CD4^+T$淋巴细胞计数有关（分别为：$424/mm^3$、$301/mm^3$），而其他7种疾病与更严重的免疫抑制有关，$CD4^+T$淋巴细胞计数少于$75/mm^3$。因此，皮肤表现可以反映大多数HIV感染者潜在的免疫抑制程度。

与HIV感染相关皮肤病
Dermatologic diseases associated with human immunodeficiency virus infection

皮肤、黏膜疾病贯穿于HIV感染的全过程，超过90%感染者在病程某个时期发病[75-80]。皮肤病可以是HIV感染的起始或惟一症状，也可以是患者最严重的表现，严重的机会性感染可以首先表现在皮肤。HIV患者的皮肤病与常见临床表现不同，不易确诊，治疗效果比预期差[81]。

全部皮肤黏膜疾病和治疗列于表11-2、11-3。图解见：图11-21到11-36。HIV最常见皮肤病为感染性皮肤病。

528例HIV患者皮肤病的发生率和百分比见表11-2。

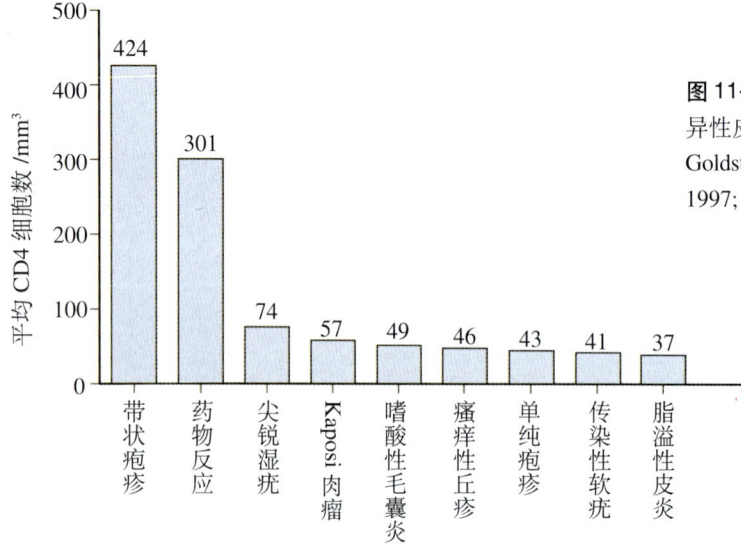

图11-20 528位HIV感染患者三周内进行CD4细胞计数，特异性皮肤疾病发病率与平均$CD4$细胞$/mm^3$之间的关系。（From Goldstein B, Berman B, Sukenik E, Frankel SJ; J Am Acad Dermatol 1997; 36;262.）

表 11-3　HIV 感染——皮肤表现

疾病	临床表现	诊断	治疗
病毒感染			
急性 HIV 发疹（HIV 原发感染）	发热，肌痛，荨麻疹 躯干部斑丘疹 单核细胞增多症样综合征 随后全身淋巴结肿大	血清转换时间不清楚 　感染后 3 周到 6 个月发现抗体 白细胞计数降低，血小板减少，高丙种球蛋白血症	抗逆转录病毒药物治疗
单纯疱疹（常见）	持续性糜烂及溃疡 皮损播散广泛 类似其他感染表现 顽固的直肠周围溃疡 区域性淋巴结肿大	HSV 培养 Tzanck 涂片查多核巨细胞 HSV-2 感染是继发或伴发 HIV 感染的危险因素	阿昔洛韦、伐昔洛韦或泛昔洛韦 阿昔洛韦或喷昔洛韦软膏 膦甲酸
带状疱疹（AIDS 的常见临床表现）	带状疱疹可以严重、留下瘢痕 持续性播散性皮损 难以控制的疱疹疼痛	疱疹病毒培养 Tzanck 涂片查多核巨细胞	阿昔洛韦、伐昔洛韦或泛昔洛韦
水痘（少见）	皮损广泛 伴有肺炎		治疗与带状疱疹相同
传染性软疣	成簇白色有脐凹的丘疹 面部、腹股沟部位皮损持续存在 皮肤隐球菌[83,84] 类似传染性软疣	皮损中央的质软内容物 KOH 涂片可见大的病毒包涵体 活组织检查——大的病毒包涵体	冷冻，刮除 钝头剪刀剪除 皮损过多时三氯乙酸剥脱[36] 咪喹莫特软膏（商品名艾达乐）
疣/尖锐湿疣（常见）	寻常疣——广泛[82]、持续性存在	组织病理或临床表现 CD_4^+ 细胞显著下降	冷冻、钝刀剥离、切除、手术
人乳头瘤病毒感染（HPV）	尖锐湿疣－发病率上升，皮损数量、大小均增加 宫颈肛门鳞状细胞癌（HPV-16, 18 型）		咪喹莫特软膏（商品名艾达乐） 鬼白毒素（商品名 Condylox）
毛状黏膜白斑（E-B 病毒）（常见）	舌两侧白色、不能剥除的疣状、毛状斑块 类似舌真菌感染	组织病理－棘层肥厚，角化不全，可见大的苍白染色的核固缩细胞	治疗口腔念珠菌病能改善临床症状 25% 鬼白树脂乙醇或丙酮溶液
真菌感染			
白念珠菌病（极常见）	颊、舌表面白色斑块 咽喉疼痛、吞咽困难 舌表面深糜烂、咽喉后部厚斑块 食管受累 顽固的阴道感染 甲念珠菌病	培养 棉签取材 KOH 涂片	制霉菌素口服悬液 克霉唑口服 10mg，5 次/天 酮康唑口服 200mg/d 氟康唑口服 100～200mg/d 严重时用两性霉素 B 0.3mg/kg 静脉注射每天一次

表 11-3 HIV 感染——皮肤表现（续表）

病名	临床表现	诊断	治疗
真菌感染（续）			
花斑癣（常见）	常见于 HIV 感染早期和晚期 躯干表面有鳞屑的色素减退 或淡棕色厚斑块	KOH 涂片可见大量菌丝和孢子 Wood 灯下皮损更明显	口服：氟康唑、伊曲康唑、酮康唑（多种剂量）
皮肤癣菌病 体癣 足癣 股癣 甲癣 （常见）	受累广泛，特别是腹股沟和足 厚角皮病——足黏液溢出样皮损 近端甲下真菌病	KOH 涂片示——分枝、有隔膜的菌丝	剂量见 437 页表 13-2
新型隐球菌病（罕见）	白色丘疹，类似传染性软疣	检测血清中抗原 脑脊液 India 墨汁或 Wright 染色 培养 组织病理	两性霉素 B 0.5-0.6mg/kg 静脉注射，每天一次或加用氟胞嘧啶 伊曲康唑口服200mg，2次/天 氟康唑口服 200～400mg，1 次/天
组织胞浆菌病（罕见）	多发性丘疹、结节、斑疹，口腔、臀、面、躯干皮肤溃疡 南美旅游史	组织病理——PAS 染色 快速组织涂片——压碎组织镜检 培养——需要数周	两性霉素 B 0.5～0.6mg/kg 静脉注射，每日一次 伊曲康唑口服 200mg，每日 2 次/天
马尔尼菲青霉菌病（东南亚）	发热、贫血、体重下降、软疣样丘疹、咳嗽、淋巴结肿大、肝肿大	培养——皮肤、血、骨髓 皮肤触诊 中央分隔酵母相	两性霉素B、口服咪唑类药物、终生服用预防复发
细菌感染			
金黄色葡萄球菌（常见）	大疱性脓疱病——腋窝和腹股沟面、躯干毛囊炎（类似痤疮） 胡须和身体脓疱病	培养	双氯西林 头孢羟氨苄（及其他）
梅毒（不常见）	全身丘疹鳞屑性丘疹和斑块 几乎可模拟任何炎症性皮肤病 发展为神经梅毒的潜伏期非常短（数月）	VDRL 滴度非常高或者阴性；序贯实验或特殊染色的组织活检	标准推荐治疗方案可能不足以预防中枢神经系统受累，见第 10 章
节肢动物所致皮肤病			
疥疮（不常见）	全身结痂性丘疹 挪威疥——全身角化过度损害	KOH 或油涂片可见到螨	林旦 premethrin

表 11-3　HIV 皮肤表现（续表）

病名	临床表现	诊断	治疗
增殖性皮肤病			
脂溢性皮炎（常见）	红色鱼鳞样斑块，表面黄色、油腻性鳞屑、结痂 边界清楚、色素脱失皮损位于头皮、面部、有时见于腹股沟、四肢末端 严重程度与 HIV 病情恶化程度平行	组织病理与普通脂溢性皮炎不同 广泛角化不全 角质形成细胞坏死 真皮表皮淋巴细胞浸润闭塞 稀疏棘层水肿 血管壁增厚 KOH 检查排除真菌	酮康唑霜 环吡酮胺凝胶
银屑病（不常见）	原有银屑病加重、或没有银屑病病史	组织病理	治疗顽固病例有时阿维 A、抗逆转录病毒药物有效 卡泊三醇软膏（商品名达力士）
干皮病（常见） 鱼鳞病（不常见）	严重皮肤干燥与红皮病、脂溢性皮炎、痴呆 腿鱼鳞病 样脱屑、掌跖角化过度	临床表现	乳酸类润滑剂
瘙痒性丘疹（常见）	头、颈、躯干上部 2～5mm 皮色丘疹 瘙痒和丘疹数量时轻时重 毛囊损伤	组织病理－血管周围淋巴细胞和嗜酸性粒细胞浸润毛囊损害	UVB 光疗[85, 86] 外用糖皮质激素和抗组胺药效差 止痒溶液 氨苯砜口服 100mg，每天 1 次可能有效
嗜酸性脓疱性毛囊炎（罕见）	成簇小水疱和脓疱，融合形成多环形斑块中央色素沉着 严重而顽固的瘙痒 慢性持续性病程 许多非毛囊性损害	组织病理具有诊断价值 嗜酸性粒细胞侵入毛囊皮脂腺和外毛根鞘 中度嗜酸性粒细胞增多、白细胞增多（50%） CD_4^+ 细胞计数 < 250～300 /mm³	Permethrin 霜每天一次直到皮损消退 UVB 光疗 抗组胺药物 第 I 组外用糖皮质激素 伊曲康唑 100～400mg/d 氨苯砜口服 100mg，每天 1 次可能有效 甲硝唑[87] 阿维 A[88]
血管类疾病			
前胸壁毛细血管扩张（不常见）	前胸宽的、新月形分布的线状毛细血管扩张[89] 伴随相同部位的红斑	组织病理显示扩张大的血管、血管周围小细胞浸润 无内皮细胞增生	无有效治疗方法

表 11-3　HIV 皮肤表现（续表）

病名	临床表现	诊断	治疗
血管类疾病（续）			
杆菌引起的上皮样血管瘤病（罕见）	坚实、多发半球形、易碎的、鲜红色、肉芽组织样丘疹，皮下结节，（1mm～2cm）[90]，位于面部、躯干、四肢 内脏血管瘤病 猫咬或抓病史[91]	组织病理——小血管增生，饱满的内皮细胞线状排列，凸向管腔 Warthin-Starry 银染见罗卡利马杆菌（Rochalimaea Bacilli）	环丙沙星、甲氧苄啶－磺胺甲基异噁唑、多西环素、阿奇霉素、红霉素、利福平、庆大霉素
血小板减少性紫癜（常见）	瘀斑	全血细胞计数	
肿瘤			
Kaposi 肉瘤	淡紫色至深紫色、薄的卵圆形的斑块 皮损长轴与皮肤张力线平行 很多表现不典型 皮损数量不等 皮肤表面任何部位和口腔，通常在上腭 内脏可受累 创伤可以诱发	组织病理 小血管增生 饱满的纺锤形细胞增生，交织成束状排列 红细胞外渗至细胞间隙	单一皮损放射治疗 皮损内注射长春碱，0.1～0.5mg/ml 每 4 周 1 次 液氮冷冻，覆盖住水疱，防止 HIV 传染至其他人； 其他治疗
其他皮肤病			
皮肤药疹	麻疹样皮疹为主 荨麻疹 发病率明显高于普通人群	甲氧苄啶－磺胺甲基异噁唑 氨苯砜 氨基青霉素	如可能尽量停用致敏药物
瘙痒症（不常见）	顽固的瘙痒，无内脏肿瘤 可以表现出 AIDS 症状	大量表皮脱落 除外其他引起瘙痒的原因（如：肾病、甲状腺疾病、肝功能不全、药物、肿瘤、糖尿病、缺铁性贫血等）	润肤剂、外用糖皮质激素、泼尼松无效
黄甲	甲板变黄 常伴发卡氏肺囊虫肺炎	与黄甲综合征鉴别：黄甲＋缺乏角质层＋生长速率减小＋甲板横曲率过度＋甲下角化过度	治疗可能加重某些病症（如卡氏肺囊虫肺炎）
深蓝色甲	甲板根部呈深蓝色（黑人多于白人）	近期有齐多夫定治疗史	无有效方法
白癜风（不常见） 毛发早白（常见）	毛发、皮肤色素缺失，伴随其他 AIDS 症状与体征	体格检查	无有效方法

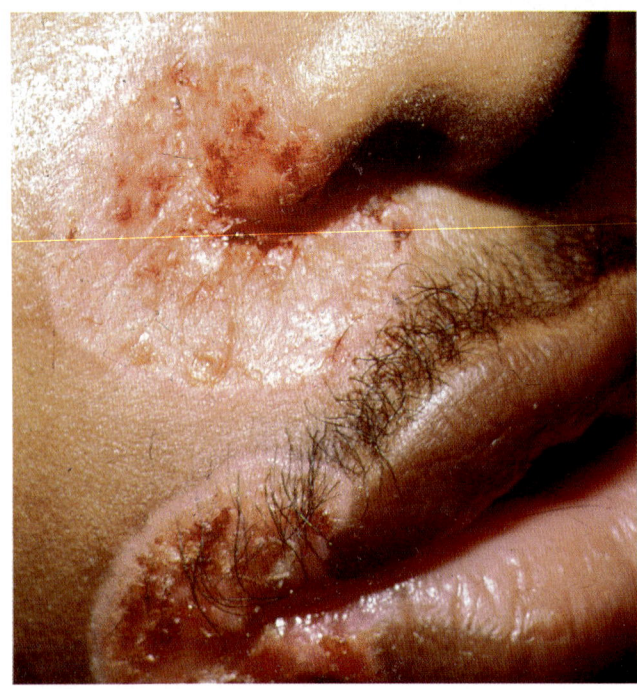

图11-21　单纯疱疹：糜烂皮损。(Courtesy Neal S. Penneys, M.D. Ph.D.)

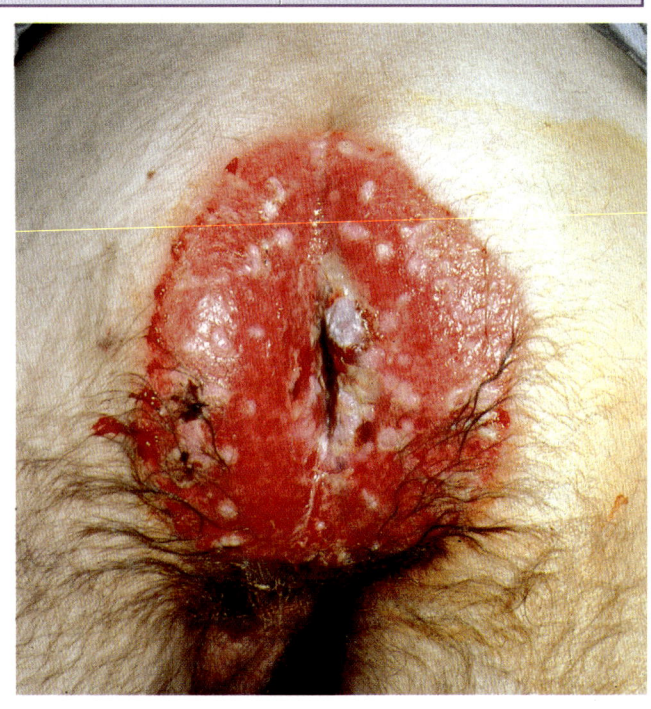

图11-22　单纯疱疹：糜烂皮损。(Courtesy Benjamin K. Fisher, M.D.)

HIV 的皮肤表现

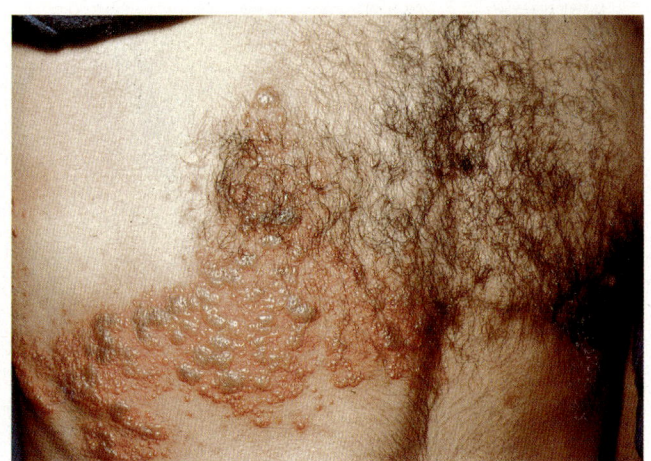

图 11-23　带状疱疹。(Courtesy Benjamin K. Fisher, M.D.)

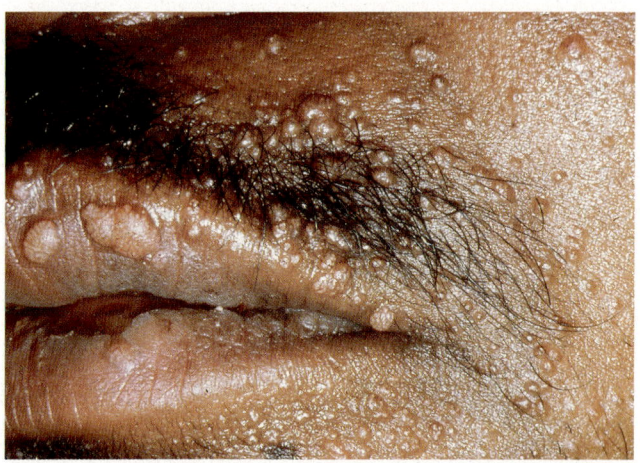

图 11-24　传染性软疣。(From Redfield RR, James WD, Wright DC: J Am Acad Dermatol 13:821, 1985.)

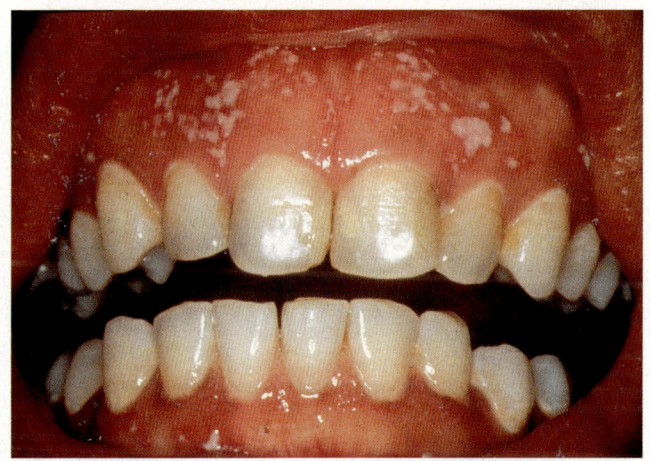

图 11-25　白念珠菌感染。(Courtesy William D. James, M.D.)

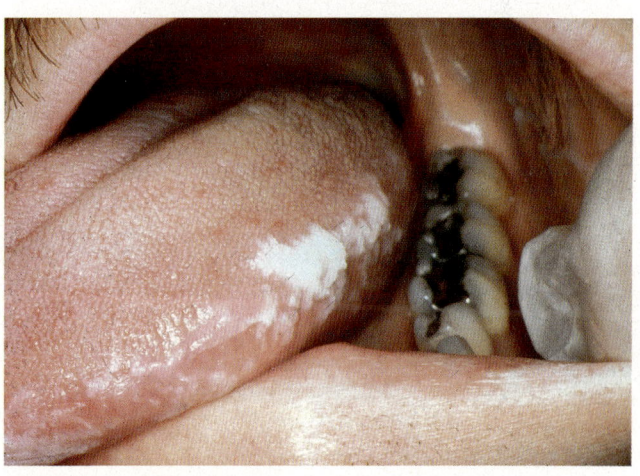

图 11-26　毛状白斑。(Courtesy Deborah S. Greenspan.)

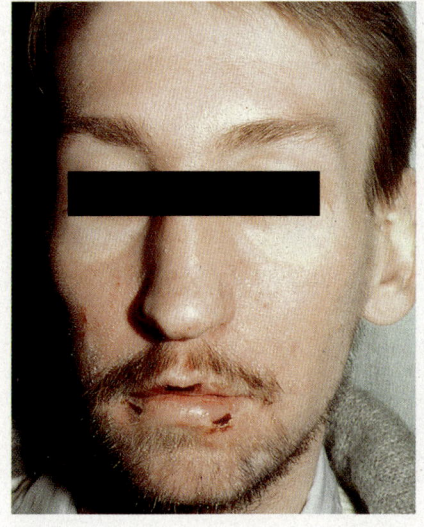

图 11-27　脂溢性皮炎。(Courtesy Benjamin K. Fisher, M.D.)

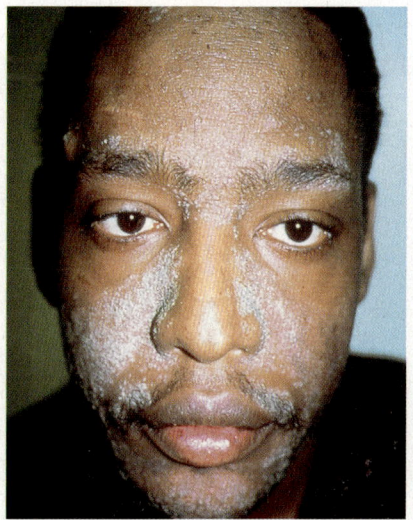

图 11-28　脂溢性皮炎。(Courtesy William D. James, M.D.)

HIV 的皮肤表现

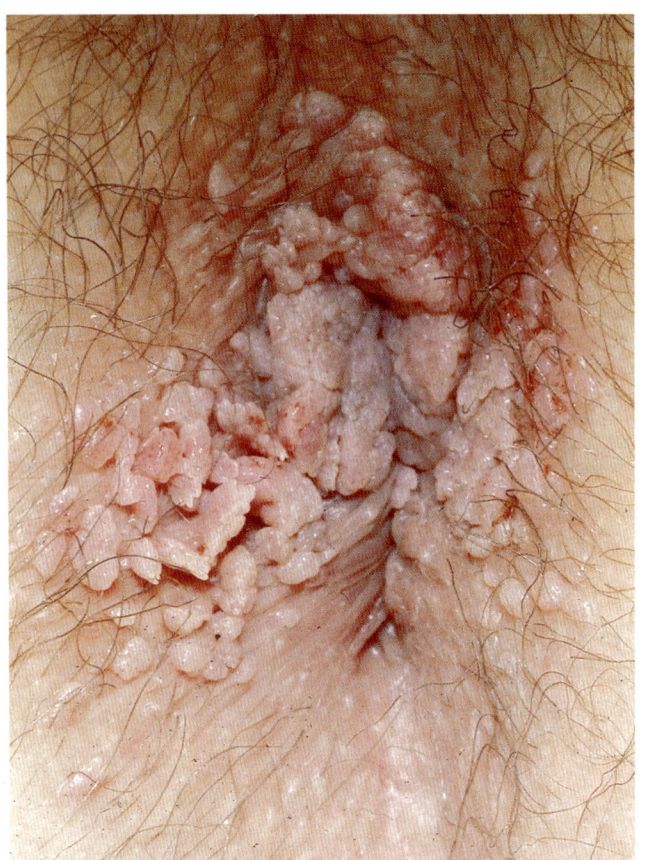

图 11-29　肛门疣。

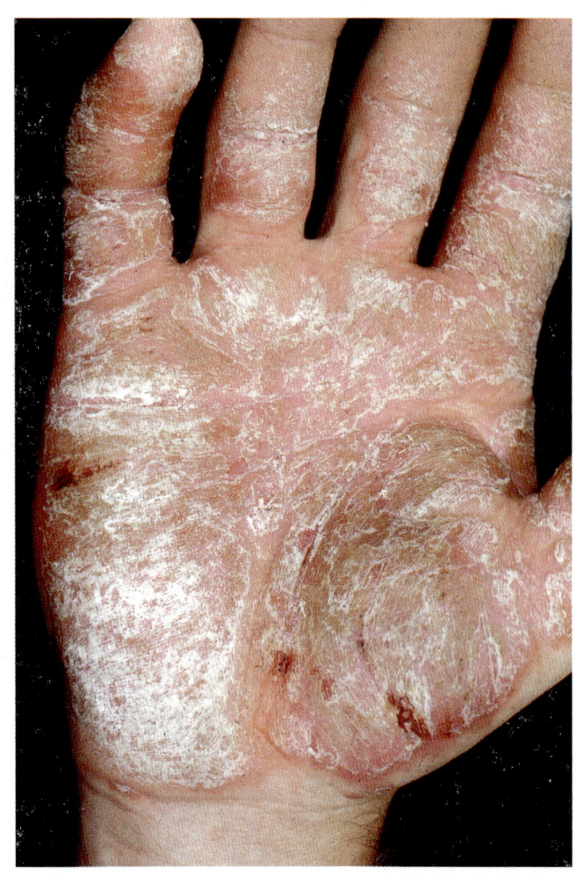

图 11-30　银屑病。（Courtesy William D. James, M.D.）

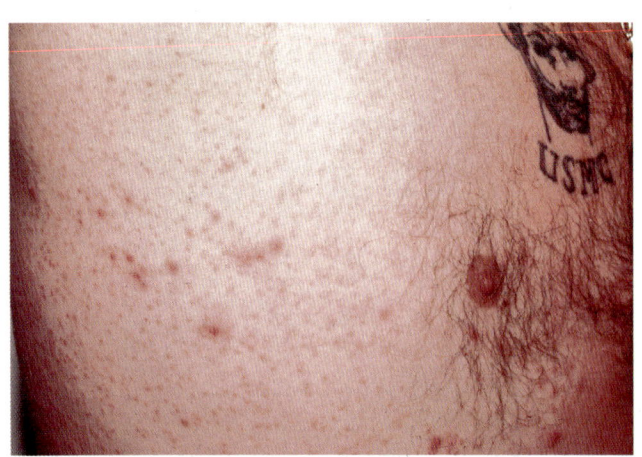

图 11-31　丘疹。（Courtesy David Goodman, M.D.）

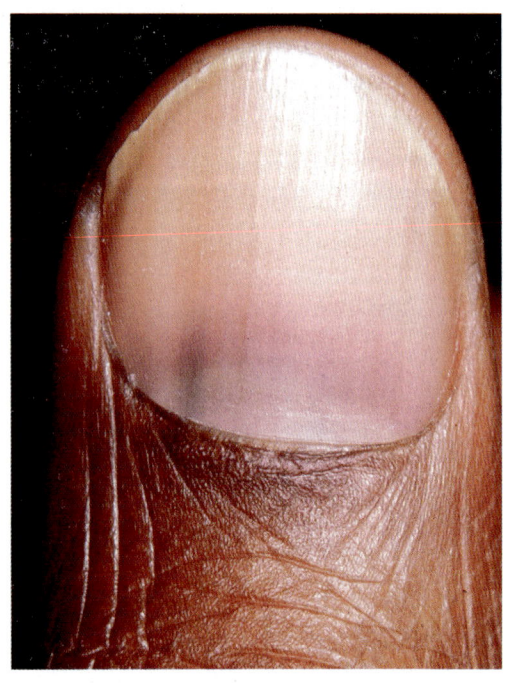

图 11-32　深蓝色甲（齐多夫定治疗后）。（Courtesy William D. James, M.D.）

HIV 患者的 kaposi 肉瘤

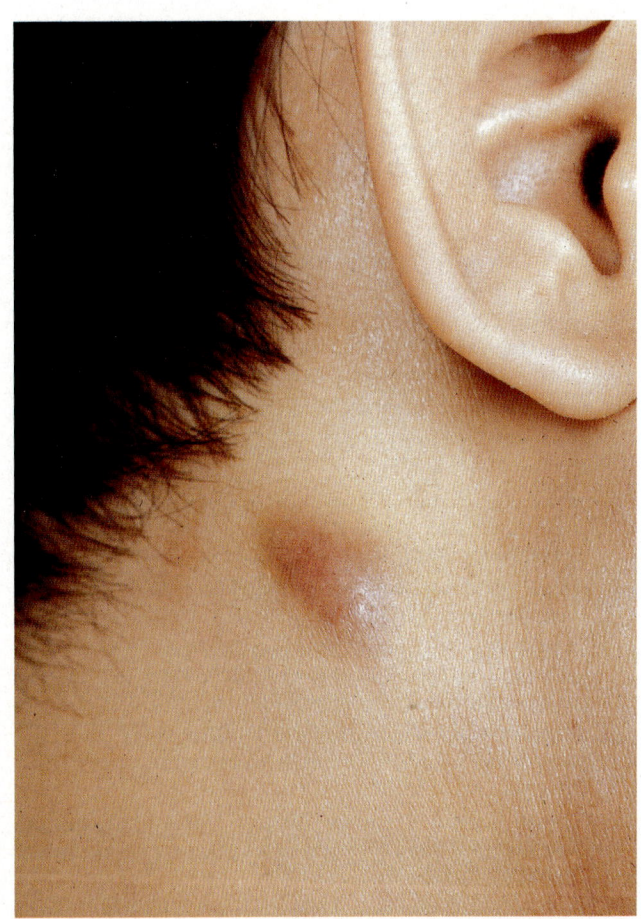

图 11-33 Kaposi 肉瘤。(Courtesy H.J. Hulsebosch, M.D.)

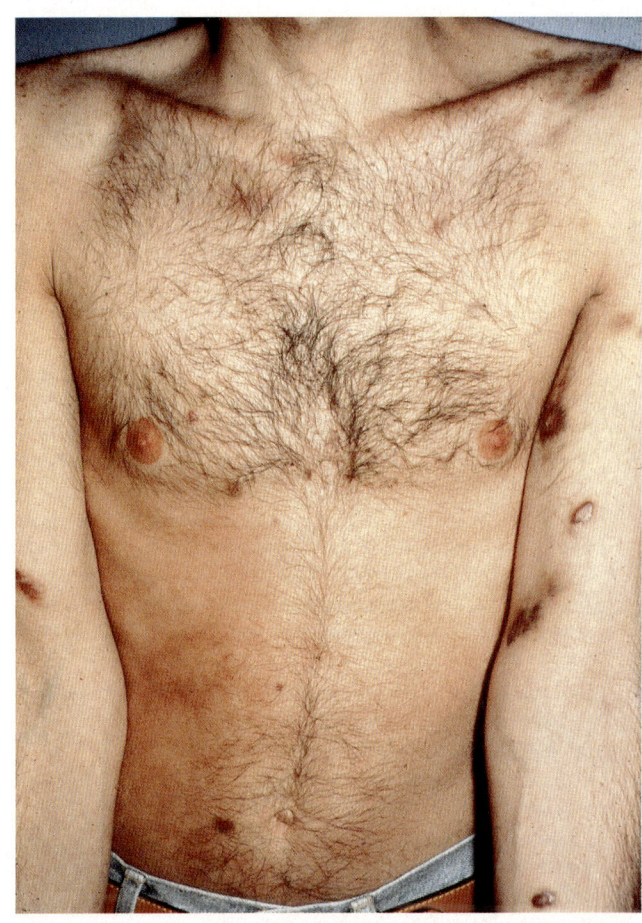

图 11-34 Kaposi 肉瘤。(Courtesy Benjiamin K. Fisher, M.D.)

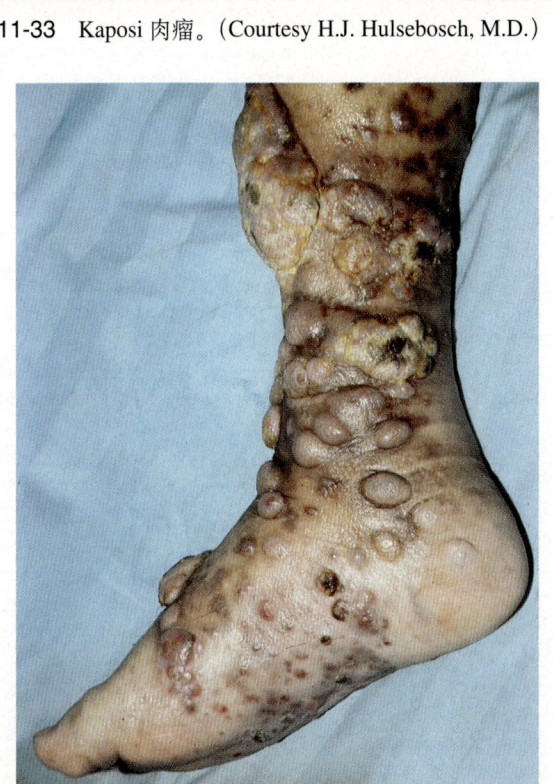

图 11-35 Kaposi 肉瘤。(Courtesy Benjiamin K. Fisher, M.D.)

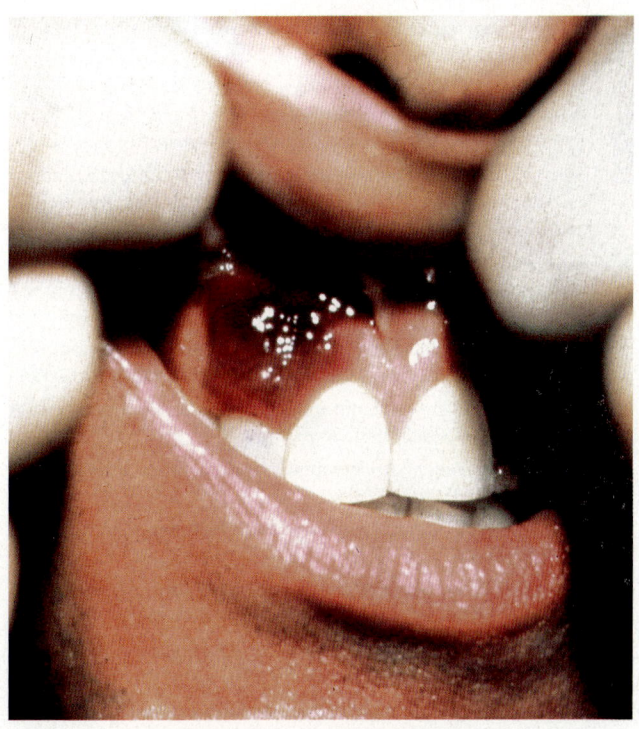

图 11-36 Kaposi 肉瘤。(Courtesy William D. James, M.D.)

参考文献

1. Ferenczy A, et al: Latent papillomavirus and recurring genital warts, N Engl J Med 1985; 313:784.
2. Rosenberg SK: Subclinical papilloma viral infection of male genitalia, Urology 1985; 26:554.
3. Panici PB, et al: Oral condyloma lesions in patients with extensive genital human papillomavirus infection, Am J Obstet Gynecol 1992; 167:451.
4. American Academy of Dermatology Task Force on Pediatric Dermatology: Genital warts and sexual abuse in children, J Am Acad Dermatol 1984; 11:529.
5. Cohen BA, Honing P, Androphy E: Anogenital warts in children, Arch Dermatol 1990; 126:1575.
6. Obalek S, et al: Condylomata acuminata in children: frequent association with human papillomaviruses responsible for cutaneous warts, J Am Acad Dermatol 1990; 23:205.
7. Reeves WC, et al: Human papillomavirus infection and cervical cancer in Latin America, N Engl J Med 1989; 320:1437.
8. Von K, G. Syrjanen SM, Syrjanen KJ: Advantage of human papillomavirus typing in the clinical evaluation of genitoanal warts, J Am Acad Dermatol 1988; 18:495.
9. Macnab JCM, et al: Human papillomavirus in clinically and histologically normal tissue of patients with genital cancer, N Engl J Med 1986; 315:1052.
10. Barrasso R, et al: High prevalence of papillomavirus-associated penile intraepithelial neoplasia in sexual partners of women with cervical intraepithelial neoplasia, N Engl J Med 1987; 317:916.
11. Daling JR, et al: Sexual practices, sexually transmitted diseases, and the incidence of anal cancer, N Engl J Med 1987; 317:973.
12. Castellsague X, et al: Male circumcision, penile human papillomavirus infection, and cervical cancer in female partners, N Engl J Med 2002; 346(15):1105.
13. Krebs H-B, Helmkamp BF: Treatment failure of genital condylomata acuminata in women: role of the male sexual partner, Am J Obstet Gynecol 1991; 165:337.
14. Allen A, Siegfried E: The natural history of condyloma in children, J Am Acad Dermatol 1998; 39(6):951.
15. Matsunaga J, Bergman A, Bhatia NN: Genital condylomata acuminata in pregnancy: effectiveness, safety and pregnancy outcome following cryotherapy, Br J Obstet Gynaecol 1987; 94:168.
16. Bonnez W, et al: Therapeutic efficacy and complications of excisional biopsy of condyloma acuminatum, Sex Transm Dis 1996; 23(4):273.
17. Robinson JK: Extirpation by electrocautery of massive lesions of condyloma acuminatum in genito-perineo-anal region, J Dermatol Surg Oncol 1980; 6:733.
18. Schwartz DB, et al: The management of genital condylomas in pregnant women, Obstet Gynecol Clin North Am 1987; 14:589.
19. Fisher AA: Severe systemic and local reactions to topical podophyllum resin, Cutis 1981; 28:233.
20. Beutner K, Ferenczy A: Therapeutic approaches to genital warts, Am J Med 1997; 102(5A):28.
21. Beutner K, et al: Genital warts and their treatment, Clin Infect Dis 1999; 28(1):S37.
22. Krebs H-B: Treatment of vaginal condylomata acuminata by weekly topical application of 5-fluorouracil, Obstet Gynecol 1987; 70:68.
23. Krebs H-B: Treatment of genital condylomata with topical 5-fluorouracil, Dermatol Clin 1991; 9:333.
24. Bar-Am A, et al: Treatment of male genital condylomatous lesions by carbon dioxide laser after failure of previous nonlaser methods, J Am Acad Dermatol 1991; 24:87.
25. Tsambaos D, et al: Treatment of condylomata acuminata with oral isotretinoin, J Urol 1997; 158(5):1810.
26. Browder JF, et al: The interferons and their use in condyloma acuminata, Ann Pharmacother 1992; 26:42.
27. Schwartz RA, Janniger CK: Bowenoid papulosis, J Am Acad Dermatol 1991; 24:261.
28. Obalek S, et al: Bowenoid papulosis of the male and female genitalia: risk of cervical neoplasia, J Am Acad Dermatol 1986; 14:433.
29. Rudlinger R: Bowenoid papulosis of the male and female genital tracts: risk of cervical neoplasia, J Am Acad Dermatol 1987; 16:625.
30. Schwartz JJ, Myskowski PL: Molluscum contagiosum in patients with human immunodeficiency virus infection: a review of twenty-seven patients, J Am Acad Dermatol 1992; 27:583.
31. de W-v, der, et al: Treatment of molluscum contagiosum using a lidocaine/prilocaine cream (EMLA) for analgesia, J Am Acad Dermatol 1990; 23:685.
32. Syed T, et al: Treatment of molluscum contagiosum in males with an analog of imiquimod 1% in cream: a placebo-controlled, double-blind study, J Dermatol 1998; 25(5):309.
33. Liota E, et al: Imiquimod therapy for molluscum contagiosum, J Cutan Med Surg 2000; 4(2):76.
34. Barba A, Kapoor S, Berman B: An open label safety study of topical imiquimod 5% cream in the treatment of Molluscum contagiosum in children, Dermatol Online J 2001; 7(1):20.
35. Cunningham B, Paller A, Garzon M: Inefficacy of oral cimetidine for nonatopic children with molluscum contagiosum, Pediatr Dermatol 1998; 15(1):71.
36. Garrett SJ, et al: Trichloroacetic acid peel of molluscum contagiosum in immunocompromised patients, J Dermatol Surg Oncol 1992; 18:855.
37. Fleming D, et al: Herpes simplex virus type 2 in the United States, 1976 to 1994 [see comments], N Engl J Med 1997; 337(16):1105.
38. A W, AG L, K L, et al: Effect of condoms on reducing the transmission of herpes simplex virus type 2 from men to women, JAMA 2001; 285(24):3100.
39. Lafferty WE, et al: Recurrences after oral and genital herpes simplex virus infection: influence of site of infection and viral type, N Engl J Med 1987; 316:1444.
40. Kinghorn G: Limiting the spread of genital herpes, Scand J Infect Dis Suppl 1996; 100:20.
41. Koelle D, et al: Asymptomatic reactivation of herpes simplex virus in women after the first episode of genital herpes, Ann Intern Med 1992; 116(6):433.
42. Schacker T, et al: Frequent recovery of HIV-1 from genital herpes simplex virus lesions in HIV-1-infected men, JAMA 1998; 280(1):61.
43. Severson J, Tyring S: Relation between herpes simplex viruses and human immunodeficiency virus infections, Arch Dermatol 1999; 135(11):1393.
44. Corey L: First-episode, recurrent, and asymptomatic herpes simplex infections, J Am Acad Dermatol 1988; 18:169.
45. Miller RG, et al: Acquisition of concomitant oral and genital infection with herpes simplex virus type 2, Sex Transm Dis 1987; 14:41.
46. Langenberg A, et al: For the Chiron HSV Vaccine Study Group: a prospective study of new infections with herpes simplex virus type 1 and type 2, N Engl J Med 1999; 341(19):1432.
47. Koutsky LA, et al: Underdiagnosis of genital herpes by current clinical and viral-isolation procedures, N Engl J Med 1992; 326:1533.

48. Benedetti J, et al: Recurrence rates in genital herpes after symptomatic first-episode infection, Ann Intern Med 1994; 121:847.
49. Pereira F: Herpes simplex: Evolving concepts [see comments], J Am Acad Dermatol 1996; 35(4):503-520; 521.
50. Benedetti J, Zeh J, Corey L: Clinical reactivation of genital herpes simplex virus infection decreases in frequency over time, Ann Intern Med 1999; 131(1):14.
51. McGowan MP, et al: Prevalence of cytomegalovirus and herpes simplex virus in human semen, Int J Androl 1983; 6:331.
52. Mertz G: Epidemiology of genital herpes infections, Infect Dis Clin North Am 1993; 7(4):825.
53. Wald A, et al: Reactivation of genital herpes simplex virus type 2 infection in asymptomatic seropositive persons, N Engl J Med 2000; 342(12):844.
54. Wald A, et al: Virologic characteristics of subclinical and symptomatic genital herpes infections, N Engl J Med 1995; 333(12): 770.
55. Solomon AR: New diagnostic tests for herpes simplex and varicella zoster infections, J Am Acad Dermatol 1988; 18:218.
56. Lafferty W, et al: Herpes simplex virus type 1 as a cause of genital herpes: Impact on surveillance and prevention, J Infect Dis 2000; 181(4):1454.
57. Luby ED, Klinge V: Genital herpes: a pervasive psychosocial disorder, Arch Dermatol 1985; 121:494.
58. Mindel A: Psychological and psychosexual implications of herpes simplex virus infections, Scand J Infect Dis Suppl 1996; 100:27.
59. Wald A, et al: Suppression of subclinical shedding of herpes simplex virus type 2 with acyclovir, Ann Intern Med 1996; 124(1 Pt 1):8.
60. Reitano M, et al., for the International Valacyclovir HSV Study Group: valaciclovir for the suppression of recurrent genital herpes simplex virus infection: a large-scale dose range-finding study, J Infect Dis 1998; 178(3):603.
61. Monif GRG, Kellner KR, Donnelly W, Jr: Congenital herpes simplex type II infection, Am J Obstet Gynecol 1985; 152:1000.
62. Brown Z, et al: The acquisition of herpes simplex virus during pregnancy, N Engl J Med 1997; 337(8):509.
63. Brown Z: HSV-2 specific serology should be offered routinely to antenatal patients, Rev Med Virol 2000; 10(3):141.
64. Braig S, et al: Acyclovir prophylaxis in late pregnancy prevents recurrent genital herpes and viral shedding, Eur J Obstet Gynecol Reprod Biol 2001; 96(1):55.
65. Fonnest G, de lFFI, Weber T: Neonatal herpes in Denmark 1977-1991, Acta Obstet Gynecol Scand 1997; 76(4):355.
66. Kesson A: Management of neonatal herpes simplex virus infection, Paediatr Drugs 2001; 3(2):81.
67. Whitley RJ, et al: Changing presentation of herpes simplex virus infection in neonates, J Infect Dis 1988; 158:109.
68. Kimberlin D, et al: Natural history of neonatal herpes simplex virus infections in the acyclovir era, Pediatrics 2001; 108(2):223.
69. Whitley R, et al: For The National Institute of Allergy and Infectious Diseases Collaborative Antiviral Study Group: predictors of morbidity and mortality in neonates with herpes simplex virus infections, N Engl J Med 1991; 324:450.
70. Arvin AM: Antiviral treatment of herpes simplex infection in neonates and pregnant women, J Am Acad Dermatol 1988; 18:200.
71. Kimberlin D, et al: Safety and efficacy of high-dose intravenous acyclovir in the management of neonatal herpes simplex virus infections, Pediatrics 2001; 108(2):230.
72. Kessler HA, et al: Diagnosis of human immunodeficiency virus infection in seronegative homosexuals presenting with an acute viral syndrome, JAMA 1987; 258:1196.
73. Rustin MHA, et al: The acute exanthem associated with seroconversion to human T-cell lymphotrophic virus III in a homosexual man, J Infect 1986; 12:161.
74. Uthayakumar S, et al: The prevalence of skin disease in HIV infection and its relationship to the degree of immunosuppression [see comments], Br J Dermatol 1997; 137(4):595.
75. Kaplan MH, et al: Dermatologic findings and manifestations of acquired immunodeficiency syndrome (AIDS), J Am Acad Dermatol 1987; 16:485.
76. Coopman SA, et al: Cutaneous disease and drug reactions in HIV infection, N Engl J Med 1993; 328:1670.
77. Matis WL, Triana A, Shapiro R: Dermatologic findings associated with human immunodeficiency virus infection, J Am Acad Dermatol 1987; 17:746.
78. Valle S-L: Dermatologic findings related to human immunodeficiency virus infection in high-risk individuals, J Am Acad Dermatol 1987; 17:951.
79. Penneys NS, Hicks B: Unusual cutaneous lesions associated with acquired immunodeficiency syndrome, J Am Acad Dermatol 1985; 13:845.
80. Samet J, et al: Dermatologic manifestations in HIV-infected patients: a primary care perspective, Mayo Clin Proc 1999; 74(7):658.
81. Porras B, et al: Update on cutaneous manifestations of HIV infection, Med Clin North Am 1998; 82(5):1033.
82. Jensen B, et al: Incidence and prognostic significance of skin disease in patients with HIV/AIDS: a 5-year observational study [In Process Citation], Acta Derm Venereol 2000; 80(2):140.
83. Rico MJ, Penneys NS: Cutaneous cryptococcus resembling molluscum contagiosum in a patient with AIDS, Arch Dermatol 1985; 121:901.
84. Miller SJ: Cutaneous cryptococcus resembling molluscum contagiosum in a patient with acquired immunodeficiency syndrome, Cutis 1988; 41:411.
85. Pardp RJ, et al: UVB phototherapy of the pruritic papular eruption of the acquired immunodeficiency syndrome, J Am Acad Dermatol 1992; 26:423.
86. Meola T, et al: The safety of UVB phototherapy in patients with HIV infection, J Am Acad Dermatol 1993; 29:216.
87. Inaoka M, Hayakawa J, Shiohara T: HIV seronegative eosinophilic pustular folliculitis successfully treated with metronidazole, J Am Acad Dermatol 2002; 46(5 Suppl):S153.
88. Dubost-Brama A, et al: Ofuji's eosinophilic pustular folliculitis: efficacy of acitretin, Ann Dermatol Venereol 1997; 124(8):540.
89. Fallon T, Jr, et al: Telangiectasias of the anterior chest in homosexual men, Ann Intern Med 1986; 105:679.
90. Cockerell CJ, et al: Epithelioid angiomatosis: a distinct vascular disorder in patients with the acquired immunodeficiency syndrome or AIDS-related complex, Lancet 1987; 2:654.
91. Tappero JW, et al: The epidemiology of bacillary angiomatosis and bacillary peliosis, JAMA 1993; 269:770.

(高建明　吕雪莲　陈志强　刘维达译　白义杰校)

12 疣、单纯疱疹及其他病毒感染
Warts, Herpes Simplex, and Other Viral Infections

- 疣　368
  - 寻常疣　371
  - 丝状疣和指状疣　372
  - 扁平疣　373
  - 跖疣　374
  - 甲下及甲周疣　378
  - 生殖器疣　378

- 传染性软疣　379

- 单纯疱疹　381
  - 口唇单纯疱疹　384
  - 皮肤单纯疱疹　386
  - 疱疹性湿疹　388

- 水痘　389
  - 免疫抑制患者水痘　391
  - 水痘和HIV感染　391
  - 妊娠期水痘　391
  - 先天性和新生儿水痘　392

- 带状疱疹　394
  - 水痘免疫后的带状疱疹　398
  - 带状疱疹与HIV感染　398
  - 妊娠期带状疱疹　398
  - 综合征　398
  - 后遗神经痛的预防：早期抗病毒药物结合抗抑郁药　404
  - 后遗神经痛的治疗　404

疣 Warts

疣是由人乳头状瘤病毒（HPV）引起的表皮良性增生性病变。HPV属于小DNA病毒，已发现百余种类型，且每年仍有新的类型发现。HPV感染皮肤、口腔、食管、咽、气管、眼结膜等部位的表皮细胞，导致良性或恶性病变[1]。引发各种各样的感染（表12-1）。

临床感染

疣通常好发于儿童及青少年，也可发生于任何年龄。疣通过接触传播，相邻的足趾感染（"接吻病灶"）也不少见。疣通常出现在手部、咬伤的甲周、足底表面等有创伤的部位，跖疣还可通过公共游泳池的潮湿表面感染。病程变化多样，大部分疣体在数周或数月内自发地被清除，其余疣体可多年持续存在甚至终生。HPV可引起潜伏感染、亚临床和临床感染。分子生物学技术可检测到潜伏感染，亚临床感染通过阴道镜或显微镜发现。HPV能引起过度增生和角化过度。

表 12-1　不同类型 HPV 及其临床表现

临床表现	HPV 类型
跖疣	1
寻常疣	2, 4, 29
扁平疣	3, 10, 28, 49
疣状表皮发育不良	5, 8, 9, 12, 14, 15, 17, 19~25, 36, 47, 50
生殖器疣，喉乳头状瘤	6, 11
Butcher 疣	7
口腔灶性增生不良	13, 32
肛阴部发育不良及肿瘤（喉癌罕见）	16, 18, 26, 27, 30, 31, 33~35, 39, 40, 42~45, 51~59, 61, 62, 64, 66~69, 71~74
角化棘皮瘤	37
皮肤鳞状细胞癌	38, 41, 48
口腔乳头状瘤、鼻内倒置性乳头状瘤	57
Buschke Loewenstein 肿瘤	6, 11
Bowen 样丘疹	16, 18, 33, 39
表皮囊肿	60
色素性疣	65
女阴乳头状瘤	70
口腔乳头状瘤（HIV 感染者）	72, 73
肾同种异体移植者寻常疣	75~77
皮肤疣	78

From Tyring S: J Am Acad Dermatol 2000; 43(1 Pt 2): pS18.

免疫反应

病毒感染细胞的退化涉及多因素的反应过程，包括细胞介导免疫和干扰素的诱导作用。细胞介导免疫的个体间差异可导致感染的严重程度及持续时间的不同。疣发生在许多免疫抑制的患者，在艾滋病、淋巴瘤及应用免疫抑制剂的患者中，疣的发病率更高、持续时间更长且数目更多。特应性湿疹患者不会增加感染病毒疣的危险。

治疗

常规治疗对一些类型的疣效果很好，但对某些类型疣疗效较差。治疗前应向患者交待需多次治疗。疣病灶只局限在表皮，因此疣的清除几乎不留瘢痕。为了避免瘢痕产生，趋向保守治疗。手部疣的治疗如果产生瘢痕，还不如让其自然消退（图 12-1）。

疣破坏正常皮纹，这是重要的诊断特征。当皮纹重新建立后，提示疣消退。疣体形状和部位变化较大，治疗上应采取不同治疗方法。

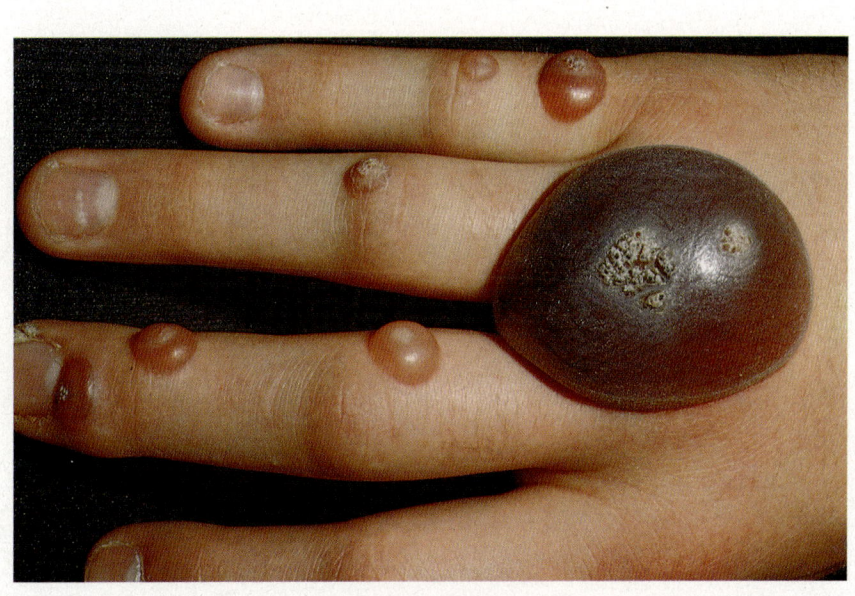

图 12-1　冷冻治疗寻常疣。长时间、过度的液氮冷冻可产生巨大水疱，愈后遗留瘢痕。

疣：原发皮损

病毒疣是源于受病毒感染角质形成细胞的肿瘤。这些受感染细胞增生形成的肿块只限于表皮，真皮层不存在"根"。很多类型的疣呈圆柱形突起，面部指状疣可清楚地看到这些突起（图12-2）。较厚的皮肤，寻常疣体被挤压在一起，表面产生较规则的镶嵌形状（图12-3），疣的这种独特图形有利于诊断（图12-4）。有些疣的表面可看到细小的黑点，这是由于这些突起的小血管被血栓栓塞所致（图12-5）。尽管疣只局限在表皮，但大量增生的细胞团可突向下方取代真皮层，钝性分离疣体可见疣体下方光滑平整（图12-6）。

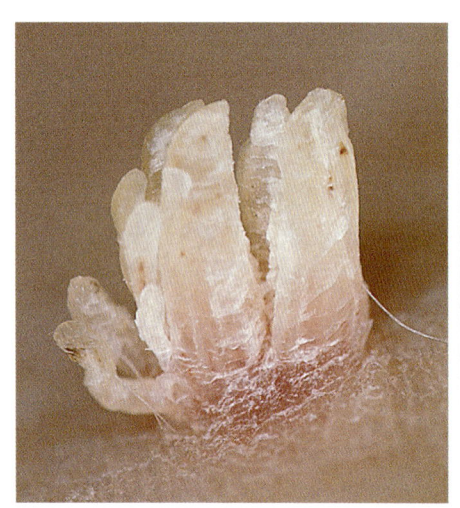 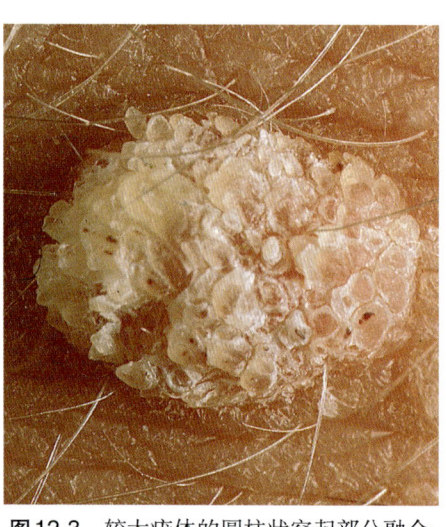 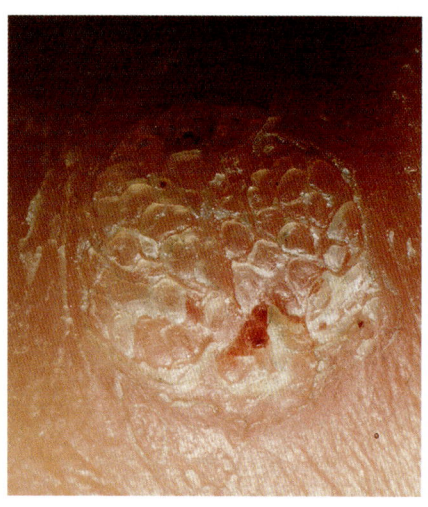

图12-2 疣形成圆柱状突起，突出皮肤后分叉。

图12-3 较大疣体的圆柱状突起部分融合在一起。

图12-4 圆柱状突起紧紧挤压在一起，外周为皮肤。这种较特殊的镶嵌形状有利于诊断，可用放大镜清楚观察。

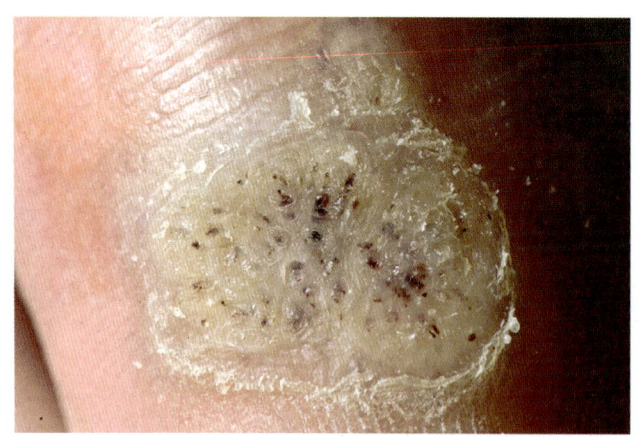 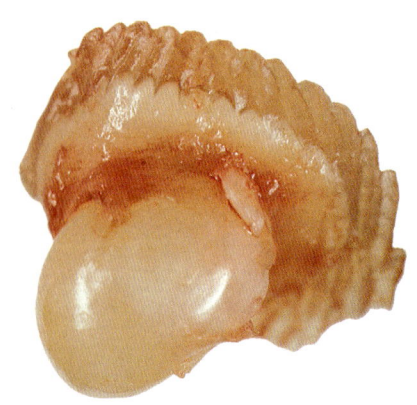

图12-5 圆柱状突起中有栓塞的血管，使表面呈现出黑色小点。

图12-6 疣的下部。与普通观念相反，疣没有根。疣的下部是圆形、光滑的，局限在表皮，可延伸并取代真皮，造成可侵犯真皮和皮下组织的印象。

寻常疣 Common warts, verruca vulgaris

寻常疣初发为扁平肉色丘疹，进而发展为灰褐色半球形过度角化的皮损，表面可有黑点（图12-7和12-8）。黑点为毛细血管栓塞所致，有助于诊断。过度角化的表面可用15号手术刀片削除。寻常疣可发生在任何部位的皮肤，手部是最常受累的部位。一般寻常疣数目较少，但数目很多融合成片也不少见。

治疗 局部外用水杨酸制剂、液氮和电烙术是首次治疗的最佳方法（图12-9和12-10）。钝器刮除适用于治疗无效或大的皮损（参见27章外科手术）。水杨酸制剂可用于跖疣的治疗。

冷冻疗法 过度角化的表面应削除。可用喷雾法或棉签法进行液氮冷冻治疗，一次冷冻约5秒形成1～2mm的冷冻带，让其自然融化。重复治疗2～3次可提高治愈率[2]。治疗后可有小水疱形成，甚至是血疱出现。冷冻过度产生巨大水肿、血疱（图12-1）、色素减退或色素沉着和瘢痕等。冷冻时疼痛持续数分钟至数小时，有些小孩能忍受疼痛。2至4周后可重复治疗。

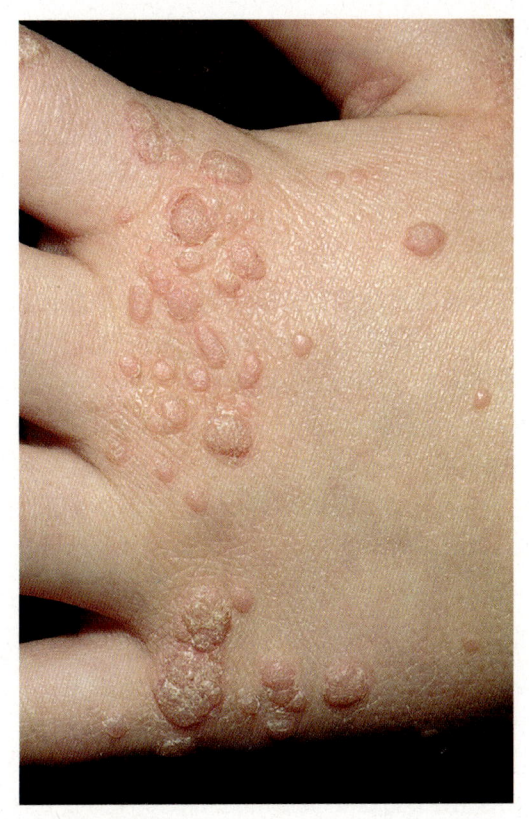

图 12-7　手背寻常疣。

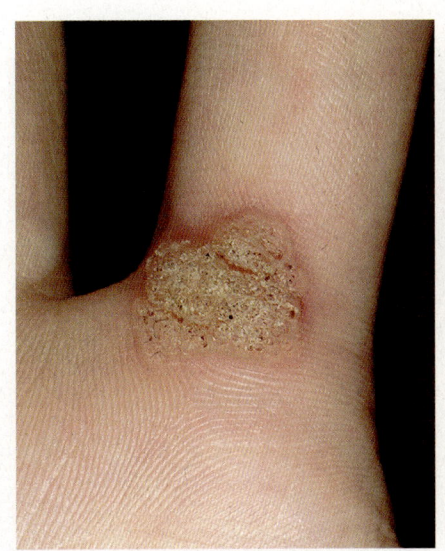

图 12-8　寻常疣表面呈现黑色小点。

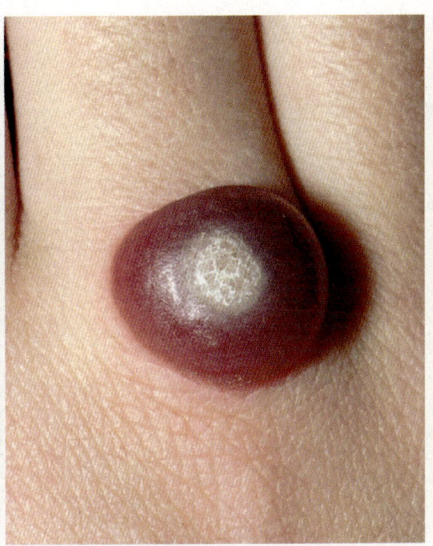

图 12-9　冷冻治疗后出现血疱。

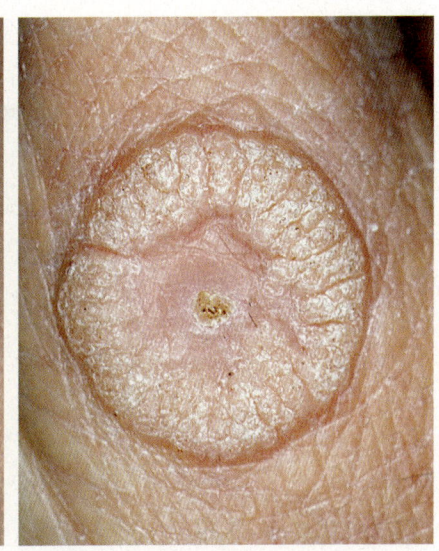

图 12-10　冷冻的副作用。疣沿水疱的边缘扩散。

难治性疣的治疗

咪喹莫特 每晚外用免疫调节剂咪喹莫特乳膏效果较好，指导患者浸泡疣体使表面角质软化或用浮石粉去除表面角质，涂搽咪喹莫特乳膏后加以封包以促进药物渗透。

白念珠菌皮肤试验抗原注射 白念珠菌皮肤试验抗原注射安全有效，疼痛轻微且不留瘢痕，容易接受。白念珠菌皮肤试验抗原溶液（Candin；Allermed Laboratories，San Diego，California；Candida Bayer，Spokane，Washington；or Candid，ALK-Abello，Round Rock，Texas）与1%利多卡因按1：1的比例配制，配制好的溶液在每个疣体（生殖器疣和面部疣除外）边缘进行皮内注射0.1ml，总量不超过1ml。4周内进行3次重复治疗，直到疣体消失。72%患者8周内痊愈，未见复发[3-5]。

接触免疫疗法 难治性疣可考虑应用鲨烯酸丁二酯[SADBE（squaric acid dibutylester）]，尤其针对不能耐受疼痛的患者。接触免疫疗法通过诱发细胞介导的免疫反应起作用。SADBE无致突变性，需冷冻保存。将SADBE溶于丙酮中，取1%或2%SADBE涂于上臂2cm^{2}大小的正常皮肤上过夜，无论吸收与否均将其用肥皂水彻底清洗干净。90%的患者在1次应用后产生致敏作用*。

当第2次或第3次在不同部位应用SADBE后，皮肤产生红斑和瘙痒等过敏反应。最多可做6次产生致敏作用。当致敏作用产生后，用0.5%～1%SADBE直接涂于疣局部，定期随访2～4周。0.5%SADBE涂抹在敏感部位如肛周的疣以及患有较重的接触性皮炎患者的疣体。通常SADBE不用于面部，掌跖等部位如应用数次SADBE后仍无变化可将浓度提高至2%~5%。69%的患者的疣体可全部清除。接触免疫疗法治愈难治性疣的平均疗程为4.4月，1年中获得痊愈平均需治疗5.9次[6,7]。

* SABDE 可从 Spectrum Chemical Mfg. Corp., 14422 S. San Pedro St, Gardena, CA 90248. (310) 516-8000, Fax: (310) 516-9843 订购。

丝状疣和指状疣 Filiform and digitate warts

是许多类似指状的肉色增生性突起，基底窄或宽，最常见于口周（图12-11）、胡须部（图12-12）、眼睑和鼻翼。

治疗 这类疣最容易治疗。一般基底较窄的疣不需麻醉。先用食指和拇指压缩疣的边缘以固定基底部，再用刮匙紧贴基底一次性刮除疣体，出血可用纱布包扎，由于蒙塞尔溶液应用时较痛，所以一般不用。这种治疗方法适用于拒绝注射局麻的儿童。电烙术也可用于这类疣的治疗。

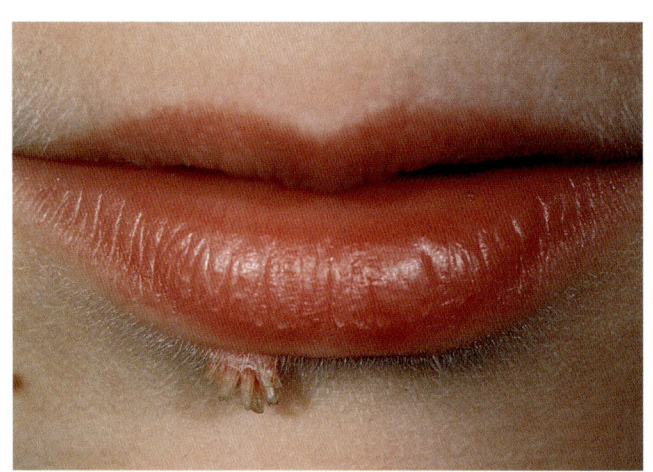

图 12-11 指状突起的丝状疣。最常见于面部。

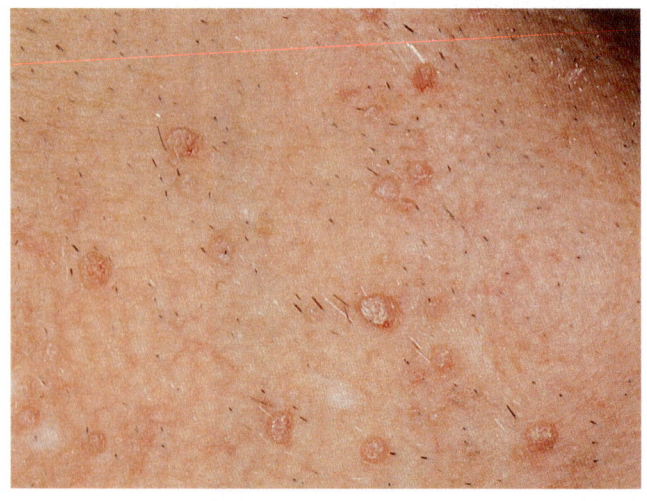

图12-12 下颌区小的指状突起的丝状疣。剃须时病毒扩散。冷冻或刮除术后常有复发，病毒感染可持续数年。

扁平疣 Flat warts, verruca plana

扁平疣为粉红色、淡褐色、淡黄色的扁平丘疹，轻度隆起，直径0.1～0.5cm，数目多少不一，通常数目较多。典型的受累部位有前额（图12-13A和图12-14）、口周（图12-13B）、手背部、剃须部位（如男性下唇和女性下肢）。搔抓这些部位可出现线状排列的扁平疣。

治疗 扁平疣在治疗中遇到一些问题，如疗程长以及抵抗治疗。另外，扁平疣常位于美容等重要部位，应避免使用侵袭性措施以防造成瘢痕。5%咪喹莫特乳膏每日或隔日局部应用有效。对美容要求迫切的患者可用液氮冷冻或电烙针准接触式治疗。其他治疗方法失败的，可试用5-氟尿嘧啶乳膏外用，每日2次或3次，连续应用3～5周[9,10]。应用5-氟尿嘧啶乳膏可产生较长时间的色素沉着，用棉棒涂搽药膏能减少色素沉着。外用5-氟尿嘧啶乳膏也可复发。

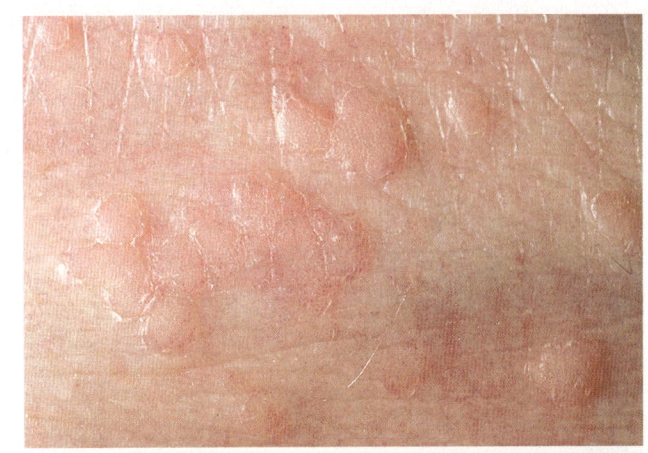

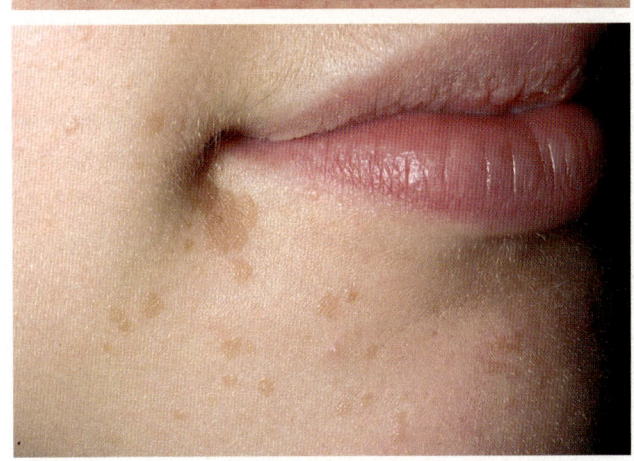

图12-13 扁平疣。A．皮损为轻度高出皮面、皮色的丘疹，常簇集出现。B．面部、手背和胫部为最常见的部位，扁平皮损为棕色。

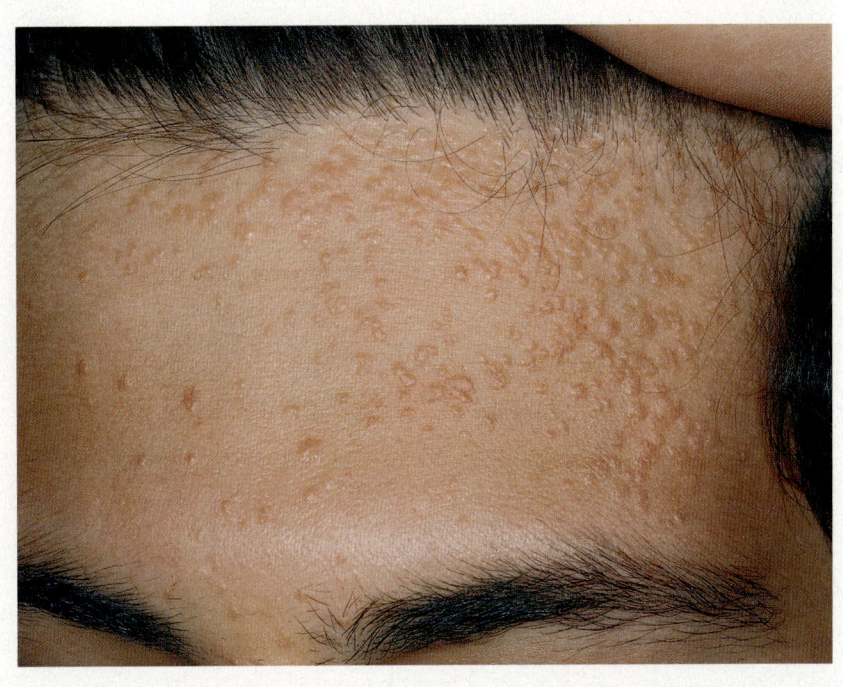

图12-14 皮损可以数目很多，由于搔抓常呈线形分布。

跖疣 Plantar warts

发生在足底部的疣称为跖疣。患者可能将发生在足部任何部位的疣都误认为跖疣,但跖疣最常发生在足底受压部位,如跖骨或后跟(图12-15)。行走时由于负痛使足的姿势调整,可产生厚的、疼痛性胼胝,导致姿势改变及足、腿、背部疼痛。因此一个小疣也能给患者带来诸多不便。

疣可发生在足跖部的任何部位,多个疣体融合可形成镶嵌疣(图12-16)。

鉴别诊断

鸡眼(corns) 鸡眼是由于身体重力压迫表面而产生的机械性损伤,位于跖骨头部的鸡眼常误认为疣。用15号外科刀片修削胼胝体后,疣和鸡眼就容易鉴别。疣的表面皮纹断裂且中央可见黑点,过度修削可引起出血,放大镜观察可发现表面呈规则的镶嵌状排列(图12-4)。鸡眼表面同样有皮纹中断现象,但中央有界线清楚的坚实半透明的核心(图12-17),疼痛明显。用15号手术刀很容易将鸡眼核心分离出来,方法是垂直握刀,沿与正常皮肤分界的鸡眼环轻轻地环形切开,水平通过基底直至显露出深部的压迹(图12-17B),通过手术疼痛明显缓解。压迫疣的侧面可引起疼痛,但挤捏其核心很少引起疼痛。

鸡眼的治疗是为了减少特定部位的摩擦和压力。有时需要用矫形治疗或外科矫正骨畸形才能消除受压点,熟悉生物力学和组织重建的足外科或骨科医生进行这些矫正操作。

黑踵(black heel) 足跟上缘或足底任何部位水平排列的一串蓝黑点,为毛细血管破裂后所致的瘀点,发生在运动中急停或姿势改变所造成的剪切伤之后(图12-18A),这种创伤由于表皮与真皮乳头层之间的剪切错位所致。初看可能与疣或肢端色素性恶性黑素瘤相混淆,但仔细检查可看到正常的皮纹线,而且挤压不引起出血(图12-18B)。黑踵可在数周内自然痊愈。

黑色疣(black warts) 疣在自然消退病程中,尤其是跖表面可变黑,用手术刀修削时感觉疣体变软,这种情况尤其见于跖疣(图12-19)。在一些疣的自然消退过程中,细胞介导的免疫反应对受病毒感染的角质形成细胞起作用。

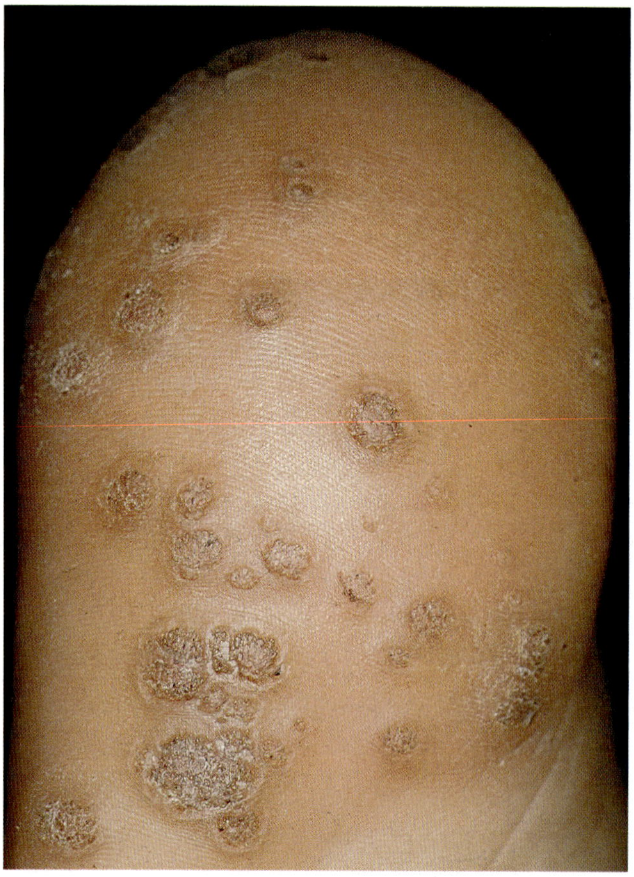

图 12-15 跖疣。跖疣在负重部位可形成胼胝引起疼痛。

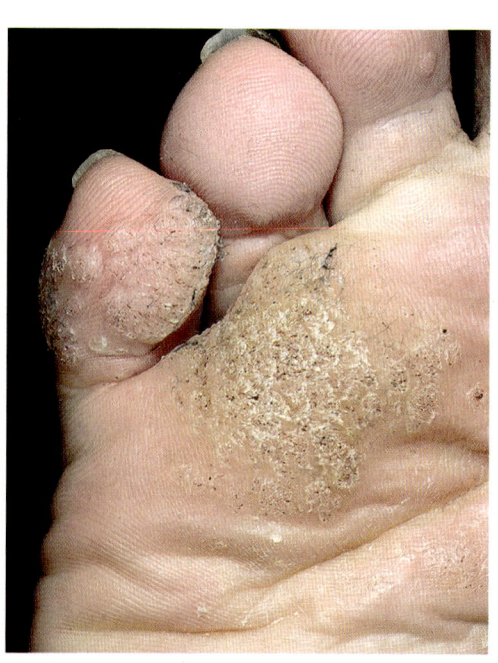

图 12-16 跖疣。大量小的疣体挤压在一起形成镶嵌疣。用放大镜仔细检查可发现表面呈规则的镶嵌状排列(见图12-3)。

跖疣

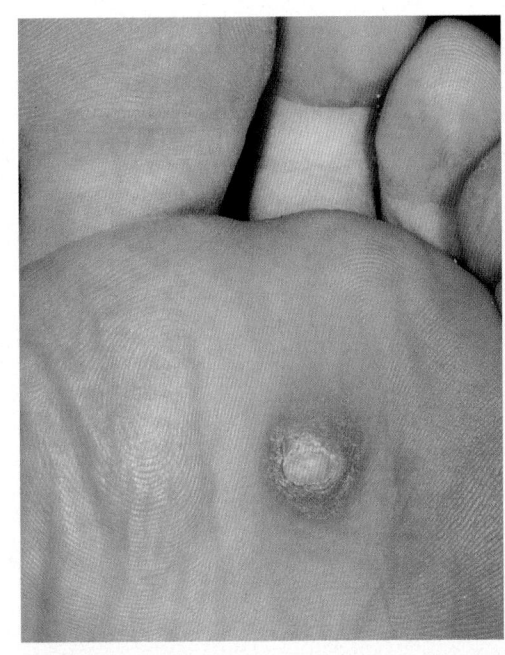
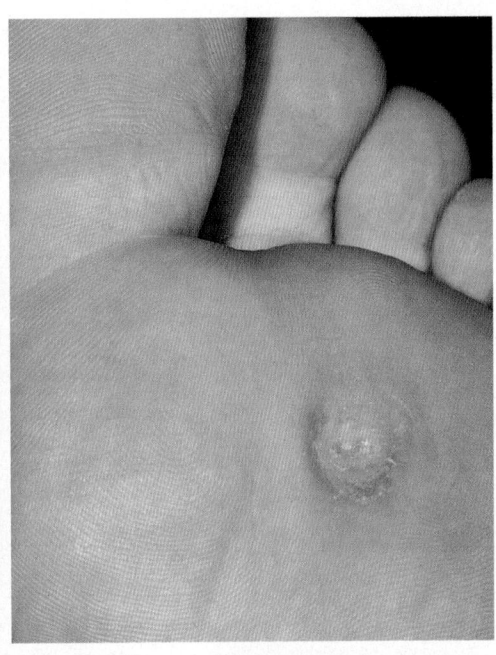

图 12-17 A．足底部的鸡眼常误认为疣。B．上述鸡眼的胼胝去除后显示深的压迹，用放大镜观察未见跖疣样的规则排列。

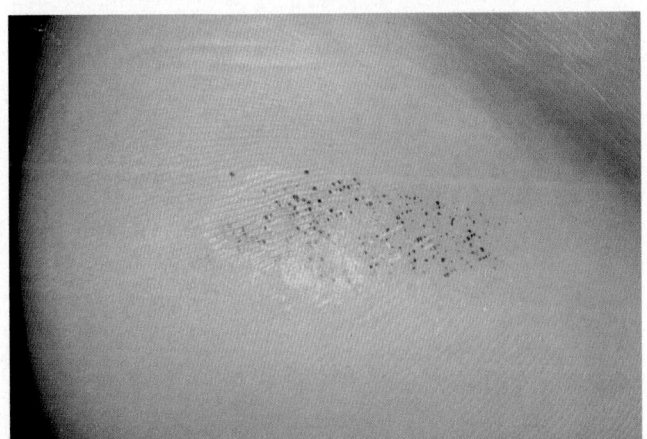
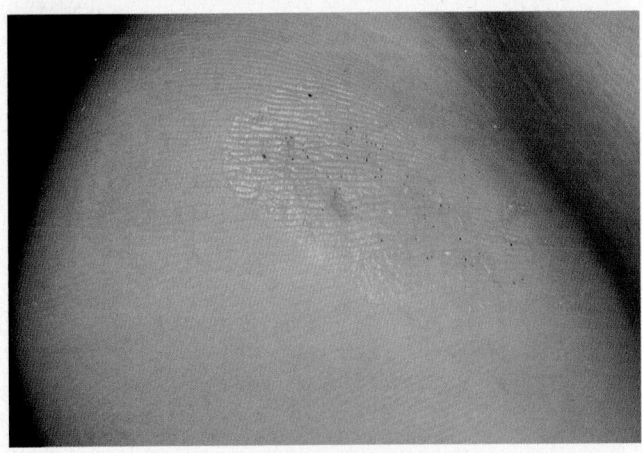

图12-18 A．黑踵。外伤引起毛细胞血管破裂，产生成簇小黑点，易与疣混淆。B．削去上述损害的皮肤表面后可显示正常皮纹，证实疣并不存在。

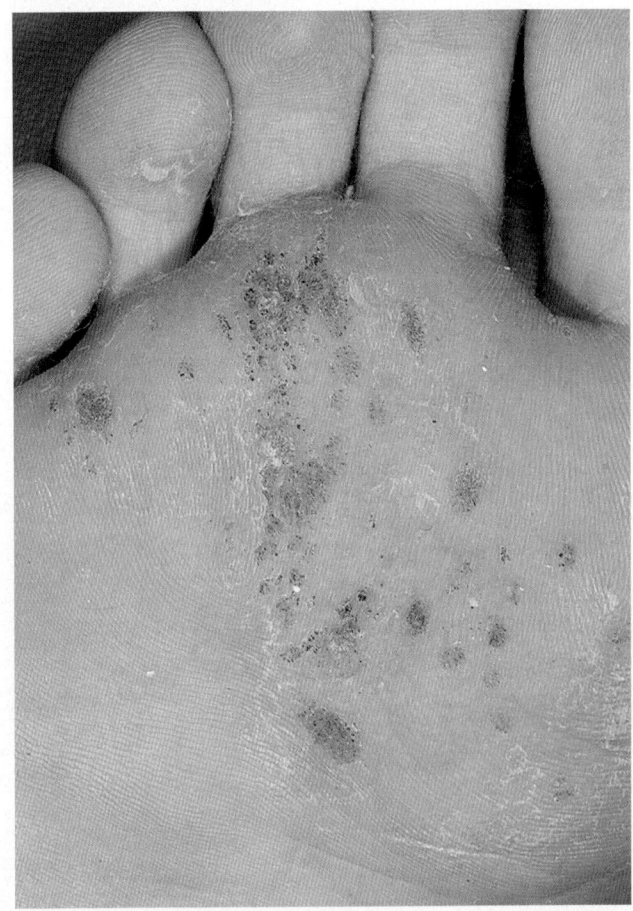

图 12-19 自然消退。疣在消退过程中可有疼痛并变黑，无需麻醉，可用刮匙轻易刮除。

治疗 只要跖疣不引起疼痛，一般无需治疗。尽管有时数目增加也不应进行长期治疗，应向患者解释病毒感染的自然过程，等待其自然消退。经过定期用刀或浮石消除胼胝，可解除足部轻微的不适。

疼痛性的跖疣必须治疗（图12-20和12-21）。治疗应避免瘢痕产生，足底部的瘢痕疼痛可持续数年。

清创术 清除跖疣周围过度角化的组织对药物渗透非常重要，应每隔2~3周对患者复查。

联合治疗 跖疣的成功治愈常需要多种方法同时进行，包括以下治疗措施。

角质分离疗法（水杨酸溶液） 水杨酸制剂剥脱角质是跖疣的最初的保守疗法（DuoPlant胶[水杨酸火棉胶制剂]、Occlusal-HP液[水杨酸聚丙烯制剂]或其他非处方制剂），治疗有效且不产生瘢痕，但需每日持续用药至数周。

用刀片、浮石或砂纸（金刚砂）将疣修削掉后，再用温水浸软角质表面，有利于药物渗透，然后用棉签将药液涂于局部待其干燥。药液应覆盖整个疣的表面，用胶带封包加快酸性溶液的渗透。定期的治疗和胶带封包可产生炎症及疼痛，因此，患者更倾向于长期单纯睡前用药，数天后，白色柔软的角质形成，可用刀片、浮石或砂纸去除，直至暴露出粉红色的皮肤基底面时是较为理想的。此时，定期复诊是必需的。

角质分离疗法（40%水杨酸硬膏） 同应用水杨酸溶液一样，这是一种安全、不产生瘢痕的剥离角质治疗，只是水杨酸掺入衬垫中。40%水杨酸硬膏（Mediplast或其他）尤其适宜于治疗面积较大的镶嵌疣。

硬膏修剪成疣的大小，去除背面后用粘性的一面贴向疣体，胶布保护正常皮肤。24小时至48小时更换硬膏，去除柔软白色的角质后更换新的硬膏。这种治疗方法需要数周时间，但疗效好，且较水杨酸溶液或乳酸溶液刺激性小，由于治疗初期去除了大量角质，所以可缓解疼痛。

钝性分离 钝性分离是快速、有效（治愈率90%）、通常不产生瘢痕的外科手术方法，因不影响正常组织，优于电干燥刮除和切除法（参见27章外科手术）。

咪喹莫特 免疫调节药咪喹莫特（爱达乐乳膏）对于厚的角化皮肤有效，在厚的角质皮肤（非遗传性）处封包，并结合冷冻治疗或角质剥脱剂[12]。应用咪喹莫特前应去除角质层，患者每日涂药并用胶带封包≥12h以促进渗透。咪喹莫特治疗跖疣通常没有炎性反应产生。

暗示疗法 暗示疗法一般在10岁以上儿童患者中应用。用香蕉皮、马铃薯眼或硬币贴在皮肤上用绷带包扎1~2周，对儿童有效。另一种方法是在纸上画一张带有疣的躯体部分的图画，撕碎纸张并扔进废纸篓。

维生素A 部分医师用维生素A 10 000U口服4~6周治疗患儿取得成功。

斑蝥素 斑蝥素混合物治疗跖疣非常有效。诊室内局部应用Canthacur PS（斑蝥、5%鬼臼树脂、30%水杨酸）晾干，避免接触正常皮肤，用绷带（如Blenderm）或棉布封包，24小时内拆开可减少不适。通常有水疱出现。弄破水疱，缓解疼痛，患者可以用棉布或毡垫置于皮损外周，减轻压力。2~3天内，局麻下将水疱剪除或刮除。如有必要1周重复治疗。

激光 多种激光可用于难治性疣的治疗，费用高，且治疗时疼痛。

化学疗法 酸性溶液已成功治疗跖疣数年，这种方法偶尔用于处理疣的复发或疣的初始治疗。同角质剥脱疗法一样，需重复治疗。患者自行在家中应用酸性溶液治疗很危险，因此需要每周或每2周就诊。有多种酸可用于治疗（双氯乙酸已商品化）。

治疗过程如下。修削过度的胼胝，用石蜡油保护周围皮肤，将酸液滴在疣的整个表面，用牙签将酸液带入疣的深面，每7~10天重复治疗。

福尔马林 难治性疣考虑该治疗。将镶嵌疣或其他大面积的疣每日浸于4%的福尔马林液中30分钟。浸泡前修削坚硬的组织。商品化Lazerformaldehyde溶液（10%福尔马林）可直接外用于疣，但可能诱发福尔马林的过敏反应。

冷冻 足底部冷冻可产生深部疼痛性水疱，影响活动。反复液氮冷冻属于一种侵袭性治疗方法。用棉签法或喷雾法进行冷冻能产生同样的效果[13]，冷冻前用刀片揭去疣表面，液氮涂于局部直至疣外周2mm有冰球形成，2~3次冻融比单次冷冻疗效更好。2~4周重复治疗持续3个月。

接触免疫疗法 参见寻常疣章节。

硫酸博来霉素皮损内注射 所有的治疗均失败后可考虑应用博来霉素皮损内注射，该药较昂贵。将3ml无菌盐水注入含15U硫酸博来霉素瓶中（Blenoxane；Bristol-Myers），溶解后移入20ml空瓶中，再加入12ml生理盐水，总量15ml，使博来霉素浓度调至1U/ml。用该瓶贮存，或用3ml注射器抽满后加盖冻存，4周内保持稳定。治疗时先用EMLA霜（含利多卡因和丙胺卡因）局麻，疣表面滴入1~2滴博来霉素溶液，再用Monolet或25号针刺入疣体中直至点状出血。局部用塑料带封包，当晚或次日取下，2周后可再次治疗。治疗有效的疣表现为血痂形成，愈合后无瘢痕。用刀片去除变黑或浸渍的组织后可再次应用博来霉素。该法治愈率达92%[14,15]。博来霉素治疗疣有系统吸收药物的可能，因此育龄妇女慎用，须排除妊娠情况[16]。给患者开处方并将药物带至诊室，如在药房取药保险公司应予支付。

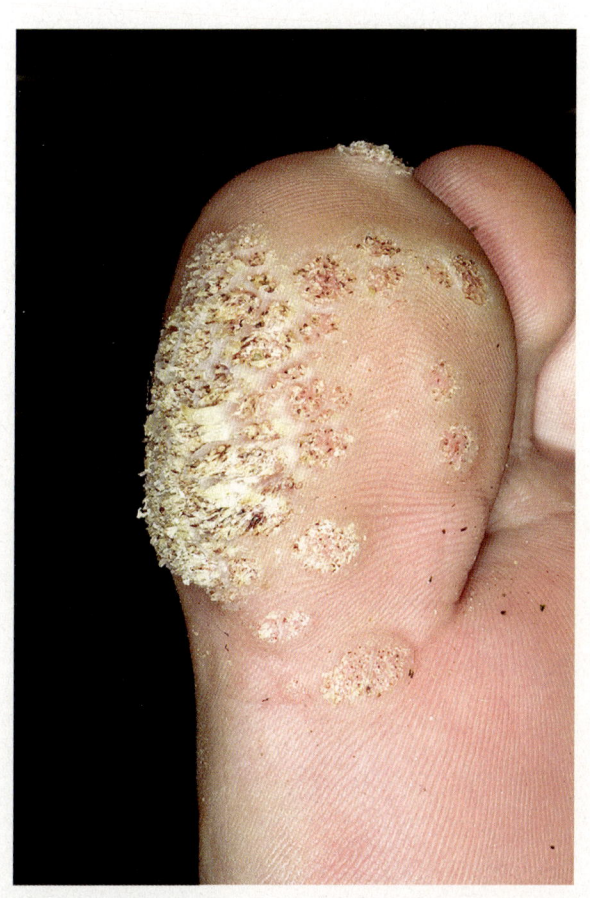

图 12-20 跖疣。非受力部位的较大镶嵌疣可有很多突起，冷冻结合其他方法较为适合。

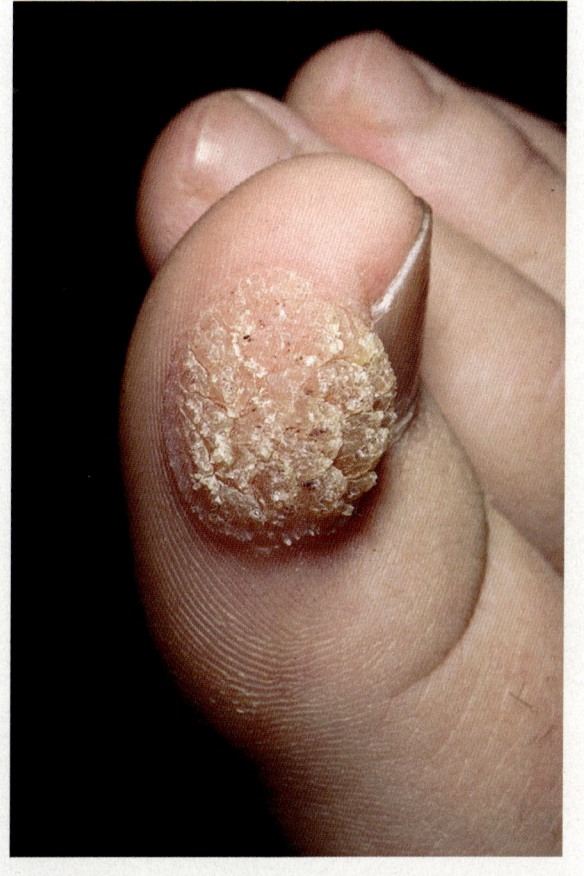

图 12-21 跖疣。不在足底部的跖疣如其他部位寻常疣一样呈外生性生长，可用冷冻和其他方法治疗。

甲下及甲周疣 Subungual and periungual warts

与其它部位的疣相比，甲下及甲周疣（图12-22）对化学和外科手术治疗更为抵抗。靠近指甲的疣只是冰山一角，更大的疣体可能在甲下。

治疗 手指尖和足趾尖是敏感部位，治疗（如冷冻）后产生的炎症和水肿可引起剧痛。

冷冻 小的甲周疣可用冷冻保守治疗，甲下疣对此治疗无反应。近指骨（跖骨）端掌侧或侧面表浅神经表面的冷冻可引起神经病变，甲母质被冻后可引起甲的永久改变。

斑蝥素 斑蝥素能在真表皮交界处导致水疱形成，而不产生瘢痕。副作用是炎症后色素沉着、疼痛性水疱、疣向水疱区域扩散。

治疗时溶液涂于表面后晾干，1周后复诊，开放水疱，遗留的疣要重复治疗。如未形成水疱，则可用1~3层浸了斑蝥素的纱布封包48小时，每层纱布均干燥后再添加斑蝥素。这种治疗方法对有些患者相当有效，但一些疣对重复治疗无反应。

角质分离制剂 应用水杨酸、乳酸涂剂、水杨酸硬膏，方法同跖疣治疗。

钝性分离 常规方法失败时，钝性分离是可选择的外科手术方法[18]（参见27章）。用不含肾上腺素的2%利多卡因疣体周围和下部局麻，疣体较大时行手指阻滞麻醉，按压指动脉或用橡皮止血带进行止血，疣体较大较深时才做甲剥离术。手术方法同跖疣治疗。

管带阻塞（Duct tape occlusion） 该疗法针对寻常疣可能较冷冻治疗更有效[19]。管带缠绕指尖覆盖整个疣体，6天后患者于家中自行撤除，12小时后用同样方法再缠绕6天。整个疗程可重复2个月。

生殖器疣 Genital warts

生殖器疣见第11章。

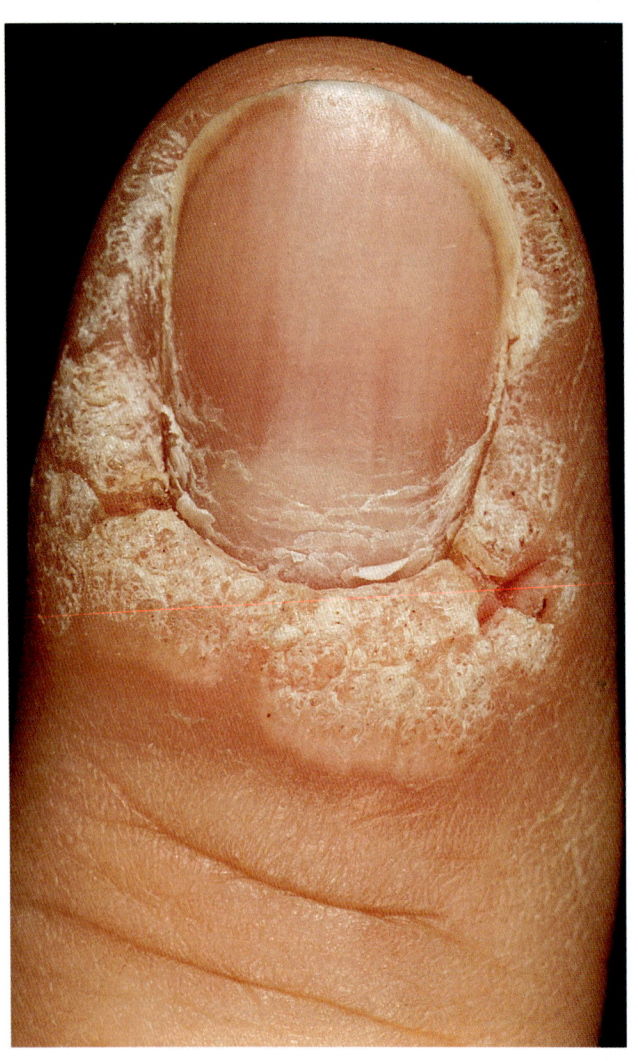

图12-22 甲周疣。疣可在甲下扩展，咬甲可促进疣的扩散。

传染性软疣 Molluscum contagiosum

临床表现 传染性软疣是由双链DNA痘病毒感染所致,其特征是散在分布、2~5mm、有轻度脐凹、肉色、圆形丘疹(图12-23),通过自身接种、搔抓、接触皮损或污染物传染。最常受累的部位在儿童的面部(图12-24)、躯干、腋下、四肢,成人则为阴毛区及生殖器(图11-10和11-11)。皮损常成簇出现,广泛的区域上分布数个或更多,与寻常疣不同的是掌跖部不受累。在一个或数个疣的外周,红斑及鳞屑并不少见(图11-12),可能是搔抓引起炎症的结果或是一种过敏反应。皮损向炎性皮肤(如特应性皮炎部位)扩展。(图12-25)。单个皮损开始为光滑、圆形、白色至肉色丘疹,随后中央变软形成脐凹。多数皮损有自限性,6~9月内可自行消退,也有持续2~4年或更长时间。儿童生殖器传染性软疣可能是性虐待的表现。

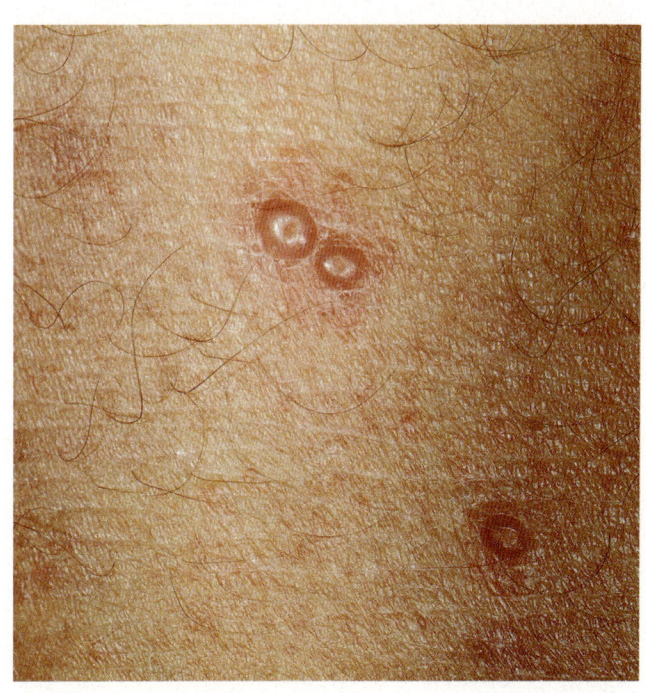

图12-23 传染性软疣。单个皮损为2~5mm大小、肉色、圆形有脐凹的丘疹。

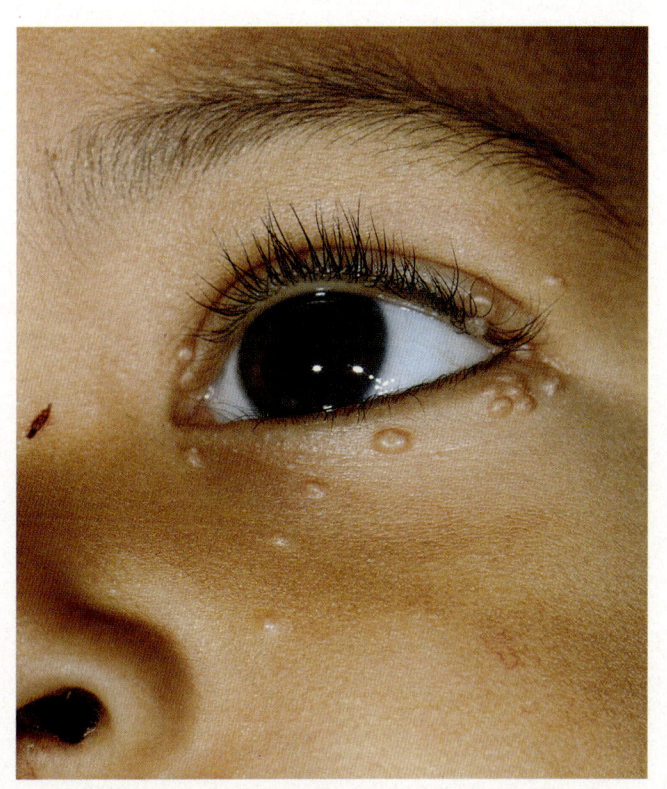

图12-24 传染性软疣。眼周自身接种,儿童中典型表现。

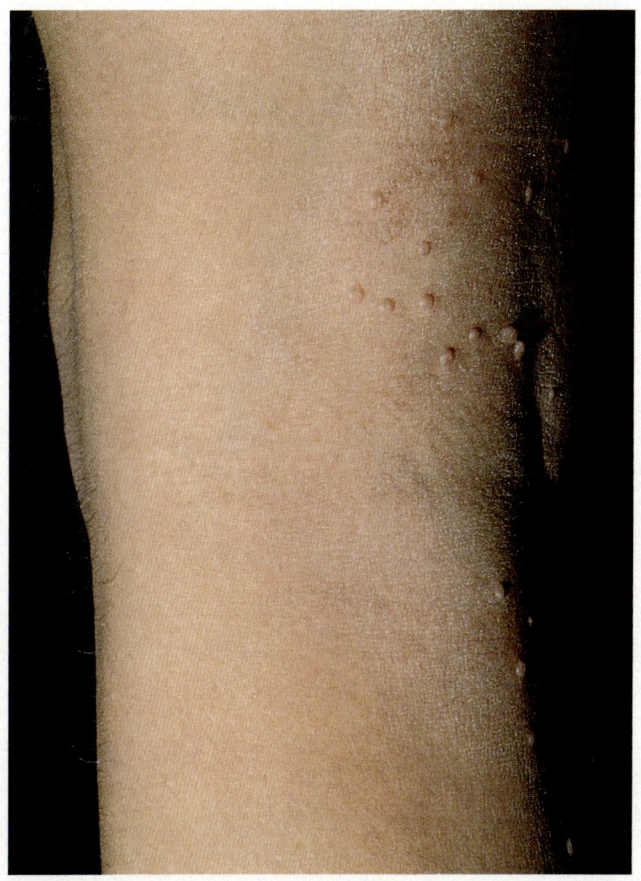

图12-25 在湿疹皮肤上传染性软疣扩散迅速,图为腘窝部特应性皮炎上的传染性软疣。

HIV感染者传染性软疣（molluscum contagiosum in HIV-infected patients） 在HIV感染者中传染性软疣为常见现象，有时甚至是毁容性的病毒感染。非典型的面部皮损可为多发性小丘疹或为巨大的结节状肿块。在艾滋病患者中皮肤隐球菌病与传染性软疣表现类似，皮肤刮片细胞学检查显示有荚膜的伴出芽的酵母菌。观察到CD_4^+细胞计数与传染性软疣数目呈负相关。

诊断 借助实验室检查很容易做出诊断。病毒感染上皮细胞后，形成很大的胞浆内包涵体，破坏上皮细胞间的细胞连接。缺乏细胞连接使病灶中央变得松软。刮除一点病变组织置于载玻片上，滴入一滴氢氧化钾快速固定，微微加热后转动挤压。较大的脐凹状丘疹有软性中心，一般可用针挑出获取，内容物只含受病毒感染的细胞，可用加热氢氧化钾涂片直接检查。受感染的细胞表现为圆形、暗色，轻压容易分散开，而正常表皮细胞则表现为扁平、矩形，在玻片上倾向于粘在一起。用Sedi染色（用于尿沉渣的染色方法）可见病毒体从无定形物质中流出[20]，甲苯胺兰染色能得到同样的结果。在固定的染色组织标本中能看到病毒包涵体（体积大、嗜酸性、圆形的胞内体）。

治疗 治疗必须个体化。儿童皮损较多时，宜用不遗留瘢痕的保守治疗方法，成人生殖器部位的病变应积极治疗阻止性接触传播（参见11章）。治疗后常有小的不易发现的新皮损出现，需格外注意。皮损及其周围的皮炎可用糖皮质激素治疗。

刮除 成人小的丘疹无需局麻即可用刮匙快速刮除，儿童宜在利多卡因或丙胺卡因乳膏局麻下轻轻刮除，治疗前EMLA乳膏外敷30～60分钟。纱布压迫止血。未行局麻儿童外用蒙塞尔溶液可产生疼痛。刮除对少量皮损是快速可靠的方法，但掌握不好也能产生小的瘢痕，因此在重要的美容部位应避免使用。

冷冻 对耐受疼痛的患者可用冷冻方法治疗，多数儿童不能耐受冷冻。冷冻采用棉签法或喷雾法，直至病变变白、周围出现1mm晕为止，一般需5秒左右。间隔1～2周进行1次治疗，1～3次治疗可使大部分皮损消失，且很少产生瘢痕。

斑蝥素 斑蝥素是从致疱甲虫中提取的一种化学起疱剂，用于治疗儿童传染性软疣安全有效，耐受性好[21]。斑蝥素渗透表皮使棘细胞松解形成水疱，用于治疗面部以外的部位，治疗时用棉签的钝头蘸取搽药，避免接触病变周围皮肤，一次最多可治疗20个皮损。用药后4至6小时用肥皂水洗去，随后如有烧灼、不适、水疱发生时，间隔2～4周可重复治疗。水疱消退后不产生瘢痕，偶有水疱部位出现新的皮损，轻中度疼痛，有时产生轻度凹陷。

咪喹莫特 每晚外用免疫调节剂咪喹莫特（爱达乐乳膏）对免疫功能抑制或正常的成人及儿童均有效[22]，疗程数周[23]。

5%氢氧化钾 由药剂师配制，指导患者用棉签使用，每日2次，用药后有短暂刺痛感，多数皮损4周内消除[24]。

0.5%鬼臼毒素 其他治疗方法无效的患者，可试用0.5%鬼臼毒素（Condylox）[25]。

低过敏的外科胶带 每日沐浴后应用，直至皮损破裂、核心释出。平均清除时间16周。

维A酸 根据每人的皮损不同，可用维A酸乳膏（0.025%，0.05%，0.1%）或凝胶（0.01%，0.025%），每日1～2次，疗程数周至数月不等。此疗法适用于其家长对其他疗法有顾虑的患儿，疗效不明显。

水杨酸 水杨酸每日局部外用，不封包，产生刺激后可使病变消失。

激光治疗 生殖器部位的病变可用CO_2激光治疗。

免疫抑制患者用三氯醋酸化学剥脱 HIV感染患者中面部有广泛的传染性软疣，可用三氯醋酸化学剥脱。三氯醋酸剥脱每2周1次，浓度25%～50%（平均35%）。总共实施15次治疗，皮损数目平均减少40.5%（从0%～90%）[26]。

单纯疱疹 Herpes simplex

生殖器单纯疱疹病毒感染在第 11 章讨论。

根据实验室检查,可将 HSV 感染分为两种类型(HSV-1 和 HSV-2)。HSV-1 主要引起口腔感染,HSV-2 与生殖器感染有关,但 HSV-1 引起生殖器感染和 HSV-2 引起口腔感染越来越常见,可能是由于口腔-生殖器性接触所致。两种病毒类型产生同样类型的感染。许多感染是无症状的,只能依靠 IgG 抗体滴度的检测证实曾经感染过。HSV 感染分两个阶段:原发感染,感染后病毒潜伏于神经节;继发感染,表现为同一部位反复发作。复发频率与病毒类型及发病部位有关。生殖器疱疹的复发频率约为口唇的 6 倍,且 HSV-2 型生殖器疱疹的复发频率较 HSV-1 型高[27],口唇 HSV-1 感染复发频率高于 HSV-2 感染。全身任何部位皮肤均可感染,一个部位的感染不能保护其他部位不受感染。皮损位于表皮内,通常愈后不留瘢痕。

原发感染

多数原发感染是无症状的,只能通过 IgG 抗体滴度的升高检测到。与大多数病毒感染类似,年龄越大病情越重。病毒通过空气飞沫、直接接触活动皮损或接触到含病毒的体液如唾液以及无活动性病灶患者的宫颈分泌物传播。接触后 3~7 天或更长时间出现症状,接种部位皮损出现前出现压痛、疼痛、轻度感觉异常或烧灼感,典型前驱症状包括局部疼痛、淋巴结压痛、头痛、全身痛、发热等,部分患者无前驱症状。

病变 在红斑的基础上出现集簇性水疱,继之水疱中央有脐凹(图 12-26)。原发性单纯疱疹(图 12-27 和 12-28)的水疱较复发性感染(图 12-29 和 12-30)数目多且更为分散。单纯疱疹水疱大小较一致,而带状疱疹的水疱大小变化较大。黏膜部位损害易渗出,皮肤损害则易结痂。病程 2~4 周,如无继发感染,愈后不留瘢痕。

病毒在原发感染部位复制,病毒体通过神经轴突逆行至脊神经节并潜伏于神经节内。

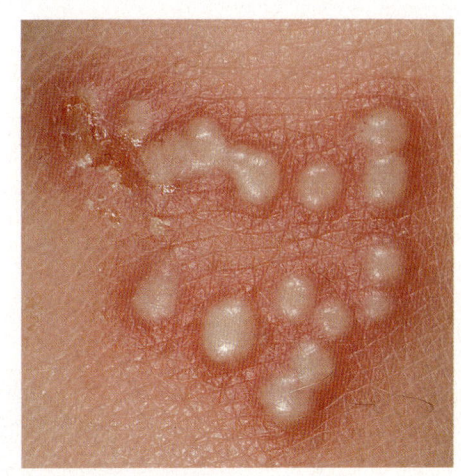

A. 在红斑基础上出现水疱。

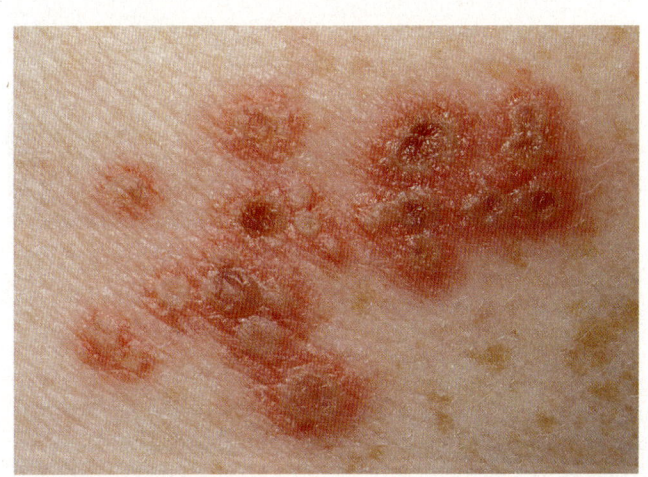

B. 水疱中央下陷(脐凹)。

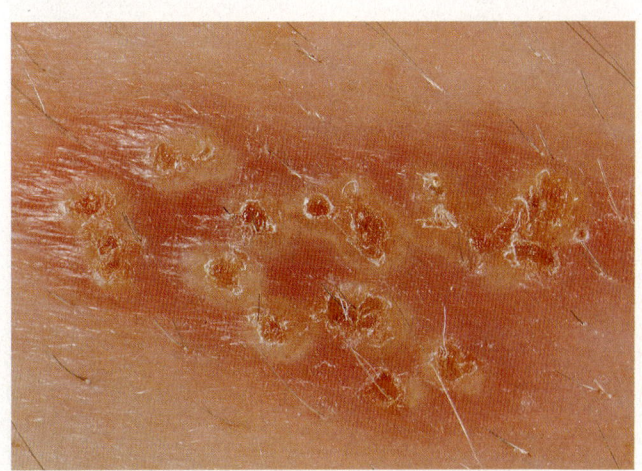

C. 结痂和皮损无瘢痕愈合。

图 12-26 单纯疱疹皮损的演变。

原发性单纯疱疹

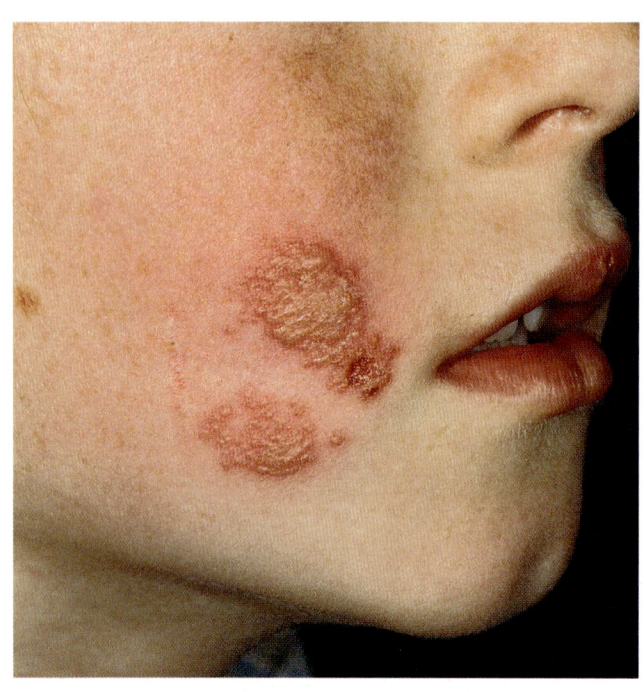

图 12-27 典型儿童原发感染发生在口腔或口周，水疱数目较多并融合。

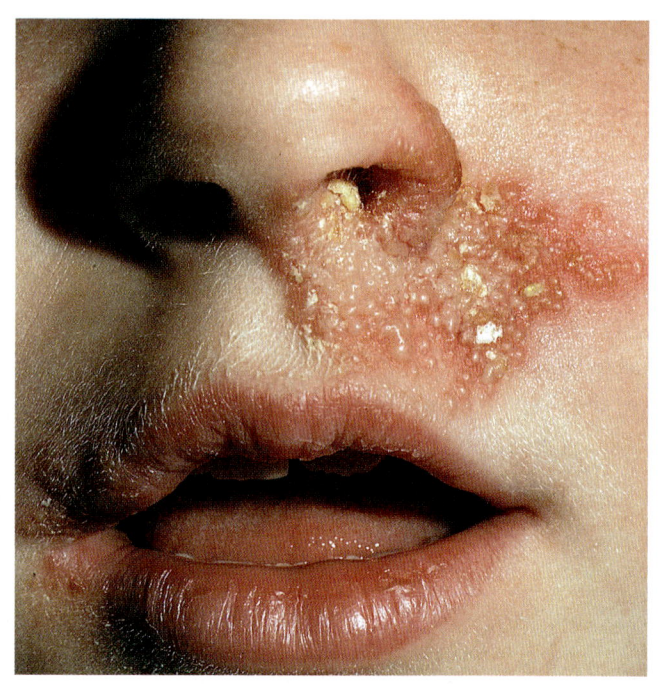

图 12-28 显著的广泛皮疹，累及口、唇和鼻孔。

复发性单纯疱疹

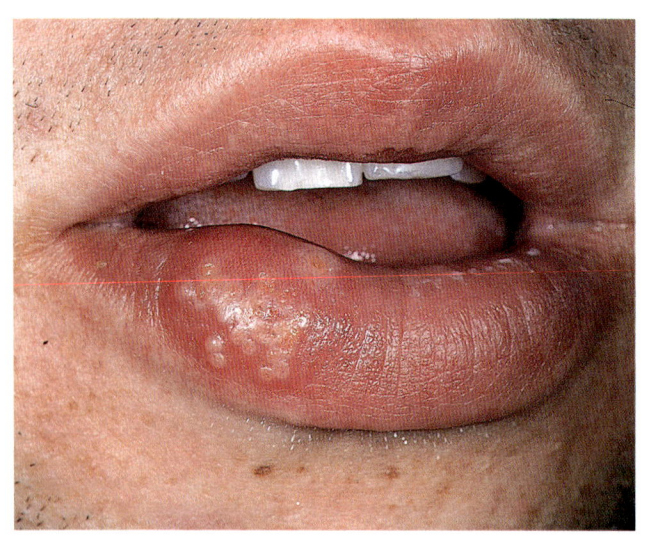

图 12-29 主要皮损为红斑基础上集簇性小水疱。

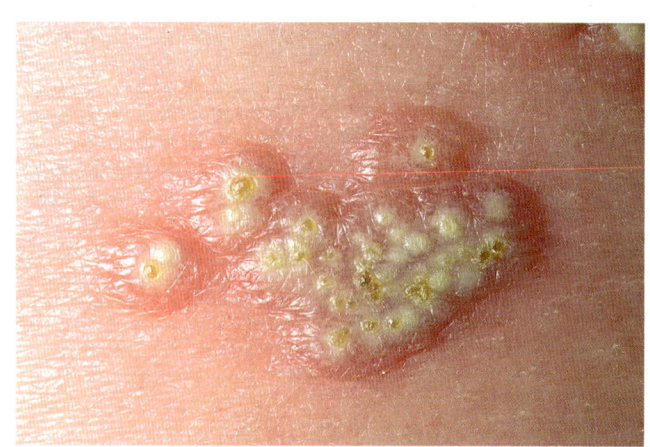

图 12-30 水疱进展成脓疱并有脐凹。

表 12-2 单纯疱疹病毒感染（系统用药）

	阿昔洛韦			泛昔洛韦（125-，250-，500mg 片剂）	伐昔洛韦（500-，1000-mg 胶囊）
	200mg	400mg	800mg		
初发*	200mg，5 次 / 日 × 7 ~ 10 天	400mg，3 次 / 日 × 7 ~ 10 天		250mg，3 次 / 日 × 7 ~ 10 天	1g，2 次 / 日 × 7 ~ 10 天
复发间歇疗法	200mg，5 次 / 日 × 5 天	400mg，3 次 / 日 × 5 天	800mg，2 次 / 日 × 5 天	125mg，2 次 / 日 × 5 天	500mg，1 次 / 日或 2 次 / 日 × 3 天 2g，2 次 / 日 × 1 天（唇部疱疹）
慢性每日抑制疗法		400mg，2 次 / 日		250mg，2 次 / 日	发病 < 10 次 / 年（500mg 1 次 / 日）发病 > 10 次 / 年（1g，1 次 / 日）
严重病例	阿昔洛韦 5 ~ 10mg/kg 静脉应用，每 8 小时 1 次，用 5 ~ 7 天或直至临床痊愈				
局部治疗较系统治疗效果差					

*治疗 10 天后仍未愈合，疗程可延长；治疗 HIV 患者可能需要更大剂量。

复发性感染

局部皮肤创伤（如紫外线曝晒、皲裂、擦伤）或全身改变（如月经、劳累、发热）再次激活病毒，病毒沿外周神经下行至原发感染部位，引起原病灶复发感染。复发感染并非不可避免，有较高抗体滴度的患者没有复发。前驱症状类似原发感染有瘙痒、灼痛，持续 2 ~ 24 小时。12 小时内，红斑基底上迅速出现成簇丘疹、水疱。水疱为圆形、疱壁紧张，随即有脐凹，2 ~ 4 天内水疱破裂，口腔及阴道呈现小溃疡样糜烂面，而口唇及皮肤糜烂面上可有结痂形成。8 天左右痂皮脱落，暴露粉红色的再生上皮。与原发感染不同，如无继发感染，全身症状或淋巴结肿大罕见。

复发频率与发病部位及病毒类型有关[27]。HSV-1 型口腔感染复发频率较 HSV-1 型生殖器感染高；HSV-2 型生殖器感染复发频率为 HSV-1 型的 6 倍；HSV-2 型的口唇感染的复发频率最低。

实验室诊断 单纯疱疹的实验室诊断在第 11 章性传播病毒感染中讨论。

治疗 多种治疗措施可用于缓解不适、促进愈合，将在以下章节叙述。抗病毒制剂局部、口服及静脉给药的用法列表说明（表 12-2 和框 12-1）。口服药可缩短排毒期、阻止新发病灶及水疱形成，促进愈合。阿昔洛韦不影响复发频率，艾滋病 HSV 感染者对阿昔洛韦耐药已成为一个问题。L-赖氨酸无效。

框 12-1 复发性单纯疱疹感染（外用药）
频繁使用乳膏（如每 2 小时 1 次）
阿昔洛韦乳膏
喷昔洛韦乳膏
n-二十二烷醇乳膏（非处方药）
外用糖皮质激素联合口服抗病毒药
泛昔洛韦（500mg 3 次 / 日 × 5 天）+ 外用氟轻松醋酸酯（0.05% 3 次 / 日 × 5 天）

口唇单纯疱疹 Oral-labial herpes simplex

原发感染

传播由亲密接触分泌HSV个体所致。龈口炎和喉炎是感染HSV-1最常见的原发症状，好发于1～5岁儿童，潜伏期3～12天。多数患者症状轻，少数较重。咽喉疼痛、发热之后，口腔或面部任何部位出现疼痛性水疱（图12-27和12-28）。水疱迅速融合、糜烂，浅表分泌出白色渗出物，继之转为黄色、脓性。儿童因口唇水肿、溃疡及疼痛而不能吞饮。颈部淋巴结肿大。3～5天发热消退，口腔疼痛及糜烂持续2周，严重病例可持续3周。

复发感染

一年平均复发2至3次，亦有频发12次/年。口腔HSV-1感染复发频率高于HSV-2型感染[27]。口腔复发性单纯疱疹表现为口腔限局性的集簇性小溃疡，最常累及唇红缘（图12-29，12-31，12-33和12-34）。发热（热病性疱疹）、上呼吸道感染（感冒）、紫外线曝晒（图12-31）或其他因素可诱发感染，病程同其他部位的疱疹。在免疫抑制患者口唇、口腔和周围皮肤上有皮损加重的危险（图12-32）。病变也可出现在上唇或颊部（图12-35）。复发频率与自然病程尚无定论，多数患者发作逐渐减少，但亦有逐渐增加者。大学生有38%患过复发性口唇单纯疱疹。成人中1%～5%表现为无症状性排毒。

治疗 有多种方法用于治疗口唇单纯疱疹。口服阿昔洛韦、泛昔洛韦、伐昔洛韦可用于治疗原发感染、复发感染及抑制治疗（表12-2和框12-1）。复发初始口服抗病毒药效果最好，对病情迁延的复发病例也有效。口服抗病毒药还能降低日光对病毒的激活，对预期高危险患者（如强烈的日光曝晒）可短期预防性服药。间断服药不能改变复发频率。

联合治疗 糖皮质激素联合口服抗病毒药治疗唇部单纯疱疹是有益的。泛昔洛韦（500mg，每日3次，共5天）和局部外用氟轻松醋酸酯（0.05%，每日3次，共5天）能明显减少病变面积与疼痛[28]。

局部治疗 局部治疗包括喷昔洛韦乳膏（Denavir）、n-二十二烷醇乳膏（Abreva）和阿昔洛韦乳膏。Abreva是一种非处方用药，症状初始或红斑时即应频繁使用（如清醒时每2小时1次），这种乳膏仅能缩短病程数小时到1天，与其昂贵价格不相符。许多患者认为这些乳膏有效且优于口服药物。

口唇应避免日晒，可涂抹不透明的氧化锌乳膏或加有遮光剂的唇膏（润唇膏），冷水或Burrow液湿敷能减少红斑、清除痂皮，促进愈合。

如口唇过度干燥可应用滋润乳膏。

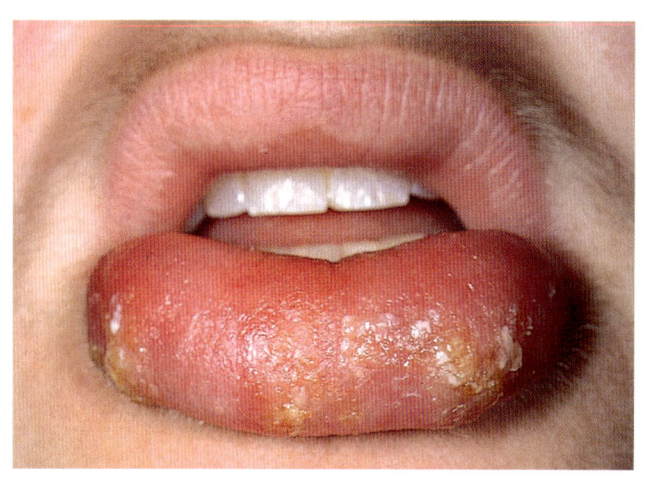

图 12-31　日光暴露诱发广泛的复发。

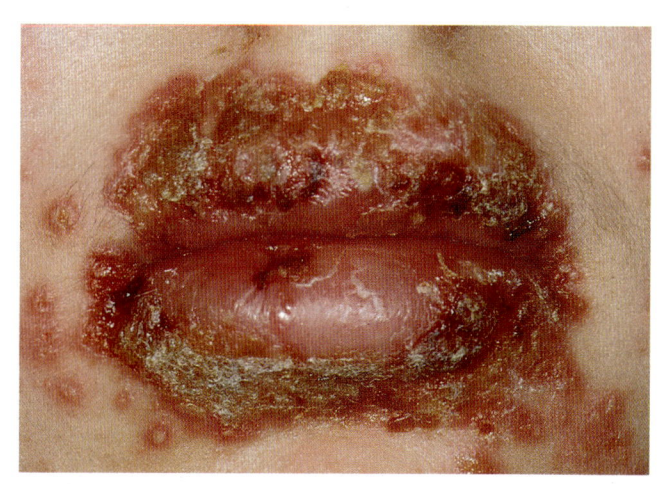

图 12-32　HIV患者复发性疱疹。

复发性口唇单纯疱疹

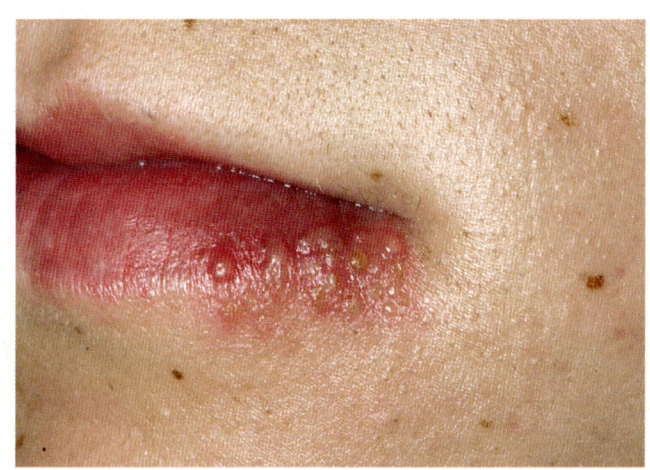

图 12-33　复发性单纯疱疹发作前有瘙痒和灼痛，红斑基础上出现群集水疱，典型者同一部位曾有发作。

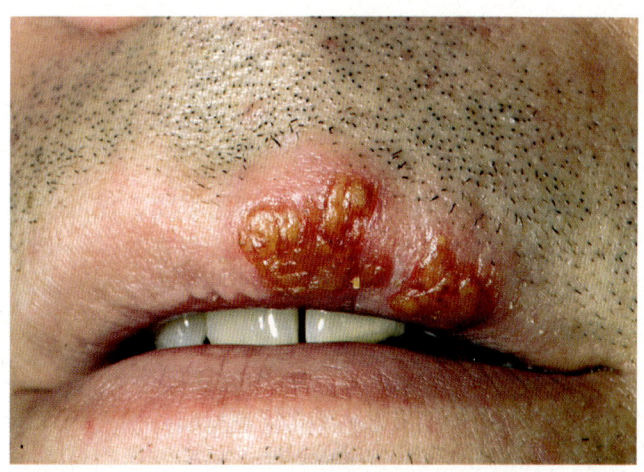

图 12-34　复发性单纯疱疹水疱数天后结痂，结痂小、圆形且成簇出现考虑该诊断，既往发作的病史支持诊断。

图 12-35　复发性口唇单纯疱疹可出现在口唇或口周，患者没有意识到，也不理解出现在下颌、鼻部、颊部的皮损可能就是"感冒疮"。典型的局部聚集状结痂支持诊断。常诊断为脓疱病，但脓疱病不出现高度一致的小结痂。

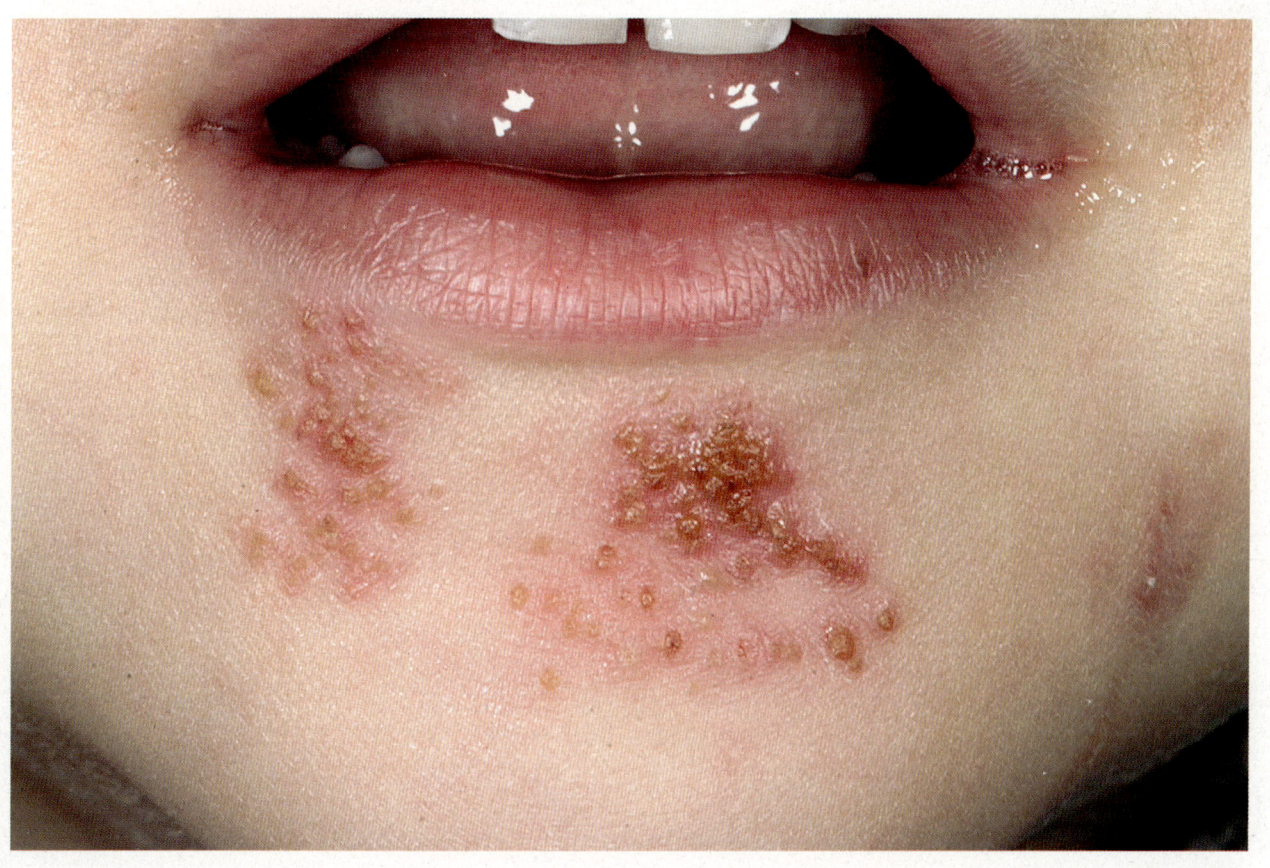

皮肤单纯疱疹 Cutaneous herpes simplex

单纯疱疹可发生在皮肤的任何部位（图12-36和12-37），重要的是识别其特征并与其他皮肤发疹性水疱病鉴别。

疱疹性瘭疽 发生于指尖的单纯疱疹即瘭疽（图12-38），与疣或细菌感染表现相似。经常接触口腔分泌物的卫生保健从业者是最常见被感染群体，现发病率降低与预防意识提高及防感染措施加强有关。疱疹性瘭疽常见报道是在患龈口炎的患儿和生殖器疱疹的女性患者[29]。

臀部疱疹 发生于从事身体接触的运动员的皮肤疱疹，通过皮肤直接接触而传染。是摔跤运动员的公认健康风险，及时识别并隔离有皮损者能减少传染。

臀部单纯疱疹 臀部单纯疱疹更常见于妇女（图12-39和12-40），感染原因尚未清楚。

躯干单纯疱疹 腰骶部及躯干部单纯疱疹与带状疱疹很难鉴别，反复发作后才能明确诊断。

治疗 口服抗病毒药是有效的抑制疗法，尤其对复发性瘭疽和臀部单纯疱疹[31]。

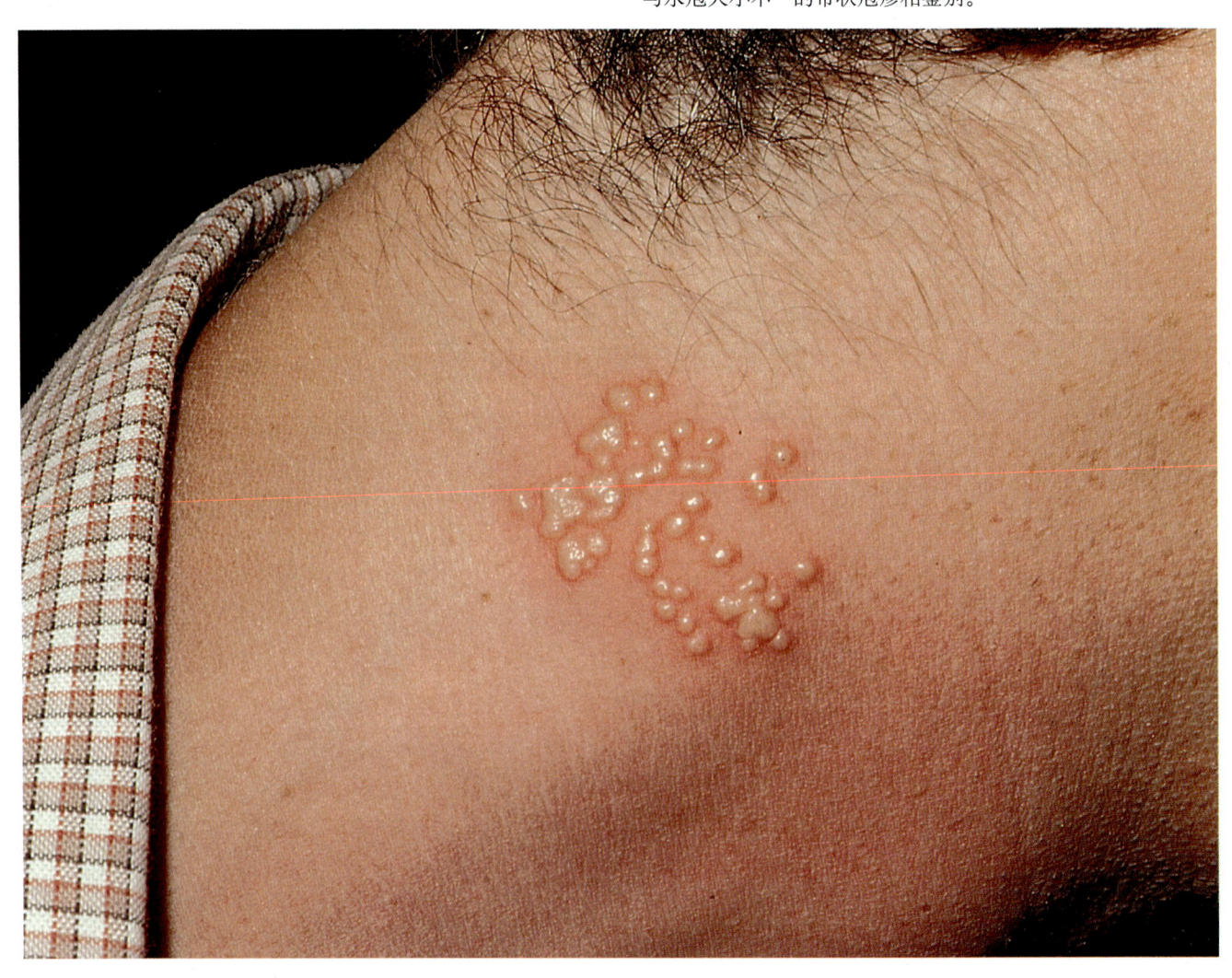

图12-36 皮肤单纯疱疹：水疱阶段。大小一致的水疱有助于与水疱大小不一的带状疱疹相鉴别。

皮肤单纯疱疹

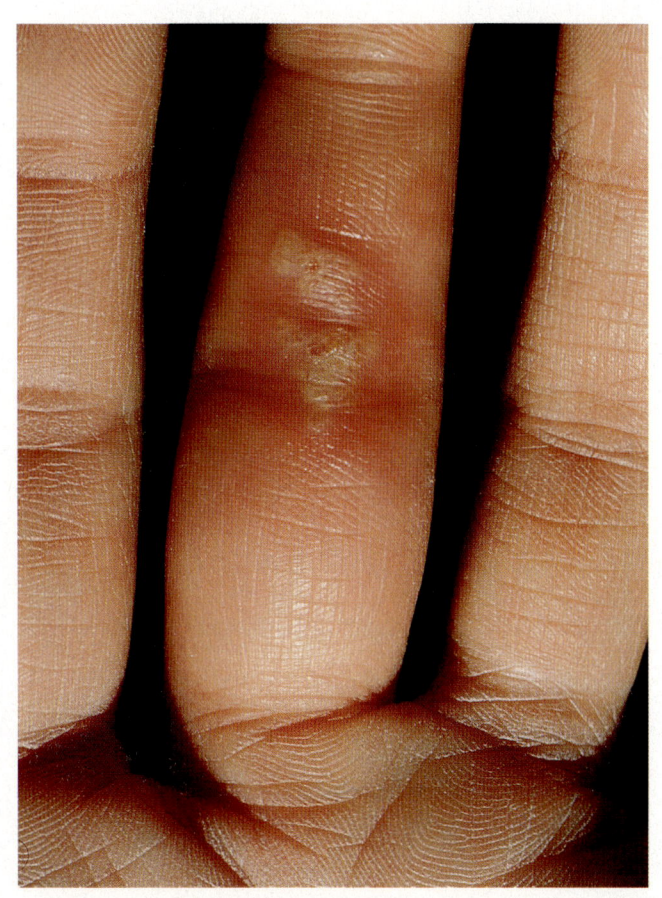

图 12-37　此部位的感染并不常见，与其他水疱性疾病如常春藤中毒或虫咬伤相似。

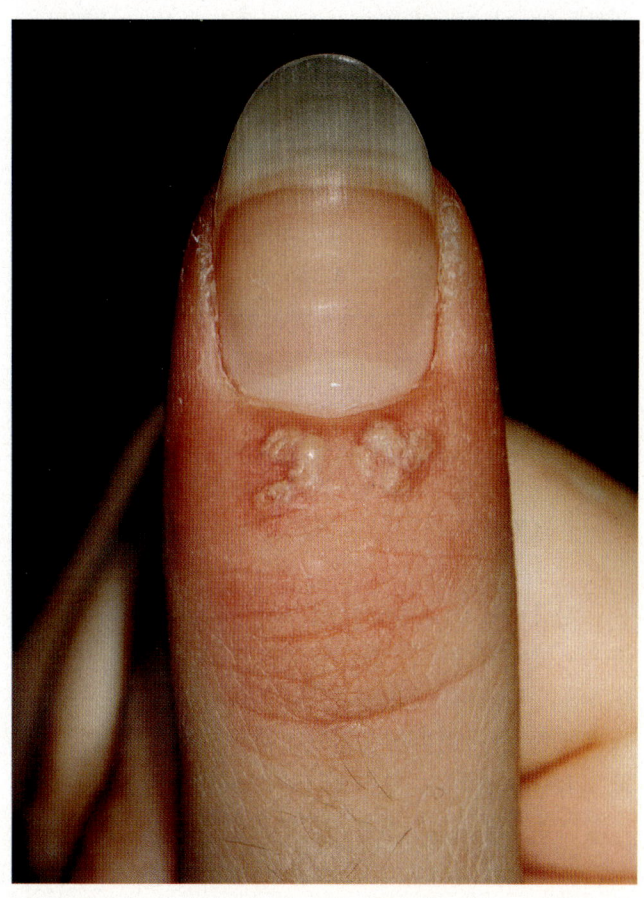

图 12-38　瘭疽。源于检查口腔时的接种感染。

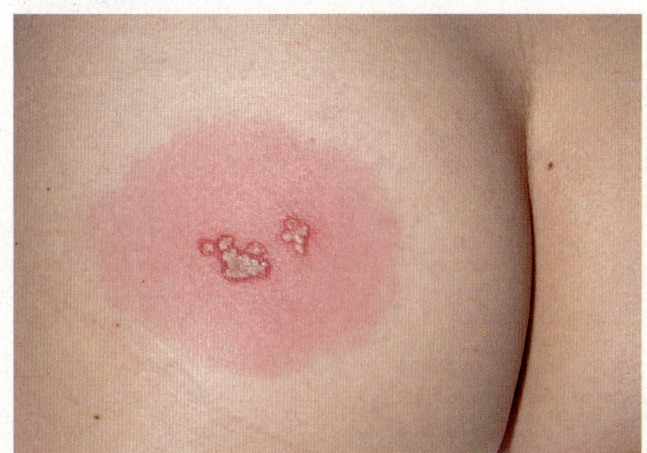

图 12-39　臀部单纯疱疹。红斑基础上大小一致的集簇性水疱为其特征性表现，反复发作有助于诊断。几乎均在女性发病，复发频繁非常恼人。抑制疗法可明显改善生活质量。

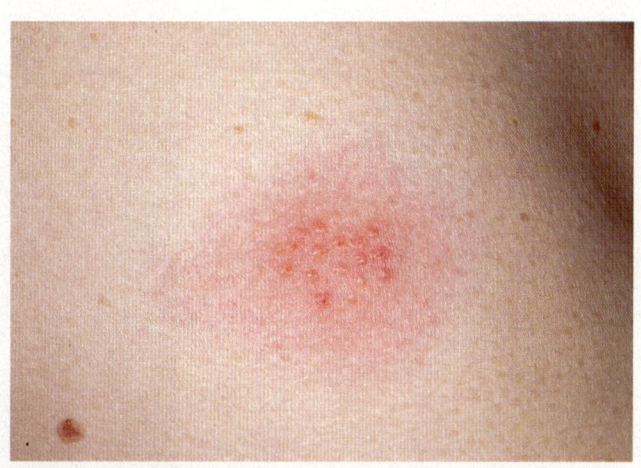

图 12-40　臀部复发性疱疹。同一部位反复出现水疱结痂可做出诊断。患者复发性臀部单纯疱疹可出现在不同部位，集簇性小而圆的瘢痕可为既往病史的惟一证据。

疱疹性湿疹 Eczema herpeticum

疱疹性湿疹（Kaposi 水痘样疹）通常有两个发病条件：特应性皮炎和HSV感染。特应性皮炎的婴儿和成人迅速泛发的皮肤单纯疱疹，病情从轻度至短暂致死不等。疱疹常累及有特应性皮炎的部位或皮炎刚痊愈的皮肤，尤其好发于面部，正常皮肤也可累及。绝大部分病例为HSV原发感染，一项研究发现有1/3患者的父母1周前有口唇疱疹病史[32]。复发不常见，通常有自限性。发作后10天，多数水疱变为脓性，有明显脐凹（图12-41），常继发葡萄球菌感染。随后数周里有新发水疱。皮炎部位的病毒播散最严重，最终正常皮肤亦可受累。水疱发生后2～3天，出现发热与淋巴结肿大，如无并发症，4～5天发热消退，皮损发展为典型损害（图12-42）。病毒血症累及内脏器官可以致死。复发者病情轻微，通常无全身症状。

治疗 婴幼儿疱疹性湿疹是急症，早期应用阿昔洛韦可挽救生命[33,34]。疱疹性湿疹可用冷湿敷，方法同泛发性生殖器单纯疱疹。每日口服阿昔洛韦25～30mg/kg有效[35]，有报道静脉注射阿昔洛韦成功救治患儿，剂量为1500mg/m^2，每次注射1小时以上，每日3次[36,37]。口服抗葡萄球菌抗生素是治疗的重要部分。病情轻微的复发者不需要第二个疗程的阿昔洛韦治疗。成人阿昔洛韦静脉注射的标准剂量为250mg，每日3次。口服抗病毒药物（表12-2）可达到相同的效果。

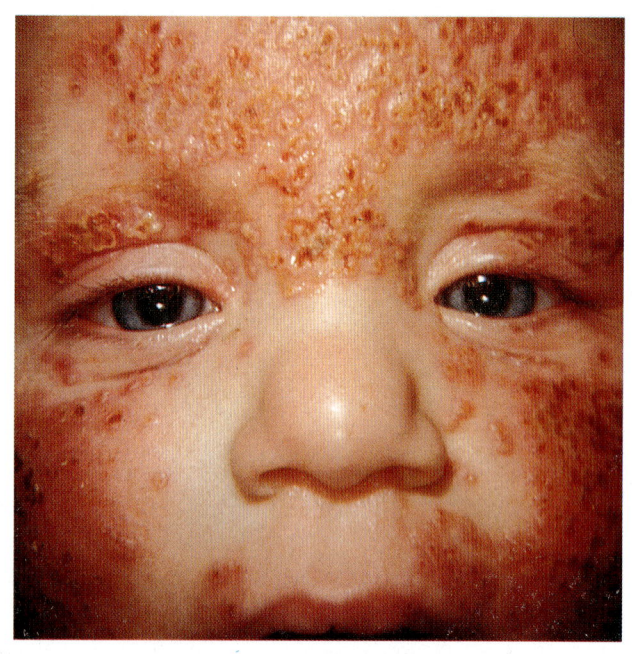

图 12-41　疱疹性湿疹。面部大量有脐凹的水疱。

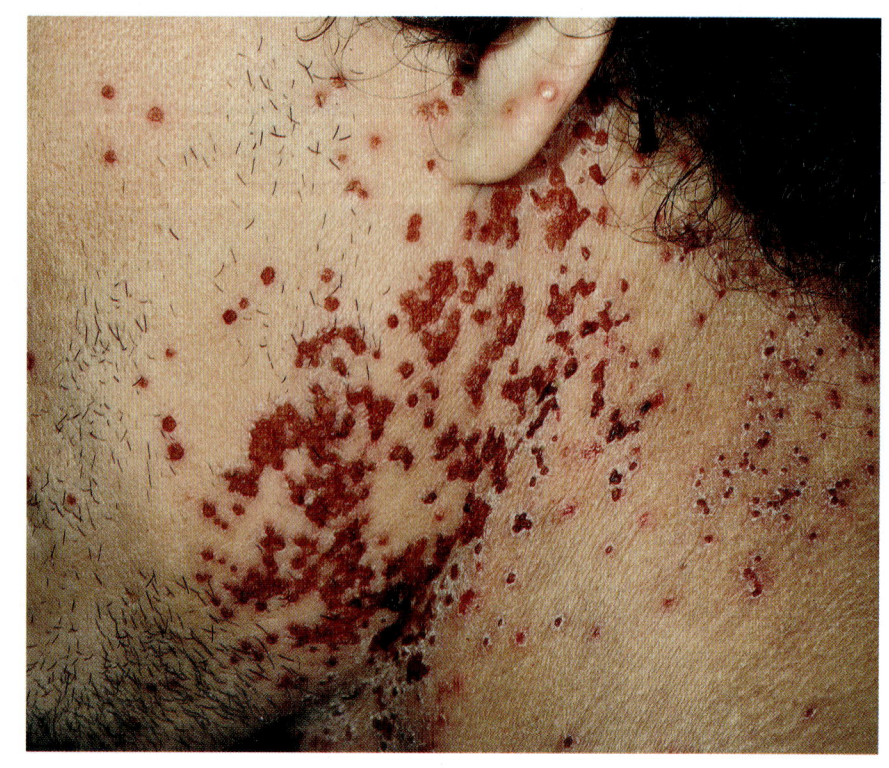

图 12-42　疱疹性湿疹。第一批皮损已结痂，耳部出现新的皮损。

水痘 Varicella, chickenpox

水痘是一种传染性很强的病毒感染性疾病，流行期主要感染青春期前的城镇儿童。发病高峰集中在气候温和的三月、四月和五月，通过空气飞沫或水疱液传播。患者在发病前2天至所有皮损结痂期间均有传染性。成人患者更易发生全身症状、泛发皮疹和各种并发症，故有些家长故意使其小孩暴露。患者如有细胞介导免疫功能缺陷或系统应用糖皮质激素等免疫抑制剂，可导致病程延长、皮疹泛发以及并发症发生。水痘痊愈后通常获得终生免疫。发生水痘后，水痘-带状疱疹病毒（varicella-zoster virus，VZV）潜伏于整个轴索的神经节内。VZV不能从神经节内培养，这点与HSV不同。水痘疫苗预防作用肯定，已批准用于儿童和成人。

临床过程 潜伏期9～21天，平均14天，免疫抑制宿主中潜伏期较短。儿童一般无前驱症状，或仅在发疹前及发疹时有低热、头痛和不适。成人症状较严重，发疹前2～3天有发热、寒战、不适、背痛等。

发疹期 患者身上可同时出现不同时期的皮肤损害，新发皮损一般在第4天停止出现，第6天大部分结痂，免疫抑制患者中此过程延长。皮疹起初为2~4mm大小的红色丘疹，边缘不规则（"玫瑰花瓣"），表面出现薄壁小水疱（"露珠"）（图12-43）。这种皮损（"玫瑰花瓣上露珠"）具有高度特征性。8～12小时内水疱出现脐凹、疱液混浊、破裂，最终结痂，红色基底消失。随后3～5天内，所有的区域新的皮损出现并经历同样的过程，表现为丘疹、水疱、脓疱、结痂混合出现的特点（图12-44和12-45）。水疱阶段可有不同程度的瘙痒。体温升高程度与发疹的范围与严重程度成正比，波动在38.3℃～40.5℃间，水疱消退后体温转为正常。痂皮在7天（5～20天）脱落，愈后不留瘢痕。继发感染或表皮脱落延伸至真皮层，形成火山口样的凹陷性瘢痕。口腔及阴道常有水疱形成且迅速破溃形成多发性浅溃疡。

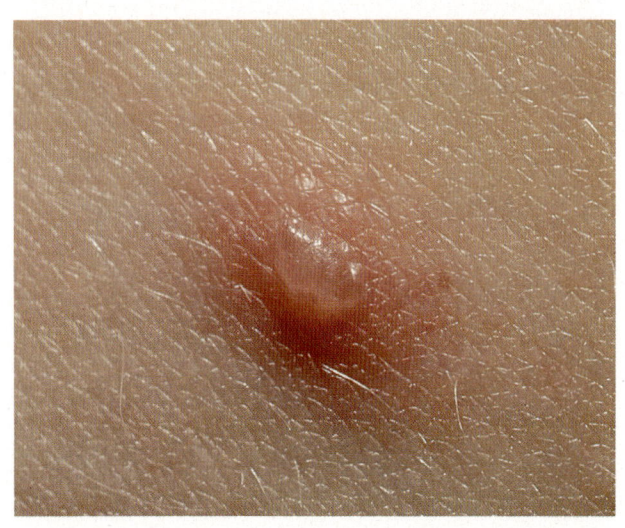

A．"玫瑰花瓣上露珠"：红斑基础上形成薄壁、清澈疱液的水疱。

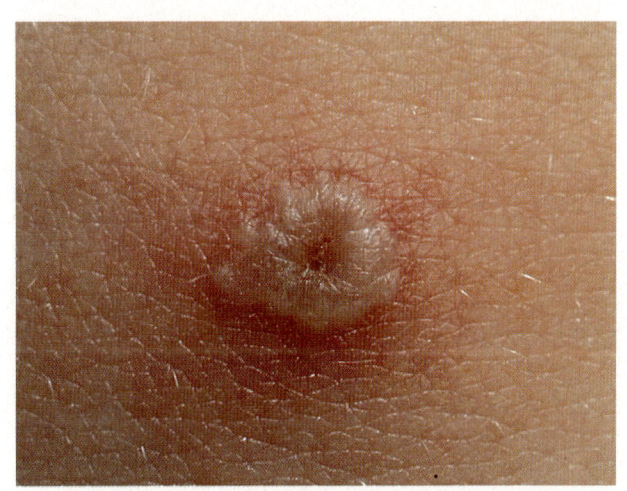

B．水疱变混浊、中央下陷（脐凹），边缘不规则（扇贝）。

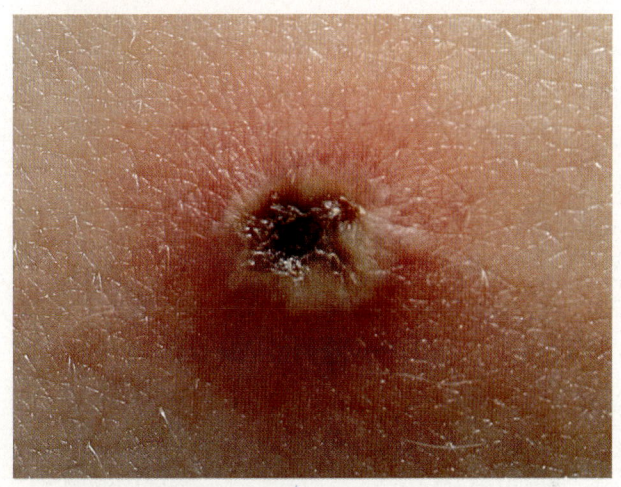

C．中央结痂，边缘可存留部分水疱。

图12-43 水痘——皮损的演变。

发疹从躯干开始（向心性分布）（图12-44），扩展至面部（图12-45）和四肢（离心性扩散）。发疹范围变化很大，部分儿童发疹非常少以致于忽略病情，较大的儿童或成人发疹范围可波及全身，有时皮疹数目很多，无法计数。

鉴别诊断 应与药疹、天花、其他病毒疹、疥疮、多形红斑及昆虫咬伤相鉴别。

并发症

皮肤感染 儿童最常见的并发症为皮肤细菌感染。当小脓疱发展为大的、湿润的、裸露区域，尤其皮损处出现疼痛时应考虑继发感染。

神经系统并发症 皮肤以外的最常见并发症为中枢神经系统受累，脑炎和Reye综合征为水痘的并发症[38]。脑炎有两种类型，小脑型脑炎见于儿童且为自限性，可完全康复，表现为伴眼球震颤的共济失调、头痛、恶心、呕吐、颈项强直。成人脑炎患者可有感觉异常、癫痫发作及局灶性神经性体征，致死率为35%[39]。Reye综合征是一种急性、非炎性的脑炎，与肝炎或肝脂肪变性有关；20%～30%的Reye综合征继发于水痘，病死率为20%。在水痘的治疗中使用水杨酸有增加Reye综合征发生的危险。

肺炎 水痘肺炎的发生率为1：400，儿童罕见，却是成人最常见的严重并发症。发疹后1～6天发生病毒性肺炎，多数无症状，仅通过胸部X线检查发现，可有咳嗽、呼吸困难、发热和胸痛。免疫功能正常患者病死率为10%，免疫受损的患者为30%。

其他 免疫抑制患者中肝炎为最常见的并发症，轻度血小板减少出现在日常病例中。

水痘

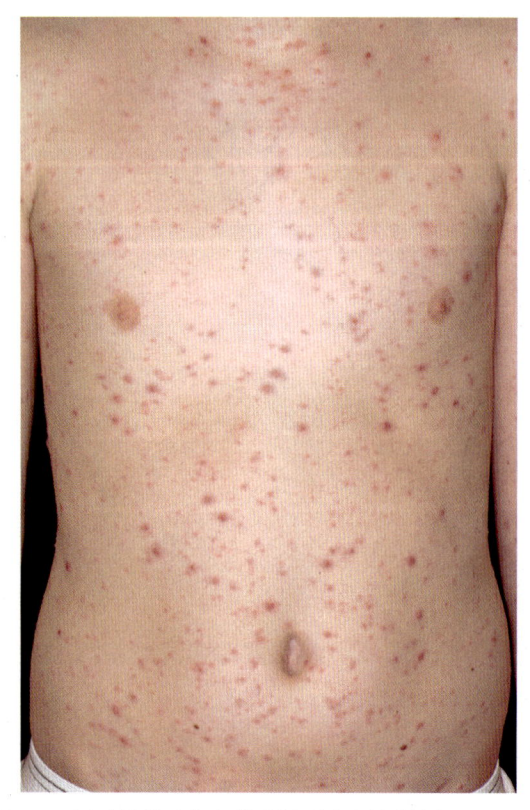

图12-44 躯干部数目众多的皮损（向心性分布）。

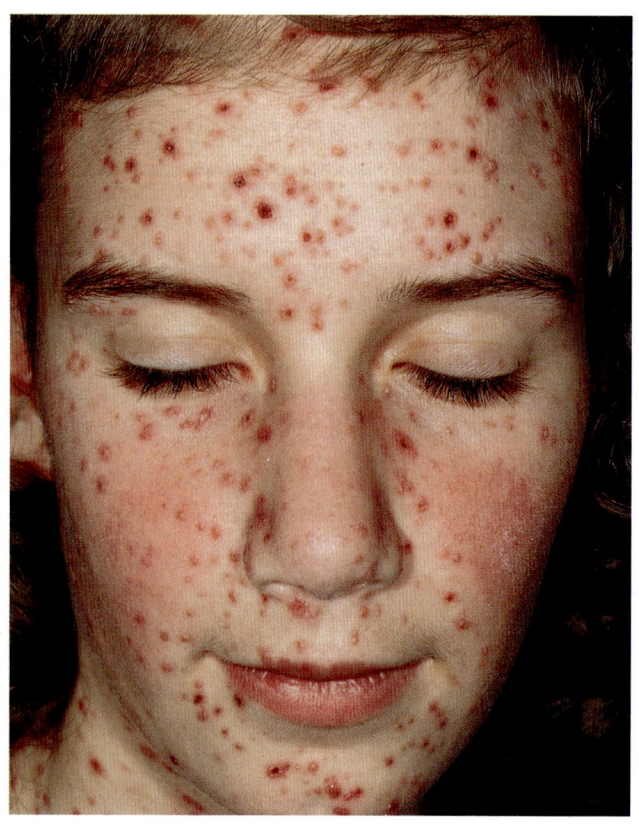

图12-45 不同阶段的皮损同时存在。

免疫抑制患者水痘
Chickenpox in the immunocompromised patient

癌症患者或服用免疫抑制药物尤其是全身或鼻腔内应用糖皮质激素的患者，发生水痘时皮疹更广泛，并发症更多。免疫受抑制儿童或白血病儿童的病死率为7%～14%。恶性肿瘤的成人患者发生水痘，死亡率高达50%（图12-46）。出血性水痘，也称恶性水痘，是一种严重的并发症，皮损数目多，基底部常有大水疱和出血[40]。随着水疱中的血液聚集，水疱的颜色变成暗褐色至黑色。患者可有高热、谵妄以至惊厥或昏迷。常有胃肠道或黏膜出血，肺炎伴咯血也常发生，重症患者的病死率为71%。

水痘和HIV感染 Chickenpox and HIV infection

许多HIV感染儿童发生水痘时其临床过程无并发症，且有高水平的抗水痘-带状疱疹病毒抗体[42]，但某些患儿却有慢性、复发性或持续性水痘[43-44]。成人HIV感染患者的水痘是潜在严重感染，对阿昔洛韦反应良好。CD_4^+细胞计数下降与水痘的免疫状态不相关，甚至在CD_4^+细胞计数低于200/mm³的患者中也是如此[45]。

妊娠期水痘 Chickenpox during pregnancy

妊娠期水痘对母亲及未出生婴儿均具有危险性。一项研究中，43例孕妇中4例表现为肺炎，1例死亡[46]。吸烟可能是危险因素。孕妇并发肺炎者，接受高剂量的阿昔洛韦静脉滴注（每8小时给予10~18mg/kg）疗效明显，剂量较低时可能无效[47]。

图12-46 出血性水痘。基底上有数目众多的水疱、大疱伴出血。

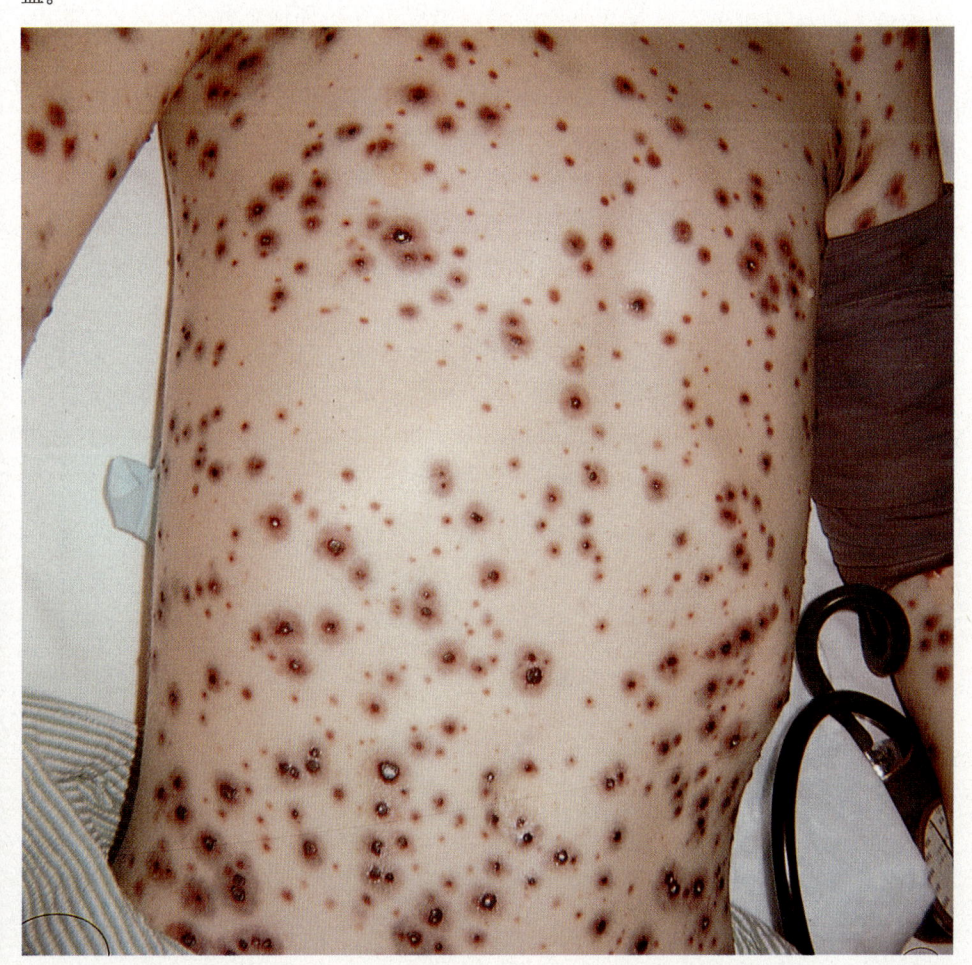

先天性和新生儿水痘
Congenital and neonatal chickenpox

孕妇水痘(maternal varicella)

1～3个月妊娠期 妊娠期感染VZV可导致胚胎病变，其特征为四肢发育不全、脉络膜视网膜炎、皮质萎缩、皮肤瘢痕（先天性水痘综合征）[46]，妊娠的最初20周内感染危险最高，其绝对危险率约2%[48,49]。

4～6个月妊娠期 妊娠中期发生孕妇水痘可导致不可探查的胎儿水痘，感染水痘病毒的新生儿有发生带状疱疹的危险，这可解释为什么有些新生儿或儿童没有预期的水痘病史却发生带状疱疹。

临产期 孕妇发生水痘的时间直接关系到新生儿发病的频度与严重程度（图12-47）。如果孕妇水痘发生在分娩前2～3周，胎儿可发生宫内感染，出生时或生后1～4天内出现皮肤损害。经胎盘的母体抗体能保护胎儿，常为良性过程。分娩前5天至分娩后2天的期间孕妇发生水痘，胎儿感染和发生并发症的危险性最高。分娩前5天之前孕妇发生水痘，母体形成的抗体能穿过胎盘起保护作用。分娩后2天以上孕妇发生水痘，新生儿水痘一般在2周后发生，此时新生儿的免疫系统能对感染起较好的应答能力。

当孕妇水痘发生在分娩前1～4天或是新生儿水痘发生在出生后5～10天，新生儿发生播散性水痘的发病率高。孕妇水痘皮疹发生在分娩前5天内，近三分之一的婴儿受感染；5天后，传播几率约18%[50]。当婴儿5～10天大时发生水痘，病死率高达20%[51]，此种情形病毒可经胎盘传播，也可在出生时接触母亲皮损感染，婴儿没有足够的时间获得母亲体内的抗体，自身的免疫力不能控制感染，发生播散性水痘的危险性很高。患儿应给予带状疱疹免疫球蛋白（zoster immune globulin，ZIG）、水痘-带状疱疹免疫球蛋白（varicella-zoster immune globulin，VZIG）或γ球蛋白。

实验室诊断

培养 对可疑病例，可进行疱液病毒培养。病毒培养不易成功，原因是VZV较HSV更不稳定。

血清学试验 血清学试验的主要价值在于评价免疫受损患者的免疫状态，如肿瘤患儿发生严重VZV感染的危险。可以定性和定量检测IgG和IgM抗体，出现IgM抗体或双份血清IgG抗体效价升高4倍或以上提示近期感染，出现IgG抗体提示曾经感染且已有免疫力。

Tzanck 涂片 与单纯疱疹诊断相同（图11-18），细胞涂片（Tzanck涂片）是快速诊断的有用方法。水痘的检测方法与单纯疱疹无区别，刮取早期水疱基底部，用HE、Giemsa、Wright、甲苯胺兰或巴氏染色，可观察到多核巨细胞和上皮细胞核内有嗜酸性包涵体。

如并发呼吸系统症状，行胸部X线检查，白细胞计数可高可低，病情进展时可作白细胞计数检查。

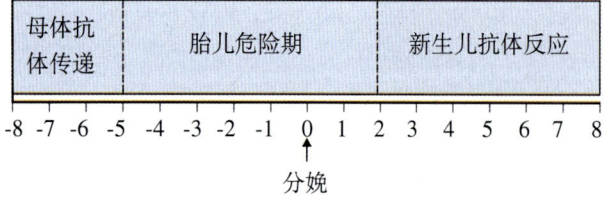

图12-47 新生儿水痘。母亲水痘发生在产前5天至产后2天的7天期间，新生儿水痘感染和发生并发症的危险性最高。

水痘疫苗

1995年水痘减毒活疫苗在美国获准用于12月或更大的易感儿童。12～18月大的儿童接种1次，超过13岁的易感儿童接种2次，间隔4~8周。疫苗非常有效，免疫后85%儿童有预防作用，97%对中、重度水痘病情有保护作用。健康儿童通过接种获得对VZV足够高的免疫水平，能预防严重水痘的发生[52]。

研究表明，对水痘保护作用至少持续6年[53]。与自然获得水痘-带状疱疹病毒感染患儿相比，患白血病儿童发生带状疱疹的几率并没有增加[54]。减毒活疫苗不宜用于HIV感染者或其他免疫抑制者。

治疗

温和的止痒液（如Sarna止痒液［含樟脑和薄荷，非处方用药］）、冷湿敷、温水浴和解热剂（除阿司匹林外，因其可发生Reye综合征）可缓解症状，抗组胺药（如安泰乐）可控制表皮脱落，继发链球菌和葡萄球菌感染者应给予抗生素。

阿昔洛韦和阿糖腺苷

儿童和青少年 儿童发生水痘的24小时内口服阿昔洛韦，可以明显减少1天发热，减轻皮肤和全身症状的15%～30%。治疗不能显著明显减少并发症的发生、瘙痒、感染扩散和缺课时间。

美国儿童感染病协会推荐患水痘的其他健康儿童口服阿昔洛韦：(1) 口服阿昔洛韦不用于常规治疗无并发症的患水痘的健康儿童；(2) 在有发生严重水痘或并发症的高危人群，皮疹初起24小时内应考虑口服阿昔洛韦，这些情况包括13岁以上的未孕个体[55]、12月龄以上患有慢性皮肤或肺部疾病儿童以及长期服用水杨酸药物的患者，尽管没有证实后者口服阿昔洛韦治疗以及水痘病情较轻能减少发生Reye综合征的危险。

成人 早期口服阿昔洛韦（800mg，5次/天，连用7天）治疗能缩短皮肤愈合时间、减少发热时间以及损害症状。对无并发症的成人水痘患者，起病1天后治疗无明显价值[56]。

免疫抑制患者 研究表明在免疫受抑制患者中应用阿昔洛韦治疗能明显减少内脏播散的发病率，对皮损的作用较弱（表12-2）[57,58]。免疫受抑制的水痘患者静滴阿昔洛韦（500mg/m^2，每8小时1次，连用7～10天）是治疗手段之一。

对于严重威胁生命的VZV感染（对常规治疗无效甚至对阿昔洛韦耐药的疱疹病毒感染。）连续输注阿昔洛韦不失为一种好的治疗方法。有报道显示连续输注阿昔洛韦每小时2mg/kg（2 250mg/日）有效[59]。

阿糖腺苷的推荐剂量为每天10mg/kg，静滴，5～10天，其应用受神经毒性限制。

有报道AIDS患者中有阿昔洛韦耐药株的出现，此时可选用膦甲酸治疗。

水痘-带状疱疹免疫球蛋白 VZIG较ZIG更易制备，能够调节病程，用于临床上免疫抑制患者或某些非免疫抑制患者。VZIG在暴露后应尽早使用，最迟不超过暴露后96小时。尚不知VZIG临床治疗水痘、带状疱疹或预防播散性带状疱疹是否有效。VZIG预防水痘的时间为3周，3周后再次暴露则应重复使用VZIG。VZIG使用方法为肌内注射[60]。

丙种球蛋白 如无VZIG，可选用γ球蛋白静脉滴注[61]。

带状疱疹 Herpes zoster

带状疱疹是一种累及单个皮肤区域的病毒感染（图12-48）。一生中10%～20%的人可患此病，所有年龄均可罹患，常在年轻人群中发病，但随年龄增长T细胞对病毒免疫功能减弱，发病率增加。T细胞免疫功能抑制的患者具有很高的发病危险。2月内感染水痘的正常婴儿其带状疱疹的发病率增加[62]。带状疱疹患者并不一定有基础疾病[63,64]，在AIDS高危人群中带状疱疹可能是最早临床征象。

带状疱疹由早期侵入表皮、后潜伏于脊神经节内的水痘病毒激活所致。年龄、免疫抑制剂、淋巴瘤、劳累、情绪激动、放射治疗等因素均可激活病毒，激活的病毒通过感觉神经下行至皮肤引起感染。某些带状疱疹患者，尤其是儿童可无水痘病史，病毒可能经过胎盘传播。虽有报道，但带状疱疹经过直接接触活动性水痘或带状疱疹患者而传染的罕见，接触的患者发生带状疱疹更倾向于源自潜伏病毒的激活。病毒激活通常一生中只有一次，二次发生率不超过5%。

水痘带状疱疹病毒可从疱液中取材进行培养，培养的病毒同样可在未感染者中引起水痘。

年龄较大者更易产生节段性疼痛，皮损愈合后疼痛可持续数月。

临床表现 发疹前4～5日局部出现皮肤疼痛（疱疹前的神经痛）、瘙痒、烧灼感，超长的疼痛期（7~100天）也有报道[65]。疼痛可与胸膜炎、心肌梗死、腹部疾病或偏头痛引起的疼痛相似，典型皮损出现之前有时很难做出诊断，局部皮肤发疹前压痛及感觉过敏是特征。无疱疹的带状疱疹是指只有节段性神经痛而无皮肤疱疹，很少见。全身症状为发疹前数日发热、头痛和全身不适，局部可触及肿大的淋巴结。当皮疹出现时，全身症状和局部疼痛开始消退（图12-49至12-52）。前驱症状可以缺失，尤其在儿童。

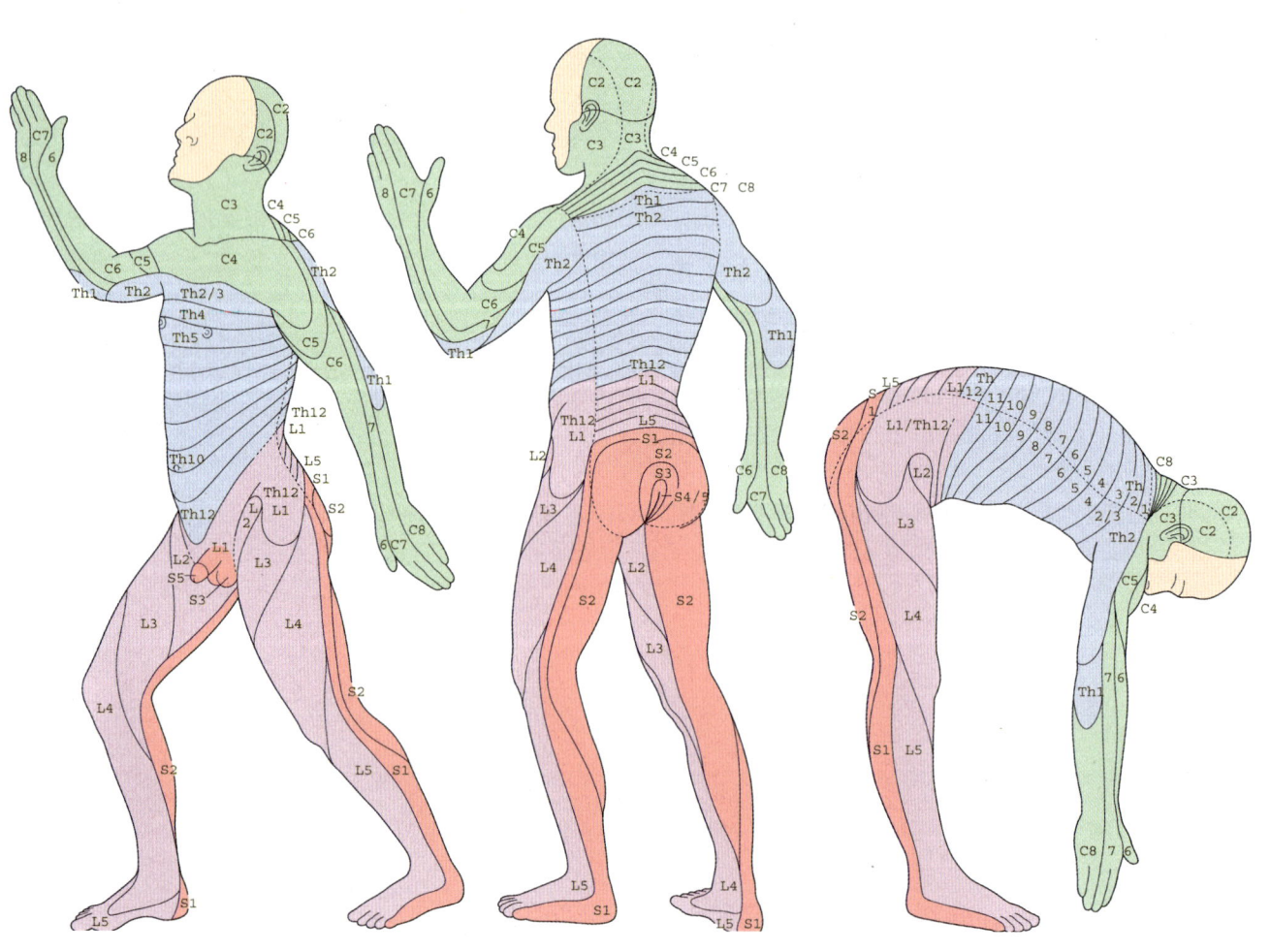

图 12-48　皮节分布区

带状疱疹——皮损的演变

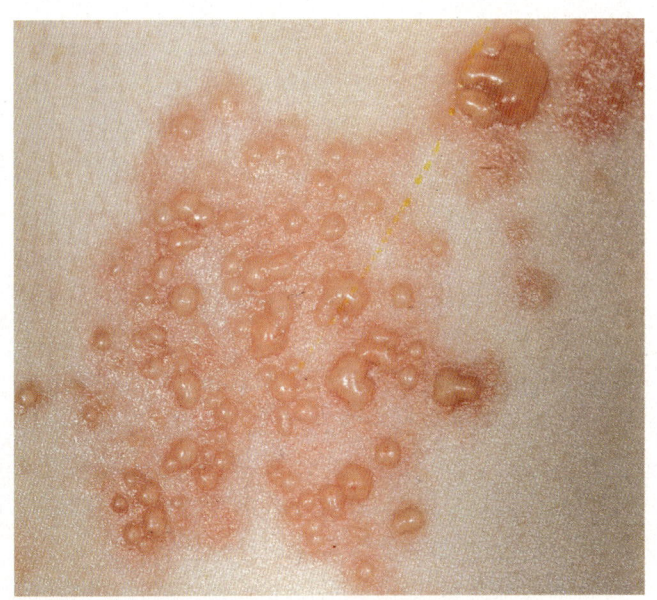

图 12-49 集簇性水疱大小不一，单纯疱疹水疱大小一致。

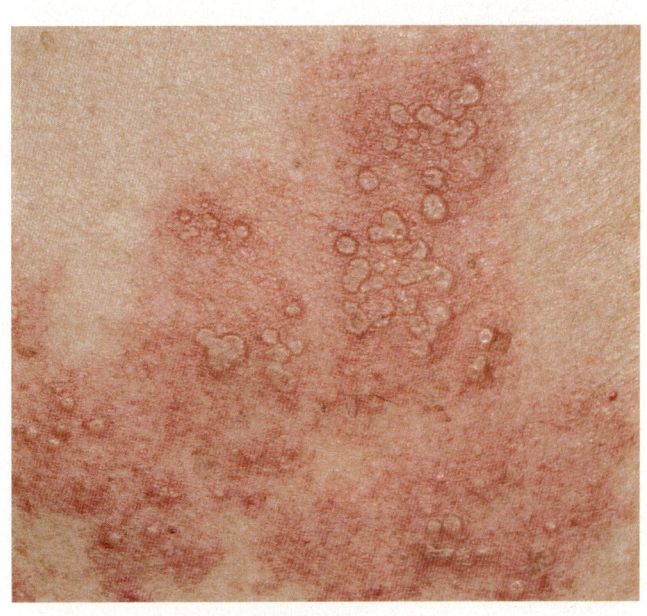

图 12-50 水疱出现脐凹，随后有结痂形成。

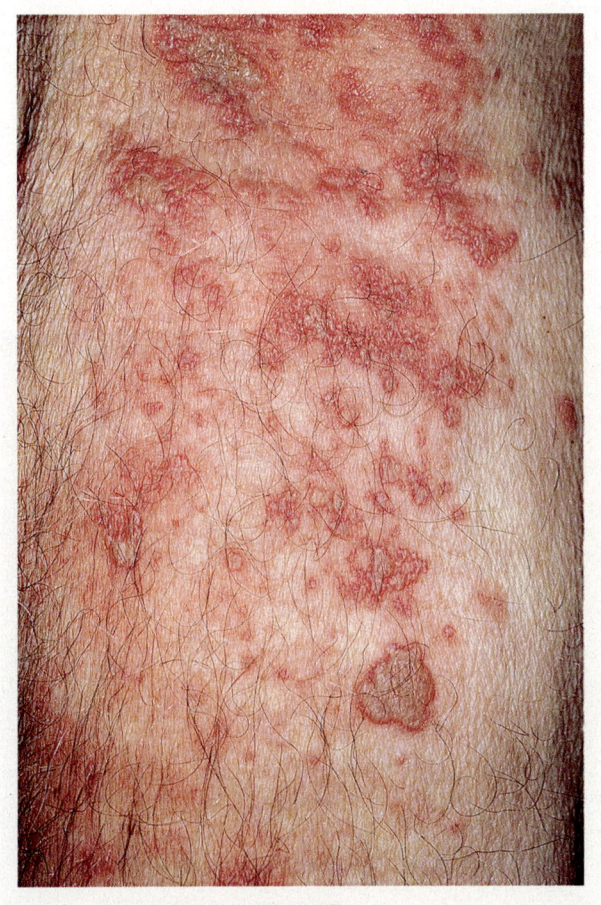

图 12-51 炎性区域的水疱融合成簇。

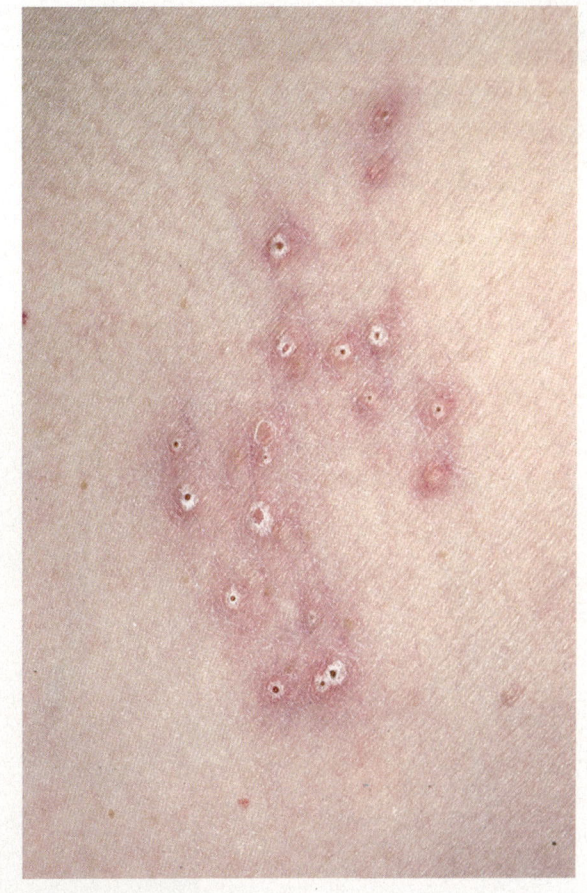

图 12-52 水疱演变成结痂，炎症剧烈时可形成瘢痕。

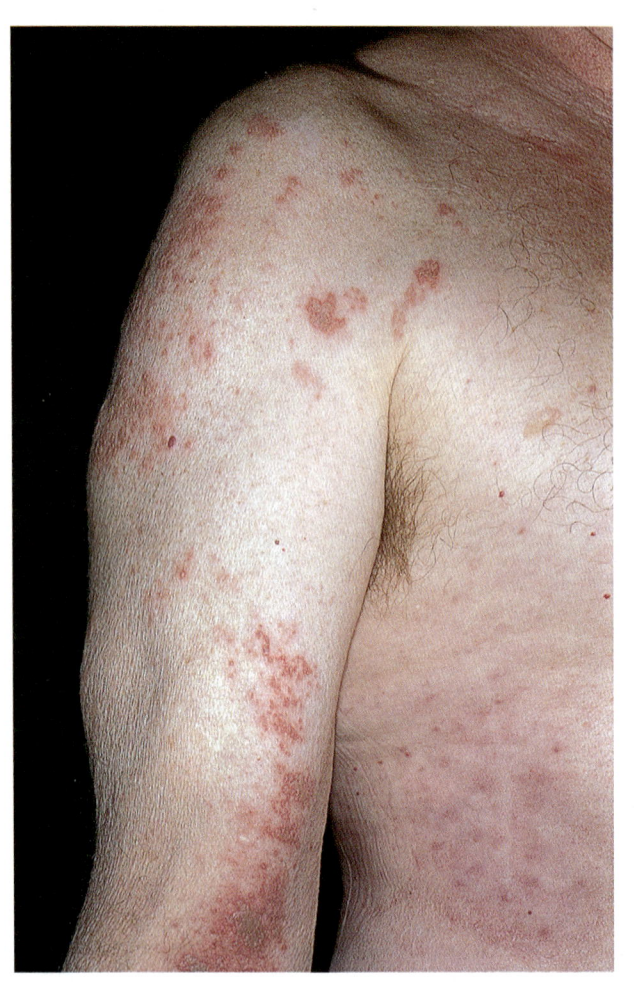

发疹阶段 发疹起初为大小不等的水肿性红斑，波及部分或全部皮节区域（图12-49至12-56），在红斑的基础上出现群集性水疱，3～4天内疱液由清变浊。在某些病例不形成小水疱或水疱非常小，难以识别。与大小较一致的单纯疱疹水疱相反，水疱大小不一（图12-49）。发疹持续7天。水疱结痂前或形成脐凹（图12-50）或破裂，痂皮2～3周脱落。年长或衰弱患者病程可能延长，皮肤损害更广泛、炎性更重，偶见血性大疱、皮肤坏死、继发细菌感染或广泛瘢痕形成等（图12-57），皮肤瘢痕有时增厚或呈瘢痕疙瘩（图12-58）。

尽管带状疱疹通常只局限在一个皮节部位（图12-55和12-56），但皮疹可波及1～2个相邻的皮节区域（图12-54），偶见超过中线的水疱。双侧对称或不对称的皮疹罕见。近50%的无并发症带状疱疹患者患有病毒血症，可见到20～30个小疱散在分布于受感染的皮节区域外。可能由于水痘为向心性分布（集中在躯干），胸部感染带状疱疹的比例为2/3。患一次带状疱疹不能获得永久免疫，因此，尽管少见，一生中仍有可能发病2～3次。

图12-53 带状疱疹可出现在任何皮节。患者对此很困惑，他们常认为"疱疹"只出现在躯干。

图12-54 带状疱疹可出现在一个、二个或三个邻近的皮节区域。

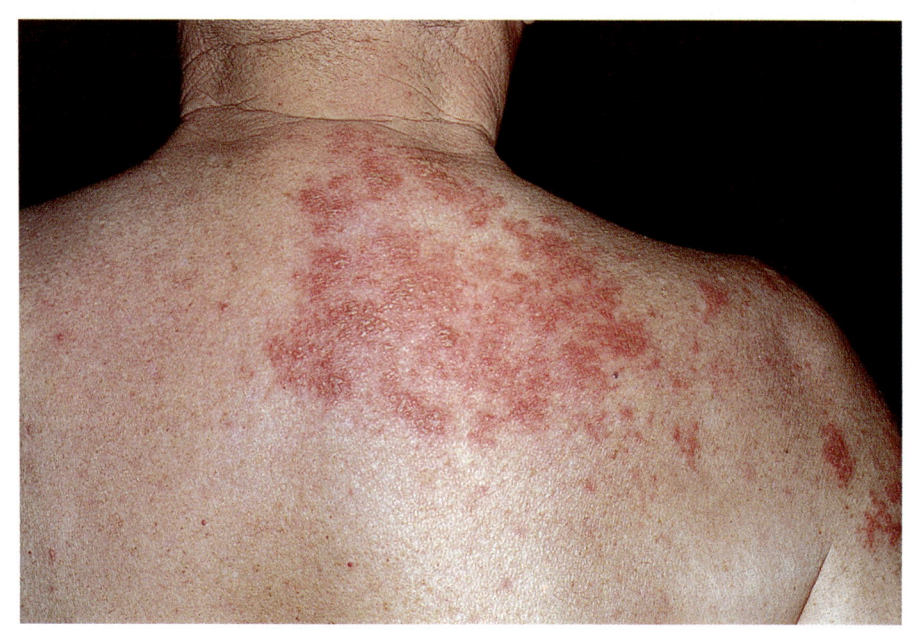

带状疱疹

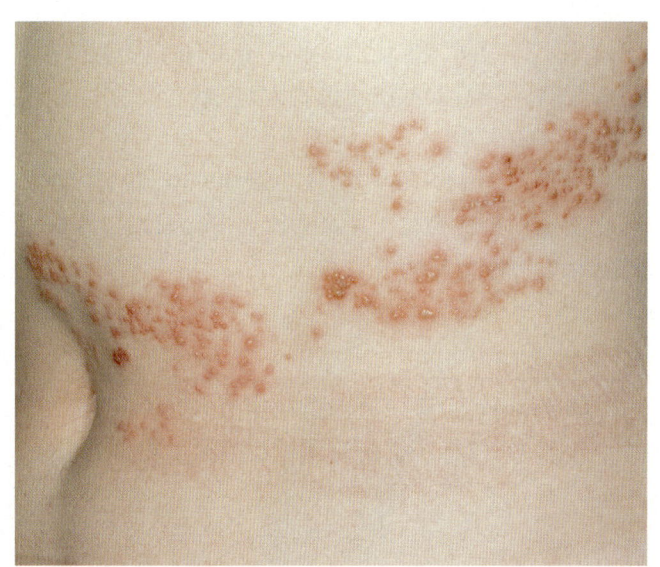

图 12-55　带状疱疹常出现在胸部皮节区域。

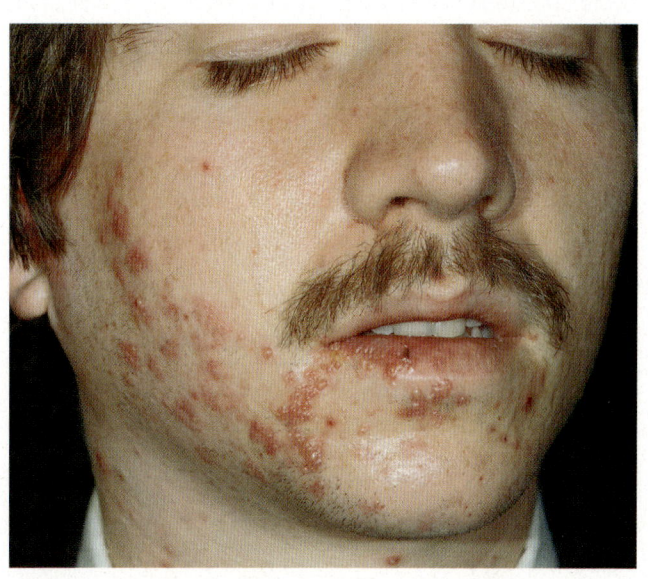

图 12-56　累及第 5 颅神经下颌骨分支的单侧带状疱疹。

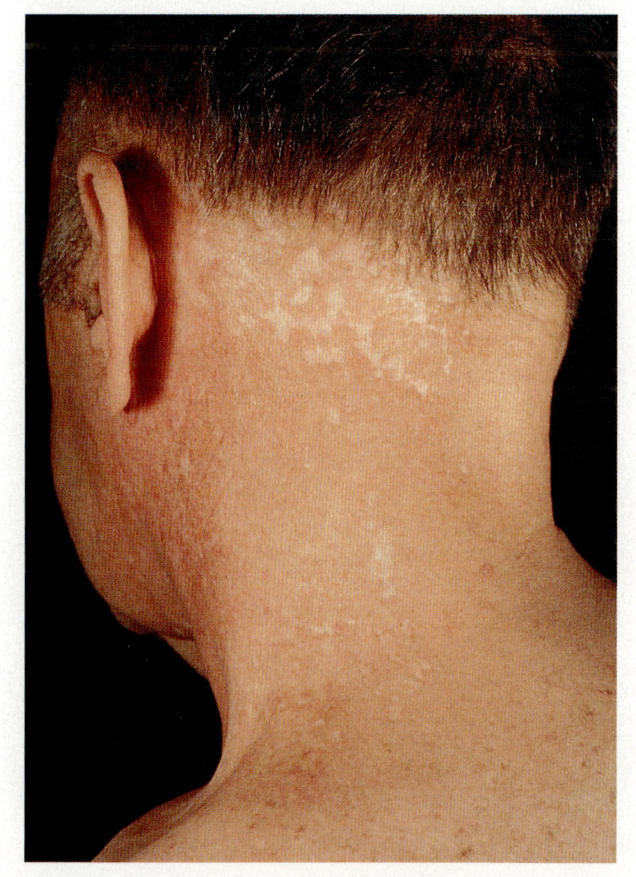

图 12-57　局部皮节区域较严重的皮肤瘢痕。

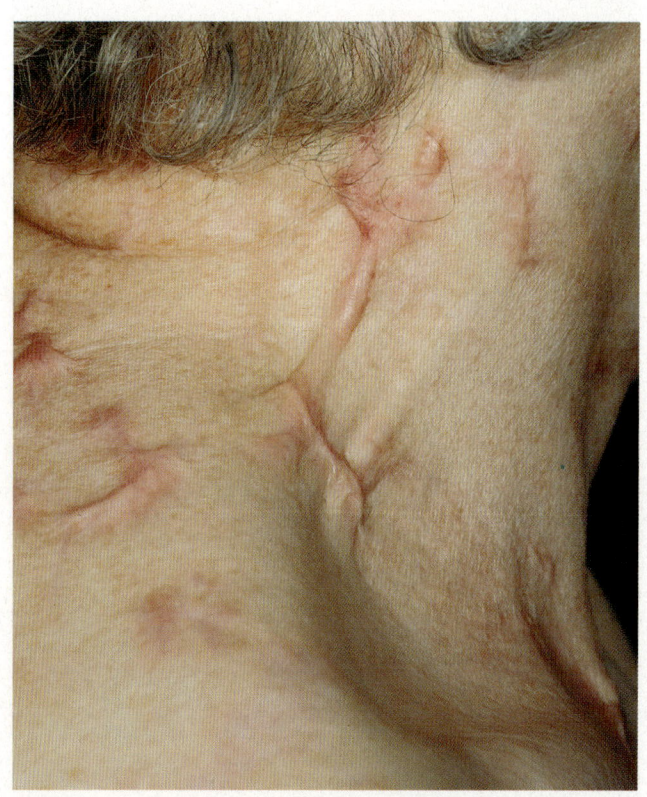

图 12-58　增生性瘢痕。需要整形手术改善颈部的活动性。

疼痛　急性带状疱疹伴发的疼痛与疱疹后遗神经痛（PHN）是由于周围神经损伤、中枢神经系统信号传递改变所致。损伤发生后周围神经元自发释放介质，降低激活阈值，对外界刺激反应增强。损伤后轴突再生的神经纤维也释放介质。外周神经过度活动导致脊神经的感觉过敏，引起中枢神经系统对所有传入信号反应增强。这些改变非常复杂，不可能用单一的治疗手段减轻所有异常改变[66]。

水痘免疫后的带状疱疹 Herpes zoster after varicella immunization

免疫后的带状疱疹发生率可能比自然感染低，如在白血病患儿接种疫苗后其带状疱疹发病率低于自然感染水痘的白血病患儿。

带状疱疹与HIV感染 Herpes zoster and HIV infection

AIDS高危人群中发生带状疱疹可能是AIDS发病的最早临床征象，HIV血清学阳性的患者中带状疱疹发病率明显增高。带状疱疹的发生与HIV感染的时间无相关性，并不预示快速进展为AIDS[67]。

妊娠期带状疱疹 Herpes zoster during pregnancy

妊娠期带状疱疹，无论发生在妊娠早期或晚期，对母婴均无明显损害[68]。

综合征 Syndromes

眼部带状疱疹　眼部带状疱疹表现为红斑、水疱，累及V1颅神经支配的区域及同侧前额和上眼睑。

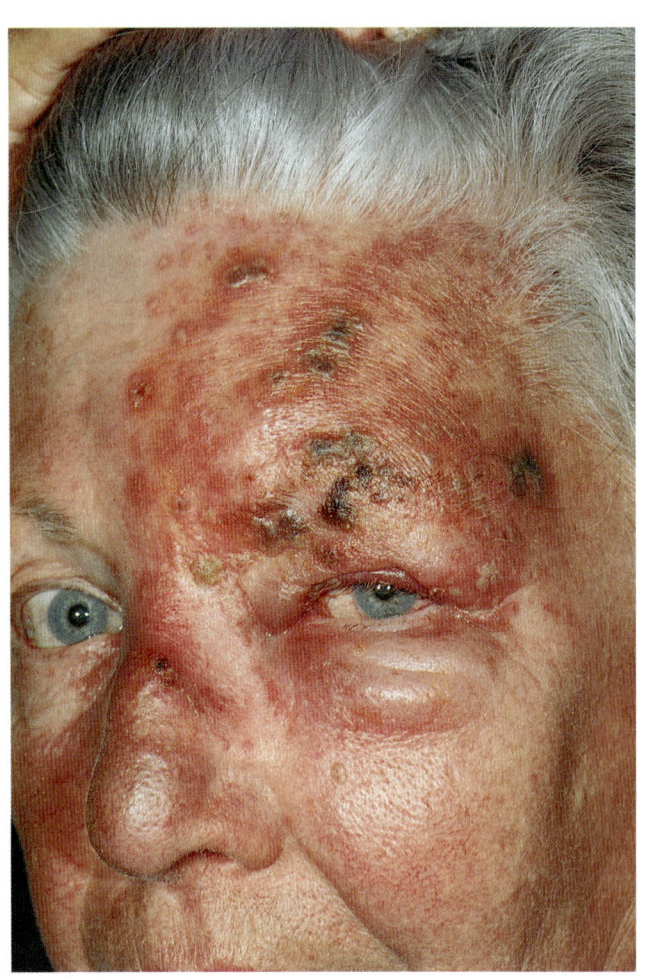

图12-59　眼部带状疱疹。累及第5颅神经的第1分支，鼻部一侧出现水疱是眼部带状疱疹最严重的并发症。

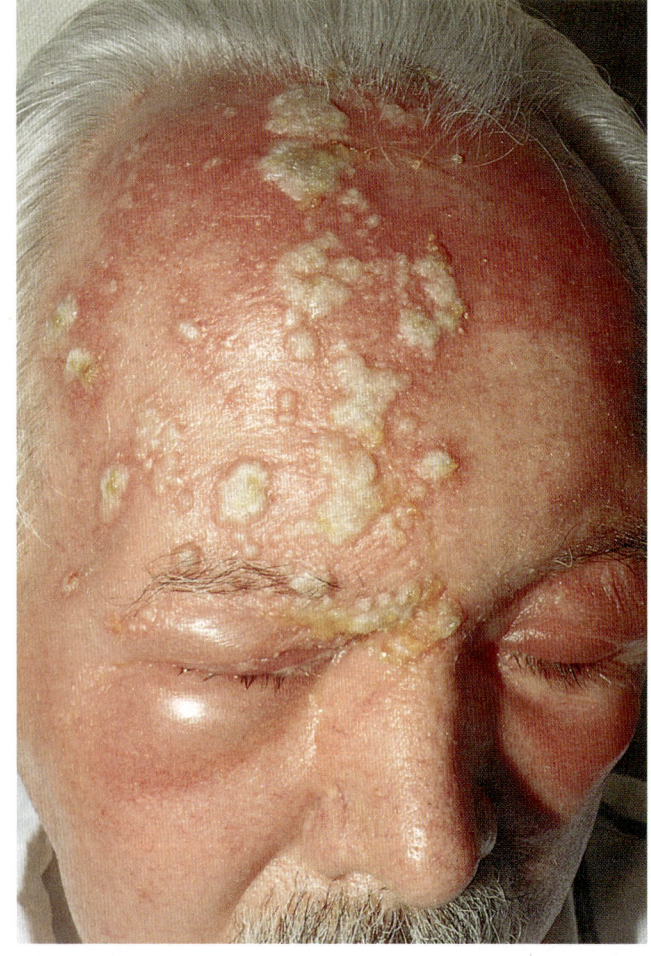

图12-60　眼部带状疱疹。皮肤和眼部的病毒性感染。

第5对颅神经即三叉神经有三个分支：眼支、上颌支及下颌支。眼支进一步分出三个主要分支：前额神经、泪神经及鼻睫状神经。发生在眼支中任何分支的带状疱疹都称为眼部带状疱疹，约10%~15%的带状疱疹为眼部带状疱疹，且发生在第5对颅神经眼支的带状疱疹是上颌支或下颌支的5倍。

临床表现 前驱症状有头痛、恶心、呕吐。有时同侧耳前、颌下结节处受累亦较常见，在水疱继发感染时可有局部淋巴结肿大。第5对颅神经眼支同时也分支至脑幕和第3对、第6对颅神经，这可解释眼部带状疱疹可并发脑膜刺激征，并偶发第3对及第6对颅神经麻痹。皮疹范围可波及眼平面至颅顶部，但不超过中线（图12-59和12-60）。皮疹也可局限在三叉神经的某个分支区域。鼻尖、鼻翼和眼是鼻睫状神经的支配区域，较严重的眼部带状疱疹，水疱可发生在鼻尖和鼻翼（Hutchinson征），其他并发症可累及眼结膜、角膜、巩膜，变化很大。三叉神经的其他感觉支神经受累后更易波及眼球以外的眼周部位。93%的患者有急性疼痛，其中31%的患者疼痛持续6个月，年龄超过60岁患者有30%疼痛持续6个月或更长，年龄超过80岁患者升至71%。

眼睛受累 20%~72%的眼部带状疱疹患者发生眼部并发症，其中前葡萄膜炎及各种角膜炎最常见，发生率分别为92%和52%。影响视力的并发症包括神经性角膜炎、角膜穿孔、继发性青光眼、后巩膜炎/眶顶综合征、视神经炎以及急性视网膜坏死（表12-3）。28%的眼部并发症病程可迁延6个月，最常见有慢性葡萄膜炎、角膜炎及神经性溃疡。

及时口服抗病毒药物（表12-4）能减轻皮肤损害、降低眼部并发症发生率和严重程度及PHN程度。经阿昔洛韦治疗的患者与未经治疗者相比，病后6个月眼部炎性并发症的比例分别为29.1%和50%~71%。外用3%阿昔洛韦眼膏对眼部并发症有效[69]。

Ramsay Hunt 综合征 该综合征（膝状神经带状疱疹）的严格定义是耳部或口腔疱疹并发周围面神经瘫痪，主要原因是疱疹病毒累及膝状神经节。其他常见的临床症状和体征包括耳鸣、听力丧失、恶心、呕吐、眩晕及眼球震颤。这些第8对神经病症是由于膝状神经与骨面管中的耳前庭神经十分接近的解剖位置有关，Bell面瘫（无皮疹的面瘫）与单纯疱疹病毒感染关系密切。

第7对颅神经的感觉神经和运动神经均可受累，引起舌前2/3单侧味觉丧失，鼓膜、外耳道、外耳及耳廓发生水疱，第7对颅神经的运动支受累可引起单侧面瘫。听神经受累比例为37.2%，产生听力下降和眩晕[70]。运动神经受累后所致的面瘫可以完全康复，也可遗留部分残疾。Sweeney 详细讨论和描绘了该综合征的神经解剖[71]。

因为内耳部分由几条颅神经分支精细支配，该综合征同样可由第9对和第10对颅神经的带状疱疹引起。

与 Bell 面瘫相比，Ramsay Hunt 综合征引起的面瘫症状重且很少完全康复。约14%的患者面瘫后出现水疱，因此疾病初期 Ramsay Hunt 综合征与 Bell 面瘫很难区别。

某些面瘫但无耳部或口腔疱疹的患者体内抗VZV抗体效价4倍升高，提示"Bell面瘫"可能是无疱疹Ramsay Hunt综合征的一部分。症状出现7天内，用阿昔洛韦及泼尼松治疗这些患者能明显改善面瘫[71]。

表12-3　86例眼部带状疱疹的眼部并发症*	
并发症	患者数量
眼睑受累	11
角膜受累	66
巩膜受累	4
管状瘢痕形成	2
葡萄膜炎	37
继发性青光眼	10
持续性青光眼	2
白内障	7
视神经受累	7
后遗神经痛	15

Modified from Womack LW, Liesegang TJ: Arch Ophthalmol 101:44, 1983. By permission of Mayo Foundation.
*部分患者有1个以上并发症表现。

骶部带状疱疹（S2、S3或S4皮节） 有报道骶部S2、S3或S4皮区的带状疱疹并发膀胱神经源性的排尿延迟或尿潴留（图12-61和12-62），移行的病毒侵入邻近的自主神经可引起这些症状[72]。

并发症

疼痛和后遗神经痛 带状疱疹愈合后疼痛持续存在称为带状疱疹后遗神经痛（PHN），它是最常见也是最担心的并发症。发生PHN的高危因素有年龄较大（尤其是超过50岁）、急性期皮疹严重且有剧烈疼痛、发疹前皮肤有疼痛。疼痛常是剧烈、难以忍受和耗人精力的，即使轻微的按压也能引起剧烈疼痛，故患者常保护感觉过敏的区域。患者常渴望入睡数小时，但剧痛常惊醒患者。100多年前曾有这样的描述："疼痛如此剧烈，以致患者痛不欲生"。的确，如果不给予患者希望和鼓励，患者会绝望，偶尔可能自杀。

疼痛持续时间 疼痛可在皮损消退后持续存在数月或数年之久，未经抗病毒药物治疗的患者其发生持久性疼痛的可能性低。以下是一组观察数据：排除年龄因素，疼痛持续1个月者有19.2%、3个月者有7.2%、1年为3.4%；这些患者中年龄低于60岁的PHN在疱疹后3个月的发病风险为2%，且均为轻度疼痛；年龄超过60岁患者组，疼痛发生频率及程度均增加。尽管3个月后中度疼痛较少，重度疼痛并非一直都存在（图12-63），该年龄组疱疹后3个月发生严重PHN小于7%、12个月时低于3%。

偶见神经痛持续数年之久，但数年后可自然缓解。

疼痛的病理生理 疱疹后遗神经痛主要与脊神经根处的神经节瘢痕形成和感染侧脊突萎缩有关，这些病理改变是由急性感染期广泛的炎症造成的。

播散 免疫正常的患者可见到在受感染皮节区域以外的部位出现一些水疱，可能是由于病毒血源播散的结果。当原发区域外或邻近皮节区域出现20个以上的水疱即为皮肤播散，免疫抑制患者也可出现内脏播散（肺、肝、脑），发生率为10%。Hodgkin病患者易

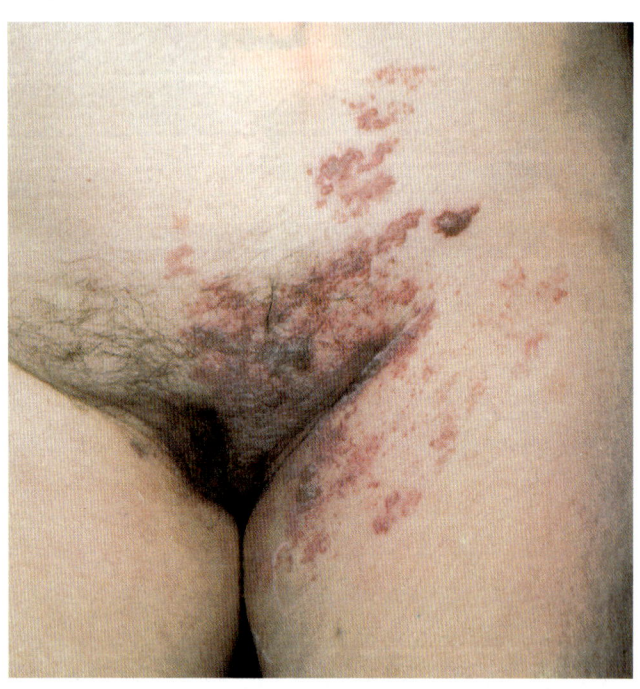

图12-61 腹股沟及骶部带状疱疹。疱疹分布在T12，L1-L2和S2-S4皮区，可引起神经源性膀胱病变，急性尿潴留和多尿症是最常见的并发症。

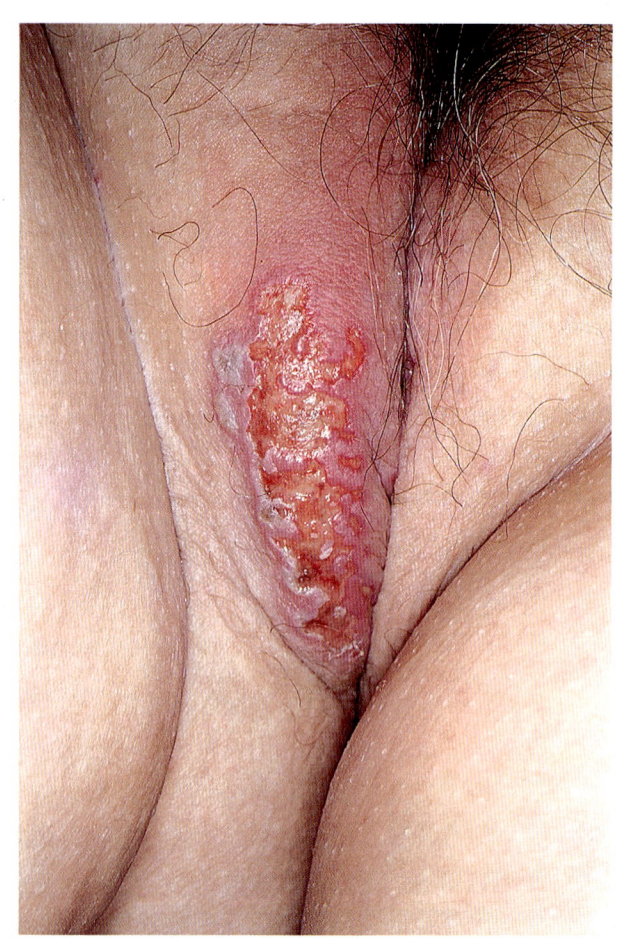

图12-62 带状疱疹偶出现在不常见的部位。前驱症状有疼痛、突然出现的集簇性水疱、结痂、糜烂，这些有助于诊断。在皮肤皱褶部位水疱浸渍软化形成糜烂。

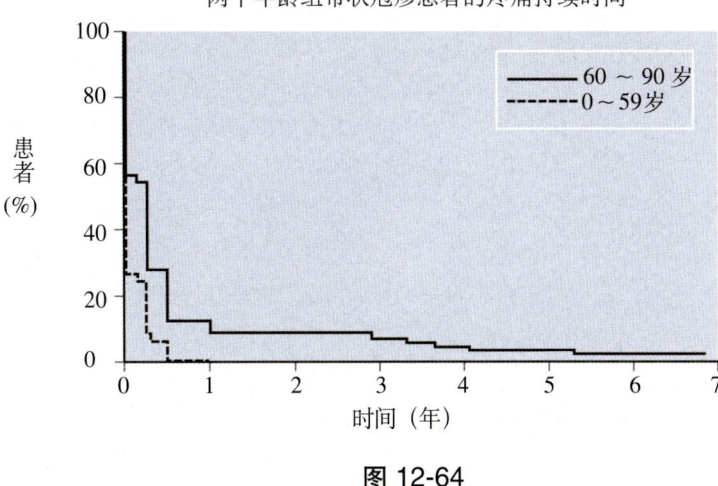

图 12-64

患带状疱疹，且有15%～50%发生皮肤、肺、脑的播散，病死率为10%～25%[74]。其他癌症患者死于带状疱疹的并不常见，HIV感染患者发生带状疱疹易出现神经系统（如无菌性脑膜炎、脊神经根炎、脊髓炎）和眼部的并发症。

运动神经麻痹 受感染的皮节可在疱疹发病前、中、后期间出现肌无力现象，通常在皮疹起始2至3周发生，可持续数周。虚弱无力主要是由于病毒从脊神经节向前角扩散所致。60岁至80岁年龄段最易受累，运动神经性瘫痪一般为暂时性的，近75%患者完全康复。所有带状疱疹的患者中发生率为5%，但头部带状疱疹的发生率高达12%，其中Ramsay Hunt综合征占头部运动神经病的一半以上。

脑炎 出现皮疹2周内易出现典型神经系统症状，脑炎的发生更可能为免疫介导而非病毒扩散。三叉神经带状疱疹、播散性带状疱疹以及免疫抑制患者中发生脑炎的危险性更高，绝大部分可以痊愈，病死率为10%～20%。由于从脑脊液中分离出病毒很困难，因此不易诊断。40%的典型带状疱疹中，发生脑炎时脑脊液细胞计数和蛋白质浓度均升高。

坏死、感染、瘢痕 高龄、营养不良、衰弱及免疫抑制患者患带状疱疹的病情重、皮疹广泛，受感染皮节的整个皮肤区域可以缺失，大量附着的痂皮又可继发感染并加深皮肤损害（图12-64）。随之形成瘢痕，有时为肥厚性瘢痕或瘢痕疙瘩（图12-57和12-58）。

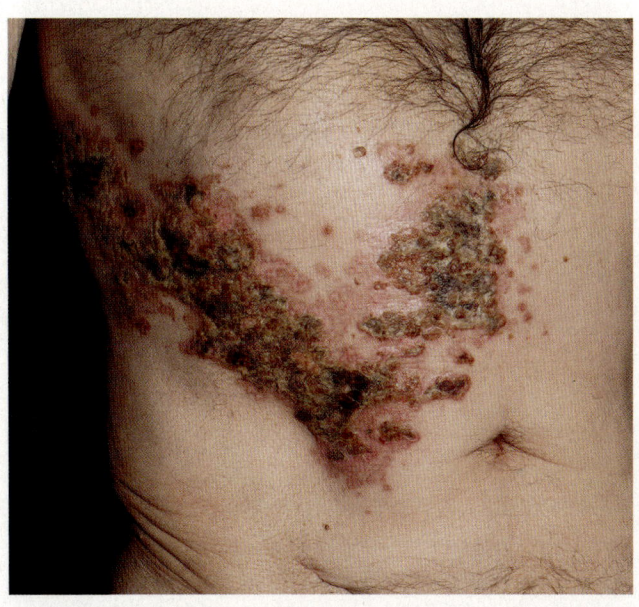

图 12-64 带状疱疹。大面积的皮节区域受累；众多水疱被痂皮替代。

妊娠

发生在妊娠期的带状疱疹，与母亲和胎儿患病率无关。

鉴别诊断

单纯疱疹 带状疱疹通常容易诊断，单纯疱疹分布广泛，尤其在躯干部位，也可局限在某一皮节区域与带状疱疹类似（带状疱疹样单纯疱疹）。带状疱疹水疱大小不一，成簇的单纯疱疹水疱大小较一致，后者容易复发。

常春藤中毒 炎性红斑的基础上出现群集性水疱，有时误认为常春藤中毒（图12-65）。

"无疱性带状疱疹" 无典型皮疹的皮区内出现神经痛可引起混淆，水痘带状疱疹病毒结合补体滴度突然升高可以证实这类病例。

蜂窝织炎 带状疱疹可不出现水疱阶段，而呈现出炎性红斑、水肿、荨麻疹样斑块，但其光滑的鹅卵石样表面提示有微小水疱，皮肤活检可证实特征性改变。

实验室诊断

大部分患者临床即可做出诊断，不需要进行实验室检查。实验室诊断方法同单纯疱疹，如Tzanck细胞涂片、皮肤活检（图12-66和12-67）、抗体滴度、疱液免疫荧光抗体染色、电镜观察、疱液病毒培养等。应首选细胞涂片（Tzanck细胞涂片），这种方法不能区分水痘与单纯疱疹。早期皮损刮片后可用苏木素-伊红、Giemsa、Wright、甲苯胺兰或巴氏染色，观察到多核巨细胞和上皮细胞核内有嗜酸性核内包涵体。HIV感染者中带状疱疹发病率是普通人群的7倍，必要时可做HIV检测。

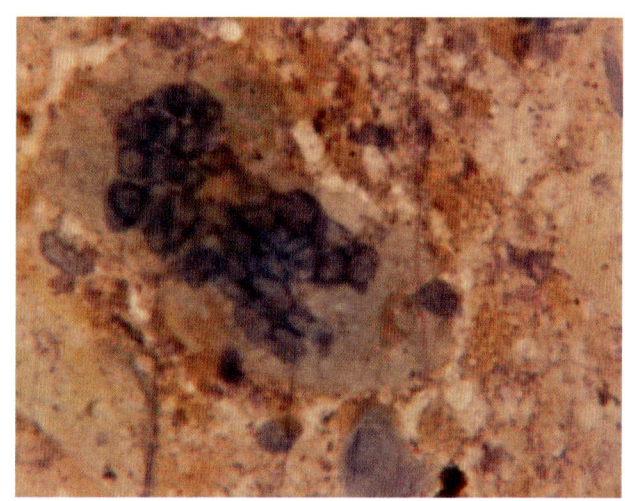

图12-66 Tzanck细胞涂片。水疱基底部的细胞学涂片，典型的单纯疱疹与带状疱疹中常见到多核巨细胞。

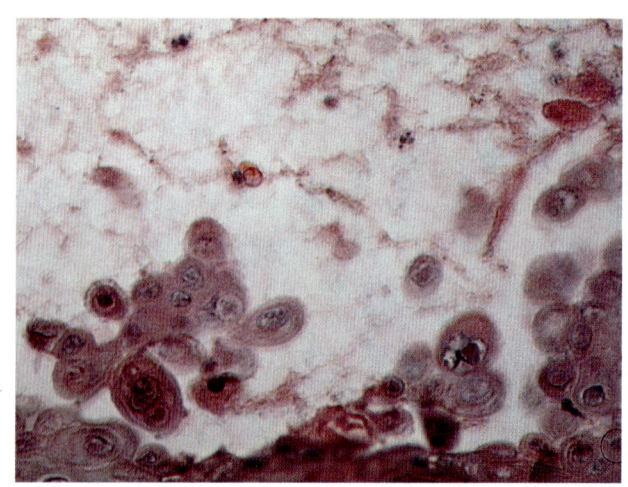

图12-67 带状疱疹。皮肤活检显示水疱基底处有多核巨细胞。

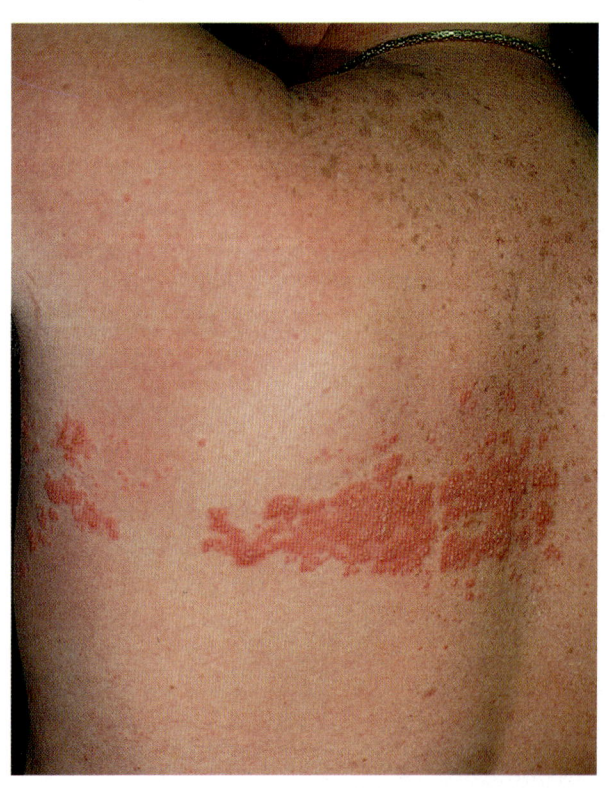

图12-65 带状疱疹与常春藤中毒表现相似。大片红斑基础上有群集水疱常被误诊为急性湿疹样皮炎。

治疗

治疗目标是控制炎症、疼痛和感染。

治疗方案 急性带状疱疹引起不同程度的躯体和神经性疼痛（疼痛源于神经损伤），必须控制疼痛，发疹72小时内或神经根痛可以选择应用止痛药，包括阿片类（必要时）、神经阻滞剂、早期抗抑郁治疗等。药物种类与剂量应个体化。如果弱效止痛剂疗效不佳，可以选用强效止痛剂或在药物允许的情况下加大剂量。早期积极治疗可以阻止PHN发生。急性期疼痛能引起中枢神经系统激惹而产生持续疼痛[75]，可立即给予抗抑郁药阿米替林、神经阻滞剂和/或阿片类药物。年龄较大的成人接种疫苗可能防止PHN[76]，接种水痘疫苗能提高老年患者对带状疱疹的免疫力。

局部治疗 局部可用Burrow溶液或冷水湿敷，每日湿敷数次，每次20分钟，浸软水疱、除去血浆和痂皮以抑制细菌生长。聚烯吡酮碘（聚维酮碘）溶液湿敷去除血浆和痂皮，尤其适合用有广泛皮损的高龄患者。

抗病毒药 抗病毒药物治疗能将PHN的程度、持续时间和发生率减少50%，但50岁以上患者经泛昔洛韦或伐昔洛韦治疗后，仍有20%患者在疱疹后6月发生疼痛（表12-4）[77]。

外用阿昔洛韦 免疫抑制患者局部外用阿昔洛韦软膏，每日4次，共10天，能显著缩短愈合时间。

伐昔洛韦 该药只能口服，吸收后在胃肠道和肝脏转化为阿昔洛韦，生物利用度是阿昔洛韦的3至5倍。研究表明，伐昔洛韦与阿昔洛韦相比，能明显减少疼痛的发生率及持续时间，包括急性期疼痛与PHN。伐昔洛韦减少疼痛时间从平均60天（阿昔洛韦治疗后）降至40天。疱疹愈合后6个月，口服伐昔洛韦者仍有疼痛的为19%，而口服阿昔洛韦者有26%。口服阿昔洛韦需每日5次，较为麻烦，伐昔洛韦对PHN高危患者（如年龄大、前驱期有疼痛者）亦有效。

泛昔洛韦 泛昔洛韦是喷昔洛韦的前体，口服后在胃肠道、血液和肝脏中迅速代谢为喷昔洛韦，有活性的喷昔洛韦三磷酸盐在细胞内的半衰期很长。急性无并发症的带状疱疹可口服泛昔洛韦治疗，作用与阿昔洛韦类似。对照安慰剂，泛昔洛韦能减少年龄较大患者中PHN的持续时间。

口服和静脉注射阿昔洛韦 阿昔洛韦能降低急性期疼痛、炎症反应、水疱形成和病毒扩散。阿昔洛韦治疗后疼痛平均持续时间为20天，安慰剂为62天。几项研究表明阿昔洛韦对阻止PHN发展无作用，即使是疼痛立即缓解的患者。研究显示在疼痛出现4天内或皮疹出现48小时内应用阿昔洛韦治疗可减少PHN的发生率[78]。阿昔洛韦可能改变了PHN的自然发生过程，在免疫抑制患者、易出现广泛皮肤疾患的衰弱患者、眼部并发症危险性增高的眼部带状疱疹患者中考虑使用阿昔洛韦，感染72小时内使用最有效。皮损没有完全结痂和年龄超过50岁的免疫抑制患者以及患有三叉神经带状疱疹的患者，水疱发生超过72小时也考虑使用此治疗方法。推荐口服剂量见表12-4，适当补液以维持尿量。

表12-4 水痘-带状疱疹病毒感染的药物治疗*

	阿昔洛韦 (200, 400, 800mg 胶囊)	泛昔洛韦 (125, 250, 500mg 片剂)	伐昔洛韦 (500, 1000mg 小胶囊)
带状疱疹	800mg 每日5次×7天	500mg 每8小时一次×7天	1g 每日3次×7天
水痘	每次20mg/kg（最大剂量800mg） 每日4次×5天		
免疫抑制患者的水痘或带状疱疹	10mg/kg 静脉给药，每8小时一次 ×10天（成人剂量）		
阿昔洛韦耐药者：膦甲酸盐 40mg/kg 静脉给药，每8小时一次×10天			

* HIV感染者可能需要更高剂量药物治疗。

阿昔洛韦耐药感染的治疗 CD_4^+ 细胞计数少于 $100/mm^3$ 的 AIDS 患者、移植患者特别是骨髓异体移植患者出现对阿昔洛韦耐药的 VZV 感染。曾经反复用阿昔洛韦治疗的患者很容易产生对阿昔洛韦耐药的病毒株。怀疑有阿昔洛韦耐药的 VZV 感染，初始 7~10 天内可使用膦甲酸盐（40mg/kg，静注，每 8 小时 1 次），膦甲酸盐至少使用 10 天或直至皮损完全愈合[79]。

免疫受损患者播散性带状疱疹 阿昔洛韦[30mg/(kg·d)，每 8 小时 1 次]或阿糖腺苷[10mg/(kg·d)，12 小时连续输入]治疗 7 天（如皮肤和内脏病情未完全解决可延长）对播散性带状疱疹具有同等疗效，治疗后的死亡率低[80]。

口服糖皮质激素 带状疱疹急性发作早期，系统应用糖皮质激素预防 PHN 曾引起争议。一项双盲对照试验显示，起始给予 40mg/d 的泼尼松龙，3 周内逐渐减量，并不能减少 PHN 的发生频率，但急性期的疼痛减轻、皮疹愈合较快[81]。

疼痛初始或完全停止时，激素治疗组与非激素治疗组并无显著差异，且接受糖皮质激素治疗有更多的并发症报道[81]。

另一对照研究中，给予患者阿昔洛韦和泼尼松（最初 7 天 60mg/d，第 8~14 天 30mg/d，第 15~21 天 15mg/d），全部结痂和愈合的时间提前，急性神经炎的停止时间、恢复无干扰睡眠时间、回到正常日常活动的时间、停用止痛药治疗的时间均有不同程度缩短。疱疹发作后 6 月，疼痛消退在治疗组与非治疗组无统计学差异。各组均无临床副作用或实验室指标异常。作者认为，超过 50 岁相对健康的局部带状疱疹患者，阿昔洛韦和泼尼松联合治疗能改善生活质量[82]。

皮内注射糖皮质激素、利多卡因和肾上腺素 减轻或消除急性期疼痛和 PHN 可应用以下手段[83]：0.5% 利多卡因（赛罗卡因）4~5ml 于最痛点皮下注射；对不能忍受疼痛和/或坏死性带状疱疹患者，用 1% 利多卡因 2ml 在支配带状疱疹的神经近端深部注射，必要时 4~5 天重复 1 次。其他皮损处皮下注射的方法有用利多卡因和曲安奈德混合液（Kenalog）[84]，配制方法是曲安奈德（10mg/5ml）用等量 1% 利多卡因稀释。研究表明疼痛部位肿胀性注射糖皮质激素、利多卡因和肾上腺素，许多患者可立即并持续缓解急性期疼痛或 PHN[85]。

神经阻滞 用 0.25% 布比卡因进行交感神经阻滞（星状神经节或硬膜外）可消除急性期疼痛[86]，如在疱疹发作后 2 个月内进行，可预防或缓解 PHN，隔日注射连续 3 次。如累及胸部皮区，硬膜外导管可置留 5 天以免重复放置。硬膜外注射一般都位于皮疹高发区，一般注射 2 次后疼痛立即缓解，其他症状也通常消失[87]。交感神经阻滞应在带状疱疹急性发作停止后 2 月内进行[88]，可能是由于恢复神经内的血液流动，阻止大的神经纤维坏死而避免了 PHN 的进展，2 月后大的神经纤维损伤是不可逆的。

后遗神经痛的预防：早期抗病毒药物结合抗抑郁药 Prevention of postherpetic neuralgia: early combined antiviral drugs and antidepressants

早期抗病毒药物结合抗抑郁药治疗很可能极大缩短带状疱疹疼痛时间，并可能减少 PHN 发生。患者在皮疹发作 48 小时内给予阿米替林 25mg，连用 90 天。该研究结果高度提示：老年患者急性带状疱疹早期用低剂量阿米替林治疗，可减少长期的 PHN 发生[89]。

后遗神经痛的治疗 Treatment of postherpetic neuralgia

疼痛性质 PHN 有许多特征，可表现为频繁持续的烧灼样疼痛、阵发性电击样疼痛和皮肤高度敏感，后者常表现为自发性疼痛（无疼痛刺激因子引发）。自发性疼痛可由轻微接触引起，如衣服、头发、甚至微风均可成为 PHN 患者的最烦恼的问题。患者生活质量下降，变得寂寞，疼痛区域甚至不能忍受衣服最轻的接触[90]。

后遗神经痛的治疗选择 治疗带状疱疹和 PHN 的工作流程见 405 页。治疗神经痛的一线药物可以是老年患者中的抗抑郁药阿米替林或去甲替林，或抗惊厥剂加巴喷丁。对顽固性病例，慢性阿片类治疗可能是惟一的选择。事实表明如果遵守治疗原则，治疗是安全的[75]。

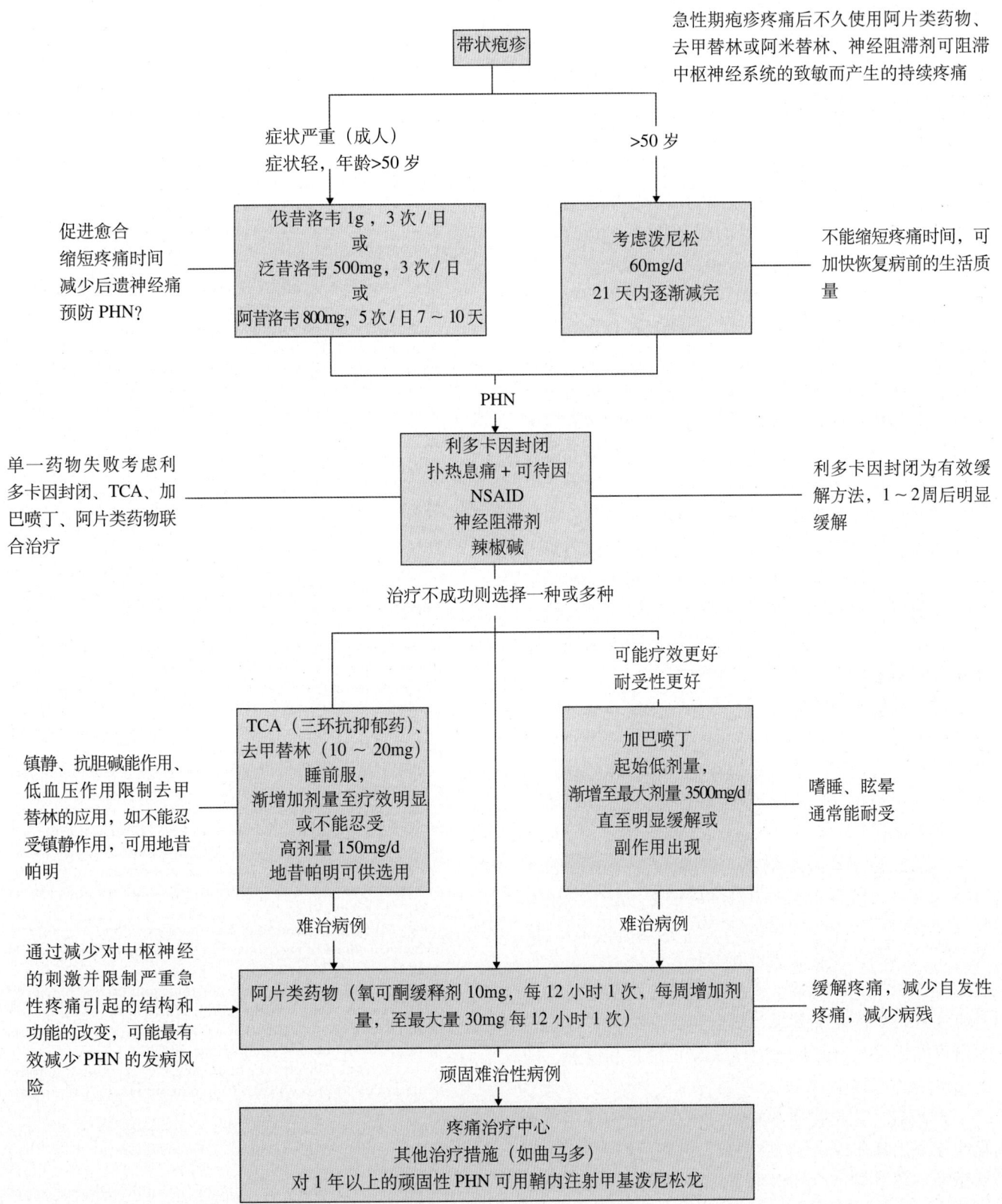

局部利多卡因敷贴　该方法第一个经FDA认证应用于PHN的药物，没有全身副反应，使用方便。

止痛药　口服止痛药（如扑热息痛［对乙酰氨基酚］）与可待因、复方羟可酮［氧可酮或14-羟基二氢可待因酮］、盐酸羟考酮和对乙酰氨基酚片剂［氧可酮与扑热息痛］等均可考虑。阿斯匹林与其他弱效止痛剂也常用于治疗PHN患者，但作用有限。布洛芬无效。

三环类抗抑郁药　低剂量的抗抑郁药如阿米替林、去甲替林、地昔帕明、马普替林已经应用数年，被认为是通过单独机制起作用（因为PHN的缓解是在抗抑郁剂量之下）。阿米替林是治疗PHN的标准疗法，起始剂量较低（10～25mg），60岁以上疱疹患者一旦确诊，2～3周内逐渐增至50～75mg。去甲替林是代谢后的去甲肾上腺素阿米替林，与阿米替林止痛作用相仿，但副作用较少[91]且疼痛缓解时还没有发挥抗抑郁作用。因此抗抑郁药去甲替林更受欢迎。患者不能忍受其镇静作用时也选用地昔帕明。地昔帕明有轻度的抗胆碱能和镇静作用。近半数患者对这些药物无反应或是难以忍受副作用，这些药物仅有中等效果。

马普替林　抗惊厥药马普替林治疗与PHN有关的疼痛及睡眠干扰有效，治疗后患者心情和生活质量得到改善。一研究表明在4周内可将药物剂量增加到每日最大剂量3600mg。一般剂量增加至疼痛明显缓解或无严重副作用发生，再以最大剂量维持治疗4周。副作用有嗜睡、眩晕、共济失调和外周水肿。

氧可酮　氧可酮缓释剂（每12小时10mg）对于持续性疼痛、阵发性自发疼痛以及自发性疼痛有止痛作用。剂量每周递增，直到每12小时30mg最大剂量[93]。有人发现麻醉药对长期控制PNH疼痛无效，且有难以忍受的副作用[94]。

鞘内注射甲基泼尼松龙　对超过1年的顽固性PHN患者，可用鞘内注射甲基泼尼松龙与利多卡因治疗（3%利多卡因3ml加60mg醋酸甲基泼尼松龙），每周1次，共4周。药物从腰椎间隙注入。该治疗对所有PHN患者的烧灼样疼痛、剧烈疼痛或自发性疼痛均具有良好或极好的止痛效果，随后的2年中仍有持续的缓解疼痛作用[95]。鞘内注射须有相应的监护和设备，只能由麻醉师操作。

辣椒碱　化学物质辣椒碱可减少疼痛传递因子P物质并阻止其在神经元内再合成。外用（每天3～5次）辣椒碱白色乳膏（Zostrix和Zostrix-HP）能显著缓解疼痛[96]，大部分患者疼痛4周内缓解，连续应用数周可获最大疗效。应用辣椒碱乳膏前用EMLA霜或局部使用利多卡因可以避免烧灼感。未愈合的急性带状疱疹皮损不能使用辣椒碱乳膏。该药为非处方用药，有些专家认为此药无效。

情绪支持　PHN患者的艰难处境可能持续数月，情绪支持与其他治疗手段同等重要。

（邓军　郝飞译，白义杰校）

参考文献

1. Tyring S: Human papillomavirus infections: epidemiology, pathogenesis, and host immune response, J Am Acad Dermatol 2000; 43(1 Pt 2):S18.
2. Berth-Jones J, et al: Value of a second freeze-thaw cycle in cryotherapy of common warts, Br J Dermatol 1994; 131:883.
3. Phillips RC, et al: Treatment of warts with Candida antigen injection, Arch Dermatol 2000; 136:1274.
4. Johnson SM, Roberson PK, Horn TD: Intralesional injection of mumps or Candida skin test antigens: a novel immunotherapy for warts, Arch Dermatol 2001; 137:451.
5. Signore RJ: Candida immunotherapy of warts, Arch Dermatol 2001; 137:1250.
6. Silverberg NB, et al: Squaric acid immunotherapy for warts in children, J Am Acad Dermatol 2000; 42(5 Pt 1):803.
7. Micali G, et al: Treatment of cutaneous warts with squaric acid dibutylester: a decade of experience, Arch Dermatol 2000; 136:557.
8. Schwab R, Elston D: Topical imiquimod for recalcitrant facial flat warts, Cutis 2000; 65:160.
9. Lockshin NA: Flat facial warts treated with fluorouracil, Arch Dermatol 1979; 115:929.
10. Lee S, Kim J-G, Chun SI: Treatment of verruca plana with 5% 5-fluorouracil ointment, Dermatologica 1980; 160:383.
11. Pringle WM, Helms BC: Treatment of plantar warts by blunt dissection, Arch Dermatol 1973; 108:79.
12. Sparling J, Checketts S, Chapman M: Imiquimod for plantar and periungual warts, Cutis 2001; 68:397.
13. Ahmed I, et al: Liquid nitrogen cryotherapy of common warts: cryo-spray vs. cotton wool bud, Br J Dermatol 2001; 144:1006.
14. Munn S, et al: A new method of intralesional bleomycin therapy in the treatment of recalcitrant warts, Br J Dermatol 1996; 135:969.
15. Sollitto R, Pizzano D: Bleomycin sulfate in the treatment of mosaic plantar verrucae: a follow-up study, J Foot Ankle Surg 1996; 35:169.
16. James MP, et al: Histologic, pharmacologic, and immunocytochemical effects of injection of bleomycin into viral warts, J Am Acad Dermatol 1993; 28:933.
17. Tosti A, Piraccini B: Warts of the nail unit: surgical and nonsurgical approaches, Dermatol Surg 2001; 27:235.
18. Habif TP, Graf FA: Extirpation of subungual and periungual warts by blunt dissection, J Dermatol Surg Oncol 1981; 7:553.
19. Focht DR, et al: The efficacy of duct tape vs cryotherapy in the treatment of verruca vulgaris (the common wart), Arch Pediatr Adolesc Med 2002; 156(10):971.
20. Shelley WB, Burmeister V: Office diagnosis of molluscum contagiosum by light microscopic demonstration of virions, Cutis 1985:465.
21. Silverberg N, Sidbury R, Mancini A: Childhood molluscum contagiosum: experience with cantharidin therapy in 300 patients, J Am Acad Dermatol 2000; 43:503.

22. Strauss R, et al: Successful treatment of molluscum contagiosum with topical imiquimod in a severely immunocompromised HIV-positive patient, Int J STD AIDS 2001; 12:264.
23. Barba A, Kapoor S, Berman B: An open label safety study of topical imiquimod 5% cream in the treatment of Molluscum contagiosum in children, Dermatol Online J 2001; 7:20.
24. Romiti R, Ribeiro A, Romiti N: Evaluation of the effectiveness of 5% potassium hydroxide for the treatment of molluscum contagiosum, Pediatr Dermatol 2000; 17:495.
25. Markos A: The successful treatment of molluscum contagiosum with podophyllotoxin (0.5%) self-application, Int J STD AIDS 2001; 12:833.
26. Garrett SJ, Robinson JK, Roenigk RR Jr: Trichloroacetic acid peel of molluscum contagiosum in immunocompromised patients, J Dermatol Surg Oncol 1992; 18:855.
27. Lafferty WE, et al: Recurrences after oral and genital herpes simplex virus infection: influence of site of infection and viral type, N Engl J Med 1987; 316:1444.
28. Spruance S, McKeough M: Combination treatment with famciclovir and a topical corticosteroid gel versus famciclovir alone for experimental ultraviolet radiation-induced herpes simplex labialis: a pilot study, J Infect Dis 2000; 181:1906.
29. Gill MJ, Arlette J, Buchan K: Herpes simplex virus infection of the hand: a profile of 79 cases, Am J Med 1988; 84:89.
30. Belongia EA, et al: An outbreak of herpes gladiatorum at a high-school wrestling camp, N Engl J Med 1991; 325:906.
31. Laskin OL: Acyclovir and suppression of frequently recurring herpetic whitlow, Ann Intern Med 1985; 102:494.
32. Novelli VM, Atherton DJ, Marshall WC: Eczema herpeticum: clinical and laboratory features, Clin Pediatr 1988; 27:231.
33. Ingrand D, et al: Eczema herpeticum of the child, Clin Pediatr 1985; 24:660.
34. Sanderson IR, et al: Eczema herpeticum: a potentially fatal disease, Br Med J 1987; 294:693.
35. Muelleman PJ, Doyle JA, House RF Jr: Eczema herpeticum treated with oral acyclovir, J Am Acad Dermatol 1986; 15:716.
36. Jawitz JC, Hines HC, Moshell AN: Treatment of eczema herpeticum with systemic acyclovir, Arch Dermatol 1985; 121:274.
37. Taieb A, Fontan I, Maleville J: Acyclovir therapy for eczema herpeticum in infants, Arch Dermatol 1985; 121:1380.
38. Jackson MA, Burry VF, Olson LC: Complications of varicella requiring hospitalization in previously healthy children, Pediatr Infect Dis J 1992; 11:441.
39. Preblud SR: Varicella: complications and costs, Pediatrics 1986; 78:728.
40. Miller HC, Stephan M. Hemorrhagic varicella: a case report and review of the complications of varicella in children, Am J Emerg Med 1993; 11:633.
41. Feldman S, Hughes WT, Daniel CB: Varicella in children with cancer: seventy-seven cases, Pediatrics 1975; 56:388.
42. Kelley R, et al: Varicella in children with perinatally acquired human immunodeficiency virus infection, J Pediatr 1994; 124:271.
43. Leibovitz E, et al: Varicella-zoster virus infection in Romanian children infected with the human immunodeficiency virus, Pediatrics 1993; 92:838.
44. Srugo I, et al: Clinical manifestations of varicella-zoster virus infections in human immunodeficiency virus-infected children, Am J Dis Child 1993; 147:742.
45. Wallace MR, et al: Varicella immunity and clinical disease in HIV-infected adults, South Med J 1994; 87:74.
46. Paryani SG, Arvin AM: Intrauterine infection with varicella-zoster virus after maternal varicella, N Engl J Med 1986; 314:1542.
47. Boyd K, Walker E: Use of acyclovir to treat chicken pox in pregnancy, Br Med J 1988; 296:393.
48. Pastuszak AL, et al: Outcome after maternal varicella infection in the first 20 weeks of pregnancy, N Engl J Med 1994; 330:901.
49. Balducci J, et al: Pregnancy outcome following first-trimester varicella infection, Obstet Gynecol 1992; 79:5.
50. Meyers JD: Congenital varicella in term infants: risk reconsidered, J Infect Dis 1974; 129:215.
51. Stagno S, Whitley RJ: Herpesvirus infections of pregnancy. Part II. Herpes simplex virus and varicella-zoster virus infections, N Engl J Med 1985; 313:1327.
52. Vazquez M, et al: The effectiveness of the varicella vaccine in clinical practice, N Engl J Med 2001; 344:955.
53. Watson B, et al: Persistence of cell-mediated and humoral immune responses in healthy children immunized with live attenuated varicella vaccine, J Infect Dis 1994; 169:197.
54. Lawrence R, et al: The risk of zoster after varicella vaccination in children with leukemia, N Engl J Med 1988; 318:543.
55. Balfour H Jr, et al: Acyclovir treatment of varicella in otherwise healthy adolescents: the Collaborative Acyclovir Varicella Study Group, J Pediatr 1992; 120:627.
56. Wallace MR, et al: Treatment of adult varicella with oral acyclovir: a randomized, placebo-controlled trial, Ann Intern Med 1992; 117:358.
57. Whitley R, et al: Vidarabine therapy of varicella in immunosuppressed patients, J Pediatr 1982; 101:125.
58. Prober CG, Kirk LE, Keeney RE: Acyclovir therapy of chicken pox in immunosuppressed children: a collaborative study, J Pediatr 1982; 101:622.
59. Kakinuma H, Itoh E: A continuous infusion of acyclovir for severe hemorrhagic varicella, N Engl J Med 1997; 336:732.
60. Varicella-zoster immune globulin for the prevention of chicken pox: recommendations of the Immunization Practices Advisory Committee, Centers for Disease Control, Department of Health and Human Services, Atlanta, Ga, Ann Intern Med 1984; 100:859.
61. Paryani SG, et al: Varicella zoster antibody titers after the administration of intravenous immune serum globulin or varicella zoster immune globulin, Am J Med 1984; 76:124.
62. Baba K, et al: Increased incidence of herpes zoster in normal children infected with varicella zoster virus during infancy: community-based follow-up study, J Pediatr 1986; 108:372.
63. Ragozzino MW, et al: Risk of cancer after herpes zoster: a population-based study, N Engl J Med 1982; 307:393.
64. Fueyo MA, Lookingbill DP: Herpes zoster and occult malignancy, J Am Acad Dermatol 1984; 11:480.
65. Gilden DH, et al: Preherpetic neuralgia, Neurology 1991; 41:1215.
66. Kost R, Straus S. Postherpetic neuralgia: predicting and preventing risk, Arch Intern Med 1997; 157:1166.
67. Buchbinder SP, et al: Herpes zoster and human immunodeficiency virus infection, J Infect Dis 1992; 166:1153.
68. McKinlay WJD: Herpes zoster in pregnancy, Br Med J 1980; 280:561.
69. Harding SP: Management of ophthalmic zoster, J Med Virol 1993; 1:97.
70. Scott MJ Sr, Scott MJ Jr: Ipsilateral deafness and herpes zoster ophthalmicus, Arch Dermatol 1983; 119:235.
71. Sweeney C, Gilden D: Ramsay Hunt syndrome, J Neurol Neurosurg Psychiatry 2001; 71:149.
72. Yamanishi T, et al: Urinary retention due to herpes virus infections, Neurourol Urodyn 1998; 17:613.
73. Helgason S, et al: Prevalence of postherpetic neuralgia after a first episode of herpes zoster: prospective study with long term follow up, BMJ 2000; 321:794.
74. Mazur MH, Dolin R: Herpes zoster at the NIH: a 20-year experience, Am J Med 1978; 65:738.
75. Watson C: The treatment of neuropathic pain: antidepressants and opioids, Clin J Pain 2000; 16(2 suppl):S49.
76. Watson C, et al: Nortriptyline versus amitriptyline in postherpetic neuralgia: a randomized trial, Neurology 1998; 51:1166.
77. Dworkin R: Prevention of postherpetic neuralgia, Lancet 1999; 353:1636.
78. Klenerman P, et al: Antiviral treatment and postherpetic neuralgia, Br Med J 1989; 298:832.

79. Balfour H Jr, et al: Management of acyclovir-resistant herpes simplex and varicella-zoster virus infections, J Acquir Immune Defic Syndr 1994; 7:254.
80. Whitley RJ, Gnann J Jr: Disseminated herpes zoster in the immunocompromised host: a comparative trial of acyclovir and vidarabine. The NIAID Collaborative Antiviral Study Group, J Infect Dis 1992; 165:450.
81. Wood MJ, et al: A randomized trial of acyclovir for 7 days or 21 days with and without prednisolone for treatment of acute herpes zoster, N Engl J Med 1994; 330:896.
82. Whitley R, et al: Acyclovir with and without prednisone for the treatment of herpes zoster: a randomized, placebo-controlled trial. The National Institute of Allergy and Infectious Diseases Collaborative Antiviral Study Group, Ann Intern Med 1996; 125:376.
83. Ogata A, et al: Local anesthesia for herpes zoster, J Dermatol 1980; 7:161.
84. Epstein E: Treatment of herpes zoster and postzoster neuralgia by subcutaneous injection of triamcinolone, Int J Dermatol 1981; 20:65.
85. Chiarello S: Tumescent infiltration of corticosteroids, lidocaine, and epinephrine into dermatomes of acute herpetic pain or postherpetic neuralgia, Arch Dermatol 1998; 134:279.
86. Riopelle JM, Naraghi M, Grush KP: Chronic neuralgia incidence following local anesthetic therapy for herpes zoster, Arch Dermatol 1984; 120:747.
87. Burney RG, Peeters-Asdourian C: Herpetic neuralgia, Semin Anesth 1985; 4:275.
88. Winnie AP, Hartwell PW: Relationship between time of treatment of acute herpes zoster with sympathetic blockade and prevention of postherpetic neuralgia: clinical support for a new theory of the mechanism by which sympathetic blockade provides therapeutic benefit, Reg Anesth 1993; 18:277.
89. Bowsher D: The effects of pre-emptive treatment of postherpetic neuralgia with amitriptyline: a randomized, double-blind, placebo-controlled trial, J Pain Symptom Manage 1997; 13:327.
90. Watson C: A new treatment for postherpetic neuralgia, N Engl J Med 2000; 343:1563.
91. Watson C, Babul N: Efficacy of oxycodone in neuropathic pain: a randomized trial in postherpetic neuralgia, Neurology 1998; 50:1837.
92. Rowbotham M, et al: Gabapentin for the treatment of postherpetic neuralgia: a randomized controlled trial, JAMA 1998; 280:1837.
93. Watson C: Postherpetic neuralgia: the importance of preventing this intractable end-stage disorder, J Infect Dis 1998; 178(suppl 1):S91.
94. Gilden D, et al: Neurologic complications of the reactivation of varicella-zoster virus, N Engl J Med 2000; 342:635.
95. Kotani N, et al: Intrathecal methylprednisolone for intractable postherpetic neuralgia, N Engl J Med 2000; 343:1514.
96. Bernstein JE, et al: Treatment of chronic postherpetic neuralgia with topical capsaicin, J Am Acad Dermatol 1987; 17:93.

13 浅部真菌感染
Superficial Fungal Infections

- **皮肤癣菌引起的真菌感染** 409
  - 癣 413
  - 足癣 413
  - 窝状角质松解症 416
  - 股癣 417
  - 体癣和面癣 420
  - 手癣 425
  - 隐匿癣 426
  - 头癣 427
  - 须癣 434
  - 真菌感染的治疗 434
- **念珠菌病** 440
  - 正常潮湿部位的念珠菌病 440
  - 大面积皮肤皱襞处念珠菌病 446
  - 小面积皮肤皱襞处念珠菌病 449
  - 慢性皮肤黏膜念珠菌病 450
- **花斑癣** 451
  - 糠秕孢子菌性毛囊炎 454

皮肤癣菌引起的真菌感染

皮肤癣菌包括一组真菌，在大多数情况下它们只能在死亡的角蛋白，即皮肤角质层、毛发和甲的表层中感染并生存，不能在缺乏角质层的黏膜表面如口腔或阴道生存。皮肤癣菌偶尔可导致免疫抑制宿主局限性深部侵袭性感染和多脏器播散。绝大部分的皮肤、甲和毛发的真菌感染由皮肤癣菌所致。临床上皮损表现多种多样，并与其他疾病非常相似，因此常需借助实验室检查来确诊。有证据支持遗传易感性使患者易感染皮肤癣菌。研究表明虽然一个家庭中几位有血缘关系的人可有类似的疾病表现[1]，但是有长期接触的配偶却未被感染。慢性皮肤癣菌病患者对发癣菌感染引起的迟发型超敏反应有相对特异性的缺陷，但同时细胞介导的针对其他抗原的细胞免疫反应在某种程度上也受到了抑制。而且慢性感染患者中更常见特应性体质[1]。

分类 皮肤癣菌有几种分类方法。可被分为三个属，即小孢子菌属、发癣菌和表皮癣菌属。小孢子菌属和发癣菌分别包括多种皮肤癣菌，而表皮癣菌属只有一种。

来源 亲人皮肤癣菌只在人类的皮肤、毛发或甲板中生长。各种亲动物性皮肤癣菌也可以感染人类。亲土壤的皮肤癣菌生存于土壤中，同样也可以感染人类。

炎症类型 皮肤癣菌引起的炎症反应表现各异。一般而言，亲动物和亲土壤皮肤癣菌引起皮肤和毛囊活跃的炎症反应，而亲人真菌引起的炎症反应则通常轻微。

毛发感染的类型 有些皮肤癣菌能感染发干。取病发显微镜下检查，发现真菌孢子和菌丝既可以在发干内，也可同时在发干的内部和表面。发内型感染方式中真菌菌丝存在于发干内，发外型感染中真菌菌丝存在于发干内和发干表面。

真菌孢子可大可小。由此毛发的感染类型又可被进一步分为大或小孢子发外型，或大孢子发内型。

临床分类 癣指真菌感染。临床上按照身体部位对皮肤癣菌感染进行分类。由于感染部位和真菌种类的不同，皮肤癣菌或癣菌可引起不同的疾病表现。掌握各种真菌所引起的众多类型疾病过于复杂，而且没有必要，因所有皮肤癣菌都可用同样的外用或口服药

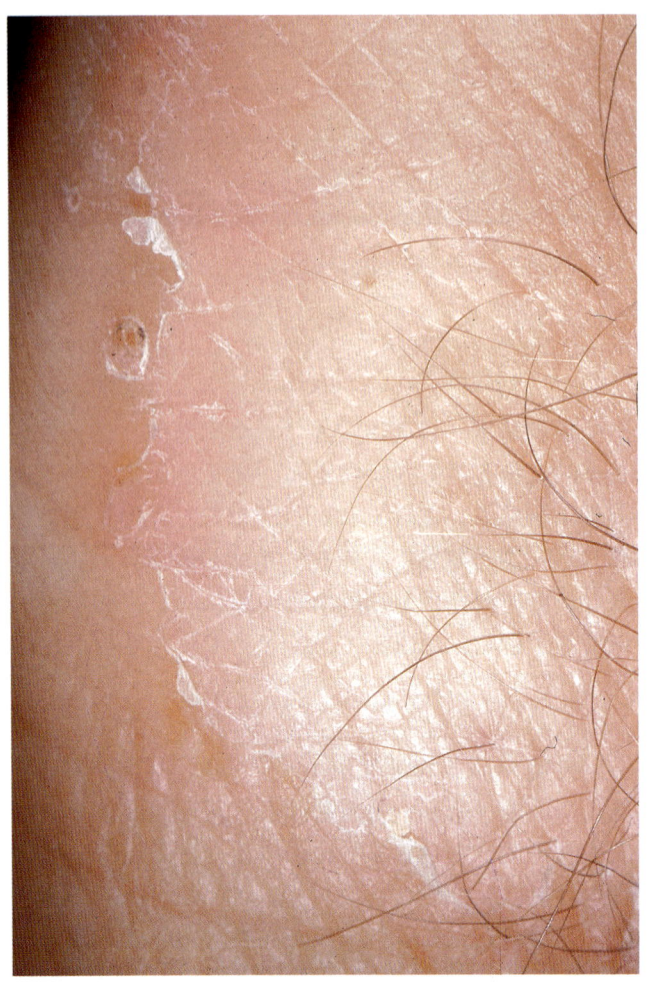

图13-1 癣：活动性边缘（典型表现）。边缘呈红色，有鳞屑并轻度隆起。中心区域常比边缘环绕的正常皮肤颜色浅一些。

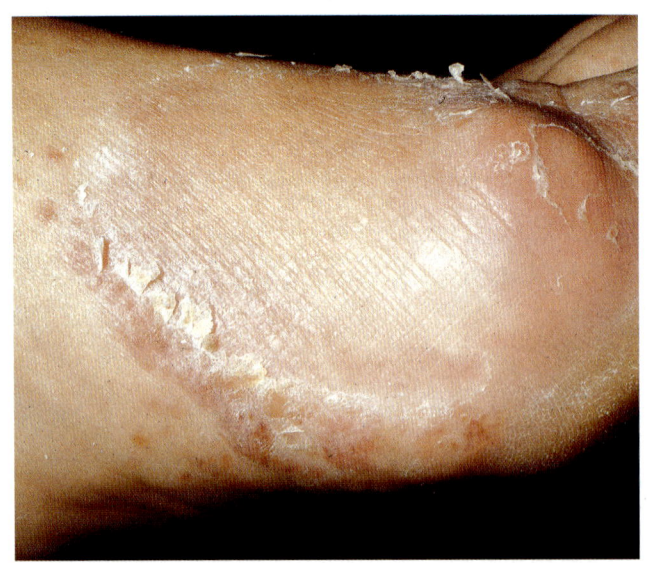

图13-2 癣菌感染：有水疱的活动性边缘提示急性炎症。

物治疗。但熟悉不同身体部位炎症表现的常见类型，并能准确解读鳞屑、毛发或甲板的氢氧化钾湿片却是重要的。通过真菌培养进行菌种鉴定只适用于头癣、炎症性皮肤感染和一些甲感染。

活动性边缘 一个非常特征性的炎症表现是感染的活动性边缘。活动性边缘存在大量菌丝，是做氢氧化钾检查的最佳取材部位。典型的活动性边缘有鳞屑、红斑和轻微隆起（图13-1）。当炎症剧烈时，活动性边缘会出现水疱(图13-2)。这种模式存在于除掌跖外的所有部位。

诊断

氢氧化钾湿片的制备 诊断皮肤癣菌感染最重要的一项检查是在显微镜下直接观察角化物质中的菌丝分枝。

制备鳞屑标本 用15号外科刀片，垂直于皮肤表面稍用力刮几次即可获得鳞屑。如有活动性边缘，就将刀片以合适的角度沿边缘刮取鳞屑。如将刀片从损害中心向外刮取，并与活动性边缘平行，也会取到一些正常的鳞屑。

湿片制备 将鳞屑碎片放在载玻片上并轻轻将之分散，盖上盖玻片。用牙签或滴管将10%或20%氢氧化钾溶液加到盖玻片边缘，通过毛细作用溶液被吸到盖玻片下。将标本在文火上轻轻加热，然后按压盖玻片，使表皮细胞和真菌菌丝分离。氢氧化钾可以溶解细胞间连接物质，但并不扭曲表皮细胞和真菌。调低显微镜聚光器使光线变暗以增强对比，使菌丝更易辨认。

甲板角蛋白厚且难以消化。将甲屑与几滴氢氧化钾放在盖有Petri培养皿的表面玻璃上24小时能适度地软化甲板。毛发标本不需特殊制备或消化，可立即检查。

显微镜 在低倍镜下仔细检查盖玻片下的整个标本。确认菌丝的存在需用×40物镜观察。轻轻来回旋转调焦旋钮可帮助看清位于不同深度的整个菌丝片段。标本中仅有一小片鳞屑含有许多菌丝而其他视野没有菌丝的情况并不少见，故应仔细检查整个标本。

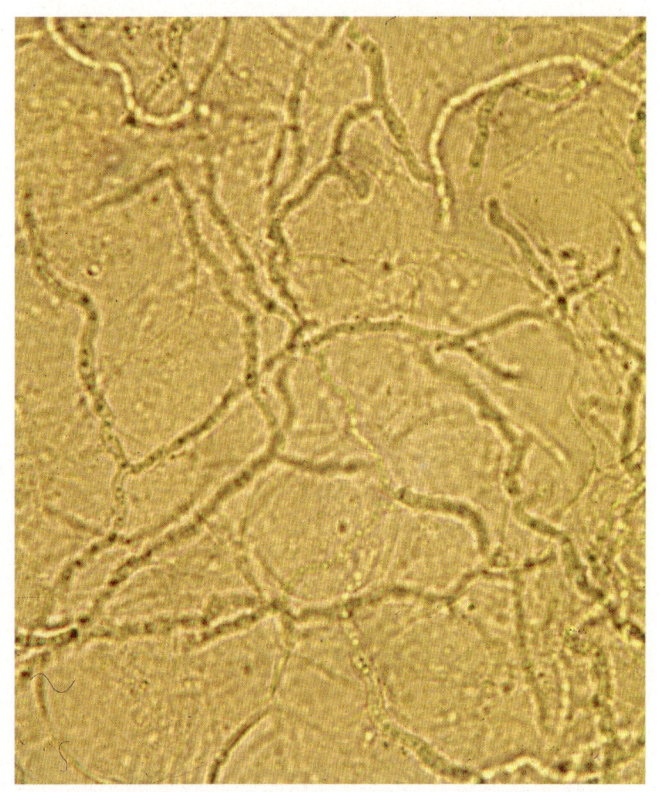

图13-3 氢氧化钾湿片中的菌丝:菌丝的特点是分枝、宽度一致的细丝状结构。

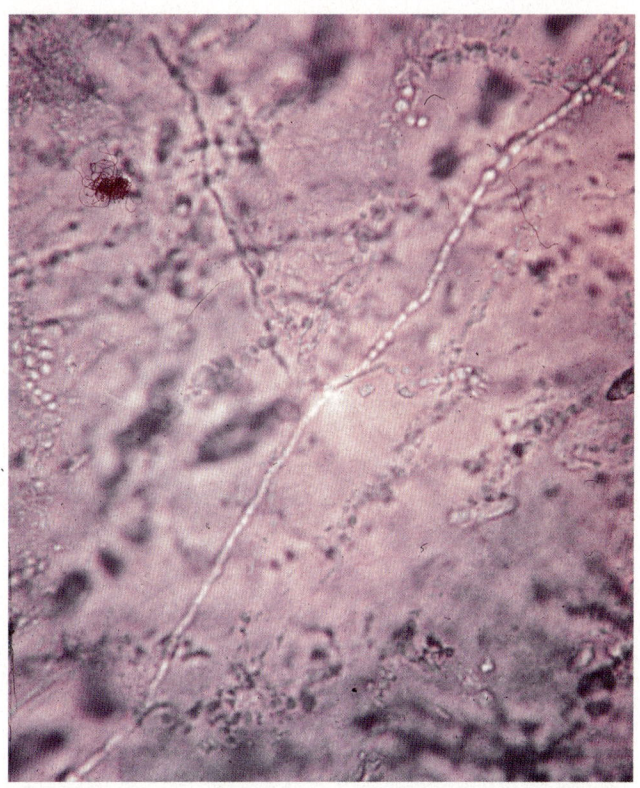

图13-4 在氢氧化钾湿片上加一滴墨水使菌丝更易于观察。(Courtesy Dr. Leanor Haley, Centers for Disease Control and Prevention.)

读片 阅读氢氧化钾湿片需要经验。皮肤癣菌表现为半透明、分枝及宽度一致的杆状细丝(菌丝),细丝中有间隔不等的横膈(图13-3和图13-4)。宽度一致、特征性弯曲和分枝的特征使菌丝与毛发或其他碎屑区别开来。毛发在末端逐渐变细。使用显微镜微调旋钮可见到横跨鳞屑不同平面细胞壁的菌丝。一些菌丝的胞浆中有一单链气泡状物。菌丝可以断裂成圆形或多边形以致于看起来像孢子。菌丝可与鳞屑连在一起或单独漂浮在氢氧化钾溶液中。

镶嵌假象 所谓的镶嵌假象易与菌丝混淆,它是由小脂滴在细胞间排列成单链状而形成,在取自掌跖的标本中尤易混淆(图13-5)。进一步加热或加压使细胞分离时,这种现象就会消失。尽管在浅部念珠菌感染和花斑癣中可以看到孢子、分枝菌丝和短的不分枝菌丝,但在皮肤癣菌感染中却只能见到分枝菌丝。如果过分加热湿片就会出现类似菌丝的纵向杆状氢氧化钾结晶体。

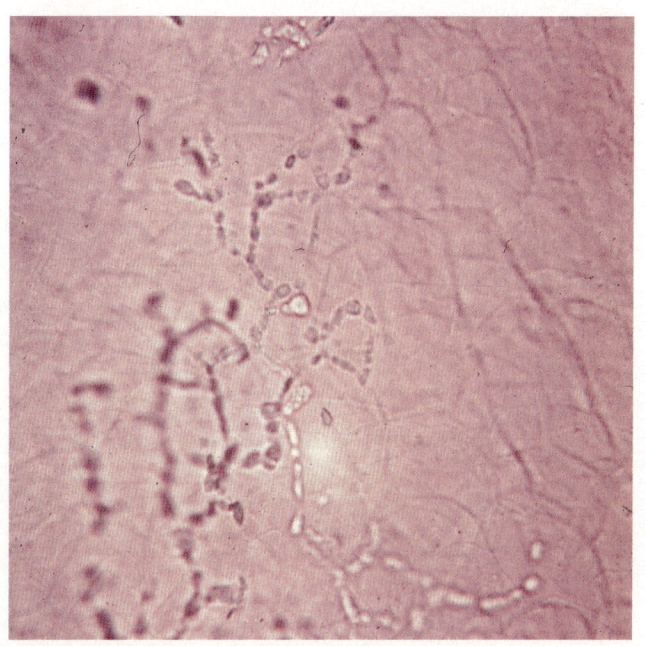

图13-5 镶嵌假象:在氢氧化钾湿片中,细胞间呈单链状排列的小脂滴类似真菌菌丝。加热能使细胞分离,假象消失(Courtesy Dr. Leanor Haley, Centers for Disease Control and Prevention.)。

特殊染色 菌丝在氢氧化钾湿片中可能难以被发现。氯唑真菌染色[2]、Swartz Lamkins真菌染色或Parker蓝墨水[3]能使菌丝着色清晰，在低倍镜下就可看到。这些特殊染料可从 Dermatologic Lab and Supply, Inc. (www.delasco.com) 获得。

培养 大多数情况下并不需要知道感染皮肤的皮肤癣菌种类，因同样的外用或口服制剂对所有种类的感染都有效。毛发和甲真菌感染有必要做真菌培养。儿童头发感染可能来源于携带某种特殊皮肤癣菌的动物，由此可追踪动物并治疗，或毁灭之以预防进一步传染给更多的人。甲板，尤其是趾甲甲板，可能由非皮肤癣菌感染引起，如腐生霉菌的寻霉属，这种感染对治疗无反应。因此，在开始长疗程治疗前，有必要确定引起甲板感染的真菌属。

培养的棉拭子技术 将一根无菌棉拭子用无菌水或琼脂板上无菌琼脂湿润后，在皮损表面用力摩擦，可获得与用手术刀片刮屑同样的取材效果[4]。轻轻地从损害表面扫一遍并不能获得足够的标本，因此必须将拭子在病损的活动部分用力摩擦，然后反复涂抹于琼脂表面。在难以刮擦的部位，如头皮、眼睑、耳朵、鼻子和趾缝，用棉拭子取材十分有效。无菌棉拭子比刀片的威胁性小，在儿童突然活动可能引起刺伤或割伤的情况下使用较为安全。

癣菌的培养基 皮肤癣菌是需氧菌，生长在培养基表面。最常用于分离和鉴定的三种培养基是皮肤癣菌试验培养基（DTM）、海藻糖琼脂培养基和沙保葡萄糖琼脂培养基。许多医院的实验室由于缺乏判断真菌培养结果的经验而将它们送到外面的实验室去分析。标本可以被直接送到某个实验室。不同于许多细菌，真菌即使没有被接种到培养基中，仍可在鳞屑和毛发中存活数天。然而，也有许多医院和个体执业者现在依靠皮肤癣菌试验培养基做快速却稍欠准确的诊断。

皮肤癣菌试验培养基是一种商业化的小瓶装培养基，可供直接接种。黄色培养基中含有指示剂酚红，在大约6天或7天时，皮肤癣菌的碱性代谢产物使之变成粉红色，但出现非致病性真菌的酸性代谢产物时，则仍保持黄色。但两周后必须弃去培养基，因为此后腐生菌也可引起类似的颜色变化。皮肤癣菌试验培养基可以做出菌种鉴定，但用海藻糖琼脂和沙保琼脂培养基更准确些，因为皮肤癣菌试验培养基中的染料会干扰对结果的判断。

海藻糖琼脂培养基是由沙保培养基改良而成，其中含有的放线菌酮和氯霉素能阻止细菌和腐生真菌的生长；海藻糖琼脂的葡萄糖含量降低，并且pH值上调有利于皮肤癣菌的生长。

沙保琼脂不含抗生素，能使包括非皮肤癣菌在内的大多数真菌生长。这可能对甲感染有用，因为在甲感染中非皮肤癣菌的检查是必需的。海藻糖琼脂对头癣的鉴定更佳，因为只有皮肤癣菌引起头癣。培养通常在1～2周后呈阳性。

酵母培养基 酵母可以在医院实验室的平板上分离。Acu-Nickerson是一种商业化的斜面培养基，可用于分离和鉴定念珠菌属。

Wood 灯检查 光束波长在365nm以上，由紫外光通过Wood 滤器而制成。如果感染了犬小孢子菌或奥杜盎小孢子菌，头发（而非头皮）呈蓝绿色荧光。较少见的许兰毛癣菌感染能使病发呈淡绿色荧光，感染毛发的其他皮肤癣菌不产生此种荧光。除花斑癣呈现浅黄白色荧光外，皮肤真菌感染没有荧光。红癣，一种由微小棒状杆菌感染引起的趾蹼、腹股沟和腋窝非炎症性浅棕色鳞屑性损害，在Wood 灯下呈现明亮的珊瑚红色荧光。Wood灯检查应在暗室中用一种高密度仪器进行。毛发的荧光可能由色氨酸代谢产物所引起。

癣 Tinea

临床上，皮肤癣菌感染传统上按身体部位划分。癣是指真菌感染，比如头癣指头皮的皮肤癣菌感染。

足癣 Tinea pedis

足部是皮肤癣菌感染最常见的部位，被称为足癣或"运动员脚"（"athlete's foot"）。鞋提供温暖潮湿的环境使真菌易于生长。足部真菌感染常见于男性，少见于女性。虽然并不常见，但足癣确实可发生于青春期前儿童。儿童足部皮炎的鉴别诊断中应考虑到癣[5,6]。对于有免疫易感性的个体，不管预防微生物感染的措施多么精心，患足癣似乎是不可避免的。衣帽间的地板上有真菌成分，使用公共浴室提供了一种反复暴露于感染源的理想环境[7]。白色短袜无助于预防足癣。一旦感染，患者就成为一名携带者并容易复发。足癣的临床表现多种多样。

临床表现 足癣可表现为典型的"癣"模式（图13-6），但大多数感染发生在趾间或足底。

趾间足癣（趾蹼感染） 过紧的鞋子压迫足趾，在趾蹼形成一个温暖潮湿的环境，非常适宜真菌生长。虽然所有趾蹼均可被感染，但第四和第五趾的趾蹼最常受累。趾蹼变得干燥、脱屑和出现裂隙（图13-7）或变白、浸渍和潮湿（图13-7）。当脱掉鞋袜时瘙痒最剧烈。癣感染的趾蹼表现出鳞屑、脱皮而没有浸渍时，局部的细菌菌群是没有变化的。定植细菌菌群的大量生长决定着趾间趾蹼感染的严重程度。感染浸渍模式取决于细菌和真菌的相互作用[8]。皮肤癣菌引发皮肤角质层的损伤，并通过产生抗生素来筛选耐抗生素的细菌菌群[9]，导致金黄色葡萄球菌、革兰阴性菌、微小棒状杆菌、表皮葡萄球菌和栖息的微球菌的感染增加。损害常可从趾蹼向足底或足背延伸，出现典型的、慢性的、鳞屑性癣样损害，具有活动性边缘或出现急性水疱损害（图13-8和13-9）。鉴定趾蹼浸渍皮肤中的真菌菌丝可能较困难。

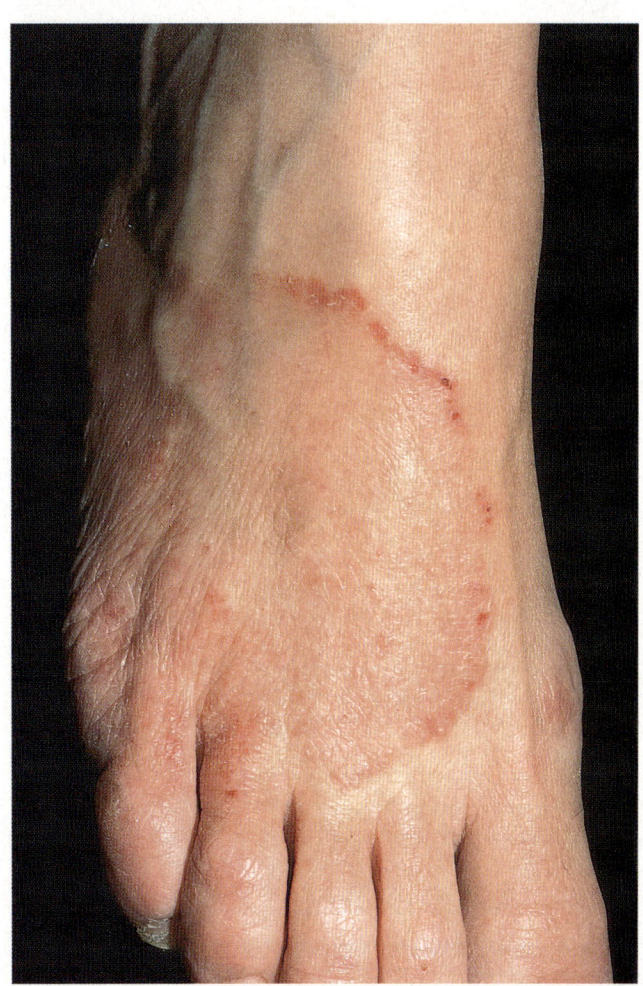

图13-6 足癣：典型的"癣"模式可发生在身体任何部位的表面。

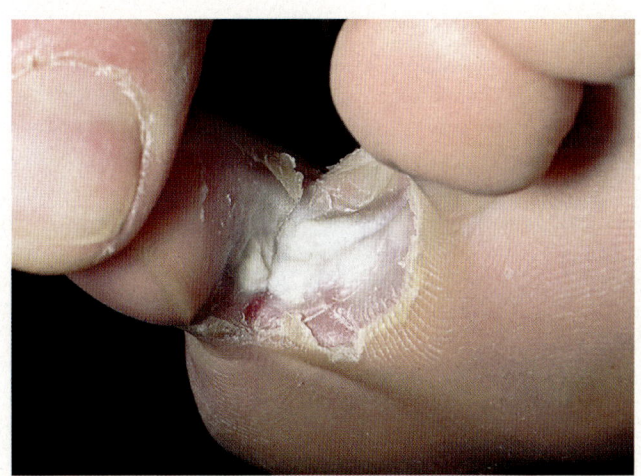

图13-7 足癣（趾蹼感染）：趾蹼有浸渍性鳞屑。第四趾蹼最常受累。

跖部慢性鳞屑性感染　跖部角化过度或软托皮鞋型（moccasin-type）足癣是一种特殊类型的慢性真菌感染，对治疗抵抗。通常整个足底都被感染，表面覆盖细小银白色鳞屑(图 13-10 至 13-12)。皮肤呈粉红色，柔软，伴或不伴瘙痒。双手可同样被感染。双侧掌跖同时被感染的情况十分罕见；感染模式为两足一手或两手一足。红色毛癣菌是常见的病原菌。这种感染很难被根治。红色毛癣菌产生的物质能减弱免疫反应和抑制角质层更新。

急性水疱型足癣　这种严重的炎症性真菌感染可发生于尤其是穿不透气鞋子的人群中。该急性感染常来自于一种较慢性的趾蹼感染。少量或较多的水疱迅速发展于足底或足背。水疱可融合成大疱，或在跖部厚层鳞屑下储存疱液且从不破溃。继发细菌感染通常发生在大疱破裂后的受损皮肤区域。严重红肿皮肤中的真菌菌丝难以辨认。用于氢氧化钾检查的标本应取自水疱顶部。第二轮水疱会在短期内发生于同一区域或远隔部位（如手臂、胸部和沿着手指侧面分布）。这些瘙痒性无菌性水疱代表对真菌的一种变态反应，被称作癣菌疹或疹样反应[9]。它们在感染控制时消退。有时癣菌疹是真菌感染的惟一临床表现。仔细检查这些患者可能发现趾蹼无症状的裂隙或浸渍区域。

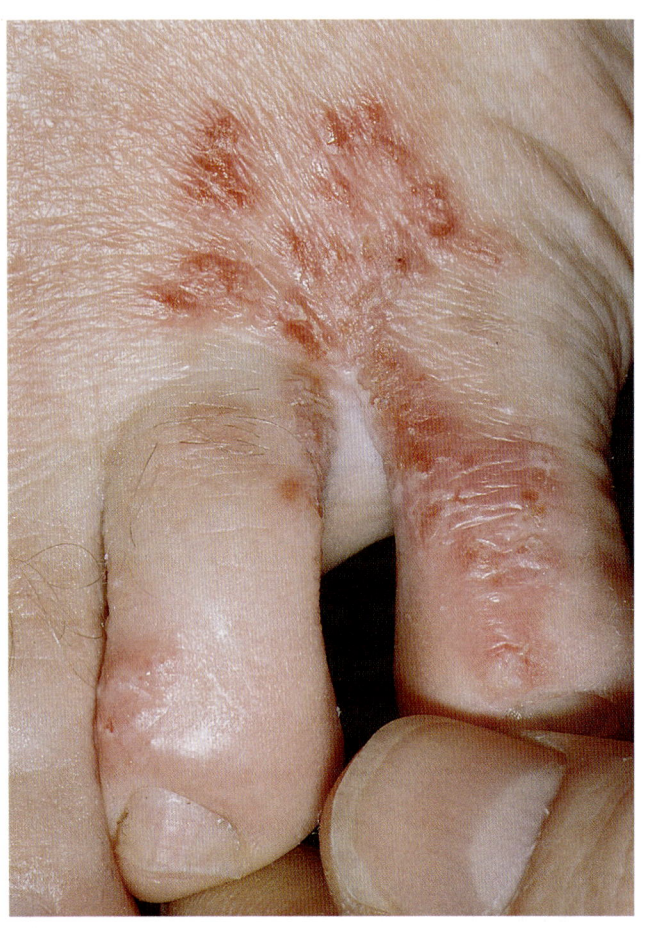

图 13-8　足癣：感染已经从趾蹼向外延伸。

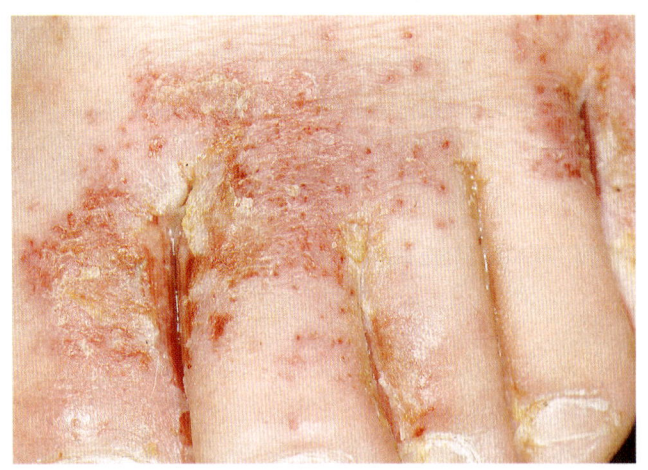

图13-9　足癣：在趾蹼和足背慢性真菌感染的基础上继发葡萄球菌感染。

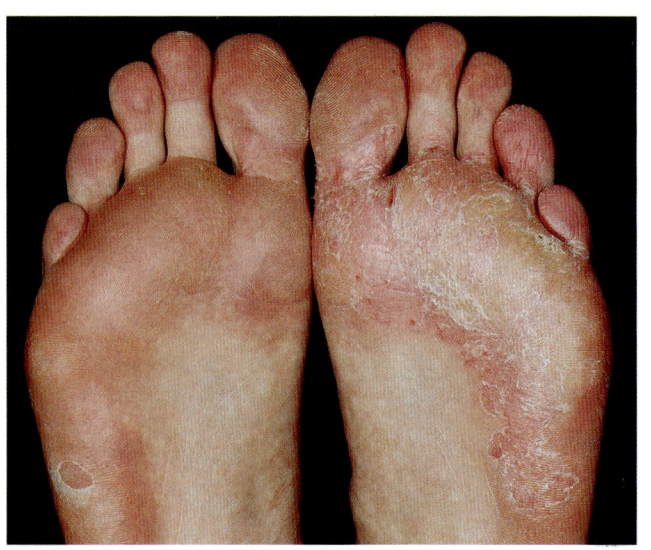

图 13-10　足癣：一只脚的趾蹼和足底表面炎症持续多年；而另一只脚未受感染。

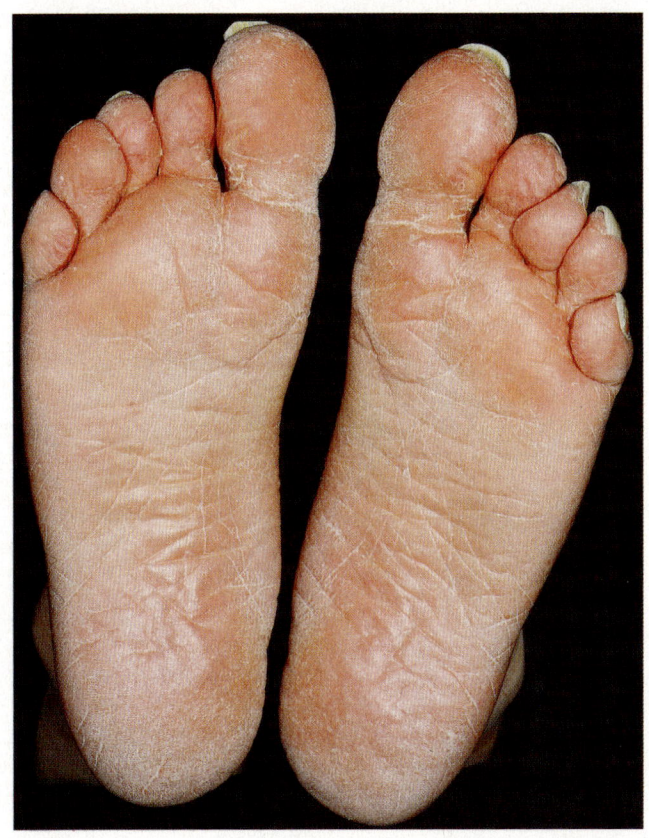

图 13-11　足癣：两只脚的整个足底皮肤增厚，呈褐色并覆盖细白鳞屑。

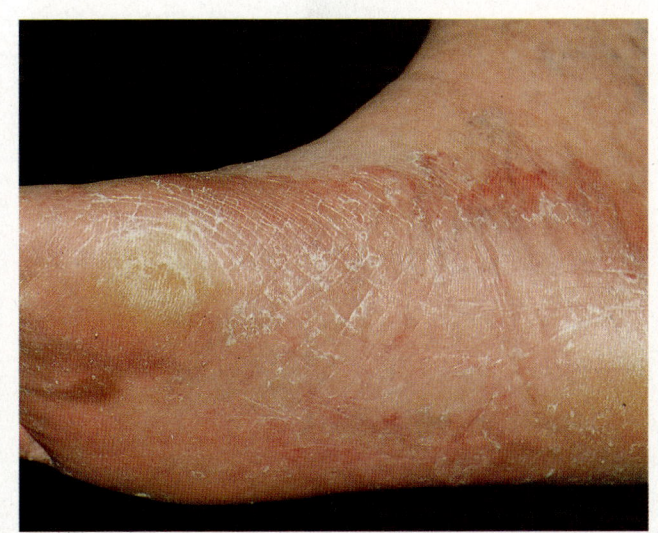

图 13-12　足癣：此患者跖部的慢性炎症周期性发作于足背和踝关节部位。

双足 - 单手综合征

双足 - 单手综合征包括双足的皮肤癣菌感染和右手或左手掌癣，也可并存手和足的甲感染。大多病例发生于男性。同样的病原菌感染足、手和甲。大多数病例由红色毛癣菌引起。足癣/甲真菌病的发生通常先于手癣。经常摩擦双足或剔趾甲的手常易患手癣。职业中需高强度用手的患者很可能在早年发病[10]。

治疗　与较古老的抗真菌药如克霉唑相比，最新的抗真菌药有更高的治愈率，且起效更快。与抗真菌/糖皮质激素联合疗法 [Lotrisone（克霉唑/倍他米松）] 相比，它们有更高的治愈率和更低的复发率[11]。

1% 特比萘芬霜（兰美抒，非处方药）每日2次，持续1周治疗趾间足癣治愈率很高。一组系列研究显示，特比萘芬渐进地改善真菌感染。治疗5周后，88%患者的感染被清除[12]。用杀真菌药物（如特比萘芬）进行有效的短程疗法可避免因使用抑真菌药（如克霉唑，治疗4周）依从性差而导致的治疗失败。布替萘芬（Mentax 霜，Lotrimin ultra 非处方药）外用，每日2次，持续1周，也能高效治疗趾间足癣[13]。益康唑对引起严重趾间浸渍感染的几种细菌均有抗菌活性[14]。穿宽松的鞋子以及用羊毛线（Dr.Scholls' Lamb's Wool）拉开趾蹼间隙，可预防复发。粉剂可以吸潮，其中无需添加药物。粉剂应涂抹在足部，而不是撒在鞋子里。湿袜子应更换。

足底面的角化过度型足癣对传统治疗反应缓慢。口服特比萘芬每日250mg[15]，2～6周的治愈率稳定在71%～94%。口服灰黄霉素250～500mg，每日2次，6周可获得27%～35%的治愈率。

急性水疱型足癣用Burrow溶液湿敷，每次30分钟，每日数次。口服抗真菌药控制急性感染，口服抗生素治疗继发性细菌感染。在足部炎症性真菌感染时，水疱型癣菌疹有时会发生在远隔部位。湿敷、外用第V级糖皮质激素，个别情况下口服泼尼松20mg每日2次，8～10天有助于控制疹样反应。

足癣已被下述方法有效地治疗：氟康唑冲击量150mg每周1次；伊曲康唑200mg每日1次，连续2周或200mg每日2次，连续1周；及特比萘芬250mg每日1次，连续2周[16]。

窝状角质松解症 Pitted keratolysis

窝状角质松解症是一种类似足癣的疾病，皮损发生于足底承重部位。最常见的首发部位在压力承受区，如足趾腹侧、跖前部和足跟部。在非承重部位罕见皮损。多汗是最常见的症状。恶臭和皮肤肮脏也是其显著特征[17]。

本病是细菌感染，但常被误认为真菌感染，皮肤表面呈许多环状或纵向、凿状边缘的凹陷为其特征（图13-13和13-14）。大多数病例没有症状，但成人和儿童都可发生疼痛性、斑片样损害[18]。损害局限在角质层，几乎没有炎症。多汗、袜子潮湿或足部浸渍促进本病发生。也许有未被注意的圆形凹点，或整个承重部位覆盖环状沟。有几种细菌被认为与本病有关，包括刚果嗜皮菌和栖息的微球菌。这些细菌能产生和分泌一些胞外酶（角蛋白酶），当皮肤在水合状态且pH高于中性时，降解角蛋白并在角质层内产生凹点[19]。这些病原菌不易培养，但可以通过福尔马林固定用于组织病理检查的角质层，切片后做HE染色来显示丝状或球状微生物。本病的临床表现有显著的特征性，通常不需要实验室确诊。

治疗 治疗包括保持局部干燥，经常更换短袜，外用20%氯化铝（Drysol）每日2次，可快速清洁局部。Lazer Formalyde溶液(10%甲醛溶液)也是一种有效的强效止汗剂。必要时可定期治疗。即使不用氯化铝或甲醛，使用抗生素也有效。外用过氧化苯甲酰酒精制剂（商品名Panoxyl 5）每日2次有效。局部外用治疗痤疮的药物，如红霉素溶液或克林霉素溶液可治愈此病。莫匹罗星（百多邦）软膏或霜剂也有效[20]。口服红霉素也是一种选择。

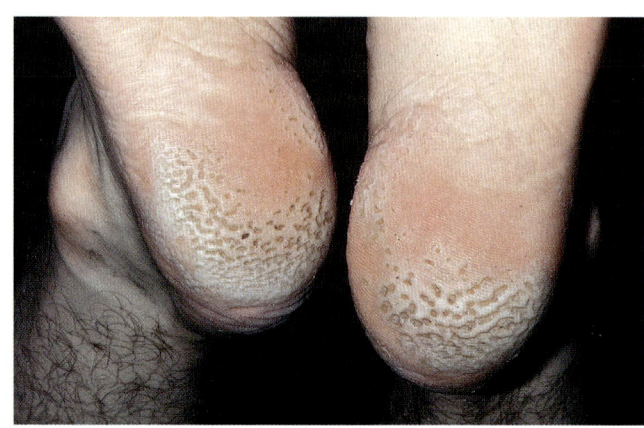

图13-13 窝状角质松解症：深纵沟最先发生在承重部位皮肤。

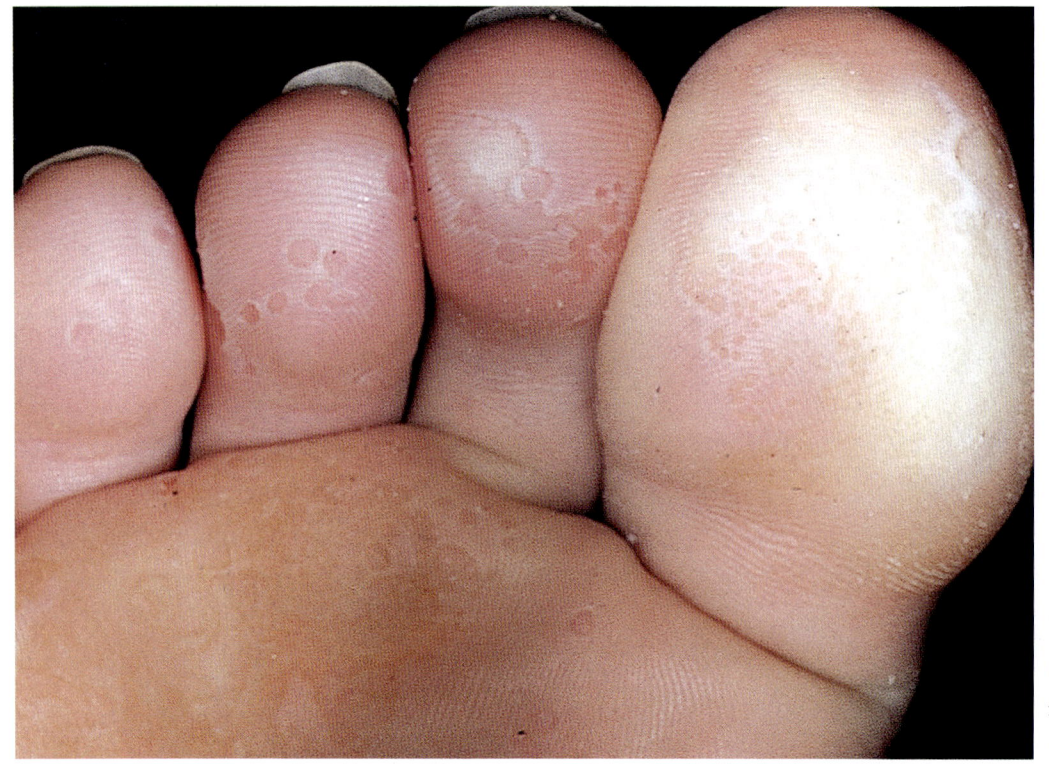

图13-14 窝状角质松解症：深凹点周围的皮肤常潮湿、浸渍。

股癣 Tinea cruris

股癣（"jock itch"）常发生于夏季出汗或衣服被汗湿后，冬季则见于穿了多层衣服的情况下。与许多其他类型的浅部真菌感染一样，易患因素为温暖潮湿的环境。男性比女性易感染，儿童患股癣者少见。当潮湿和这片间擦部位浸润加重时瘙痒加重。

皮损最常表现为单侧，初发于股部皱褶处，当界限清楚的鳞屑性或有时为水疱性的边缘从股部皱褶扩展到大腿时，就形成半月形斑块（图 13-15）。边缘以内的皮肤变为棕红色，鳞屑较少，可出现红色丘疹。当长时间穿紧身衣时会出现急性炎症。感染偶尔可累及臀和臀裂区域。本病累及阴囊罕见，而念珠菌常感染阴囊（图 13-16）。进行氢氧化钾检查的标本应取自活动性鳞屑性边缘。

糖皮质激素霜剂常被用于治疗股部炎症性皮肤病，它们会改变股癣的典型临床表现。使皮损更广泛，活动性鳞屑性边缘消失（图 13-35），有时在皮损边缘和中央会出现红色丘疹。这种治疗后的皮损（隐匿癣）难以被立即诊断为癣，惟一的线索是病史中有典型的半月形斑块和使用过糖皮质激素霜剂治疗。如有鳞屑，可在其中检出大量菌丝。

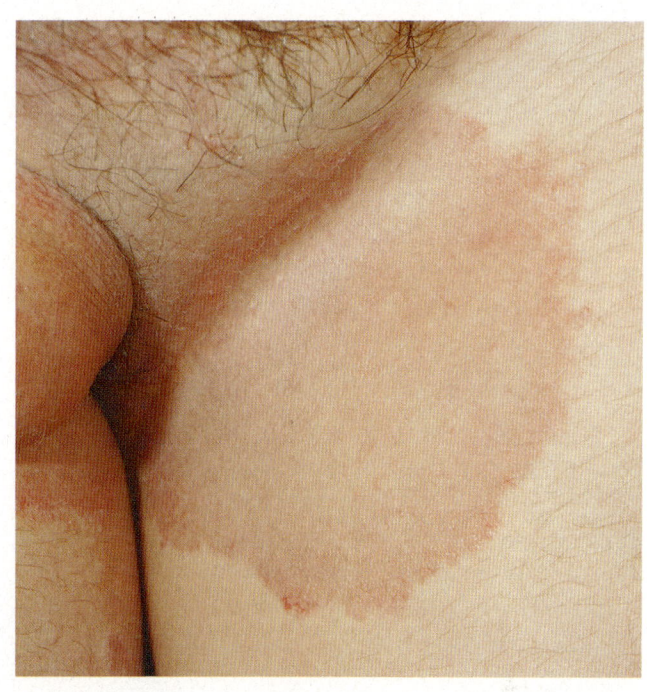

图 13-15　股癣：半月形斑块，有一边界清楚的鳞屑性边缘。

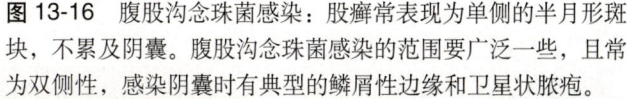

图 13-16　腹股沟念珠菌感染：股癣常表现为单侧的半月形斑块，不累及阴囊。腹股沟念珠菌感染的范围要广泛一些，且常为双侧性，感染阴囊时有典型的鳞屑性边缘和卫星状脓疱。

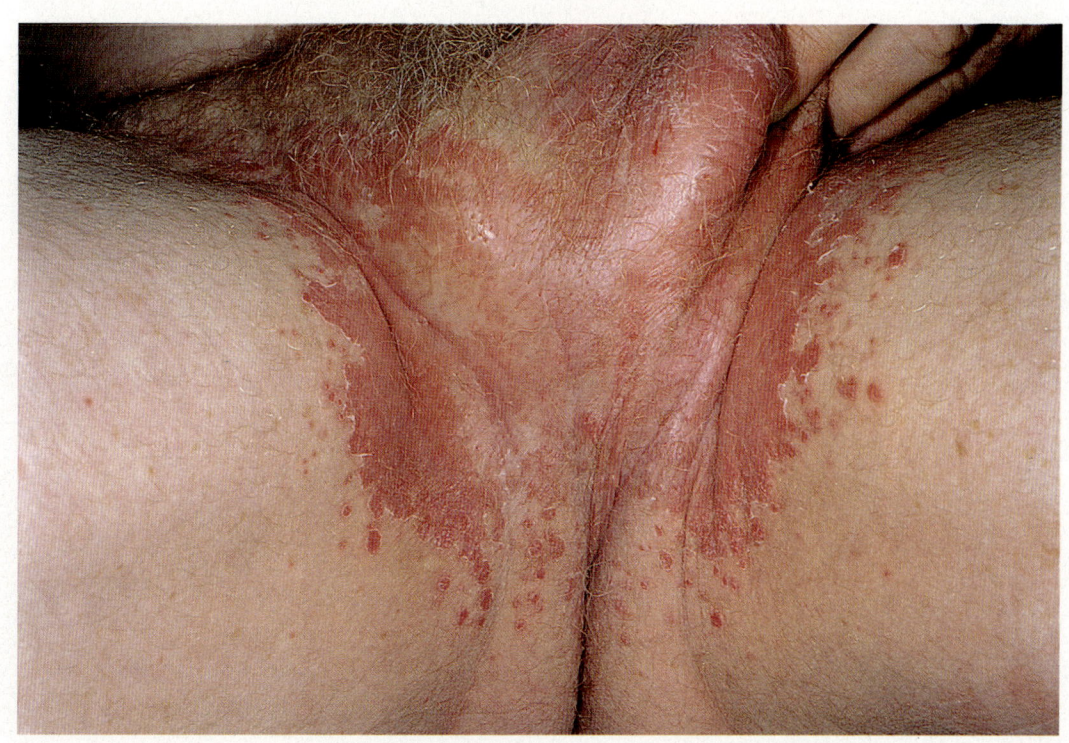

间擦疹

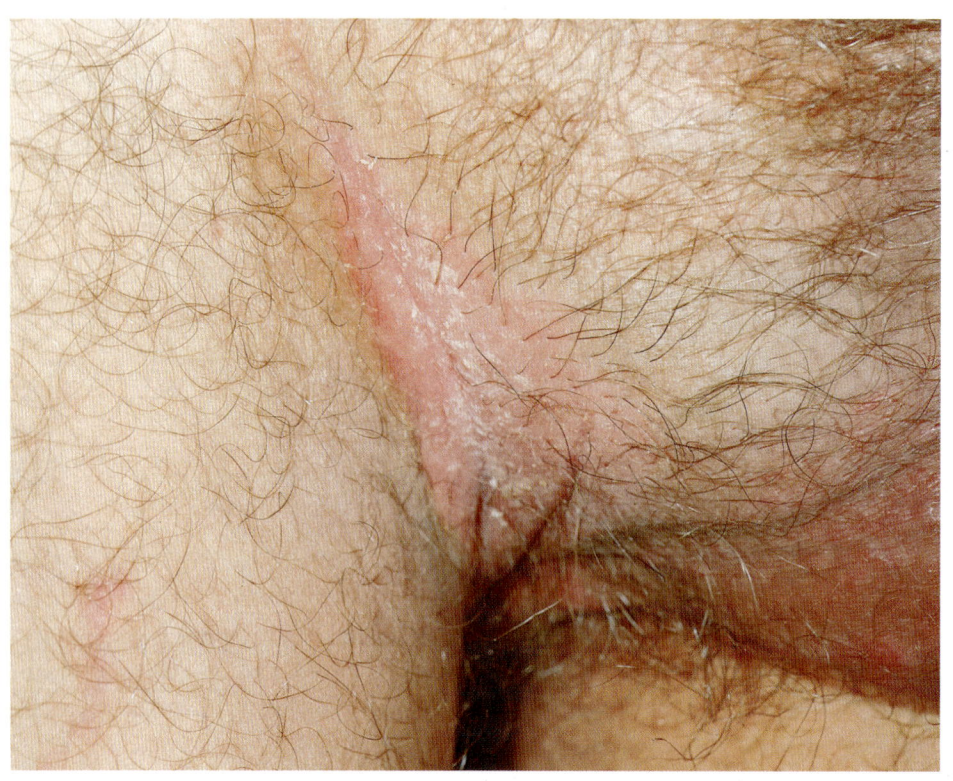

图 13-17 一片表面潮湿、浸渍的红色斑块向阴囊和大腿等距离扩展。

图 13-18 进展期的病例,腹股沟处深在纵向延展的裂隙。

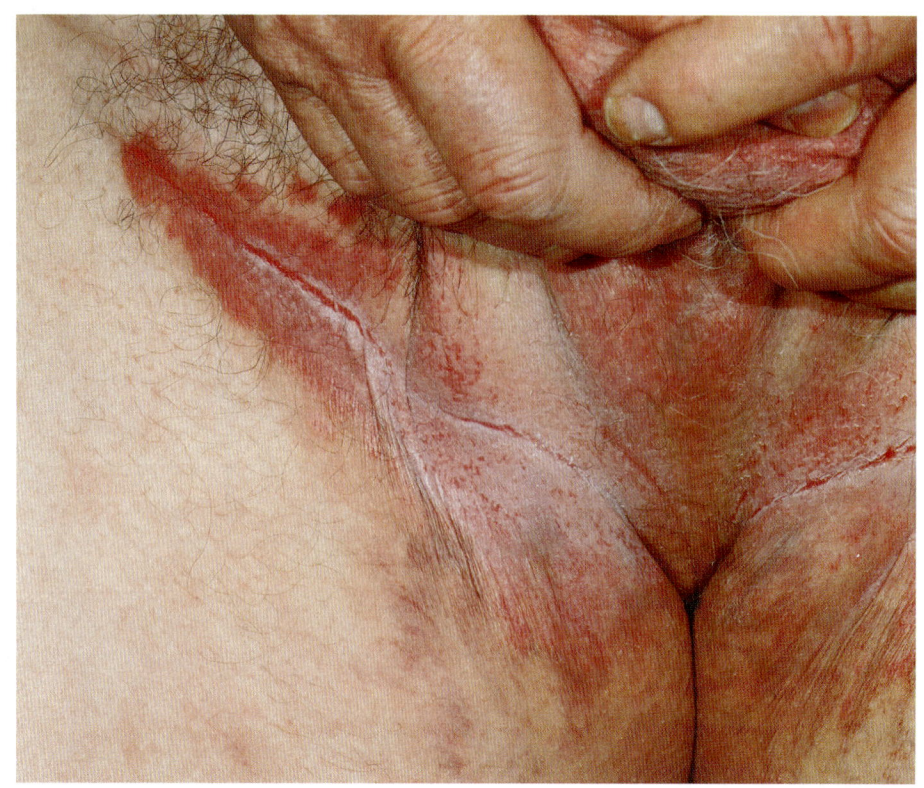

间擦疹

鉴别诊断

间擦疹　腹股沟处潮湿时，会形成一种类似于股癣的浸渍性红色半月形斑块，并向阴囊和大腿等距离扩展(图13-17)。腹股沟和大腿皱襞部位相对应接触的皮肤形成皮损鲜明的边界。炎症过程可能由细菌、真菌和酵母混合感染所引起，肥胖可促进之。大腿的皱襞部位会出现疼痛性纵向裂隙(图13-18)。如体重和局部潮湿未被控制，治疗后的腹股沟间擦疹容易复发。腹股沟银屑病和脂溢性皮炎可以与间擦疹表现类似(见念珠菌性间擦疹章节)。

红癣　由于具有相似的半月形斑片，这种细菌感染(微小棒状杆菌)性皮肤病可与股癣混淆(图13-19)。区别在于红癣是非炎症性、均匀一致的棕色鳞屑性斑片，无活动性边缘。微小棒状杆菌产生卟啉，在Wood灯下呈珊瑚红色荧光，而股癣无荧光。女阴红癣可能被误诊为念珠菌感染，尤其当Wood灯检查呈阴性时[21]。红癣最好发于第四趾间，也可见于乳房下皱襞和腋窝。鳞屑革兰染色显示有长细丝状的革兰阳性杆状微生物。然而，鳞屑难以被固定到载玻片上行革兰染色。可用清洁胶带粘贴鳞屑，然后染色胶带上的鳞屑。活组织检查可发现角质层中有杆状和细丝状微生物。红癣可用以下药物治疗：红霉素250mg 每日4次连续5天，或克拉霉素单次剂量1克[22]，或局部使用咪康唑、克霉唑和益康唑霜(不使用酮康唑)。局部应用治疗痤疮药物有效，如克林霉素(Cleocin-T洗剂)，或红霉素每日2次连续2周。一些含酒精的抗生素外用药在腹股沟使用时会有刺激性。

治疗　药典中所列的所有外用抗真菌霜剂治疗股癣均有效。皮损对用药反应迅速，霜剂应每日2次，至少连用10天。潮湿的间擦性皮损可能被皮肤癣菌、其它真菌或细菌污染。可使用具有抗念珠菌和皮肤癣菌活性的抗真菌霜剂(如咪康唑)治疗；用Burrow溶液、水或盐水冷湿敷浸渍湿润的皮肤，每次20～30分钟，2～6次/日直至皮肤干燥。当皮肤干燥时停止湿敷，但霜剂要继续使用至少14天，或直至真菌感染的所有迹象消失。间擦疹遗留的炎症可用第Ⅴ至Ⅶ级糖皮质激素治疗，每日2次，按说明连续使用(如5～10天)。建议限制糖皮质激素霜剂的用量，不鼓励长期应用。吸湿性粉末中不需加入药物(如Z-Sorb)，可帮助控制潮湿，但需在炎症消退后使用。耐受者可选用表13-2所列的任何口服药物，抗感染治疗均有效。

如皮疹呈红色、炎症明显伴瘙痒，可用Lotrisone溶液或霜剂(二丙酸倍他米松/克霉唑)早期治疗。一旦症状被控制，就需使用单纯抗真菌霜剂。延长使用这种糖皮质激素抗真菌制剂不仅不能治愈感染，还可能引起间擦部位的萎缩纹。

有时需系统治疗。氟康唑50～100mg每日1次，或150mg每周1次，共2～3周；伊曲康唑100mg每日1次，连用2周，或200mg每日1次共7天；特比萘芬250mg每日1次1～2周治疗股癣均有效[16]。灰黄霉素500mg每日1次连续4～6周也有效[23]。

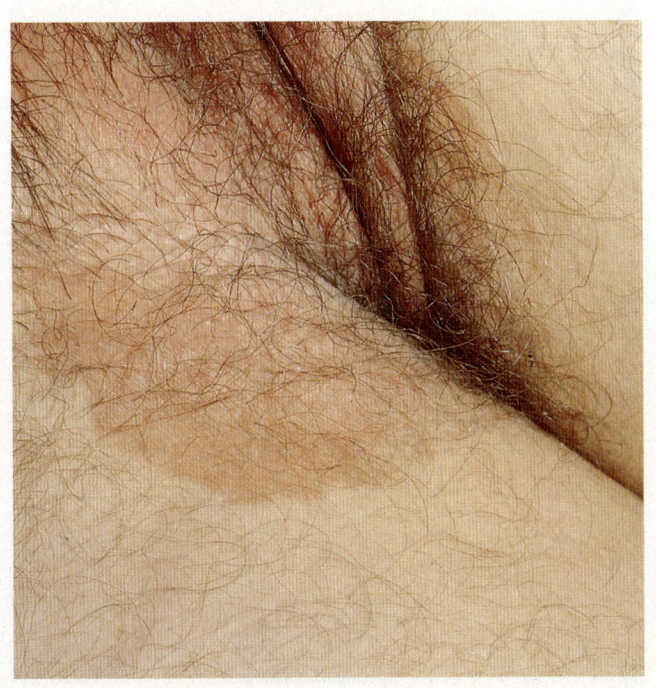

图13-19　红癣：一种细菌性感染(微小棒状杆菌)。弥漫性棕色鳞屑性斑片，与股癣相似。

体癣和面癣 Tinea of the body and face

面部(不包括男性的胡须部位)、躯干和四肢的癣被称为体癣(Tinea corporis)。本病可发生于任何年龄,温暖气候下更常见。临床表现多样,皮损在大小、炎症程度和受累深度上均不同。这种差异性可用宿主免疫力和真菌种类的差异来解释。有研究报道断发毛癣菌引起的体癣在摔跤选手中的流行情况[24]。

圆形环状损害 典型的癣中,皮损开始为扁平鳞屑性斑片,随后发展成隆起的边缘,以不同的速度向外周扩展。当活动性边缘向外扩展时,其鳞屑性边缘上可有红色丘疹或水疱。中心区域变为棕色或色素减退且鳞屑减少(图13-20)。然而,皮损中央有数个红色丘疹并不少见(图13-22和13-24)。可能只有一个圆形损害扩大到直径为几个厘米后消退,或几个环形损害扩大覆盖身体表面的大片区域(图13-21,13-23和13-24)。这些较大的损害可有轻微瘙痒或无任何症状。它们可扩展到一定大小并持续存在数年而不消退。较大皮损的光滑中央区域呈棕黄色,并常伴几个红色丘疹。边缘为匍行性或环状,非常不规则。

玫瑰糠疹和癣的多发性小环状损害表现相似,但玫瑰糠疹的鳞屑不像癣一样到达红色边缘。其他鉴别特征包括玫瑰糠疹的皮疹迅速出现及局限于躯干部位。源于猫的癣可在躯干和肢端突然出现多发性圆形或椭圆形斑片。

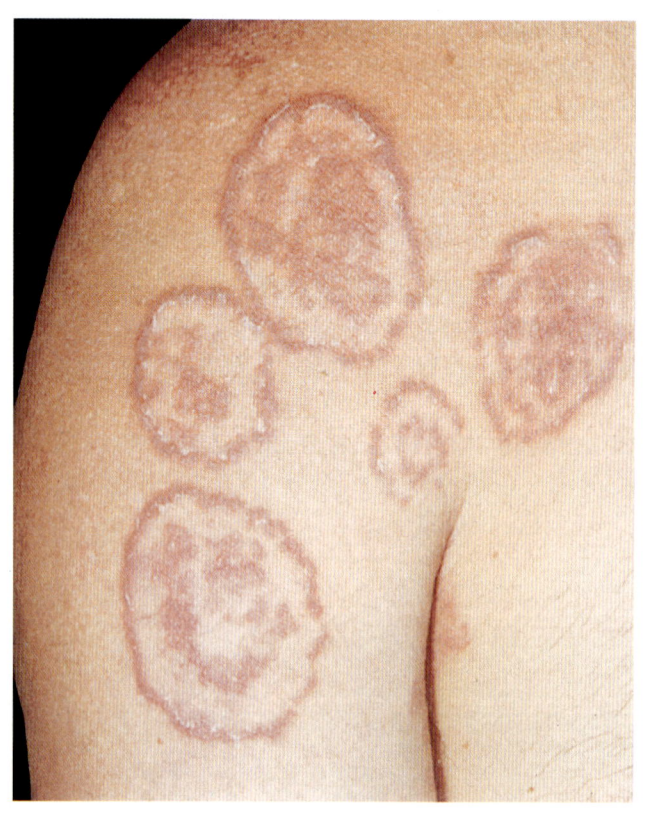

图 13-20 体癣:具有活动性红色鳞屑边缘的典型表现。用"ringworm"命名癣的原因显而易见。

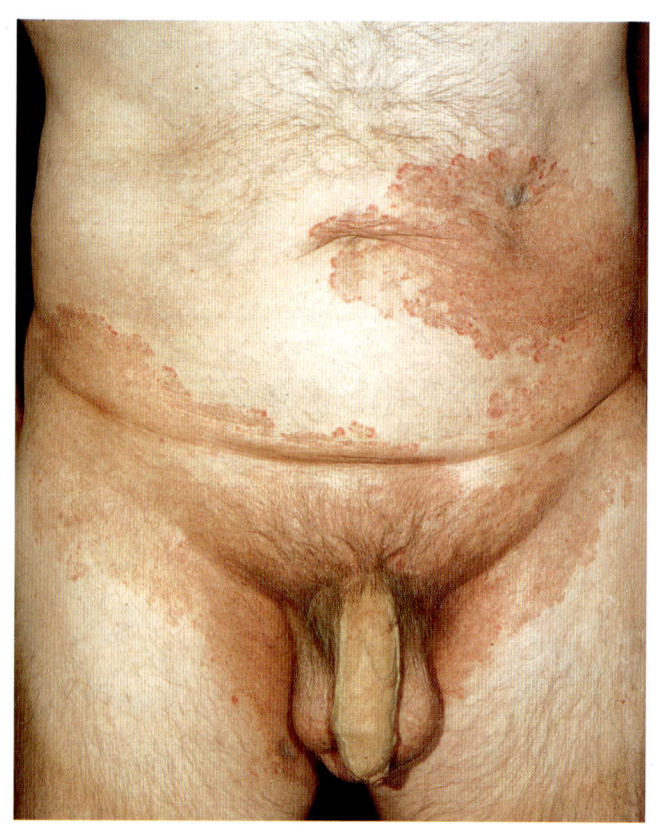

图 13-21 体癣:边界相当清楚并有红色丘疹。中央浅棕色伴鳞屑。

体癣和面癣

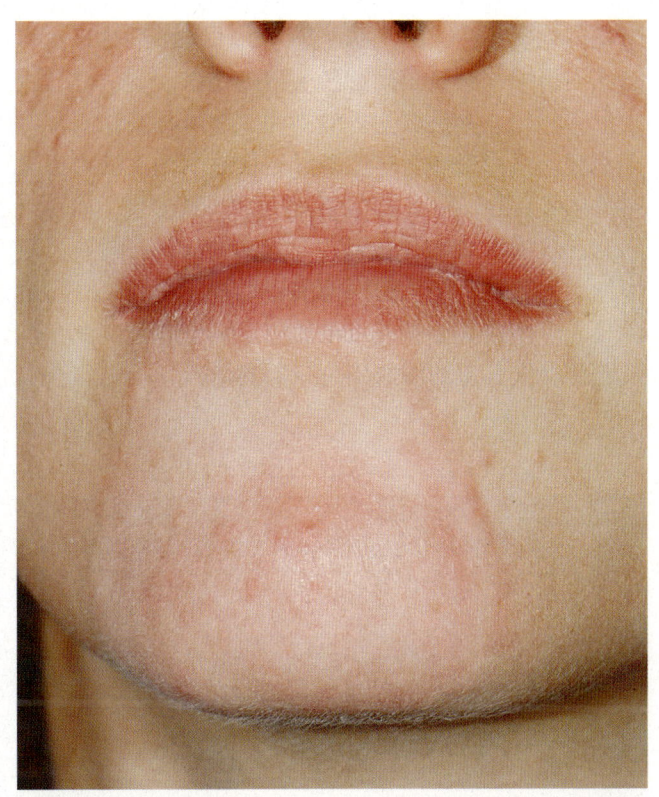

图 13-22 面癣：清晰的边缘从口唇向下颌扩展。中央区域色素减退。

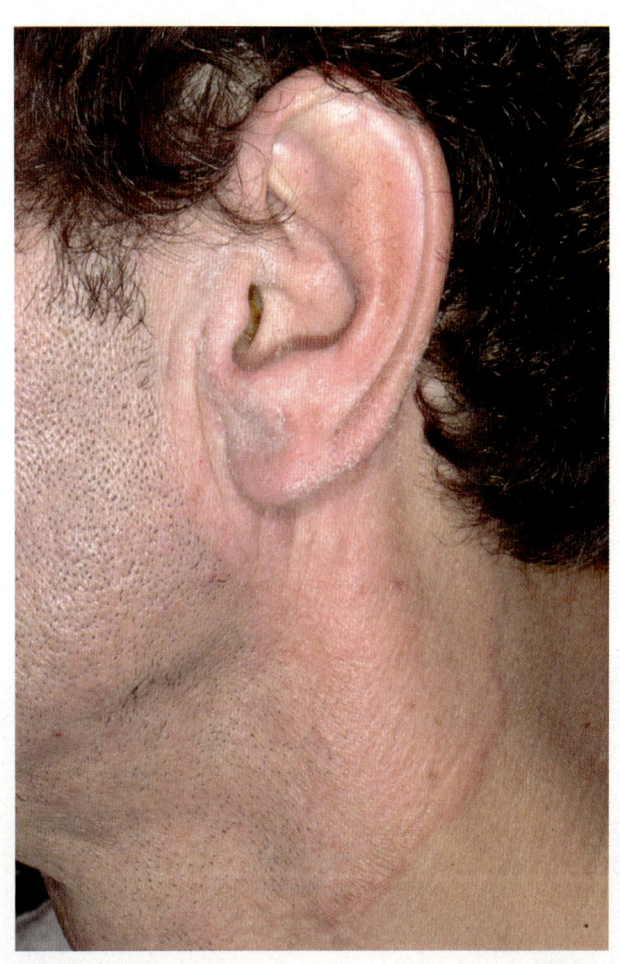

图 13-23 面癣：斑片累及整个面部。颈部有一清晰边缘。

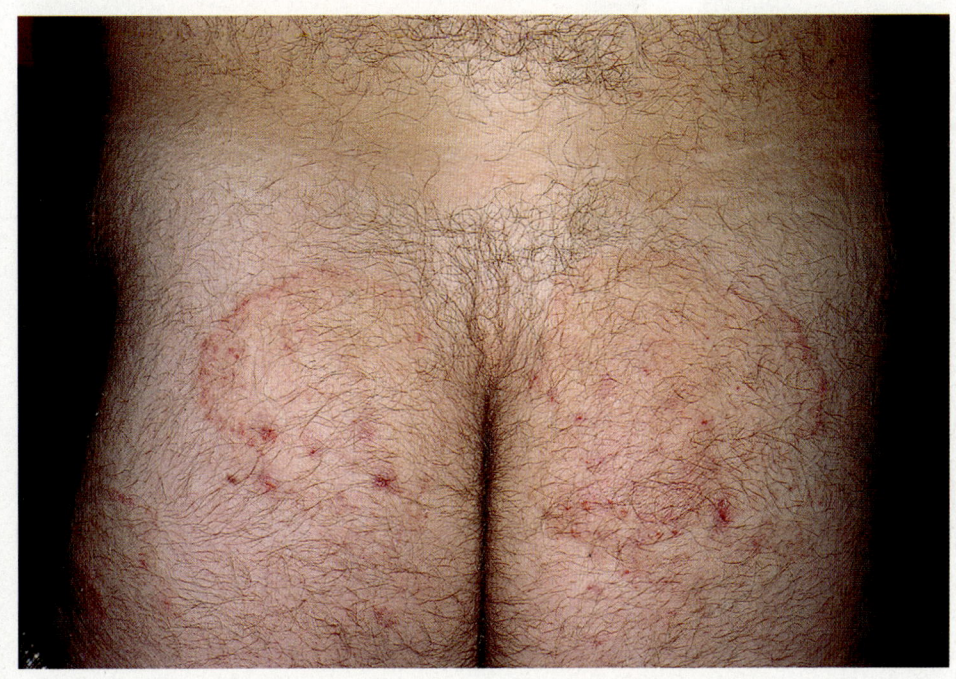

图 13-24 真菌感染已深及毛囊，形成皮肤表面丘疹性损害。外用抗真菌制剂因穿透深度不够，难以治疗这种病变。

斗士癣 (Tinea gladiatorum)

体癣在竞技性摔跤者中常见。大多数报道的病例由断发毛癣菌引起。人与人接触可能是主要的传播途径。潜在的无症状皮肤癣菌携带者的作用尚不明确[25,26]。

深在的炎性损害 亲动物真菌（如来源于家畜的疣状毛癣菌）可引起一种剧烈的炎症性皮肤感染（图13-25，13-26和13-27）[27]。感染在北方地区更常见，那里的冬季家畜被圈养在不通风的房间内。炎症剧烈的圆形皮损有一个均匀一致的高起、红色、潮湿的脓疱表面。脓疱为毛囊性，提示真菌向深部穿入到毛囊内（图13-25和13-27），可继发细菌感染。这个感染过程以棕色色素沉着和瘢痕形成为终结（图13-26）。真菌培养有助于判定感染来源于亲动物真菌。

Majocchi肉芽肿（Majocchi's granuloma）是一种特征性的炎症性癣[28]，由红色毛癣菌和其他种类的真菌引起[29]，最初被描述为发生于女性剃毛的小腿，但也可见于男性和儿童的其他部位。原发皮疹为毛囊性丘脓疱疹或炎性结节。皮内和皮下肉芽肿样结节起源于这些原发的炎症性真菌感染。皮损具有含真菌成分的坏死区，周围环绕上皮样细胞、巨细胞、淋巴细胞和多形核白细胞，被认为来源于感染的毛囊破溃达真皮和皮下而形成，这就是肉芽肿名称的由来。与通常的菌丝形态相比，本病有明显的不同，有酵母来源的奇特菌丝和黏蛋白表层。这些差异可能是引起皮肤癣菌异常持续生长的一种因素[29]。损害可单发或多发，散在或融合。皮损累及数厘米至10厘米，发红，有鳞屑，但不如前面所讲的疣状毛癣菌引起的炎症剧烈。皮损边界可能不清楚。如鳞屑或毛发中没有发现菌丝，需行皮肤活检做真菌的特殊染色来明确诊断。

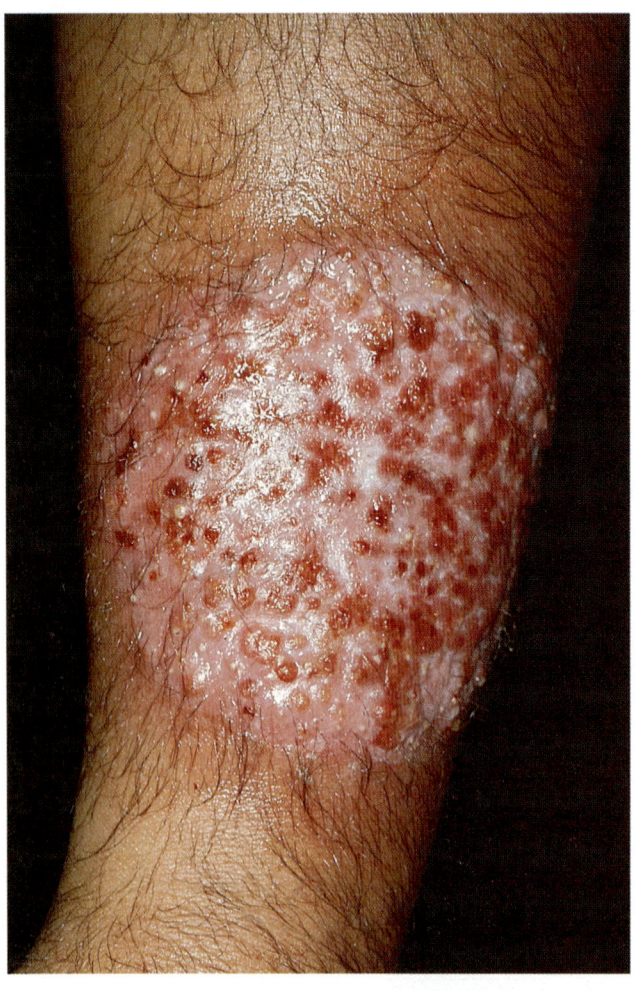

图 13-25 疣状毛癣菌：来自家畜的亲动物性真菌引起人类的剧烈炎症。

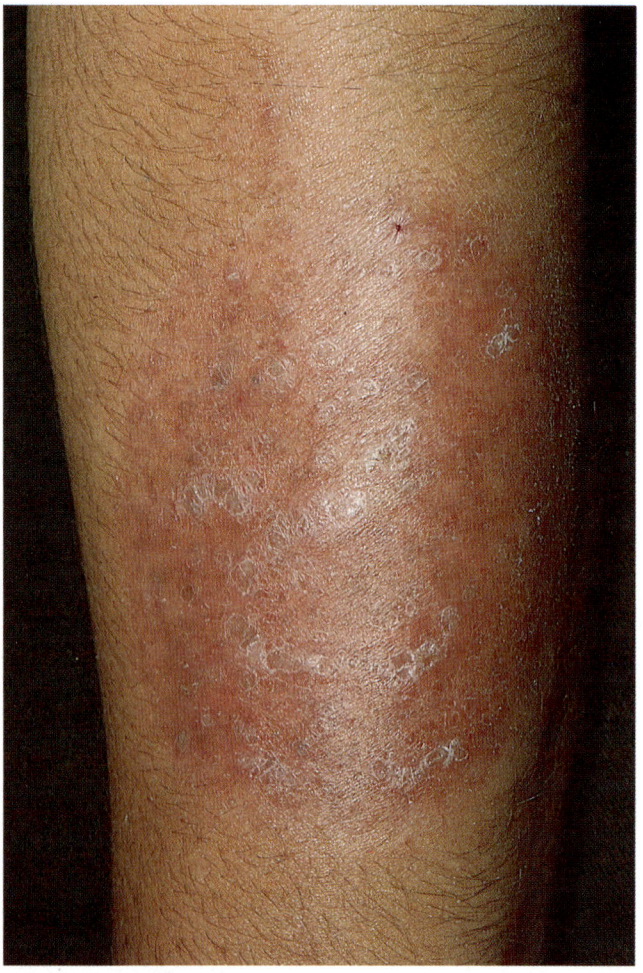

图 13-26 疣状毛癣菌：深在炎性感染引起的棕色色素沉着和瘢痕形成。毛囊被破坏。

治疗 体癣的浅表损害可用经典的抗真菌霜剂治疗。通常治疗2周后（每日2次）开始显效，但必须坚持治疗到感染消退后至少1周。广泛的浅表损害或有红色丘疹的损害用口服药物治疗效果更佳（见表13-2）。治疗体癣可用50～100mg氟康唑每日1次或150mg每周1次连续2～4周，100mg伊曲康唑每日1次连续2周或200mg每日1次连续7天，250mg特比萘芬每日1次连续1～2周[30]。有泛发浅表感染的患者复发率高。深在炎性损害需口服治疗1～3个月或更长时间。用Burrow溶液湿敷可减轻炎症，口服适当的抗生素治疗细菌感染。一些作者认为口服或外用抗真菌药物不能改变高度炎症性癣（如疣状癣）的病程，因为剧烈的炎症反应破坏了病原体。然而，由于口服抗真菌药物的安全性，很少会有医师放弃这种治疗。对于炎症明显的头部脓癣患者，可考虑给予短期泼尼松治疗，如图13-25中的患者[31]。

侵袭性皮肤癣菌感染 典型的皮肤癣菌感染局限于皮肤的角化上皮层内。其致病力依赖于多种局部或系统因素，这些因素能影响宿主对皮肤癣菌感染的自然抵抗力。能引起细胞免疫降低的系统因素，比如恶性淋巴瘤、Cushing病以及服用外源性糖皮质激素或免疫抑制剂，可导致不典型的、泛发的或侵袭性皮肤癣菌感染。侵袭性皮肤癣菌感染需与坚实性结节或波动性肿块(尤其在四肢)进行鉴别[32]。几种皮肤癣菌可侵袭多个内脏器官，引起深在的全身性感染[33]。

图13-27 疣状毛癣菌：这位农夫在挤奶时将头靠在母牛身上，出现了"谷痒"。来自动物的真菌感染常伴随剧烈的炎症。

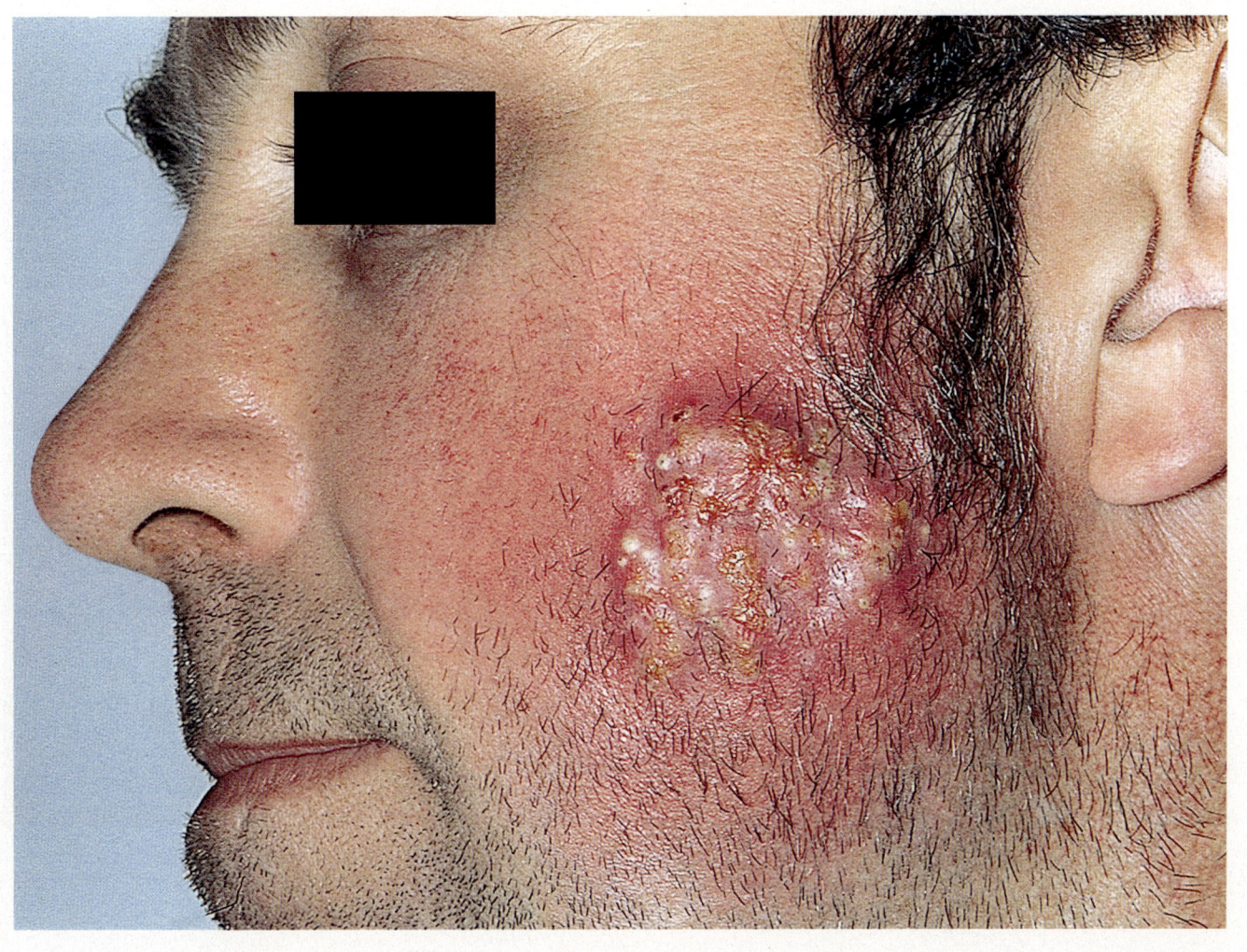

手癣

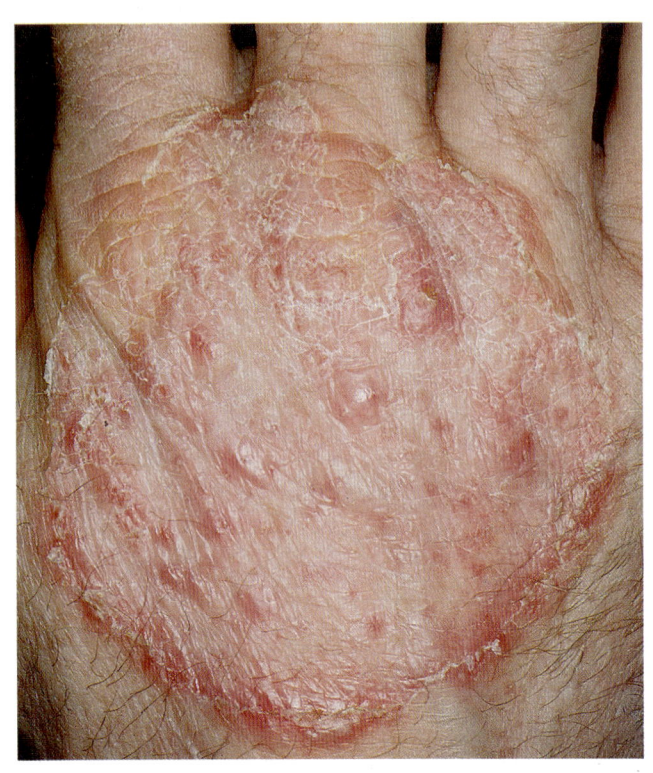

图 13-28 真菌感染的典型模式,有一突起的鳞屑性边缘。

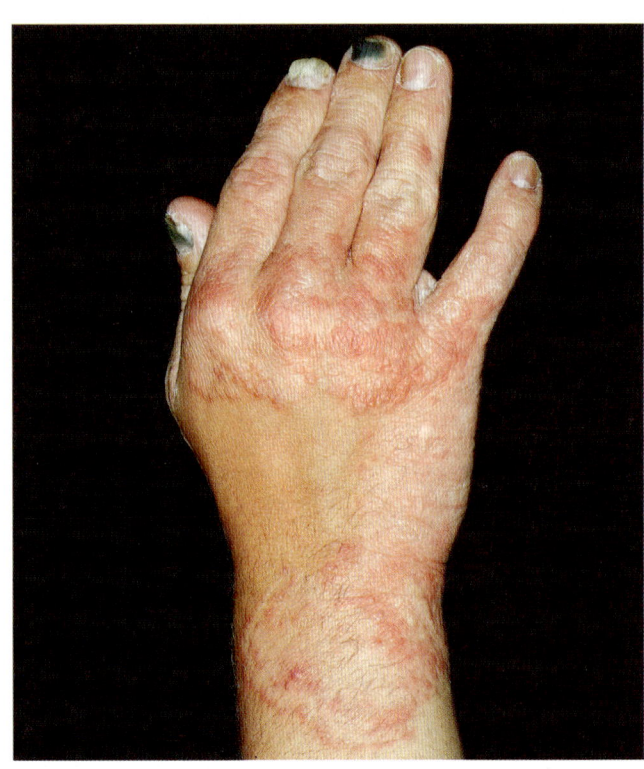

图 13-29 感染部位发红,有少量或无鳞屑。注意指甲的感染。

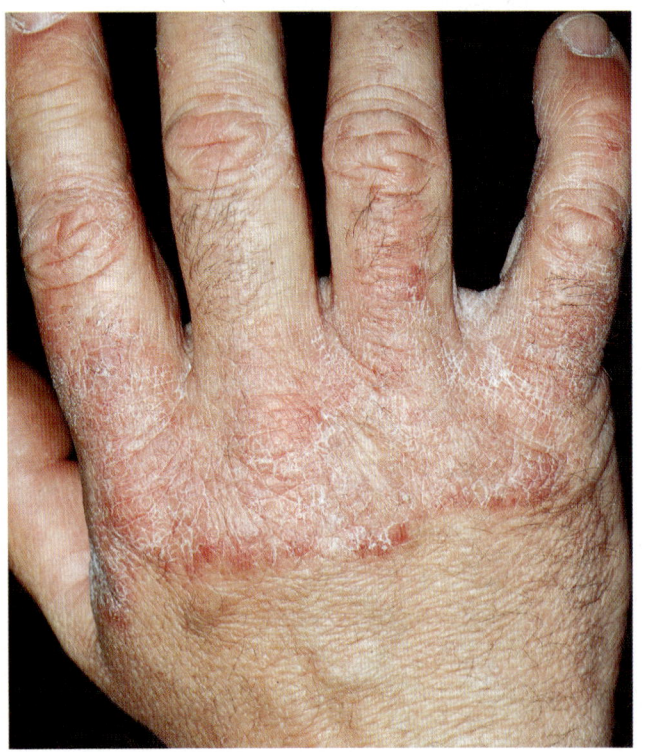

图 13-30 有一界限清楚的红色边缘。与图 13-29 相比,有鳞屑存在。

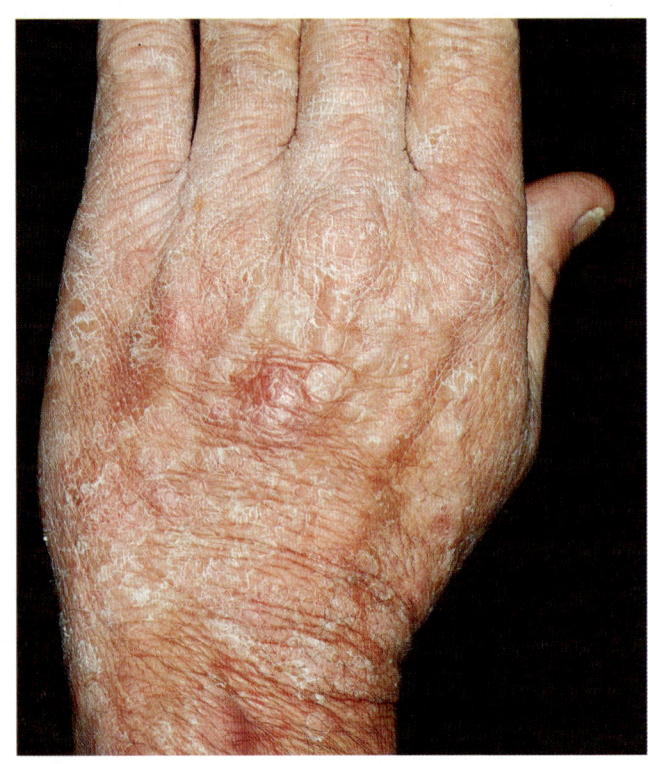

图 13-31 弥漫性红斑和鳞屑,类似接触性皮炎。

手癣 Tinea manuum

手背的癣（手癣）（图 13-28 至 13-31）具有体癣的所有特征；手掌部位的癣（图 13-32）与足底癣一样，表现为干燥弥漫性角化。这种干燥角化性损害可以无症状，患者可能意识不到是真菌感染，而将皮肤干燥、增厚伴鳞屑归因于艰苦的体力劳动。手掌癣常与足癣伴发。通常的感染模式是累及单脚和双手或双脚和单手。指甲感染常伴发于手背或手掌的感染。治疗与足癣相同，如果伴发足底感染，掌癣的复发率则很高。

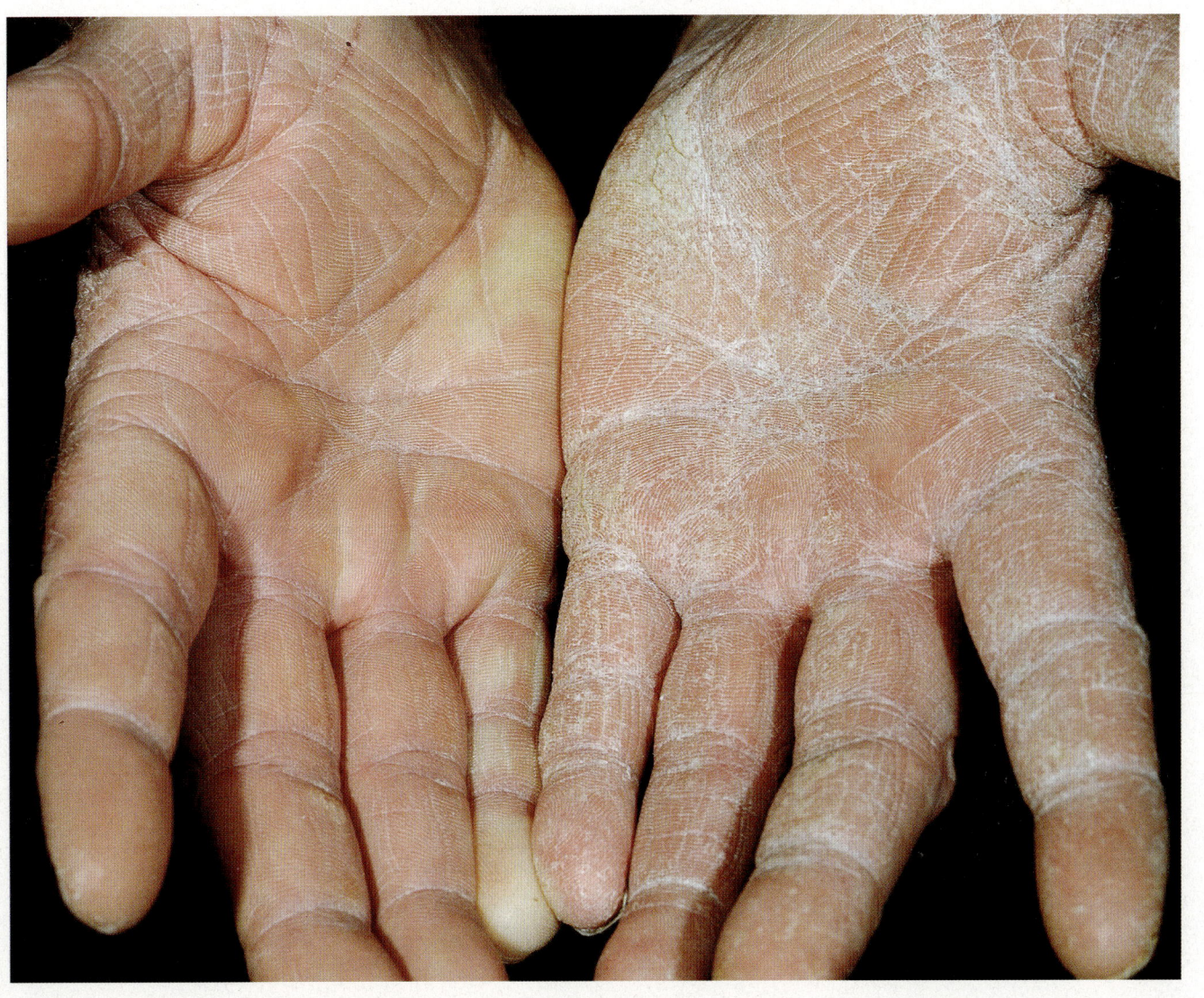

图 13-32 受累的手掌皮肤增厚，非常干燥，有鳞屑。患者常意识不到感染，而认为这些改变是由于干性皮肤或艰苦的体力劳动所致。

隐匿癣 Tinea incognito

外用糖皮质激素治疗真菌感染常使其丧失原有特征。外用糖皮质激素可减轻炎症，从而使人误以为皮疹好转，然而，由于糖皮质激素引起机体免疫变化，继而使真菌旺盛繁殖。停止治疗后皮疹又出现，患者凭着记忆中最初良好药物反应的印象而立即再次使用糖皮质激素霜剂，但此时皮疹已发生了变化。边缘的鳞屑可能消失。皮疹可能仅为弥漫性红斑、鳞屑，散在脓疱（图13-33、13-34和13-35）或丘疹及棕色色素沉着。清晰的边缘可能不复存在，曾经局限的病变可能扩大。瘙痒程度不等。隐匿癣最常见于腹股沟（图13-35）、面部和手背。手癣常被误诊为湿疹并外用糖皮质激素治疗。菌丝很容易被检测到，尤其是在停用糖皮质激素霜剂几天后，菌丝可重新出现在鳞屑中。

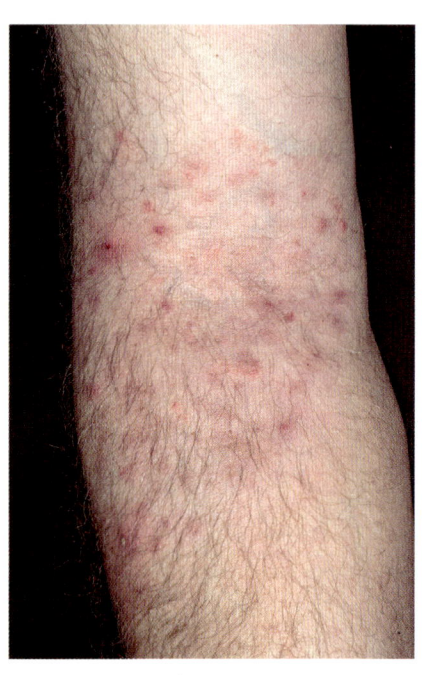

图 13-33 隐匿癣：肘窝是特应性湿疹的常见部位。该患者的癣曾被误诊为湿疹。外用强效糖皮质激素使病变扩展并向深部侵犯累及毛囊。

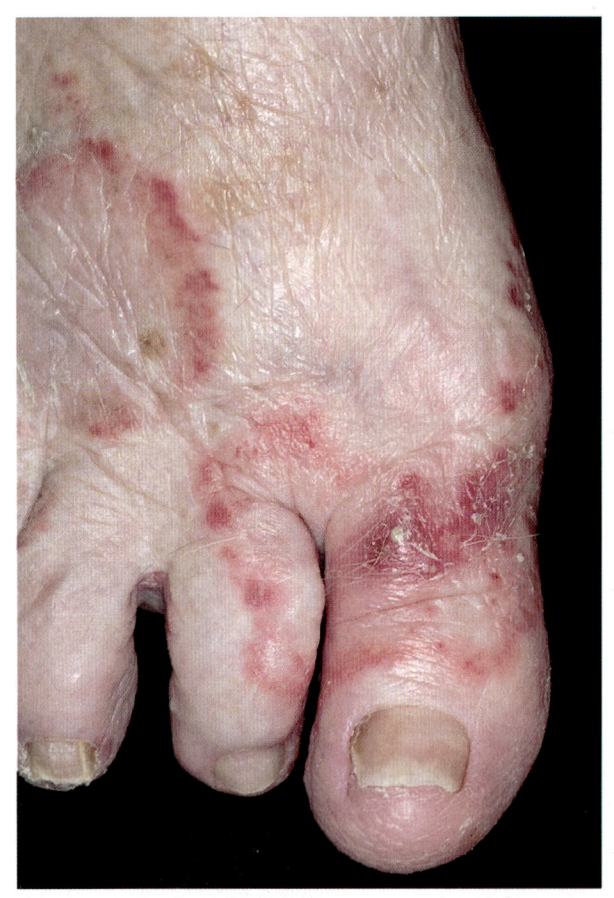

图 13-34 隐匿癣：癣从趾蹼蔓延出来，曾被诊断为湿疹。外用糖皮质激素治疗使活动性边缘扩大。

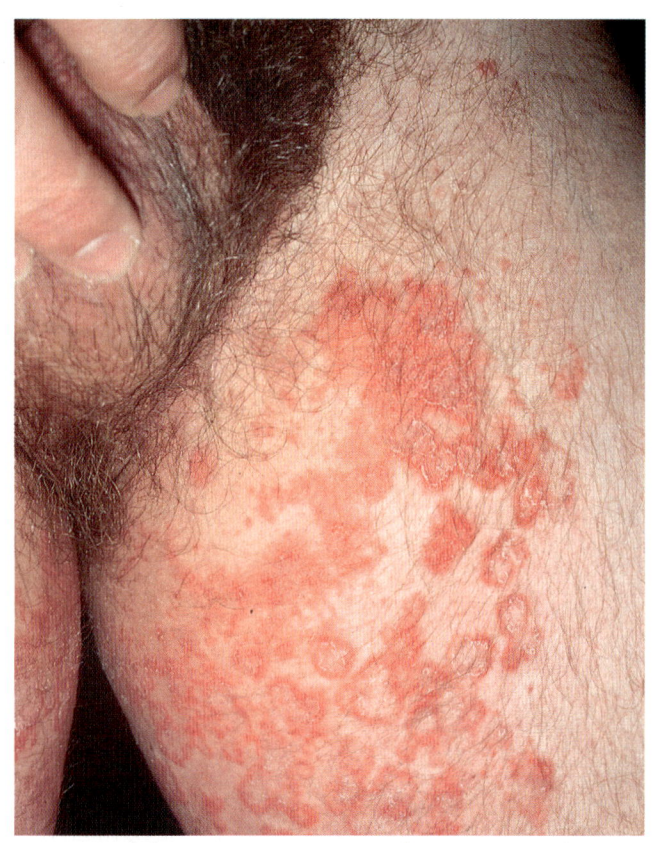

图 13-35 隐匿癣：Ⅳ级外用糖皮质激素治疗股癣3周。癣的典型特征消失。

头癣 Tinea capitis

头癣最常见于3~7岁的学龄前儿童（青春期前），有几种不同的临床表现[34]。可能引起头癣的皮肤癣菌种类因国家和地区的不同而不同，但亲人真菌（从人类中发现的）在大多数地区占优势。头癣最常见于贫穷和住房拥挤的地方。感染源于接触了宠物或患病的人。每种动物与一定数量的真菌种类相关联；因此，应尝试通过真菌培养鉴定菌种来帮助找出并治疗可能的动物传染源[35]。孢子散落在患者附近的空气中，因此直接接触并不是感染传播所必需的。与其他真菌感染不同，头癣可通过直接接触或污染的衣物传染，因此需要对已被证实的感染者行短期隔离。

传播 大家庭、拥挤和社会经济地位低下增加感染的机会。患者脱落的传染性真菌微粒可存活数月。头癣可通过患者、脱落的头发、动物、污染物（衣服、床上用品、毛刷、梳子、帽子）和家具传播。亲动物性皮肤癣菌感染需接触宠物或野生动物。猫和狗是犬小孢子菌的来源。农夫通过接触患病家畜皮肤而被感染疣状毛癣菌。石膏样小孢子菌感染来源于污染的土壤。

同学和成人中的无症状头皮皮肤癣菌携带可能是头癣传播和再感染的一个重要因素，这种无症状携带状态持续的时间并不确定。

发干感染 发干感染发生于头皮角质层受侵犯之后（见第835页毛发解剖图）。真菌穿过死亡的角质层向下侵入毛囊，并进入毛囊内区下方的毛发，正好在发干角质生成带的下方。由于发干角质层的存在，真菌不能穿过毛囊周围的角质层进入毛发，而必须侵入毛囊以便包绕发干角质层[36]。这可能解释了为什么外用抗真菌药物治疗头癣无效的原因。随后，真菌侵入角化的外根鞘，进入内皮质并消化发干内的角蛋白。真菌菌丝在发干角质生成带之上的毛发内生长，并与毛发的生长同步。在这个活跃生长区域的远端，根据皮肤癣菌的种类不同，在毛发内或表面形成分节孢子。菌丝在里面生长并破裂成所谓的分节孢子小片段。发内型感染中分节孢子仍在发干内（图13-36）。发外型感染中，分节孢子移出（图13-37）并侵及发干表面的角质层，形成一个紧密的球形鞘。分节孢子可大（6~10mm）可小（2~3mm）。在显微镜低倍镜下，大孢子被视为独立的结构。小孢子则应在高倍镜下观察。

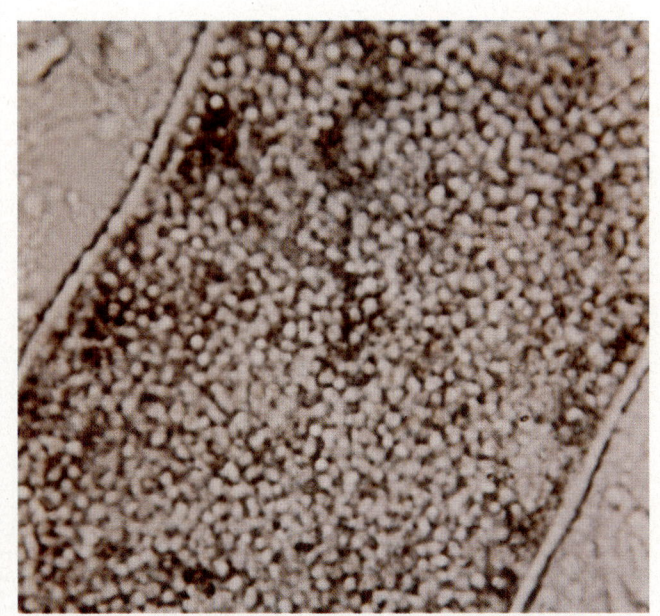

图13-36 断发毛癣菌引起的大孢子发内型头癣（形态似"一袋弹子"）。

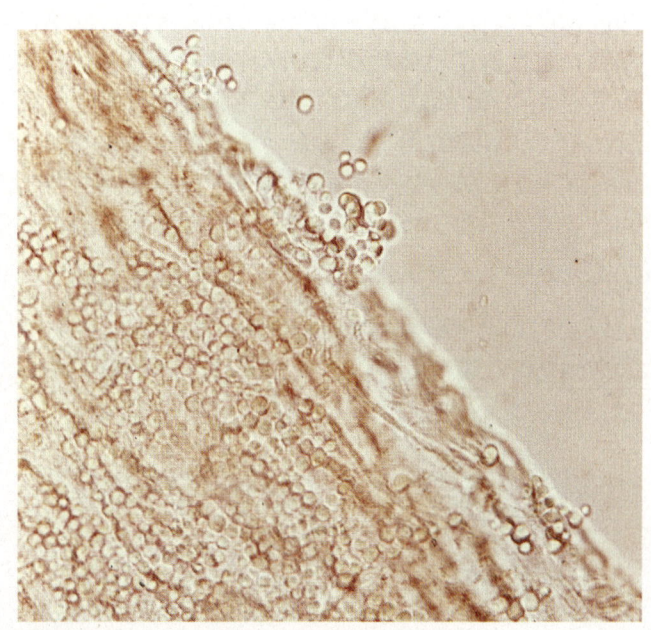

图13-37 疣状毛癣菌引起的大孢子发外型头癣。

发内型感染 发内型头癣主要由断发毛癣菌、苏丹奈斯发癣菌和堇色发癣菌引起。真菌完全在发干内生长，毛发的角质层仍然完整。毛发内的菌丝被转变成关节分生孢子。孢子仍然在发干内。由断发毛癣菌和堇色发癣菌引起的黑点癣中，毛皮质几乎完全被孢子取代，并在毛漏斗水平肿胀，阻碍生长的毛发进一步穿出，使本已脆弱的毛发在毛漏斗内盘绕形成一个黑点[37]。发内型感染容易进展、慢性化，可能持续到成年。

发外型感染 奥杜盎小孢子菌、犬小孢子菌和疣状毛癣菌常引起发外型头癣。因接触小猫或小狗引起的炎症性头癣通常是一种发荧光的小孢子发外型头癣。一些菌丝破坏、穿透发干角质层，并侵犯围绕发干外面生长的角化性内根鞘。随后菌丝转变成传染性的分节孢子（关节分生孢子）。分节孢子定植在发干的内外表面形成显微镜下所见的发外型模式[38]。围绕毛发的关节分生孢子看起来像一个鞘。

显微镜下毛发感染的类型 有三种类型：小孢子发外型、大孢子发外型和大孢子发内型。上述所有类型的感染均来源于发干内部。

头癣的临床类型 框13-1列出了有关头癣临床和实验室检查的系统性方法。感染引起的炎症反应是不同的。图13-38阐述了非炎症性头癣。严重的炎症反应伴有潮湿的硬结，肿瘤样包块中有脓液渗出，被称为脓癣；它代表了机体对真菌的一种过敏反应，愈后留有瘢痕和秃发。秃发范围比根据炎症程度和深度所预计的要小。在所有类型的头癣中都会发生颈或枕部的淋巴结肿大。若淋巴结不肿大则应质疑头癣的诊断。当既无淋巴结肿大也无秃发时，头皮感染很少由真菌引起[39]。

框 13-1　头癣检查的系统性路径

确定临床表现

大多数头癣以一处或几处圆形鳞屑性斑片或脱发起病

即使不治疗，炎症性损害倾向于几个月后自愈；非炎症性感染却为慢性经过

斑片状秃发＋细小干燥鳞屑＋无炎症

　断发的短残根（"灰色斑片癣"）：奥杜盎小孢子菌

　头发在头皮表面折断（"黑点癣"）：断发毛癣菌（最常见），堇色发癣菌

斑片状秃发＋肿胀＋脓性分泌物：犬小孢子菌，须毛癣菌（颗粒状），疣状毛癣菌

脓癣是对潮湿硬结的严重炎症反应：可发生于任何真菌感染，尤其是犬小孢子菌、须毛癣菌（颗粒状）、疣状毛癣菌

Wood 灯检查

毛发蓝绿色荧光－只有犬小孢子菌和奥杜盎小孢子菌有此特征，鳞屑和皮肤都无荧光

拔取毛发的氢氧化钾湿片检查

每种真菌侵犯毛发的模式都具有特征性，几乎没有阻力就拔出的毛发是检查的最佳标本

大孢子发内型头癣－大孢子链（致密包装）"像一满袋弹子"：断发毛癣菌，堇色发癣菌

大孢子发外型头癣：大孢子链在发干内和表面，低倍镜下即可见：疣状毛癣菌，须毛癣菌

小孢子发外型头癣：小孢子在发干内和表面随机排列成大团块，低倍镜下不可见。看起来像一根浸入枫糖浆后又在沙子中滚动过的棍子：犬小孢子菌，奥杜盎小孢子菌

通过真菌培养明确菌种后确定其来源

亲人真菌（寄生于人类）：从他人处感染：奥杜盎小孢子菌、断发毛癣菌、堇色发癣菌

亲动物真菌（寄生于动物）——动物或其他受感染的人处感染：犬小孢子菌——狗，猫，猴子；须毛癣菌（颗粒状）——狗，兔，豚鼠，猴子；疣状毛癣菌——牛

断发毛癣菌

在美国，从20世纪50年代起，断发毛癣菌（大孢子发内型）就成为90%以上头癣的致病菌。但在美国的某些地区犬小孢子菌（小孢子发外型）仍为主要致病菌。男孩与女孩的发病率相当，且大多病例发生于拥挤内陆城市的黑人和西班牙人。20世纪50年代之前的头癣由奥杜盎小孢子菌引起，可在青春期自愈，Wood灯下发绿色荧光。断发毛癣菌不发荧光，可以感染任何年龄的人群。它在无生命的物体如梳子、刷子、毯子和电话上可长期存活[40]。断发毛癣菌可引起头癣患者及其家庭成员和亲密朋友头皮之外的皮损。这些损害可作为病原体贮存库引起再感染；因此所有兄弟姐妹或在家庭内密切接触的人都应接受检查。感染高发于3~9岁的儿童。这种真菌感染在青春期不会自愈，因此产生一大群病原体携带者。

四种感染模式 断发毛癣菌引起四种不同的临床感染模式。一个家庭内可能有多人患病，且每个人可能有不同的感染类型。临床表现可能与特异性宿主T淋巴细胞反应有关。皮肤癣菌病最常通过直接接触患病儿童或其污染物而获得。目前研究表明，一种无症状成人携带状态的存在可能为儿童持续性再感染提供感染源[41,42]。

非炎症性黑点癣模式 黑点癣有界限清楚的脱发区，其中毛发在毛囊口处折断，如患者的头发是黑色就表现出特征性的黑点外观。红色头发就表现为"红点"模式。这是最具特征性的类型。可见大片无炎症的秃发区（图13-38和13-39），轻到中等量的头皮鳞屑。可伴有枕部淋巴结肿大。这些患者中针对毛癣菌抗原的细胞介导免疫皮肤试验呈阴性，可能是其缺乏炎症的原因。被断发毛癣菌感染毛发的发干内有分节孢子，分节孢子使毛发脆弱并使其在头皮表面或其下折断，形成头皮表面的黑点外观（见图13-36）。典型的断发不超过2mm长。长度足以被拔出的毛发通常未被感染。

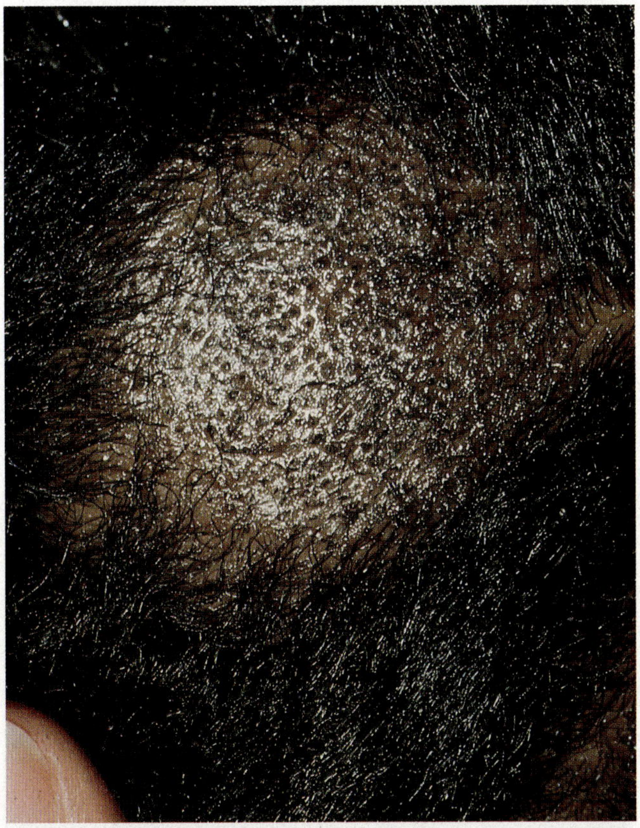

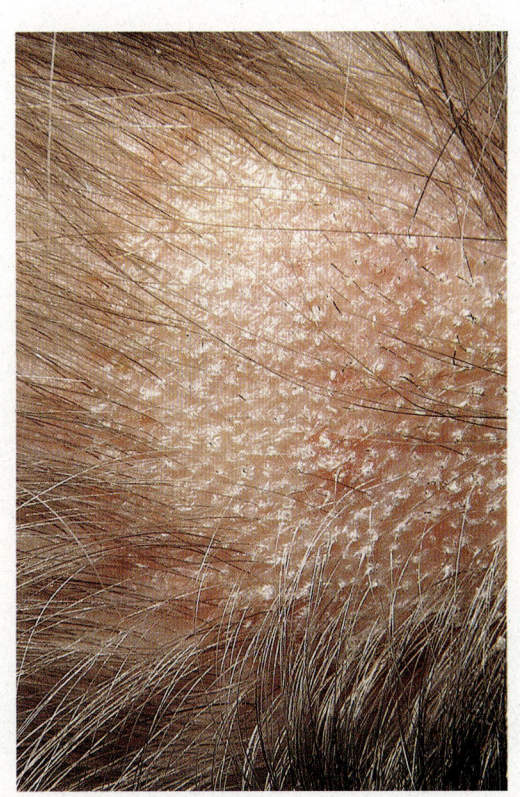

图13-38 断发毛癣菌：黑点癣。可见几处无炎症的鳞屑性秃发区。感染毛发发干内的分节孢子使头发变脆，并在头皮表面或其下折断，形成头皮表面"黑点"外观。(From Solomon LM et al: Current Concepts 2(3):224, 1985; reproduced by permission of Blackwell Scientific Publications.)。

图13-39 断发毛癣菌：非炎症性"黑点"鳞屑性模式。感染使发干折断，遗留感染的毛发残根。毛发的颜色决定点的颜色。黑发表现为黑点。浅色毛发表现为白点。

炎症性头癣(脓癣) 大多数此型患者的毛癣菌抗原皮肤试验阳性,提示可能是患者的免疫反应引起剧烈炎症。约35%感染断发毛癣菌的患者属此种类型。头皮有一处或多处炎性、湿润、触痛性的秃发区,其上和/或边缘皮肤上有脓疱(图13-40至13-43)。可以伴发热、枕部淋巴结肿大、白细胞增多及弥漫性麻疹样皮疹。由于炎症已将真菌结构破坏,所以氢氧化钾湿片和真菌培养常呈阴性,治疗也不得不依据临床表现[43]。可发生瘢痕性秃发(图13-44)。

脂溢性皮炎型 此型常见且最难诊断,因为它类似于头皮屑,表现为头皮弥漫性或斑片状细小白色粘着性鳞屑。仔细检查可发现细小毛囊周围的脓疱,伴有或不伴有在头皮表面折断的毛发残根(即黑点癣模式)。斑片状或弥漫性脱发并不常见[44]。常伴淋巴结肿大。由于仅29%患者的氢氧化钾检查呈阳性[45],因此常需做真菌培养以明确诊断。

脓疱型 表现为散在的脓疱或结痂区域,不伴鳞屑或明显秃发。脓疱提示细菌性感染,在做出正确诊断之前,脓疱患者可能已接受几个疗程的抗生素治疗。脓疱稀疏或大量存在。脓癣的真菌培养和氢氧化钾湿片检查可能均为阴性。

鉴别诊断 脂溢性皮炎和银屑病可与头癣混淆。石棉状头癣是儿童脂溢性皮炎的一种类型,常被误诊为头癣。表现为头皮上限局性的2~8cm的斑片,其上棕色多角形鳞屑粘着在头皮,席包于毛发。席包的鳞屑逐渐增多,附着于毛发上(见图8-30)。几乎没有炎症。

治疗引起的癣菌疹反应 口服抗真菌药物治疗可伴发皮癣菌疹反应。皮癣菌疹反应并不是泛发的真菌感染,可能是治疗开始后机体对皮肤癣菌的细胞介导免疫反应。典型的皮癣菌疹表现为瘙痒性的丘疹或水疱,有时为毛囊性的。常首发于面部,后波及躯干。掌跖可受累。而药疹多为斑点状、丘疹或荨麻疹样皮损,常首先出现于躯干。可外用糖皮质激素控制症状。通常不必停用口服抗真菌药。

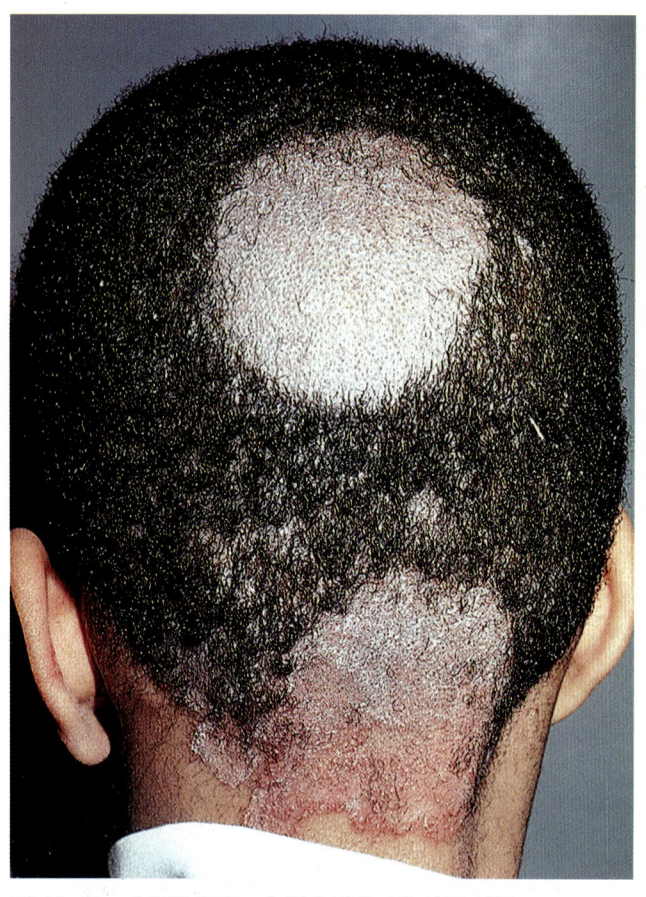

图13-40 炎症性头癣:非常广泛的感染波及项部。

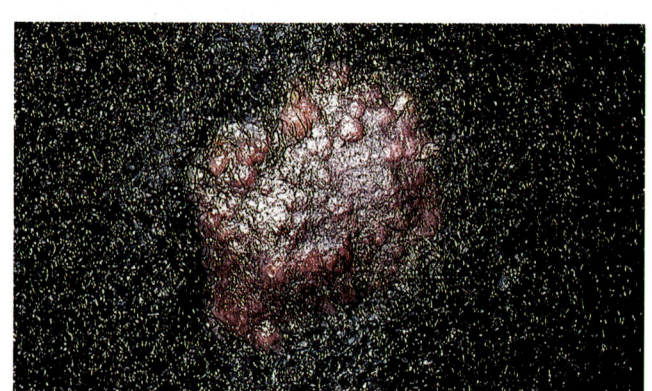

图13-41 深在而潮湿的丘疹和脓疱性红色损害,被称为脓癣。可发生颈部淋巴结的肿大。

头癣

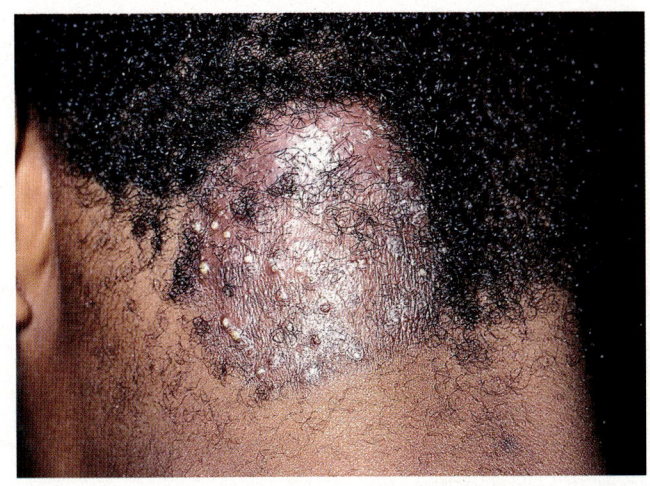

图 13-42　严重的炎症性、潮湿、硬结性肿瘤样肿块（脓癣）。

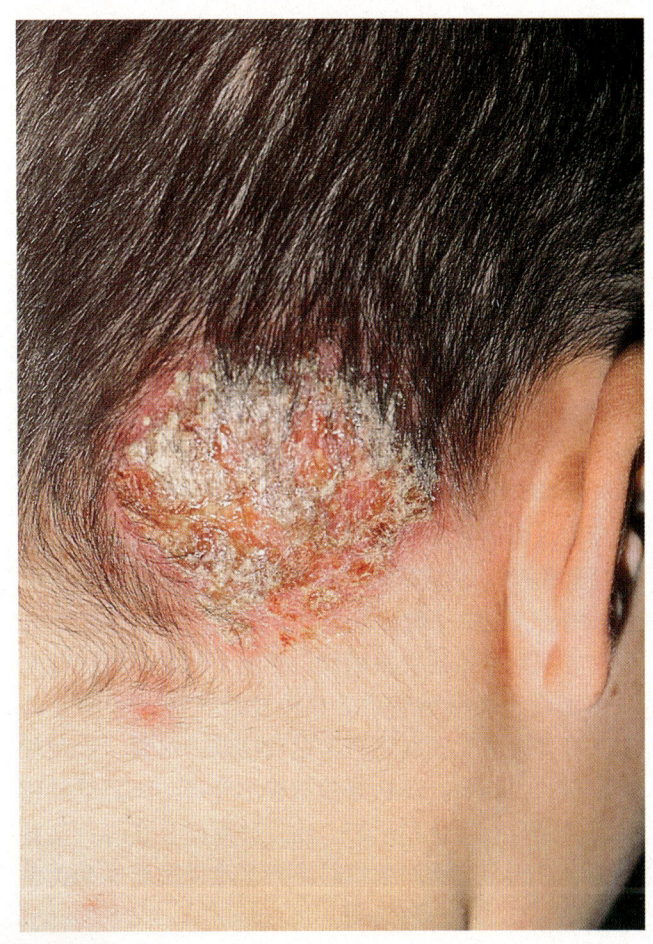

图 13-43　剧烈炎症深部损害的表面聚积血清和痂皮，伴颈部淋巴结肿大。

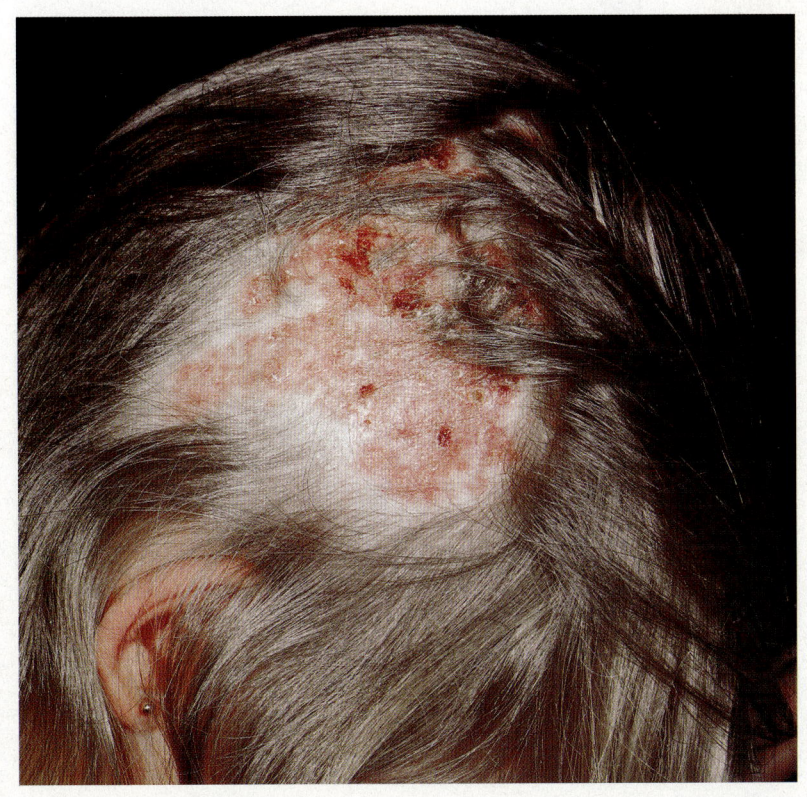

图13-44　灰黄霉素治疗2个月后巨大脓癣痊愈。患处头皮形成瘢痕，毛囊已被破坏。

实验室检查 头癣的实验室诊断首先应进行鳞屑和毛发氢氧化钾湿片的显微镜检查，然后行真菌培养。目前Wood灯检查几乎没有价值，因为在美国大多数感染是由不发荧光的断发毛癣菌引起。

氢氧化钾湿片 传统上用镊子拔取短的病发，但这种方法费时而使人厌烦。较好的方法是将用水湿润的纱布[46]或牙刷在病变区域用力摩擦，致密的针织纱布（Topper dressing sponge）效果最好。用针或镊子将纱布上的每根头发夹到载玻片上以备氢氧化钾制片。加入10%～20%氢氧化钾溶液，稍加热载玻片，在显微镜下检查真菌菌丝和孢子。早期或炎症性损害中仅有极少菌丝。载玻片过热会使毛发破裂，而很难将发内型与发外型区别开来。

真菌培养技术 牙刷培养法首先将预先消毒无菌的牙刷以圆周运动的方式在鳞屑部位或秃发斑片的边缘轻柔摩擦[47]。然后将刷子纤维（刷头）浸入培养基中，弃去刷子。棉拭子取材也能产生类似效果[48]。使用这些取材方法后培养很快呈阳性（见图13-45）。沙保葡萄糖琼脂或海藻糖琼脂培养基中含有放线菌酮和氯霉素，可抑制常见的腐物寄生菌和细菌的污染，是两种最常用的培养基。皮肤癣菌试验培养基与海藻糖琼脂类似，但含有颜色指示剂，当皮肤癣菌存在时可从黄色变成红色。皮肤癣菌试验培养基难以做准确的真菌菌种鉴定。

在25℃～30℃培养，通常于7～10天后出现生长迹象。在报告培养结果为阴性之前，实验室应培养30天。

Wood灯检查 由奥杜盎小孢子菌和犬小孢子菌引起的发外型头癣在Wood紫外灯下发出黄绿色荧光，而导致发内型感染的真菌不发荧光。

治疗 儿童头癣的治疗小结于表13-1。

灰黄霉素是治疗儿童头癣的首选药物。它有长期的安全记录，被食品和药品监督管理局批准用于儿童头癣的治疗，其药物相互作用是目前已知药物中最少的，且耐受性好[49]。每日口服20～25mg/kg，连续6～8周，常需更长的疗程。新型抗真菌药正在研发之中，它们在治疗儿童头癣中的作用有所限制。这些药物聚集于毛发、皮肤和甲，在这里形成一个长期的贮存库。安全性、有效性[50]和费用数据支持使用特比萘芬治疗断发毛癣菌感染[51]，特比萘芬治疗后的复发率比灰黄霉素低[52]。

目前资料显示，伊曲康唑治疗犬小孢子菌感染疗效可能更好。由于可能存在更大的肝毒性风险，不推荐儿童口服酮康唑。

一些作者建议外用[53]、口服或皮损内注射糖皮质激素以抑制脓癣的炎症。一项随机研究表明，口服泼尼松和灰黄霉素联合疗法治疗脓癣并不比单独应用灰黄霉素更能取得主观或客观症状上的改善[54]。

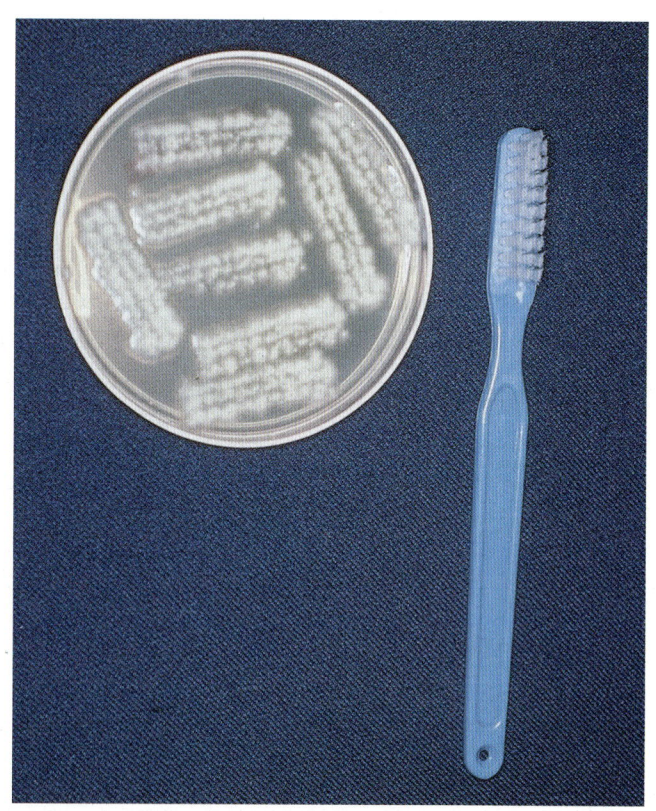

图13-45 断发毛癣菌：对头皮干燥性鳞屑取材的真菌培养技术。(From Solomon LM et al: Current Concepts 2(3):224, 1985; reproduced by permission of Blackwell Scientific Publications)

携带者的治疗 含 1% ~ 2.5% 二硫化硒香波、1% ~ 2% 吡硫锌香波、聚维酮碘香波或 2% 酮康唑香波[55]能抑制真菌生长。4% 聚维酮碘被证实能有效减少堇色发癣菌的携带。它们作为辅助治疗，能有效控制患病儿童和无症状携带者的孢子数量[56]。这些制剂要充分按摩起泡沫，并在头皮上保留 5 分钟。在治疗期间或更长的时间内使用，2 ~ 3 次/周。

灰黄霉素 灰黄霉素是治疗婴儿和儿童皮肤癣菌感染的可选择药物。此药安全且耐受性好。最常见的副作用有头痛和胃肠道症状（恶心、呕吐、胃部烧灼感），但随治疗的延长而逐渐消失。脂肪餐时更易被吸收；可将药物与冰淇淋或全脂奶一起给儿童服用。

患者于 6 ~ 8 周后重新检查。如氢氧化钾湿片或真菌培养仍为阳性，或临床表现改善不明显，均应继续治疗。如上述检查结果转为阴性时，头癣患者仍应再治疗 2 周。如此通常治疗需至少 6 ~ 12 周时间。

特比萘芬 此药口服后吸收好，并有良好的耐受性。胃肠道症状是最常见的副作用，可随着继续治疗而消失。

氟康唑 氟康唑吸收好，且其生物利用度不受摄食的影响。几乎不通过肝代谢。最常见的副作用是恶心和呕吐，但也发现有肝功能检查异常者。经食品与药品监督管理局批准，氟康唑可用于 6 个月以上的儿童，有味道较好的溶液制剂（10 mg/ml 和 40mg/ml）。

伊曲康唑 临床试验显示有不同的有效率。与脂肪餐同时服药时其生物利用度会增高。伊曲康唑是一种相对安全的药物。副作用的发生率依赖于治疗持续时间。最常见的是恶心和呕吐；超过 1% 的患者会发生肝功能异常。

复发的预防 断发毛癣菌孢子可在家具、梳子和刷子上存活。仔细清洁所有可能被污染的物品有助于预防再感染。所有家庭成员均应被仔细检查有无头癣和体癣。

表 13-1 用于儿童头癣患者的口服药物		
药物	剂量	疗程
灰黄霉素 (250mg、333mg 和 500mg 片剂或混悬液)	每日 15 ~ 25mg/kg（微粒剂） 可以增加到 25mg/kg 或 15mg/kg（超微粒）	6 ~ 8 周以上
特比萘芬 (250mg 片剂)	<20kg：62.5mg，每日 1 次 20 ~ 40kg：125mg，每日 1 次 >40kg：250mg，每日 1 次	2 ~ 4 周
伊曲康唑 (100mg 片剂或口服混悬液) 注意：口服混悬液吸收更好	每日 5mg/kg 每日 3mg/kg（口服混悬液） 胶囊：简化剂量法 10 ~ 20kg：100mg，隔日 1 次 21 ~ 30kg：100mg，每日 1 次 31 ~ 40kg：100mg 和 200mg， 　　　　　隔日交替服用 41 ~ 50kg：200mg，每日 1 次 >50kg：200 ~ 300mg，每日 1 次	4 ~ 6 周或使用冲击剂量治疗 1 周，间隔 3 周，连续 2 ~ 3 个月。
氟康唑 (50mg、100mg 和 200mg 片剂或口服混悬液)	每日 5mg/kg 每日 6mg/kg 8mg/kg，每周 1 次	4 ~ 6 周 20 日 4 ~ 16 周

Adapted from Elewski BE:j Am Acad Dermatol 2000:42:1-20 and Gupta AK, et al：Pediatr Dermatol 1999:16:171.

须癣 Tinea of the beard

当胡须部位发生炎症时应考虑到真菌感染（须癣）。细菌性毛囊炎和继发于毛发向皮内生长的炎症（假性毛囊炎）也较常见。经几个疗程抗生素治疗无效后，最终被诊断须癣的患者并不少见。培养出葡萄球菌并不能排除癣，因化脓性损害可能是继发于细菌感染。与头癣一样，须部毛发几乎总被感染而易于拔出，而细菌性毛囊炎中的毛发则不易被拔出。

浅部感染 这种感染类型与体癣的环状损害类似，毛发常被累及。

深部毛囊感染 除进展较缓慢及病变常局限在胡须的范围内之外，此型病变临床表现与细菌性毛囊炎相似。剃须之后，细菌性毛囊炎快速扩展到大片区域。而须癣起病隐匿，初起仅有一小群毛囊性脓疱。当发展成表面覆盖着稠密浅表痂皮的湿润、红斑、肿瘤样脓肿时，病变融合，与头癣中的脓癣相似（图13-46、13-47和13-48）。几乎在感染的任一阶段拔取毛发寻找菌丝时都不感到疼痛。嗜动物性须毛癣菌和疣状毛癣菌是最常见的致病菌。疣状毛癣菌感染从乳牛皮毛处获得，可引起面颈部严重的脓疱性损害。许多患者是牛奶场主（图13-27）。农夫的脓疱性须癣可被误诊为金黄色葡萄球菌感染。培养做菌种鉴定有助于明确可能的感染动物宿主。

治疗 治疗与头癣相同。由于外用霜剂不能透入到毛囊深部，因此常需口服抗真菌药（表13-2和13-3）。

真菌感染的治疗

外用制剂 许多制剂都可购买到。研究表明用十一烯酸（如Desenex）治疗皮肤癣菌感染几乎与新型抗真菌外用药有同样疗效[57]。大多数药品是霜剂或洗液，一些为粉剂或气雾剂。除外身体和头皮深在的炎性损害，它们对其他所有的皮肤癣菌感染有效，对甲癣无效。霜剂或洗液应每日2次，直到感染消失。（见药典中所列可用的外用制剂）。

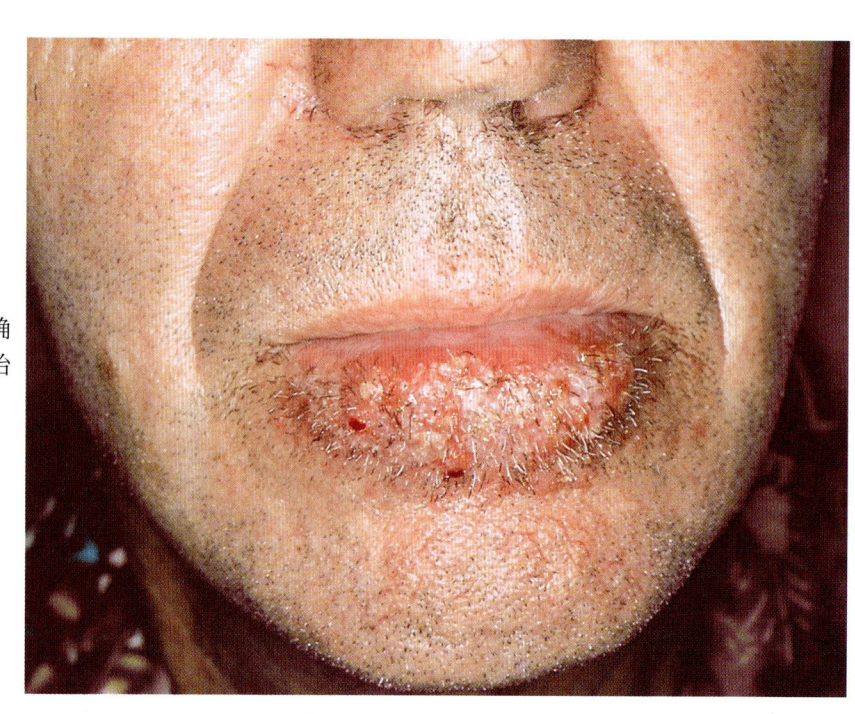

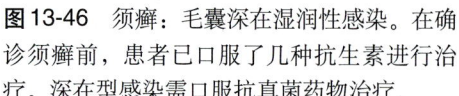
图13-46 须癣：毛囊深在湿润性感染。在确诊须癣前，患者已口服了几种抗生素进行治疗。深在型感染需口服抗真菌药物治疗。

须癣

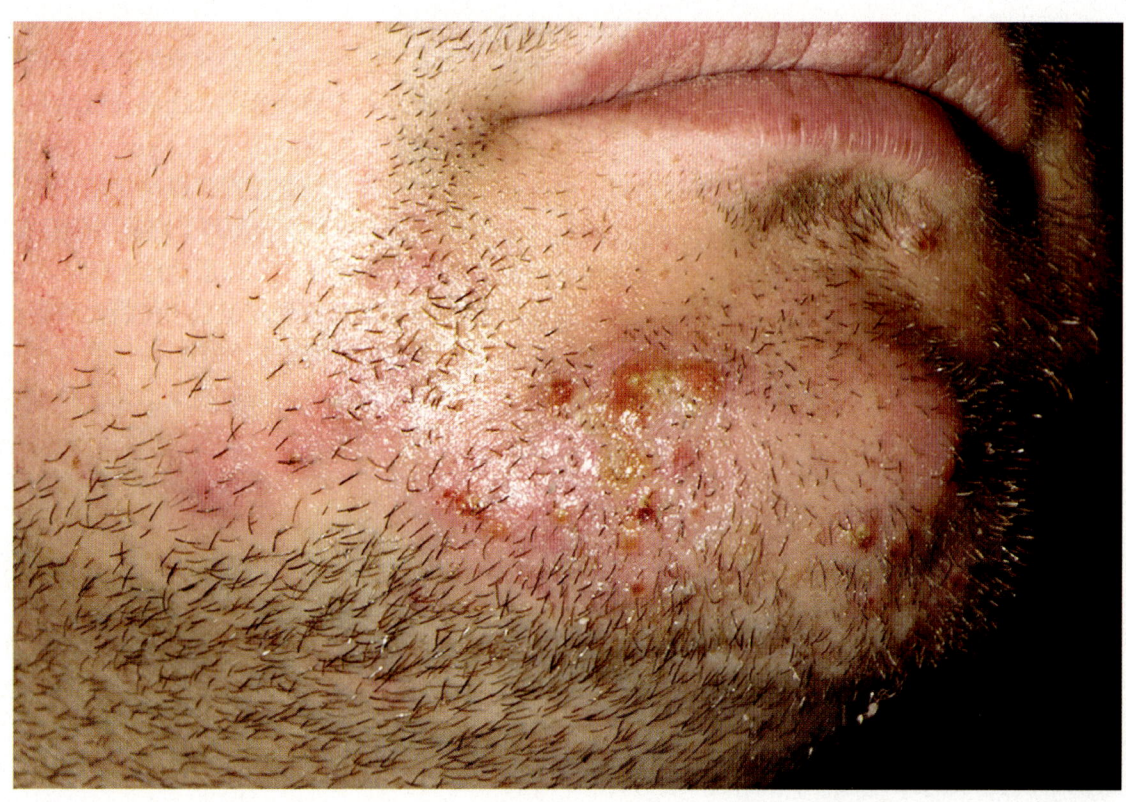

图13-47 炎症部位为硬结性，表面糜烂。拔毛时没有疼痛感，而拔除细菌性感染的须部毛发时常伴疼痛。

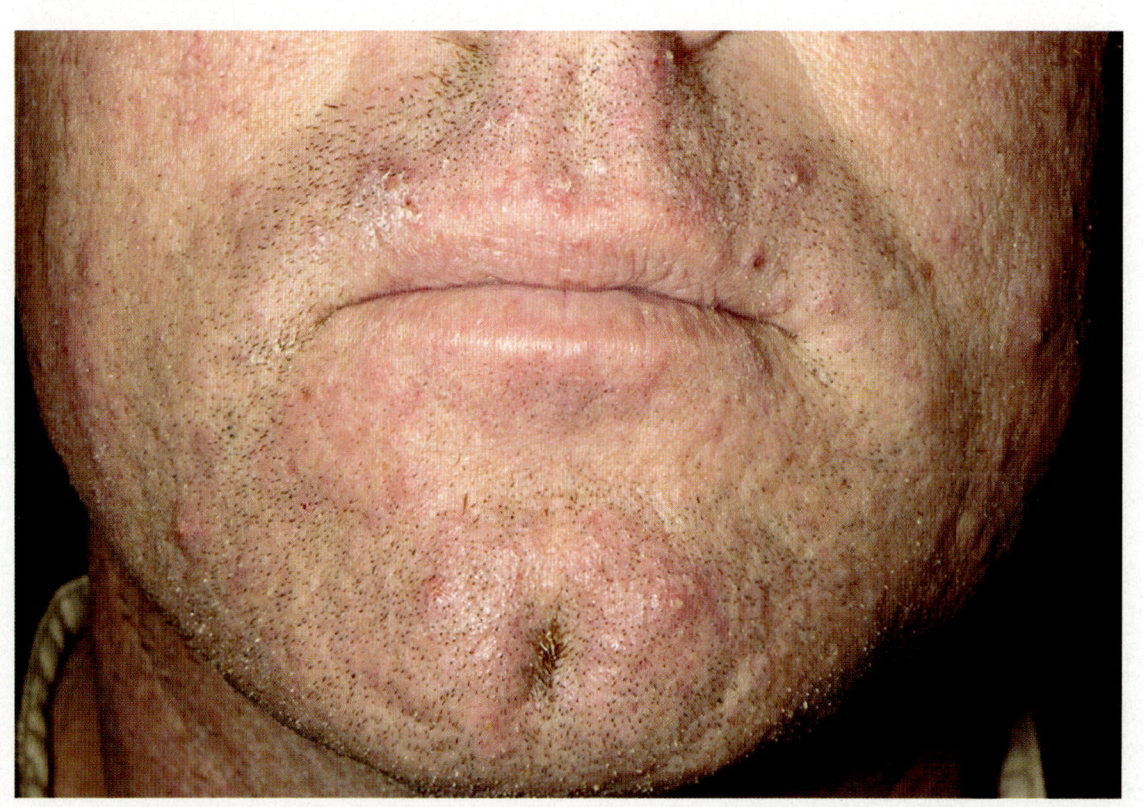

图13-48 这位移植患者的颏部和双颊覆盖有轻微的红色鳞屑性损害。初始诊断为湿疹，外用糖皮质激素治疗后病情加重。氢氧化钾检查发现菌丝。

系统用药（见表13-2和13-3）

灰黄霉素 灰黄霉素只对皮肤癣菌有效，对酵母菌感染，包括由念珠菌属和糠秕孢子菌属（花斑癣）引起的感染及深部真菌无效。此药已应用四十多年，已被证实是安全的。灰黄霉素有抑制真菌的作用，特别是在皮肤癣菌活跃生长时能发挥最佳作用，因为此时它可抑制真菌细胞壁的合成。通过细胞外液和汗液灰黄霉素可弥散到角质层。增加出汗可提高其在角质层中的药物浓度，从而增强疗效。由于灰黄霉素能产生稳定的血药浓度，因此每日口服一次或两次就足够了。药物的吸收程度因人而异，个别患者能达到持续高或低的血药浓度水平，将药物与油腻食物一起服用可增加药物的吸收。

有两种类型的制剂可供选用：微粒和超微粒。新型的超微粒剂型吸收更好，只需微粒剂型约50%～70%的剂量。许多品牌两种剂型都有。微粒型药物有125mg、250mg和500mg三种规格的片剂；而超微粒型片剂的规格是125mg、250mg和330mg。还有液体剂型。表13-2列出了推荐的治疗剂量和疗程。应用要足量。报道的治疗失败病例可能是剂量不足，而非菌体耐药。

不良反应 灰黄霉素是一种安全的药物。头痛和胃肠道症状是最常见的副作用。可暂时减低剂量，观察症状是否消失，但有时必须停药。肝毒性、白细胞减少和光敏很少发生[58]，因此不需要行常规的血液检查[59]，除非治疗需要持续数月或使用剂量特别高。头痛常发生于治疗后前几天，并可随治疗而消失。对于头痛持续超过48小时的患者，可尝试使用稍低的剂量。对换用低剂量后仍持续头痛的患者，需更换治疗方案。骨髓抑制，曾将之归因于灰黄霉素，可能永远也不会发生，因此不必检查全血细胞计数。曾有报道胃肠道不适、荨麻疹、光敏和麻疹样皮损。灰黄霉素能激活肝酶，引起华法林和其他药物降解。如果与这些药物联合治疗，应采取适当的措施。

丙烯胺 像唑类一样，丙烯胺类能抑制麦角固醇的合成，只是丙烯胺类的抑制作用发挥在较早的合成环节。作用结果与唑类一样，引起细胞膜破裂、细胞死亡。

特比萘芬 特比萘芬（见表13-3）属于丙烯胺类抗真菌药。它抑制角鲨烯环氧酶，这是一种不属于细胞色素P450超家族的膜结合酶。特比萘芬对皮肤癣菌有杀菌作用。本品吸收良好，高度亲脂和亲角蛋白，吸收后分布到整个脂肪组织、真皮、表皮和甲。能在血浆、真皮-表皮、毛发和甲中持续存在数周，副作用的发生与药物在血浆中的持续存在相关。特比萘芬可被皮脂带到角质层，还可通过结合到基底角质形成细胞并扩散到真皮-表皮。在外分泌汗腺汗液中未发现特比萘芬。在长疗程口服治疗结束后2～3周，它仍以超过大多数皮肤癣菌平均最小抑菌浓度（MIC）的浓度存在于皮肤中。口服治疗6和12周后，分别于此后30周和36周检测到甲板中的特比萘芬浓度，远远高于大多数皮肤癣菌的MIC。特比萘芬在肝代谢。对肝功能障碍的患者需调整剂量。肾脏疾病的患者，药物清除的半衰期会延长。当血清肌酐超过300μmol/L，或肌酐清除率低于或等于50ml/min（每秒0.83ml）时，特比萘芬的剂量应减半。

适应证 口服特比萘芬对甲真菌病和其他皮肤真菌病有效（见表13-2）。

三唑类 三唑类在化学结构和作用机制上与咪唑类相似。

伊曲康唑（斯皮仁诺） 像其他唑类抗真菌药物一样，伊曲康唑抑制真菌细胞色素P450依赖的酶，从而阻断真菌细胞膜上主要甾醇——麦角固醇的合成。伊曲康唑的特性见表13-3。伊曲康唑是亲脂性的，并与角化组织有高亲和力。它附着于甲板角质形成细胞的亲脂性胞浆，从而使药物在甲板中逐渐蓄积并持续存在。在3个月治疗结束后和冲击周期中，药物在甲板中达到高浓度并至少持续6个月。治疗后4周在角质层中仍能检测到药物浓度。伊曲康唑在皮脂中的浓度比在血浆中高5倍，且在治疗后1周仍保持高水平。这提示药物分泌到皮脂中，而用以解释在皮肤中检测到的高药物浓度。伊曲康唑与哺乳动物和真菌的细胞色素P450酶都有亲和力，因此可能引起临床上重要的药物间相互作用（如阿司咪唑、口服避孕药、H_2受体拮抗剂、华法林及环孢菌素等）。与食物同服时，伊曲康唑的吸收明显增加，故应与正餐同时服用。

氟康唑（大扶康） 氟康唑对抑制细胞色素P450比咪唑类药物更特异和有效。氟康唑的特性见表13-3。氟康唑呈高度水溶性，被汗液带进皮肤，并通过汗液蒸发积蓄药物。它在表皮和甲中可获得高药物浓度并长时间持续。

酮康唑（里素芬） 随着伊曲康唑、氟康唑和特比萘芬的应用，酮康唑在皮肤癣菌感染治疗中的应用明显减少。这些新型药物更加有效且不易产生肝毒性。

表 13-2　口服抗真菌药物的剂量

	灰黄霉素 (超微粒)	酮康唑 (里素劳)	氟康唑 (大扶康)	伊曲康唑 (斯皮仁诺)	特比萘芬 (兰美抒)
体癣和股癣	成人：500mg 每日 1 次，2～4 周 儿童：每日 5～7mg/kg，2～6 周	200～400mg，每日 1 次，2 周	150mg 每周 1 次，2～4 周	100mg 每日 1 次，1~2 周 200mg 每日 1 次，1 周	250mg 每日 1 次，1~2 周
头癣	每日 15～25mg/kg（微粒） 或 15mg/kg(超微粒)，6～8 周	不推荐	每日 5mg/kg，4～6 周 每日 6mg/kg，20 天 8mg/kg 每周 1 次，4～16 周	每日 5mg/kg，4～6 周 每日 5mg/kg，1 周，1～3 个冲击疗程，间隔 3 周 每日 3mg/kg（口服混悬液）1 周，1～3 个冲击疗程，间隔 3 周 胶囊简化剂量法： 10～20kg：100mg 隔日 1 次 21～30kg：100mg 每日 1 次 31～40kg：100mg 与 200mg 隔日交替服用 41～50kg：200mg 每日 1 次 ＞50kg：200～300mg 每日 1 次	20～40kg:125mg 每日 1 次，2～4 周 ＞40kg：250mg 每日 1 次，2～4 周
甲癣	不推荐	不推荐	150mg，每周 1 次，9 个月	200mg 每日 1 次 指甲：6 周 趾甲：12 周 冲击剂量： 200mg 每日 2 次，用 1 周停 3 周 趾甲：3～4 个月 指甲：2～3 个月	250mg 每日 1 次 指甲：6 周 趾甲：12 周
足癣	成人：500mg 每日 1 次，6～12 周 儿童：每日 5～7 mg/kg，6～12 周	不推荐	50mg 每周 1 次，3～4 周	软托皮鞋型足癣 200mg 每日 2 次，1 周	软托皮鞋型足癣 250mg 每日 1 次，2 周 200mg 每日 1 次，3 周
花斑癣	无效	400mg 顿服 200mg 每日 1 次，5 天 对于复发病例，400mg 每月 1 次，预防复发	300 或 400mg 顿服；必要时 2 周后重复一次	200mg 每日 1 次，7 天 预防：对复发病例 200mg 每日 2 次，每月一天，共 6 个月	口服无效 外用有效
阴道念珠菌病	无效	200～400mg 每日 1 次，5～14 天	150mg 顿服 100mg，5～7 天	200mg 3～5 天	无效

表13-3 口服抗真菌药

	灰黄霉素（超微粒）	酮康唑（里素劳）	氟康唑（大扶康）
剂型（规格）	125mg，250mg和333mg超微粒型片剂 125mg/5ml	200mg片剂	50mg，100mg和200mg片剂 150mg片剂（治疗阴道感染）
胃肠道的吸收	脂肪餐增加吸收	酸性环境增强吸收。与早餐的酸性果汁同时服用。制酸剂、H₂阻滞剂（西咪替丁、雷尼替丁、法莫替丁、尼扎替丁）、酸泵抑制剂（奥美拉唑、兰索拉唑）以及去羟肌苷会降低吸收	
血浆中存在的时间	2周	2天	
皮肤和甲中存在的时间	1～2周	不详	3个月
实验室监测*	连续6周CBC，LFT	治疗前查CBC，LFT；以后每个月检查一次	对于持续性治疗：治疗前查CBC，LFT；以后每4～6周查一次
异常的LFT升高			发生率低
不良药物反应发生的机制	强效的微粒体细胞色素P450酶诱导剂	由肝脏细胞色素P450酶代谢，并抑制该酶活性	由肝细胞色素P450酶代谢，并抑制该酶活性
不良反应			
药物不良相互作用	降低华法林、雌激素、避孕药水平 增强酒精的作用 巴比妥类降低灰黄霉素的活性	提高阿司咪唑、西沙必利和奎尼丁在血清中的水平 奎尼丁：耳鸣，心律失常 抗凝剂：出血 磺脲类：低血糖 环孢素A，他克莫司：肾毒性 钙通道阻滞剂：水肿——咪达唑仑，三唑仑：增强镇静作用 苯妥英：眩晕，共济失调 诱导合成皮质醇产生肾上腺功能减退的症状(疲劳，不适) 减少睾酮的合成：阳痿，男子乳房发育	可能与酮康唑的相同，如间断给药，则发生的可能性减低 注意： 阿司咪唑（息斯敏） 西沙必利（普瑞博斯） 华法林（香豆素） 环孢素A（Neoral） 苯妥英（大仑丁） 磺脲类
药物不良反应	恶心、呕吐、腹泻，头痛、眩晕、失眠、皮疹、光敏感(罕见)	胃肠道紊乱、当摄入酒精时有双硫仑样的作用，肝炎（1：10 000）——如果出现恶心、呕吐、疲劳、不适、黑尿、淡白色粪便、黄疸或出现皮疹时停药。	胃肠道紊乱 比酮康唑引起的肝炎少

CBC：全血细胞计数；LFT：肝功能试验。
* 对患者进行有关早期肝炎症状的教育，当早期症状出现（恶心、不适、疲劳）就建议患者停药以预防进展到严重肝损害。

表 13-3 口服抗真菌药（续）

	伊曲康唑（斯皮仁诺）	特比萘芬（兰美抒）
剂型（规格）	100mg 胶囊	250mg
胃肠道的吸收	酸性环境增强吸收。与早餐的酸性果汁同时服用。制酸剂、H₂阻滞剂（西咪替丁、雷尼替丁、法莫替丁、尼扎替丁）、酸泵抑制剂（奥美拉唑、兰索拉唑）以及去羟肌苷会降低吸收	
血浆中存在的时间	1 周	4～6 周
皮肤和甲中存在的时间	6～9 个月，亲脂性	4～6 周，亲脂性
实验室的监测*	对于持续性治疗：治疗前查 CBC, LFT；以后每 4～6 周一次	治疗前查 CBC, LFT；以后每 4～6 周一次
异常的 LFT 升高	2.0% 冲击剂量 4.0% 持续剂量	3.3%～7%
不良药物反应发生的机制	由肝代谢，并抑制细胞色素 P450 酶	由肝细胞色素 P450 酶代谢。抑制细胞色素 P450 酶 CYP2D6 活性
副反应发生率	8.3%	10.5%
药物不良相互作用	诱导细胞色素 P450 酶的药物将提高伊曲康唑的分解代谢并降低其血浆药物浓度。这些药物（苯妥英、利福平、利福布汀、异烟肼、卡马西平）可能有与酮康唑相同的药物相互作用。注意：阿托伐他汀（立普妥） 地高辛 奎尼丁 华法林（香豆素） 环孢素 A（Neoral） 钙通道阻滞剂 配伍禁忌 阿司咪唑（息斯敏） 三唑仑（海尔神） 西沙必利（普瑞博斯） 洛伐他汀（美降脂） 辛伐他汀（舒降之） 咪达唑仑（咪达唑仑针剂）	CYP2D6 参与三环类抗抑郁药和其他精神药物的新陈代谢提高清除率，从而降低环孢素 A 的血药浓度 降低咖啡因的清除率 西咪替丁可升高特比萘芬的血药浓度，而利福平和利福布汀可降低其浓度 监测茶碱的血药浓度
药物不良反应	头痛、胃肠道紊乱、皮疹、肝炎比酮康唑少得多，外周水肿（尤其是与钙通道阻滞剂合用时）	胃肠道紊乱，味觉改变（2.8%），皮疹、中性粒细胞减少症、粒细胞缺乏

CBC：全血细胞计数；LFT：肝功能试验。
* 对患者进行有关早期肝炎症状的教育，及当早期症状出现（恶心、不适、疲劳）就建议患者停药以预防进展到严重肝损害。

念珠菌病 Candidiasis

酵母样真菌白念珠菌和其他一些念珠菌可以引起皮肤、黏膜和内脏感染。白念珠菌是口腔、阴道和消化道中正常菌群的一部分，并通过卵圆形酵母出芽来繁殖。妊娠、口服避孕药、抗生素治疗、糖尿病、皮肤浸渍、外用糖皮质激素治疗、某些内分泌疾病及抑制细胞免疫的因素都能使酵母菌变成致病性，并产生出芽的孢子和假菌丝或有隔膜的真菌丝。在氢氧化钾标本中，这种假菌丝和菌丝不能与皮肤癣菌区分（图13-49）。真菌培养的结果一定要慎重解释，因酵母菌是许多部位正常菌群的一部分。

酵母菌只感染皮肤（角质层）和黏膜上皮的表层。原发疹为脓疱，其内容物在角质层下水平剥落。临床上，这种病变导致红肿的裸露白色表面，伴长的香烟纸样鳞屑性活动边缘。口腔和阴道黏膜感染后可聚集鳞屑和炎细胞，形成典型的白色或黄白色乳酪状物质。

酵母菌最适宜在温暖潮湿的环境中生长，因此感染常局限于黏膜和间擦部位。当活动性边缘到达干燥皮肤时常停止进展。

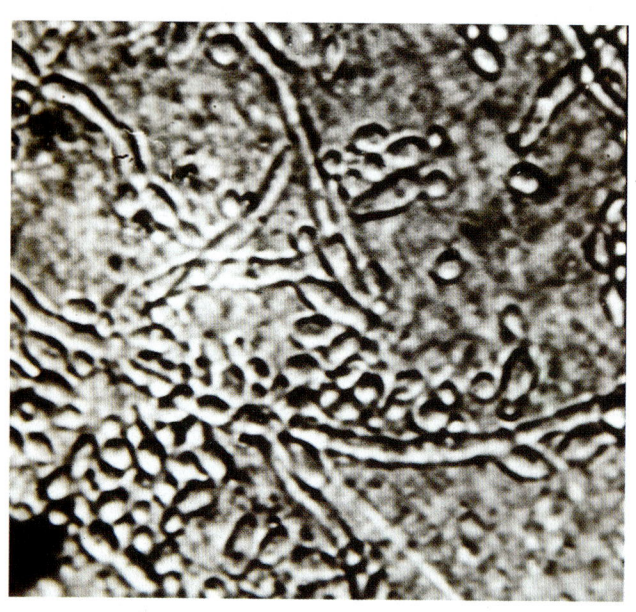

图13-49　白念珠菌：皮肤削刮碎屑的氢氧化钾湿片显示伸长的假菌丝和出芽的孢子。

正常潮湿部位的念珠菌病

念珠菌病感染阴道、口腔和未行包皮环切的阴茎等正常潮湿部位。在阴道引起外阴阴道炎，在口腔引起鹅口疮，在未行包皮环切的阴茎引起龟头炎。

外阴阴道炎

外阴阴道炎的病因包括感染性（见表13-4）和非感染性。感染性阴道炎是阴道分泌物异常最常见的原因。常见的感染因素包括几种酵母菌、阴道毛滴虫和阴道加特菌，且这些因素常与厌氧菌的增殖协同致病。其他原因包括感染性宫颈炎，这是一种有生理性分泌物的变应性或刺激性接触性阴道炎。萎缩性阴道炎是绝经后女性最常见的非感染性阴道炎。淋球菌、A群β-溶血性链球菌（化脓性链球菌）、其他细菌、蛲虫和阴道内的异物都是引起青春期前女孩阴道炎的可能病因。

实验室检查　实验室确诊需要进行盐水或氢氧化钾湿片检查、胺吹气试验、检测阴道pH值以及培养，而使各种类型的感染性阴道炎得到有效治疗。

念珠菌性外阴阴道炎 (monilial vulvovaginitis)

阴道念珠菌病是引起阴道分泌物的最常见原因。超过50%的25岁以上女性在某些时候患外阴阴道念珠菌病，不到5%的人复发。感染通常由白念珠菌引起。在过去的几年中，由非白念珠菌引起的感染发生率增高。在这些非白念珠菌中，最主要的是热带念珠菌和光滑念珠菌。目前使用的药物治疗（如咪唑类）不能彻底清除非白念珠菌。关于这些菌种近期内选择性增加的一种可能的解释是缩短了的抗真菌治疗（1~3天疗法）抑制了白念珠菌的生长，却导致一种菌群失衡；引起非白念珠菌种的过度增殖[60]。

念珠菌存在于10%女性阴道和直肠的正常菌群中。念珠菌性阴道炎发生于约1/4的育龄女性。脂肪皱襞和紧身内衣增加了局部的温暖和潮湿环境。症状可能在月经前几天加重。一项研究表明抗生素治疗的女性中30%发生念珠菌性阴道炎[61]。

临床表现　阴道念珠菌病常初始表现为阴道瘙痒和/或白色稀薄或粘稠分泌物。几天后症状可自行缓解，也可加重。阴道黏膜和外生殖器红肿，有时糜烂、疼痛，表面覆盖一层厚的白色块状分泌物，在妊娠时

表 13-4	阴道感染		
	念珠菌性阴道炎	细菌性阴道病（加德菌和厌氧性细菌）	滴虫病
阴道分泌物	白色，成块的	灰色，均匀	大量，浅绿色，有时有泡沫
症状	瘙痒	恶臭的分泌物	恶臭的分泌物，瘙痒，性交困难，排尿困难
盐水或氢氧化钾湿片	出芽的酵母，假菌丝 30%可能为阴性	线索细胞（上皮细胞）与粘附的细菌	运动的毛滴虫，白细胞（不用氢氧化钾）
pH	<4.5	>4.7	4.5
胺吹气试验（在分泌物中加入10%氢氧化钾）		+（由于释放胺有鱼腥样味道）	+（由于厌氧菌增殖，有强烈的味道）
培养	标准转运培养基	标准转运培养基	Diamond 培养基
治疗	咪唑霜剂： 　咪康唑（Monistat-7） 　克霉唑（Gyne-Lotrimin） 　许多其他产品 口服药物： 　氟康唑（大扶康） 　伊曲康唑（斯皮仁诺） 如果性伴症状相似应予治疗	甲硝唑（Flagyl） 500mg 每日 2 次，1 周 甲硝唑凝胶乳膏 克林霉素（Cleocin） 口服或 2%乳膏 阿莫西林-克拉维酸（力百汀） 如果复发应治疗性伴	甲硝唑（Flagyl） 500mg 每日 2 次，1 周 250mg 每日 3 次，1 周 2g 顿服 对耐药病例联合口服和阴道内用甲硝唑 治疗性伴以预防再感染

Adapted from Valvovaginitis. In Conn's Current Therapy. Saunders, 2000, pp1053.

注意：如果提供充足的标本，实验室人员能做所有这些试验。如果怀疑滴虫病，分泌物标本应立即送到实验室，因为滴虫的运动性在15~30分钟后就会丧失。

加重。感染可扩展到大腿和肛门，呈现柔嫩的红色皮肤表面，其活动性边缘散在有脓疱，被称为卫星损害。取分泌物做氢氧化钾检查可明确诊断。

治疗　一线治疗包括抗真菌霜剂（表13-5）。硼酸明胶胶囊和甲紫溶液是两种有效的替代药物，尤其对治疗除白念珠菌之外的假丝酵母菌属有效。

口服抗真菌药物包括酮康唑（里素劳）、氟康唑（大扶康）和伊曲康唑（斯皮仁诺）（见表13-2）。

外用抗真菌药物　目前有许多种不同剂型的外用抗真菌药物，包括片剂、霜剂和栓剂（见表13-5和药典）。克霉唑和咪康唑应用最广。多烯类化合物（制霉菌素）的治愈率是 70%~80%，唑类衍生物的治愈率是 85%~90%。外用抗真菌治疗没有全身治疗的副作用。开始外用时可能引起局部烧灼感，尤其在炎症严重时。烧灼感是一种局部刺激反应，而非变态反应。治疗方案见表13-14和药典。如症状未缓解，可重复一个疗程。如阴道外也被感染时，将乳膏涂在女阴处治疗有效。使用时应将乳膏直接从管中挤出。有足够的乳膏可供内外部使用。制霉菌素已使用多年。将一片制霉菌素用棉棒塞入阴道内，每天2次，连用2周。如症状或体征持续存在，可延长治疗时间。虽然制霉菌素的疗程比唑类长，但它仍不失为一种安全有效的药物。

表 13-5　真菌性外阴阴道炎初始治疗的外用药物	
化学名	商品名
咪康唑	Monistat-7
克霉唑	Gyne-Lotrimin, Mycelex-7
布康唑	Femstat（硝酸布康唑）
特康唑	Terazol-3
噻康唑	Vagistat-1
制霉菌素	Mycostatin
替代的药物	
甲紫（1%水溶液）	
硼酸（凝胶胶囊）	

口服抗真菌药物 口服药物包括氟康唑、伊曲康唑和酮康唑。氟康唑（大扶康）是治疗念珠菌性阴道炎的首选药物。单次口服150mg片剂显示与其他口服和阴道内用药同样有效，且副作用最轻[62]。

急性阴道念珠菌病 咪唑类和三唑类是治疗外阴阴道念珠菌病的首选药物。目前尚不明确使用某种唑类或剂量治疗的优势。对大多数急性、无并发症的念珠菌性阴道炎给予短疗程（1～3天）阴道内治疗。医师的判断和患者的选择偏好决定了具体选用某种抗真菌药物及用药途径；费用、炎症分布范围及药物剂型特点是选择药物需要考虑的因素。许多患者首选口服药物治疗。口服和阴道内用药治疗急性疾病几乎同等有效。现已证实治疗念珠菌性阴道炎，氟康唑150mg顿服与克霉唑阴道内用药7天同样安全有效[63]。

患者的选择 一半患者喜欢口服用药；仅5%首选阴道内治疗；其他患者无明确的偏爱。在治疗阴道念珠菌病之前，临床医师应询问患者的选择。

性伴的治疗 阴道念珠菌病通常并非一种性传播疾病，不需常规治疗男性性伴。一项研究显示用酮康唑短疗程治疗男性性伴对减少患复发性阴道念珠菌病女性的复发率毫无价值[64]。性伴的治疗是指治疗患包皮龟头炎的男性或慢性复发性病例。

副作用 治疗念珠菌性阴道病的副作用罕见。

妊娠 对于妊娠患者或未使用可靠避孕手段的患者不应给予口服疗法。妊娠期间的局部治疗可能需要长一些的疗程（6～14天）。无可靠避孕的女性只能在月经周期的前10天内使用口服治疗。

10%～20%妊娠妇女的阴道中能培养出念珠菌。妊娠期念珠菌性阴道病的发病率比非妊娠期高两倍，在妊娠后期的发病率更高。80%～90%的患者由白念珠菌引起。治疗妊娠期阴道念珠菌病的目的不仅在于清除患者症状，还在于避免胎儿发生威胁生命的念珠菌性败血症。由于潜在的致畸作用，伊曲康唑不用于妊娠妇女。

复发性（顽固性）病变

当外阴阴道念珠菌病一年内至少发作4次，或与抗生素治疗无关的情况下一年内发作3次，被认为是复发。慢性复发性念珠菌性阴道炎患者很少能意识到诱发因素[65]。非白念珠菌的出现是可能的，但不常见。疾病复发多由于阴道内耐药酵母菌的存在，而不是因为频繁的阴道再感染。这些原因包括非白念珠菌耐药、经常的抗生素治疗、避孕药的使用、免疫系统的抑制、性生活频繁及高血糖症。患复发性阴道念珠菌病的女性有更大可能使用溶液清洗外阴或冲洗阴道。频繁的念珠菌感染可能是HIV感染的早期迹象。

实验室检查 在复发性病例中，阴道分泌物氢氧化钾标本的敏感性不足以排除真菌感染。如果显微镜检查阴性，而临床上高度怀疑本病，应做真菌培养。

耐药病例的治疗 一些女性即使经过几个疗程的抗真菌治疗，仍然反复或持续感染。对这种类型的发病机制知之甚少，且大多数患者无可确认的易患因素。

对复发性疾病尚无确切的治愈方法，但用口服或外用药物长疗程维持疗法是有效的。

每周使用一次0.8%特康唑霜能有效预防念珠菌性阴道炎的复发，且耐受性好[66]。

对复发患者，应建议其减去多余的体重，并穿宽松的棉质内衣。在一项研究中，每天摄入8盎司含嗜酸乳酸杆菌（L. acidophilus）的酸乳可降低念珠菌定植和感染[67]。去除酵母饮食的作用尚不清楚。

通过用制霉菌素治疗性伴和抑制胃肠道病灶来降低发作次数的尝试并不成功。许多患者经历了一旦预防措施停止，疾病就复发的过程，因此长疗程治疗可能是必需的。患者更可能依从口服抗真菌治疗[68]。

对任何复发性或耐药性病例，及氢氧化钾标本镜检阴性者，应做真菌培养确定念珠菌感染。

长疗程维持治疗策略见表13-6。

耐药病原体 用唑类药物治疗由光滑念珠菌引起的阴道念珠菌病无效。阴道用制霉菌素或外用1%甲紫溶液可清除此菌。治疗后的复发性感染可能由更多的其他常见念珠菌引起[69]。

表 13-6 急性和复发性女阴阴道念珠菌病的治疗选择	
药物	给药方案
急性期的治疗	
克霉唑（Gyne-Lotrimin）	100mg 片剂，阴道内用药，连续 7 天
0.8% 特康唑霜（Terazol 3）	一支（5g）阴道内用药，连续 3 天
氟康唑（大扶康）	150mg 顿服
	100mg 口服，5～7 天
酮康唑（里素劳）	200mg 口服，每日 1 次，连续 14 天
	400mg 口服，每日 1 次，连续 14 天
伊曲康唑	200mg 口服，每日 1 次，连续 3～5 天
硼酸	600mg 阴道栓剂，每日 2 次，连续 14 天（必须联合使用）
预防（维持）	
克霉唑（Gyne Lotrimin）	2 片 100mg 片剂，阴道内用药，每周 2 次，连续 6 个月
0.8% 特康唑霜（Terazol 3）	一支（5g）阴道用药，每周 1 次
氟康唑（大扶康）	150mg 口服，每月 1 次
	100～200mg，每周 1 次
伊曲康唑（斯皮仁诺）	50～100mg 口服每日 1 次
	200mg 口服每日 2 次，每月 1 次
酮康唑（里素劳）	200mg 片剂两片，月经后连服 5 天，共 6 个月
	100mg 口服每日 1 次，连续 6 个月
硼酸	600mg 阴道栓剂，月经期间（5 天经期）每日 1 次
Ringdahl EN: Am Fam Physician 2000;61: 3306	

口腔念珠菌病（Oral candidiasis）

当分娩通过产道时，白念珠菌会感染婴儿的口腔，它是许多成人口腔正常菌群的一部分。

非白念珠菌引起的感染正在上升。大部分发生在免疫抑制的个体，尤其是那些 HIV 感染者。口腔念珠菌病在晚期癌症中常见。一项研究显示，引起晚期癌症感染的最常见的两个菌种是白念珠菌和光滑念珠菌，极少数由热带念珠菌、近平滑念珠菌、吉利蒙德念珠菌和 *C. inconspicua* 引起。非白念珠菌常见于晚期癌症患者的口腔，且对氟康唑敏感性降低。*Candida dubliniensis* 是新近被鉴定的酵母菌，大多数从患口腔念珠菌病的 HIV 阳性患者中分离出来。

HIV 感染 口咽部念珠菌病可能是 HIV 感染的首发症状，超过 90% 的 AIDS 患者罹患此病，且治疗后容易复发。这可能与免疫抑制的程度及治疗药物有关。用克霉唑和酮康唑治疗比用氟康唑或伊曲康唑治疗更易复发。

婴儿 儿童的口腔念珠菌病被称为鹅口疮。健康新生儿，尤其早产儿是易感者。年龄稍大的婴儿，鹅口疮的发生常有一些诱因，如抗生素治疗或身体虚弱。健康新生儿的鹅口疮是一种自限性感染，但应该治疗以免影响喂养。感染表现为白色乳酪样渗出物或白色片状粘着性斑片，其下黏膜红并疼痛。应该检查其母亲有无阴道念珠菌病。

成人 有几种原因可引起成人口腔念珠菌病；临床上表现为多种多样的急性和慢性类型。广泛的口腔感染可以发生在糖尿病、细胞免疫低下、年老者以及癌症患者（尤其是白血病）。长期使用糖皮质激素、免疫抑制剂或广谱抗生素及糖皮质激素吸入剂也可引起感染。

成人的急性病变与婴儿的类似。舌头常受累（图 13-50）。感染可以播散到气管或食管，并引起非常疼痛的糜烂，导致吞咽困难；也可累及嘴角的皮肤（感染性口角炎）。用压舌板轻刮患处获取标本，容易发现假菌丝。在另外一些病例中，口腔可红肿疼痛，有少量或无渗出物（图 13-51）。这种情况下，常很难发现假菌丝，且治疗常不得不在没有实验室证实的情况下开始。

慢性感染表现为颊黏膜的限局性、粘着性斑片，表面有不规则的天鹅绒样外观。这可能发生于咀嚼时颊部的机械性外伤、义齿的不良卫生、用烟斗吸烟或义齿的刺激。如不能确认病原体的话，可做活组织检查以排除黏膜白斑和扁平苔藓。

限局性的红斑、糜烂以及点状白色渗出物可以由义齿下的念珠菌感染引起，通常被称为义齿性口腔痛。边界通常十分清晰。如病变长时间存在，会引起黏膜增生肥厚。牙龈和硬腭常受累。可能难以发现病原体。

治疗 唑类，无论是外用（克霉唑）还是口服（氟康唑、伊曲康唑）制剂，都已在很大程度上替代了传统的外用抗真菌药物（甲紫、制霉菌素）。

氟康唑 氟康唑是治疗和预防限局性和系统性白念珠菌感染的一线选择，成人量200mg/d。疗效确切、耐受性良好，适合大多数白念珠菌感染的患者，包括儿童、老人以及那些免疫系统受损伤者。预防性使用氟康唑有助于预防使用细胞毒性药物治疗的癌症患者发生真菌感染。随着对复发性口腔念珠菌病的AIDS患者使用氟康唑进行长期预防和治疗的增多，已引起对常规剂量耐药的白念珠菌感染的出现。如氟康唑治疗失败，需选择较广谱的二线抗真菌药物，如伊曲康唑。对反复应用氟康唑的患者，除白念珠菌以外的念珠菌属（*Candida spp.*）易形成耐药。

伊曲康唑 作为一线治疗，伊曲康唑口服液与氟康唑同样有效，但耐受性稍差[70]。对耐氟康唑的HIV患者口咽部念珠菌病使用伊曲康唑口服液是有效的。当氟康唑（每日200mg）治疗此病失败时，可选用伊曲康唑口服液100mg，每日2次（200mg/d），连用14天。对没有完全治愈的患者，可再治疗14天（共28天）[71]

克霉唑（Mycelex）含片 将克霉唑含片含在口腔中慢慢溶化，每日5次，连用14天，能有效治疗儿童和成人口腔念珠菌病。

酮康唑（里素劳） 酮康唑（里素劳，200mg口服片剂）是治疗口咽部念珠菌病的二线药物。用法：200mg 每日1次。

制霉菌素（Mycostatin）口服混悬液 儿童剂量是2ml，4次/日，每侧口腔1ml。成人剂量是4～6ml，每侧口腔各用半量，尽量维持时间长一些再吞咽。症状消失后再继续治疗48小时；标准疗程为10天。口服混悬液对婴儿有效，但对成人疗效较差，可能是因为药液没有与成人的整个口腔表面接触有关。

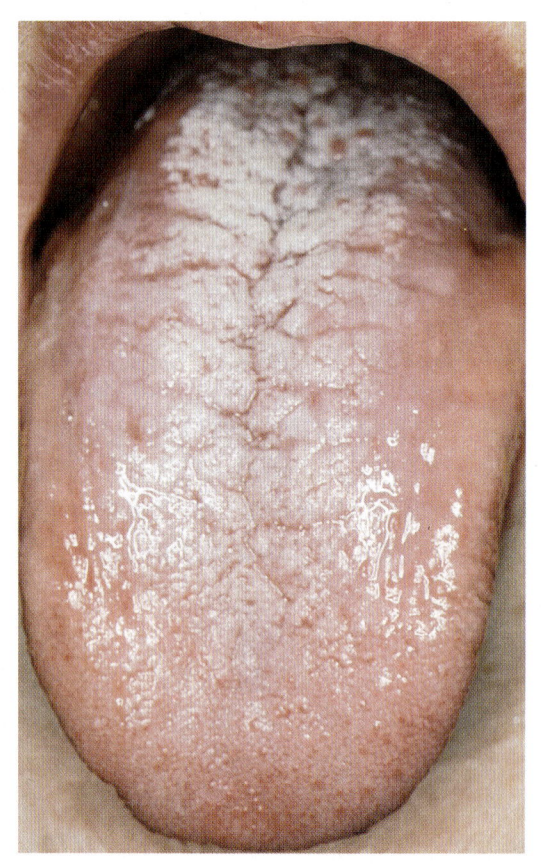

图 13-50 口腔念珠菌病：舌头表面覆盖白色碎屑的慢性感染。

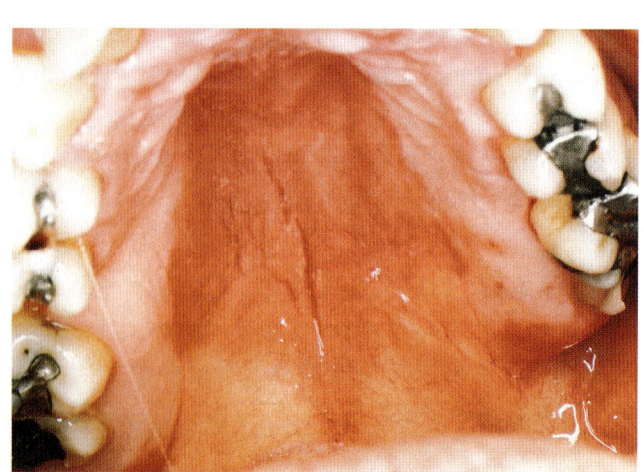

图 13-51 口腔念珠菌病：硬腭红肿。

念珠菌性龟头炎 (candida balanitis)

未行包皮环切的阴茎具有适合酵母菌感染的温暖而潮湿的理想环境，但包皮环切后的男性也有患此病的危险。念珠菌性龟头炎有时发生在与已受感染女性性交之后，3个月内经阴道性交者比经直肠性交者更常发生本病[72]。龟头和包皮出现触痛性针尖大红色丘疹和脓疱。包皮下的脓疱迅速破裂而不易被发现（图13-52）。脓疱破裂后形成典型的 1～2mm 白色煎饼圈形或可能融合成环状。在有些病例从来不出现脓疱，未经治疗多发性红色丘疹也可暂时消失。脓疱的存在高度提示念珠菌病。可出现类似于念珠菌性阴道炎的白色渗出物（图13-53）。没有性接触，这种感染也可以发生并持续存在。

治疗 外用咪康唑、克霉唑或药典中所列的其他几种药物，2次/日，连续7天，损害迅速消退。用药后病情迅速缓解，但治疗仍需持续7天。含外用糖皮质的制剂能通过抑制炎症达到暂时缓解，但停药后病情反跳并加重，有时甚至出现在可的松霜剂停用之前。对念珠菌性龟头炎患者给予氟康唑 150mg 顿服，与外用克霉唑霜7天同样安全有效[73]。

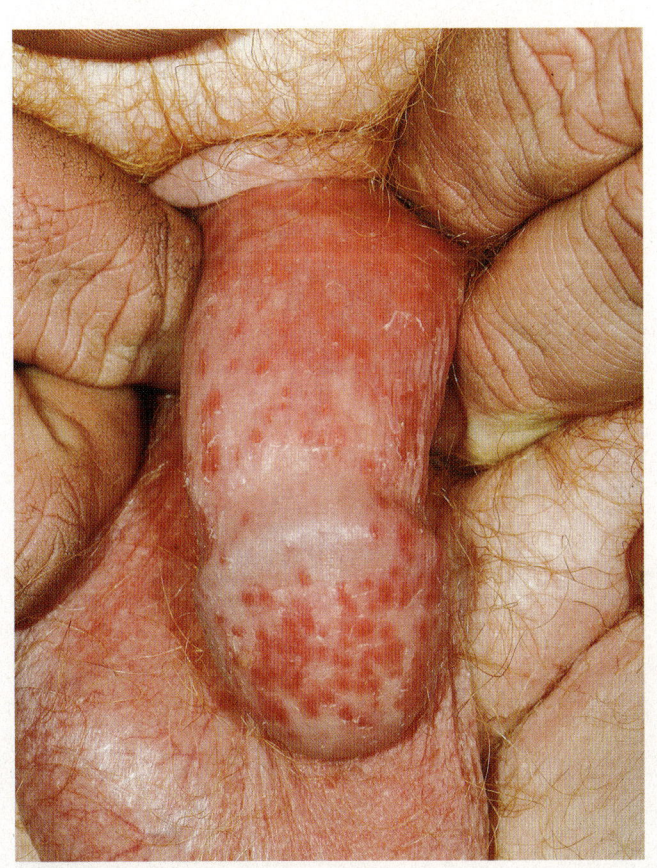

图 13-52 念珠菌性龟头炎：龟头和阴茎体上有多发性红色圆形糜烂及一片白色渗出物。

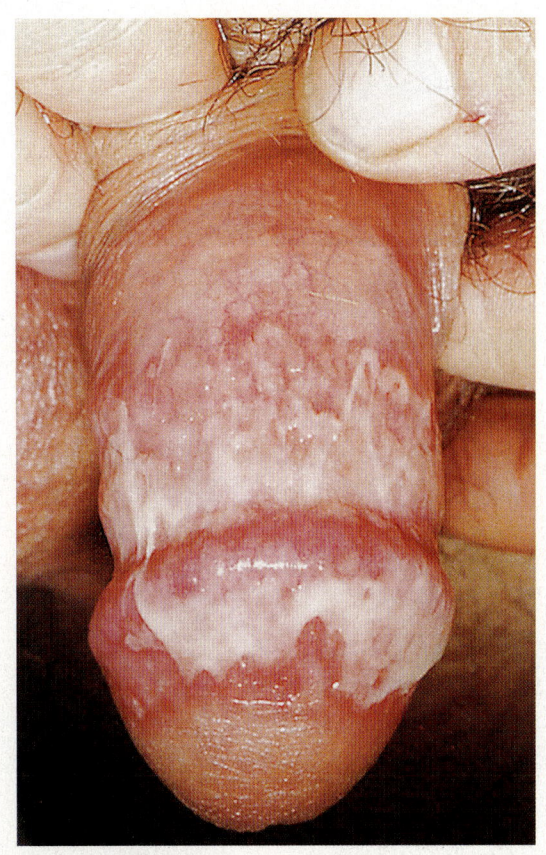

图 13-53 念珠菌性龟头炎：未环切阴茎皮肤表面之间的潮湿部位是念珠菌感染的理想环境。这种厚厚的白色渗出物是严重急性感染的典型表现。

大面积皮肤皱褶处念珠菌病

大面积皮肤皱褶处念珠菌病（念珠菌性间擦疹）可发生于悬垂的乳房下、悬垂的腹部皱襞下、腹股沟和肛周及腋窝。皮肤皱襞（指皮肤与皮肤相贴的间擦部位）温暖而潮湿，为酵母菌感染提供了适宜的环境。炎热潮湿的气候、粗糙的紧身内衣、不良卫生状况及发生在皱襞部位的炎性疾病（比如银屑病）使酵母菌感染更易发生。

有两种临床表现。第一种类型中，脓疱形成，但在相贴的皮肤表面形成浸渍，发展为红色丘疹，边缘有湿润的鳞屑。在相贴皮肤表面外可找到完整的脓疱（图13-54和13-55）。第二种类型有红色、湿润的发亮斑片，向相贴皮肤表面边缘或其外延伸（图13-56）。活动性边缘长且边界清晰，有浸渍性鳞屑的波浪状边缘（见图13-49）。典型的念珠菌病脓疱在间擦部位难以见到，因为它一形成就浸渍掉了。针尖大的脓疱在活动性边缘的外面确实存在，且为一项重要的诊断特征（图13-54，13-55和13-57）。皮肤皱襞部位有疼痛性皲裂的倾向。

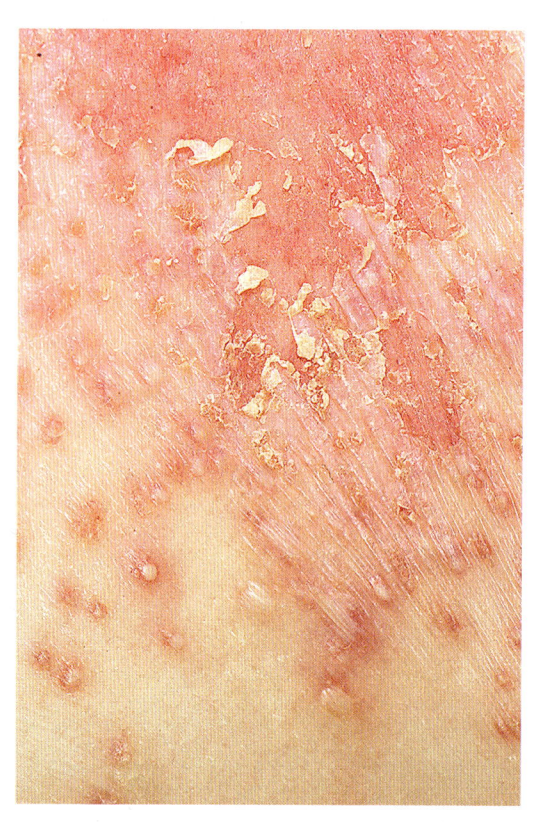

图13-54　乳房下的念珠菌病：有几个湿润的红色丘疹和脓疱，边缘有白色鳞屑。

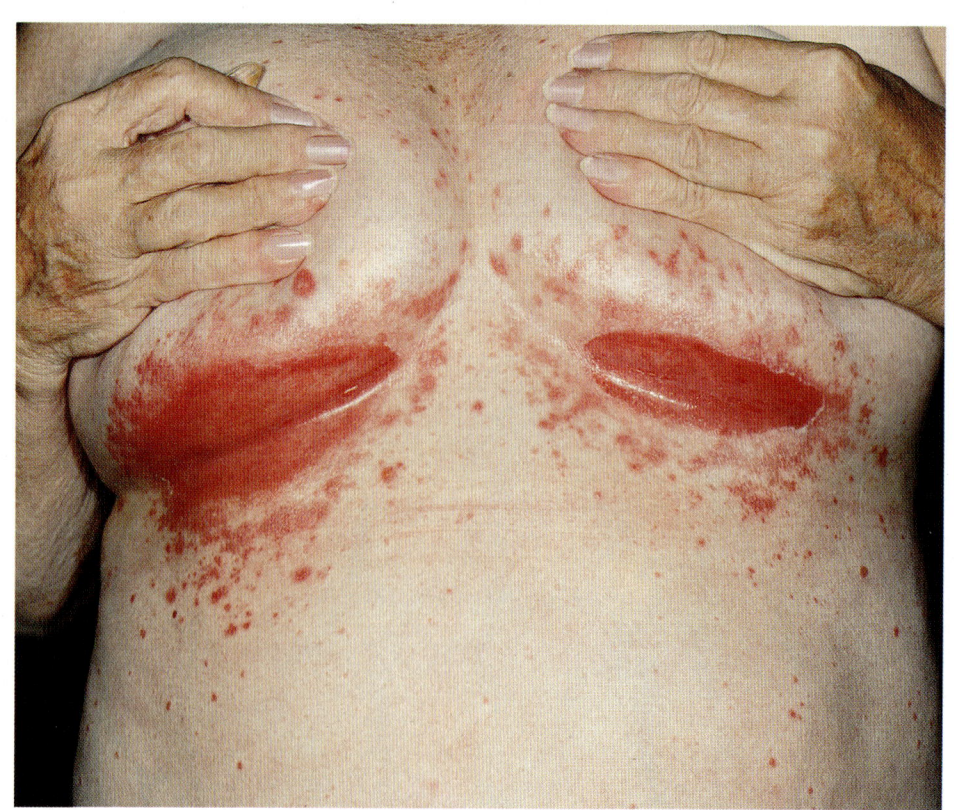

图13-55　念珠菌性间擦疹：一种急性感染。在相贴皮肤的边缘有鳞屑。在间擦区域外有大量脓疱性卫星灶。

治疗 清除酵母菌感染必须维持患处干燥。用冷的 Burrow 溶液、水或盐水湿敷，每次 20～30 分钟，每日数次可促进局部干燥。外用抗真菌霜剂（擦成薄薄的一层），每日两次，直至皮疹消失。这些药物中的一部分也有洗剂，但外用到间擦部位时，洗剂中的液体基质可能引起螯刺样症状。硝酸咪康唑洗剂（Monistat-Derm 洗剂）的刺激性最小。湿敷要一直持续到皮肤变干。用鹅颈灯在离患处几英尺外烘烤，有时可以增强皮肤干燥。一种可吸湿性粉末，不需添加药物（如 Z-Sorb），可被外用于炎症已消散的部位。粉末吸收少量的水分，可作为一种干性润滑剂使皮肤表面自由滑动，从而避免水分聚积于容易摩擦的部位。

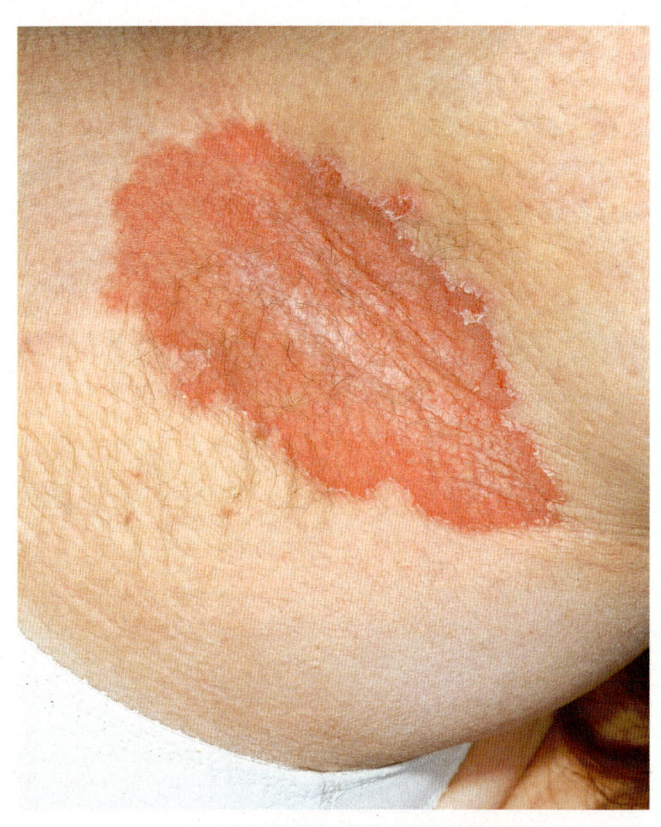

图 13-56　腋窝念珠菌病：皮损边缘有明显的鳞屑。

图 13-57　念珠菌性间擦疹：这位肥胖患者悬垂的腹部皱襞下和腹股沟区被感染。

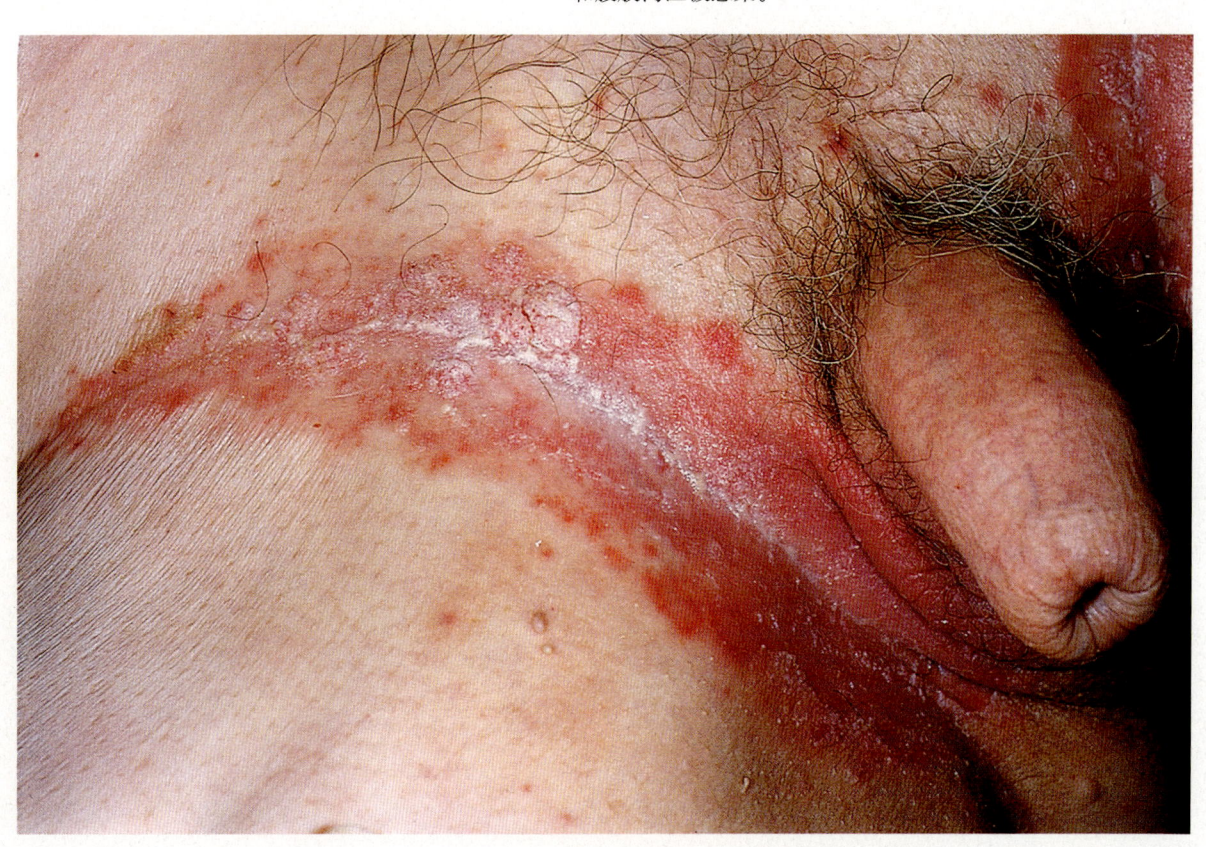

尿布念珠菌病 (diaper candidiasis)

潮湿的尿布下是一种人为的间擦部位，其易受酵母菌感染而出现上述典型的红色基底和卫星状脓疱（图13-58）。尿布皮炎常用含糖皮质激素的复方霜剂和含抗生素的洗剂治疗。虽然这些药物中可能含有抗酵母菌药物克霉唑，其浓度却不足以控制酵母菌感染。药物中的可的松成分会改变临床表现，并延长病程。尿布区的结节性肉芽肿性念珠菌病，表现为形状不规则的暗红色结节，有时出现于一个红色基底之上，可能是对念珠菌或被糖皮质激素改变的念珠菌性感染的少见反应（图13-59）。虽然皮肤癣菌感染在尿布区少见，但确实会发生[74]。应尽一切努力确定感染的病原体，并给予正确的治疗。

治疗 通过经常更换尿布或短时间内不用尿布保持尿布区皮肤的干燥。外用抗真菌霜剂2次/日，直至皮疹消失，约需10天时间。10天后可能遗留刺激性红斑，可在外用抗酵母菌药物（见药典）后几个小时交替使用1%氢化可的松霜。每种药物每天使用2次。婴儿爽身粉可通过吸潮来预防复发。2%莫匹罗星软膏（百多邦）每日外用3～4次，可有效治疗严重的念珠菌性和细菌性尿布皮炎[75]。

鉴别诊断 对任何顽固性的尿布皮炎都必须进一步检查，以发现潜在的疾病。尿布区的炎症可以由银屑病、脂溢性皮炎、朗格汉斯细胞组织细胞增多症（Letterer-Siwe病）、肠病性肢端皮炎（锌缺乏）、生物素（维生素H）缺乏、川崎病和HIV感染引起。

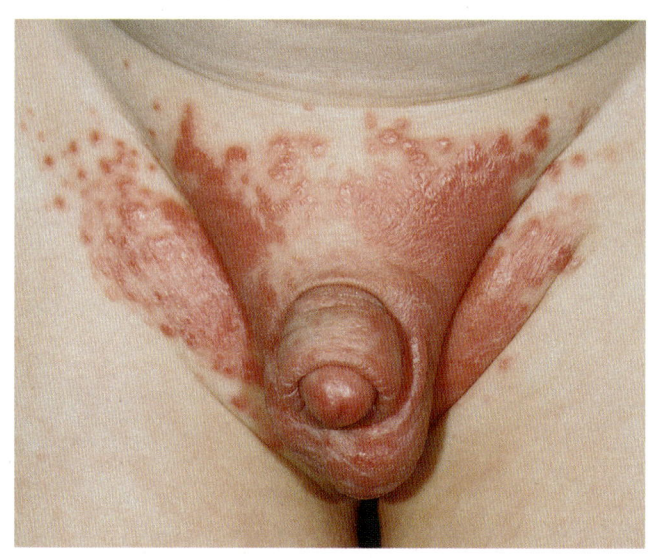

图13-58 尿布念珠菌病进展期病例。皮肤皱襞处有深在的红斑。尿道口被感染，且下腹部有大量卫星状脓疱。

图13-59 尿布区的结节性念珠菌病：红色基底和弥漫性炎症部位外有红色结节。患者曾外用含糖皮质激素和抗真菌药物的霜剂治疗。

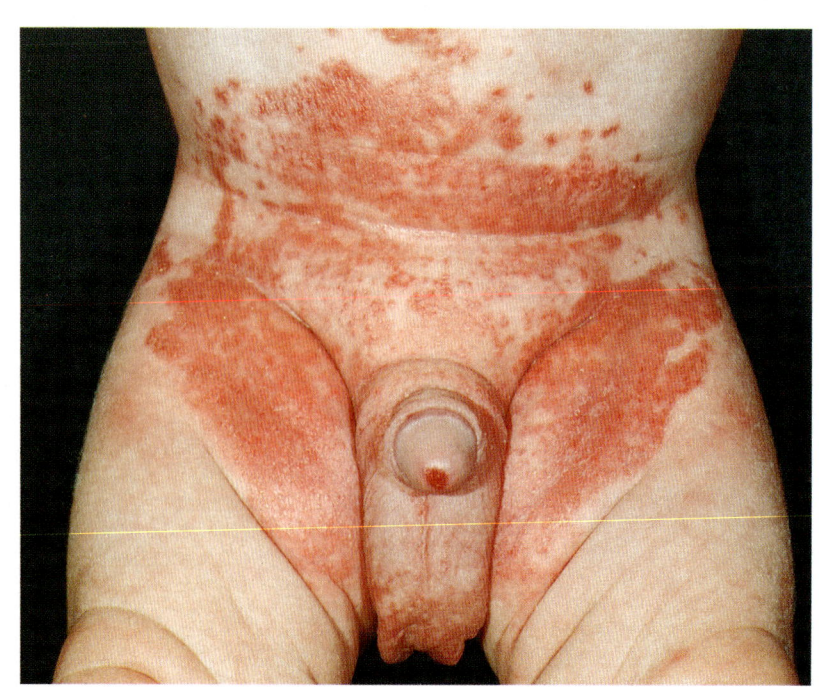

小面积皮肤皱襞处念珠菌病

指和趾间隙

指/趾间隙类似小的间擦部位。厨师、酒吧侍者、洗碗工人、牙科医生及其他在潮湿环境中工作的人易患此病。白色柔嫩的浸渍皮肤糜烂后,显露粉红色潮湿基底(图13-60,13-61和13-62)。趾间隙念珠菌病最常发生在间隙狭窄的第四和第五趾间,这里可同时存在皮肤癣菌和革兰阴性细菌的感染。念珠菌和皮肤癣菌感染引起的临床表现和氢氧化钾标本镜检结果可能一样。浸渍的白色鳞屑变得增厚和粘着。指/趾蹼和双足的弥漫性念珠菌病罕见。这些部位都可以用药典中的任何抗真菌霜剂或洗剂治疗。可将羊毛线(Dr. Scholl's Lamb's Wool)放在指/趾间隙以分隔和促进干燥。

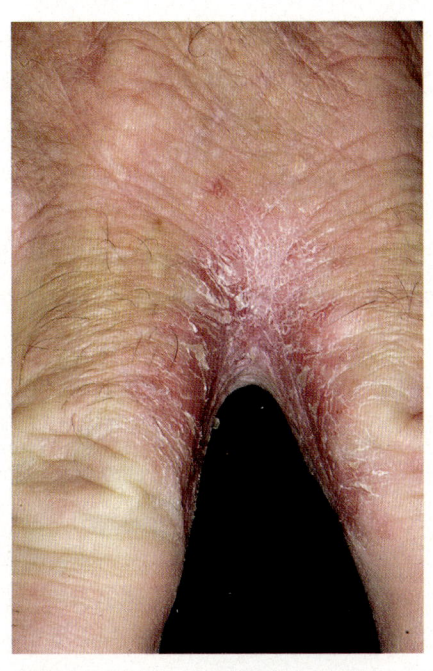

图13-60 指间隙的间擦疹:这种损害并不像图13-61中那样潮湿和浸渍。这种湿疹样病变发生于经常是湿手状态的酒吧侍者。

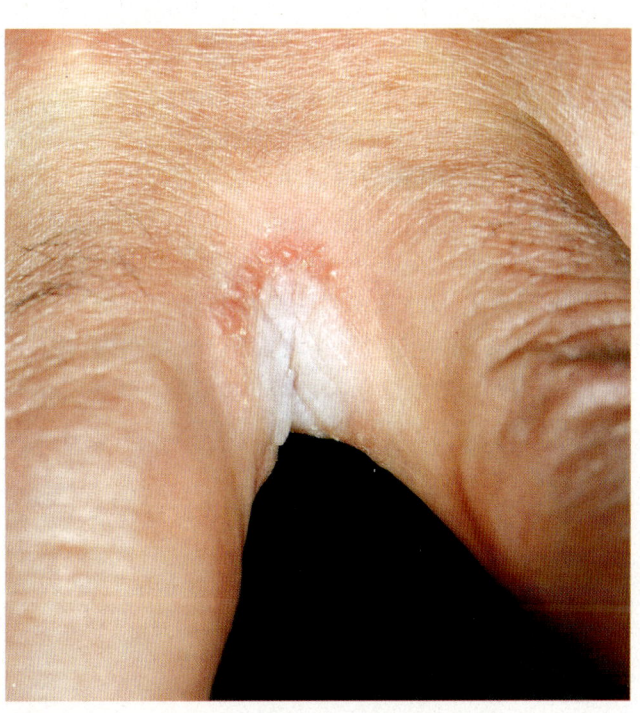

图13-61 指间隙的念珠菌病:急性期指间隙浸渍,边缘有脓疱。

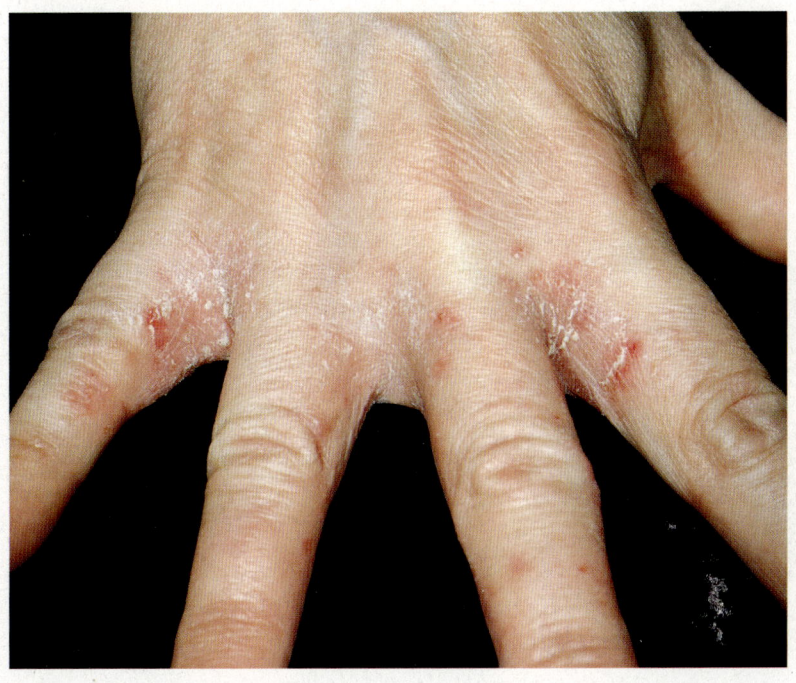

图13-62 指间隙的念珠菌病:除拇指和食指的较大空隙外,其余指间隙均被感染。

口角

　　口角唇炎或传染性口角炎是口角的一种炎症，可发生于任何年龄。患者可能有一种错觉，认为是维生素B缺乏。酵母菌和细菌可能存在于病变中。舐唇、咬嘴角或吮吸拇指可引起年轻人的感染性口角炎。持续刺激会发展成湿疹样炎症。口角唾液的存在是最重要的刺激因素。由于鼻充血引起的经口呼吸及不合适的义齿引起的闭合不良和强迫性舐唇可引起唾液过多（流口水）。使用牙线会引起口角的机械性损伤[76]。年老、先天性口角皮肤皱襞过多、体重减轻后的皮肤下垂或由于牙齿缺失和牙槽骨吸收引起的面部异常，下1/3部分纵向缩短会在口角皮肤皱襞处形成一个潮湿的间擦间隙。毛细作用将唾液由口腔引到皱襞内，引起浸渍、皲裂、裂隙、红斑、渗液，并可继发念珠菌和/或葡萄球菌感染。

　　感染首先于口角皮肤皱襞深处形成疼痛性裂隙（图13-63）。在口角皱襞边形成红斑、鳞屑和痂（图13-64）。患者舔湿患处试图防止进一步皲裂。这种尝试只能加重病情，并引起湿疹样炎症、葡萄球菌感染或皮肤皱襞肥厚。

　　对慢性治疗抵抗的病例，应考虑接触性皮炎、糖尿病和HIV感染。

治疗　治疗包括使用抗真菌霜剂（见药典），及几小时后外用非油腻基质的第Ⅴ级糖皮质激素霜[如0.1%曲安奈德（Aristocort A）]，直至患处干燥，炎症消失。也可外用Lotrisone（1%克霉唑和0.05%二丙酸倍他米松制剂）洗剂，每日2次，直至症状消失。当炎症消退时，患者应停止外用糖皮质激素。此后，经常使用保护性唇膏(如Chap Stick)。将Zyplast胶原注射到口角能减少沟纹的深度[77]和充填常发生在下唇两侧下方的凹陷，从而校正引起本病的解剖学缺陷。对治疗抵抗的病例做培养，寻找细菌和酵母菌。2%莫匹罗星软膏或霜（百多邦）外用，3~4次/日，能有效治疗酵母菌和细菌感染[75]。

慢性皮肤黏膜念珠菌病

　　慢性皮肤黏膜念珠菌病(CMC)是一种少见的综合征，其特征是无播散性念珠菌病的皮肤、甲和黏膜复发性、持续性的念珠菌感染。通常在婴儿期或儿童期发病，常有潜在的遗传、内分泌或免疫特征。最初诊断通常是由于使用外用抗白念珠菌药物治疗儿童口腔念珠菌病失败而获得。染色体显性或隐性遗传倾向、内分泌疾病（如甲状旁腺功能减退症或肾上腺功能衰退）和甲状腺功能减退症都是相关因素。患者可有多种免疫缺陷，其中主要是T淋巴细胞功能缺陷。根据患者的发病年龄[78]可将本病分为三种类型和许多亚型。

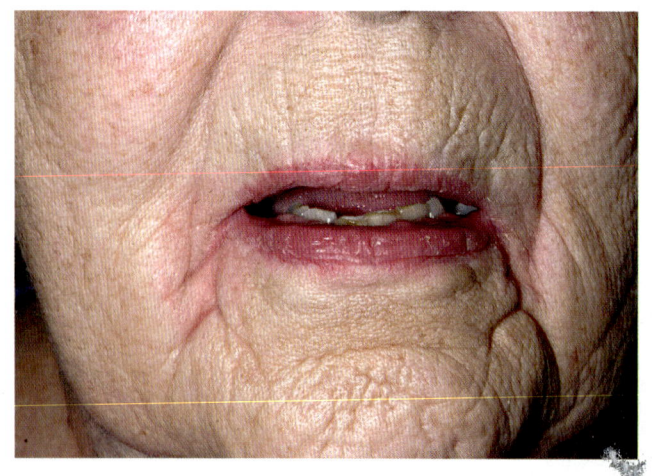

图13-63　口角唇炎（感染性口角炎）：口角皮肤皱襞呈红色并有糜烂。

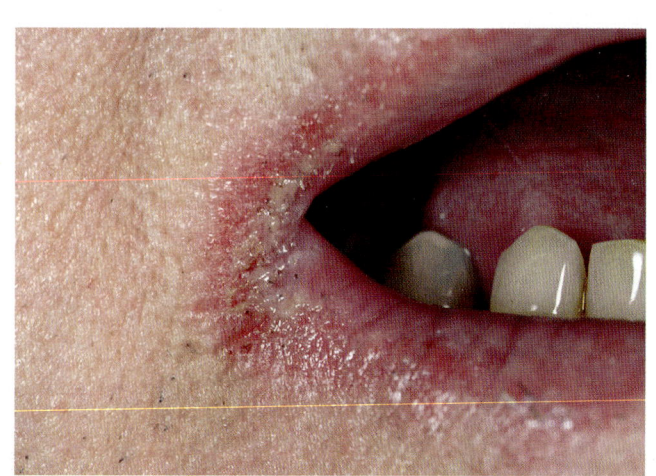

图13-64　口角唇炎：嘴角的擦烂是一种湿疹与念珠菌和细菌感染的混合表现。

花斑癣 Tinea versicolor

花斑癣是一种常见的皮肤真菌感染，由嗜脂双相酵母环状糠秕孢子菌（圆形）和卵状糠秕孢子菌（卵圆形）引起。一些作者认为这些是同一病原体的不同形态（两者曾经被统称为糠秕马拉色菌）。此菌是正常皮肤菌群的一部分，并在脂溢部位数量最多。它存在于皮肤角质层和毛囊内，依赖游离脂肪酸和甘油三酯生存。一些内源性诱因（肾上腺切除术、Cusing 病、妊娠、营养不良、烧伤、糖皮质激素治疗、免疫抑制、细胞免疫低下、口服避孕药）或外源性因素（过热、潮湿）引起酵母菌从出芽酵母相转变为菌丝相，导致花斑癣的出现。此病是否有传染性尚不可知。本病可发生于任何年龄，常见于皮脂腺功能较活跃的年龄（如青春期和青壮年）。一些个体，尤其是油性皮肤者，可能有更高的易感性。

临床表现 单个皮疹及皮疹分布有高度的特征性。损害初始为各种颜色的（白色、粉红色或褐色）多发性环状斑，逐渐呈放射状增大（图13-65至13-68）。花斑癣感染的临床表现和颜色改变呈病谱性，包括：（1）主要由充血性炎症反应引起的红色至淡黄褐色斑、斑片或毛囊性丘疹；(2) 色素减退性损害；(3) 黄褐色至暗褐色斑和斑片。黑素细胞损伤是引起色素减退的基础。糠秕孢子菌产生的二羟酸可能对黑素细胞有细胞毒作用，能抑制多巴酪氨酸酶反应。黑素细胞及其周围的角质形成细胞内的黑素小体数目、大小和黑素体的聚积均减少。皮肤损害在黑人呈色素沉着。同一患者的颜色都是均匀一致的。冬季白皮肤患者的皮损可能不明显。当未感染皮肤被晒黑时，白色色素减退变得更加明显。躯干上部最常受累，但皮损常扩展到上臂、颈部和腹部，面部、手背和腿部也可受累。面部损害更常见于儿童，前额是面部常被感染的地方。如果是炎症性皮疹，则会出现瘙痒，但通常无症状。本病可反复发作多年，但最终随年龄增长而减轻或消失。花斑癣需与白癜风、白色糠疹、脂溢性皮炎、二期梅毒和玫瑰糠疹相鉴别。

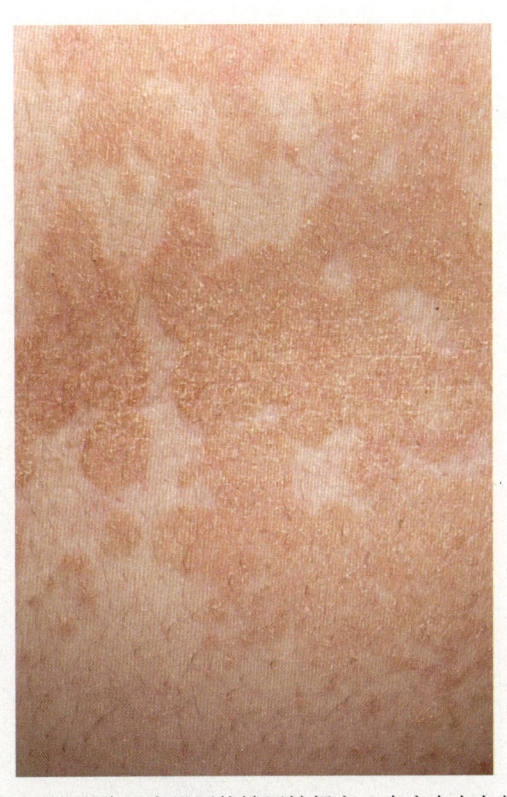

图 13-65 花斑癣：大量环状鳞屑性损害。皮疹在白色的未被晒黑的皮肤上呈浅褐色或淡黄褐色。

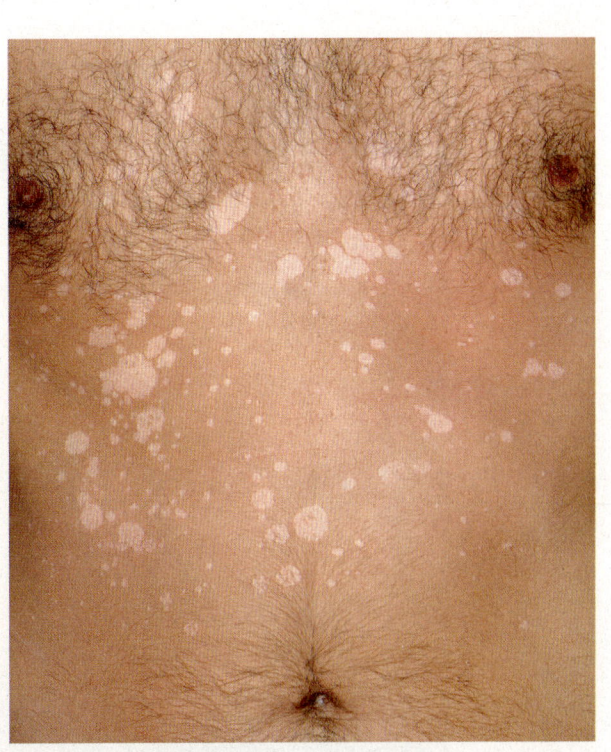

图 13-66 花斑癣的典型表现：黄褐色皮肤上有白色卵圆形或环状斑片。

花斑癣

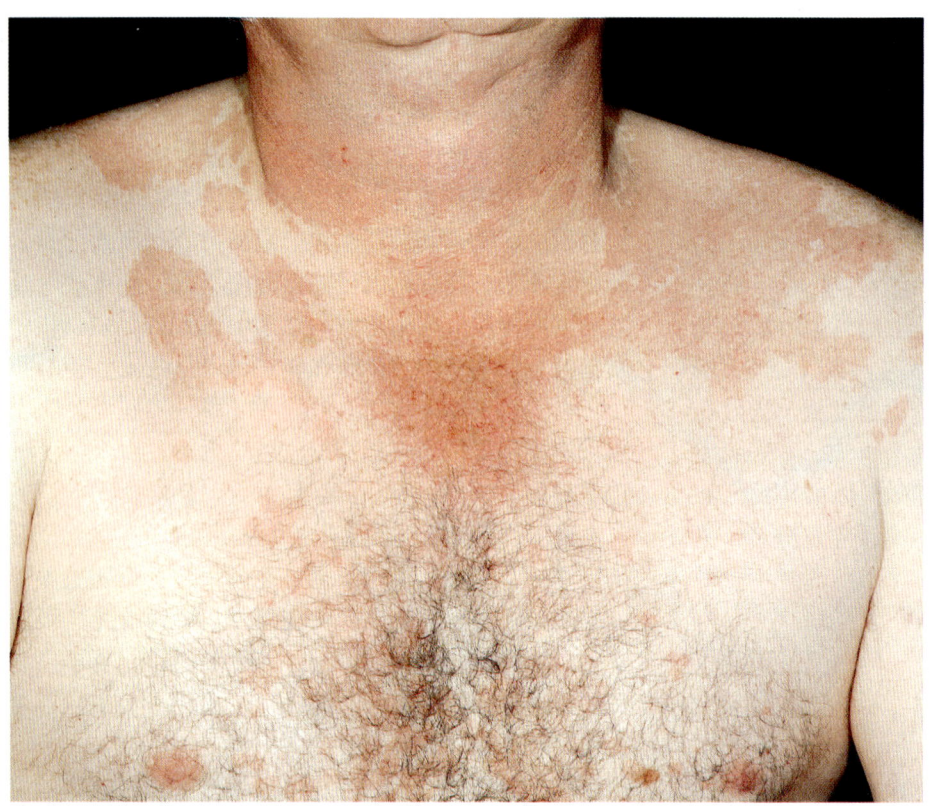

图 13-67　白皮肤患者的广泛融合鳞屑性斑片。

图 13-68　鳞屑性斑融合成边界不规则的大片损害，颜色可比周围的皮肤浅或深。

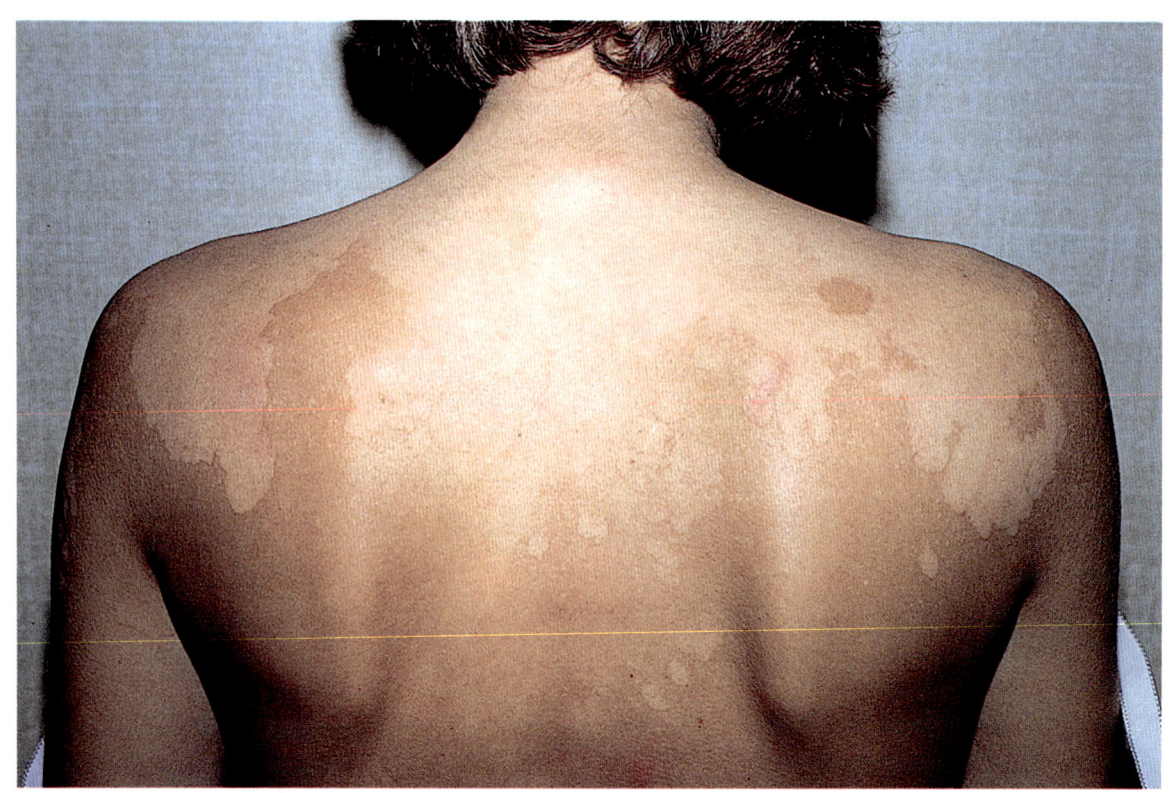

诊断 可用15号外科刀片轻轻刮下肉眼难以察觉到的碎末状鳞屑（图13-69）。鳞屑的氢氧化钾检查显示大量菌丝，呈短杆状，混合着葡萄串状圆形孢子，被称为"意大利面条加肉丸"模式（图13-70）。Wood灯检查皮损显示出不规则、浅黄色至白色荧光，并随病情好转而衰退。有些皮损没有荧光。可以做培养，但通常没有必要。

治疗 灰黄霉素治疗花斑癣无效。很多药物都能消灭真菌，但缓解常是暂时性的，40%～60%的患者病情易复发。提醒患者治疗后色素脱失区不会立即消失。阳光可加快色素再生。用15号外科刀片刮不下粉末状鳞屑提示真菌已被清除。真菌成分可以在贴身的破旧衣服上存留，将衣服丢弃或用水煮沸消毒可以降低复发的机会。有多次复发病史而目前无明显受累的患者，可考虑在夏季之前重复一个疗程的治疗，以避免复发。

局部治疗 病变局限的患者可局部治疗，但复发率高。

酮康唑香波 2%酮康唑香波单次外用，或每日1次，连用3日疗效好，是治疗的首选。将香波抹在从头皮后下部到大腿的整个皮肤表面，保留5分钟后彻底冲洗干净[79]。同时用香波洗头皮。

2.5%硫化硒洗液 每天外用10分钟连用7天后，此后2周的随访评估显示此液（Selsun或非专利形式）有87%的治愈率[80]。血液和尿液测定表明无明显的硒吸收[80]。需将溶液涂抹在从头皮后下部到大腿的整个皮肤表面。另一种常用的方法是将溶液涂抹后24小时再洗掉，1次/周，共4周。还有许多用此溶液治疗的方法。同时用此洗剂洗头。

特比萘芬溶液（1%兰美抒溶液，喷药瓶） 将此喷雾剂喷到受感染的地方，2次/日，连用1周有效。兰美抒喷剂是一种非处方药，可以买到。

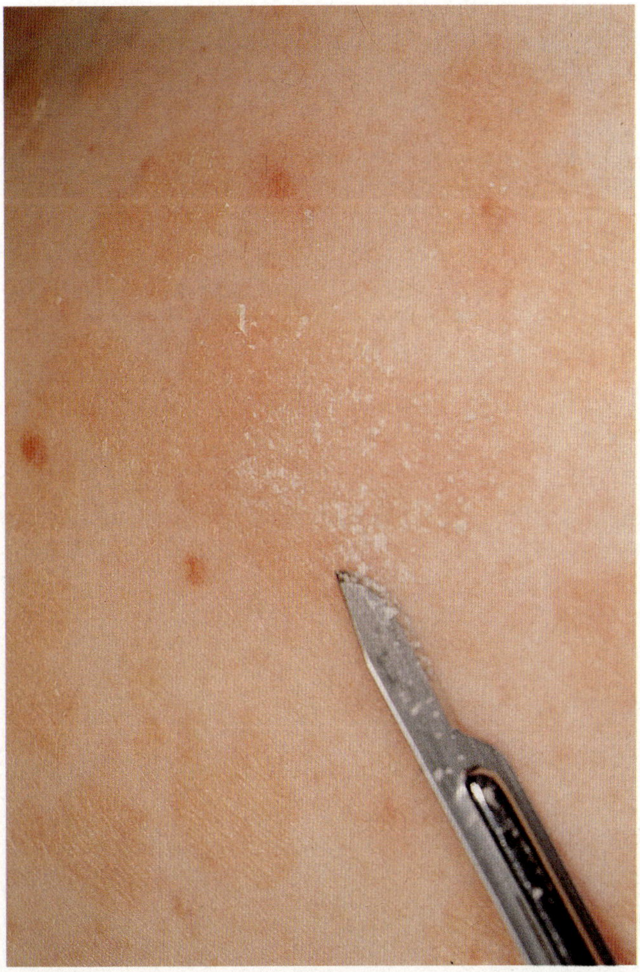

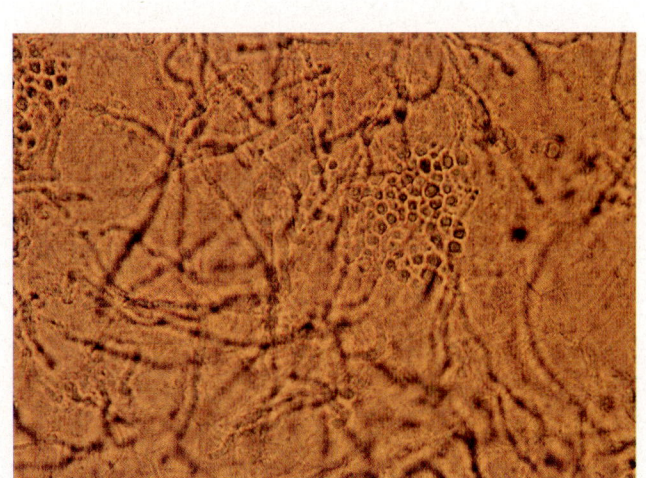

图13-69 花斑癣：用15号外科刀片刮皮损中央显现白色碎末状鳞屑。

图13-70 花斑癣氢氧化钾湿片。低倍镜下显示大量粗短菌丝和成簇的出芽细胞，此种现象被描述为"意大利面条加肉丸"。

抗真菌抗生素 可将咪康唑、酮康唑、克霉唑、益康唑或环吡酮胺涂抹在整个感染区域，1～2次/日，2～4周。这些乳膏既无气味也不油腻，但价格昂贵。

口服治疗药物 （见表13-2）适用于病变广泛、对传统治疗无效或频繁复发的患者。

伊曲康唑 伊曲康唑200mg，每日1次，连续7天，在4周后能获得89%的治愈率[81]。一项双盲、安慰剂对照研究用于评价预防性治疗。所有患者口服伊曲康唑200mg，每日1次，连续7天。此后，一组给予伊曲康唑200mg，每日2次，每月一天，连续6个月行预防性治疗，另一组口服安慰剂。研究结束时（6个月），伊曲康唑组的真菌治愈率为88%，而安慰剂组仅57%[82]。

氟康唑 单次剂量300mg或400mg，需要的话2周后重复一次，治疗本病疗效显著[83]。

酮康唑 一次口服400mg治疗有效。每月口服400mg一次可预防性治疗，在随后4～15个月的随访中没有复发。避免与制酸剂同时服用，早餐时与果汁同服能增强疗效。患者在治疗后至少12小时不能洗澡，这样使得药物能在皮肤中蓄积。

特比萘芬和灰黄霉素 特比萘芬或灰黄霉素口服治疗无效。

预防复发 将2%酮康唑香波（Nizoral）抹在颈部、躯干和四肢近端，5～10分钟后冲洗干净，每周一次可能有助于预防复发。

糠秕孢子菌性毛囊炎 Pityrosporum folliculitis

糠秕孢子菌性毛囊炎是由酵母环状糠秕孢子菌引起的毛囊感染，与花斑癣的病原体相同。这个典型患者是一位青年女性，在上背部、胸部、上臂和颈部出现无症状或微痒的毛囊性丘疹和脓疱[84]。衣着闭塞和油性皮肤可能是重要的易患因素。本病常被诊断为痤疮（图13-71）。糖尿病、使用广谱抗生素或糖皮质激素是易患因素。酵母菌过度繁殖可能继发于毛囊闭塞[85]。Hodgkin患者易患糠秕孢子菌性毛囊炎[86]。这些患者有严重的全身瘙痒，皮疹可累及躯干和四肢。

糠秕孢子菌属在热带十分常见，表现出具有下述特征的多形性损害[87]。原发皮疹为角栓，它是临床上四种皮损的基础。这些皮损包括毛囊性丘疹（中央凹陷的圆顶丘疹）、脓疱、结节和囊肿，是从有糠秕孢子菌属定植的毛囊性角栓发展而来。面部常被感染，是女性患者最常见及男性患者次常见的感染部位。皮损集中在下颌、下巴和面部两侧，这与通常发生于更近面中部的寻常痤疮明显不同。皮疹也常见于项部、腹部、臀部和股部。年轻男女的患病率相同，他们活跃的皮脂腺可提供酵母菌所需的富脂环境。

氢氧化钾检查发现大量圆形、出芽的酵母细胞，有时有菌丝。治疗与花斑癣相同。联合使用酮康唑香波和口服酮康唑（200mg 每日1次，4周）能清除所有患者的皮损，而单纯口服酮康唑只有75%的清除率。外用益康唑和咪康唑在90%患者中治疗失败[88]。水杨酸（Sal Ac）有角质溶解作用，用其洗浴治疗有效[89]。

（周春丽 郝飞译 夏应魁校）

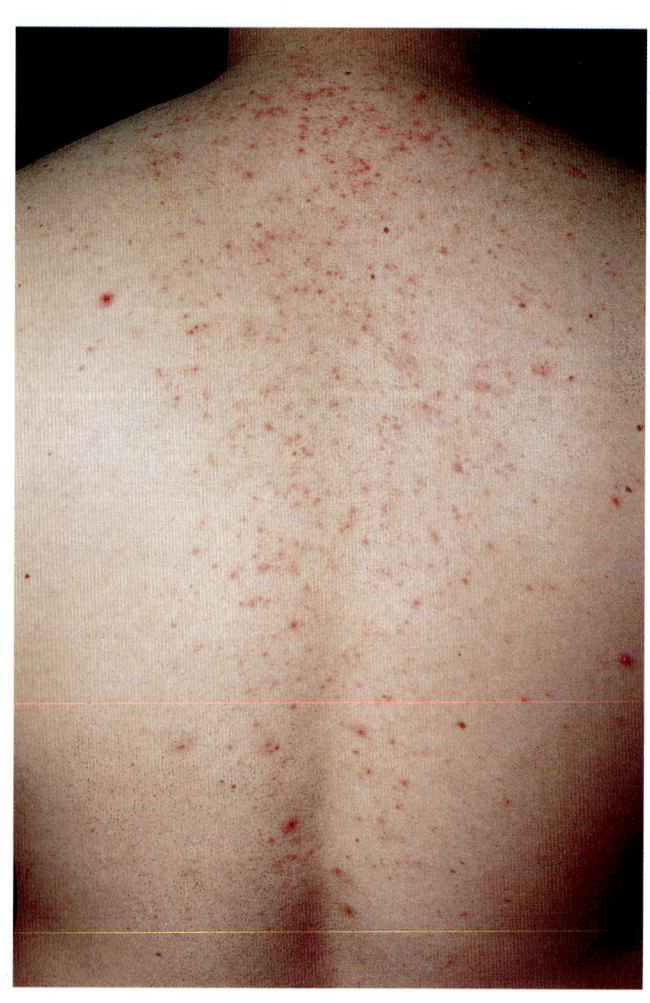

图13-71 糠秕孢子菌性毛囊炎：上背部无症状或微痒的毛囊性丘疹和脓疱。常被诊断为痤疮。

参考文献

1. Sorensen GW, Jones HE: Immediate and delayed hypersensitivity in chronic dermatophytosis, Arch Dermatol 1976;112: 40.
2. Burke WA, Jones BE: A simple stain for rapid office diagnosis of fungus infection of the skin, Arch Dermatol 1984;120:1519.
3. Brodell RT, Helms SE, Snelson ME: Office dermatologic testing: the potassium hydroxide preparation, Am Fam Physician 1991;43: 2061.
4. Head ES, Henry JC, MacDonald EM: The cotton swab technic for the culture of dermatophyte infections: its efficacy and merit, J Am Acad Dermatol 1984;11: 797.
5. Kearse HJ, Miller OF: Tinea pedis in prepubertal children: does it occur? J Am Acad Dermatol 1988;19: 619.
6. McBride A, Cohen BA: Tinea pedis in children, Am J Dis Child 1992;146: 844.
7. Svejgaard E, Christophersen J, Jelsdorf HM: Tinea pedis and erythrasma in Danish recruits: clinical signs, prevalence, incidence, and correlation to atopy, J Am Acad Dermatol 1986;14: 993.
8. Kates SG, et al: Microbial ecology of interdigital infections of toe web spaces, J Am Acad Dermatol 1990;22: 578.
9. Dahl MV: Suppression of immunity and inflammation by-products produced by dermatophytes, J Am Acad Dermatol 1993;28: S19.
10. Daniel Cr, et al: Two feet-one hand syndrome: a retrospective multicenter survey, Int J Dermatol 1997;36: 658.
11. Smith EB, et al: Double-blind comparison of naftifine cream and clotrimazole/betamethasone dipropionate cream in the treatment of tinea pedis, J Am Acad Dermatol 1992;26: 125.
12. Berman B, et al: Efficacy of a 1-week, twice-daily regimen of terbinafine 1% cream in the treatment of interdigital tinea pedis: results of placebo-controlled, double-blind, multicenter trials, J Am Acad Dermatol 1992;26: 956.
13. Savin R, et al: One-week therapy with twice-daily butenafine 1% cream versus vehicle in the treatment of tinea pedis: a multicenter, double-blind trial, J Am Acad Dermatol 1997;36(2 Pt 1): S15.
14. Kates SG, et al: The antibacterial efficacy of econazole nitrate in interdigital toe web infections, J Am Acad Dermatol 1990;22: 583.
15. White JE, Perkins PJ, Evans EJ: Successful 2-week treatment with terbinafine (Lamisil) for moccasin tinea pedis and tinea manuum, Br J Dermatol 1991;125: 260.
16. Lesher JJ: Oral therapy of common superficial fungal infections of the skin, J Am Acad Dermatol 1999;40(6 pt 2): S31.
17. Takama H, et al: Pitted keratolysis: clinical manifestations in 53 cases, Br J Dermatol 1997;137(2): 282.
18. Shah AS, Kamino H, Prose NS: Painful, plaque-like, pitted keratolysis occurring in childhood, Pediatr Dermatol 1992;9: 251.
19. Hanel H, et al: Quantification of keratinolytic activity from Dermatophilus congolensis, Med Microbiol Immunol 1991;180: 45.
20. Vazquez-Lopez F, Perez-Oliva N: Mupirocine ointment for symptomatic pitted keratolysis (letter), Infection 1996;24: 55.
21. Mattox TF, et al: Nonfluorescent erythrasma of the vulva, Obstet Gynecol 1993;81: 862.
22. Wharton J, Wilson P, Kincannon J: Erythrasma treated with single-dose clarithromycin, Arch Dermatol 1998;134: 671.
23. Faergemann J, et al: A multicentre (double-blind) comparative study to assess the safety and efficacy of fluconazole and griseofulvin in the treatment of tinea corporis and tinea cruris, Br J Dermatol 1997;136: 575.
24. Stiller MJ, et al: Tinea corporis gladiatorum: an epidemic of Trichophyton tonsurans in student wrestlers, J Am Acad Dermatol 1992;27: 632.
25. el Fari M, et al: An epidemic of tinea corporis caused by Trichophyton tonsurans among children (wrestlers) in Germany, Mycoses 2000;43: 191.
26. Adams B: Tinea corporis gladiatorum: a cross-sectional study, J Am Acad Dermatol 2000;43: 1039.
27. Powell FC, Muller SA: Kerion of the glabrous skin, J Am Acad Dermatol 1982;7: 490.
28. Janniger CK: Majocchi's granuloma, Cutis 1992;50: 267.
29. Smith KJ, et al: Majocchi's granuloma, J Cutan Pathol 1991;18: 28.
30. Lesher JJ: Oral therapy of common superficial fungal infections of the skin, J Am Acad Dermatol 1999;40(6 pt 2): S31.
31. Weksberg F, Fisher BF: Unusual tinea corporis caused by Trichophyton verrucosum, Int J Dermatol 1986;25: 653.
32. Barson WJ: Granuloma and pseudogranuloma of the skin due to microsporum canis, Arch Dermatol 1985;121: 895.
33. Hironaga M, et al: Trichophyton mentagrophytes granulomas: unique systemic dissemination to lymph nodes, testes, vertebrae, and brain, Arch Dermatol 1983;119: 482.
34. Albert AA: Tinea capitis, Arch Dermatol 1988;124: 1554.
35. Jacobs PH: Dermatophytes that infect animals and humans, Cutis 1988;42: 330.
36. Shelley WB, Shelley ED, Burneister V: The infected hairs of tinea capitis due to Microsporum canis: demonstration of uniqueness of the hair cuticle by scanning electron microscopy, J Am Acad Dermatol 1987;16: 354.
37. Lee JY, Hsu ML: Pathogenesis of hair infection and black dots in tinea capitis caused by Trichophyton violaceum: a histopathological study, J Cutan Pathol 1992;19: 54.
38. Okuda C, et al: Fungus invasion of human hair tissue in tinea capitis caused by Microsporum canis: light and electron microscopic study, Arch Dermatol Res 1989;281: 238.
39. Hubbard T: The predictive value of symptoms in diagnosing childhood tinea capitis, Arch Pediatr Adolesc Med 1999;153: 1150.
40. Hebert AA, Head ES, MacDonald EM: Tinea capitis caused by Trichophyton tonsurans, Pediatr Dermatol 1985;2: 219.
41. Babel DE, Baughman SA: Evaluation of the adult carrier state in juvenile tinea capitis caused by Trichophyton tonsurans, J Am Acad Dermatol 1989;21: 1209.
42. Babel DE, Rogers AL, Beneke ES: Dermatophytosis of the scalp: incidence, immune response, and epidemiology, Mycopathologia 1990;109: 69.
43. Frieden IL: Diagnosis and management of tinea capitis, Pediatr Ann 1987;16: 39.
44. Rippon JW: Tinea capitis: current concepts. Special symposia. Identification of dermatophytes in the clinical office, Pediatr Dermatol 1985;2: 224.
45. Gan VN, Petruska M, Ginsburg CM: Epidemiology and treatment of tinea capitis: ketoconazole vs. griseofulvin, Pediatr Infect Dis J 1987;6: 46.
46. Borchers SW: Moistened gauze technic to aid in diagnosis of tinea capitis, J Am Acad Dermatol 1985;13: 672.
47. Hubbard TW, de Triquet JM: Brush-culture method for diagnosing tinea capitis, Pediatrics 1992;90: 416.
48. Friedlander S, et al: Use of the cotton swab method in diagnosing tinea capitis, Pediatrics 1999;104(2 pt 1): 276.
49. Bennett M, et al: Oral griseofulvin remains the treatment of choice for tinea capitis in children, Pediatr Dermatol 2000;17: 304.
50. Caceres-Rios H, et al: Comparison of terbinafine and griseofulvin in the treatment of tinea capitis, J Am Acad Dermatol 2000;42 (1 pt 1): 80.
51. Krafchik B, Pelletier J: An open study of tinea capitis in 50 children treated with a 2-week course of oral terbinafine, J Am Acad Dermatol 1999;41: 60.

52. Caceres-Rios H, Rueda M, Ballona R, et al: Comparison of terbinafine and griseofulvin in the treatment of tinea capitis, J Am Acad Dermatol 2000;42(1 pt 1): 80.
53. Stephens CJ, Hay RJ, Black MM: Fungal kerion-total scalp involvement due to Microsporum canis infection, Clin Exp Dermatol 1989;14: 442.
54. Hussain I, et al: A randomized, comparative trial of treatment of kerion celsi with griseofulvin plus oral prednisolone vs. griseofulvin alone, Med Mycol 1999;37: 97.
55. Greer D: Successful treatment of tinea capitis with 2% ketoconazole shampoo, Int J Dermatol 2000;39: 302.
56. Pomeranz A, et al: Asymptomatic dermatophyte carriers in the households of children with tinea capitis, Arch Pediatr Adolesc Med 1999;153: 483.
57. Landau JW: Commentary: undecylenic acid and fungus infections, Arch Dermatol 1983;119: 351.
58. Blank H: Commentary: treatment of dermatomycoses with griseofulvin, Arch Dermatol 1982;118: 835.
59. Sherertz EF: Are laboratory studies necessary for griseofulvin therapy? J Am Acad Dermatol 1990;22: 1103.
60. Horowitz BJ, Giaquinta D, Ito S: Evolving pathogens in vulvovaginal candidiasis: implications for patient care, J Clin Pharmacol 1992;32: 248.
61. Bluestein D, Rutledge C, Lunsden L: Predicting the occurrence of antibiotic-induced candidal vaginitis (AICV), Fam Pract Res J 1991;11: 319.
62. Patel HS, Peters M 2nd, Smith CL: Is there a role for fluconazole in the treatment of vulvovaginal candidiasis? Ann Pharmacother 1992;26: 350.
63. Sobel J, et al: Single oral dose fluconazole compared with conventional clotrimazole topical therapy of Candida vaginitis. Fluconazole Vaginitis Study Group. Am J Obstet Gynecol 1995; 172(4 pt 1): 1263.
64. Fong IW: The value of treating the sexual partners of women with recurrent vaginal candidiasis with ketoconazole, Genitourin Med 1992; 68:174.
65. Sobel JD: Pathogenesis and treatment of recurrent vulvovaginal candidiasis, Clin Infect Dis 1992;14: S148.
66. Kunzelmann V, et al: [Prerequisites for effective therapy of chronic recurrent vaginal candidiasis], Mycoses 1996;39 Suppl 1: 65.
67. Hilton E, et al: Ingestion of yogurt containing Lactobacillus acidophilus as prophylaxis for candidal vaginitis, Ann Intern Med 1992;116: 353.
68. Sobel J, et al: Single oral dose fluconazole compared with conventional clotrimazole topical therapy of Candida vaginitis. Fluconazole Vaginitis Study Group, Am J Obstet Gynecol 1995; 172(4 pt 1): 1263.
69. White DJ, Johnson EM, Warnock DW: Management of persistent vulvo vaginal candidosis due to azole-resistant Candida glabrata, Genitourin Med 1993;69: 112.
70. Quan M: Vaginitis: meeting the clinical challenge, Clin Cornerstone 2000;3: 36.
71. Martin M: The use of fluconazole and itraconazole in the treatment of Candida albicans infections: a review, J Antimicrob Chemother 1999;44: 429.
72. Stary A, et al: Comparison of the efficacy and safety of oral fluconazole and topical clotrimazole in patients with candida balanitis, Genitourin Med 1996;72: 98.
73. Abdennader S, et al: [Balanitis and infectious agents. A prospective study of 100 cases], Ann Dermatol Venereol 1995;122: 580.
74. Jacobs AH, O'Connell BM: Tinea in tiny tots, Am J Dis Child 1986;140: 1034-1038.
75. de Wet P, et al: Perianal candidosis-a comparative study with mupirocin and nystatin, Int J Dermatol 1999;38: 618.
76. Kahana M, Yahalom R, Schewach-Miller M: Recurrent angular cheilitis caused by dental flossing, J Am Acad Dermatol 1986;15: 113.
77. Chernosky ME: Collagen implant in management of perlèche (angular cheilosis), J Am Acad Dermatol 1985;12: 493.
78. Kirpatrick CH, Windhorst DB: Mucocutaneous candidiasis and thymoma, Am J Med 1979;66: 939.
79. Lange D, et al: Ketoconazole 2% shampoo in the treatment of tinea versicolor: a multicenter, randomized, double-blind, placebo-controlled trial, J Am Acad Dermatol 1998;39: 944.
80. Sanchez JL, Torres VM: Selenium sulfide in tinea versicolor: blood and urine levels, J Am Acad Dermatol 1984;11: 238.
81. Hickman J: A double-blind, randomized, placebo-controlled evaluation of short-term treatment with oral itraconazole in patients with tinea versicolor, J Am Acad Dermatol 1996;34(5 pt 1): 785.
82. Faergemann J, et al: Efficacy of itraconazole in the prophylactic treatment of pityriasis (tinea) versicolor, Arch Dermatol 2002; 138: 69.
83. Amer M: Fluconazole in the treatment of tinea versicolor. Egyptian Fluconazole Study Group, Int J Dermatol 1997;36: 940.
84. Back O, Faergemann J, Hornqvist R: Pityrosporum folliculitis: a common disease of the young and middle-aged, J Am Acad Dermatol 1985;12: 56.
85. Hill MK, et al: Skin surface electron microscopy in Pityrosporum folliculitis: the role of follicular occlusion in disease and the response to oral ketoconazole, Arch Dermatol 1990;126: 1071.
86. Helm KF, Lookingbill DP: Pityrosporum folliculitis and severe pruritus in two patients with Hodgkin's disease (letter), Arch Dermatol 1993;129: 380.
87. Jacinto-Jamora S, Tamesis J, Katigbak ML: Pityrosporum folliculitis in the Philippines: diagnosis, prevalence, and management, J Am Acad Dermatol 1991;24: 693.
88. Abdel-Razek M, et al: Pityrosporum (Malassezia) folliculitis in Saudi Arabia—diagnosis and therapeutic trials, Clin Exp Dermatol 1995;20: 406.
89. Hartmann AA: The influence of various factors on the human resident skin flora, Semin Dermatol 1990;9: 305

14 发疹病和药疹
Exanthems and Drug Eruptions

- 发疹病　460
  - 麻疹　460
  - 手足口病　462
  - 猩红热　464
  - 风疹　467
  - 传染性红斑　468
  - 幼儿急疹　471
  - 肠道病毒：埃可病毒和柯萨奇病毒疹　473
  - 川崎综合征　474
  - 超抗原毒素介导的疾病　478
  - 中毒性休克综合征　479
  - 皮肤药物反应　482
- 药疹：临床类型和最常见过敏药物　485
  - 发疹型（斑丘疹）　485
  - 荨麻疹　488
  - 瘙痒　489
- 药疹　490
  - 急性泛发性发疹性脓疱病　490
  - 痤疮样（脓疱性）疹　490
  - 湿疹　490
  - 水疱性药疹
  - 多形红斑和中毒性表皮坏死松解　491
  - 剥脱性红皮症　491
  - 固定型药疹　492
  - 苔藓样变（扁平苔藓样药疹）　493
  - 红斑狼疮样药疹　493
  - 光感性疹　493
  - 色素沉着　494
  - 血管炎　494
  - 淋巴瘤样药疹　494
  - 化疗引起的肢端红斑　494
  - 与特殊药物相关的皮疹　494

"发疹"一词的意思即为一种突发而扩散的皮疹。发疹性疾病以广泛、对称、红斑、分散或融合成片的斑和丘疹为特征的一组疾病，最初不形成鳞屑。发疹性疾病是极少数以适宜用"斑丘疹"来描述的疾病之一。其他皮损如脓疱、水疱和瘀斑可能会出现，但大多数发疹性疾病开始表现为红斑或丘疹。其他出现弥漫性红色皮疹的疾病如点滴性银屑病或玫瑰糠疹，虽然起病时类似，常对称出现，但这些疾病因具有特征性的鳞屑而被看作丘疹鳞屑性发疹。始发为皮疹的疾病可能由细菌、病毒或药物引起。大部分都有一些特征性的表现，比如常见的原发皮损、分布[1]、病程和系统症状。部分伴发口腔损害称为"黏膜疹"。儿科发疹性疾病归纳见表 14-1。

发疹性疾病按其皮疹出现的时间和描述的症状，曾依次排列为：第一病，麻疹；第二病，猩红热；第三病，风疹；第四病，Dukes病（可能由柯萨奇病毒或埃可病毒导致）；第五病，传染性红斑；第六病，幼儿急疹。

表 14-1 皮疹

疾病	年龄组	前驱症状潜伏期	形态
麻疹	0～20 岁	流涕、咳嗽、发热、结膜炎、Koplick 斑 8～12 天	红斑和丘疹，之后逐渐融合；变成铜色
风疹	5～25 岁	轻度上呼吸道症状 14～23 天	泛发性斑丘疹逐渐变为针尖大小
玫瑰疹 （幼儿急疹由 HHV-6 所致）	0～3 岁	高热 3～5 天 腹泻、咳嗽 5～15 天	粉红色杏仁形斑疹和丘疹
传染性红斑 （第五病，细小病毒 B-19 所致）	4 岁（1～17 岁） 未免疫的成人	非特异性发热和不适 13-18 天	面部红斑（1～4 天），第一周红斑性皮疹之后出现带状红斑
单侧的胸廓旁发疹	12～63 个月	上呼吸道症状	单发的轻度瘙痒 1mm（红斑丘疹和麻疹样、湿疹样丘疹） 5 周后自行缓解
丘疹—紫癜手套和袜套综合征（细小病毒 B-19）	儿童，平均 24 个月	发热	小丘疹、瘙痒、瘀点状水肿和红斑，1～2 周内自行缓解
水痘	1～14 岁	发热、不适、头痛、厌食、腹痛 48 小时	红斑演变为浆液性水疱 不同期的皮损可同时出现
川崎病（皮肤黏膜综合征，淋巴结综合征）	通常小于 5 岁	高热 易激惹	红斑性斑丘疹， 指尖（麻疹样或水疱大疱样）和趾尖脱屑
Gianotti-Crosti 综合征（儿童流行性肢端皮炎）	高峰 1～6 岁， 可在成人发生	上呼吸道症状 泛发性腺病	苔藓样，皮色至红色丘疹，可形成斑块
脑膜炎球菌血症 （奈瑟菌性脑膜炎）	小于 2 岁	肝脾大 发热、不适、上呼吸道症状	可见瘀点、紫癜、大疱
落矶山斑点热 （立克氏立克次体）	任何年龄	发热、不适、头痛	淡红色或玫瑰色斑疹 演变为瘀点和紫癜
过敏性紫癜	6 个月至幼年	关节痛或腹痛	对称性可触及性紫癜
多形红斑	10～30 岁	之前出现 HSV 或支原体感染；药物接触	红斑伴有中央暗色区域"靶形皮损"
猩红热	1～10 岁	2～4 天	针尖样丘疹 手指尖和脚趾脱屑
中毒性休克综合征	有烫伤或气管炎的儿童	突然发病	斑疹，手指尖和脚趾尖脱屑
药疹	任意年龄	药物使用后 7～10 天	斑丘疹、荨麻疹、瘙痒
手足口病（柯萨奇病毒 A16 和其他）	儿童	4～6 天，50% 发热、不适	水疱脓疱
葡萄球菌性烫伤样皮肤综合征	<5 岁	不适、发热、刺激症状	触痛，泛发性斑疹逐渐融合成水疱和大疱

Adapted from Gable EK, et al: Prim Care June 2000; 27:353
25% 的儿童可能为 A 组链球菌携带者。

表 14-1 皮疹（续表）

皮疹分布	相关表现	实验室检查
开始于颈部和面部发际下移至覆盖整个身体 逐渐融合消退留下褐色细碎脱屑	Koplik 斑、渗出性结膜炎、畏光、严重咳嗽；肺炎、手足肿胀 中耳炎、脑炎 1:1000、亚急性硬化性全脑炎（晚期）	WBC 计数和血沉降低，麻疹免疫球蛋白 M（IgM）滴度测定
开始于面部 蔓延至躯干	耳后和颈后触痛，枕部淋巴结肿大 轻度发热 在青少年和成人出现短暂的多关节痛和多关节炎，尤其是女性	鼻腔病毒培养 抗体滴度测定
躯干、颈部和四肢近端	热退，疹出 易激惹，可出现发热、惊厥	发热时白细胞增多，但体温上升期时白细胞减少
面部（如同"打耳光"样）之后四肢出现；条带状皮疹出现在伸侧 皮疹可复发	自发性流产（因为严重的胎儿贫血和胎儿水肿） 镰刀状红细胞贫血病中出现再障危象 女性可出现关节痛或关节炎	IgM 抗体 血常规 评价孕妇的免疫状态（IgG）
主要在单侧 开始于腋窝附近逐渐波及全身 在躯干或屈侧保持以单侧为主也可出现双侧	发热、上呼吸道感染、呕吐、腹泻	淋巴细胞相对增多 37%
手套和袜套样分布有明显的分界 腹股沟、臀部、肘前和腘窝鼻可受累	发热、淋巴结病、口腔皮损 1~2 周消失	白细胞减少
开始于面部头皮和躯干 向周围播散	瘙痒表现 皮损在黏膜可见	水疱培养 急性期和恢复期血清检测 IgG
主要在躯干和四肢 典型者以会阴为重，但消退迅速不伴麻疹后遗症 会阴周围脱屑及第一周后指尖脱屑	结膜炎、草莓舌、唇裂隙、腺病；冠状动脉瘤 手足肿胀 无低血压和肾脏受累	白细胞计数和血沉升高 在第二周和第三周出现血小板增多症 第一周内出现无菌性脓尿
面部、臀部和四肢	发热、不适、腹泻	皮肤活检 部分病例血清乙肝表面抗原阳性 血清转氨酶和碱性磷酸酶升高不伴有高胆红素血症
躯干、四肢、掌跖	体温 > 40℃ 休克 DIC	血和脑脊液培养 脑脊液抗原检测
开始于腕关节、膝关节，向中央波及；手掌和足底可见	肝脾大、低钠血症、肌痛、神经系统受累	任何一种立克次体特异性血清学检测
臀部、四肢伸侧	胃肠道、骨骼肌、肾脏受累	皮肤活检 HE 染色 免疫荧光
四肢伸侧、掌跖可受累	可进展累及黏膜，Stevens-Johnson 综合征	皮肤活检
泛发性；不累及掌跖	渗出性咽炎	喉培养 A 组链球菌阳性 白细胞计数和血沉升高

表14-1 皮疹（续表）

皮疹分布	相关表现	实验室检查
弥漫性	低血压、肾脏受累、有感染灶	血清肌酐磷酸激酶升高
泛发性、对称性；通常不累及面部；手掌和足底可受累	眼眶周围水肿、发热	血沉降低
手、足、臀部	颌下和/或颈部淋巴结病	活检
口腔糜烂	90%有吞咽困难	
面、颈、腋窝和腹股沟	鼻咽或结膜葡萄球菌感染	白细胞计数和血沉升高

发疹病

麻疹 Measles

麻疹是一种具有高度传染性的病毒性疾病，通过接触患者咳出的飞沫而传染。这些飞沫悬浮于未通风的诊室空气中传染其他人，在患者离开候诊室后仍可能发生[2]。大多数患者的病程良性，仅1：2000患者发生脑炎；幸存者常有永久性脑损害和智力迟钝。1：3000的麻疹报告病例发生死亡，患者主要死于呼吸和神经系统并发症。新生儿和成人较儿童和青少年死亡危险性高。妊娠期麻疹可能影响胎儿，最常见的是引起早产、使自发性流产以及低体重儿的发生率中度升高，妊娠前三个月内感染麻疹与先天畸形的发生率增加可能有关[3]。在预防性疫苗应用前，大部分麻疹患者是学龄前和较小的学龄儿童。在1980年，超过60%的患者年龄为10岁或以上。

发病率 世界卫生组织（WHO）估计在2000年一年内有777 000名儿童死于麻疹。1990年—2000年，美洲国家疫苗接种和监控项目的执行使麻疹的发病率减少了99%。海地和委内瑞拉是美洲最后两个仍存在麻疹地方流行的国家。麻疹病毒能从麻疹流行的国家传播到无麻疹的国家，因此，美洲所有的国家都必须保持尽可能高的人群免疫力（即在新生儿和儿童中>95%）。麻疹目前是非洲可用疫苗预防的首要死亡疾病。

疫苗接种 大约在出生15个月时单次注射麻疹活病毒疫苗可获得终身免疫。从1963年到1967年期间，活疫苗和灭活麻疹疫苗均投入应用；从1968年开始，只使用活疫苗。易感人群包括接种灭活疫苗者、在1岁以内接种活疫苗者和从未患过麻疹者。先前接受过灭活麻疹疫苗的接种者在暴露于麻疹病毒时可能出现不典型的麻疹症状，应该重新接种麻疹活疫苗。

典型麻疹

从感染病毒到出现前驱症状，麻疹的潜伏期（图14-1）为10~12天，从感染到出疹需14天（范围7~18天）。此病通过呼吸道飞沫传播，从前驱期开始前到出疹后4天具有传染性，出疹2天后传染性最低。发疹前出现严重的咳嗽、卡他性鼻炎、结膜炎、畏光、等前驱症状，并于发疹前3~4天出现发热，且逐日加重。鼻和眼的症状持续存在，此为麻疹典型症状。发疹前24~48小时，口腔内侧的前磨牙处黏膜出现Koplik斑（周围有红晕的蓝白色斑），并持续存在2~4天。

发疹期 第4或第5天面部和耳后开始出疹，在24~36小时内蔓延至躯干和四肢（图14-2）。约在3天内遍及全身，此时病情最重，5~10天后消退。皮疹为直径0.1~1.0cm的暗红色至紫红色斑丘疹。在面部和躯干部常融合。这种在麻疹中出现的特征性皮疹若出现于其他疾病中，被称为"麻疹样"皮疹。早期皮疹按压可变白；消退时皮疹呈带薄鳞屑的棕黄色，但按压时不会变白。若不并发细菌感染和脑炎等，则只需支持治疗。

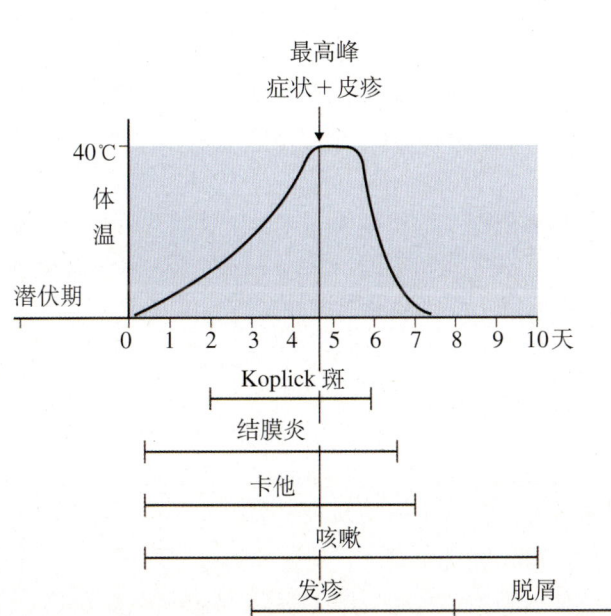

图 14-1 麻疹：症状和体征的演变。

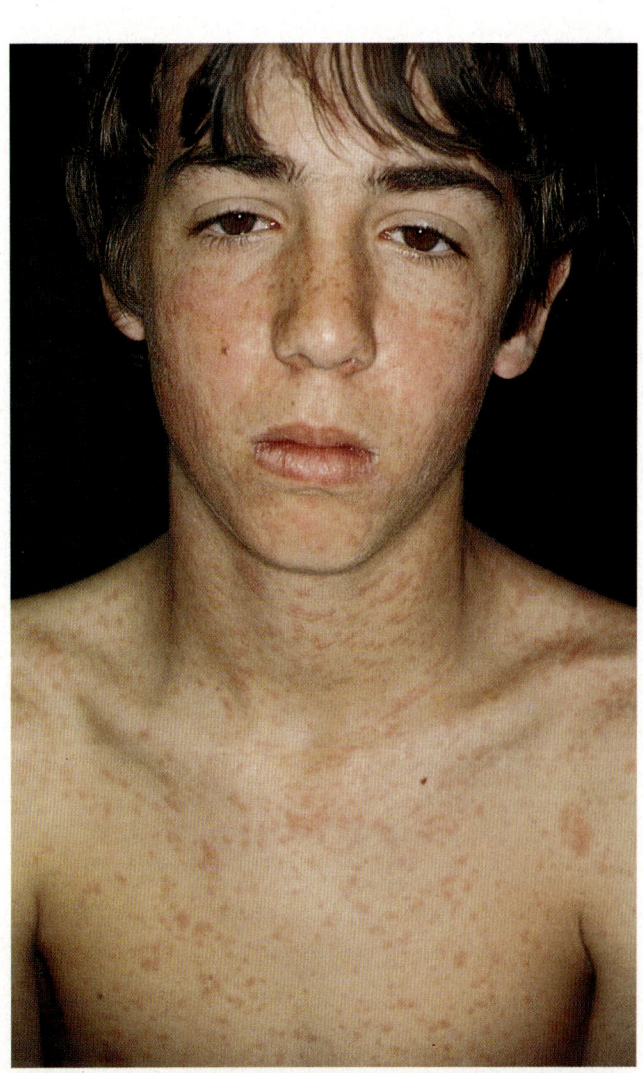

图 14-2 麻疹：发疹早期累及面部和躯干，面部皮疹已融合。

此病可严重，最常见的并发症是腹泻、中耳感染或支气管肺炎。1000例报告病例中大约有1例发生脑炎；幸存者也常出现永久的脑损害和智力迟钝。在美国，每1000例麻疹报告病例中有1～2例死亡。新生儿、婴幼儿和成人死于麻疹或其并发症的发生率较儿童和青少年高，肺炎和急性脑炎为最常见的死因。在发展中国家，麻疹患者的症状常更严重，死亡率可高达25%。

麻疹的治疗

在儿童时期维生素A缺乏可破坏上皮完整性和系统免疫，并增加感染的发生率和严重性。补充维生素A可降低总死亡率和麻疹感染所致的并发症；在营养缺乏的人群中可能更有效[4]。

维生素A治疗 维生素A、视黄醇结合蛋白（retinol-binding protein，RBP）和白蛋白在出疹早期显著减少。维A治疗可降低麻疹的发病率和死亡率[4]。患重型麻疹的儿童无论是否有营养缺乏都应给予维生素A支持治疗[5,6]。给予维生素A治疗的儿童能更快地从肺炎和腹泻中康复，减少假膜性喉炎，并能缩短住院时间[7]。治疗后的患者淋巴细胞总数和麻疹IgG抗体均可升高[9]。在住院期间发生死亡和主要并发症的风险为非治疗患者的一半。

对病情复杂的麻疹患者来说服用维生素A的安全剂量为：6个月以下，50 000IU；6个月～2岁，100 000IU；2岁以上，200 000IU；遵医嘱每日口服用药。第二日可重复该剂量。

疫苗

免疫 如果个体在出生后一年或之后有通过麻疹活疫苗获得足够免疫力的证据、以及曾被医生诊断为麻疹或有麻疹免疫力的实验室证据，则认为此个体已具有麻疹免疫力。大多数在1957年前出生的人可能曾自然感染过麻疹病毒，总的来说不是易感人群。因此不推荐使用常规的血清学筛查来检测麻疹免疫情况。

暴露个体 接触麻疹病毒后72小时内注射活疫苗可提供保护，对于1岁以上的个体，在无禁忌证的前提下使用人类免疫球蛋白更佳。

应用人免疫球蛋白：在易感个体接触麻疹病毒6天内，人免疫球蛋白可阻止或减轻麻疹症状，IgG的推荐剂量为0.25ml/kg（0.11ml/lb，最大剂量15ml）。

再接种的危险性：已经对麻疹产生免疫的个体再次接种麻疹活疫苗不会增加危险性。

妊娠 已经妊娠或计划接种后3个月内妊娠的妇女不能接种麻疹活疫苗。这种预防措施建立在胎儿感染的理论危险性的基础之上。

手足口病 Hand, foot, and mouth disease

手足口病和发生于家畜的口蹄疫无关，是一种发生于儿童的肠道接触性传染病，以掌跖水疱和糜烂性胃炎为特征。常由柯萨奇病毒A16和肠道病毒71型引起。肠道病毒通过粪口途径传播，也可能经呼吸道传播。可表现为孤立病例，也可以流行。该病多见于儿童。

临床表现 潜伏期4～6天。症状可轻微，出现低热、咽喉疼痛和不适，持续1～2天。20%患者出现下颌下和/或颈部淋巴结肿大。

发疹期 口腔损害发生于90%的患者，一般为初始症状。口腔任何部位均可出现数个至10个或更多细小的阿弗他样糜烂，无明显症状（图14-3）。大约2/3的患者在出现黏膜疹后24小时内出现皮损。皮损开始为3～7mm的红色斑疹，迅速变淡、变白成为四周绕以红晕的椭圆形水疱（图14-4）。皮损可仅少数几个、不明显，也可达数十个。水疱多发生于掌跖（图14-5）、指和趾伸侧面，偶可见于面、臀和腿部。大约在7天内痊愈，通常不结痂，不留瘢痕。

据报道，少数儿童患HFMD后甲母质受损。

患HFMD 3～8周后出现Beau线（横嵴）和/或脱甲症（甲脱落）[9]。

手足口病

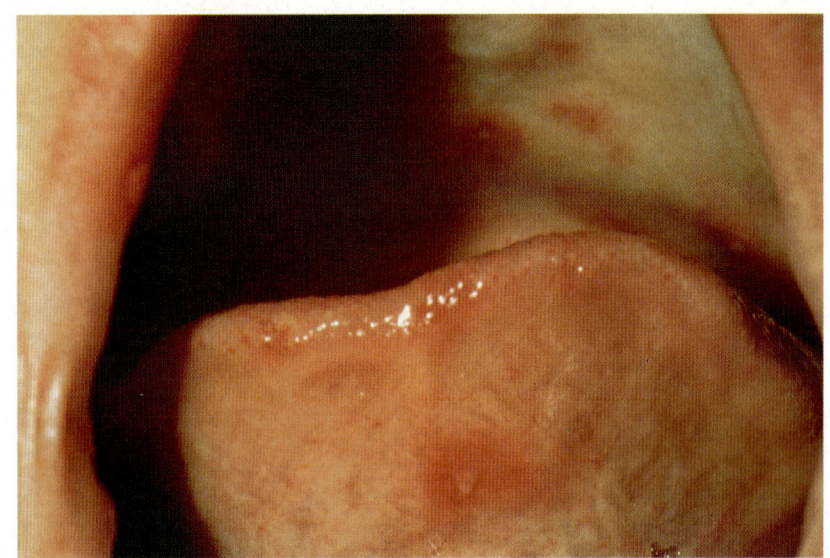

图 14-3　阿弗他样糜烂可见于口腔任何部位。

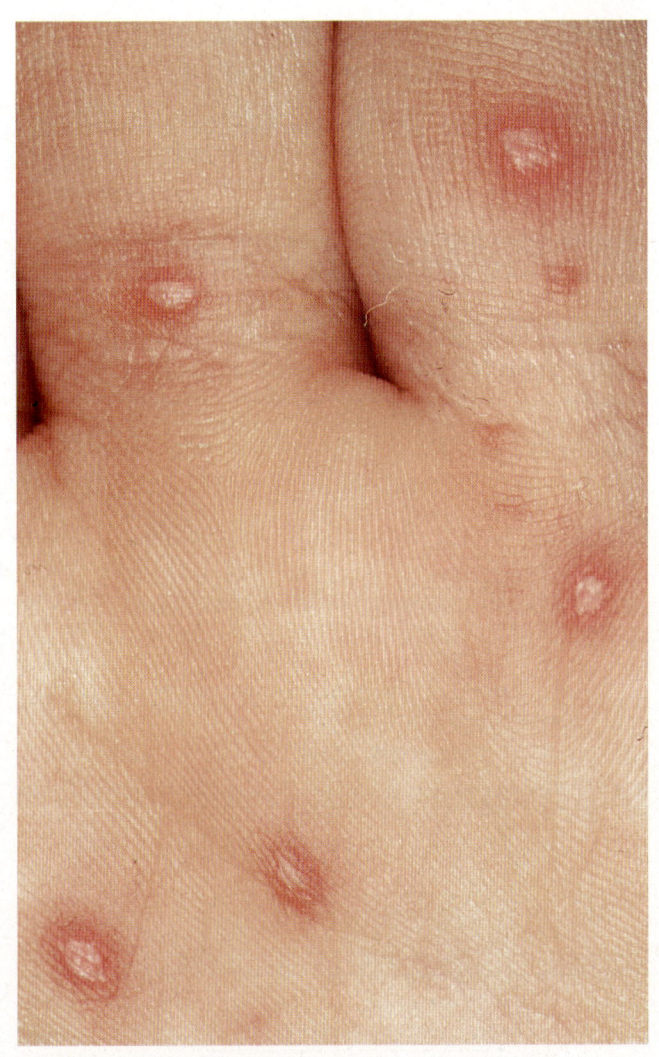

图 14-4　伴有红晕的混浊性水疱是本病的典型特征。

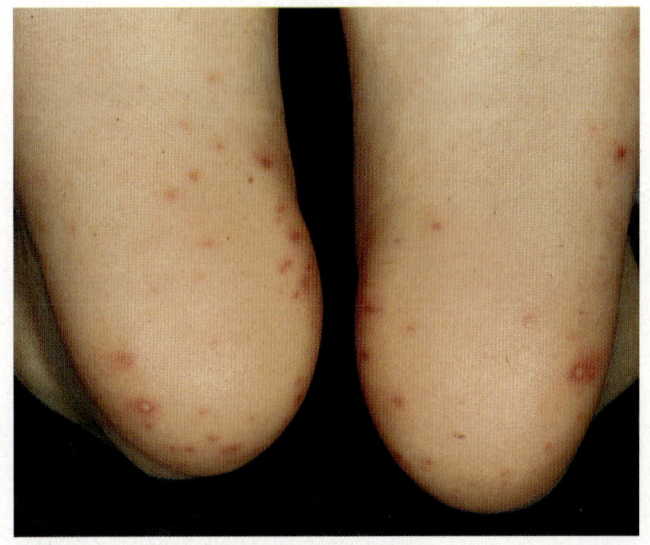

图 14-5　一个小男孩足底的皮损。苍白色、白色卵圆形水疱并伴有红晕是本病的特征。

流行性致死性病例 肠道病毒71型感染可致幼儿HFMD，以持续数日的发热（100%）、呕吐、口腔溃疡（66%）和手足背水疱（62%）为特征表现。病情进展迅速导致惊厥、肢体松弛性瘫痪（17%）或心肺症状（胸片示肺水肿，超声心动图示左心室功能异常），最终入院后迅速发生心肺死亡（中值时间9小时）[10]。

初发病症虽然控制，但有时可发展为无菌性脑膜炎和脑脊髓炎，或甚至是类似脊髓灰质炎的急性松弛性瘫痪。1998年在中国台湾，数千人感染肠道病毒71型引起HFMD和疱疹性咽峡炎，部分病例死亡。其主要神经系统并发症在后脑，致死率为14%。最常见的初始症状为肌阵挛反射，磁共振显示脑干受累[11]。

大多数死者为年幼者，多死于肺水肿和肺出血[12]。高血糖是最重要的预后因素[13]。

鉴别诊断 在无皮损的情况下，此病易和阿弗他口腔炎混淆。HFMD的口腔糜烂更小更均一。疱疹水疱成簇发生，水痘的水疱持续时间更长，通常会结痂。对于水痘和疱疹，从去除水疱后暴露部位的皮肤糜烂处取疱液作涂片检查均可见多核巨细胞（Tzanck涂片）。HFMD皮损中无巨细胞。

治疗 需进行对症治疗和预防再发。

猩红热 Scarlet fever

猩红热是一种由链球菌红疹毒素导致的地方性传染病，循环的毒素引起红疹和中毒症状。感染通常起始于咽和皮肤，最常见于对毒素缺乏免疫力的儿童（1~10岁）。在19世纪和20世纪初，猩红热是一种可怕的疾病，可以致命，但现在通常是一种良性疾病。新的猩红热流行与化脓性链球菌编码链球菌致热外毒素A（猩红热毒素）的等位基因变异的频率增加有关[14]。疾病的出现以接触毒素为前提，链球菌致热外毒素A通过加强对链球菌产物的迟发型超敏反应而致病。

潜伏期 猩红热的潜伏期（图14-6）为2~4天。

前驱症状和发疹期 突发高热和咽炎后很快出现恶心、呕吐、头痛和腹痛。整个口腔发红，舌上覆黄白色舌苔，上见红色乳头突出。发疹前可出现弥漫性淋巴结肿大。系统症状一直持续到热退。皮疹始发于面颈周围，于48小时内蔓延到躯干和四肢；掌跖不受累（图14-7）。面部充血潮红，口周苍白圈，而其他所有受累部位呈鲜艳的猩红色，伴有无数针头大小的丘疹，使皮肤外观如砂纸样（图14-8）。较轻患者皮疹局限而轻微。本病可见特征性的排列成线状的瘀点（Pastia征），出现于皮肤皱褶处，特别是肘窝和腹股沟处。白色舌苔脱落露出红色表面光滑的舌体并伴有充盈的舌乳头（图14-9）。

图 14-6 猩红热：症状和体征的演变。

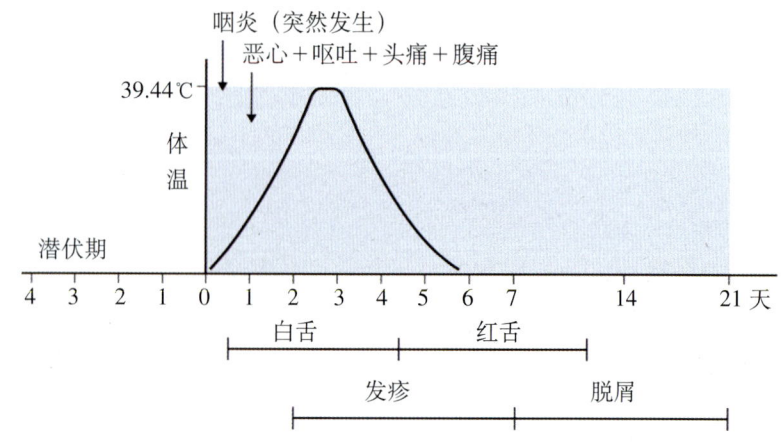

猩红热

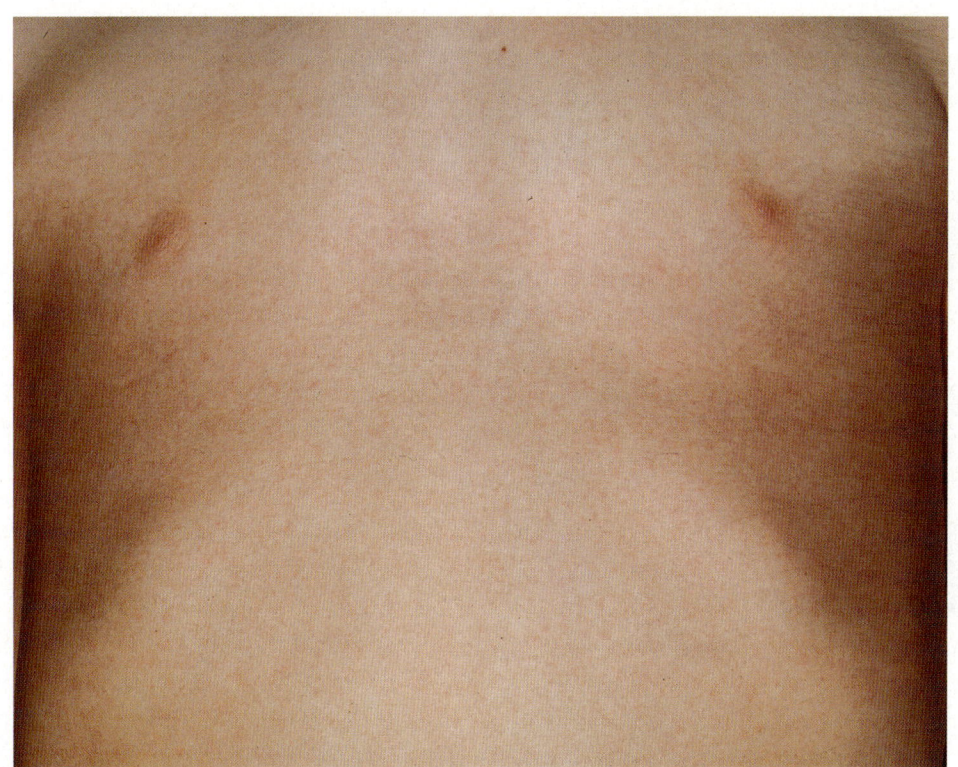

图 14-7　发疹早期后背大量针头大小红色丘疹。

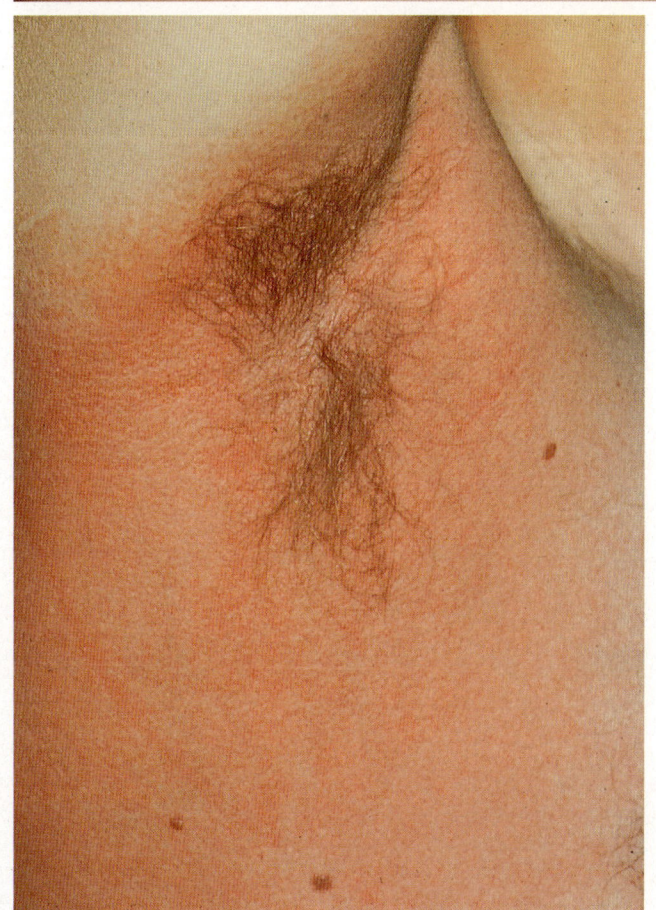

图14-8　充分发展的皮疹。大量丘疹使皮肤呈现"砂纸样"外观。

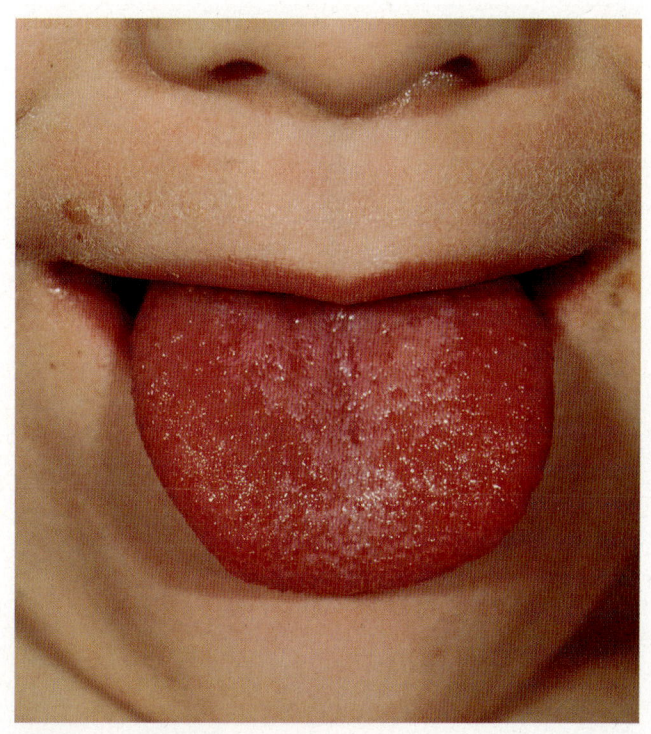

图14-9　中央残留部分白色舌苔，但舌的其余部分发红，舌乳头充盈（"草莓舌"）。

猩红热

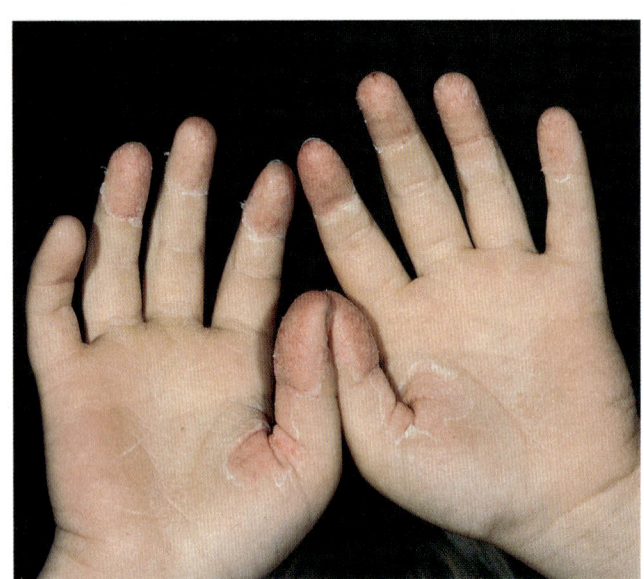

图 14-10　手部脱屑。

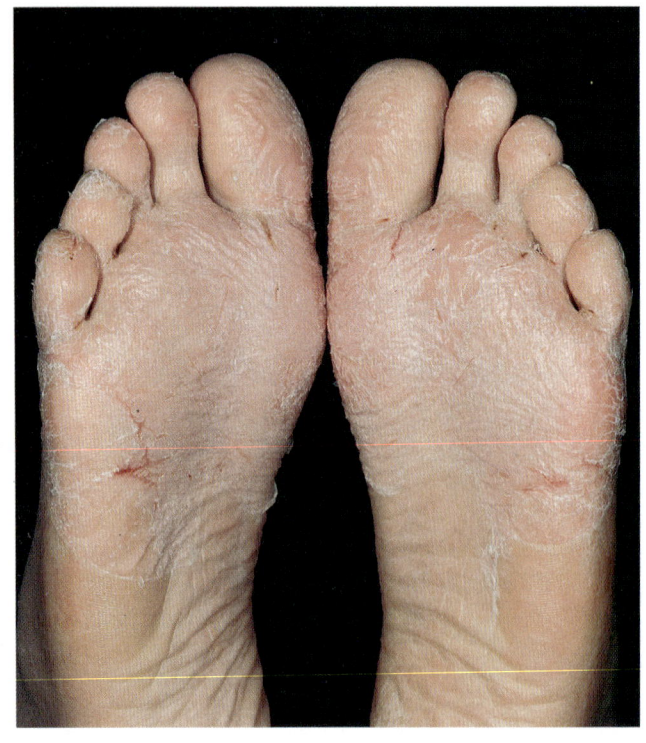

图 14-11　足部脱屑。

发热和皮疹消退时开始脱屑，较其他发疹热脱屑更显著。于面部开始脱屑，零星表浅；发展到躯干，呈环形、穿凿状，最后扩展到表皮最厚的手（图 14-10）和足（图 14-11）。发病初期手足临床表现正常，之后手足表皮大片手套样脱皮，露出下面新生柔嫩的表皮。所有指甲可出现横沟（Beau线）（图14-12）。掌跖脱皮和甲横沟是猩红热显著的特征，有助于对皮疹极少的病例做出回顾性诊断。抗链球菌素O滴度增高可为诊断近期感染提供证据。脱屑通常于 4 周内完成，也可以持续 8 周。据报道，猩红热的复发率可高达 18%。

治疗　可采用青霉素、头孢菌素、红霉素、氧氟沙星、利福平或其他大环内酯类新药进行治疗。

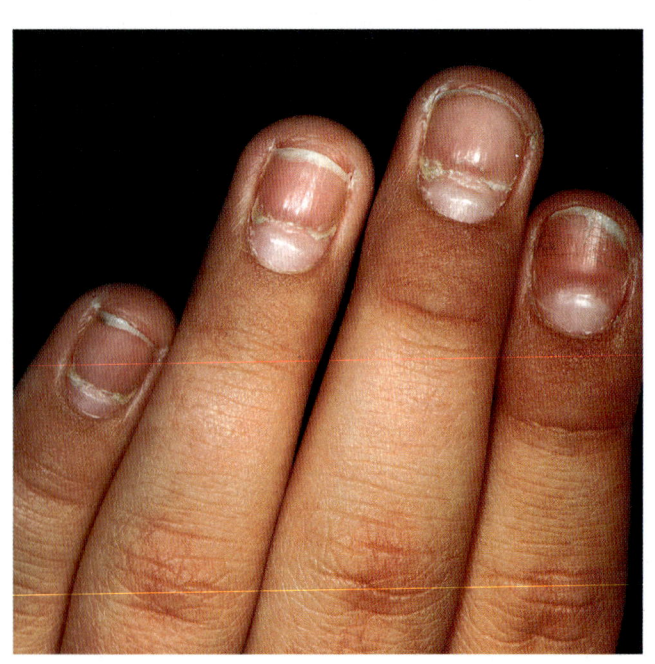

图14-2　Beau线：猩红热皮损痊愈后数周在所有甲板上出现横沟。

风疹 Rubella

风疹（德国麻疹、3日麻疹）是一种良性的接触传染性发疹性病毒感染，表现为一系列非特异性症状和体征，包括一过性的红斑和瘙痒性皮疹、耳后和/或枕后淋巴结肿大、关节痛和低热。临床上类似的发疹疾病主要由细小病毒、腺病毒和肠道病毒引起，而25%～50%风疹感染是亚临床型。若在妊娠早期，尤其是前三个月内感染风疹病毒，最严重的后果是流产、死胎、畸胎和药物性流产。

先天性风疹综合征 在妊娠前三个月内患风疹的孕妇可传染胎儿，可能导致胎儿产生一系列先天性畸形（先天性风疹综合征）。最常见的与先天性风疹综合征相关的畸形有：耳（如耳聋）、眼（如白内障、眼炎、青光眼、脉络膜视网膜炎）、心脏（如动脉导管未闭、肺动脉狭窄、心房和心室间隔缺损）和神经（如小头畸形、脑膜炎、智力障碍）。婴幼儿大多表现为宫内和产后生长发育迟缓。

对风疹易感的妇女数量巨大[15]。先天性风疹综合征的发病率正在与日俱增。目前，大部分计划妊娠的妇女需查风疹抗体滴度。许多妇女曾有亚临床感染并具有足够高的抗体滴度。没有既往感染证据的妇女应当进行免疫，并在2个月内避孕，因为在此期间减毒的病毒可能存在于组织中。对免疫情况不明的已怀孕妇女接触风疹病毒后，或出现任何类似风疹的皮疹，应立即检测风疹抗体滴度，并于之后的7～14天内复查。如果孕妇很可能被感染，又不愿意做治疗性流产，那么应该用免疫血清球蛋白进行被动免疫（0.25mg/lb）。目前这种预防性治疗的益处尚不清楚。

风疹再感染 妊娠期再感染风疹比较罕见。但血凝素滴度低于1/64的曾经免疫或感染过的妇女可能发生再感染，部分此类女性患者并无症状。总的来说，再感染不会导致胎儿损伤[16]，但是妊娠期感染风疹的孕妇产下的新生儿出现严重程度不一的先天性风疹综合征的病例也曾有过报道[17,18]。对于有疑问的病例，在决定终止妊娠前应行宫腔穿刺术或羊膜腔穿刺术[19]做培养和抗体滴度检查[20]。IgG活性（亲和力-ELISA）检测可以鉴别急性或近期发生的原发性风疹（IgG低活性），以及包括再感染在内的已获得的免疫力（IgG亲和力高）[21]。

潜伏期 风疹的潜伏期为14～21天，平均18天（图14-13）。

前驱期 发疹前数小时或1天可能出现轻微不适、头痛和轻度发热。儿童通常无症状。发疹前4～7天出现淋巴结肿大，耳后、下颌下和颈部的淋巴结肿大具有特征性，并于出疹时最严重。2%的患者在前驱期晚期或发疹早期软腭上出现瘀点。

发疹期 皮疹最初起于颈或面部，数小时内迅速蔓延到躯干和四肢。皮疹为针尖状，1cm大小，圆形或卵圆形，粉红色或玫瑰红色斑疹或斑丘疹。颜色较猩红热疹暗，见不到麻疹中的蓝色或紫罗兰色。皮疹通常孤立散在，但面部和躯干皮疹也可成簇分布或融合成片。皮疹于24～48小时内按发疹的顺序消退，之后可能有细碎脱屑。

成年人患风疹常出现短暂的多发性关节痛或关节炎。这些表现在妇女中尤为常见。

关节炎主要累及指/趾关节，可于前驱期出现，并在发疹消失后持续2～3周。无需治疗。

中枢神经系统并发病（如脑炎）发生率为1：6000，成年人更易受累。血小板减少症的发生率为1：3000，儿童更易受累。

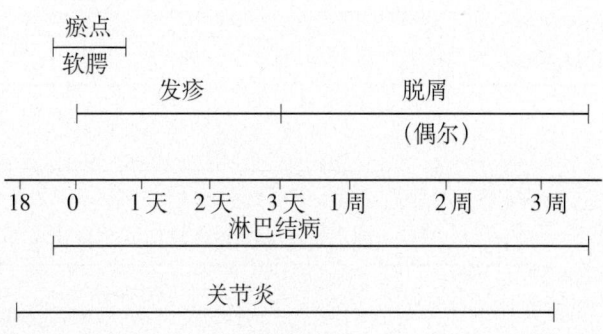

图14-13 风疹：症状和体征的演变。

传染性红斑（细小病毒B19感染）
Erythema infectiosum (parvovirus B19 infection)

细小病毒B19感染 细小病毒B19与许多疾病相关，其临床表现随患者免疫学和血清学状态改变。B19感染的主要靶器是骨髓红系祖细胞的红细胞受体红细胞糖苷脂（血液P组抗原）。没有这种病毒受体（红细胞P抗原）的人对这种病毒具有天然免疫力[22]。

具有免疫力的患者若发生感染会导致传染性红斑。这是有潜在溶血性疾病患者发生暂时性再障危象的主要原因。在免疫抑制患者中持续的感染可能会出现红细胞发育停止和慢性贫血。子宫内感染可能会导致胎儿水肿或先天性贫血。尚无证据可证明具有免疫力的人会发生二次感染。

5岁以下儿童血清阳性率2%～10%，20岁以上成年人40%～60%，70岁以上人85%或者更高。分娩妇女平均每年血清转换率1.5%。

病毒通过呼吸道途径和输入受感染的血或血制品传播。医院内传播已经得到证实。在疾病的发疹期或者关节病期，个体不出现病毒血症也不具有传染性。

传染性红斑 传染性红斑（第五病）由细小病毒B19感染所致。相对比较常见，接触传染性较轻，呈散发或流行发生。感染率高峰出现在5～14岁儿童。无症状感染常见[23]。

潜伏期 传染性红斑的潜伏期（图14-14）为13～18天[24]。正常人病毒血症在潜伏期后发生，出现网织红细胞减少，导致血红蛋白浓度暂时降低1g/dl。

会出现非特异性前驱症状，接着是三期红斑性疾病。

前驱症状 症状通常轻微或者没有。10%病例在皮疹之前会出现瘙痒，低热，乏力和咽喉痛。不出现淋巴结病。老年的患者可能会有关节痛。

发疹期 有三个不同的相互重叠的分期。

面部红斑（"打耳光"现象） 除鼻唇沟和口周外，颊部红色丘疹在几小时内很快融合，在双侧颊部对称形成红色的、轻度水肿的、热的、火红的、丹毒样斑片（图14-15）。"打耳光"现象在4天内消失。典型的"打耳光"现象儿童比成人常见。

网状红斑 这种独特的特征性皮疹——渔网状红斑，在面部红斑出现大约两天后由四肢出现并扩散至躯干和臀部，在6～14天内消失（图14-16）。多数时候发疹以出现红斑开始，不规律的消退后可形成典型皮损；二期皮疹可有模糊至鲜艳的不同红斑，网状青斑有相似的网状结构，但消失得很慢。

复发期 皮疹可能消失，但在接下来的2～3周里，面部和躯体之前受累部位可再次出现皮疹。体温改变、情绪变化和阳光可能会刺激复发。皮疹消失时不会出现脱屑和色素沉着。可能会有轻微的淋巴细胞增多或嗜酸性粒细胞增多。

图14-14 传染性红斑：症状和体征的演变。

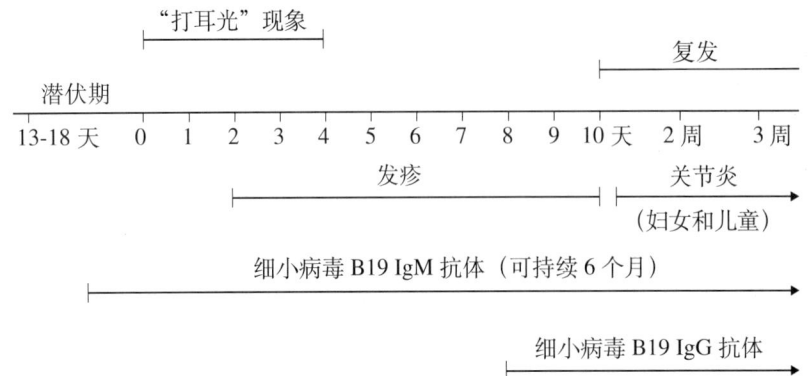

丘疹-紫癜"手套和袜套"综合征

这种发热性皮肤病以发热、瘙痒性水肿、疼痛和在腕和踝关节有清晰分界的手足紫癜、黏膜淤斑及口腔糜烂为特点。组织病理学发现是非特异性的，通常为淋巴细胞沉积和浅表血管周围炎症浸润并伴有大量外渗的红细胞的界面性皮炎。在一些病例中有细小病毒B19造成的急性感染[25]。药物可能是另一个致病因素[26]。

多关节病和瘙痒症

成人 女性在爆发期间接触细小病毒可能会出现瘙痒、关节痛或关节炎。男性不受累。瘙痒由轻到重不同，可局限或泛发。在大多数病例中，在出现关节炎之前，非特异性的斑疹会出现但不出现典型的网状皮损。

女性出现中度严重的、对称性多关节炎，可能进一步发展，与类风湿性关节炎往往难以鉴别[27]。膝关节和其他关节大多会受累，游走性关节炎也很常见[28,29]。

感染细小病毒B19的患者表现为突然出现中度严重的对称性周围多关节病。细小病毒B19感染在急性期与类风湿性关节炎非常相似，类风湿因子检测可能阳性。

关节疼痛，伴随出现水肿和僵硬。症状持续1～3周。一些女性患者的关节病和关节炎可能在几个月或者几年内持续或者再发。

细小病毒B19感染和系统性红斑狼疮有惊人的相似：两者都会出现颊部红斑、发热、关节病、肌痛、血细胞减少、低补体血症和抗DNA及抗核抗体（antinuclear antibody，ANA）[30]。

鉴别诊断包括急性类风湿性关节炎、血清阴性关节炎、Lyme病和狼疮[31]。当成年女性出现急性多关节病伴有瘙痒，尤其是曾接触过患传染性红斑的儿童时，应考虑诊断为细小病毒感染。

证明抗细小病毒B19免疫球蛋白（IgM）和抗细小病毒B19 IgG的存在是最重要的诊断证据。IgM定量必须在第一个月内进行，因为它以后会消失。治疗类风湿性关节炎的免疫抑制剂对于细小病毒B19感染所致的关节炎/关节病可能会延长病毒的存活期和疾病的持续时间。

细小病毒B19感染不会造成类风湿关节炎那样的关节损害[32]。血清学如B19IgM反应的持续时间以及持续性病毒血症与持久的症状无关。

成人流感样症状和关节病出现于病毒暴露后的18～24天，恰好与IgG抗体的产生一致，可能是由免疫复合物介导引起。

儿童 男孩和女孩都可能出现关节症状。大多数病例都会有一过性急性关节炎；少数有关节痛。两种类型可见：多关节的，累及5个以上的关节；少关节的，累及4个或4个以下的关节。大关节受累比小关节受累更多见。膝关节是最常见的受累关节（82%）。实验室检查正常。关节症状持续时间通常少于4个月，但是有时会有持续2～13个月的关节炎，这符合幼年型类风湿关节炎的诊断标准[33]。

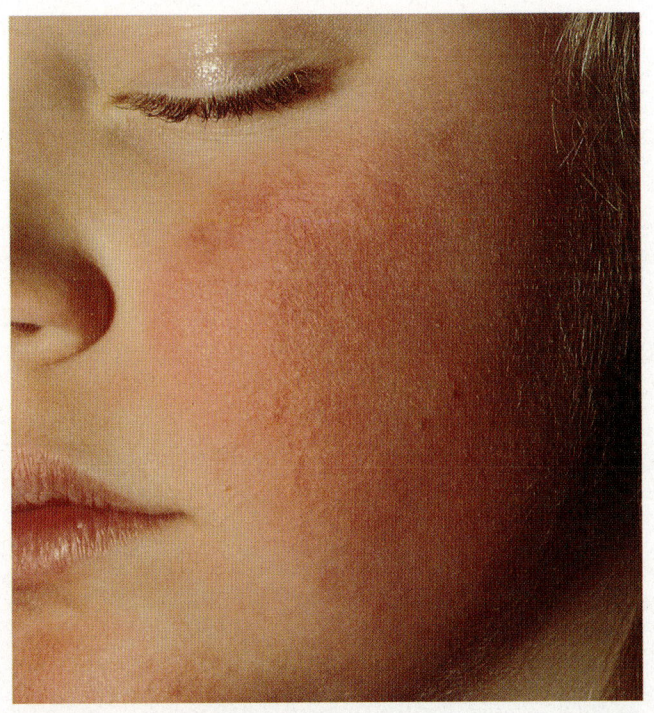

图 14-15 传染性红斑：面部"打耳光"样红斑。红色斑点覆盖颊部且不累及鼻唇沟和口周区域。

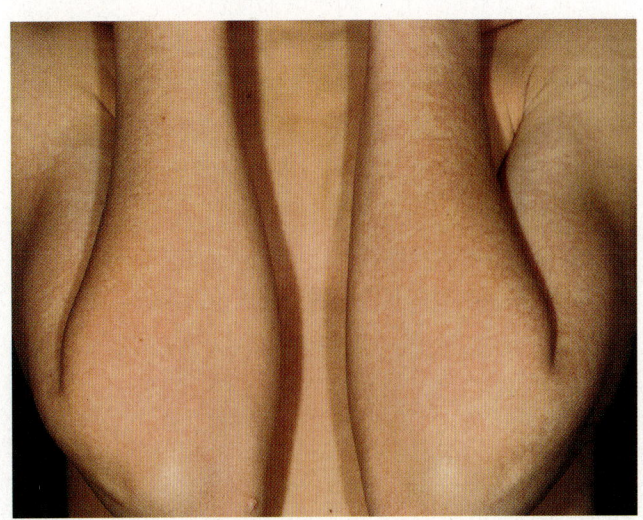

图 14-16 传染性红斑：网状红斑。

妊娠妇女感染（宫内感染和自发性流产） 对于妊娠妇女，感染可能导致胎儿感染（框14-1），但是很少发生。胎儿感染有时会导致严重的贫血、充血性心力衰竭、先天性水肿（胎儿积水）和死亡。很多胎儿因为感染时无明显水肿濒临死亡[34]。

细小病毒B19可能导致10%~15%病例无免疫性水肿。如果胎儿在B19导致的致命水肿中幸存，通常没有长期的后遗症。

胎儿的红细胞产生率很高；他们未成熟的免疫系统可能不能产生足够的免疫反应。细小病毒可能引起自发性流产（因为严重的胎儿贫血和胎儿水肿）[35,36]。

妊娠前期，母亲感染可能会导致流产增加10%，3%的病例出现胎儿水肿（其中自发缓解或经适当治疗后缓解的患儿达60%）。在几百个母亲感染B19的存活婴儿中，B19相关的先天异常尚无报道。如果在怀孕期间由于职业的关系接触细小病毒B19，则出现严重不良结局的总体危险性很低（早期流产与妊娠之比为(2~6):1000，因水肿导致胎儿死亡与妊娠之比为(2~5):10 000。不推荐易感孕妇在流行期间常规性地停止与儿童相关的工作[37]。

聚合酶链反应是宫内感染敏感又快速的诊断方法[38]。

贫血 病毒易感染和溶解红系前体细胞并干扰正常红细胞产生。在红细胞生成正常的人中，B19感染可产生临床不典型的自限性红细胞发育不全。在因红细胞破坏率或丢失率增加而依赖代偿性红细胞生成来维持红细胞指数稳定的患者中，B19感染可能会导致暂时的再障危象。具有发生短暂性再障危象危险的患者包括血红蛋白病（镰状红细胞病、地中海贫血、遗传性球形红细胞增多症、丙酮酸激酶缺乏症）患者和那些与急慢性血液丢失相关的贫血患者。镰状红细胞病患者发生再障危象，大多数或者全部均是由B19感染所致，但至少有20%的感染不会导致再障[39,40]。高达30%的医院工作人员可能在接触已感染的镰状细胞患者时被感染[41]。对于免疫缺陷人群和艾滋病患者[42]，B19可能会长期存在，导致慢性红细胞发育不全，进而导致慢性贫血。这些患者中有些可能经过免疫球蛋白治疗后痊愈[43]。

实验室检查 在免疫正常的人中，IgM抗体是急性B19感染最敏感的指标。IgM抗体在B19感染后大约10~14天出现，在接触后3个月均可检测到。IgG抗体在感染2周后也出现；IgG反应持续终生，在再次接触时水平升高。

治疗 家长只需要知道这个不常见的皮疹会消退，并不需要治疗。大多数健康部门不推荐第五病的儿童离校。很多感染都是隐性的，可能会在社区和学校中接触到。

评价已接触的妊娠妇女的免疫状态。如果妇女为IgG阳性的话，危险性为零。如果她没有免疫（尽管胎儿受影响的危险性非常小），推荐定期重复进行超声检查以对胎儿进行检测同时对免疫状态再评价。

因为免疫反应以体液免疫为主，慢性感染者都进行过免疫球蛋白治疗。这些患者常常有B19病毒血症水平显著降低和网织红细胞增多的反应，并在贫血缓解后持续数周。有持续性感染的患者应该受到监护，在有指征的时候，通过观测网织红细胞计数和检测B19病毒血症来证实复发。

框 14-1　怀孕妇女接触细小病毒B19的情况和建议

暴发流行时母亲感染的危险度为30%~65%
感染妇女可能是无症状的

护士和学校老师：如果接触感染率高
第五病的患者在皮疹出现之前是有传染性的；因此在流行暴发时无法避免接触感染源
怀孕职员应该呆在家里，直到病例确定后2~3周

实验室检查
有症状的已有接触的妇女行IgM检测
胎儿超声波检查确定或疑似病例
聚合酶链式反应（如果可行）检测羊水和胎儿血清——诊断子宫内感染敏感而快速的方法。
监测有病毒接触或已感染妇女的甲胎蛋白*
当甲胎蛋白水平升高行超声波检查
超声波异常：胎儿血液取样可能为胎儿输血做指导
没有产生畸形效应的证明
没有治疗流产的指征

Adapted from Levy M, Stanley ER: Can Med Assoc J 1990; 143:849.
*母亲血清甲胎蛋白是胎儿在子宫内人细小病毒感染再障危象的标志物

幼儿急疹（人疱疹病毒6和7感染）Roseola infantum（human herpes virus 6 and 7 infection）

幼儿急疹（exanthem subitum、"突发疹"、第六病、婴儿玫瑰疹、3日热）主要由人疱疹病毒6（HHV-6）所致，它的流行病学与生物学特性与巨细胞病毒相似[44]。与其他疱疹病毒相比，HHV-6在正常人群中可产生持久的、间断性或慢性潜伏（对于所有儿童来说，血清转换在1岁时可高达80%），这是儿童早期感染的原因。病毒可一直潜伏在单核细胞、巨噬细胞和腮腺中。病毒可通过唾液传染婴儿，主要是从母亲传播给婴儿。严重的传染性单核细胞增多症样综合征在成人可由原发性HHV-6感染所致[45]。HHV-6在免疫抑制患者中也可能导致特发性肺炎[46]。

大多数病例都是无症状的或者表现为不明原因的发热而没有皮疹[47,48]。该疾病是散发的，大多数病例的发病年龄在6个月到4岁之间。原发性HHV-7感染发生于年龄较大的儿童（大约3岁），也会导致幼儿急疹，但比HHV-6少见。HHV-6抗体在90%～100%的2岁以上的人群中存在。幼儿急疹中出现高热令人焦虑，但是典型皮疹的出现意味着其并不严重。

一项研究表明因急性疾病到医院就诊的小于25个月的婴儿患者中10%是由HHV-6导致，2岁以下热性癫痫发作而就诊儿童中33%也是由HHV-6所致。

HHV-6是导致婴幼儿急诊、热性癫痫发作和住院的主要原因[48]。

潜伏期 幼儿急疹的潜伏期是12天（图14-17），波动范围在5～15天之间。

前驱症状 39.44℃～41.1℃急性高热，偶有其他症状。体温上升时大多数儿童未出现明显不适，但是他们可出现轻度厌食或者一两个如恶心、流涕、咳嗽和肝大等症状。癫痫发作（更多的是大脑兴奋性增强）可能出现在发疹期之前。大多数愈后没有后遗症[49]。有异常脑电图和脑CT的脑炎或脑病的病例也有报道；一例患者出现羊癫风，另一例死亡[50]。HHV-6 DNA已经在脑脊液（cerebrospinal fluid，CSF）中检测出；这说明在急性期，HHV-6可能会侵袭大脑。即使没有皮疹出现，婴儿发生高热惊厥时也应怀疑HHV-6感染[51]。轻到中度的淋巴结肿大通常在枕部出现，开始于发热期，持续到皮疹消退。

图14-17 幼儿急疹：症状和体征的演变。

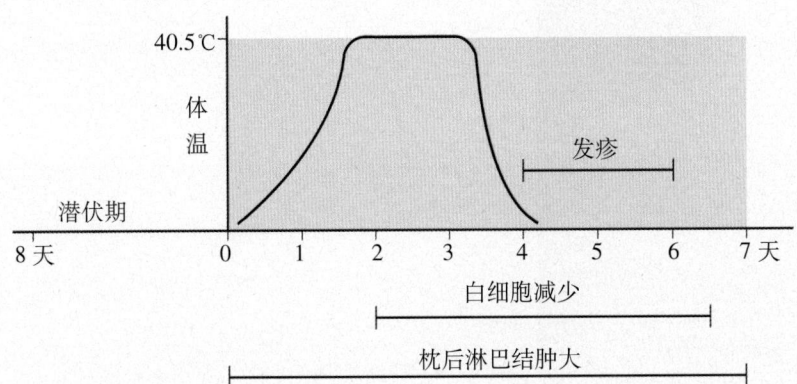

出疹期 皮疹在热退时出现。幼儿急疹顾名思义在热退时突然"意外"出现花疹。大量的粉红色、杏仁形的斑疹出现在躯干和颈部，逐渐融合，几小时到2天内消退且不留瘢痕和色素沉着（图14-18和14-19）。这种皮疹与风疹或麻疹相似，但是这些发疹性疾病发展的类型、分布和相关症状不同。

实验室评估 在发热出现时白细胞增多，但是伴粒细胞减少和淋巴细胞相对增多的白细胞减少在体温升高时出现，并持续到皮疹消退[52]。血清转换在恢复期病人中可通过免疫荧光或酶免疫法检测到。

治疗 用阿司匹林控制体温和预防复发。HHV-6在实验室可被多种抗病毒药物抑制，包括更昔洛韦和膦甲酸。HHV-6相关的疾病经病毒检测证实严重后，可考虑给予治疗[53]。

幼儿急疹

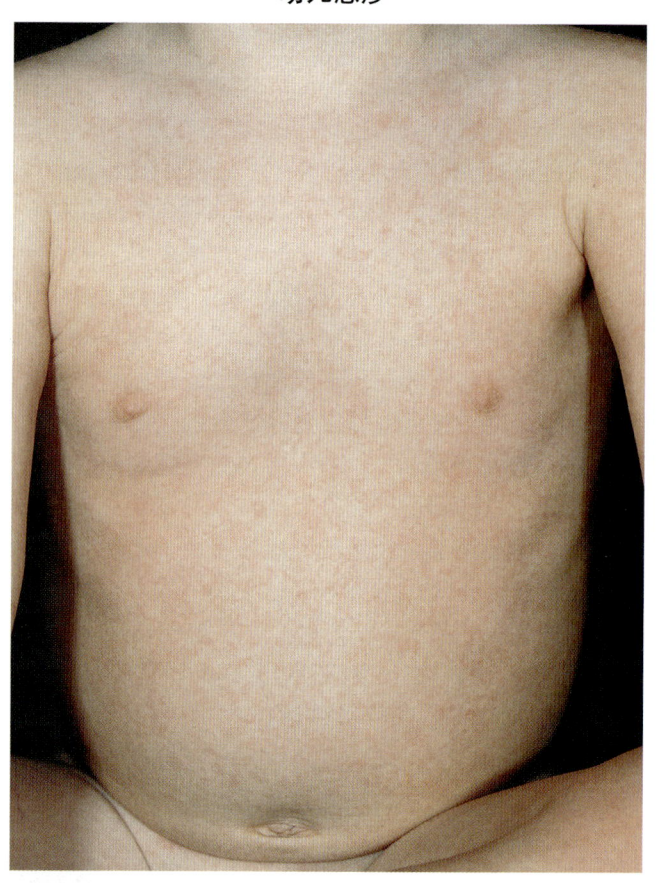

图 14-18 大量粉红色杏仁形斑疹。

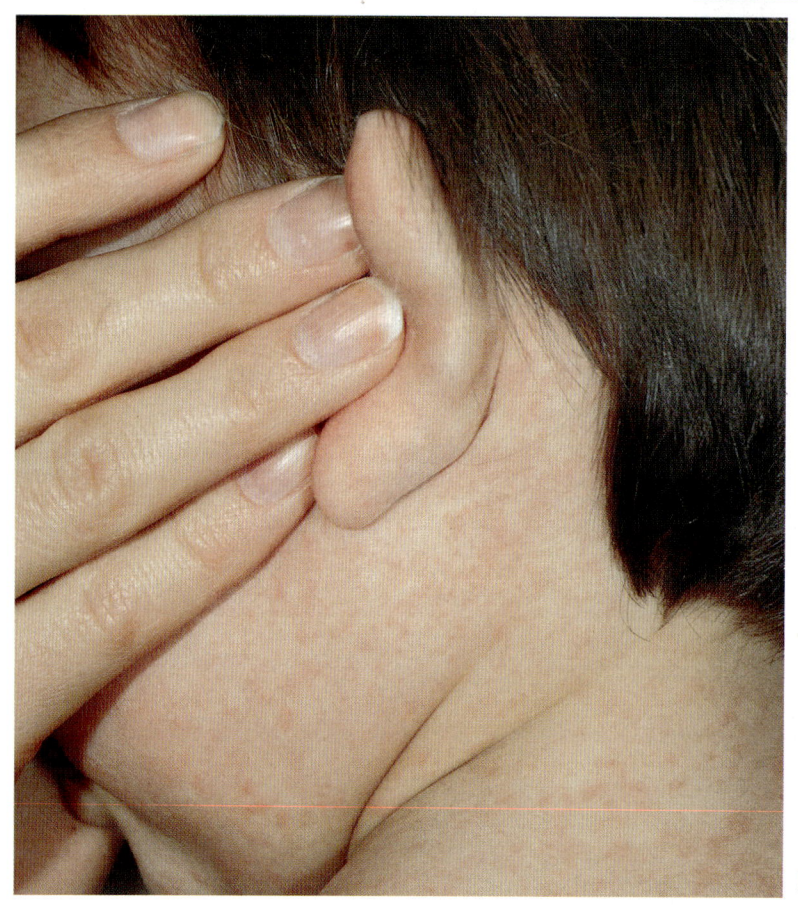

图 14-19 粉红色斑疹可能会首先出现在颈部。

肠道病毒：埃可病毒和柯萨奇病毒疹
Enteroviruses: echovirus and coxsackievirus exanthems

有指示作用的症状和体征已如前述。风疹和传染性红斑相对常见。很多医生从来没有见过麻疹、德国麻疹或猩红热的病例。最常见的发疹性皮疹都是由肠道病毒、埃可病毒和柯萨奇病毒所致。大部分此类病毒感染的表现通常都始于皮肤皮疹。一些这样的皮疹对于病毒型来说是有特征性的，但是大多数情况下都必须用"病毒疹"诊断。在很多病例中，药疹与肠道病毒所致的非特异性皮疹难以鉴别。

全身症状 可能会出现多种症状，如发热、恶心、呕吐和腹泻，伴随典型的病毒症状如畏光、淋巴结病、咽喉痛和可能的脑炎。

皮疹 皮疹可能在病程的任何时期出现，通常泛发。皮疹为红色斑丘疹伴有区域融合，但也可能为荨麻疹、水疱或有时为瘀点（图14-20）。手掌和足底可受累。皮疹在儿童比在成人常见。大多数病例中，皮疹消退不伴有色素沉着和脱屑。

治疗 主要是对症治疗。

图14-20 病毒疹：对称性红色斑丘疹。

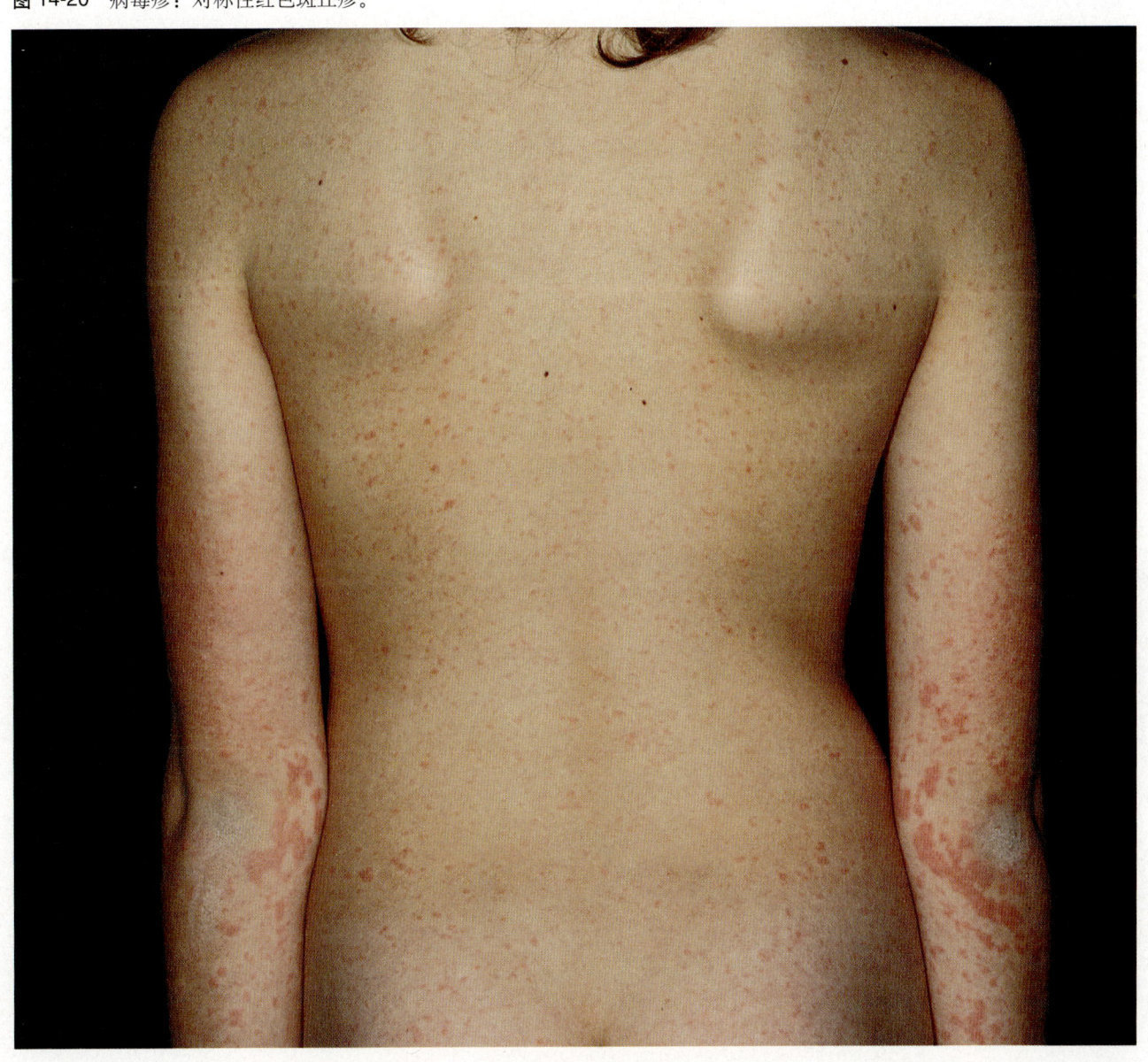

川崎综合征 Kawasaki syndrome

川崎综合征（Kawasaki syndrome, KS）或黏膜淋巴结综合征，最早于1967年在日本被描述，而目前报告在地方和世界范围内均流行[58,59]。患者年龄分布从7周～12岁（平均2.6岁）；很少有成人病例报道。川崎综合征是一种病因不清的急性多系统血管炎，与显著的T细胞和单核细胞/巨噬细胞活化相关。非常可能是一种传染性的病原体所致，因为它主要存在于幼儿（很明显他们免疫力较低）并以流行暴发的形式存在。这种病原体可能会激发遗传学影响的免疫应答。复发很少见。短期和长期病死率主要看心血管临床表现。血管炎累及小动脉、毛细血管和小静脉的组织病理学表现在疾病的最早期出现。

临床分三期

急性期 急性发热期持续7～14天并在发热缓解时结束。出现结膜充血、口唇改变、水肿和手足红斑、皮疹和颈部淋巴结病。

亚急性期 亚急性期包括从热退开始到大约第25天。可出现手指和脚趾脱屑、关节炎、关节痛和血小板增多症。

恢复期 恢复期从临床体征消失时开始直到血沉正常为止，通常在发病后6～8周。

表14-2 川崎综合征疾病预防与控制中心诊断标准	
症状	发生率（%）
发热持续>5天加上以下至少4条	100
1．双侧结膜充血	92
2．黏膜改变（≥1）	100
红色或裂隙唇	84
咽赤	72
"草莓"舌	32
3．下肢改变（≥1）	
手掌和足底红斑	72
手足水肿	48
脱屑（泛发或甲周）	56
4．皮疹-红斑发疹	100
5．颈部淋巴结病（≥1个结节>1.5cm）	72
Data from Velez-Torres R, Callen JP: Int J Dermatol 1987; 26:96	

临床表现 无法通过单一的临床表现和实验室检测做出诊断，但儿童若出现无原因的发热性皮疹，则应该考虑该诊断[60,61]。美国疾病预防与控制中心（Centers for Disease Control and Prevention，CDC）的定义见表14-2。症状和体征的演变如图14-21。儿童出现1～2周高热、皮疹，四肢出现疼痛性水肿、影响行走，并且极度易激惹。

主要的诊断特点

发热 未经治疗的患者发热不伴寒战及出汗是固有的特点（持续5～30天；平均8.5天）。热出突然，峰值在38.3℃～40℃间（通常39℃），且抗生素和退热药无效。川崎综合征应与婴儿长期发热相鉴别；偶尔长时间的发热是川崎综合征惟一的临床表现。使用阿司匹林80～100mg/(kg·d)治疗和单独静脉使用γ球蛋白2g/kg（IVGG）的患者，发热通常在1～2天内缓解。

结膜充血 自限性的，双侧球结膜充血，有时出现睑结膜充血，几乎也是固有的特征。通常，炎症不会累及结膜边缘。70%的病例发生葡萄膜炎。和Stevens-Johnson综合征一样，没有分泌物和溃疡。

口腔黏膜改变 嘴唇和口咽在开始发热1～3天后变红。嘴唇变干、出现裂隙和裂缝，结痂（图14-22）。嘴唇可出现继发感染。舌乳头肥大导致猩红热"草莓舌"样典型改变。没有咽痛，但是可形成小的溃疡。25%的患者可出现咳嗽。

四肢改变 在发热出现3天内，手掌和足底变红，手和脚开始水肿（图14-23，A）。为非凹陷性水肿。触痛足以严重到影响走路和用手。水肿持续大约1周。手足脱屑发生在发热出现后10～14天（图14-23，B）。脱屑与猩红热所见相似。全身的脱屑不常见。皮肤成片剥脱，始于指甲或指端逐渐进展至手掌和足底。儿童尿布区域的皮肤炎性剥脱包括皮疹区边缘、阴唇和阴囊区域。川崎综合征起病1～2个月时，可能出现

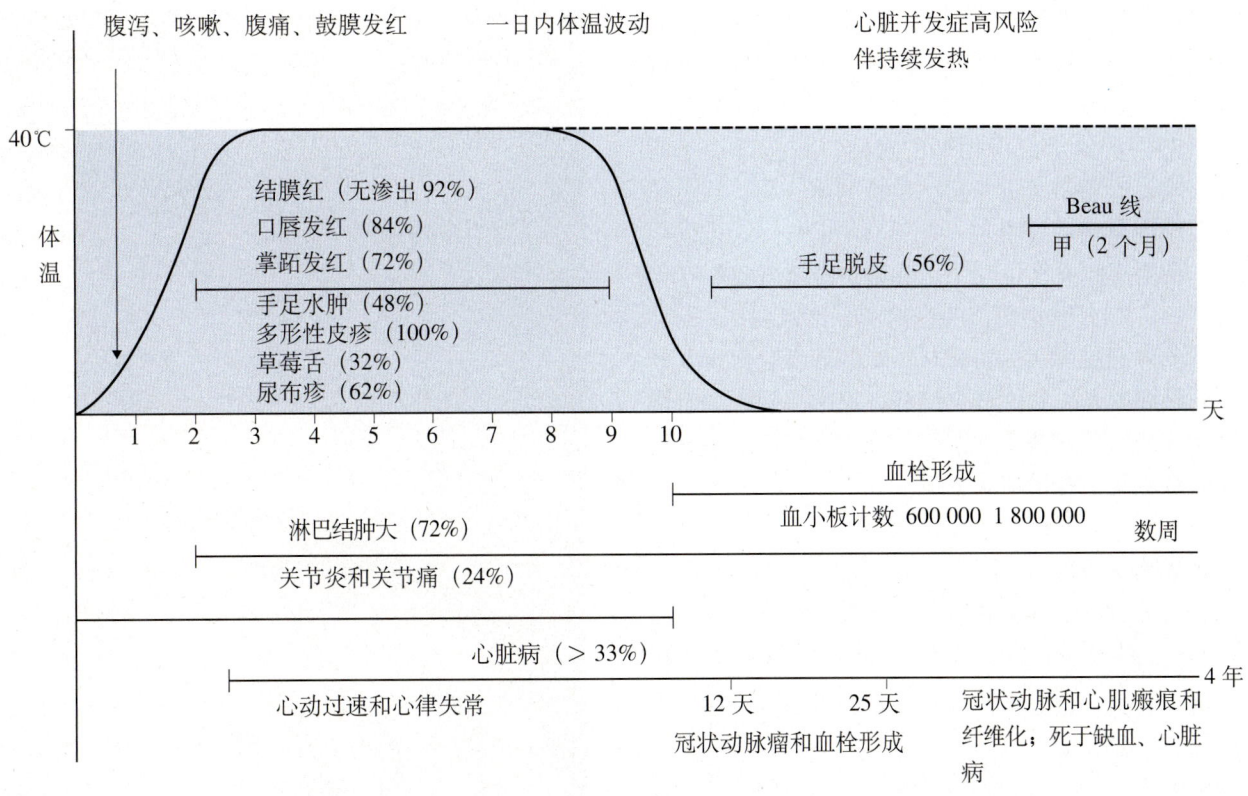

图 14-21 川崎综合征：症状和体征的演变。

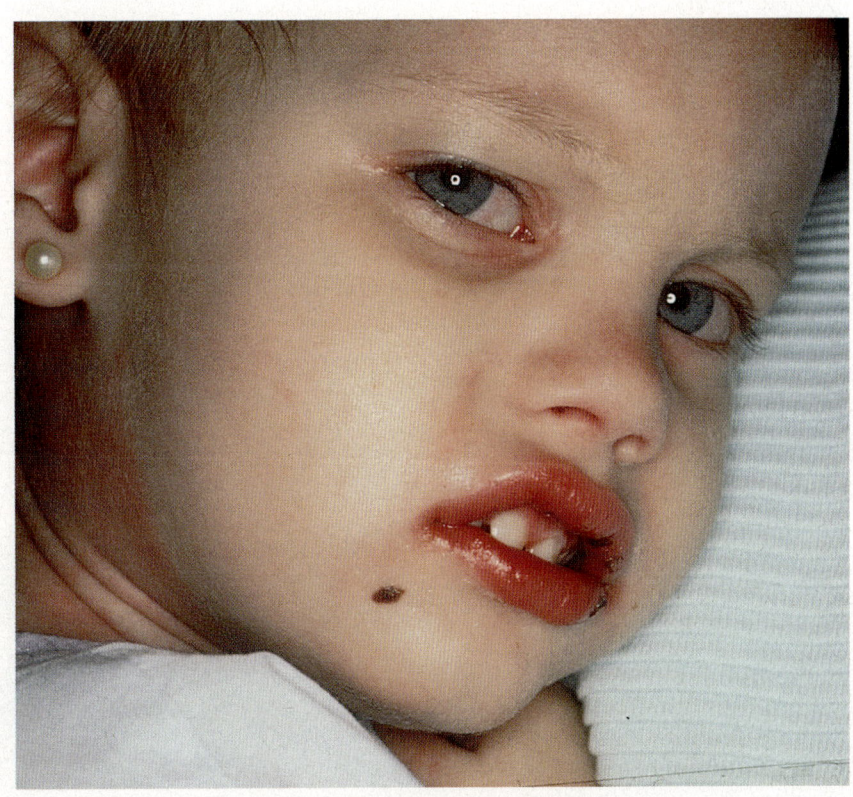

图14-22 川崎综合征：非化脓性结膜感染和伴裂隙和结痂的"樱桃红"嘴唇是该病的早期体征。(Courtesy Anne W.Lucky, M.D.)

指甲横沟（Beau 线）。

皮疹　皮疹在发热出现之后很快出现。很多症状曾被描述。最常见的是荨麻疹和一种弥散性的、深红色斑丘疹（图14-24，A）。其次是与多形红斑、猩红热或风湿热中的边缘红斑相似的皮疹。尿布区皮炎常见，会阴皮疹通常发生在症状出现的第一周。红色斑疹和丘疹逐渐融合（图14-24，B），在5～7天内发生脱屑。会阴部脱屑发生在手指尖和足趾脱屑前2～6天（图14-24，C）。脓疱可能会在肘或膝部出现。

颈部淋巴结肿大　50%～75%的患者会出现坚硬的、无触痛的非化脓性淋巴结病，通常只限于一个淋巴结。儿童出现颈部急性淋巴结炎并且应用抗生素治疗无效可能是患有川崎综合征。

其他临床特点

腹部症状　急性胆囊扩张（水肿）常见，表现为在疾病的第1周或2周出现右上腹肿块、黄疸和疼痛或拒按；超声有助于诊断。在几天内可缓解，无需手术治疗。

尿道炎　在75%以上的患者中可见由尿道黏膜的炎症导致的无菌性脓尿。

关节炎和关节痛　手足多关节炎和关节痛通常在发病前10天出现。以后可累及如膝关节和髋关节等大关节。关节炎早期通常滑液白细胞计数可达到100 000～300 000/μl，并以多形核白细胞为主；关节炎晚期，滑液白细胞计数降低至大约50 000/μl，其中大约50%为单核细胞。

无菌性脑膜炎　大约25%出现易激惹或严重的嗜睡和颈项强直。腰穿显示25～100WBC/μl，主要为淋巴细胞，并且葡萄糖含量正常，蛋白水平正常或轻

图14-23　A．手变红和肿胀。B．大约在发热开始两周后手出现脱屑。(Courtesy Nancy B. Esterly, M.D.)

川崎综合征－手部损害

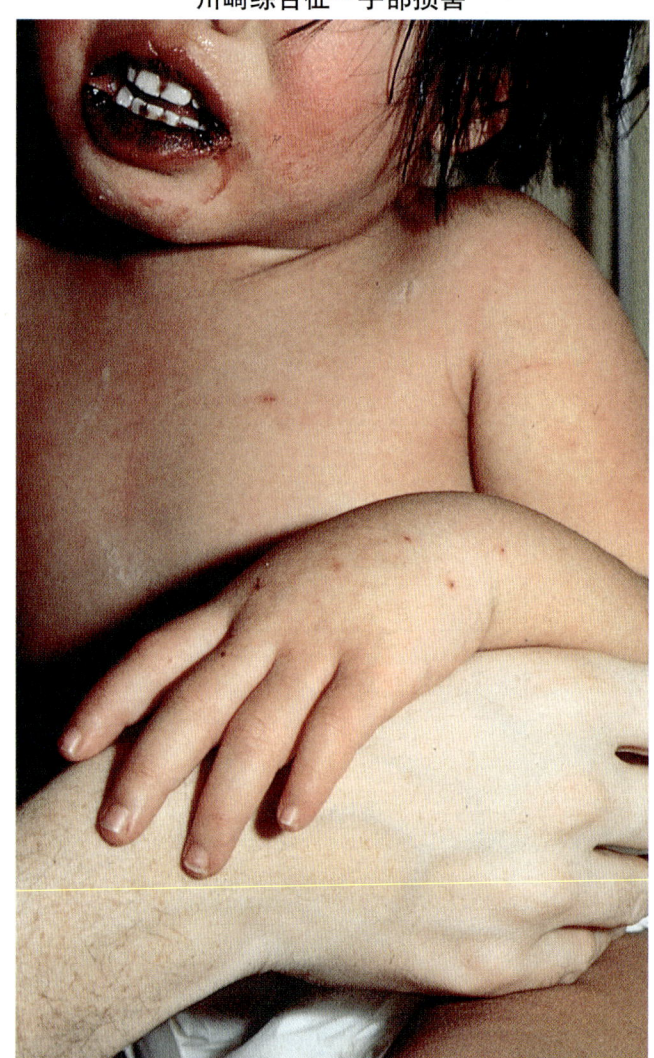

A

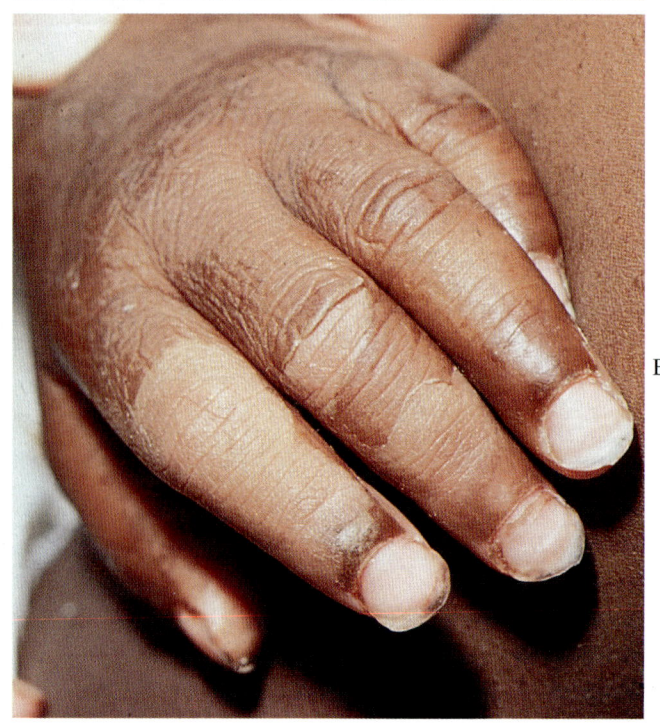

B

度升高。

心脏和其他器官血管受累 川崎综合征是导致美国儿童获得性心脏病的主要原因。心血管损害是发病和死亡的主要原因。在未经治疗的儿童中25%发展为冠状动脉异常。动脉瘤在发热出现后1～3周发生。10天以上的发热；48小时以上的无热期之后再次发热；心律不齐而不是一度心脏传导阻滞；男性小于1岁；心脏扩大；血小板计数低；低血细胞比容和低血清白蛋白等表现均是冠状动脉瘤的危险因素。大约50%的患者冠状动脉瘤在5～18个月内缓解。其余患者可能出现动脉瘤缩小和冠脉闭塞或狭窄。

动脉的改变在其他很多部位和器官均可见，是系统性动脉炎的一部分。动脉瘤可发生在腋动脉、髂动脉和肠系膜动脉。器官动脉受累（如肾脏）已有很多报道。

川崎综合征——发疹

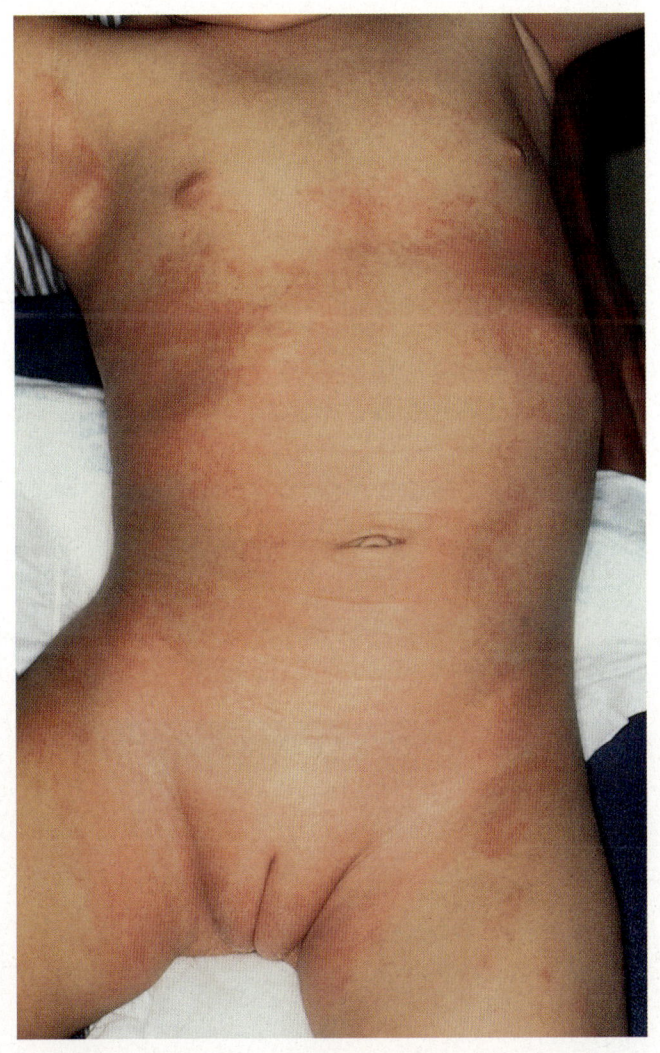

A．弥漫性、烫伤样、红斑样斑疹。皮疹常常集中在会阴部。

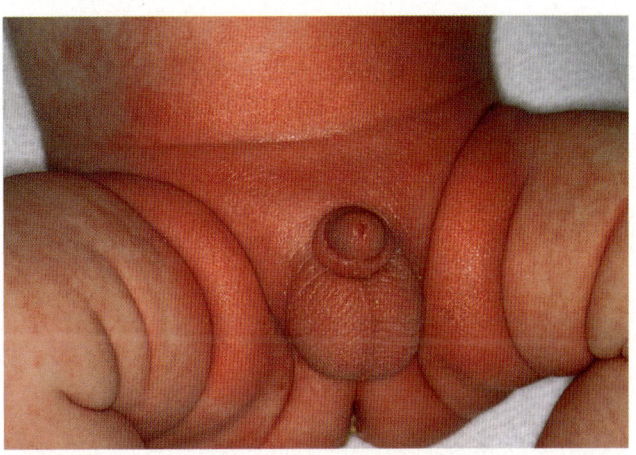

B．红色斑疹和丘疹在发病后3～4天出现于会阴部。皮疹逐渐融合并在5～7天内脱屑。指尖和脚趾脱屑出现在2～6天后。

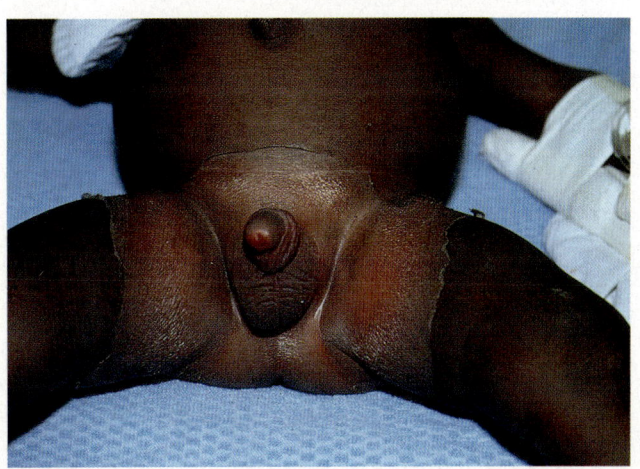

C．儿童尿布区皮肤沿皮疹边缘炎症性脱屑。（Courtesy Anne W. Lucky, M.D.）

图 14-24

实验室评估 急性期的特点是显著的炎症和免疫激活。出现白细胞增多（20 000或30 000）伴左移（80%）、血小板增多、贫血、T细胞和单核巨噬细胞活化。急性期反应物如ESR（90%）、C反应蛋白和血清α_1抗胰蛋白酶自发热起升高并持续10周至疾病结束。其他发现如轻度转氨酶升高，包括无菌性脓尿（68%）在内的异常尿液和脑脊液淋巴细胞增多（25%）。血小板增多是该疾病的特殊体征。血小板计数在疾病第10天开始升高，高峰至600 000～1 600 000并在疾病的第30天时降至正常。为了确立诊断，应及早进行超声心动图检查。

治疗

急性期 川崎综合征患者在疾病前10天采用静脉给γ-球蛋白（IVGG）和阿司匹林治疗可使冠脉异常的发病率从20%～25%减少到2%～4%[62,63]。单一大剂量的IVGG比每日按剂量给药有效。治疗时2g/kg的IVGG给药时间在10～12小时以上，使用阿司匹林80～100mg/(kg·d)每6小时一次。血清水杨酸盐浓度在20～25mg/dl较为理想。大约在疾病第14天时，将阿司匹林减至抗血小板凝集剂量3～5mg/(kg·d)。若超声心动图说明冠状动脉没有异常，阿司匹林可在6～8周时停药。如果冠状动脉有异常，低剂量阿司匹林治疗可能需要持续下去。IVGG可增强心肌功能，减少冠状动脉疾病的发生，并加快热退和急性期恢复。阿司匹林可发挥抗炎和抗凝血的效应，并减少发热。若曾有脱屑和川崎综合征病史的患者没有发热，则不使用IVGG治疗，因为IVGG在急性炎症反应消退后不能预防冠状动脉疾病。发热的患者在IVGG输注48小时之后就可受益。活病毒疫苗（如麻疹、腮腺炎、风疹和水痘）应该在IVGG给药6～11个月后使用。关于糖皮质激素治疗尚有争议。

急性期后 在2～3周和6～8周时再次行超声心动图、血常规和血沉检查。如果6～8周时血沉和超声心动图正常则停止使用阿司匹林。有冠状动脉扩张或动脉瘤的患者能否接受阿司匹林治疗尚不确定。

超抗原毒素介导的疾病
Superantigen toxin-mediated illnesses

链球菌和葡萄球菌可产生循环毒素而导致临床疾病。很多毒素的功能是超抗原。

致热毒素超抗原由金黄色葡萄球菌和A组链球菌外毒素的一个大家族组成。这些毒素包括中毒性休克综合征毒素-1、葡萄球菌肠毒素和链球菌致热外毒素（又名：猩红热毒素和产红血球毒素）组成，它们均能够导致中毒性休克综合征和其他相关的疾病。（框14-2）

超抗原 正常情况下抗原在抗原呈递细胞内部加以处理。然后，抗原的一个蛋白质片段在细胞表面Ⅱ型主要组织相容复合物（MHC-Ⅱ）的沟槽中表达。抗原MHC-Ⅱ复合物与T细胞上的受体相互作用，导致细胞因子产生[64]。

超抗原是由细菌和病毒产生的一种具有特殊化学结构的蛋白质，不是由抗原呈递细胞加工的。他们直接与MHC-Ⅱ复合物外沟槽相结合，导致T细胞非特异性的激活。

通常，抗原活化0.01%或更多的T细胞。超抗原T细胞相互作用可激活全部T细胞中的5%～30%，导致大量细胞因子释放，尤其是肿瘤坏死因子α（TNF-α）、白介素1（IL-1）和白介素6（IL-6）。细胞因子的大量产生可引起发热、呕吐、低血压、休克、组织损伤和皮肤体征，其中皮肤体征包括草莓舌和肢端红斑和脱屑以及会阴较重的红色皮疹。

葡萄球菌肠毒素A到E、中毒性休克综合征毒素-1、表皮剥脱毒素均由金黄色葡萄球菌释放，最具超抗原的特征；其他具有超抗原特性的细菌蛋白是链球菌致热外毒素A到C和链球菌M蛋白。

框14-2　毒素介导的金黄色葡萄球菌和链球菌疾病
坏死性筋膜炎
难以控制的红斑脱屑疾病
猩红热
葡萄球菌烫伤样皮肤综合征
链球菌中毒性休克综合征（streptococcal toxic shock syndrome，STSS）
中毒性休克综合征
特应性皮炎*
点滴型银屑病*
川崎综合征*
*可能经毒素诱发

中毒性休克综合征 Toxic shock syndrome

中毒性休克综合征（toxic shock syndrome，TSS）在1978年首次被描述，是一种少见的有潜在致命性的多系统疾病，与金黄色葡萄球菌感染和超抗原毒素的产生相关。早期病例与棉塞的应用相关。如今多数病例发生于术后[65]，但据报道TSS与流感、鼻窦炎、气管炎、产后状况[66]、静脉药物的使用、HIV感染、蜂窝织炎、烧伤以及过敏性接触性皮炎也相关[67]。

烧伤后感染的住院儿童和细菌性气管炎的儿童发生儿科TSS的危险性相对较高。

超抗原产物 五种肠毒素由葡萄球菌（SE A到E）加上TSS毒素-1（TSST-1）产生。许多TSS病例是由TSST-1和肠毒素B和C的产物介导的，这些与细胞因子（TNF-α和IL-1）的大量释放有关。这些细胞因子引起发热、皮疹、低血压、组织损伤和休克。获得性TSS主要的危险因素是无法产生针对TSST-1的抗体。

红细胞毒素（致热外毒素）A，B和C由A组β溶血性链球菌（化脓性链球菌）产生，可以导致一种符合TSS诊断标准的疾病。链球菌毒素休克综合征（streptococci toxic shock syndrome，STSS）与TSS有两点不同。在STSS中通常存在软组织和皮肤[68]感染的病灶，并且很多患者都有菌血症[69]。

临床表现 两套TSS类型的诊断标准已在框14-3和14-4中列出。症状和体征的演变在图14-25中解释。CDC对TSS的定义要求体温高于38.9℃，低血压要求收缩压低于90mmHg，或出现体位性头晕、皮疹、脱屑、多器官受累的证据和除外其它可能的病原体。30%～40%的病例可出现复发。

皮肤表现 皮肤表现在框14-5中列出。该病有一些特点与KS和猩红热相同。弥漫性猩红热样红皮症、球结膜充血、手掌水肿是非常有特征性的早期体征。在与KS和猩红热非常相似的表现出现1～2周之后，发生指尖和脚趾脱屑。

实验室检查 重要的实验室异常在框14-6中已列出。

鉴别诊断 TSS与很多疾病相似[70]。TSS的鉴别诊断包括药疹、KS、猩红热、葡萄球菌烫伤样皮肤综合征、中毒性表皮坏死松解和病毒疹。

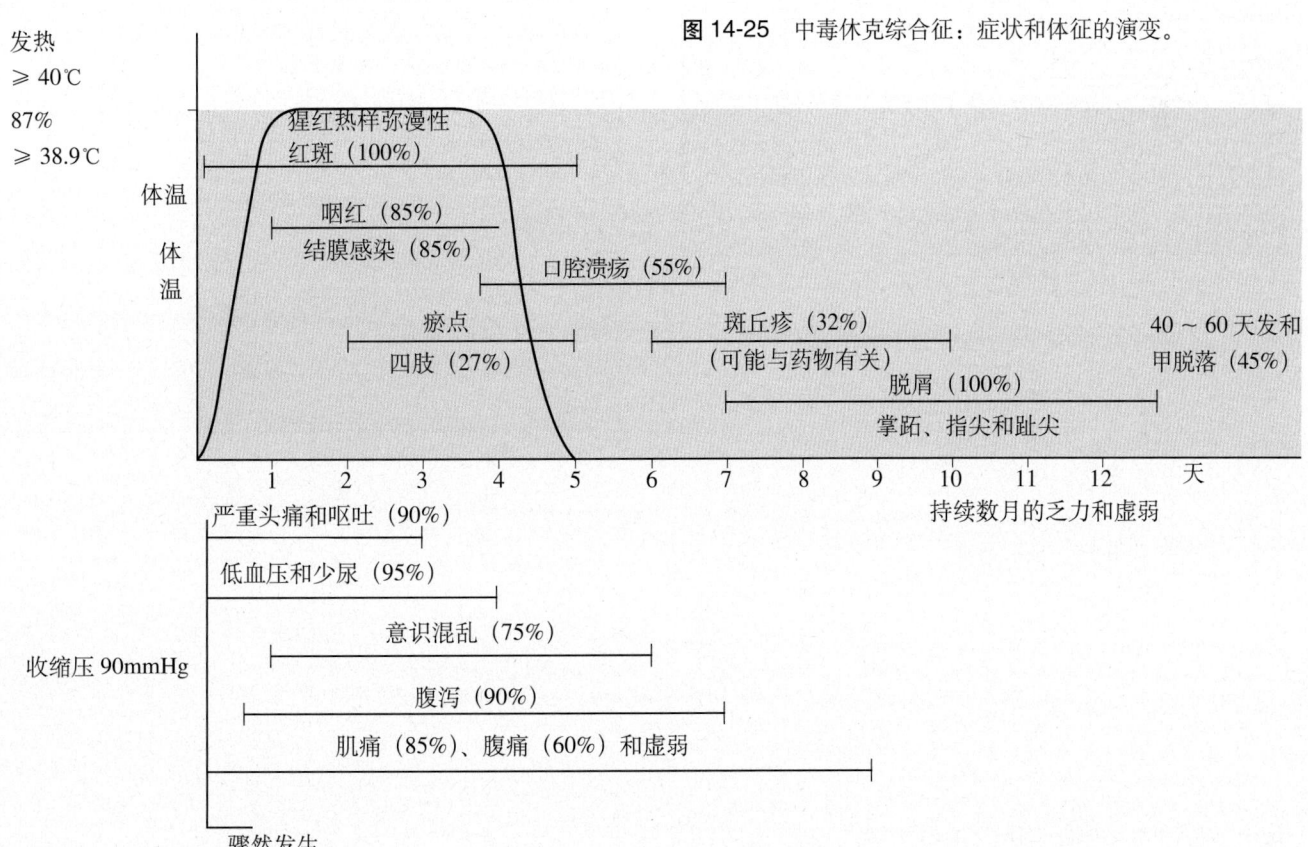

图14-25 中毒休克综合征：症状和体征的演变。

框 14-3　疾病预防和控制中心临床病例中毒性休克综合征定义 1997
一种疾病有下列临床特点
1. 发热：体温≥102.0°F（≥38.9℃） 2. 皮疹：弥漫性斑疹性红皮症 3. 脱屑：疾病发生后1～2周，尤其是手掌和足底部位 4. 低血压：成人收缩压≤90mmHg或16岁以下儿童低于年龄的15%；从卧位至坐位体位性舒张压降低≥15mmHg、体位性晕厥、体位性头晕
多系统受累（以下3条或更多）： ● 胃肠道：病发时呕吐或腹泻 ● 肌肉：严重的肌痛或肌酸磷酸肌酶水平至少升至原来的两倍 ● 黏膜：阴部、口咽和结膜充血 ● 肾脏：实验室检查血尿素氮或肌酐至少升高至正常上限的两倍或在没有尿路感染的情况下尿沉渣显示脓尿（每高倍视野中白细胞数大于5个） ● 肝脏：实验室检查总胆红素、丙氨酸转移酶、谷草转氨酶水平至少升高至正常上限的两倍 ● 血液学：血小板小于100 000/mm^3 ● 中枢神经系统：无发热和低血压时，出现定向力障碍或意识改变，而没有局灶性神经体征
实验室标准
以下检测结果呈阴性，如果有： ● 血液\咽喉或脑脊液培养（血液金黄色葡萄球菌培养可能呈阳性） ● 洛矶山斑点热、钩端螺旋体病或麻疹的滴度升高
病例分类
可能：患者符合实验室标准和存在上述5条临床表现中的4条 确诊：病例符合实验室标准和上述5条临床表现均存在，其中包括脱屑，除非患者在脱屑出现之前死亡

框 14-4　疾病预防和控制中心临床病例链球菌中毒性休克综合征定义 1996
临床描述
链球菌中毒性休克综合征（STSS）是与侵袭性或非侵袭性A组链球菌（化脓性链球菌）感染相关的一种严重疾病。STSS可能由任何部位的感染所致，但最常见的是与皮肤病损感染相关。中毒体征和临床病程进展迅速是其特点，住院病人死亡率可能超过了50%。
临床病例定义
一种疾病在入院后前48小时有如下临床表现或住院患者在疾病的前48小时有： ● 低血压规定成人收缩压低于或等于90mmHg或16岁以下儿童低于年龄相应血压的15% ● 以下列两个或更多器官为特点的多器官受累： 1. 肾损伤：成人肌酐大于等于2mg/dl（≥177μmol/l）或大于等于2倍的年龄的正常上限。之前有肾脏疾病的患者，高于基线水平的两倍。 2. 凝血紊乱：血小板少于或等于100 000/mm^3（≤100×10^6/L）或弥漫性血管内凝血，定义为凝血时间延长，纤维蛋白原水平降低和纤维蛋白水解产物的出现。 3. 肝脏受累：相对于患者的年龄，丙氨酸转移酶、谷草转氨酶或总胆红素大于等于2倍正常值，在之前有肝脏疾病的患者，升高至基线水平的两倍以上。 4. 急性呼吸窘迫综合征：定义为在没有心脏衰竭的情况下出现急性发作的弥漫性肺浸润和低氧血症，或有证据表明存在表现为急性泛发性水肿的弥漫性毛细血管渗透，或伴低白蛋白血症的胸膜或腹膜渗液。 5. 泛发性红斑皮疹，可能会脱屑。 6. 软组织坏死，包括或坏死性筋膜炎、肌炎或坏疽。
实验室诊断标准
分离A组链球菌
病例分类
可能：没有其他明确的病因，符合临床病例定义，且在无菌部位分离出A组链球菌的病例 确诊：符合临床病例定义且在正常的无菌部位分离出A组链球菌的病例（如血液或脑脊液，或更少见的关节、胸膜或腹膜液）

框 14-5　中毒性休克综合征的皮肤表现
红皮症（100%）
弥漫性猩红热样累及胸、腹部或背部及四肢
脱屑（100%）
手掌、足底、指尖和脚趾不伴有结痂
手足水肿（50%）
与滑膜炎不相关的非凹陷性水肿
瘀斑（27%）
首先出现于四肢
结膜充血（85%）
双侧，非化脓性睑结膜和球结膜结膜炎
口咽充血（90%）
牛肉样红不伴有渗出或膜形成，草莓舌；一些有多发的、斑点状、非化脓性口腔溃疡
阴部充血（100%）
外生殖器常有触痛
指甲和头发脱落（45%）
2 个半月后发生静止期脱发
Data from Chesney PJ, et al. JAMA 1981, 246:741

诊断　当在框 14-3 中的临床标准都符合时，可以诊断。重要的实验室检查结果在框 14-6 中已列出。在疾病早期，活检对于诊断非常有用。可以进行毒素和抗体测定。

治疗　TSS 治疗包括水化、血管升压药、去除棉塞和脓肿切开引流。静脉给予抗葡萄球菌青霉素或第一代头孢菌素（苯唑西林、萘夫西林、氯唑西林、头孢唑林）进行治疗（10～14 天）。青霉素过敏的患者用万古霉素或红霉素治疗。未达到致死浓度的磺胺嘧啶银乳膏可能导致金黄色葡萄球菌产生更多的毒素。因此，如果需要局部治疗的话，可使用莫匹罗星软膏或聚维酮碘溶液。STSS的治疗包括立即清创和静脉使用青霉素和克林霉素 10～14 天。青霉素过敏的患者可使用红霉素或头孢曲松。人免疫球蛋白（IGIV 每日 2g/kg，2 天）可降低死亡率[71]。市售的 IVIG 制剂中含有能够中毒素和的抗体。这些抗体可通过中和毒素加速患者的好转。有许多例子说明使用IVIG可以有效地治疗葡萄球菌TSS。IVIG在治疗耐甲氧西林的金黄色葡萄球菌所致的 TSS 患者时可能有效[72]。在美国，很多耐甲氧西林的金黄色葡萄球菌感染可产生高浓度的葡萄球菌肠毒素 B 或 C。这些制剂可中和毒素直到适当的抗体治疗方案被确定。处于疾病任何阶段的患者对 IVIG 中和致热毒素超抗原的反应都表现为阳性。

框 14-6　中毒性休克综合征：重要的实验室异常
大于 85% 的患者在入院前两天出现
特殊部位凝固酶阳性金葡菌培养阳性，而不是血液培养阳性
未成熟和成熟多形核白细胞 > 90% 白细胞
总淋巴细胞计数 < 650/mm³
总血清蛋白水平 < 5.6g/dl
血清白蛋白水平 < 3.1mg/dl
血清钙水平 < 7.8mg/dl
血清肌酐清除率 < 1.0mg/dl
血清胆红素值 > 1.5mg/dl
血清胆固醇水平 < 120mg/dl
凝血酶原时间 > 12 秒
大于 70% 的患者在入院前两天出现
血小板计数 < 150 000/mm³
脓尿每高倍视野 > 5 个白细胞
蛋白尿 > 2+
尿素氮 > 20mg/dl
血清谷氨酸氨基转移酶 > 41U/L
From Chesney PJ, et al:JAMA 1981; 246:741

皮肤药物反应 Cutaneous drug reactions

发病率 皮疹在药物不良反应中最常见。它们以很多形式出现，并且与很多皮肤病相似。2%～3%的住院病人会出现皮疹[73-75]（表14-3）；在那些患者中，不良反应的出现和患者年龄、诊断或存活无关。最近的波士顿共同药品监督计划估计大约30%的住院患者经历过药品不良反应，3%～28%的入院患者与无益的药物疹有关[73]。

在开始使用药物两周内出现的任何一种皮肤病的鉴别诊断都应该包括"药物源性"的情况。

在线或其他资源：Pdr.net 和 MEDLINE 提供的药物相互作用的最新信息。由Jerome Litt所著的《药疹参考手册》的平装书和在线版本（www.drugeruptiondata.com）。关于药物相互作用的信息可在 www.drug-interactions.com 获得。

药物不良反应的机制在框14-7中已列出。药物不良反应可能的免疫学机制在表14-4中列出。

当药物特异性 IgE 抗体与相应的肥大细胞或嗜碱细胞表面受体结合时，血管活性介质在数分钟内释放，导致急性反应，并在临床上出现显著的瘙痒、红斑、荨麻疹、血管性水肿或过敏反应。

通常能够激发 IgE 机制的药物是 β 内酰胺类抗生素（尤其是青霉素和第一代头孢菌素）或自体血清。这些反应没有剂量依赖性但要求患者在这次"过敏"发作之前已致敏。在终止或消耗激发因素后，皮肤反应通常在48小时内自行缓解。

机制 药物不良反应可由两种机制引发：免疫学所描述的四种过敏反应和至少占75%的非免疫性的药物反应。

中毒性表皮坏死松解症和其他严重的皮肤药物不良反应可能与药物代谢性解毒作用的遗传缺陷相关。在一些易感的患者中，药物的代谢产物与表皮的蛋白结合，激发免疫反应，导致免疫变应性的皮肤药物不良反应。最常导致皮疹的药物是抗生素和解热/抗炎镇痛药[74]。

表 14-3　特殊药物引起皮肤变应性反应的发生率（荨麻疹、泛发性斑丘疹、泛发性瘙痒）

药物或物质	反应（%）
血小板	45
阿莫西林	5
复方新诺明	3
氨苄西林	3
三碘苯丙酸	3
血液	2
青霉素	2
头孢菌素	2
红霉素	2
双肼屈嗪	2
维生素 B12	2
奎尼丁	1
丁溴东莨菪碱	1
西咪替丁	1
保泰松	1

Data from Bigby M, et al: JAMA 1986; 256:3358

框 14-7　药物不良反应的机制

过量
蓄积
药物不良反应
药物间相互作用
特异体质
微生物不平衡
现存的潜在或明显疾病恶化
吉赫反应
过敏反应
自身免疫样反应
致畸作用
药物与阳光或其他光源之间的相互作用
其他未知机制

Adapted from Beltrani VS: Immunol Allergy Clin North Am 1998: 18.
已提出的药物不良反应的免疫学机制列见表14-4。

表 14-4　皮肤药物不良反应可能的免疫学机制

T 细胞介导的症状	免疫复合物	中毒（非免疫性的）	肥大细胞脱颗粒、免疫性的、非免疫性的、其他
红皮症	固定型药疹	痤疮样改变	荨麻疹
固定型药疹	结节型红斑		
光过敏	多形红斑		
结节性红斑	色素性紫癜		
中毒性表皮坏死松解	血管炎		
色素性紫癜	血清病		
苔藓样变	斑丘疹		
湿疹			
水疱/大疱			
斑丘疹			

Adapted from Beltrani VS: Immunol Allergy Clin North Am 1998; 18.

临床特征　最常见的反应是斑丘疹（发疹性皮疹）、荨麻疹和固定型药疹[75]。中毒性表皮坏死松解、多形红斑和固定型药疹有相似的病理学特点，并且大多数都是由相似的药物所致。光敏性药物反应需要药物与紫外线辐射和免疫系统的相互作用。血清疾病所致的皮疹包括皮疹、荨麻疹、血管炎、荨麻疹性血管炎和多形红斑[76]。

皮肤科医师所见的典型的患者是使用多种药物的住院患者。出现发热，并在几小时后出现弥漫性的斑丘疹、荨麻疹和/或出现全身瘙痒；主治医师停止使用所有药物并向皮肤科医师会诊。斑丘疹和荨麻疹是药疹最常见的例子，其他几种类型也可出现。

了解皮疹的类型和常见的致敏药物有助于解决患者同时服用多种药物的难题（框 14-8）。

临床诊断　检查患者确定原发皮损和分布。这时询问患者何时出现症状？药物能够导致皮疹以外的皮肤症状（瘙痒、烧灼感、疼痛）。斑丘疹和荨麻疹是最常见的类型。斑丘疹出现突然，通常伴有发热，在首次用药 7～10 天后出现。它们是泛发的、对称的，常常有瘙痒。荨麻疹出现时都应怀疑药疹。为正确诊断药物相关性疾病（见框 14-8），医生必须熟知很多其他类型的皮疹，并且知道由特殊药物所致的皮疹类型，才能诊断药物相关性疾病。了解特定药物所导致的过敏性药物反应的发生率也有助于鉴别不适的药物。在此描述了每种反应类型的临床特点。

框 14-8　药疹的皮肤表现分型	
痤疮样改变	光过敏
斑秃	色素沉着
湿疹	玫瑰糠疹样改变
多形红斑	紫癜
结节性红斑	脂溢性皮炎样改变
皮疹（斑丘疹、麻疹样）	中毒性表皮坏死松解
剥脱性皮炎	荨麻疹性血管炎
固定型药疹	水疱大疱（天疱疮样）
苔藓样变（扁平苔藓样）	红斑狼疮样改变

框 14-9　评估可能的药疹可考虑的诊断试验

- 皮肤活检对皮疹进行分类（如荨麻疹、血管周围炎、白细胞破碎性血管炎）或与银屑病、扁平苔藓或皮肤T细胞淋巴瘤相鉴别。
- 药物过量或患者处在昏迷或不能沟通状态行药物水平检测
- 过敏性接触性皮炎的斑贴实验
- 针刺，放射变应原吸附实验（radioallergosorbent test, RAST）或皮内只适用于IgE诱导、速发型（荨麻疹）反应（如青霉素、胰岛素、木瓜蛋白酶、链激酶、异种血清、破伤风毒素、头孢菌素）。需要专家们进行抗原选择。
- 急性过敏伴或不伴瘙痒、面红或荨麻疹，尤其是在严重反应中伴心血管受累，血清纤溶酶水平与之有关。对于严重程度稍轻的急性反应，仅依靠血清纤溶酶不能排除药物诱导性过敏的可能。
- 药物特异性抗体同型的免疫测定与药物诱导的免疫复合物综合征（如血清病）相关；IgE 高滴度的药物特异性 IgG 抗体与之无关

诊断试验　框14-9列出了需考虑的试验。

纤维蛋白溶酶：　纤维蛋白溶酶是一种过敏反应中释放肥大细胞颗粒的生化指示剂。

肥大细胞释放组胺和纤溶酶。纤溶酶只能由肥大细胞分泌。它在健康人或过敏患者的血清中是检测不出的。药物、昆虫毒液和食物导致的过敏性反应发生之后，纤溶酶水平显著增加。血清纤溶酶水平与伴或不伴瘙痒、面红或荨麻疹的急性过敏相关，尤其在严重的伴有心血管受累的反应中。严重程度稍低的急性反应，血清纤溶酶阴性不能够排除药物所致的过敏。

纤溶酶可能被用于验证过敏是否由过敏原或药物所致。出现过敏性荨麻疹和那些对阿司匹林（ASA）有特应性反应的患者会出现血清纤溶酶的轻度升高。直到过敏反应出现3～6个小时，纤溶酶水平升高均可检测到。纤溶酶是稳定的，因此如果怀疑死亡是由过敏反应所致，那么在死者血清中（24小时内）可检测到纤溶酶。在轻度反应中要明确肥大细胞是否参与可能需连续测量。在释放 12～14 小时后其水平降至正常。

处置　对于怀疑发生药疹的患者，治疗方案已在框 14-10 中列出。

框 14-10　可疑皮肤药物反应患者的处置

- 制作流程表，记录发疹时间、药物、剂量，持续时间和药物使用的间断情况
- 确定药物在正常人群中不良反应发生率
- 皮肤反应是否可能是药物导致，或皮疹是否与皮肤病无关？
- 确定发病时间。多数皮肤药物反应发生在开始用药后1～2周
- 考虑排列药物水平。一些皮肤反应可能有剂量或累积毒性依赖
- 停止可疑不适当药物。很多不良皮肤用药反应在停药后可改善
- 再次给药是明确不适药物最准确的方法。在个体的基础上决定是否对患者再次用药。有荨麻疹、大疱或多形红斑样皮疹的患者再次给药会非常危险。若某种药物再次给药后没有复发，则不可能是该药物因素导致
- 症状的缓解有赖于抗组胺药和 V 级外用糖皮质激素

药疹：临床类型和最常见的致病药物

发疹型（斑丘疹）Exanthems（maculopapular）

斑丘疹在皮肤药物反应中最常见，常常无法与病毒疹区分。它们是氨苄西林和阿莫西林所致的典型的药物疹，但是实际上所有药物都可激发（见框14-11）。红色斑疹和丘疹变得融合、对称，广泛分布，常常不累及面部（图14-26，14-27和14-28）。瘙痒常见。黏膜、手掌和足底可受累。发病初始可出现发热。这些皮疹的表现与病毒疹相同，常规实验室检查常常不能够区别这两种疾病。首次用药后7～10天发病，但在停止用药后不再发生。在一些病例中，皮疹持续1～2周然后消失，即使药物还在持续使用。相关药物停用后，皮损迅速消失，如果不停药的话也可能发展为全身表皮剥脱性皮炎。发病机制尚不清。

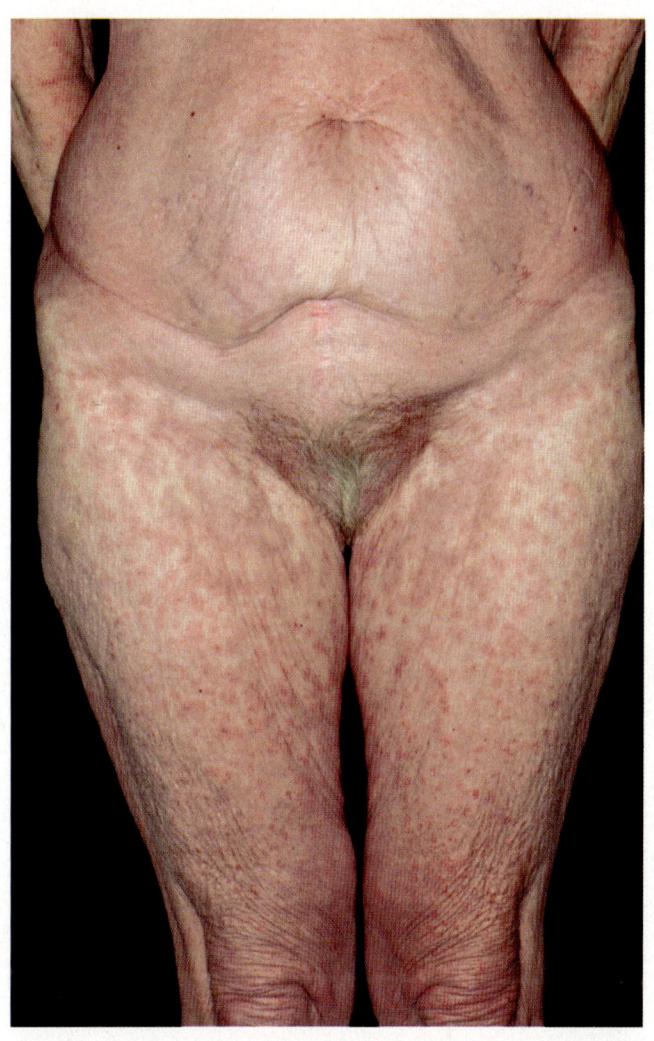

图14-27 斑丘疹是最常见的药疹类型。它们发生于用药后7～10天。皮疹通常广泛分布且对称，不累及面部、手掌和足底。

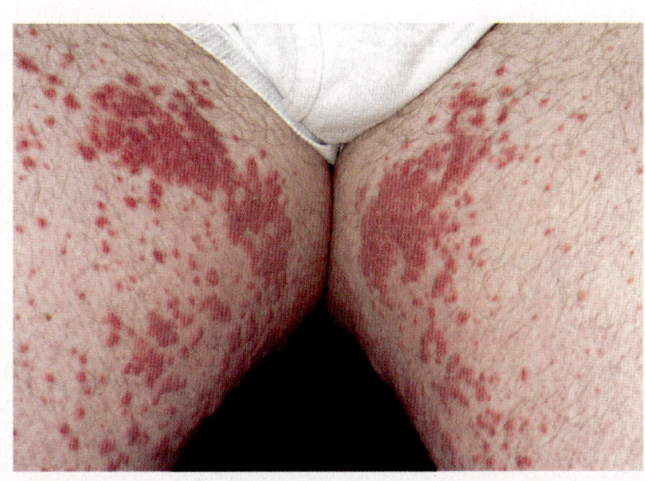

图14-26 斑丘疹常常呈对称性，并且表现为融合性的红斑和丘疹。

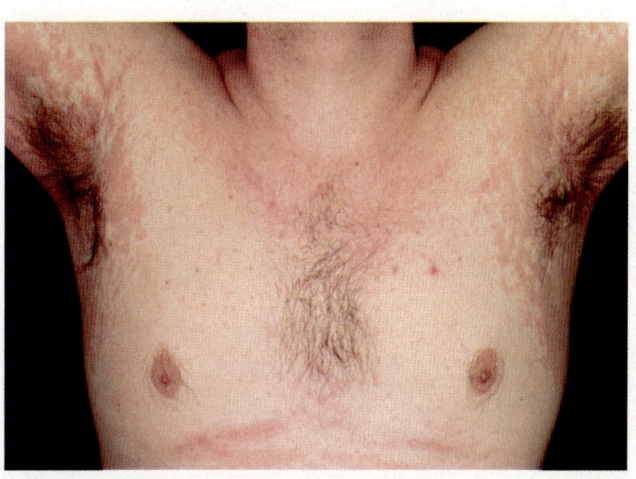

图14-28 对称分布的融合性斑丘疹性药疹。

框 14-11　药疹和致病药物

斑丘疹（发疹型）皮疹
阿莫西林
巴比妥酸盐
二氟尼柳
庆大霉素
氯金化钠
异烟肼
甲芬那酸
酚噻嗪系
苯妥英
（5% 儿童剂量依赖）
奎尼丁
磺胺类药物
噻嗪类药物
硫尿嘧啶
甲氧苄啶——磺胺甲噁唑
（在艾滋病患者中）

过敏反应
阿司匹林	血清（动物衍生的）
青霉素	托美丁
放射性染料	

血清病
阿司匹林	氨苯磺胺
青霉素	硫脲嘧啶
链霉素	

痤疮样（丘疹）皮疹
溴化物	碘甲胆碱
激素类	异烟肼
促皮质素	锂
雄激素	苯巴比妥（加重痤疮）
糖皮质激素	苯妥英
口服避孕药	

斑秃
别嘌醇	吲哚美辛
抗凝血药	左旋多巴
抗甲状腺的药物	避孕剂
化疗药物	普萘洛尔
烷化剂	米帕林
抗代谢药	维甲酸类
细胞毒药物	铊
秋水仙碱	维生素 A
血胆固醇过少的药物	

结节性红斑
碘化物
口服避孕药
氨苯磺胺

剥脱性红皮症
别嘌醇	乙内酰脲类
砷剂	异烟肼
巴比妥酸盐	锂
卡托普利	汞利尿剂
头孢西丁	对氨基水杨酸
氯喹	保泰松
西咪替丁	氨苯磺胺
氯金化钠	磺脲类

固定型药疹
阿司匹林	保泰松
巴比妥酸盐	氨苯磺胺
甲喹酮	四环素
安替比林	甲氧苄啶－磺胺甲噁唑
酚酞	很多其他报道

扁平苔藓样皮疹
抗疟药	甲基多巴
砷剂	青霉胺
奎尼丁	奎尼丁
卡托普利	磺脲类
呋塞米	噻嗪
氯金化钠	

多形红斑样皮疹
别嘌醇	青霉素
巴比妥酸盐	酚酞
卡马西平	吩噻嗪
乙内酰脲类	利福平
米诺地尔	氨苯磺胺
呋喃妥因	磺脲类
非甾体类抗炎药	舒林酸

狼疮样皮疹
常见	可能
肼屈嗪	醋丁洛尔
普鲁卡因胺	卡马西平
不常见的	乙琥胺
氯丙嗪	碳酸锂
氢氯噻嗪	青霉胺
异烟肼	苯妥英
甲基多巴	丙硫氧嘧啶
奎尼丁	柳氮磺吡啶

光过敏
胺碘酮
卡马西平
氯磺丙脲

框 14-11　药疹和致病药物（续）	
光过敏（续） 呋塞米 灰黄霉素 洛美沙星 甲氨蝶呤（日晒伤样激活） 萘啶酸 萘普生 吩噻嗪 吡罗昔康（费啶） 补骨脂素 奎宁 磺胺类药物 四环素 地美环素 多西环素（比四环素和米诺环素少见） 噻嗪 甲苯磺丁脲 **皮肤色素沉着** 促皮质素（Addison 病中棕色） 胺碘酮（石棉灰） 抗肿瘤药物 博来霉素（30% －棕色、斑片、线状） 白消安（Addison 病中弥漫分布） 环磷酰胺（指甲） 多柔比星（指甲） 抗疟药（蓝灰色或黄色） 砷（弥漫性、棕色、斑疹） 氯丙嗪（在阳光暴露部位石棉灰色） 氯法齐明（红色） 重金属（银、金、铋、汞） 马来酸盐（红色） 米诺环素（斑片或弥漫性蓝黑色） 口服避孕药（棕黄色） 补骨脂素 利福平－大剂量（红人综合征） **玫瑰糠疹样皮疹** 砷剂 巴比妥酸盐 铋化合物 卡托普利 可乐定 金化合物 甲氧丙嗪 甲硝唑 扑敏宁	**中毒性表皮坏死松解** 大面积皮肤变成亮红色，真皮表皮边界出现腐肉。这是一种有生命危险的反应（见第 18 章）。 别嘌醇 保泰松 苯妥英 磺胺类药物 舒林酸 **皮肤小血管血管炎** 别嘌醇 苯妥英 肼屈嗪 青霉素 吡罗昔康（费啶）（Henoch-Schönlein 紫绀） 丙硫氧嘧啶 奎尼丁 氨苯磺胺 噻嗪 **小水疱和水疱** 巴比妥酸盐（受压部位 - 昏迷患者） 溴化物 卡托普利（天疱疮样） 头孢菌素（天疱疮样） 可乐定（瘢痕性类天疱疮样） 呋塞米（光毒）（过敏性紫癜） 碘化物 萘啶酸（光毒） 萘普生（类似迟发性皮肤卟啉病） 青霉胺（落叶型天疱疮样） 安替比林 吡罗昔康（费啶） 氨苯磺胺 **眼天疱疮** 地美溴铵 碘依可酯 肾上腺素 碘苷 毛果芸香碱 噻吗洛尔 **化学治疗诱发的肢端红斑** 环磷酰胺 阿糖胞苷 多柔比星 氟尿嘧啶 羟基脲 巯嘌呤 甲氨蝶呤 米托坦

氨苄西林疹 两种皮肤反应类型：由皮肤致敏抗体介导的荨麻疹反应和不能确立过敏机理的一种更常见的斑丘疹反应。使用氨苄西林时出现荨麻疹反应的患者不应再使用氨苄西林和其他青霉素。对于之前曾有过斑丘疹性氨苄西林疹的患者再给予氨苄西林可能是安全的。传染性单核细胞增多症使用氨苄西林的患者50%～80%发生皮疹。一项研究报告指出联合使用氨苄西林和别嘌醇的患者中药疹发病率高，但另外一项研究没有发现发病率增高[77]。

临床表现 在开始使用药物后5～10天（范围1天～4周）出现皮疹，也可发生在停药之后。

与别嘌醇、呋喃妥因、苯妥英共同使用时潜伏期为2~3周。即使继续用药皮疹仍可消退，并且再次使用药物时不会复发。

皮疹始发于躯干，表现为轻度瘙痒的红色斑丘疹，有时皮疹融合，并在数小时内对称播散至面部和四肢（图14-29）。手掌、足底和黏膜不受累。皮损融合出现在间擦区（腋窝、腹股沟、乳房下皮肤）。瘙痒常常发生并且程度不一。短暂的轻到中度发热也很常见。曾致敏的患者在给药后数小时内出现发热。暂时性淋巴结病可出现于严重病例中。有时候皮疹可发展为全身性皮疹或者剥脱性皮炎。即使药物仍继续使用，皮疹仍会在3天内开始消退，6天内消失。

鉴别诊断 病毒疹与药物所致的斑丘疹很相似。药物斑丘疹可表现为猩红热样、风疹样（扁豆大的斑疹和模糊的丘疹）或麻疹样（看起来像麻疹）。药疹通常在开始治疗后1周内出现，持续1～2周。出血和组织嗜酸性粒细胞不增多是病毒疹的特点。

药物所致的麻疹样药疹常见于使用氨苄西林、阿莫西林、别嘌醇和TMP-SMX（在艾滋病患者中）时。

诊断 组织学没有特异性。皮肤活检可排除其他疾病。为了诊断进行激发试验并非常规操作。

治疗 停止使用有害的药物并提供对症治疗。V级外用糖皮质激素乳膏和冷敷缓解和控制瘙痒。给予泼尼松（0.5～1.0mg/(kg·d)）7～10天治疗严重的瘙痒或扩大的皮疹。抗组胺药有镇静作用，但通常对控制瘙痒无效，因为组胺不产生斑丘疹皮损。停止药物治疗可导致全身、对称性的斑丘疹，使用同样的药物也不会消退。对于需要氨苄西林治疗的患者如果以前的反应性质不明，又无适当的替代药物应行皮试。

荨麻疹

荨麻疹常常由药物所致，而且大多数药物均可导致荨麻疹。阿司匹林、青霉素和血液制品是导致荨麻疹最常见的原因，但几乎所有的药物都可导致荨麻疹。荨麻疹发痒呈红色的水肿性斑疹，通常泛发且对称。没有鳞片和水疱形成。风团从小斑疹到大斑块大小不等。典型荨麻疹在24小时内消失，只在其他部位复发。血管性水肿指的是真皮深层、皮下组织和黏膜荨麻疹性肿胀；这些反应可能会危及生命。药物所致的荨麻疹有三种发病机制：过敏性和加速性反应（免疫学性组胺释放），非免疫学性组胺释放和血清病。

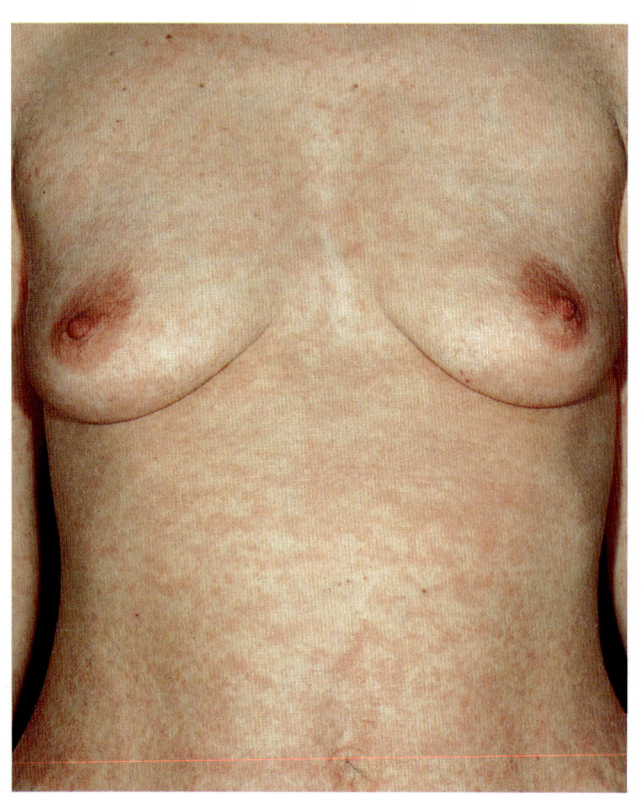

图14-29 药疹（氨苄西林）：不对称的融合性斑丘疹。

过敏反应和加速反应

这些 IgE 依赖性反应发生在用药后数分钟（即刻反应）到数小时（加速反应）之内。青霉素及其衍生物是最常见的致病原因。

IgE 诱导的肥大细胞脱颗粒（过敏反应）在用药后数分钟内出现。1%～5%的患者使用β内酰胺类抗生素（青霉素、半合成青霉素如阿莫西林、头孢菌素、碳青霉烯）后出现荨麻疹。

很多有对青霉素过敏史的患者在进行皮试时没有过敏。对于过去进行青霉素治疗出现反应的患者若需要青霉素治疗，则应该在青霉素计划疗程开始几天内进行皮肤试验。RAST（放射过敏原吸附实验）检测用于排除过敏不可靠。皮肤试验阳性的患者给予青霉素，则有 50%几率出现立即反应。皮试阴性的患者，97%～99%可耐受青霉素。很多已证明对青霉素过敏的患者一段时间后过敏性消失；大约25%可能会不确定地持续过敏。

头孢菌素和青霉素都有β内酰胺环。小于5%或更少的患者对青霉素皮肤试验阳性之后使用头孢菌素会产生显著的临床交叉反应。多数交叉反应涉及第一代和第二代头孢菌素。对头孢菌素过敏的患者可能有直接针对侧链结构而不是β内酰胺环的抗体；因此患者对头孢菌素产生荨麻疹反应很少对青霉素反应。头孢菌素皮肤试验不是标准试验。

血清病

循环免疫复合物导致血清病。在摄入药物4～21天后发生荨麻疹。药物摄入后，抗体在几天之后形成，然后药物和抗体结合形成循环免疫复合物。发热、血尿、淋巴结病和关节痛随后出现（见第6章）。

非免疫学组胺释放

数分钟内发生反应。药物可能对肥大细胞或其他途径产生直接反应。

非IgE介导（阿司匹林和非甾类体抗炎药）的荨麻疹

非免疫学的过敏反应常常有 30 分钟～24 小时的潜伏期。可能发生血管性水肿和荨麻疹。荨麻疹常常发生在面部并播散至尾部。反应可能具有剂量依赖性；小剂量可能可以耐受。

有慢性自发性荨麻疹的患者中25%～50%可出现阿司匹林和非甾体类抗炎药诱导的荨麻疹。乙酰水杨酸或非甾体类抗炎药诱导荨麻疹的患者中50%是特应性的[78]。这些反应的机制被认为是环氧合酶抑制，它导致白三烯产物增加。因此抗组胺药对于乙酰水杨酸诱导的荨麻疹或血管性水肿效果不明显。防腐剂（苯甲酸）和染料（柠檬黄）产生相同的效果。不推荐进行乙酰水杨酸脱敏治疗。

对阿司匹林和非甾体类抗炎药产生过敏反应的患者可使用对乙酰氨基酚、双水杨酸（如双水杨酯，商品名 Disalcid）或三水杨酸胆碱镁（商品名 Trilisate）。

放射性造影剂反应 放射性介质（radiocontrast media, RCM）反应率的范围在 4%～12%。组胺释放比IgE活化后产生的慢，从接触后10分钟开始，45分钟时到达高峰。大多反应由高渗药物所致。过去对 RCM 有过反应的患者再次接触后有 20%～30% 的几率再次出现反应。使用高渗药物的患者有3%发生嗜碱性粒细胞和肥大细胞共同释放组胺的非 IgE 介导的荨麻疹，3%产生瘙痒，1%脸红。有RCM反应危险性的患者可在使用 RCM 1～2 小时之前给予 10～25mg 多塞平预防过敏样反应。

阿片制剂 阿片制剂直接作用于细胞，诱导皮肤而非黏膜表面的肥大细胞脱颗粒释放组胺。在输注吗啡时使用抗组胺药预防瘙痒、荨麻疹和面红。

其他导致非免疫学组胺释放的物质包括多黏菌素B、龙虾和草莓。

瘙痒

大多数药疹都有瘙痒，而且瘙痒可能是药物反应（如金、磺胺类药物）惟一的临床表现。组胺几乎总能导致皮肤发生荨麻疹样反应，或者较低浓度时可导致面红。组胺是IgE反应（可能会导致威胁生命的过敏）的主要介质，它们对于抗组胺药物（H_1 拮抗剂或有时与 H_2 拮抗剂共同给药可能会更有益）治疗反应敏感。组胺不是炎症反应所致瘙痒中释放的惟一介质。激肽、白三烯、前列腺素和5-羟色胺也是介导瘙痒的介质，而且由这些介质介导的瘙痒对抗组胺药无反应。口服避孕药能够产生相似的瘙痒。阿片制剂能够直接导致肥大细胞脱颗粒。由阿片制剂诱导的瘙痒对麻醉拮抗剂纳洛酮敏感，对抗组胺药不敏感。

药疹 Drug eruption

急性泛发性发疹性脓疱病
Acute generalized exanthematous pustulosis

急性泛发性发疹性脓疱病（acute generalized exanthematous pustulosis, AGEP）的特征表现为用药之后急性发病伴发热，在皱褶和/或面部主要在红斑基础上出现大量的非滤泡性无菌性脓疱和血中性粒细胞增多。（图 14-30）大多数 AGEP 病例都是药物所致。最常见的药物是钙通道阻滞剂、非甾体类抗炎药、抗惊厥药、抗菌剂，尤其是 β-内酰胺类和大环内酯类。急性肠道病毒感染也是原因之一。脓疱在 15 天内自行缓解。停止药物，同时考虑用系统的糖皮质激素进行治疗。与泛发性脓疱型银屑病进行鉴别很重要。AGEP 的病程发展更为急促，同时伴发热，与药物治疗相关，在停药后很快自行缓解。活检显示角膜下脓疱与脓疱型银屑病相似[79,80]。

痤疮样（脓疱）疹 Acneiform (pustular) eruptions

这些脓疱疹与痤疮相似，但是没有黑头粉刺。可能是口服糖皮质激素治疗和滥用合成代谢类固醇所致（框 14-10）。

湿疹 Eczema

使用外用药物导致接触性皮炎的患者如果再次口服或吸入同样的药物或化学上相关的药物会在以前出现炎症反应的部位出现局部发热或出现全身性的皮疹（所谓的外-内致敏作用）（表14-5）。症状在摄入药物后 2～24 小时内出现。继续用药可加剧反应，导致泛发性的皮疹。最常见的湿疹是由抗生素和口服降糖药所致。"狒狒综合征"这个词描述了特征性的系统性接触性皮炎，即在屈曲部位包括肘、腋窝、眼睑及颈部两侧有对称性红斑，并伴有鲜红色肛门生殖器皮损[81]。

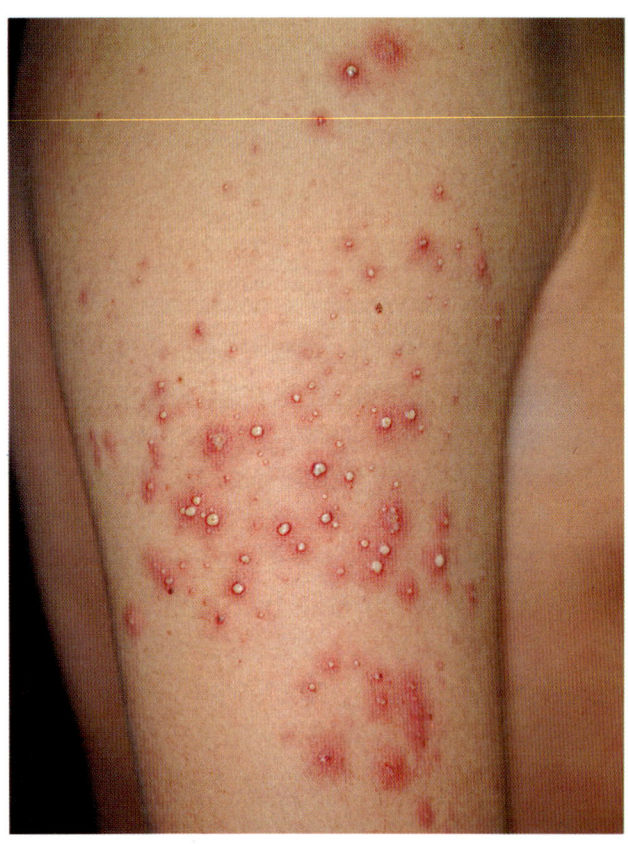

图 14-30 急性泛发性发疹性脓疱病：以出现急性发热和泛发性红斑并伴有大量小的、孤立的、无菌性非滤泡性脓疱为特点。脓疱可能在用药后几天内出现，在15天内缓解随后出现脱屑。

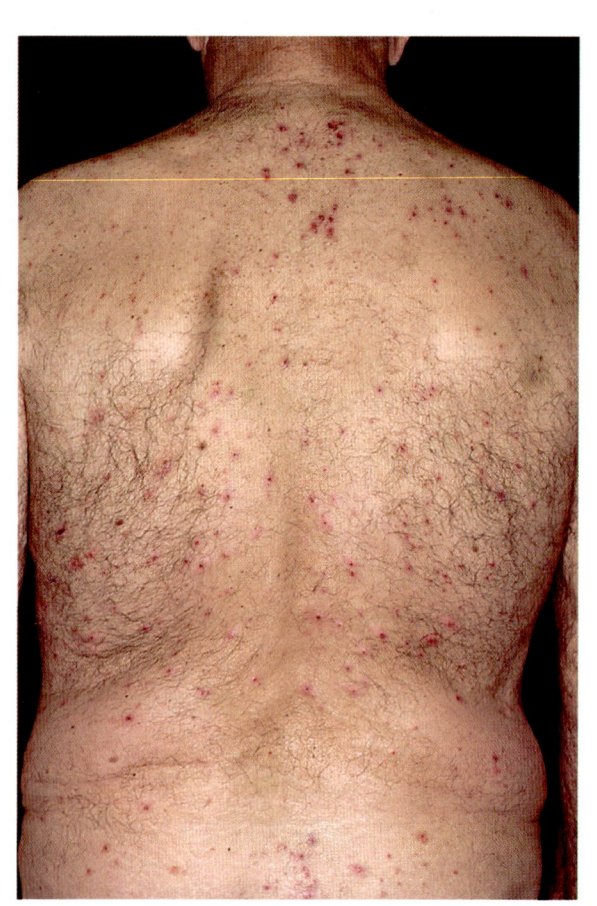

图14-31 痤疮样（丘疹）药疹：发生于躯干上部，与寻常性痤疮相比，区别在于没有粉刺。

水疱性药疹

水疱可单独出现或是其他皮疹的一部分（如多形红斑、中毒性表皮坏死松解和固定型药疹），或伴有过敏性药疹（框14-10）。药物导致的线状IgA皮肤病表现为丘疹水疱性皮疹，但没有黏膜和结膜皮损。药物可能会导致与浅表天疱疮（叶状天疱疮）相似的水疱。麻疹样皮疹或荨麻疹在水疱之前出现。直接或间接免疫荧光所见与非药物所致的天疱疮相似。大疱性类天疱疮是一种自身免疫性水疱性皮肤病，常见于老年人，表现为在荨麻疹基础上出现紧张的水疱。大多数病例都有循环抗体。直接免疫荧光检测显示IgG和C_3沿真皮表皮接合处呈线状分布。假卟啉症在临床上、光镜下和直接免疫荧光水平上与迟发性皮肤卟啉病相似，但卟啉检测正常。NSAID是常见的致病原因。

多形红斑和中毒性表皮坏死松解 Erythema multiforme and toxic epidermal necrolysis

反应发生于皮肤和黏膜；包括多发对称的持久性斑疹、丘疹、水疱和大疱。虹膜或靶样皮损是多形红斑的典型表现，表现为扩张性的斑疹或丘疹中央颜色稍深。严重的类型常常由药物所致。严重程度稍低的类型由支原体肺炎、单纯疱疹感染和药物所致。皮肤表面主要成分的严重缺失（中毒性表皮坏死松解），导致30%的病例死亡。死亡原因是大面积皮肤缺失，导致液体丢失和脓毒症。药物常包括长效磺胺类药物和抗惊厥药物。毒性代谢产物（如循环免疫复合物）可能会导致易感个体发生细胞介导的细胞毒作用。再次使用致病药物导致复发。见框14-10和第18章。

表皮剥脱性红皮症 Exfoliative erythroderma

患者由于药物治疗导致全身皮肤表面红斑（见框14-10和图14-32）。红皮症也可在毛发红糠疹、银屑病及皮肤T-细胞淋巴瘤中出现。如果不停止不适药物，可出现全身性红斑和鳞屑。这种反应有潜在的生命危险。

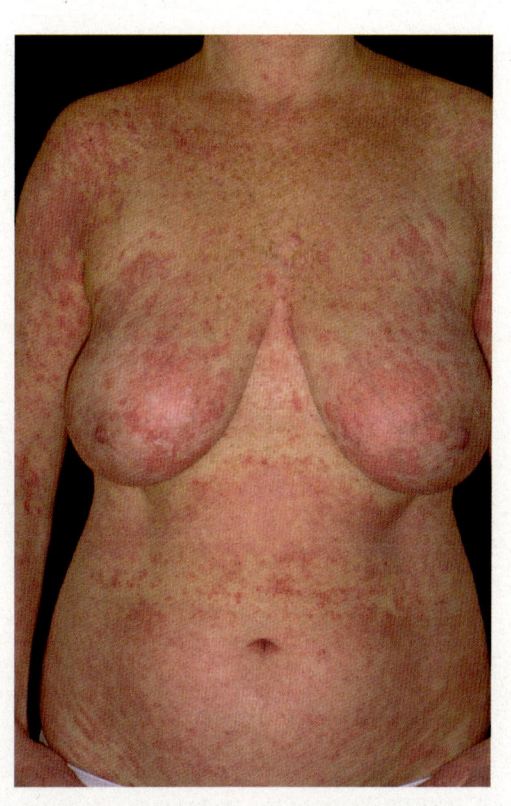

图14-32　表皮剥脱性红皮症：红皮症（红色皮肤）可能由药物、恶性肿瘤、银屑病和其他因素所致。

表14-5　湿疹样药疹（外源性-内源性致敏*）	
外用药物	口服药物
氨茶碱栓	氨茶碱,抗组胺药
苯海拉明乳膏	苯海拉明,茶苯海明
炉甘石洗剂	苯海拉明,茶苯海明
甲醛	乌洛托品
硫酸新霉素	链霉素、卡那霉素、庆大霉素
秋蓝姆和双硫仑（橡胶和复合杀虫剂）	双硫仑
苯佐卡因,甘油基对氨基苯甲酸遮光剂（对氨基复合物）	食物和药物中的偶氮燃料、醋酸己脲、甲苯磺丁脲、氯磺丙脲、氯噻嗪、对氨基水杨酸

Adapted from Fisher AA: Contact Dermatitis, ed 3, Philadelphia, 1986, Lea & Febiger.

*对特定药物过敏的患者在接触化学相关的口服药物后会出现局部或泛发性皮疹。

固定型药疹 Fixed drug eruptions

固定型药疹是一种独特的药物过敏类型，每次使用药物时在相同部位再次产生红斑和水疱（见框14-10）[82]。临床类型和皮损分布可能受正在使用的药物影响，关于其类型的研究可能会对判断最可能的致病药物提供有用的信息。四环素[83]和复方新诺明常常导致局限于阴茎头的皮损[84]。家族性发病病例提示遗传易感性可能是重要的致病因素[85,86]。

临床表现 用药后很快出现单个或多个、圆形、界限清晰的暗红色丘疹并且每次用药后在同样的部位再发（图14-33）。在皮损出现之前或同时常有瘙痒和烧灼感，强度通常与炎症改变的严重程度成比例。瘙痒和烧灼感可能是陈旧斑块再发时惟一的表现。皮损部位常常出现水疱然后形成糜烂；随后脱屑和结痂（在大疱病损出现后），愈合后出现棕色色素沉着（图14-35）。已证明为非着色反应。伪麻黄碱通常导致非色素性固定型药疹[87]。皮损可发生于皮肤和黏膜的任何部位[88]，但是龟头是最常见的受累部位。不会出现局部的淋巴结肿大。

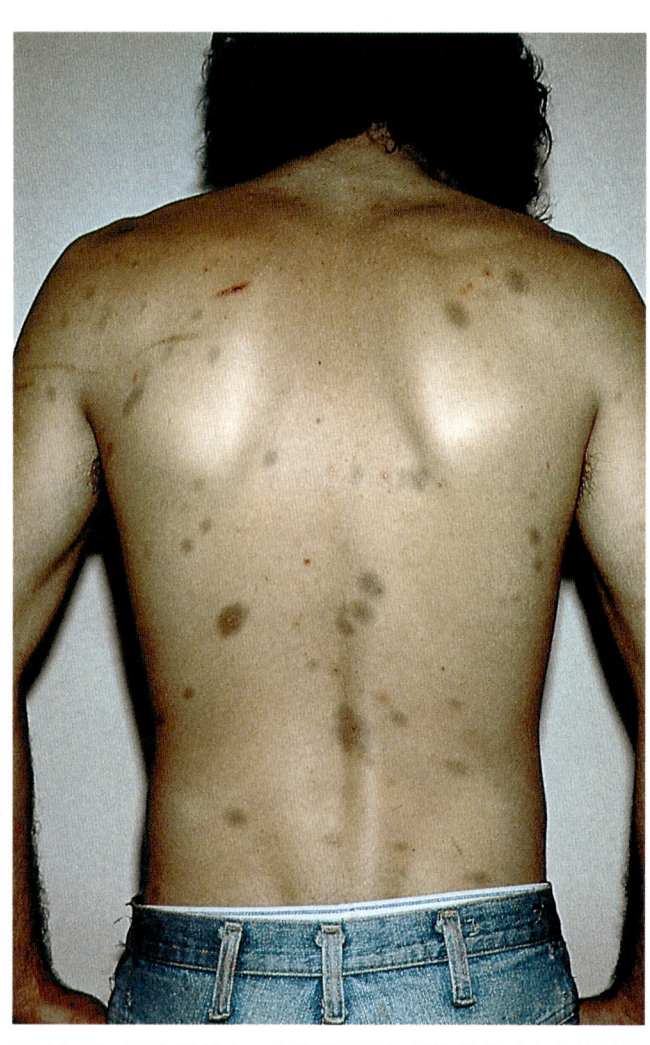

图14-34 固定型药疹：多发的圆形境界清楚的丘疹在使用甲喹酮（商品名Quaalude）后很快出现。丘疹愈合伴有棕色色素沉着（Courtesy David W. Knox, M.D.）。

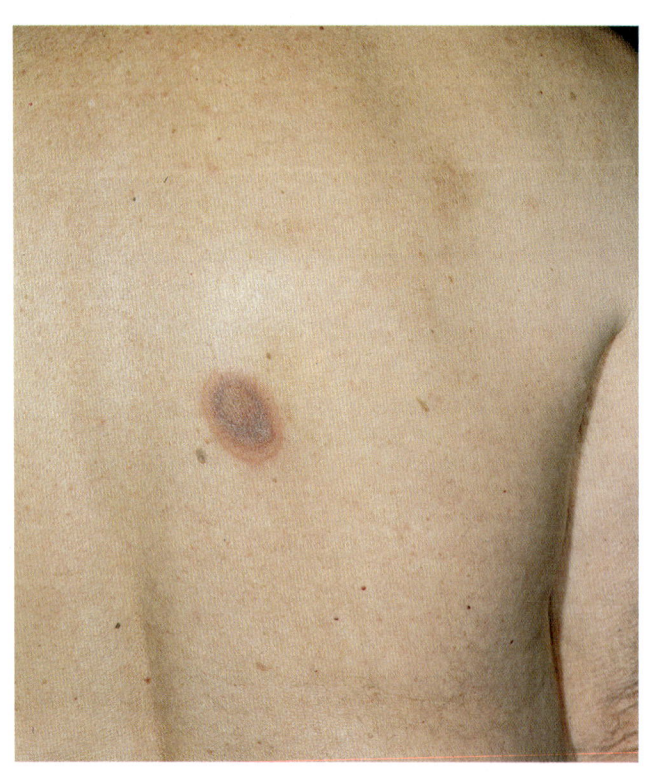

图14-33 固定型药疹：单发的境界清楚的圆形丘疹在服用甲氧苄啶后很快出现。

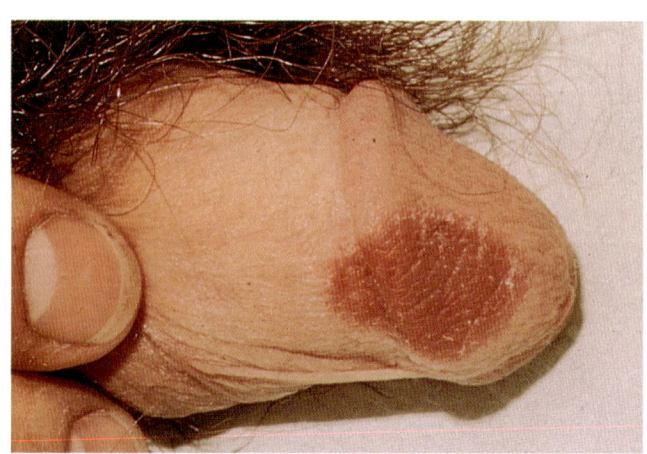

图14-35 固定型药疹：龟头是最常见的部位。

再发和不应期 再次使用药物至症状出现的时间是 30 分钟~8 小时（平均 2.1 小时）[89]。每一次激发后，一些患者会出现不应期（数周至数月）[90]，在此期间不适药物不会再次激起皮损。

交叉过敏 服用一种化学结构相似的药物可能会导致反应加重。关于四环素衍生物和硫胺类药的这种现象曾有报道。在四环素和多西环素的第 4 个碳原子上均含有一个甲胺基，它们之间具有较高的交叉反应性，比这两种药物与在第 4 和第 7 个碳原子上各有一个甲胺基的米诺环素间的交叉反应性更高。具有不同化学结构的药物也能够加重反应程度。三种不相关而且药理学不同的抗惊厥药物可在同样的位置激起皮疹[92]。

诊断 详细的病史很重要，因为患者常常不提及他们使用的药物，如他们可能在服用泻药（酚酞）或治疗头痛的药物[93]。用可疑的药物激发皮损可证明诊断，预防复发，减少患者关于性病的焦虑痛苦。激发剂量应该比正常治疗剂量小[94]，但可以小心地加量至正常治疗剂量，直到反应被引出。在一些病例中可能需要 2~3 倍于初始剂量的药物来再次激发反应。一些作者不推荐这些试验，因为有导致泛发性大疱性皮疹的危险。外用和皮内[95]的激发实验曾被用作全身性激发实验的替代选择。用以凡士林为底的药物在患者的正常和曾出现过皮损的皮肤上进行斑贴试验。在一项研究中，阳性反应只在之前出现过皮损的部位出现[96]。

活检显示表皮基底细胞水肿性变性和色素失禁。

苔藓样变（扁平苔藓样药疹）Lichenoid (lichen planus-like drug eruptions)

临床上和组织学上与泛发性扁平苔藓相似。它们是多发平顶的，发痒的紫罗兰色斑块；口腔也可出现皮损。扁平苔藓患者的平均年龄约 50 岁；苔藓样药疹的平均年龄约 60 岁。开始用药到出现皮疹之间的潜伏期在 3 周~3 年[97]。皮损是慢性的，并且停止使用不适药物后持续存在数周至数月。皮损愈合后伴有褐色色素沉着。金和抗疟药物常常与药物诱发的扁平苔藓相关（框 14-10）。

红斑狼疮样药疹
Lupus erythematosus-like drug eruptions

多种药物的这种反应曾被报道[98]，但最常见是普鲁卡因胺和肼屈嗪（见框 14-10）。反应与剂量相关。可能出现多种皮肤表现，包括"蝶形"红斑、荨麻疹、网状青斑和血管炎，但它们在药物诱发的狼疮中都不常见。

临床表现包括关节炎、关节痛和血沉加快。发热、肾脏受累和中枢神经系统疾病比较少见。女性与男性比例为 4:1。ANA（抗核抗体）、抗组织蛋白和抗单链 DNA 抗体是狼疮样药疹的标志物。主要的核抗体直接针对组织蛋白。一项研究表明，在接受普鲁卡因胺治疗的心律失常患者中，83%出现 ANA；他们没有结缔组织病的症状。可见与单链 DNA 和双链 DNA 结合的抗体显著升高，65.4%出现抗组蛋白抗体[99]。血清补体水平保持正常。在 6%的普鲁卡因胺诱发的狼疮患者中，真皮表皮接合处免疫荧光"狼疮带试验"呈阳性，原发性系统性红斑狼疮（Systemic lupus erythematosus, SLE）与之相比，则有 54%的患者试验结果呈阳性[100]。有遗传因素存在。两种药物都被乙酰化灭活；多数患者都有缓慢的乙酰化表型。HLA-DRW-4 结合物、女性、缓慢乙酰化状态和使用肼屈嗪最低剂量 200mg/d 不可避免地会导致这种综合征[101]。疑似患者可通过测定乙酰化类型和 DR 状态鉴别。停止用药可产生快速的临床缓解和自身抗体的逐渐消失（数月）。药物诱发的亚急性皮肤红斑狼疮在使用钙通道阻断剂的患者中被描述。他们出现典型的光诱导的环状丘疹鳞屑性皮疹和针对 Ro、La、和着丝点抗原的抗体，并且 ANA 呈阳性[102]。

光感性疹 Photosensitivity

在所有的皮肤药物不良反应中，光过敏皮疹占 8%。全身和局部用药都能诱导光过敏。主要有两种类型：光毒性和光变态反应。

光毒性与药物浓度相关，可发生于任何人。药物吸收放射线进入激发状态，产生新的，包括能与其他细胞成分起反应的有活性的氧自由基。在首次用药后几小时内出现皮疹，与严重的晒伤相似，伴水疱、脱屑及色素沉着的。皮疹局限于阳光暴露部位。反应可在首次用药时发生，停药后消退。

光变态反应不常见且与浓度不相关。只发生于小部分患者的日光暴露部位或播散累及到非日光暴露部位，可能是自身致敏现象所致。它们是一种迟发型超敏反应，并在抗原激发24～48小时内出现。它们出现在日光暴露部位，而不会累及颏下、耳后的区域及上眼睑。个别情况下，反应可持续数年，即使没有更进一步接触药物。

因为药物的光变态反应，可出现甲剥离（甲板和甲床分离），曾在使用四环素、补骨脂素及氟喹诺酮类药物后发生过。

色素沉着 Pigmentation

色素沉着由药物增加黑色素生成所致，通过破坏表皮角质形成细胞或基底层黑素细胞，或通过沉积作用导致色素失禁（见框 14-10）。

血管炎 Vasculitis

小血管坏死性血管炎（可触知的紫癜）可能由药物所致（见框 14-10）。皮损大多聚集在下肢，但也可泛发累及肾脏、关节和脑。在易感患者中，任何药物都可引起血管炎。

淋巴瘤样药疹 Lymphomatoid drug eruptions

任何出现非典型淋巴瘤样浸润的患者在诊断皮肤淋巴瘤之前都应该排除药物因素[103]。与蕈样肉芽肿相似的与苯妥英（大仑丁）、吩噻嗪、巴比妥酸盐、β阻滞剂、血管紧张素酶抑制剂、钙通道阻断剂、H_1和H_2拮抗剂、地西泮和抗抑郁药物相关的皮损都曾有报道。

化疗引起的肢端红斑
Chemotherapy-induced acral erythema

化学疗法诱发的肢端红斑最常见于阿糖胞苷、氟尿嘧啶、多柔比星和其他较不常见的药物（框14-10）[104]。它的产生与剂量有关，很可能是药物的直接毒性效应。手掌和足底麻刺感出现几天后会出现疼痛的、对称的、界限清楚的水肿及红斑。阿糖胞苷容易产生水疱；多柔比星和氟尿嘧啶很少导致水疱[105]。采取支持性治疗，同时抬高肢体和冷敷。全身性糖皮质激素治疗可取得不同程度的效果。治疗过程中冷却手和脚减少血流，可能会减轻反应。调整药物剂量可能会有所帮助。

与特殊药物相关的皮疹
Skin eruptions associated with specific drugs

化疗药物的皮肤并发症 癌症化疗药物对快速分裂细胞有不利的影响。一些药物可导致口腔炎、斑秃、指(趾)甲营养不良、化学性蜂窝织炎、静脉炎和色素沉着。伴有大疱形成的自限性掌跖红斑曾有报道（如前所述）。

抗惊厥药过敏反应综合征 这种综合征有很广的临床和实验室发现：发热、皮疹、淋巴结病、肝炎（肝大和血清转氨酶升高）、白细胞增多和嗜酸性粒细胞增多。三种主要的抗惊厥药物——苯妥英、苯巴比妥和卡马西平——都可产生反应。高达19%的患者可对苯妥英产生皮肤反应。从麻疹样皮疹到红皮症、多形红斑和中毒性表皮坏死松解，皮肤反应程度不一。小部分患者可出现过敏反应综合征，表现为斑疹或丘疹或红皮症及少见的脓疱[106]。其结局依赖于肝损害的严重程度和是否存在其他并发症。这种反应很严重，有可能导致死亡。

（朱红 何春涤译 夏应魁校）

参考文献

1. Sison-Fonacier L, Bystryn J-C: Regional variations in antigenic properties of skin: a possible cause for disease-specific distribution of skin lesions, J Exp Med 1986; 164:2125.
2. Remington PL, et al: Airborne transmission of measles in a physician's office, JAMA 1985; 253:1574.
3. Jespersen CS, Littauer J, Sagild U: Measles as a cause of fetal defects, Acta Paediatr Scand 1977; 66:367.
4. Villamor E, Fawzi W: Vitamin A supplementation: implications for morbidity and mortality in children, J Infect Dis 2000; 182 Suppl 1:S122.
5. Fawzi WW, et al: Vitamin A supplementation and child mortality: a meta-analysis, JAMA 1993; 269:898.
6. Hussey GD, Klein M: A randomized, controlled trial of vitamin A in children with severe measles, N Engl J Med 1990; 323:160.
7. Caballero B, Rice A: Low serum retinol is associated with increased severity of measles in New York City children, Nutr Rev 1992; 50:291.
8. Coutsoudis A, et al: Vitamin A supplementation enhances specific IgG antibody levels and total lymphocyte numbers while improving morbidity in measles, Pediatr Infect Dis J 1992; 11:203.
9. Clementz G, Mancini A: Nail matrix arrest following hand-foot-mouth disease: a report of five children, Pediatr Dermatol 2000; 17:7.
10. Chan L, et al, for the Outbreak Study Group: Deaths of children during an outbreak of hand, foot, and mouth disease in Sarawak, Malaysia: clinical and pathological characteristics of the disease, Clin Infect Dis 2000; 31:678.
11. Huang C, et al: Neurologic complications in children with enterovirus 71 infection, N Engl J Med 1999; 341:936.
12. Ho M, et al: An epidemic of enterovirus 71 infection in Taiwan.

Taiwan Enterovirus Epidemic Working Group, N Engl J Med 1999; 341:929.
13. Chang L, et al: Clinical features and risk factors of pulmonary oedema after enterovirus-71-related hand, foot, and mouth disease, Lancet 1999; 354:1682.
14. Knoll H, et al: Scarlet fever and types of erythrogenic toxins produced by the infecting streptococcal strains, Int J Med Microbiol 1991; 276:94.
15. Lee SH, et al: Resurgence of congenital rubella syndrome in the 1990s: report on missed opportunities and failed prevention policies among women of childbearing age, JAMA 1992; 267:2616.
16. Zolti M, et al: Rubella-specific IgM in reinfection and risk to the fetus, Gynecol Obstet Invest 1990; 30:184.
17. Best JM, et al: Fetal infection after maternal reinfection with rubella: criteria for defining reinfection, Br Med J 1989; 299:773.
18. Miron D, On A: Congenital rubella syndrome after maternal immunization, Harefuah 1992; 122:291.
19. Skvorc-Ranko R, et al: Intrauterine diagnosis of cytomegalovirus and rubella infections by amniocentesis, Can Med Assoc J 1991; 145:649.
20. Hedman K, Rousseau SA: Measurement of avidity of specific IgG for verification of recent primary rubella, J Med Virol 1989; 27:288.
21. Enders G, Knotek F: Rubella IgG total antibody avidity and IgG subclass-specific antibody avidity assay and their role in the differentiation between primary rubella and rubella reinfection, Infection 1989; 17:218.
22. Brown KE, et al: Resistance to parvovirus B19 infection due to lack of virus receptor (erythrocyte P. antigen), N Engl J Med 1994; 330:1192.
23. Brown K, Young N: Parvovirus B19 in human disease, Annu Rev Med 1997; 48:59.
24. Joseph PR: Incubation period of fifth disease, Lancet 1986; 2:1390.
25. Grilli R, et al: Papular-purpuric "gloves and socks" syndrome: olymerase chain reaction demonstration of parvovirus B19 DNA in cutaneous lesions and sera, J Am Acad Dermatol 1999; 41(5 Pt 1):793.
26. van RM, et al: [Drug-induced papular-purpuric gloves and socks syndrome], Hautarzt 1999; 50:280.
27. Naides SJ: Parvovirus B19, Rheum Dis Clin North Am 1993; 19:457.
28. White DG, et al: Human parvovirus arthropathy, Lancet 1985; 1:419.
29. Naides SJ, et al: Rheumatologic manifestations of human parvovirus B19 infection in adults, Arthritis Rheum 1990; 33:1297.
30. Nesher G, Osborn T, Moore T: Parvovirus infection mimicking systemic lupus erythematosus, Semin Arthritis Rheum 1995; 24:297.
31. Mayo DR, Vance DW Jr: Parvovirus B19 as the cause of a syndrome resembling Lyme arthritis in adults, N Engl J Med 1991; 324:419.
32. Speyer I, Breedveld F, Dijkmans B: Human parvovirus B19 infection is not followed by inflammatory joint disease during long term follow-up: a retrospective study of 54 patients, Clin Exp Rheumatol 1998; 16:576.
33. Nocton JJ, et al: Human parvovirus B19-associated arthritis in children, J Pediatr 1993; 122:186.
34. Wright C, Hinchliffe S, Taylor C: Fetal pathology in intrauterine death due to parvovirus B19 infection, Br J Obstet Gynaecol 1996; 103:133.
35. Kovacs BW, et al: Prenatal diagnosis of human parvovirus B19 in nonimmune hydrops fetalis by polymerase chain reaction, Am J Obstet Gynecol 1992; 167:461.
36. Sheikh AU, et al: Long-term outcome in fetal hydrops from parvovirus B19 infection, Am J Obstet Gynecol 1992; 167:337.
37. Gilbert G: Parvovirus B19 infection and its significance in pregnancy, Commun Dis Intell 2000; 24 Suppl:69.
38. Torok TJ, et al: Prenatal diagnosis of intrauterine infection with parvovirus B19 by the polymerase chain reaction technique, Clin Infect Dis 1992; 14:149.
39. Serjeant GR, et al: Human parvovirus infection in homozygous sickle cell disease, Lancet 1993; 341:1237.
40. Rao SP, et al: Transient aplastic crisis in patients with sickle cell disease: B19 parvovirus studies during a 7-year period, Am J Dis Child 1992; 146:1328.
41. Bell LM, et al: Human parvovirus B19 infection among hospital staff members after contact with infected patients, N Engl J Med 1989; 321:485.
42. Naides SJ, et al: Parvovirus B19 infection in human immunodeficiency virus type 1-infected persons failing or intolerant to zidovudine therapy, J Infect Dis 1993; 168:101.
43. Kurtzman G, et al: Pure red-cell aplasia of 10 years' duration due to persistent parvovirus B19 infection and its cure with immunoglobulin therapy, N Engl J Med 1989; 321:519.
44. Okada K, et al: Exanthem subitum and human herpesvirus 6 infection: clinical observations in fifty-seven cases, Pediatr Infect Dis J 1993; 12:204.
45. Akashi K, et al: Brief report: severe infectious mononucleosis-like syndrome and primary human herpesvirus 6 infection in an adult, N Engl J Med 1993; 329:168.
46. Cone RW, et al: Human herpesvirus 6 in lung tissue from patients with pneumonitis after bone marrow transplantation, N Engl J Med 1993; 329:156.
47. Pruksananonda P, et al: Primary human herpesvirus 6 infection in young children, N Engl J Med 1992; 326:1445.
48. Breese C, et al: Human herpes virus-6 infection in children, N Engl J Med 1994; 331:432.
49. Hayashi M, et al: Long-term neurological outcome in children with convulsions during exanthema subitum, No To Hattatsu 1993; 25:53.
50. Suga S, et al: Clinical and virological analyses of 21 infants with exanthem subitum (roseola infantum) and central nervous system complications, Ann Neurol 1993; 33:597.
51. Segondy M, et al: Herpesvirus 6 infection in young children, N Engl J Med 1992; 327:1099.
52. Wiersbitzky S, et al: The blood picture in exanthema subitum (Zahorsky): critical 3-day fever-exanthema in young children, Kinderarztl Prax 1991; 59:258.
53. Leach C: Human herpesvirus-6 and -7 infections in children: agents of roseola and other syndromes, Curr Opin Pediatr 2000; 12:269.
54. Deleted in proofs.
55. Deleted in proofs.
56. Deleted in proofs.
57. Deleted in proofs.
58. Burns J, et al: Kawasaki disease: a brief history, Pediatrics 2000; 106:E27.
59. Burns J: Kawasaki disease, Adv Pediatr 2001; 48:157.
60. Nasr I, Tometzki A, Schofield O: Kawasaki disease: an update, Clin Exp Dermatol 2001; 26:6.
61. Rowley A, Shulman S: Kawasaki syndrome, Pediatr Clin North Am 1999; 46:313.
62. Leung D, Meissner H: The many faces of Kawasaki syndrome, Hosp Pract (Off Ed) 2000; 35:77.
63. Taubert K, Shulman S: Kawasaki disease, Am Fam Physician 1999; 59:3093-3102, 3107.
64. McCormick J, Yarwood J, Schlievert P: Toxic shock syndrome and bacterial superantigens: an update, Annu Rev Microbiol 2001; 55:77.
65. Odom S, et al: Postoperative staphylococcal toxic shock syndrome due to pre-existing staphylococcal infection: case report and review of the literature, Am Surg 2001; 67:745.
66. Davis D, Gash-Kim T, Heffernan E: Toxic shock syndrome: case report of a postpartum female and a literature review, J Emerg Med 1998; 16:607.
67. Issa N, Thompson R: Staphylococcal toxic shock syndrome: suspicion and prevention are keys to control, Postgrad Med 2001; 110:

55.
68. Torres-Martinez C, et al: Streptococcus associated toxic shock, Arch Dis Child 1992; 67:126.
69. Hauser A: Another toxic shock syndrome: streptococcal infection is even more dangerous than the staphylococcal form, Postgrad Med 1998; 104:31.
70. Herzer C: Toxic shock syndrome: broadening the differential diagnosis, J Am Board Fam Pract 2001; 14:131.
71. Stevens D: Rationale for the use of intravenous gamma globulin in the treatment of streptococcal toxic shock syndrome, Clin Infect Dis 1998; 26:639.
72. Schlievert P: Use of intravenous immunoglobulin in the treatment of staphylococcal and streptococcal toxic shock syndromes and related illnesses, J Allergy Clin Immunol 2001; 108(4 Suppl):S107.
73. Bigby M, et al: Drug-induced cutaneous reactions: a report from the Boston collaborative drug surveillance program on 15,438 consecutive inpatients, 1975 to 1982, JAMA 1986; 256:3358.
74. Roujeau JC, Stern RS: Severe adverse cutaneous reactions to drugs, N Engl J Med 1994; 331:1272.
75. Alanko K, Stubb S, Kauppinen K: Cutaneous drug reactions-clinical types and causative agents: a five-year survey of in-patients (1981-1985), Acta Derm Venereol (Stockh) 1989; 69:223.
76. Bigby M, et al: Allergic cutaneous reactions to drugs, Prim Care 1989; 16:713.
77. Hoigne R, et al: Occurrence of exanthems in relation to aminopenicillin preparations and allopurinol, N Engl J Med 1987; 316:1217.
78. Grzelewska-Rzymowska I, Szmidt M, Rozniecki J: Aspirin-induced urticaria — a clinical study, J Investig Allergol Clin Immunol 1992; 2:39.
79. Britschgi M, et al: T-cell involvement in drug-induced acute generalized exanthematous pustulosis, J Clin Invest 2001; 107:1433.
80. Sidoroff A, et al: Acute generalized exanthematous pustulosis (AGEP): a clinical reaction pattern [record supplied by publisher], J Cutan Pathol 2001; 28:113.
81. Wakelin S, et al: Amoxicillin-induced flexural exanthem, Clin Exp Dermatol 1999; 24:71.
82. Sehgal VH, Gangwani OP: Genital fixed drug eruptions, Genitourin Med 1986; 62:56.
83. Thankappan TP, Zachariah J: Drug-specific clinical pattern in fixed drug eruptions, Int J Dermatol 1991; 30:867.
84. Gaffoor PM, George WM: Fixed drug eruptions occurring on the male genitals, Cutis 1990; 45:242.
85. Hatzis J, et al: Fixed drug eruption in a mother and her son, Cutis 1992; 50:50.
86. Pellicano R, et al: Familial occurrence of fixed drug eruptions, Acta Derm Venereol 1992; 72:292.
87. Hindioglu U, Sahin S: Nonpigmenting solitary fixed drug eruption caused by pseudoephedrine hydrochloride, J Am Acad Dermatol 1998; 38:499.
88. Jain VK, et al: Fixed drug eruption of the oral mucous membrane, Ann Dent 1991; 50:9.
89. Korkij W, Soltani K: Fixed drug eruption: a brief review, Arch Dermatol 1984; 120:520.
90. Sehgal VN, Gangwani OP: Fixed drug eruption: current concepts, Int J Dermatol 1987; 26:67.
91. Tham S, Kwok Y, Chan H: Cross-reactivity in fixed drug eruptions to tetracyclines, Arch Dermatol 1996; 132:1134.
92. Chan H, Tan K: Fixed drug eruption to three anticonvulsant drugs: an unusual case of polysensitivity, J Am Acad Dermatol 1997; 36 (2 Pt 1):259.
93. Zanolli MD, et al: Phenolphthalein-induced fixed drug eruption: a cutaneous complication of laxative use in a child, Pediatrics 1993; 91:1199.
94. Kanwar AJ, et al: Ninety-eight fixed drug eruptions with provocation tests, Dermatologica 1988; 177:274.
95. Osawa J, et al: Evaluation of skin test reactions in patients with non-immediate type drug eruptions, J Dermatol 1990; 17:235.
96. Lee AY, Lee YS: Provocation tests in a chlormezanone-induced fixed drug eruption, Drug Intell Clin Pharm 1991; 25:604.
97. Halevy S, Shai A: Lichenoid drug eruptions, J Am Acad Dermatol 1993; 29:249.
98. Hess EV: Drug-related lupus, Curr Opin Rheumatol 1991; 3:809.
99. Mongey AB, et al: Serologic evaluation of patients receiving procainamide, Arthritis Rheum 1992; 35:219.
100. Batchelor JR, et al: Hydralazine-induced systemic lupus erythematosus: influence of HLA-DB and sex on susceptibility, Lancet 1980; 1:1107.
101. Kauppinen K, Stubb S: Drug eruptions: causative agents and clinical types-series of inpatients during a 10-year period, Acta Derm Venereol (Stockh) 1984; 64:320.
102. Crowson A, Magro C: Subacute cutaneous lupus erythematosus arising in the setting of calcium channel blocker therapy, Hum Pathol 1997; 28:67.
103. Crowson A, Magro C: Recent advances in the pathology of cutaneous drug eruptions, Dermatol Clin 1999; 17:537.
104. Baack BR, Burgdorf WHC: Chemotherapy-induced acral erythema, J Am Acad Dermatol 1991; 24:457.
105. Waltzer JF, Flowers FP: Bullous variant of chemotherapy-induced acral erythema, Arch Dermatol 1993; 129:43.
106. Kleier RS, et al: Generalized pustulation as a manifestation of the anticonvulsant hypersensitivity syndrome, Arch Dermatol 1991; 127:1361.

15 感染与叮咬
Infestations and Bites

- 疥疮　497
  - 解剖学特征、生活周期和免疫学　499
  - 长期护理机构中的疥疮　505
- 虱病　506
  - 生物学和生活周期　506
- 毛虫皮炎　510
- 蜘蛛　512
  - 黑寡妇蜘蛛　512
  - 棕隐士蜘蛛　514
- 蜱　516
  - 莱姆病和游走性红斑　517
  - 落矶山斑点热和无斑点热　524
  - 蜱叮咬麻痹　526
  - 去除蜱　527
- 猫抓病和相关疾病　528
  - 神经系统并发症　528
  - 杆菌性血管瘤病　528
- 动物和人咬伤　529
- 昆虫螫刺　531
  - 毒性反应　531
  - 变态反应　531
  - 毒液皮肤试验和免疫治疗指征　532
- 昆虫叮咬　533
  - 丘疹性荨麻疹　533
  - 跳蚤　533
  - 蝇蛆病　534
  - 蚊子　536
- 匐行疹　537
- 蚂蚁　538
  - 火蚁　538
- 游泳相关皮炎　539
  - 游泳者瘙痒（淡水）　539
  - 刺丝囊叮咬　539
  - 佛罗里达、加勒比海、巴哈马群岛　541
  - 棘皮动物（海胆和海星）　543

疥疮 Scabies

人类疥疮是由螨类中的人型疥螨引起的一种高度传染性疾病。人型螨专性寄生人类。大多数疥疮不是性传播疾病；疥疮的30年循环周期并不存在。疥疮通过经常密切的个人接触或共用物品在家庭或邻居中传播，污染物传播是家庭和医院内的主要感染途径[1]。狗和猫可以被几乎相同的病原体感染；它们有时是人类感染的来源[2]。过去，疥疮被认为是卫生习惯不良导致的，而现在大多数疥疮却发生在卫生条件足够好的个体，他们与群居人群密切接触，如学生。黑人很少患疥疮，其病因不明。

疥螨

图 15-1 氢氧化钾湿片上的疥螨（× 40）。

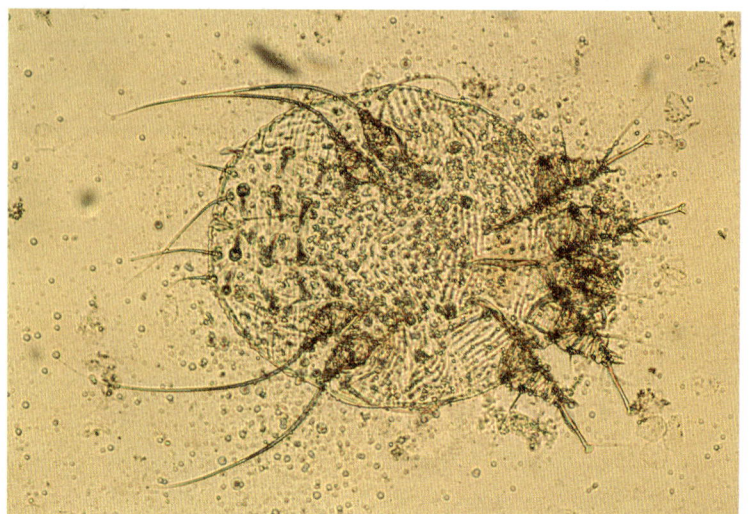

图 15-2

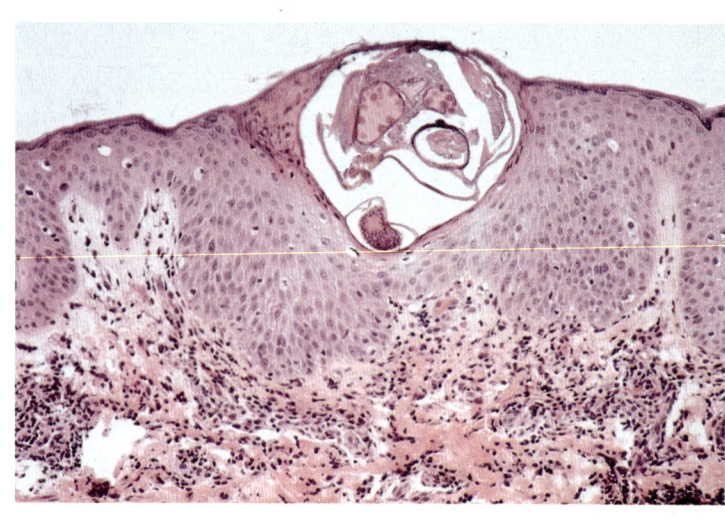

A．角质层内疥螨的横切面。

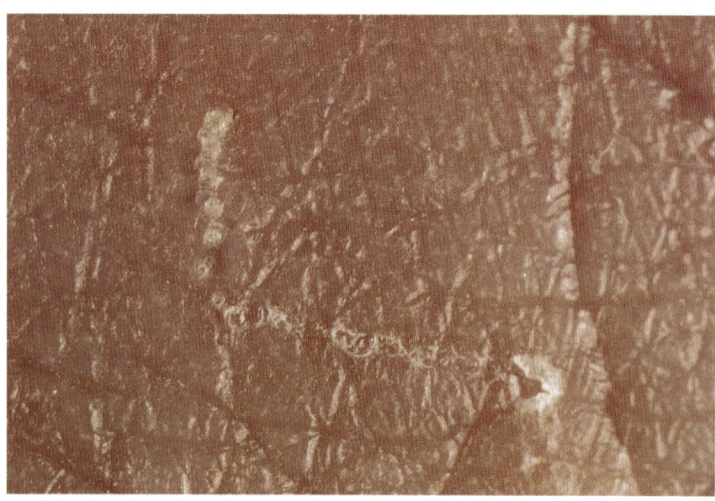

B．隧道：疥螨在角质层（已死亡的、角化的表皮层）掘凿的一条隧道。

解剖学特征、生活周期和免疫学

解剖学特征

疥螨成虫长1/3 mm，呈扁平卵圆形，身体表面有皱纹样的横纹结构，有8条腿（图15-1）。前面两对腿上有爪样吸盘，后面两对腿末端有长鬃。占身体大部分的消化道在疥螨组织切片的横断面上很容易被观察到（图15-2A）。

侵袭和生活周期　当一只受精的雌疥螨到达皮肤表面，就开始了疥螨的侵袭过程。雌疥螨1小时内就在角质层（已死亡的角化层）掘凿出一条隧道（图15-2B）。在疥螨的30天生活周期中，隧道可从数毫米延长到几厘米。隧道并不进入表皮下，除非是角化过度的挪威疥疮，其发生于身体虚弱、免疫受抑制者或老年患者，在厚的、呈鳞状的皮肤中可发现大量的疥螨。雌疥螨以每天2～3个的速度产卵（图15-3），在前进过程中将粪粒（硬粪块）留在身后的隧道里。硬粪块是一种黑色的卵圆形团块状物质，刮取隧道在显微镜下检查时，它们随卵一起很容易被观察到。硬粪块作为一种刺激物可引起瘙痒。幼虫孵出后，将卵壳留在隧道中，14～17天内发育成熟。成熟疥螨交配并重复这样的生活周期。因此，疥螨侵袭后的3～5周，皮肤上仅有少量疥螨。这种生活周期可解释为什么患者与一个已感染者接触的第一个月内症状很轻。当一定数目的疥螨（通常少于20只）达到成熟状态并通过迁移或患者的搔抓扩展后，初始阶段的小片状、局限性瘙痒可进展为泛发性的剧烈瘙痒。

免疫学　皮疹为过敏反应而非异体反应引起，这些皮疹可延误对疥疮症状的识别。在一些疥疮患者中IgE升高，同时伴嗜酸性粒细胞增多及对雌疥螨提取物的速发型超敏反应[3]。感染后1年内IgE水平可下降。治疗后嗜酸性粒细胞恢复正常。疥疮感染后症状进展迅速，这一现象支持疥疮的症状和皮疹是一种过敏反应的结果。

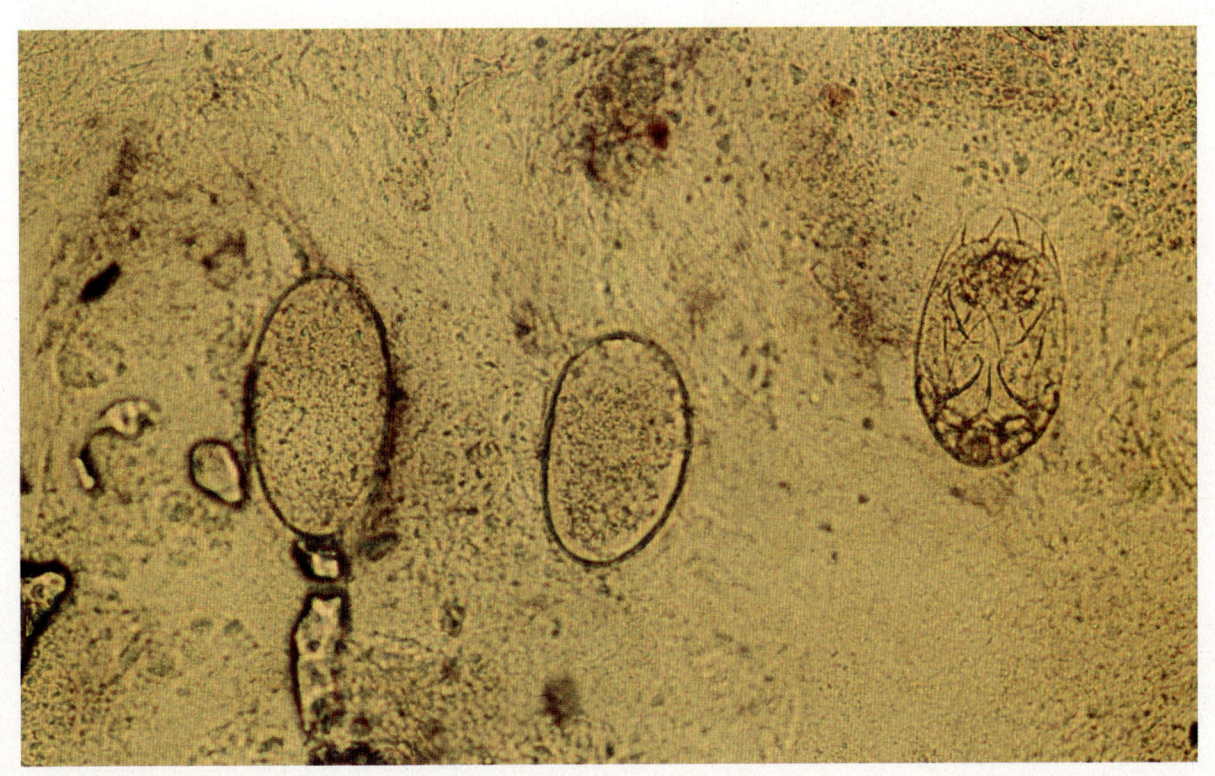

图15-3　疥螨：包含疥螨的卵。氢氧化钾湿片（×40）。

临床表现

疥疮的传播是通过与感染者的直接皮肤接触而导致。

疥螨离开人体皮肤后可在正常家居物品上存活数天[4]。疥螨在含矿物油的固定片上最多存活7天。

起病隐匿。起初症状轻微，可能与疥螨叮咬或皮肤干燥有关。搔抓破坏隧道并除掉疥螨，导致最初症状的缓解。患者瘙痒白天轻，夜间明显。夜间瘙痒是疥疮的显著特征。搔抓可将疥螨传播到其他部位，6~8周后，以前局限性的小皮疹可变成泛发性、密集性的瘙痒性皮疹。

皮疹的主要特征是多形性和保持散发、形小的倾向。原发皮疹很快被搔抓破坏。

原发皮疹

疥螨可以在隧道和水疱边缘被发现，而在丘疹内则很少。

隧道 线状、弯曲或S形隧道约与2号缝合材料一样宽，长2~15 mm（图15-2B）。呈淡红色，轻度隆起。隧道的盲端经常可以看到像一黑点的小水疱或疥螨。

搔抓可破坏隧道，所以有些患者看不到隧道。隧道最有可能出现在指蹼、腕部、手足的侧面、阴茎、臀部、阴囊和婴幼儿的手掌和脚掌。

水疱和丘疹 水疱呈散发、针尖大小，里面充满着浆液性液体而非脓液。水疱呈散发的现象是疥疮与其他水疱性疾病（如常春藤毒液引起的皮炎）相鉴别的一个重要特点。指蹼是最可能发现完整水疱的地方（图15-4）。在婴幼儿的手掌和脚掌亦可发现水疱或脓疱。小的、散发的丘疹可能是过敏反应所致，其中很少有疥螨。

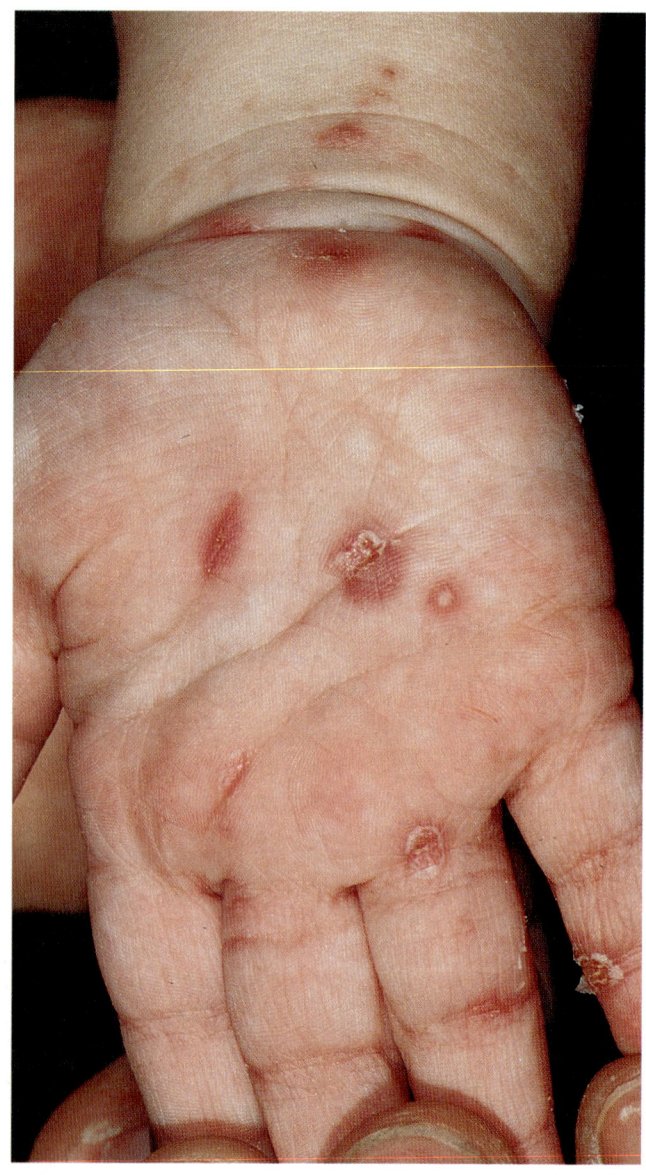

图15-5 疥疮：婴幼儿手掌上的脓疱。注意腕部的丘疹性皮疹。

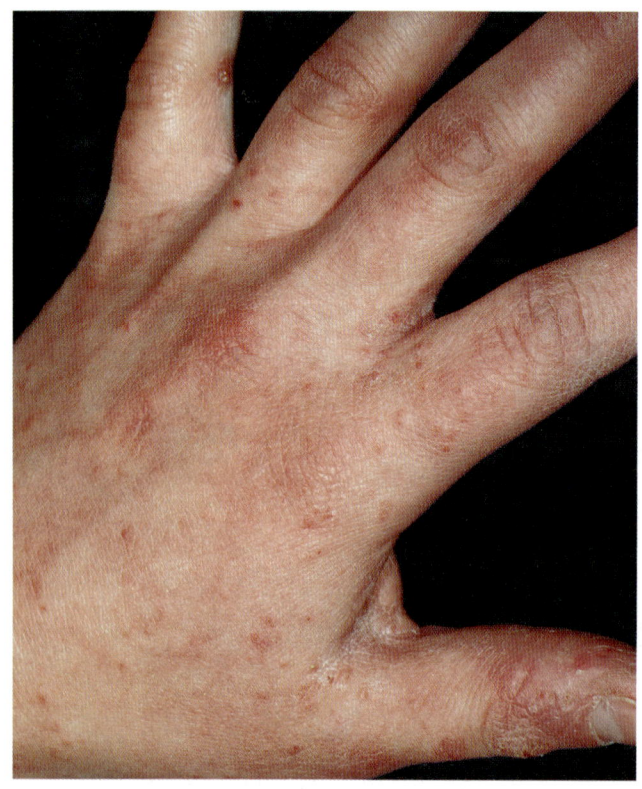

图15-4 疥疮：手背和指蹼的小水疱和丘疹。

生殖器疥疮

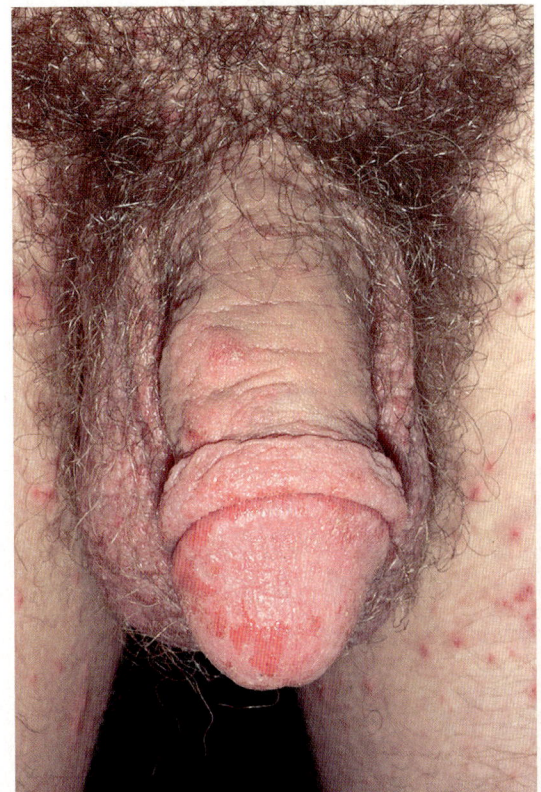

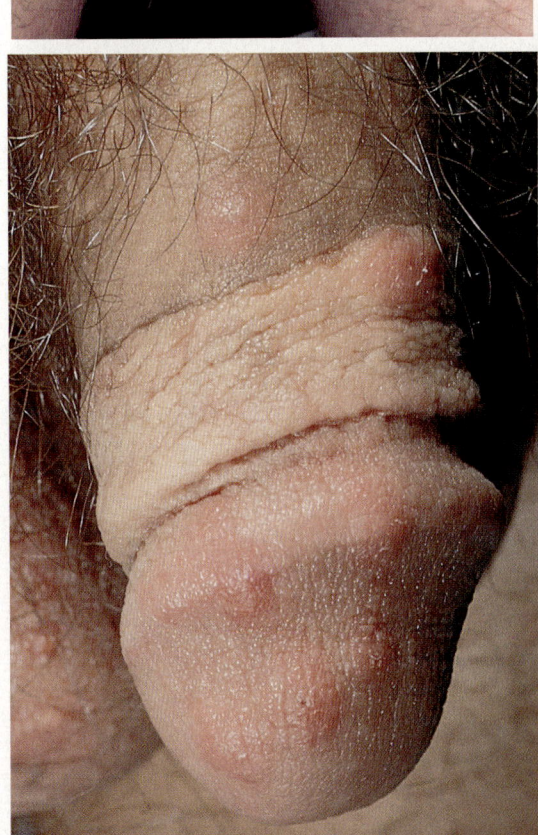

继发性皮疹

继发性皮疹源于感染或由搔抓引起，占临床表现的大部分情况。针尖样侵蚀是最常见的继发性皮疹。脓疱是继发性皮疹感染的一种征象（图15-5）。所有阶段的鳞屑、红斑和湿疹样炎症是对抓痕或过度治疗的一种反应。结节可出现于非暴露部位，如臀部、腹股沟、阴囊、阴茎和腋窝。在龟头上常出现2～10mm大小的无痛性丘疹和结节，有时表面有轻度侵蚀（图15-6）。在疥螨消灭后，结节可持续数周或数月。可能与疥螨抗原成分的持续刺激有关[5]。

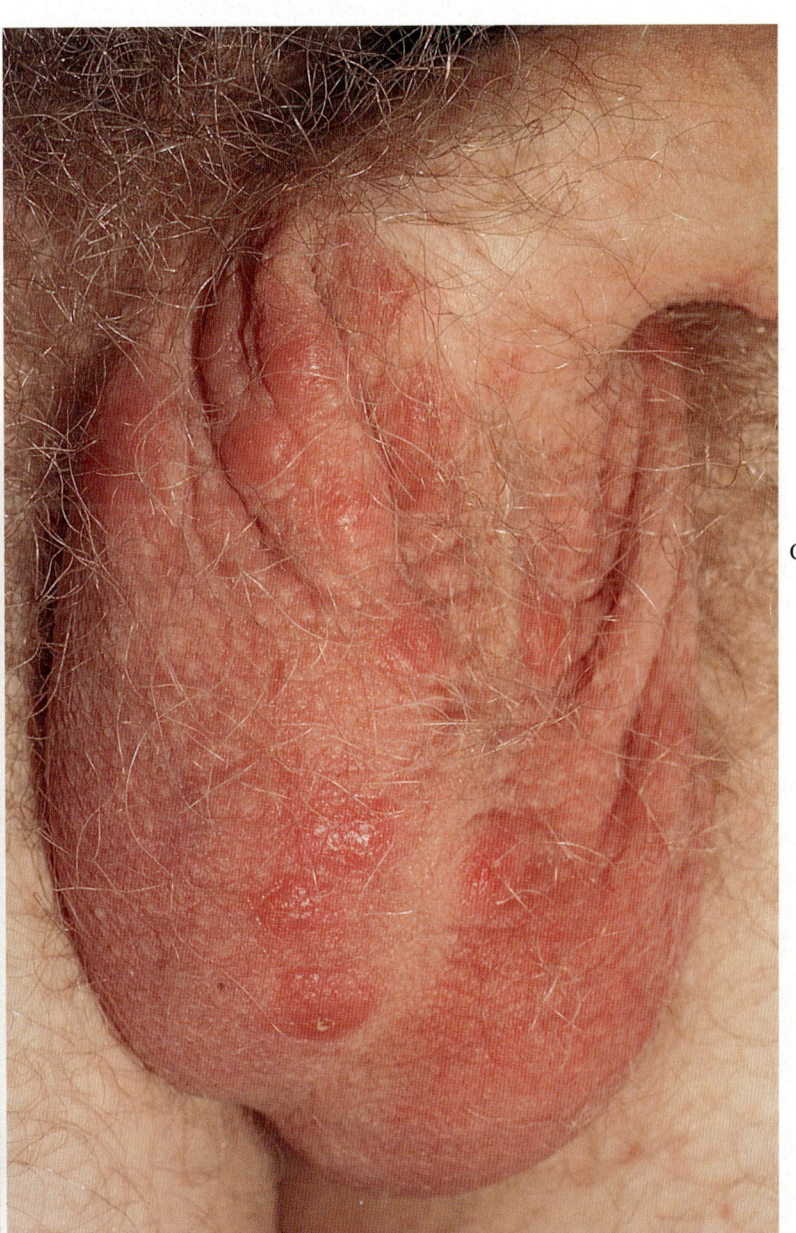

图15-6 A. 生殖器和腹股沟因广泛感染而出现炎症。B. 龟头上有侵蚀的丘疹为疥疮的特征性体征。C. 阴茎和阴囊受累。适当治疗后，大结节可在较长时间存在，有时需皮内注射糖皮质激素治疗。

分布

疥疮皮疹常出现于指蹼、腕部、肘关节和膝关节伸侧、手足侧面、腋窝、臀部、腕部和踝部（图 15-7 和 15-8）。男性的阴茎和阴囊常被累及；女性的乳房，包括乳晕和乳头可被累及。小水疱或脓疱占婴幼儿手足掌皮疹的大多数。成人的面部和头皮很少受累，在婴幼儿偶可累及。

皮疹的数量和类型及受累范围在不同患者有很大差别。疾病早期，一些患者的指蹼出现一些瘙痒性小水疱。许多患者在疾病早期尝试自我治疗，并通过使用非处方抗瘙痒性洗剂来获得症状缓解。外用糖皮质激素可通过抑制炎症而获得较大程度的症状缓解，但同时掩盖了疾病进展。延误正确的治疗导致皮疹扩展到所有特征性区域，包括躯干、上肢、下肢，偶尔面部也可累及，出现广泛的红斑、结痂和感染。婴儿和儿童的疥疮皮疹范围常比成人广泛。症状程度从夜间阵发性瘙痒到持续性剧痒不等。未经治疗的疥疮可持续数月或数年。

婴儿

婴儿的皮疹常常比成人泛发。这可能与诊断上缺乏认识或未及时进行正确的治疗有关，诊治上缺乏认识常导致患者使用了治疗其他可疑瘙痒疾病的药物，如干性皮肤、湿疹和感染。婴儿偶可在面部和头皮出现感染，这些部位在成人罕见。在手掌和脚掌常出现小水疱，这是婴儿疥疮的一个高度特征性的皮疹特点（图 15-9）。婴儿疥疮会出现继发性湿疹化和色素脱失，但很难发现隧道。在腋窝和尿布区可发现结节。

老年人

老年疥疮患者皮疹少，但瘙痒严重。其年龄增长伴随的免疫力下降使疥螨得以大量繁殖和生长。这些患者除表皮剥脱、干性皮肤和鳞屑外，很少有其他皮肤损害，但瘙痒严重。最终导致丘疹和结节形成并逐渐增多。全日制护理人群可以被感染（见治疗部分）。从有痂皮的区域取材进行涂片可发现大量不同发育阶段的疥螨。

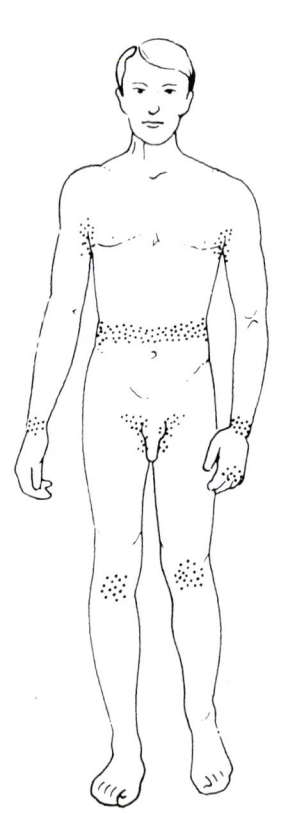
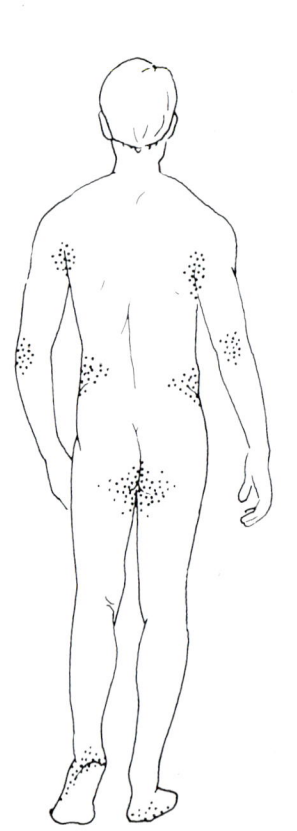

图 15-7　疥疮：皮疹的分布。

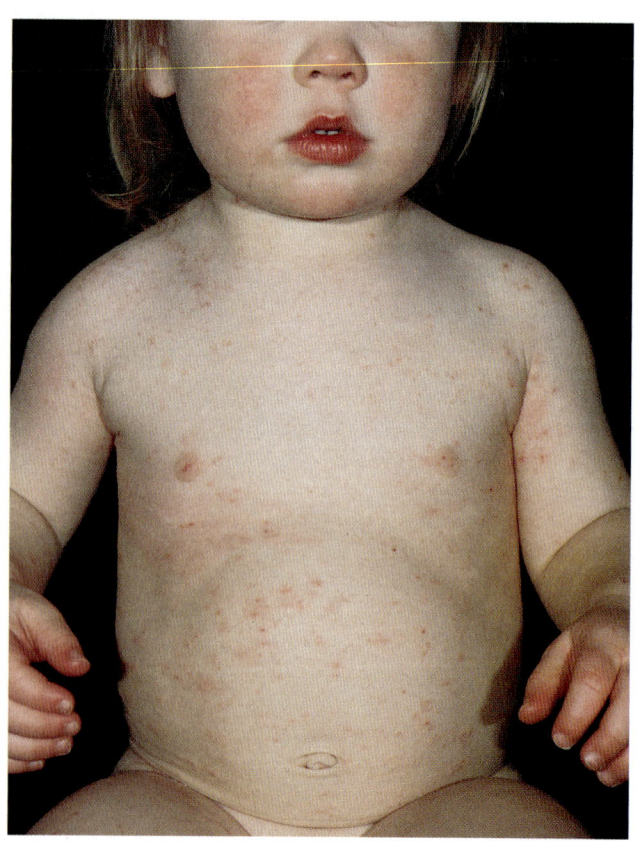

图 15-8　婴儿散发性疥疮：面部未受累。皮疹多分布于腋窝、胸部和腹部。

结痂型（挪威）疥疮

挪威疥这个名词首先于1848年被用来描述麻风病患者中一种泛滥的疥疮感染。在结痂型疥疮患者中，手和足出现无症状的痂皮而非典型的炎症性丘疹和小水疱。甲下可出现厚的角化性物质和甲营养失调。指（趾）和创伤部位可有疣状物形成。灰色鳞屑和厚痂可出现于躯干和四肢末端。面部可出现脱屑。头发大量脱落。结痂型疥疮发生在有神经或精神性疾病（特别是Down综合征）、老年性痴呆、营养性疾病、感染性疾病、白血病和免疫抑制性疾病（如获得性免疫缺陷综合征）患者。可无瘙痒或出现严重的瘙痒。免疫性缺乏和对瘙痒的无反应被认为是出现不同临床表现的原因。痂的矿物油或氢氧化钾湿片可发现大量处于各期的疥螨。

诊断

当发现隧道或典型症状及特征性皮疹和分布时，应想到此诊断（框15-1）。

从隧道或水疱得到下列任何物质并在显微镜下验证时，如疥螨、卵、卵壳（已孵化的卵）或粪便（硬粪块），即可确诊。

隧道鉴定

首先，观察最容易包含隧道的病区。为更好地观察隧道，可在表面涂抹上一滴矿物油或浸镜用油，或蓝色或黑色喷雾，或毡头墨水笔（隧道的墨汁染色法；表面的墨汁可用酒精擦去）。隧道吸收墨汁后形成一条突显的线条（图15-10）。将典型皮损轻轻用一弯曲的15号手术刀刮掉并转到玻片上进行检查。

丘疹和水疱

可以取材无表皮剥脱的丘疹和水疱，但它们通常不含可在隧道内发现的虫卵或卵壳。

取材技术和玻片封固准备

可用不同的方法来获得诊断性材料。大多数情况下容易取材，用15号外科刀片刮或擦可疑皮疹，然后转移到载玻片上直接检查。

矿物油固定　皮疹在取材前可以滴一滴矿物油。皮肤鳞屑、粪便即被保存起来，在清澈的油里疥螨可保持存活和运动。鳞状上皮细胞在清澈的矿物油固定片中加热后并不分离，因此，如疥螨在一堆鳞状上皮细胞下面就可能被忽略。

氢氧化钾湿片　刮下的材料直接转移到玻片上后，在上面滴一滴氢氧化钾，盖上盖玻片。如未发现具有诊断价值的物质，将涂片轻轻加热并按压盖玻片，以分离鳞状上皮细胞。粪便在短时间内保持完整，加热后可迅速溶解。很少会用到皮肤活检来进行诊断。

框15-1　疥疮的体征和症状
阴茎和阴囊上的结节
持续4～8周的皮疹突然加重
婴儿手足掌上的脓疱
夜间瘙痒
泛发性的严重瘙痒
臀部针尖大小的表皮剥脱和结痂
指蹼内的小水疱
不累及面部的泛发性皮疹
外用糖皮质激素后症状和体征先出现缓解，然后又加重
同一家庭内多个成员出现皮疹
患者（特别是婴儿）尽管给予抗生素和外用药物治疗后仍出现广泛的皮疹

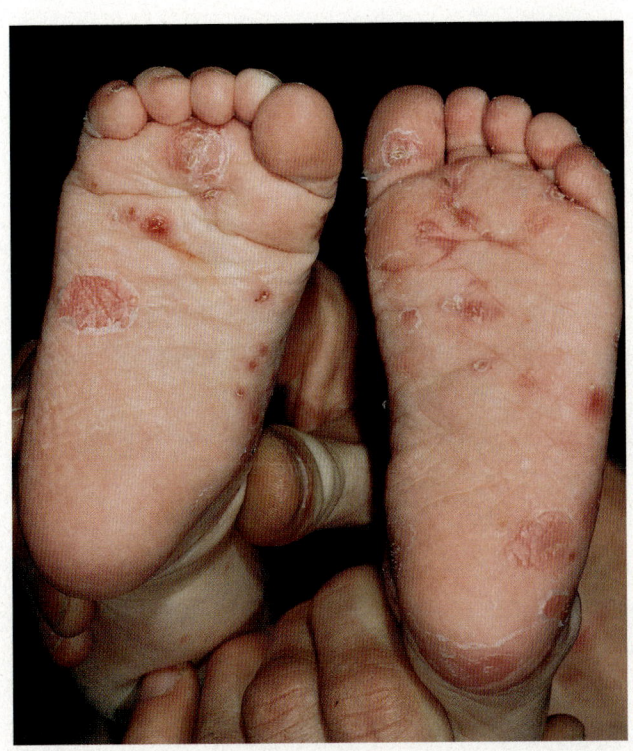

图15-9　疥疮：手/足掌的感染在婴儿常见。水疱都已破裂。

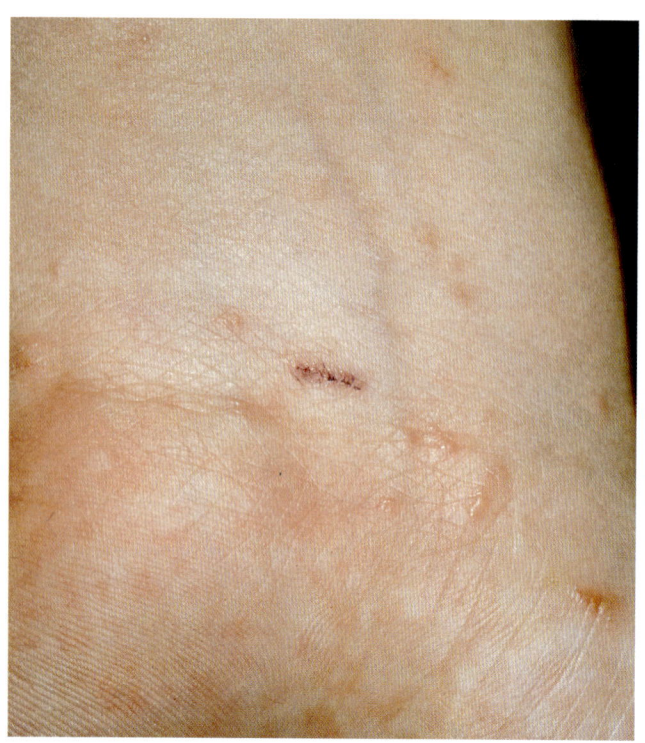

图15-10 墨汁已穿透一条隧道并使其清楚显示。用酒精拭子清除隧道表面后，墨汁仍保留在隧道内。

治疗和处理

扑灭司林

扑灭司林（Elimite乳膏，Acticin乳膏）是一种已证实对哺乳动物毒性极低的除虫菊酯。它是治疗儿童和各年龄段成人疥疮的一种药物选择。几项研究显示它比林旦有效。对扑灭司林敏感性降低的研究已有报告。据说一次治疗即有效，但目前的标准治疗在第一次用药1周后行第二次治疗。非处方的扑灭司林药剂（Nix）浓度（1%）较低，治疗疥疮效果欠佳。与林旦不同的是，扑灭司林应用后很快降解，吸收不明显（2%）。

林旦

林旦是化学药品γ-六氯化苯的通用名，γ-六氯化苯在化学结构上类似一种也叫林旦的农药。它是一种可诱导疥螨癫痫发作和死亡的中枢神经兴奋剂。Kwell是林旦的商品名。林旦有乳剂、香波和洗剂。用大容器配置的洗剂可能因未充分搅拌，而导致林旦的浓度不足。已有关于林旦治疗抵抗的报告。标准治疗为第一次治疗后1周进行第二次用药。建议在用药后随访2~4周。完整的皮肤可吸收约10%的林旦。林旦可在脂肪中累积及与脑组织结合。瘙痒可持续数周。另外，在无持续感染证据的情况下，使用非处方用药可能有危险。对2岁以下儿童、孕妇或哺乳妇女、感染HIV病毒或患有获得性免疫缺陷综合征的患者应避免使用林旦。给有严重的和进展期皮肤疾病的儿童使用林旦可能会有很高的毒性。这种毒性也可发生于早产的、身体瘦弱或营养不良及有癫痫发作史的儿童[6]。

扑灭司林和林旦的使用方法 在儿童，将乳膏或洗剂在颈部和面部以下的皮肤表面使用。复发性疥疮和老年患者应从头（包括头皮）擦到脚趾。对成人来说，一盎司已足够。如果中途洗了手，应重新在手上擦药。指（趾）甲应剪短并用牙刷在其下用力擦药。用药前，不必洗热肥皂澡。湿润增加表皮的通透性，从而增加系统吸收。如患者在用林旦前已经洗澡，必须等到皮肤彻底干燥后，以防药物吸收过量。成人患者在擦药12小时后洗掉，婴儿应在8~12小时后洗掉。这两种药物应用1次已经足够。许多医生更喜欢各用1周。应该告知患者，治疗后持续瘙痒数天是正常的，没有必要继续使用这类药物，且可以因刺激导致瘙痒加重。温和的润滑剂可以用来减轻瘙痒。

伊维菌素

伊维菌素是一种用来治疗和预防盘尾丝虫病（"河盲"）和其他丝虫病的抗寄生物药。伊维菌素（每片6mg）是治疗疥疮的一种前景可观的替代药物。尚不清楚在第1天和第8天服用200~250μg/kg或单次给予400μg/kg是不是最佳治疗方案[7]。这两种服法均可消除疥蛹。许多医生选择常规给予两次的服法。成人平均剂量为单次12mg或在第1和第8天各服12mg。瘙痒可在治疗48小时内消失。联合使用伊维菌素和外用药物（如扑灭司林）对伴有厚痂的皮损更有效。伊维菌素对养老院的疥疮患者治疗有效。

硫磺

硫磺用于治疗疥疮已有150多年的历史。药剂师在凡士林或冷霜基质中加入沉降硫配成6%（5%~10%）的浓度。用这种混合物擦颈以下全身皮肤，每日一次，连续3天。患者应在每次擦药24小时后洗澡。这种使用硫磺治疗疥疮的方法非常有效，但这些制剂较污秽，有一种令人不快的味道，沾染衣服，并可引起皮肤干燥[8]。凡士林中的硫磺被认为在治疗婴儿疥疮上比林旦安全，但外用硫磺的安全性从来就没有被确定[9]。

克罗米通（Eurax洗剂）

一项有关儿童患者的研究显示，用5%扑灭司林乳膏（Elimite）治疗疥疮4周后可达89%的治愈率，而克罗米通乳膏仅有60%的治愈率[10]。克罗米通的毒性尚不清楚。据报道，每天一次、连用5天的治疗方案对疥疮的治愈率从50%～100%不等。克罗米通可能具有抗瘙痒特性，但这方面有争议。

疗养院的根除程序

疗养院中的疥疮比较麻烦[11,12]，它比能走动人群中的患者更为严重。可累及面部和头皮，应采用联合治疗。首要问题是正确的诊断。老年人皮疹不典型，除表皮剥脱、干性皮肤和结痂外皮疹很少，但他们有剧烈瘙痒。皮疹位于背部和臀部，而非指/趾蹼、腋窝和腹股沟。有关疗养院中疥疮患者的治疗要点见框15-2。

并发症的处理

湿疹样炎症和脓皮病 有感染症状的患者应给予针对金黄色葡萄球菌和化脓性链球菌的系统抗生素治疗。在使用林旦前，对所有发红、结痂的皮疹可每日3次给予第V级外用糖皮质激素，疗程1天或2天。

疥疮后瘙痒 治疗后瘙痒可持续数周，可能与遗留的死疥螨和螨代谢产物所致的过敏反应有关。

瘙痒通常在治疗24小时后明显减轻，于随后的1周或2周逐渐缓解。有持续瘙痒的患者可给予抗组胺药口服；如有炎症存在，可给予外用糖皮质激素。对顽固的瘙痒可短期系统应用糖皮质激素。

疥疮结节 最常出现在阴囊，持续存在的结节性皮损可以皮损内注射糖皮质激素[如曲安奈德（康宁乐）10mg/ml]。

环境处理 直接接触者和同住在一起的所有成员均应给予治疗。疥疮可通过无机物传播。疥螨离开宿主后，可在患者家中的尘土、椅子和床单存活长达96小时。应清洗接触过疥疮患者皮肤的衣物。清洗所有患者皮肤接触过的衣物、毛巾和床单（使用正常洗涤循环）。不必洗涤尚未穿过的衣物。床单、地板和椅子应用真空吸尘器抽吸并擦拭干净。彻底清理在长期护理机构单间病室非常重要。

长期护理机构中的疥疮

疗养院中的疥疮具有明显破坏性。工作人员、家庭成员和患者对治疗、感染的起源、卫生情况和传染性非常忧虑。每个人都有一种紧迫感。诊断常成问题。

诊断

投入大量经费进行治疗前，在显微镜下确诊非常重要。对于出现不能解释泛发性皮疹的所有疗养院人员，都要考虑到疥疮的诊断。老年人、免疫受抑制或有认知障碍的人群中，临床表现可能有差异。红斑性和丘疹性皮疹主要出现于躯干。常无瘙痒。

治疗

有认知障碍和活动受限的人，对治疗有抵抗。所有感染人员都应同时在24～48小时内进行治疗，以减少再感染的危险。扑灭司林是治疗疗养院疥疮的药物。许多患者在第一次使用后，将需重复治疗1周。治疗后有必要随访2周以了解有无新发皮疹和活的疥螨。痴呆和严重功能损害的人员在使用扑灭司林乳膏（5%）治疗失败后，给予口服伊维菌素可能有益[13]。分别给予2周的12mg伊维菌素和环境消毒处理可基本完全控制疗养院疥疮的暴发[14]。同一患者身上使用扑灭司林和伊维菌素可提高治愈率[15]。可能有必要额外使用扑灭司林和机械清除指（趾）甲下的角化过度区。在患者接受治疗的同时清洁患者房间。

框15-2 长期护理机构中流行性疥疮的处理

1. 告知患者、工作人员、家庭成员和经常访问者有关疥疮流行的信息和需要他们在治疗上的协作。
2. 给予所有患者、工作人员、接触的人员和经常访问者杀疥螨药，不论他们有无症状。对有症状的家庭成员和来访者进行治疗。
3. 将最近48小时内接触的所有床上用品和衣服在热水中进行洗涤（或暴晒）。
4. 在即将洗去杀疥螨药前，用常规清洁剂清洁寝具和衣物。
5. 在1周和4周时重新检查治疗有无失败。

虱病 Pediculosis

虱寄生称为虱病，通过密切个人接触及梳子、帽子、衣物、床单等物品传播。感染通常无症状且与严重疾病无关。虱不会跳或飞。宠物不是传播媒介。看到虱或它们的卵可作出诊断。治疗上可使用林旦、扑灭司林、除虫菊酯、马拉硫磷，但一些国家已有对所有治疗药物抵抗的报道。

生物学和生活周期

虱专门寄生于人类，离开宿主后存活时间不超过10天（成虫）至3周（已孵育的卵）。实际的存活时间可能更短。虱生活在体外而非体内，所以被称为外寄生物。因有六条腿而归类于昆虫。有三种虱可感染人：头虱、体虱和阴虱。这三种虱解剖学特征类似，都是一种体积小（小于2mm）、扁平、无翅的昆虫，在正对头部后方的前部躯干有三对腿。腿的末端有尖尖的爪子，适合吸食和使虱抓住并紧紧地保持在头发和衣物上。体虱体积最大，在形态上与头虱类似（图15-11）。阴虱体积最小，形态短小，卵圆形，有像海蟹一样突出的爪子（图 15-12）。

虱每天通过它们的爪子刺入皮肤进食约5次，进食中注入具有刺激性的唾液并吸取人的血。它们进食后并不像蜱那样变得充盈，但摄取血液后会呈铁锈色，这是一个具有鉴别意义的特征。虱的粪便看起来像皮肤上铁锈色的小雀斑。虱唾液可诱发一种过敏反应和炎症，排泄物也有这种可能。虱活跃，可快速运动，这能解释为什么它们那么容易传播。虱从卵到卵的生活周期约1个月。

虱卵

雌虱每天约产6个卵，最多生存到1个月即死亡。虱在8～10天内孵化，约18天内成熟。虱卵长0.8mm，紧紧地粘附在邻近皮肤的发鞘根部，以获得孵化所需的足够热量（图15-13）。将虱卵从发鞘上移去非常困难。

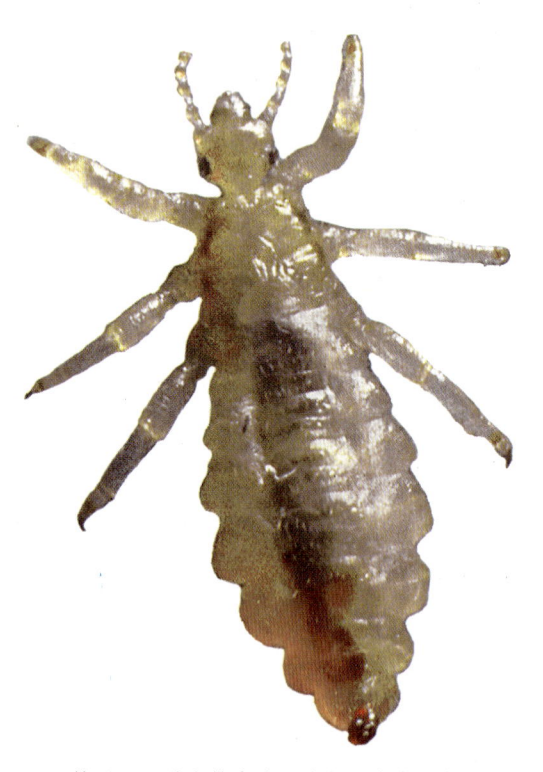

图15-11 体虱：三种人体寄生虱中的最大者。（Courtesy Ken gray, Oregon State University Extension Services.）

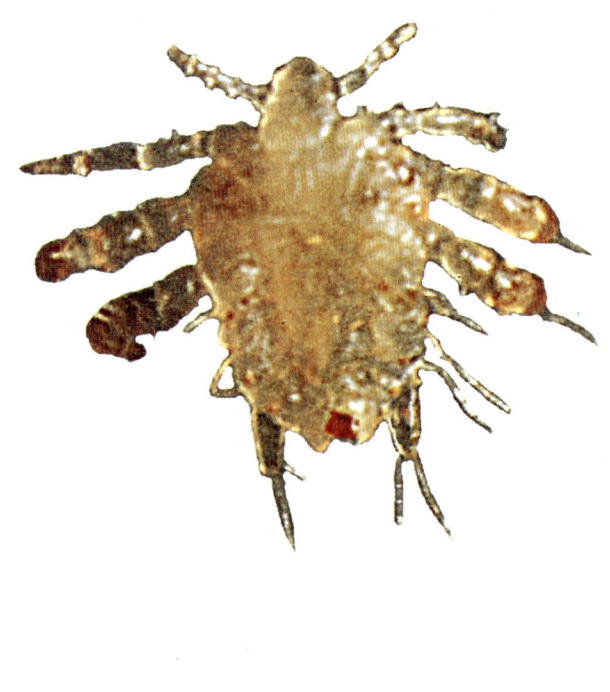

图15-12 阴虱体形小而爪子大以便抓牢毛发。（Courtesy Ken gray, Oregon State University Extension Services.）

临床表现

头虱（pediculosis capitis）

头虱仅感染人的头部，而区别于体虱和阴虱。头皮上的虱在儿童中最常见。女孩比男孩更多遭受头虱的折磨，美国黑人很少有头虱。头虱可见于头皮的任意部位，但最常见的部位是头、颈后部和耳前（图15-14）。每个患者平均携带不到 20 个虱成虫。

搔抓引起炎症和继发性细菌感染、脓疱、结痂和颈淋巴结肿大。对虱产生的毒液、粪便或身体成分的致敏需 3～8 月，这是瘙痒的原因。无明显症状的颈后淋巴结病是虱病的特征。睫毛可被累及，引起发红和肿胀。检查后部头皮很难见到成虫，但可见较多虱卵。虱卵粘附在头发，而头皮屑容易随发鞘一起被移动。头虱离开人宿主后，可存活约 3 天，虱卵可存活多达 10 天。主要的传染源是与感染者的直接接触，但通过污染物（帽子、刷子、梳子、耳机、床上用品、家具）传播也常见。头虱不携带或传播人类疾病。

体虱（pediculosis corporis）

体虱感染不常见。在战争年代和经济不发达国家，斑疹伤寒、回归热、战壕热可通过体虱传播。体虱是一种卫生不良带来的疾病。体虱在衣缝中生活、产卵，并返回皮肤表面进食。它们在受到扰乱时逃跑并隐藏起来，所以很难被发现。体虱可诱发瘙痒而导致搔抓和继发感染。

睫毛感染 睫毛的感染几乎全部发生于儿童。多从其他儿童或感染阴虱的成人那里传来。睫毛感染可诱导睑炎，伴眼睑瘙痒、脱屑、结痂和/或脓性渗出。睫毛感染可能是儿童性虐待的一种体征。

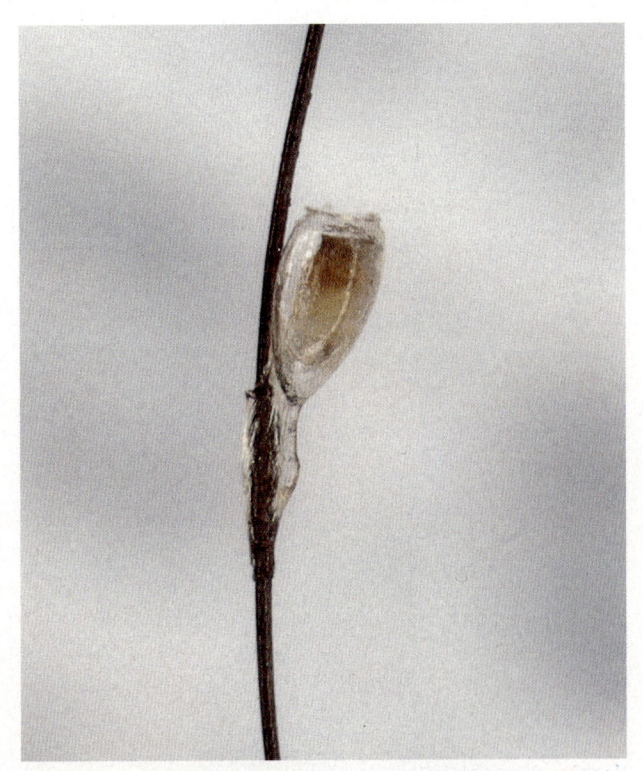

图 15-13　虱卵粘附在发鞘上。

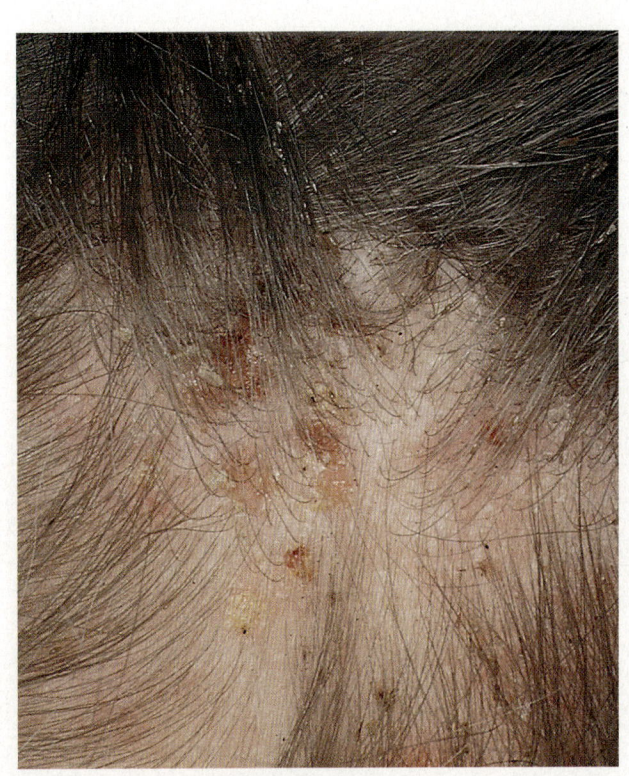

图 15-14　头虱：伴有脓皮病的重症感染。

阴虱病（pediculosis pubis）

阴虱在已知的性传播疾病中传染性最强。多达30%感染有阴虱的患者至少有另外一种性传播疾病。与一个感染阴虱的性伴侣进行单次性接触获得阴虱的可能性超过90%，而与一个患有梅毒或淋病的伴侣进行单次性接触获病的可能性约30%。黑人与白人的感染几率相同。阴毛是最常见的感染部位，但常会扩展到肛门周围的毛发。在多毛的人身上，虱可以扩展到大腿上部、腹部和腋窝（图15-15）、胸部和胡须处。成人感染者可将虱传播到儿童的睫毛。

大多数患者诉瘙痒。许多患者知道有东西在腹股沟爬行，但并不知道是阴虱，也从未看见虱子。约50%的患者几乎没有炎症反应，但延误治疗的患者可能会出现广泛的炎症和伴局部淋巴结病的腹股沟感染。有时，可在腹股沟和远离感染的部位看见1～2cm大小的灰蓝色斑疹（蓝斑）[16]（图15-16）。病因不明，但这可能是代表着病变处血液的色素。

诊断

当患者主诉但局部无明显皮疹瘙痒时应怀疑虱病。仔细检查每一根毛发时，可清楚地看见头皮和阴部的虱子；粗略的检查则不容易发现虱。发现虱卵并不意味着现症感染。成功治疗后虱卵可持续存在数月。活虱卵存在于头皮的1/4英寸内。

梳理

可用齿细密的梳子梳理毛发或检查，梳理是检查和除去活虱的有效方法。将梳子深插至头皮，然后贴紧头皮往下拉。梳齿应间隔0.2～0.3mm，这样才能捉到虱子。头部的全部毛发应至少梳理2次；每次梳理后，应检查虱子。找到第一个虱子常需要花1分钟时间。

虱子或虱卵在显微镜下非常容易被发现。活的虱卵可发出荧光，在Wood灯下非常容易被检测到，这种方法在儿童大规模快速检查中非常有用。内有未孵化虱子的虱卵发白色荧光。空虱卵发灰色荧光。

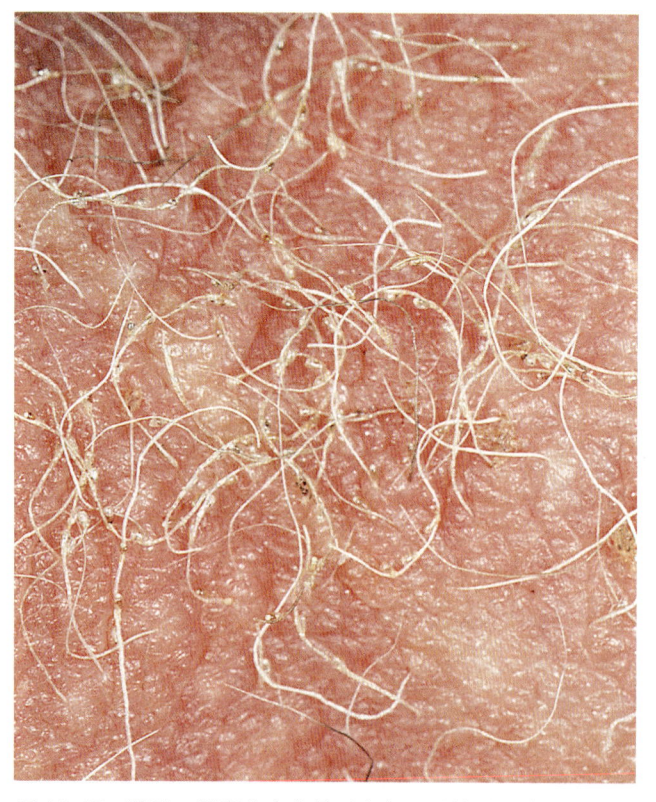

图 15-15 阴虱：阴囊上有大量虱卵和虱子的严重感染。

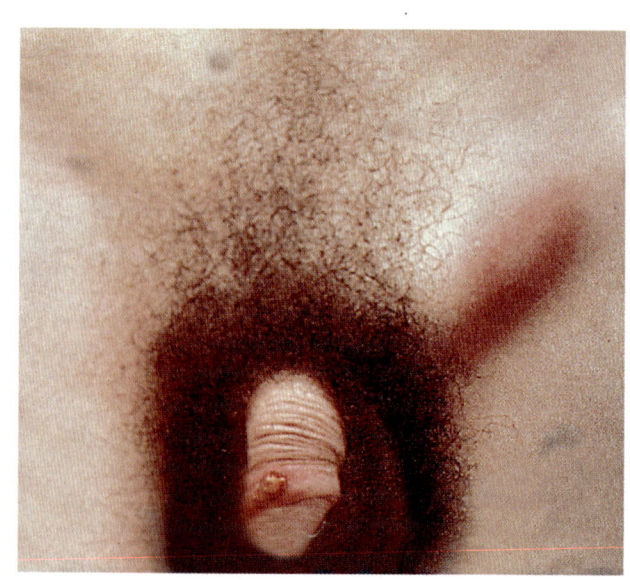

图 15-16 阴虱（蓝色斑疹）：在虱感染部位可发现蓝灰色斑疹。

治疗

头虱、体虱和阴虱

已有对外用药抵抗的记载。在美国，一些头虱已对1%林旦、洗发液和除虫菊酯的治疗有抵抗，0.5%马拉硫磷制剂（Ovide）是惟一疗效还未降低的杀虱剂[17]。杀虫剂既可杀死虱子，也可杀死虱卵。末次使用杀虫剂后，应用齿细密的梳子梳理毛发1或2天，以确认治疗是否成功。发现不同大小的活（能动的）虱子提示治疗抵抗，而发现一个成虫大小的虱子即提示再感染。治疗后推荐每周定期用梳子检测。应对家庭和密切接触人员进行筛查，必要时进行治疗。尽管梳子和刷子使用后应在热水中清洗，但这样也并不能保证环境的清洁。

扑灭司林 扑灭司林是非处方药中最有效的治疗药物[18]。它可麻痹虱的呼吸神经。虱在浸入水中后可关闭呼吸道30分钟。所以所有的杀虫剂都应使用于干毛发上。头发用香波清洗并吹干后，方可使用洗发乳（Nix）。10分钟后用水洗去药物。扑灭司林不能100%地杀灭虱卵，第一次治疗1周后再应用一次可获得更高的治愈率。发育中的虱卵在生命的前4天无中枢神经系统。作用中枢组织新陈代谢的杀虫剂必须要有残留的杀卵活性。扑灭司林临床有效率为95%。林旦和除虫菊酯的治疗有效率低于90%。不像除虫菊酯和其他外用杀虫剂，扑灭司林可保持活性2周，且可在毛发中连续14天检出。洗发膏和香波护发素可包裹毛发，保护虱免受杀虫剂。在扑灭司林治疗后2周内，不要使用这些产品。对治疗无反应的患者可能对强化霜（5%扑灭司林；Elimite）有效。药物应在戴浴帽的情况下保留过夜。

除虫菊酯 除虫菊酯（RID，A-200，R&C）有溶液、凝胶和香波制剂。使用香波时应使其起泡沫并在5分钟内洗去。洗剂用于治疗体虱和阴虱。将洗剂用于所有感染部位并在10分钟内洗去，于7~10天内重复治疗。除虫菊酯并不杀死所有虱卵，也无残留活性。在第一次用药后1周再使用一次。

马拉硫磷（OVIDE） 马拉硫磷是一种快速灭虱药和杀卵药，可用于对除虫菊酯和扑灭司林治疗抵抗的虱病。它结合到毛发上并有残留活性，一次治疗通常已足够。对干头发使用洗剂时，应将药物把头发和头皮都打湿。不必在衬衫领以下的长发末端上用药。药物保留8~12小时后洗去。用梳子除去虱卵。如还有虱子，应在7~9天内重复治疗。酒精制剂的Ovide在干燥前易燃。马拉硫磷在美国是处方药，而在英国为非处方药。

婴儿和新生儿不推荐使用马拉硫磷。

林旦 1%林旦香波适用于那些对上述药物治疗无反应或对其他治疗手段不耐受的患者。已有对林旦抵抗的报道。

伊维菌素 伊维菌素引起虱麻痹和死亡。这种药物对寄生虫有选择性活性，而对哺乳动物无系统作用。单次口服伊维菌素200μg/kg并在10天内重复有效。药物每片为6mg。平均体型的成人通常需单次给予12mg（2个6mg片剂）的剂量[19]。单次剂量有效率为73%。伊维菌素与LiceMeister梳子（www.licemeister.org）联用时效果更理想[20]。

甲氧苄啶/磺胺（复方新诺明） 极少数严重发结和密集感染者可能对常规治疗无反应。剩下的两个治疗方法是剃头或用甲氧苄啶/磺胺（TMP/SMX）治疗。一项对20位女性头虱患者的研究显示，每次一片复方新诺明（80mg甲氧苄啶加400mg磺胺甲基异噁唑）、每日两次、连续3天的治疗有效。在治疗后12~48小时内，虱迁徙到床单并死亡[21]。甲氧苄啶/磺胺可能通过杀灭虱消化道中的基本菌群而起作用。复方新诺明对虱卵无效；所以在7~10天后应再给予一个疗程。

一项研究显示，1%扑灭司林洗发乳（2周疗程）和TMP/SMX（10天疗程）联用对治疗2~13岁的儿童患者有效。双重治疗可用在最终治疗失败或怀疑有虱且相关治疗抵抗的患者[22]。

去除虱卵

所有制剂都可以杀灭虱子，但一些虱卵可存活下来。死虱卵即使在移去前，仍可附着于毛发上。去除虱卵比较困难。非处方药"nit looseners"或"nit removers"效果可能不好。有效的方法是使用毛发调节剂后，用食指和拇指抓住头发使虱卵滑下。

一种特制的梳子，licemeister，有1.5英寸长的金属梳齿，可以穿越较多的毛发并收集虱子或虱卵。可在网上（www.licemeister.org）和药店购买到。应尽可能除去虱卵以防止再感染。有数百只虱卵的患者应考虑将头发剃光。

湿梳理 用湿梳子机械去除虱子是使用杀虫剂的一种替代疗法。梳理的过程也是诊断的过程，在此过程中加入润滑剂（毛发调节剂或橄榄油）并重复梳理，直到不能发现虱子（每次15～30分钟，厚一点的头发时间更长）。每3～4天重复一次，连续数周，直到最后一次发现成熟虱子后2周。在一项由父母进行梳理的试验中，这种方法治愈了38%的病例，但它仅有马拉硫磷洗剂疗效的一半[23]。

"无虱卵"策略

常见的做法是将有头虱的学生拒之于学校之外。单有虱卵的儿童中3/4并未受到感染，所以"无虱卵"策略是过分的。美国公共健康协会不推荐仅依靠有虱子或虱卵即将学生排除在学校之外的做法。儿童在第一次使用正常有效的杀虫剂后或第一次湿梳理后，不管有无虱卵，都可立即返回学校。向校医提供一封说明信会有所帮助[23]。

润发油 凡士林、蛋黄酱、润发油可固定虱子并将其在10分钟左右内杀死。应大量使用这些物质以确保头皮上的虱成虫被充满。这些非杀虫性治疗不杀死需要到8～10天才孵化的虱卵。这些治疗必须每周一次，连续4周，除非可以通过梳理去掉全部虱卵。

污染物控制 污染物控制对防止再感染比较重要。清洗床单、毛巾、衣物和帽子。地毯、家具、床垫和汽车座位应彻底用吸尘器处理。

眼部感染

有几种方法可用来治疗眼部感染。最实际和有效的方法是将凡士林放在手指上，闭上眼睛，将凡士林轻轻地擦于眼睑和眉毛，每日3次，连续5天。一个简单的替代方法是闭上眼睛，将婴儿香波用到睫毛和眉毛上，用一棉花每天擦3次。一些患者对他们眼睛附近的虱子非常沮丧，要求尽快移去。为达此目的，可让患者闭上眼睛，用钳状骨针将虱子从睫毛上拉出来。大一点的儿童可耐受这种简单的过程。将荧光素钠滴剂（10%～20%）滴到眼睑和睫毛可对虱子产生速发性毒性作用[24]。对治疗抵抗的患者可考虑口服伊维菌素[19]。

毛虫皮炎 Caterpillar dermatitis

毛虫是蝴蝶或刺蛾的幼虫。许多种类的毛虫有可刺激皮肤的短毛发（刺毛）（图15-17）。毛虫的暴发有季节性，多发生在幼毛虫出现后不久。与刺毛的接触可以通过与毛虫的直接接触或风传的刺毛。尚不清楚接触后引起的瘙痒性皮肤反应是继发于机械刺激、血管活性物质的注入，还是一种过敏反应[25]。

在东北一些州可见到棕尾刺蛾和舞毒蛾。舞毒蛾毛虫用长线悬挂于树枝。毛虫在空中悬停可让刺毛随风飘浮，落在皮肤或悬于室外晒晾的衣物上。东南一些州可看到天社毛虫，也被称为wooly slug，约1英寸长，背部和两侧全部覆有硬毛[26]。落矶山东部可发现巨斑刺蛾毛虫，长2～3英寸，有淡绿色和淡红色条纹，每一个体节都有丛状棘。Texas东部和Massachusetts州南部可发现背鸥毛虫，约1英寸长，呈绿色，体形丰满。特征性标志是背中部有一条棕色或紫色鞍形条纹。在每一体节末端和体侧都有坚固的刺，这些刺的中间为空心，内含毒液。

临床表现

皮肤接触毛虫后很快出现红斑、丘疹和水疱。刺激可能来自机械性刺激或刺毛释放的刺激性物质（图15-18）。天社毛虫的叮咬可在所有接触者身上产生一种速发的、严重的、针刺样的和烧伤样疼痛。一些患者在暴露12小时后可有诸如瘙痒的迟发症状，有时可发展成类似昆虫叮咬的丘疹、水疱。用舞毒蛾刺毛做紧密斑贴试验证实，这些患者发生了一种类似毒性常春藤接触性皮炎的迟发型超敏反应[27]。

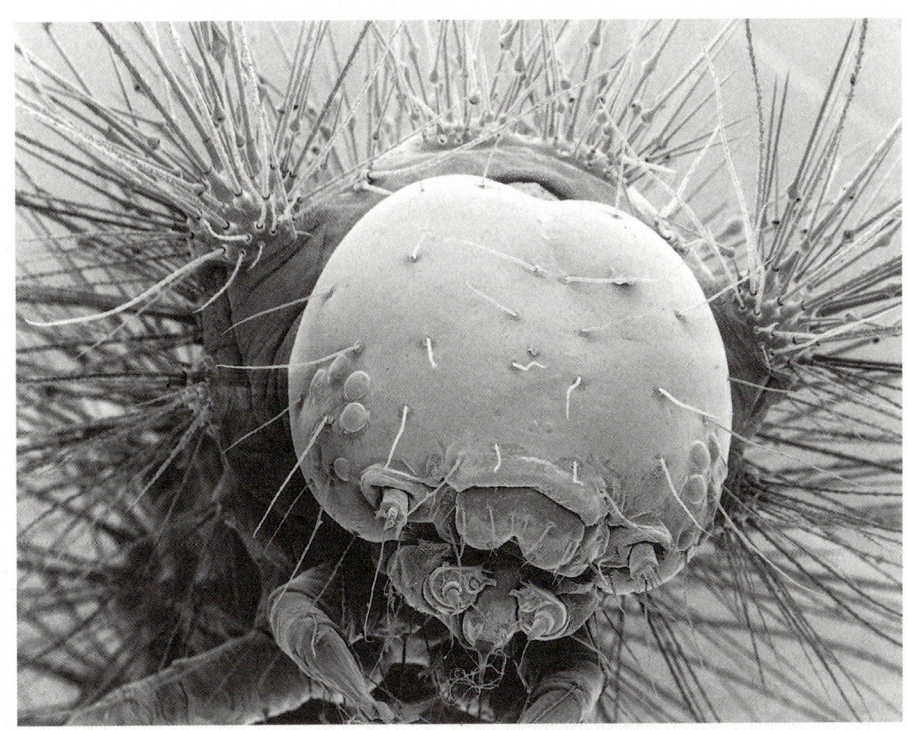

图15-17 舞毒蛾毛虫：毛虫体覆有无数毛发样结构。(Courtesy Kathleen Shields, PhD., United States Department of Agriculture, Hamden, Conn.)

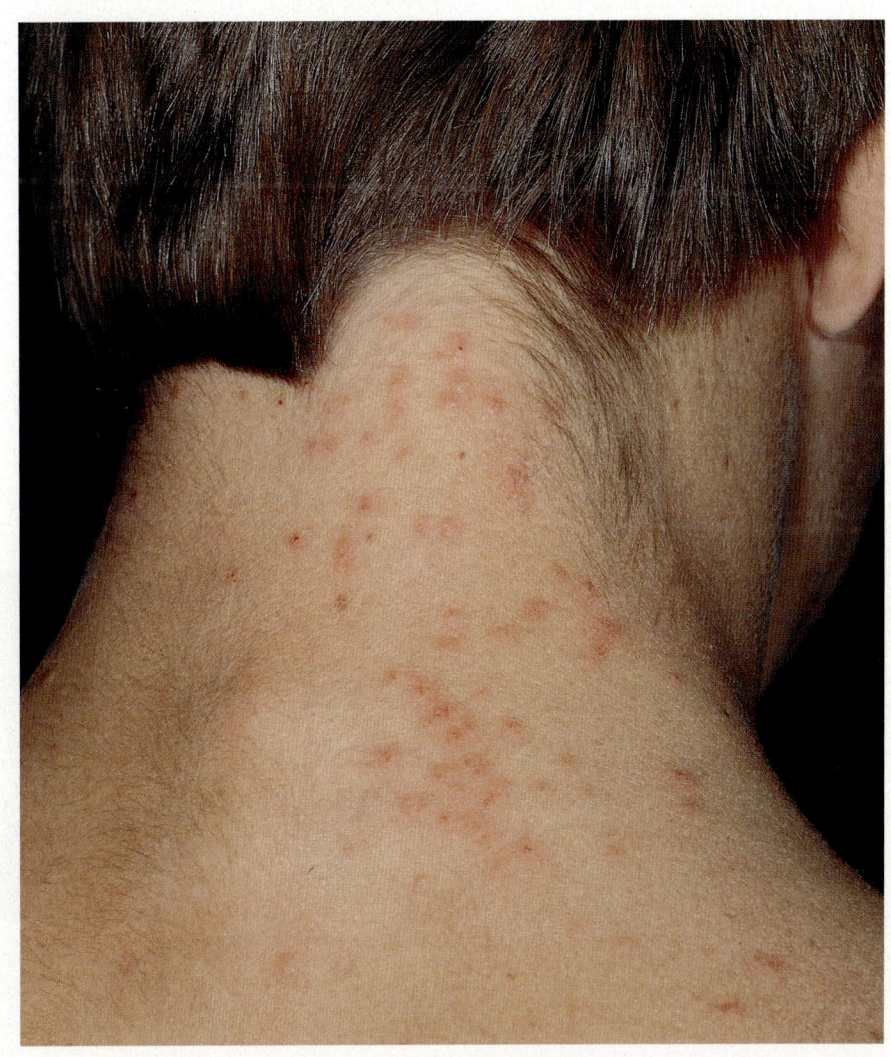

图15-18 舞毒蛾皮炎：舞毒蛾毛虫落在这个年轻男孩的项部后，局部很快出现较多丘疹或水疱。

分布

线状皮损提示毛虫爬过皮肤。由包裹于衣物的风传刺毛引起的皮疹可局限于衣领区、胳膊和腿部的内面、腹侧面和足部。接触天社毛虫后可能在皮肤上留下单一的、栅栏样痕迹。除了皮肤症状，一些患者出现鼻炎、结膜炎和哮喘。在美国没有因毛虫接触致死的报道。

诊断

早春发现上述皮疹时应想到此诊断。诊断可通过在皮肤表面发现毛虫的刺毛来确证。方法如下，将一条透明胶带的粘侧放在皮肤病变区。然后将胶带的粘侧放到一个载玻片上在低倍镜下观察。若发现短而直的线状刺毛即可诊断毛虫皮炎[28]。

治疗

大多数患者在数天至2周内皮疹可自发性消退。对天社毛虫的叮咬，立即使用温和的粘附剂或透明胶布可帮助移去残留的刺毛。炉甘石洗剂可能有帮助，如及时应用抗组胺药可有效缓解症状。外用第V级糖皮质激素对持续性或瘙痒性皮疹有用。天社毛虫叮咬常常引起严重的疼痛，须使用强有力的镇痛药。在春季有线状悬吊的毛虫（如舞毒蛾）时，不要在室外晒晾衣物。

蜘蛛 Spiders

蜘蛛是一种食肉性节肢动物，用毒牙和毒液用来固定或杀死它们的猎物。大多数蜘蛛形态小，其毒牙太短不能穿透人皮肤。蜘蛛并不主动攻击，只在自卫时叮咬。蜘蛛叮咬当时可能没有感觉，叮咬后可出现局部疼痛、肿胀、瘙痒、红斑、水疱和坏死。大多数蜘蛛毒液由无害的扩散因子透明质酸酶和一种由扩散因子构成的毒液组成。大多数毒液仅仅引起疼痛、肿胀和炎症；但棕隐士蜘蛛毒液可引起坏死，黑寡妇蜘蛛毒液引起神经肌肉的异常。蜘蛛叮咬常见，在美国已知有50种蜘蛛叮咬人类，但只有黑寡妇和棕隐士蜘蛛能诱发严重的反应[29]。除非看见叮咬或发现蜘蛛，否则蜘蛛叮咬的诊断不能肯定。

大多数蜘蛛叮咬的当时可引起疼痛。在叮咬部位出现一个风团样水肿并迅速扩展，通常为几厘米大；但有时可肿胀得非常巨大。偶尔可在皮肤表面发现两个穿孔或毒牙痕迹。叮咬处的深度红斑和皮温增高有些类似细菌性蜂窝组织炎，但风团样肿胀和小的、卫星风团不是细菌感染的特征。尽管活检通常对诊断并不必要，但可发现（蜘蛛）口器和剧烈的炎症。皮疹可自发消退，瘙痒和肿胀可用冷敷和抗组胺药物控制。

黑寡妇蜘蛛 Black widow spider

黑寡妇蜘蛛，又称美洲毒蜘蛛（"鞋扣蜘蛛"），之所以这样命名，是因为雌蜘蛛在交配后进攻并吃掉她的配偶。除阿拉斯加州外，每个州都可看到黑寡妇蜘蛛，特别是南部农村更是不计其数。

黑寡妇蜘蛛有一个发光的、肥胖的腹部，长长的腿伸到前面，看起来像一个黑色的葡萄或鞋扣。在腹部的底面有一红色沙漏标记。这个标记可以是三角形、点状或不规则形。雌蜘蛛成虫全长4cm（图15-19），是惟一具有注毒（液）作用的蜘蛛。毒液含一种神经毒素，α-latrotoxin。它结合于交感和副交感神经神经肌肉传感器终板上的特异受体，导致儿茶酚胺类在突触的浓度升高，临床上可引起迁徙性肌肉痉挛和抽搐及恶心、呕吐、高血压、虚弱、不适和震颤，通常持续数天至1周。黑寡妇蜘蛛通常害怕人类，一般躲在木柴堆、谷仓和汽车库，但冬天时它们迁入室内，进入壁橱和餐具柜。离开蜘蛛网后，它们通常不会叮咬人，因为它们行动笨拙，需蜘蛛网的支持。当受打扰时，蜘蛛网会发出清楚的劈啪响声。

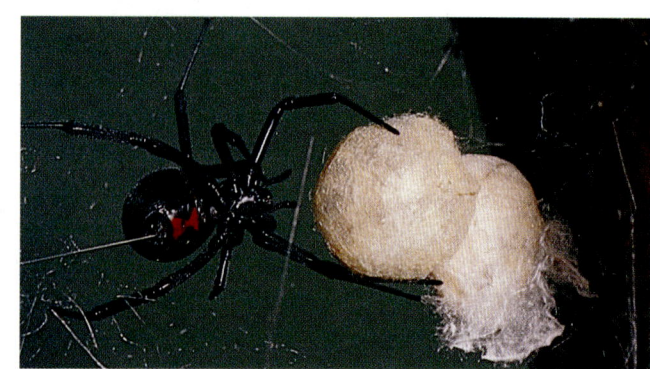

图15-19 在腹部底面有红色沙漏标记的雌性黑寡妇蜘蛛。注意蜘蛛网上杂乱无章的线。(Courtesy Ken Gray, Oregon State University Extension Services.)

临床表现

叮咬可产生迅速、尖锐的疼痛，也可不出现疼痛。随后的反应很小，轻度肿胀，出现一些小的红色毒牙标记。神经毒素通过淋巴吸收和血管播散而引起各种症状及公认的毒蛛中毒。最常见主诉为泛发性腹部、背部和腿部疼痛。叮咬后15分钟～2小时，隐约的肌肉痉挛或伴麻木感的明显疼痛逐渐从叮咬部位扩展到整个躯干，但通常在腹部和腿部更严重。任何或所有骨骼肌均可受累。类似外科急腹症的严重腹痛和痉挛是蜘蛛中毒最突出和最让人痛苦的特征（图15-20）。腹部像木板样硬，但通常无触痛和膨隆。深部腱反射普遍增强。其他症状包括眩晕、头痛、出汗、恶心和呕吐。症状加重持续几个小时（可到24小时），在2～3天缓慢消退和逐渐减轻[30～32]。后遗症，如乏力、麻刺感、神经过敏和暂时性肌肉痉挛，在急性期恢复后可能持续数周或数月。从一次严重的攻击后恢复常常可获得类似叮咬的系统性免疫。约5%的患者，尤其是幼儿或衰弱的老人可出现抽搐、麻痹、休克和死亡[33]。

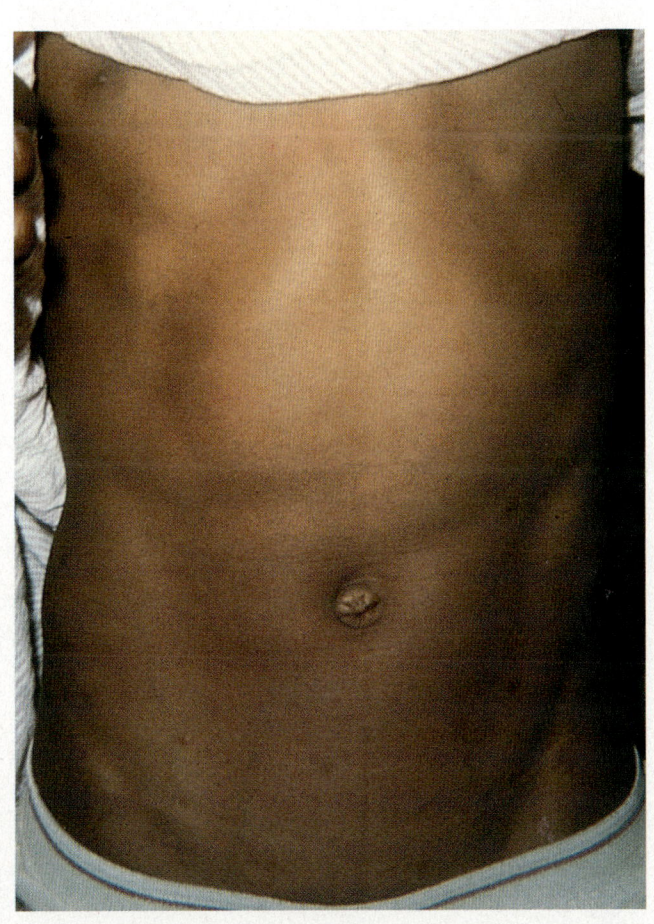

图15-20 毒蛛中毒：黑寡妇蜘蛛叮咬几小时后，患者腹部出现严重的肌肉痉挛。

治疗

现场急救 如被叮咬后几分钟内发现患者，可将冰块放在叮咬部位以限制毒液的扩散。通过单用黑寡妇蜘蛛特异抗毒素血清，或联合静脉给予阿片类和肌肉松弛剂可缓解疼痛。

抗毒素血清 使用抗毒素血清可明显缩短严重中毒者症状的持续时间。黑寡妇抗毒素血清（Merck & Co., Inc）对任一种毒蜘蛛的叮咬都有效。将一瓶（2.5ml）中的全部药量肌内注射，严重病例，即伴休克或小于12岁的患者，将之稀释于10～100毫升盐水中，15～50分钟内静脉给予。肌内注射抗毒素血清持续1～2天。抗毒血清是从马血清中制备的，所以应使用1ml正常马血清来做眼敏感检测。症状通常在治疗后30分钟至3小时后消退，偶需再次给药。对那些16岁以下、60～65岁以上、孕妇或有高血压性心脏病、呼吸窘迫或毒蛛中毒症状和体征的患者，考虑住院和用抗毒素血清治疗。1安瓿即可在1～2小时内缓解大多数症状。即使在叮咬90小时后，对有持续性或顽固性蜘蛛中毒症状的患者使用抗毒素血清，也可缓解不适和乏力[34]。

16～60岁之间的健康人通常对肌肉松弛剂有反应，可自然恢复。紧急情况下，可向当地或州中毒中心或公共健康局咨询获得抗毒素血清的最近医疗机构。

肌肉松弛剂 尽管葡萄糖酸钙曾是治疗严重螯刺中毒作用的一线治疗药物，在一项大规模的系列研究中发现，在减轻疼痛的疗效上，葡萄糖酸钙比静脉给予阿片类和苯二氮䓬类联用差[35]。葡萄糖酸钙（10%，10ml静脉给予）作为一种肌肉松弛剂而发挥作用。如疼痛在1或2小时后持续或复发，也可仅重复使用一次[36]。可静脉给予地西泮，后用地西泮片剂替代。另外，可在5～10分钟内给予未经稀释的地西泮或1或2克美索巴莫（10毫升一瓶的100mg/ml的Robaxin）。随后，可以给予口服剂量，它们常对注射带来的缓解有支持作用。

镇痛药 如疼痛剧烈，可以给予阿司匹林或静滴吗啡。应谨慎给予吗啡，因为毒液是一种神经毒素，可以引起呼吸麻痹。

棕隐士蜘蛛 Brown recluse spider

棕隐士蜘蛛（"小提琴样蜘蛛"）体形小，全长1.5cm，颜色从浅黄褐色到黑褐色不等。背部有特征性黑色小提琴样标志。小提琴的宽基部靠近头部，小提琴干指向腹部（图15-21）。棕隐士蜘蛛是一个害羞的"隐士"，躲避光线和扰乱，生活在黑暗区域（如木柴堆和岩石下；人居住地，通常在橱柜里、相框后面、门廊下面、谷仓和地下室里）。它的蜘蛛网小，杂乱地织在裂缝和墙角。仅在被迫接触皮肤时才会叮咬人，如当一个人穿上一件躲有蜘蛛的衣物或翻找隐藏有蜘蛛的储物时。通常在美国南部出现棕隐士蜘蛛，但远在康涅狄格州北部地区也可发现[37]。

临床表现

患者很少能提供一只蜘蛛来明确鉴定。无诊断方面的实验室检查。叮咬的严重程度分级和治疗概要见表15-1。棕隐士蜘蛛叮咬后常诱发坏死性、愈合缓慢的皮损。根据最大皮疹的严重性可预测叮咬完全愈合的时间[38]。大多数叮咬位于肢体末端。叮咬产生一种轻微刺人的、或烧灼的或像蜜蜂叮咬过的短暂锐痛。大多数叮咬反应轻，仅引起轻度肿胀和红斑[39]（图15-22）。似乎叮咬位置是决定局部叮咬反应严重性的一个因素；肥胖部位如大腿近端和臀部皮肤反应更明显。严重的叮咬可能在4小时内出现坏死。

蜘蛛中毒首先出现的、最具特征性的皮肤改变是叮咬部位周围的蓝灰色晕，它可快速扩展；这种晕提示局部溶血。皮肤变为紫罗兰色是坏死开始的征象，可作为早期治疗的指征，这时治疗也最有效。在叮咬部位也可出现青紫的脓疱或水疱。叮咬部位的皮疹可以是长方形或不规则形态，伴触痛。在这个时期，表面的皮肤可能梗死，疼痛严重。坏死性蓝斑扩大，中央比正常皮肤凹陷（凹陷性梗死）（图15-23）。梗死的范围大小不一。大多数患者有局部反应，梗死的深度可能延伸到肌肉和更广泛的皮肤，有时甚至可累及一个肢体的大部分。坏死组织脱落后，留下一个边缘不整齐的、无痛性深溃疡。溃疡需数周或数月愈合；瘢痕形成明显。

一些人开始可在叮咬部位出现中重度疼痛反应，并进行性加重。在4小时内，疼痛难以忍受，开始的红斑变得苍白。叮咬12～14小时后，患者出现发热、寒战、恶心、呕吐、乏力、关节和肌肉疼痛，出现风团和麻疹样皮疹。毒液可诱发严重的系统反应，如血小板减少或伴溶血的溶血性贫血、弥散性血管内凝血、肾衰，有时导致死亡。严重的系统反应罕见，且多发生于儿童。可用连续全血细胞计数监测溶血、血小板减少和白细胞增多的情况。用连续尿液检测来评估可能发生的血红蛋白尿。

妊娠期间蜘蛛叮咬并不会对母亲和胎儿造成罕见的危险。

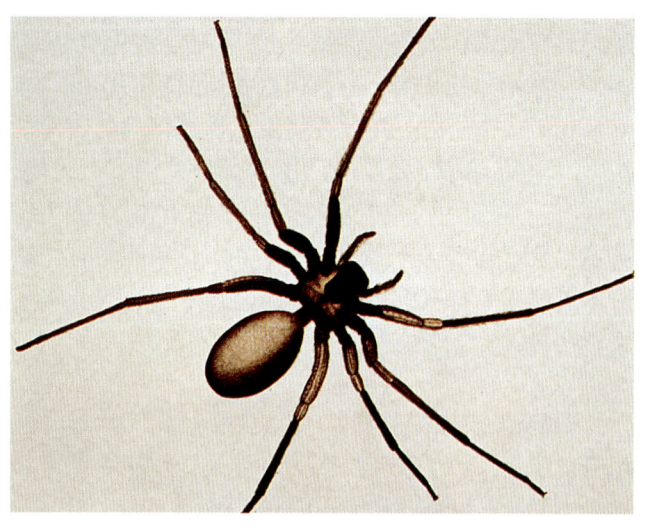

图15-21 棕隐士蜘蛛：蜘蛛的背面有小提琴样标记。

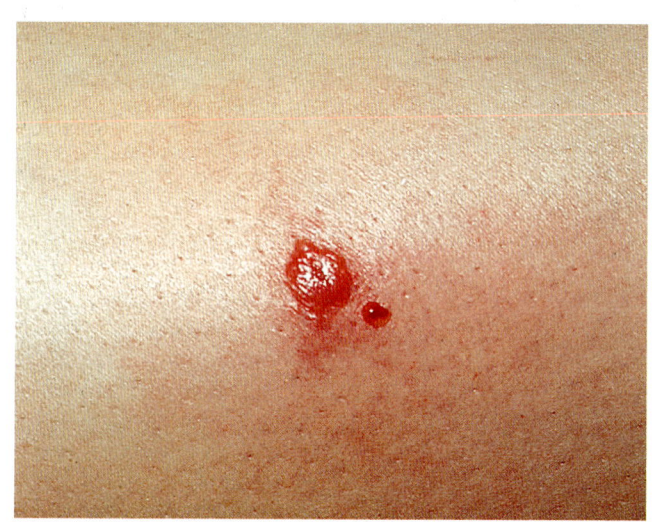

图15-22 棕隐士蜘蛛咬伤：大部分叮咬反应轻微或仅为小的肿胀红斑。

表15-1 棕隐士蜘蛛叮咬的严重程度分级和治疗

严重程度	临床表现/体征	症状	治疗
轻度	红斑、斑点、无坏死	瘙痒	RICE，抗组胺药，阿司匹林，破伤风
中度	红斑、轻度水肿、水疱、坏死<1cm²	疼痛，其他	加止痛药，抗生素，考虑氨苯砜
重度	红斑、水肿、（出血性）水（大）疱、溃疡、坏死>1cm²	疼痛，其他	加氨苯砜，50mg，每日1次，口服，然后50mg每日2次，与6-磷酸葡萄糖脱氢酶同服
系统性*	皮疹、发热、出血、血小板减少、DIC	肌痛、头痛、不适、恶心	支持；连续CBC和U/A；强有力的水化；系统使用糖皮质激素；输血

Sam HH, et al: J Am Acad Dermatol 2001; 44:561
CBC，全血细胞计数；DIC，弥散性血管内凝血；G6PD，6-磷酸葡萄糖脱氢酶；RICE，休息、冰湿敷、抬高患侧肢体；U/A，尿液分析
* 系统性症状可能伴有叮咬后所有不同严重程度的皮肤病变。

治疗

经验证实大多数叮咬轻微，可按下列方案保守治疗：
1. 叮咬部位RICE（rest，ice，compresses，elevation）即休息、冰湿敷和抬高患侧肢体。
2. 每天一片阿司匹林有助于消除血小板聚集和血栓形成。
3. 必要时给予破伤风类毒素。

在叮咬部位用冰袋冷敷可大大减轻炎症，减慢皮疹进展，提高所有其他联合治疗的效果。在棕隐士蜘蛛叮咬部位热敷可使皮疹更恶化[40]。避免立即手术。

中重度皮肤坏死 通常在最初24~48小时内严重叮咬的症状明显，需立即进行内科治疗，但不需像外科手术那样的过激治疗。
- 溃疡性皮疹应使用抗生素（如头孢菌素类）来预防感染。
- 通常需要镇痛药。
- 每天给予氨苯砜50mg和6-磷酸葡萄糖脱氢酶，然后将氨苯砜增至50mg每天2次。

继发性感染可增加局部皮肤温度、提高酶活性而导致进一步的组织损伤；所以建议常规使用抗生素。

氨苯砜 与使用氨苯砜加或不加延迟的切除和/或修复相比，立即外科切除棕隐士蜘蛛叮咬部位诱发的并发症更多[41]。即使在叮咬48小时后，每天给予氨苯砜50~100mg，也有助于阻止严重皮肤反应向广泛坏死进展[42,43]。氨苯砜可帮助阻止毒素诱导的血管周围炎，后者有多形核白细胞浸润并伴广泛皮肤坏死[44]。给予6-磷酸葡萄糖脱氢酶，并检测全血细胞计数。

糖皮质激素 几乎没有证据支持口服和皮损内给予糖皮质激素减少进展性反应的严重性。对于坏死>1cm的患者，应了解有无进行性溶血性贫血，即血中游离血红蛋白水平升高或血小板减少。严重的系统性棕花蛛咬中毒在系统症状进展时应尽早给予泼尼松（1mg/kg），以治疗血液学异常。

手术 早期切除坏死区域曾被认为有助于阻止毒液扩展和将来的坏死。但这种措施可能无效，应该放弃[45]。如果一个皮损已被证实或怀疑棕隐士蜘蛛叮咬，但在72小时内无临床坏死，以后很少发生严重的伤口愈合问题。

应避免积极清创术或对蜘蛛叮咬部位的切除。在伤口稳定和炎症消退（约6~10周）后，可轻轻去除焦痂[46]。手术可作为坏死性皮疹清创术的保留手段。

抗毒血清 已开发出了一种抗毒血清。可询问供应情况。

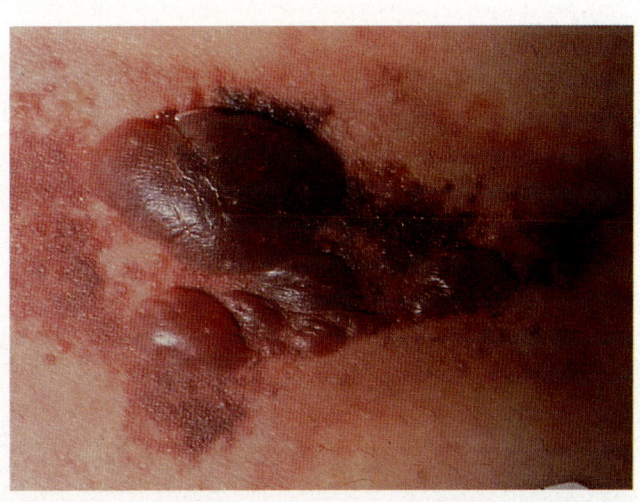

图15-23 棕隐士蜘蛛叮咬，伴梗死、出血和水疱的严重反应。

蜱 Ticks

蜱是一种吸血的体外寄生虫，可作为立克次体、螺旋体、细菌和寄生虫感染的载体。一些种类的蜱成虫长度可达1cm；它们有8条腿，前两条腿像蟹一样向前弯曲。体形大，呈卵圆形或泪珠形，扁平，像一个囊，外表坚韧。蜱有两个科：硬蜱科和软蜱科。它们的区别在于背部的坚固度。硬蜱是大多数蜱传播疾病的载体而受到最多关注，可引起局部反应，如疼痛、红斑和结节，它们比软蜱更难移去。发现蜱后应尽快从宿主身上移去，以减少感染的几率。但是，正确地移去蜱与及时移去蜱在减少感染几率上同样重要。

蜱栖息在草堆和灌木丛等待温血动物经过。它们将内弯的牙齿插入动物皮肤并吸血，期间产生一种可加强它们抓紧作用的胶水样分泌物（图15-24），吸血充盈后有时体积增大3倍。硬蜱可粘附宿主达10天，而软蜱在数小时后放开。叮咬本身不痛，但数小时内在刺入部位出现一个荨麻疹样风团，可引起瘙痒。蜱在粘附人特别是儿童后，可在人觉察不到的情况下移动数小时，到达不引人注意的区域，如头皮。

表15-2列出了蜱和它们相关的疾病。

鹿蜱（*Ixodes dammini*）传播人巴贝西虫病和莱姆病；它出现于马萨诸塞州、康涅狄格州、新泽西州和新英格兰沿海的岛屿。这种蜱常见于康涅狄格州南部的许多区域，在2年的生命周期中它寄生于3种不同

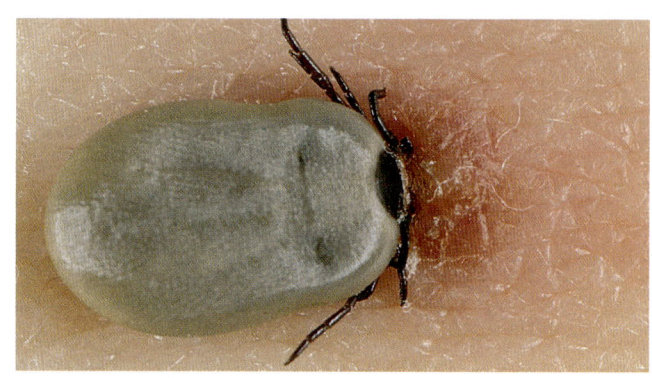

图15-24 蜱：口器深深嵌于皮肤中，体内充满了血液。

的宿主动物。幼虫和稚虫的蜱可寄生于31种不同种类的哺乳动物和49种鸟类身上。白尾鹿是成虫的重要宿主。尽管大多数感染来自五月到七月上旬的稚虫，但三种发育阶段的蜱都可寄生人类。螺旋菌的贮存宿主包括啮齿类、其他哺乳动物和鸟类。白足鼠是特别重要的贮存宿主，在莱姆病流行的康涅狄格州南部部分地区，这种鼠在夏季身上通常感染有疏螺旋体。蜱的感染率从10%～35%不等。从人类、啮齿类和丹敬硬蜱中分离出的博氏疏螺旋体株通常无法区分开来，但主要蛋白不同的博氏疏螺旋体已被鉴定出[47]。此类疾病地理范围的最近扩展与北美鹿的增长有关。在落矶山外的美国区域发现有斑疹热蜱（变异革蜱）。大多数革蜱属有白色前背鬃的纹饰。落矶山森林蜱（安氏革蜱）是西部落矶山斑疹热的载体。

表15-2 主要蜱传疾病

疾病	病原体	类别	主要载体	区域
莱姆病	博氏疏螺旋体	细菌（螺旋体）	硬蜱属	东北部，威斯康辛州，明尼苏达州，加州
回归热	博氏疏螺旋体属	细菌（螺旋体）	钝缘蜱属	西部
野兔热	兔热病杆菌	细菌	革蜱属，钝眼蜱属	阿肯色州，密苏里州，俄克拉荷马州
落矶山斑点热	立克氏立克次体	立克次体	革蜱属	东南部，西部，南部中心地带
埃里希体病	埃里希体属	立克次体	革蜱属，钝眼蜱属	南部中心地带，大西洋南部
科罗拉多蜱热	科罗病毒属	病毒	革蜱属	西部
巴贝西虫病	梨浆虫属	原虫	硬蜱属	东北部
蜱性麻痹	毒液	神经毒素	革蜱属，钝眼蜱属	东北部，南部

Spach DH et al: N Engl J Med 1993; 329:936.

莱姆病和游走性红斑
Lyme disease and erythema migrans

目前，每年有大约15 000例莱姆病报道。莱姆病和游走性红斑又称"慢性游走性红疹"，由博氏疏螺旋体（Borrelia burgdorferi）引起，后者通过特定硬蜱及其它蜱叮咬传播。至少有三种不同类别的博氏疏螺旋体，这可以用来解释美国和欧洲的莱姆病在临床表现上的差异。硬蜱胃肠道有博氏疏螺旋体。莱姆病的命名源于康涅狄格州的莱姆，此处是1975年报道的关节炎儿童的最初聚集地（在一些大关节，特别是膝关节出现短暂、复发性的不对称性肿胀和疼痛，病情迁延数年）。像梅毒一样，莱姆病可影响许多系统，在不同年龄段发病并类似其他疾病。美国各地都已有病案报道，所有年龄段的人都有受累。儿童不成比例地感染莱姆病是因为他们在树木繁茂地区待的时间比成人长。可出现局部的快速流行[48]。美国株和欧洲株抗原的不同导致疾病临床表现的不同，如欧洲患者出现更多皮肤受累。

地理分布

莱姆病已在六个大洲和至少20个国家发现。美国的大多数患者集中于三个区域（图15-25）：东北海岸地区；明尼苏达州和威斯康辛州；加利福尼亚州、奥勒冈州、犹他州和内华达州的部分地区（见下面的插图）。

八个州（康涅狄格州、罗德岛州、纽约州、新泽西州、特拉华州、宾夕法尼亚州、马里兰州、威斯康辛州）的病例数占已报道病例的90%。地理分布提示是通过感染博氏疏螺旋体的蜱随鸟类迁徙而传播的。达米尼硬蜱（图15-26和15-27）是东北部、中西部莱姆病的载体，太平洋硬蜱是西部莱姆病的载体。大多数感染病例发生于夏季和早秋，当人们在室外、穿短袖和赤足通过森林和草原时。在东北部，蜱感染白尾鹿和白足鼠。

皮肤表现

有3种与莱姆病相关的皮肤损害：迁徙性红斑（正式称呼是慢性迁徙性红斑）、疏螺旋体性淋巴细胞瘤和慢性萎缩性肢端皮炎。一些证据提示几种其他皮肤病也与博氏疏螺旋体感染有关[49,50]。

疏螺旋体性淋巴细胞瘤 早期感染阶段，疏螺旋体性淋巴细胞瘤（BL）常表现为一个蓝红色结节，出现于耳垂和乳头。组织学上有致密的多克隆淋巴细胞浸润，后者可在游走性红斑后出现或作为莱姆疏螺旋体病（Lyme borreliosis）的第一表现。游走性红斑和BL是早期的局部皮肤表现，但有时播散性疾病的皮肤外症状和体征可与这两种皮疹同时出现。BL罕见，在莱姆病中的出现率为0.6%～1.3%[51]。

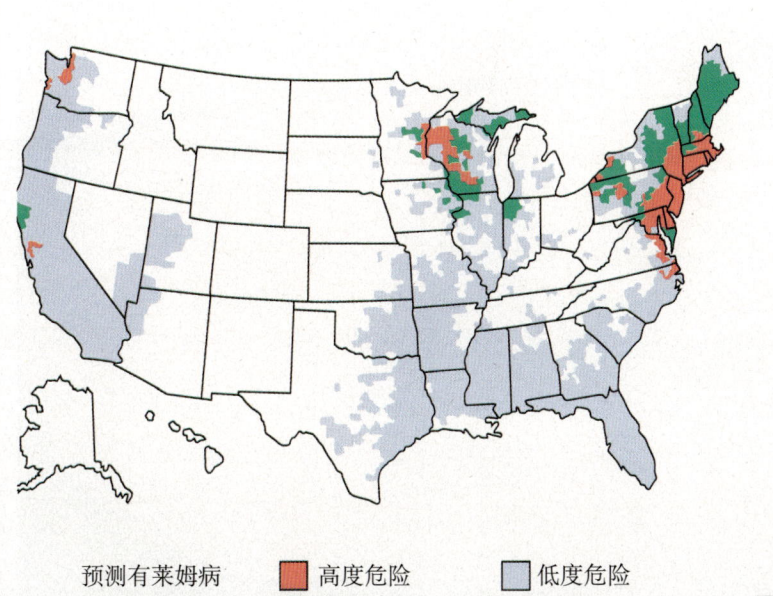

图15-25　1993年莱姆病病例的报道情况。

鹿蜱

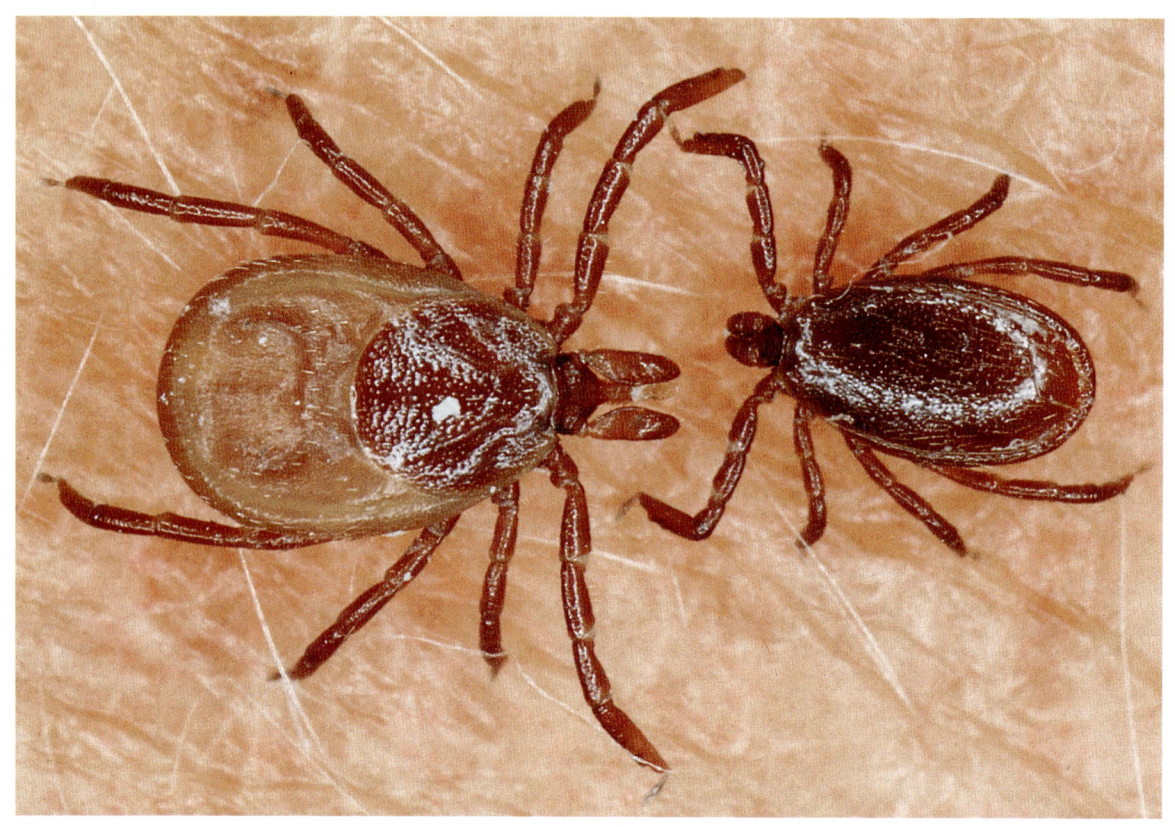

图 15-26　鹿蜱：部分充盈（左）和未充盈（右）。

图 15-27　鹿蜱：传播莱姆病的载体。这种蜱非常小，非充盈时固定于皮肤上移动，不会被人察觉。

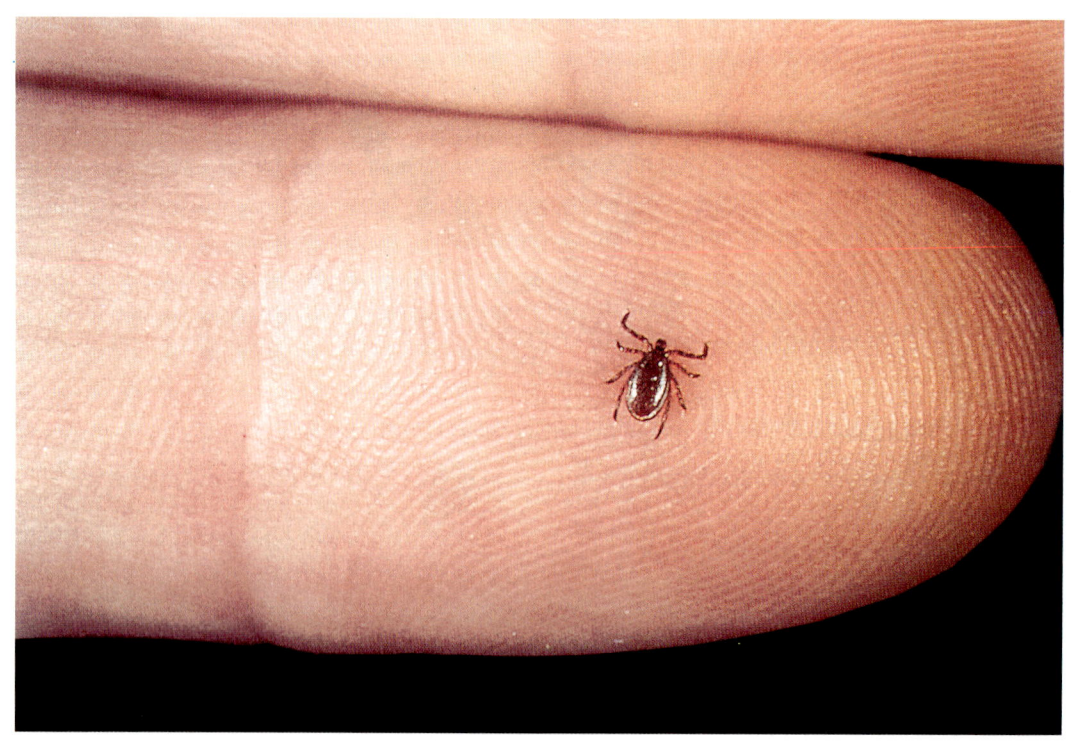

鹿蜱

慢性萎缩性肢端皮炎 在感染后期，可出现慢性萎缩性肢端皮炎，它是莱姆病一种特有的红色萎缩性斑块。在欧洲，10%的莱姆病患者可出现此皮损，美国患者则很少出现。初始为早期炎症阶段，伴局部水肿，手、足、肘和膝伸侧呈蓝红色。数年到数十年后，可进入萎缩阶段，此时皮肤出现萎缩，呈暗红色，可出现雪茄纸样外观[52]。

游走性红斑 游走性红斑是莱姆病最特征性的皮肤表现。将在下面详细描述。

疾病早期和晚期 早期莱姆疏螺旋体病包括局部感染、持续性游走性红斑和不伴泛发性感染征象的疏螺旋体性淋巴细胞瘤；可出现局部淋巴结病和/或全身症状；可出现早期泛发性感染、持续性多发性游走性红斑样皮疹和中枢性疏螺旋体病、关节炎、心肌炎或其他脏器受累的早期表现。晚期莱姆疏螺旋体病包括慢性感染、持续性慢性萎缩性肢端皮炎；可出现神经系统、关节或其他器官表现，症状持续或缓解至少12个月（或6个月）[53,54]。

感染的三个时期

按蜱叮咬后感染的持续时间将莱姆病分为三期。

早期局部疾病（游走性红斑和流感样症状） 多达90%的患者有特异性皮疹。这是在疏螺旋体接种部位发生的一种能自愈的红色皮疹。感染性叮咬和出现皮损的平均间隔时间是7天（范围：3～30天）。皮疹开始表现为叮咬部位的一个小丘疹。丘疹形成一个缓慢增大的环，中央的红斑逐渐消退，留下一个通常正常但有淡蓝色的表面。环保持平坦，压后变白，与癣不一样，周围无脱屑、水疱或结痂。皮疹最常见的形态是环状，但当游走至皮褶后，形态就出现改变。皮损边缘可轻度隆起[55]。一些患者有烧灼感或瘙痒。几天后，红斑迅速从中间的叮咬部位扩展开，离心性地形成一个宽的、圆形到卵圆形5～10cm的红斑区域（图15-28）。在1周内，中心消退，留下一个1～2cm红色的环，环扩大数天或数周，直径可达50cm；20%～50%的病例有多个同心环[56]。出现触痛，瘙痒轻微。即使在未经治疗的患者，皮损常在3～4周内退去。螺旋体可于数天或数周内在血中或淋巴结扩散（二期）。可出现继发性皮疹或疏螺旋体性淋巴细胞瘤。由血液播散而致的多发性损害是播散性螺旋体病的皮肤标志。未感染螺旋体的蜱叮咬后也可发生一个暂时性红斑。但它不会扩展到直径超过1cm，在1天或2天内消失。蜘蛛叮咬也可引起疼痛性、可扩展的红色皮疹。

急性起病伴不适、疲劳、发热（可到42℃）、皮疹、头痛、颈项强直、肌痛和关节痛，如果没有出现皮疹，可能会怀疑为流行性感冒。全血细胞计数和血沉正常。心电图可出现心肌炎表现。

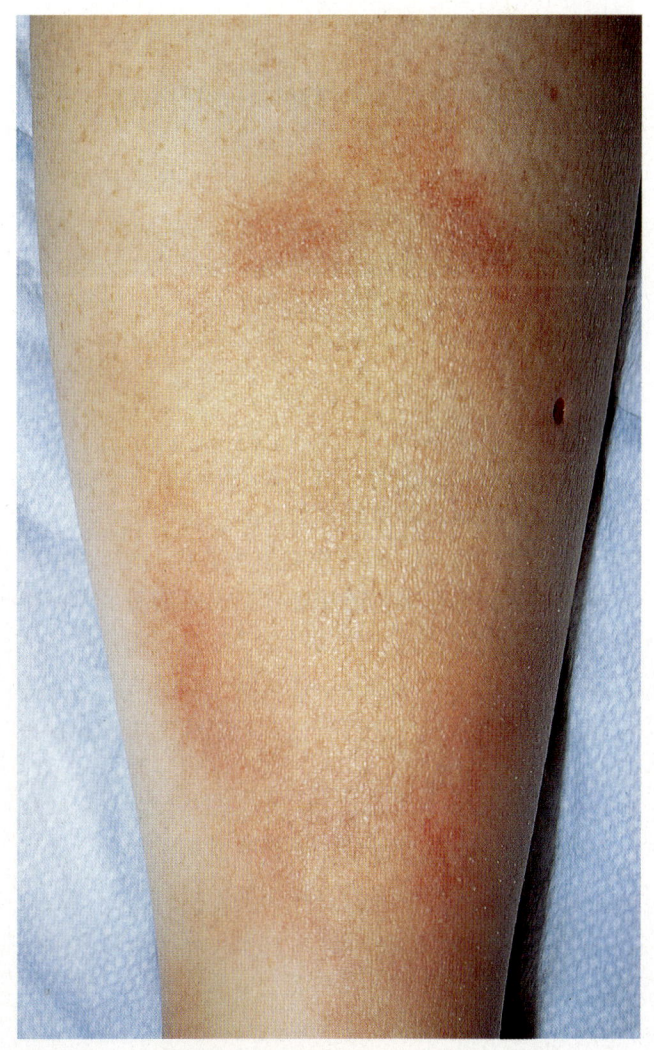

图15-28 游走性红斑：宽的卵圆形红斑已从中央区域游缓慢走。

早期播散性疾病（心脏和神经系统疾病） 早期播散性莱姆病在感染后的 1～9 个月内发生，可无游走性红斑。

心脏疾病 8% 的未经治疗患者出现心脏表现，包括不同程度的房室传导阻滞、轻度心包炎、轻度左心室衰竭。严重的房室传导阻滞可出现晕厥、头晕、气短、胸痛或心悸。传导阻滞在不用抗生素的情况下可消退。治疗预后非常好。

神经系统疾病 约15%的未经治疗患者在数周内出现中枢神经系统疏螺旋体病的体征，包括伴间断头痛和轻度颈项强直的淋巴细胞增多性脑脊髓膜炎、伴有情感障碍的轻度脑炎、颅神经病（特别是单侧或双侧面瘫）、运动或感觉神经根神经炎、多发性单神经炎、小脑共济失调或脊髓炎[57]。脊髓液检查可显示脑脊液淋巴细胞增多和单克隆免疫球蛋白水平升高。

即使不经治疗，急性中枢神经系统异常也可在数周或数月内明显改善或消退。

晚期疾病（关节炎和慢性神经系统综合征） 晚期莱姆病可能缺乏早期疾病的证据。

关节疾病 患病开始数月后，约80%未治疗的患者出现间断的关节肿胀和疼痛，主要是大关节，特别是膝关节。关节温度高，但不红。经过几次关节炎发作后，一些患者可能出现持续性关节炎。约10%的患者，特别是HLA-DRB1患者，膝关节的关节炎即使在给予静脉抗生素治疗30天后或口服抗生素治疗60天后仍持续数月或数年[58]。

关节液中白细胞 10 000～25 000/mm³（中性粒细胞为主）；大多数伴莱姆关节炎的患者血清中抗疏螺旋体阳性（ELISA）。可出现假阳性结果。滑膜液中特异性抗体有助于确诊由疏螺旋体引起的滑膜炎。有莱姆关节炎的患者通常比伴其他症状（包括晚发神经疏螺旋体病）的患者更容易出现高滴度的疏螺旋体特异性抗体。感染可在一些部位（如关节和神经系统）持续数年。

神经系统疾病 多达 5% 未治疗的患者中疏螺旋体可引起慢性神经疏螺旋体病，有时发生于长期潜伏感染后。可出现慢性多发性轴突性神经病，表现为脊柱的放射性疼痛或远侧的感觉异常。为精细认知障碍的莱姆脑病可能是疾病晚期的一个主要表现。脑脊液中无炎症改变。脑部CT无帮助。在有中枢神经系统受累的患者中，最敏感的诊断性检测是在脊髓液中证实有抗疏螺旋体抗体产生[57]。给予一个月疗程的静脉滴注头孢曲松可成功治疗莱姆脑病。

持续感染

一些作者已观察到给予目前推荐方案治疗后仍可存在持续感染。约一半的患者在抗生素治疗后仍出现轻微症状，如头痛、肌（与）骨骼的疼痛和疲劳。对抗生素治疗不能迅速反应的、有严重心脏受累的患者，可对糖皮质激素有反应。

莱姆病螺旋体可经胎盘播散至胎儿器官。怀孕期间患莱姆病的妇女应得到迅速治疗[59]。

实验室诊断

无皮疹时难以诊断。常规实验室检查无助于确诊。

血清学 血清学是惟一对诊断有帮助的实验室方法。试验在感染的开始几周不敏感，仅20%～30%的患者有阳性反应，通常是IgM型；但在恢复期2～4周后，约70%～80%的患者即使在抗生素治疗后血清学仍阳性[58]。抗生素治疗后，抗体滴度缓慢下降，但IgG甚至 IgM 在治疗后可持续数年。

单份标本检验不能区分既往感染和现症感染。因为在非流行区的健康人群中有假阳性，所以仅在推测患者有至少1/5的几率患活动性莱姆病时，才推荐血清学检测。现在有了新检测方法，但目前的二步检测步骤，即先用一种标准、敏感的ELISA获得阳性或不确定的结果，然后用一种更特异的蛋白质印迹来验证，同样可给医生提供一种相当精确和可信的判定检测抗疏螺旋体抗体的结果[60]。

从皮损部位或血中培养博氏疏螺旋体费用昂贵且缺乏敏感性。

假阳性结果 假阳性的 ELISA 滴度可出现于梅毒、传染性单核细胞增多症、落山矶山斑点热、类风湿关节炎、系统性红斑狼疮和7%的正常血库标本。梅毒血清学检测，如快速血浆反应素试验、性病研究室试验（VDRL）或微量血凝试验，在莱姆病中常呈阴性，但荧光螺旋体抗体吸收试验结果可能常呈阳性。一些假阳性结果可能与先前疏螺旋体的亚临床感染有关。

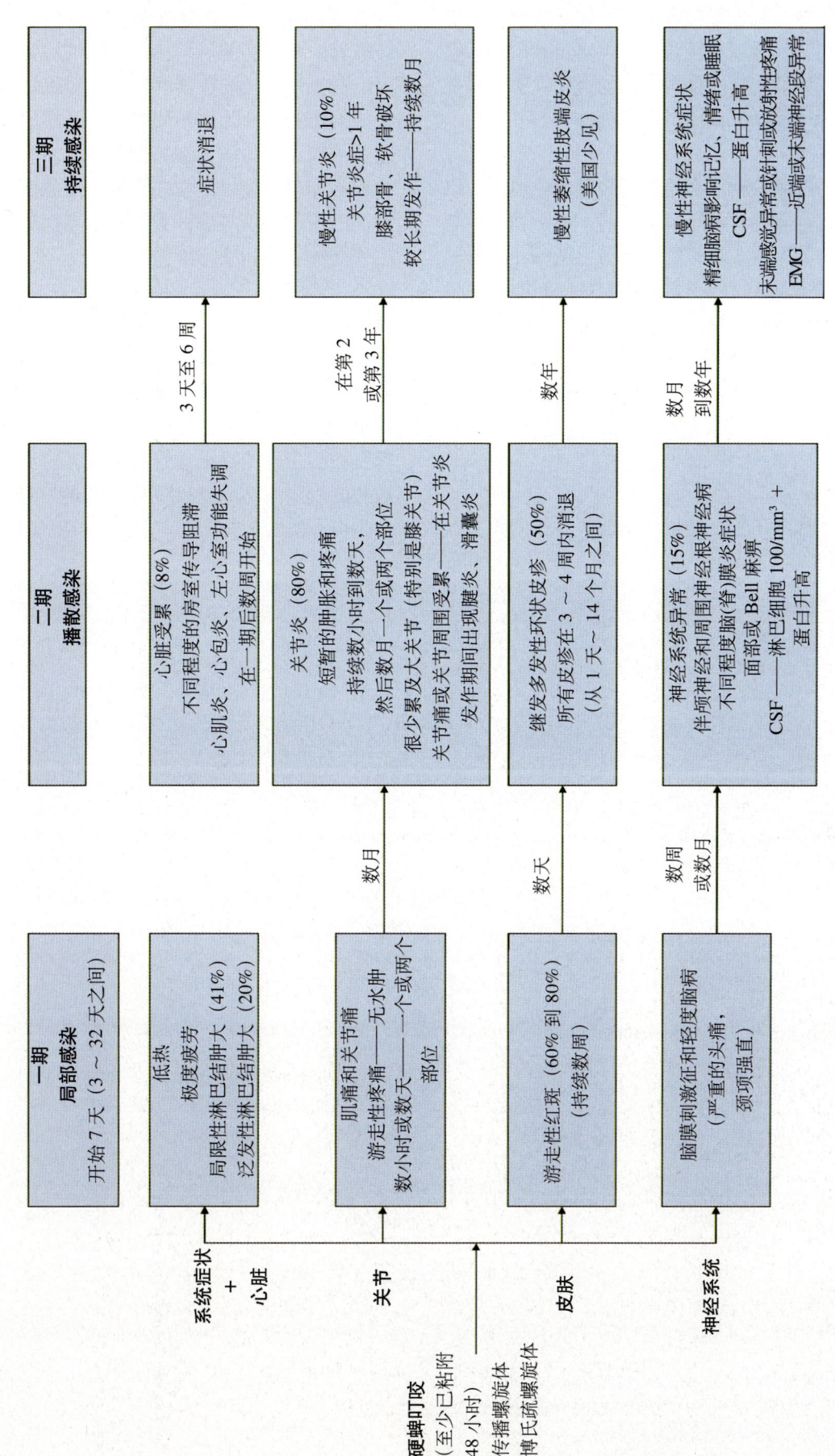

培养和活检 从患者标本中培养或观察博氏疏螺旋体是可能的，但有一定困难。用 Warthin-Starry 银染，可以在86%的游走性红斑皮损的真皮乳头层中发现达米尼硬蜱（*Ixodes dammini*）螺旋体[61]。

莱姆病的过度诊断 在莱姆病高度集中地区，患者和医师常将临床症状归结于莱姆病。不正确的诊断常导致不必要的抗生素治疗。出于对可能患晚期莱姆病的担心，使莱姆病在流行区常作为一个排除性诊断。对经过足够治疗后持续存在的轻中度症状、对纤维肌痛和疲劳的误诊可能被认为存在持续感染，导致进一步的抗生素治疗。了解患者的担心和治疗后的肌肉与骨骼的症状后，应减少先前莱姆病治疗中的不必要药物[62,63]。

莱姆病的诊断不足 博氏疏螺旋体感染的大多数症状不具特异性。即使在治疗后，非特异性症状可持续数月，莱姆病的后期特征可能需要数月或数年才消退。游走性红斑的扩展性红斑类似蜘蛛叮咬。神经根神经病可被诊断为颈椎间盘突出。淋巴细胞性脑脊髓膜炎可被误诊为病毒性脑脊髓膜炎。单关节炎可能被诊断为非典型类风湿性关节炎或败血症性关节炎。流行区的医师必须对这种类似这么多疾病的、令人混淆的疾病症状有高度的警觉性。

治疗

感染危险性 莱姆病高发区，被鹿蜱叮咬后患莱姆病的发病率是3.2%。在博氏疏螺旋体被传播之前，蜱至少部分被血充盈（即必定已进食多个小时）。被幼蜱叮咬后不经治疗出现游走性红斑的几率比被雌性蜱成虫叮咬要高〔(8/1425.6%) 比0/97 (0%)〕，特别是至少部分被血充盈的幼蜱叮咬〔8/18 (9.9%)〕，而被未

体征、症状	药物	成人剂量	儿童剂量[†]
游走性红斑	多西环素[‡]（伟霸霉素及其他）	100mg，每日2次，口服×21天	>8岁，1~2mg/kg，每日2次
	或阿莫西林（奥纳欣及其他）	500mg，每日3次，口服×21天	每日50mg/kg，每日3次
	或头孢呋辛（新菌灵）	500mg，每日2次，口服×21天	每日30mg/kg，每日2次
中枢神经疾病 面神经麻痹	多西环素[‡] 或阿莫西林	100mg，每日2次，口服×21~28天 500mg，每日3次，口服×21~28天	每日25~50mg/kg，每日3次
更严重的中枢 神经系统疾病	头孢曲松钠（罗氏芬） 或头孢噻肟 或青霉素G	每日2g，静脉应用，×14~28天 每日2g，静脉应用，每8小时一次 ×14~28天 每日静脉应用2000~2400万单位 ×14~28天	每日75~100mg/kg，静脉应用 每日150~200mg/kg，每日 3~4次 每日300 000U/kg，静脉应用
轻度心脏疾病 （Ⅰ度房室传 导阻滞）	多西环素[‡] 或阿莫西林	100mg，每日2次，口服×21~28天 500mg，每日3次，口服×21~28天	每日25~50mg/kg，每日3次
更严重心脏疾病	头孢曲松钠 或青霉素	每日2g，静脉应用×14~21天 1800~2400万单位，每日静脉应用 ×14~21天	每日50~75mg/kg，静脉应用 每日300 000U/kg，静脉应用
关节炎[§] 口腔症状	多西环素 或阿莫西林	100mg，每日2次，口服 ×28天 500mg，每日3次，口服×28天	每日50mg/kg，每日3次
胃肠外症状	头孢曲松钠 或青霉素	每日2g，静脉应用×14~28天 1800~2400万单位，每日静脉应用 ×14~28天	每日50~75mg/kg，静脉应用 每日300 000U/kg，静脉应用

From The Medical Letter 2000; 42(1077).
*治疗持续时间未确定。在所有这些治疗中都有复发；复发患者需要第二个疗程的治疗。没有证据显示重复或延长治疗对莱姆病引起的客观症状有益。
[†] 不应超过成人剂量。
[‡] 小于8岁或妊娠或哺乳妇女中应禁用多西环素或其他任何一种四环素类药物。
[§] 疾病晚期，治疗反应延迟数周或数月。

进食或扁平的幼蜱叮咬后出现游走性红斑的几率为0/59（0%）。被幼蜱叮咬的患者中，如幼蜱已进食72小时或更长时间，则患莱姆病的几率是25%；如幼蜱进食少于72小时，则几率为0%[64]。

多西环素的预防性使用 被肩突硬蜱叮咬后72小时内单次给予200mg的多西环素可阻滞莱姆病的发展（框15-3）[64]。对莱姆病的疑虑可能是决定是否使用化学预防最主要的因素。告之被蜱叮咬的患者即使患了莱姆病，它的预后也非常好，这对焦虑的治疗比使用多西环素要好。

在莱姆病高发区被蜱叮咬后和发现该蜱为被血充盈的幼鹿蜱时，给予多西环素是合理的[65,73]。

活动性疾病 血清学检测在疾病的早期敏感性差。游走性红斑的出现给医师提供了诊断的最好机会。只有在这种早期临床发现的基础上才能开始积极的抗生素治疗。最新的推荐方案见表15-3。

游走性红斑 口服治疗可缩短皮疹时间，预防晚期后遗症的发生。头孢呋辛和多西环素的疗效一样。阿莫西林也有效，适宜于儿童和妊娠或哺乳妇女。治疗持续时间取决于临床反应。在所有推荐治疗中都有复发；复发患者需第二个疗程的治疗。推荐治疗方案在预防儿童后遗症上有效；有报道在最初发作后的1～4年，11%患者又出现新的发作[66]。其他研究也显示，适当早期抗生素治疗后，莱姆病的主要晚期表现罕见[67-69]。

框15-3　预防莱姆病的策略

教育患者检查和迅速移去粘附的蜱

在一些情况下对蜱叮咬进行预防性治疗

　在72小时内发现一个明显充盈的鹿蜱，或在一个来自莱姆病流行区的成人身上发现蜱粘附超过72小时；可给予单剂量的200mg多西环素

　在发现一只粘附36～72小时的鹿蜱后72小时内，给予单剂量的200mg多西环素

　当一只蜱粘附不超过36小时，不必治疗

　在儿童，预防性治疗的剂量和有效性尚无评价

学会识别和迅速治疗游走性红斑和其他莱姆病的早期表现

Hayes EB, Piesman J: N Engl J Med 2003; 348:2424

关节炎 多西环素或阿莫西林口服治疗1个月对莱姆病关节炎通常有效。对口服治疗无反应的患者，可能对第二期1个月的疗程或静脉给予青霉素或头孢曲松治疗有效。对顽固性膝关节炎，关节镜下滑膜切除术可能有帮助。

心脏疾病 心脏传导异常通常有自限性，但一个暂时性起搏器可能有必要。有轻度心脏受累的患者（Ⅰ度房室阻滞的PR间期小于0.3秒），通常可用口服多西环素或阿莫西林治疗。有严重心脏受累的患者（包括伴有PR间期大于0.3秒的Ⅰ度房室阻滞）应接受头孢曲松和青霉素静滴。

神经系统疾病 仅有面神经麻痹的患者对口服多西环素和阿莫西林有反应。有脑(脊)膜炎和其他颅脑或外周神经病或脑炎者应静脉给予青霉素、头孢曲松或头孢噻肟。同样的药物对晚期神经系统并发症也有效，包括认知缺陷和多发性神经病。

持续性感染 即使以前在急性莱姆病时使用了抗生素治疗，但对有持续症状的患者给予静脉和口服抗生素治疗90天与安慰剂相比并不改善症状[70]。

吉赫反应（Jarisch-Herxheimer-like reaction）
14%的患者，通常是那些有较严重疾病者，在治疗开始后的前24小时会出现症状加重。这种吉赫反应（明显寒战、肌痛、头痛、发热、心率和呼吸加快，持续数小时，皮疹明显）通常在治疗开始后几个小时发生[72]。尽管给予了抗生素治疗，接近一半的患者有轻度的晚期并发症——反复性嗜睡和头痛发作或关节、腱、囊、肌肉部位疼痛。

预防

蜱防护剂可分为用于皮肤的和用于衣物的。在皮肤上使用昆虫防护剂N，N-二乙基甲苯酰胺（DEET）可驱赶一些包括蜱在内的昆虫。尽早发现和移去蜱特别重要，因为在鹿蜱吸附48小时内就被移去后就不可能传播博氏疏螺旋体[75,76]。

莱姆病疫苗 人重组外膜蛋白疫苗（LYMErix-SmithKline Beecham）于1998年被批准用于年龄15～70岁、生活或工作在中到高度危险区域的人群。由于缺乏使用，这种疫苗已停产。

落矶山斑点热和无斑点热
Rocky mountain spotted and spotless fever

落矶山斑点热（RMSF）被用来描述一种首先在蒙大纳西部 Bitter Root 山谷发现的一种疾病。这种病发生于美国的许多地方（图15-29）。

48%的病例报告来自四个州（北卡罗来纳州、俄克拉荷马州、田纳西州、南卡罗来纳州）。

立克次体和蜱

落矶山斑点热由立克次体引起，通过蜱叮咬传播。在蜱粘附宿主的6～8小时内其唾液腺即可分泌释放立克次体。

不是所有种类的蜱都是立克次体的有效载体，也并非所有可作为载体的蜱都被感染了立克次体。通常，一个地区仅有1%～5%的载体蜱受到（立克次体）感染。几种载体蜱可传播落矶山斑点热，但主要的是美国狗蜱；美国东部地区的变异革蜱和西部地区的落矶山森林蜱，即安氏革蜱。大多数病例出现于东部的一些州，如田纳西州、北卡罗来纳州。这两种蜱属的成虫以一些中到大型的哺乳动物和人类为食。蜱常通过宠物狗和猫与人类密切接触（狗蜱也可以寄生于猫）而被传播。

发病率

本病高发病率的年龄组为5～9岁。95%的病例在4月1日和9月30日之间发病，这期间蜱最活跃。

病理学

立克次体感染内皮细胞和血管壁，不感染大脑组织。落矶山斑点热是一种主要以内皮细胞为主的立克次体感染，内皮细胞具有很强的抗凝血功能。内皮细胞感染和损伤的结果导致凝血系统改变，其程度从血小板计数的轻度下降（经常）到严重的凝血紊乱，如深部静脉血栓形成和弥散性血管内凝血（罕见）。蜱叮咬后，微生物通过血流播散并在内皮细胞中繁殖，引起多系统的表现。内皮细胞播散性感染的结果包括血管通透性增加、水肿、血容量减少、低血压、肾前性氮质血症及危及生命的肺水肿、休克、急性肾小管坏死和脑膜脑炎。

临床表现

叮咬后1周（3～21天）可出现突然的发热（94%）、严重的头痛（88%）、肌痛（85%）和呕吐（60%）。感染开始的症状与那些自限性病毒感染难以区分。

据报道有83%的病例出现皮疹，典型病例出现于第4天。皮疹发展所经历的一系列阶段和分布无特异性。首先在腕部和踝关节出现皮疹。数小时内累及手掌和跖部（73%），然后泛发。皮疹开始为散在的斑点，压后变白；在2～4天变成瘀点（图15-30）。皮疹在非洲籍美国人身上难以见到，这可以解释为什么非洲

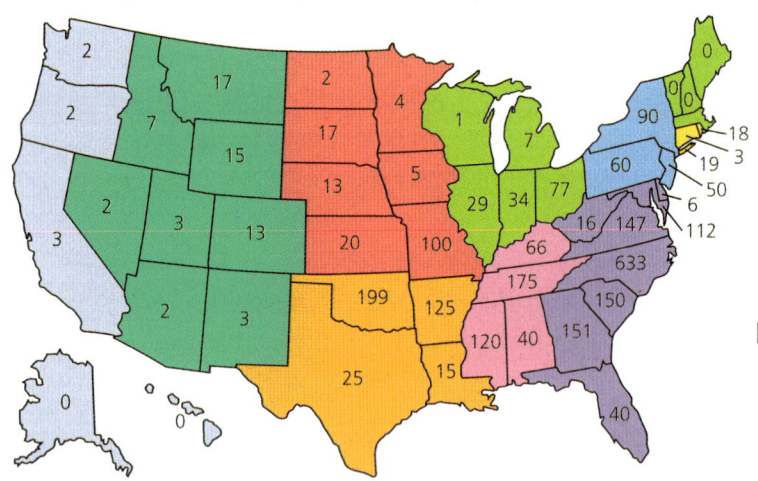

图15-29　1990年落矶山斑点热报道的病例和发病率。

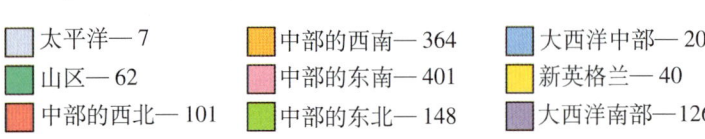

籍美国人的死亡率（16%）比白人（3%）高。约15%患者不出现皮疹，被称为落矶山无斑点热[77]。无皮疹的疾病在成人中更常见。一半的患者出现脾大。发热在2~3周内消退，如果有皮疹，消退后遗留色素沉着。尽管总死亡率介于3%~7%，未经治疗的患者死亡率可能超过30%。

死亡通常源于内脏和中枢神经系统播散引起的不可逆性休克[78]。死亡患者常表现为一个暴发的病程，在1周内死亡。大多数病例在尸检时发现有间质性肾炎。急性肾功能衰竭的出现与死亡明显相关[79]。明显的长期病残（如下肢轻瘫，听力丧失，周围神经病变，膀胱和肠失禁，小脑、前庭和运动失调，语言障碍）常见于由RMSF引起的严重病例[80]。

在早期阶段，RMSF可能像其他一些疾病。仅3%~18%的患者在第一次就诊时出现皮疹、发热和提供蜱叮咬的病史。在流行区域出现发热、头痛、肌痛不伴皮疹的患者应怀疑RMSF。咳嗽、啰音、恶心、呕吐、腹痛、昏迷和假性脑脊膜炎也可作为RMSF的症状出现。血小板减少和低钠血症支持RMSF的可能。

诊断

延误诊断和未及时进行特异性抗立克次体治疗（如发病后5天还未治疗者）与以后出现死亡的高风险有关。诊断必须依靠临床（发热、头痛、皮疹、肌痛）和流行病学（蜱接触史），因为在疾病发生后的10~14天实验室检查不能确认。白细胞计数正常或低下。可出现血小板减少、血清肝转氨酶水平升高和低钠血症。血尿素氮（BUN）水平可能升高，提示肾前性氮质血症或间质性肾炎。神经影像上的异常不常见，即使有也不明显[81]。

实验室检查 实验室检查很少会对存在困难的临床诊断提供帮助，因为抗体常仅在恢复期检测到，临床上，大多数情况下没有针对立克次体的免疫学方法。间接荧光抗体（IFA）检测急性和恢复期血清（升高4倍）相当精确[82]，可用来明确诊断。临床上同一患者如果单次恢复期血清滴度1:64或更高（IFA）也可以考虑诊断。诊断也可通过从斑点热患者血液或组织培养分离立克次体或通过活检或对尸解标本进行荧光抗体染色，但这些方法不实际，很少进行。乳胶凝集试验假阳性结果可出现在妊娠期间。妊娠期间发生率升高，在妊娠期的第9个月达到12.1%[83]。

治疗

在缺乏可靠早期诊断性试验之前，对夏季来自流行区、伴发热、肌痛和头痛的患者可行四环素的治疗性试验。大多数广谱抗生素，包括青霉素、头孢菌素和磺胺类抗生素，在治疗RMSF上无效。多西环素是孕妇除外的治疗选择。四环素、氯霉素或氟喹诺酮也有效。它们应在疾病早期给足剂量。其他原因引起的中枢神经系统感染，如奈瑟脑膜炎双球菌或流感嗜血杆菌，在鉴别诊断时，尤其在年轻人中应考虑到。诊断不确定的病例，可经验性给予氯霉素治疗。

多西环素是治疗小于9岁的RMSF患者的最适宜药物。幼儿用该药确实有效、安全性高、药物相关的不良反应少、给药剂量方便。对RMSF再感染患者，可给予多达5个疗程的多西环素，出现牙齿变色的几率小[84]。

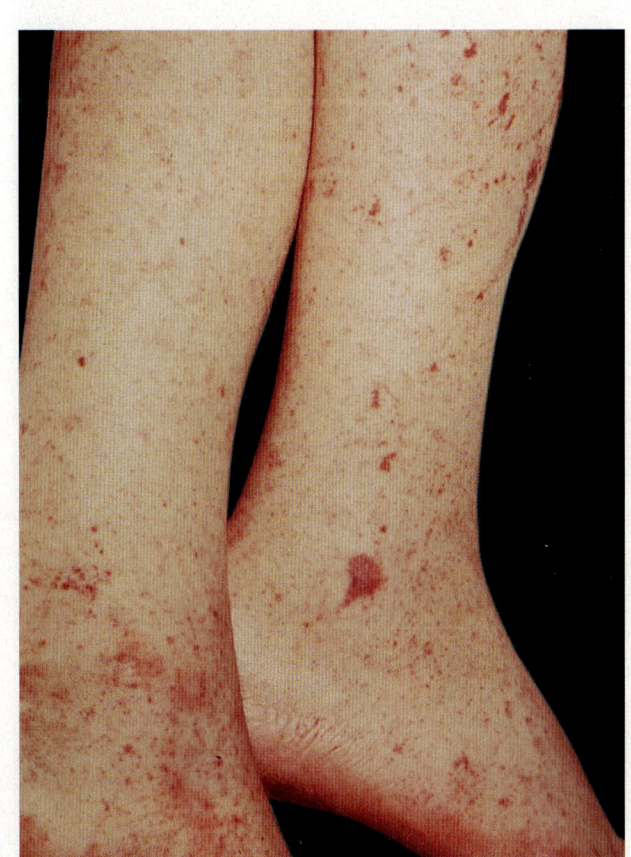

图 15-30 落矶山斑点热：累及整个皮肤表面（包括手掌、足掌）的泛发性瘀点性皮疹。

在症状开始 5 天内接受抗立克次体治疗的 RMSF 患者死亡率比那些在疾病开始 5 天后才接受治疗的患者低。初始治疗时,患者第一次就诊不出现皮疹和在疾病的第3天出现皮疹,即可预测最初治疗失败[85]。严重病例,液体量的控制是一个关键。

蜱叮咬麻痹 Tick bite paralysis

蜱叮咬麻痹可能是由于蜱唾液中的一种神经毒素注入人体而引起。本病在儿童中最常见,特别是头发长而厚的女孩。蜱隐藏在头皮、腹股沟或其他不显著部位,在症状出现前多已粘附约 5~7 天。通常本病开始表现为下肢虚弱,在数小时进展到摔倒和由肌肉虚弱而致的共济失调[86]。伴有发音困难和吞咽困难的颅神经衰弱导致延髓性麻痹、呼吸衰竭和死亡。儿童可出现坐立不安、易激惹和不适。患者诉疲劳、易激惹和感觉异常,伴协调障碍和24小时内加重的麻痹。早期无疼痛或发热。如果蜱没有被发现和移除,可能会出现呼吸衰竭而导致死亡。在蜱被移去后24小时可恢复。蜱叮咬麻痹最常见于太平洋东北部,由落矶山草蜱(安德逊革蜱)引起。在东南部,美洲狗蜱(变异革蜱)是蜱性麻痹的主要病原体。

图15-31 TICKED OFF:一种移去蜱的塑料工具。蜱的全部包括口器部分均被移去。

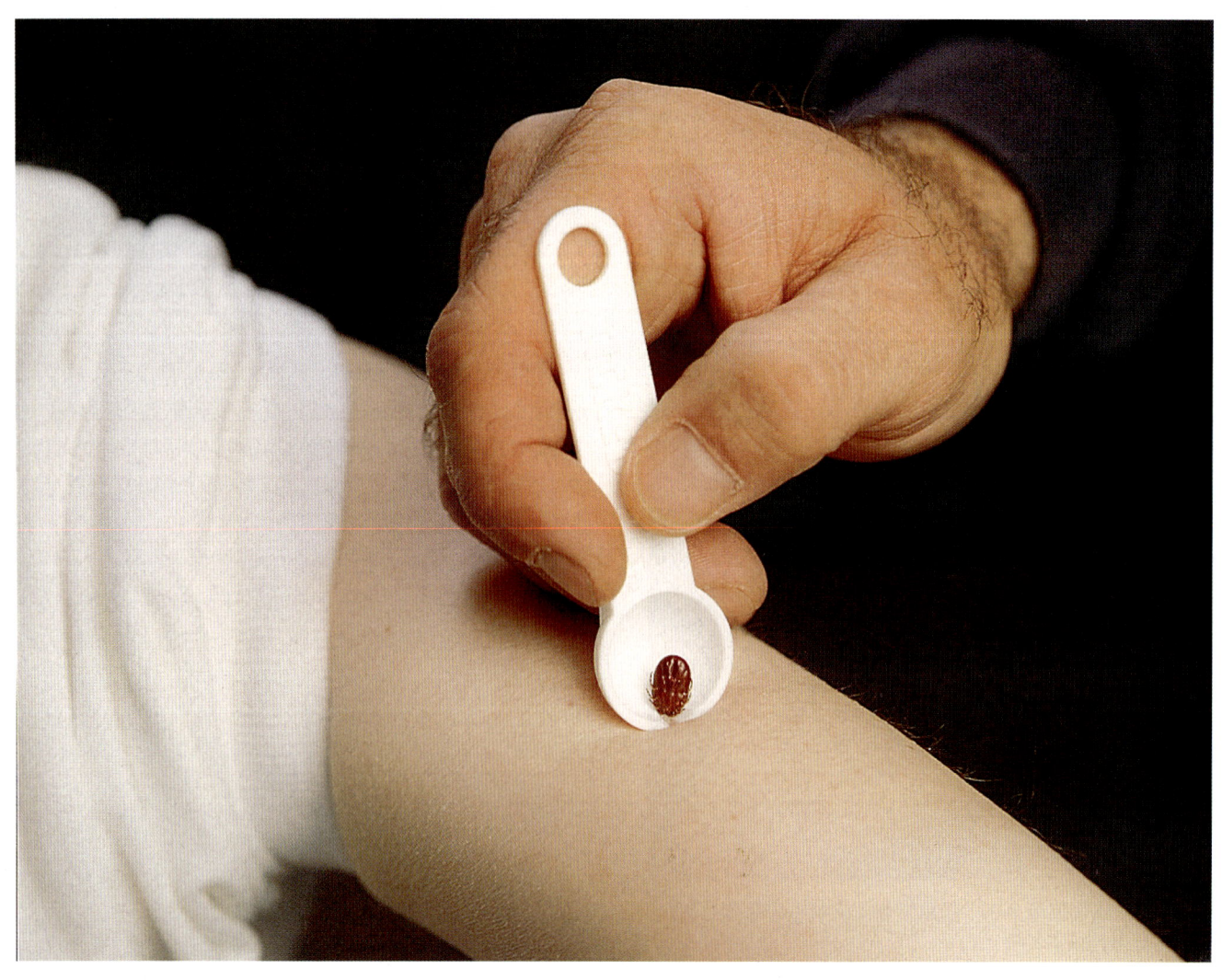

去除蜱 Removing ticks

一种简单的、被称为 TICKED OFF 的塑料工具可移去蜱,包括蜱的口器部分(图 15-31)。嵌入皮肤的蜱可被一次性彻底移出,而蜱留在工具里待下一步处理。可从任何方向将此工具贴近蜱的前面、背面或侧面而移去蜱。垂直握住 TICKED OFF,轻轻向下施加压力于皮肤,将塑料工具向前推,这样它从三个方面包绕蜱,小的 V 形结构即固定了蜱。有锯齿状的部分连续滑动即可移去蜱。这种廉价工具现在随处可得。

另一种移去蜱的工具见框 15-4 的描述。硬蜱可将它们的口器部分粘附入皮肤,所以移除困难(图 15-32)。机械性移除可能或也有可能不会移除粘固剂。如果在移除后发现口器上没有粘固剂或胶水样物质,应尽量移去它们,以防止继发的刺激和感染。蜱在移除后继续分泌唾液,应立即处理。在一项研究中,用凡士林、指甲油、异丙醇或厨房的热火柴都不能使蜱脱离。热的物体可导致蜱向伤口分泌唾液或吐出感染性液体[87]。

不应直接用手来移除蜱,这有引起立克次体感染的危险。应通过轻柔、平稳的牵拉移除革蜱;口器部分通常随蜱一起被拉出。通过人工方法很少能完整地移除硬蜱。如果蜱的躯体被拉断,口器部分可留在皮肤的表面以下。残留部分或许难以清除,可引起轻度的损害或产生慢性刺激或引起异物反应,形成一种被称为蜱咬肉芽肿的结节。在移除过程中若扭动或猛拉,可折断口器部分。处理蜱的身体可引起感染性液体流出,进入宿主或移除操作人的皮肤。应避免挤压蜱的身体,因这样可导致额外的液体注入皮肤。

框 15-4 移除蜱的推荐步骤
用钝而弯的钳状骨针、镊子或线。 如果用到食指,应用橡胶手套和厚衣服作保护。
抓紧。 用钳状骨针尽量贴近皮肤表面抓住蜱,稳固地、均匀地向上拉。
不要扭动或猛拉蜱, 因为这可导致口器部分和粘固剂留在皮肤里。另外,拿一根线(在森林时可在衣服缝中找到一根松弛的线),打一个环状的结放到蜱上,将其紧紧地栓在位于皮肤表面的蜱的最小部分上。将两端拉起以提起皮肤。用线或钳状骨针保持这个张力 3~4 分钟,将蜱慢慢拉出。小心不要挤压、刺伤蜱的身体,因为它的液体(唾液、血、淋巴和消化道成分)含有感染成分。
不要赤手处理蜱, 因为感染性成分可通过黏膜表面进入或突破皮肤。这项预防措施特别针对那些用未经保护的用手指去移除家庭宠物身上蜱的人。不允许儿童来进行这个过程。移除蜱后,彻底消毒蜱叮咬部位并用肥皂和水洗手。

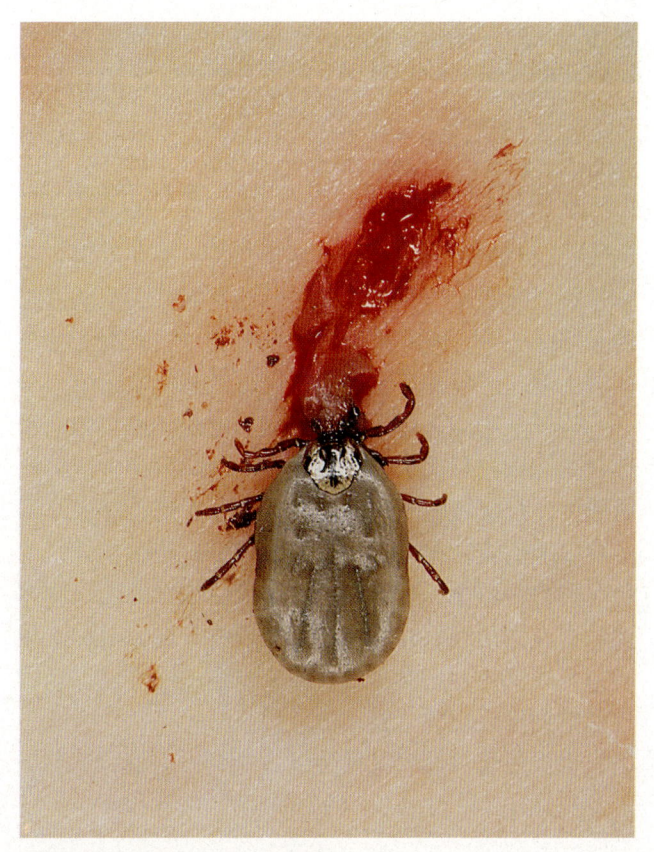

图 15-32 这个蜱通过不正确抓、拉的方法被移去。一大块组织被嵌入皮肤的口器部分撕裂。

猫抓病和相关疾病
Cat-scratch and related diseases

猫抓病通常是由巴尔通体引起的一种良性、自限性疾病。99%的患者曾接触过猫，大多数情况下是发育不全的猫。猫抓病不易罹患。即使所有家庭成员接触同一动物，通常情况下仅其中一员被感染，成人很少出现症状。细菌通过抓或咬传播给人；跳蚤可能在其中起作用，但尚未证实。猫不一定仅通过抓挠而传播疾病。在有免疫力的人中，猫抓病与细菌有关，特征性改变为细菌进入的邻近部位出现局部淋巴结肿大。5%~13%的病例情况较严重，出现肝炎、帕里诺眼腺综合征、神经系统并发症或星状视网膜炎。免疫抑制的患者，汉森巴尔通体引起杆菌性毛细血管扩张、杆菌性紫癜性肝炎和脾炎、急性和复发性菌血症或心内膜炎。

汉森巴尔通体

致病因子是一种由猫携带的、多形的、革兰阴性细菌——巴尔通体（以前称为罗卡利马体）。猫是健康的无症状携带者，可伴数月至数年的菌血症。汉森巴尔通体可通过跳蚤在猫之间传播。约10%~16%的宠物猫和33%~50%流浪猫的血中携带有此细菌。此病更容易发生在有跳蚤感染、小于1岁的宠物猫身上。

临床表现

一项研究中，93%的患者可观察到原发的接种部位[88]。在接触猫3~5天后，接触部位出现一红斑，逐步进展成无瘙痒性丘疹（昆虫叮咬有瘙痒，但猫抓病的丘疹则无）；晚些时候丘疹发展成一个充满无菌液体的水疱。丘疹在2~3天内经历水疱和结痂期。

局部淋巴结病在1周或2周内出现。淋巴结病的位置取决于接种部位，大多数在腋窝、颈部、颌部和腹股沟。丘疹可能不被注意或被当作损伤，淋巴结病可能不被察觉。皮疹持续1~3周，一些可持续3个月，愈合后留下一个像水痘的瘢痕。增大的淋巴结逐渐消退，可持续数月。12%的病例中，淋巴结在5周内出现局部坏死。养猫的成年人出现慢性淋巴结病时应考虑到猫抓病的可能。

大多数患者有轻度的全身性疼痛、不适和食欲缺乏。体温通常正常，但约1/3的患者体温超过39℃。侵及眼睑区域或眼睑本身可引起一种无痛性的眼睑结膜炎、耳前淋巴结病和发热，这是大多数常见猫抓病的特征（帕里诺眼腺综合征）[89,90]。

肝脾大、溶骨性病变、脾脓肿和肉芽肿、纵隔团块、脑病、视神经视网膜炎等严重系统性疾病不常见。大多数患者恢复后无后遗症。

帕里诺眼腺综合征

这是猫抓病常见的眼部表现。其特征是伴息肉状肉芽肿的单侧结膜炎（通常是睑结膜）和耳前淋巴结病。对伴局部淋巴结病的不典型结膜炎患者应询问猫接触史。

神经系统并发症

许多研究总结了猫抓病神经系统并发症的特点。脑病发生于80%的患者；20%的患者有颅脑和外周神经受累，出现面部神经麻痹、视神经视网膜炎或周围神经炎。脑病患者的发病年龄平均为10.6岁（范围1~66岁）。男女发病率大约2:1。50%的患者不发热，仅26%的患者体温高于39℃。抽搐发生率为46%，40%的患者出现好斗行为。有或无昏迷的嗜睡可伴随不同的神经体征。实验室检查结果，包括中枢神经系统成像，因与临床表现常不一致而无诊断价值。所有的患者在12个月内恢复；78%的患者在1~12周内恢复。无神经系统后遗症。治疗包括控制抽搐和支持治疗。

杆菌性血管瘤病

杆菌性血管瘤病是一种血管扩张性疾病，多与长期HIV感染或其他一些免疫受到抑制的疾病相关[91]。出现2周或更长时间的发热、关节痛、体重下降和脾大。伴系统性猫抓病可出现血管瘤性结节的病例首次在AIDS患者中被报道，它类似Kaposi肉瘤，具有多发性和广泛分布的特征。有三种特征性皮疹：化脓性肉芽肿样的丘疹、硬红斑样斑块和皮下结节。直径从1毫米到数厘米不等，可伴疼痛。化脓性肉芽肿样丘疹容易出血。皮肤和实质性损害也可发生在免疫抑制的心脏和肾脏移植受体患者。具有免疫能力的患者也可发生皮肤杆菌性毛细血管扩张。诊断常需依赖组织学所见[92]。

猫抓病的诊断

在有淋巴结病和与猫直接接触史的患者身上发现原发皮疹位置可确立诊断。如果出现上述症状，不必再行淋巴结活检。

用间接荧光抗体（IFA）血清学诊断时，IgM（≥1:20）或IgG（≥1:256）抗体滴度升高或急性期和恢复期IgG抗体滴度升高4倍有诊断价值。

淋巴结组织病理学随时间不同而不同

淋巴结和皮肤的Warthin-Starry银染可显示小的多形性杆菌[93]。革兰阴性的多形性杆菌位于细胞内，在皮肤和淋巴结的坏死区域最多。在有单侧淋巴结病的年轻人中应仔细寻找原发皮疹。它可能被当作肿块或小脓疱，或隐藏于头皮耳垂或手指间。

可培养出细菌，但不作为常规项目。鉴别诊断包括非结核性分枝杆菌性疾病。

治疗

杆菌在体外对几种抗生素，包括青霉素类、头孢菌素类、氨基糖苷类、四环素类、大环内酯类、喹诺酮类、甲氧苄啶和磺胺甲基异噁唑及利福平都敏感。在一个研究中，阿奇霉素使感染的淋巴结大小迅速缩小[94]。大多数发生在正常宿主的病例不需抗生素治疗[95]。相反，在免疫抑制的患者，这些感染可以用环丙沙星、甲氧苄啶和磺胺甲基异噁唑、多西环素、阿奇霉素、红霉素、利福平和庆大霉素成功地治疗[94]。对第一代头孢菌素类药物治疗的抵抗与临床治疗失败有关。许多其他常用的抗生素无效。化脓的淋巴结应用16～18号针头抽脓。

动物和人咬伤

动物特别是狗和猫的咬伤比较常见[96]。大多数伤口通过有计划的清洁和消毒的保守治疗可以痊愈。一些动物咬伤可引起严重的症状，甚至致死。

巴斯德菌属是猫和狗咬伤的最常见致病原。链球菌属、葡萄球菌属、摩拉克菌属、棒状杆菌属和奈瑟菌属是其次最常见的需氧菌属。金黄色葡萄球菌和化脓性链球菌相对少见。厌氧菌很少单独出现；大多数感染是混合感染。梭菌属、拟杆菌属、卟啉单胞菌、普氏菌是主要的厌氧菌株。从猫咬伤分离出厌氧菌的几率比从狗咬伤几率大，从咬伤部位分离的几率比其他部位高。

厌氧菌和需氧菌可感染人咬伤的伤口。人类身上隐匿的病原体比动物身上要多。人咬伤发生严重感染和并发症的几率更高[97]。有两种类型的人咬伤。咬合伤发生于牙齿进入皮肤时。夹钳手样损伤发生于牙齿穿透手部。这些需放射照相或外科手段来评估，因为如有关节或骨骼被穿透都会出现严重的并发症。当肌腱移动时可将细菌带到皮肤贯穿部位以外。伤口通常5mm长。手在6～8小时内出现疼痛和肿胀。金黄色葡萄球菌、啮蚀艾肯菌、嗜血杆菌和厌氧菌（超过50%的病例）感染人咬伤口。夹钳手样损伤后留下的残疾和并发症常见。可出现由感染引起的脓肿、骨髓炎[98]、腱炎、肌腱断裂和遗留下的关节强直。

处理

检查、冲洗和清创术

仔细检查所有损伤。看起来表浅的咬伤下可能有骨折；包括撕裂的肌腱、血管或神经；延伸入体腔；或穿入关节腔。在损伤时进行培养价值不大，因为这样并不能预测感染是否会发生或可能发生，致病原是什么。

大量的高压力冲洗能大大减少污染伤口内细菌的浓度。

冲洗伤口可减少感染几率。撕裂伤用无菌盐水大量冲洗。刺伤用正常的盐溶液，使用20ml注射器和18号针头、高压力冲洗。

人咬伤口上的失活组织容易感染。用清创术去除伤口边缘结痂的失活组织是控制感染的关键，可确保外科重建术的成功[99]。

破伤风和狂犬病的免疫接种

已接受两次或两次以下初次免疫的患者应给予破伤风免疫球蛋白和破伤风类毒素。破伤风类毒素可以单独给予那些已完成一次初次免疫但还未接受超过5年加强免疫的人[100]。

任何哺乳动物咬伤都可以传播狂犬病。兔咬伤获得狂犬病的几率最小。用肥皂清洗咬伤和用季铵化合物清洗在降低狂犬病传播几率上的效果是一样的。

被食肉野生动物咬伤（臭鼬、莞熊）、蝙蝠和未接种疫苗的家犬和猫咬伤是进行狂犬病预防的指征。接种疫苗为预防性，而非治疗性。一旦出现狂犬病的征象，很少能活下来。

所有出现野性或行为不规律的动物都应被处死，以便取它们的脑组织来检测狂犬病。留验健康表现的狗、猫和白鼬10天，如出现疾病征象就处死它们。如实验室检查确认已死的动物有狂犬病或动物未被捕获，应进行狂犬病预防。

以前未接种疫苗的患者应接受狂犬病疫苗（含五个系列剂量，肌肉注射在三角肌区）和狂犬病免疫球蛋白（20IU/kg体重，尽可能多地渗透到伤口及其周围，剩余的肌肉注射在远离疫苗接种的部位）。在进入有蝙蝠的特定区域后，特别是儿童，即使没有看见蝙蝠，也推荐进行狂犬病预防。

何时缝合咬伤

处理伤口时，冲洗正确和清创是治疗成功的关键。累及腿和上肢（特别是手）伸侧，或发生于胳膊和腿部的咬伤超过6～12小时和面部咬伤超过12～24小时，如伤口是被穿透而非撕裂，不会变形，在可忍受的情况下，应冲洗并保持开放。

狗或猫咬引起的面部撕裂多数为闭合性的。污染伤口的外来物质增加了感染机会；所以应谨慎地使用皮下缝合[100]。72小时后应重新评价最初保持开放的伤口，以判断是否有推迟的原发性闭合指征。

抗生素

无需常规给予抗生素。但深部穿透伤（特别是猫感染）、需要外科修复的伤口、手部伤口或接近骨骼的伤口、所有中到重度伤口、压伤和可能穿入关节的伤口，都推荐使用抗生素[101~104]。被有HIV和HBV感染可能的人咬伤后，应考虑预防性治疗。

狗和猫咬伤的经验性治疗应针对巴斯德菌属、链球菌、葡萄球菌和厌氧菌。β-内酰胺抗生素和β-内酰胺酶抑制剂联用，抗厌氧菌的二代头孢菌素或青霉素和一代头孢菌素或克林霉素和喹诺酮联用，都可有效治疗。单独给药时，阿奇霉素、曲伐沙星和新的酮糖苷抗生素可能有用[105]。大多数感染对阿莫西林/克拉维酸有反应，它对大多数可能的咬伤病原体有抗菌活性。

巴斯德菌属通常对氨苄西林、青霉素、二代和三代头孢菌素、多西环素、复方新诺明、喹诺酮类、克拉霉素和阿奇霉素敏感。用于治疗皮肤和软组织常规感染的典型抗生素，如抗葡萄球菌的青霉素、一代头孢菌素、克林霉素和红霉素在治疗巴斯德菌属时疗效欠佳[105]。

在旧伤口出现红斑和肿胀可能提示感染或一种正常的炎症反应。拆去部分或所有的缝线，引流脓性分泌物。大多数抗生素应静脉给予。将身体水肿的部位抬高。

昆虫螫刺 Stinging insects

蜜蜂、黄蜂、大黄蜂、雀蜂在受到侵扰时会螫人。例如，黄蜂会使劲追逐侵犯其巢穴的人。昆虫防护剂（如DEET）不能提供保护。螫人时，一个尖硬的螫刺刺入皮肤，随后立即分泌毒液。蜜蜂叮一次后就死亡。其具倒刺毛的螫刺、腺体和内脏留在受害者体内。埋入的蜜蜂螫刺可用小刀或手指轻轻除去。如果用手指抓住螫刺，毒液腺体可能因受压迫而使叮咬处加重。其他螫刺人昆虫的螫刺没有倒刺，可以保持完整并再次使用。注入的毒液可引起局部和全身性反应。反应可分为毒性反应或变态反应。

毒性反应 Toxic reactions

膜翅目螫刺后，在大多数人中可引起大小和时间有限的皮肤局部反应。这种非变态反应性的局部反应是一种针对毒液成分的毒性反应。在螫刺的当时有一种尖锐的、针刺样感觉，随后在螫刺部位出现中度烧灼样疼痛。出现一个红色丘疹或风团，如果搔抓则可使其扩大（图15-33）。反应在数小时内消退。多个螫刺可引起系统性毒性反应，出现呕吐、腹泻、头痛、发热、肌肉痉挛和意识丧失。一次性超过500个的螫刺可致人死亡。

变态反应 Allergic reactions

变态反应是由针对毒液成分的IgE抗体介导的。变态反应可以是局部的，也可以是全身性的。

局部反应

与毒性反应一样，局部变态反应开始时会出现速发性疼痛，但荨麻疹样反应明显。皮疹厚而硬，类似血管性水肿。荨麻疹样斑块可小可大（图15-34）。肿胀持续1天到数天。直径超过10cm的变态反应性局部反应称作大局部反应。它们可持续到5天。40%有全身变态反应的患者曾有大局部反应。

全身反应

螫刺后出现全身反应的几率约为0.4%。在美国，每年有40例因螫刺而死亡的患者。全身反应在螫刺后2～60分钟开始。反应程度可从伴轻度荨麻疹的全身瘙痒到严重的过敏反应。过敏症状与其他原因所致过敏一样，包括全身性瘙痒和荨麻疹，随后出现呼吸急促、喘鸣、恶心和腹部痉挛性痛。反应通常自发性消退，但在很少一部分患者，反应可持续进展，出现上

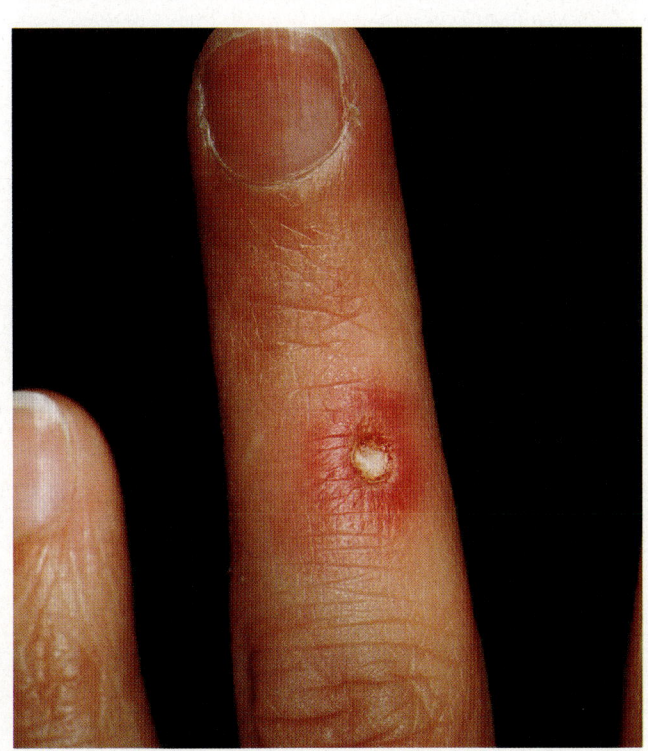

图15-33 蜜蜂螫刺：螫刺部位的严重局部反应，可见坏死和溃疡。

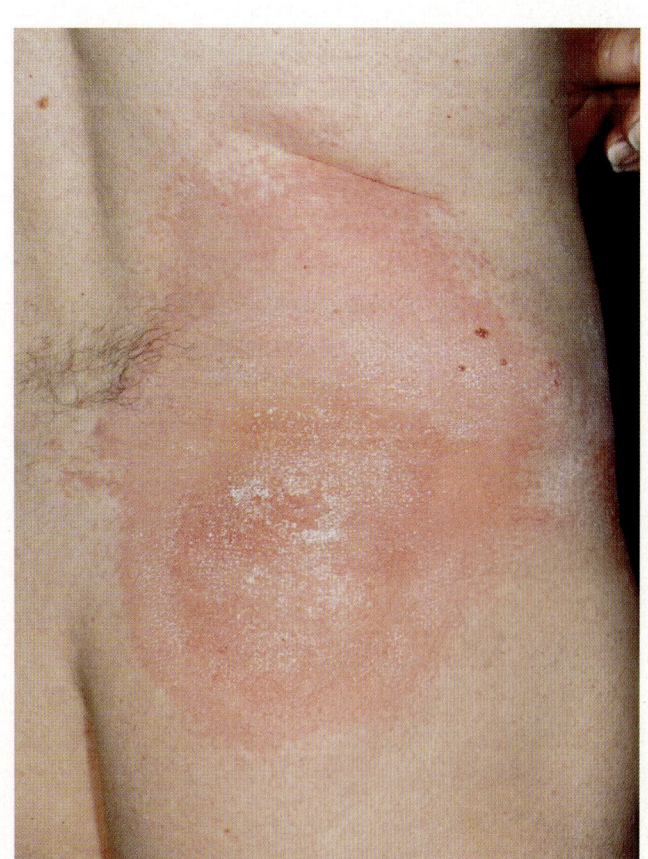

图15-34 蜜蜂螫刺：蜜蜂叮咬后过敏，此患者在数小时内出现一个巨大的、荨麻疹样斑块。

呼吸道水肿而引起阻塞和死亡。螫刺过敏反应后，约50%的患者对后来的螫刺继续出现反应，但多达42%的患者反应有所减轻[106]。

儿童的大多数反应轻微，仅出现荨麻疹。有皮肤反应的儿童病程良性，不大可能出现复发性反应。越严重的反应，如休克和意识丧失，越常见于成人。出现荨麻疹、上下呼吸道阻塞或低血压反应的成人，和出现上下呼吸道阻塞和低血压的儿童对螫刺出现系统反应的几率高[107]。患者可在螫刺长达一周后出现迟发性变态反应症状，从典型的过敏症到血清病不等，这些反应由特异性IgE抗体介导。有这些反应的患者推荐进行免疫治疗[108]。夏季室外未注意到的死亡应考虑到致死性螫刺的可能。

目前的免疫学检查不能预测对螫刺有荨麻疹反应患者的预后。一项研究发现，对先前螫刺有荨麻疹样反应的患者中，14%的人在下次螫刺时出现伴荨麻疹和血管性水肿的系统反应[109]。

诊断

膜翅目毒液过敏的诊断有赖于病史、皮肤试验和血清中毒液特异性IgE抗体的检测。很少需其他检测（如特异性IgG抗体）。要得到明确诊断，所有发现都必须仔细考虑，因为"假阳性"和"假阴性"结果可以出现在所有检测系统。不推荐对有局部反应或未出现过系统反应的患者行诊断性检查。有大局部反应或全身皮疹的患者可用来自蜜蜂、黄蜂、大黄蜂、白面大胡蜂或蚂蜂的毒液提取物进行检测。用种属性的纯毒液进行皮肤试验是判断毒液敏感性的一个可选方法。多达15%的正常人群可能对这样的检测出现阳性结果。血清毒液特异性IgE的绝对滴度看起来与螫刺昆虫敏感的程度无关。一个阴性的RAST结果可能比一个阳性的RAST更有临床可靠性。低水平的毒液特异性IgE水平与用黄蜂或黄蜂科混合毒液进行免疫治疗头4年中治疗失败的几率升高相关[110]。

毒液皮肤试验和免疫治疗指征

所有伴系统性IgE介导速发型反应的患者都有脱敏治疗的指征。毒液试验应在螫刺后推迟3周或更久进行。皮肤试验只有在免疫治疗时才考虑做。年龄小于16岁、有仅限于皮肤反应病史的儿童不需要皮肤试验或免疫治疗。大于16岁、有系统反应病史的任何人都应进行毒液皮肤试验。由于存在鉴定上的误差和免疫学上的交叉反应，即使螫刺昆虫已被鉴别出，仍有必要检测所有可以得到的毒液。

各种快速的或常规的治疗方案可用来达到脱敏维持剂量，通常为每4周100μg毒液。脱敏至少持续3～5年，期间若未出现系统性副作用和患者已能忍受一次螫刺刺激或野外受螫刺不出现系统症状时，可停止脱敏。密切接触膜翅目昆虫或有严重反应高危险的人群，应考虑更长期的治疗。

免疫治疗可对超过98%的黄蜂毒液过敏者和75%～80%的蜜蜂毒液过敏患者提供完全的保护[111]。免疫治疗的严重不良反应罕见。免疫治疗至少持续3～5年，停止后，对黄蜂或蜜蜂螫刺出现系统反应的频率为5%～15%。目前缺乏有关免疫治疗长期效果的充分资料。

那些对螫刺有过敏反应的患者有随时再暴露危险时，可选择一种2～5小时快速毒液免疫治疗法，这种毒液脱敏替代疗法是安全的[112]。毒液免疫治疗在预防大局部反应的复发上有效，但通常不推荐用于成人或儿童[113]。

治疗

局部非变态反应性螫刺伤可用冰或一匙嫩肉粉和一匙水混合配制的糊膏治疗。局部变态反应可冷湿敷和使用抗组胺药物。

重度全身反应治疗包括皮下注射0.3～0.5ml的1:1000肾上腺素，如有必要，每间隔20分钟重复1～2次。在休克的紧急情况下，可肌内注射肾上腺素。如果患者血压低，有必要静脉注射1:10 000稀释的肾上腺素。如果担心严重反应，可直接给予肾上腺素；等待症状出现是危险的。

目前已有预装肾上腺素注射器的药盒（如Epipen Auto-Injector，Anakit）。高度敏感的患者应在家和旅途中预备这些药盒。实践中可在医生的监督下自己注射一瓶生理盐水。给予肾上腺素后不久，可根据反应的严重程度，口服或肌注抗组胺药，如苯海拉明（25～50mg）。

有昆虫螫刺过敏史和毒液皮肤试验阳性的患者应备有肾上腺素。

昆虫叮咬 Biting insects

从精确的意义上讲,昆虫叮咬如跳蚤、苍蝇和蚊子并非叮咬,而是用含唾液的口锥刺伤受害者。尖锐的疼痛由刺伤引起;反应取决于对唾液的敏感程度。所有这些昆虫都有传播传染性疾病的能力。昆虫叮咬看来更偏爱某些人群。它们受人皮肤的温暖和潮湿环境所吸引。患者本身的敏感性决定叮咬反应的类型和严重程度。既往无暴露史或已有多次暴露的患者反应很小或没有反应。那些敏感者被叮咬后立即在局部出现荨麻疹样丘疹和斑块。丘疹和斑块于数小时内开始消退,由持续数天的红色丘疹替代。

丘疹性荨麻疹 Papular urticaria

丘疹性荨麻疹指儿童发生的超敏性叮咬反应[114, 115]。夏季在外无人照顾的年少儿童可能会受到多次叮咬。他们很快就被致敏,对随后的叮咬出现红色、隆起性的荨麻疹样丘疹,瘙痒剧烈(图15-35)。初始对叮咬无反应的年少儿童可因惯性擦破新发皮疹而产生结痂和感染。慢性剥脱性皮疹可出现数月,最后留下白色的圆形瘢痕。

跳蚤 Fleas

跳蚤是一种形体小、棕红色、体硬、无翅膀的昆虫,能跳约2英尺。它们有特征性的侧面扁平的腹部,可使它们在宿主毛发之间滑动(图15-36)。它们生存于地毯和动物身体,可跳到人体上。在中古时代,腺鼠疫通过寄生于被感染鼠身上的跳蚤传播整个欧洲。

跳蚤叮咬发生于群居人群(图15-37)。有时可发现一个小红点或叮咬的斑点。大多数皮疹群簇分布在踝关节或小腿周围,这个区域跳蚤容易从地板跳到。成人由于袜子和裤子的保护而很少受到影响。

控制、消灭和治疗

跳蚤寄居于猫、狗、动物的用具和整个屋子。所有来源都需处理以便有效控制跳蚤。跳蚤控制包括消灭动物身上的成熟跳蚤和环境中的未成熟跳蚤。地毯、动物用具和休息区域应积极地用吸尘器打扫。清洗动物用具。除去室外动物休息区已死亡的植被。许多化学药物可用来控制跳蚤〔除虫菊酯、氨基甲酸酯、有机磷酸酯、吡虫啉、氟虫腈、过硼酸钠、昆虫生长调节剂(甲氧普烯)、昆虫生长抑制剂〕。没有一种最好的化学药物。许多种杀虫剂剂型可用于宠物。香波可

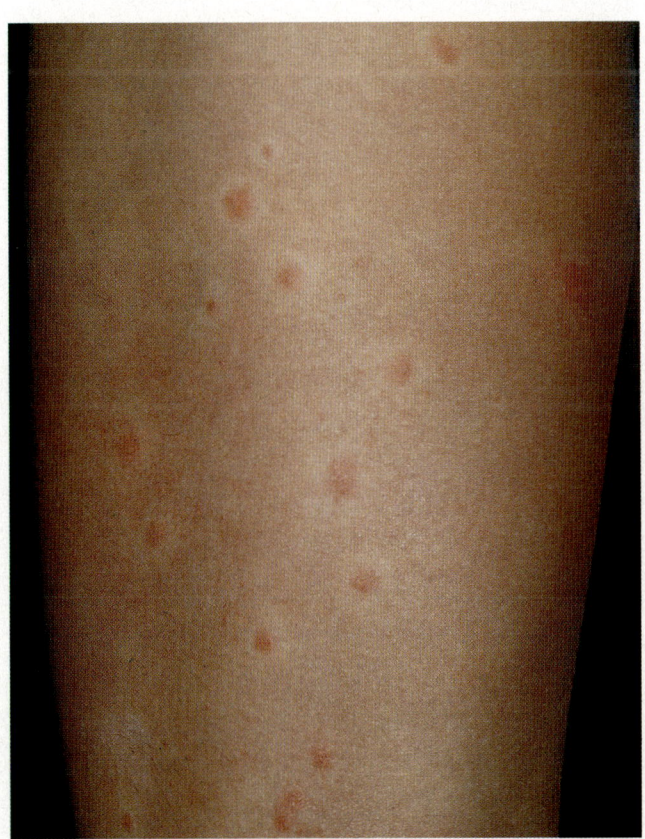

图15-35 丘疹性荨麻疹:儿童被昆虫叮咬后的超敏反应。每一个叮咬部位出现一个风团。

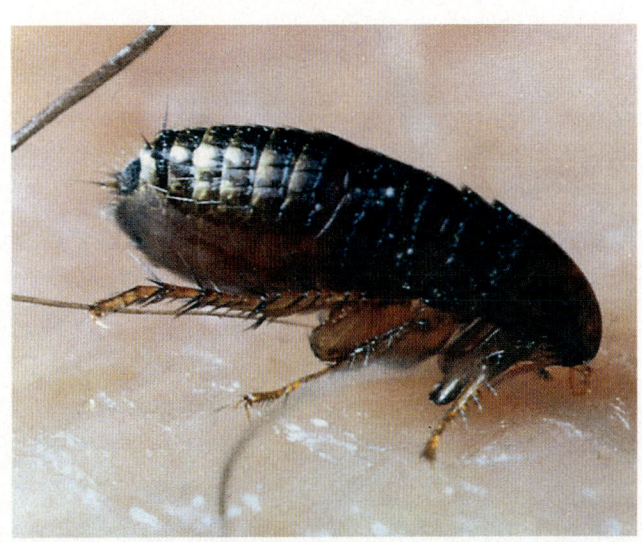

图15-36 跳蚤:瘦小的无翅昆虫,体硬,后腿大适宜于跳跃 (Courtesy Ken Gray, Oregon State University Extension Services.)

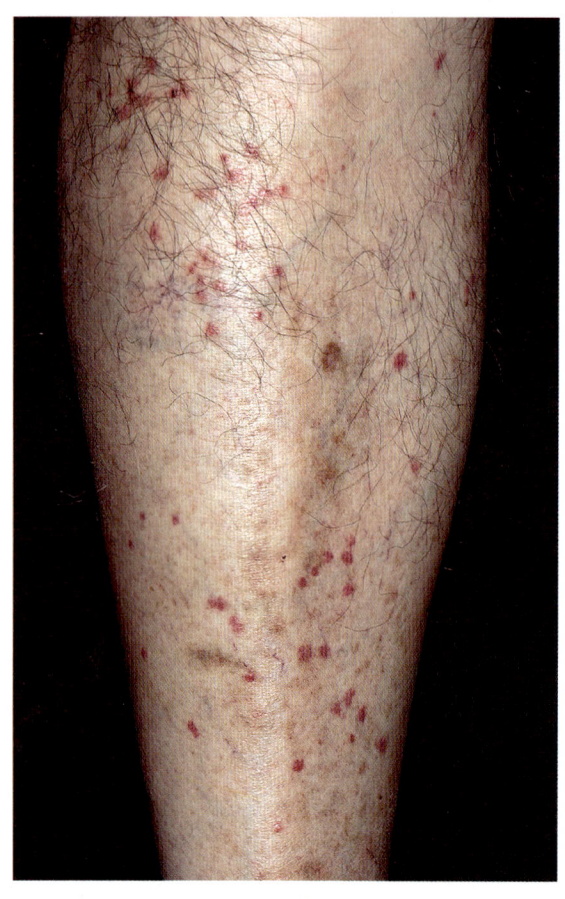

图 15-37 跳蚤叮咬：膝关节区域群簇的叮咬。这是一个常见的部位，因为跳蚤跳跃高度约不超过2英尺。

机械地移除跳蚤，但残留作用很小。应先使用含杀虫成分的漂洗溶液浸泡后再应用香波。许多跳蚤喷雾剂可杀死跳蚤成虫，但它们持续时间短。目前有跳蚤控制粉、泡沫、浓缩溶液（点样治疗）。室内环境最好由职业人员或屋主喷洒药剂来控制。可以将产品直接用在宠物经常聚集的地方（疫源点）。大家具必须移走，以确保喷洒到幼虫游走区域。室外环境可通过在动物经常聚集的地方（如温度适宜、含有有机物的阴影区）喷洒浓缩药物来控制[116]。

甲氧普烯是一种控制跳蚤感染的重要的新化合物。它是一种生长调节所必需的天然昆虫激素合成类似物。甲氧普烯可阻止跳蚤幼虫成熟，每年初在地毯和动物用具上使用可有效控制跳蚤。甲氧普烯有喷雾剂和润湿器。这些产品宣称对防治跳蚤侵袭的保护作用可达4个月[117]。

蝇蛆病 Myiasis

苍蝇幼虫（蛆）入侵有生命的人体或动物体称为蝇蛆病。蝇蛆病可累及许多器官[118]，但皮肤是最常见的部位。

幼虫种类

世界上许多种类的苍蝇都可引起蝇蛆病。大多数病例发生于从中美洲或南美洲（人皮蝇，人肤蝇，一种非叮咬昆虫）或非洲（嗜人瘤蝇）归来的旅游者[119,120]。

感染

雌蝇并不直接将卵孵于宿主身上，而是孵在吸血昆虫的底面，如蚊子、叮咬苍蝇或蜱。这些昆虫通过电泳现象传播肤蝇的幼虫，这是卵沉积于皮肤的独特机制。直接接触沉积于衣物和毛巾上的卵后，可发生皮蛆瘤蝇幼虫感染。在室外睡着的年幼儿童可能成为受害者。人可因爱抚或亲吻受污染的狗或猫而感染幼虫。幼虫粘附并进入鼻子、眼睛、口腔、肛门或穿透皮肤。在人眼睛、鼻子或器官的幼虫可能试图穿入深部器官。贯穿皮肤的幼虫在贯穿部位发育。幼虫进入皮肤达到下面的皮下组织，在那里它们进食和生长[121]。成熟幼虫发育所需时间具有种属特异性（约7周）。当幼虫成熟时，它们将中央孔扩大并准备脱离。

临床表现

大多数患者在8月下旬或9月上旬出现症状。皮疹出现于面部、头皮、胸部、手臂或腿部。临床上出现脓肿样皮疹，为一直径2～4mm的红色丘疹（图15-38）。皮疹像一个疖子[122]或炎症性囊肿，称作warble；蛆称作bot。引起疖样蝇蛆病的苍蝇被称为肤蝇。幼虫的头部通过一个小的中央孔，每分钟一次升到皮肤表面呼吸空气。可观察到幼虫气门（呼吸器）的运动。从中央孔中可流出浆液性或浆液脓性渗出物。症状程度从轻度瘙痒或刺痛到剧烈疼痛，可导致烦躁或失眠。皮疹处有移动的感觉支持诊断。在幼虫周围可出现强烈的炎症反应。穿皮潜蚤（*tunga penetrans*）的感染类似蝇蛆病。穿皮潜蚤是可入侵皮肤形成一种疖样结节的蚤。潜蚤病大多数出现于足部，而足部的蝇蛆病罕见。潜蚤病多见于南美洲和非洲。

蝇蛆病

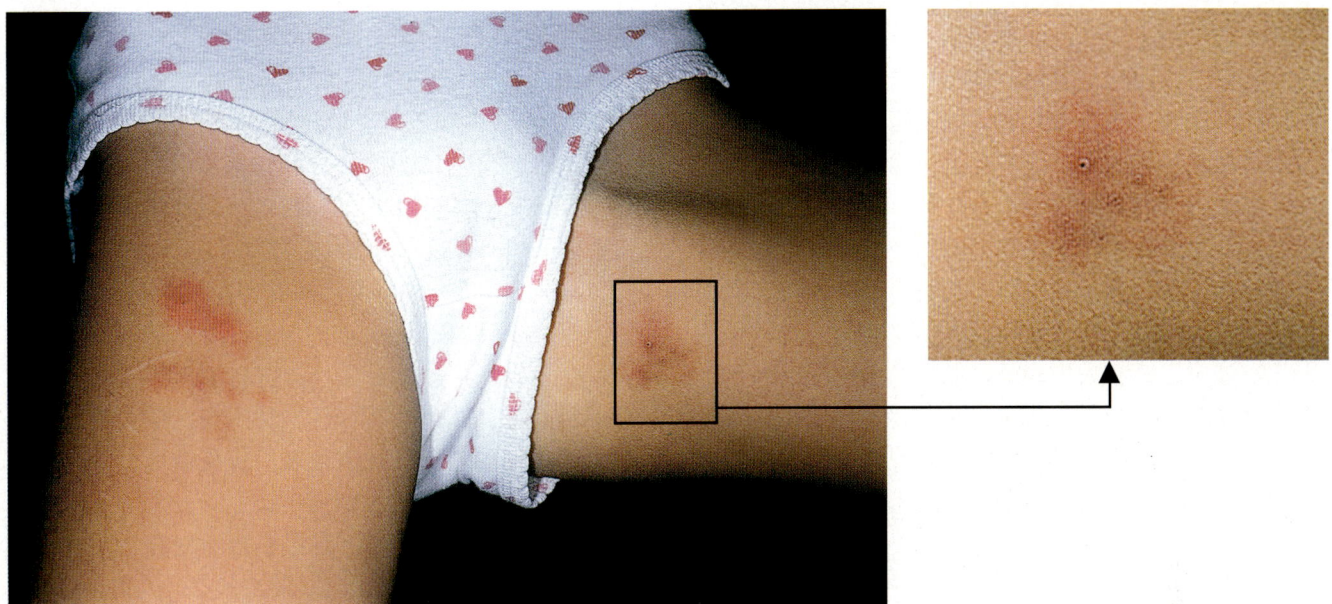

图15-38 蝇蛆病：蝇蛆沉积于皮肤并打洞进入宿主。成熟后，诱导皮肤表面红斑形成，有节奏地游移，上升到皮肤表面呼吸，然后通过小洞口回缩。患者可感觉到这种蠕动，甚至在它通过小洞上升时可看见蠕虫。

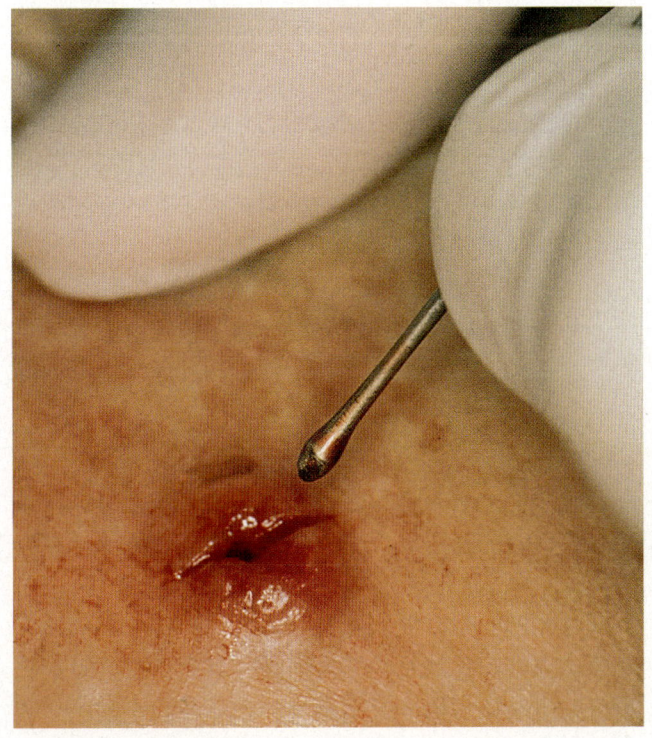

A. 横过中央孔作一切口。

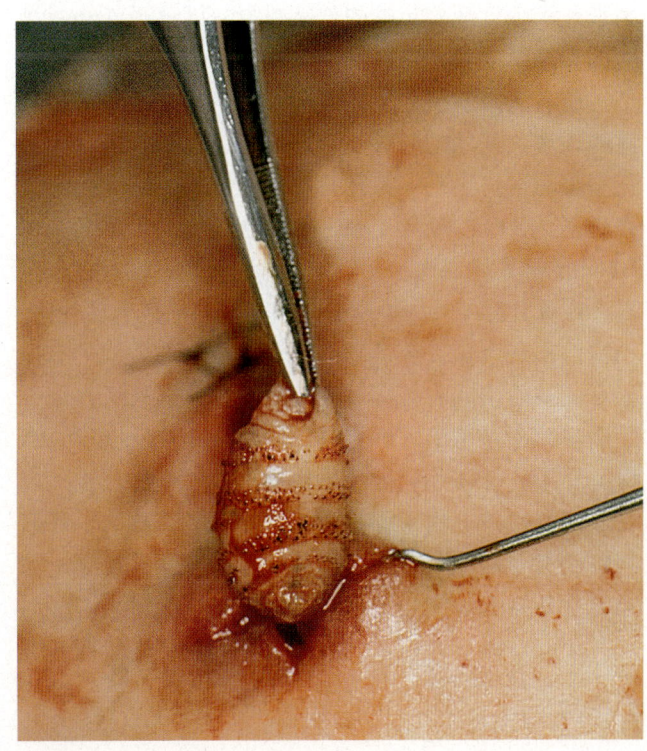

B. 用镊子拉出幼虫。

图 15-39

治疗

正确的诊断可减少不必要的抗生素治疗。大多数患者中可用人工压力迫使幼虫从中央孔穿出。人皮蝇借助小钩粘附于皮肤。幼虫在宿主体内的生存依赖氧气的获得。用闭合性材料阻塞呼吸孔是有效的。使用一种粘性敷料（如胶带）后，幼虫爬到皮肤获取氧气时就会被粘附在敷料上。在孔上使用石油凝胶可迫使幼虫出来呼吸。另一种方法是在结节下注射盐酸利多卡因。注射的压力可足以推出幼虫[123]。咸肉治疗是另一种非侵入性方法。将生熏肉的脂肪部分放在皮损的开口处。苍蝇幼虫爬进熏肉，可在3小时内用镊子移去[124]。通常不必扩大中央孔，但如幼虫不出现，可用11号手术刀轻轻将孔扩大（见图15-39）。通常每一个肿块里仅有一个蛆。对苍蝇叮咬出现全身反应的情况很少。

蚊子 Mosquitoes

蚊子唾液是引起人类叮咬反应的抗原物质。蚊子叮咬引起的皮肤反应通常是瘙痒性风团和迟发性丘疹。速发性反应的几率从幼童时期到青春期是增高的，到成人期后则随着年龄增长而下降。迟发性反应的表现和强度随着年龄增长而减少。可出现Arthus型局部和系统症状，但过敏反应非常罕见。

所有接触蚊子的人随时间推移可出现一系列特征性的表现。初始的叮咬不引起反应，但随后的叮咬于几个小时后可出现一持续1~3天或更长时间的迟发性皮损。持续叮咬约1个月左右后，出现大小为2~10mm的速发性风团。然后，延续数月，迟发性反应消失。在重复叮咬后，原有的叮咬部位可出现突然发作，小腿可出现水疱。在英国，已知的季节性大疱的暴发显示由蚊子引起。慢性淋巴细胞性白血病患者在恶性肿瘤被诊断前可出现严重的、迟发性叮咬反应[125]。有研究显示，伴瘙痒和慢性非特异皮疹表现的艾滋病患者血中针对蚊子唾液腺抗原的抗体水平升高。这代表一种慢性"回忆"反应。这种抗体水平升高可能是非特异性B细胞活化的结果，这是AIDS的一个特征[126]。

没有一种针对蚊子过敏普遍有效的脱敏治疗。

预防和治疗

叮咬昆虫受人体气味的吸引。

DEET N,N-二乙基甲苯酰胺（避蚊胺）是目前市场上最有效和研究最彻底的驱虫剂。这种物质在世界范围内使用40年后显示了显著的安全性。应用以DEET为基础的驱虫剂及用扑灭司林处理衣物后，针对叮咬的保护可达100%[127]。以植物为基础的驱虫剂通常不如DEET有效[128]。DEET对蚊子特别有效，但它也驱走苍蝇、蚋、恙螨、蜱和其它昆虫。它不能驱走螫刺昆虫。DEET阻断一些昆虫追踪受害者气味痕迹的能力。它出现在最便宜的昆虫杀虫剂中，要么单用，要么与其他化合物联用增强有效性。含有75%以上DEET的产品最有效。驱虫剂有液体、粘附剂、喷雾剂和浸透垫。喷雾剂中DEET浓度最低，价格最贵。所有暴露皮肤皆应涂抹驱虫剂；即使皮肤上有很少一片未涂驱虫剂，也可被昆虫搜出。当昆虫落于皮肤上时，可再次使用DEET。在湿热天气，驱虫剂必须每2小时使用一次，干冷空气条件下，它可保护长达6小时。

香茅油 香茅油已被用作一种昆虫和动物驱虫剂。它可在许多昆虫驱虫剂产品中发现：蜡烛、洗剂、凝胶、喷雾剂和用于衣物和人体的小毛巾。这些产品可驱走蚊子、叮咬苍蝇和跳蚤，但效果不如DEET。

抗组胺药 在对蚊子敏感的人中，预防性地给予无嗜睡作用的抗组胺药（如非索非那定180mg每天一次，西替利嗪10mg），可有效对抗蚊子叮咬后的速发性和迟发性症状[129]。

扑灭司林 扑灭司林是一种用于治疗虱病的杀虫剂，在作为衣物喷雾剂来保护蚊子和蜱的叮咬上同样有效。

硫胺 一些报道称在夏季的几个月中，每日口服75~150mg的盐酸硫胺素（维生素B_1）可免除昆虫叮咬[130]。也有人认为无效。盐酸硫胺素安全，值得一试，特别对经常受到叮咬的儿童。

昆虫叮咬症状可给予冷湿敷、外用糖皮质激素和口服抗组胺药。由一茶匙嫩肉粉和一茶匙水制成的糊膏可减轻症状，阻止儿童抓破叮咬处的皮肤。

匐行疹 Creeping eruption

匐行疹（皮肤幼虫移行症）是由钩虫幼虫在皮肤中无目的移动而引起的独特皮疹。它是从热带国家旅游归来人员中最常发生的皮肤病。95%的患者有暴露于海滩的历史[131]。巴西钩虫是最常见的致病种类。感染最常见于温暖气候，如加勒比海地区（特别是牙买加）、非洲、中美洲和南美洲、东南亚和美国东南部。成熟的线虫在猫和狗的肠腔生长良好，在那里它们产下的卵随粪便被带到地上。卵孵育成幼虫，潜伏在土壤里等待机会入侵猫和狗。在它们忙于完成生长周期的过程中，这些不加选择的寄生虫可能从人皮肤接触土壤的部位穿入。在房子下爬行的工人可能出现伴有许多皮损的播散性穿透。钩虫很快认识到它们捕获了错误的宿主。幼虫穿透皮肤希望能最终到达肠腔；但是，人体生理上的限制阻止幼虫入侵超过表皮基底膜以下。被困的幼虫通过表皮随机地每天横向前进几毫米到几厘米，产生一条管道，使人联想到一条在低潮时无目的游走的海蛇留下的痕迹（图15-40）。许多幼虫可能在同一区域出现，产生几条接近类似的波状线。

症状在暴露于感染性土壤后数天到3周发生。在幼虫游走过程中，可释放主要由蛋白水解酶组成的幼虫分泌物，引起一种局部炎症反应。有中到重度的瘙痒，可出现继发感染或湿疹样炎症。一些病例的嗜酸性粒细胞可达30%。1cm的幼虫直接隐藏在管道的前进端，这条管道呈波状扭曲，呈红色到紫色，直径3mm。不给予治疗，幼虫通常在2～8周死亡，但偶然可持续长达1年或更久[132]。死亡的蠕虫最终随表皮成熟而脱落。Löffler综合征是一种肺部暂时性斑片浸润，可出现血和痰中伴随的嗜酸性粒细胞增多[133]。这发生于真皮贯穿后幼虫侵入血流的情况。这在有严重皮肤感染的患者中最常见。

治疗

建议儿童不要在潮湿的土壤和沙地上坐、躺或赤脚行走。当坐或躺在地上时，应在地上覆盖不能被穿透的材料。因为本病出现并发症（脓疱病和变态反应）伴剧烈瘙痒且有持续性，所以必须进行治疗。冷冻皮肤踪迹的前进边缘很少起作用，并可引起不必要的破坏。在感染区域外用10%～15%的噻苯达唑溶液或软膏对多发性皮损和钩虫毛囊炎的作用有限，需每天3次，至少连用15天。单剂量或每日一次连续3天口服噻苯达唑1.5g不是非常有效（治愈率68%～84%），耐受性也不太好。单次400mg剂量的阿苯达唑口服治愈率为46%～100%。阿苯达唑400mg每日1次、连续3～5天的治愈率为77%[131]，但400mg每日1次连用7天耐受性良好[134,135]，可避免治疗上的无反应和复发。阿苯达唑（阿苯达唑片剂）可作为治疗的一线选择[136]。它耐受性好，患者评价也好。单次12mg伊维菌素口服的治愈率是81%～100%[137]。如出现继发感染和湿疹样炎症，可给予口服抗生素和外用糖皮质激素。

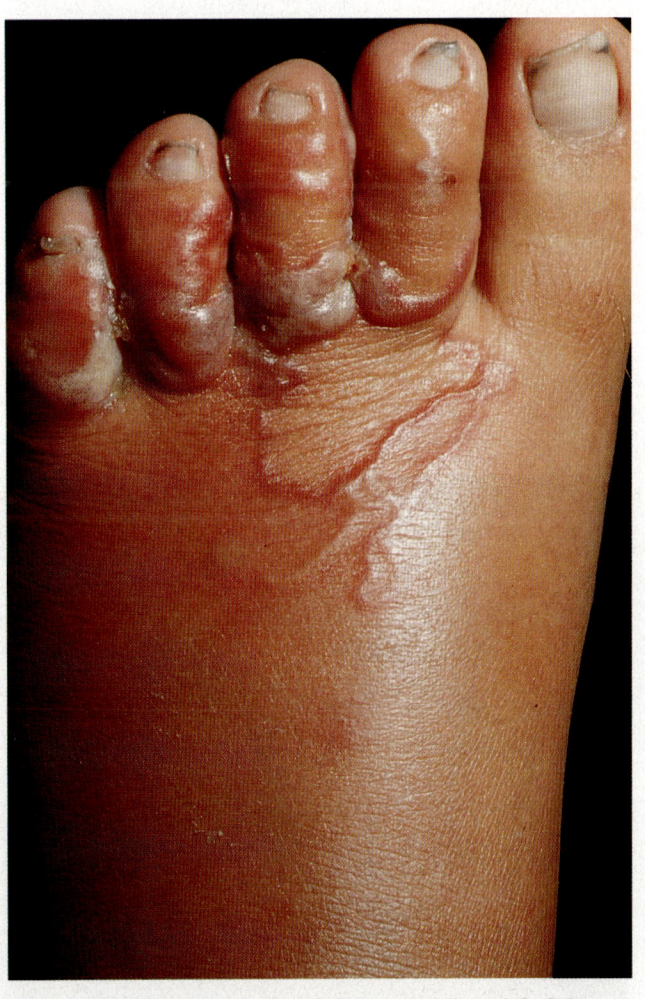

图15-40 足趾和足背有多个腔道的严重感染和继发感染。

蚂蚁 Ants

火蚁 Fire ants

火蚁约在1920年从南美洲进入美国，迅速扩展到东南部的几个州。除最常见的水蚁属外，美国发现的火蚁有四种。蚁群已在亚利桑那州、加利福尼亚州、新墨西哥州、弗吉尼亚州和波多黎各岛出现。入侵建筑、叮咬攻击住处，包括卫生设施的情况已有报道[138]。火蚁可征服其生存环境，导致地面和动物被破坏。它们可引起人类不同程度的健康问题，从简单的叮咬到严重过敏症和死亡。

在受火蚁侵扰地区，30%～60%的人群每年遭受叮咬。叮咬最常发生于夏季；儿童的腿部是最常见的目标。

火蚁形体小（1/16～1/4英寸长），黄白或黄黑相间，头部大，有一突出的弯颌，尾部有一蜜蜂样螫针。它们在运动场、庭院和空旷地堆建大的土墩/小丘（直径1～3英尺），密度可高达每英亩200个。蚁群形成于沙地区域的平地上。不像收割蚁的小丘，火蚁小丘周围的草地未受到破坏和收割。与其他膜翅目（如黄蜂）的毒液（多达一半的是多肽蛋白）明显不同，火蚁毒液差不多全由哌啶生物碱组成。火蚁毒液中的小分子蛋白可诱导IgE反应。它们没有天敌，可能最终会侵扰到美国的1/4地区[139]。

叮咬反应

叮咬反应的程度从局部脓疱和大的迟发相反应到致死性的严重过敏症。火蚁具有攻击性和恶意性。当受到挑衅时，它们群起攻击。火蚁可很快地用颌抓住皮肤并打一个支撑点。它弓起身体，通过远端腹部的螫针注入毒液，然后，如果不被妨碍，它们转动并重复叮咬，叮咬多达20次。这常导致一个环形的叮咬皮损，在颌附着的中央地方出现两个小红点。疼痛迅速而尖锐，像蜜蜂叮咬。疼痛在数分钟消退，取而代之的是可在30～60分钟消失的风团和潮红[140]；8～24小时后形成一个无菌性水疱，再后来形成脐形凹陷。水疱内容迅速变为脓性（图15-41）。脓疱约在10天内消退。严重局部迟发相反应出现于17%～56%的患者，持续24～72小时。斑块为红色、水肿性硬节，瘙痒剧烈。出现嗜酸性粒细胞、中性粒细胞和纤维蛋白。严重的水肿可压迫神经和血管。

对火蚁过敏的患者可出现严重过敏症[141]。这种有生命危险的反应可发生于叮咬后数小时。当一个患者出现严重过敏症时，应检查下肢，特别是脚趾间，是否存在叮咬情况。

治疗

叮咬后冷敷治疗，然后用碳酸氢钠糊膏。冷藏后的Sarna洗剂（0.5%樟脑，0.5%薄荷醇）可缓解症状。嫩肉粉的应用没有价值[142]。口服抗组胺药可获得一定缓解。对局部反应严重的患者可短程使用泼尼松。

免疫治疗 叮咬反应程度从局部脓疱和严重迟发相反应到有生命危险的严重过敏症。火蚁抗原特异性免疫治疗可减少随后系统反应发生的几率。用火蚁全躯体提取物行常规和快速免疫治疗安全、有效；轻度系统反应的比率低。不必预防性用药。对毒液有严重超敏或既往已有严重过敏反应的患者可考虑使用免疫治疗[143]。用火蚁全躯体提取物做皮肤试验。

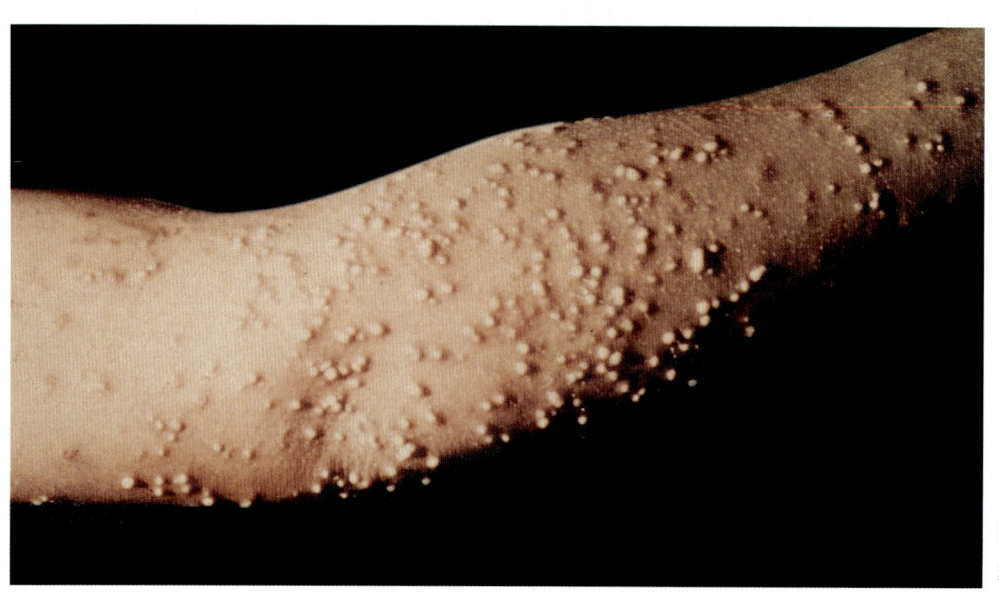

图 15-41 火蚁叮咬：群簇性、多发性脓疱。

游泳相关皮炎
Dermatitis associated with swimming

接触海洋生物的人越来越多。因为更多的人到海边旅游，进行潜水运动和其他与海洋相关的活动，海洋生物螫刺的发生率升高。可能出现许多常见海洋生物引起的严重损伤[144~146]。

游泳者瘙痒（淡水）Swimmer's itch

游泳者瘙痒（血吸虫尾蚴性皮炎）发生于泳衣未遮盖处的皮肤，是一种暂时性、瘙痒性皮炎，由无尾尾蚴贯穿表皮引起[147]。寄生性扁虫血吸虫的小孢子幼虫从螺里释放后，在水中游动寻找温血动物，如鸭子。不加选择的幼虫可偶然穿入人体，但并不向前发育。人类血吸虫引起系统疾病，但动物血吸虫无尾尾蚴在贯穿表皮后死亡，导致皮疹。疾病主要限于淡水[148]，全世界都可发现，也有咸水感染的报道[149]。在美国，这种疾病最常见于鸟类迁徙所经路径，如北美五大湖或长岛地区。疾病可间断暴发，这取决于螺的成熟周期。血吸虫幼虫从螺中释放发生在早夏或中夏期间晴朗温暖的天气，这时若在岸边附近停留，发生感染的几率最高。

症状

皮疹的强烈程度取决于敏感性。一些人不出现皮疹，而在相同水域的另一些游泳者则出现严重皮疹。第一次感染后初始症状轻微，丘疹仅出现于致敏后，即大约感染后5～13天。典型皮疹在随后的游泳中出现。症状出现在洗澡水从皮肤表面蒸发和无尾尾蚴开始贯穿皮肤时[150]。瘙痒出现约1小时后，接触部位出现散发性、剧烈瘙痒性丘疹，偶尔出现红斑包围的脓疱。在2～3天达高峰，1周内消退。表皮剥脱后可继发感染。

治疗

治疗包括消退皮疹、减轻症状。瘙痒可用抗组胺药、冷敷和振荡剂（如炉甘石洗液）控制。严重的炎症可外用第Ⅱ～Ⅴ级糖皮质激素。因大多数幼虫是在海水蒸发时穿入皮肤，因此离开水后立即用毛巾擦干是一种有效的预防措施。

刺丝囊叮咬 Nematocyst stings

刺丝囊是刺胞动物身上的独特结构。刺丝囊叮咬是大多数暗礁造访者所患皮肤病的主要原因。刺丝囊用来捕获猎物和防卫的极微小荚膜，含有一条附有毒素的、柔韧带刺的鞭，当被碰到时就会解开并释放（见下面的示意图）。

刺胞动物要么固定于暗礁，要么自由游动。它们大多数为小的个体动物，上千个群集起来形成固定性集落，如珊瑚和水螅虫，此二者可形成珊瑚暗礁结构。水母和海葵单独生活。所有这些动物均有触须，其表面含有刺丝囊。大多数刺胞动物的叮咬是无害的，但一些有很大的毒性。

醋

建议携带一塑料瓶醋到海滩，因为摩擦或用淡水清洗受累区域可引起刺丝囊释放。用醋中和可使未释放的刺丝囊固定。

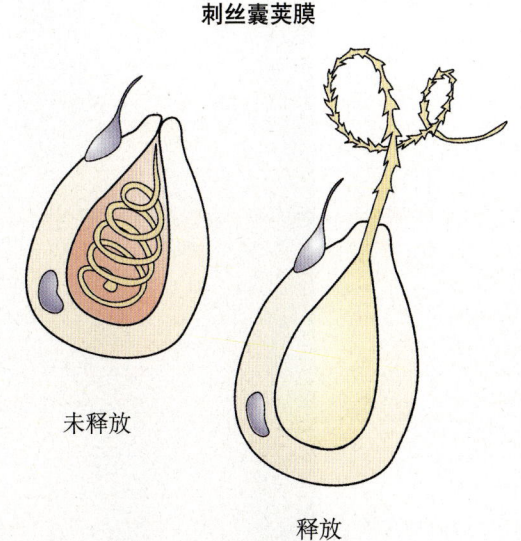

刺丝囊荚膜

未释放

释放

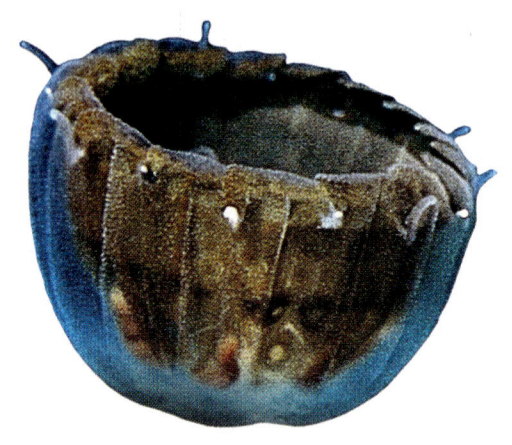

图 15-42 Sea thimble。这种小水母的幼虫（1/2 ～ 3/4 英寸）是加勒比海区大多数海浴疹的原因。（Courtesy Reid E.McNeal, Grand Cayman, BWI.）

图 15-43 海浴疹：加勒比海常见的皮肤病。携带刺丝囊的幼虫可被游泳衣网住，产生剧烈瘙痒和疼痛性丘疹。

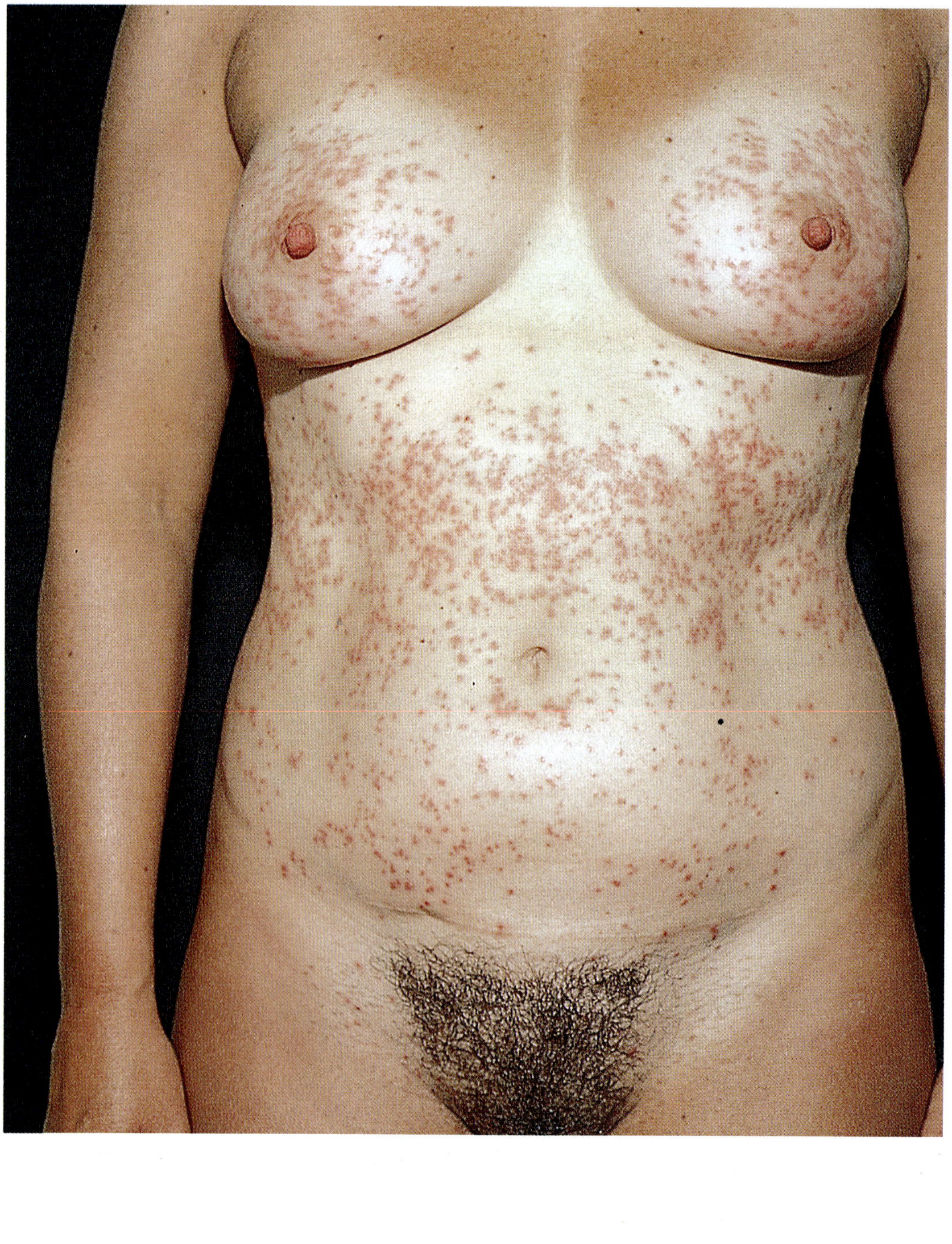

海浴疹

海浴疹（seabather's eruption）出现于游泳衣下，主要发生在墨西哥（坎昆和Cozumed）、百慕大群岛、佛罗里达、海湾国家、向北一直到长岛、纽约。推测刺胞动物门的幼虫（正式名称腔肠动物），如水母[151]、海葵[152]与本病相关。当水母和海葵被海流运到海滩时，可出现暴发。Sea thimble（*linuche unguiculata*）是引起加勒比海海浴疹的水母类生物[153]（图15-42）。每一个Sea thimble有超过200个刺丝囊，后者可展开一种线状的、中空的刺毛。当受到来自皮肤接触、压力或淡水的刺激后，刺丝囊被激活并释放毒素到游泳者的皮肤。幼虫被网在游泳衣下面，当游泳者到潜水区或离开水域时会感觉到叮咬。长时间穿着受污染的游泳衣、用力运动和暴露于淋浴器或淡水池可使刺丝囊激活，症状更重。在数分钟到数小时后出现像昆虫叮咬样的红色瘙痒性丘疹或风团。丘疹可融合并覆盖更宽的区域（图15-43）。皮疹持续3～7天；一些患者持续6周。头痛、寒战和发热可出现于一些皮疹广泛的患者。如果重新穿上一件被刺丝囊沾染的游泳衣，可再次出现皮疹。

当有海浴疹季节性发病时，儿童、有海浴疹病史者、乘冲浪板玩乐者患病的危险性最高。许多有海浴疹的患者有针对thimble水母抗原的特异性IgG抗体。皮疹范围和叮咬严重程度与抗体滴度相关。这可解释为什么有海浴疹病史的患者患病风险最大。呆在水中时间的长短与海浴疹没有明显相关性。

治疗为对症处理，可用冷洗剂（如Sarna）、抗组胺药、外用糖皮质激素等，严重患者可用泼尼松。在海虱季节，海浴者脱掉游泳衣后再淋浴可使患病的可能性降至最小。

佛罗里达、加勒比海、巴哈马群岛

海浴疹（海洋瘙痒）是美国南部水域最常见的海洋相关问题。游泳者和潜水员可受到携带刺丝囊的sea thimble（一种水母类生物）小幼虫的侵扰。瘙痒性丘疹出现于游泳衣或湿衣服的下面或边缘。皮疹过去为季节性，但现在常年有报道。高密度幼虫区域随风和潮汐的变化而变化。

大多数海洋动物是自卫性的。潜水员只要不接触脆礁或处理鱼类，在水中是安全的。一些海绵动物、珊瑚和海葵具有毒性。由海胆刺引起的足部损伤现不常见，因为潜水员穿有保护足部的装备。在水里应慢慢地行走，而不是像在沙地上行走，应小心埋在沙子里的黄貂鱼。黄貂鱼不主动攻击人，但踏在一条水中的黄貂鱼背部，可致一个深的、开裂的伤口。在佛罗里达可见到漂浮的僧帽水母，但在加勒比海不常见。被其触角缠绕可导致严重的肿胀和整个末端的水疱。Box jellyfish（海蜂）有一个2～3英寸的立方形脑袋，上有3英寸的触角。这些小微生物偶尔可在潜水时看见，它们受光线吸引。它们是地球上最毒的动物之一，可引起严重的叮咬反应和休克。斑点蝎子鱼有直立的背脊，其上覆盖有可贯穿橡胶和皮肤的毒素。

水母和僧帽水母

在北美洲沿海水域有两组叮咬水母：僧帽水母和海荨麻（图15-44）。可怕的僧帽水母有一个大的、紫红色的空气浮器，最长达12cm，可高高地悬浮在水外，由风携带穿越海洋。附有叮咬器官的触角，即刺丝囊，尾部拖入水中可达数英尺长。在大西洋海岸可见到红色或白色成群漂浮的或被冲刷到海滩的水母，即海荨麻。它们也有带刺丝囊的触角，长达4英尺。在水母身体的下方也可发现刺丝囊。太平洋东南部的海蜂含有已知最强的海洋毒素。

叮咬 当微小的有机体或人擦到突出的触角时就会被叮咬。每一个触角有无数突出的叮咬细胞，每个细胞含有一个有光泽的卵圆形躯体，即刺丝囊。在每个刺丝囊的外表面有突出的小触发器。受到触觉刺激时，刺丝囊放出一个线状的鞭，其上有一空心的毒尖，在基底部瘤样隆突上有弯曲的钩子。钩子勾住猎物时，刺丝囊的毒性成分通过线被释放入猎物体内。释放的力量足以穿透真皮上部，在那里毒液弥散进入血液循环。

叮咬产生速发性的烧灼感、麻木和感觉异常。线状丘疹或风团出现于被擦过的皮肤（图15-45）。皮损要么在数小时内消退，要么形成水疱，出现坏死。系统性毒性反应（如恶心、呕吐、头痛、肌肉痉挛、乏力、共济失调、眩晕、低度发热）发生在叮咬严重或广泛的患者。受螫刺部位（如肢体）的移动可致毒液从接种部位扩散增加。可出现死亡。据估计，至少需50英尺的海蜂触角接触皮肤，才能释放出导致成人死亡的毒素剂量。对水母毒液过敏的人可出现严重过敏症。

已有单次螫刺后出现复发性线状皮疹的报道。大多数患者仅有一次复发，出现于5～30天后，但一些患者可出现多次复发。在多次复发中，发作时间缩短，伴连续发作的无症状间歇时间延长。复发皮疹更严重。这种现象可用对皮下隔离抗原的免疫反应来解释。

治疗 固定螫刺部位可防止毒液扩散。尽快移去或灭活刺丝囊非常重要。只要触角还与皮肤保持接触，刺丝囊就持续释放毒液。如用淡水或毛巾擦干，触角上未释放的刺丝囊可被激活。可通过向受累皮肤处轻轻倒海水，以洗去触角和毒素。残留在皮肤上的刺丝囊和毒素可用酒精（消毒用酒精或溶液）或热海水灭活。用戴上手套的手轻轻拿掉残留的触角。可用糊膏覆盖受累区域来除去残留结构，糊膏由碳酸氢钠、面粉、滑石粉和海水组成，可融合触角。干后的糊膏可用小刀刮去。僧帽水母的刺丝囊也可用醋灭活。一个好的治疗通用原则如下：对于美国北卡罗来纳州北部的东海岸地区，应使用碳酸氢钠；对美国大陆的所有其他海岸，应使用醋。潮湿的海滩沙可用来减轻刺激。冷敷和外用糖皮质激素可抑制炎症。

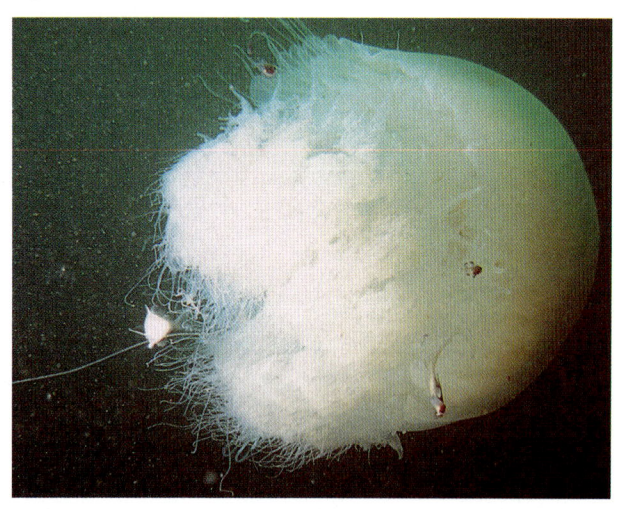

图15-44 水母：不同长度的触角从水下的基底部和尾部突出。每一个触角含有上百个刺丝囊。（Courtesy Mike Nelson, South Africa.）

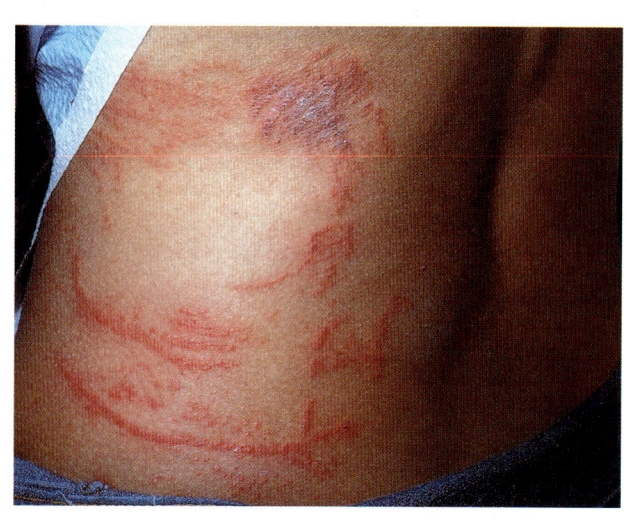

图15-45 僧帽水母螫伤：由触角上的刺丝囊擦过皮肤引起的线状丘疹。

珊瑚、水螅虫和海葵

珊瑚 珊瑚是由分泌石灰石的水螅体融合而成的尖的、不同形状和大小的石头样结构。珊瑚可在加勒比海碰见，包括佛罗里达、百慕大群岛、巴哈马群岛、西印度群岛和从澳大利亚延伸到夏威夷和菲律宾的珊瑚海。与水母一样，珊瑚有刺丝囊，但数目甚少，引起的症状轻微。最重要的损伤是切割伤（图15-46）。伤口周围出现瘙痒、红色风团（"珊瑚中毒"）。小伤口疼痛，愈合慢，常出现感染。残留在体内的少量钙可引起一种迟发型异物反应。伤口应彻底清洗并用过氧化氢处理，以除去小碎屑。

棘皮动物（海胆和海星）

海胆吸附于海底的石头上。它们由一个球形的硬鞘包裹，鞘上有无数脆而尖的钙化棘突出表面（图15-47）。一些热带种类中，三棱镊子样结构的叉棘与刺棘相混合。踩到或落到海胆上可导致由刺棘或叉棘引起的贯穿伤。棘可折断而留在伤口内。

一些种类的棘或叉棘有毒（如毒棘海胆科）。携带毒液的棘长且细而尖，覆有一层薄的皮肤。一些海星可造成与海胆类似的伤口。当表皮鞘撕裂后，位于皮肤下面的腺体组织可释放其产生的黏液。

反应有速发性和迟发性。接触棘可产生一种伴红斑和水肿的烧灼感，持续数小时。有毒海胆造成的伤口可引起速发性、剧烈疼痛和严重的肌肉痛。伤口处因棘上的色素而呈现紫黑色。有毒种类可引起系统症状的快速发作，如感觉异常、肌肉痛性痉挛和麻痹、低血压、恶心、晕厥、共济失调和呼吸窘迫。进入关节的棘可引起严重的滑膜炎。贯穿掌骨可引起手指严重的、纺锤状末端肿胀。如果残留的棘未能自发排出或不容易移去，可用氨水溶解。一种老的天然治疗是将热蜡倾注到皮肤上，并让其冷却。然后将含有棘的蜡除去。深部的棘可能需手术去除。手术探查前行X线检查非常重要。最常见的迟发性反应是数周或数月后发生的异物肉芽肿。它们直径小于5mm，色呈红色到紫色。这些可能代表过敏反应，对皮损内注射曲安奈德（10mg/ml）和外科移去棘的治疗有反应。发生在一些人身上的迟发性反应是由海胆棘上的化合物引起；这种反应包括手指和脚趾上的硬结。它持续数周，可引起关节畸形，对系统性抗生素和糖皮质激素治疗有反应。

（宋志强　郝飞译　夏应魁校）

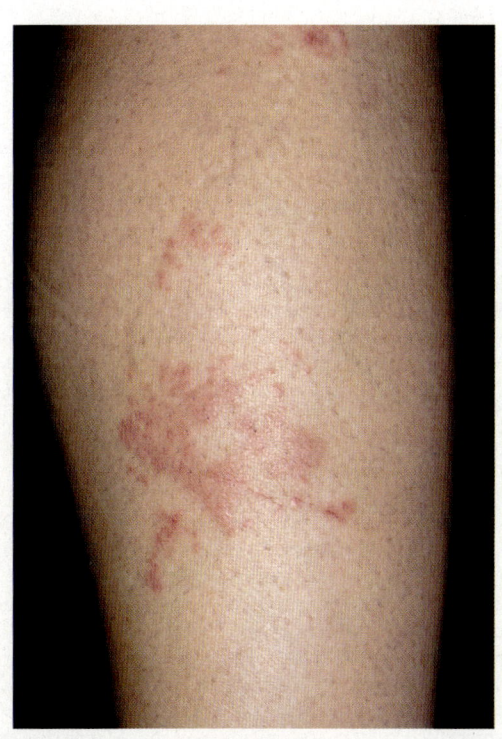

图15-46 珊瑚中毒：含钙的物质和蛋白可在珊瑚擦伤后进入皮肤。对这种外源性物质的反应可能是强烈和长期的。伤口发红，有触痛，可形成溃疡。线状划痕具有特征性。

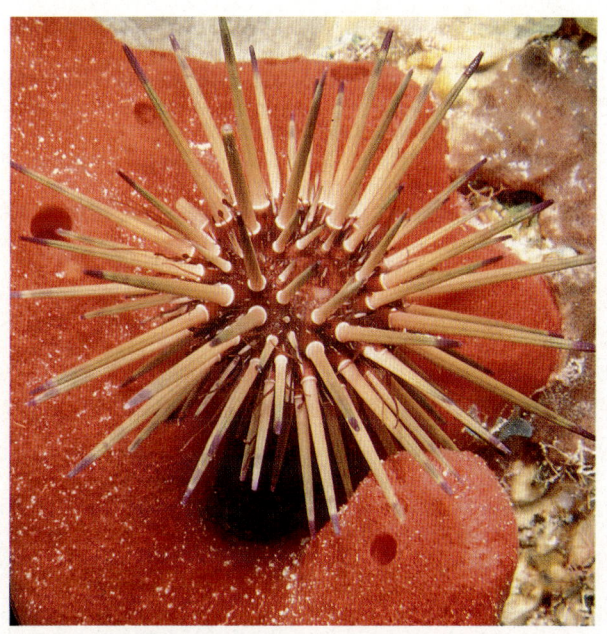

图15-47 暗礁海胆：体形1.5～2英寸，棘1～1.5英寸。点状棘可引起贯穿伤。棘碎裂后留在伤口中。(Courtesy Steven F. Bennett, Grand Cayman, BWI.)

参考文献

1. Burkhart C, Burkhart C, Burkhart K: An epidemiologic and therapeutic reassessment of scabies, Cutis 2000; 65(4):233.
2. Chakrabarti A: Human notoedric scabies from contact with cats infected with Notoedres cati, Int J Dermatol 1986; 25:646.
3. Falk ES: Serum IgE before and after treatment for scabies, Allergy 1981; 36:167.
4. Arlian LG, Estes SA, Vyszenski-Moher DL: Prevalence of Sarcoptes scabiei in the homes and nursing homes of scabietic patients, J Am Acad Dermatol 1988; 19:806.
5. Liu HN, et al: Scabietic nodules: A dermatopathologic and immunofluorescent study, J Cutan Pathol 1992; 19:124.
6. Rasmussen JE: Lindane: A prudent approach, Arch Dermatol 1987; 123:1008.
7. Burkhart C, Burkhart C: Before using ivermectin therapy for scabies, Pediatr Dermatol 1999; 16(6):478; discussion 480.
8. Avila-Romay A, et al: Therapeutic efficacy, secondary effects, and patient acceptability of 10% sulfur in either pork fat or cold cream for the treatment of scabies, Pediatr Dermatol 1991; 8:64.
9. Maibach HI, Surber C, Orkin M: Sulfur revisited, J Am Acad Dermatol 1990; 23:154.
10. Taplin D, et al: Comparison of crotamiton 10% cream (Eurax) and permethrin 5% cream (Elimite) for the treatment of scabies in children, Pediatr Dermatol 1990; 7:67.
11. Holness DL, et al: Scabies in chronic health care institutions, Arch Dermatol 1992; 128:1257.
12. Yonkosky D, et al: Scabies in nursing homes: An eradication program with permethrin 5% cream, J Am Acad Dermatol 1990; 23:1133.
13. Wilson M, Philpott C, Breer W: Atypical presentation of scabies among nursing home residents, J Gerontol A Biol Sci Med Sci 2001; 56(7):M424.
14. Dannaoui E, et al: Use of ivermectin for the management of scabies in a nursing home, Eur J Dermatol 1999; 9(6):443.
15. Paasch U, Haustein U: Management of endemic outbreaks of scabies with allethrin, permethrin, and ivermectin, Int J Dermatol 2000; 39(6):463.
16. Miller RAW: Maculae ceruleae, Int J Dermatol 1986; 25:383.
17. Meinking T, et al: Comparative in vitro pediculicidal efficacy of treatments in a resistant head lice population in the United States, Arch Dermatol 2002; 138(2):220.
18. Burkhart C, Burkhart C, Burkhart K: An assessment of topical and oral prescription and over-the-counter treatments for head lice, J Am Acad Dermatol 1998; 38(6 Pt 1):979.
19. Burkhart C, Burkhart C: Oral ivermectin therapy for phthiriasis palpebrum, Arch Ophthalmol 2000; 118(1):134.
20. Bell T: Treatment of Pediculus humanus var. capitis infestation in Cowlitz County, Washington, with ivermectin and the LiceMeister comb, Pediatr Infect Dis J 1998; 17(10):923.
21. Shashindran CH, Gandhi IS, Krishnasamy S, et al: Oral therapy of pediculosis capitis with cotrimoxazole, Br J Dermatol 1978; 98:699-700.
22. Hipolito R, et al: Head lice infestation: Single drug versus combination therapy with one percent permethrin and trimethoprim/sulfamethoxazole, Pediatrics 2001; 107(3):E30.
23. Roberts R: Clinical practice. Head lice, N Engl J Med 2002; 346(21):1645.
24. Matthew M, DiSouza P, Mehta DK: A new treatment of phthiriasis palpebrarum, Ann Ophthalmol 1982; 14:439.
25. Allen VT, et al: Gypsy moth caterpillar dermatitis-revisited, J Am Acad Dermatol 1991; 24:979.
26. Pinson RT, Morgan JA: Envenomation by the puss caterpillar (Megalopyge opercularis), Ann Emerg Med 1991; 20:562.
27. Beaucher WN, Farnham JE: Gypsy-moth-caterpillar dermatitis, N Engl J Med 1982; 306:1301.
28. Shama SK, et al: Gypsy-moth-caterpillar dermatitis, N Engl J Med 1982; 306:1300.
29. Wong RC, Hughes SE, Voorhees JJ: Spider bites: Review in depth, Arch Dermatol 1987; 123:98.
30. Maretic Z: Latrodectism: Variations in clinical manifestations produced by Latrodectus species of spiders, Toxicon 1983; 21:457.
31. Miller TA: Latrodectism: Bite of the black widow spider, Am Fam Physician 1992; 45:181.
32. Zukowski CW: Black widow spider bite, J Am Board Fam Pract 1993; 6:279.
33. Schuman SH, Caldwell ST: 1990 South Carolina physician survey of tick, spider and fire ant morbidity, J S C Med Assoc 1991; 87:429.
34. O'Malley G, Dart R, Kuffner E: Successful treatment of latrodectism with antivenin after 90 hours, N Engl J Med 1999; 340(8):657.
35. Clark RF, et al: Clinical presentation and treatment of black widow spider envenomation: A review of 163 cases, Ann Emerg Med 1992; 21:782.
36. Key GF: A comparison of calcium gluconate and methocarbamol (Robaxen) in the treatment of lactrodectism (black widow spider) envenomation, Am J Trop Med Hyg 1981; 30:273.
37. Alario A, et al: Cutaneous necrosis following a spider bite: A case report and review, Pediatrics 1987; 79:618.
38. Sams H, et al: Necrotic arachnidism, J Am Acad Dermatol 2001; 44(4):561; quiz 573.
39. Cacy J, Mold J, for the Oklahoma Physicians Research Network: The clinical characteristics of brown recluse spider bites treated by family physicians: An OKPRN Study, J Fam Pract 1999; 48(7):536.
40. King LE, Jr, Rees R: Brown recluse spider bites: Keep cool, JAMA 1985; 254:2895.
41. Rees RS, et al: Brown recluse spider bites: A comparison of early surgical excision versus dapsone and delayed surgical excision, Ann Surg 1985; 202:659.
42. King LE, Rees RS: Dapsone treatment of a brown recluse bite, JAMA 1983; 250:648.
43. Futrell JM: Loxoscelism, Am J Med Sci 1992; 304:261.
44. Smith CW, Micks DW: The role of polymorphonuclear leukocytes in the lesion caused by the venom of the brown spider. Loxosceles reclusa, Lab Invest 1976; 22:90.
45. Anderson PC: Necrotizing spider bites, Am Fam Pract 1982; 26:198.
46. Sams H, et al: Nineteen documented cases of Loxosceles reclusa envenomation, J Am Acad Dermatol 2001; 44(4):603.
47. Anderson JF; Ecology of Lyme disease, Conn Med 1989; 53:343.
48. Lastavica CC, et al: Rapid emergence of a focal epidemic of Lyme disease in coastal Massachusetts, N Engl J Med 1989; 320:133.
49. Malane MS, et al: Diagnosis of Lyme disease based on dermatologic manifestations, Ann Intern Med 1991; 114:490.
50. Asbrink E: Cutaneous manifestations of Lyme borreliosis. Clinical definitions and differential diagnoses, Scand J Infect Dis Suppl 1991; 77:44.
51. Albrecht S, et al: Lymphadenosis benigna cutis resulting from Borrelia infection (Borrelia lymphocytoma), J Am Acad Dermatol 1991; 24:621.
52. Buechner SA, Rufli T, Erb P: Acrodermatitis chronica atrophicans: A chronic T-cell-mediated immune reaction against Borrelia burgdorferi? J Am Acad Dermatol 1993; 28:399.
53. Asbrink E, Hovmark A: Comments on the course and classification of Lyme borreliosis, Scand J Infect Dis Suppl 1991; 77:41.
54. Kristoferitsch W: Neurological manifestations of Lyme borreliosis: Clinical definition and differential diagnosis, Scand J Infect Dis Suppl 1991; 77:64.
55. Berger BW: Erythema chronicum migrans of Lyme disease, Arch Dermatol 1984; 120:1017.
56. Melski JW, et al: Primary and secondary erythema migrans in central Wisconsin, Arch Dermatol 1993; 129:709.

57. Halperin J: Nervous system Lyme disease, J Neurol Sci 1998; 153(2):182.
58. Steere A: Lyme disease, N Engl J Med 2001; 345(2):115.
59. Schlesinger PA, et al: Maternal-fetal transmission of the Lyme disease spirochete. Borrelia burgdorferi, Ann Inter Med 1985; 103:67.
60. Bunikis J, Barbour A: Laboratory testing for suspected Lyme disease, Med Clin North Am 2002; 86(2):311.
61. Berger BW, et al: Cultivation of Borrelia burgdorferi from blood of two patients with erythema migrans lesions lacking extracutaneous signs and symptoms of Lyme disease, J Am Acad Dermatol 1994; 30:48.
62. Sigal LH: Summary of the first 100 patients seen at a Lyme disease referral center, Am J Med 1990; 88:577.
63. Steere AC, et al: The overdiagnosis of Lyme disease, JAMA 1993; 269:1812.
64. Nadelman R, et al: Prophylaxis with single-dose doxycycline for the prevention of Lyme disease after an Ixodes scapularis tick bite, N Engl J Med 2001; 345(2):79.
65. Shapiro E: Doxycycline for tick bites°™not for everyone, N Engl J Med 2001; 345(2):133.
66. Salazar JC, et al: Long-term outcome of Lyme disease in children given early treatment, J Pediatr 1993; 122:591.
67. Steere AC, Pachner AR, Malawista SE: Neurologic abnormalities of Lyme disease: Successful treatment with high-dose intravenous penicillin, Ann Intern Med 1983; 99:767.
68. Steere AC, et al: Successful parenteral penicillin therapy of established Lyme arthritis, N Engl J Med 1985; 312:869.
69. Treatment of Lyme disease. Med Lett Drugs Ther 1988; 30(769):65.
70. Klempner M, et al: Two controlled trials of antibiotic treatment in patients with persistent symptoms and a history of Lyme disease, N Engl J Med 2001; 345(2):85.
71. Moore JA: Jarisch-Herxheimer reaction in Lyme disease, Cutis 1987; 39:397.
72. Berger BW: Treating erythema chronicum migrans of Lyme disease, J Am Acad Dermatol 1986; 15:459.
73. Shapiro ED, et al: A controlled trial of antimicrobial prophylaxis for Lyme disease after deer-tick bites, N Engl J Med 1992; 327:1769.
74. Couch P, Johnson CE: Prevention of Lyme disease, Am J Hosp Pharm 1992; 49:1164.
75. Piesman J, et al: Duration of tick attachment and Borrelia burgdorferi transmission, J Clin Microbiol 1988; 25:557.
76. Piesman J, et al: Duration of adult female Ixodes dammini attachment and transmission of Borrelia burgdorferi, with description of a needle aspiration isolation method, J Infect Dis 1991; 163:895.
77. Sexton DJ, Corey GR: Rocky Mountain "spotless" and "almost spotless" fever: A wolf in sheep's clothing, Clin Infect Dis 1992; 15:439.
78. Green WR, Walker DH, Cain BG: Fatal viscerotrophic Rocky Mountain spotted fever, Am J Med 1978; 64:523.
79. Conlon P, et al: Predictors of prognosis and risk of acute renal failure in patients with Rocky Mountain spotted fever, Am J Med 1996; 101(6):621.
80. Archibald L, Sexton D: Long-term sequelae of Rocky Mountain spotted fever, Clin Infect Dis 1995; 20(5):1122.
81. Bonawitz C, Castillo M, Mukherji S: Comparison of CT and MR features with clinical outcome in patients with Rocky Mountain spotted fever, AJNR Am J Neuroradiol 1997; 18(3):459.
82. Paddock C, et al; Hidden mortality attributable to Rocky Mountain spotted fever: Immunohistochemical detection of fatal, serologically unconfirmed disease, J Infect Dis 1999; 179(6):1469.
83. Welch KJ, et al: False-positive results in serologic tests for Rocky Mountain spotted fever during pregnancy, South Med J 1991; 84:307.
84. Cale D, McCarthy M: Treatment of Rocky Mountain spotted fever in children, Ann Pharmacother 1997; 31(4):492.
85. Kirkland K, Wilkinson W, Sexton D: Therapeutic delay and mortality in cases of Rocky Mountain spotted fever, Clin Infect Dis 1995; 20(5):1118.
86. Felz M, Smith C, Swift T: A six-year-old girl with tick paralysis [see comments], N Engl J Med 2000; 342(2):90.
87. Needham GR: Evaluation of five popular methods for tick removal, Pediatrics 1985; 75:997.
88. Carithers HA: Cat-scratch disease: An overview based on a study of 1,200 patients, Am J Dis Child 1985; 139:1124.
89. Jawad AS, Amen AA: Cat-scratch disease presenting as the oculoglandular syndrome of Parinaud: A report of two cases, Postgrad Med J 1990; 66:467.
90. Jackson MA, et al: Antimicrobial therapy for Parinaud°Øs oculoglandular syndrome, Pediatr Infect Dis J 1992; 11:130.
91. Requena L, Sangueza O: Cutaneous vascular proliferation. Part II. Hyperplasias and benign neoplasms, J Am Acad Dermatol 1997; 37(6):887; quiz 920.
92. Gasquet S, et al: Bacillary angiomatosis in immunocompromised patients, AIDS 1998; 12(14):1793.
93. English CK, et al: Cat-scratch disease: Isolation and culture of the bacterial agent, JAMA 1988; 259:1347.
94. Bass J, et al: Prospective randomized double blind placebo-controlled evaluation of azithromycin for treatment of cat-scratch disease [see comments], Pediatr Infect Dis J 1998; 17(6):447.
95. Conrad D: Treatment of cat-scratch disease, Curr Opin Pediatr 2001; 13(1):56.
96. Griego R, et al: Dog, cat, and human bites: A review, J Am Acad Dermatol 1995; 33(6):1019.
97. Brook I: Human and animal bite infections, J Fam Pract 1989; 28:713.
98. Gonzalez MH, et al: Osteomyelitis of the hand after a human bite, J Hand Surg [Am] 1993; 18:520.
99. Agrawal K, et al: Primary reconstruction of major human bite wounds of the face, Plast Reconstr Surg 1992; 90:394.
100. Fleisher G: The management of bite wounds [editorial; comment]], N Engl J Med 1999; 340(2):138.
101. Dire DJ, et al: Prophylactic oral antibiotics for low-risk dog bite wounds, Pediatr Emerg Care 1992; 8:194.
102. Zubowicz VN, Gravier M: Management of early human bites of the hand: A prospective randomized study, Plast Reconstr Surg 1991; 88:111.
103. Goldstein EJC: Management of human and animal bite wounds, J Am Acad Dermatol 1989; 21:1275.
104. Anderson CR: Animal bites. Guidelines to current management, Postgrad Med 1992; 92:134.
105. Talan D, et al., for the Emergency Medicine Animal Bite Infection Study Group: Bacteriologic analysis of infected dog and cat bites [see comments], N Engl J Med 1999; 340(2):85.
106. Settipane GA, Boyd GK: Natural history of insect sting allergy: The Rhode Island experience, Allergy Proc 1989; 10:109.
107. Li JT, Yunginger JW: Management of insect sting hypersensitivity, Mayo Clin Proc 1992; 67:188.
108. Reisman RE, Livingston A: Late-onset allergic reactions, including serum sickness, after insect stings, J Allergy Clin Immunol 1989; 84:331.
109. Engel T, Heinig JH, Weeke ER: Allergy 1988; 43:289.
110. Golden DB, et al: Clinical correlation of the venom-specific IgG antibody level during maintenance venom immunotherapy, J Allergy Clin Immunol 1992; 90:386.
111. Graft D: Venom immunotherapy: When to start, when to stop, Allergy Asthma Proc 2000; 21(2):113.
112. Bernstein DI, et al: Clinical and immunologic studies of rapid venom immunotherapy in Hymenoptera-sensitive patients, J Allergy Clin Immunol 1989; 84:951.
113. Wright DN, Lockey RF: Local reactions to stinging insects (Hymenoptera), Allergy Proc 1990; 11:23.
114. Alexander JO: Papular urticaria and immune complexes, J Am

Acad Dermatol 1985; 12:374.
115. Heng MCY, Kloss SG, Haberfelde GC: Pathogenesis of papular urticaria, J Am Acad Dermatol 1984; 10:1030.
116. Sousa C: Fleas, flea allergy, and flea control: A review, Dermatol Online J 1997; 3(2):7.
117. Burns DA: The investigation and management of arthropod bite reactions acquired in the home, Clin Exp Dermatol 1987; 12:114.
118. Singh I, et al: Myiasis in children: The Indian perspective, Int J Pediatr Otorhinolaryngol 1993; 25:127.
119. Schiff TA: Furuncular cutaneous myiasis caused by Cuterebra larva, J Am Acad Dermatol 1993; 28:261.
120. Baird JK, et al: North American cuterebrid myiasis. Report of seventeen new infections of human beings and review of the disease, J Am Acad Dermatol 1989; 21:763.
121. Arosemena R, et al: Cutaneous myiasis, J Am Acad Dermatol 1993; 28:254.
122. Gewirtzman A, Rabinovitz H: Botfly infestation (myiasis) masquerading as furunculosis, Cutis 1999; 63(2):71.
123. Loong PT, et al: Cutaneous myiasis: A simple and effective technique for extraction of Dermatobia hominis larvae, Int J Dermatol 1992; 31:657.
124. Brewer TF, et al: Bacon therapy and furuncular myiasis, JAMA 1993; 270:2087.
125. Weed RI: Exaggerated delayed hypersensitivity to mosquito bites in chronic lymphocytic leukemia, Blood 1993; 26:257.
126. Penneys NS, et al: Chronic pruritic eruption in patients with acquired immunodeficiency syndrome associated with increased antibody titers to mosquito salivary gland antigens, J Am Acad Dermatol 1989; 21:421.
127. Fradin MS, Day JF: Comparative efficacy of insect repellents against mosquito bites, N Engl J Med 2002; 347:13.
128. Fradin M: Mosquitoes and mosquito repellents: A clinician°Øs guide, Ann Intern Med 1998; 128(11):931.
129. Reunala T, et al: Treatment of mosquito bites with cetirizine, Clin Exp Allergy 1993; 23:72.
130. Marks MB: Stinging insects: Allergy implications, Pediatr Clin North Am 1969; 16:177.
131. Blackwell V, Vega-Lopez F: Cutaneous larva migrans: Clinical features and management of 44 cases presenting in the returning traveller, Br J Dermatol 2001; 145(3):434.
132. Richey T, et al: Persistent cutaneous larva migrans due to Ancylostoma species, South Med J 1996; 89(6):609.
133. Ambrus J, Klein E: Loffler syndrome and ancyclostoma braziliense, N Y State J Med 1988; 88:498.
134. Veraldi S, Rizzitelli G: Effectiveness of a new therapeutic regimen with albendazole in cutaneous larva migrans, Eur J Dermatol 1999; 9(5):352.
135. Rizzitelli G, Scarabelli G, Veraldi S: Albendazole: A new therapeutic regimen in cutaneous larva migrans, Int J Dermatol 1997; 36(9):700.
136. Albanese G, Venturi C, Galbiati G: Treatment of larva migrans cutanea (creeping eruption): A comparison between albendazole and traditional therapy, Int J Dermatol 2001; 40(1):67.
137. Caumes E: Treatment of cutaneous larva migrans, Clin Infect Dis 2000; 30(5):811.
138. de SR, Williams D, Moak E: Fire ant attacks on residents in health care facilities: A report of two cases, Ann Intern Med 1999; 131(6):424.
139. de S RD, Soto-Aguilar M: Reactions to imported fire ant stings, Allergy Proc 1993; 14:13.
140. Ginsburg CM: Fire ant envenomation in children, Pediatrics 1984; 73:689.
141. Reisman RE: Stinging insect allergy, Med Clin North Am 1992; 76:883.
142. Ross EV, Jr, Badame AJ, Dale SE: Meat tenderizer in the acute treatment of imported fire ant stings, J Am Acad Dermatol 1987; 16:1189.
143. Moffitt J, Barker J, Stafford C: Management of imported fire ant allergy: Results of a survey, Ann Allergy Asthma Immunol 1997; 79(2):125.
144. Gurry D: Marine stings, Aust Fam Physician 1992; 21:26.
145. McGoldrick J, Marx JA: Marine envenomations; Part 1: vertebrates, J Emerg Med 1991; 9:497.
146. Auerbach PS: Marine envenomations, N Engl J Med 1991; 325:486.
147. Levy D, et al: Surveillance for waterborne-disease outbreaks°™United States, 1995-1996, Mor Mortal Wkly Rep CDC Surveill Summ 1998; 47(5):1.
148. Loken B, Spencer C, Granath WJ: Prevalence and transmission of cercariae causing schistosome dermatitis in Flathead Lake, Montana, J Parasitol 1995; 81(4):646.
149. CDC: Cercarial dermatitis outbreak at a state park-Delaware, 1991, MMWR 1992; 41:225.
150. Mulvihill CA, Burnett JW: Swimmer's itch: A cercarial dermatitis, Cutis 1990; 46:211.
151. Tomchik RS, et al: Clinical perspectives on seabather's eruption, also known as 'sea lice,' JAMA 1993; 269:1669.
152. Freudenthal AR, Joseph PR: Seabathers' eruption, N Engl J Med 1993; 329:542.
153. Segura-Puertas L, et al : One Linuche mystery solved: All 3 stages of the coronate scyphomedusa Linuche unguiculata cause seabather's eruption, J Am Acad Dermatol 2001; 44(4):624.

16 水疱和大疱性疾病
Vesicular and Bullous Diseases

- 水疱　547
  - 自身免疫性水疱病　547
  - 主要的水疱性疾病　547
  - 分类　550
- 大疱性疾病的诊断　551
- 疱疹样皮炎和线状 IgA 大疱性皮病　554
  - 谷胶敏感性肠病　556
  - 淋巴瘤　556
  - 疱疹样皮炎的诊断　556
- 糖尿病患者的大疱　559
- 天疱疮　559
  - 寻常型天疱疮　561
  - 落叶型天疱疮、IgA 型天疱疮和红斑型天疱疮　562
  - 天疱疮的诊断　564
  - 治疗　565
  - 天疱疮和其他疾病的相关性　566
- 类天疱疮性疾病　567
  - 大疱性类天疱疮　567
  - 局限性类天疱疮　571
  - 儿童慢性良性大疱性皮病　572
  - 妊娠疱疹（妊娠性类天疱疮）　573
- 类天疱疮样疾病　574
  - 获得性大疱性表皮松解症　574
- 家族性慢性良性天疱疮　575
- 大疱性表皮松解症　576
- 新生儿伴有水疱、脓疱、糜烂和溃疡的疾病　577

水疱 Blisters

水疱和大疱是很多皮肤疾病的原发性损害。在一些疾病中，水疱和大疱持续时间短并具有特征性，如常春藤中毒和带状疱疹。在其他疾病如多形红斑和扁平苔藓的病程中可以出现水疱和大疱，也可以不出现。此外还有一组疾病，在病情活动阶段大疱几乎持续存在。这些自身免疫性大疱性疾病往往呈慢性经过，其中多种疾病与皮肤黏膜组织中沉积的抗体或外周血中循环抗体有关。本章将讨论这些疾病。

自身免疫性水疱病
Autoimmune blistering diseases

自身免疫性水疱病导致表皮与表皮基底膜带之间的黏附性丧失[如类天疱疮性疾病（大疱性、妊娠性、黏膜性）]或表皮细胞之间黏附性丧失（如天疱疮）。疾病的自身抗体与结构蛋白靶向结合，后者促进皮肤中细胞基质成分之间相互黏附（如类天疱疮）或细胞之间相互黏附（如天疱疮）。临床上自身免疫性水疱病常引起明显不适症状（如瘙痒、疼痛和毁容）。在一些患者中，由于表皮屏障功能的严重破坏还可危及生命。大疱性类天疱疮是最常见的自身免疫性水疱病。系统使用免疫抑制剂可以减轻这组疾病的病情和降低患者的病死率。

主要的水疱性疾病

第 548 页的图表显示常见大疱性疾病的概况。第 549 页图 16-1 显示所有水疱性疾病之间的鉴别诊断和表皮、表皮基底膜带的解剖结构。

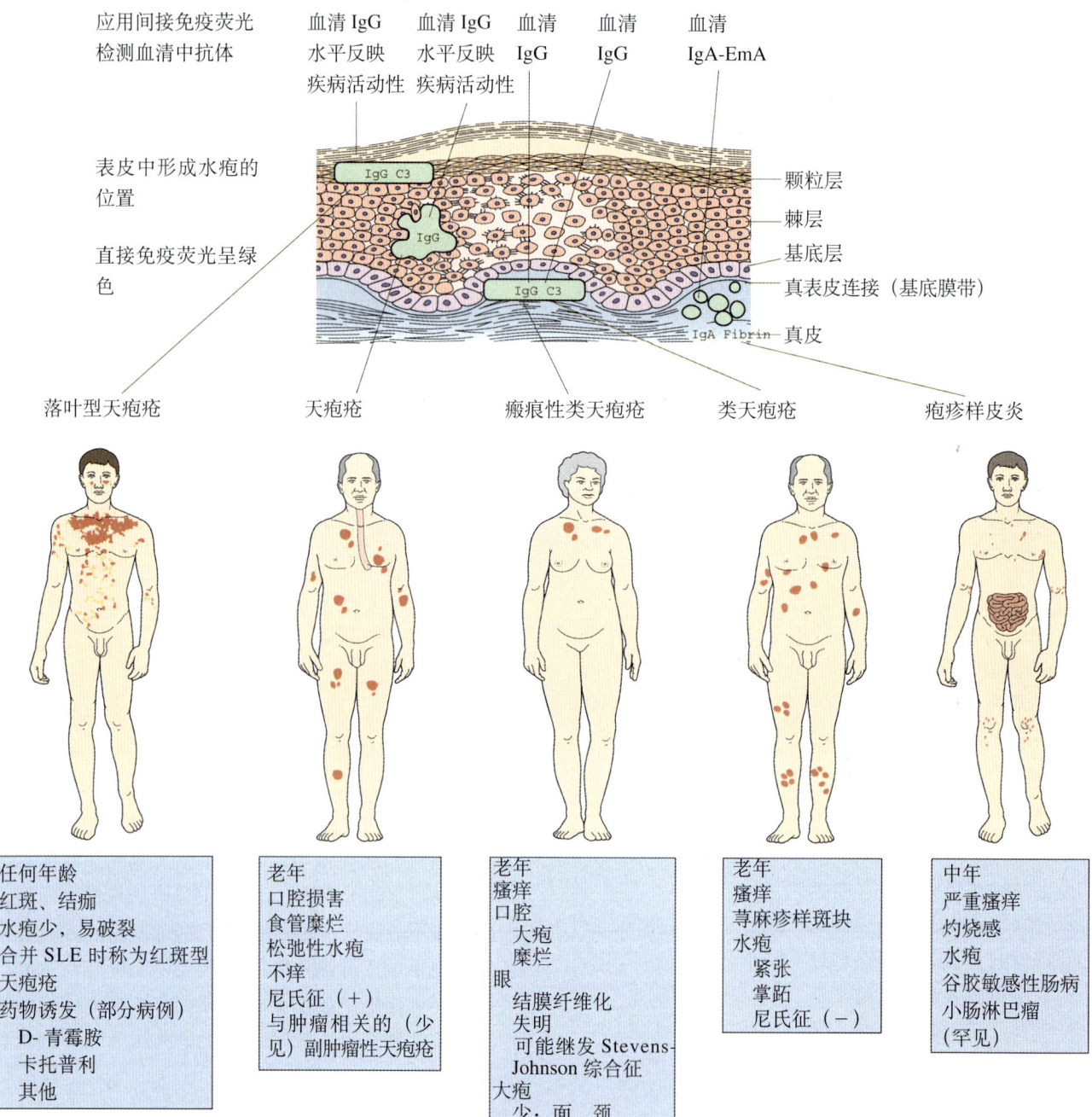

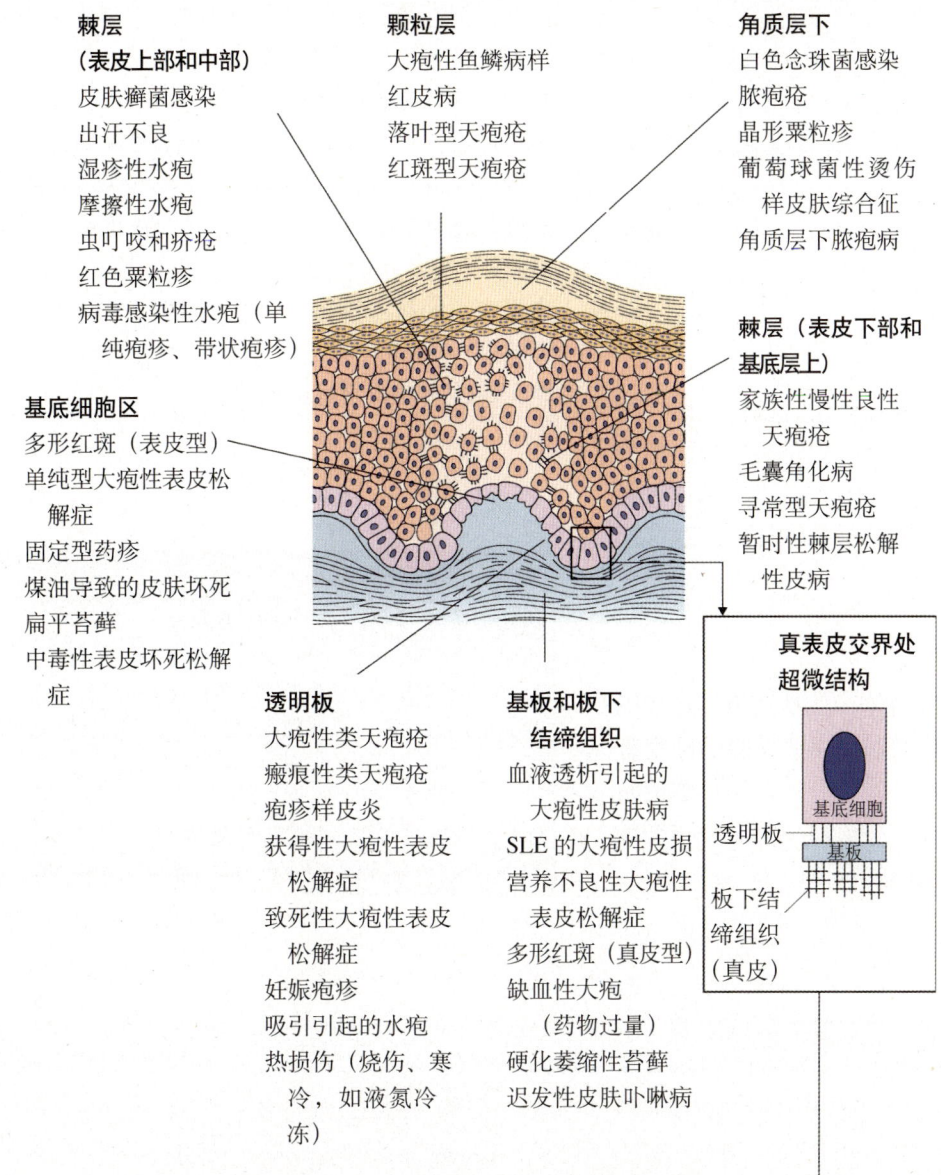

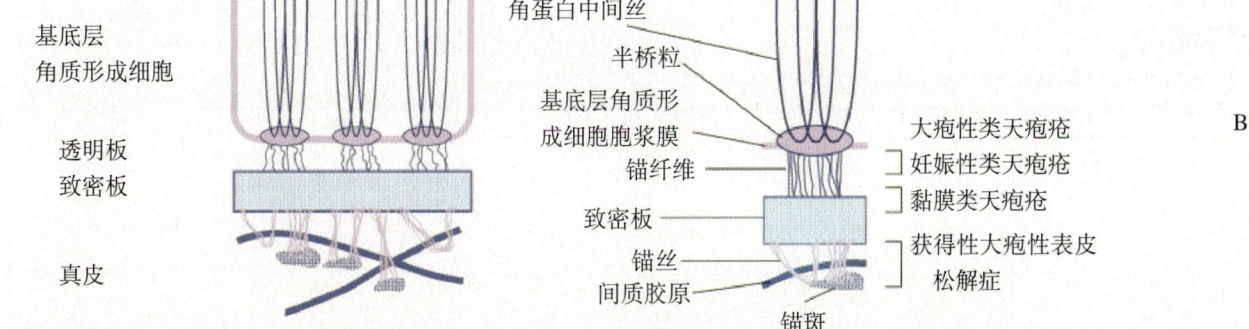

图 16-1 A．皮肤电镜检查显示基底层角质形成位于透明板上方，而透明板位于致密板（即基底膜固有层）和真皮浅层上方。B．超微结构下显示半桥粒-锚丝-附着斑复合体将基底层角质形成细胞的细胞骨架连接至下方的致密板、锚丝和真皮内原纤维成分（如间质胶原和弹力纤维）。表皮基底膜的关键区是类天疱疮和获得性大疱性表皮松解症患者IgG自身抗体作用的靶位，如图B右侧所示。Adapted from Yancy KB, Egan CA:JAMA 2000;284(3).

分类

当液体在皮肤中集聚到一定水平时，即形成水疱。大疱性疾病的组织学分类的依据是皮肤中发生分离的层次（图16-1和第548页的表）。临床上通常见不到完整的角质层下水疱。极薄的疱顶结构不完整，继而塌陷。表皮内水疱疱顶稍厚，略坚固；然而表皮下水疱结构牢固，可以保持完整的疱壁，甚至用力按压亦不会发生破裂。

表皮

桥粒促使表皮细胞之间相互黏附。桥粒蛋白（桥粒芯糖蛋白1、桥粒芯糖蛋白3）分别是落叶型天疱疮和寻常型天疱疮的自身抗原（表16-1）。副肿瘤性天疱疮与桥粒斑蛋白即桥斑蛋白的自身抗体有关。这些疾病均出现表皮内水疱。

基底膜带（图16-1）

半桥粒是膜相关蛋白复合体，从基底角质形成细胞的胞内区延伸至胞外区，将基底角质细胞的细胞骨架和真皮连接起来。半桥粒与锚丝有关，锚丝为透明板中横向分布的细丝状结构。构成Ⅶ型胶原的锚纤维从致密板下部延伸至乳头层内的锚斑。

基底膜抗原和疾病 基底膜带成分包含几种自身免疫性大疱病的自身抗原（表16-2）。半桥粒疾病表现为表皮下水疱，直接免疫荧光检查可见在表真皮连接处IgG、C3或IgA呈线状沉积。大疱性类天疱疮（BP）是一种半桥粒疾病。BP180和BP230这两种蛋白是BP自身抗体的靶抗原。BP180是妊娠疱疹、瘢痕性类天疱疮和线状IgA大疱病自身抗体的靶抗原[1]。层黏连蛋白5位于半桥粒中，亦是锚丝-致密层的成分。抗层黏连蛋白5的自身抗体导致黏膜性类天疱疮（瘢痕性类天疱疮）。Ⅶ型胶原是锚纤维的主要结构成分，是获得性大疱性表皮松解症的自身抗原。

表 16-1 天疱疮的分子水平分类

天疱疮类型	靶向的桥粒蛋白
寻常型天疱疮	桥粒芯糖蛋白3（和桥粒芯糖蛋白1）
落叶型天疱疮	桥粒芯糖蛋白1
副肿瘤性天疱疮	桥粒芯糖蛋白3、桥斑蛋白1、桥斑蛋白2、BP230、包斑蛋白、周斑蛋白和其他
IgA 天疱疮	桥粒芯胶蛋白

From Mutasim DF, et al: J Am Acad Dermatol 2001; 45: 803

表 16-2 表皮下大疱病的分子水平分类

大疱性疾病	靶向的分子
大疱性类天疱疮（BP）	BP180、BP230（半桥粒和透明板）
妊娠疱疹	BP180、BP230（半桥粒和透明板）
瘢痕性类天疱疮	BP180、层黏连蛋白5（半桥粒和透明板）
获得性大疱性表皮松解症	Ⅶ型胶原（锚纤维）
大疱性 SLE	Ⅶ型胶原（锚纤维）
线状 IgA 大疱病（成人和儿童）	LAD 抗原（BP180）（半桥粒和透明板）
疱疹样皮炎	不清楚

From Mutasim DF, et al: J Am Acad Dermatol 2001; 45: 803

大疱性疾病的诊断

很多慢性大疱性疾病的诊断通常根据患者的临床表现。这些疾病具有重要影响,因此应根据组织病理学进行确诊,在大多数情况下还需要依据免疫荧光检查(见表16-3,图16-2,表16-4和表16-5)。

活检

用于光镜检查 进行大疱性疾病的组织病理学检查时取材必须选择合适的部位,组织切片能够显示水疱形成的位置、程度和炎症浸润的特点(图16-2和表16-3)。早期小水疱或红斑性损害可以提供最具有诊断意义的组织学特征。破裂的水疱或糜烂性损害诊断价值不大,取材时不应切取此类损害。活切标本应包括一部分正常的皮肤组织。在大疱中央进行环钻取材诊断价值不大。

用于免疫荧光检查 通常进行大疱性疾病的免疫荧光检查时应切取两块标本,一块取自新鲜皮损的边缘,另一块取自水疱周围外观正常皮肤或红斑部位。表16-5和图16-2显示切取皮肤标本的最佳部位。

表16-3 诊断水疱-大疱性疾病标本选择

		组织(用于直接免疫荧光)		血清	组织
		正常组织(距离皮损边缘多少mm)	皮损周围组织	间接免疫荧光检查结果	皮损组织病理学检查结果
皮肤	天疱疮(所有类型)	活检(3mm)	活检	天疱疮和类天疱疮抗体可以区别各种类型的天疱疮 抗体滴度影响预后	棘层松解
	类天疱疮(所有类型) 获得性大疱性表皮松解症 线状IgA大疱病	活检(3mm)	活检	天疱疮和类天疱疮抗体滴度与预后无关	表皮下大疱
	卟啉病 假性卟啉病 大疱性扁平苔藓 扁平苔藓	不需要	活检	血清卟啉(仅在卟啉病中出现阳性)	表皮下大疱
	疱疹样皮炎	活检(3~5mm)	不需要	抗肌内膜IgA型抗体滴度与预后有关	表皮下大疱
	Hailey-Hailey Darier病	不需要	活检		棘层松解
口腔 (黏膜活检)	瘢痕性类天疱疮 糜烂性扁平苔藓 寻常型天疱疮	活检(10mm)	活检	天疱疮和类天疱疮抗体(应用常规检查仅少数病例出现阳性)	与皮肤活检一样
眼部 (结膜活检)	眼部瘢痕性类天疱疮	不需要	活检	天疱疮和类天疱疮抗体(应用常规检查仅少数病例出现阳性)	与皮肤活检一样

Modified from immunopathologic studies of the skin, Buffalo, NY, Beutner Laboratories.

大疱形成的位置　对于发生在基底膜带以上的大疱，通过常规检查容易确定水疱发生的位置。发生在表真皮连接处（基底膜带）（图16-1）的大疱曾认为位于表皮下。电镜观察证实，在这个复杂区域，大疱可以发生在不同的位置。电镜检查不常规应用，我们可以根据苏木精-伊红染色以及免疫荧光检查结果获取充分的诊断信息。

免疫荧光　免疫荧光是一项证实是否存在组织结合性和循环性抗体的实验室技术[2]。大多数慢性大疱性疾病具有特定的抗体，可以与皮肤中一些成分结合或出现在外周血中。全国大多实验室可以提供这项检测服务，提供运送标本的保存试剂和邮寄组织标本的包装盒。不需要标本冷冻。

直接免疫荧光（皮肤）　直接免疫荧光检查用于显示与组织结合的抗体和补体。组织标本冰冻切片后与荧光素标记的抗人体免疫球蛋白（IgG、IgA、IgM、IgD、IgE）、C3和纤维素的抗体一起孵育，然后置于配备有特定光源的荧光显微镜下观察。

间接免疫荧光（血清）　间接免疫荧光是用于显示患者外周血中有无针对某种皮肤成分的循环抗体。首先将患者的血清与动物的鳞状上皮（猴食管等）一起孵育，血清中与皮肤反应的抗体结合至动物上皮的特定成分。然后加入荧光素标记的抗人IgG以鉴定特定的循环抗体。目前尚未明确IgA型循环抗体在底物上沉积，因此间接免疫荧光检查结果为阴性。

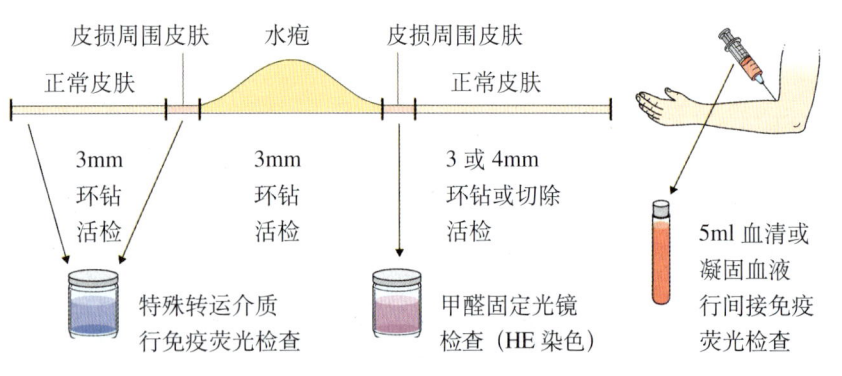

图16-2　诊断水疱-大疱性疾病的标本选择。

组织病理学	直接免疫荧光	间接免疫荧光	诊断
基底层上	1. IgG ± C3 沉积于 ICS 2. IgG ± C3 沉积于 ICS+BMZ	IgG 结合于 ICS（猴食管） IgG 结合于 ICS（鼠膀胱）	寻常型天疱疮＞副肿瘤性天疱疮
角质层下	1. IgA 沉积于 ICS 2. IgA 沉积于 ICS 3. IgG ± C3 沉积于 ICS，Ig ± C3 沉积于 BMZ	IgA 结合于 ICS IgA 结合于 ICS IgG 结合于 ICS，同时 ANA +	IgA 天疱疮 落叶型天疱疮 红斑型天疱疮
表皮下，无炎症	1. IgG, C3 ± IgM, IgA 沉积于 BMZ 2. IgG, IgA ± IgM, C3 沉积于血管壁	1. SSS 的真皮侧 2. SSS 的表皮侧 阴性	获得性大疱表皮松解症 大疱性类天疱疮 迟发性皮肤卟啉病，假性迟发性皮肤卟啉病
表皮下，较多嗜酸粒细胞浸润	C3, IgG 沉积于 BMZ	SSS 的表皮侧	大疱性类天疱疮 妊娠疱疹 黏膜类天疱疮
表皮下，较多中性粒细胞浸润	1. IgA 呈颗粒状沉积于真皮乳头和 BMZ 2. IgA ± C3 线状沉积于 BMZ 3. IgG, IgM, C3, IgA, 纤维蛋白原	上皮阴性 （抗肌内膜抗体阳性） IgA 结合于 BMZ 1. SSS 的真皮侧 2. SSS 的真皮侧和狼疮血清学阳性	疱疹样皮炎 线状 IgA 大疱病 获得性大疱表皮松解症，罕见抗表皮整联配体蛋白疾病 大疱性系统性红斑狼疮

表16-4　自身免疫性大疱病的诊断

From Mutasim DF, et al: J Am Acad Dermatol 2001; 45:803
BMZ，基底膜带；ICS，细胞间；SSS，盐裂皮肤；±，伴有或不伴有；＞可能性大于

表 16-5 大疱性疾病和血管性疾病的免疫荧光检查

疾病	直接免疫荧光检查时活检部位的选择*	活检组织检查：直接免疫荧光检查结果	血清检查：应用间接免疫荧光检查循环抗体
大疱性类天疱疮	红斑周围的皮肤或黏膜	IgG 和／或 C_3 线状沉积于 BMZ，也伴有其他 Ig，阳性率大约 50%~80%；当疾病缓解后 Ig 和 C_3 沉积消失 活检前臂正常皮肤 盐裂皮肤直接免疫荧光检查显示 IgG 沉积于表皮侧（很少沉积于真皮侧）	IgG 型抗 BMZ 抗体，阳性率大约 70%，滴度与病情活动性无关
瘢痕性类天疱疮	红斑周围的皮肤或黏膜	IgG 和／或 C_3 线状沉积于 BMZ，也伴有其他 Ig，阳性率 10%～80%； 盐裂皮肤直接免疫荧光检查显示 IgG 沉积于表皮侧（很少沉积于真皮侧）	IgG 和 IgA 型抗 BMZ 抗体，常规间接免疫荧光检查阳性率 10%，盐裂皮肤免疫荧光检查阳性率 82%
获得性大疱表皮松解症†	红斑周围的皮肤或黏膜	Ig 和／或 C_3 线状沉积于 BMZ，阳性率几乎 100% 盐裂皮肤直接免疫荧光检查显示 IgG 沉积于真皮侧	IgG 型抗 BMZ 抗体，阳性率大约 25%
疱疹样皮炎（经典型）	皮损周围皮肤	IgA 颗粒状或纤维状沉积于真皮乳头，也可伴有 F 和 C，正常皮肤阳性率 90% 以上	IgA 型 EMA，阳性率大约 70%，AGA 阳性率约 60%，ARA 阳性率约 36%
线状 IgA 大疱病	皮损周围皮肤	IgA 线状沉积于皮肤 BMZ，阳性率 100%，也可伴有 F，C 罕见	IgA 型抗 BMZ 抗体，阳性率大约 10%
过敏性紫癜	24～48h 内的皮损	IgA 颗粒状沉积于血管壁	无
妊娠疱疹	红斑周围皮肤	C（100%）和 Ig（30%～50%）线状沉积于 BMZ	HG 因子，阳性率大约 50%；IgG 型抗 BMZ 抗体，阳性率大约 20%
天疱疮，所有临床类型，不包括 Hailey-Hailey 病	红斑周围皮肤	IgG 沉积于 IC，阳性率大约 80%；当疾病缓解后沉积消失	IC 抗体，阳性率 90% 以上，滴度与病情活动性相关
多形红斑	皮损的边缘，24～48h 内的皮损	IgG 和 C_3 呈颗粒状沉积于血管壁	无
白细胞碎裂性血管炎	24～48h 内的皮损	Ig（主要为 IgM）、C_3、F 呈颗粒状沉积于血管壁	无
扁平苔藓	受累皮肤的边缘，避免旧的皮损或溃疡	Ig、C 和 F 沉积于表皮细胞胞体内，F 沉积于上皮脚周围	无
迟发性皮肤卟啉病和其他类型的卟啉病	受累皮肤的边缘，日光暴露部位	血管壁和血管周围 IgG 显著均匀沉积，伴有 BMZ 线状沉积	血管处的 IgG（IgA 和纤维蛋白），仅皮损处 BMZ 有 IgG
儿童慢性良性大疱性皮病	红斑周围皮肤	与疱疹样皮炎或类天疱疮相同	与疱疹样皮炎或类天疱疮相同

IC，棘细胞间；BMZ，皮肤基底膜带；Ig，免疫球蛋白；F，纤维蛋白或纤维蛋白原；C，补体；HG，妊娠疱疹因子；EMA，肌内膜抗体；AGA，抗谷胶抗体；ARA，抗网状蛋白抗体

*对于大多数大疱性疾病，建议切取两块标本，一块取自新鲜皮损边缘，一块取自邻近正常皮肤

†为了鉴别获得性大疱表皮松解症和大疱性类天疱疮，需要进行皮损活检标本直接免疫荧光检查和正常皮肤透明层盐裂检查以显示免疫复合物、层黏连蛋白和 IV 型胶原的位置。

疱疹样皮炎和线状 IgA 大疱性皮病
Dermatitis herpetiformis and linear IgA bullous dermatosis

疱疹样皮炎是一种罕见的慢性水疱性皮肤病,皮损有剧烈的烧灼感和瘙痒,通常伴有临床症状不明显的谷胶敏感性肠病和真皮乳头处 IgA 沉积。据报道在北欧该病的发病率为 1.2～39.2/10 万,1987 年调查显示犹他州的患病率是 11.2/10 万。本病的平均发病年龄是 41.8 岁,患者往往在发病 1.6 年后方被确诊[3]。

疱疹样皮炎在儿童中很少见,与特殊的组织相容性白细胞抗原 HLA-B8、HLA Ⅱ类抗原 HLA-DR3 和 HLA-DQw2 密切相关,阳性率分别为 60%、95% 和 100%[4,5]。

线状 IgA 大疱性皮病的临床表现和疱疹样皮炎相似,但组织学和免疫荧光检查结果不同,并且和小肠的疾病无关。药物诱导的线状 IgA 大疱病罕见,但发病率逐渐增加。

砜类可以在几个小时内产生显著的临床疗效,但在无药的情况下,许多患者选择自杀作为惟一的解脱方式。

临床表现 疱疹样皮炎通常在 50 岁后发病,但也有很多发生于儿童[6]。该病在非裔美国人和亚洲人中罕见。疱疹样皮炎最初表现为少数瘙痒性丘疹或水疱,症状轻微,可能被误诊为虫叮咬、疥疮、抓痕,并且有时外用激素治疗有效。此后病情逐渐发展为典型的临床表现,出现风团样丘疹、水疱,少数可见大疱,损害呈散在或群集分布,有的类似单纯疱疹或带状疱疹样皮疹,伴有剧烈烧灼感(因此称为疱疹样)。

水疱对称分布,发生于肘、膝、头皮、颈、肩和臀部(见图 16-3 至图 16-5)。

皮损可能更加泛发。水疱搔抓破裂后瘙痒可能缓解,但给组织病理学检查的取材带来困难。在背部可能会发现一些完整的水疱。

症状严重程度个体差异较大,但是大多数患者主诉剧烈瘙痒和烧灼感。当患者主诉烧灼症状时应考虑为疱疹样皮炎。自觉症状可能发生在皮损出现前数小时,并且大多数患者可以通过前驱症状确定新发皮损的部位。治疗不能改变病程。很多患者症状持续多年,但近 1/3 患者的症状保持长期缓解。

水疱 - 大疱型疱疹样皮炎容易与大疱性多形红斑和大疱性类天疱疮相混淆。已经报道,疱疹样皮炎和多种甲状腺疾病密切相关,很可能代表一组免疫介导的疾病,其中合并甲状腺功能减退症最为常见,发生率为 14%。50% 的疱疹样皮炎患者具有临床或血清学的异常[7]。

很多报道提示,63% 的患者发生口腔损害,常见为口腔干燥和复发性口腔黏膜溃疡。

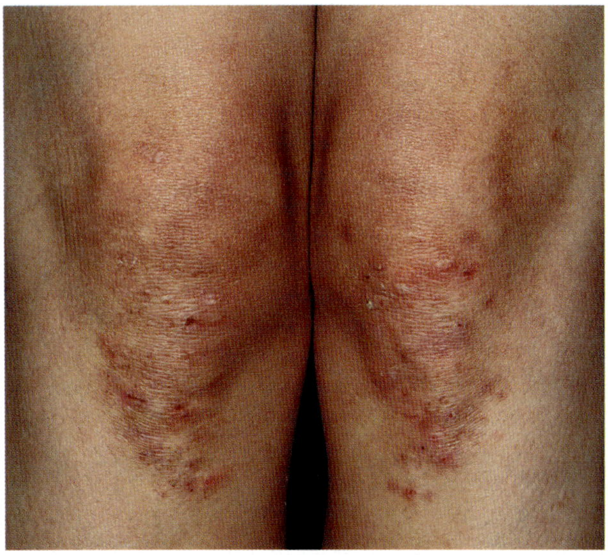

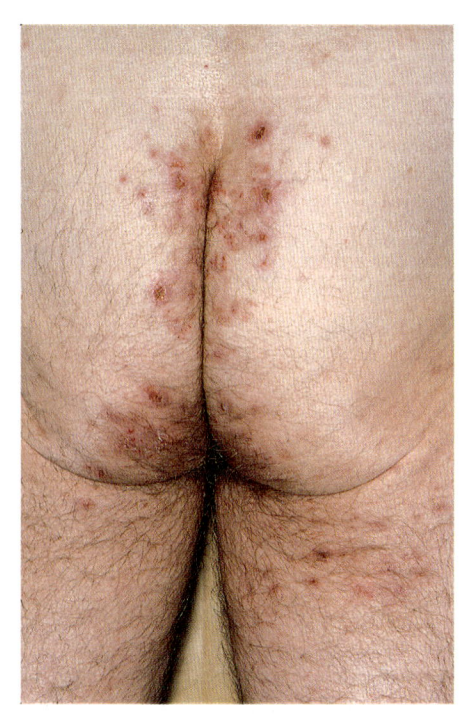

图 16-4 疱疹样皮炎:水疱和糜烂常见于臀部。

图 16-3 疱疹样皮炎:水疱对称分布于膝部。大部分已被抓破。

疱疹样皮炎

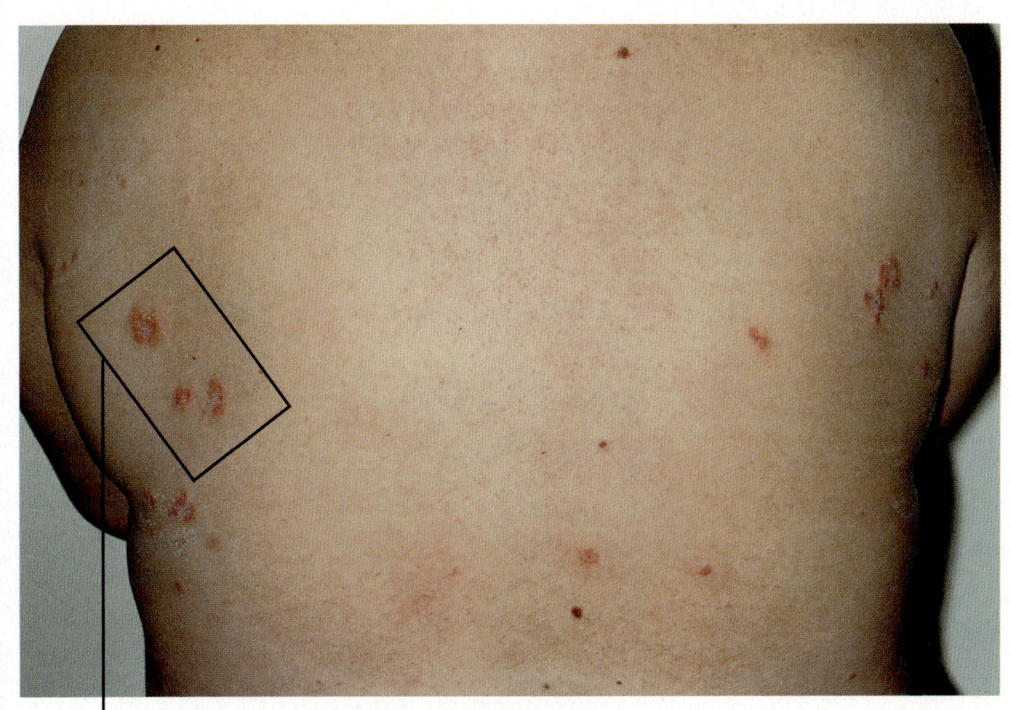

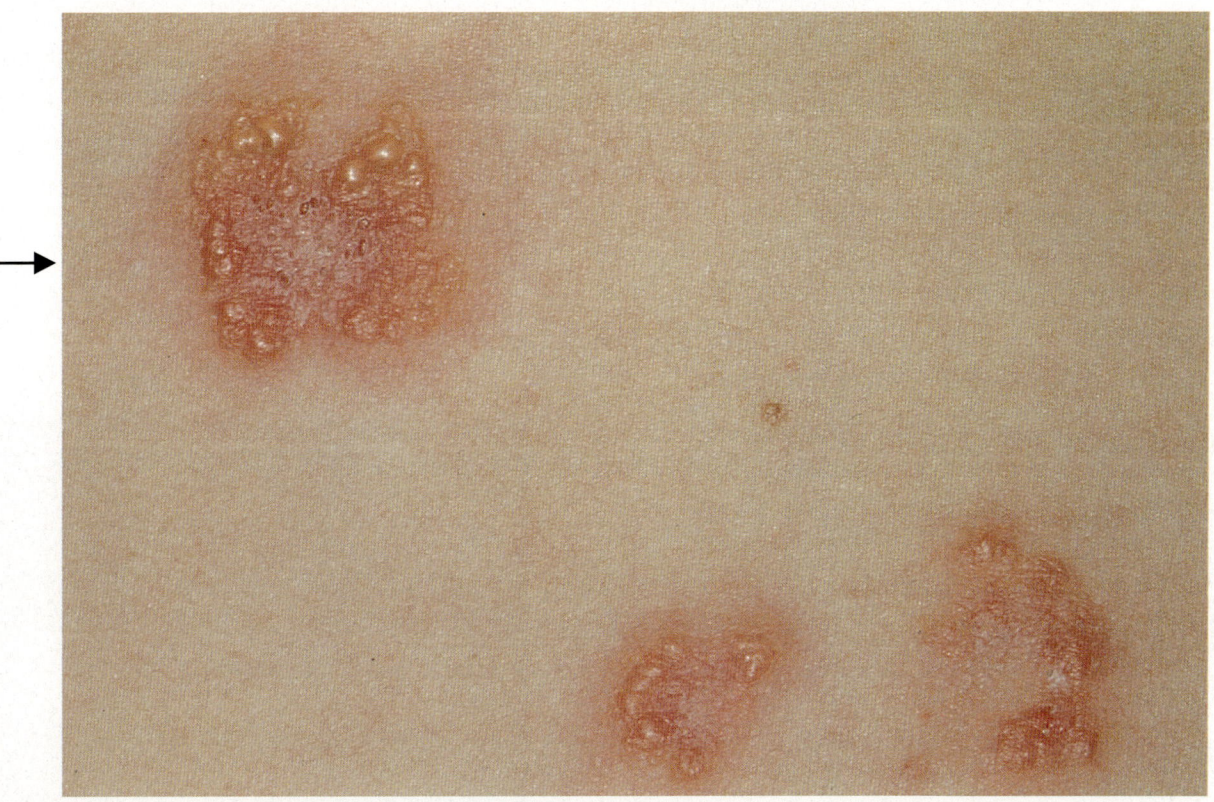

图16-5 炎症基底上群集水疱。皮损通常不如天疱疮或类天疱疮数目多。放大插图显示水疱类似疱疹病毒感染，因此称为疱疹样。

腹型牙釉质发育不全 53%的疱疹样皮炎患者出现腹型恒牙釉质发育不全，与严重的腹部疾病相比，其病情程度轻。此发现表明，这些患者在幼年阶段牙冠发育期间均一直患有亚临床型谷胶敏感性肠病[8,9]。

线状IgA大疱性皮病 线状IgA大疱性皮病（LABD）临床表现可能类似于典型的疱疹样皮炎、典型的大疱性类天疱疮、瘢痕性类天疱疮，也可能表现不典型，组织学表现类似于疱疹样皮炎。一些病例由药物如万古霉素引起，通常在初次用药后24小时至15天内发病[10]。LABD的确诊依靠直接免疫荧光检查，表现为IgA沿皮肤基底膜带呈线状沉积。部分患者可同时出现IgA和IgG型抗皮肤基底膜带抗体。LABD不伴有谷胶敏感性肠病。间接免疫荧光检查发现一些患者外周血中可以出现IgA型抗皮肤基底膜带抗体。在疱疹样皮炎患者外周血中可以检测到组织中谷氨酰胺转移酶的IgA型自身抗体，但LABD和其他表皮下自身免疫性大疱病患者不存在此抗体[11]。

谷胶敏感性肠病 Gluten-sensitive enteropathy

大多数疱疹样皮炎患者出现谷胶敏感性肠病，表现为绒毛片状萎缩和肠壁轻度炎症。小肠的这些变化类似于一般谷胶敏感性肠病，但病变程度轻，很少出现吸收不良。发生脂肪、D-木糖醇或铁吸收不良的患者不足20%。研究发现IgA抗肌内膜抗体（IgA-EmA）和谷胶诱导的空肠损伤的严重程度之间显著相关。在正常饮食的情况下，70%以上的疱疹样皮炎患者血清中存在IgA-EmA，但是绝大部分绒毛萎缩的疱疹样皮炎患者血清中IgA-EmA阳性率达86%。对于部分绒毛萎缩和轻度异常的患者，仅11%出现IgA-EmA。在无谷胶饮食1年后，随着空肠绒毛的再生，IgA-EmA抗体会消失。由于疱疹样皮炎肠病的症状不典型，临床确诊较为困难，因此IgA-EmA抗体与绒毛再生的相关性具有重要的诊断价值[12]。

淋巴瘤 Lymphoma

已有报道有疱疹样皮炎和腹部疾病的患者合并小肠淋巴瘤及肠道外淋巴瘤。淋巴瘤均发生于没有实施无谷胶饮食（GFD）病情已经得到控制的患者或一直实施无谷胶饮食而时间不足5年的疱疹样皮炎患者[13]。因此建议患者生活中严格遵守无谷胶饮食。一项研究表明，在疱疹样皮炎患者中，非霍奇金淋巴瘤的发病率显著增加[14]，同时证实以无谷胶饮食治疗为主的疱疹样皮炎患者死亡率未有增加。

疱疹样皮炎的诊断

皮肤活检 图16-6显示的是没有起疱的新发红色丘疹的组织学。显微镜下发现表皮下裂隙，可转变为水疱，真皮乳头处有中性粒细胞和嗜酸性粒细胞组成的微脓肿。线状IgA大疱性皮病的组织病理学表现类似于疱疹样皮炎及大疱性类天疱疮[15]。

免疫荧光检查 IgA在皮肤中并非均匀分布，主要存在于活动性损害周围，因此进行免疫荧光检查应首先切取活动性损害周围外观正常或淡红色皮肤[16]。活动性损害内具有诊断意义的免疫球蛋白的沉积常在起疱过程中遭受破坏。90%以上的疱疹样皮炎患者皮肤真皮乳头处出现IgA呈颗粒状或纤维状沉积；LABD患者IgA线状沉积于皮肤基底膜带。这种情况包括接受氨苯砜治疗的患者。由于IgA抗体在病灶处自然沉积，

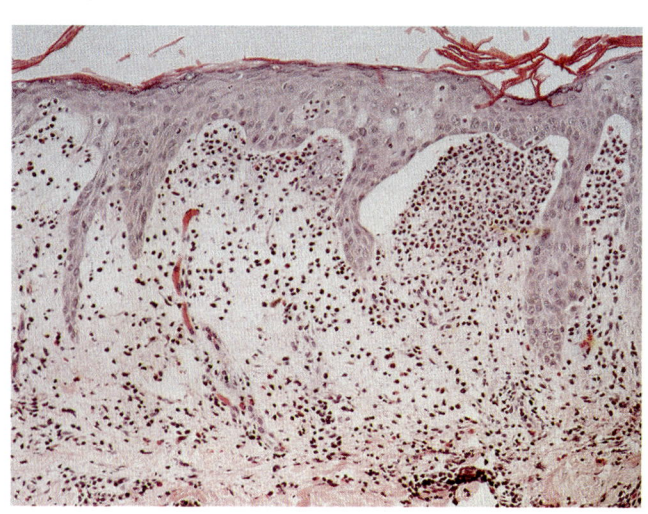

图16-6 疱疹样皮炎：表皮下裂隙伴真皮乳头中性粒细胞及嗜酸性粒细胞微脓肿。

因此应多处取材以获得阳性结果。对于距离皮损3mm以外正常皮肤或没有受累部位切取的标本，IgA抗体检查结果通常呈阴性。

IgA 抗肌内膜抗体（IgA-EmA）、IgA 抗组织谷氨酰胺转移酶、IgA羟基链霉素和IgA谷胶自身抗体 谷胶敏感表现为腹部疾病或疱疹样皮炎。组织谷氨酰胺转移酶作为谷胶敏感性疾病的主要自身抗原参与发病。任何一种类型的谷胶敏感性疾病患者的血清均可以和组织谷氨酰胺转移酶或表皮谷氨酰胺转移酶发生反应。疱疹样皮炎患者的血清自身抗体与表皮谷氨酰胺转移酶亲和力很高，并且这些患者具有针对这种酶的种群特异性抗体。疱疹样皮炎主要的自身抗原是表皮谷氨酰胺转移酶而不是组织谷氨酰胺转移酶[17]。

谷胶敏感性肠病（如疱疹样皮炎、腹部疾病）患者血清中可出现针对肌内膜、组织谷氨酰胺转移酶、羟基链霉素和谷胶的循环抗体。在疱疹样皮炎患者的血清中发现针对食管平滑肌肌内膜的IgA型抗体。现已证实组织谷氨酰胺转移酶是抗肌内膜抗体的靶抗原[18,19]。IgA-EmA抗体在进行严格无谷胶饮食后会消失，而当进食谷胶时该抗体会再次出现。血清学研究发现，IgA-EmA特异性高，70%以上未进行谷胶饮食限制的疱疹样皮炎患者出现此抗体，对于并发肠内黏膜3～4级变平的患者 IgA-EmA 阳性率接近100%，所有并发肠病而未经治疗的患者该抗体阳性率达100%。此抗体亦可出现于LABD中。IgA-EmA的滴度和空肠内病变的程度相平行。严格限制谷胶摄入3个月后血清中 IgA-EmA可完全消失。以上检测对组织病理和直接免疫荧光结果呈阴性或检查结果难以定论时特别有价值。36%的患者可出现羟基链霉素抗体。2/3的疱疹样皮炎患者可检测到抗谷胶抗体，但缺乏特异性，该抗体也可以出现于天疱疮和类天疱疮患者。组织谷氨酰胺转移酶自身抗体的检测在今后可能作为一种新的筛查和随访方法。在LABD及其他表皮下自身免疫性大疱性疾病患者血清中检测不到组织谷氨酰胺转移酶的IgA型自身抗体，抗组织谷氨酰胺转移酶的IgA型自身抗体的水平可以反映疱疹样皮炎患者空肠黏膜的组织病理改变的程度。

砜类试验 对于具有典型病史并出现水疱、丘疱疹的患者，可给予氨苯砜治疗。如果患者在数小时或几天内症状明显好转，可诊断为疱疹样皮炎。

治疗

氨苯砜或磺胺吡啶 这些药物可以控制疱疹样皮炎的病情但不能治愈。氨苯砜的疗效优于磺胺吡啶，但其作用机制不清楚，可能与稳定溶酶体膜有关。成人氨苯砜的初始用量为100～150mg，口服，每天一次，通常用药后12～48h内瘙痒、烧灼感缓解，新发皮损得到控制。当皮损得到控制后可适当减量，一般维持量为50～200mg/d。对于一些患者，25mg/d即可控制其病情，但也有些患者需400mg/d方可控制病情。丙磺舒可抑制氨苯砜在肾脏中的代谢，而利福平促进氨苯砜的清除。氨苯砜可引起溶血性贫血、高铁血红蛋白血症，与剂量有关。在用药的第一个月内应该每周检查血常规，以后6个月内每月检查一次，此后每半年检查一次。高铁血红蛋白血症尽管不会危及患者生命，但可引起发绀。西咪替丁可以缓解氨苯砜导致的高铁血红蛋白血症[20]。对于葡萄糖6-磷酸脱氢酶缺乏的患者，应用氨苯砜或磺胺吡啶治疗时可能会出现严重溶血，因此对于特定的人群（非裔美国人、亚洲人和地中海人）在服药前应进行葡萄糖6-磷酸脱氢酶水平的测定。

磺胺吡啶是一种短效的磺胺类药物（初始剂量为500～1500mg/d），体内可代谢为氨苯砜，但不会导致神经病变。当患者不能耐受氨苯砜时可考虑给予磺胺吡啶。

磺胺吡啶很难获得，而水杨酸偶氮磺胺吡啶可以代谢成5-氨基水杨酸和磺胺吡啶，所以水杨酸偶氮磺胺吡啶可以作为磺胺吡啶的替代药物。

不良反应 在氨苯砜治疗的前几个月可能会出现末梢运动神经病变，一般在200～500mg/d的高剂量或在25～600g的高累积剂量情况下才会发生[21]。典型症状表现为肢体远端尤其是手部肌肉感觉异常、无力，也常出现骨骼肌萎缩。病人多主诉手部活动和行走困难，足部沉重。少数患者还可出现知觉异常、痛觉减退、麻木、运动障碍[22]。停用氨苯砜后这些症状可能仍然存在，持续数月至数年。极少数患者发生粒细胞缺乏症和再障，常危及生命。

氨苯砜超敏反应综合征 常常出现在用药4周或更长时间后，临床表现为类似单核细胞增多症样的发热、皮疹、淋巴结肿大、肝肾及血液系统损害。皮疹通常在停药2周内消退[23]。一些患者在用药3个月后还可出现甲状腺功能减退。对于氨苯砜超敏反应综合征，治疗上首选泼尼松。泼尼松应逐渐减量维持1个月以上，同时监测受累器官的功能以尽可能减少病情复发。氨苯砜对妊娠妇女是安全的[24]。

无谷胶饮食 严格进行无谷胶饮食（避免含有谷胶的食物如小麦、麦角、大麦）至少6个月后大多数患者方可减少或停用氨苯砜，并且通常在停药后2年内均应维持无谷胶饮食[25]。尽管绒毛结构有所改善，但是如果恢复正常饮食1~3周，临床症状和皮损就会复发。目前认为无谷胶饮食应该长期实施。若免疫荧光检查发现IgA线状沉积，该患者则没有绒毛萎缩，无谷胶饮食不能改善临床症状。燕麦可被列入无谷胶饮食，不会使皮肤或肠道症状加重[26,27]。以小麦淀粉为基础的无谷胶面粉产品对治疗腹部疾病和疱疹样皮炎没有危害[28]。

因为一些所谓的无谷胶食品含有高水平谷胶，有肠毒性，所以必须认真挑选产品[29]。除稻米和玉米外，所有谷类产品中都含有谷胶，我们可以通过在线搜索无谷胶饮食产品，如ENER-G食品公司（www.ener-g.com），1-800-331-5222。"北美谷胶不能耐受群体"（www.gluten.net）会公布一些消息，并提供一些其他的服务。

基本饮食 除谷胶外，其他的饮食因素在疱疹样皮炎的发病机制中也有重要的作用。多种物质可以作为抗原，如果抗原消除后则不会形成新的免疫复合物。引起人类免疫反应的大多数抗原是蛋白质，所以当饮食中完全不含蛋白质（基本饮食）时，就不可能会出现主要的抗原。有一项研究表明，只含有氨基酸、脂肪、碳水化合物的饮食可以快速缓解病情，有助于我们在2周内显著减少氨苯砜的用量[30]。除无谷胶饮食外，基本饮食也可以显著减轻患者的病情和小肠绒毛病变程度[31]。

四环素和烟酰胺 已经报道应用四环素（500mg，1~3次/日）或米诺环素（100mg，2次/日）联合烟酰胺（500mg，2~3次/日）治疗疱疹样皮炎和线状IgA大疱性皮病[32]有效。停用烟酰胺或米诺环素可能会使疱疹样皮炎病情复发。有报道联合使用肝素、四环素和烟酰胺对该病亦有效[33]。

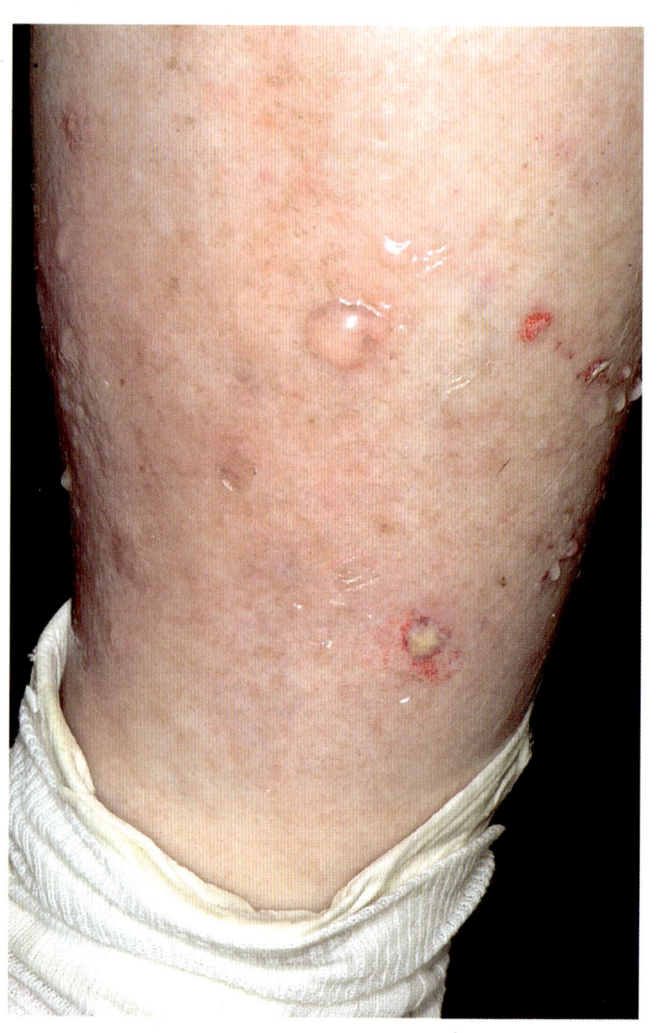

A

糖尿病患者的大疱 Bullae in diabetic persons

糖尿病患者可以突然发生群集的大疱，好发于足和小腿。损害可以在无外伤情况下一夜间发生，仅有轻度疼痛和不适。已经报道大疱可以发生在表皮不同水平和表皮下[34]。发生于正常皮肤上的大疱通常数量多，直径1厘米至数厘米不等[35]，偶尔在足跟或小腿出现巨大的水疱（图16-7）。疱壁紧张，常在1周后破裂，形成疼痛性深在性溃疡，表面覆有黏着性痂。即使没有继发细菌感染，溃疡亦需要数周方可痊愈。很多糖尿病患者病情不会复发，而其他患者则经常复发。

免疫病理学检查无异常发现。病因不明，可能由于缺血所致[36]。

治疗 每天多次外用Burrow溶液可使溃疡愈合，而对于较深溃疡的治疗，我们将在第3章介绍。

天疱疮 Pemphigus

天疱疮是一组少见的累及皮肤和黏膜的自身免疫性表皮内大疱性疾病[37]。临床上包括寻常型天疱疮和落叶型天疱疮。在糖皮质激素尚未用于天疱疮治疗前，这两种临床类型的天疱疮通常病死率较高。寻常型天疱疮和落叶型天疱疮的主要区别在于表皮棘层细胞松解的位置不同：寻常型发生于基底层上，落叶型位于角质层下。此外天疱疮还包括副肿瘤性天疱疮和药物诱导性天疱疮，分别常发生于淋巴瘤患者和服用青霉胺的患者[38]。

天疱疮的发病率为每年0.1～0.5/10万。天疱疮与HLA-DR4、DQ8单倍型相关，主要见于犹太人。在非犹太人群中，除HLA-DR4、DQ8单倍型外，天疱疮还与DR6、DQ5单倍型有关[39]。天疱疮的平均发病年龄为60岁。Lever将天疱疮分为两种类型，一型是寻常型，包括增殖型（寻常型的异型）；另一型是落叶型，包括红斑型（落叶型的局限型）[40]。我们通常听说天疱疮，而见到的少。寻常型天疱疮自身抗体攻击桥粒结构中正常蛋白引起表皮细胞与细胞之间发生分离。

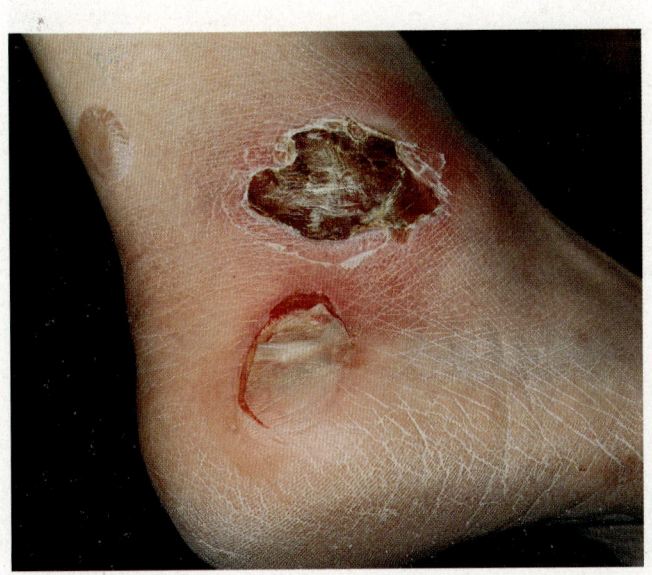

图16-7 糖尿病性大疱病：非红斑皮肤上自发形成水疱而无任何外伤史。水疱通常发生于小腿和足部，也可发生于上肢。水疱可以很大，不适感轻微。皮损自愈。

寻常型天疱疮

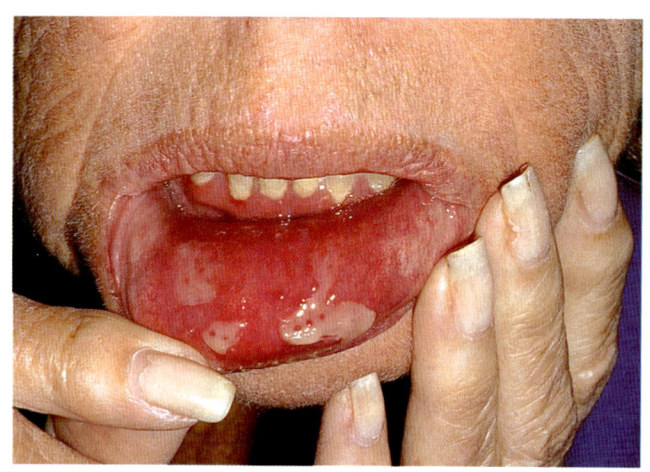

图16-8 50%以上的寻常型天疱疮患者表现为口腔损害。大部分患者有口腔损害。口腔损害可能是唯一的临床表现或发生于皮损出现数月前。

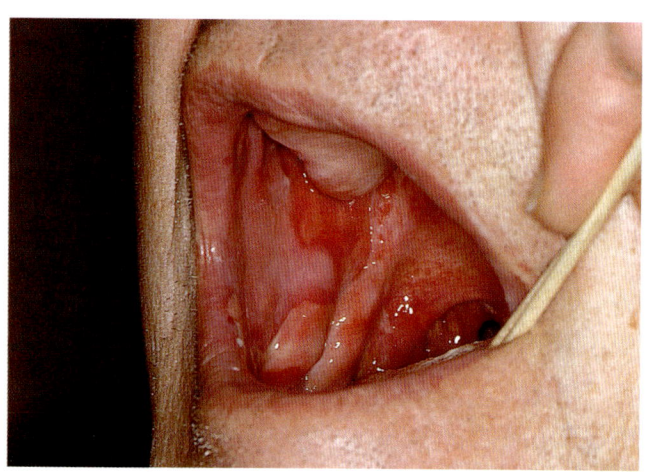

图16-9 在口腔中很少见到完整的大疱。典型症状为口腔糜烂、疼痛，愈合缓慢。整个口腔黏膜均可受累，咽部可能受累。疼痛妨碍进食。

图16-10 由于疱顶仅由薄层表皮组成，脆性大，因此松弛性大疱容易破裂。愈合通常遗留色素沉着，但无瘢痕。

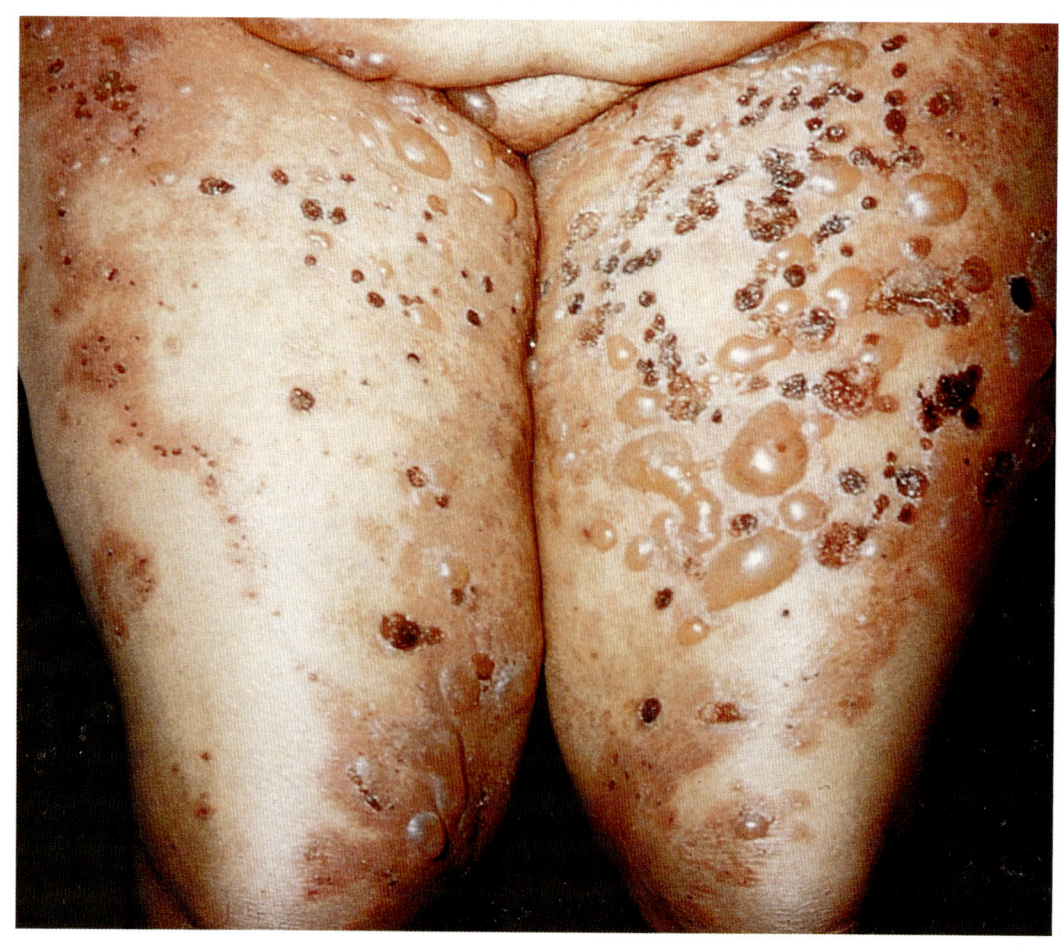

寻常型天疱疮

病理生理学

天疱疮是遗传易感个体和某些环境因素相互作用的结果。南美农村地区落叶型天疱疮聚集发病提示这种疾病是易感个体在环境因素的作用下激发（可能为不确定感染因素），抗原类似于桥粒芯糖蛋白1，并且这种疾病发生于对桥粒芯糖蛋白1产生强烈免疫反应的个体。特发性天疱疮和环境因素引起的天疱疮患者HLA 表型相同。

桥粒芯糖蛋白

表皮结构的完整性依赖于连接相邻的角质形成细胞的桥粒。在角质形成细胞从基底层向皮肤表面移行过程中，桥粒连接被破坏和重新形成。桥粒芯糖蛋白是桥粒中一种细胞与细胞之间的黏附分子，有助于增强细胞间桥粒连接的强度。桥粒芯糖蛋白有三个异构体：Dsg1，Dsg2，Dsg3。Dsg2表达于所有含有桥粒的组织，而Dsg1，Dsg3只表达于复层鳞状上皮，天疱疮患者在此发生大疱。

Dsg1、Dsg3自身抗体：天疱疮患者血清中IgG型自身抗体可与正常角质形成细胞表面桥粒中桥粒芯糖蛋白发生反应。该抗体破坏表皮细胞间的黏附，引起液体积聚于表皮内裂隙，继而形成大疱。天疱疮自身抗体的靶抗原是一种桥粒跨膜蛋白，寻常型和落叶型的自身抗原分别为Dsg3和Dsg1。

黏膜明显受累的寻常型天疱疮患者抗Dsg1自身抗体阴性，而抗Dsg3自身抗体为强阳性。皮肤黏膜型寻常型天疱疮患者抗 Dsg1 和抗 Dsg3 自身抗体均为阳性。落叶型天疱疮患者仅出现抗 Dsg1IgG 抗体[41,42]。

寻常型天疱疮 Pemphigus vulgaris

寻常型天疱疮是天疱疮最常见的临床类型[43]。疼痛性口腔糜烂通常发生于皮肤出现大疱前数周或数月（图16-8和图16-9）。对于皮损广泛的患者，除口腔外，其他部位的黏膜亦可受累。80%的患者病初软腭受累[44]，之后在正常皮肤或红斑基础上逐渐发生松弛性大疱，直径1厘米至数厘米不等。损害可在较长时间内保持局限。最常见的受累部位是头皮、面、腋下和口腔。若不进行及时有效的治疗，大疱将泛发全身（图 16-10）。由于疱壁薄，因此大疱易破裂（图 16-11）。轻压小的完整水疱引起疱液向四周病变部位扩展，这种现象称为尼氏征。

暴露的糜烂面需数周才能愈合，遗留褐色色素沉着，但不会遗留瘢痕。食管黏膜亦可发生水疱、糜烂和条状红斑[45]。寻常型天疱疮可危及患者的生命，主要由于皮肤感染所致。目前天疱疮患者的病死率仅有10%，通常由于糖皮质激素的并发症引起。日晒可使皮损恶化[46]。

增殖性天疱疮是寻常型天疱疮的临床变异型，皮损表现为巨大的疣状斑块，表面糜烂，好发于皮肤皱褶部位，如腋下、腹股沟。

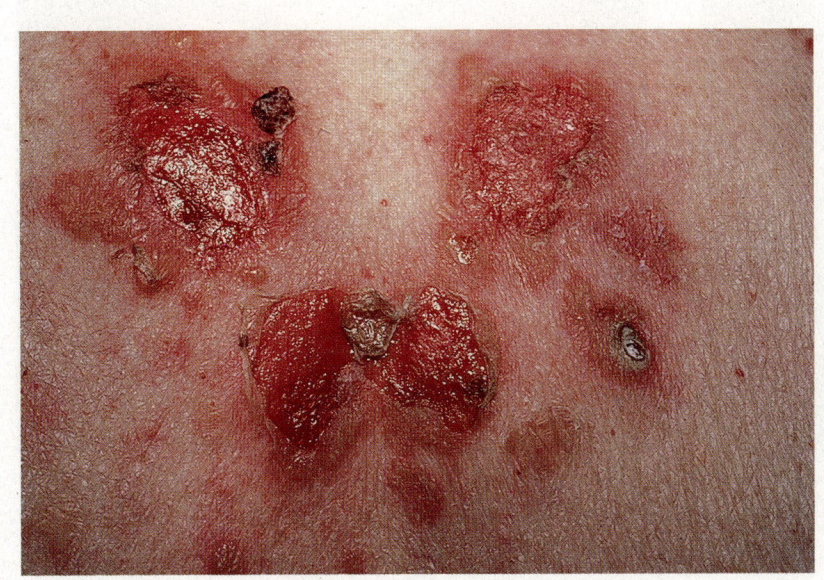

图 16-11 松弛性大疱容易破裂形成疼痛性糜烂。手指按压水疱可使外观正常的皮肤发生分离，引起糜烂（尼氏征）。按压大疱边缘可使大疱扩展至未受累的皮肤。

落叶型天疱疮、IgA 型天疱疮和红斑型天疱疮 Pemphigus foliaceus, IgA pemphigus, and pemphigus erythematosus

与寻常型天疱疮相比，落叶和红斑型天疱疮的发病年龄更广，无种族的差异，口腔黏膜损害罕见。红斑型天疱疮皮损始发于面部，呈"蝶形"分布，或始发于头皮、胸和上背等皮脂腺丰富的部位（图16-12和图16-13）。

落叶型天疱疮 Pemphigus foliaceus

落叶型天疱疮（浅表天疱疮）表现为反复发作的红斑、浅表糜烂、鳞屑和痂，也可出现一些松弛性浅表的薄壁大疱，极易破裂，可有血浆渗出，干涸后形成局限性或广泛性痂屑（图16-14，图16-15）。有时在糜烂边缘可见完整的薄壁大疱。用手指推动皮损边缘可使表皮上部形成水疱（尼氏征），皮肤活检标本显示其在角质层下方。IgA型天疱疮在临床和病理上都与角质层下脓疱性皮病和落叶型天疱疮相似。IgA抗体可以结合在表皮细胞表面，在半数患者的外周血中可检测到 IgA 型天疱疮抗体[47,48]。

落叶型天疱疮的皮损通常边界清楚，不会扩展形成寻常型天疱疮样的大片糜烂，黏膜受累少见。皮损可以多年保持局限，其预后比寻常型天疱疮好。

红斑型天疱疮 Pemphigus erythematosus

红斑型天疱疮也称为 Senear-Usher 综合征，由于许多患者抗核抗体阳性，因此认为该病是限局性落叶型天疱疮和系统性红斑狼疮两种疾病的混合（图16-12）。若皮损泛发，应诊断为落叶型天疱疮。该疾病可持续数年，如果不治疗，同样亦可危及患者的生命。

巴西天疱疮 Fogo selvagem

巴西天疱疮（葡萄牙语中称"野火"）是一种流行性落叶型天疱疮，发生在南美的某些地区，如巴西、哥伦比亚、玻利维亚和委内瑞拉，也可以出现于北非。该病发生在丛林地带，当清除丛林后该病随之消失。环境因素如感染等是巴西天疱疮的诱因。儿童和青年人均可发病，并且具有家庭聚集发病的现象。临床上这种疾病和非流行性落叶型天疱疮很难鉴别。

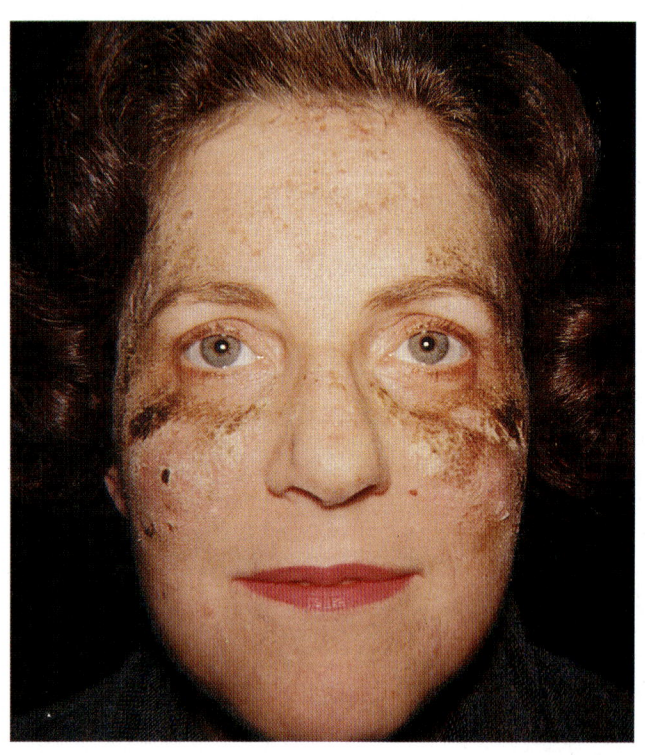

图 16-12 红斑型天疱疮：面部损害呈蝶形分布，表面渗液、结痂，偶见水疱。

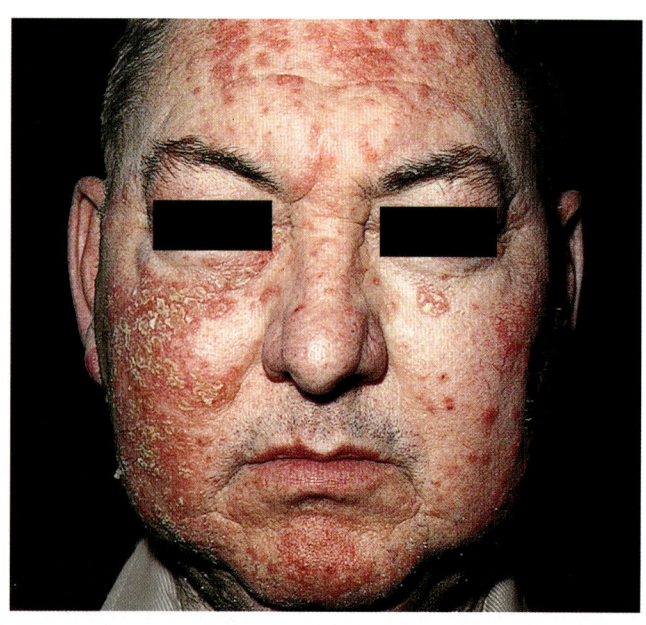

图 16-13 落叶型天疱疮：红斑基础上发生糜烂，表面覆有鳞屑和痂。皮损可能局限于面和躯干脂溢部位。黏膜通常不受累。

落叶型天疱疮

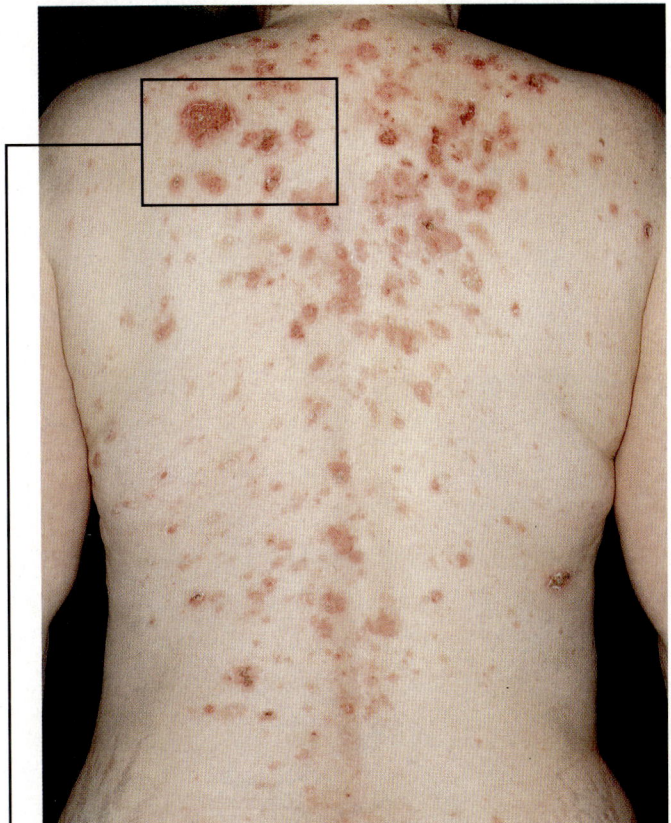

图 16-14　对称分布红斑、糜烂、结痂性皮损。皮损边缘偶见水疱。

图16-15　图16-14的插图，疱顶薄，易破裂，形成糜烂、结痂。

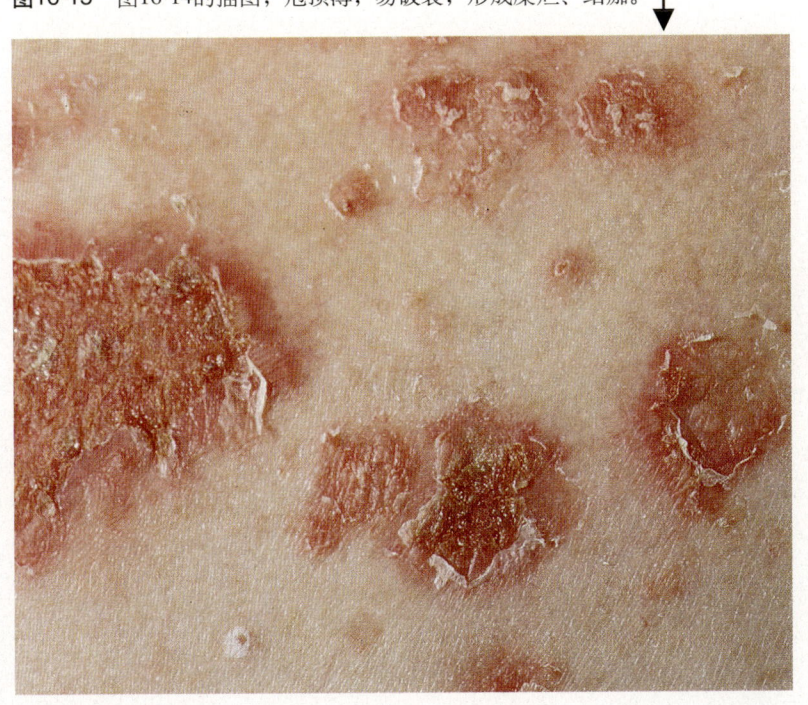

天疱疮的诊断

活切标本的光镜检查 对于直接免疫荧光检查结果呈阴性的病例，组织病理检查则可能起关键作用。使用3mm或4mm的环钻器切取新发小水疱或大疱邻近的皮肤进行组织病理学检查，结果显示表皮内大疱和棘层松解（细胞间黏合物质溶解后大疱邻近的表皮细胞发生分离）。基底层细胞间彼此分离，但仍黏附于基底膜。损害内轻中度嗜酸性粒细胞浸润（图16-16，图16-17）。

皮肤直接免疫荧光检查 应该切取两块标本，一个取自新鲜皮损的边缘，一个取自皮损周围正常皮肤。由于损害经常暴露，因此切取两个标本对口腔损害的诊断尤其有帮助。黏膜活检应在损害外0.5cm处，因为损害部位的荧光检查可能阴性。标本应该存放在Michel运输培养基中送检，不需要冷冻。皮肤和黏膜周围的标本直接免疫荧光显示IgG（主要为IgG_4）沉积于细胞间，通常伴有C_3沉积，各型天疱疮均可出现。

间接免疫荧光 大约75%病情活动的所有类型天疱疮患者，通过间接免疫荧光检查，可以发现他们的血清中存在可与角质形成细胞表面相结合的IgG抗体。联合采用两种底物（猴和豚鼠食管）的间接免疫荧光检查和Dsg1、Dsg3的ELISA检测可为天疱疮患者提供最敏感、可靠的诊断。ELISA法检测Dsg1和Dsg3可以鉴别寻常型和落叶型天疱疮。皮肤和黏膜均受累的患者具有抗Dsg1和Dsg3两种抗体。

在一些患者中，血清中IgG型自身抗体的滴度可以反映病情的活动情况，病情活动时升高，病情好转时该抗体滴度下降或消失[49]。大多数患者血清中天疱疮抗体滴度与病情的活动之间关系不大，因此处理天疱疮时，应根据临床皮损情况而不是抗体的滴度。一些患者血清抗体的测定对病情的评估具有一定的帮助[50]，通常每2～3周检测一次，病情缓解后每1～6个月检测一次。

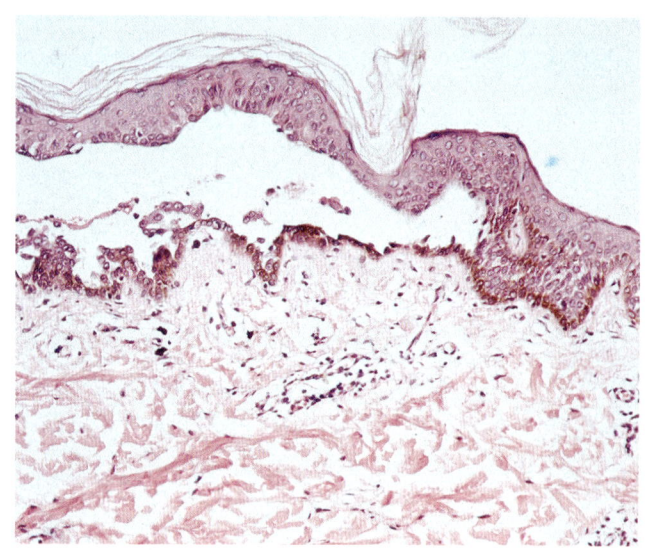

图16-16 寻常型天疱疮：表皮下部分离。

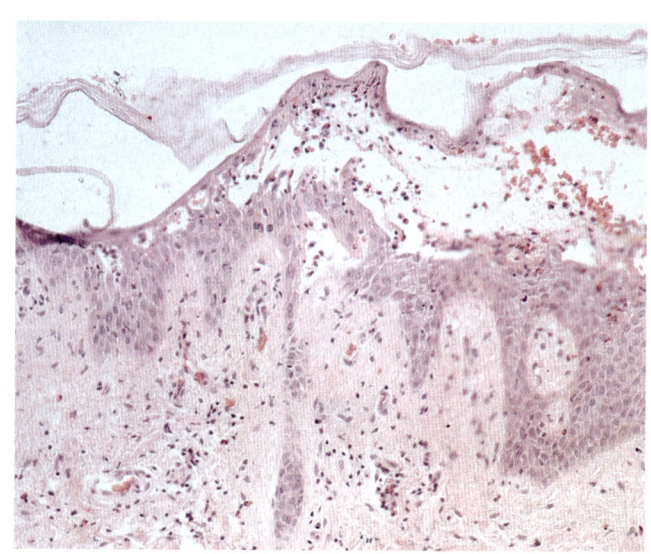

图16-17 落叶型天疱疮：表皮上部分离。

治疗

糖皮质激素和免疫抑制剂 系统使用糖皮质激素仍然是天疱疮的主要治疗方法。在疾病复发和并发症方面，过高剂量（每天超过120mg）[40,51]疗法并不优于低剂量疗法[52]。

外用糖皮质激素 对病情较轻的寻常型和落叶型天疱疮患者，可以局部外用0.05%的丙酸氯倍他索，一天2次，15天后开始减量[53]。

辅助药物 由于系统使用糖皮质激素具有许多潜在的不良反应，所以同时应给予其他的药物，即辅助治疗，一般在开始使用激素后应用。尽管没有进行过对照研究，但大多数的学者认为免疫抑制剂具有糖皮质激素样作用，可以通过减少激素的用量以减少激素的副作用，并可提高病情的缓解率。然而有些学者不同意这种观点，认为近年来天疱疮预后改善是由于使用低剂量的糖皮质激素及对糖皮质激素并发症治疗的改进。临床上最常应用的免疫抑制剂是环磷酰胺[(1.5～2.5 mg/(kg·d)][54]和硫唑嘌呤1.5～2.5mg/(kg·d)[55]。因为甲氨蝶呤可能会引起较严重的感染，因此很少应用。

环磷酰胺 环磷酰胺可能是最有效的药物，但也有一定的毒性。其副作用包括骨髓抑制、出血性膀胱炎、膀胱纤维化、脱发，同时发生膀胱癌和淋巴瘤的危险性增加。因而需要经常检测尿和血液，并应该多进食流质，以降低膀胱纤维化和出血性膀胱炎的危险性。

硫唑嘌呤 硫唑嘌呤可以引起骨髓抑制、肝毒性，并且可使发生恶性肿瘤的危险性增加，但低于环磷酰胺。需要监测全血细胞计数和肝功能。关于硫唑嘌呤的详细信息将会在570页再作介绍。

静脉注射免疫球蛋白 当病人对常规免疫抑制剂疗效欠佳时，静脉注射免疫球蛋白（IVIG）是一个良好的选择。在免疫抑制剂可能威胁患者生命时，应及早使用IVIG。IVIG单独使用有效。通常需要使用几个疗程才能获得病情持久缓解[56,57]。

其他许多药物尝试作为单独的治疗手段或作为辅助用药，包括苯丁酸氮芥、霉酚酸酯[58,59]、氨苯砜[60]、环孢素[61,62]、金[63]、血浆置换[64]、体外透析[65]、静脉注射免疫球蛋白[66]和四环素（2g/d）[67]。大样本研究显示在天疱疮患者联合应用环孢素（5mg/kg）和糖皮质激素的临床疗效并不优于单独使用糖皮质激素[68]。

治疗方案

应根据患者的年龄、疾病的预后情况、临床类型及在取得患者同意的情况下制定一个合适的治疗方案[37]。

泼尼松 对于轻中度病情的患者，治疗上可给予泼尼松（40mg/d），同时联合环磷酰胺或硫唑嘌呤治疗，而对于重症的患者应该给泼尼松60～80mg/d。当患者的病情被控制后，泼尼松的用量逐渐减少至维持剂量，最好是隔日服用以减少副作用。在泼尼松减量期间，免疫抑制剂的剂量不变，泼尼松减量的速度由病情的活动情况决定，不必等到病情完全控制后再减量。

对泼尼松不能耐受的病人可以考虑单独使用环磷酰胺或硫唑嘌呤治疗。当糖皮质激素和免疫抑制剂均不能控制患者的病情时可考虑进行血浆置换、体外透析或IVIG。

许多落叶型天疱疮患者外用强效糖皮质激素[53]或系统使用小剂量糖皮质激素即可控制病情。辅助应用羟氯喹（200mg，每天两次）对于顽固性或泛发性落叶型天疱疮均很有效，尤其是对有光敏的患者[69]。联合使用烟酰胺（1.5g/d）和四环素（2g/d）或米诺环素（100mg，每天两次）可以替代激素治疗落叶型天疱疮，并可以作为激素减量的辅助药物，但不适于寻常型天疱疮[70]。有时氨苯砜可能有效。

日晒对患者有害，因此治疗时应注意避光[46]。

病程和预后

大多数天疱疮患者有可能病情获得完全和长期的缓解，可在疾病稳定期安全停用激素。这类患者的比例随着时间延长逐渐增多。经过10年的治疗大约75%的患者可以停止治疗[71]。

决定预后和停药的因素 当病人临床症状消失，并且直接免疫荧光检查为阴性时可考虑停药。循环抗体的测定可以大致了解疾病的活动情况，但不能作为是否停药的依据。皮肤活检的直接免疫荧光检查可以预示疾病缓解和复发的情况。直接免疫荧光检查阴性提示免疫学的缓解，并且80%的患者在5年后病情仍然保持缓解[72]。

天疱疮与其他疾病的相关性

已经报道重症肌无力、胸腺瘤与天疱疮（尤其是寻常型和红斑型）有关[73]。临床病程各异，但多数患者先发生重症肌无力，然后发现胸腺瘤，最后发生天疱疮。恶性肿瘤通常为来自淋巴或网状内皮系统肿瘤，发生率较正常人群明显增高。

药物诱发与药物触发的天疱疮
Drug-induced versus drug-triggered pemphigus

根据化学结构不同，诱发天疱疮的药物分为两大类：巯基类（硫氢基或SH药物）和非巯基类药物。青霉胺（一种巯基类药物）是第一个被报道可以诱发天疱疮的药物（图16-18）。据报道5%的落叶型天疱疮患者曾服用过D-青霉胺或卡托普利[74]，总剂量500～2000mg，服用时间2个月至4年[75]。多数患者病情较轻。对于巯基类药物（药物含有自由基，如青霉胺和卡托普利）诱导的天疱疮，停药后分别有39.4%和52.6%病情可以自行缓解[76,77]。

其他药物诱导的天疱疮仅有15%可以自行缓解，这表明青霉胺（含巯基药物）是直接诱导天疱疮，而其他药物是触发具有天疱疮倾向的患者发病[78,79]。

天疱疮样皮损并非一直局限，病死率大约10%[80]。

在药物诱发和自发的天疱疮中自身抗体反应相似。因此提示这两种天疱疮有相似的分子机制[81,82]。

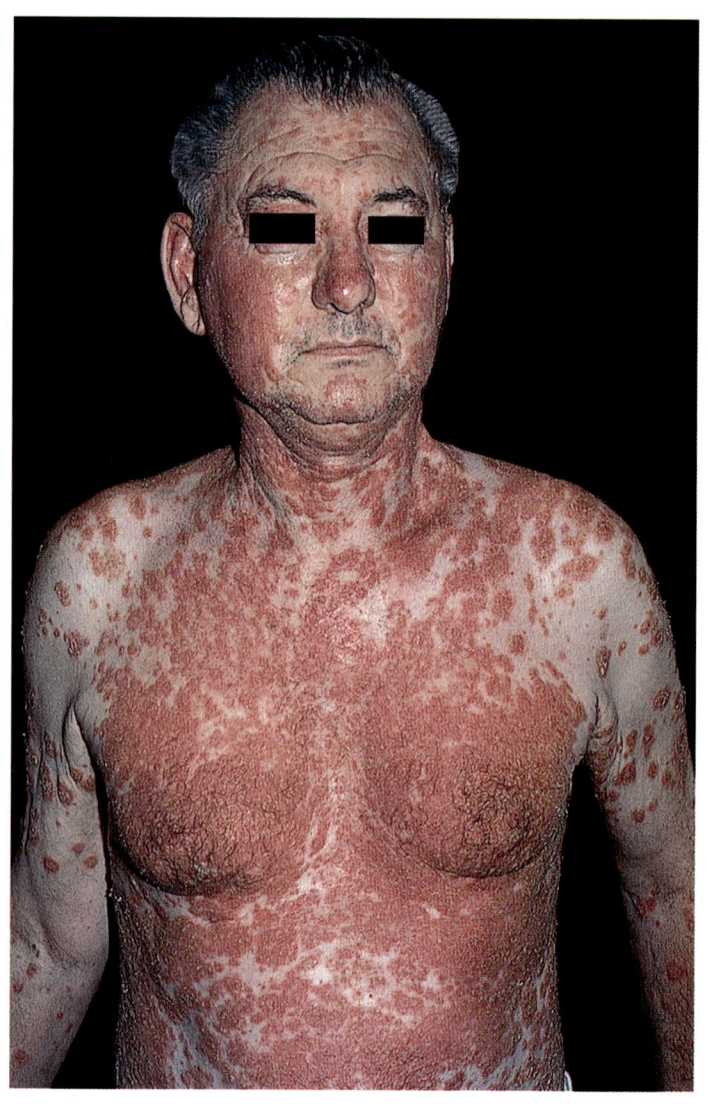

图16-18 药物诱发的天疱疮（青霉胺）：皮疹可于用药数月后发生。由含巯基药物（青霉胺）引起的皮损通常表现为落叶型天疱疮伴有集中于躯干部的鳞屑和结痂。不发生口腔损害。非巯基类药物诱发者表现为寻常型天疱疮模式，表现为松弛性水疱和口腔损害。

副肿瘤性天疱疮（肿瘤相关性天疱疮）
Paraneoplastic pemphigus, neoplasia-associated pemphigus

副肿瘤性天疱疮是一种自身免疫性疾病，常伴发明显或隐匿性肿瘤，引起大疱。临床具有Stevens-Johnson综合征及寻常型天疱疮这两种疾病的临床和组织病理学特征[83]。临床表现为黏膜溃疡、疼痛、结膜反应及躯干四肢多形性皮损，通常发展为大疱（框16-1）。在表皮和呼吸道上皮的桥粒、半桥粒中存在抗表皮蛋白的自身抗体。除一些彻底切除肿瘤的患者外，绝大多数患者预后不良。阻塞性支气管炎引起的进行性呼吸功能衰竭是常见的死亡原因。

肿瘤相关性天疱疮这个名称可能更确切表示这种疾病，因为大疱性损害并不是与潜在的恶性肿瘤的病程完全平行。

副肿瘤性天疱疮的实验室诊断

组织学研究 组织学显示该病具有天疱疮与多形红斑两种疾病的组织学特征，包括表皮内裂隙、棘层松解，还有角质形成细胞角化不良、基底细胞空泡化和表皮内明显炎性细胞浸润[84,85]。

直接免疫荧光检查 黏膜和皮肤标本的直接免疫荧光检查显示棘细胞间C_3和IgG沉积，同时伴有基底膜带C_3颗粒状沉积。

间接免疫荧光检查 以小鼠膀胱为底物的间接免疫荧光检查可以鉴别副肿瘤性天疱疮与经典天疱疮。这些患者外周血中出现独特的荧光形式和强度的循环抗细胞表面IgG抗体及抗胞浆IgG抗体[86]（表16-4）。

类天疱疮性疾病

大疱性类天疱疮、妊娠疱疹和瘢痕性类天疱疮是一组以血清中出现循环IgG和基底膜带IgG、C_3沉积为特征的自身免疫性表皮下大疱性疾病[87]。

大疱性类天疱疮 Bullous pemphigoid

大疱性类天疱疮（BP）是一组相对良性的自身免疫性表皮下大疱性疾病，好发于老年人。与其他自身免疫性疾病一样，类天疱疮对正常的组织结构成分产生免疫反应。该病无种族和性别差异。虽然儿童可发病，但老年人好发，尤其是60岁以上。目前已经有许多文献报道类天疱疮合并其他疾病，但是它们之间的关联可能是巧合[88]。类天疱疮与体内恶性肿瘤相关的证据很少[89-91]。药物可能诱发类天疱疮[92]，停药或改用不同的口服药物可能对病情缓解有帮助。

病理生理

BP由针对类天疱疮抗原230（一种胞浆成分）和BP180（一种表皮基底细胞半桥粒的跨膜糖蛋白）的自身抗体介导[93,94]。皮肤和循环中的自身抗体IgG可以结合一种或多种BP抗原。这些自身抗体出现在外周血中和沉积在皮肤基底膜带透明层。沉积在皮肤基底膜带的自身抗体引起补体和趋化因子的激活以及淋巴细胞脱颗粒。淋巴细胞释放蛋白水解酶，破坏基底膜，导致表皮-真皮分离，最终形成表皮下大疱。

框16-1 肿瘤诱导性天疱疮的诊断标准	
（如果患者符合三项主要标准或两项主要标准和两项或者两项以上次要标准，可以诊断为肿瘤诱导性天疱疮。）	
主要标准	次要标准
多形性皮肤黏膜损害 伴发内脏肿瘤 血清免疫沉淀试验特征性发现	间接免疫荧光检查发现鼠膀胱上皮细胞浆荧光 皮损周围组织直接免疫荧光检查发现细胞间和皮肤BMZ免疫反应物沉积 取自至少一个解剖部位的标本组织病理学显示棘层松解
From Camisa: Arch Dermatol 1993; 129:883	

临床表现 24%的患者出现口腔大疱,通常轻微短暂。类天疱疮发病初期皮损表现为局限性水肿性红斑和广泛的荨麻疹样瘙痒性斑块,皮损逐渐水肿明显、泛发。在水疱出现前,该病经常误诊为荨麻疹。瘙痒程度不一,通常为中重度。老年组患者在确诊前出现瘙痒的时间平均为10个月[95]。随着皮损表面水疱和大疱的出现,大多数斑块在1~3周内逐渐变成类似多形红斑样暗红色、青紫色皮损。

皮损通常泛发全身。最常见的发病部位是下腹部、腹股沟、四肢屈侧。掌跖部位亦可受累(图16-19和图16-20)。7%的患者生殖器黏膜受累。与天疱疮松弛、易破裂的大疱不同,类天疱的大疱直径为1~7cm大小,散在或簇集分布,疱壁紧张完整。用力按压水疱不会像天疱疮一样向正常皮肤扩展,因此尼氏征阴性。大多数大疱在一周内破溃,形成糜烂面。但是糜烂面不扩大,愈合快。

已经报道大疱性类天疱疮存在许多局限型的临床亚型,如水疱型、增殖型、角化过度型和红皮病型,它们的组织病理学和免疫学特征与泛发性类天疱疮相同。类天疱疮可以发生在外伤部位,很少扩大超出此范围[96,97]。确诊需要组织病理学和直接或间接免疫荧光检查。具体见下一节局限性大疱性类天疱疮。

鉴别诊断 应与获得性大疱性表皮松解症、疱疹样皮炎、天疱疮、大疱性系统性红斑狼疮、大疱型药疹相鉴别。

病程及预后 不同的患者病程各异。未经治疗的类天疱疮皮损可以保持局限并自行缓解,也可以泛发。泛发性类天疱疮预后较差,尤其是老年患者及一般情况较差的患者。有人对82例接受多种不同方法治疗的类天疱疮患者的预后进行分析,结果发现,1年内的病死率为19%,其中7例患者的死亡与治疗有关[98]。患者病程9周到17年;2年和3年后病情的缓解率分别为30%和50%。临床发现,病情缓解5年以上的患

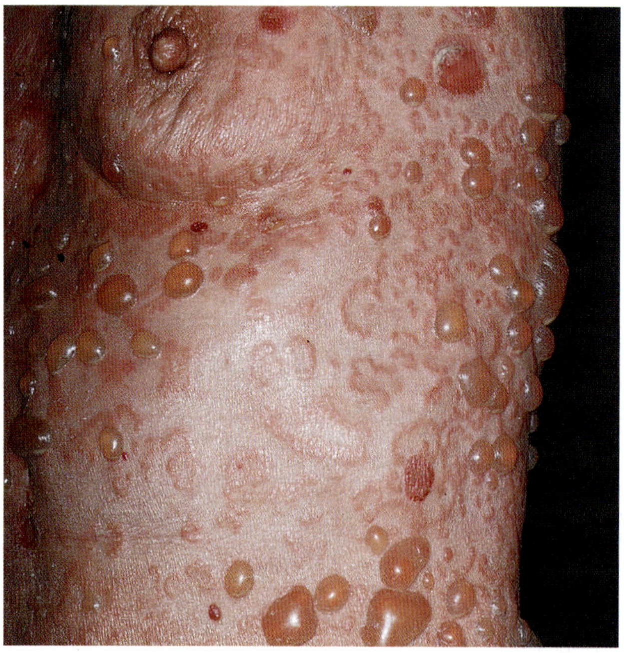

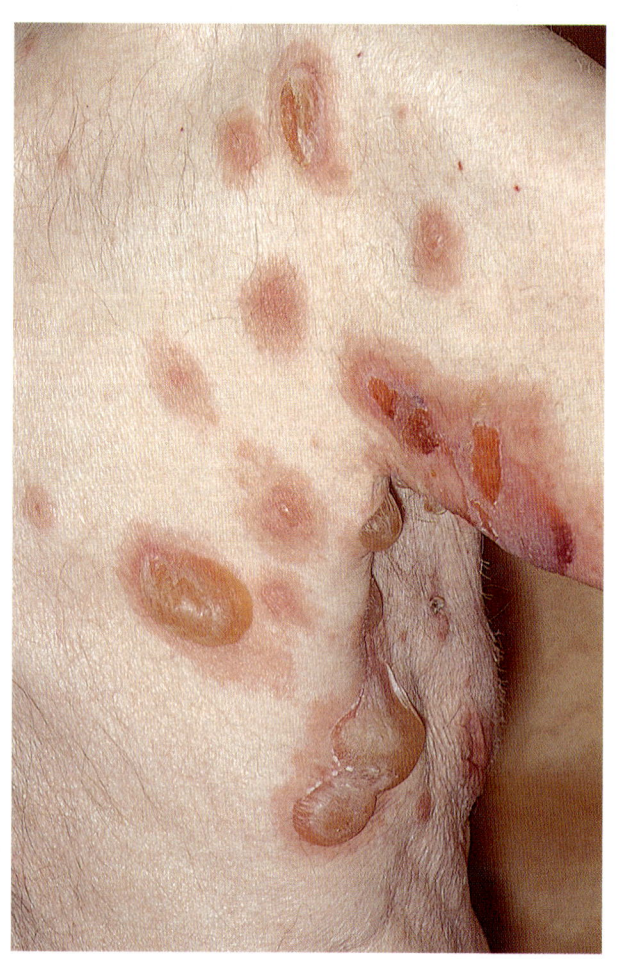

图16-19 大疱性类天疱疮:发生于环形水肿性红斑基础上的紧张性大疱,全身泛发。

图16-20 大疱性类天疱疮:在出现大疱数周或数月前可能表现为荨麻疹样皮损。大疱发生在外观正常的皮肤和红斑基础上。愈合不留瘢痕或粟丘疹。

者仍可复发。该病患者一般不发热，痛苦相对轻，可以下床活动。目前无临床、免疫或遗传免疫等指标可以预测该病的病程[98]。

在与类天疱疮病情活动有关的因素（持续时间、瘙痒程度、水疱数量及范围、嗜酸性粒细胞、血清抗体等）中，仅泛发性类天疱疮相比局限性类天疱疮而言，预示病死的可能性大[99]。在治疗第一年内死亡的大疱性类天疱疮患者中，外周血中抗BP180抗体的阳性率显著高于抗BP230抗体（分别为60%和25%）[100]。出院时需要口服较大剂量的糖皮质激素及出现低蛋白血症的年龄较大患者在住院后的第一年内死亡风险高[101]。

实验室检查
50%的患者外周血嗜酸性粒细胞增多，85%的患者血浆IgE水平增高。BP病情的缓解伴随血清中IgE及某种亚型的抗BP180 IgG抗体水平降低[102]。

皮肤活检标本的组织病理学检查 大疱性疾病的活检标本中有两个重要的特征：裂隙形成的位置（例如表皮内或表皮下），有无炎症细胞浸润及炎症细胞的类型（例如嗜酸粒细胞和中性粒细胞等）。类天疱疮的大疱可以发生于炎症性或非炎症性皮肤上。通过对早期炎症性皮肤上的大疱进行活检可以获得最重要的信息。组织病理学检查显示，类天疱疮的大疱位于表皮下，伴有真皮和疱腔内嗜酸性粒细胞浸润（图16-21）。

直接免疫荧光检查 另外钻取3mm或4mm的标本置于特殊的保存液中运送。直接免疫荧光检查最具诊断意义的皮损应取自水疱邻近的发炎皮肤。直接免疫荧光检查结果阳性率较高，即使经过治疗的患者。口腔黏膜标本的阳性率为62%[103]。

直接免疫荧光检查显示IgG和/或C_3在BMZ处呈线状沉积，有时还伴有IgA、IgM、纤维蛋白沉积。在获得性大疱性表皮松解症、瘢痕性天疱疮、妊娠疱疹、大疱性SLE中也可以见到相似情况。因此，有必要应用间接免疫荧光检查来进一步判断。类天疱疮、获得性大疱性表皮松解症免疫学特征均是IgG线状沉积于BMZ。与类天疱疮相比，获得性大疱性表皮松解症中IgG的沉积更多见，不伴有C_3的沉积[104]。活检标本经1mol/L Nacl处理，从透明层发生分离。获得性大疱性表皮松解症中IgG沉积在真皮侧，而类天疱疮中IgG则主要或仅沉积在表皮侧。直接免疫荧光检查结果与治疗反应有关。随着病情缓解C_3沉积消失。前臂的正常皮肤可用于此实验。

间接免疫荧光检查 大多数大疱性类天疱疮通过血清学检查可以诊断[105]。盐裂皮肤间接免疫荧光检查发现87%的患者外周血中出现IgG型循环抗体[94]。

大疱性类天疱疮抗体针对角质形成细胞合成的类天疱疮230kd的主要抗原及160～180kd的次要抗原。一些大疱性类天疱疮患者血清可以结合两种抗原蛋白，而另一些大疱性类天疱疮患者血清只可结合Bp230或Bp180，或者两者均不结合。与天疱疮一样，抗体水平与疾病活动无关。应用免疫印迹或ELISA方法检查发现90%患者血清中出现抗BP180抗体。与血清中同时检测到抗BP180和抗BP230抗体不同，血清中抗BP180抗体滴度与大疱性类天疱疮的病情活动性有关。因此，血清中抗BP180抗体的检测对于疾病的治疗具有指导意义[100,106,107]。

大约10%～15%的患者进行盐裂皮肤间接免疫荧光检测不到循环抗体。对这些患者则需要进行盐裂皮肤直接免疫荧光检测。

治疗 根据病变的程度及病情进展的速度确定治疗方案。

瘙痒者根据需要可给予安太乐10～50mg，每4小时一次。系统使用糖皮质激素联合免疫抑制剂如硫唑嘌呤、环磷酰胺、氨甲蝶呤、苯丁酸氮芥是主要的治疗方法。抗生素、氨苯砜、外用糖皮质激素可以作为一些患者安全有效的替代疗法。详见瘢痕性类天疱疮治疗部分。

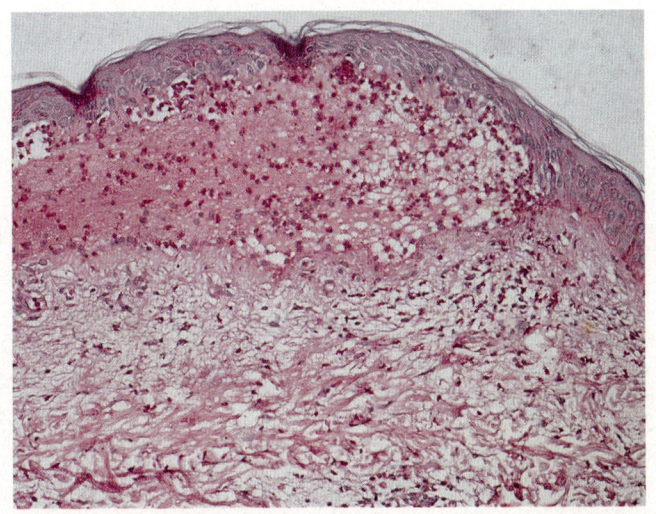

图16-21 大疱性类天疱疮：表皮下大疱，含有大量嗜酸粒细胞。

外用糖皮质激素 有研究表明外用糖皮质激素对于局限性[108]、中度、重度大疱性类天疱疮均有效。对于皮损广泛者疗效优于口服。对于中度病情的患者，予以丙酸倍氯米松霜（40mg/d）外用或口服泼尼松[0.5mg/(kg·d)]。皮损广泛的患者泼尼松剂量需1mg/(kg·d)。完全外用糖皮质激素组患者经过大约3周病情得到控制，严重不良反应的发生率为29%，而口服泼尼松组为54%[109]。

抗生素 临床研究表明，单独应用四环素、米诺环素或红霉素或联合应用烟酰胺对局限型或泛发型大疱性类天疱疮具有良好的临床疗效[99]。推荐的治疗方案为四环素或红霉素1～2.5g/d，或米诺环素200mg/d和烟酰胺1.5～2.5g/d。不用烟酰胺，单独使用四环素（2g/d）治疗泛发性大疱性类天疱疮患者[110]，1周内大疱明显减少，1～3周无新发大疱。2g/d剂量维持1～2个月后，每月减量500mg至停药。这些药物可以抑制皮肤基底膜带的炎症反应，抑制中性粒细胞的趋化，增强真皮表皮的黏附。烟酰胺可能起协同作用。

砜类 氨苯砜对于类天疱疮作用有限[111]。以中性粒细胞为主的炎细胞浸润的患者是使用氨苯砜最合适的个体。氨苯砜通常在2周内起效，一般剂量为100mg/d，根据患者的反应做相应的调整。

泼尼松及免疫抑制剂（辅助治疗） 在过去，系统应用糖皮质激素一直是大疱性类天疱疮主要的治疗手段。没有设立对照的临床试验表明免疫抑制剂具有减少糖皮质激素用量的作用。这类药物包括硫唑嘌呤[112]、环磷酰胺、苯丁酸氮芥和氨甲蝶呤。一项大规模随机多中心非盲试验用于评价联合应用常规剂量泼尼松的硫唑嘌呤或血浆置换的临床疗效。该项研究表明硫唑嘌呤和血浆置换均不宜常规作为辅助药物治疗大疱性类天疱疮[113]。

对于尝试外用糖皮质激素、抗生素、氨苯砜治疗不能控制病情的患者，可以使用泼尼松或泼尼松龙治疗。大多数权威学者推荐泼尼松的初始剂量为0.75～1mg/(kg·d)，分两次服用。大多数患者病情可在28天内得到控制，然后逐渐减量。一项研究使用的减量方案是第3个月剂量减至0.5mg/(kg·d)，第6个月减至0.2mg/(kg·d)[113]。

病情缓解需要的时间取决于病初大疱的数量[114]。在使用糖皮质激素的基础上加用氨苯砜有助于病情的缓解，能减少激素用量及使激素顺利减量[115]。

若氨苯砜和泼尼松治疗无效，可考虑使用硫唑嘌呤免疫抑制剂作为辅助药物。病情得到控制后泼尼松可以隔日减量一次，最后停药。硫唑嘌呤需要继续使用3～6个月，直至病情完全缓解停用。环磷酰胺也可以作为糖皮质激素减量的辅助药物，但其毒性较硫唑嘌呤大，适用于不能耐受硫唑嘌呤、皮损泛发的老年患者。

紫外线和搔抓可以诱发大疱，因此生活中应加以避免[116]。如果怀疑某种药物诱发类天疱疮，应及时停用该药或改换其他药物。

硫唑嘌呤 病情严重、对氨苯砜或抗生素治疗无效且不能耐受泼尼松的老年患者可以单独应用硫唑嘌呤。由于硫唑嘌呤具有增加恶性肿瘤发生的危险，因此年轻患者通常不宜选用。一般3～6个月后起效。停药后病情反复可以重新应用。

患者硫代嘌呤甲基转移酶（TPMT）活性维持在中等水平或者减低，就可以预测硫唑嘌呤引起骨髓抑制。对TPMT水平进行检测可以确定患者是否接受足够剂量的硫唑嘌呤。Korman推荐硫唑嘌呤应用指南如下[117]：患者TPMT活性维持在中等水平（5.0～13.7U/ml）约可接受0.5mg/kg硫唑嘌呤；患者TPMT活性在13.7～19.0U/ml约可接受1.5mg/kg；硫唑嘌呤患者TPMT活性为19.0U/ml则可接受2.5mg/kg硫唑嘌呤[118]。患者属低TPMT纯合型等位基因，不应使用硫唑嘌呤治疗，因为易导致全血细胞减少。

甲氨蝶呤（MTX） 对于泛发性大疱性类天疱疮患者，采用小剂量MTX间歇口服是有效的选择。口服起始量5mg/w，然后每周增加2.5mg至最大量12.5mg/w。适用于对外用糖皮质激素治疗无效的老年患者。大多数患者5～7.5mg/w即可控制病情[119]。

其他治疗 环孢素、苯丁酸氮芥、霉酚酸酯[120]、血浆置换、静脉免疫球蛋白[121]已经应用于病情严重进展的患者。

局限性类天疱疮 Localized pemphigoid

瘢痕性类天疱疮（黏膜表面）、儿童外阴局限性类天疱疮、胫前性类天疱疮[122]（发生于女性腿部非瘢痕性大疱性疾病）、慢性局限性Brunsting-Perry类天疱疮[123]（发生在头颈部成群的水疱，愈后留下萎缩性瘢痕）、出汗不良性类天疱疮[124]（掌跖出血性大疱）和增殖性类天疱疮[125]（糜烂和增殖性斑块）是局限性类天疱疮的各种异型。与泛发性大疱性类天疱疮一样都可以检到循环IgG[126]。在局限性类天疱疮中，直接免疫荧光检测对其诊断意义不大。反应强度大致与疾病严重程度有关[127]。

黏膜类天疱疮（MMP） 瘢痕性类天疱疮或MMP是一种罕见的慢性表皮下水疱性瘢痕性疾病[128,129]。其特征是存在针对基底膜带抗原的自身抗体。MMP多发生于40岁以上的女性（男女比例1∶2）。口腔和眼睛最常受累[130]。不同于大疱性类天疱疮，MMP很少能自行缓解。

口腔病变 85%的患者口腔受累。脱屑性牙龈炎是最常见的表现。牙龈出现弥漫性或片状红斑（图16-22）。口腔水疱、大疱形成，破溃后形成糜烂面，表面清洁。疼痛轻微，不影响进食。与天疱疮不同的是唇红部不受累。声嘶是喉部受累的表现（8%的病例）。与口腔及其他黏膜和皮肤受累的患者相比，单独口腔病变患者病程良性[131]。

眼部病变 65%的患者眼部受累。单侧结膜炎是最常见初发症状。2年内双侧结膜受累。眼结膜上皮下纤维化是一个主要的破坏性病变过程。结膜的逐步收缩引起结膜囊的闭塞（图16-23）。伴有角膜糜烂和新生血管化的轻度撕裂造成角膜混浊和穿孔。纤维变性的结膜粘连越来越严重，20%患者可失明。停止治疗后1/3的患者病情可获得长期缓解。但由于其中22%缓解且停止治疗的患者病情可复发，因此必须进行终身随访[132]。

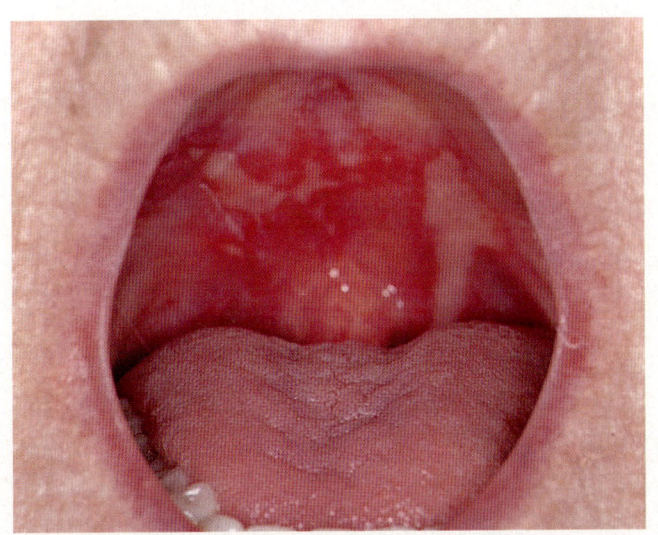

图16-22 瘢痕性类天疱疮：口腔复发性、疼痛性糜烂。瘢痕可导致食管硬化。

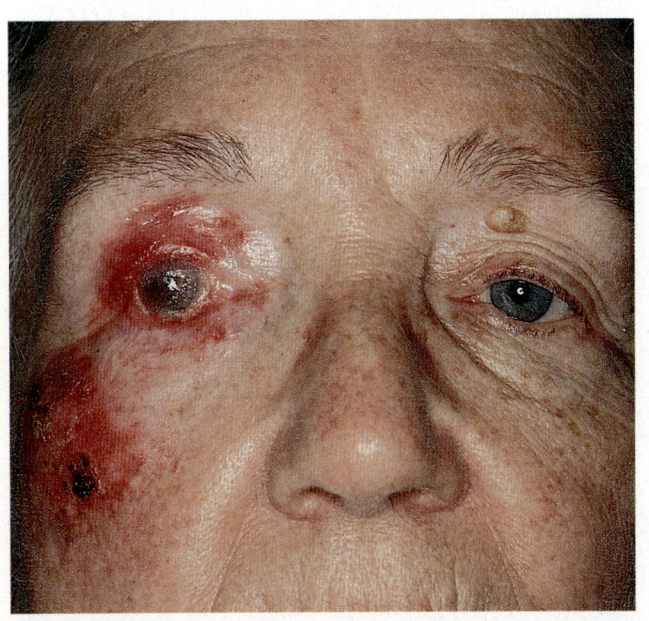

图16-23 瘢痕性类天疱疮：患者眼部受累表现为疼痛、结膜炎和结膜糜烂，导致睑内翻及其他许多眼部改变，包括混浊和失明。

皮肤病变 大约25%的患者皮肤受累，表现为散在的张力性水疱、大疱，发生于红斑基础上，通常累及面、颈、头皮。水疱破溃后形成糜烂，遗留或不遗留萎缩性瘢痕。阴茎、女阴、阴道（17%病例）、肛门可以发生纤维粘连和萎缩。当病变累及头、颈部而无黏膜损害时，称为瘢痕性类天疱疮 Brunsting-Perry 型。

诊断 活检显示表皮下大疱，炎症不明显。皮损、皮损周围及正常黏膜组织活检标本直接免疫荧光检查显示补体和IgG呈线状沉积，IgA少见。常规间接免疫荧光检查显示10%的患者出现循环IgG和IgA抗体，而采用人盐裂皮肤作底物进行检测，阳性率为82%。大多数患者自身抗体结合在表皮侧[133]。

治疗 黏膜类天疱疮患者治疗方法与大疱性类天疱疮一样。根据病情的严重程度和受累的部位决定治疗方案。当眼部、咽部、食管和生殖器受累应采取积极的治疗措施。

治疗计划 皮损局限时采用外用疗法，如治疗失败可给予糖皮质激素皮损内注射。如果外用疗法无效首先给予氨苯砜治疗。氨苯砜治疗12周后无效的患者予以泼尼松治疗，单独使用或联合氨苯砜。氨苯砜治疗无效时使用免疫抑制剂和泼尼松[134]。首先试用环磷酰胺，其次选用硫唑嘌呤。免疫抑制剂起效慢。通常皮肤和口腔损害比眼部损害恢复快。大多数患者需要长期抑制。当病情缓解后逐渐减量和停用药物。

外用疗法

口腔 清除口腔黏膜坏死组织。将过氧化氢、地塞米松和苯海拉明甘油制剂按 1∶4 或 1∶6 稀释，以能够耐受为度[135]。不可吞咽。餐前用过氧化氢和地塞米松漱口（减轻疼痛，且不像利多卡因那样影响味觉）。餐后用过氧化氢漱口清除食物残渣，再用地塞米松抗炎。餐前和睡前患者用过氧化氢漱口，然后使用地塞米松。此方案必要且有效。口腔损害使用氟轻松凝胶较醋酸去炎松明胶黏附性更强，患者依从性更好。如果吃东西时损害疼痛，食品可用搅拌机制成泥状。

眼 常用人工泪液或软膏润滑。眼睑感染可局部或系统使用抗生素。外用糖皮质激素无效。

皮损内注射 皮肤、口腔、鼻、生殖器、肛门皮损局部注射糖皮质激素有效。应注射到真皮上部以免发生萎缩。选用醋酸曲安奈德（按5～10mg/ml稀释），每2～4周重复一次。

系统治疗

氨苯砜 氨苯砜是治疗黏膜类天疱疮首选药物，用量75～200mg/d。大部分患者可以控制炎症[136]，其他患者可以完全缓解病情[137]。

糖皮质激素 使用泼尼松，剂量0.75～1 mg/(kg·d)。开始剂量视病情的严重程度而定。急性期一日两次，当无新发水疱时改为早晨单剂量疗法。应缓慢减量，以免复发。

免疫抑制剂（辅助治疗） 免疫抑制剂具有减少糖皮质激素用量的作用，可以与糖皮质激素同时或稍迟使用。环磷酰胺1.5～2.5mg/(kg·d)的疗效优于硫唑嘌呤，但其毒性较大。其次选用硫唑嘌呤。免疫抑制剂产生明显的临床疗效需8～12周。

抗生素 黏膜或皮肤感染可系统应用抗生素（多西环素 200mg/d）

手术治疗 病情稳定后，手术治疗瘢痕，防止失明、上呼吸道或食管发生狭窄。

外阴局限性类天疱疮 Localized vulvar pemphigoid

儿童外阴局限性类天疱疮是大疱性类天疱疮的一种临床异型[138,139]，表现为外阴反复发生水疱、溃疡。有时可遗留瘢痕。与泛发性类天疱疮一样，直接免疫荧光检查显示基底膜带IgG、C_3线状沉积。部分患者间接免疫荧光检查结果阳性。皮损可外用第Ⅲ～Ⅴ级糖皮质激素治疗。如同泛发性类天疱疮，口服红霉素对于该型类天疱疮可能有效。有报道该病每3年周期性暴发。有些病例被误诊为儿童虐待[140,141]。

儿童慢性良性大疱性皮病
Benign chronic bullous dermatosis of childhood

儿童慢性良性大疱性皮病是一种少见的非遗传性表皮下大疱性疾病，临床特征与大疱性类天疱疮和疱疹样皮炎相似，但瘙痒不严重[142]。皮损表现为面部（尤其是口周）、躯干下部、大腿内侧、生殖器部位成簇的张力性表皮下大疱。绝大多数患者基底膜带IgA线状沉积，外周血中存在IgA型抗基底膜带抗体阳性[143]，空肠活检正常[144,145]。该病预后良好：经过该病经过缓解和加重，通常在青春期前痊愈。如氨苯砜治疗无效，考虑使用糖皮质激素。

妊娠疱疹 (妊娠性类天疱疮)
Herpes gestationis (pemphigoid gestationis)

妊娠疱疹（HG）是一种发生于孕妇的剧烈瘙痒性大疱性疾病，发病率低于 1/50,000[146]。该病有遗传倾向，90%患者表达Ⅱ类抗原（HLA-DR3、HLA-DR4）和Ⅲ类抗原（C4）[147]。妊娠疱疹由针对半桥粒成分的180kd 的 IgG1 介导。该病首发于患者任一次妊娠中，但一旦发病，则在以后妊娠中发病更早更严重。妊娠疱疹通常发生于妊娠3个月后或6个月后，也可能发生在妊娠第2周至产后早期。该病通常在分娩后缓解，但下一次妊娠后病情复发。10%的新生儿皮肤受累。妊娠疱疹与早产的增加有关[148]。

临床表现 妊娠疱疹病情轻重各异。在一次妊娠中妊娠疱疹可能为亚临床型或症状轻微、无水疱。但是在另一次妊娠中则可能暴发，出现水疱、大疱[149]。腹部及四肢发生成群的水肿性斑块，融合成奇怪的多环状（图16-24）。与类天疱疮相似，在数天至数周内，皮损从水肿性斑块发展成大疱，破溃后愈合缓慢，不留瘢痕。可继发炎症后色素沉着。妊娠后期病情可自然缓解，但分娩时70%～80%的患者病情复发。月经期和使用口服避孕药物可能引起轻度复发。很少出现黏膜受累。

诊断 取自水疱附近炎性皮肤的活检标本的组织病理学特征与类天疱疮相似。直接免疫荧光检查发现大多数患者BMZ出现C_3带状沉积，10%患者伴有IgG沉积。循环IgG（妊娠疱疹因子）用常规免疫荧光法很难检测到。妊娠疱疹因子易结合补体，因此应用新鲜补体的补体免疫荧光技术可以获得成功。妊娠疱疹因子能通过胎盘，造成新生儿一过性的类天疱疮样皮损[150]。外周血嗜酸性粒细胞增高是其他常规实验室检查唯一异常的发现。

治疗 妊娠性类天疱疮轻症患者单独外用糖皮质激素或联合应用抗组胺药可能有效。大多数患者需要应用泼尼松，剂量0.5～1mg/（kg·d），分次口服[151]。系统使用糖皮质激素和外用糖皮质激素在妊娠性类天疱疮患者分娩无并发症活婴的频率上无差别。如果在妊娠期间系统应用糖皮质激素，新生儿有发生可逆性肾上腺功能不全的危险。与类天疱疮一样，糖皮质激素剂量视病情而定。

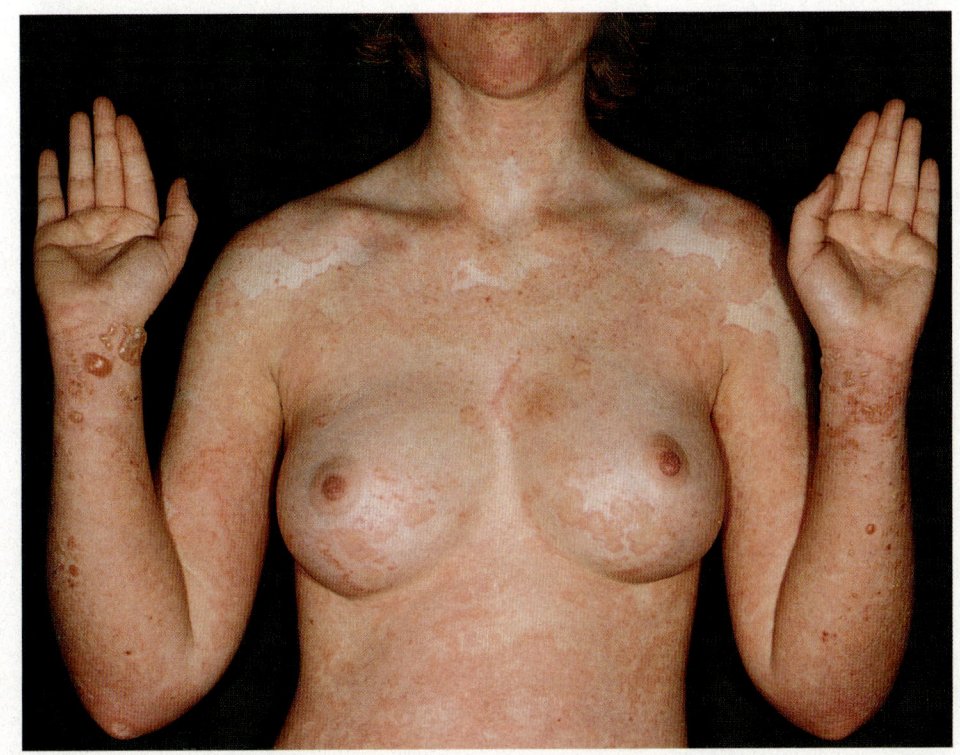

图16-24 妊娠疱疹：水肿性多环形红斑基础上发生水疱。

类天疱疮样疾病

获得性大疱性表皮松解症
Epidermolysis bullosa acquisita

获得性大疱性表皮松解症（EBA）是一种罕见的慢性表皮下皮肤黏膜大疱性疾病。临床特征是皮肤脆性增加，自发或外伤诱发，大疱愈后遗留有瘢痕和粟丘疹。

临床及其组织学表现类似于大疱性类天疱疮或瘢痕性类天疱疮以及大疱性系统性红斑狼疮。特征表现为慢性病程，治疗效果差，偶尔缓解。成人和儿童期[152]均可发病。该病有两种特征性的临床表现，并非相互独立[153]。诊断需借助血清和活检标本的免疫荧光检查。

Ⅶ型胶原　EBA与Ⅶ型胶原的自身免疫相关。Ⅶ型胶原（由固定纤维组成的一种蛋白质，它可以加强表皮与真皮之间的连接）是EBA的自身抗原。自身抗体干扰Ⅶ型胶原的功能，现认为它在EBA致密层下大疱的发生中起重要作用。

经典型获得性大疱性表皮松解症 Classic epidermolysis bullosa acquisita　EBA经典型，又称为机械性EBA，临床特征为皮肤脆性增加，外伤后起疱、糜烂，伴黏膜轻度受累，愈后遗留瘢痕，类似于营养不良型遗传性大疱性表皮松解症。经典型EBA的临床表现为正常皮肤上张力性大疱，好发于易受外伤的部位，包括掌跖、肘、膝。损害愈后遗留有瘢痕和粟丘疹，与迟发性皮肤卟啉病相似（见图16-25）。一些患者发生瘢痕性脱发和指（趾）甲营养不良。

EBA也可像瘢痕性类天疱疮一样广泛（或者大部分）累及黏膜上皮[154]。眼部受累常见，但很少引起失明。

大疱性类天疱疮样获得性大疱性表皮松解症 Bullous pemphigoid-like epidermolysis bullosa acquisita　大约50%的患者在疾病的早期表现为此种类型。张力性大疱发生于红斑基础上，广泛分布于躯干和身体的屈侧。皮损瘙痒，皮肤脆性小，一些皮损愈后无瘢痕和粟丘疹。

诊断　鉴别EBA和大疱性类天疱疮需要特殊的免疫荧光检查（见表16-5）。皮损周围皮肤直接免疫荧光检查显示，两种疾病均出现基底膜带IgG和C3[155]均匀线性沉积。在盐裂正常皮肤上进行血清间接免疫荧光检查；在皮损周围皮肤进行活检，可见透明层裂隙，直接免疫荧光检查确定IgG沉积的位置，通过上述二种方法可对两种疾病进行鉴别。盐裂皮肤直接免疫荧光检查显示EBA IgG沉积于真皮侧，而大疱性类天疱疮IgG沉积于表皮侧[156,157]。1mol/L NaCl分离的正常人皮肤间接免疫荧光检查显示EBA IgG型抗BMZ抗体（抗Ⅶ型胶原抗体）结合于盐裂皮肤的真皮侧。

治疗　大部分病人对外用和系统治疗的反应差。一些患者需要用大剂量的糖皮质激素才会有效。秋水仙碱（0.6～1.5mg/d，持续4年）[158]、环孢素6mg/（kg·d）[159]和高剂量[160]或低剂量的静脉注射免疫球蛋白[161]可能有效[162,163]。

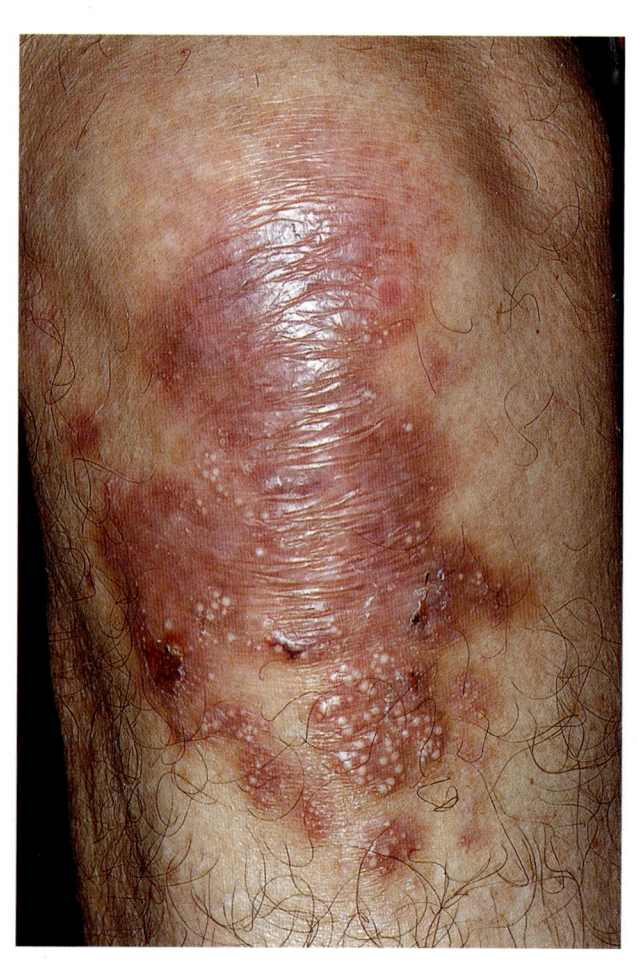

图16-25　获得性大疱性表皮松解症：本病有数种类型。轻度炎症型最常见，表现为发生在手、肘、膝部伸侧皮肤的水疱和大疱。此型类似显性遗传型营养不良性大疱性表皮松解症，愈后形成瘢痕和粟粒疹。

家族性慢性良性天疱疮
Benign familial chronic pemphigus

家族性慢性良性天疱疮（又称为Hailey-Hailey病）是一种少见的常染色体显性遗传性表皮内非瘢痕性大疱性疾病，特征为糜烂、大疱和疣状丘疹[164]。该病首次发病出现在青春期或成年早期，夏季多见，表现为缓解和加重交替。皮损好发于暴光部位（颈、背部）以及易受摩擦和浸渍部位（如腋窝和腹股沟）（见图16-26）。摩擦、热和出汗可加重皮损，疼痛可限制患者体力活动。葡萄球菌、单纯疱疹病毒[165]或念珠菌的感染同样会加重病情。71%的患者指甲出现白色纵行条纹[166]。临床外观正常的皮肤吸疱试验证实，该病患者角质形成细胞黏附性存在广泛轻度异常[167]。紫外线激发试验可用于Hailey-Hailey病遗传携带者的确认[168]。

非间擦部位损害 皮损起初表现为群集的小水疱，发生于红斑基础上或正常皮肤，通常呈环形或匍行性排列，瘙痒。小水疱很快破裂，表面覆有鳞屑和痂，边缘向外扩展，皮损类似于脓疱病和癣。活动性边缘向四周扩展，中央遗留色素减退斑。皮损边缘新发群集水疱，但很快破裂，以致可能发现不了水疱。这些潮湿浸润性斑块表面血清渗出。损害可在较冷的气候中自行缓解。

间擦部位损害 小水疱有时出现在间擦部位的损害中，但是比较常见的是患者出现大片潮湿、红色皲裂性损害或增殖性疣状丘疹和斑块，不超出腹股沟或腋窝边缘[169]。间擦部位损害病程慢性，需较长时间治疗损害才可好转，特别是肥胖的患者。

治疗
非间擦部位的损害 先口服3～4天的抗生素（如：琥乙红霉素、青霉素或头孢菌素等），接着外用第Ⅲ～Ⅴ组类固醇。大部分颈背部皮损很快缓解，皮损痊愈即可停药。夏季暴露部位应使用遮光剂。

间擦部位的损害 腹股沟和腋窝处皮损可能继发细菌和念珠菌感染。首先选用上述其中一种口服抗生素，然后外用抗念珠菌药物（如酮康唑）。渗出性皮损使用霜剂和Burow溶液或硝酸银溶液冷湿敷。皮损干燥后即可停用湿敷，接着外用第Ⅴ组类固醇霜剂，每天两次，直到皮损痊愈[166]。慢性和顽固性皮损还可以选用手术切除、外用环孢素[170]、CO_2激光[171,172]、分层厚皮移植片[173]以及皮肤磨削术等[174]。

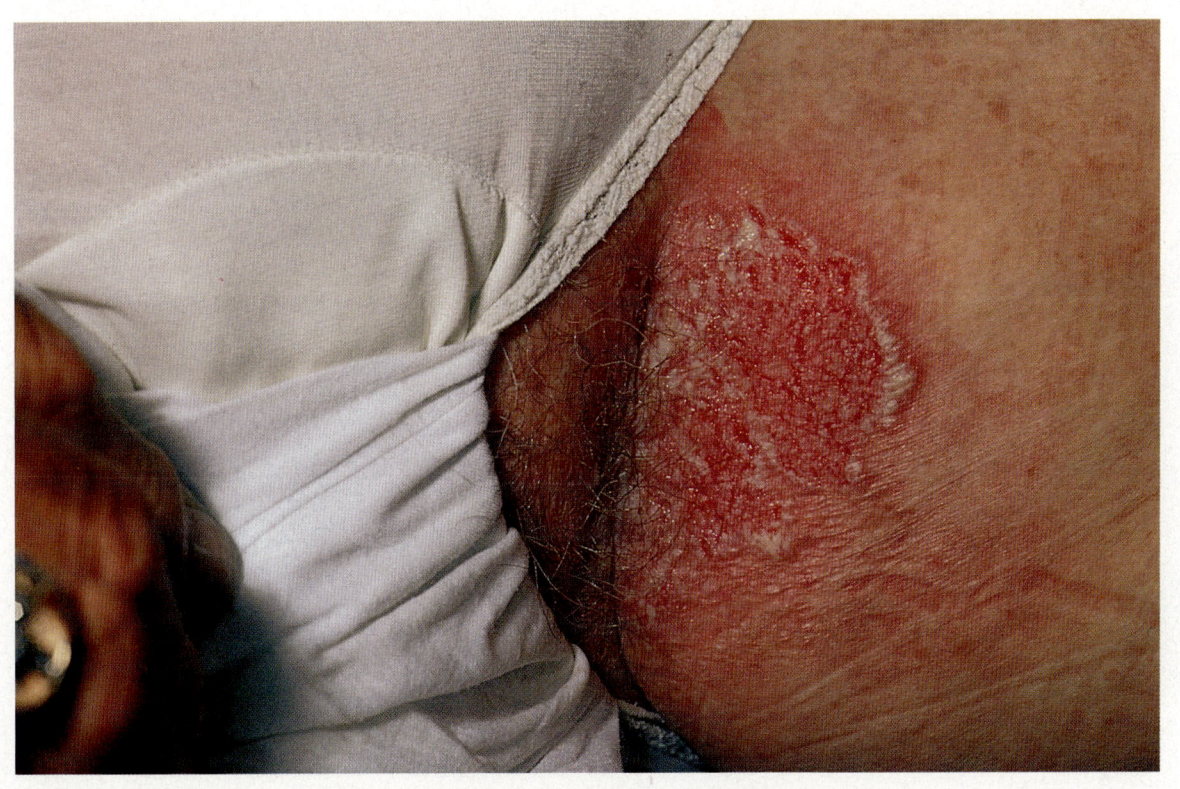

图16-26 家族性慢性良性天疱疮：环状红色斑块，进展边缘有水疱和鳞屑。

大疱性表皮松解症 Epidermolysis bullosa

大疱性表皮松解症是一组罕见的遗传性疾病，分为三大类和16种亚型，呈常染色体显性和隐性遗传，临床特征是轻微外伤后出现非炎症性大疱（机械性大疱病）。这组疾病可分为瘢痕性和非瘢痕性，并可根据组织病理学上大疱形成的位置进行分类。

国家大疱性表皮松解症研究小组帮助患者和医生鉴别疾病的类型，并为患者的治疗、处理及遗传咨询提供建议。在美国大疱性表皮松解症的发病率为50/100 0000。在这组疾病中，大约92%为单纯型大疱性表皮松解症，营养不良型及交界型分别占5%和1%。

临床分类（瘢痕性和非瘢痕性） 这种临床分类方法基于有无萎缩性改变和瘢痕形成。表皮内型（单纯型）不形成瘢痕。交界型（交界型大疱性表皮松解症）出现皮肤萎缩。真皮型（营养不良型）导致皮肤萎缩和瘢痕形成。

组织学分类（大疱形成的位置） 这种分类法基于光镜和电镜下大疱形成的水平。

表皮基底细胞处发生分离——单纯型
皮肤基底膜处发生分离——交界型
真皮上部发生分离——真皮型

单纯性大疱性表皮松解症（epidermolysis bullosa simplex） 该病呈常染色体显性遗传。散发病例可能由新的基因突变引起。通常在婴儿或儿童期开始起疱，尤其是手足部或其他易受外伤的部位，愈后不留瘢痕（图16-27）。主要并发症是继发感染。

交界性大疱性表皮松解症（junctional epidermolysis bullosa） 该病呈常染色体隐性遗传。大部分患者出现严重泛发性大疱，不累及掌跖，自婴儿期开始发病，不形成瘢痕。口、咽部和眼部广泛受累，食管也经常受累。患者可出现牙齿发育不全。大部分患者在儿童期早期阶段死亡。

营养不良性大疱性表皮松解症（dystrophic epidermolysis bullosa） 该病呈常染色体显性或隐性遗传。该病几种临床亚型的病情严重程度差异很大。严重的隐性遗传亚型患者表现为反复出现大疱和瘢痕形成，导致指趾融合，形成所谓的"拳击手套样并指畸形"（图16-28）。

诊断 皮损电镜检查是大疱性表皮松解症确诊的方法。近来有人将单克隆抗体用于该病的诊断。免疫荧光检查可以确定抗Ⅳ型胶原、层黏连蛋白和类天疱疮抗体在大疱的顶部或底部，有助于区分不同的临床类型。

治疗 患者必须避免外伤。苯妥英钠是一种胶原蛋白酶抑制剂，但对于常染色体隐性遗传营养不良型大疱性表皮松解症无效。遗传咨询是必要的，并且已经发展胎儿皮肤活检技术用于产前诊断。也可以到纽约141第五大街7-S号营养不良型大疱性表皮松解症科研基金会（NY 10010; 1-212-693-6610）去了解更多的相关情况。

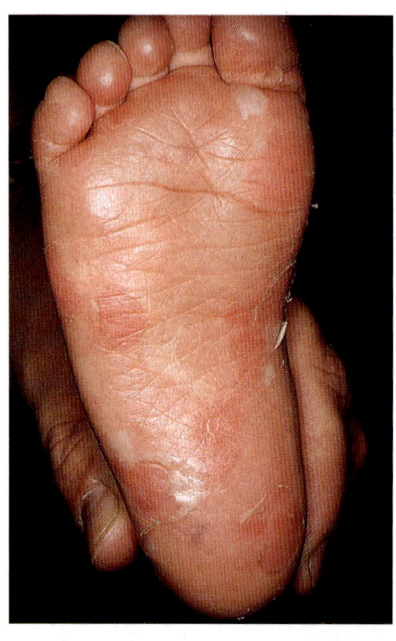

图16-27 单纯性大疱性表皮松解症：皮肤质脆，轻微创伤或无创伤即可发生无瘢痕性水疱。有数种亚型。手足轻度水疱称为Weber-Cockayne病，呈常染色体显性遗传。

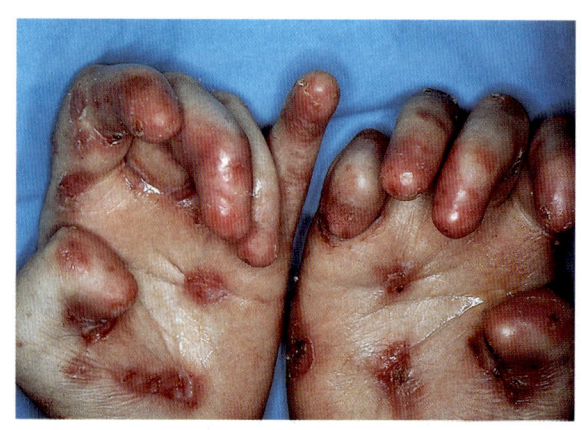

图16-28 营养不良性大疱性表皮松解症：以轻微创伤后水疱形成为特征。反复的创伤导致指趾拳击手套样并指畸形，被包裹在表皮"茧"中。

新生儿伴有有大疱、脓疱、糜烂和溃疡的疾病
The newborn with blisters, pustules, erosions, and ulcerations

大约30种以上新生儿疾病在临床上可表现为皮肤大疱、脓疱、糜烂和溃疡（见框16-2到框16-4）。临床上为便于诊断，这组疾病可分为感染性疾病、常见的暂时性皮肤病和罕见性疾病（见表16-6）。最常见的暂时性皮肤病可见下面完整的图表介绍。下面的一些实验室检查有助于对此类疾病的鉴别诊断，包括细菌、病毒或真菌培养、革兰染色、Wright染色、涂片检查、氢氧化钾检查以及皮肤活检。

诊断 诊断主要根据临床表现。辅助检查首选涂片检查，可明确疱疹感染（多核巨细胞）和非感染性脓疱疹（嗜酸性粒细胞和中性粒细胞）[176,177]。革兰染色和氢氧化钾检查可以鉴别细菌感染和真菌感染。

良性的暂时性新生儿脓疱病主要有：新生儿红斑、暂时性新生儿脓疱性黑变病以及新生儿痤疮。

框 16-2　以脓疱和水疱为主的疾病
常见病因
新生儿中毒性红斑
粟粒疹
新生儿痤疮
新生儿念珠菌病
新生儿脓疱性黑变病
葡萄球菌性脓皮病
少见病因
婴儿肢端脓疱病
先天性念珠菌病
单纯疱疹
色素失禁症
疥疮
罕见病因
肠病性肢端皮炎
先天性自愈性组织细胞病
巨细胞病毒
嗜酸粒细胞性脓疱性毛囊炎
高 IgE 综合征
新生儿白塞病
水痘
From Frieden IJ. Curr Probl Dermatol 1992; 4:123

框 16-3　以大疱为主的疾病
常见病因
大疱性脓疱病
吸引引起的大疱
少见病因
大疱性表皮松解症
葡萄球菌性烫伤样皮肤综合征
罕见病因
肠病性肢端皮炎
先天性皮肤发育不良
儿童慢性良性大疱性皮病
先天性蛋白C或S缺乏
先天性梅毒
弥漫性皮肤肥大细胞增多症
外胚叶发育不良
表皮松解性角化过度
红细胞性卟啉病
母亲大疱性疾病
新生儿水痘
围新生儿期臀部坏疽
假单胞菌感染
中毒性表皮坏死松解症
From Frieden IJ. Curr Probl Dermatol 1992; 4:123

框 16-4　以糜烂、溃疡为主的疾病
常见病因
围新生儿期或新生儿期外伤导致的皮肤改变
吸引引起的大疱
少见病因
先天性皮肤发育不良
大疱性表皮松解症
单纯疱疹，特别是先天性
葡萄球菌性烫伤样皮肤综合征
罕见原因
曲霉感染
先天性糜烂和水疱性皮肤病
先天性蛋白C缺乏
外胚叶发育不良
B组链球菌感染
血管瘤和血管畸形
宫内水痘感染
新生儿白塞病
新生儿红斑狼疮
铜绿假单胞菌（坏疽性臁疮）
围新生儿臀部坏疽
中毒性表皮坏死松解症
From Frieden IJ. Curr Probl Dermatol 1992; 4:123

表 16-6　鉴别诊断：新生儿水疱和脓疱

疾病名称	发病年龄	皮肤表现
感染性疾病		
葡萄球菌性脓皮病	几天到几星期	脓疱，大疱，偶为小水疱
葡萄球菌性烫伤样皮肤综合征	3～7天，少数迟些	红斑，皮肤疼痛，表皮水疱，糜烂
A组链球菌疾病	几天到几星期	孤立性脓疱，蜜痂区
B组链球菌疾病	出生时或生后几天	水疱、大疱、糜烂、蜜痂
产单核细胞李斯特菌感染	通常出生时	出血性脓疱和瘀点
流感嗜血杆菌感染	出生时或生后几天	水疱和结痂区
铜绿假单胞菌感染	几天到几星期	红斑，脓疱，出血性大疱，坏死性溃疡
先天性梅毒	通常出生时	暗色或出血性基底上的水疱或糜烂
先天性念珠菌病	出生时或生后一周	红斑，小丘疹转变成水疱和脓疱
新生儿念珠菌病	数星期到数月	鳞状红斑伴有卫星状丘疹和脓疱
曲霉菌感染	5天以上	形态学：脓疱迅速转变成溃疡
新生儿单纯疱疹	通常：5～14天	水疱，结痂，糜烂成簇分布或不成簇，可沿皮节分布
宫内单纯疱疹	出生时	水疱，弥漫性大疱，糜烂，瘢痕，皮肤缺损
胎儿水痘病毒感染	出生时	通常形成瘢痕，肢体发育不全，糜烂
新生儿水痘	0～14天	红斑基础上水疱；数目可较多
疥疮	3～4周或更迟	丘疹，结节，结痂区
暂时性皮肤疾病		
新生儿中毒性红斑	生后24～48小时	红斑，丘疹，脓疱
新生儿脓疱性黑变病	出生时	脓疱不伴红斑，色素沉着斑，部分有领圈状脱屑
晶形粟粒疹	通常第1周	露珠样水疱，非常浅，没有红斑
红色粟粒疹	数日至数周	红色丘疹，顶端有脓疱
吸吮水疱	出生时	松弛性大疱或基底无红晕的大疱
新生儿痤疮	3～4周	粉刺、丘疹、脓疱
围产期/新生儿期外伤性皮肤改变	出生时至生后数日	头皮糜烂，会阴部或头皮坏疽（罕见）

From Frieden IJ: Curr Probl Dermatol 1992; 4:123

皮损分布	其他临床特征	诊断和相关检查
主要在尿布区和脐周	男童多于女童；可能存在一定的流行背景	革兰染色：多形核中性粒细胞，革兰染色阳性球菌群； 细菌培养
泛发，始于面部，水疱和糜烂发生于机械压力部位	易激惹，发热	皮肤活检：表皮上部分离； 细菌培养：血液，尿液等
无特殊易感部位	脐带残端潮湿，偶可发生蜂窝组织炎，脑膜炎，肺炎	革兰染色：革兰染色阳性链球菌；细菌培养
无特殊易感部位	肺炎，菌血症	革兰染色：革兰染色阳性链球菌；细菌培养
泛发，特别是躯干和四肢	败血症，呼吸窘迫，通常为母源性	革兰染色：革兰染色阳性棒状杆菌；细菌培养
无特殊易感部位	菌血症，可发生脑膜炎	革兰染色：革兰染色阴性短小杆菌；细菌培养
任何部位；也可以集中于尿布区	早产，手术史，消化道或肺部异常是危险因素	皮肤或组织革兰染色：革兰染色阴性棒状杆菌；皮肤、血液等细菌培养
掌、跖、膝盖、腹部	低出生体重，肝脾肿大，干骺端营养不良	受累皮肤色暗，母源性梅毒治疗不完全
任何部位；掌跖常受累	早产，宫颈或子宫异物是危险因素	KOH；菌丝，芽生孢子酵母菌
尿布区或间擦部位	通常无特殊，可提前给予抗生素预防	KOH；菌丝，芽生孢子酵母菌
任何部位	早产/免疫缺陷个体	皮肤活检：分隔菌丝；组织真菌培养
任何部位；头皮、躯干、口腔损害常见	败血症征象；易激惹，嗜睡；眼、中枢神经系统常受累	Tzanck涂片，病毒培养
任何部位	低出生体重，小头畸形，脉络膜视网膜炎	Tzanck涂片，病毒培养
任何部位，特别是四肢	母体妊娠期前3个月水痘病毒感染	Tzanck涂片，病毒培养
广泛分布	母体产前7天至产后2天水痘病毒感染	Tzanck涂片，病毒培养
泛发，手掌、足跖	家庭里其他人有瘙痒或皮疹	疥疮病源：疥螨（虫卵和排泄物）
臀部、躯干、四肢近端，不包括掌跖	通常足月婴儿＞2500g	Wright染色：嗜酸性粒细胞
任何部位；最常见于前额、耳后、颈部、后背、指、趾	足月婴儿，黑人婴儿更常见	Wright染色：多形核白细胞，偶见嗜酸性粒细胞
前额、躯干上部、掌跖、前臂是最常见部位	可有早产儿保温箱内经历，包裹严密，敷料阴性	通常根据临床表现，Wright革兰染色
同晶形粟粒疹	同晶形粟粒疹	通常根据临床表现，如有疑问则行皮肤活检
前臂桡侧、腕、手、背部、拇指和食指	在婴儿吸吮剧烈部位	临床诊断
主要是面颊，前额	粉刺是诊断线索	临床诊断
头皮，会阴和足跟	有胎儿监护、负压吸引、新生儿重症监护病史	临床诊断

表 16-6　鉴别诊断：新生儿水疱和脓疱（续）

疾病名称	发病年龄	皮肤表现
少见和罕见疾病		
围产期新生儿臀部坏疽	生后数小时至数天	红斑或发白，之后局限性坏疽，出血性大疱
婴儿肢端脓疱病	出生时或生后数天或数周	水疱和脓疱
先天性自愈性组织细胞增多症	通常出生时	红色丘疹、脓疱、水疱、结痂
弥漫性皮肤肥大细胞增多症	出生时至生后数周	大疱、皮肤浸润、风团、皮肤划痕症
母源性大疱性疾病	出生时	张力性或松弛性大疱、糜烂
新生儿红斑狼疮	出生时，生后数日	糜烂、其他鳞状或萎缩性斑块
新生儿 Behcet 病	先天性或生后数日	黏膜糜烂、脓疱和坏死性溃疡
儿童期慢性大疱性皮肤病	先天性	张力性水疱、常成群呈玫瑰花结、腊肠样改变
中毒性表皮坏死松解症	出生时至生后数周	皮肤弥漫性红斑、疼痛、糜烂
糜烂性和水疱性皮肤病	出生时	水疱和糜烂
血管瘤和血管畸形	出生时至生后数周	红斑基础上溃疡或明显的血管畸形
嗜酸性脓疱性毛囊炎	出生时或其后	多发脓疱、结痂区
肠病性肢端皮炎	数周至数月	边界清楚的银屑病样斑块，偶有水疱
大疱性表皮松解症	出生时，罕见晚发	大疱或糜烂，营养不良性大疱性表皮松解症有甲营养不良，偶有皮肤发育不良
表皮松解性角化过度	出生时	大疱、糜烂，皮肤鱼鳞病样改变
色素失禁	出生时或生后数周	线状红斑丘疹和水疱
高免疫球蛋白 E 综合征	数天至数周	群集和单发的多发性水疱
先天性皮肤发育不全	出生时	一个或多个膜状物覆盖的、凹陷的皮肤或溃疡区
外胚层发育不良（ED）	先天性或婴儿早期	水疱或大疱
红细胞生成性卟啉病	婴儿早期	小水疱或大水疱
蛋白质 C 或 S 缺乏	出生时或生后数日	出血性大疱和表皮坏死

From Frieden IJ: Curr Probl Dermatol 1992; 4:123

皮损分布	其他临床特征	诊断和相关检查
臀部、会阴、脐部	不同病史，脐动脉插管史	临床诊断
手足，特别是内侧	严重瘙痒，掌跖皮疹分批出现	临床诊断；皮肤活检：表皮内脓疱
泛发	检查淋巴结、肝、脾、血液、骨骼	皮肤活检：大组织细胞
泛发	哮喘，腹泻	皮肤活检：肥大细胞浸润
泛发	母亲有水疱疾病史	母亲病史；直接免疫荧光检查
面部、躯干上部	有时会出现全血细胞减少症，心肌梗死及胎儿血清学阳性（抗SSA、抗SSB）	皮肤活检：表皮萎缩、血管炎；母亲
口腔、生殖器黏膜、四肢，尤其是甲周	母亲有Behcet病病史 补体下降	循环免疫复合物；IgG升高，总溶血
泛发，可以集中在会阴部	新生儿病例：严重眼部受累，粟丘疹	皮肤活检：表皮下大疱，直接免疫荧光检查：线状IgA
泛发	移植物抗宿主病，克雷白杆菌败血症等	皮肤活检：全层坏死
泛发，躯体75%以上	?感染或胎盘梗死	?临床
耳、唇、会阴、四肢	通常明显的邻近血管畸形	临床
头皮、手、足	经常有嗜酸性粒细胞增多	皮肤活检：嗜酸性粒细胞毛囊炎
腔口周围和肢端	腹泻、易激惹、脱发、有营养过度病史	血清锌水平<50单位
任何部位，尤其是四肢、黏膜	其他上皮组织，如胃肠道、泌尿生殖道、角膜、气管可能受累	皮肤活检进行电镜或免疫荧光检查
泛发，水疱多发生于手足	可有家族史	皮肤活检：大的透明角质颗粒
泛发，沿Blaschko线分布	可有家族史；眼、中枢神经系统及其他异常	皮肤活检：嗜酸性粒细胞海绵形成和角化不良
泛发	反复的金黄色葡萄球菌感染，嗜酸性粒细胞增多	?临床（新生儿期IgE不升高）
通常在头皮，也可以是其他部位	可能和表皮痣、胎盘梗死等有关	临床或皮肤活检
不同类型有所区别；部分在肢端；Goltz综合征沿Blaschko线分布	出汗、肢体、口腔异常，不同类型表现亦不同	通常临床诊断
光照部位	溶血性贫血，粉红色尿	血液，尿液卟啉升高
可为灶性或泛发	血象与弥漫性血管内凝血一致	血液中缺失蛋白C或S

From Frieden IJ: Curr Probl Dermatol 1992; 4:123

常见暂时性皮损

新生儿中毒性红斑（erythema toxicum neonatorum）出生时无皮损。新生儿中毒性红斑（ETN）发生于20%～50%的足月新生儿——通常是第二胎或其后的分娩——尽管通常情况下均健康。在早产儿及体重小于2500g的新生儿中罕见。大部分病例在生后24～48小时之间发生。

皮疹开始于面部；躯干、四肢近端和臀部经常受累。掌跖不受累。损害可限于受压部位。可有4种类型皮损：斑疹、风团、丘疹和脓疱。小丘疹和脓疱发生于斑疹或风团之上。陈旧皮损刚消退新的皮损就出现了。脓疱Wright染色示多数嗜酸性粒细胞。外周血嗜酸性粒细胞增多不常见。

暂时性新生儿脓疱黑变病（transient neonatal pustular melanosis） 皮损于出生时出现但可能在1～2天之内被忽略。暂时性新生儿脓疱黑变病（TNPM）发生于2%的足月黑人新生儿和0.6%的白人新生儿。基底无红斑的水疱脓疱破裂形成色素沉着斑伴有领圈状脱屑。皮损可孤立存在或群集分布；大多为2～3mm，位于前额、耳后、颏下、颈部和背部以及手足。掌跖可受累。皮损非常表浅，位于角质层内或仅靠角质层下方。Wright染色可见多形核中性粒细胞（PMNs）；嗜酸性粒细胞可显著增多。不需治疗。脓疱可于数日内消退；色素沉着斑可持续数周至数月。

暂时性新生儿脓疱黑变病和新生儿中毒性红斑不能完全鉴别，因此，有人提出以无菌性暂时性新生儿脓疱病统称这两种情况。

新生儿痤疮（neonatal acne） 皮损发生于出生后1～2周，大约20%的新生儿发病。粉刺、丘疹和脓疱分布与青少年痤疮相同。皮损可自行消退。

痱子（miliaria） 皮损发生在出生后大约1周。痱子或热疹出现在较热的气候环境下，也可因在保温箱中保温、发热、封闭包裹或穿着过热而引起。外泌汗腺导管堵塞是始发因素。导管破裂，汗液漏出至周围组织，从而诱发炎症反应。堵塞发生在两个不同的位置，导致两种不同类型的痱子。白痱堵塞部位在皮肤表面的外泌汗腺导管，造成角质层下汗液积聚。皮损表现类似透明的露珠，无红斑或红斑不明显。水疱单发或成簇分布。红痱由表皮内的外泌汗腺导管堵塞引起。丘疹和水疱基底有红晕或弥漫性红斑，随炎症反应发展而发展。冷湿敷和适当的通风即可治疗这种自限性疾病过程。

（王培光　张学军 译　夏应魁 校）

参考文献

1. Yancey K, Egan C: Pemphigoid: clinical, histologic, immunopathologic, and therapeutic considerations [clinical conference], JAMA 2000; 284(3):350.
2. Mutasim D, Adams B: Immunofluorescence in dermatology, J Am Acad Dermatol 2001; 45:803; quiz 822.
3. Egan C, et al: Dermatitis herpetiformis: a review of fifty-four patients, Ir J Med Sci 1997; 166:241.
4. Cuartero BG, et al: Dermatitis herpetiformis vs. celiac disease, Ann Esp Pediatr 1992; 37:307.
5. Hall RP, Otley C: Immunogenetics of dermatitis herpetiformis, Semin Dermatol 1991; 10:240.
6. Ermacora E, et al: Long-term follow-up of dermatitis herpetiformis in children, J Am Acad Dermatol 1986; 15:24.
7. Cunningham MJ, Zone JJ: Thyroid abnormalities in dermatitis herpetiformis: prevalence of clinical thyroid disease and thyroid autoantibodies, Ann Intern Med 1985; 102:194.
8. Aine L, et al: Coeliac-type dental enamel defects in patients with dermatitis herpetiformis, Acta Derm Venereol 1992; 72:25.
9. Lahteenoja H, et al: Oral mucosa is frequently affected in patients with dermatitis herpetiformis [letter], Arch Dermatol 1998; 134(6):756.
10. Klein P, Callen J: Drug-induced linear IgA bullous dermatosis after vancomycin discontinuance in a patient with renal insufficiency, J Am Acad Dermatol 2000; 42(2 Pt 2):316.
11. Dieterich W, et al: Antibodies to tissue transglutaminase as serologic markers in patients with dermatitis herpetiformis, J Invest Dermatol 1999; 113:133.
12. Volta U, et al: Correlation between IgA antiendomysial antibodies and subtotal villous atrophy in dermatitis herpetiformis, J Clin Gastroenterol 1992; 14:298.
13. Lewis H, et al: Protective effect of gluten-free diet against development of lymphoma in dermatitis herpetiformis, Br J Dermatol 1996;135(3):363.
14. Collin P, Pukkala E, Reunala T: Malignancy and survival in dermatitis herpetiformis: a comparison with coeliac disease, Gut 1996; 38(4):528.
15. Smith SB, et al: Linear IgA bullous dermatosis v dermatitis herpetiformis: quantitative measurements of dermoepidermal alterations, Arch Dermatol 1984; 120:324.
16. Husz S, et al: Development of a system for detection of circulating antibodies against hemidesmosomal proteins in patients with bullous pemphigoid [In Process Citation], Arch Dermatol Res 2000; 292:217.
17. Sardy M, et al: Epidermal transglutaminase (TGase 3) is the autoantigen of dermatitis herpetiformis, J Exp Med 2002; 195:747.
18. Dieterich W, et al: Antibodies to tissue transglutaminase as serologic markers in patients with dermatitis herpetiformis, J Invest Dermatol 1999; 113:133.
19. Koop I, et al: Detection of autoantibodies against tissue transglutaminase in patients with celiac disease and dermatitis herpetiformis [In Process Citation], Am J Gastroenterol 2000; 95:2009.
20. Coleman MD, et al: The use of cimetidine to reduce dapsone-dependent methaemoglobinaemia in dermatitis herpetiformis patients, Br J Clin Pharmacol 1992; 34:244.
21. Waldinger TP, et al: Dapsone induced peripheral neuropathy, Arch Dermatol 1984; 120:356.
22. Ahrens EM, Meckler RJ, Callen JP: Dapsone-induced peripheral neuropathy, Int J Dermatol 1986; 25:314.

23. Kumar RH, et al: Dapsone syndrome-a five year retrospective analysis, Indian J Lepr 1998; 70:271.
24. Kahn G. Dapsone is safe during pregnancy, J Am Acad Dermatol 1985; 13:838.
25. Garioch JJ, et al: 25 years' experience of a gluten-free diet in the treatment of dermatitis herpetiformis, Br J Dermatol 1994; 131:541.
26. Reunala T, et al: Tolerance to oats in dermatitis herpetiformis, Gut 1998; 43:490.
27. Hardman C, et al: Absence of toxicity of oats in patients with dermatitis herpetiformis [see comments], N Engl J Med 1997; 337:1884.
28. Kaukinen K, et al: Wheat starch-containing gluten-free flour products in the treatment of coeliac disease and dermatitis herpetiformis: A long-term follow-up study, Scand J Gastroenterol 1999; 34:163.
29. Ciclitira PJ, et al: Evaluation of a gluten free product containing wheat gliadin in patients with coeliac disease, BMJ 1984; 289:83.
30. van de Meer JB: Gluten-free diet and elemental diet in dermatitis herpetiformis, Int J Dermatol 1990; 29:679.
31. Kadunce DP, et al: The effect of an elemental diet with and without gluten on disease activity in dermatitis herpetiformis, J Invest Dermatol 1991; 97:175.
32. Peoples D, Fivenson DP: Linear IgA bullous dermatosis: successful treatment with tetracycline and nicotinamide, J Am Acad Dermatol 1992; 26:498.
33. Shah S, Ormerod A: Dermatitis herpetiformis effectively treated with heparin, tetracycline and nicotinamide, Clin Exp Dermatol 2000; 25:204.
34. Toonstra J: Bullosis diabeticorum: report of a case with a review of the literature, J Am Acad Dermatol 1985; 13:799.
35. Bernstein JE, et al: Bullous eruption of diabetes mellitus, Arch Dermatol 1979; 115:324.
36. Goodfield MJD, et al: Bullosis diabeticorum, J Am Acad Dermatol 1986; 15:1292.
37. Korman N: New and emerging therapies in the treatment of blistering diseases, Dermatol Clin 2000; 18:127, ix.
38. Edelson R: Pemphigus-decoding the cellular language of cutaneous autoimmunity, N Engl J Med 2000; 343:60.
39. Ahmed AR, et al: Linkage of pemphigus vulgaris antibody to the major histocompatibility complex in healthy relatives of patients, J Exp Med 1993; 177:419.
40. Lever WF: Pemphigus and pemphigoid, a review of the advances made since 1964, J Am Acad Dermatol 1979; 1:1.
41. Amagai M, et al: The clinical phenotype of pemphigus is defined by the anti-desmoglein autoantibody profile, J Am Acad Dermatol 1999; 40:167.
42. Amagai M: Autoimmunity against desmosomal cadherins in pemphigus, J Dermatol Sci 1999; 20(2):92.
43. Becker BA, Gaspari AA: Pemphigus vulgaris and vegetans, Dermatol Clin 1993; 11:429.
44. Lamey PJ, et al: Oral presentation of pemphigus vulgaris and its response to systemic steroid therapy, Oral Surg Oral Med Oral Pathol 1992; 74:54.
45. Trattner A, et al: Esophageal involvement in pemphigus vulgaris: A clinical, histologic, and immunopathologic study, J Am Acad Dermatol 1991; 24:223.
46. Reis V, et al: UVB-induced acantholysis in endemic pemphigus foliaceus (fogo selvagem) and pemphigus vulgaris, J Am Acad Dermatol 2000; 42:571.
47. Supapannachart N, Mutasim DF: The distribution of IgA pemphigus antigen in human skin and the role of IgA anti-cell surface antibodies in the induction of intraepidermal acantholysis, Arch Dermatol 1993; 129:605.
48. Beutner EH, et al: IgA pemphigus foliaceus. Report of two cases and a review of the literature, J Am Acad Dermatol 1989; 20:89.
49. Sams WM, Gammon WR: Mechanism of lesion production in pemphigus and pemphigoid, J Am Acad Dermatol 1982; 6:431.
50. David M, et al: The usefulness of immunofluorescent tests in pemphigus patients in clinical remission, Br J Derm 1989; 120:391.
51. Lever WF, Schaumburg-Lever G: Treatment of pemphigus vulgaris, Arch Dermatol 1984; 120:44.
52. Ratnam KV, et al: Pemphigus therapy with oral prednisolone regimens: A 5-year study, Int J Dermatol 1990; 29:363.
53. Dumas V, et al: The treatment of mild pemphigus vulgaris and pemphigus foliaceus with a topical corticosteroid, Br J Dermatol 1999; 140:1127.
54. Ahmed AR, Hombal S: Use of cyclophosphamide in azathioprine failures in pemphigus, J Am Acad Dermatol 1987; 17:437.
55. Aberer W, et al: Azathioprine in the treatment of pemphigus vulgaris, J Am Acad Dermatol 1987; 16:527.
56. Bystryn J-C, et al: Treatment of pemphigus with intravenous immunoglobulin, J Am Acad Dermatol 2002; 47:358.
57. Ahmed A, Sami N: Intravenous immunoglobulin therapy for patients with pemphigus foliaceus unresponsive to conventional therapy, J Am Acad Dermatol 2002; 46:42.
58. Enk A, Knop J: Mycophenolate is effective in the treatment of pemphigus vulgaris [see comments], Arch Dermatol 1999; 135(1):54.
59. Nousari H, et al: Mycophenolate mofetil in autoimmune and inflammatory skin disorders, J Am Acad Dermatol 1999; 40:265.
60. Basset N, et al: Dapsone as initial treatment in superficial pemphigus, Arch Dermatol 1987; 123:783.
61. Mobini N, Padilla TJ, Ahmed A: Long-term remission in selected patients with pemphigus vulgaris treated with cyclosporine, J Am Acad Dermatol 1997; 36:264.
62. Lapidoth M, et al: The efficacy of combined treatment with prednisone and cyclosporine in patients with pemphigus: preliminary study, J Am Acad Dermatol 1994; 30:752.
63. Pandya A, Dyke C: Treatment of pemphigus with gold, Arch Dermatol 1998; 134:1104.
64. Bystryn JC: Plasmapheresis therapy of pemphigus, Arch Dermatol 1988; 124:1702.
65. Wollina U, Lange D, Looks A: Short-time extracorporeal photochemotherapy in the treatment of drug-resistant autoimmune bullous diseases, Dermatology 1999; 198:140.
66. Ahmed A: Intravenous immunoglobulin therapy in the treatment of patients with pemphigus vulgaris unresponsive to conventional immunosuppressive treatment, J Am Acad Dermatol 1987; 16:527.
67. Calebotta A, et al: Pemphigus vulgaris: benefits of tetracycline as adjuvant therapy in a series of thirteen patients, Int J Dermatol 1999; 38:217.
68. Ioannides D, Chrysomallis F, Bystryn J: Ineffectiveness of cyclosporine as an adjuvant to corticosteroids in the treatment of pemphigus, Arch Dermatol 2000; 136:868.
69. Hymes SR, Jordon RE: Pemphigus foliaceus. Use of antimalarial agents as adjuvant therapy, Arch Dermatol 1992; 128:1462.

70. Chaffins ML, et al: Treatment of pemphigus and linear IgA dermatosis with nicotinamide and tetracycline: a review of 13 cases, J Am Acad Dermatol 1993; 28:998.
71. Herbst A, Bystryn J: Patterns of remission in pemphigus vulgaris, J Am Acad Dermatol 2000; 42:422.
72. Ratnam KV, Pang BK: Pemphigus in remission: value of negative direct immunofluorescence in management, J Am Acad Dermatol 1994; 30:547.
73. Cruz PD, Coldiron BM, Sontheimer RD: Concurrent features of cutaneous lupus erythematosus and pemphigus erythematosus following myasthenia gravis and thymoma, J Am Acad Dermatol 1987; 16:472.
74. Kuechle MK, et al: Angiotensin-converting enzyme inhibitor-induced pemphigus: three cases and literature review, Mayo Clin Proc 1994; 69:1166.
75. Ahmed R: Pemphigus associated with D-penicillamine. In Ahmed AR, moderator: Pemphigus: current concepts, Ann Intern Med 1980; 92:396.
76. Levy RS, Fisher M, Alter JN: Penicillamine: review and cutaneous manifestations, J Am Acad Dermatol 1983; 8:548.
77. Mutasim DF, et al: Drug-induced pemphigus, Dermatol Clin 1993; 11:463.
78. Wolf R, et al: Drug-induced versus drug-triggered pemphigus, Dermatologica 1991; 182:207.
79. Goldberg I, Kashman Y, Brenner S: The induction of pemphigus by phenol drugs, Int J Dermatol 1999; 38:888.
80. Kohn SR: Fatal penicillamine-induced pemphigus foliaceus-like dermatosis, Arch Dermatol 1986; 122:17.
81. Brenner S, Bialy-Golan A, Crost N: Dipyrone in the induction of pemphigus, J Am Acad Dermatol 1997; 36:488.
82. Brenner S, Bialy-Golan A, Anhalt G: Recognition of pemphigus antigens in drug-induced pemphigus vulgaris and pemphigus foliaceus, J Am Acad Dermatol 1997; 36:919.
83. Robinson N, et al: The new pemphigus variants [see comments], J Am Acad Dermatol 1999; 40:649; quiz 672.
84. Mehregan DR, et al: Paraneoplastic pemphigus: a subset of patients with pemphigus and neoplasia, J Cutan Pathol 1993; 20:203.
85. Horn TD, Anhalt GJ: Histologic features of paraneoplastic pemphigus, Arch Dermatol 1992; 128:1091.
86. Helou J, et al: Accuracy of indirect immunofluorescence testing in the diagnosis of paraneoplastic pemphigus, J Am Acad Dermatol 1995; 32:441.
87. Yancey K, Egan C: Pemphigoid: clinical, histologic, immunopathologic, and therapeutic considerations [clinical conference], JAMA 2000; 284:350.
88. Taylor G, et al: Bullous pemphigoid and autoimmunity, J Am Acad Dermatol 1993; 29:181.
89. Venning VA, Wojnarowska F: The association of bullous pemphigoid and malignant disease: a case control study, Br J Dermatol 1990; 123:439.
90. Ortiz LJ, et al: Bullous pemphigoid and malignancy, Bol Asoc Med P R 1990; 82:458.
91. Lindelof B, et al: Pemphigoid and cancer, Arch Dermatol 1990; 126:66.
92. Smith EP, et al: Antigen identification in drug-induced bullous pemphigoid, J Am Acad Dermatol 1993; 29:879.
93. Kippes W, et al: [Immunopathologic changes in 115 patients with bullous pemphigoid], Hautarzt 1999; 50:866.
94. Nakatani C, Muramatsu T, Shirai T: Immunoreactivity of bullous pemphigoid (BP) autoantibodies against the NC16A and C-terminal domains of the 180?kDa BP antigen (BP180): immunoblot analysis and enzyme-linked immunosorbent assay using BP180 recombinant proteins, Br J Dermatol 1998; 139:365.
95. Bingham EA, et al: Prolonged pruritus and bullous pemphigoid, Clin Exp Dermatol 1984; 9:564.
96. Macfarlane AW, Verbov JL: Trauma-induced bullous pemphigoid, Clin Exp Dermatol 1989; 14:245.
97. Liu HH, et al: Clinical variants of pemphigoid, Int J Dermatol 1986; 25:17.
98. Venning VA, Wojnarowska F: Lack of predictive factors for the clinical course of bullous pemphigoid, J Am Acad Dermatol 1992; 26:585.
99. Hornschuh B, et al: Treatment of 16 patients with bullous pemphigoid with oral tetracycline and niacinamide and topical clobetasol, J Am Acad Dermatol 1997; 36:101.
100. Schmidt E, et al: Serum levels of autoantibodies to BP180 correlate with disease activity in patients with bullous pemphigoid [see comments], Arch Dermatol 2000; 136:174.
101. Razany B, et al: Risk factors for lethal outcome in patients with bullous pemphigoid, Arch Dermatol 2002; 138:903.
102. Dopp R, et al: IgG4 and IgE are the major immunoglobulins targeting the NC16A domain of BP180 in Bullous pemphigoid: serum levels of these immunoglobulins reflect disease activity, J Am Acad Dermatol 2000; 42(4):577.
103. Anstey A, et al: Determination of the optimum site for diagnostic biopsy for direct immunofluorescence in bullous pemphigoid, Clin Exp Dermatol 1990; 15:438.
104. Smoller BR, Woodley DT: Differences in direct immunofluorescence staining patterns in epidermolysis bullosa acquisita and bullous pemphigoid, J Am Acad Dermatol 1992; 27:674.
105. Chimanovitch I, et al: Bullous pemphigoid of childhood: autoantibodies target the same epitopes within the NC16A domain of BP180 as autoantibodies in bullous pemphigoid of adulthood, Arch Dermatol 2000; 136(4):527.
106. Schmidt E, et al: Autoantibodies to BP180 associated with bullous pemphigoid release interleukin-6 and interleukin-8 from cultured human keratinocytes, J Invest Dermatol 2000; 115:842.
107. Schmidt E, Brocker E, Zillikens D: [New aspects on the pathogenesis of bullous pemphigoid], Hautarzt 2000; 51:637.
108. Zimmermann R, Faure M, Claudy A: [Prospective study of treatment of bullous pemphigoid by a class I topical corticosteroid (see comments)], Ann Dermatol Venereol 1999; 126:13.
109. Joly P, et al: A comparison of oral and topical corticosteroids in patients with bullous pemphigoid, N Engl J Med 2002; 346:321.
110. Thomas I, et al: Treatment of generalized bullous pemphigoid with oral tetracycline, J Am Acad Dermatol 1993; 28:74.
111. Bouscarat F, et al: Treatment of bullous pemphigoid with dapsone: retrospective study of thirty-six cases, J Am Acad Dermatol 1996; 34:683.
112. Ahmed AR, Maize JC, Provost TT: Bullous pemphigoid: clinical and immunologic follow-up after successful therapy, Arch Dermatol 1977; 113:1043.
113. Guillaume JC, et al: Controlled trial of azathioprine and plasma exchange in addition to prednisolone in the treatment of bullous pemphigoid, Arch Dermatol 1993; 129:49.
114. Chosidow O, et al: Pharmacokinetics of prednisone and prednisolone in bullous pemphigoid patients, Int J Clin Pharmacol Ther Toxicol 1991; 29:376.
115. Jeffes E, Ahmed AR: Adjuvant therapy of bullous pemphigoid with dapsone, Clin Exp Dermatol 1989; 14:132.
116. Dahl MC, Cook LJ: Lesions induced by trauma in pemphigoid, Br J Dermatol 1979; 101:469.
117. Korman N: Bullous pemphigoid. The latest in diagnosis, prognosis, and therapy [editorial; comment], Arch Dermatol 1998; 134:1137.

118. Tavadia S, et al: Screening for azathioprine toxicity: a pharmacoeconomic analysis based on a target case, J Am Acad Dermatol 2000; 42:628.
119. Heilborn J, et al: Low-dose oral pulse methotrexate as monotherapy in elderly patients with bullous pemphigoid, J Am Acad Dermatol 1999; 40:741.
120. Grundmann-Kollmann M, et al: Mycophenolate mofetil: a new therapeutic option in the treatment of blistering autoimmune diseases, J Am Acad Dermatol 1999; 40:957.
121. Harman K, Black M: High-dose intravenous immune globulin for the treatment of autoimmune blistering diseases: an evaluation of its use in 14 cases, Br J Dermatol 1999; 140:865.
122. Borradori L, et al: Localized pretibial pemphigoid and pemphigoid nodularis, J Am Acad Dermatol 1992; 27:863.
123. Leenutaphong V, et al: Localized cicatricial pemphigoid (Brunsting-Perry): electron microscopic study, J Am Acad Dermatol 1989; 21:1089.
124. Descamps V, et al: Dyshidrosiform pemphigoid: report of three cases, J Am Acad Dermatol 1992; 26:651.
125. Chan LS, et al: Pemphigoid vegetans represents a bullous pemphigoid variant. Patient's IgG autoantibodies identify the major bullous pemphigoid antigen, J Am Acad Dermatol 1993; 28:331.
126. Domloge-Hultsch N, et al: Autoantibodies from patients with localized and generalized bullous pemphigoid immunoprecipitate the same 230-kd keratinocyte antigen, Arch Dermatol 1990; 126:1337.
127. Weigand DA, Clements MK: Direct immunofluorescence in bullous pemphigoid: effects of extent and location of lesions, J Am Acad Dermatol 1989; 20:437.
128. Ahmed AR, et al: Cicatricial pemphigoid, J Am Acad Dermatol 1991; 24:987.
129. Mutasim DF, et al: Cicatricial pemphigoid, Dermatol Clin 1993; 11:499.
130. Ahmed AR, Hombal SM: Cicatricial pemphigoid, Int J Dermatol 1986; 25:90.
131. Mobini N, Nagarwalla N, Ahmed A: Oral pemphigoid. Subset of cicatricial pemphigoid? Oral Surg Oral Med Oral Pathol Oral Radiol Endocrinol 1998; 85:37.
132. Neumann R, et al: Remission and recurrence after withdrawal of therapy for ocular cicatricial pemphigoid, Ophthalmology 1991; 98:858.
133. Sarret Y, et al: Salt-split human skin substrate for the immunofluorescent screening of serum from patients with cicatricial pemphigoid and a new method of immunoprecipitation with IgA antibodies, J Am Acad Dermatol 1991; 24:952.
134. Tauber J, et al: Systemic chemotherapy for ocular cicatricial pemphigoid, Cornea 1991; 10:185.
135. Fleming T, Korman N: Cicatricial pemphigoid, J Am Acad Dermatol 2000; 43:571; quiz 591.
136. Fern AI, et al: Dapsone therapy for the acute inflammatory phase of ocular pemphigoid, Br J Ophthalmol 1992; 76:1332.
137. Rogers RS III, Seehafer JR, Perry HO: Treatment of cicatricial (benign mucous membrane) pemphigoid with dapsone, J Am Acad Dermatol 1982; 6:215.
138. Saad RW, et al: Childhood localized vulvar pemphigoid is a true variant of bullous pemphigoid, Arch Dermatol 1992; 128:807.
139. Guenther LC, Shum D: Localized childhood vulvar pemphigoid, J Am Acad Dermatol 1990; 22:762.
140. Levine V, et al: Localized vulvar pemphigoid in a child misdiagnosed as sexual abuse, Arch Dermatol 1992; 128:804.
141. Marren P, et al: Vulvar involvement in autoimmune bullous diseases, J Reprod Med 1993; 38:101.
142. Marsden RA, et al: A study of benign chronic bullous dermatosis of childhood and comparison with dermatitis herpetiformis and bullous pemphigoid occurring in childhood, Clin Exp Dermatol 1980; 5:159.
143. Roberts LJ, Sontheimer RD: Chronic bullous dermatosis of childhood: immunopathologic studies, Pediatr Dermatol 1987; 4:6.
144. Sweren RJ, Burnett JW: Benign chronic bullous dermatosis of childhood: a review, Cutis 1982; 29:350.
145. Wojnarowska F, et al: Chronic bullous disease of childhood, childhood cicatricial pemphigoid, and linear IgA disease of adults, J Am Acad Dermatol 1988; 19:792.
146. Shornick JK: Herpes gestationis, J Am Acad Dermatol 1987; 17:539.
147. Shornick JK, et al: Complement polymorphism in herpes gestationis: association with C4 null allele, J Am Acad Dermatol 1993; 29:545.
148. Shornick JK, Black MM: Fetal risks in herpes gestationis, J Am Acad Dermatol 1992; 26:63.
149. Shornick JK: Herpes gestationis, Dermatol Clin 1993; 11:527.
150. Shornick JK, et al: Herpes gestationis: clinical and histologic features of twenty-eight cases, J Am Acad Dermatol 1983; 8:214.
151. Engineer L, Bhol K, Ahmed A: Pemphigoid gestationis: a review, Am J Obstet Gynecol 2000; 183:483.
152. Arpey CJ, et al: Childhood epidermolysis bullosa acquisita. Report of three cases and review of literature, J Am Acad Dermatol 1991; 24:706.
153. Woodley DT: Epidermolysis bullosa acquisita, Progr Dermatol 1988; 22:1.
154. Luke M, et al: Mucosal morbidity in patients with epidermolysis bullosa acquisita, Arch Dermatol 1999; 135:954.
155. Mooney E, et al: Studies on complement deposits in epidermolysis bullosa acquisita and bullous pemphigoid, Arch Dermatol 1992; 128:58.
156. Gammon WR, et al: Direct immunofluorescence studies of sodium chloride-separated skin in the differential diagnosis of bullous pemphigoid and epidermolysis bullosa acquisita, J Am Acad Dermatol 1990; 22:664.
157. Domloge-Hultsch N, et al: Direct immunofluorescence microscopy of 1?mol/L sodium chloride-treated patient skin, J Am Acad Dermatol 1991; 24:946.
158. Cunningham B, Kirchmann T, Woodley D: Colchicine for epidermolysis bullosa acquisita, J Am Acad Dermatol 1996; 34:781.
159. Mallett RB, Holden CA: Clearing of epidermolysis bullosa acquisita with cyclosporine, J Am Acad Dermatol 1991; 24:1034.
160. Jolles S, Hughes J, Whittaker S: Dermatological uses of high-dose intravenous immunoglobulin, Arch Dermatol 1998; 134:80.
161. Kofler H, et al: Intravenous immunoglobulin treatment in therapy-resistant epidermolysis bullosa acquisita, J Am Acad Dermatol 1997; 36:331.
162. Engineer L, Ahmed A: Emerging treatment for epidermolysis bullosa acquisita, J Am Acad Dermatol 2001; 44:818.
163. Engineer L, Ahmed A: Role of intravenous immunoglobulin in the treatment of bullous pemphigoid: analysis of current data, J Am Acad Dermatol 2001; 44:83.
164. Richard G, et al: Genetics of Hailey-Hailey familial chronic benign pemphigus, Dermatol Monatsschr 1990; 176:673.
165. Peppiatt T, et al: Hailey-Hailey disease-exacerbation by herpes simplex virus and patch tests, Clin Exp Dermatol 1992; 17:201.
166. Burge SM: Hailey-Hailey disease: the clinical features, response to treatment and prognosis, Br J Dermatol 1992; 126:275.
167. Burge SM, et al: Hailey-Hailey disease: a widespread abnormality of cell adhesion, Br J Dermatol 1991; 124:329.

168. Richard G, et al: Hailey-Hailey disease. Early detection of heterozygotes by an ultraviolet provocation tests-clinical relevance of the method, Hautarzt 1993; 44:376.
169. Langenberg A, et al: Genital benign chronic pemphigus (Hailey-Hailey disease) presenting as condylomas, J Am Acad Dermatol 1992; 26:951.
170. Jitsukawa K, et al: Topical cyclosporine in chronic benign familial pemphigus (Hailey-Hailey disease), J Am Acad Dermatol 1992; 27:625.
171. Kartamaa M, Reitamo S: Familial benign chronic pemphigus (Hailey-Hailey disease). Treatment with carbon dioxide laser vaporization, Arch Dermatol 1992; 128:646.
172. McElroy JA, et al: Carbon dioxide laser vaporization of recalcitrant symptomatic plaques of Hailey-Hailey disease and Darier's disease, J Am Acad Dermatol 1990; 23:893.
173. Menz P, Jackson IT, Connolly S: Surgical control of Hailey-Hailey disease, Br J Plast Surg 1987; 40:557.
174. Kirtschig G, et al: Treatment of Hailey-Hailey disease by dermabrasion, J Am Acad Dermatol 1993; 28:784.
175. Uitto J, Christiano AM: Inherited epidermolysis bullosa: Clinical features, molecular genetics, and pathoetiologic mechanisms, Dermatol Clin 1993; 11:549.
176. Van Praag M, et al: Diagnosis and treatment of pustular disorders in the neonate, Pediatr Dermatol 1997; 14:131.
177. Nanda S, et al: Analytical study of pustular eruptions in neonates [In Process Citation], Pediatr Dermatol 2002; 19:210.

17 结缔组织病
Connective Tissue Diseases

- 诊断　　587
  - 抗核抗体检查　　587
- 红斑狼疮　　592
  - 临床分型　　592
  - 皮肤型红斑狼疮亚型　　593
  - 慢性皮肤型红斑狼疮　　596
  - 亚急性皮肤型红斑狼疮　　598
  - 系统性红斑狼疮　　600
  - 红斑狼疮其他皮肤体征　　602
  - 药物性红斑狼疮　　603
  - 新生儿红斑狼疮　　604
  - 皮肤型红斑狼疮诊断与处置　　605
  - 治疗　　605
- 皮肌炎与多发性肌炎　　607
  - 多发性肌炎　　607
  - 皮肌炎　　607
- 硬皮病　　613
  - 系统性硬化症　　613
  - 化学品诱发性硬皮病　　613
  - CREST综合征　　617
  - 局限性硬皮病　　620

诊断

结缔组织病的诊断依赖于疾病的临床表现。针对细胞成分（多种典型核抗原）的抗体存在于上述多系统性疾病中，对其进行检测与鉴定有助于临床诊断、分型及判断预后。文献中报道了大量抗体，而每种系统性自身免疫性疾病均具其特征性抗核抗体（ANA）谱。患者常产生多种自身抗体，关键在于选择适当的试验方法及正确解释结果。结缔组织病的诊断方法见于第588页及第589页图表。

抗核抗体检查 Antinuclear antibody testing

现以间接免疫荧光试验检测抗核抗体。具体方法为将试验血清加至组织切片〔人喉上皮癌细胞系（Hep-2）细胞〕上，血清中的抗核抗体随即附着于细胞核的相应成分，而后与切片中荧光素标记的抗人免疫球蛋白发生反应。此时以荧光显微镜观察标本，可见各种类型的胞核荧光（均质型、周边型、斑点型或核仁型），反映抗体与胞核不同成分结合的情况。细胞核荧光染色类型曾用作结缔组织病分型标准[1]，但由于自身抗体特异性直接检测方法的出现，其重要性逐渐降低。且该检查结果依靠目测，因此特异性不高。

结缔组织病（狼疮、皮肌炎、硬皮病、重叠综合征）是一组病因未明的多系统受累性疾病，缺乏典型的发病、病程及器官受累模式。由于病情多变使其难以分类及诊断，因此，目前临床上已将所列疾病诊断标准加以明确，并以表格形式列于文中。

结缔组织病应被更准确地称为自身免疫性疾病。每种疾病的患者血清中均发现许多直接针对细胞成分的抗体（自身抗体），这些抗体可能与临床表现有关。

结缔组织病诊断方法*

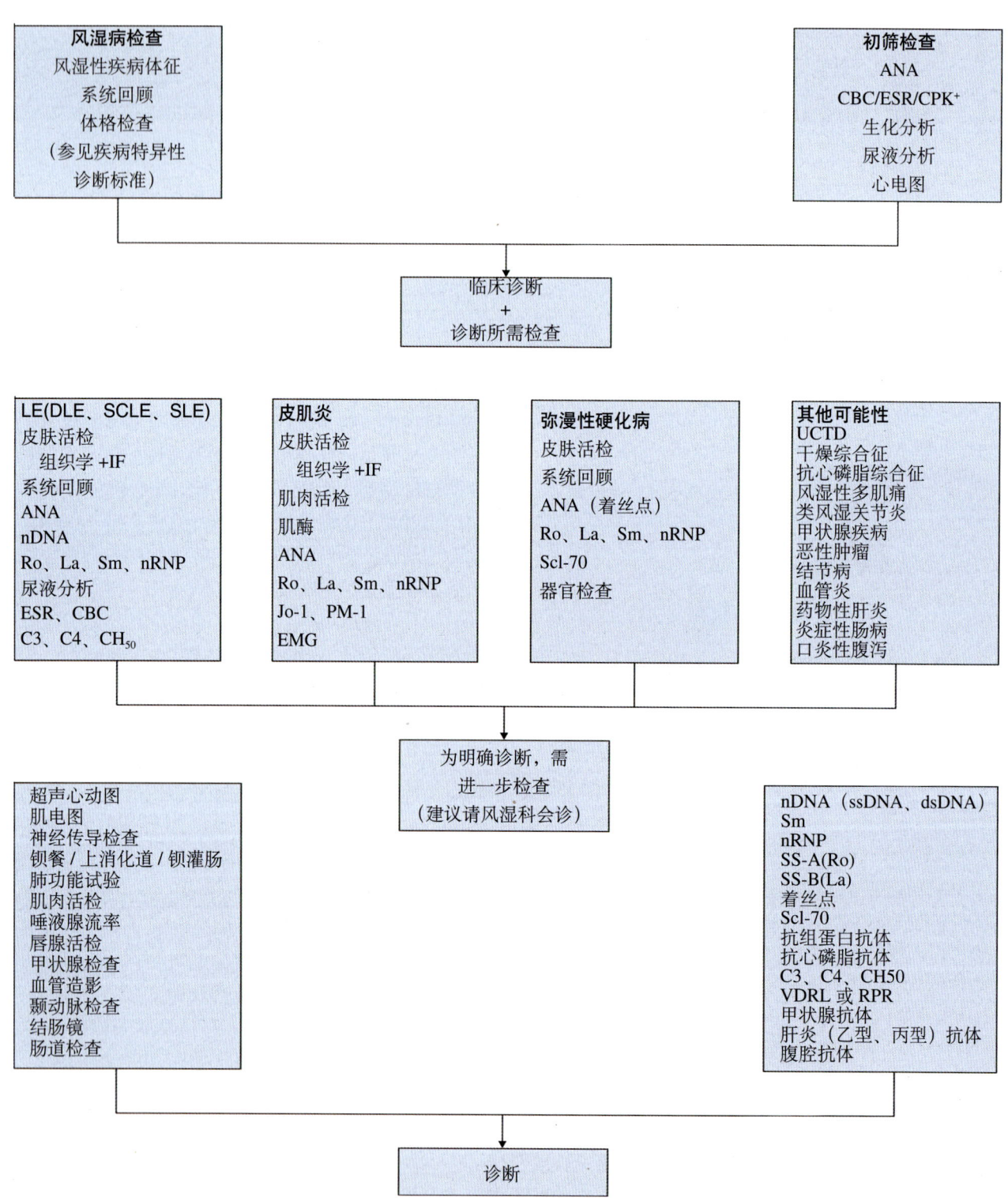

* 该流程图解由 Constance Passas 医学博士（风湿病学专家）设计。
+CBC，全血细胞计数；ESR，红细胞沉降率；CPK，肌酸磷酸激酶；IF，免疫荧光；UCTD，未分化结缔组织病（以前称混合CTD）；EMG，肌电图；ENA，可提取性核抗原；SLE，系统性红斑狼疮；PSS，进行性系统性硬化症；SCLE，亚急性皮肤型红斑狼疮；DLE，盘状红斑狼疮。

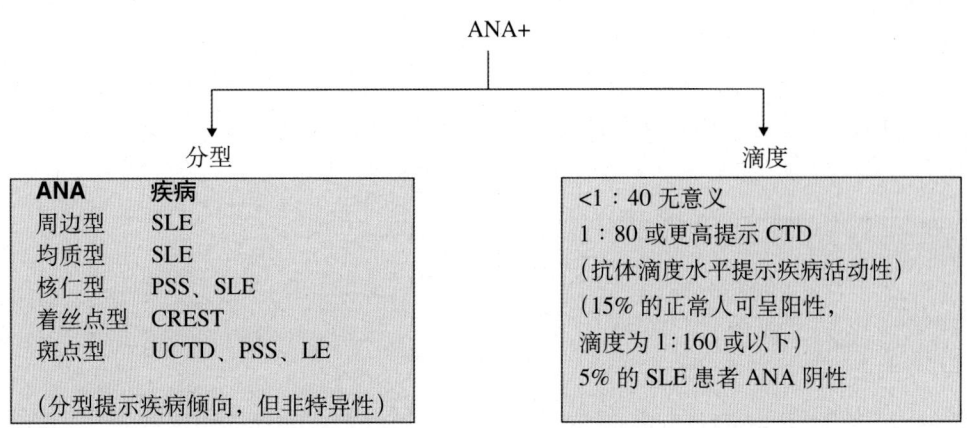

结缔组织病血清学图

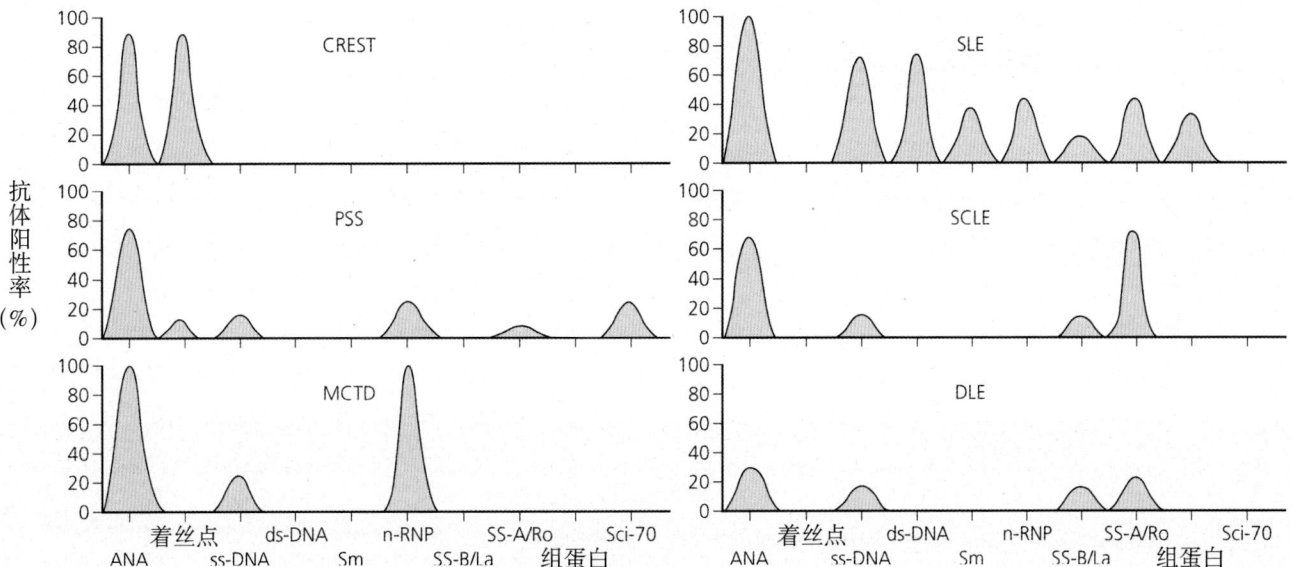

抗核抗体筛查 怀疑胶原血管疾病时，应首先进行抗核抗体检测（表17-1）。常规间接免疫荧光试验以小鼠肝组织为底物。若结果阴性，则应用HEp-2（人上皮细胞组织）为底物进行检测，许多常规检测结果阴性的患者可对HEp-2底物发生反应。目前部分实验室已常规采用HEp-2作为底物。阴性结果可排除结缔组织病；结果阳性，特别是存在相应临床表现的患者出现高滴度ANA时，则支持结缔组织病诊断。

试验结果假阳性 正常人及慢性肝病、肿瘤或慢性感染活动期的患者可出现假阳性，但抗体滴度通常较自身免疫性疾病患者低。因此任何自身抗体试验结果均需结合实际临床表现进行分析。

抗核抗体类型与滴度 抗核抗体阳性时进行鉴定分型并予以报告，包括6种类型（均质型、周边型、斑点型、核仁型、着丝点型、胞浆型），同时测定其血清滴度。对于任何自身抗体或疾病本身，ANA类型均不特异，而阳性结果必须进一步经特异性更强的试验证实。且多种特异性抗体可产生任一核型。ANA检查仅能证实某些ANA存在，但无法进行鉴定。

特异性诊断性抗体检查 应进行特异性诊断性抗体检查。患者临床表现及ANA胞核荧光染色类型有助于检查选择（表17-2及17-3）。部分实验室可进行不同抗原组检测（如ANA谱）。

表17-1 ANA筛查试验

ANA（以HEp-2细胞为底物）	ANA阳性率（%）
系统性红斑狼疮	95～100
药物性红斑狼疮	100
硬皮病	60～95
干燥综合征	80
多发性肌炎-皮肌炎	49～74
类风湿关节炎	40～60
混合结缔组织病	100
正常人	<4

Modified from Harmon CE: Med Clin North Am 1985;69:547.

表17-2 结缔组织病自身抗体检查

抗体	临床意义
抗核抗体	筛选SLE和PSS
着丝点抗体	CREST标志
nDNA抗体	SLE标志
DNP抗体	SLE标志
组蛋白抗体	排除药物性LE
ENA：Sm抗体	SLE标志
RNP抗体	SLE、MCTD、硬皮病
SS-A（Ro）/SS-B（La）抗体	SLE、干燥综合征、SCLE及其他疾病
Scl-70抗体	硬皮病标志
Jo-1抗体	多发性肌炎标志
PCNA	SLE伴高发病率增生性肾小球肾炎
Ku（Ki）抗体	多发性肌炎/硬皮病重叠、SLE
抗磷脂抗体（狼疮抗凝物）	伴血栓形成的SLE亚型（习惯性流产）标志

Modified from Handbook: clinical relevance of tests, Buffalo, NY: IMMCO Diagnostics, 1993.
SLE，系统性红斑狼疮；PSS，进行性系统性硬化症；DNP，脱氧核糖核蛋白；LE，红斑狼疮；ENA，可提取性核抗原；MCTD，混合结缔组织病；SCLE，亚急性皮肤型红斑狼疮；PNCA，增殖细胞核抗原。

表 17-3 结缔组织病血清与皮肤活检免疫学检查结果的诊断意义

疾病	活检结果：直接免疫荧光	血清学结果	相关性
系统性红斑狼疮	狼疮带（颗粒状免疫复合物沉积，IgG 和/或 IgM）IgA，C3 在皮损处和/或正常皮肤（>90% 的曝光区）的真表皮交界处	ANA 滴度升高（约 95%～99%）；nDNA 抗体约 50%～75%；DNP 抗体<50%；Sm 抗体约 20%；RNP 抗体约 5%～30%；SS-A 抗体约 30%～40%；SS-B 抗体约 1%～15%；磷脂抗体约 30%～50%；PCNA 抗体约 2%～10%；Ku（Ki）抗体约 10%	DIF、ANA 及 ENA 通常有诊断意义；nDNA 及 Sm 抗体为诊断标志性抗体
盘状红斑狼疮	狼疮带，主要为 IgG 及 C3，仅见于皮损处	基本阴性；ANA 滴度常在正常范围	狼疮带具高度特异性
亚急性皮肤型红斑狼疮	皮损处狼疮带	ANA 阳性者 70%；SS-A（Ro）抗体阳性者>60%	DIF 及 SS-A（Ro）抗体具高度特异性
新生儿红斑狼疮	皮损处狼疮带（约 50%）	ANA 阳性者 30%；抗 SS-A（Ro）抗体阳性者 100%；抗 SS-B（La）抗体阳性者约 60%	DIF 及 SS-A（Ro）抗体具高度特异性
药物性红斑狼疮	皮损处狼疮带（少见）	ANA 阳性者超过 90%；组蛋白抗体阳性者约 90%；余患者抗 nDNA 与 ENA 抗体阴性	有且仅有 DIF 及组蛋白抗体阳性时具高度特异性
混合结缔组织病	正常和/或损害处表皮中可见核 IgG 或狼疮带	斑点型 ANA 抗体阳性者超过 95%，RNP 抗体阳性者超过 90%	血清学和/或核 DIF 对 MCTD、SLE 或 PSS 具诊断价值
干燥综合征	阴性	ANA 阳性者约 55%；SS-A（Ro）抗体阳性者 43%～88%；SS-B（La）抗体阳性者 14%～60%；RF 阳性	阳性血清结果支持诊断
进行性系统硬化症（硬皮病）	极少数病例表皮中可见核仁 IgG；大多数阴性	ANA（约 85%）斑点型或核仁型；CREST 中着丝点抗体（70%～90%）；Scl-70 抗体见于弥漫性硬化症（45%）及肢端硬化症（15%～20%）	DIF 价值有限；着丝点抗体为诊断 CREST 的标志性抗体；Scl-70 抗体则为硬皮病诊断标记
多发性肌炎/皮肌炎	阴性	ANA 通常阳性（超过 80%）；Jo-1 抗体阳性见于 30%，PM 和 10%DM；SS-A（Ro）抗体于 PM/硬皮病重叠综合征中阳性率为 55%，Ku（Ki）抗体阳性率则为 10%	价值有限，但阳性血清结果支持诊断
类风湿关节炎	阴性	ANA 通常阴性或低滴度；RF 阳性者约 90%；RNA 阳性者约 70%～90%，95% 患者 RF 阴性	阳性血清结果支持诊断

Modified from Handbook: clinical relevance of tests, Buffalo, NY: IMMCO Diagnostics, 1993.
LE，红斑狼疮；DEJ，真皮-表皮交界；DNP，脱氧核糖核蛋白；PNCA，增殖细胞核抗原；DIF，直接免疫荧光；ENA，可提取性核抗原；MCTD，混合结缔组织病；SLE，系统性红斑狼疮；PSS，进行性系统性硬化症；RF，类风湿因子；PM，多发性肌炎；DM，皮肌炎；RANA，抗类风湿关节炎相关核抗原抗体。

红斑狼疮 Lupus erythematosus

临床分类

系统性红斑狼疮（SLE）是一种以产生大量不同类型自身抗体为特征的原因未明的多系统性疾病。通过不同组织的免疫机制产生多种临床体征、症状（表17-4）及实验室指标异常（表17-5）。SLE自然病程的特征为反复发作、加重与缓解。患者预后个体差异极大，可缓解亦可死亡。

北美和北欧的LE发病率约为40/10万。非洲裔美国人和西班牙裔人的发病率较高。80%以上病例发生于育龄女性。

美国风湿病学会的系统性红斑狼疮（SLE）分类标准于1997年修改（www.rheumatology.org）（表17-4）。当11项指标中先后或同时出现4项或4项以上时，即符合LE的诊断。这些修改后的标准的制成表格，并以图解表示见图17-1。

表17-4　美国风湿病学会：1997年修订的系统性红斑狼疮分类标准*

定义	标准
1．蝶形红斑	累及颊部平坦或隆起的固定性红斑，鼻唇沟较少受累
2．盘状红斑	隆起性红斑，上附角化性鳞屑及毛囊角栓；陈旧皮损可见萎缩性瘢痕
3．光敏感	通过病史或医师检查发现对日光异常反应导致的皮损
4．口腔溃疡	医生观察发现口腔或鼻咽部溃疡形成，常为无痛性
5．关节炎	累及2个或2个以上外周关节的非侵蚀性关节炎，特征表现为疼痛、肿胀或渗出
6．浆膜炎	a）胸膜炎——明确胸痛病史、胸膜摩擦音或存在胸腔积液的证据 或 b）心包炎——ECG异常、心包摩擦感或存在心包积液的证据
7．肾脏损害	a）持续性蛋白尿，超过0.5g/d（或>3+） 或 b）细胞管型——可为红细胞管型、血红蛋白管型、颗粒管型、管状管型或混合管型
8．神经系统损害	a）癫痫——非药物或代谢紊乱，如尿毒症、酮症酸中毒或电解质紊乱所致 或 b）精神病——非药物或代谢紊乱，如尿毒症、酮症酸中毒或电解质紊乱所致
9．血液系统损害	a）溶血性贫血伴网织红细胞增多 或 b）白细胞减少——总数少于4000/mm³，2次以上 或 c）淋巴细胞减少——少于1500/mm³，2次以上 或 D）血小板减少——少于100 000/mm³且排除药物所致
10．免疫系统损害	a）抗DNA抗体：抗ds-DNA抗体滴度异常 或 b）抗Sm抗体：抗Sm核抗原抗体阳性 或 c）抗磷脂抗体阳性 　1）血清IgG或IgM抗心磷脂抗体阳性 　2）标准法检测狼疮抗凝物结果阳性 　3）梅毒血清学试验假阳性超过6个月，并经梅毒螺旋体制动试验或荧光螺旋体抗体吸附试验证实。抗磷脂抗体检测应注意采用标准方法
11．抗核抗体	任何时间用免疫荧光法或其他等效方法测得抗核抗体滴度异常，并排除已知"药物性狼疮"综合征相关药物的服用史

Hochberg MC: Arthritis Rheum 1997; 40:1725.

*该分类以上述11项标准为基础。用于临床诊断时，若患者于任何观察期间先后或同时出现4项或4项以上标准，即可诊断系统性红斑狼疮。

皮肤型红斑狼疮亚型
Subsets of cutaneous lupus erythematosus

人们试图根据患者预期病程或对治疗的反应将其分为相应亚群。目前临床已按患者所具皮肤表现类型将红斑狼疮分为3种亚型[2]。如表17-5所示，可依据皮损的临床表现，将皮肤型红斑狼疮分成三种类型：慢性皮肤型红斑狼疮〔瘢痕形成、盘状红斑狼疮（DLE）〕、亚急性皮肤型红斑狼疮（SCLE）以及急性皮肤型红斑狼疮（ALE）。三者实验室检查结果比较见表17-6。

狼疮综合征概述如第595页图所示。

表17-5 皮肤型红斑狼疮分类

类型	临床表现	临床及实验室特征	组织学特征
DLE 15%～20%*	局限性 泛发性（皮损见于颈部以上及以下） 肥厚性	通常为头部、颈部或头颈部的局限性慢性瘢痕性损害，持续数月至数年 一般无皮肤外疾病（5%患者可发展成SLE） 偶见低滴度抗核抗体；抗胞浆抗体阴性 抗dsDNA抗体罕见 皮损处常发生表皮下免疫球蛋白沉积（75%），但很少见于正常皮肤 合并伴肾炎的严重系统性红斑狼疮者少	表皮基底细胞层液化变性，伴灶性表皮萎缩 真皮上层、附属器周围及血管周围大量单核细胞浸润，并累及真皮深层
SCLE 10%～15%*	丘疹鳞屑性（银屑病样）皮损，8% 环形-多环形皮损，5%*	皮损常泛发，无瘢痕形成，伴颜面、颈部、上臂伸侧（光过敏区）脱屑、色素减退及毛细血管扩张，持续数周至数月；皮损常因日晒而加重 多伴皮肤以外的疾病，但严重的肾脏或中枢神经系统损害少见 抗核抗体及抗胞浆抗体常阳性（60%患者） 30%患者可见低滴度抗dsDNA抗体；低补体血症罕见 HLA-A1、B8及DR3显著升高 仅50%的皮损及30%的正常皮肤有表皮下免疫球蛋白沉积	表皮基底细胞层明显水肿 仅真皮浅层有中度单核细胞浸润 毛囊皮脂腺萎缩，角化过度；直接免疫荧光染色提示基底细胞胞浆内散在斑点状Ro/SSA抗体相关性IgG沉积
急性皮肤型红斑狼疮 30%～50%*	局限性、坚实红斑样皮损（颊部蝶形红斑） 泛发性、坚实红斑（面、头皮、颈、上胸部、肩、臂伸侧、手背）	一过性（数小时至数天） 常合并多系统损害；肾脏受累常见 抗核抗体常阳性 60%～80%患者抗dsDNA抗体阳性，且多为高滴度；低补体血症常见 皮损（>95%）及曝光部位正常皮肤（75%）多有表皮下免疫球蛋白沉积	表皮基底层液化改变 散在单核细胞浸润及真皮上层水肿

Modified from Gilliam JN, Sontheimer RD: J Am Acad Dermatol 1981; 4:471; and Valesk JE, et al: J Am Acad Dermatol 1992; 27:194
dsDNA即双链DNA。*系统性红斑狼疮患者预期百分比发生率。

表 17-6 红斑狼疮各皮肤亚型实验室检查结果比较

检查结果	DLE（%）	SCLE（%）	ALE（%）
ANA 滴度（≥1:160）	4	63	98
dsDNA 抗体	罕见	30	60～80
ESR 超过 30	少见	59	90
LE 细胞检查	2	55	80
低 C_3 或 CH_{50}	罕见	罕见	90
WBC 计数少于 4 000	7	19	17
类风湿因子乳胶试验阳性	15	19	37
血红蛋白降低	少见	15	50
VDRL 生物学假阳性	少见	7	22
皮损直接免疫荧光及狼疮带试验			
皮损	90	60	95
曝光部位正常皮肤	0	46	75
非曝光部位正常皮肤	0	26	50

ANA，抗核抗体；ESR，红细胞沉降率；LE，红斑狼疮；WBC，白细胞；VDRL，性病研究实验室试验。

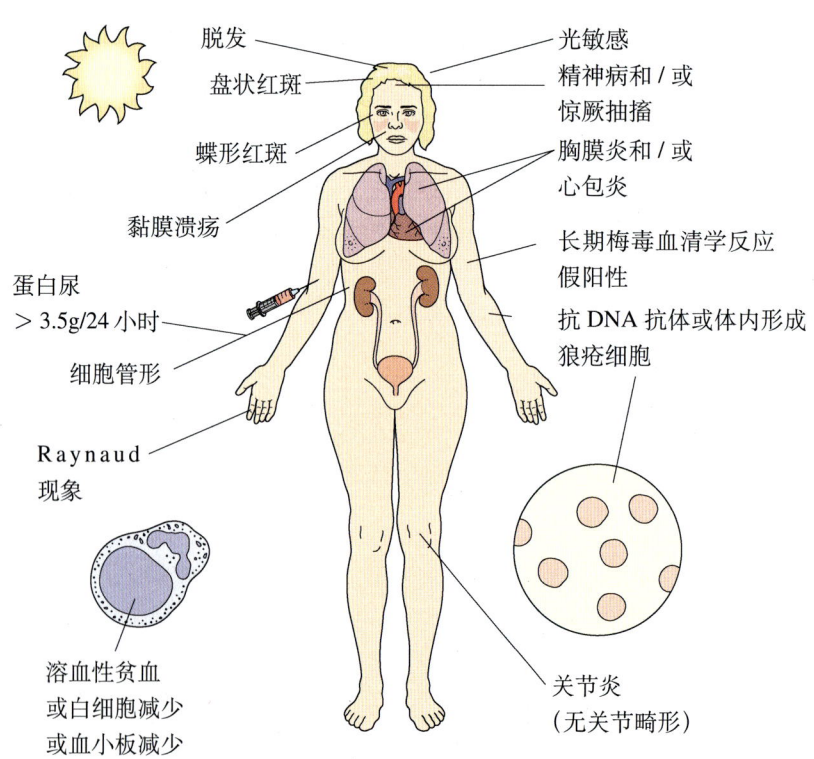

图 17-1 系统性红斑狼疮（SLE）临床及实验室特征（美国风湿病学会[ARA]修订标准）。

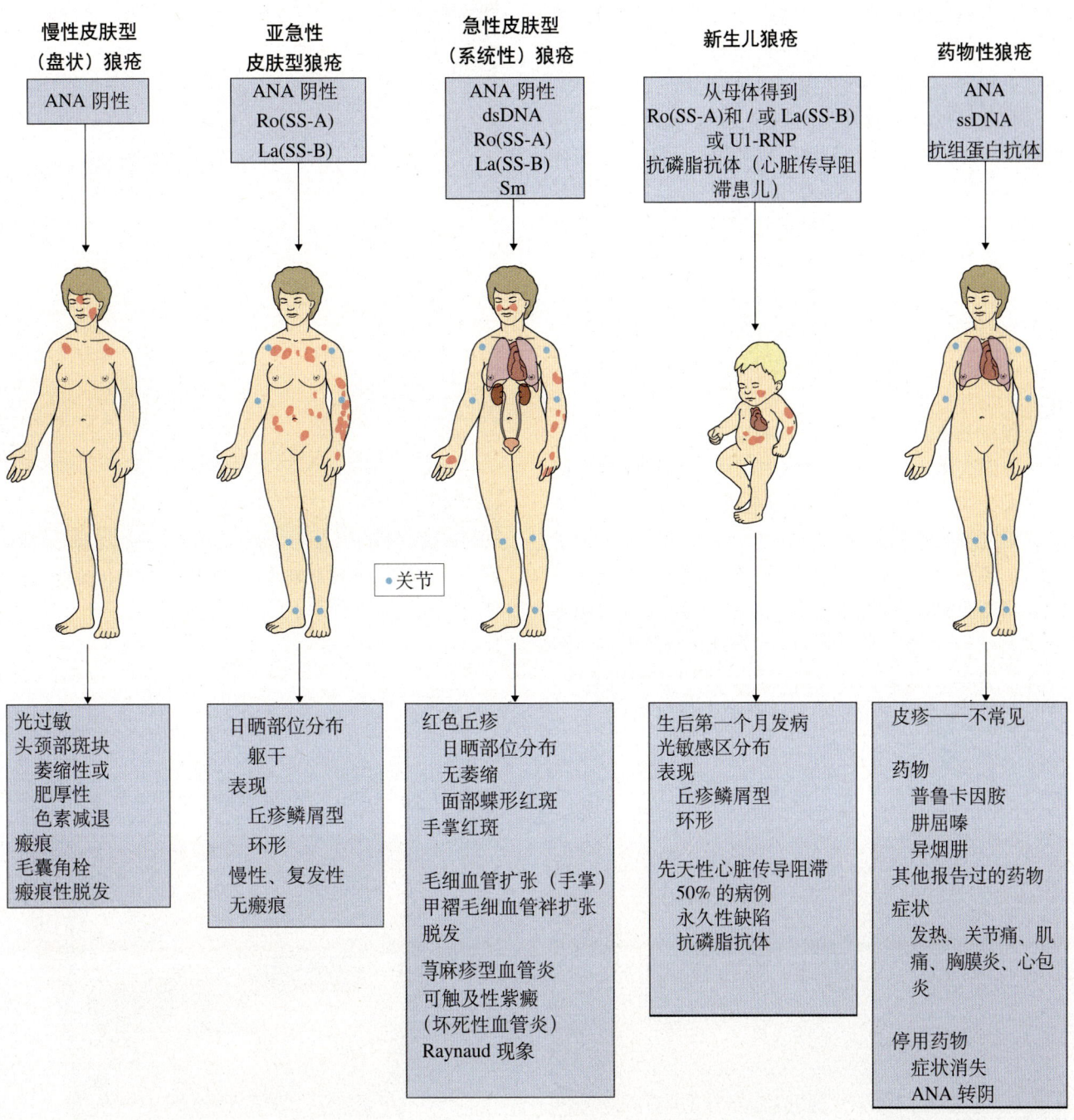

慢性皮肤型红斑狼疮
Chronic cutaneous lupus erythematosus

DLE患者一般不合并全身性损害。本病较多见于女性,发病高峰出现于40岁左右,不到2%的DLE患者于10岁前发病。创伤及紫外线照射(UVB)可诱发并加重皮损。本病包括几种临床特殊类型(表17-5)。

盘状LE为本病最常见的临床表现。皮损可为圆形且边缘清晰,故称为"盘状"(或盘样)。可出现于身体任何体表部位,但以面部及头皮最常受累。皮损常呈非对称性分布。初起为边界清楚、顶部平坦的隆起性红色或紫红色斑块,1cm~2cm大小,上覆黏着性鳞屑(图17-2),且无症状。鳞屑深入毛囊开口,剥离时可见底面类似地毯钉穿出地毯样外观,称为地毯钉样鳞屑(图17-3),最常见于毛囊开口较大的颜面部及头皮。

表皮及真皮均发生萎缩。表皮萎缩出现于早期,皮肤表面光滑,呈白色或皱纹样外观。色素减退在黑人中尤为明显(图17-4)。可见毛囊角栓突出(图17-5)。上述损害持续数月后自行消退,或加重并进一步萎缩,最终形成光滑白色或色素沉着的凹陷性瘢痕,伴毛细血管扩张及瘢痕性脱发[3,4]。斑块偶可变厚(肥厚性DLE)。DLE可以覆盖面部大片区域,导致毁容(图17-5)。实验室和组织学特征已列于表17-5和17-6中。抗ssDNA抗体阳性见于泛发性活动性病例[5]。

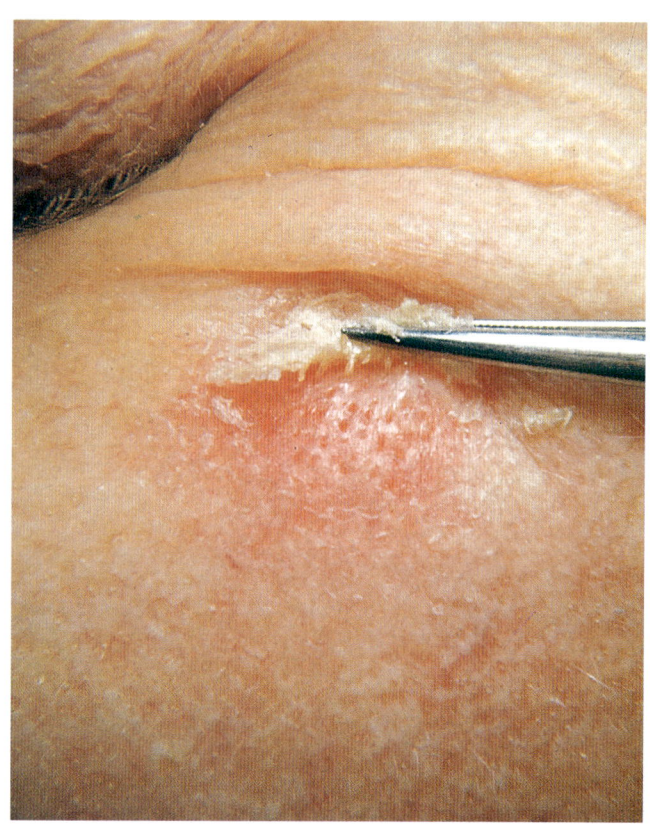

图17-3 慢性皮肤型红斑狼疮(DLE):可见因角质栓深入毛囊所致的地毯钉样鳞屑。

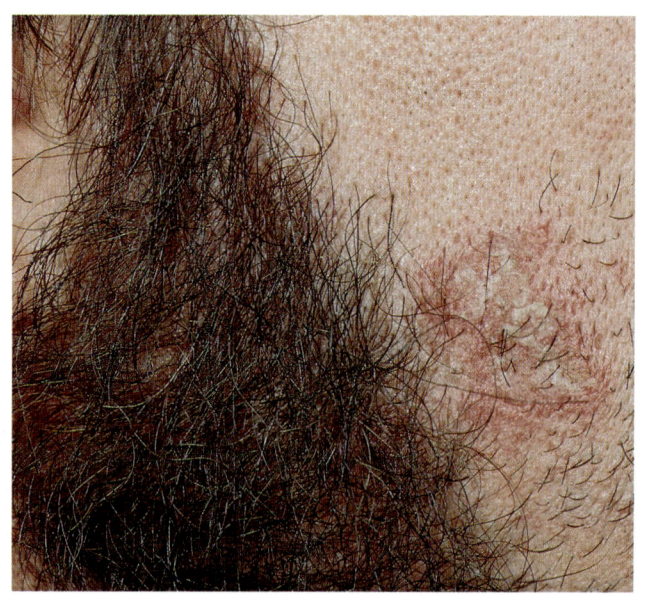

图17-2 慢性皮肤型红斑狼疮(盘状LE):为一早期损害。顶部平坦、边缘清楚的隆起性斑块并附黏着性鳞屑。

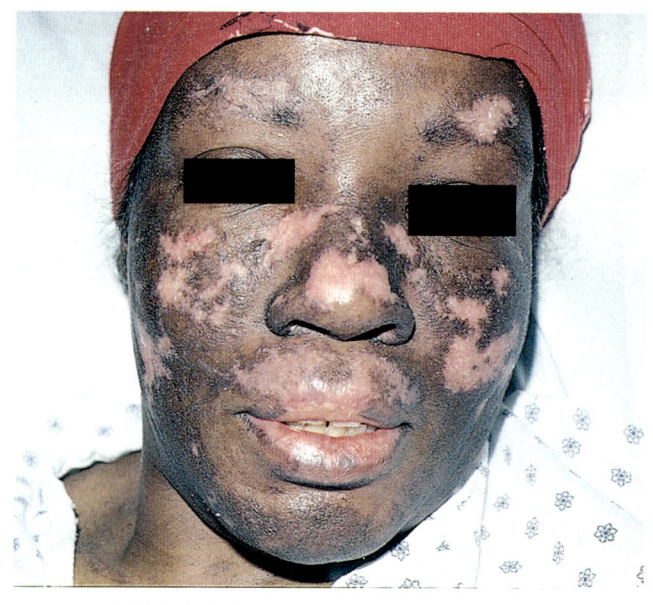

图17-4 盘状红斑狼疮:黑种人常见。典型色素减退性损害呈毁容性。

慢性皮肤型红斑狼疮（盘状红斑狼疮）

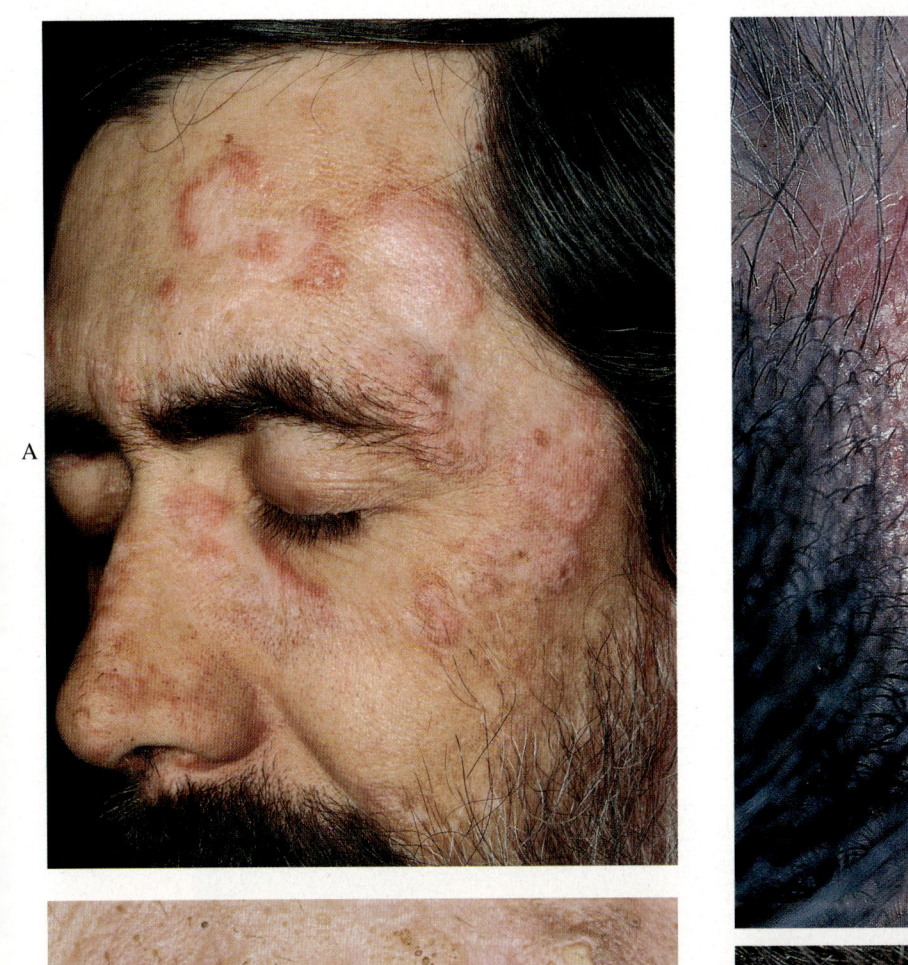
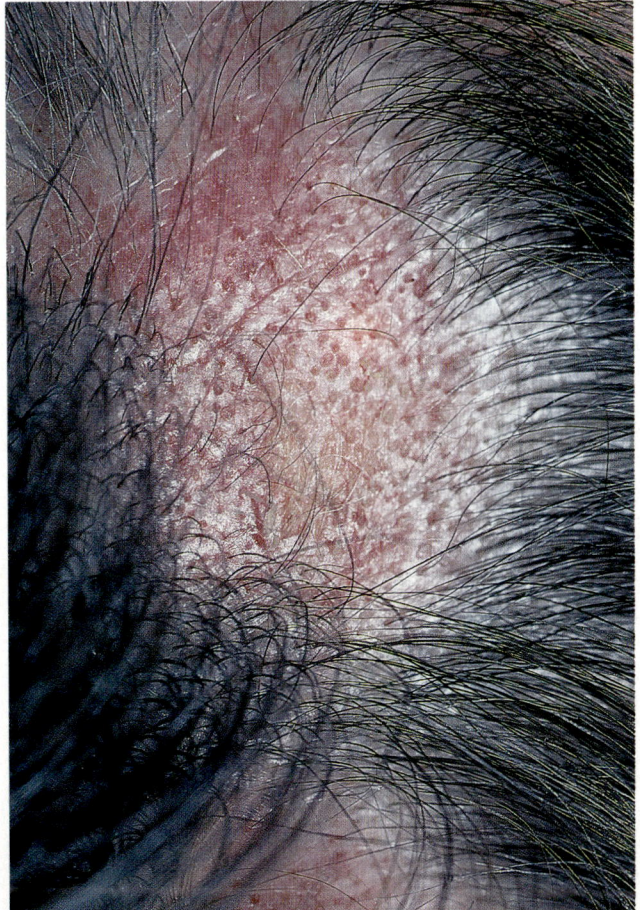
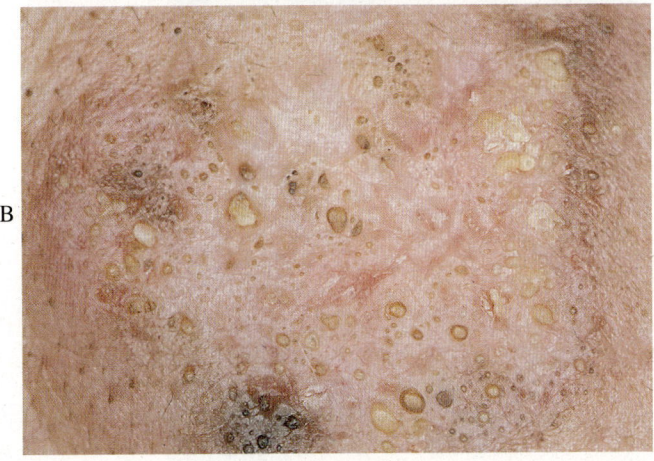
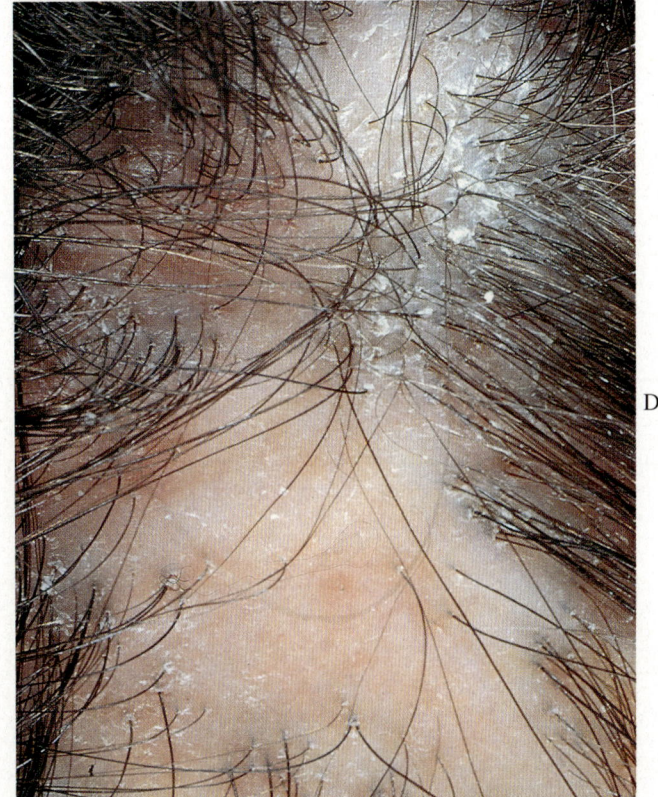

图17-5 A．发病数月皮损，可见色素减退及萎缩。B．图D中患者皮损放大后表现。斑块持续数月，可见色素减退及明显毛囊角栓。C．头皮盘状LE斑块内突出的毛囊角栓。D．头皮瘢痕性脱发；疾病晚期。

亚急性皮肤型红斑狼疮
Subacute cutaneous lupus erythematosus

皮肤型LE临床疾病谱中，亚急性皮肤型红斑狼疮（SCLE）处于慢性、毁容性DLE与急性皮肤型红斑狼疮之间。但SCLE可出现红斑狼疮相关疾病谱（表17-5）中全部表现。SCLE单发皮损与DLE相似，可持续数月，二者区别在于SCLE愈合后不遗留瘢痕。大部分SCLE患者为白人女性。本病可因多种药物诱发，特别是氢氯噻嗪及钙离子通道阻滞剂。

本病包括丘疹鳞屑型（图17-6）和环形-多环形（图17-7）两种形态学特殊类型。二者均最常累及躯干；以其中一种类型占优势。皮损少见于指节、上臂内侧、腋窝及躯干侧面[6]，腰部以下部位罕见。环状皮损中央多有淡灰色色素减退及毛细血管扩张，周边为红斑及浅表鳞屑。毛囊角栓、粘着性角化过度、瘢痕形成及真皮萎缩为DLE特征表现，而非SCLE主要特征。单发皮损消退时，色素减退及毛细血管扩张更为明显。色素减退可于数月后逐渐消失，但毛细血管扩张可持久存在。疾病多呈慢性、复发性，迁延数年。有报道称SCLE及抗Ro/SSA抗体与氢氯噻嗪治疗有关[7]。

图17-6 亚急性皮肤型红斑狼疮（丘疹鳞屑型）：皮损局限于身体上半部分暴露部位。

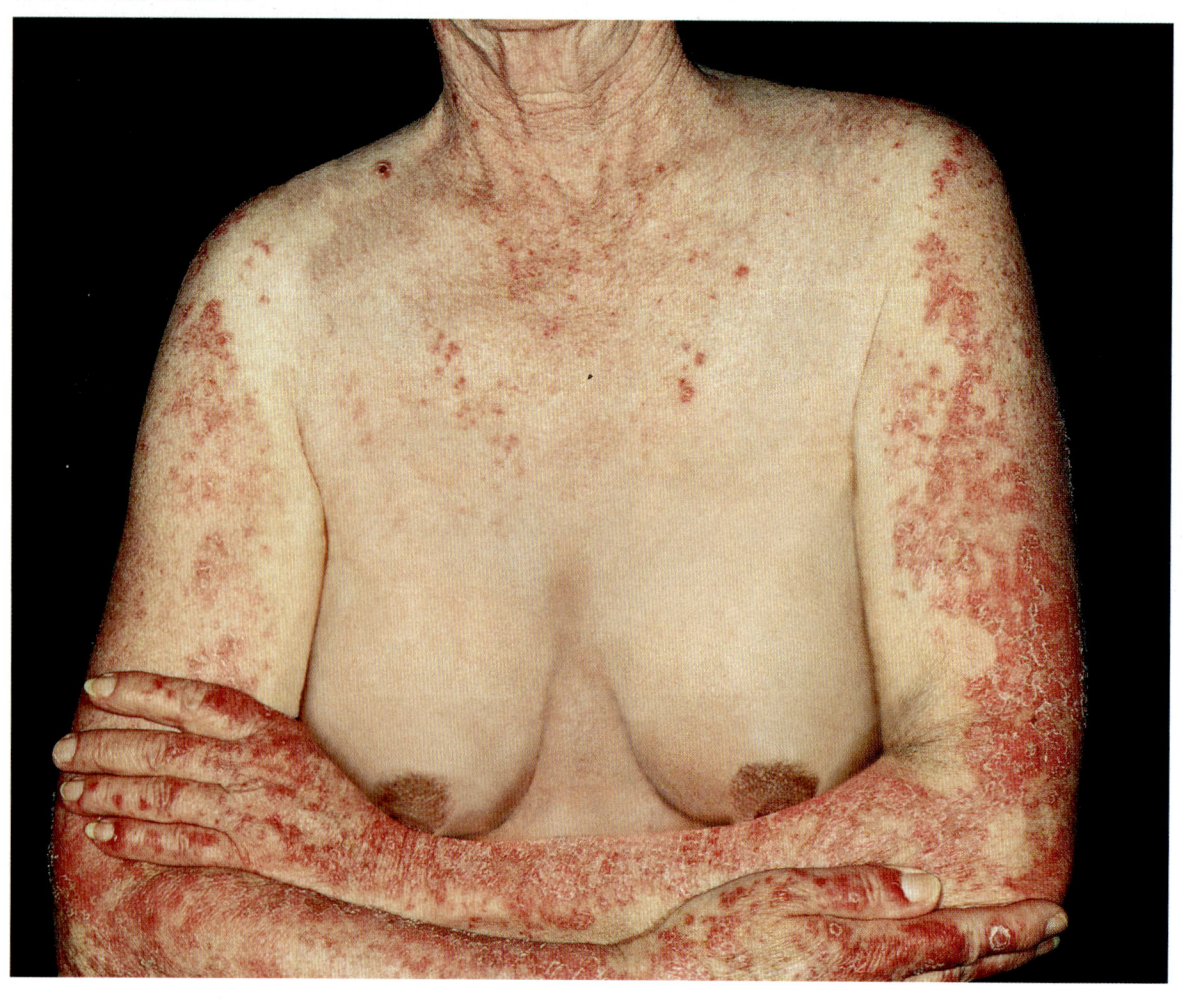

其他皮肤病相关表现包括光敏感（85%～52%）、甲周毛细血管扩张（51%～22%）、盘状红斑狼疮（35%～19%）及血管炎（12%）[6,8]。系统受累（关节炎/关节痛[74%～43%]、肾脏损害[19%～11%]、浆膜炎[12%]及中枢神经系统[CNS]病变[19%～6%]）并不严重，且为良性病程[8]。

SCLE实验室及组织学特征归纳于表17-5与表17-6中。29%的患者抗Ro/SSA抗体阳性[8]。

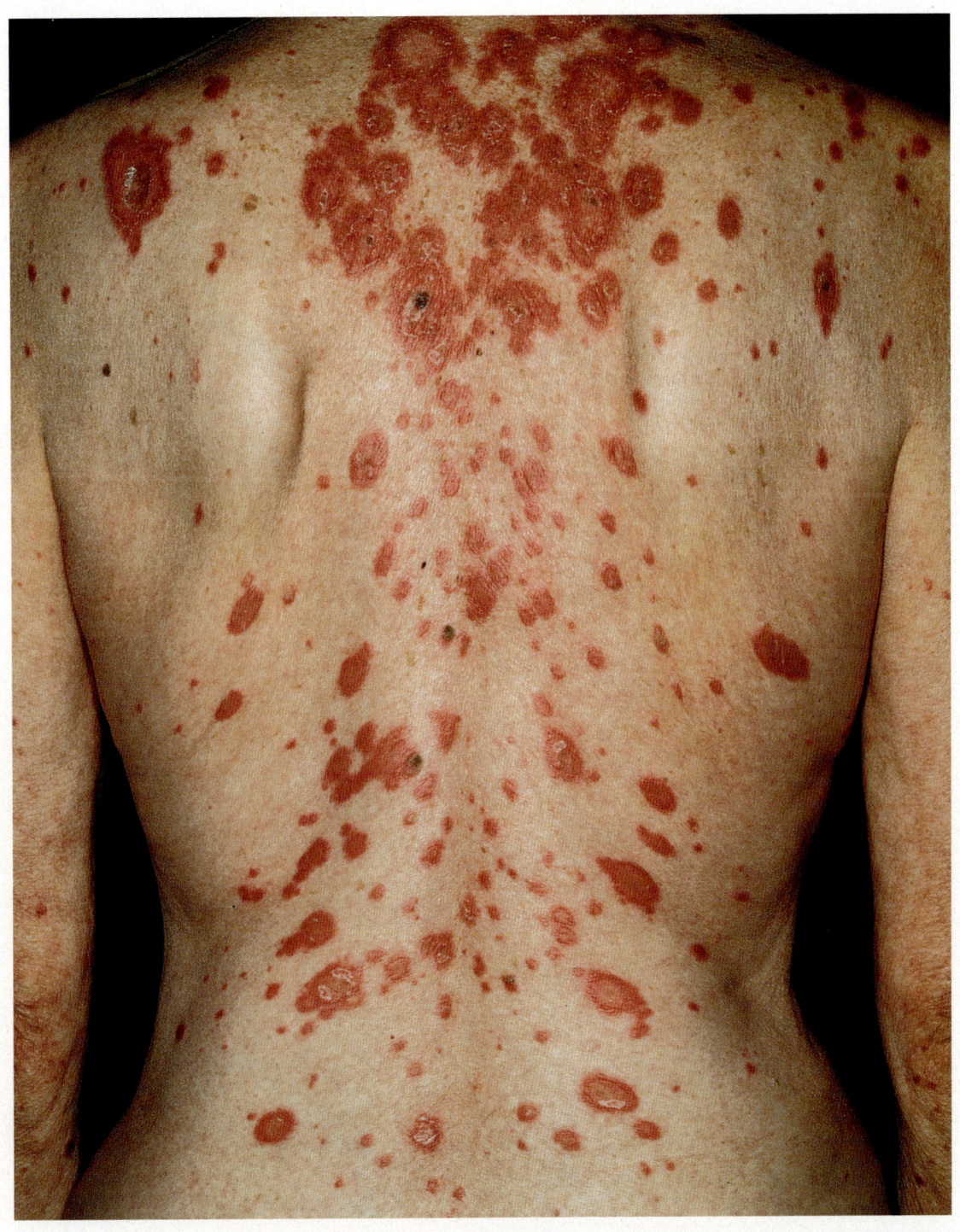

图17-7 亚急性皮肤型红斑狼疮（环形-多环形）：环状斑块边缘呈红斑鳞屑样，中央区域色素减退，皮损局限于背部及手部。

系统性红斑狼疮 Systemic lupus erythematosus (SLE)

系统性红斑狼疮皮损为浅表或坚实的、非瘙痒性红色或紫红色斑块；主要发生于颜面部、胸部、肩部、上臂伸侧及手背等日晒部位（见图17-8）。表面可有细小鳞屑，但不发生萎缩。浅表性红色斑块可持续数日，并于疾病活动性时颜色加深，系统性症状改善时消退。最坚实的风团样斑块可持续数月，且形状相对固定。典型的蝶形红斑（图17-9）覆于颊部及鼻部，见于10%～50%的急性红斑狼疮患者，但非最常见的皮肤表现。

一项为期5年的多中心研究对1000例SLE患者（男女比例为1∶10）影响发病率与死亡率的主要原因，及该病主要的免疫学指标进行了分析。表17-7列出了5年中患者主要临床表现的发生率。表17-8所示为研究开始时不同免疫学指标结果对应临床表现的发生率。表17-9所示为系统性红斑狼疮患者血清中常见的自身抗体。

其中65.2%的患者口服糖皮质激素，40.2%的患者使用抗疟药，28.4%的患者使用非甾体类抗炎药，13.6%的患者使用抗血小板聚集剂（主要为阿司匹林），13.1%的患者使用硫唑嘌呤，8.5%的患者使用环磷酰胺冲击治疗，7.4%的患者口服环磷酰胺，6.9%的患者使用抗凝剂（肝素、华法林或香豆素）。

SLE 活动（28.9%）、感染（28.9%）及血栓形成（26.7%）为患者最常见的死因。而大部分死于病情活动的患者患有进行性加重的多系统性疾病。肺部（8.9%）、腹腔（8.9%）及泌尿系（6.7%）细菌化脓性感染最常见。研究发现患者5年生存率为95%[10]。

表17-7　SLE 相关临床表现

SLE 表现	百分比
关节炎	41.3
颊部红斑	26.4
肾脏损害	22.2
光敏感	18.7
发热	13.9
神经系统病变	13.6
Raynaud 现象	13.2
浆膜炎	12.9
血小板减少	9.5
口腔溃疡	8.9
血栓形成	7.2
网状青斑	5.5
盘状损害	5.4
亚急性皮肤损害	4.6
肌炎	4
溶血性贫血	3.3

Adapted from Cervera R: Medicine 1999; 78.

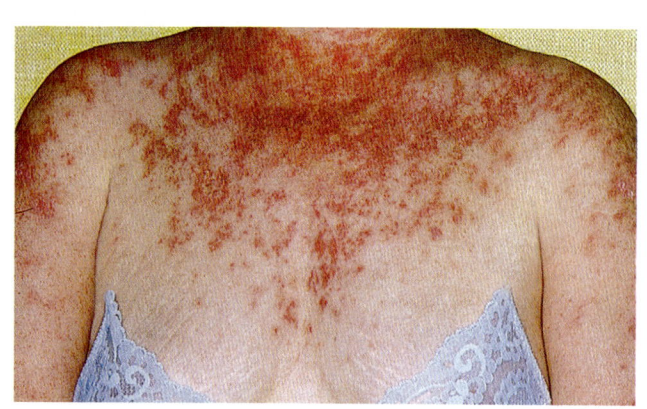

图17-8　日晒部位出现非瘙痒性、鳞屑性皮疹，不发生萎缩。

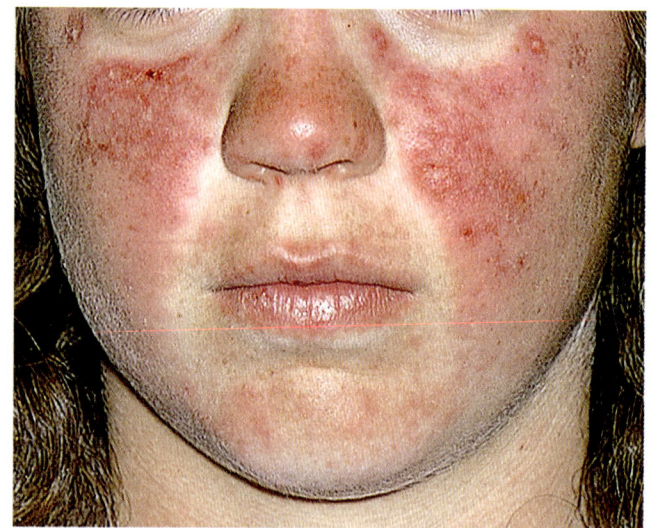

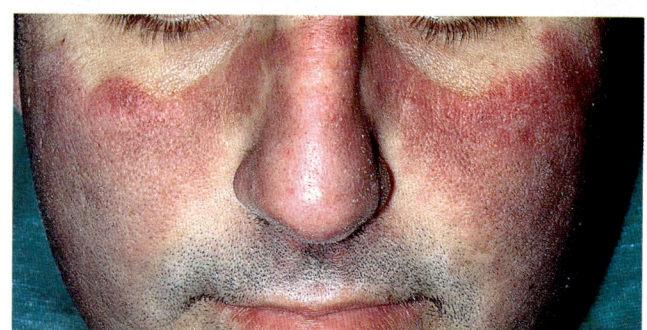

图17-9　急性皮肤型红斑狼疮（SLE）：10%～50%的急性红斑狼疮患者可出现典型蝶形红斑。

表 17-8 根据自身抗体类型分组分析 SLE 相关临床表现

SLE 表现	高 DNA (n=779)	Ro(SS-A) (n=254)	La(SS-B) (n=192)	RNP (n=131)	RF (n=180)	IgG aCL (n=204)	IgM aCL (n=108)	LA (n=94)
关节炎	51	51	38	51	44	34	40	45
肾脏损害	32	24	23	26	15	26	25	26
颊部红斑	30	30	25	34	27	21	23	26
光敏感	23	21	19	25	19	20	17	17
浆膜炎	17	13	15	14	13	11	9	18
发热	17	16	18	17	12	18	19	19
Raynaud 现象	14	16	13	33	19	11	11	12
神经系统病变	12	13	13	10	14	17	14	
口腔溃疡	11	7	8	15	13	10	15	9
血小板减少	11	7	9	11	6	14	12	25
血栓形成	7	7	5	8	3	11	8	13
网状青斑	6	5	3	6	10	5	6	3
溶血性贫血	5	5	2	6	2	5	8	5
肌炎	5	3	3	8	6	3	4	1
盘状损害	4	8	96	12	4	4	6	11
亚急性损害	4	8	7	10	5	3	5	8

Adapted from Cervera R: Medicine 1999; 78.
数值为百分比。此为一项 1000 名患者参加的多中心前瞻性研究。
n= 患者人数。
DNA, 脱氧核糖核酸；RF, 类风湿因子；RNP, 核糖核蛋白。

表 17-9 系统性红斑狼疮患者血清中常见的自身抗体

自身抗体	发生率	Hep-2 细胞中 FANA 类型	临床相关性
SLE 特异性			
dsDNA	30%～70% 的 SLE	核质型、均质型	有助于 SLE 诊断，常见于狼疮性肾炎患者，部分患者与疾病活动性平行
Sm	15%～30% 的 SLE	核质型、粗斑点型	与 U1-RNP 抗体相关
SLE 非特异性			
组蛋白	>90% 的药物性 SLE	核质型、均质型	与抗 DNA 抗体相关
Ro/SSA	24%～60% 的 SLE	核质型、细斑点型	亚急性皮肤型 SLE、新生儿狼疮综合征、SLE 伴 C2 与 C4 缺乏
	88%～96% 的干燥综合征		见于伴血管炎、高丙种球蛋白血症及 RF 阳性的干燥综合征患者
	18% 的 PM-DM、5% 的 PSS、5% 的 RA		
LA/SSB	9%～34% 的 SLE	核质型、细斑点型	存在于 90% 的新生儿狼疮综合征患儿母亲体内
	71%～87% 的干燥综合征		
U1RNP	30%～40% 的 SLE	核质型、粗斑点型	常与抗 Sm 抗体有关
	几乎所有 MCTD 患者		SLE、硬皮病或 DM-PM 特征标记

Adapted from Evans J: Clin Chest Med 1998; 19.
FANA, 荧光抗核抗体；SLE, 系统性红斑狼疮；MCTD, 混合结缔组织病；DM-PM, 皮肌炎-多发性肌炎；RF, 类风湿因子；RA, 类风湿关节炎；PSS, 进行性系统性硬化症。

红斑狼疮其他皮肤体征

毛细血管扩张 毛细血管扩张为结缔组织病的主要特征,发生于掌、指,伴手掌肝掌样红斑,亦与妊娠手掌部红斑相似(图17-10和17-11)。短小线状毛细血管扩张为SLE常见体征。采用本章后文中描述的眼底镜技术对甲皱襞血管袢进行显微观察,53%的SLE患者可见弯曲"蚯蚓状"毛细血管袢[11]。常有毛细血管结构紊乱,但不增宽,无血管区罕见(见图17-22)。

脱发 脱发为SLE的主要特征之一,发生于20%以上的患者,包括瘢痕性及非瘢痕性脱发。前者主要出现于DLE患者,而后者则以SLE多见。非瘢痕性脱发患者头皮可见局灶性或弥漫性红斑、鳞屑,类似脂溢性皮炎表现。头发变得粗糙而干燥,以前额部为著。脆弱、干枯的发干发生断裂,留下片状短小且不易梳理的发根,称狼疮发。随疾病活动性缓解,患者头皮及头发最终恢复正常。

荨麻疹 据报道,红斑狼疮伴荨麻疹或荨麻疹样皮损的发生率在7%~28%之间[12]。约5%的患者可见荨麻疹体征[13]。临床常难与典型风团相鉴别;但典型荨麻疹性血管炎常无瘙痒,可持续数日,且位置相对固定。大多数病例皮损活检提示坏死性血管炎,且狼疮带试验常为阳性。因此,上述风团样皮损可能为免疫复合物沉积所致,而非变应反应表现。

Raynaud现象 Raynaud现象为SLE另一主要诊断标准。发生于20%以上的SLE患者,可先于SLE其他体征与症状数月或数年出现[15]。硬皮病患者常可发展为指(趾)溃疡。

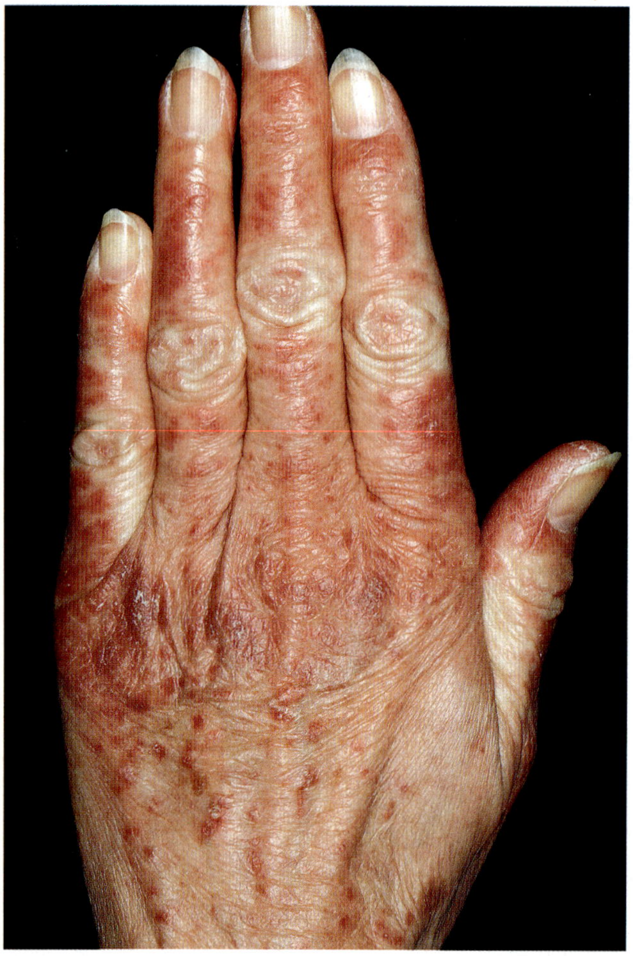

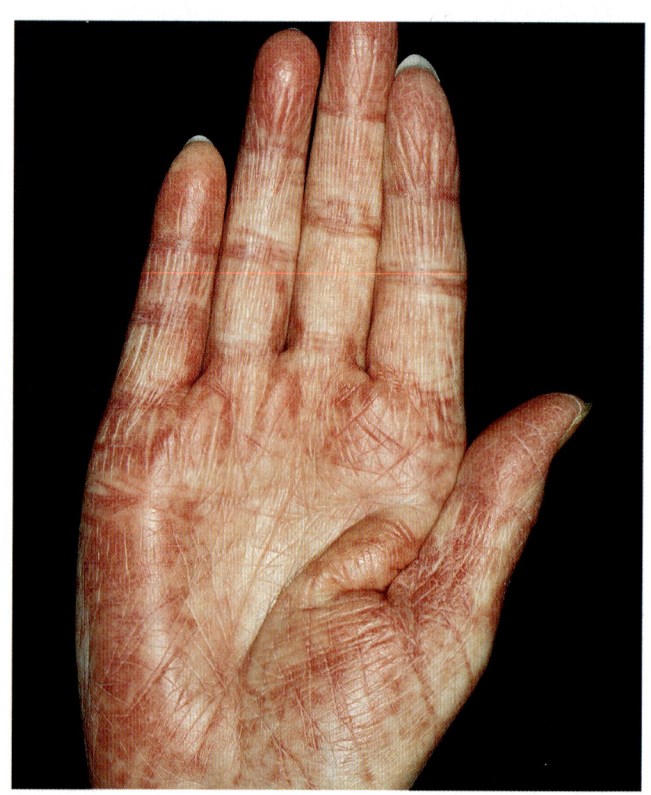

图 17-10 皮肤型红斑狼疮:红斑与毛细血管扩张少见于指关节,与皮肌炎不同。

图 17-11 皮肤型红斑狼疮:可见掌部红斑与毛细血管扩张。

药物性红斑狼疮 Drug induced lupus erythematosus

有报道，相当多的药物可引起一种类似于系统性红斑狼疮的综合征。可疑药物性红斑狼疮（DILE）患者可具有典型的狼疮临床体征与血清学表现[16,17]。

DILE 诊断标准包括：
1. 诱发 DILE 的药物应用史（3 周至 2 年）。
2. 用药前无 SLE 病史。
3. ANA 阳性，并具至少一项 SLE 临床体征。
4. 停药后，ANA 及其他血清学指标异常迅速改善并逐渐恢复正常。

与 DILE 有关的药物有 80 余种，可分为以下四组。
1. 药物诱导 DILE 的作用已经大量病例对照研究证实（肼屈嗪、普鲁卡因酰胺、异烟肼、甲基多巴、氯丙嗪及奎尼丁）。
2. 药物很可能与 DILE 有关（抗惊厥药、抗甲状腺药物、青霉胺、柳氮磺胺吡啶、β 受体阻断剂及锂剂）。
3. 药物可能导致 DILE，但缺乏相关对照研究（金盐、青霉素、四环素、保泰松、雌激素、口服避孕药及灰黄霉素）。
4. 最近报道可能诱发 DILE 的药物（米诺环素、丙戊酸盐、钙通道阻滞剂、干扰素及白介素-2[IL-2]）。

药物 在美国，普鲁卡因酰胺为引起药物性狼疮最常见的原因。使用该药的患者 ANA 阳性率高达 80%，其中有临床症状者约占 30%。而进行常规剂量肼屈嗪治疗的患者中，ANA 阳性率相对较低，临床综合征发生率亦较低[18]。

临床表现 症状多于用药后数月后出现。DILE 表现类似轻度 SLE，但前者常见于年龄较大者，后者则以年青女性为主。DILE 特征病变为关节痛和/或关节炎（80%～90%）、肌痛（高达 50%）、浆膜炎（胸膜炎与心包炎）、发热、肝大、脾大及皮肤表现。有时关节痛或关节炎可为患者惟一临床症状，且常累及小关节。中枢神经系统不受累。

皮肤表现 25%～53% 的患者可出现皮肤表现，可与 SLE 典型皮损相似，但通常无蝶形红斑、脱发、盘状皮损及黏膜溃疡。部分药物（如氢氯噻嗪、卡托普利、钙通道阻滞剂、特比萘芬）可导致光敏感、环形或鳞屑性皮损及 Ro/SSA 抗体阳性，符合亚急性皮肤型 LE 诊断标准。

实验室检查 ANA 为 DILE 重要的标志性抗体。虽然肼屈嗪相关性 DILE 患者 ANA 阳性率高达 90%，但亦有少数病例 ANA 阴性。ANA 类型为均质型或斑点型，可于停用可疑药物后相当长时间内持续阳性，但滴度逐渐下降。DILE 患者 ANA 特异性高，且主要针对组蛋白或单链 DNA（ssDNA）。组蛋白抗体对 DILE 有特异性，但其阳性率在 SLE 患者中亦达 20%。贫血、白细胞减少、血小板减少少见。据报道，D-青霉胺、肼屈嗪、灰黄霉素、普鲁卡因酰胺及抗惊厥药所致 DILE 可出现肾脏损害，而并发急性肝炎者可能与应用米诺环素有关。抗 dsDNA 抗体阴性，血清补体水平正常。组织学表现无特异性。

遗传因素 上述药物部分可经肝脏乙酰转移酶灭活，而药物乙酰化速度由遗传因素决定。患者由此可分为快乙酰化者或慢乙酰化者。前者发生肼屈嗪所致 DILE 的几率较低，而后者则为 DILE 高危人群。对于应用肼屈嗪、普鲁卡因酰胺、异烟肼及磺胺治疗的患者，乙酰化速度非常重要[19]。HLA-DR$_4$ 亦与 DILE 密切相关。肼屈嗪相关性 DILE 患者中，73%HLA-DR$_4$ 阳性。

预后 DILE 为轻型 SLE，病情多于停药数周后缓解，少数病例可迁延数年。症状消失时间平均 4 个月，但 ANA 水平常呈持续升高状态。米诺环素所致 DILE 患者可发生急性重症肝炎。

治疗 DILE 一般无需治疗。但伴心包炎、胸膜炎或肺部浸润的患者常需应用泼尼松。药物起效快，可逐渐减量并于数月后停药[20]。有症状的患者也可用抗疟药治疗。

新生儿红斑狼疮 Neonatal lupus erythematosus

新生儿红斑狼疮（NLE）由母体通过胎盘将自身抗体传至胎儿所致，临床并不多见，具以下特征性表现：亚急性皮肤型狼疮样环形及多环形皮损、先天性心脏传导阻滞、心肌病、胆汁郁积性肝炎及血小板减少[21]。患儿成年后可发生结缔组织病。NLE由于母体内IgG型抗Ro/SSA和/或抗La/SSB以及抗U1RNP抗体通过胎盘进入胎儿体内而发病[22]。但大部分母亲抗Ro/SSA、抗La/SSB或抗U1RNP抗体阳性的新生儿不发生NLE，目前尚无法判断哪个胎儿或新生儿将发病。抗Ro/SSA抗体为本病主要自身抗体，见于约95%的患儿[22]。

皮肤损害（约50%的患儿）常出现于生后第一个月内，并可由日晒诱发。表现为中央萎缩的红色斑块，见于头皮（图17-12）、臂部、腿部、躯干及腹股沟。眶周"猫头鹰眼"或"眼罩"样红斑亦为本病常见表现。而结痂性皮损多发生于男性患儿[23]。皮损于6个月内愈合，不留瘢痕及萎缩[24]。患儿体内自身抗体亦随红斑消退而消失。先天性心脏传导阻滞（见于约50%的患儿）为永久性损害，出现于妊娠第二个3个月晚期及第三个3个月期间。很多患儿需安装起搏器，约10%的患儿死于心脏病相关并发症。推测其病因可能为抗Ro/SSA抗体与某种心脏自身抗原结合并产生炎症反应，导致心脏窦房束、房室束或希氏束一个或多个部位纤维化及功能障碍所致[25]。

约50%患儿的母亲分娩时存在干燥综合征或红斑狼疮的临床特征，而有干燥症状（眼干、口干）和/或关节僵硬、疼痛、肿胀表现病史者则占85%以上[26]。抗Ro/SSA抗体阳性的患者中，90%～95%具HLA-DR_2或DR_3表型[27]。而胎儿心率异常的怀孕红斑狼疮患者中，100%抗磷脂抗体（狼疮抗凝物）阳性。

处理 皮损活检应行苏木精-伊红染色及免疫荧光染色。患儿及母亲体内发现抗Ro/SSA抗体可明确诊断。母亲于随后妊娠中分娩类似新生儿狼疮患儿的几率约为25%[26]。伴心脏传导阻滞的患儿可能需要安装起搏器，亦可无症状。

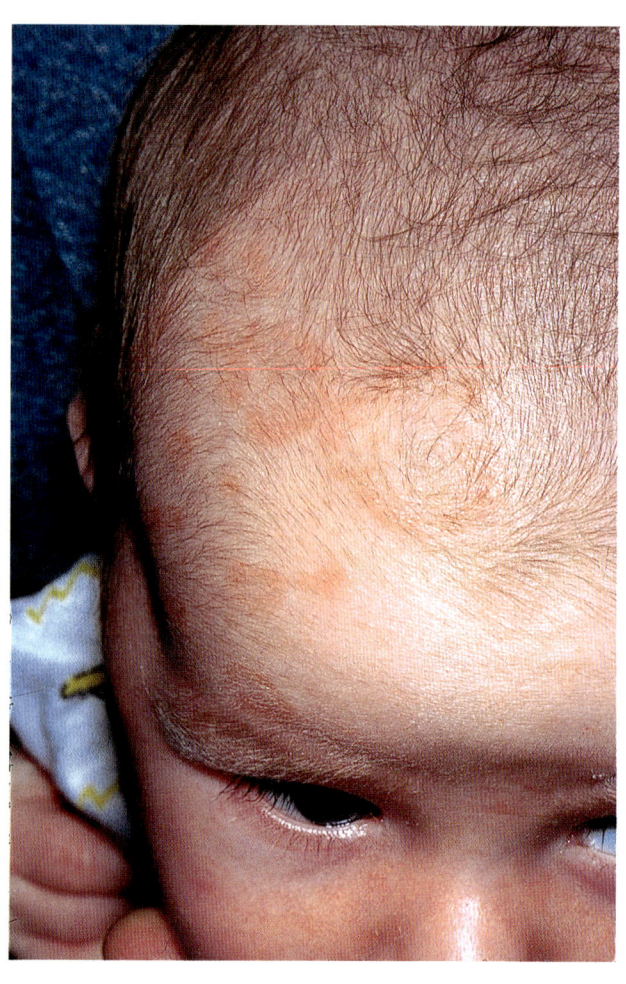

图17-12 新生儿狼疮。生后不久常在头部出现环形红斑伴轻度鳞屑，臂部及躯干日晒部位亦可受累。常见明显毛细血管扩张，皮损可随时间推移逐渐消退。

皮肤型红斑狼疮诊断与处置

狼疮并非常见疾病，疾病相关信息仅见于医学文献及专业出版物中。部分患者对该病有一定了解，故确诊后常担心出现最坏的结果。应向其强调大部分患者的病情可通过现有治疗方法控制，但必须坚持随访，定期进行临床与实验室评估以监测疾病活动性。

处理原则包括明确亚型、体格检查、记录系统症状、进行相关血液化验，作为诊断依据及今后评价疾病活动性的基础（框17-1）。皮损活检标本应常规行组织学及免疫荧光检查，并可酌情予正常皮肤活检标本免疫荧光检查，同时进行局部和/或全身治疗。全身疾病相关处理不在本书范畴。

实验室检查 现已将评估红斑狼疮病情所需的系统性检查加以总结并列于框17-1中。由于少数早期无系统受累证据的慢性皮肤型红斑狼疮患者可逐渐发展成SLE，故也应进行类似全身评估并存档。不同亚型的皮肤红斑狼疮实验室表现差异见表17-6，其中一些检查结果的改变可反映疾病活动性变化。

抗核抗体与抗胞浆抗体 产生抗核抗体与抗胞浆抗体为红斑狼疮的基本特征。患者体内可存在大量不同抗体，大多数实验室具备检测表17-2中所列各种抗体的条件。相关抗体检查可提供协助明确诊断及评价预后的重要信息。对部分抗体可行定量检查，如抗dsDNA抗体，其水平变化有助于判断疾病活动性。

ANA试验是第一个以定性及定量方法直接检测抗核抗体的试验，且绝大多数LE患者结果阳性（见表17-1、17-3及17-5），故为重要的筛选试验。

ANA试验为非特异性，可检测多种类型的抗核抗体。且不同实验室有意义的抗体滴度值各不相同，但通常认为结果低于1：16为阴性，高于1：64则可能为SLE。临床亦可出现1：32 000这样极高的滴度。而滴度水平及滴度变化并非评价疾病活动性的可靠指标。

抗核抗体胞核荧光染色类型 ANA胞核荧光染色类型可能与特异性抗体有关，但结果必须由专家根据患者实际情况进行解释。

皮肤活检 皮损活检可为诊断提供重要信息。病变组织学特征如表17-5所示。

狼疮带检查 狼疮带检查（lupus band test，LBT）是对患者日晒/非日晒部位正常皮肤以及皮损进行直接免疫荧光检查。可见一种或多种免疫球蛋白沉积于DLE、SCLE及SLE患者真皮表皮交界处与真皮血管壁。免疫荧光检查有助于明确诊断，但目前已逐渐被直接抗体检测取代。

治疗

遮光剂 光敏感是所有皮肤型红斑狼疮的主要表现之一。中波紫外线（UVB）及长波紫外线（UVA）可诱发并加重所有形式的红斑狼疮。患者应避免直接日晒，尤其是夏季和上午10时至下午3时之间的数小时，包括透过玻璃的日光[28]。若可能暴露于日光中，则应使用可阻挡UVB及UVA的高防晒指数（SPF超过15）广谱遮光剂。含有氧化锌及二氧化钛的遮光剂可阻止UVA和UVB。应鼓励患者于夏季在晨起洗脸后常规使用遮光剂。

框17-1 可疑皮肤型红斑狼疮（DLE、SCLE、SLE）

常规检查
- 询问病史与体格检查
- 皮损活检组织学检查
- CBC、ESR、血小板计数
- ANA
- 抗nDNA
- 抗RNP（U1RNP）
- 抗Ro(SS-A)、抗La(SS-B)、SM
- 血清学试验
- 尿液分析

选择性检查
- 血清蛋白电泳
- 循环免疫复合物
- 皮损活检组织免疫荧光检查
- 抗磷脂抗体
- 血清总补体（若异常，则需测定C3、C2、C4水平）
- 肌酐清除率

外用糖皮质激素　外用糖皮质激素是治疗所有形式皮肤型红斑狼疮的首选药物。第Ⅰ~Ⅴ级外用糖皮质激素均可用于控制DLE，每日3次用药可治疗包括面部皮损在内的所有活动性损害。且应嘱患者于活动性皮损处局部用药，避免用于周围正常皮肤。SCLE及急性红斑狼疮皮损可每日3次应用第Ⅲ~Ⅴ级外用糖皮质激素治疗，疗效不佳者改予第Ⅱ级外用糖皮质激素。皮损消失后，应立即停药。

皮损内注射糖皮质激素　外用糖皮质激素无效的DLE皮损，周期性皮损内注射糖皮质激素（如曲安奈德[商品名康宁乐]10mg/ml加等量的1%利多卡因或生理盐水）疗效较好。1次注射后皮损即可稳定，并于数月内逐渐消退。应以27号或30号针头进行注射，注射液量应足以使皮损变白，每1.0cm²皮损大约需注射0.1ml。

抗疟药　抗疟药可用于治疗所有形式的皮肤型红斑狼疮，且因其有效及安全，仍作为常规治疗药物。对于体重150磅的患者，推荐安全有效的剂量为200mg羟氯喹（商品名Plaquenil）每日2次[29]，并可于皮损消退前长期维持此剂量，但用药后需定期进行眼部检查。皮损消退后，可将药物减量至维持疗效的最低剂量。坚持服用羟氯喹的稳定期SLE患者，临床复发少见。一旦停药，稳定期患者原有临床症状复发、加重或出现新的症状的几率可增加2.5倍[30]。

吸烟的皮肤型红斑狼疮患者抗疟药治疗效果明显欠佳[31]。

抗疟药的眼毒性　由于担心抗疟药的视网膜毒性，曾使其使用量明显减少，但后来研究表明仅当每日超剂量用药才可致视网膜损害。羟氯喹每日剂量不超过6.5mg/kg及治疗时间小于10年的患者中尚无发生视网膜病变的报道[32]。眼科医师可通过连续监测患者双眼中心凹反射及视野变化[33]发现其"前黄斑病变"状态。表现为患者于用药期间出现中心凹反射消失或视野检查表上中心旁盲点。但上述表现为一种功能丧失状态，停药后可逆转。因此应于用药前及用药后每12~18个月进行一次该检查。药品说明书建议用药前基础检查及用药后每3个月进行1次眼科复查，但若患者按推荐剂量治疗小于10年，则无需按上述间隔时间随访，而使用大剂量抗疟药或肾功能减退患者则需更频繁的检查。可用Amsler网格表进行视野测试，筛查中心旁盲点，且简单、廉价并易于由患者在家中自行操作[32]。

氨苯砜　皮肤型红斑狼疮局部外用糖皮质激素无效时，首选抗疟药。而氨苯砜（起始剂量100mg/d）为所有类型皮肤型红斑狼疮的有效替代治疗药物[34-39]。应于评估临床疗效及副作用后对剂量进行调整，具体用药方法见第557页。

口服糖皮质激素　偶有皮肤型红斑狼疮患者对外用糖皮质激素、抗疟药及氨苯砜均无效。上述患者应予足量泼尼松（如20mg，每日2次），并停用其他药物，直至病情控制。口服糖皮质激素逐渐减量并停药；患者再尝试进行常规治疗。

其他治疗　硫唑嘌呤（100~150mg/d）[40-42]、甲氨蝶呤[43]、沙利度胺（50~300mg/d）[44]及阿维A（50mg/d）[45]对于氯喹耐药的严重DLE患者有效。异维A酸（每日1mg/kg）对DLE及SCLE均有效[46]。

皮肌炎与多发性肌炎
Dermatomyositis and polyositis

皮肌炎（DM）及多发性肌炎（PM）为少见的炎症性肌病[47,48]。"多发性肌炎"是指缺乏皮肤病变者。虽然任何年龄均可发病，但以儿童或40岁以上者多见。成人型DM与恶性肿瘤及胶原血管病关系密切。特发性炎症性肌病患者临床表现差异很大，建议采用如下分类及诊断标准（框17-2）[49,50]。

特发性炎症性肌病分类

Ⅰ型	PM
Ⅱ型	DM
Ⅲ型	伴恶性肿瘤的 PM 或 DM
Ⅳ型	儿童型 PM 或 DM
Ⅴ型	伴胶原-血管病的 PM 或 DM

多发性肌炎

以骨盆带肌为主的对称性近端肌无力为PM的特征性表现。本病起病隐匿；患者首发症状多为起立困难。颈部肌肉常受累，致抬头困难（"垂头"征）。咽部肌肉功能丧失可引起吞咽困难及吸入性肺炎。胸壁呼吸肌亦可受累。一般远端肌力正常，可有肌痛，但触痛少见。41%的患者出现关节痛[51]。肌无力数周至数月内进行性加重，亦可自行缓解。深部腱反射正常，疾病晚期可发生肌萎缩。仅以肌肉病理改变难以与DM鉴别。

皮肌炎

PM其他特征表现可先于皮肤体征数月或在其后出现，也可与之伴随。近端肌无力最常见；红斑见于40%首次就诊的患者[52,53]。部分患者皮肤病变先于肌无力1年多出现[54]。成人型DM的病程可分为急性、慢性、复发性或周期性。DM肌病通常较PM更为严重[54]，可于任何年龄发病，男女比例相等。恶性肿瘤似乎与皮肤疾病相关。无肌病性皮肌炎患者常合并恶性肿瘤，而无皮肤受累的肌病（如多发性肌炎）患者恶性肿瘤发生率不增高。

无肌病性皮肌炎（amyopathic dermatomyositis）所谓"无肌病性皮肌炎"包括以下3类患者：仅有皮肤病变的患者，仅有基本皮肤病变并继发肌炎的患者，以及有皮肤病变、血清肌酶水平基本正常但肌电图和/或肌肉活检证实存在肌炎的患者[55,56,57]。

皮肤表现 DM有6种特征性皮肤表现：疾病特异性紫红斑、Gottron丘疹、光敏性紫红色皮疹、甲周毛细血管扩张、皮肤异色病及鳞屑性红色头皮。

眼睑紫红斑 眼睑紫红斑（向阳疹）用于描述眼周皮肤紫红色改变（图17-13），为DM特异性体征。眶周水肿及皮肤紫红色改变可为本病最早期的皮肤体征或弥漫性红斑消退时的遗留表现。

框17-2 皮肌炎和多发性肌炎的诊断标准
主要标准
对称性近端肌无力
相应的肌肉活检
肌病或炎症性肌炎
骨骼肌酶升高（如肌酸激酶、醛缩酶、天冬氨酸氨基转移酶）
相应的皮肤病学特征
排除其他引起肌病的疾病
神经性疾病
肌营养不良
感染
毒素
内分泌病
可信限度
确诊为PM：3条或4条标准（DM+皮疹）
可能为PM：2条标准（DM+皮疹）
怀疑PM：1条标准（DM+皮疹）
Modified from Bohan A, et al: Medicine 1977; 56:255 and Callen JP: Dis Mon 1987; 33:237.

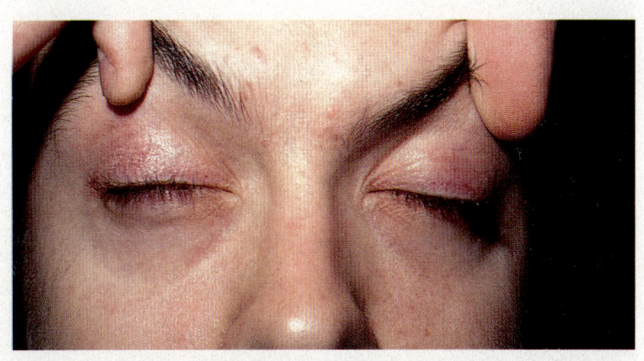

图17-13 皮肌炎：眼周皮肤呈紫红色及眶周水肿。

皮肌炎

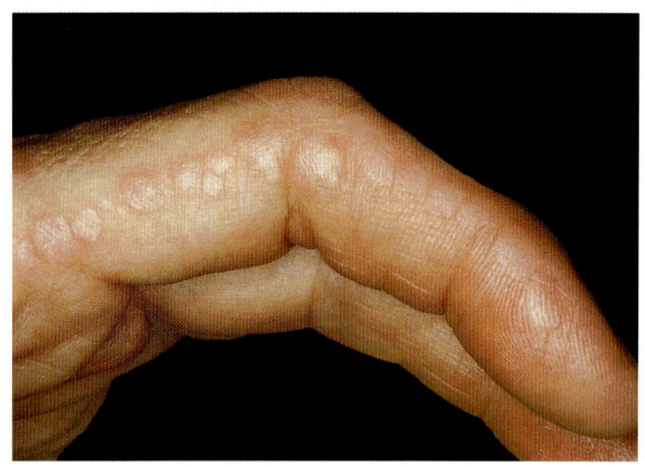

图17-14 Gottron丘疹：皮肌炎特异性体征，表现为圆形、光滑、平坦的紫红色或红色丘疹，见于指间关节及指侧皮肤。

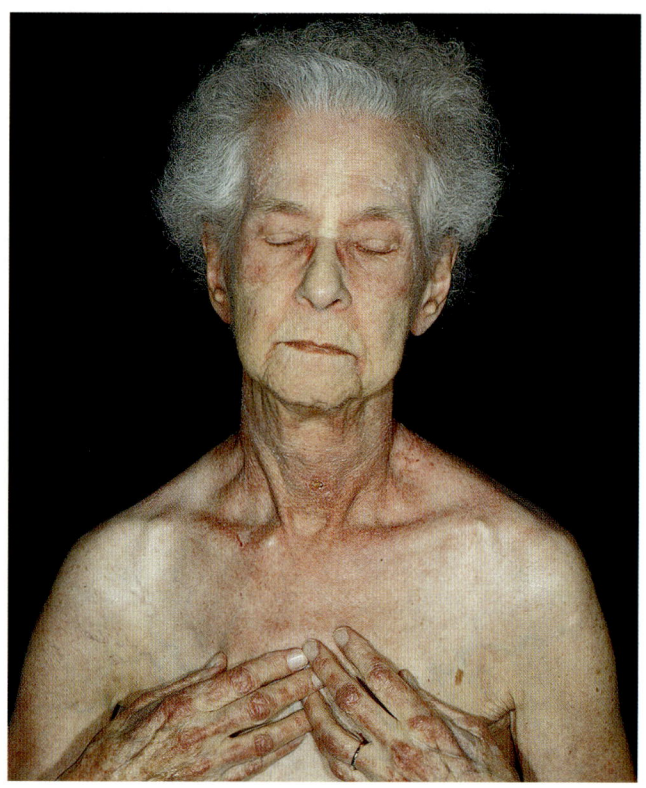

图17-15 可见面部及指间关节伸侧紫红色鳞屑性斑片状皮疹。指间关节受累在SLE中罕见。

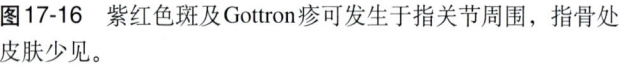

图17-16 紫红色斑及Gottron疹可发生于指关节周围，指骨处皮肤少见。

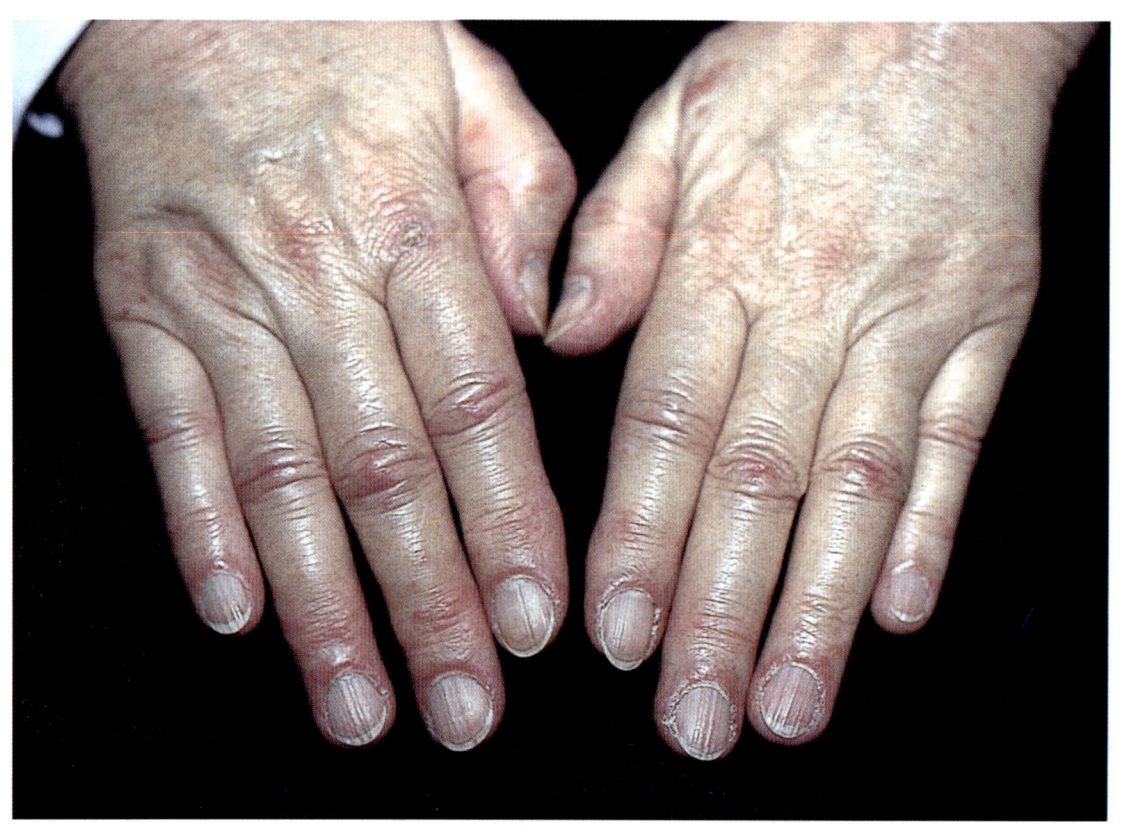

Gottron 丘疹 Gottron 丘疹亦为 DM 特征性皮疹，呈圆形、光滑、顶部平坦的紫红色或红色丘疹，0.2cm～1cm 大小，发生于指间关节及指侧（图 17-14），偶见于膝部或肘部，而手背部狼疮指间关节受者少见（见图 17-10）。多个皮损可于病程中任何时期同时发生；位置一般固定。约 60%～80% 的 DM 曾在疾病过程中患者出现 Gottron 丘疹。

紫红色鳞屑性斑片 伴或不伴鳞屑的特征性紫红斑可呈局限或弥漫性分布。局限性皮疹对称出现于骨性突出处如膝部、肘部及指间关节（图 17-15 和 17-16）。典型皮疹仅见于指间关节皮肤而不累及指骨皮肤（见图 17-16），而 SLE 则相反（见图 17-10）。弥漫型皮疹最初为斑片状、播散性暗红色或紫红色斑，发生于面部、颈部、背部及上臂日晒部位，后期可累及臀部和小腿。皮疹可随病程进展逐渐融合，病变部位轻微隆起并可见少许鳞屑。进展性恶性肿瘤患者，可出现在原有皮疹上叠加的弥漫性深红斑（恶性红斑）。光敏感常见。皮疹多局限于日晒部位并于日晒后加重。

甲周红斑与毛细血管扩张 该临床表现与其他结缔组织病所见类似。毛细血管扩张于近端甲皱襞处最明显，表现为不规则的红色线状条纹（图 17-17）。以显微眼底镜观察甲皱襞血管袢（见图 17-23），可见与硬皮病相同的毛细血管改变，但与 SLE 不同。因此，该技术有助于鉴别 DM 及 SLE。甲上皮增厚、粗糙、角化过度且不规则（虫蚀样）。

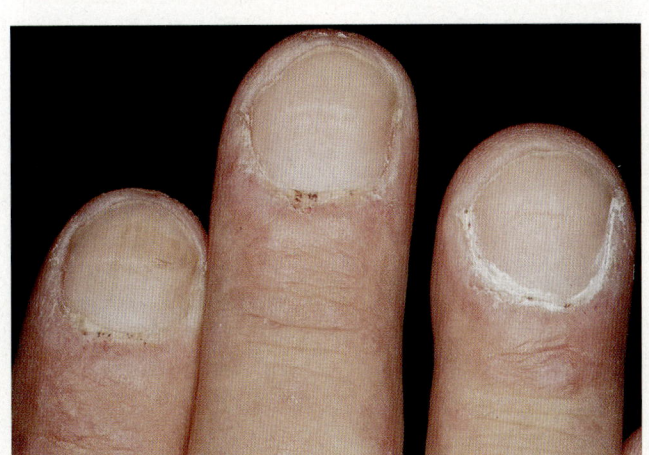

图 17-17 皮肌炎：甲周红斑与毛细血管扩张，与其他结缔组织病所见类似。

皮肤异色病 疾病晚期，随弥漫性红斑消退，可于相应日晒部位出现高度特异性皮损。皮肤异色症为一描述性定义，包括细小白色斑点、褐色色素沉着、毛细血管扩张及萎缩。可作为独立体征出现于蕈样肉芽肿及其他少见皮肤疾病中。

鳞屑性红色头皮 头皮鳞屑可作为 DM 另一特殊体征。很多伴红斑、鳞屑及萎缩性头皮损害的 DM 患者最初被误诊为银屑病、脂溢性皮炎或红斑狼疮[58]。

鉴别诊断 皮肤异色斑伴鳞屑形成时可被误诊为银屑病，特别是皮损分布缺乏光敏特征时。T 细胞淋巴瘤或狼疮可与皮肤异色病相混淆。早期皮损须与多形性日光疹、接触性皮炎及特应性皮炎鉴别。

皮肌炎伴恶性肿瘤 成人型 DM 与 PM 患者恶性肿瘤发生率增高[59,60]，故 PM/DM 可为副肿瘤综合征。皮肤病变与恶性肿瘤密切相关，体现在无肌病性皮肌炎患者恶性肿瘤发生率高，而无皮肤病变的肌病（如多发性肌炎）患者恶性肿瘤发生率较低，且前者肿瘤发生率与严重皮肌炎患者相一致。诊断 PM 及 DM 之前或同时发现恶性肿瘤亦为上述关联性的重要证据[61]。因此，对 PM/DM 患者必须常规进行早期肿瘤筛查与治疗。50 岁以上患者为高危人群。初次诊断 PM/DM 后，癌症发生率随时间进展逐渐下降。有研究发现确诊第一年患者恶性肿瘤危险度增长近 6 倍，第二年则降低，且随访期间危险度无明显增加[62]。故 PM/DM 病程 2 年以上者，尚无证据表明需采取额外的预防及筛查手段。肿瘤可发生于任何部位，但以肺部、卵巢、淋巴与造血系统及鼻咽部恶性肿瘤为著。30% 的患者肿瘤先于 DM 症状出现，平均间隔时间为 16 个月。DM 皮疹与症状可于肿瘤切除后消失。皮肌炎复发可能提示发生第二个原发恶性肿瘤或恶性肿瘤复发。

儿童皮肌炎 青少年皮肌炎的特征为非化脓性肌炎，表现为对称性肌无力、皮疹及血管炎，后者可影响胃肠道和心肌[63]。皮疹与成人皮肌炎相似。男女比例为 1:2，平均发病年龄为 7.8 岁。

皮下组织钙化（发生于近2/3的患者且常伴复发性感染）[64]、肌萎缩、近端肌无力、肌挛缩、Raynaud现象及关节炎为本病可能的晚期后遗症[65]。约50%的患儿起病急且进展迅速，余为亚急性发病，表现为皮疹、进行性加重的肌无力及关节挛缩，并有少数患者发生皮下组织钙化[66]。治疗后患者病情发展各不相同：其中25%于2年后缓解，31%于疾病缓解后停用糖皮质激素时复发，另有44%长期应用糖皮质激素病情仍不缓解，持续2年以上[67]。

患者常有红细胞沉降率（ESR）、乳酸脱氢酶（LDH）及天冬氨酸氨基转移酶（AST）升高。肌酸激酶（CK）及醛缩酶升高可能延迟出现，尤其是缓慢起病者，故应常规行一系列实验室检查[68]。肌酸磷酸激酶浓度于急性肌损害时升高；抗核抗体常阳性。临床经过、钙化发生率及生存率可通过早期应用糖皮质激素强化治疗及物理治疗而显著改善；5年生存率高达92%，85%的患者功能正常[69]。恶性肿瘤发生率低。急性期患者可因心肌炎、进行性难治性肌炎、血管炎性溃疡继发肠穿孔死亡，肺部受累亦为少见死因。肌肉活检标本电子显微镜下可见管网状包涵体[68]。

重叠综合征（overlap syndrome）肌炎可与其他结缔组织病如硬皮病、类风湿关节炎及LE重叠出现，并以合并硬皮病者多见，称"硬皮肌炎（sclerodematomyositis）"。该病患者同时具有SLE、硬皮病及PM的临床特征，是一种独特的重叠综合征，亦称混合结缔组织病。其中80%的患者为女性，发病高峰年龄为35~40岁。就诊女性多有手部肿胀、指端变细、Raynaud现象、食管运动异常、肌炎及淋巴结肿大表现，且全部患者抗核糖核蛋白（RNP）可浸出核抗原抗体（抗RNP）滴度升高，但非混合结缔组织病所特有。ANA阳性，但Sm阴性。

诊断 确诊手段包括无力肌肉活检、受累皮肤活检、肌电图及肌酶检测（框17-3）。诊断时或病程中，可有一项或多项指标正常，因此所有患者均需进行全面检查以评估病情[70]。

肌酶 肌细胞受损时可释放肌酶。临床可见下列血清肌酶升高：肌酸激酶（CK）、血清谷草转氨酶（SGOT）、丙氨酸氨基转移酶（ALT）、乳酸脱氢酶（LDH）、AST或醛缩酶（ALD）。由于可能仅有一种酶升高，因此需对所有肌酶（CK、ALD、LDH、ALT及AST）进行检查，以协助诊断并监测疾病活动。虽然部分肌炎患者血清CK正常，但大多数专家仍将CK作为评价疗效及判断复发的指标。肌酶变化可先于患者临床症状、体征改变出现，或于之后数月发生，提示病情缓解或治疗失败。测定24小时尿液肌酸（非肌酐）是明确肌损害的早期、敏感性指标，较血清肌酸激酶对疾病活动性提示意义更强，特别是血清肌酸正常时。

皮损组织学检查 组织学表现与皮肤型红斑狼疮相似，均为角化过度、基底层角质形成细胞空泡化、色素失禁、血管周围淋巴细胞浸润及表皮萎缩。

肌肉活检 同一患者不同部位的肌肉活检结果可不相同。可能需要取多个标本才可来证实异常病变存在[71]。应于肌无力处活检，通常选择从近端肌群如肱二头肌或股四头肌。磁共振成像（MRI）可用于精确定位受累部位以做活检。并应避免在已做肌电图检查部位及麻醉剂注射部位取材。皮肌炎是补体介导的微血管病，镜下可见肌纤维及毛细血管病变。尚未坏死的纤维周围常有灶性淋巴细胞及巨噬细胞浸润[72]。

肌电图 该检查可用于疾病诊断而非监测疾病活动性。

磁共振成像 MRI有助于疾病诊断、确定适宜的肌活检部位及病情监测[73]。可见皮下水肿、肌肉含水量增加、肌间钙质沉积与脂肪浸润以及肌肉萎缩。

磷31磁共振波谱分析 MRS为无创性检查，可提供有关疾病活动期与相对稳定期的可信数据[74]，可帮助决定更改治疗方案。

框17-3 疑诊皮肌炎者应进行的检查

- 皮肤活检行组织学及免疫荧光检查
- 肌肉活检
- 肌酶
- 肌电图
- ANA
- 抗SSA(Ro)、SSB(La)、Sm、nRNP、Jo-1、PM-1抗体

抗体试验 应进行特异性自身抗体（ANA、Jo-1、SSA[Ro]、Ku[Ki]）（见表17-1～17-3及表17-10）检查。仅凭血清学检查虽无法明确诊断，但阳性结果对诊断有提示意义。类风湿因子、ANA、Ro（SSA）抗体、La（SSB）抗体及RNP抗体检查可用于排除相关胶原血管病。大部分患者可出现低滴度ANA阳性，甚至见于正常人。抗Ku抗体与肌炎/硬皮病或肌炎/系统性红斑狼疮重叠有关。

可疑恶性肿瘤评估 DM患者均应筛查内脏恶性肿瘤[75]。可定期（如每6个月，尤其是老年患者）进行全面的询问病史与体格检查以寻找恶性肿瘤证据。所有异常的症状、体征及实验室指标均应进一步追查。发病第一年患者合并恶性肿瘤的危险度增加约6倍，但第二年降低，且之后随访均无明显增加[62]。故PM/DM病程2年以上者，尚无证据表明需采取额外的预防及筛查手段。肿瘤可发生于任何部位，但以肺部、卵巢、淋巴、血液系统及鼻咽部为主。DM相关症状、体征常于恶性肿瘤去除后迅速消失。

框 17-4　恶性肿瘤筛查
病史与体格检查
全血细胞计数
综合性代谢检查
便潜血
胸腹 CT 扫描
盆腔超声（女性）
乳房造影
上、下消化道内镜（结合患者年龄）
耳鼻喉科评估（尤其是东南亚患者）
Adapted from Sparsa A, et al: Arch Dermatol 2002; 138:885.

表 17-10　特发性炎症性肌病患者常见的血清自身抗体			
自身抗体	发生率	Hep-2 细胞中 FANA 类型	临床相关性
肌炎特异性			
抗合成酶抗体		35%～40%	仅见于或绝大多数见于 PM-DM 或 PM-DM 重叠综合征
Jo-1	20%PM-DM	斑点胞浆型	间质性肺病+关节炎+Raynaud 现象+技工手="抗合成酶综合征"
PL-7	3%～5%PM-DM	斑点胞浆型	抗合成酶综合征
PL-12	3%PM-DM	斑点胞浆型	抗合成酶综合征
EJ	<3%PM	胞浆型	抗合成酶综合征
OJ	<3%PM/DM	未描述	抗合成酶综合征
SRP	4%～5%PM-DM	核仁型与斑点胞浆型	病情严重，预后差
KJ	<1%PM	致密斑点胞浆型	ILD、PM、Raynaud 现象
Mas	<1%PM	未描述	可能与酗酒有关
Fer	<1%PM	未描述	局灶性肌炎
Mi-2	5%～35%PM-DM	细小斑点型核型	V 型区皮疹 甲皱襞改变
其他自身抗体			
Ku	5%～12%PM-DM	均质核型与核仁型	重叠综合征
PM-Scl	8%～25%PM/重叠	均质核型与核仁型	重叠综合征
Ro/SSA	5%～10%PM-DM	细小斑点核型	干燥综合征、重叠综合征
U1-RNP	12%PM-DM	粗斑点型	重叠综合征
Adapted from Evans J: Clin Chest Med 1998; 19.			
PM, 多发性肌炎; DM, 皮肌炎; SRP, 信号识别颗粒; ILD, 间质性肺病; RNP, 核糖核蛋白。			

治疗 若患者不予治疗,可出现死亡、残疾或幸存且无后遗症等不同结局。大部分存在皮肤及肌肉症状的成人患者,首选口服糖皮质激素。若用药后肌肉症状缓解不明显,则可加用免疫抑制剂。物理治疗对防止关节挛缩及肌萎缩十分必要。皮肤疾病可选择第Ⅰ或Ⅱ级外用糖皮质激素及遮光剂进行治疗。

糖皮质激素 治疗越早进行疗效越好[76]。可予泼尼松(0.5~1.5mg/kg)每日顿服(并非隔日剂量),直至血清CK降至正常。大多数患者于用药第1个月后起效,肌力恢复常迟于CK值下降。12~24个月内随着患者病情缓解,临床体征改善及肌酶水平下降,激素逐渐减量。此外还有第二方案:(1) 40~60mg/d(儿童为1~2mg/kg)泼尼松每日,分次口服,直至CK正常;(2) 泼尼松每日顿服,在CK值保持正常的情况下,每3~4周减少1/4用量;(3) 泼尼松逐渐减量至5~10mg/d,后以此维持量持续用1年[77]。进行性肌无力但CK值正常或不增加,提示类固醇性肌病。皮肌炎患者可出现颈屈肌功能减退,而糖皮质激素性肌病颈屈肌功能正常。

若用药3个月后肌力无改善,应考虑进行辅助治疗。

甲氨蝶呤 甲氨蝶呤为糖皮质激素无效时的一线辅助治疗用药。口服起始剂量为每周7.5~10mg,后每周增加2.5mg至每周25mg[78]。静脉起始剂量为每周10mg,后每周增加2.5mg至每周0.5~0.8mg/kg。同时逐渐减少糖皮质激素剂量。药物常见不良反应包括口炎、胃肠道症状、肺炎、瘙痒、发热、中性粒细胞减少、肝纤维化及肝硬化。每日补充1~3mg叶酸可适当减轻副作用。有肝病史的患者用药前需肝活检。

硫唑嘌呤 初始口服剂量为2~3mg/kg(通常为100~200mg/d),当糖皮质激素减至15mg/d时,硫唑嘌呤剂量应减为每日1mg/kg。应每月减量25mg,维持剂量为50mg/d。用药前应明确患者是否存在别嘌呤硫醇甲基转移酶缺乏(见第570页)。药物不良反应包括胃肠道症状及骨髓抑制所致的白细胞减少,同时可增加发生淋巴瘤与肝损害的危险。

环磷酰胺 疗效较硫唑嘌呤差。初始剂量为口服每日1~3mg/kg或静脉每日2~4mg/kg,联合应用泼尼松。该药可增加发生恶性肿瘤的危险。

环孢素及静脉用免疫球蛋白亦为有效的替代治疗药物。前者疗效佳但具肾毒性,后者价格昂贵。

皮肤疾病治疗 皮疹常对全身治疗反应不佳。第Ⅳ级及Ⅴ级外用糖皮质激素可减少红斑,但无法使皮疹消失。应尽量避免日晒,并常规使用广谱遮光剂。抗疟药可用于治疗DM皮肤损害,如硫酸羟氯喹(200~400mg/d)[52],但对肌病无效。1/3的患者用药后可出现非致命性皮肤反应(79%为泛发性麻疹样皮疹)[79]。

物理治疗 卧床休息对活动性肌病患者非常必要。DM治疗期间,进行物理治疗是防止肌肉萎缩和关节挛缩的重要手段。泼尼松及免疫抑制剂可控制炎症,但无法强健肌肉,故需予积极进行被动性物理治疗。且肌痛减轻时即应开始积极锻炼。

预后 在确诊前肌无力病史达4个月以上[70],伴吞咽困难、肺部疾病与恶性肿瘤[50],以及不伴肌酸激酶升高的DM患者[80]预后差。本病8年累积生存率可达73%[53]。

硬皮病 Scleroderma

硬皮病是一种以皮肤与内脏器官硬化、血管炎（Raynaud 现象）及自身抗体为特征的疾病。病谱广，包括各种全身性与局限性病变类型（框17-5）。

系统性硬化症 Systemic sclerosis

据报道，本病发病率为每年每百万人口2~12例。包括两个主要亚型：弥漫性硬皮病及CREST综合征。硬皮病的诊断标准列于框17-6。CREST综合征［皮肤钙化（calcinosis cutis，C）、Raynaud现象（Raynaud phenomenon，R）、食管受累（esophagus，E）、指硬皮症（sclerodactyly，S）及毛细血管扩张（telangiectasia，T）］进展缓慢。而弥漫性硬皮病病情发展迅速并可致命；可出现皮肤对称性纤维增厚、变硬（硬皮病）以及滑膜、指（趾）动脉及部分内脏器官纤维化与变性，食管、肠道、心脏、肺和肾脏最常受累（表17-11和17-12）[81]。

重叠综合征患者具典型硬皮病皮肤表现，同时伴其他各种皮肤及内脏疾病。

局限性硬皮病分布呈非对称性，仅累及皮肤。其他形式少见，在此不作讨论。大部分病例以Raynaud现象为初发症状或早期表现。所有类型的硬皮病均以女性多见。

化学品诱发性硬皮病
Chemically induced scleroderma

许多化合物如塑料、溶剂及药物均可诱发硬皮病样疾病。污染的菜籽油为毒油综合征的病因，1-色氨酸可导致嗜酸性粒细胞增多-肌痛综合征，石蜡及硅可引起所谓的佐剂病。而长期接触二氧化硅则可导致特发性硬皮病[82,83]。以上发现支持胶原病与高危人群的职业有关的假说。

弥漫性硬皮病（diffuse scleroderma）

初发症状及体征 常见初发症状为手部皮肤增厚和/或Raynaud现象（64%）[84]，此外可有关节痛及膝部僵硬（30%），以及乏力、消瘦、易疲劳、僵硬、水肿及弥漫性肌肉骨骼疼痛。

框 17-5　硬皮病及硬皮病样疾病分类
系统性硬化症
弥漫性硬皮病（占系统性硬化症患者的10%）
皮肤病变—皮肤、面部、四肢近端与远端双侧对称性纤维化
内脏病变—出现相对较早
CREST 综合征（占系统性硬化症患者的90%）
皮肤病变—受累部位相对局限，常见于手指与面部
内脏疾病—出现较迟
重叠综合征
硬化性皮肌炎
混合结缔组织病
局限性硬皮病
硬斑病
斑块样
点滴状
泛发性
皮下及瘢痕疙瘩性硬斑病
线状硬皮病
刀砍状硬皮病（伴或不伴面部偏侧萎缩）
化学品诱发性硬皮病样疾病
氯乙烯病
喷他佐辛诱发性纤维化
博来霉素诱发硬皮病
嗜酸性筋膜炎性假硬皮病
水肿性（硬肿症、黏液水肿性苔藓）
坚实性（淀粉样变性、迟发性皮肤卟啉病、类癌综合征、苯丙酮尿症）
萎缩性（早老症、Werner综合征、硬化萎缩性苔藓）
Adapted from Masi AT, et al: Bull Rheum Dis 1981; 3:1.

框 17-6　硬皮病诊断标准
主要标准
肢端硬化—单项主要标准（敏感性91%、特异性99%以上）*
次要标准
指硬皮症
指端凹陷性瘢痕或指垫（指腹）组织消失
肺纤维化——双肺底
97%确诊系统性硬化症的患者具备一项主要标准或两项以上次要标准，但仅见于2%的SLE、PM/DM或Raynaud现象对照患者
*From American Rheumatism Association: Arthritis Rheum 1980; 23:581.
†排除局限性硬皮病及假硬皮病。

表 17-11 进行性系统性硬化症器官受累

器官	受累 (%)
皮肤	98
食管萎缩或纤维化	74
小肠萎缩或纤维化	48
大肠萎缩或纤维化	39
心肌纤维化	81
心包*	53
心包积液	35
肺间质纤维化	74
胸膜疾病	81
肾脏†	58
骨骼肌萎缩	41
骨骼肌圆形细胞浸润	8
甲状腺(纤维化)	24
肾上腺萎缩	26
癌症	2

Adapted from D'Angelo WA, et al: Am J Med 1969; 46:428.
*心包炎(纤维性或纤维蛋白性)或心包粘连。
†下列任何情况:1)入球小动脉或肾小球纤维蛋白样坏死;2)小叶间动脉增生;3)基底膜或血管袢增厚。

皮肤 典型病例仅有手指、手部及面部受累,病程数月或数年,可逐步进展,累及前臂、腿部,甚至整个身体(图 17-18 和 17-19)。系统性硬化症及 CREST 综合征二者均具皮肤疾病的 3 个阶段:(1)水肿期、(2)硬化期和(3)萎缩期[85]。

水肿期患者皮肤增厚、肿胀,张力增高,伴非凹陷性水肿,形成早期典型面具脸及"腊肠"样手指体征(图 17-19)。手部活动受限。进展至硬化期后,皮肤变硬发僵固定并有绷紧感。手部活动进一步受限。毛发脱落及无汗症间接反映皮肤附属器纤维化与退行性变。前臂、颈前、胸部及头皮可见斑点状褐色色素沉着及色素减退区。逐渐出现溃疡、毛细血管扩张及萎缩。手指及手部皮肤变薄、平滑有光泽,并紧紧的向下固定而至手指挛缩(指硬化症:"爪样畸形")(图 17-20A)。手指变细或指端萎缩,且终末指骨可因远节指骨吸收而变短。

反复发作且逐渐加重的 Raynaud 现象导致指端溃疡形成,并遗留凹陷性点状或星型瘢痕(图 17-20B)。面部皮肤收缩,似固定于骨头上。鼻部呈鸟嘴状,口周皮肤皱纹加深成沟状并呈放射状分布(图 17-21)。口唇弧度变小,唇部变薄。手部、面部及躯干可见毛细血管扩张丛,扩张的毛细血管袢见于近端甲皱襞。真皮萎缩、变软,最终使皮肤更柔韧。

表 17-12 系统性硬化症内脏受累体征

	轻度	重度
Raynaud 现象	每日发作少于 5 次	每日发作 15 次以上,伴或不伴指(趾)溃疡形成
食管	硬食吞咽困难;钡餐检查正常	硬食与软食吞咽均困难、体重减轻(>10%);钡餐检查异常,可见食管下 2/3 扩张
肺	无症状;有效容量>70% 预期容量,且 CO_2 弥散能力为预期的 50%~75%,PO_2<80 mmHg	呼吸困难+有效容量<50% 预期容量或 CO_2 弥散能力<33% 预期能力,PO_2<69mmHg
心脏	无特异性症状	体温改变、心绞痛、ECG 明确缺血性改变、MUGA 扫描检查发现心脏运动机能减退或射血分数<30%
肌肉	EMG 或 CK 轻度异常	临床表现、生化、EMG 或肌肉活检确诊肌炎
肾脏	轻度高血压、血清肌酸达正常值 1.5 倍、肌酸清除率<80% 或 24h 尿蛋白<500mg	顽固性高血压、血清肌酸达正常值4倍、肌酸清除率<20% 或 24h 尿蛋白<3g

ECG,心电图;EMG,肌电图;CK,肌酸激酶;MUGA,放射性核素显像。

Raynaud现象（Raynaud phenomenon）

Raynaud现象为血管痉挛性疾病，由温度改变所致。相应表现发生于硬皮病或其他结缔组织病时称"Raynaud现象"，而"Raynaud病"则指未合并其他疾病的单纯Raynaud综合征。Raynaud现象为47%的系统性硬化症患者的首发症状，可早于硬皮病性皮肤改变数月或数年出现。在疾病过程中发生率高达90%～95%[86]。研究发现，18%的Raynaud综合征患者实为系统性硬化症[87]。但在硬斑病或其他局限性硬皮病患者中Raynaud现象少见。

Raynaud现象实质为指（趾）动脉及小动脉阵发性痉挛，多由寒冷或紧张促发。常见于女性。每次发作过程分三期：(1) 苍白（白色），即血管痉挛导致手指变白、发冷、麻木及疼痛；(2) 发绀（蓝色），血管痉挛缓解；(3) 充血（红色），血管痉挛缓解后复苏性充血，手指变红。

以甲皱襞毛细血管显微镜检查明确甲皱襞毛细血管类型有助于鉴别Raynaud病（无硬皮病）与Raynaud现象（与硬皮病有关）。后者可见毛细血管袢减少[88,89]。此现象亦可用于预测Raynaud综合征患者发展为系统性硬化症可能性。

毛细血管扩张（telangiectasia） CREST综合征及硬皮病患者的皮肤毛细血管扩张具独特形态。表现为0.5cm大小，平坦（斑状）、长方形、均匀的细小血管集聚，即所谓毛细血管扩张丛（图17-20A）。以颜面、唇部、手掌及手背最常见。唇、舌及口腔黏膜亦可出现毛细血管扩张。口腔黏膜受累亦提示Rendu-Osler-Weber病（遗传性出血性毛细血管扩张症）。

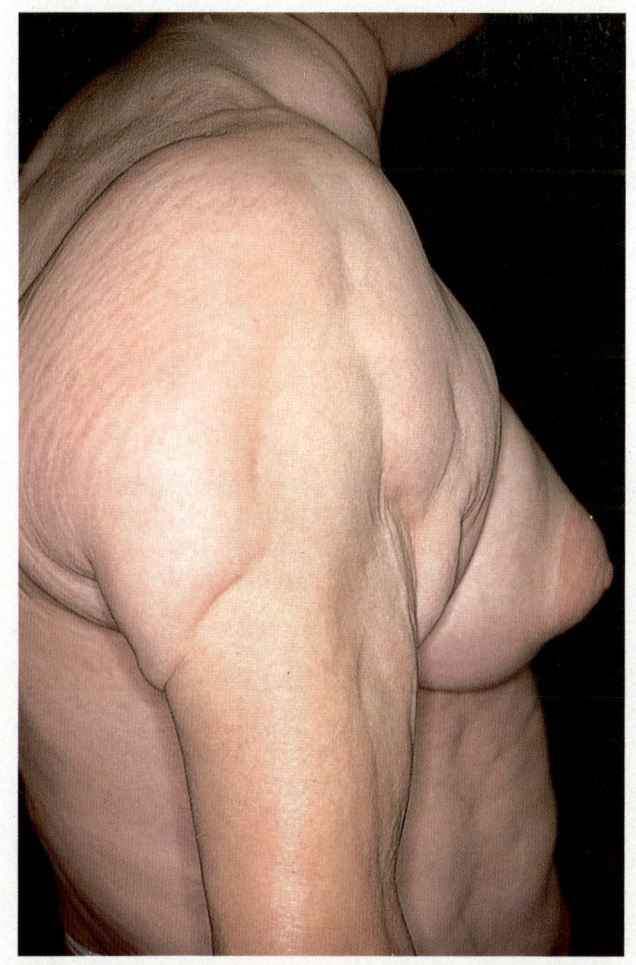

图17-18 硬皮病：弥漫性系统硬化症。四肢弥漫性硬化症。

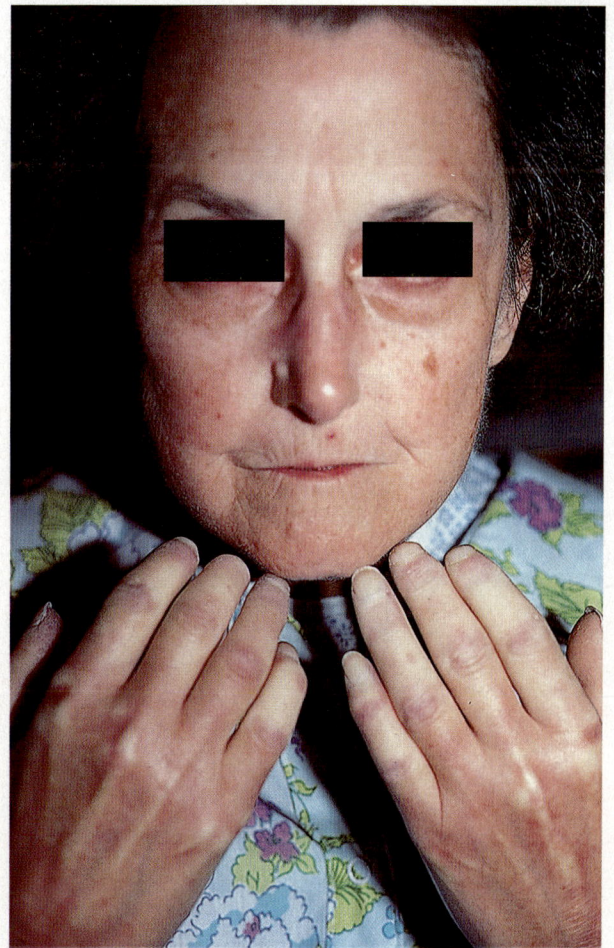

图17-19 硬皮病：该病早期手部可有肿胀。病变扩展至面部等其他区域。水肿期出现于硬化期之前。

硬皮病

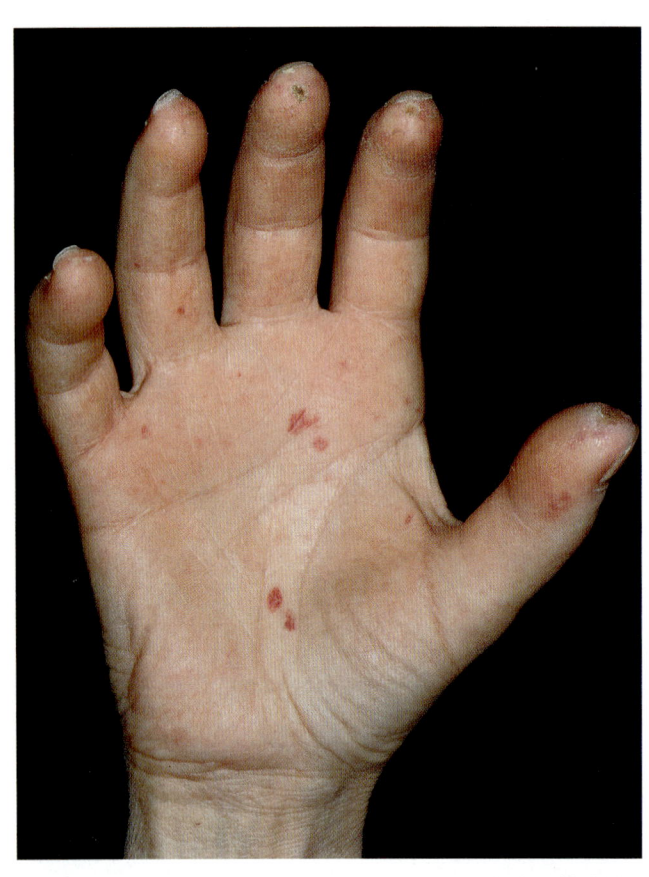

A. 皮肤绷紧固定，手指挛缩，手掌可见明显毛细血管扩张丛，并有指尖溃疡形成。

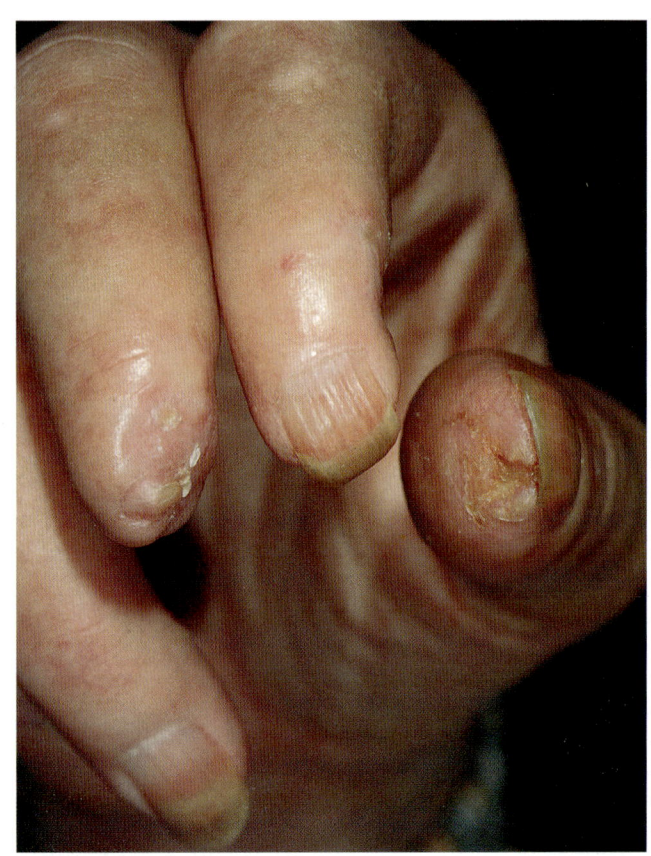

B. 指端变细，手指因远节指骨吸收而变短。

图 17-20

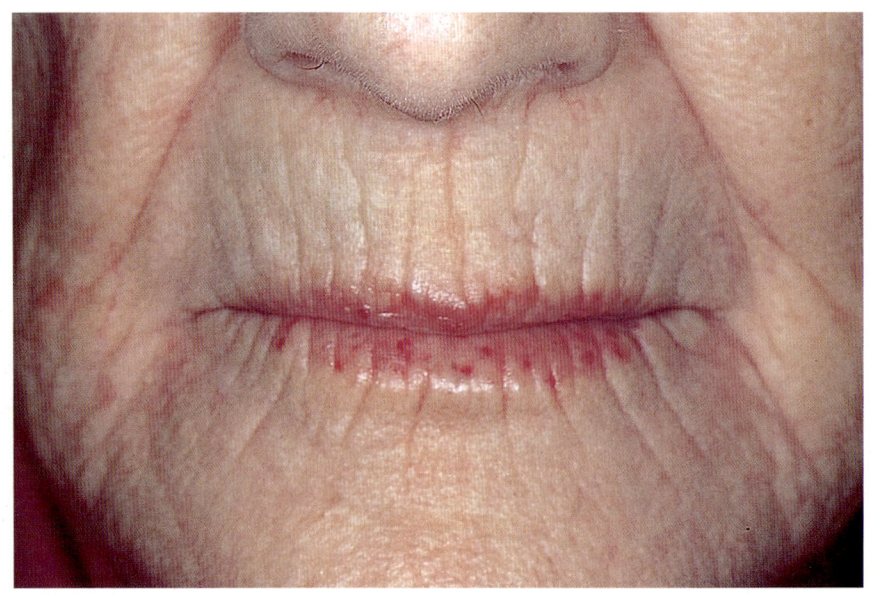

图 17-21　毛细血管扩张于口唇及颈部最明显。口周皮肤皱纹加深成沟状并呈放射状分布。

胃肠道 平滑肌纤维化及萎缩可发生于胃肠道任何部位。近10%的患者胃肠道症状早于皮肤病变出现[90]。吞咽困难为胃肠道受累最常见的症状。

近90%的患者出现伴运动功能减退、吞咽困难、反流性食管炎及纤维化性狭窄的食管功能障碍。食管症状的主要病因是胃食管反流，而不是运动功能障碍[91]。电影荧光镜检查及压力测定提示食管下1/3蠕动减少或消失。敏感性强的无创性闪烁显像技术可对食管功能进行定量评估[92,93]。食管癌发生率并不增加[94]。

肠管扩张及蠕动减弱为最常见的小肠病变。可致"滞留环"综合征，造成细菌过度繁殖、黏膜吸收障碍及脂肪泻。一种特征性黏膜皱襞结构称硬皮病隐性狭窄性小肠（hide-bound small bowel of scleroderma）[95]。出血性胃部毛细血管扩张症主要位于上消化道，可导致严重失血[96]。结肠受累时可形成广口囊腔，结肠袋消失并出现便秘。

肺 肺部疾病为本病常见死因。肺功能异常表现为肺活量及肺总容量减少，通常为肺部疾病的首发表现。最常见的症状、体征分别为呼吸困难及肺底部湿啰音。而间质纤维化与肺泡间隔增厚为最常见的组织学改变。典型纤维化出现于双肺底，胸腔积液不常见。胸片可发现肺底弥漫性网状结节性间质纤维化。33%的患者发生肺动脉高压[97]。

肾脏 肾脏受累与高血压亦是系统性硬化症患者的主要死因。蛋白尿、高血压或氮质血症提示预后不良，患者常于1年内死亡[98]。

其他器官 心肌纤维化可致心律失常，肺纤维化引起肺动脉高压及右心衰竭。41%的患者初始症状为多关节痛或关节炎[99,100]。舌系带硬化可使舌部运动受限。而小唾液腺纤维化患者可出现干燥综合征相应临床特征。

预后 心肺异常体征及尿沉渣异常（脓尿、血尿）提示预后不良（患者病情迅速进展并于短期内死亡）[101]。有一种硬皮病亚型患者体内存在抗着丝点抗体及抗组蛋白抗体，可致严重肺部或血管疾病[102]。

CREST综合征 CREST syndrome

硬皮病中病情发展缓慢、相对良性的局限性亚型称CREST综合征（曾被称为肢端硬化症）。包括五种临床特征（皮肤钙化、Raynaud现象、食管受累、指端硬化及毛细血管扩张），已于系统性硬化症相关章节中讨论。其中钙质沉积为CREST综合征的特征表现。

钙化 皮下钙化以指尖掌侧最常见，也可发生于膝、肘、棘突及髂嵴的骨性突出部位。表现为坚硬的皮下结节，最终破溃，排出钙质碎屑。覆于沉积钙质部位的皮肤可由于异物反应出现疼痛、发红，并可发生慢性感染，需口服抗生素治疗。

虽然CREST综合征患者可发展为更严重的系统性疾病，但疾病经过较弥漫性硬皮病为佳。

由于毛细血管扩张为CREST综合征与Osler病（遗传性出血性毛细血管扩张症）相同的主要临床特征，故二者临床上难以鉴别，但CREST综合征常有血清抗着丝点抗体阳性。

弥漫性硬皮病的诊断

特异性循环抗体检查有助于明确诊断。其余大部分实验室检查均为非特异性的（框17-7）。

自身抗体 85%~95%以上的系统性硬化症患者体内可检测出抗核抗体。抗着丝点抗体最常见于局限性疾病患者；CREST、肢端硬皮病及局限性指（趾）硬化症患者阳性率高达96%[103]，而弥漫性硬化症患者仅为21%[104]（表17-13）。

框17-7　弥漫性硬化症所需检查
● 深部皮肤活检
● 系统回顾
● 专业甲皱襞毛细血管显微检查术
● ANA（着丝点）
● 抗SSA（Ro）、SSB（La）、Sm、nRNP、Scl-70抗体
● 器官检查

表 17-13　硬皮病患者血清常见自身抗体

自身抗体	发生率	Hep-2 细胞中 FANA 类型	临床相关性
ACA	20%～59%	分裂细胞核中期板上可见弥漫性细小斑点	局限性硬皮病、Raynaud 征，肺间质纤维化及脏损害少见
Scl-70	20%～30%	均质核及斑点核仁型	弥漫性皮肤受累、肺间质纤维化、周围血管病，可能与癌症相关
Th/To	4%～10%	均质核仁型	可能与手指浮肿、小肠受累、甲状腺功能低下相关，关节炎少见
纤维蛋白（U3-RNP）	6%～8%	簇状核仁型	常见于非洲裔患者，以及弥漫性疾病及病情严重的患者
RNA 多聚酶 I	4%～20%	斑点核仁型	弥漫性疾病
RNA 多聚酶 II	4%	斑点核仁型	弥漫性疾病，也见于 SLE 及重叠综合征患者
RNA 多聚酶 III	23%	斑点型	弥漫性疾病
PM-Scl	2%～5%	均质核仁型	与 PM-DM 重叠

Adapted from Evans J: Clin Chest Med 1998; 19.
ACA, 抗着丝点抗体；PM-DM, 多发性肌炎 - 皮肌炎；SLE, 系统性红斑狼疮。

系统性硬化症患者体内抗体发生率如下：着丝点（21%～32%）、Scl-70（45%）、核仁（15%）2/3 系统性硬化症患者血清中可发现其中一种抗体，但三者极少同时出现。而 Scl-70 抗体几乎仅存在于泛发性系统性硬化症（累及躯干皮肤）患者体内[105]。

抗着丝点抗体与抗组蛋白抗体阳性的硬皮病亚型患者常具严重的肺部或血管疾病[102]。

其他检查　近 50% 的患者发生高丙种球蛋白血症（IgG 最常见），而 ESR 升高（20～80）者占 60%[86]。此外还有很多非特异性检查结果。

甲皱襞毛细血管显微检查术　目前临床多应用一种特殊的检查方法描述各种结缔组织病近端甲皱襞毛细血管扩张的特征。而硬皮病及皮肌炎患者可出现同一毛细血管扩张类型。熟悉此项由 Minkin 和 Rabhan 发明的技术[11]有助于将狼疮及皮肌炎患者与其他具有类似皮疹者相区别。具体操作方法如下：

每个甲皱襞上滴 1 滴矿物油，并将眼底镜设置在 40 倍，使产生 10 倍放大效果。观察时镜片接近油滴但不接触。一般第 4 指甲皱襞毛细血管最好观察。且由于检查视野较广角显微镜小，因此必须不断移动眼底镜直至覆盖整个甲皱襞。一种应用摄像机记录甲褶襞血管袢特征的技术也已问世[106]。

正常　正常人甲皱襞毛细血管呈细小、规则的半环状，并于传入支与传出支之间存在小片均匀空隙，并与指甲呈垂直排列（图 17-22）。

重叠综合征（硬皮病，皮肌炎）　硬皮病结构模式（伴巨大毛细血管和/或无血管区）（图 17-23）见于 74% 的硬皮病患者，可形成扩大、变形的毛细血管袢，袢环出入支均扩张且经常充血（"腊肠袢"）。袢环排列明显紊乱。而毛细血管消失可出现无血管区并导致毛细血管床排列混乱。部分 Raynaud 现象患者也可出现无血管区和/或平均每个指（趾）2 个以上的大毛细血管袢，这样的患者易发展为硬皮病性疾病[107-109]。相同类型亦可见于 82% 的皮肌炎患者。

混合结缔组织病　硬皮病结构模式占 63%，狼疮结构模式占 22%。而 73% 的患者可见丛状毛细血管形成，对混合结缔组织病有提示意义（图 17-24）[109]。

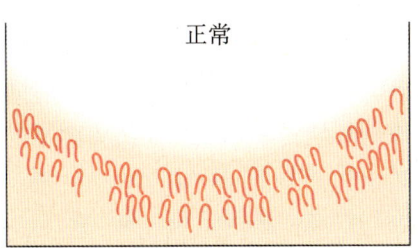
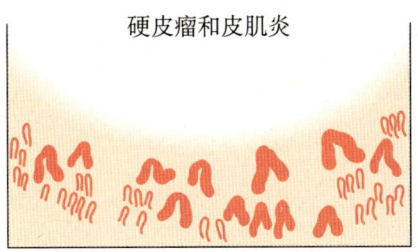
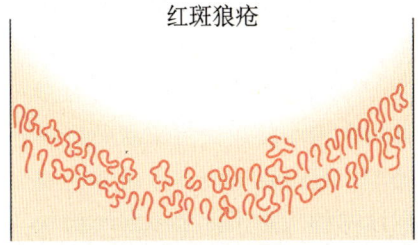

图 17-22 甲皱襞毛细血管显微检查术：正常人毛细血管呈细小规则的袢状。硬皮病及皮肌炎患者可见毛细血管袢增大、变形、扩张，许多袢环消失。而狼疮患者则可见毛细血管袢弯曲，但血管袢几乎无扩张。(From Minkin W, Rabhan NB: J Am Acad Decmatol 7:190, 1982.)

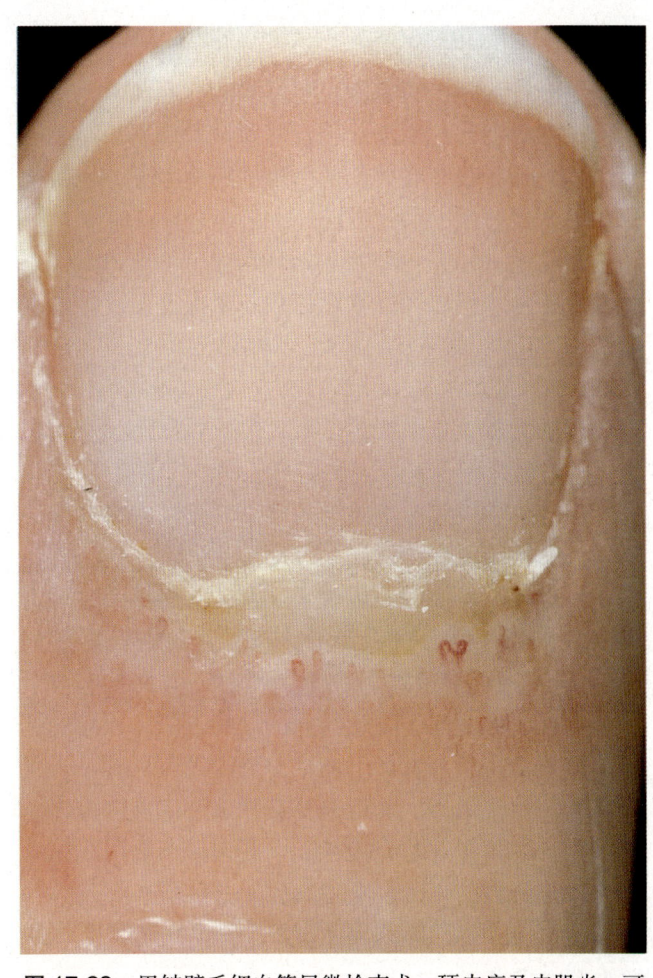

图 17-23 甲皱襞毛细血管显微检查术：硬皮病及皮肌炎。可见明显的扩张、弯曲的毛细血管袢环及无血管区。毛细血管增大、变形、扩张。毛细血管消失后形成许多无血管区。本图底部可见正常毛细血管袢。

狼疮 狼疮皮损中可见弯曲、"蜿蜒"的毛细血管袢，但毛细血管传入支及传出支相对无扩张。环的长度可增加，与肾小球相似。紊乱的毛细血管袢常见，而无血管区少见。

上述表现非常特殊，足以使相对经验较少的观察者准确鉴别硬皮病与 SLE 或类风湿关节炎患者[110]。且毛细血管异常程度与器官受累密切相关[111]。

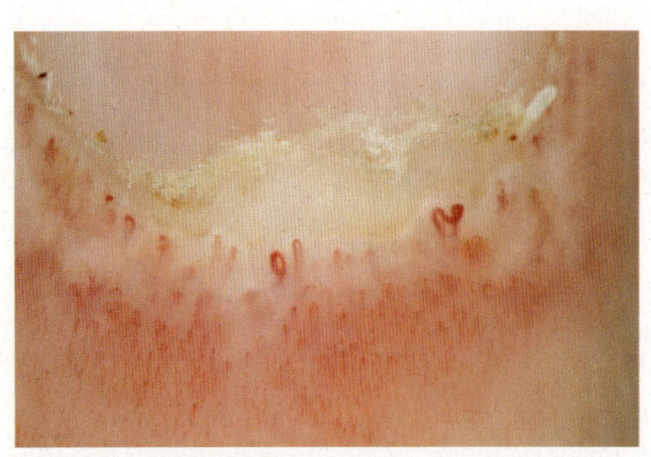

图 17-24 甲皱襞毛细血管显微检查术：混合结缔组织病。出现丛状毛细血管提示混合结缔组织病。

治疗

系统性治疗 青霉胺、甲氨蝶呤、光泳术、肌松药、干扰素及环孢素均已进行对照试验研究，结果各异。此外还有很多有关其他药物的病例报道。但目前仍缺乏全面有效的治疗方法。

青霉胺（500~1 500mg/d）常用于治疗进行性系统性硬化症，但该药的临床疗效各家报道不同。而青霉胺125mg以上隔日给药毫无裨益[112]。

皮损处理 皮肤溃疡可用封包敷料如DuoDerm保护，而缺血性指（趾）尖溃疡可选择小的塑料"罩"。突然出现红肿及疼痛加重提示感染，且常由葡萄球菌所致。一般难以保持皮肤足够润滑。患者应少洗澡，并使用保湿剂。瘙痒多出现于弥漫性疾病早期出现，尤其是前臂，数月或数年后消失。止痒性保湿剂如Sarna洗剂可能有效。

钙质沉着症尚未发现满意的治疗方法。若病变部位皮肤表面完整且无影响伤口愈合的钙质沉着，可仅行外科切除。但当皮肤破裂且自深部形成瘘道排出深层沉积物时，伤口无法I期愈合。羟基磷灰石沉积物周围可发生强烈的无菌性炎症反应，并伴低热等持续性症状，口服秋水仙碱0.5mg每日1~2次连续7~10天有显著改善。

每日物理治疗，重点针对所有大关节进行全面活动动，十分重要。

局限性硬皮病 Localized scleroderma

局限性硬皮病无Raynaud现象、肢端硬化症或内脏受累表现，包括3种类型：硬斑病、线状硬皮病及刀砍状硬皮病。

硬斑病（morphea）

多见于女性；可于任何年龄发病，30岁以后多见。本病与硬皮病类似，均为无诱因的自发皮肤增厚或硬化，但二者外观、损害程度及病情进展各异。硬皮病表现为皮肤紧绷固定增厚，可见皮肤颜色轻度改变，可逐渐累及大片连续性区域，且病情随时间推移无改善。而硬斑病初期为单发或多发边界清楚的局限性淡紫红色坚实皮损（图17-25）。

数周或数月后，皮损中央大部分变色区域增厚、坚实、无毛并呈象牙白色。与皮肤弥漫性紧绷发硬的硬皮病相比，本病患者皮损表面光滑、暗淡、白色蜡样外观，稍隆起。而紫红色或淡紫色的活动性炎症边缘为硬斑病高度特异的特征性皮肤改变。活动期，圆形至卵圆形斑块缓慢向周边扩展，但大小并无明显增加。活动性皮损持续1~25年不等，非活动性皮损则可遗留硬斑病痕迹。虽然坚实皮损及皮肤增厚明显消退，但代之以萎缩，皮损边缘及增厚的斑块区域可见斑点状褐色色素沉着（图17-26），而其余区域则出现色素减退。

多发性白色细小斑块（点滴状硬斑病）为硬斑病一种罕见类型。已报道病例多数可能为硬化萎缩性苔藓患者；但这两种疾病实际上可同时出现[113]。

实验室诊断 有报道个别儿童患者抗DNA抗体阳性，而抗组蛋白抗体（AHA）已被证实存在于局限性硬皮病中。42%的局限性硬皮病及87%的泛发性硬斑病患者可检测出AHA[114,115]。且AHA阳性与硬斑病皮损数目、皮损总数及身体受累区域多少密切相关，而与是否存在线状损害及其数目无关。硬斑病与包柔螺旋体感染之间的关系尚未明确。

活检 组织病理学特征随病程发展而变化。早期活动性损害时真皮及皮下组织中可见炎性细胞，炎症以紫红色边缘为著，胶原组织增厚，呈嗜酸性，并逐渐占据皮下脂肪区。但随时间推移，炎症及硬化逐渐消失。

治疗 无症状性斑块可待其自动消退，不予处理。外用糖皮质激素及封包可使其轻微缓解。

在影响活动或造成不适的皮肤增厚区，予曲安奈德（10mg/ml）皮损内注射诱导萎缩有效。但由于增厚组织对药物浸润具抵抗性，因此可形成散在凹陷性点状萎缩而非整个斑块均匀变薄。

硫酸羟氯喹（200mg）可用于多发性损害且皮肤活检提示处于活动性炎症期的患者[116]。成人剂量为羟氯喹200mg每日2次。2～4个月后，皮肤发硬现象可明显减轻或消失。皮损改善后即应停药。使用抗疟药前应用眼底镜检查眼底，并定期监测。一项开放性研究表明，连续3～7个月每日口服骨化三醇（1,25-二羟维生素D_3）0.50～0.75mg，对泛发性硬斑病治疗有效[117]。而柳氮磺胺吡啶1g～4g/d可用于治疗迅速恶化的泛发性硬斑病[118]。

0.005%的卡泊三醇软膏（达力士软膏）治疗局限性硬皮病有效。该药于夜间封包使用，清晨非封包外用，1个月后可见明显疗效[119]。

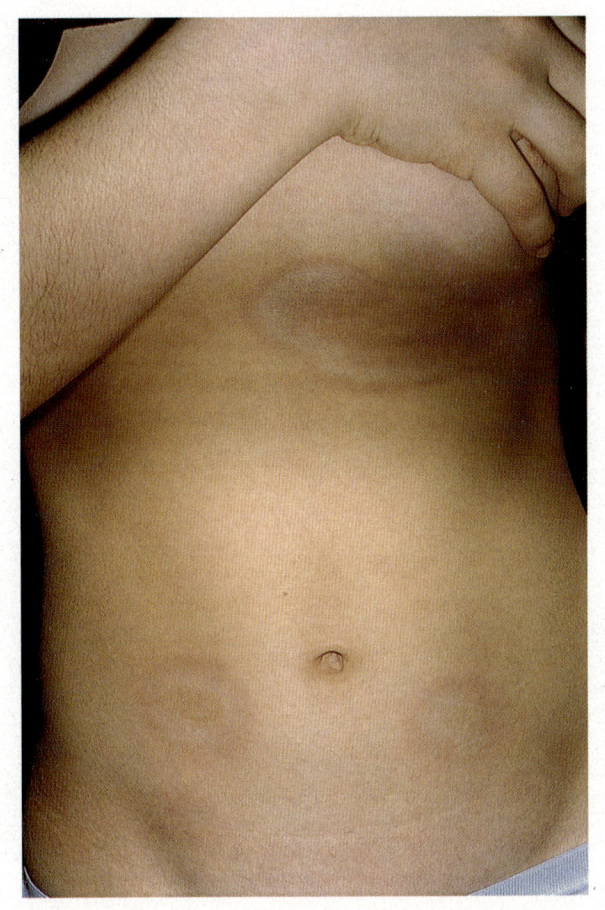

图 17-25 硬斑病：躯干可见典型单发或多发卵圆形非凹陷性红斑、水肿区。边缘呈紫红色（淡紫色环）。继而于皮损中央形成光滑、象牙色无毛发性斑块，并丧失排汗功能。

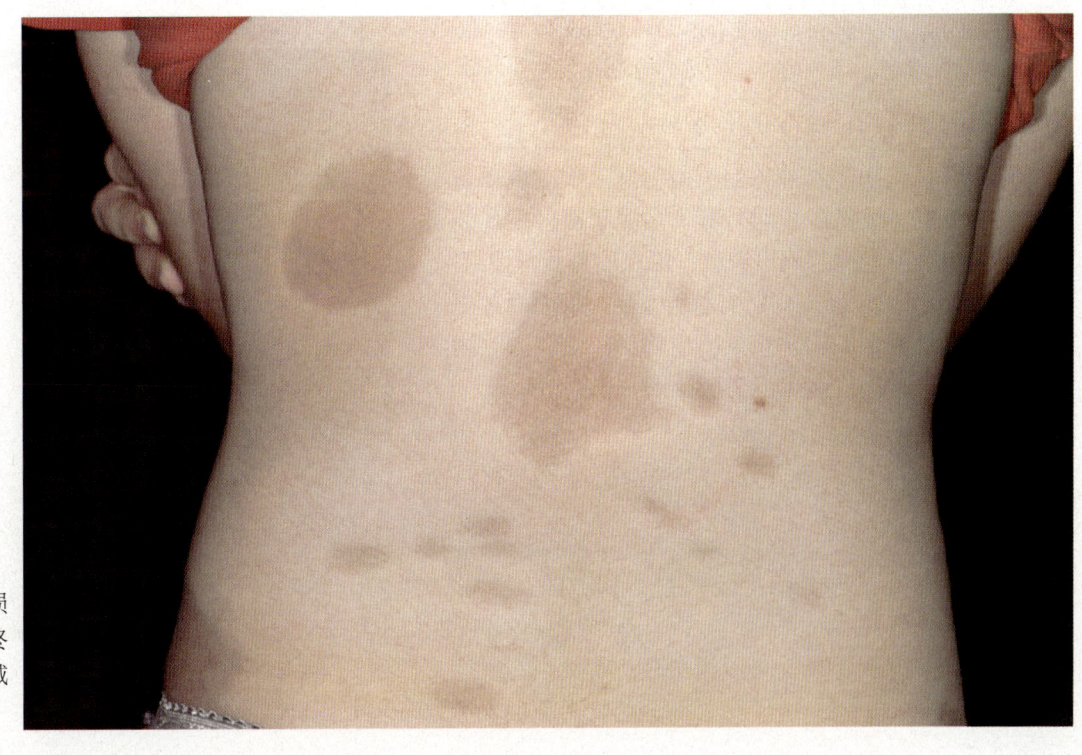

图17-26 硬斑病：皮损持续数月或数年，最终柔软、萎缩，遗留色素减退或色素沉着。

线状硬皮病 (linear sderoderma)

线状硬皮病皮损表现为带状皮肤硬化，常交叉跨越关节平面，导致轻度关节挛缩，偶可严重致残。与卵圆形斑块状硬斑病不同，本病的炎症及纤维化过程可累及深部皮下组织与肌肉，使纤维条带更为坚实地固定其上（图17-27）。一项大型研究提供下列数据[120]：本病男女比例为1∶4，83%的患者发病时小于25岁。23%的病例皮损于创伤后出现。起病通常缓慢而隐匿。皮损多发于四肢，常同时出现两个或更多（61%），并呈对称性（46%）。关节挛缩者占56%。典型患者的疾病活动期达2~3年。但线状硬皮病是否沿Blaschko线分布仍存在争议。

实验室检查 一项研究显示，50%的早期活动期患者外周血嗜酸性粒细胞增多（200~2 500/mm^3），并随时间推移而减少[121]。抗核抗体（HEp-2细胞检测法）阳性率为46%。抗单链DNA抗体见于50%的患者，且出现关节挛缩及病程超过2年的患者更常见，但抗体滴度水平与疾病严重程度无关[122]。硬斑病占患者的50%。

治疗 早期持续性物理治疗是维持适当关节运动功能的关键。甲氨蝶呤（MTX）每周0.3mg~0.6mg/kg及连续3个月每月连续3日甲基泼尼松龙30mg/kg静脉冲击治疗有效[123]。低剂量UVA1光疗适用于硬化性斑块，对晚期局限性硬皮病及皮损进展迅速的患者亦有很好疗效[124]。PUVA-霜疗可能有效[125]。

刀砍状硬皮病 En coup de sabre

局限性硬皮病中最独特的类型为发生于额顶部与头皮交界处的刀砍状硬皮病，其命名源于疾病表现如同军刀刀刃于患者面部砍出锐利、深在的直线（图17-28）。受累区可显示硬斑病所有特征表现。继而面部出现偏侧萎缩，好似刀刃垂直砍下后偏向一旁以去除增厚皮肤。额顶部硬皮病可沿Blaschko线发生[126]。

（夏育民　徐世正译　夏应魁校）

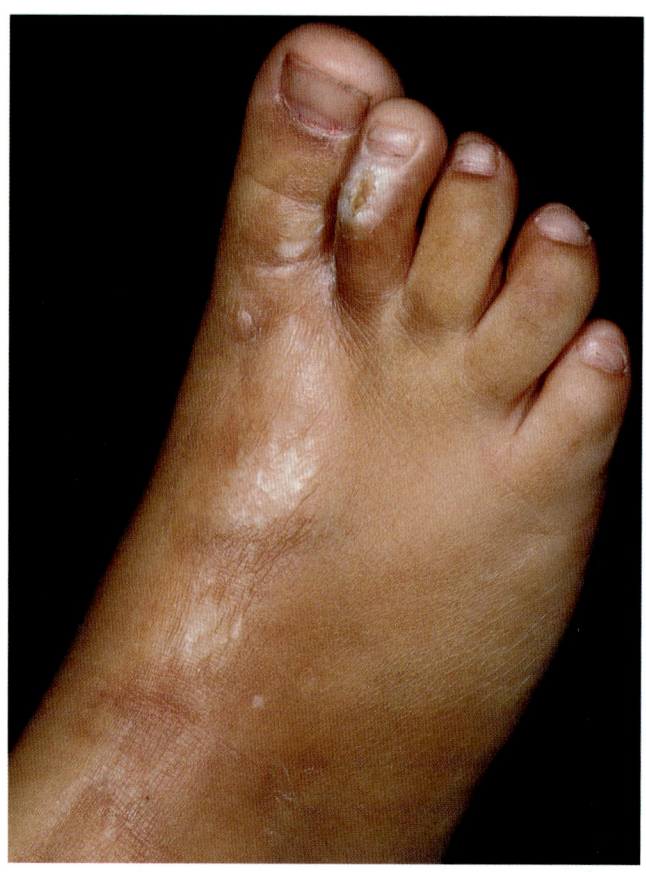

图17-27 线状硬斑病可表现为单一线状条带，常沿一侧肢体长轴走形。病变处深筋膜与真皮结合较躯干更紧，亦为皮损固定于深部结构并延伸至肌肉或骨骼的原因。

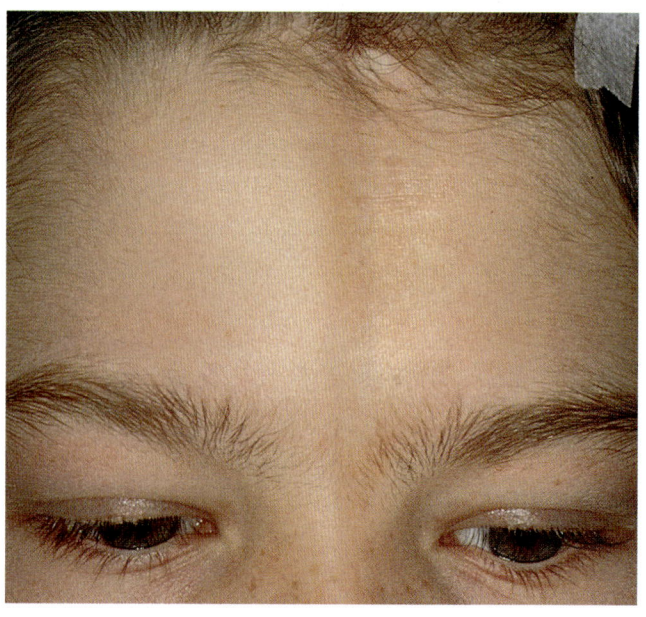

图17-28 额顶部线状硬斑病（刀砍状硬皮病）呈一凹陷，类似于刀砍所致伤痕。弥漫性皮损可致半侧面部萎缩。

参考文献

1. Provost TT: Subsets in systemic lupus erythematosus: Review article, J Invest Dermatol 1979; 72:110.
2. Gilliam JN, Sontheimer RD: Distinctive cutaneous subsets in the spectrum of lupus erythematosus, J Am Acad Dermatol 1981; 4: 471.
3. de B, D., et al: The sequelae of chronic cutaneous lupus erythematosus, Lupus 1992; 1:181.
4. Wilson CL, et al: Scarring alopecia in discoid lupus erythematosus, Br J Dermatol 1992; 126:307.
5. Callen JP, Fowler JF, Kulick KB: Serologic and clinical features of patients with discoid lupus erythematosus: Relationship of antibodies to single-stranded deoxyribonucleic acid and of other antinuclear antibody subsets to clinical manifestations, J Am Acad Dermatol 1985; 13:748.
6. Sontheimer RD, Thomas JR, Gilliam JN: Subacute cutaneous lupus erythematosus: A cutaneous marker for a distinctive lupus erythematosus subset, Arch Dermatol 1979; 115:1409.
7. Reed BR, et al: Subacute cutaneous lupus erythematosus associated with hydrochlorothiazide therapy., Ann Intern Med 1985; 103:49.
8. Callen JP, et al: Subacute cutaneous lupus erythematosus: Clinical, serologic, and immunogenetic studies of forty-nine patients seen in a nonreferral setting, J Am Acad Dermatol 1986; 15:1227.
9. Reference deleted in proofs.
10. Cervera R, et al: Morbidity and mortality in systemic lupus erythematosus during a 5-year period. A multicenter prospective study of 1,000 patients, European Working Party on Systemic Lupus Erythematosus, Medicine (Baltimore) 1999; 78(3):167.
11. Minkin W, Rabhan NB: Office nail fold capillary microscopy using ophthalmoscope, J Am Acad Dermatol 1982; 7:190.
12. O'Loughlin, Schroeter AL, Jordan RE: Chronic urticaria-like lesions in systemic lupus erythematosus, Arch Dermatol 1978; 114:879.
13. Sanchez NP, et al: The clinical and histopathologic spectrums of urticarial vasculitis: Study of forty cases, J Am Acad Dermatol 1982; 7:599.
14. Reference deleted in proofs.
15. Kallenberg CGM, Wouda AA: The systemic involvement and immunologic findings in patients presenting with Raynaud's phenomenon, Am J Med 1980; 69:675.
16. Pramatarov K: Drug-induced lupus erythematosus, Clin Dermatol 1998; 16(3):367.
17. Callen J: Drug-induced lupus erythematosus, a distinct syndrome that is frequently unrecognized, J Am Acad Dermatol 2001; 45(2):315.
18. Litwin A, et al: Immunologic effects of hydralazine in hypertensive patients, Arthritis Rheum 1981; 24:1074.
19. Reidenberg MM, et al: Acetylator phenotype in idiopathic systemic lupus erythematosus, Arthritis Rheum 1980; 23:569.
20. Rothfield N: Current approach to SLE and its subsets, Dis Mon 1982; October.
21. Lee L: Neonatal lupus: Clinical features, therapy, and pathogenesis, Curr Rheumatol Rep 2001; 3(5):391.
22. Lee LA: Neonatal lupus erythematosus, J Invest Dermatol 1993; 100:9S.
23. Weston W, Morelli J, Lee L: The clinical spectrum of anti-Ro-positive cutaneous neonatal lupus erythematosus, J Am Acad Dermatol 1999; 40(5 Pt 1):675.
24. Lee LA: Maternal autoantibodies and pregnancy-II: The neonatal lupus syndrome, Baillieres Clin Rheumatol 1990; 4:69.
25. Alexander E, et al: Anti-Ro/SS-A antibodies in the pathophysiology of congenital heart block in neonatal lupus syndrome, an experimental model. In vitro electrophysiologic and immunocytochemical studies, Arthritis Rheum 1992; 35:176.
26. McCune AB, Weston WL, Lee LA: Maternal and fetal outcome in neonatal lupus erythematosus, Ann Intern Med 1987; 106:518.
27. Ivarellos A, et al: Relationship of HLA-DR and MT antigens to autoantibody expression in systemic lupus erythematosus, Arthritis Rheum 1983; 26:1533.
28. Kuhn A, et al: Phototesting in lupus erythematosus: A 15-year experience, J Am Acad Dermatol 2001; 45(1):86.
29. Potter B: Hydroxychloroquine, Cutis 1993; 52:229.
30. The Hydroxychloroquine Study Group: A randomized study of the effect of withdrawing hydroxychloroquine sulfate in systemic lupus erythematosus, N Engl J Med 1991; 324:150.
31. Jewell M, McCauliffe D: Patients with cutaneous lupus erythematosus who smoke are less responsive to antimalarial treatment, J Am Acad Dermatol 2000; 42(6):983.
32. Van BM, Piette W: Antimalarials, Dermatol Clin 2001; 19(1): 147, ix.
33. Weiner A, et al: Hydroxychloroquine retinopathy, Am J Ophthalmol 1991; 112:528.
34. Coburn PR, Shuster D: Dapsone and discoid lupus erythematosus, Br J Dermatol 1982; 106:105.
35. Ruzicka T, Goerz G: Dapsone in the treatment of lupus erythematosus, Br J Dermatol 1981; 104:53.
36. Hall RP, et al: Bullous eruption of systemic lupus erythematosus-dramatic response to dapsone therapy, Ann Intern Med 1982; 97:167.
37. Matthews CNA, Saihan EM, Warin RP: Urticarial-like lesions associated with systemic lupus erythematosus: Response to dapsone, Br J Dermatol 1978; 99:455.
38. Holtman JH, et al: Dapsone is an effective therapy for the skin lesions of subacute cutaneous lupus erythematosus and urticarial vasculitis in a patient with C2 deficiency, J Rheumatol 1990; 17: 1222.
39. Lindskov R, Reymann F: Dapsone in the treatment of cutaneous lupus erythematosus, Dermatologica 1986; 172:214.
40. Tsokos GC, Caughman SW, Klippel JH: Successful treatment of generalized discoid skin lesions with azathioprine, Arch Dermatol 1985; 121:1323.
41. Shehade S: Successful treatment of generalized discoid skin lesions with azathioprine, Arch Dermatol 1986; 122:376.
42. Callen JP, et al: Safety and efficacy of a broad-spectrum sunscreen in patients with discoid or subacute cutaneous lupus erythematosus, Cutis 1991; 47:130.
43. Kuhn A, et al: Methotrexate treatment for refractory subacute cutaneous lupus erythematosus, J Am Acad Dermatol 2002; 46 (4):600.
44. Duong D, et al: American experience with low-dose thalidomide therapy for severe cutaneous lupus erythematosus, Arch Dermatol 1999; 135(9):1079.
45. Ruzicka T, et al: Treatment of cutaneous lupus erythematosus with acitretin and hydroxychloroquine, Br J Dermatol 1992; 127: 513.
46. Newton RC, et al: Mechanism-oriented assessment of isotretinoin in chronic or subacute cutaneous lupus erythematosus, Arch Dermatol 1986; 122:170.
47. Caro I: Dermatomyositis, Semin Cutan Med Surg 2001; 20(1):38.
48. Kovacs S, Kovacs S: Dermatomyositis, J Am Acad Dermatol 1998; 39(6):899; quiz 921.
49. Pearson CM, Bohan A: The spectrum of dermatomyositis. Symposium on rheumatic diseases, Med Clin North Am 1977; 61: 439.
50. Bohan A, et al: A computer-assisted analysis of 153 patients with polymyositis and dermatomyositis, Medicine 1977; 56:255.
51. Hoffman GS, et al: Presentation, treatment and prognosis of idiopathic inflammatory muscle disease in a rural hospital, Am J Med 1983; 75:433.
52. Callen JP: Dermatomyositis, Dis Mon 1987; 33:305.
53. Hochberg MC, Feldman D, Stevens MB: Adult onset polymyositis/dermatomyositis: An analysis of clinical and laboratory features and survival in 76 patients with a review of the literature, Semin Arthritis Rheu 1986; 15:168.

54. Rockerbie NR, et al: Cutaneous changes of dermatomyositis precede muscle weakness, J Am Acad Dermatol 1989; 20:629.
55. Jorizzo J: Dermatomyositis: practical aspects, Arch Dermatol 2002; 138(1):114.
56. el-Azhary R, Pakzad S: Amyopathic dermatomyositis: Retrospective review of 37 cases, J Am Acad Dermatol 2002; 46(4):560.
57. Sontheimer R: Would a new name hasten the acceptance of amyopathic dermatomyositis (dermatomyositis sine myositis) as a distinctive subset within the idiopathic inflammatory dermatomyopathies spectrum of clinical illness? J Am Acad Dermatol 2002; 46(4):626.
58. Kasteler JS, Callen JP: Scalp involvement in dermatomyositis: Often overlooked or misdiagnosed, JAMA 1994; 272:1939.
59. Sigurgeirsson B, et al: Risk of cancer in patients with dermatomyositis or polymyositis. A population-based study, N Engl J Med 1992; 326:363.
60. Bonnetblanc JM, et al: Dermatomyositis and malignancy. A multicenter cooperative study, Dermatologica 1990; 180:212.
61. Manchul LE, et al: The frequency of malignant neoplasms in patients with polymyositis-dermatomyositis: A controlled study, Arch Intern Med 1985; 145:1835.
62. Chow W, et al: Cancer risk following polymyositis and dermatomyositis: A nationwide cohort study in Denmark, Cancer Causes Control 1995; 6(1):9.
63. Pachman LM: Juvenile dermatomyositis: A clinical overview, Pediatr Rev 1990; 12:117.
64. Moore EC, et al: Staphylococcal infections in childhood dermatomyositis-association with the development of calcinosis, raised IgE concentrations and granulocyte chemotactic defect, Ann Rheum Dis 1992; 51:378.
65. Hiketa T, et al: Juvenile dermatomyositis: A statistical study of 114 patients with dermatomyositis, J Dermatol 1992; 19:470.
66. Ansell BM: Juvenile dermatomyositis, J Rheumatol Suppl 1992; 33:60.
67. Spencer CH, et al: Course of treated juvenile dermatomyositis, J Pediatr 1984; 105:399.
68. Peloro T, et al: Juvenile dermatomyositis: A retrospective review of a 30-year experience, J Am Acad Dermatol 2001; 45(1):28.
69. Fisler RE, et al: Aggressive management of juvenile dermatomyositis results in improved outcome and decreased incidence of calcinosis, J Am Acad Dermatol 2002; 47:505.
70. Tymms KE, Webb J: Dermatopolymyositis and other connective tissue diseases: A review of 105 cases, J Rheumatol 1985; 12:1140.
71. Bohan A, Peter JB: Polymyositis and dermatomyositis, N Engl J Med 1975; 292:344.
72. Carpenter S, Karpati G: The pathological diagnosis of specific inflammatory myopathies, Brain Pathol 1992; 2:13.
73. Fraser DD, Frank JA, Dalakas M: Magnetic resonance imaging in the idiopathic inflammatory myopathies, J Rheumatol 1991; 18:1693.
74. Park JH, et al: MRI and P-31 magnetic resonance spectroscopy provide unique quantitative data useful in the longitudinal management of patients with dermatomyositis, Arthritis Rheum 1994; 37:736.
75. Sparsa, et al: Routine vs. extensive malignancy search for adult dermatomyositis and polymyositis, Arch Dermatol 2002; 138:885.
76. Joffe M, et al: Drug therapy of the idiopathic inflammatory myopathies: Predictors of response to prednisone, azathioprine, and methotrexate and a comparison of their efficacy, Am J Med 1993; 94(4):379.
77. Drake L, et al: Guidelines of care for dermatomyositis. American Academy of Dermatology, J Am Acad Dermatol 1996; 34(5 Pt 1):824.
78. Miller LC, et al: Methotrexate treatment of recalcitrant childhood dermatomyositis, Arthritis Rheum 1992; 35:1143.
79. Pelle MT, Callen JP: Adverse cutaneous reactions to hydroxychloroquin are more common in patients with dermatomyositis than in patients with cutaneous lupus erythematosus, Arch Dermatol 2002; 138:1231.
80. Fudman EJ, Schnitzer TJ: Dermatomyositis without creatine kinase elevation: A poor prognostic sign, Am J Med 1986; 80:329.
81. Rodman GP: When is scleroderma not scleroderma? The differential diagnosis of progressive systemic sclerosis, Bull Rheum Dis 1981; 31:7.
82. Haustein UF, et al: Chemically-induced scleroderma, Hautarzt 1992; 43:469.
83. Pelmear PL, et al: Occupationally induced scleroderma, J Occup Med 1992; 34:20.
84. Rodman GP: The natural history of progressive systemic sclerosis (diffuse scleroderma), Bull Rheum Dis 1963; 13:301.
85. Rocco VK, Hurd ER: Scleroderma and scleroderma-like disorders, Semin Arthritis Rheum 1986; 16:22.
86. Tuffanelli DL, Winkelmann RK: Systemic scleroderma: A clinical study of 727 cases, Arch Dermatol 1961; 84:359.
87. Blunt RJ, Porter JM: Raynaud syndrome, Semin Arthritis Rheum 1981; 10:281.
88. Houtman PM, et al: Diagnostic significance of nailfold capillary patterns in patients with Raynaud's phenomenon, J Rheumatol 1986; 13:556.
89. Lee P, et al: Digital blood flow and nailfold capillary microscopy in Raynaud's phenomenon, J Rheumatol 1986; 13:564.
90. Kinder RR, Fleischman R: Systemic scleroderma: A review of organ systems, Int J Dermatol 1974; 13:362.
91. Orringer MB, et al: Gastroesophageal reflux in esophageal scleroderma: Diagnosis and implications, Ann Thorac Surg 1976; 21:601.
92. Davidson A, Russell C, Littlejohn GO: Assessment of esophageal abnormalities in progressive systemic sclerosis using radionuclide transit, J Rheumatol 1985; 12:472.
93. Carette S, et al: Radionuclide esophageal transit in progressive systemic sclerosis, J Rheumatol 1985; 12:478.
94. Segel MC, et al: Systemic sclerosis (scleroderma) and esophageal adenocarcinoma: Is increased patient screening necessary? Gastroenterology 1985; 89:485.
95. Horowitz AL, Meyers MA: The "hide-bound" small bowel of scleroderma: Characteristic mucosal fold pattern, Am J Roentgen Rad Ther Nucl Med 1973; 119:332.
96. Allende HD, Ona FV, Noronha AI: Bleeding gastric telangiectasia. Complication of Raynaud's phenomenon, esophageal motor dysfunction, sclerodactyly, and telangiectasia (REST) syndrome, Am J Gastroenterol 1981; 75:354.
97. Ungerer RG, et al: Prevalence and clinical correlates of pulmonary arterial hypertension in progressive systemic sclerosis, Am J Med 1983; 75:65.
98. Cannon PJ, et al: The relationship of hypertension and renal failure in scleroderma (progressive systemic sclerosis) to structural and functional abnormalities of the renal cortical circulation, Medicine 1974; 53:1.
99. Rodman GP, Medsger TA, Jr: The rheumatic manifestations of progressive systemic sclerosis (scleroderma), Clin Orthop 1968; 57:81.
100. Rodman GP, Medsger TA, Jr: Musculoskeletal involvement in progressive systemic sclerosis (scleroderma), Bull Rheum Dis 1966; 17:419.
101. Bulpitt KJ, et al: Early undifferentiated connective tissue disease: III. Outcome and prognostic indicators in early scleroderma (systemic sclerosis), Ann Intern Med 1993; 118:602.
102. Martin L, et al: Identification of a subset of patients with scleroderma with severe pulmonary and vascular disease by the presence of autoantibodies to centromere and histone, Ann Rheum Dis 1993; 52:780.
103. Tuffanelli DL, et al: Anticentromere and anticentriole antibodies in the scleroderma spectrum, Arch Dermatol 1983; 119:560.
104. Giordano M, et al: Different antibody patterns and different prognosis in patients with scleroderma with various extent of skin sclerosis, J Rheumatol 1986; 13:911.

105. Ullman S, et al: Serology in patients with scleroderma, Ugeskr Laeger 1993; 155:472.
106. Studer A, et al: Quantitative nailfold capillary microscopy in cutaneous and systemic lupus erythematosus and localized and systemic scleroderma, J Am Acad Dermatol 1991; 24:941.
107. Zufferey P, et al: Prognostic significance of nailfold capillary microscopy in patients with Raynaud's phenomenon and scleroderma-pattern abnormalities. A six-year follow-up study, Clin Rheumatol 1992; 11:536.
108. Maricq HR: Capillary abnormalities. Raynaud's phenomenon, and systemic sclerosis in patients with localized scleroderma, Arch Dermatol 1992; 128:630.
109. Granier F, et al: Nailfold capillary microscopy in mixed connective tissue disease, Arthritis Rheum 1986; 29:189.
110. McGill NW, Gow PJ: Nailfold capillaroscopy: A blinded study of its discriminatory value in scleroderma, systemic lupus erythematosus, and rheumatoid arthritis, Aust NZ J Med 1986; 16:457.
111. Schmidt K-U, Mensing H: Are nailfold capillary changes indicators of organ involvement in progressive systemic sclerosis? Dermatologica 1988; 176:18.
112. Clements P: Penicillamine in the treatment of systemic sclerosis, Curr Rheumatol Rep 1999; 1(1):38.
113. Uitto J, Santa C, Bauer EA: Morphea and lichen sclerosus et atrophicus, J Am Acad Dermatol 1980; 3:271.
114. Sato S, et al: Clinical characteristics associated with antihistone antibodies in patients with localized scleroderma, J Am Acad Dermatol 1994; 31:567.
115. Sato S, et al: Antigen specificity of antihistone antibodies in localized scleroderma, Arch Dermatol 1994; 130:1273.
116. Winkelmann RK: Localized cutaneous scleroderma, Semin Dermatol 1985; 4:90.
117. Hulshof MM, et al: Oral calcitriol as a new therapeutic modality for generalized morphea, Arch Dermatol 1994; 130:1290.
118. Czarnecki DB, Taft EH: Generalized morphea successfully treated with salazopyrin, Acta Derm Venereol (Stockh) 1982; 62:81.
119. Cunningham B, et al: Topical calcipotriene for morphea/linear scleroderma, J Am Acad Dermatol 1998; 39(2 Pt 1):211.
120. Falanga V, et al: Linear scleroderma. Clinical spectrum, prognosis, and laboratory abnormalities, Ann Intern Med 1986; 104:849.
121. Falanga V, Medsger TA, Jr: Frequency, levels, and significance of blood eosinophilia in systemic sclerosis, localized scleroderma, and eosinophilic fasciitis, J Am Acad Dermatol 1987; 17:648.
122. Falanga V, Medsger TA, Reichlin M: High titers of antibodies to single-stranded DNA in linear scleroderma, Arch Dermatol 1985; 121:345.
123. Uziel Y, et al: Methotrexate and corticosteroid therapy for pediatric localized scleroderma, J Pediatr 2000; 136(1):91.
124. Kerscher M, et al: Low-dose UVA phototherapy for treatment of localized scleroderma, J Am Acad Dermatol 1998; 38(1):21.
125. Grundmann-Kollmann M, et al: PUVA-cream photochemotherapy for the treatment of localized scleroderma, J Am Acad Dermatol 2000; 43(4):675.
126. Soma Y, Fujimoto M: Frontoparietal scleroderma (en coup de sabre) following Blaschko's lines, J Am Acad Dermatol 1998; 38(2 Pt 2):366.

18 超敏综合征和血管炎
Hypersensitivity Syndromes and Vasculitis

- 超敏综合征　　626
- 多形红斑　　626
- Stevens-Johnson 综合征 / 中毒性表皮坏死松解症类疾病　　630
  - Stevens-Johnson 综合征　　630
  - 中毒性表皮坏死松解症　　632
- 结节性红斑　　635
- 血管炎　　637
- 小血管性血管炎　　642
  - 过敏性血管炎　　642
  - 过敏性紫癜　　645
- ANCA 相关的小血管炎　　648
  - Wegener 肉芽肿　　648
  - Churg-Strauss 综合征　　649
  - 显微镜下多血管炎　　649
- ANCA 阴性小血管炎　　649
- 嗜中性粒细胞性皮病　　650
  - Sweet 综合征　　650
  - 持久性隆起性红斑　　653
  - 坏疽性脓皮病　　653
- Schamberg 病　　656

超敏综合征 Hypersensitivity syndromes

超敏综合征见下页图解所示。

多形红斑 Erythema multiforme

多形红斑（EM）是一种相对常见、急性、易复发的炎症性疾病。许多因素可能与该病的发病有关，包括：各种感染、药物、物理因素、放射治疗、妊娠以及内脏恶性肿瘤等，约50%的患者找不到任何原因。EM 在发病前常有急性上呼吸道感染、单纯疱疹病毒感染、肺炎支原体感染（如原发性非典型肺炎）等[1]。

分类　基于皮损的类型及分布，新的分类方法把 EM 与 Stevens-Johnson 综合征及中毒性表皮坏死松解症分开来[2-4]（参见本章 Stevens-Johnson 综合征一节）。EM 与 Stevens-Johnson 综合征及中毒性表皮坏死松解症的区别在于：EM 好发于年轻男性，易复发，发热少，黏膜损害轻微，与胶原血管性疾病、人类免疫缺陷病毒感染及恶性肿瘤无相关性。新近发生疱疹或者复发性疱疹是 EM 的主要危险因素，而 Stevens-Johnson 综合征及中毒性表皮坏死松解症的主要病因是药物因素[4]。

疱疹相关的复发性EM　EM 在众多的复发性单纯疱疹患者中，仅小部分同时有复发性EM。一些成人及儿童[5]每次单纯疱疹发作均可诱发 EM[6]。在大部分复发性 EM 患者的皮损活检标本中可以检测到单纯疱疹病毒特异的 DNA 序列[7]。

发病机制

研究表明，免疫复合物的形成及其在皮肤微血管系统的沉积可能在 EM 的发病机制中起作用。大部分 EM 患者可检测到循环免疫复合物，在真皮上层血管周围可见 C_3、IgM 及纤维蛋白沉积[8]。组织学上，在这些真皮上层血管周围可见单一核细胞浸润，而在其他免疫复合物介导的血管炎（白细胞碎裂性血管炎），则可见多形核白细胞浸润。

EM患者可见苔藓样炎性浸润及表皮坏死，主要见于基底层[2]。角质形成细胞的坏死范围可小到单个细胞，大到融合性表皮坏死。表皮真皮连接处可有空泡化改变，甚至表皮下水疱形成，真皮浸润大部分都在血管周围[9]。Stevens-Johnson综合征以坏死为主，即主

超敏综合征

多形红斑
- 单纯疱疹
- 肺炎支原体
- 其他感染因素
- 药物
- 恶性肿瘤
- 其他

↓

- 年龄 20～40 岁
- 前驱症状
  - 少
- 荨麻疹样丘疹
- 靶形皮损或
  - 水疱和大疱
  - 手背
  - 手掌
  - 足跖
  - 四肢伸侧
  - 泛发
- 黏膜
  - 损害少
- 2～3 周内皮疹成
  批出现
- 口腔损害（少）

Stevens-Johnson 综合征
- 药物
  - 苯妥因
  - 苯巴比妥
  - 磺胺药
  - 青霉素
  - 其他药物
- 感染

↓

- 儿童、青壮年
- 前驱症状
  - 上呼吸道症状
  - 发热（高热）
  - 咽喉疼痛
  - 咳嗽
- 大疱
- 皮疹
  - 皮肤
  - 结膜
  - 口腔
  - 生殖器
- 溃疡性口腔炎
- 角膜溃疡
- 频咳、肺炎

中毒性表皮坏死松解症
- 药物
  - 苯妥因
  - 苯巴比妥
  - 磺胺药
  - 氨苄西林
  - 别嘌呤醇
  - 氨苯硫脲
  - 异烟肼
  - 非甾体类抗炎药
  - 其他

↓

- 前驱症状
  - 发热
  - 头痛
  - 咽喉疼痛
- SJS 样黏膜疾病
  - 口腔炎
  - 结膜炎
- 皮温升高的红斑
- 皮肤疼痛
- 水疱和大疱
- 表皮广泛剥脱
- 支气管肺炎
- 败血症

结节性红斑
- 感染
  - 链球菌
  - 结核杆菌
  - 球孢子菌
  - 其他
- 药物
  - 磺胺药
  - 口服避孕药
- 系统性疾病
  - 结节病
  - 溃疡性结肠炎
  - Crohn 病
  - 淋巴瘤
  - 白血病
- 妊娠

↓

- 女性：男性 3∶1
- 年龄 20～40 岁
- 前驱症状
  - 发热
  - 不适
- 皮肤
  - 水肿性红斑
  - 胫部
  - 前臂（外侧面）
- 关节痛
- 关节炎
- 肺门淋巴结肿大

Sweet综合征（急性发热性嗜中性皮病）
- 感染
- 自身免疫性疾病
- 淋巴瘤
- 实体性肿瘤

↓

- 女性：男性 3∶1
- 中年人
- 流感样症状或肠道
  感染
- 皮疹
- 1～3 周后
- 非特异性感染
  - 呼吸道
  - 胃肠道
- 疼痛性圆形红斑块
- 发热或
  低体温
- 不适
- 关节痛
- 关节炎
- 结膜炎
- 多形核白细胞＞70%
- 白细胞增多＞8000

• 代表关节（即关节炎或关节痛）

要表现为表皮坏死而炎性浸润轻微。药物相关的EM患者可见汗管顶端坏死的角质形成细胞聚集,常伴有真皮炎症细胞浸润,包括嗜酸性粒细胞浸润。药物在汗液中聚集导致随后毒性的产生,同时通过免疫学机制导致皮损形成[10]。EM有较高密度的细胞浸润,主要是T淋巴细胞。相反,中毒性表皮坏死松解症的特点是细胞浸润轻微,以巨噬细胞及树突状细胞为主。以上不同点表明,这些疾病具有不同的发病机制[11]。

临床表现

EM患者发病前有前驱症状,皮疹为多形性,全身症状轻重不一。轻症患者的前驱症状包括不适、发热,即将发生皮损的部位瘙痒及烧灼感,皮疹具有特征性。该病的分类主要是基于皮损的类型,70%以上的患者有黏膜损害,最常受累的部位是口唇及颊黏膜。

靶形损害和丘疹 靶形损害和丘疹是EM患者最具特征的皮疹,暗红色圆形斑丘疹可突然出现在手背、足背、前臂及小腿的伸侧,对称分布,严重患者躯干部也可受累。早期皮损有瘙痒、烧灼感或者无症状。在24~48小时内,早期非特异性皮疹发展成靶形皮损,这时即可明确诊断(图18-1和图18-3)。红色斑丘疹远心性扩大至直径1~3cm,当中央出现青紫色、紫癜或小水疱后,就形成典型的虹膜状皮损或靶形皮损。成熟的靶形皮损包括界限清楚的两个区:内侧区由于急性表皮损伤形成表皮坏死或水疱,外侧区为红斑,有时中间可出现苍白色水肿区。不完全靶形皮损边缘为环形,手掌及足跖部的靶形皮损特征性也差一些,临床上与荨麻疹类似。单个皮损1~2周消退,不留瘢痕,但可留下色素减退或色素沉着,同时新皮疹成批出现。

口腔可出现大疱及糜烂,整个病程持续1个月左右。

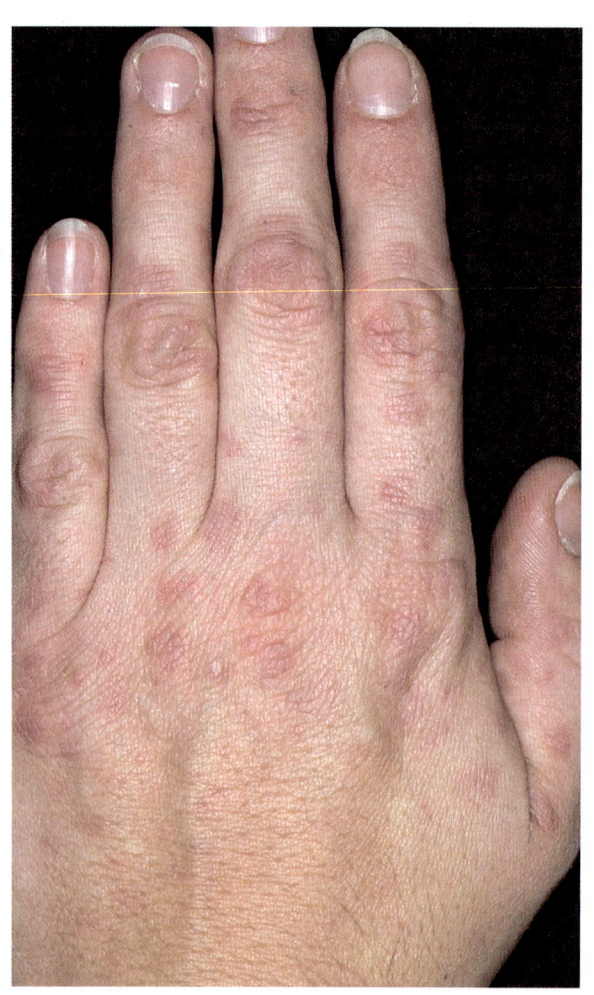

图18-1 多形红斑:靶形皮损开始时为暗红色斑,中间有水疱,边缘为青紫色。

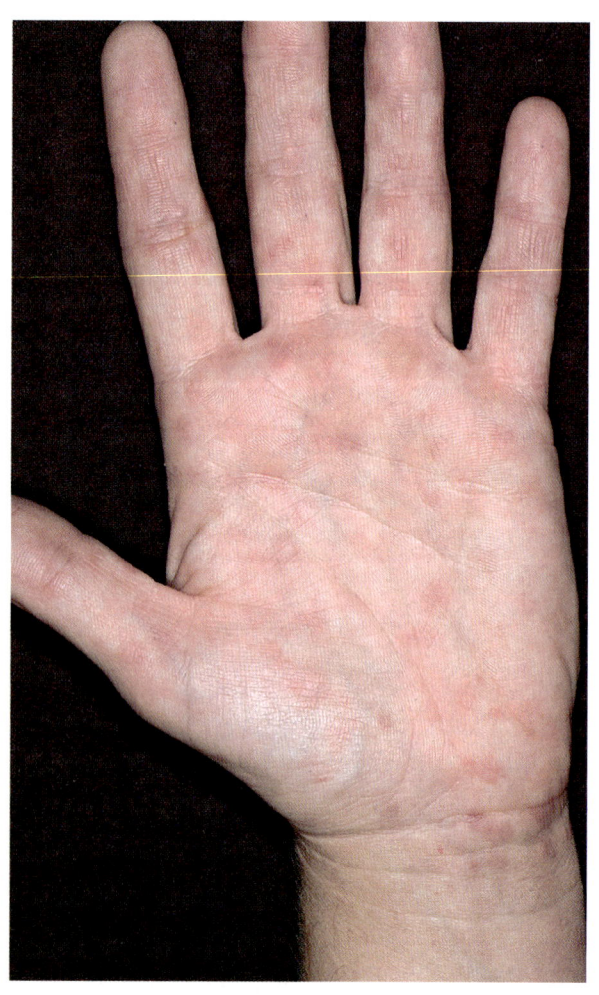

图18-2 多形红斑:手掌和足跖的靶形皮疹对于多形红斑有很高的特异性。

实验室检查 严重患者可见血沉增快，中度白细胞升高，不典型患者可行皮肤活检，有时需要直接免疫病理检查以排除其他大疱性疾病。

治疗 病情轻的患者不需要治疗。靶形损害较多的患者用泼尼松治疗起效迅速，疗程1～3周。口服泼尼松40～80mg/d，直至控制，然后在1周内快速减量。用泼尼松治疗可以有效地防止复发。在许多疱疹相关的EM患者中，长期口服阿昔洛韦400mg，每天2次，可以防止复发[12]（图18-4）。在单纯疱疹明显发作后才口服阿昔洛韦不能防止EM复发，EM发作后口服阿昔洛韦也没有价值[13]。一些患者连续服用阿昔洛韦数年无明显不良反应。复发性EM患者（单纯疱疹病毒不是明显诱因的患者）应该口服阿昔洛韦6个月。泛昔洛韦及伐昔洛韦比阿昔洛韦吸收好，可用于阿昔洛韦治疗无效的患者[14]。如果这些治疗措施失败，可以试用氨苯砜或抗疟药，氨苯砜（100～150mg/d）可使EM患者得到部分或完全控制。对所有其他治疗方法失败的严重患者，硫唑嘌呤可以获得成功，其疗效具有剂量依赖性（100～150mg/d）[15]，但停药后易复发。

对于慢性复发性EM患者，如果其他治疗方法失败，特别是阿昔洛韦及泼尼松治疗失败，可口服沙利度胺，100mg/d。沙利度胺在开始发病时服用，可使发作持续时间平均减少11天，频繁发作的EM患者可进行连续治疗，5～8天皮损消退后，小剂量维持治疗可以防止复发[16]。

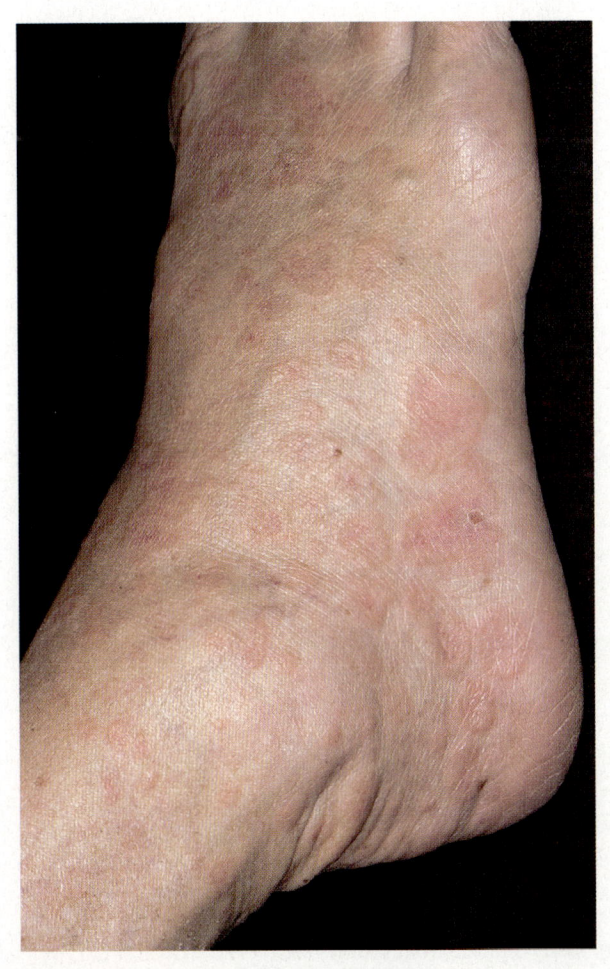

图18-3 多形红斑：皮疹集中于四肢远端。

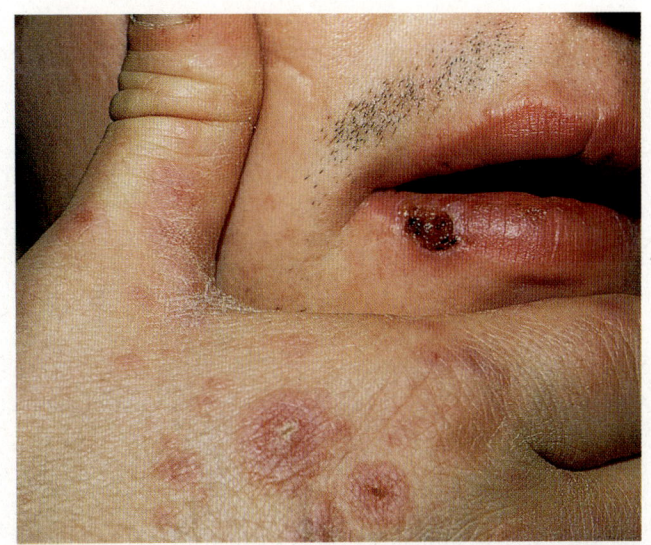

图18-4 多形红斑：单纯疱疹病毒感染可导致多形红斑发作。

Stevens-Johnson综合征/中毒性表皮坏死松解症类疾病

传统观点认为Stevens-Johnson综合征及中毒性表皮坏死松解症是EM的最严重类型，但基于其临床表现，最近有人提出EM不同于Stevens-Johnson综合征及中毒性表皮坏死松解症。该观点认为，应该把EM从Stevens-Johnson综合征/中毒性表皮坏死松解症中分出来。EM以典型的靶形皮损为特征，是一种感染后疾病，容易复发但致残率低。而后者以泛发性水疱和紫癜样斑疹为特征，通常是一种严重的药物反应，致残率高，预后差。此观点认为，Stevens-Johnson综合征和中毒性表皮坏死松解症都是药物导致，只是严重程度不一样[4,17]。有人提出把Stevens-Johnson综合征/中毒性表皮坏死松解症分为三级：

第一级：Stevens-Johnson综合征，黏膜糜烂及表皮松解面积小于体表面积的10%。

第二级：Stevens-Johnson综合征和中毒性表皮坏死松解症重叠，表皮松解面积占体表面积的10%~30%。

第三级：中毒性表皮坏死松解症，表皮松解面积大于体表面积的30%。

Stevens-Johnson 综合征

皮肤、口腔、眼和生殖器的水疱及大疱性疾病称为Stevens-Johnson综合征，该病好发于儿童及青壮年，皮疹出现前有上呼吸道感染症状。有时有严重频咳，胸部X线检查可见片状阴影，这时提示肺部受累。轻症患者可有无力及嗜睡，但用传统方法治疗预后良好，严重患者死亡率可达到10%。疾病活动期可出现高热。口腔损害可持续数月。

皮损 Stevens-Johnson综合征的皮损为扁平非典型靶形皮损及紫癜样斑疹，泛发或分布于躯干、手掌及足跖（图18-5，图18-6）。这和EM的皮损不一样，EM的皮损为典型的靶形皮损、高出皮面的非典型靶形皮损或者高出皮面的水肿性丘疹，分布于四肢末端和/或面部[18]，新发皮疹成批出现。该病有自限性，如果没有并发症，约1个月可痊愈。

黏膜损害 前驱症状1~14天后，可突然出现水疱，位于眼结膜、鼻黏膜、口腔（图18-7）、肛门直肠、外阴阴道及尿道。溃疡性口腔炎导致的血痂最具特征性。

眼部症状 角膜溃疡可导致失明。Stevens-Johnson综合征患者严重的眼黏膜损伤是眼瘢痕性类天疱疮的一个病因，该病是一种眼黏膜慢性瘢痕性炎症性疾病，可导致失明。Stevens-Johnson综合征发展成瘢痕性类天疱疮的时间为数月至31年[19]。

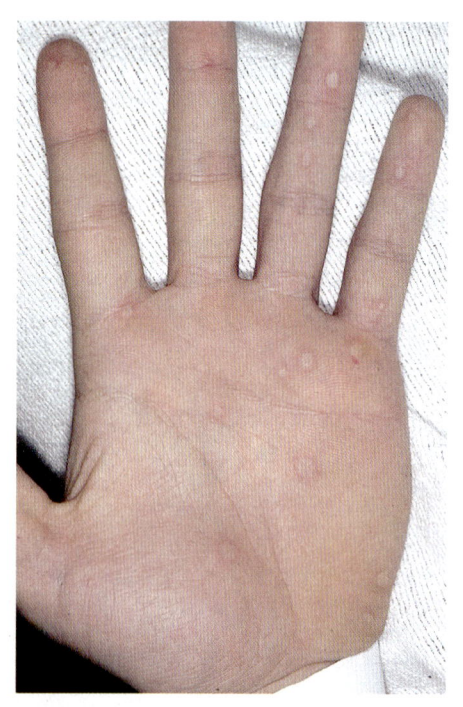

图18-5 Stevens-Johnson综合征：掌跖部位可出现水疱，但不形成多形红斑的典型靶形皮损。

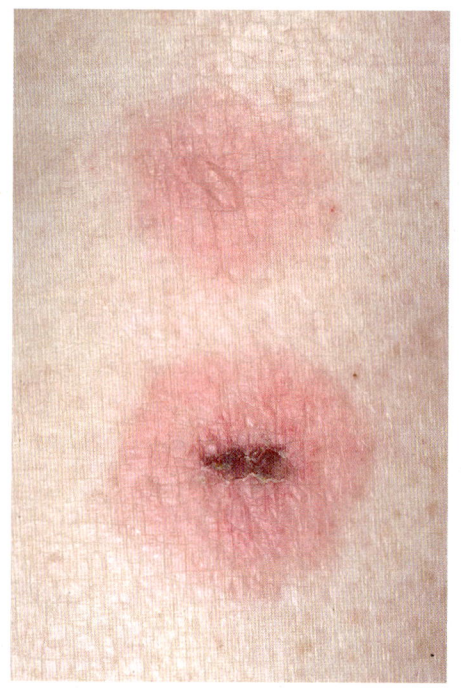

图18-6 Stevens-Johnson综合征：非典型靶形皮损：圆形红斑，部分红斑的中央可有水疱。躯干部位可能只有少量皮损。

病因 药物是最常见的病因（苯妥英、镇静安眠药、磺胺药、青霉素）。该病最常见于治疗癫痫的过程中。其他病因包括上呼吸道感染、胃肠道异常、肺炎支原体感染[20]及单纯疱疹病毒感染，应该仔细寻找可能的病因以避免复发。

诊断 如果没有典型皮疹，应进行皮肤活检。对于不典型病例，直接免疫荧光检查可能会有帮助[21]（见表16-4）。

治疗 对糖皮质激素的使用仍然有争议。一项儿童患者的研究表明，系统使用糖皮质激素可能导致病程延长及有严重副作用[22]。但其他研究则认为，糖皮质激素对该病有益，可以挽救患者的生命[23,24]。对于有皮肤、眼、口腔损害的严重儿童患者，许多内科医师选择口服糖皮质激素，最常用的是泼尼松，20～30mg，每日2次，直至无新皮疹出现，然后迅速减量。

瘙痒可用抗组胺药控制。皮肤水疱可用Burrow液冷湿敷。表皮剥离部位不可以外用糖皮质激素。丘疹及斑块外用第Ⅱ-Ⅴ类糖皮质激素有效。经常用盐酸利多卡因漱口可缓解口腔症状。患者可能只能进流质或软性食物。眼部受累时应请眼科专家进行监测以减少结膜瘢痕形成的可能。眼部有粘连时，应该用抗生素眼药水滴眼并对粘连进行分离。对泪液分泌不足的患者，有报道外用及系统使用维生素A有效[25]。继发感染可口服抗生素。早用阿昔洛韦及泼尼松可预防Stevens-Johnson综合征相关的单纯疱疹病毒感染[26]。

图18-7 结膜及口腔可见大疱、黏膜脱落、溃疡及坏死，影响进食。生殖器皮损可影响排尿。

STEVENS-JOHNSON 综合征

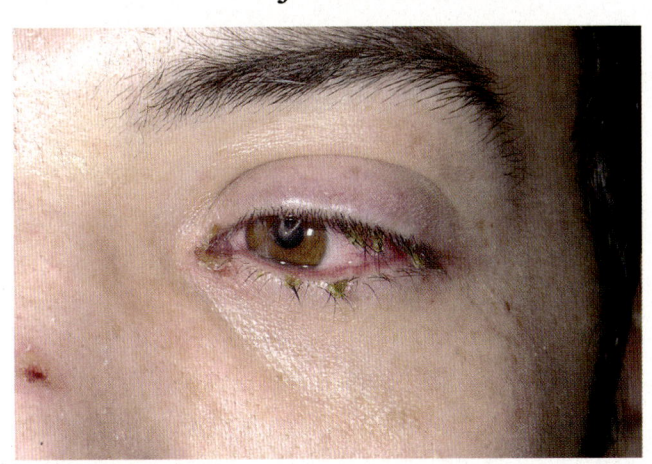

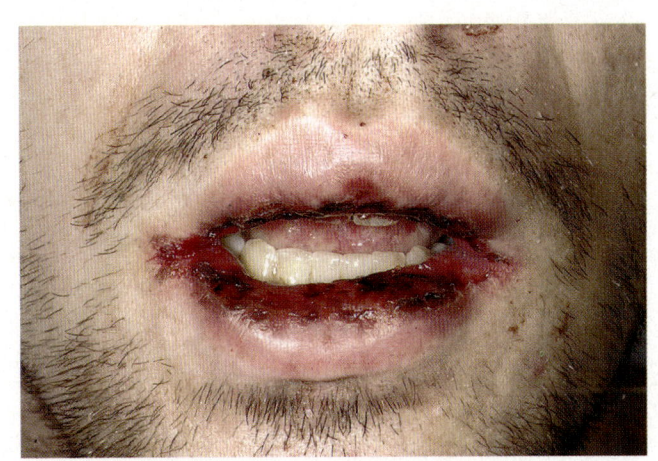

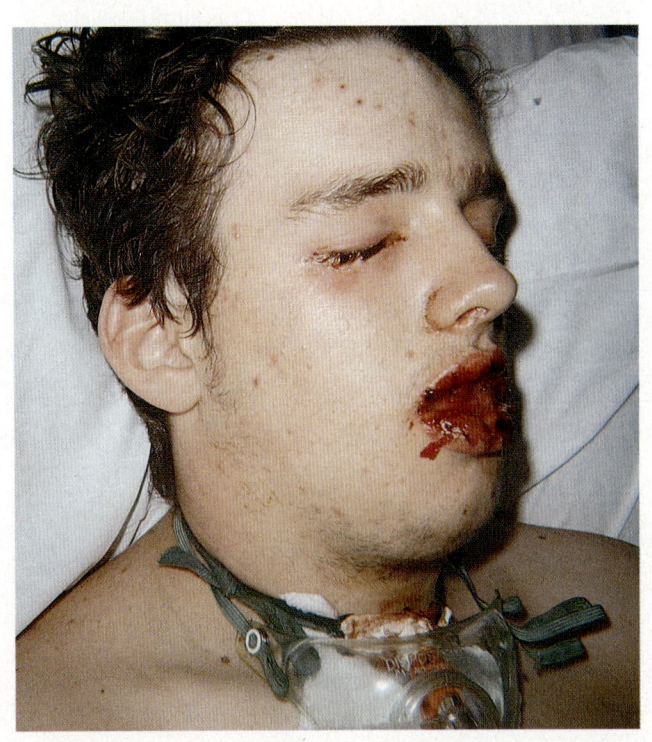

中毒性表皮坏死松解症
Toxic epidermal necrolysis，TEN

中毒性表皮坏死松解症开始有 Stevens-Johnson 综合征样黏膜损害,由于表皮真皮连接处分离,发展成弥漫性、泛发性表皮剥脱[27,28]。这种整个表皮的丢失导致该病的高死亡率。体液丧失不是主要的问题,死亡主要是由原发于皮肤及肺部的无法控制的败血症导致。TEN 罕见,发病率约为每年 1.3/百万[29]。

Stevens-Johnson 综合征患者的死亡率为 1%~5%,TEN 的死亡率为 34%~40%。致病药物的类型不影响患者的死亡率。和以前不一样的是,如今的 TEN 患者中,人类免疫缺陷病毒(HIV)感染率较高。HIV 感染者发病率较高的原因,主要与这些患者使用磺胺药(主要是磺胺嘧啶)较多有关[30-32]。TEN 可发生于骨髓移植后[33],这可能和服用磺胺药有关,急性移植物抗宿主反应也有可能,两者占同等地位。

TEN 和葡萄球菌烫伤样皮肤综合征　威胁生命的 TEN 外表上与葡萄球菌烫伤样皮肤综合征(SSSS)相似,SSSS 由葡萄球菌毒素所致。然而,在 SSSS 中,表皮分离的部位在表皮上层的角质层下,愈合迅速,没有导致感染的危险。通过活检标本的冻结切片技术,可以对 SSSS 或 TEN 作出快速诊断。

病理及发病机制　病理学上,早期可见轻度界面性皮炎,发展成表皮全层坏死。TEN 患者的角质形成细胞可见广泛凋亡[34]。可有表皮下水疱形成、角质形成细胞坏死及真皮浅层血管周围稀疏淋巴组织细胞浸润。经常有报道 TEN 患者淋巴细胞减少。细胞毒性 T 细胞(CD8$^+$淋巴细胞)能使被药物改变的角质形成细胞发生变性和坏死,可能和水疱形成有关[35-38]。

病因　TEN 的病因和 Stevens-Johnson 综合征相同,但 TEN 最常见的病因是药物,其发病和药物的剂量无关。在两个大规模研究中,致病药物包括抗生素(40%)、抗癫痫药(11%)、镇痛药(5%~23%),发展中国家抗结核药的比例较高[39]。用这些药物治疗的最常见的基础疾病是感染(52.7%)和疼痛(36%)。Stevens-Johnson 综合征及 TEN 患者是激发试验的绝对禁忌证[40]。TEN 及其他严重皮肤药物不良反应的发病可能与患者对药物代谢产物的解毒功能具有遗传缺陷有关。在一些预先处理的患者中,药物代谢产物可以和表皮蛋白结合并诱发免疫反应,导致免疫介导的过敏性皮肤药物不良反应[41]。

致病药物　抗菌药如磺胺药、抗癫痫药、昔康类非甾体类抗炎药、别嘌呤醇、氯美扎酮及糖皮质激素与 Stevens-Johnson 综合征及 TEN 发病危险性升高有关。这些药物导致 Stevens-Johnson 综合征/TEN 的危险性不超过5例/(百万患者·周)[42]。抗癫痫药导致 TEN 的危险性在开始治疗的 8 周内最大[43]。

最常见的致病药物如下:
磺胺药
复方新诺明
氯美扎酮
氨苄西林
喹诺酮类抗生素
头孢菌素
对乙酰氨基酚
卡马西平
镇静安眠剂
苯妥英
丙戊酸
非甾体类抗炎药
别嘌呤醇
糖皮质激素

前驱症状　发热是最常见的前驱症状。皮损出现前 1~2 周即有头痛、咽喉疼痛等上呼吸道感染症状,皮疹出现前 1~2 天可发生口腔炎、结膜炎及瘙痒。

皮肤　TEN 在开始时表现为大面积泛发性温度升高的红斑,数小时内皮损开始疼痛,用拇指轻轻按压皮肤即可起皱,向侧面滑动并和真皮分离(图18-8,A)。这种提示预后不良体征(尼氏征)(图18-8 B)的出现往往先于威胁生命的症状。可有小水疱及大疱。无红斑的皮肤常保持完整,头皮不受累。

黏膜　黏膜表面炎症、水疱和糜烂,尤其多见于口咽部位,这是早期出现的特征性皮疹。阴道上皮常常发生水疱及剥脱。口腔黏膜的水疱及糜烂可影响进食,经常需要鼻饲及十二指肠插管饮食。如果不发生败血症,胃肠道其他部分的功能通常不受影响。

眼　严重眼部受累很常见,化脓性结膜炎可导致肿胀、结痂和溃疡,伴疼痛及畏光。并发症包括结膜糜烂导致的继发性血管再生、纤维粘连、角膜溃疡和

中毒性表皮坏死松解症

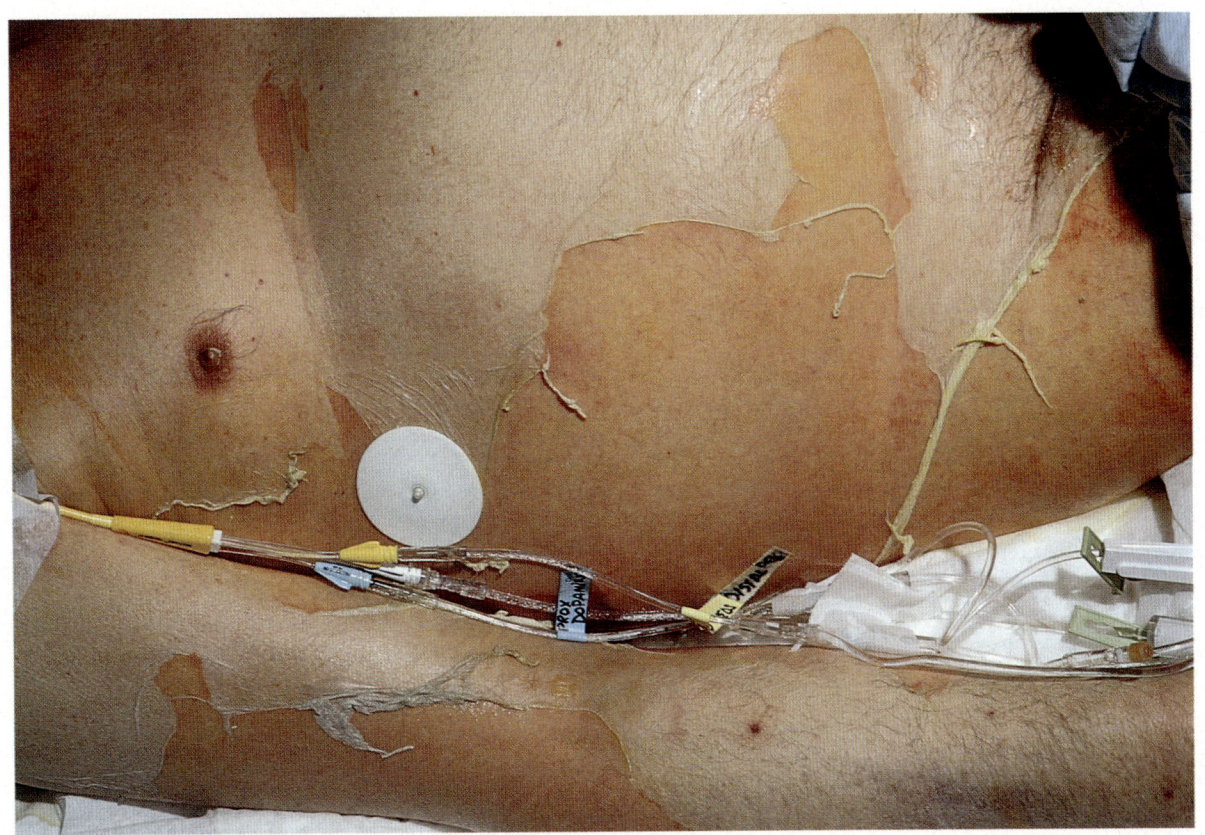

A. 大片表皮全层剥离。

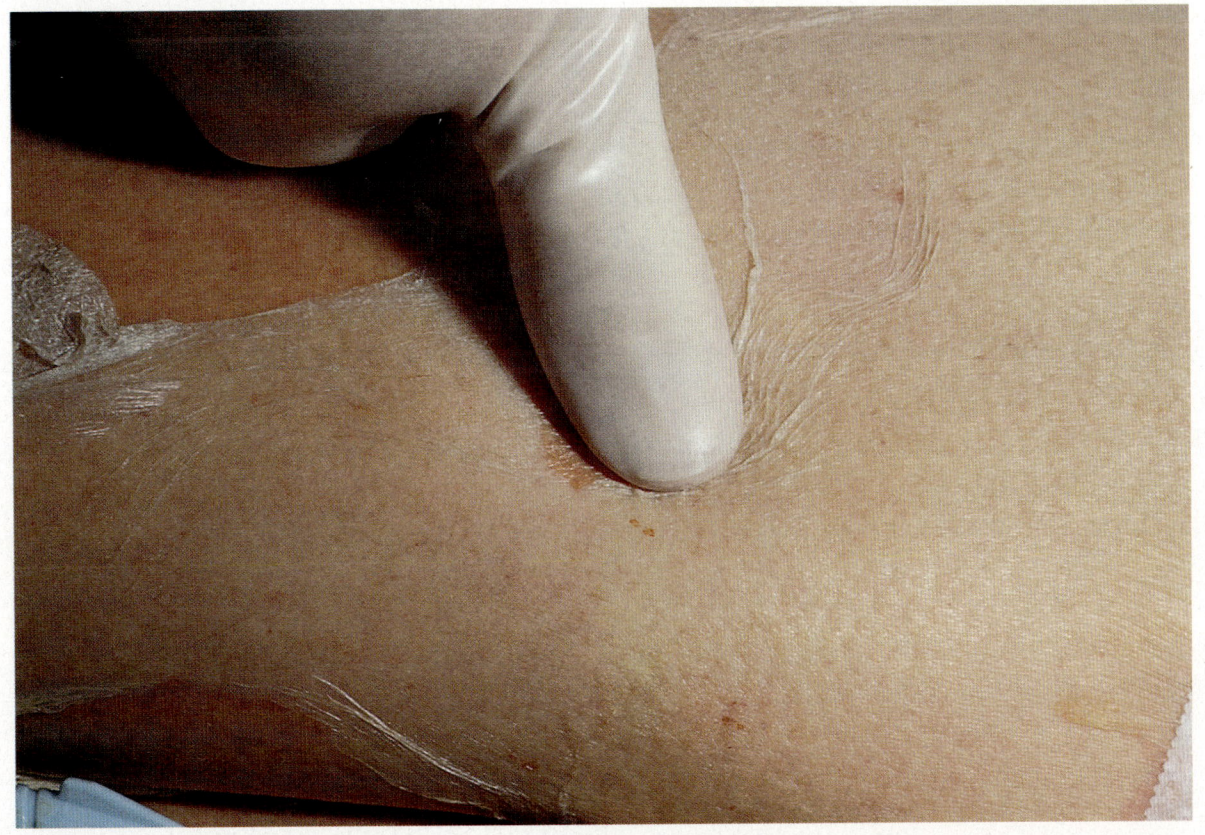

B. TEN开始为泛发性皮温升高的红斑。数小时内皮肤开始疼痛，用拇指轻轻按压，皮肤起皱纹，向侧方滑动，并与真皮分离（尼氏征）。

图 18-8

失明。畏光、黏液性分泌物及视力减退可持续数年。

呼吸道 27%的患者可有支气管上皮受累，在TEN早期，如果出现呼吸困难、支气管分泌增加，常规胸部X线检查异常及血氧含量明显下降时，必须考虑是否有支气管上皮受累。支气管损伤提示预后不良[44]。威胁生命的急性呼吸功能不全需要辅助通气，并可能有长时间呼吸功能异常的并发症。应严密监测患者的肺部并发症[45]。报道的患者中，30%发生支气管肺炎。在许多病例中，支气管肺炎是患者的死亡原因。许多患者需要气管插管或通气支持。可发生呼吸衰竭，伴气管插管部位黏膜坏死及黏液等分泌物滞留。

感染 败血症及革兰阴性菌肺炎是TEN患者死亡的最常见原因。肺部及裸露皮肤是细菌最常见的入侵部位。如果患者使用了中心静脉导管，血液细菌培养的阳性率很高。如果静脉导管可能是血细菌培养阳性的细菌来源，则应该更换或停用。尿道经常受累，但多数病例可以避免使用导尿管。

体液和电解质丢失 TEN患者的体液丢失情况不如烧伤患者严重，但如果不进行植皮，可发生严重丢失。显然，导致烫伤后大面积水肿的急性期反应物在TEN患者中并未释放。

其他并发症 可发生不明原因白细胞减少，毒素（如吸收的磺胺嘧啶银）或者免疫复合物是可能的原因[46-49]。在一组Stevens-Johnson综合征患者中，50%发生肾脏受累，表现为血尿、蛋白尿及血肌酐水平升高[50]。

治疗

系统使用糖皮质激素 关于系统使用糖皮质激素，目前仍有争议[51-52]，但多数作者建议不应该系统使用糖皮质激素[53]。

即使大剂量的糖皮质激素也不能防止TEN的发生[54]。因其他疾病在TEN的皮肤体征出现前使用糖皮质激素至少一周的患者中，其死亡率与未使用糖皮质激素者相比较无差异[55]。这表明糖皮质激素不能保护表皮，不能使表皮避免发生药物诱导的角质溶解。有报道当TEN患者不使用糖皮质激素治疗时，其生存率升高[56]。

环孢素 TEN患者可用环孢素A治疗（不同时使用其他免疫抑制剂），表皮再生迅速，死亡率降低。该治疗方案比以前的环磷酰胺和糖皮质激素联合治疗疗效更好[57,58]。

环磷酰胺 在一项研究中，环磷酰胺（100～300mg/d，静脉用药，连续5天），在数天内可控制水疱、疼痛及红斑等症状。4～5天内表皮再生迅速[35]。环磷酰胺可抑制细胞介导的细胞毒性。

血浆置换和免疫球蛋白 在两项研究中，血浆置换可使病情完全缓解[59,60]。对病情严重患者，血浆置换是一种安全的治疗手段，可降低死亡率[61]。对于儿童及成人TEN患者，大剂量免疫球蛋白静脉注射（IVIG）是一种安全有效的治疗方法。推荐早期使用IVIG治疗，剂量为3g/kg，分3次给药[1g/（kg·d），连续3天][62]。

烧伤中心治疗 TEN与浅部烧伤在病理生理上有类似之处。关于水电解质严重紊乱的处理、营养支持、对广泛皮肤损伤用现成的生物合成或半合成敷料，多学科烧伤中心在这些治疗措施方面有最好的条件[63]。

目前，TEN患者在转移到烧伤中心以前，往往要进行长时间治疗，这对患者有害。如果能早期转移到地区烧伤中心（<或=7天），患者菌血症、败血症及死亡的总体发生率均显著下降[64,65]。

表皮真皮连接处的分离，使真皮及皮肤附属器完全暴露，但如果真皮能得到很好的保护，能避免清洁剂、药膏、干燥剂等的损伤，在约14天内，表皮从皮肤附属器处开始再生，使伤口迅速愈合，不留瘢痕[66]。磺胺嘧啶银及醋酸甲磺灭（脓磺胺米隆）可延缓上皮再生。一种为烧伤患者研制的新制剂（Soft-Dorb, Deroyal Industries Inc, Powell, TN）加入0.5%的硝酸银溶液中外用，可使伤口进行湿润愈合，可在皮损处保留2～3天，该药可防止皮肤受到进一步损伤。对坏死皮肤早期广泛清创，然后用Biobrane，一种半合成的临时皮肤替代物（Dow B. Hickam, Inc, Sugarland, TX）包扎[67]，可以减轻疼痛和体液丢失，也有利于上皮再生。

结节性红斑 Erythema nodosum

结节性红斑是一种结节红斑性皮疹,通常局限于四肢伸侧。结节性红斑是多种抗原刺激物诱发的一种超敏反应,可以观察到结节性红斑和数种疾病有关(感染、免疫性疾病、恶性肿瘤),结节性红斑也可发生在药物治疗过程中(卤化物、氨苯磺胺、口服避孕药),约55%的患者为特发性。实验室检查除了那些与原发疾病有关的异常外,无其他异常发现。结节性红斑有家族发病的报道,受累成员有相同的单倍型[68]。在抗生素时代,该病发病率下降。女性发病率高于男性,发病高峰年龄为18～34岁。女性和男性的发病率之比为5:1[69]。

临床表现　在皮疹出现前1～3周,有乏力、不适及上呼吸道感染等前驱症状。临床特征为非特异性系统性疾病的症状:低热(60%),不适(67%),关节痛(64%),关节炎(31%)。在多种原因导致的结节性红斑患者中,作为该病超敏反应的一部分,患者肺门可出现淋巴结肿大。

关节症状　在皮疹期或皮疹出现前2～8周,超过50%的患者可出现关节痛。该症状可于数周内消退,也可持续2年,但症状消退后通常不会导致关节的破坏性变化。类风湿因子阴性。关节症状包括红斑、肿胀、关节部位触痛,有时出现关节积液、关节痛和晨僵,最常见于膝关节,但任何关节均可受累,多关节疼痛可持续数天。

皮疹　皮疹期开始时可出现流感样症状如发热及全身疼痛。特征性皮疹为胫部红色结节性肿胀性斑,一般两条腿均受累。上肢伸侧、大腿及躯干可出现类似皮疹(图18-9),边界不清,大小为2～6cm。皮疹椭圆形,其长轴一般和四肢的长轴一致。在发病的第一周,皮疹紧张、发硬和疼痛;第二周皮疹出现波动感,类似于脓肿,但不化脓。在第二周,皮疹的颜色从亮红色变为淡蓝色或青紫色,当吸收增加时,逐渐变为淡黄色,类似于撞伤。1～2周后表面皮肤脱屑,颜色消退。小腿疼痛及踝关节肿胀可持续数周。在数月或数年内病情可复发。

发病机制及病因　结节性红斑可能是机体对多种抗原的迟发型超敏反应,在特发性患者及无合并症的患者中未发现循环免疫复合物[70]。结节性红斑可由许多不同的疾病诱发(框18-1)。在一组大样本病例中,32.5%的患者是特发性的[71]。目前该病最常见的原因是链球菌感染[72],在儿童是非感染性炎症性疾病[73],在成人是链球菌感染和结病。鉴别诊断要考虑牙科治疗及可能存在的口腔感染灶,有报道结节性红斑可在口腔治疗导致牙龈出血后发病,或由口腔感染灶诱发[74]。有报道许多其他原因可导致结节性红斑,大部分为单一病因。仍不断有新的病因报道。

真菌感染　在西方国家及美国的西南部,副球孢子菌病(San Joaquin Valley fever)是结节性红斑最常见的病因,约4%的男性及10%的女性在原发性真菌感染后可发生结节性红斑,这些真菌感染可以没有任何症状或仅有上呼吸道感染症状。在真菌感染引起的

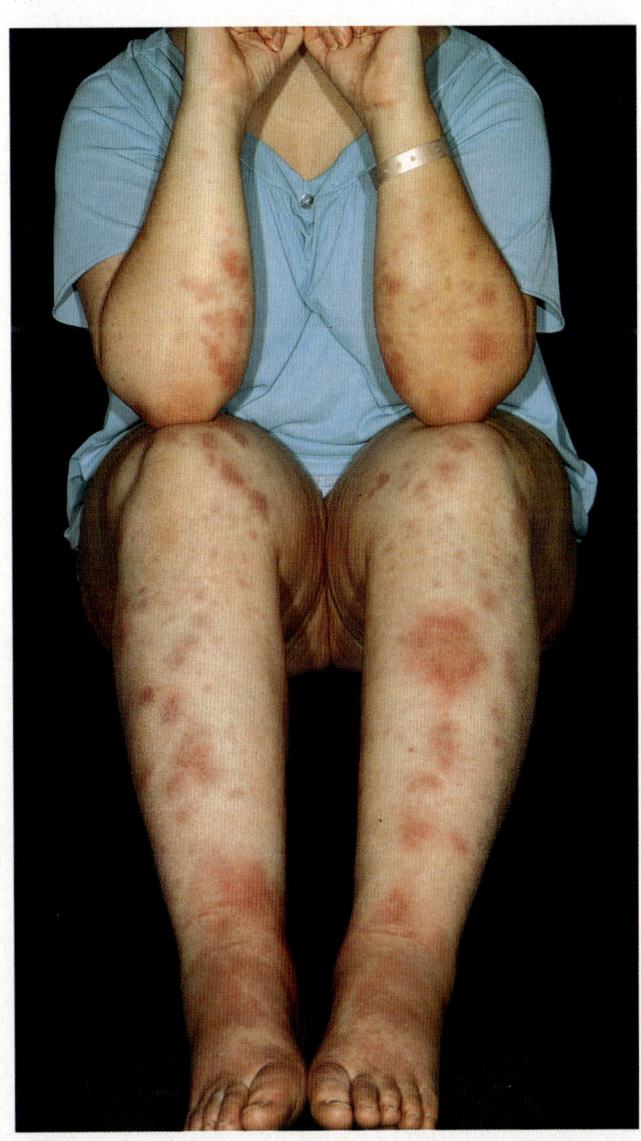

图18-9　结节性红斑:红色结节样肿胀特征性分布。

发热结束后3天至3周，此时出现皮疹皮试结果阳性。患有副球孢子菌病的妊娠女性比正常人群更易出现播散性皮疹和严重病情。结节性红斑似乎是妊娠患者阳性结果的显著标记，这比一般人群更明显。

组织胞浆菌病、芽生菌病、性病性淋巴肉芽肿也可引起结节性红斑。麻风是另一个可能的诱发因素。麻风性结节性红斑的临床表现与结节性红斑类似，但组织病理学上是白细胞碎裂性血管炎的表现。

炎症性肠病 炎症性肠病如溃疡性结肠炎、节段性肠病可诱发结节性红斑，一般都在疾病活动期如有腹部症状或腹泻时发病。在结节性红斑出现前，慢性溃疡性结肠炎的平均病程是5年，如果结肠炎得到充分的治疗，结节性红斑的病情也可得到控制[75]。有报道表明，小肠结肠炎耶尔森菌也可引起结节性红斑，该菌是一种可导致腹泻及腹痛的革兰阴性杆菌。

药物 有报道磺胺药、溴化物及口服避孕药可导致结节性红斑。一些其他药物，如抗生素、巴比妥酸盐、水杨酸盐也经常被怀疑但很少被证实。

结节病 39%的结节病患者发生结节性红斑，结节性红斑也可见于妊娠女性。有报道结节病伴结节性红斑时有季节性发病的现象，提示结节病的病因和结节性红斑一样有共同的环境因素[76]。

淋巴瘤 如果患者有霍奇金淋巴瘤病史，结节性红斑的出现可以认为是疾病即将复发的先兆[77]。霍奇金淋巴瘤相关的结节性红斑病程特别长，非霍奇金淋巴瘤相关的结节性红斑可以在淋巴瘤确诊前数月出现[78]。

诊断 初步检查应包括咽喉部细菌培养、抗链球菌溶血素滴度、胸部X线检查、纯化蛋白衍生物皮试及血沉，所有结节性红斑患者血沉均增快。

有胃肠道症状的患者应进行大便培养寻找小肠结肠炎耶尔森菌、沙门菌及弯曲杆菌。根据胸部X线检查发现两侧肺门淋巴结肿大并不能确诊结节病，因为球孢子菌病、组织胞浆菌病、结核杆菌感染、链球菌感染及淋巴瘤等引起的结节性红斑患者中，许多人也可出现肺门淋巴结肿大，而且这也可以是一种非特异性反应[79]。

活检 大部分病例的临床表现具有特征性，不需要作病理活检。对不典型病例，组织病理学确诊合乎需要[80]。为了在活检时得到足够的皮下脂肪层，应选择手术取材，而不应采用钻孔取材。组织病理切片显示淋巴组织细胞浸润、肉芽肿性炎症及皮下脂肪小叶间隔纤维化。这些都是间隔性脂膜炎的特点。

鉴别诊断 急性发热性结节性非化脓性脂膜炎：该病患者有局限性皮下炎症，好发于大腿及躯干，而不是小腿；皮损可化脓，愈合后留下皮肤萎缩和局限性皮肤凹陷。结节性红斑也必须和浅部及深部血栓性静脉炎及丹毒等进行鉴别。

治疗 大部分结节性红斑患者病程有自限性，服用水杨酸盐及卧床休息可缓解症状。消炎痛（250mg，3次/日）或萘普生（250mg，2次/日）可能比阿司匹林更有效。复发患者、异常疼痛患者或病程长的患者需要采用更加有力的治疗手段。

过饱和碘化钾溶液[83]与橘子汁同时服用，开始时每次5滴，每天3次，以后每天每次增加一滴，直至产生疗效。通常在24小时内，患者皮损触痛、关节痛及发热症状得到缓解。10~14天内大部分皮疹完全消退。然而，碘化钾并不是对所有结节性红斑患者均有效。和慢性结节性红斑患者相比，首次发病后及时接受治疗的患者治疗反应更好。碘化钾的副作用包括鼻部卡他症状及头痛。长期治疗可导致甲状腺机能亢进症。

对病程自限性的患者，糖皮质激素治疗有效，但很少有必要使用。因为停药后病情复发常见，而且可使潜在感染灶恶化[84]。

对于秋水仙碱、羟基氯喹及氨苯砜的疗效，经验有限。

框18-1　结节性红斑最常见的病因
感染
链球菌
结核杆菌
鹦鹉热
耶尔森菌病
性病性淋巴肉芽肿
猫抓病
球孢子菌病
上呼吸道感染
药物
磺胺类药
溴化物
口服避孕药
系统性疾病
结节病
炎症性肠病
霍奇金病
妊娠

血管炎 Vasculitis

皮肤血管炎是包括多种不同病因、病理和临床表现的、具有异质性的一类疾病（见框18-2至框18-4和表18-1）[85,86]。

分类 血管炎可能为免疫复合物沉积而造成的血管壁炎症，皮肤血管性疾病可根据浸润血管壁的炎性细胞类型（中性粒细胞、淋巴细胞或组织细胞）和受累血管的大小及类型（小静脉、动脉、大静脉、动脉）进行分类。一些血管性疾病局限在皮肤，而另一些侵犯许多不同器官的血管。

临床表现 临床表现因受累血管的大小及炎症程度而不同（表18-1；640页血管炎综合征的比较）。小血管炎——小动脉、毛细血管、小静脉——大多数情况影响皮肤功能，除非肾脏受累，很少引起严重的内脏功能衰竭。

很多皮肤疾病其组织学均显示某种程度血管炎，但我们这里只讨论那些炎症足以引起血管壁坏死的疾病，这类疾病又称为坏死性血管炎。这类疾病的临床特点可以提示受累血管的炎症程度及坏死，判断受累血管的大小（见表18-1）[87,88]。

框18-2　非感染性血管炎的主要分类[*]

大血管性血管炎
巨细胞动脉炎
Takayasu 动脉炎

中等血管的血管炎
结节性多动脉炎
川崎病
原发性肉芽肿性中枢神经系统性血管炎

小血管性血管炎
ANCA 相关的小血管炎
　显微镜下多血管炎
　Wegener 肉芽肿
　Churg-Strauss 综合征
　药物诱导的 ANCA 相关血管炎
免疫复合物性小血管炎
　过敏性紫癜
　冷球蛋白血症性血管炎
　狼疮性血管炎
　风湿性血管炎
　干燥综合征性血管炎
　低补体性荨麻疹性血管炎
　Behcet 病
　Goodpasture 综合征
　血清病样血管炎
　药物诱发的免疫复合物性血管炎
　感染诱发的免疫复合物性血管炎
副肿瘤性小血管炎
　淋巴细胞增生性肿瘤诱导的血管炎
　骨髓增殖性肿瘤诱导的血管炎
　肿瘤诱导的血管炎
腹部感染性疾病性血管炎

From Jennette JC, Falk RJ: N Engl J Med 1997; 1512
[*]血管性炎症可分为：感染性炎症，直接由病原微生物侵犯血管引起（里克次体引起洛基山斑点热）；或非感染性炎症，不是由病原体直接侵犯血管壁引起（感染可以间接引起非感染性血管炎，如免疫复合物性）。ANCA：抗中性粒细胞胞浆抗体。

框 18-3 Chapel Hill 系统性血管炎共识会议采纳的血管炎名称和定义

大血管炎

巨细胞动脉炎（颞动脉炎）	大动脉及主要分支的肉芽肿性动脉炎，颈动脉的颅外分支易受累；常侵犯颞动脉；多发生在50岁以上的老年人，好发生风湿性多肌痛
Takayasu 动脉炎	大动脉及其主要分支的肉芽肿性血管炎，常发生在50岁以下的青壮年

中等大小血管的血管炎

结节性多动脉炎（经典型）	中等血管或小血管的坏死性感染，血管球性肾炎或血管炎不在细动脉、静脉或毛细血管发生
川崎病	侵犯大的、中等或小血管的动脉炎，与皮肤黏膜淋巴结综合征相关，冠状动脉时常受累，动脉静脉均可受累，常发生于儿童

小血管性血管炎

Wegener 肉芽肿	侵犯呼吸道的肉芽肿性炎症，影响小、中血管的坏死性血管炎（如毛细血管、小静脉、细动脉、动脉）；坏死性肾小球肾炎常见
Churg-Strauss 综合征	侵犯呼吸道的肉芽肿性炎症，富含嗜酸性粒细胞，常常影响小到中等血管的坏死性血管炎，与哮喘和嗜酸性粒细胞增多相关
显微镜下多血管炎	坏死性血管炎，很少或没有免疫复合物沉积，影响小的血管（如毛细血管、小静脉、细动脉）；累及小或中等大小动脉的坏死性动脉炎，坏死性肾小球肾炎常见，肺毛细血管炎常见
过敏性紫癜	免疫沉积物IgA为主的血管炎，常影响小血管（如毛细血管、小动静脉）；通常累及皮肤、内脏和肾小球，与关节痛、关节炎相关
原发性冷球蛋白血症性血管炎	有冷球蛋白沉积的血管炎，影响小的血管（如毛细血管、小动静脉），与血清中冷球蛋白相关，皮肤和肾小球常受累
皮肤淋巴细胞血管炎	独立的皮肤淋巴细胞血管炎，没有系统或肾小球损害

From Jennette JC, Falk RJ: N Engl J Med 1997; 1512

表 18-1 比较各类血管炎器官受累情况

器官系统	PAN	WG	MPA	CSS	CV	UV	HSP
皮肤	50	40	50	55	90	100	90
肺	30	90	35	60	<5	10	<5
肾	30	80	90	35	25	<5	50
耳鼻喉	7	90	25	50	<5	<5	<5
肌肉骨骼	70	60	60	50	70	40	75
神经系统	60	50	35	70	40	<5	10
胃肠道	30	50	40	45	30	15	60

From Fiorentino DF: J Am Acad Dermatol 2003; 48:311.
PAN，结节性多动脉炎；WG，Wegener 肉芽肿；MPA，显微镜下多血管炎；CSS，Churg-Strauss 综合征；CV，冷球蛋白血症性血管炎；UV，荨麻疹性血管炎；HSP，过敏性紫癜。

框 18-4　美国风湿病学会血管炎分类标准

巨细胞动脉炎（颞动脉炎）（GCA）	Wegener 肉芽肿（WG）
1. 起病年龄>50 岁 2. 特殊型头痛 3. 临床检查可见颞动脉异常（触痛或搏动减少） 4. 血沉加快 5. 颞动脉活检显示血管炎 GCA 诊断标准中三项的敏感性为 93.5%，特异性为 91.2%	1. 鼻或口腔炎症 2. 胸部 X 线显示结节、浸润（固定）或空洞 3. 镜下血尿或尿中红细胞管型 4. 活检为肉芽肿性炎症（血管壁或管周） WG 诊断标准中两项的敏感性为 88.2%，特异性为 92.0%
Takayasu 动脉炎（TA）	Churg-Strauss 综合征（CSS）
1. 起病年龄<40 岁 2. 肢体跛行 3. 臂动脉脉搏减少 4. 双上肢脉压差>10mmHg 5. 播散 6. 动脉图（X 光照片）正常 TA 诊断标准中三项的敏感性为 90.5%，特异性为 97.8%	1. 哮喘 2. 嗜酸性粒细胞增多>10% 3. 神经病变 4. 肺浸润（非固定） 5. 鼻窦炎 6. 活检示血管外嗜酸性粒细胞浸润 CSS 诊断标准中四项的敏感性为 85%，特异性为 99.7%
结节性多动脉炎（PAN）	超敏性血管炎
1. 体重减轻>4kg 2. 网状青斑 3. 睾丸疼痛或触痛 4. 肌痛、肌病或触痛 5. 神经病变 6. 高血压（舒张压 BP>90mmHg） 7. 肾损（BUN 或肌酐升高） 8. 乙肝病毒感染 9. 异常动脉造影 10. 动脉活检示 PAN 改变 PNA 诊断标准中三项的敏感性为 82.2%，特异性为 86.6%	1. 起病年龄>16 岁 2. 药物可能为促发因素 3. 可触及性紫癜 4. 皮疹 5. 活检阳性结果 HSV 诊断标准中三项的敏感性为 71.0%，特异性为 83.9%
	过敏性紫癜
	1. 可触及性紫癜 2. 起病年龄<20 岁 3. 腹痛 4. 活检见血管壁粒细胞 HSP 诊断标准中两项的敏感性为 87%，特异性为 88%

BP，血压；BUN，血尿素氮；PMN，多形核细胞

表 18-2　坏死性血管炎受累血管大小及临床特征

特征	疾病
小血管（微动脉、毛细血管、微静脉）	
荨麻疹反映最小血管的炎症和坏死	变应性血管炎
可触及性紫癜：为小血管坏死性血管炎最具特征的皮损，是受损伤的血管产生渗出及出血的改变；皮损色红、可触及性紫癜，压迫后不褪色。	过敏性紫癜 原发性混合性冷球蛋白血症 结缔组织病相关血管炎 恶性肿瘤相关血管炎 血清病和血清病样反应
结节、水疱或血管壁因强烈的炎症和坏死而出现溃疡	慢性荨麻疹（荨麻疹样血管炎） 急性乙型肝炎感染的荨麻疹样前驱症状
大血管（小和中等大小肌性动脉）	
皮下结节、溃疡和瘀斑 　　由大的血管坏死和血栓导致栓塞而引起	结节性多动脉炎 Churg-Strauss 综合征 Wegener 肉芽肿 巨细胞（颞）动脉炎

血管炎综合征

大到中等大小动脉	小动脉	微动脉	毛细血管	微动脉	静脉
直接分支到四肢、头颈、主要内脏动脉（肾、肝、冠状动脉、肠系膜）	皮肤结节	紫癜			
	末梢动脉（皮下及真皮深层动脉）				

慢性感染
急性链球菌感染
药物
乙型肝炎
ANCA

ANCA

ANCA

上呼吸道链球菌或病毒感染
IgA，IC

药物
感染
结缔组织病
肿瘤
IC

结节性多动脉炎　　**Wegener 肉芽肿**　　**Churg-Strauss 综合征**　　**过敏性紫癜**　　**超敏性血管炎**

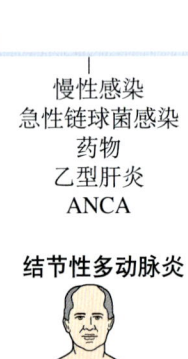

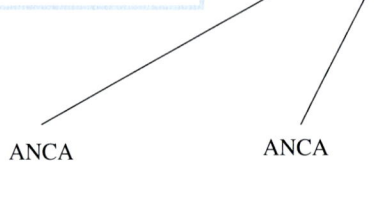

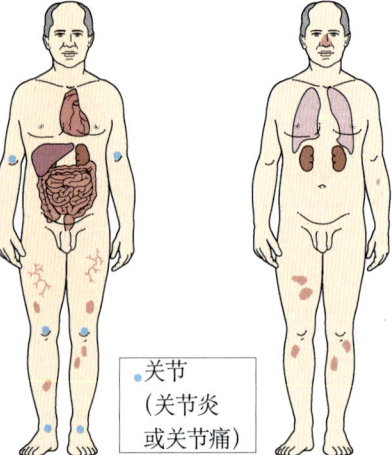

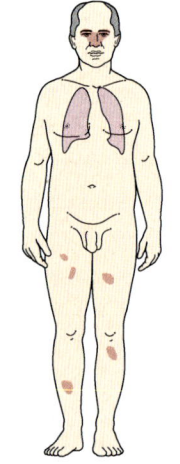

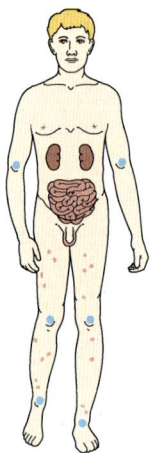

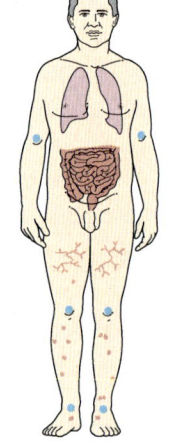

• 关节（关节炎或关节痛）

- *体重减轻
- *睾丸疼痛
- *肌痛，无力或下肢触痛
- *单发或多发神经病
- *舒张期血压 > 90
- 皮肤
  - 网状青斑
  - 结节
  - 溃疡

- *尿素氮或肌酐升高
- *乙肝表面抗原或抗体
- *动脉造影异常
- *动脉壁粒细胞浸润
- p-ANCA

- *口腔溃疡或鼻分泌物（脓性或血性）
- *咯血
- 皮肤
  - 可触及性紫癜

- *胸部 X 线
  - 结节
  - 浸润（固定）
  - 或空洞
- *镜下血尿或红细胞管形
- *动脉或微动脉管周或管外肉芽肿性炎症
- c-ANCA

- *哮喘
- *过敏史
- *单发或多发神经病
- 发热
- 皮肤
  - 可触及性紫癜
  - 结节
  - 溃疡

- *嗜酸性粒细胞 > 10%
- *副鼻窦异常
- *血管外嗜酸性粒细胞
- IgE 升高
- 肺部浸润（非固定）
- p-ANCA

- *年龄 < 20
- *消化道出血
- 腹痛
- 关节痛
- 阴囊肿胀
- 皮肤
  - 可触及性紫癜

- *皮肤
  - 血管外或管周粒细胞
  - 血尿
  - 蛋白尿
  - IgA 肾小球
  - IgA 微动脉（皮肤）

- *年龄 > 16
- *初始药物治疗
- 神经病
- 腹痛
- 关节痛
- 消化道出血
- 皮肤
  - 可触及性紫癜
- *斑丘疹

- *皮肤 – 血管周围或管外粒细胞
- 血沉增快
- 血尿
- 蛋白尿

* 1990 美国风湿病学会诊断标准
ANCA，抗中性粒细胞胞浆抗体
IC，免疫复合物介导

抗中性粒细胞胞浆抗体 由于血清中抗中性粒细胞胞浆抗体（ANCAs）（表18-3）的发现，使血管炎的诊断及分类有了革命性变化。由于ANCAs是许多坏死性血管炎的血清标志物，因此在所有血管炎的鉴别诊断中，使用ANCA检测较单独通过活检更具有诊断优势。乙醇固定的中性粒细胞用免疫荧光（IFA）可以显示两种染色图像：细胞质可见弥漫的颗粒（C-ANCA）或在核周浓聚荧光（P-ANCA）。

抗中性粒细胞胞浆抗体相关血管炎 成人原发性系统性小血管炎中最常见的是ANCA相关小血管炎，包括三个主要类型：Wegener肉芽肿、镜下多血管炎和Churg-Strauss综合征。大多数Wegener肉芽肿患者有PR_3-ANCA（细胞质ANCA或C-ANCA）；多数镜下多血管炎和Churg-Strauss综合征患者具有MOP-ANCA（核周ANCA或P-ANCA）。约10%典型的Wegener肉芽肿或镜下多血管炎患者ANCA阴性，因此ANCA阴性并不能排除该类疾病。ANCA阳性的特异性并不是绝对的，尤其是在间接免疫荧光的结果不能进一步被特异性酶联免疫吸附（EIA）实验所证实的情况下，仅ANCA阳性结果不能诊断ANCA相关血管炎，患者常常需做间接免疫荧光（IFA）检查，当IFA检查结果阳性，已证实有抗原，要进一步做EIA检查。最好是做IFA和EIA检查。

C-或P-ANCA阳性提示有96%可能发展为坏死性血管炎或新月体性肾小球肾炎，阴性预示93%可能不会发展为这些疾病。ANCAs可以检测疾病的活动性，因为当使用有效的免疫抑制剂治疗患者病情好转时，抗体滴度会下降，而复发滴度会上升。

表18-3 在血管炎性疾病及非血管炎性疾病ANCA发生频率及类型

疾病	ANCA（频率）
Wegener肉芽肿	C-ANCA（75%～80%）
	P-ANCA（10%～15%）
	阴性（5%～15%）
镜下多血管炎/特发性新月体型肾小球肾炎	C-ANCA（25%～35%）
	P-ANCA（50%～60%）
	阴性（5%～10%）
Churg-Strauss综合征	C-ANCA（10%～15%）
	P-ANCA（55%～6%）
	阴性（30%）
药物诱发血管炎	P-ANCA（?）
类风湿性关节炎/Felty综合征	P-ANCA（30%～70%）
	A-ANCA
SLE	P-ANCA（20%～30%）
	A-ANCA
溃疡性结肠炎	P-ANCA（50%～70%）
Crohn病	（20%～40%）
硬化性胆管炎	P-ANCA（60%～70%）
原发性胆管硬化	P-ANCA（30%～40%）
自身免疫性肝炎	C-ANCA（45%）
	P-ANCA（33%～90%）
慢性感染	C-ANCA
	P-ANCA（?）
	A-ANCA

Fiorentino DF: J Am Acad Dermatol 2003; 48:311.

小血管性血管炎

由小血管坏死性炎症而引起的疾病多数具有一些共同的特征,皮损可以反映小血管坏死性炎症的程度,可触及性紫癜最常见。(见表18-2)

病因 由对各种抗原(药物、化学物、微生物和内源性抗原)的变态反应形成循环免疫复合物沉积到血管壁而引起,已报道的与变应性血管炎有关的疾病及这些疾病发生率列表见表18-4。

大多数病因不明确。

发病机理 血管壁的免疫复合物激活补体,趋化中性粒细胞黏附到内皮细胞,并且迁移到周围结缔组织。被激活的内皮细胞释放炎性介质(细胞因子),趋化炎性细胞引起小血管壁的炎性反应,白细胞通过释放溶酶体酶破坏血管壁,造成红细胞外渗。白细胞碎裂性血管炎描述的是由于白细胞碎片而引起的组织病理类型(即,在炎性过程中白细胞破碎而留下的核碎片或"核尘")。

过敏性血管炎 Hypersensitivity vasculitis

小血管坏死性血管炎最常见类型是皮肤小血管炎(白细胞碎裂性血管炎,变应性血管炎),该病可以局限于皮肤或侵犯内脏器官,可以合并其他疾病。组织病理见真皮小血管纤维蛋白样坏死、白细胞碎裂、内皮细胞肿胀及红细胞外溢。

皮肤表现 前驱症状有发热、不适、肌痛和关节痛,典型皮损为可触及的紫癜,开始为非对称性、局限性、皮肤出血性损害,由血液漏出被损害的血管而形成紫癜(图18-10),可融合为大片紫癜(图18-11),尚可见结节和荨麻疹样皮损。在紫癜上出现血性大疱和溃疡时,提示有更严重的血管炎症及坏死(图18-12)。少数或多数散在的、紫癜样皮损最常见于下肢,但也可发生在其他部位。如果患者卧床可发生在背部或上肢,下肢皮损可伴发踝部及下肢水肿。

小皮损可有痒和疼痛,结节、溃疡和大疱,疼痛明显。

表 18-4 病原体、相关条件和血管炎综合征

病因/相关因素	% 患者
丙型肝炎病毒	19.0
乙型肝炎病毒	5.0
其他感染	4.0
药物	9.6
潜在的恶性新事物	10.0
结缔组织病	8.4
Behcet 病	2.0
风湿病性疾病	2.4
原发性混合性冷球蛋白血症	1.3
炎性肠病	2.5
混合型	3.0
血管炎综合征	
变应性血管炎	64.0
结节性多动脉炎	6.0
脓疱性血管炎	6.0
过敏性紫癜	5.2
青斑型血管炎	4.5
荨麻疹样血管炎	3.2
风湿性血管炎	3.2
持久性隆起性红斑	2.6
Churg-Strauss 血管炎	2.0

From Sais G: Arch Dermatol 1998; 34: 309.

皮损可成簇,持续1~4周,愈合后留有瘢痕和色素沉着。如果由药物或病毒感染引起,疾病可能不会反复;当皮损与系统性疾病如类风湿性关节炎或系统性红斑狼疮相关,疾病会反复发生,复发皮损可持续几周、几个月或几年。本病有自限性并且局限于皮肤。

病期 在一项研究中发现46.9%患者病期低于6个月,43.8%的患者病期持续,皮肤血管炎病期由1周到318个月,平均病程为27.9个月。

系统性损害 变应性血管炎可有多系统受累,在下文圆括号中的数字是指受累器官的可能百分比率[89-91]。

一项对皮肤变应性血管炎分析发现,少数有系统性损害的患者中,由两个有经验的皮肤科医师提供的患者预后好于那些由医学中心提供的患者[92,93]。

小血管性血管炎

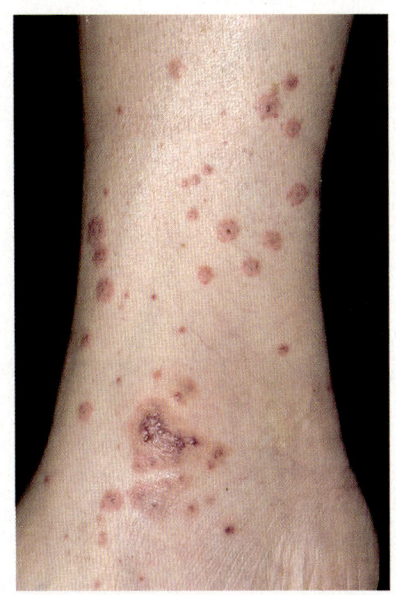

图 18-10　可触及性紫癜常见于下肢。

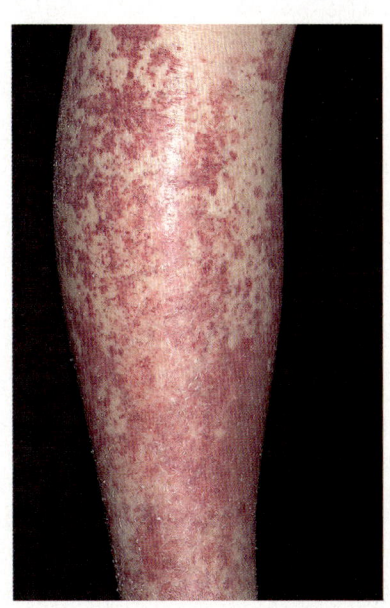

图 18-11　皮损可几乎不能触及且融合成大片出血性损害。

图 18-12　融合的密集皮损伴有溃疡。

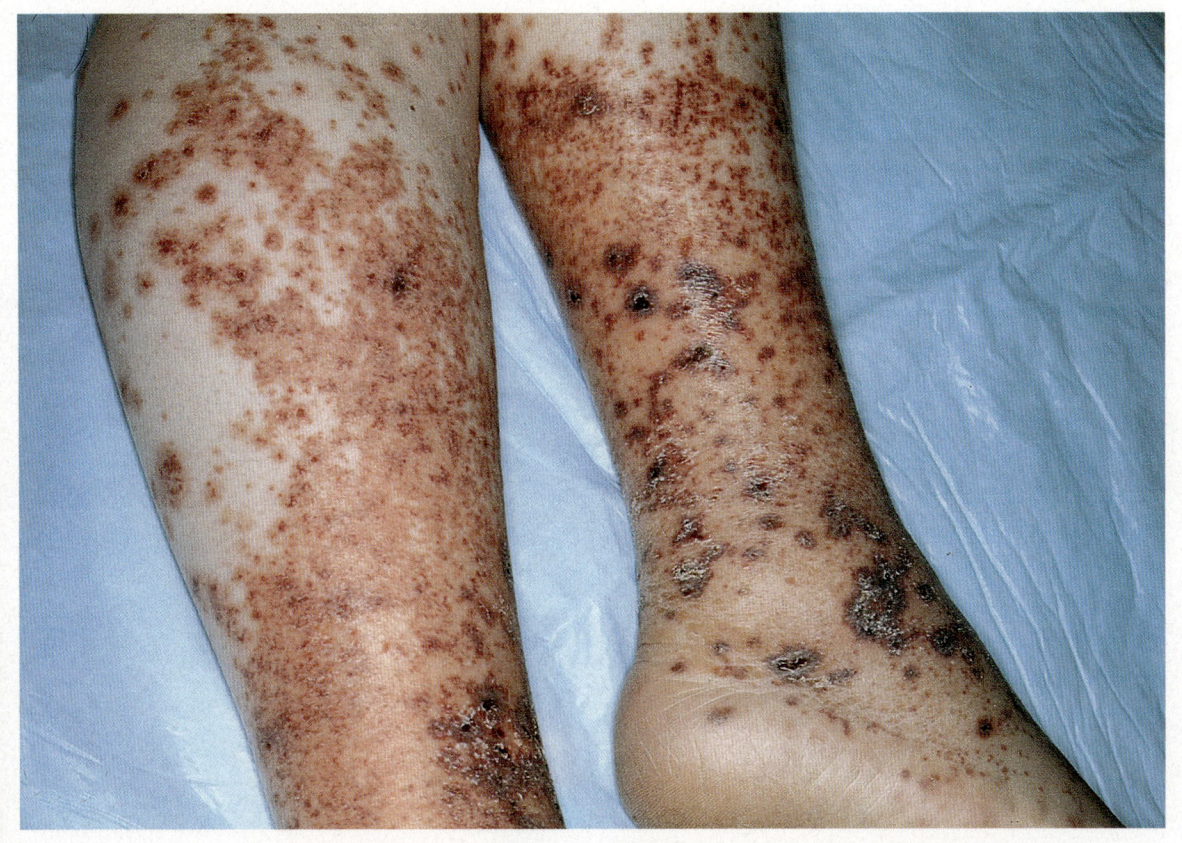

- 肾脏（50%）：肾脏是最常受累的内脏器官，轻微血管炎可引起镜下血尿及蛋白尿。坏死性肾小球肾炎或弥漫性肾小球肾炎可导致慢性肾功能不全和死亡。
- 神经系统（40%）：末梢神经病变如感觉迟钝或感觉敏感较中枢神经系统受累更常见。
- 胃肠道(36%)：肠道血管炎引起腹痛、恶心、腹泻及黑便。
- 肺脏（30%）：肺血管炎可为非对称性，胸片检查只显示结节性或播散性浸润；也可为对称性，可表现咳嗽、气短及咯血。
- 关节（30%）：可有疼痛、红斑和肿胀等症状。
- 心脏（50%）：心肌血管炎可引起心律失常及充血性心衰。

系统性损害的标识见框 18-5。

体格检查 进行全面的病史及体格检查（见系统性疾病），Wegener 肉芽肿要检查耳、鼻及喉。

实验室检查 需要检查的项目列表框 18-6。补体降低常见于血管炎合并类风湿性关节炎、系统性红斑狼疮、冷球蛋白血症、干燥综合征或荨麻疹性血管炎，患者应检测肾脏受累情况。

可疑为系统性血管炎时，要检查 ANCA。在血管炎活动期，ESR 常常升高；具有紫癜的患者若其血沉正常，提示为非免疫复合物性疾病引起。低补体可与其他症状相关如肾损害、关节炎及免疫复合物沉积在表皮基底膜带[94]。

异常检查的发生率见表 18-5。

框 18-5　160 例白细胞碎裂性血管炎患者发生系统性损害的标识*
有组织学证实的皮肤外受累
持续血尿和异常蛋白尿
肾活检示血管炎
肌电图显示混合性（运动及感觉）异常
末梢神经活检示血管炎
肠道活检示血管炎
腹部血管造影示血管炎样改变
From Sais G: Arch Dermatol 1998; 34: 309.
* Systemic involvement was documented in 20% of the patients.

皮肤活检 如果临床表现很典型，不需进行活检；如果不能确定，在新发的活动性皮损处，环钻取材活检。若取材溃疡性皮损，看不到典型的单一核细胞、中性粒细胞混合浸润、血管壁纤维蛋白样坏死、核尘、中性粒细胞碎片等。患者有深部血管炎（真皮网状层下 1/2 部位）提示有更严重系统损害的表现。

免疫荧光检查 如果从临床表现及皮肤活检不能确诊，应该做免疫荧光检查。免疫复合物沉积到血管壁后即被吞噬，因此活检进行最佳时间在皮损发生后 24 小时内。管壁内及周围常见 IgM、C_3 及纤维蛋白沉积；儿童血管壁见 IgA 沉积提示过敏性紫癜。

框 18-6　评价皮肤小血管炎的检查
实验室初步检查
全血细胞计数
红细胞沉降率
尿液分析
便潜血检查
血清化学检查
抗核抗体
抗中性粒细胞胞浆抗体
胸部摄片
类风湿因子
冷球蛋白
补体（总）
乙肝病毒
丙肝病毒
成人有持续发热、异常血涂片、HIV感染危险人群、严重血管炎
抗心磷脂抗体
抗溶血性链球菌 O 滴度
抗 DNA、抗 Ro、抗 LA 抗体
心电图
血清 HIV
血小板计数
凝血素和部分促凝血酶原时间
血浆肌酸
血清免疫球蛋白计数
血清蛋白电泳
咽分泌物培养
尿蛋白定量（24 小时）
Adapted from Blanco R, et al: Medicine 1998; 77: 403.

治疗 明确及去除可疑抗原（如：药物、化学物或感染），本病有自限性，不必积极治疗，但有些病例变为持续性或复发。

外用糖皮质激素及抗感染药物有益。泼尼松每天 60～80mg，可以控制系统症状和皮肤溃疡，缓慢减量以免复发。非甾体类抗炎药（乙酰水杨酸，吲哚美辛）可用于持续的或坏死性皮损、肌痛、发热及关节痛。

秋水仙碱可以抑制中性粒细胞趋化，0.6mg 每日两次或三次，可用于慢性期[93,95-97]，7～10 天见效。当皮损缓解，逐渐减量，有必要可持续应用几个月，副作用小。

有皮肤表现的三个患者曾用氨苯砜每日 100～150mg 可控制[98]。碘化钾（0.3～1.5g，4 次/日）对结节性血管炎有效。单独应用组胺 H_1 受体阻滞剂或联合 H_2 受体阻滞剂可以减轻瘙痒及阻断组胺诱导内皮细胞沟的形成而致免疫复合物被捕获。硫唑嘌呤 150mg/d 用于难治的或使用激素引起副作用的患者，4～8 周起作用[93]。环磷酰胺每天 2mg/kg，用于泼尼松不能控制的多器官受累的患者[99]。甲氨蝶呤（每周 10～25mg）或环孢素（每天 3～5mg/kg）交替用于进展迅速及有系统损害的患者。羟氯喹无效。

过敏性紫癜 Henoch-schönlein purpura

过敏性紫癜是急性白细胞碎裂性血管炎，主要发生于 2～10 岁儿童，成人偶见。是儿童最常见的系统性血管炎，特征为 IgA 为主的免疫复合物沉积的血管炎，常侵犯小静脉、毛细血管及小动脉。下肢、臀部出现可触及性紫癜，有腹痛(63%)、胃肠道出血（33%）、关节疼痛（82%）、肾炎（40%）、血尿（见表 18-6）及组织病理显示为白细胞碎裂性血管炎[100]。为自限性疾病，但 1/3 或以上病人复发。

预后 过敏性紫癜常为慢性、自限性疾病，肾脏受累程度决定预后，成人及儿童远期预后均好[101]。50% 患者可有复发，典型发生于病愈后的前 3 个月。在有肾炎的患者中表现更轻微、更常见。

成人及儿童 两组初期使用如抗生素或止痛剂等药物治疗相似，但初期上呼吸道感染更常见于儿童。72% 成人及 66% 儿童中未发现明显原因。成人腹痛及发热发生率较低，而关节痛发生率较高，严重的肾损发生率也较高，血沉加快也常见于成人。93.9% 的儿童及 89.2% 成人可以完全恢复。成人治疗要更积极，持续应用皮质类固醇激素和/或细胞毒性药物。然而在成人及儿童过敏性紫癜远期结果无明显差异[101]。

表 18-5　160 例白细胞碎裂性血管炎常规实验室检查	
血沉>20mm/h	52.4%
贫血	37%
病理性尿沉渣	21.7%
高 γ 球蛋白（>24g/L）	20%
24-小时尿蛋白>0.3g	19%
白细胞增多	18%
转氨酶升高	18%
尿素氮>9.7mmol/L	16%
肌酐>130μmol/L	13%
血小板增多	10%
嗜酸性粒细胞增多	2.5%
From Sais G: Arch Dermatol 1998; 34: 309.	

表 18-6　25 例过敏性紫癜患者的临床特性	
紫癜	100%
关节痛	84%
腹痛	76%
肾炎	44%
胃肠道出血	40%
其他	
脑病	8%
睾丸炎	4%
From Saulsbury FT: Pediatr Dermatol 1984; 1: 195.	

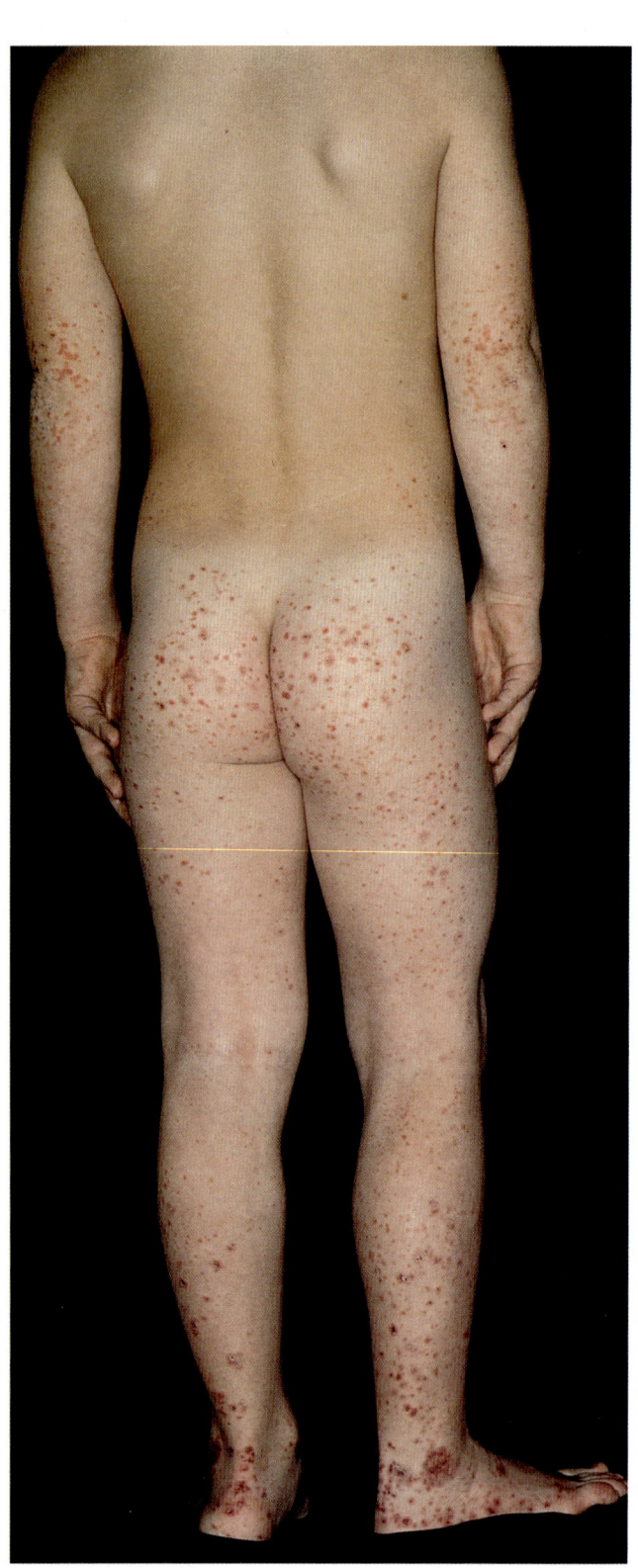

表 18-13 过敏性紫癜：可触及性紫癜常见于下肢及臀部，也可见于上肢、面部及耳部，躯干部通常不受累。

病因 过敏性紫癜常发生于春天，发病前1～3周可有链球菌或病毒上呼吸道感染。报道有集体发病病例，提示过敏性紫癜是由呼吸道感染性病原体通过人-人传播到易感人群[102]。

病因可为感染性病原体及药物，但过敏性紫癜的确切病因还不清楚。

免疫球蛋白A 在过敏性紫癜的免疫发病机理中IgA起重要作用，血清中IgA浓度、IgA循环免疫复合物、血管壁及肾小球膜IgA沉积均增加，IgA有两种类型，但是过敏性紫癜只与IgA_1异常有关，与IgA_2无关。临床特性与血管炎的广泛性有关，皮肤、肾及胃肠道血管中IgA循环免疫复合物引起血管炎。

临床特征 前驱症状包括食欲减退及发热。过敏性紫癜的临床特征如下[103]：

皮肤 非血小板减少性可触及性紫癜最常见于下肢及臀部，但上肢、面部、耳部也可见，躯干部常不受累（图18-13）。经过48小时皮损可由荨麻疹样丘疹转变为典型白细胞碎裂性血管炎皮损，皮损直径可为2～10mm，融合的瘀斑及针尖样淤点可呈簇分布，几天后皮损颜色变淡。如果积极卧床休息，留下褐色斑。新皮损出现，可见移行性。77%有皮损；10%没有下肢皮损；4.5%有手、足及面部肿胀[104]。

腹部症状 胃肠道症状发生于40%～60%的患者，包括腹痛、恶心、呕吐、上消化道出血、腹泻、血便及潜在的更严重症状。尽管胃肠道出血可发生于52%的患者，但由于其自限性，因此不必输血[105]。腹部症状早于皮肤症状2周出现，与感染性及外科腹部症状相似，有4.6%腹部受累者发生并发症，目前最常见的是肠套叠，其中58%发生在小肠，很难被胃肠造影证实。

可选择超声检查，简单、无创、客观地检测患者病情进展，可直接看到肠道受累情况，并发症如肠套叠发生，也可检测肠道出血（常发生在十二指肠、空肠及回肠）[106]引起的水肿。超声波检查可以补充血清学临床检查不足，明确胃肠道受累情况，减少不必要的外科手术。

常规腹部放射性检查不必进行，除非临床怀疑穿孔[107]。

过敏性紫癜的一个特征是十二指肠炎症，尤其是第二段，上消化道内镜检查很有用，表现发红、肿胀、有淤点或出血、黏膜糜烂。黏膜组织病理活检显示非特异性炎症，毛细血管可见 IgA 阳性染色[108]。

关节症状 关节痛可能由关节周围肿胀引起，而不是因炎症性关节疾病引起，80%受累关节有踝关节、膝关节、手足指关节，通常影响功能，但有自限性，不引起畸形。

肾脏 过敏性紫癜远期预后直接与肾脏损害程度有关，儿童肾炎发生率为20%～50%，多轻微并且会痊愈。起病可急可缓，急性肾炎常发生在其他症状体征出现1～12天后；在一部分患者中，肾脏受累发生于几周或几个月后。镜下血尿可持续，40%的肾炎患者有发作性肉眼血尿，40%患者发生蛋白尿及血尿，急性期发展为肾炎的过敏性紫癜患者尿检异常可持续2～5年，可发展为肾病综合征和急慢性肾衰[109]。

当过敏性紫癜只表现为镜下血尿，有72%患者可以完全缓解；起病时有严重蛋白尿、局灶性硬化、小管间质改变、新月体形成及肾被膜粘连提示预后差。经过至少8年的追踪观察，53%患者临床缓解。有证据显示完全缓解后肾脏病变仍可复发。对儿童过敏性紫癜肾炎患者应长期随访，尤其是在女性妊娠期。一项对78例儿童期患有过敏性紫癜肾炎人群（发病后平均年龄23.4岁）追踪研究表明，其临床表现的严重性及肾活检的初期发现与预后显著相关，但是对个体没有预测性。起病初期有肾炎或肾病综合征的患者中44%有高血压或肾功能损害；82%有血尿（有或没有蛋白尿）是正常的；44例妊娠期患者中16例并发蛋白尿和/或高血压，甚至活动性肾脏疾病[111]。

肾脏病理呈现病谱性改变，从轻微局灶性肾小球肾炎到坏死性或弥漫增生性肾小球肾炎（弥漫肾小球膜增生），免疫荧光显示IgA弥漫沉积在肾小球膜。30%病例显示，HS肾炎是新月体性肾小球肾炎唯一最常见的类型[110]。

成人 一项对152例过敏性紫癜肾炎患者多中心协作研究，比较成人及儿童肾脏疾病进程，36%成人及34.6%儿童发现新月体，29.5%成人及28.1%儿童有肾性蛋白尿，24.1%成人及36.9%儿童有功能性损伤，两个年龄组结果无明显差异（复发，成人32.5%/儿童31.6%；肾功能受损，成人31.6%/儿童24.5%）。终末期肾脏疾病成人为15.8%，儿童为7%；儿童没有死亡病例，成人5年生存率为97%。在成人组，肾功能损害、蛋白尿每天高于1.5g及高血压都是影响预后的因素；儿童组，蛋白尿、高血压或其他数据与预后不良相关[112]。

新近感染、发热、紫癜播散到躯干及炎症的生物学指标都能引起肾功能受损[113]。

急性阴囊肿胀 急性阴囊肿胀可以发生在15%的过敏性紫癜儿童，过敏性紫癜血管炎侵犯睾丸，临床表现类似需要外科手术治疗的睾丸扭转或腹股沟疝。超声波检查发现增大的圆形附睾，睾丸皮肤增厚及睾丸积水。核医学检查可评价睾丸灌注情况[114]。对大多数病例，阴囊超声检查即可以区分是否扭转，这可以防止不必要的外科手术[115]。

病理学 过敏性紫癜病理为真皮浅层及肠道动脉及静脉的急性血管炎，进行组织免疫荧光染色时，常见动脉管壁及肾小球壁 IgA 沉积，血清 IgA 比正常增高。

诊断 实验室检查不具诊断性，全血细胞计数、ANA、血小板计数、凝集素正常；ESR 可增高，血清补体水平降低。一项研究发现，44%儿童中血清IgA浓度增高[116]，直接免疫荧光显示IgA沉积在真皮浅层血管壁（75%在受累皮肤，67%在未受累皮肤）[117]，IgA_1是主要的 IgA 亚类[118]。

血管壁 IgA 沉积有助于诊断过敏性紫癜，是诊断的敏感性及特异性指标，但不是唯一诊断指标，因为在其他疾病如静脉郁积及结节性红斑也可见到。一项研究显示，肾炎患者血浆过敏毒素 C_{3a} 和 C_{4a} 水平与血浆肌酐水平明显相关[119]，IgA ANCA 的确切作用尚未明确[120]。

治疗 明确及去除可疑抗原，包括感染、恶性刺激、食物及药物。表现为紫癜、腹痛、肾炎而没有IgA免疫沉积的ANCA相关小血管炎患者，预后不好，应积极用免疫抑制剂治疗。

糖皮质激素 关节痛、炎症及疼痛性皮肤肿胀可以应用止痛剂、非甾体类抗炎药及糖皮质激素治疗。糖皮质激素治疗可迅速缓解关节炎及腹痛症状，但不能阻止复发。常规剂量的糖皮质激素对已有的肾炎没有作用，过敏性紫癜引起的胃肠道及肾脏损害治疗还尚未有理想的方案，报道有短期口服糖皮质激素用于严重腹痛效果好，进行性肾炎患者应用免疫抑制剂有效[121]。

在疾病早期梗死形成前使用糖皮质激素有效，短期、双盲、交叉实验发现，泼尼松对IgA型肾炎无效[110]。一项研究显示早期应用糖皮质激素不能延缓儿童肾炎的发生[123]，而另一项研究则提示当初诊断没有肾炎的儿童，应用泼尼松两周后，可以阻止肾炎发生[110]。

环磷酰胺 联合应用大剂量泼尼松及环磷酰胺能有效治疗过敏性紫癜肾病[124,125]。

硫唑嘌呤 对于严重肾炎要早期应用泼尼松及硫唑嘌呤，可以阻止疾病慢性过程，改善预后[126,127]。

免疫球蛋白 一项前瞻性研究表明，静脉输注免疫球蛋白（每月2mg/kg），6个月后肌注免疫球蛋白（IMIG，每15天0.35ml/kg），可阻止或降低肾小球滤过率的下降，减轻蛋白尿、血尿、白细胞尿和肾活检组织活动性指数，进而减轻IgA型肾炎（IGAN）的严重类型和过敏性紫癜[128]。有大量蛋白尿的过敏性紫癜肾炎成人患者，口服泼尼松无效，应用糖皮质激素冲击疗法可使部分病人病情改善，大剂量静脉应用免疫球蛋白治疗可以显著改善蛋白尿[129]。

ANCA 相关的小血管炎
ANCA-associated small-vessel vasculitis

抗中性粒细胞胞浆抗体相关小血管炎是成人最常见的系统性小血管炎，包括Wegener肉芽肿、显微镜下多血管炎及Churg-Strauss综合征。Wegener肉芽肿是坏死性肉芽肿性炎症，无哮喘；Churg-Strauss综合征可表现气喘、嗜酸性粒细胞增多及坏死性肉芽肿样炎症；显微镜下多血管炎无肉芽肿样炎症或哮喘。三类疾病均可见低免疫性坏死及新月体性肾小球肾炎，积极诊断和治疗是很关键的，因为本组疾病常发展迅速威胁生命。具有典型临床表现及病理特征的小部分患者ANCA阴性。

Wegener 肉芽肿

Wegener肉芽肿是少见、致命、坏死性肉芽肿性血管炎，可发生于儿童及成人（框18-3到框18-5）。90%以上的患者有上呼吸道或下呼吸道疾病或两者均有。

临床表现 上呼吸道疾病的症状有窦道疼痛及脓性分泌物，鼻黏膜溃疡、鼻衄及中耳炎。鼻隔膜坏死可引起穿孔或鞍状鼻畸形，中耳炎可引起面神经损害导致面瘫。气道炎症及硬化可引起哮鸣音，导致危险性气道狭窄。坏死性肉芽肿性肺部炎症可引起放射状结节性阴影，因为小泡毛细血管炎引起肺出血，表现非固定而是不规则浸润。约80%患者发展为肾小球肾炎。

皮肤症状 14%～47%患者有皮肤表现，其组织病理表现为坏死性血管炎[130]、肉芽肿性血管炎或栅栏状肉芽肿[131]。一项研究发现35%有可触及性紫癜、20%有口腔溃疡、8%有皮肤结节、7%有皮肤溃疡、7%有坏死性丘疹。皮肤症状与关节及肾脏受累相关（分别为：68%对25%；80%对47%）[132]。

Churg-Strauss 综合征

Churg-Strauss 综合征（见框 18-3 到框 18-5）分三期：过敏性鼻炎和哮喘、嗜酸性粒细胞浸润病如嗜酸性肺炎或胃肠炎及有肉芽肿性炎症的系统性小血管炎。所有患者均有嗜酸性粒细胞增高（血液中嗜酸性粒细胞＞10%）。

如同结节性血管炎，大部分血管受累，但组织学显示除白细胞浸润管壁，尚见肉芽肿性炎症。多系统及皮肤表现同结节性多动脉炎相似，初期可见三种症状和体征，而后有内脏多系统及皮肤侵犯：高血压、腹痛、神经系统受累及肺炎，大约 50% 有皮肤表现，如可触及性紫癜、溃疡、梗死及深部及皮下结节[133]，皮肤症状常常同系统受累平行。约 60% 患者可见抗中性粒细胞胞浆抗体（p-ANCA），肾脏受累罕见，50% 死于冠心病及心肌病。

显微镜下多血管炎 Microscopic polyangiitis

显微镜下多血管炎是没有肉芽肿性炎症的系统性坏死性小血管炎，主要为坏死性及新月体性肾小球肾炎和肺部毛细血管炎，常见皮肤症状，40% 患者有可触及性紫癜。前驱症状有全身不适、发热性关节痛、肌痛及感染性指标增高如 C 反应蛋白及 ESR 升高。96% 发生肾小球肾炎，50% 肺部受累，大多数患者有 p-ANCA。ANCA 阳性及乙肝病毒血清学检查阴性有助于区分显微镜下多血管炎和结节性多动脉炎，但有时两者也很难区别[134,135]。可用甲基泼尼松龙、环磷酰胺治疗，必要时用血浆置换。

ANCA 相关血管炎的治疗

对于大多数 ANCA 相关血管炎标准治疗是，至少使用 1 年皮质类固醇激素和口服环磷酰胺。环磷酰胺可引起出血性膀胱炎、增加患膀胱癌的可能性、淋巴细胞增生性疾病、骨髓发育不良及脱毛。当减量或不连续用药时，50% 患者可复发。硫唑嘌呤比环磷酰胺毒性小，缓解后（通常为 3 个月）早期应用硫唑嘌呤代替环磷酰胺可减少因长期应用环磷酰胺而引起的毒性作用的发生率[136]。

ANCA 阴性小血管炎
ANCA-negative small vessel vasculitis

原发性混合性冷球蛋白血症 Essential mixed cryoglobulinemia

冷球蛋白根据蛋白质成分将冷球蛋白分为三类：

Ⅰ型由单克隆免疫球蛋白组成，与多发性骨髓瘤相关，有大量冷凝蛋白可产生栓塞、坏死及溃疡。

Ⅱ型（混合型）：单克隆 IgM 及多克隆 IgG 型抗体。

Ⅲ型（混合型）：多克隆 IgM 及 IgG 型抗体。

两种混合类型的冷球蛋白血症可有抗 IgG 或类风湿因子，混合型有少数冷凝蛋白沉积到组织，导致血管炎。

冷球蛋白血症 冷球蛋白血症可有多种异常。混合型冷球蛋白系免疫复合物，引起有各种症状的系统性血管炎，特点是：下肢复发的可触及性紫癜（100%）、无关节炎的多关节痛（72%）及肾脏损害（55%）。平均发病年龄为 50 岁，关节痛是最常见症状，在疾病过程中可反复发生。患者描述遇冷变为"胶化的"关节。肾脏病变临床表现为蛋白尿、心脏舒张期高血压、水肿及肾衰。患者有肾脏病变预后不好。

血清冷球蛋白浓度与疾病活动性（血管炎或肾小球肾炎）无关，60% 患者血清球蛋白电泳显示弥散多克隆高 γ 球蛋白，无单一条带。多数患者有丙肝病毒感染，可能为病因。初期补体成分降低（尤其是 C_4），C_3 正常或略低，对诊断及鉴别有帮助。

血沉升高，引起异常的主要原因是进行性肾小球肾炎（50% 患者），常表现为Ⅰ型膜性增生性。

皮肤血管炎及关节炎不需要治疗或使用阿司匹林或其他非甾体抗炎药。

严重内脏受累如肾小球肾炎，时常需要皮质类固醇激素联合细胞毒药物。

嗜中性粒细胞性皮病
Neutrophilic dermatoses

嗜中性粒细胞性皮病是连续性病谱性疾病，有5类：角层下脓疱病、Sweet综合征、持久性隆起性红斑、坏疽性脓皮病、嗜中性汗腺炎。不同的嗜中性粒细胞性皮病有潜在的多系统中性粒细胞浸润的表现。可有脓疱、斑块、结节和溃疡。组织病理可见表皮、真皮及皮下组织不同水平的中性粒细胞浸润。系统症状包括一般症状及关节、肾脏、眼睛和肺受累。四种疾病的临床表现可以重叠[137]，角层下脓疱病和嗜中性汗腺炎很少见，这里不描述。

Sweet综合征

1964年Sweet描述一种疾病有四种特征：发热、白细胞增多、急性发作疼痛性红色斑块、真皮乳头层中性性细胞浸润，因此起名为急性发热性嗜中性粒细胞性皮病（acute febrile neutrophilic dermatosis）。大部分患者发热，但嗜中性粒细胞增多不是持续的。诊断基于两个持续特征：典型皮损及组织病理特征。使用人名命名的"Sweet综合征"现在还在使用，Sweet综合征的诊断标准列表框18-7。

67%患者是女性，起病前有上呼吸道感染，患者平均年龄为53岁（22～82岁）。Sweet综合征多见于日本，可能有遗传易感倾向，日本人有HLA-Bw54为患Sweet综合征危险因素。

病因 根据临床表现可将Sweet综合征分为：典型或特发性Sweet综合征、伴发恶性肿瘤Sweet综合征及药物诱发Sweet综合征[138]。

系统表现 Sweet综合征是反应性表现和有皮肤特征的系统性疾病[139]。当皮损严重或血液分析异常，系统评价是必要的。约有20%患者与恶性肿瘤伴发，主要为血液系统尤其是急性髓细胞性白血病。50%患者可有潜在性因素（包括链球菌感染、腹部炎性疾病、非淋巴细胞性白血病及其他血液系统恶性肿瘤、实体瘤、妊娠）。Sweet综合征发病3个月到6年可能会出现血液系统疾病，因此要对特发性Sweet综合征患者密切观察。

使用造血生长因子包括粒细胞集落刺激因子(G-CSF)（用于治疗急性髓细胞性白血病[140,141]）及粒细胞巨噬细胞集落刺激因子时可引起Sweet综合征[142]。白细胞增多及中性粒细胞增加时，典型皮损发生；嗜中性白细胞减少时，不出现皮损。然而粒细胞集落刺激因子可诱发嗜中性粒细胞减少的患者出现Sweet综合征，因为它可诱导干细胞增殖、分化为中性粒细胞及延长中性粒细胞生存[143]。

临床表现 可表现为急性、触痛的红色斑块、结节、假性水疱及偶尔环状、半环状大疱（图18-14和图18-15），可发生在头、颈、下肢及上肢，尤其在手背及手指（图18-16）。躯干部很少受累。可有发热(50%)、关节痛及关节炎(62%)、眼受累多为结膜炎或虹膜睫状体炎（38%）及口腔溃疡，鉴别诊断包括多形红斑、结节性红斑、药疹及荨麻疹[144-146]。1/3患者常常复发[147]。

实验室检查 研究显示中等程度的中性粒细胞增高（低于50%），ESR增高（大于30mm/h）(90%)，碱性磷酸酶轻度增高(83%)。皮肤活检示真皮乳头层及中层可见有核碎片的多形核白细胞及组织细胞混合浸润。浸润主要发生在血管周围，一些血管可有内皮细胞肿胀，皮损早期缺乏血管炎性改变（栓塞；纤维

框18-7 Sweet综合征诊断标准*

主要标准
1. 突发、软的或疼痛性红斑或结节，偶尔有水疱、脓疱或大疱
2. 真皮主要有嗜中性粒细胞浸润，不是淋巴细胞血管炎

次要标准
1. 以前有非特异性呼吸道或胃肠道感染或有接种史或相关
   - 感染性疾病如慢性自身免疫性疾病和感染
   - 血液或其他实体性恶性肿瘤
   - 妊娠
2. 伴有全身不适及发热（>38℃）
3. 起病时实验室检查：ESR>20mm；C反应蛋白阳性；末梢血中性粒细胞计数>70%；白细胞增多>8000（四项标准中有三项是必要的）
4. 系统性糖皮质激素或碘化钾治疗敏感

Modified from von den Driesch P: J Am Acad Dermatol 1994; 31: 535.
*诊断需两个主要和两个次要标准。

蛋白、补体及免疫球蛋白在血管壁沉积；红细胞外溢；血管壁炎性浸润)[148,149]。

血管炎是因中性粒细胞产生毒性产物而引起，皮损处的血管长期暴露于毒性代谢产物比短期接触更容易发展为血管炎，因此血管炎不能排除在 Sweet 综合征的诊断之外[150]。

治疗 系统应用糖皮质激素（泼尼松每 0.5～1.5 mg/kg）可迅速改善，并且是治疗的"金标准"。体温、WBC 计数、皮疹在 72 小时内好转，皮疹 3～9 天消退，异常实验室检查指标迅速恢复正常。然而常复发。皮质类固醇激素在 2～6 周内减完，皮疹消退后偶尔留有粟粒疹及瘢痕。在有些患者可自发缓解。无论是单一治疗或辅助治疗，外用和/或皮损内应用皮质类固醇激素有效。

口服碘化钾[138,151] 或秋水仙碱[152] 可迅速缓解症状，患者有潜在的系统感染或使用皮质类固醇禁忌，上述药物可作为一线用药。

在一项研究中，使用吲哚美辛，第 1 周每日 150mg，接下来 2 周每日 100mg，18 例患者中 17 例起始反应良好，发热及关节痛 48 小时明显减轻，7～14 天皮疹消退。患者若有持续皮疹，给予泼尼松（每日 1mg/kg），治疗成功。停用吲哚美辛后无复发[153]。

其他替代皮质类固醇激素的药物有氨苯砜、去氯羟嗪、氯法齐明、环孢素[154]。所有这些药物可影响中性粒细胞的迁移或其他功能。

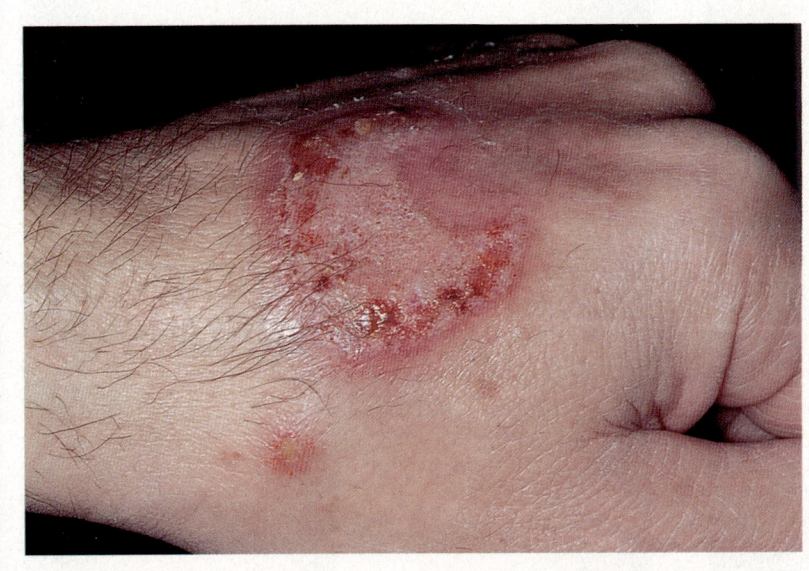

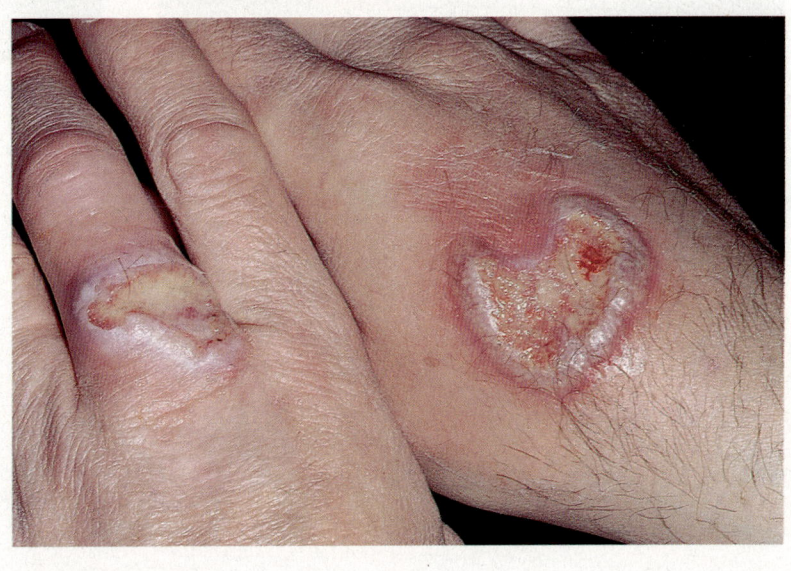

图 18-14 Sweet 综合征：红-蓝丘疹融合成环形斑块，边缘有脓疱，皮损边界水疱样表现。

图 18-15 Sweet 综合征和坏疽性脓皮病发生在小外伤处（过敏反应性）。

Sweet 综合征

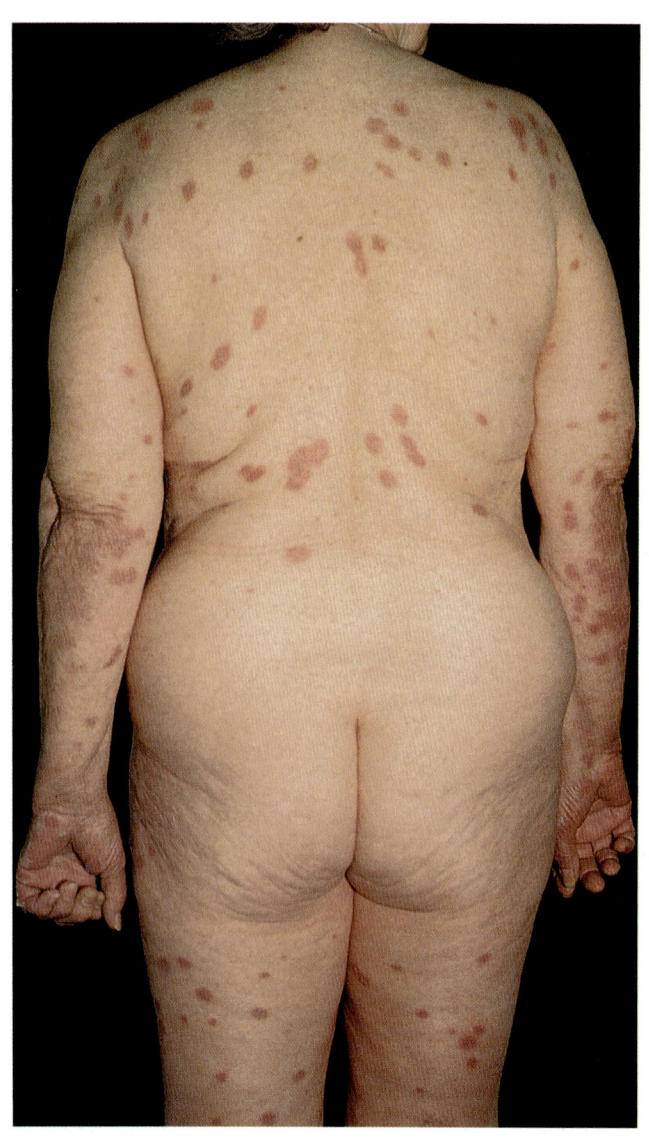 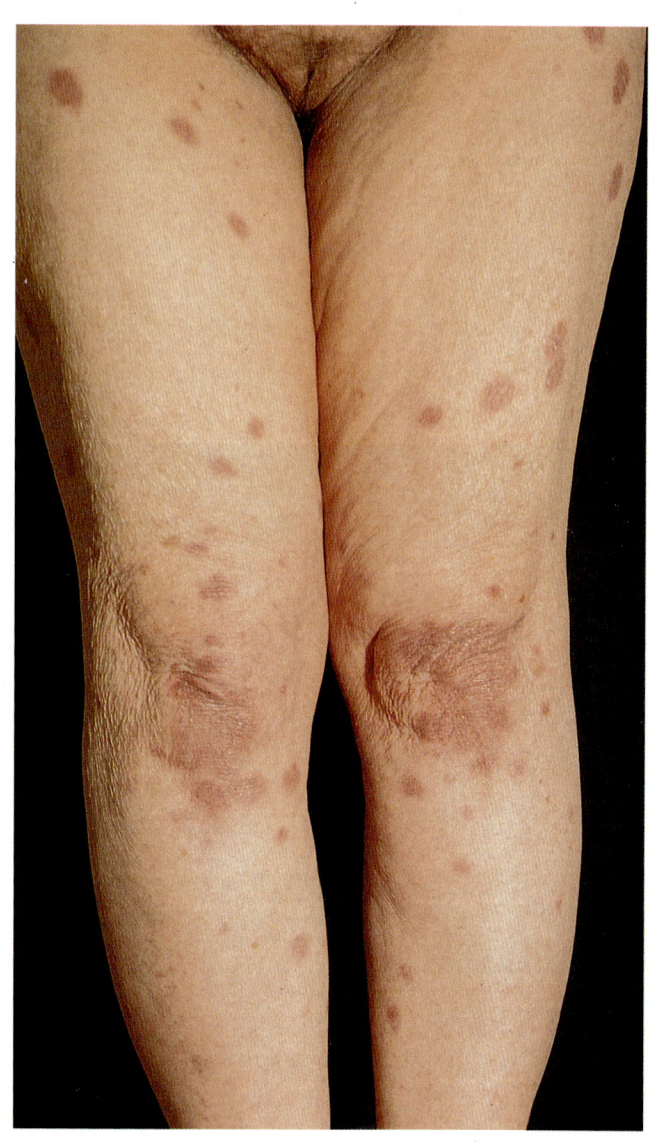

A. 发生在颈、上胸、背及四肢的多形性、疼痛性界限清楚的红斑。

B. 斑块疼痛感及烧灼感,无痒感,表面乳头状或有水疱。

图 18-16

持久性隆起性红斑 Erythema elevatum diutinum

持久性隆起性红斑是少见的皮肤病（平均发病年龄53岁，范围为32～65岁），表现为持久性、非紫癜性、深在的棕红色至紫色斑疹、结节、斑块。可发生水疱及溃疡，皮损对称分布于四肢伸侧，好发于关节部位，偶尔发生在臀部、面部、躯干部。持久性隆起性红斑可以并发HIV感染[155]，皮损极像Kaposi肉瘤或其他恶性肿瘤[156]，时常伴有关节痛（约40%患者）和药物不耐受。

病因 持久性隆起性红斑可能由免疫复合物沉积（Arthus反应）到真皮血管引起，在过度接触抗原（反复感染）或有高水平的抗体出现的情况下极有可能产生免疫复合物。对链球菌超抗原的变态反应可能是该病病因，其他相关疾病有高丙种球蛋白血症（单克隆[157]和多克隆[158]）、多发性骨髓瘤及骨髓发育不良症。持久性隆起性红斑可在骨髓过度增生性疾病发生前7.8年出现，慢性感染及复发性感染（链球菌和非链球菌感染）也有报道。

病理 早期皮损显示白细胞碎裂性血管炎及真皮大片炎性细胞浸润，主要有中性粒细胞、组织细胞/巨噬细胞和朗格汉斯细胞；晚期皮损见图案状（席纹状或同心圆状）纤维化和真皮淋巴细胞、组织细胞/巨噬细胞和朗格汉斯细胞浸润[159]，脂质性物质可见于陈旧性皮损，细胞外胆固醇沉积常用来描述此过程。

实验室检查 持久性隆起性红斑实验室检查包括皮肤活检、血清蛋白电泳、免疫球蛋白定量、免疫电泳、冷球蛋白及补体（C_3，C_4，CH_{50}）。直接免疫荧光检查通常不是诊断必需的。

治疗 常选择氨苯砜（如每日100mg）[160]。有1例患者对氨苯砜治疗无效，而应用秋水仙碱治疗成功[161]。

坏疽性脓皮病 Pyoderma gangrenosum

坏疽性脓皮病是少见的、认识不清、非感染性中性粒细胞性溃疡性皮肤病[162]，常伴发潜在的炎性或恶性疾病如溃疡性结肠炎、类风湿性关节炎[163]、慢性活动性肝炎、Crohn病、单克隆IgA丙种球蛋白血症[164]和血液及淋巴网状系统恶性肿瘤，但有40%～50%的患者没发现相关疾病。少数患者起病前可有外伤（过敏反应）[165]。约30%患者复发。极少数可发生于儿童，因此要与儿童发生脓疱的其他疾病如溃疡性结肠炎相鉴别[166]。约40%患者表现为影响大关节的血清学阴性关节炎。

皮肤症状 皮损时常发生在下肢（图18-17），但也可发生在股部、臀部、胸部、头、颈和皮肤任何部位[167]。一项研究显示71%皮损多形性，超过50%位于膝关节以下。皮损开始为痛性红色斑疹或丘疹、脓疱、结节或大疱，表面可出现脓疱或水疱，周围皮肤变为暗红色且坚硬。坏死性炎症可由原发皮损延伸到周围皮肤，导致坏死性溃疡或溃疡有脓性基底、紫色-红色边缘周围绕以红晕（图18-18和图18-19）。皮损通常小于10cm，也可巨大，皮损持续可数月到数年，愈合后留有筛状的瘢痕。

腹部症状 坏疽性脓皮病可发生在溃疡性结肠炎和Crohn病，约有50%坏疽性脓皮病患者与溃疡性结肠炎有关[75]，有2%活动性或泛发性的溃疡性结肠炎患者有坏疽性脓皮病[168]。另外有4%溃疡性结肠炎患者可伴发结节性红斑，而该病早期表现易与坏疽性脓皮病混淆。男女发病率相等，由慢性溃疡性结肠炎发展到伴有结节性红斑及坏疽性脓皮病时的平均时间分别为5年及10年[75,169]，皮损常常发生在腹部疾病活动期，但是也可发生在结肠炎非活动期或非严重性疾病，或结肠切除术后可以不出现。2/3脓皮病患者未进行结肠切除可以缓解，结肠切除后不能预测是否痊愈，因为要考虑切除的时间及范围[170]。

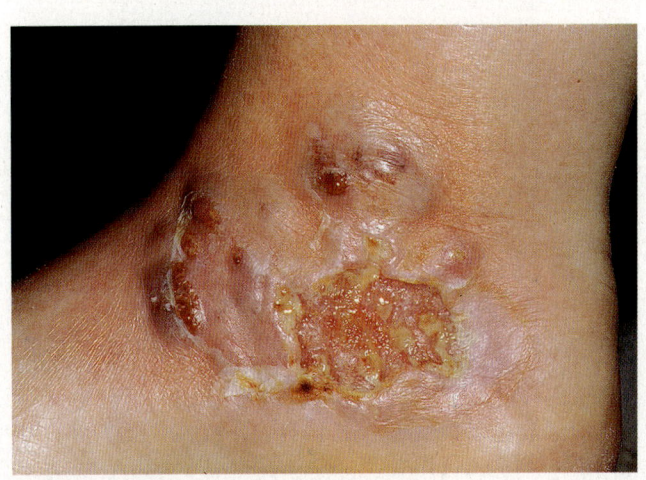

图18-17 坏疽性脓皮病：皮损常见于下肢。

诊断 根据临床及病理特征进行诊断，需要排除引起溃疡的其他疾病（框18-8及框18-9），该病可以类似其他溃疡性皮损且缺乏特异性实验室及病理表现，造成诊断困难。组织病理检查：毛囊炎及脓肿可发展为坏疽性脓皮病，坏疽性脓皮病可以显示白细胞碎裂性血管炎，皮损可进展为化脓性肉芽肿性皮炎，晚期显示主要为纤维化[171]。这些改变是非特异性的，因此活检的诊断意义很小。未发现有特异的实验室检查有助于诊断，单克隆丙种球蛋白血症可检测血清蛋白免疫电泳。

治疗 泛发病例给予糖皮质激素及环孢素是最常见的治疗方法，对于激素抵抗的患者使用糖皮质激素联合应用细胞毒性药物如硫唑嘌呤、环磷酰胺、苯丁酸氮芥[172]。报道有许多其他治疗方法。避免外伤。

糖皮质激素 早期小皮损可以皮损内注射曲安奈得（Kenalog 10mg/ml 或 40mg/ml）[173]，外用第Ⅱ～Ⅴ级激素，封包或不封包都可能有效。

多数报道，对于大的活动性皮损或进展期皮损系统使用皮质类固醇激素很有效。激素可能对自然病程改变不大，多数病例在治疗停止时会复发。初期泼尼松每日 40～80mg，逐渐减量至停药。

外用他克莫司 对于早期及轻型皮损外用0.1%他克莫司软膏（商品名普特彼）[174]可能有效。

口服免疫抑制剂 免疫抑制剂可能为最有效的治疗手段。霉酚酸酯为免疫抑制剂，曾经是被唯一用于移植的药物，联合环孢素A使用有好的效果[175]。有许多单独使用环孢素的报道。静脉应用环磷酰胺有效[176]。在激素减量时，口服苯丁酸氮芥每日2～4mg，联合泼尼松或单独使用有效[177]。

IVIG 据报道，大剂量静脉应用免疫球蛋白（IVIG）（每日400mg/kg，连续5日）有神奇效果，1周后溃疡好转，疼痛明显减轻，2周后溃疡临床明显改善。随后，IVIG给予每日1g/kg，连续2日[178]。短期使用大剂量免疫球蛋白联合系统应用糖皮质激素几日就可控制疾病进展[165]。

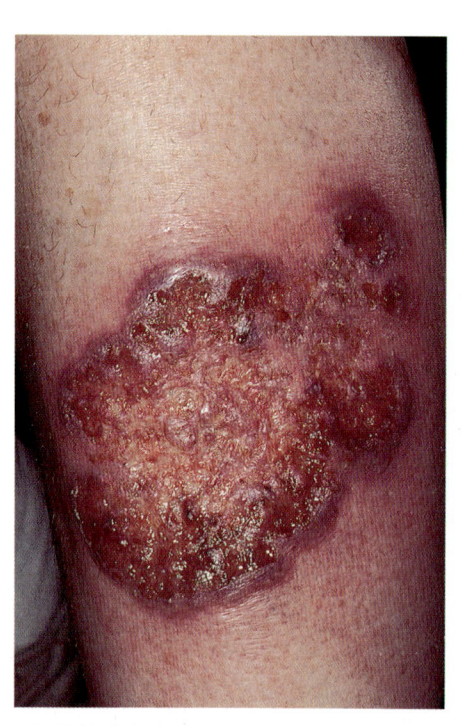

图18-18 坏疽性脓皮病：典型的进展迅速、疼痛性、化脓性皮肤溃疡伴水肿性、潮湿、蓝色、破坏及坏死性边缘。

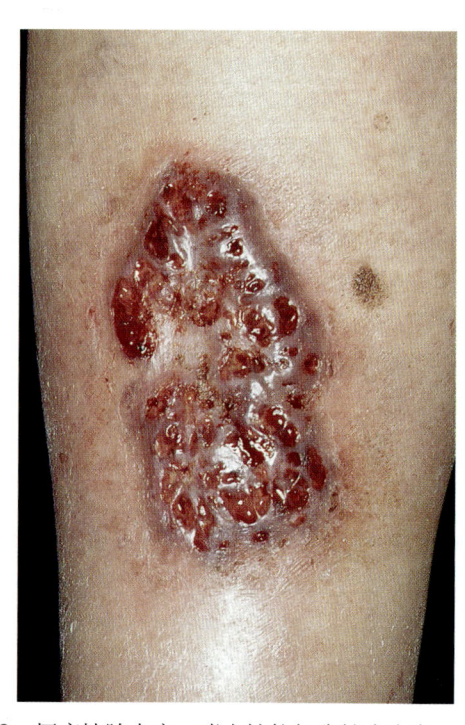

图18-19 坏疽性脓皮病：嗜中性粒细胞性皮病有一个共同易过敏倾向（皮肤外伤后可诱导炎症反应）。

框 18-8 怀疑为坏疽性脓皮病的检查方法

重要病史
明显的痛性溃疡
溃疡迅速进展
溃疡形成前有典型皮损（丘疹、脓疱或水疱）
发展为溃疡前可有微小外伤（过敏反应）
伴发疾病症状（如腹部炎性疾病或关节炎）
用药史（如溴化物、碘或粒细胞-巨噬细胞集落刺激因子）

体格检查可见特征性皮损
触痛
坏死
不规则紫色边缘
破坏的环形边缘

皮肤活检
目的：排除类似坏疽性脓皮病的其他疾病
方法：
　椭圆形切口活检优于环钻，包括深达皮下脂肪的炎症性边缘及溃疡边缘
　从炎症边缘取样后——普通组织病理及特殊革兰染色（银染及Fite）检测微生物
　从溃疡边缘取样后——在适当培养基培养（检测细菌、真菌和非典型分枝杆菌）

实验室检查
目的：鉴别相关疾病，排除与坏疽性脓皮病相似疾病
项目：
　全血细胞计数
　红细胞沉降率
　血生化（肝肾功能检查）
　蛋白电泳
　胸片
　结肠镜检查
　凝集物检测（包括抗磷脂抗体）
　抗中性粒细胞胞浆抗体
　冷凝蛋白
　动静脉功能
进一步检查：
　对治疗的反应及副作用检测
　如果对治疗无反应，要考虑诊断是否正确及重新活检

From Weenig RH, et al: N Engl J Med 2002; 347: 1412.

框 18-9 引起类似坏疽性脓皮病溃疡的疾病

皮肤溃疡原因
血管栓塞或静脉疾病
　抗磷脂综合征
　青斑样血管炎
　静脉郁滞性溃疡
　小血管闭塞性动脉疾病
　I 型冷球蛋白血症
　Klippel-Trénaunay-Weber 综合征

血管炎
　Wegener 肉芽肿
　结节性多动脉炎
　冷球蛋白血症性血管炎（混合型）
　Takayasu 动脉炎
　白细胞碎裂性血管炎合并继发感染

恶性过程皮肤受累
　淋巴瘤
　　血管为中心的 T 细胞淋巴瘤
　　退行性大细胞 T 细胞淋巴瘤
　　大疱型蕈样肉芽肿
　　非特异性淋巴瘤
　白血病皮肤表现
　Langerhans 细胞组织细胞增多症

原发性皮肤感染
　深部真菌感染
　　孢子丝菌病
　　曲霉病
　　隐球菌病
　　接合菌病
　　马内菲青霉感染
　单纯疱疹病毒 2 型感染
　皮肤结核
　分枝杆菌感染溃疡（Buruli 溃疡）
　皮肤阿米巴病

药物诱发或外源性组织损伤
　Munchausen 综合征或人工疾病
　羟基脲诱发溃疡
　接触性外阴炎
　滥用注射毒品继发感染
　溴疹
　棕蛛咬中毒（棕色蜘蛛咬伤）
　药物诱发狼疮

其他炎症性疾病
　皮肤 Crohn 病
　溃疡性坏死性脂膜炎

From Weenig RH, et al: N Engl J Med 2002; 347: 1412.

Schamberg 病

Schamberg病（进行性色素性紫癜性皮病，单纯紫癜）少见，表现为点状及斑片状棕色色素斑（含铁血黄素沉着），好发于下肢。患者害怕这种血管炎样表现，但这不是出血性疾病、静脉功能不全或相关内脏疾病。男性比女性易于患病，儿童也可发病[179]。皮损可持续数月或数年，影响美观。组织病理见血管有炎症及出血，无纤维蛋白样坏死。病因不清，细胞免疫反应可能起作用[180]，一些患者发疹与药物有关[181]。

临床表现　非对称性、不规则、橙色-棕色斑片，形状及大小各异（图18-20），最具特征性皮损为橙色-棕色、针尖大小"辣椒粉/胡椒粉"样斑点。轻度红斑及鳞屑可引起轻度瘙痒，皮损常见于下肢，但也可发生在身体上部，此起彼落。与变应性血管炎的可触及性紫癜比较，该病皮损为斑疹。

治疗　首先明确患者无系统性疾病，曾有3例患者应用潘通100mg，每日3次，治疗8周，2～3周即有明显效果。其中1例患者因未连续治疗而复发，继续应用仍有效。未发现副作用[182]。另报道，4例患者使用己酮可可碱（循能泰）每日400mg，无明显作用[183]。告知患者色素沉着可持续几年，如果需要可通过化妆品（Dermablend）来遮盖。轻微瘙痒和红斑可外用第5类激素，症状改善迅速。皮损可持续存在，但67%患者最后消退[184]。

（钟连声　李遇梅　陈志强　刘维达译　夏应魁校）

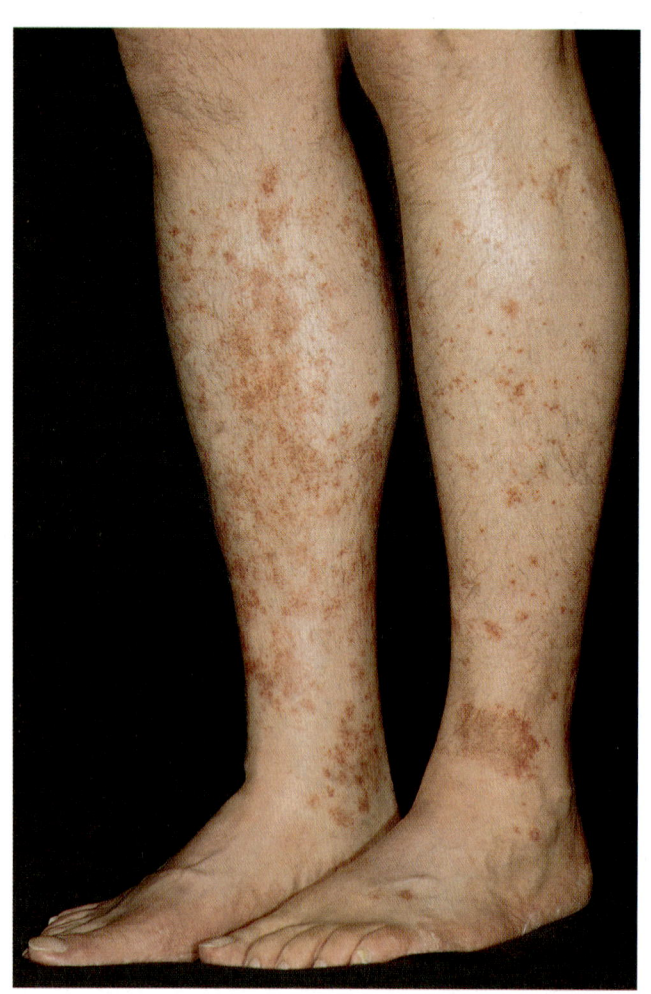

A．非对称性、不规则、橙色-棕色斑片，形状及大小各异，好发下肢。

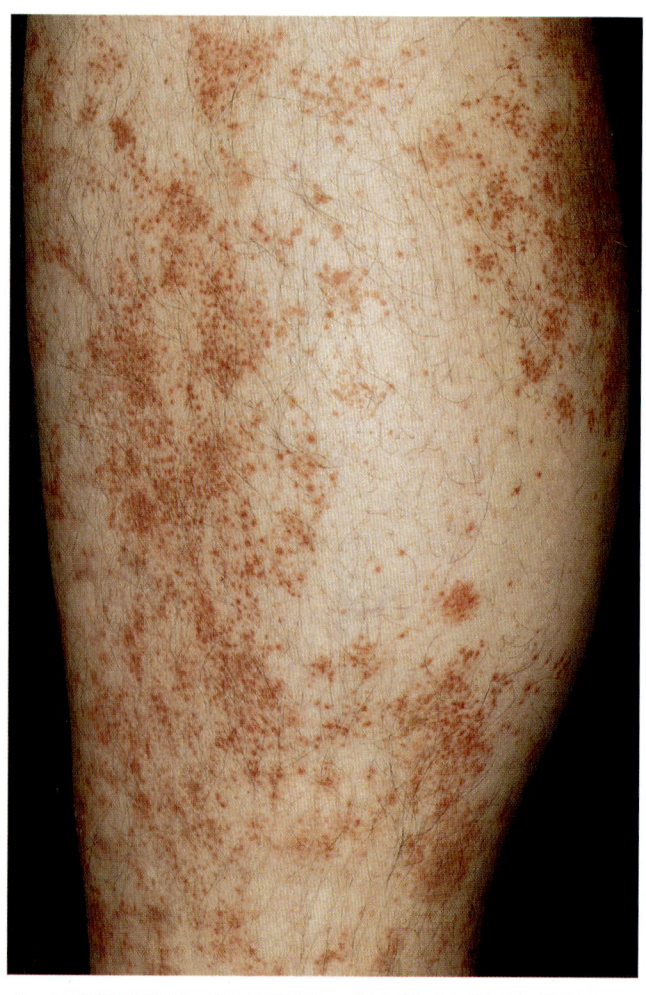

B．最特征性皮损，橙色至棕色、针尖样"胡椒粉"样斑点。

图18-20　Schamberg 病

参考文献

1. Villiger R, et al: Precipitants in 42 cases of erythema multiforme, Eur J Pediatr 1999; 158(11):929.
2. Cote B, et al: Clinicopathologic correlation in erythema multiforme and Stevens-Johnson syndrome, Arch Dermatol 1995; 131(11):1268.
3. Assier H, et al: Erythema multiforme with mucous membrane involvement and Stevens-Johnson syndrome are clinically different disorders with distinct causes [see comments], Arch Dermatol 1995; 131(5):539.
4. Auquier-Dunant A, et al: Correlations between clinical patterns and causes of erythema multiforme majus, Stevens-Johnson syndrome, and toxic epidermal necrolysis, Arch Dermatol 2002; 138:1019.
5. Weston WL, et al: Herpes simplex virus in childhood erythema multiforme, Pediatrics 1992; 89:32.
6. Nesbit SP, Gobetti JP: Multiple recurrence of oral erythema multiforme after secondary herpes simplex: report of case and review of literature, JAMA 1986; 112:348.
7. Imafuku S, et al: Expression of herpes simplex virus DNA fragments located in epidermal keratinocytes and germinative cells is associated with the development of erythema multiforme lesions, J Invest Dermatol 1997; 109(4):550.
8. Finan MC, Schroeter AL: Cutaneous immunofluorescence study of erythema multiforme: correlation with light microscopic patterns and etiologic agents, J Am Acad Dermatol 1984; 10:497.
9. Rzany B, et al: Histopathological and epidemiological characteristics of patients with erythema exudativum multiforme major, Stevens-Johnson syndrome and toxic epidermal necrolysis, Br J Dermatol 1996; 135(1):6.
10. Zohdi-Mofid M, Horn T: Acrosyringeal concentration of necrotic keratinocytes in erythema multiforme: a clue to drug etiology. Clinicopathologic review of 29 cases, J Cutan Pathol 1997; 24(4):235.
11. Paquet P, Pierard G: Erythema multiforme and toxic epidermal necrolysis: a comparative study, Am J Dermatopathol 1997; 19(2):127.
12. Tatnall F, Schofield J, Leigh I: A double-blind, placebo-controlled trial of continuous acyclovir therapy in recurrent erythema multiforme, Br J Dermatol 1995; 132(2):267.
13. Huff JC: Acyclovir for recurrent erythema multiforme caused by herpes simplex, J Am Acad Dermatol 1988; 18:197.
14. Kerob D, et al: Recurrent erythema multiforme unresponsive to acyclovir prophylaxis and responsive to valacyclovir continuous therapy [letter], Arch Dermatol 1998; 134(7):876.
15. Schofield JK, et al: Recurrent erythema multiforme: clinical features and treatment in a large series of patients, Br J Dermatol 1993; 128:542.
16. Cherouati K, et al: [Treatment by thalidomide of chronic multiforme erythema: its recurrent and continuous variants. A retrospective study of 26 patients], Ann Dermatol Venereol 1996; 123(6-7):375.
17. Bastuji-Garin S, et al: A clinical classification of cases of toxic epidermal necrolysis Stevens-Johnson syndrome and erythema multiforme, Arch Dermatol 1993; 129:92.
18. Haudrey MD, et al: Erythema multiforme with mucous membrane involvement and Stevens-Johnson syndrome are clinically different disorders with distinct causes, Arch Dermatol 1995; 131:539.
19. Chan LS, et al: Ocular cicatricial pemphigoid occurring as a sequela of Stevens-Johnson syndrome, JAMA 1991; 266:1543.
20. Levy M, Shear NH: Mycoplasma pneumoniae infections and Stevens-Johnson syndrome. Report of eight cases and review of the literature, Clin Pediatr 1991; 30:42.
21. Buchkell LL, Mackel SE, Jordan RE: Erythema multiforme: direct immunofluorescence studies and detection of circulating immune complexes, J Invest Dermatol 1980; 74:372.
22. Rasmussen JE: Erythema multiforme in children: response to treatment with systemic corticosteroids, Br J Dermatol 1976; 95:181.
23. Patterson R, et al: Stevens-Johnson syndrome (SJS): effectiveness of corticosteroids in management and recurrent SJS, Allergy Proc 1992; 13:89.
24. Tripathi A, et al: Corticosteroid therapy in an additional 13 cases of Stevens-Johnson syndrome: a total series of 67 cases, Allergy Asthma Proc 2000; 21(2):101.
25. Singer L, et al: Vitamin A in Stevens-Johnson syndrome, Ann Ophthalmol 1989; 21:209.
26. Detjen PF, et al: Herpes simplex virus associated with recurrent Stevens-Johnson syndrome. A management strategy, Arch Intern Med 1992; 152:1513.
27. Avakian R, et al: Toxic epidermal necrolysis: a review, J Am Acad Dermatol 1991; 25:69.
28. Roujeau JC, et al: Toxic epidermal necrolysis (Lyell syndrome), J Am Acad Dermatol 1990; 23:1063.
29. Roujeau JC, et al: Toxic epidermal necrolysis (Lyell syndrome). Incidence and drug etiology in France, 1981-1985, Arch Dermatol 1990; 126:37.
30. Correia O, et al: Evolving pattern of drug-induced toxic epidermal necrolysis, Dermatology 1993; 186:32.
31. Saiag P, et al: Drug-induced toxic epidermal necrolysis (Lyell syndrome) in patients infected with the human immunodeficiency virus, J Am Acad Dermatol 1992; 26:567.
32. Kimura S, et al: Three cases of acquired immunodeficiency syndrome complicated with toxic epidermal necrolysis, Jpn J Med 1991; 30:553.
33. Villada G, et al: Toxic epidermal necrolysis after bone marrow transplantation: study of nine cases, J Am Acad Dermatol 1990; 23:870.
34. Paul C, et al: Apoptosis as a mechanism of keratinocyte death in toxic epidermal necrolysis, Br J Dermatol 1996; 134(4):710.
35. Heng MC, Allen SG: Efficacy of cyclophosphamide in toxic epidermal necrolysis. Clinical and pathophysiologic aspects, J Am Acad Dermatol 1991; 25:778.
36. Correia O, et al: Cutaneous T-cell recruitment in toxic epidermal necrolysis. Further evidence of CD8+ lymphocyte involvement, Arch Dermatol 1993; 129:466.
37. Villada G, et al: Immunopathology of toxic epidermal necrolysis. Keratinocytes HLA-DR expression, Langerhans cells, and mononuclear cells: an immunopathologic study of five cases, Arch Dermatol 1992; 128:50.
38. Miyauchi H, et al: T-cell subsets in drug-induced toxic epider-

mal necrolysis. Possible pathogenic mechanism induced by CD8-positive T cells, Arch Dermatol 1991; 127:851.
39. Leenutaphong V, et al: Stevens-Johnson syndrome and toxic epidermal necrolysis in Thailand, Int J Dermatol 1993; 32:428.
40. Breathnach S: Management of drug eruptions: Part II. Diagnosis and treatment, Australas J Dermatol 1995; 36(4):187.
41. Wolkenstein P, et al: Metabolic predisposition to cutaneous adverse drug reactions, Arch Dermatol 1995; 131:544.
42. Roujeau J, et al: Medication use and the risk of Stevens-Johnson syndrome or toxic epidermal necrolysis [see comments], N Engl J Med 1995; 333(24):1600.
43. Rzany B, et al: Risk of Stevens-Johnson syndrome and toxic epidermal necrolysis during first weeks of antiepileptic therapy: a case-control study. Study Group of the International Case Control Study on Severe Cutaneous Adverse Reactions, Lancet 1999; 353(9171):2190.
44. Lebargy F, et al: Pulmonary complications in toxic epidermal necrolysis: a prospective clinical study, Intensive Care Med 1997; 23(12):1237.
45. McIvor R, et al: Acute and chronic respiratory complications of toxic epidermal necrolysis, J Burn Care Rehabil 1996; 17(3):237.
46. Kim PS, et al: Stevens-Johnson syndrome and toxic epidermal necrolysis: a pathophysiologic review with recommendations for a treatment protocol, J Burn Care Rehabil 1983; 4:91.
47. Goens J, et al: Haematological disturbances and immune mechanisms in toxic epidermal necrolysis, Br J Dermatol 1986; 114:255.
48. Vermeer BJ, Claas FJH: Toxic epidermal necrolysis (letter), Arch Dermatol 1985; 121:715.
49. Roujeau JC, et al: Granulocytes, lymphocytes, and toxic epidermal necrolysis, Arch Dermatol 1985; 121:305.
50. Ting HC, Adam BA: Stevens-Johnson syndrome: a review of 34 cases, Int J Dermatol 1985; 24:587.
51. Tegelberg-Stassen MJ, et al: Management of nonstaphylococcal toxic epidermal necrolysis: follow-up study of 16 case histories, Dermatologica 1990; 180:124.
52. Patterson R, et al: Erythema multiforme and Stevens-Johnson syndrome. Descriptive and therapeutic controversy, Chest 1990; 98:331.
53. Peters W, et al: Toxic epidermal necrolysis: a burn-centre challenge, Can Med Assoc J 1991; 144:1477.
54. Guibal F, et al: Characteristics of toxic epidermal necrolysis in patients undergoing long-term glucocorticoid therapy [see comments], Arch Dermatol 1995; 131(6):669.
55. Rzany B, et al: Toxic epidermal necrolysis in patients receiving glucocorticosteroids, Acta Derm Venereol 1991; 71:171.
56. Halebian PH, et al: Improved burn center survival of patients with toxic epidermal necrolysis managed without corticosteroids, Ann Surg 1986; 204:503.
57. Arevalo J, et al: Treatment of toxic epidermal necrolysis with cyclosporin A, J Trauma 2000; 48(3):473.
58. Paquet P, Pierard G: Would cyclosporin A be beneficial to mitigate drug-induced toxic epidermal necrolysis? Dermatology 1999; 198(2):198.
59. Sakellariou G, et al: Plasma exchange (PE) treatment in drug-induced toxic epidermal necrolysis (TEN), Int J Artif Organs 1991; 14:634.
60. Chaidemenos G, et al: Plasmapheresis in toxic epidermal necrolysis, Int J Dermatol 1997; 36(3):218.
61. Egan C, et al: Plasmapheresis as an adjunct treatment in toxic epidermal necrolysis, J Am Acad Dermatol 1999; 40(3):458.
62. Prins C, et al: Treatment of toxic epidermal necrolysis with high-dose intravenous immunoglobulins, Arch Dermatol 2003; 139:26.
63. Yarbrough DR: Treatment of toxic epidermal necrolysis in a burn center, J S C Med Assoc 1997; 93(9):347.
64. McGee T, Munster A: Toxic epidermal necrolysis syndrome: mortality rate reduced with early referral to regional burn center, Plast Reconstr Surg 1998; 102(4):1018.
65. Murphy J, Purdue G, Hunt J: Toxic epidermal necrolysis, J Burn Care Rehabil 1997; 18(5):417.
66. Smoot ER: Treatment issues in the care of patients with toxic epidermal necrolysis, Burns 1999; 25(5):439.
67. Arevalo J, Lorente J: Skin coverage with Biobrane biomaterial for the treatment of patients with toxic epidermal necrolysis, J Burn Care Rehabil 1999; 20(5):406.
68. Elkayam O, et al: Familial erythema nodosum, Arthritis Rheum 1991; 34:1177.
69. Cribier B, et al: Erythema nodosum and associated diseases. A study of 129 cases, Int J Dermatol 1998; 37(9):667.
70. Fox MD, Schwartz RA: Erythema nodosum, Am Fam Physician 1992; 46:818.
71. Atanes A, et al: Erythema nodosum: a study of 160 cases, Med Clin (Barc) 1991; 96:169.
72. Labbe L, et al: Erythema nodosum in children: a study of 27 patients, Pediatr Dermatol 1996; 13(6):447.
73. Hassink R, et al: Conditions currently associated with erythema nodosum in Swiss children, Eur J Pediatr 1997; 156(11):851.
74. Kirch W, Duhrsen U: Erythema nodosum of dental origin, Clin Invest Med 1992; 70:1073.
75. Mir-Madjlessi SH, Taylor JS, Farmer RG: Clinical course and evolution of erythema nodosum and pyoderma gangrenosum in chronic ulcerative colitis: a study of 42 patients, Am J Gastroenterol 1985; 80:615.
76. Wilsher M: Seasonal clustering of sarcoidosis presenting with erythema nodosum, Eur Respir J 1998; 12(5):1197.
77. Taillan B, et al: Erythema nodosum and Hodgkin's disease, Clin Rheumatol 1990; 9:397.
78. Bohn S, Buchner S, Itin P: [Erythema nodosum: 112 cases. Epidemiology, clinical aspects and histopathology (see comments)], Schweiz Med Wochenschr 1997; 127(27-28):1168.
79. Lofgren S: Erythema nodosum: studies on etiology and pathogenesis in 185 adult cases, Acta Med Scand 1946; 174 [suppl]:1.
80. Sanz V, et al: Erythema nodosum versus nodular vasculitis, Int J Dermatol 1993; 32:108.
81. Reference deleted in proofs.
82. Reference deleted in proofs.
83. Sterling J, Heymann W: Potassium iodide in dermatology: a 19th century drug for the 21st century-uses, pharmacology, adverse effects, and contraindications, J Am Acad Dermatol 2000; 43(4):691.
84. Soderstron RM, Krull EA: Erythema nodosum: a review, Cutis 1978; 21:806.
85. Jennette J, Falk R: Small-vessel vasculitis. N Engl J Med 1997; 337(21):1512.
86. Lotti T, et al: Cutaneous small-vessel vasculitis, J Am Acad Dermatol 1998; 39(5 Pt 1):667; quiz 688.
87. Bacon PA: Systemic vasculitic syndromes, Curr Opin Rheumatol 1993; 5:5.
88. Soter NA: Clinical presentations and mechanisms of necrotizing angiitis of the skin, J Invest Dermatol 1976; 67:354.
89. Ramsay C, Fry L: Allergic vasculitis: clinical and histological features and incidence of renal involvement, Br J Dermatol 1969; 81:96.
90. Winkelman RK, Ditto WB: Cutaneous and visceral syndromes of necrotizing or "allergic" angiitis: a study of thirty-eight cases, Medicine 1964; 43:59.
91. Lopez LR, et al: Gastrointestinal involvement in leukocytoclastic vasculitis and polyarteritis nodosa, J Rheumatol 1980; 7:677.
92. Ekenstram EA, Callen JP: Cutaneous leukocytoclastic vasculitis, Arch Dermatol 1984; 120:484.
93. Callen JP, Ekenstam EA: Cutaneous leukocytoclastic vasculitis: clinical experience in 44 patients, South Med J 1987; 80:848.
94. Sanchez NP, Van H, Daniel SWP: Clinical and histopathologic spectrum of necrotizing vasculitis: report of findings in 101 cases, Arch Dermatol 1985; 121:220.

95. Sais G, et al: Colchicine in the treatment of cutaneous leukocytoclastic vasculitis. Results of a prospective, randomized controlled trial, Arch Dermatol 1995; 131(12):1399.
96. Sullivan T, King L, Boyd A: Colchicine in dermatology, J Am Acad Dermatol 1998; 39(6):993.
97. Callen JP: Colchicine is effective in controlling chronic cutaneous leukocytoclastic vasculitis, J Am Acad Dermatol 1985; 13:193.
98. Fredenberg MF, Malkinson FD: Sulfone therapy in the treatment of leukocytoclastic vasculitis: report of three cases, J Am Acad Dermatol 1987; 16:772.
99. Fauci AS: Cyclophosphamide, N Engl J Med 1979; 301:235.
100. Saulsbury F: Henoch-Schonlein purpura in children. Report of 100 patients and review of the literature, Medicine 1999; 78(6):395.
101. Blanco R, et al: Henoch-Schonlein purpura in adulthood and childhood: two different expressions of the same syndrome [see comments], Arthritis Rheum 1997; 40(5):859.
102. Farley TA, et al: Epidemiology of a cluster of Henoch-Schönlein purpura, Am J Dis Child 1989; 143:798.
103. Saulsbury FT: Henoch-Sch?nlein purpura, Pediatr Dermatol 1984; 1:195.
104. Nussinovitch M, et al: Cutaneous manifestations of Henoch-Schonlein purpura in young children, Pediatr Dermatol 1998; 15(6):426.
105. Cull DL, et al: Surgical implications of Henoch-Sch?nlein purpura, Pediatr Surg 1990; 25:741.
106. Couture A, et al: Evaluation of abdominal pain in Henoch-Schönlein syndrome by high frequency ultrasound, Pediatr Radiol 1992; 22:12.
107. Connolly B, O'Halpin D: Sonographic evaluation of the abdomen in Henoch-Schonlein purpura, Clin Radiol 1994; 49(5):320.
108. Kato S, et al: Gastrointestinal endoscopy in Henoch-Schonlein purpura, Eur J Pediatr 1992; 151:482.
109. Linne T, et al: Renal function and biopsy changes during the course of Henoch-Schönlein glomerulonephritis, Acta Paediatr Scand 1983; 72:97.
110. Gauthier B: Schönlein-Henoch nephritis and IgA nephropathy in children, Curr Opin Pediatr 1993; 5:180.
111. Goldstein AR, et al: Long-term follow-up of childhood Henoch-Schönlein nephritis, Lancet 1992; 339:280.
112. Coppo R, et al: Long-term prognosis of Henoch-Schonlein nephritis in adults and children. Italian Group of Renal Immunopathology Collaborative Study on Henoch-Schonlein purpura, Nephrol Dial Transplant 1997; 12(11):2277.
113. Tancrede-Bohin E, et al: Schonlein-Henoch purpura in adult patients. Predictive factors for IgA glomerulonephritis in a retrospective study of 57 cases [see comments], Arch Dermatol 1997; 133(4):438.
114. Ben-Sira L: Severe scrotal pain in boys with Henoch-Schonlein purpura: incidence and sonography [Record Supplied By Publisher], Pediatr Radiol 2000; 30(2):125.
115. O'Brien WM, et al: Acute scrotal swelling in Henoch-Schönlein syndrome: evaluation with testicular scanning, Urology 1993; 41:366.
116. Petersen S, et al: Immunoglobulin and complement studies in children with Schönlein-Henoch syndrome and other vasculitic diseases, Acta Paediatr Scand 1991; 80:1037.
117. Van H, Gibson LE, Schroeter AL: Henoch-Sch?nlein vasculitis: direct immunofluorescence study of uninvolved skin, J Am Acad Dermatol 1986; 15:665.
118. Egan C: IgA1 is the major IgA subclass in cutaneous blood vessels in henoch-Schonlein purpura. [In Process Citation], Br J Dermatol 1999; 141(5):859.
119. Abou-Ragheb HH, et al: Plasma levels of the anaphylatoxins C3a and C4a in patients with IgA nephropathy/Henoch-Schönlein nephritis, Nephron 1992; 62:22.
120. Helander SD, et al: Henoch-Sch?nlein purpura: clinicopathologic correlation of cutaneous vascular IgA deposits and the relationship to leukocytoclastic vasculitis, Acta Derm Venereol 1995; 75:125.
121. Szer I: Gastrointestinal and renal involvement in vasculitis: management strategies in Henoch-Schonlein purpura, Cleve Clin J Med 1999; 66(5):312.
122. Wang YJ, et al: Clinical studies of Henoch-Schönlein purpura in Chinese children, Chung Hua I Hsueh Tsa Chih 1993; 51:345.
123. Saulsbury FT: Corticosteroid therapy does not prevent nephritis in Henoch-Schonlein purpura, Pediatr Nephrol 1993; 7:69.
124. Faedda R, et al: Regression of Henoch-Schonlein disease with intensive immunosuppressive treatment, Clin Pharmacol Ther 1996; 60(5):576.
125. Iijima K, et al: Multiple combined therapy for severe Henoch-Schonlein nephritis in children, Pediatr Nephrol 1998; 12(3):244.
126. Foster B: Effective therapy for severe Henoch-Schonlein purpura nephritis with prednisone and azathioprine: a clinical and histopathologic study [Record Supplied By Publisher], J Pediatr 2000; 136(3):370.
127. Bergstein J, Leiser J, Andreoli S: Response of crescentic Henoch-Schoenlein purpura nephritis to corticosteroid and azathioprine therapy, Clin Nephrol 1998; 49(1):9.
128. Rostoker G, et al: Immunomodulation with low-dose immunoglobulins for moderate IgA nephropathy and Henoch-Schonlein purpura. Preliminary results of a prospective uncontrolled trial [see comments], Nephron 1995; 69(3):327.
129. Kusuda A, et al: Successful treatment of adult-onset Henoch-Schonlein purpura nephritis with high-dose immunoglobulins, Intern Med 1999; 38(4):376.
130. Mangold MC, Callen JP: Cutaneous leukocytoclastic vasculitis associated with active Wegener's granulomatosis, J Am Acad Dermatol 1992; 26:579.
131. Patten SF, Tomecki KJ: Wegener's granulomatosis: cutaneous and oral mucosal disease, J Am Acad Dermatol 1993; 28:710.
132. Francès C, et al: Wegener's granulomatosis: dermatologic manifestation in 75 cases with clinicopathologic correlation, Arch Dermatol 1994; 130:861.
133. Davis M, et al: Cutaneous manifestations of Churg-Strauss syndrome: a clinicopathologic correlation, J Am Acad Dermatol 1997; 37(2 Pt 1):199.
134. Matteson E: Small-vessel vasculitis, N Engl J Med 1998; 338(14):994.
135. Kirkland G, et al: Classical polyarteritis nodosa and microscopic polyarteritis with medium vessel involvement-a comparison of the clinical and laboratory features, Clin Nephrol 1997; 47(3):176.
136. Jayne D, et al: A randomized trial of maintenance therapy for vasculitis associated with antineutrophil cytoplasmic autoantibodies, NEJM 2003; 349:36.
137. Vignon-Pennamen MD, Wallach D: Cutaneous manifestations of neutrophilic disease. A study of seven cases, Dermatologica 1991; 183:255.
138. Cohen P, Kurzrock R: Sweet's syndrome: a review of current treatment options, Am J Clin Dermatol 2002; 3(2):117.
139. Fett D, Gibson L, Su W: Sweet's syndrome: systemic signs and symptoms and associated disorders [see comments], Mayo Clin Proc 1995; 70(3):234.
140. Paydas S, Sahin B, Zorludemir S: Sweet's syndrome accompanying leukaemia: seven cases and review of the literature, Leuk Res 2000; 24(1):83.
141. Jain K: Sweet's syndrome associated with granulocyte colony-stimulating factor, Cutis 1996; 57(2):107.
142. Merkel P: Drugs associated with vasculitis, Curr Opin Rheumatol 1998; 10(1):45.
143. Prevost-Blank P, Shwayder T: Sweet's syndrome secondary to granulocyte colony-stimulating factor, J Am Acad Dermatol 1996; 35(6):995.
144. Sitjas D, et al: Acute febrile neutrophilic dermatosis (Sweet's syndrome), Int J Dermatol 1993; 32:261.

145. Smolle J, Kresbach H: Acute febrile neutrophilic dermatosis (Sweet syndrome). A retrospective clinical and histological analysis, Hautarzt 1990; 41:549.
146. Kemmett D, Hunter JA: Sweet's syndrome: a clinicopathologic review of twenty-nine cases, J Am Acad Dermatol 1990; 23:503.
147. Ginarte M, Garcia DI, Toribio J: [Sweet's syndrome: a study of 16 cases], Med Clin 1997; 109(15):588.
148. Going JJ, et al: Sweet's syndrome: histological and immunohistochemical study of 15 cases, J Clin Pathol 1987; 40:175.
149. Jordaan HF: Acute febrile neutrophilic dermatosis. A histopathological study of 37 patients and a review of the literature, Am J Dermatopathol 1989; 11:99.
150. Malone J, et al: Vascular inflammation (vasculitis) in sweet syndrome: a clinicopathologic study of 28 biopsy specimens from 21 patients, Arch Dermatol 2002; 138(3):345.
151. Honma K, et al: Potassium iodide inhibits neutrophil chemotaxis, Acta Derm Venereol 1990; 70:247.
152. Ritter S, et al: Long-term suppression of chronic Sweet's syndrome with colchicine, J Am Acad Dermatol 2002; 47(2):323.
153. Jeanfils S, et al: Indomethacin treatment of eighteen patients with Sweet's syndrome, J Am Acad Dermatol 1997; 36(3 Pt 1): 436.
154. von d, Driesch P: Sweet's syndrome (acute febrile neutrophilic dermatosis), J Am Acad Dermatol 1994; 31:535.
155. Muratori S: Erythema elevatum diutinum and HIV infection: a report of five cases [In Process Citation], Br J Dermatol 1999; 141 (2):335.
156. Shanks J, et al: Nodular erythema elevatum diutinum mimicking cutaneous neoplasms, Histopathology 1997; 31(1):91.
157. Yiannias JA, et al: Erythema elevatum diutinum: a clinical and histopathologic study of 13 patients, J Am Acad Dermatol 1992; 26:38.
158. Wilkinson SM, et al: Erythema elevatum diutinum: a clinicopathological study, Clin Exp Dermatol 1992; 17:87.
159. Carlson J, Le BP: Localized chronic fibrosing vasculitis of the skin: an inflammatory reaction that occurs in settings other than erythema elevatum diutinum and granuloma faciale, Am J Surg Pathol 1997; 21(6):698.
160. Grabbe J, et al: Erythema elevatum diutinum-evidence for disease-dependent leucocyte alterations and response to dapsone, Br J Dermatol 2000; 143(2):415.
161. Henriksson R, et al: Erythema elevatum diutinum-a case successfully treated with colchicine, Clin Exp Dermatol 1989; 14:451.
162. Bennett M, et al: Pyoderma gangrenosum. A comparison of typical and atypical forms with an emphasis on time to remission. Case review of 86 patients from 2 institutions, Medicine 2000; 79 (1):37.
163. Ko CB, et al: Pyoderma gangrenosum: associations revisited, Int J Dermatol 1992; 31:574.
164. Powell FC, et al: Pyoderma gangrenosum and monoclonal gammopathy, Arch Dermatol 1983; 119:468.
165. Gleichmann U, et al: [Post-traumatic pyoderma gangrenosum: combination therapy with intravenous immunoglobulins and systemic corticosteroids], Hautarzt 1999; 50(12):879.
166. Barnes L, et al: Pustular pyoderma gangrenosum associated with ulcerative colitis in childhood: report of two cases and review of the literature, J Am Acad Dermatol 1986; 15:608.
167. von dDP. Pyoderma gangrenosum: a report of 44 cases with follow-up, Br J Dermatol 1997; 137(6):1000.
168. Basler RSW: Ulcerative colitis and the skin, Med Clin North Am 1980; 64:941.
169. Thornton JR, et al: Pyoderma gangrenosum and ulcerative colitis, Gut 1980; 21:247.
170. Levitt MD, et al: Pyoderma gangrenosum in inflammatory bowel disease, Br J Surg 1991; 78:676.
171. Hurwitz RM, Haseman JH: The evolution of pyoderma gangrenosum: a clinicopathologic correlation, Am J Dermatopathol 1993; 15:28.
172. Wollina U: Clinical management of pyoderma gangrenosum, Am J Clin Dermatol 2002; 3(3):149.
173. Goldstein F, Krain R, Thornton JL: Intralesional steroid therapy of pyoderma gangrenosum, J Clin Gastroenterol 1985; 7:499.
174. Nasr I: Topical tacrolimus in dermatology, Clin Exp Dermatol 2000; 25(3):250.
175. Michel S, et al: [Therapy-resistant pyoderma gangrenosum-treatment with mycophenolate mofetil and cyclosporine A], Hautarzt 1999; 50(6):428.
176. Reynoso-von DC, et al: Intravenous cyclophosphamide pulses in pyoderma gangrenosum: an open trial, J Rheumatol 1997; 24(4): 689.
177. Burruss J, Farmer E, Callen J: Chlorambucil is an effective corticosteroid-sparing agent for recalcitrant pyoderma gangrenosum, J Am Acad Dermatol 1996; 35(5 Pt 1):720.
178. Hagman J, et al: The use of high-dose immunoglobulin in the treatment of pyoderma gangrenosum [In Process Citation], J Dermatolog Treat 2001; 12(1):19.
179. Draelos ZK, Hansen RC: Schamberg's purpura in children: case study and literature review, Clin Pediatr 1987; 26:659.
180. Ghersetich I, et al: Cell infiltrate in progressive pigmented purpura (Schamberg's disease): immunophenotype, adhesion receptors, and intercellular relationships, Int J Dermatol 1995; 34 (12):846.
181. Abeck D, et al: Acetaminophen-induced progressive pigmentary purpura (Schamberg's disease), J Am Acad Dermatol 1992; 27: 123.
182. Kano Y, et al: Successful treatment of Schamberg's disease with pentoxifylline [see comments], J Am Acad Dermatol 1997; 36(5 Pt 2):827.
183. Burkhart C, Burkhart K: Pentoxifylline for Schamberg's disease [letter; comment], J Am Acad Dermatol 1998; 39(2 Pt 1):298.
184. Ratnam KV, et al: Purpura simplex (inflammatory purpura without vasculitis): a clinicopathologic study of 174 cases, J Am Acad Dermatol 1991; 25:642.

19 光线性疾病及色素性疾病
Light-Related Diseases and Disorders of Pigmentation

- 光生物学　661
- 日光损伤性皮肤　662
- 晒黑和晒伤　668
- 防晒　668
- 多形性日光疹　671
- 夏令水疱病和种痘样水疱病　674
- 卟啉病　675
  - 迟发性皮肤卟啉病　675
  - 假性卟啉病　679
  - 红细胞生成性原卟啉病　680
- 光毒反应　681
- 光过敏反应　683
- 色素减退性疾病　684
  - 白癜风　684
  - 特发性点状色素减少症　689
  - 白色糠疹　689
  - 贫血痣　690
  - 结节性硬化病　690
- 色素沉着性疾病　691
  - 雀斑　691
  - 儿童黑子　691
  - 成人黑子　691
  - 黄褐斑　692
  - 咖啡斑　694
  - 糖尿病性皮病　694
  - 火激红斑　694

光生物学 Photobiology

日光对皮肤影响深远，与很多疾病相关（见表19-1和19-2）。紫外线（UV）所致皮肤光生物学反应及皮肤病最多[1]。计量光波波长的通用单位是纳米（nm）。到达地球的太阳辐射光谱是连续的，由波长大于290nm的电磁波构成。传统上将紫外线分为UVA（320～400nm，长波，黑光）、UVB（290～320nm，中波，日晒伤）及UVC（100～290nm，短波，杀菌）。UVA可进一步分为短波UVA（或UVA Ⅱ，320～340nm）及长波UVA（或UVA Ⅰ 340～400nm）2个波段。日光中UVA、UVB之比为20∶1，且2/3的UVA是UVA Ⅰ。一天中，80% UVB 和70% UVA 辐射集中在上午10点至下午2点。超过90%的紫外线可穿透云层产生损伤皮肤的活性氧自由基。

长波紫外线（UVA）　UVA持续存在日光中，可致即刻晒黑及延迟晒黑，红斑和晒伤少见。波长较长的UVA穿透能力较强，可达真皮层和皮下脂肪层。有关光老化、光致癌及免疫抑制患者的研究发现，长期暴露于UVA可致结缔组织变性。而UVA的致癌性以器官移植后处于免疫抑制状态的患者为主，可对UVB的致癌作用起到协同作用。UVA可穿透玻璃，并可与局部或全身应用的化学物质及药物发生相互作用，产生光变态反应及光毒性反应。

中波紫外线（UVB）　危害最大，特别是夏天，可被冰雪反射。而UVB在角质层及表皮浅层释放大量能量，导致晒伤、晒黑、炎症、迟发性红斑及色素改变。其晒黑作用强于UVA，长期效应包括光老化、免疫抑制及光致癌。UVB在日光直射的上午10点到下午2点最强。玻璃窗可阻挡UVB，而先前照射UVA可加重 UVB 晒伤反应。

短波紫外线（UVC）　日光中的UVC几乎完全被臭氧层吸收。现仅由杀菌灯及水银弧光灯等人造光源发射。

框 19-1　光敏性疾病：以光照后发生皮疹为疾病特征

特发性
多形性日光疹
光线性痒疹
种痘样水疱病
夏令水疱病
慢性光化性皮炎
日光性荨麻疹

变性和肿瘤
光化损伤
光化性角化病
基底细胞癌
鳞状细胞癌
恶性黑素瘤

继发外源物质
光毒性：接触性和系统性
光过敏反应：接触性和系统性
药疹

代谢性
红细胞生成性卟啉病
红细胞生成性原卟啉病
迟发性皮肤卟啉病
变异性卟啉病

光照加重性皮肤病
自身免疫病
　红斑狼疮
　皮肌炎
　天疱疮
　落叶型天疱疮
　大疱性类天疱疮

遗传性皮肤病
家族性良性慢性天疱疮
毛囊角化病（Darier 病）
Bloom 综合征
Rothmund-Thompson 综合征
Kindler 综合征
Cockayne 综合征
着色性干皮病
毛发硫营养不良
Hartnup 综合征

感染性疾病
口唇单纯疱疹

营养不良
烟酸缺乏病
维生素 B_6 缺乏症

原发性皮肤病
特应性皮炎
暂时性棘层松解病
播散性表浅性光化性汗孔角化病
光化性扁平苔藓
银屑病
网状红斑性粘蛋白病
玫瑰痤疮
痤疮
毛囊角化病
家族性良性慢性天疱疮

Adapted from Lim HW, Epstein J:J Am Acad Dermatol 1997;36:84.

日光损伤性皮肤 Sun-damaged skin

日光-皮肤相互作用　UVB 可致 DNA 突变。皮肤吸收 UVA 引起活性氧自由基释放，脂质及蛋白质氧化，进而影响 DNA 修复，产生色素异常，最终导致光老化及致癌。

衰老和光损伤　日晒是皮肤老化的主要原因，而非衰老。这些改变称光老化，主要由反复日晒所致，而非时光流逝。很多归咎于衰老的临床体征实为光损伤的结果。二者是不同的生物学过程，可通过比较腋窝附近皮肤及前臂日晒部位皮肤得到证实。

正常衰老　30~35 岁起皮肤开始出现衰老征象，即皮肤变薄而脆弱，缺乏弹性。表皮变薄，皮肤血管、真皮胶原、脂肪及弹力纤维数量逐渐减少，毛囊、汗腺导管、皮脂腺密度亦降低，导致皮脂产生和排汗减少。在血管减少的衰老皮肤上不可应用强效糖皮质激素，因为糖皮质激素在衰老皮肤上不像年轻人皮肤那样容易被清除。

皮下组织减少使得皮肤变得萎缩而脆弱，而皮肤弹性及弹力源于弹力纤维。正常衰老过程中，弹力纤维缺失、断裂，导致皮肤产生细小皱纹，如卷烟纸样，但可经拉伸使之变平。老化皮肤易变形，且恢复慢。

框 19-2　根据初次发病年龄分类的最常见光皮肤病
儿童期
青少年春季疹
（春季耳部皮疹）
多形性日光疹
（颈部 V 字区及其他部位瘙痒性皮疹）
红细胞生成性原卟啉病
（烧灼痛，红细胞中原卟啉水平升高）
光化性痒疹
（鼻梁部位皮疹，HLA-DR4）
种痘样水疱病
（罕见，形成瘢痕）
成人期
多形性日光疹
（女性颈部 V 字区及其他部位瘙痒性皮疹）
药物所致光敏
（所有曝光部位，光试验结果阳性）
日光性荨麻疹
（光照后 5～10 分钟出现皮疹，1～2 小时消失）（光试验中出现荨麻疹）
红斑狼疮
（抗 Ro/SS-A 抗体，皮肤免疫荧光检查）
迟发性皮肤卟啉病
（卟啉测定）
老年期
慢性光化性皮炎
（老年男性面部持续发红）
药物所致光敏
（所有曝光部位，光试验结果阳性）
皮肤 T 细胞淋巴瘤
（组织学检查见 $CD4^+$ 细胞）
皮肌炎
（24 小时尿肌酐水平）
Adapted from Roelandts R:Archh Dermatol 2000;136:1152.

框 19-3　日光所致皮肤改变
结构改变
日光性弹力纤维病
增厚、多皱、微黄皮肤
萎缩
皮肤菲薄、细小皱纹、血管易见、皮肤易青肿破损、常产生线形瘢痕
皱纹
较深，拉伸后不消失
后颈部光晒伤（项部菱形皮肤）
由于皮肤增厚，使得皮肤被加深的皮沟划分为十字形、菱形区域
血管改变
弥漫红斑
浅肤色人群多见
瘀斑及星状假瘢痕
轻微创伤即致皮肤出血——仅见于手背及上肢的暴露皮肤；常伴萎缩，皮肤易破损，并可出现线形瘢痕。
毛细血管扩张
见于面颊、鼻及耳部
静脉湖
紫色圆形突出的血管——见于下唇及耳部
色素改变
雀斑
卵圆形、褐色小斑疹——主要见于面部
雀斑样痣
大的褐色斑疹——见于颜面、手背、上肢、胸部及上背部
点状色素减少症
散在圆形白斑——见于四肢远端
褐色及白色色素改变（不规则）
深褐色伴色素减退区
Civatte 皮肤异色病
红褐色网状色素沉着伴毛细血管扩张、萎缩及毛囊凸起——见于胸部及颈部
丘疹样改变
痣
大量出现于色素痣易患个体曝光部位
黄色丘疹（日光性弹力纤维病）
暗的或亮的黄色丘疹，可融合成斑块
脂溢性角化
散在浅表（凸起）皮疹——多见于曝光部位；四肢皮损较扁平，躯干部皮损多隆起
眼周粉刺及囊肿（Favre-Racouchot 综合征）

光老化　光老化即由于长期日晒促进固有皮肤老化[2]（表 19-3）。儿童若长期日晒且毫无防护，则在 15 岁时皮肤可产生明显的光化性损伤，这种损伤可能于 20 岁后显现。皮肤日光性损伤的特点包括：弹力组织变性（皮肤粗糙变黄）、不规则色素沉着、粗糙干燥、毛细血管扩张、萎缩、深皱纹、毛囊角栓及多种良恶性肿瘤[3]，此外还可见表皮增厚。尽管日光对多种皮肤细胞均有影响，但弹力纤维组织受损是出现光损伤表现的主要原因。

日光性弹力纤维病是严重光损伤的特异性表现（图 19-1），其为无法形成功能性弹力纤维的大量黄色、异常无定形弹力物质沉积于真皮浅层。上述改变使结缔组织失去弹力。

皱纹逐渐粗糙而深在，皮肤增厚（图19-2）。拉伸无法使皱纹消失[4]。后颈部日光所致皱纹纵横交错（图19-3），形成网格状（项部菱形皮肤）。

黑素细胞反应性增生导致皮肤出现永久性色素沉着，表现为手、前臂、下肢及胸背部雀斑、痣及不规则色素减退或沉着（图19-3）。

长期日晒阻碍角质形成细胞成熟，产生鳞屑，使皮肤粗糙，并可导致脂溢性角化病（图19-4至19-6）、光化性角化病、光化性唇炎及鳞状细胞癌。

血管减少，且管壁变薄。由于血管缺乏结缔组织支持，因此极轻微的创伤即可致手及前臂光损伤处皮肤出血，并可形成星状假瘢（图19-7），但上述情况未见于非日晒部位。应告知患者以上特点，使其相信病变并非血小板异常所致。眼周形成光化性粉刺（图19-8和19-9）。

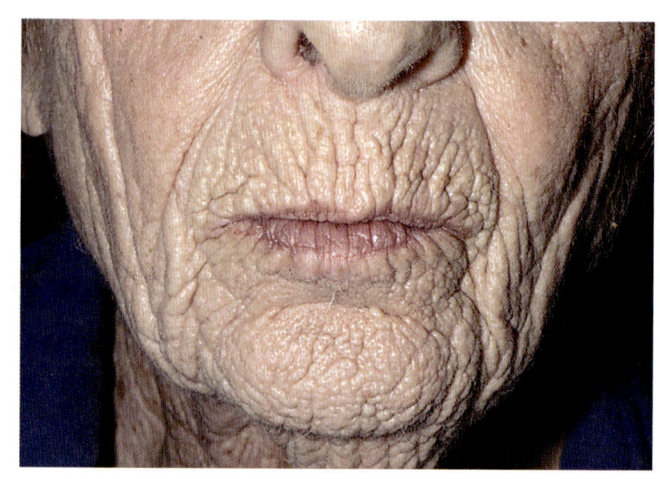

图 19-2 皮革样皱纹提示严重光损伤。

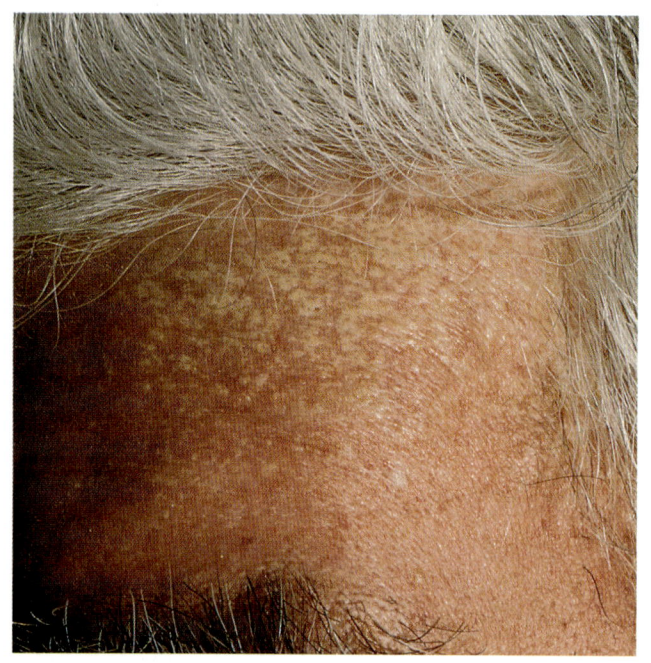

图19-1 日光性弹力纤维病：萎缩变薄的表皮下可见真皮内大量黄色球形结节。

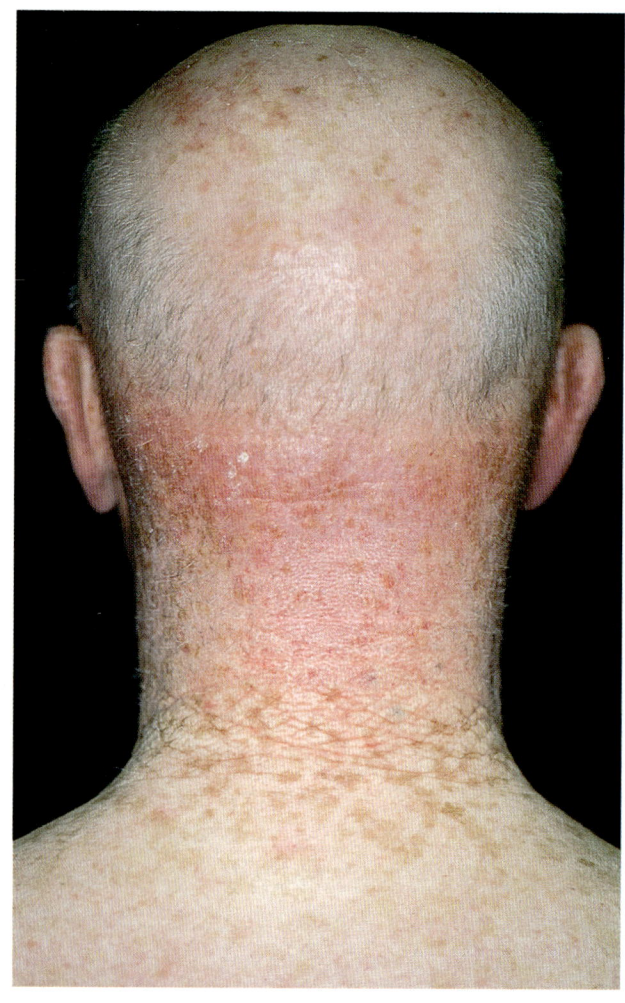

图19-3 反应性黑素细胞增生形成上背部雀斑样痣。白色人种易发生弥漫性持久性红斑。后颈部可见光线所致十字形皱纹。

第 19 章 光线性疾病及色素性疾病

光老化

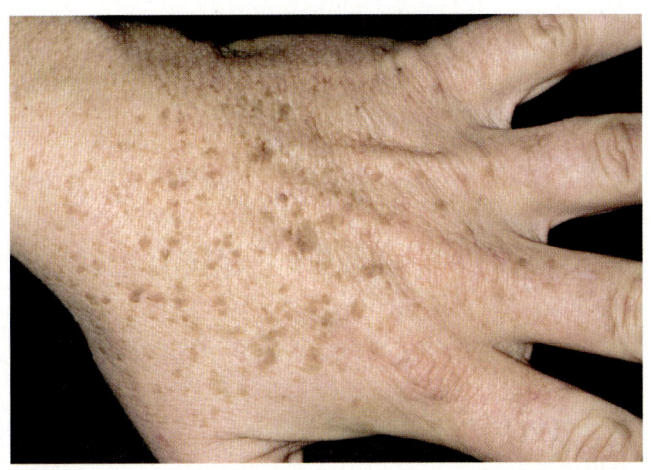

图19-4 手背出现轻微隆起的脂溢性角化，可误诊为日光性雀斑样痣。

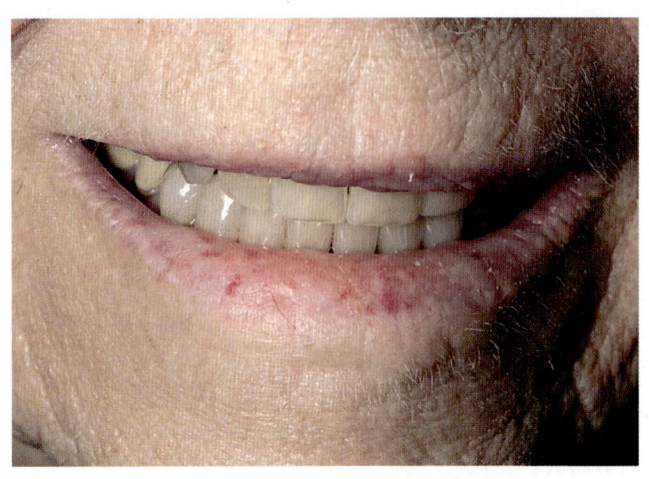

图19-5 日光损伤导致下唇萎缩，正常皮纹消失。

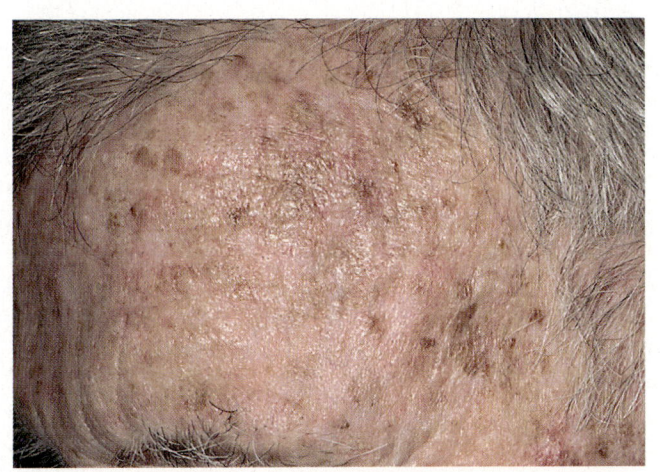

图19-6 长期日晒可致皮肤色素改变及弥漫性光化性角化病。

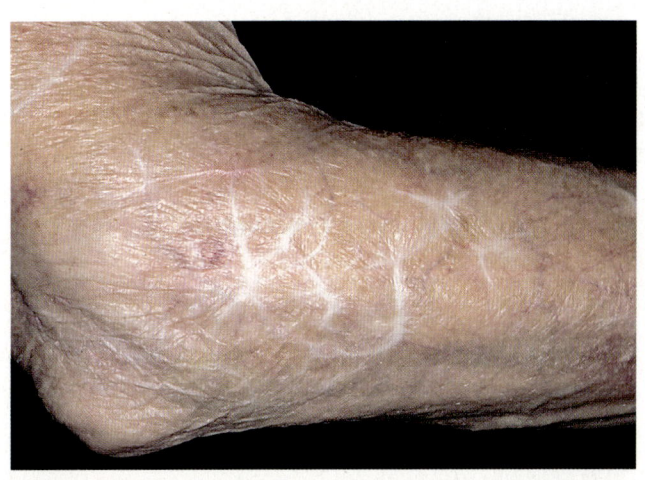

图19-7 光损伤皮肤变脆易破，修复时随机形成的瘢痕，称星形假性瘢痕。

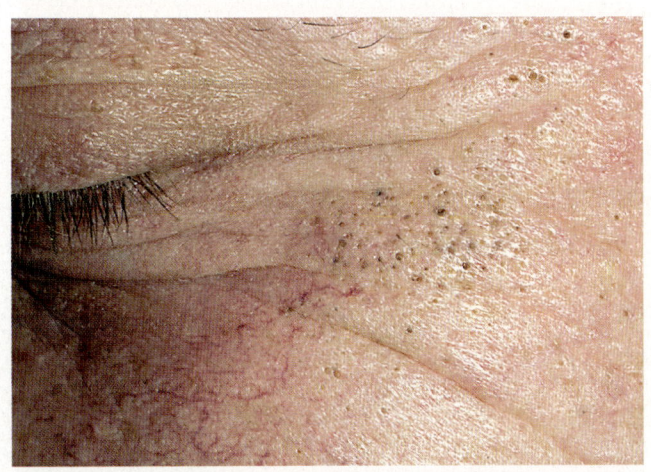

图19-8 光化性粉刺：眶周可见开放性和闭合性粉刺，无痤疮样炎症。

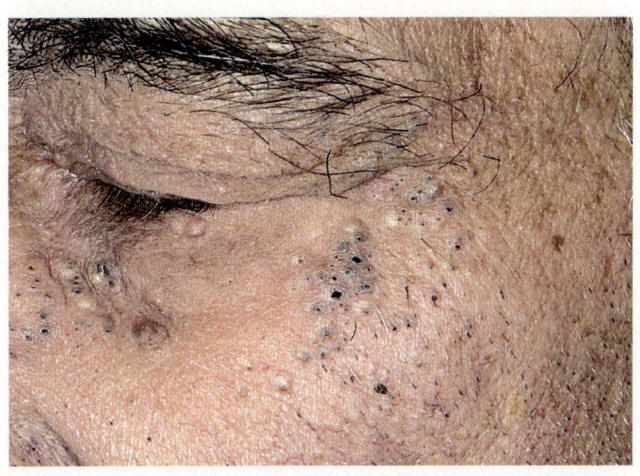

图19-9 光化性粉刺可变得很大，粉刺清除器易将之清除。

光老化的治疗

光老化可经以下方法治疗或修复：化学剥脱、皮肤磨削或激光。

外用药物治疗 外用药物治疗具如下特征：
1. 非侵蚀性
2. 疗效缓慢（3～6个月见效）
3. 维持疗效需长期使用
4. 药物昂贵

外用维A酸类药物如维A酸及他扎罗汀可治疗光老化。该疗效为维A酸类药物所特有，而非刺激所致。由于极小剂量即可显效，不必大量应用即可获得疗效，故可减少药物刺激性。某些人用药后会发生皮肤剥脱，这一点难以避免。

外用维A酸及他扎罗汀 外用维A酸类药物可一定程度地逆转光老化（表19-4）。使用3～6个月后皱纹明显减轻。对色素改变异常（褐斑及色素沉着斑）、皮肤表面粗糙及细小皱纹疗效最佳。最佳疗效见于初始治疗6～9个月。

长期应用维A酸类药物皮肤可出现刺激样反应，表现为皮肤发红、脱屑，组织学上表现为角质层改变及表皮增生。应用维A酸类药物初期（1～2周内），患者皮肤可发紧，且粉红光亮，为皮肤改善最早出现的体征。其原因是角质层变薄致密，同时表皮层增厚、海绵化。而基底层角质形成细胞增生加速最终导致表皮厚度增加一倍。

框 19-4　外用维A酸及他扎罗汀的疗效
细小皱纹——改善
粗大皱纹——改善
肤质粗糙——改善
痣——数量减少
雀斑——颜色减轻
光化性角化病——数量减少
毛细血管扩张——无效
皮肤反应
皮炎——（1～10周）皮肤干燥，轻度脱屑，刺激感
皮肤红润度增加，"粉红光亮"
炎症——（3月余）亚临床光化性角化病

皱纹形成部分由于光老化皮肤胶原合成减少。维A酸及他扎罗汀可增加光老化皮肤胶原水平，最终使皱纹消失。维A酸治疗3～4个月后细小皱纹消失，但面部粗深皱纹仍然很明显。尽管表皮皱纹逐渐减轻，但组织学上较之治疗前无改善。

色素沉着性皮损是中国人及日本人光老化的主要表现；维A酸霜可令症状减轻[5]。深肤色色素沉着患者应用维A酸是安全的。黑人及亚洲人一般不会于维A酸类药物引发的皮肤炎症处发生炎症后色素异常。

维A酸类药物使用方法 维A酸疗效呈剂量依赖性，有研究发现药物浓度越高疗效越好[6]。一些患者发生"维A酸类药物引发的皮肤炎症"，表现为皮肤红斑及脱屑。因此光老化患者不必为获得最佳临床疗效而大量应用维A酸，以致皮肤产生炎症。一项针对皮肤光老化的研究发现，每日1次应用维A酸类药物，连续用药48周，之后每周3次，连续用药24周，可增加疗效。而每日1次使用维A酸类药物，然后每周1次维持用药疗效不佳。同时发现部分患者停用维A酸24周后疗效消失，提示需连续用药以维持临床疗效[7]。

初用维A酸类药物提倡每晚用药，可选择维A酸霜（0.025%）、维A酸乳（0.05%或0.02% Renova）或他扎罗汀霜（Avage 0.1）。敏感性皮肤（通常为Ⅰ型；表19-1）患者适合逐渐导入式治疗，即先隔日用药，耐受后再每日用药。若患者出现皮肤干燥，可使用保湿型护肤品或润滑乳液。治疗8～12月后疗效最佳；此后可以每周用药3～4次维持疗效。

用药期间防晒 鼓励患者每日应用防晒用品。应用维A酸期间皮肤"光敏性"增加并非由于促进晒伤反应。目前尚未发现人类应用维A酸可使光致癌风险增加。

维A酸的应用与妊娠 资料显示，临床常规外用维A酸不会增加妊娠妇女风险。但是"正常"妊娠也可偶发畸胎。因此对于准备怀孕的患者，可适当推迟维A酸治疗，以免将意外发生的先天畸形归咎于药物[8]。

α羟酸霜　α羟酸霜（AHA）已被推荐用于改善光损伤皮肤。食品和药品管理局要求化妆品中AHA浓度不超过10%。美容师使用的乙醇酸或乳酸最高浓度可达30%。医生可使用较高浓度的乙醇酸剥脱剂，并可向患者提供乙醇酸浓度高于10%的洗剂。化妆品中低浓度的AHA可一定程度的延缓光老化。

雌激素替代疗法　统计学资料显示，应用雌激素替代疗法可显著减轻皮肤干燥程度，并使皱纹明显减少[9]。

换肤治疗

换肤治疗具以下特征。
1. 见效快。
2. 手术并发症轻重不一。
3. 可出现并发症，如瘢痕及色素减退。
4. 可能需外用药物维持疗效。
5. 费用昂贵。

3种换肤深度：
1. 浅表——创面从角质层至真皮乳头层（0.06mm）
2. 中等——创面位于真皮网状层上部（0.45~0.6mm）
3. 深度——创面达真皮网状层中部（0.6~0.8mm）

表皮修复来源于附属器上皮。面部附属器（毛囊、汗腺导管）密度较其他部位高，因此除面部外，其他部位仅可耐受浅表换肤操作。创面越深，再生胶原越多。轻度磨削、低能量激光换肤或微晶磨削不能达到减轻深皱纹所需的深层换肤效果。

乙醇酸剥脱　乙醇酸剥脱是否较其他剥脱方法效果更好尚存在争议。一项研究发现，于光损伤皮肤局部每周1次使用50%乙醇酸，4周后局部皮肤质地改善，日光性角化病减轻，细小皱纹减少。但另一些研究结果却显示该方法无效[9]。

深层化学剥脱　化学剥脱于3个层面上均形成损伤。真皮上层剥脱（中等深度）及真皮中层剥脱（深度）可逆转部分光老化的组织学变化。苯酚及三氯乙酸的剥脱效果非常令人满意，但使用这些药物需经特殊培训。

皮肤微晶磨削术　皮肤微晶磨削机的工作原理是向皮肤喷射氧化铝晶体微粒，然后真空将其吸走。广告宣称这种"一顿饭工夫的磨削"方法"无痛、无需麻醉、无需恢复、无需酸剂、无副作用。"可完成浅表至中浅层皮肤磨削，非医师人员常使用这种机器。但由于未达到足够深度，从而无法产生明显疗效。

皮肤磨削术　该法使用高速磨削器，可获满意疗效。术后表皮厚度可恢复正常水平，胶原及弹力纤维增加。特别是联合三氯乙酸剥脱效果尤佳。但皮肤磨削术操作困难，须由皮肤科及整形科医师实施。

激光换肤术　激光换肤术治疗光损伤皮肤是通过创伤实现的，即去除该区域表皮，从而刺激真皮胶原增生。现有多种不同激光用于临床，可完成所有深度的换肤。超脉冲二氧化碳激光通过改变脉冲功率及衰减数达到不同深度创伤，获得与皮肤磨削术相似的持续疗效。其他激光复平术如铒：YAG，不如二氧化碳激光效果好。

表 19-1　皮肤类型

皮肤类型[*]	UV敏感性[†]	晒伤及晒黑史
I	非常敏感	容易晒伤；从不晒黑
II	非常敏感	容易晒伤；轻微晒黑
III	敏感	中度晒伤；逐渐晒黑（浅褐色）
IV	中度敏感	轻微晒伤；总是晒黑（褐色）
V	轻度敏感	很少晒伤；容易晒黑（深褐色）
VI	不敏感	从未晒伤；明显晒黑（黑色）

Adapted from Pathak MA: J Dermatol Surg Oncol 1987; 13:739.
[*]臀部非日晒部位皮肤颜色：I型~III型为白色，IV型为白色或浅褐色，V型为褐色，VI型则为深褐色或黑色
[†]以冬季或长期未日晒之后，皮肤暴露于日光下最初30~45分钟出现的反应为基准

晒黑和晒伤 Suntan and sunburn

日光所致皮肤改变取决于日晒强度、时间及个体遗传差异。

晒黑 晒黑可保护机体避免光损伤，但也是UV诱导皮肤损伤的必然结果。因此，故意晒黑是不明智的。为晒黑而反复短期日晒可增加日光的长期危害。对个体而言，晒得越黑，皮肤损伤越大。

经中至强度日晒皮肤可晒黑，此过程分为两个阶段。第一阶段，主要是UVA所致快速色素加深（immediate pigment darkening，IPD）。皮肤变为褐色，但避光后很快恢复。IPD源于原有黑色素的光化学反应，而非黑素增加所致。保持长期晒黑需合成新的黑色素；72小时后晒黑才可更持久显著。

晒黑室 有证据表明不同UV所致晒黑光损伤作用及伴发皮肤癌的风险类似。付费晒黑室内，消费者因短时间接受大剂量紫外线照射，加速光老化并增加罹患皮肤癌的风险。

晒伤 约43%的美国白人儿童1年中有1次以上晒伤经历[10]。晒伤过程具阶段性。充分日晒数分钟内出现红斑（即刻红斑），然后消退，继而再现并持续数日（延迟红斑）。血管通透性改变可致水疱或水肿形成。一周左右出现皮肤脱屑。系统或外用糖皮质激素治疗疗效很差，甚至无效。系统或外用非甾体类抗炎药的剂量达到有效抗炎血药浓度时，可于早期轻度减轻UVB所致红斑[11]。晒伤最佳疗法为冷湿敷。局部应用含利多卡因的局麻药可缓解症状。部分治疗晒伤药物中所含的苯佐卡因是致敏剂，应避免使用。即使是皮肤白皙的个体，正确使用防晒剂均可避免晒伤。

防晒 Sun protection

通过外用SPF（防晒指数；见后文）指数较高的防晒剂及其他防晒方法可显著降低UV所致胶原及弹力纤维损伤，并可减少皮肤癌发病率[12]（框19-5）。光防护措施有利于晒伤皮肤修复、胶原及弹力纤维新生及癌前病变消失。生活中无意的短暂日晒机会实际非常多，如户外工作、参加娱乐活动及外出就餐时，因此人们需要每日防晒。

防晒方法 角质层及皮肤色素——黑色素，为人们提供自然保护，而这种能力个体差异相当大。相同情况可致晒黑或晒伤2种不同结果。皮肤日光反应分型系统即根据晒黑及晒伤能力的个体差异进行分类（见表19-1），有利于指导防晒。

推荐避免日晒的方法见框19-5。晒伤尤其有害，要特别强调预防。患者经常发现严重晒伤后上背部会出现持久雀斑。而冬季短期到南方度假的人们极易晒伤。人的一生中接受日晒最多的部位包括面部、后颈部、光头、上胸部、前臂、手背及裸露的小腿。比较老年人前臂外侧（曝光部位）及内侧（非曝光部位）皮肤的差别，即可理解日光对皮肤的影响。

衣着 可提供最好的保护，其编织密度及织物类型决定防晒能力。紧绷或潮湿的衣物防晒能力差，而深色衣物较浅色能力强。一些厂家出售具SPF标志的特殊衣物，如Solumbra（防晒，Everett，WA，1-800-882-7860，1-888-Solumbra，www.solumbra.com）。服装厂家列表详见手册。

框19-5　UV损伤防护
每日使用SPF 12～30以上的防晒剂
外出前15～30分钟即需涂抹防晒剂
每2小时或水洗后重新使用防晒剂
避免光照强度处于高峰时间外出（10AM～3PM）
外衣干燥、深色、宽松，帽子密纹、宽沿，穿长袖衬衫及长裤
建议每日口服抗氧化增补剂：
L-抗坏血酸 1～2 g/d（维生素C）
α生育酚 500～1000 IU（维生素E）
维生素A 25 000 IU

青少年光防护 童年时期参加户外活动是人生早期接受日晒最主要的阶段。一项研究显示18岁前经常使用SPF15的防晒剂可使基底细胞癌及鳞状细胞癌的发病率降低78%[13]。故儿童均应使用高SPF指数的防晒剂,且理想的儿童泳衣应覆盖躯干、上臂及下肢。

防晒剂 防晒剂为防UV照射的外用品。使用指南见框19-5。而应用防晒剂并不意味可长时间暴露于日光中,否则就失去其防晒的意义。

防晒剂是外用品,可吸收、散射或反射紫外线及可见光[14]。UVA防晒剂可吸收光谱范围在320~400nm的紫外线。而UVB防晒剂吸收紫外线的光谱范围在290~320nm。

食物和药物管理局(FDA)颁布了有关人们使用的非处方(OTC)防晒制品的最终规定。基本条件为安全、有效,有标识。这一规定减少了防晒剂的许可成分(见框19-6)。同时特别指出SPF最高标识数字为30,高于30的产品只可标识为SPF 30+。部分防晒剂的吸收光谱见图19-10。

物理防晒 物理防晒剂(即无机或非化学性防晒剂)由可散射及反射光线的颗粒构成。含二氧化钛或氧化锌,可阻挡光谱较宽的光线。二氧化钛防护UVB及UVA Ⅱ,氧化锌则防护UVB、UVA Ⅰ及UVA Ⅱ。目前尚无这两种成分具刺激性或致敏性的报道。这些不透明的物质能阻挡UVA,因此可有效预防光敏性疾病,如多形性日光疹、卟啉病及红斑狼疮。物理防晒剂于鼻、唇等易晒伤部位作用更大。

化学防晒剂 化学防晒剂可吸收光辐射。较新的宽谱化学防晒剂包括一组化学成分,可吸收UVA及UVB。对氨基苯甲酸(PAPB)是第一个用于临床的化学防晒剂,但由于可致过敏反应而使其应用受限。化学防晒剂包括对氨基苯甲酸酯、水杨酸盐类、肉桂酸类及二苯甲酮。

防水防晒剂 许多新型防晒剂具防水功能,基质是决定防水性最重要的因素。防水型防晒剂可于使用者浸水40分钟后仍维持原有SPF水平。而防水型防晒剂的防晒功能经检测可于浸水后坚持80分钟。

框19-6 食物和药物管理局防晒剂最终专一成分		
药物名称	浓度(%)	吸收紫外线
氨苯甲酸	15	UVB
阿伏苯宗	2~3	UVA Ⅰ
Clinoxate	3	UVB
二羟苯宗	3	UVB、UVA Ⅱ
胡莫柳酯	15	UVB
美拉地酯	5	UVA Ⅱ
氰双苯丙烯酸辛酯	10	UVB
Octinoxate	7.5	UVB
辛水杨酯	5	UVB
羟苯甲酮	6	UVB、UVA Ⅱ
二甲氨苯酸辛酯	8	UVB
Ensilozole	4	UVB
舒利苯酮	10	UVB、UVA Ⅱ
二氧化钛	2~25	物理遮光剂
水杨酸三乙醇胺	12	UVB
氧化锌	2~20	物理遮光剂

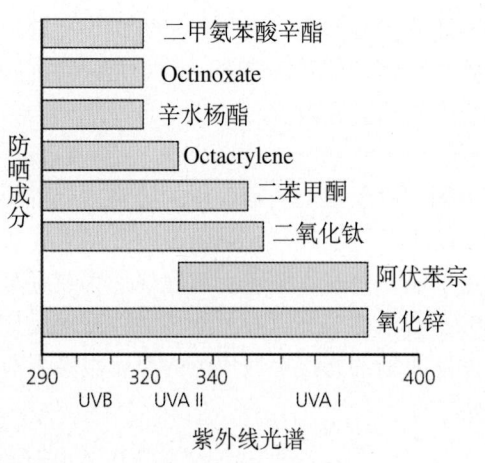

图19-10 防晒剂吸收光谱。

防晒指数 防晒剂有效性由防晒指数即SPF表示，即应用防晒剂后导致最小红斑反应的最小UVB量（最小红斑量）和未用防晒剂时出现同样红斑的UVB量之比。涂抹SPF值为8的防晒剂后，红斑出现时间应为不涂时的8倍。商场所售的防晒剂，其标识的SPF值多于使用量较大时测得，远超过一般使用者通常用量。因此只有大量使用防晒剂才可完全达到产品标识的SPF。

防晒剂强度选择 多数情况推荐应用超过SPF 15的防晒剂。防晒效果并非按标定SPF值成比例增加的。SPF越高，不同防晒剂之间防晒能力差别越小。SPF 15的防晒剂可阻挡93%的日光，而SPF 34的防晒剂也不过阻挡97%。

使用频率 虽然人生中大部分的日晒为多次、短暂的，并不会使人晒黑，但仍鼓励进行日常紫外线防护。易晒伤、浅肤色及光敏性疾病患者应每天使用SPF值较高的防晒剂，常年应用，特别是生活在赤道附近的人们。每日晨起涂抹，然后每2小时使用一次，游泳及重体力劳动后也需重复。鼓励人们将防晒剂放于浴室，使早晨涂用防晒剂成为日常习惯。如防晒剂于游泳时洗掉或未覆盖全部日晒部位皮肤，就无法预防晒伤[15]。反复多次使用防晒剂对避免晒伤很重要。与初次使用防晒剂相比，再次使用时可将紫外线诱导的最小红斑出现时间延长3.1倍。联合应用两种防晒剂对紫外线的防护时间较单独应用时延长2.5倍[16]。

玻璃滤光器 玻璃可滤出UVB，但无法阻挡UVA。而玻璃防护涂层可有效阻挡UVA。Llumar贴膜（1-800-2-llumar, www.llumar.com）是安装于家庭或汽车玻璃表面的防晒薄膜，可阻挡99%的UV辐射。多发性及接受移植的皮肤癌患者，以及光敏性皮肤病患者推荐使用玻璃滤光器。

防晒剂不良反应 防晒剂中的防腐剂或香料较防晒成分更易引起过敏反应，且霜剂所致刺激比单一组分过敏更常见。使用者眼周可出现烧灼感或刺痛感。而防晒剂所含活性成分可导致光接触性变应反应。但大多数发生防晒剂光接触性皮炎的患者本身患有光线性皮肤病。

维生素C、维生素E及类胡萝卜素 每日联合应用抗坏血酸（维生素C）2克及D-α-生育酚（维生素E）1000IU可减轻晒伤反应，可能意味着日后UV所致皮肤损害必然减少[17]。另一项研究表明类胡萝卜素（25mg/d）及维生素E（500IU/d）联用可预防皮肤红斑[18]。

维生素D水平 常规使用防晒剂不会导致维生素D水平异常[19]。

非日晒或自动致黑洗液 非日晒或自动致黑洗液含二羟丙酮（dihydroxyacetone, DHA），通过染色使皮肤变黑，无毒。DHA作用于角质层，与角质层蛋白（角蛋白）中游离氨基酸结合后形成褐色物质，称类黑素（melanoidin），使皮肤颜色加深。此法无法保护未涂防晒剂的皮肤。部分含DHA的产品与标准防晒剂一并处方。

与以往可使皮肤呈橙色的旧配方相比，此新型非日晒或自动致黑洗液作为化妆品易于被人们接受。

自动晒黑洗液使用方法 使用自动晒黑产品需要护理、技术及经验。用前将皮肤轻度磨削软化使其平滑，皮肤颜色才最均匀[20]。有色产品可帮助缺乏经验的使用者皮肤均一上色。

颜色深浅与角质层厚度及紧密性直接相关。粗糙、过度角化的皮肤，与衰老、有斑点或雀斑的皮肤一样着色不均。瘢痕难以着色。即使需要，肘部、膝部及踝部也应少涂药，以免过度着色。由于可使浅色头发变黑，于发际周围应用时亦需小心。涂药后立即洗手，以免手掌、手指和指甲着色。应用后1小时即可观察到颜色变化，此后8~24小时颜色最深。可间隔数小时连续数次涂药以获得满意颜色。每用1次颜色能持续5~7天。根据解剖部位不同，可每1~4天重复使用1次以维持同一颜色[21]。而维持面部颜色所需药物剂量较四肢少。

适应证 用后颜色取决于皮肤类型。Ⅱ型和Ⅲ型（中间颜色）皮肤效果最佳。粗糙、过度角化的老年人皮肤或有斑点、雀斑的皮肤效果不佳。而该产品可遮盖下肢蜘蛛样静脉曲张及白癜风。

多形性日光疹 Polymorphous light eruption

多形性日光疹是职业医师最常见的光诱导性皮肤病。本病病程迁延，缓解缓慢，但不增加罹患红斑狼疮的风险[22]。不仅临床体征各异，症状亦不断变化。包括多种形态学亚型[23]，但是患者倾向于每年发作同一亚型。皮损愈后不留瘢痕，局部皮肤首先受累，但在随后的夏季分布逐渐广泛。多数多形性日光疹患者连续多年皮疹每于夏季加重；少数可暂时缓解。任何年龄均可发病。不同患者出现皮损所需日晒程度迥异。患者于最短日晒时间（如30分钟内）可不发病，但若继续则可出现皮疹。反复日晒后光敏性降低的现象称光耐受，类似淬火。反复日晒数天或数周后，可不再出现新发皮疹。而长年日晒的人很少出现多形性日光疹。多数患者于日晒2小时后出现症状。一项随访7年的研究发现，57%的患者光敏性降低，其中11%的多形性日光疹完全消退；且无一发展为系统性红斑狼疮[24]。

遗传性多形性日光疹（光化性痒疹） 常见于北美因纽特人及美国北部、中部和南美居民。可能是常染色体显性遗传病，表现为不全外显率。北半球患者躯干日晒部位皮疹最早于3月出现，持续到10月[25]。面部最常受累。绝大多数患者对UVA敏感。发病年龄越小（20岁以前）越易出现唇炎及急性损害，且病情改善需5年以上的可能性越大。而光化性痒疹成人患者（21岁以后）的皮疹则倾向于轻微持久[26]。

临床表现 女性患者多于男性。平均发病年龄34岁（5～82岁）。男性患者平均年龄46岁，女性为28岁。烧灼感、瘙痒及红斑为最常见的初发症状[27]。皮疹常持续2～3天，但也有患者持续至夏末。很多患者日晒后4小时左右出现不适、寒战、头痛及恶心，但仅持续1～2小时。最常受累部位为胸部V字区（穿开领衬衫时暴露的区域）、手背、前臂伸侧及妇女小腿。诱导皮疹产生的光波波长各家报告不一，而导致不同患者出现皮疹所需的光波波长不同。部分对UVB反应，部分对UVA反应[28]，亦有患者对二者均反应[29]。

临床亚型 多形性日光疹临床亚型较多[23]。

丘疹型 最常见（图19-11）。表现为红斑上散在或密集的小丘疹。

斑块型 发生率仅次于丘疹型。斑块浅表或呈荨麻疹样，可融合成较大斑块，有时湿疹化（图19-12和19-13）。

丘疹水疱型 不常见。首先发生于上肢、小腿和胸部V字区，初期为荨麻疹样斑块，后于上出现群集水疱（图19-14）。患者常感皮疹中度或明显瘙痒[30]。这型患者几乎均为女性患者。

湿疹型 表现为红斑、丘疹、鳞屑，可见水疱。湿疹型皮疹患者大多为男性。

多形红斑型 皮疹及其分布类似典型多形红斑，常见于手背及前臂伸侧。

出血型 最初可表现为出血性丘疹或紫癜，此型少见。

鉴别诊断 丘疹形多形性日光疹类似特应性皮炎。但多形性日光疹皮损瘙痒程度较轻，见于日晒部位，与特应性皮炎累及皱褶处不同。

系统性或盘状红斑狼疮斑块样皮疹及其组织学特征可与多形性日光疹相同，可行红斑狼疮特异性直接及间接免疫荧光以明确诊断。

诊断 组织学表现不具诊断意义。免疫荧光阴性。光试验非必需，但如若进行，则UVB及UVA均需检查。

多形性日光疹

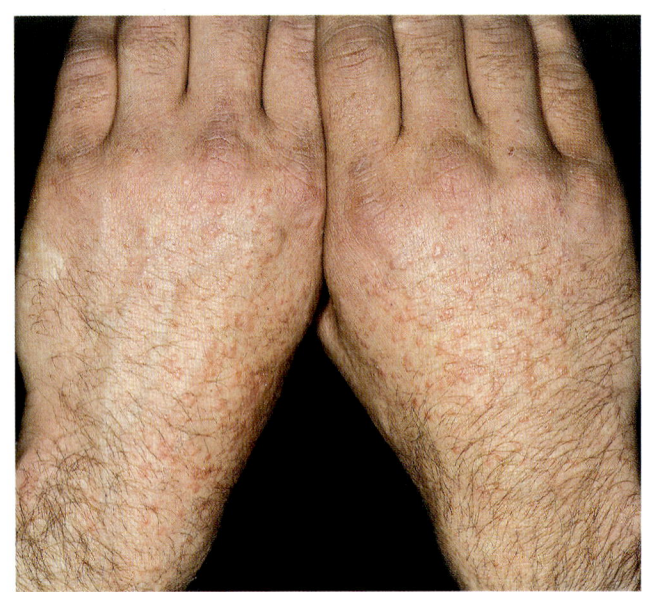

图 19-11 丘疹型。

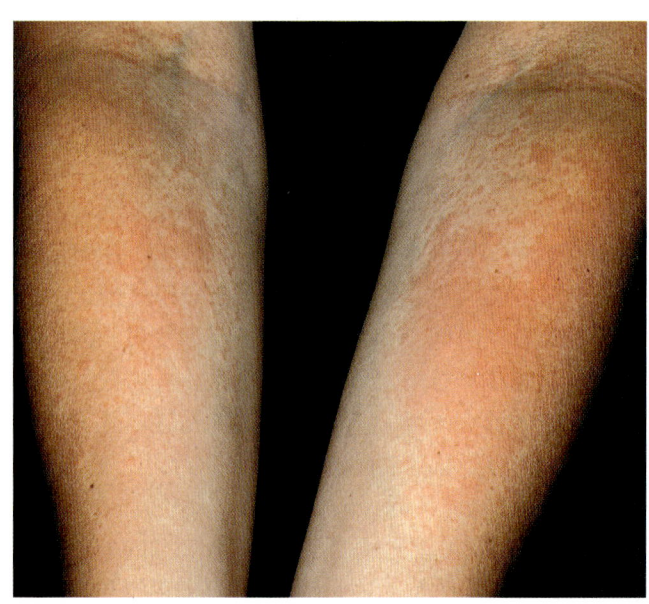

图 19-12 斑块型。

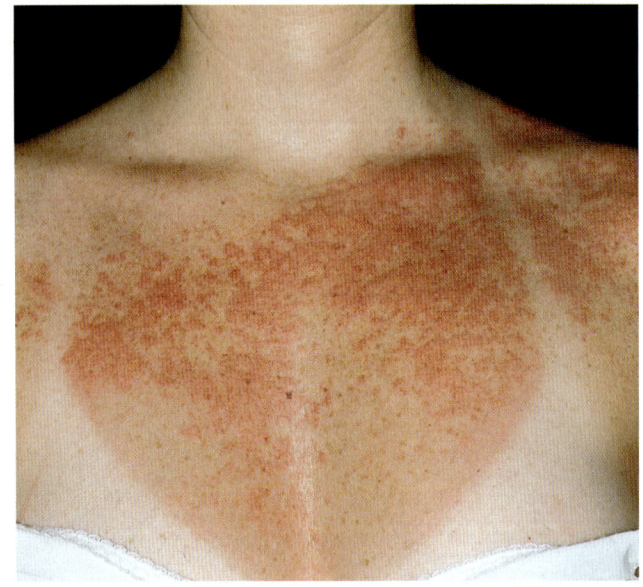

图 19-13 斑块型。

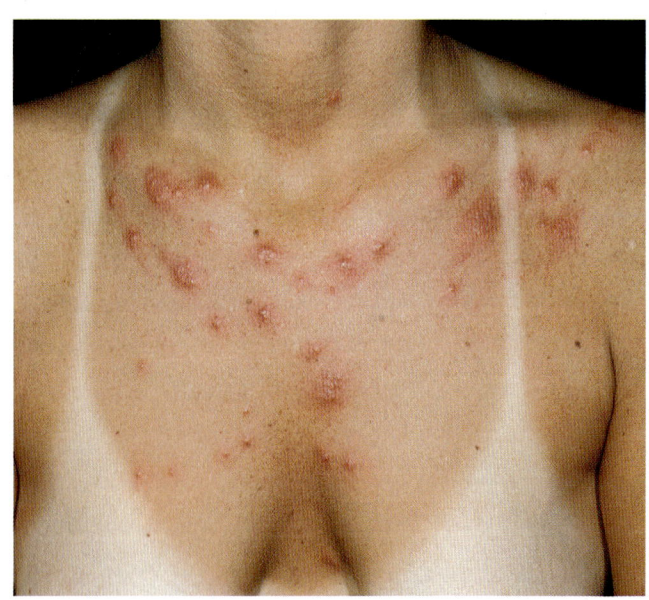

图 19-14 丘疹水疱型。

治疗

外用糖皮质激素及口服抗疟药和β胡萝卜素疗效欠佳。预防性使用防晒剂部分有效，轻症患者不再发病，可逐渐增加春季日晒时间。光疗及光化学治疗疗效满意。

外用及口服糖皮质激素 短期间断3～14天外用Ⅰ～Ⅴ级糖皮质激素有效[31]。Ⅱ～Ⅴ级糖皮质激素可减轻瘙痒，加速皮疹痊愈。瘙痒严重、皮疹广泛及光疗或光化学治疗过程中病情加重的患者，短期口服激素有效。

防护 避免于日晒最强烈时（上午11点～下午3点）外出。应用最高SPF的防晒剂，其中含parsol 1789（阿伏苯宗）、氧化锌及二氧化钛的效果最好（阻挡总计SPF 60, 1-800-332-5536, www.total-block.com）[32,33]。衣物应遮盖保护皮疹部位。应建议光线极敏感者于家中也使用车窗滤膜（llumar UV盾，1-888-2-Uvshield, www.llumar.com）及荧光灯。

光疗脱敏作用 人类皮肤对UV的敏感性于UV照射后下降。因此，患者接受适当小剂量光照，可逐渐对其适应。但所用剂量既要小到不引起任何异常反应，又要大到可增加皮肤对该光线的耐受性。规律光照，并逐渐延长时间，患者对其即可产生明显耐受。在不发生不良反应的前提下，每次可将照射时间延长10%[27]。即所谓光耐受现象。此疗法较安全；因此治疗首要步骤是控制日照程度或人工UV光源。皮肤科接受UVB光疗的患者，每个春季均应进行每周5次、持续3周的治疗，并逐渐增加照射剂量[34-36]。UVA（340～400nm）单独[37]或联合UVB（300～400nm）（光疗10次）[38]治疗均可实现光耐受。

补骨脂素UVA（PUVA） 对上述常规疗法疗效不佳及每年夏季均发生严重皮疹的患者，选择三甲沙林联合自然日光照射[38]治疗简单而有效。每20～25磅体重5mg三甲沙林（平均5～6片），服药后日晒2小时以上。早春时期，患者应于第1天日晒15分钟，此后每天增加数分钟。若该疗法导致疾病活动，则需外用类固醇。最佳疗效出现于1周疗程的3周后，最少维持6周。春夏2季应每月重复1个疗程。口服三甲沙林后应佩戴防护眼镜，如NoIR。此外，患者也可于皮肤科进行人工UVA照射联合8-甲氧补骨脂素口服。早春时期连续4～12周每周照射2～3次，可使大多数患者皮疹缓解[29,35,36,39]。（具体方法详见银屑病治疗章节。）

抗疟药 抗疟药可能有效，适用于防晒剂及UVB或PUVA治疗无效者[40]。药物仅可于夏季使用，故所需总剂量小。一项为期3个月的试验证明羟氯喹第1个月400mg/d，后2个月200mg/d可有效减少皮疹并减轻刺激性[41]。虽然药物损伤眼睛的风险轻微，但仍需定期进行眼科检查，以监测抗疟药毒性。

β胡萝卜素可一定程度上预防多形性日光疹，但用药后皮肤可变为橘黄色。一项研究发现，整个夏季持续服用胡萝卜素（3mg/kg）的患者中，仅30%对疗效满意[39]。

夏令水疱病和种痘样水疱病
Hydroa aestivale and hydroa vacciniforme

夏令水疱病（Hutchinson夏季痒疹）及种痘样水疱病较少见，但为特征性光线性皮疹。可能为特发于儿童的多形性日光疹。青春期前发病（平均发病年龄约6岁），多见于男性。以日晒后1~2小时出现中度红斑及瘙痒起病。本病皮损主要为丘疹，伴渗出及结痂，沿日晒部位对称分布，面部、耳部及手背为著（图19-5）。累及非日晒区域，尤其是臀部，并不罕见。皮疹可消退，也可持续至冬季。有证据显示本病可遗传，UVB照射可导致复发。

种痘样水疱病（图19-16）类似夏令水疱病，但该病患者面部、耳部、胸部及手背可出现天花样紧张、有脐凹的水疱；破溃结痂后可遗留瘢痕。

宽谱UVB治疗种痘样水疱病可能有效。有1例患者经UVA照射后皮疹复发[42]。青春期后这两种疾病均可痊愈。治疗方法包括避免日晒、使用防晒剂、外用V级糖皮质激素、湿敷及口服抗疟药。

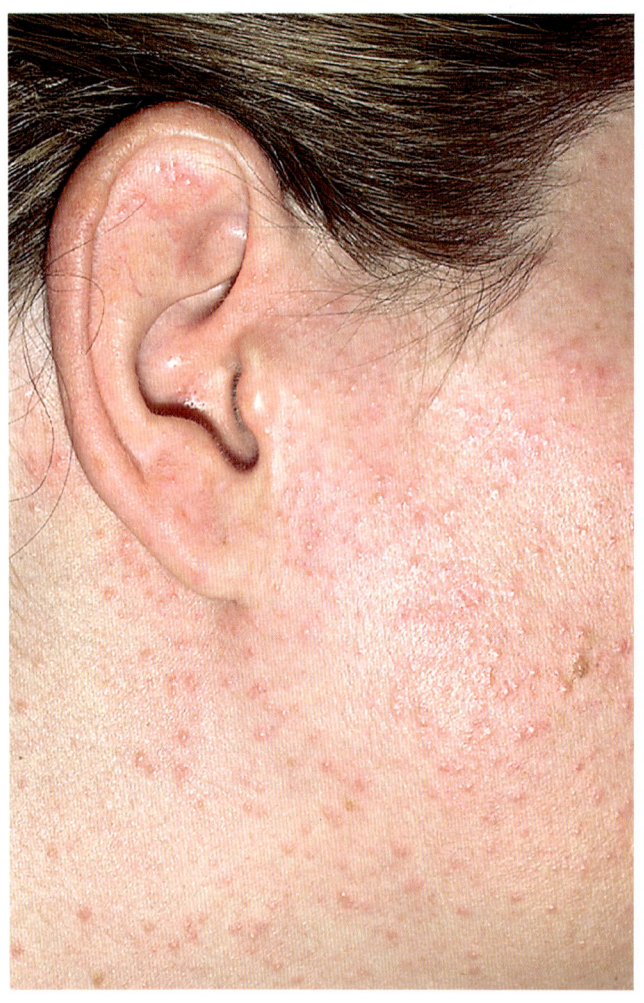

图19-15 夏令水疱病：日晒部位出现丘疹，可形成渗出及结痂。

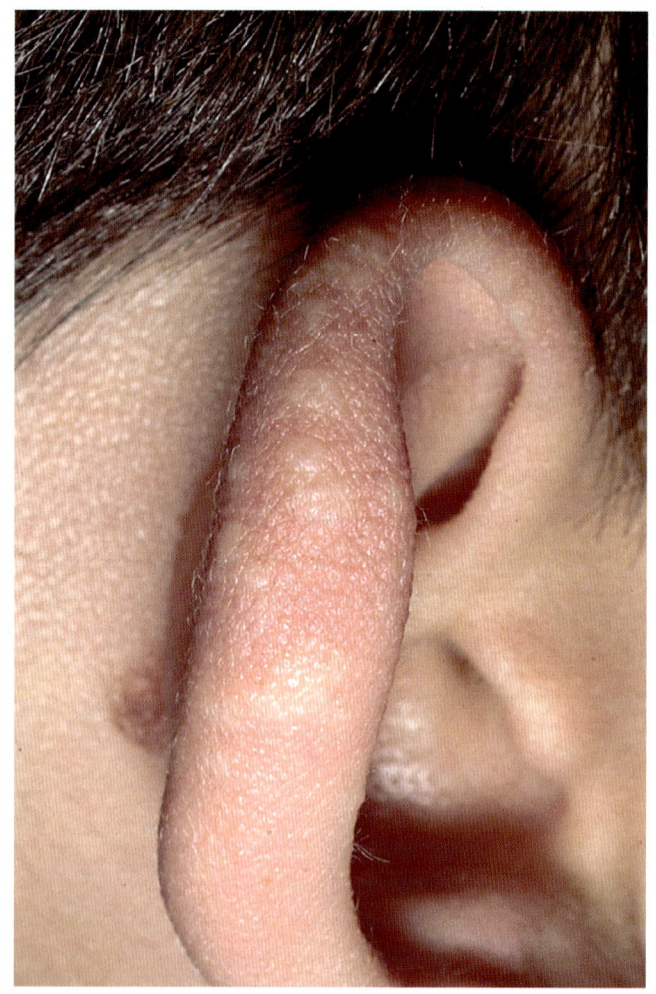

图19-16 种痘样水疱病：面部及耳部日晒部位可见丘疹及脓疱。皮疹渐出现脐凹，偶有坏死。愈后遗留色素减退性凹陷瘢痕。

卟啉病 Porphyria

卟啉病是由于血红素合成途径先天性酶缺陷所致的一组疾病（表19-2）。每种卟啉病都与某种特异的酶缺陷有关，进而导致一种特异性卟啉生成过量（表19-3）。根据特异性酶缺陷主要位点不同，可将卟啉病分为两种类型，即红细胞性及肝性。二者可通过尿卟啉、粪卟啉、红细胞及血浆检测进行鉴别。本病大多数类型为孟德尔常染色体显性遗传。

卟啉病有两种主要临床表现类型：危及生命的急性卟啉病及皮肤光过敏。急性卟啉病发作（急性间歇性卟啉病、变异性卟啉病及遗传性粪卟啉病）可危及患者生命，病情凶险。非急性卟啉病（迟发性皮肤卟啉病及红细胞生成性原卟啉病）则表现为光过敏。

迟发性皮肤卟啉病（最常见的皮肤卟啉病）、变异性卟啉病、遗传性粪卟啉病及遗传性红细胞生成性原卟啉病的皮损类似：脆性增加、表皮下大疱、多毛及色素沉着。红细胞生成性原卟啉病的特点是急性光过敏，缺乏上述皮疹。

所有卟啉病患者血、尿、粪便及皮肤、肝等组织中均含过量卟啉。卟啉为一红褐色色素。某些卟啉代谢物（原卟啉）可于皮肤中蓄积，并自氧化为卟啉。卟啉可吸收400～410nm的UVA（Soret带）。受激的卟啉可产生过氧化物，导致迟发性皮肤卟啉病及变异性卟啉病患者出现水疱。

迟发性皮肤卟啉病 Porphyria cutanea tarda

迟发性皮肤卟啉病为最常见的卟啉病类型，由肝脏尿卟啉原脱羧酶活性缺陷所致。分为获得型及家族型，成人患者常与肝脏疾病及肝内铁离子过量有关。获得型（"散发型"）多由乙醇沉积所致[43]。雌激素、口服避孕药、某些环境污染物及铁过量也可导致迟发性皮肤卟啉病。此外还有一种呈显性遗传。大多数酗酒或口服避孕药者不会发展为卟啉病；故遗传因素于非家族型患者发病机制中可能也很重要。此遗传倾向可解释一些长期进行血液透析的患者出现迟发性皮肤卟啉病[44]。部分慢性肾功能衰竭患者尿卟啉水平明显增加。

丙型肝炎及迟发性皮肤卟啉病 迟发性皮肤卟啉病与丙型肝炎病毒（hepatitis C virus，HCV）感染强相关，亦与血色素沉着病基因（HFE）突变有关，而后者可致HLA连锁的遗传性血色素沉着病。北美迟发性皮肤卟啉病患者中HCV感染率（56%）及HFE突变率（73%）很高。39名伴HCV感染的迟发性皮肤卟啉病患者中有32名男性，且均酗酒。与之相反，未感染HCV的31名患者中有22名女性，其中12名口服雌激素。HCV阳性组中非法静注毒品及多性伴侣（4个以上）者更多见[45]。所有迟发性皮肤卟啉病患者均应检测HCV及HFE突变。尽管HCV感染是迟发性皮肤卟啉病的触发因素，但美国慢性HCV感染者中潜伏期出现迟发性皮肤卟啉病者不多。

临床表现 按发生率依次为：日晒区水疱（图19-17和19-18）、皮肤脆性增加、面部多毛、色素沉着、硬皮病样改变及营养不良性钙化伴溃疡[46]。手部原为水疱的部位可出现粟丘疹（图19-19），而经典获得性大疱性表皮松解症也有相似特征（见第16章）。

诊断 高水平尿卟啉色素导致患者尿液呈红褐色（"葡萄酒色尿"），Wood灯（可发射峰值为360nm的蓝光）下可呈亮粉色荧光。迟发性皮肤卟啉病可与其他类型卟啉病及其他大疱性疾病相混淆。可行粪卟啉、血卟啉、尿卟啉及红细胞卟啉检查以协助明确，特别是在与其他类型卟啉病鉴别时。尿卟啉水平升高可确诊，24小时尿中不同卟啉间比值不同具诊断意义。迟发性皮肤卟啉病患者尿液中尿卟啉所占比例明显增高，与粪卟啉之比常为4:1或更高。定量分析各种卟啉才可获得可靠诊断。活检标本应取皮损边缘组织以进行直接免疫荧光检查。

治疗

放血术 铁过量为本病诱发因素之一；选择放血术以清除体内多余铁[47]。可减轻肝脏铁负荷，使病情缓解持续数年。每2～4周放1次血，直至血红蛋白降至10g/dl，或血清铁降至50mg/dl。平均每次需放血8～14单位[48]。检测血浆尿卟啉水平是监测迟发性皮肤卟啉病患者疾病进展情况的有效指标。直至血浆尿卟啉水平降至10mmol/L才可终止治疗[49]。血浆铁蛋白水平也可用于指导放血治疗。当反应机体铁储存情况的血浆铁蛋白低于正常低限时，应停止放血术[50]。

表 19-2　卟啉病临床特征

卟啉病类型	遗传	发病年龄	皮肤表现	皮肤外表现	实验室检查 尿	粪	红细胞	血浆荧光发射峰值（nm）
红细胞生成性								
红细胞生成性卟啉病	AR*	婴儿	水疱 严重 瘢痕	红牙 溶血性贫血	Uro I CoproI	CoproI	Uro I 稳定荧光	615
红细胞生成性原卟啉病	AD	儿童	烧灼 水肿 增厚 水疱少见	罕见 致死性肝病 胆石症	阴性	原卟啉 持续存在	原卟啉 短暂荧光	632
肝性，红细胞生成性								
肝性红细胞生成性卟啉病	AR	婴儿	水疱 严重 瘢痕 增厚	肝功能下降	Uro I Uro Ⅲ	CoproI Copro Ⅲ 异构卟啉	原卟啉	
肝性								
急性间歇性卟啉病	AD	青春期	阴性	腹痛 神经病 精神病	持续 ALA 及 PBG	阴性	阴性	615
变异性卟啉病	AD	青年成人	同迟发性皮肤卟啉病	同急性间歇性卟啉病	发作时存在 ALA 和 PBG Copro>Uro	原卟啉 持续存在 部分 Copro X-卟啉	阴性	624～626
迟发性皮肤卟啉病	AD	中年	水疱 瘢痕 皮肤增厚 硬皮病样表现	肝功能降低 铁沉着	持续性 UroI>UroⅢ 免疫荧光 持续存在	异构卟啉>Copro	阴性	615
遗传性粪卟啉病	AD	青年成人	同迟发性皮肤卟啉病	同急性间歇性卟啉病	发作时存在 ALA、Copro 和 PBG	持续存在 Copro Ⅲ	阴性	615

Modefied from Sekula SA，Tschen JA，Rosen T：Am Fam Physician 1986;33:219.
Uro：尿卟啉；Copro：粪卟啉；ALA：氨基乙酰丙酸；PBG：胆色素原；AR：常染色体隐性遗传；AD：常染色体显性遗传

表 19-3 卟啉病分类

卟啉病类型	酶缺陷	推荐检查
红细胞生成性		
红细胞生成性卟啉病	尿原卟啉Ⅲ合成酶	尿卟啉、红细胞卟啉
红细胞生成性原卟啉病	亚铁螯合酶（血红素合成酶）	尿、粪及红细胞卟啉
肝性、红细胞生成性		
肝性红细胞生成性卟啉病	亚铁螯合酶、尿原卟啉脱羧酶	尿、粪、红细胞卟啉
肝性		
急性间歇性卟啉病	尿原卟啉 I 合成酶	尿 PBG 及卟啉、红细胞尿原卟啉 I 合成酶、红细胞 δ-氨基乙酰丙酸脱羧酶
变异性卟啉病	原卟啉氧化酶	尿 PBG 及卟啉、粪卟啉（可能需查红细胞尿原卟啉 I 合成酶及 δ-氨基乙酰丙酸脱羧酶）
迟发性皮肤卟啉病	尿原卟啉脱羧酶	尿卟啉
遗传性粪卟啉病	粪原卟啉氧化酶	尿 PBG 及卟啉、粪卟啉（可能需查红细胞尿原卟啉 I 合成酶及 δ-氨基乙酰丙酸脱羧酶）
中毒性卟啉病（化学性）		
	各异	红细胞卟啉、尿 δ-ALA 及 PBG、尿卟啉、粪卟啉*

PBG：胆色素原；ALA：氨基乙酰丙酸
* 部分病例需检测红细胞锌原卟啉的量，以区分中毒性卟啉病及原卟啉病。

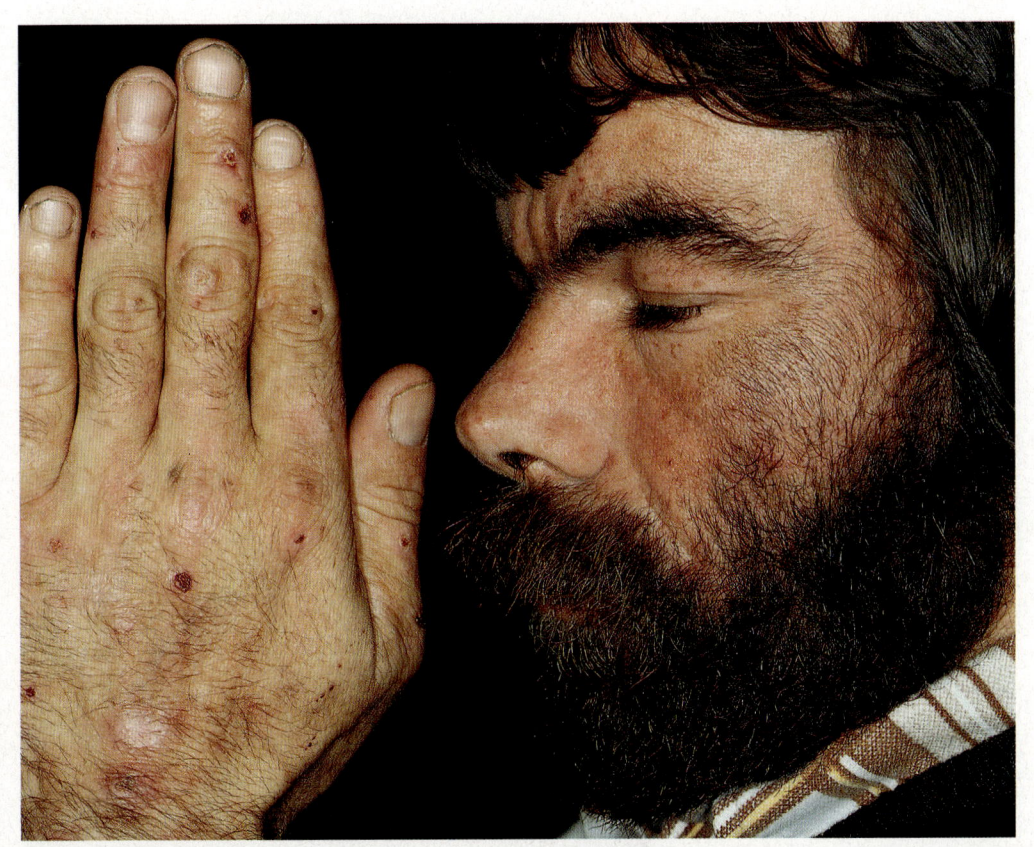

图 19-17 迟发性皮肤卟啉病：眼周面部毛发增多。长期日晒导致手背出现水疱、糜烂及萎缩性瘢痕。

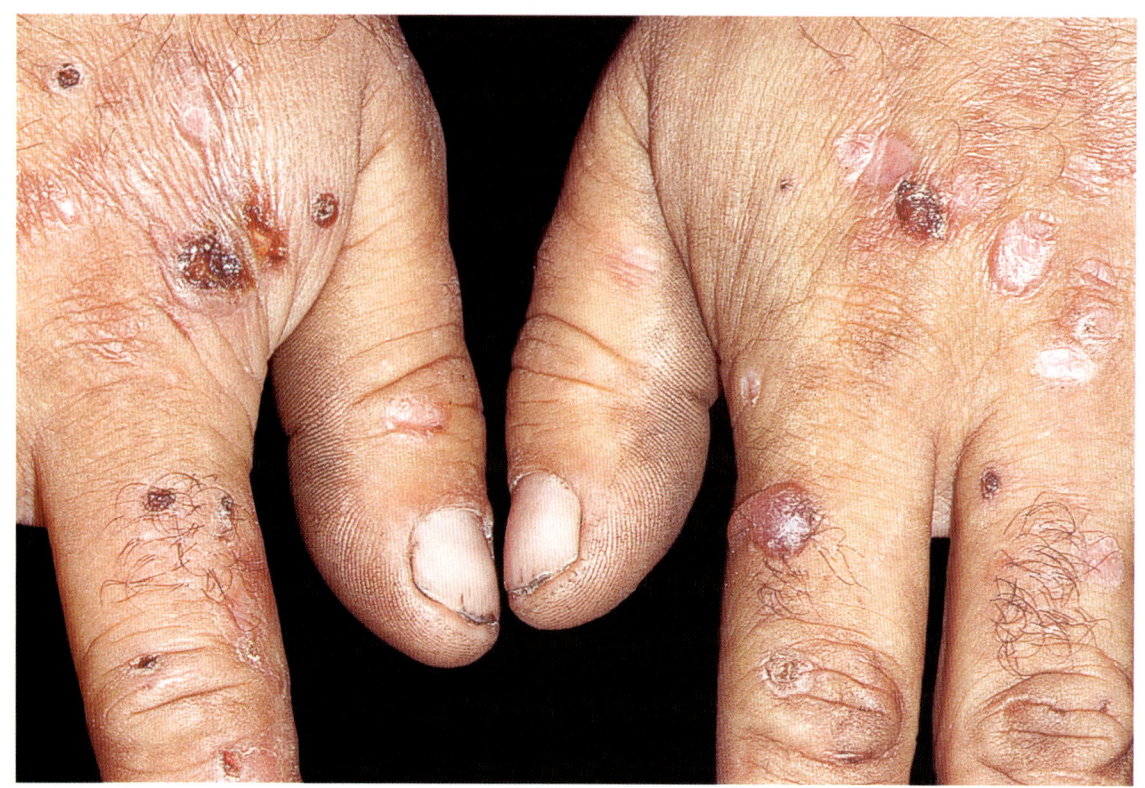

图 19-18　日晒部位皮肤脆弱，机械创伤后可出现糜烂及水疱，常见于手背及前臂。愈后遗留瘢痕、粟丘疹、色素沉着性萎缩斑及色素减退斑。

氯喹　也可应用小剂量氯喹[51]。肝组织结合的尿卟啉经该药释放后迅速进入血浆，并从尿液中排出。但卟啉释放过快可严重影响肝功能。氯喹125～250mg，每周2次，连续8～18周，可获临床及生物学完全性疗效。多数患者缓解达4年以上[52]。

反复放血术及氯喹联合治疗，患者病情平均可于3.5个月缓解，而单用氯喹需10.2个月，单用放血术则需12.5个月[53]。

一组患者通过完全戒酒并避免接触肝毒性物质，其水疱及皮肤易碎性在2个月至2年中痊愈[54]。

应使用针对UVA的防晒剂。含二氧化钛的物理防晒剂也有一定疗效[55]。

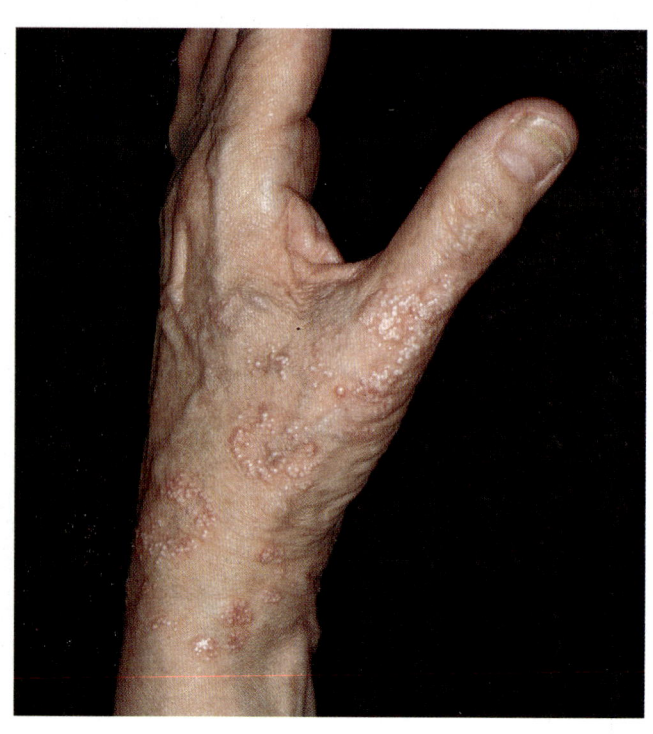

图 19-19　迟发性皮肤卟啉病：愈合过程中形成白色粟丘疹。

假性卟啉病 Pseudoporphyria

假性卟啉病是一种治疗引起的水疱性光过敏性疾病。除血、尿、便卟啉水平正常外，其余临床表现均类似迟发性皮肤卟啉病。本病可由药物、UVA照射（晒黑床，tanning bed）[56]、过度日晒及慢性肾功能衰竭/透析所致[57]。

临床表现　皮肤脆性增加，易碰伤，手背于光照后出现大疱，且愈后留下瘢痕及粟丘疹（图19-20）。大疱可于服药后1周出现，也可数月不发病。缺乏迟发性皮肤卟啉病患者常见的多毛、色素沉着及硬皮病样改变，为本病一个重要诊断线索[58]。

药物　萘普生，一种丙酸衍生物，是导致假性卟啉病最常见的非甾体类抗炎药（NSAID）。该药诱导产生的假性卟啉病多发生于儿童。报道显示服用萘普生治疗幼年类风湿性关节炎的患者中，假性卟啉病发病率高达12%[59]。而服用萘普生导致假性卟啉病的成人患者则主要为女性。需服用非甾体类抗炎药但发生假性卟啉病的患者，应改为低光敏性药物如双氯芬酸、吲哚美辛及舒林酸。此外，还有一些药物，包括四环素、呋塞米、萘啶酸、氨苯砜、噁丙嗪及萘丁美酮也与假性卟啉病有关[60]。

晒黑床　多数患者为肤质良好的年轻女性。除手背出现水疱及大疱外，其他部位也可受累。皮肤脆性增加，可见瘢痕及粟丘疹。可发生于服药（非甾体类抗炎药、呋塞米、四环素、口服避孕药）期间[57]。

慢性肾衰/透析　有报道，长期血液或腹膜透析的患者可出现假性卟啉病，本病也可见于未行透析的肾衰患者[61]。

实验室所见　组织学（表皮下大疱，无炎症，增厚的真皮毛细血管壁可见过碘酸/Schiff阳性物质沉积）及免疫荧光（真皮表皮交界处及真皮浅层血管颗粒状IgG和C_3沉积）所见与迟发性皮肤卟啉病相同。血、尿、便卟啉水平正常。由于透析时尿液分析困难，因此慢性肾功能衰竭伴大疱性皮肤病患者应检测血浆及粪便卟啉水平。

治疗　大部分患者停药即可治愈，但亦有持续数月不缓解者。

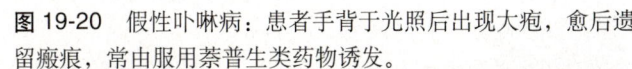

图19-20　假性卟啉病：患者手背于光照后出现大疱，愈后遗留瘢痕，常由服用萘普生类药物诱发。

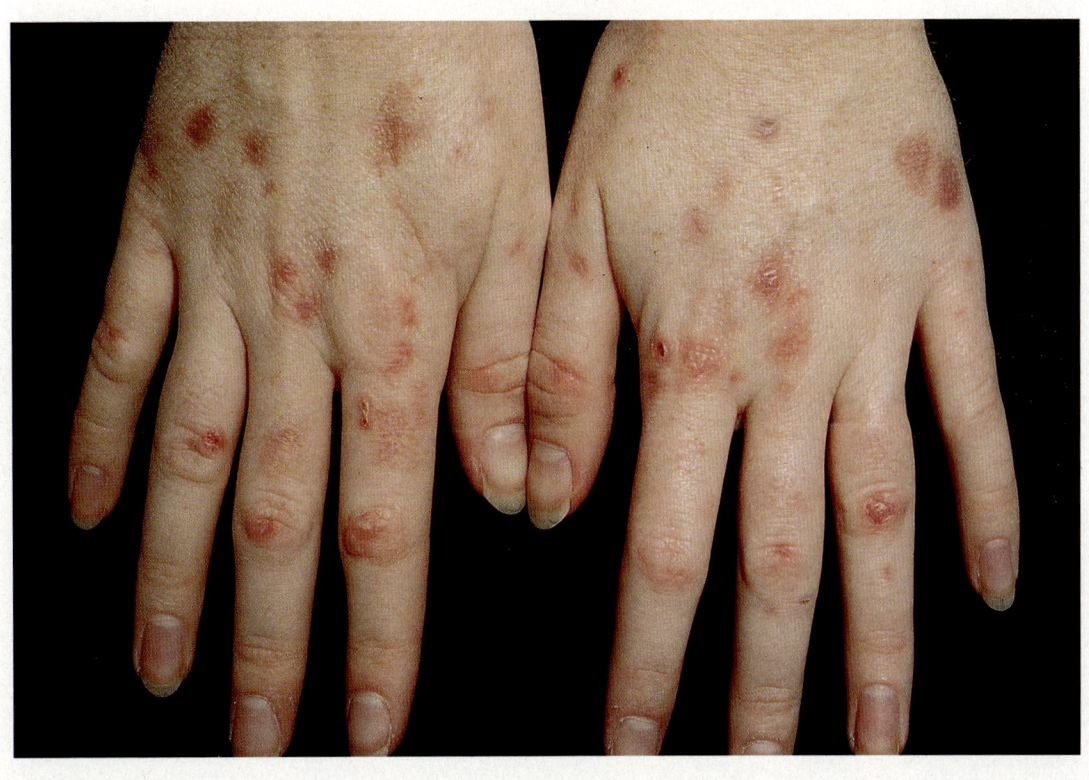

红细胞生成性原卟啉病
Erythropoietic protoporphyria

红细胞生成性原卟啉病临床表现与迟发性皮肤卟啉病不同[62]。儿童期发病，患者鲜有水疱；主要表现为日晒或UV照射后皮肤烧灼感并变红，尿卟啉阴性。本病是一种常染色体显性遗传病，外显率不全。特征为亚铁螯合酶缺陷，该酶是血红素合成路径终端酶，可催化亚铁离子进入原卟啉，从而合成血红素。酶缺陷导致光感分子原卟啉在各种组织沉积。原卟啉过度生成主要发生在红系。循环红细胞漏出原卟啉，后者沉积于皮肤细胞。轻度光照即可使红细胞释放原卟啉显著增加。而皮肤症状是由于皮肤血管内皮细胞发生原卟啉敏感性光损伤所致[63]。

临床表现 本病多见于婴儿及儿童，患者常由于日晒后数分钟面部及手部皮肤出现烧灼感而哭泣或以此为主诉，且即使隔有玻璃窗也会发病。数小时后烧灼感持续存在，并出现弥漫性红斑或水肿（图19-21）。可见紫癜，但鲜有水疱。急性改变不常见。引起烧灼感所需日晒时间长短不一，部分患者可耐受数小时。曾有"预激现象"的报道[64]，即于某一部位日晒一定时间致皮肤"预激"，而后同一部位再次日晒，即使持续时间短或次日日晒也会出现症状。数日后，患者平素对日光的耐受性才可恢复。

受累皮肤可出现蜡样光泽及鹅卵石样硬结。发生于指节及手指时，可使该手看起来十分苍老（"苍老指"），刺猬儿童患者特征性体征。鼻、颊及手背可见凹陷性瘢痕。若外科手术时曝光时间延长，患者腹部可出现大面积 II 度光灼伤[65]。

多数患者治疗后身体健康，寿命正常。原卟啉可于肝细胞内堆积导致肝病。

肝病 原卟啉过量堆积可影响肝胆结构，即可损伤超微结构小胆管，也可导致肝硬化或急性肝衰竭。病情轻重难以预测。患者出现肝功能异常后数年肝病病情平稳，但却可于数周内发生肝衰，并需肝移植治疗[65,66]。幼儿期也可发生胆石症。

实验室检查 红细胞原卟啉、血浆原卟啉及粪便原卟啉水平均升高（见表19-2）。荧光显微镜是检测红细胞卟啉水平升高非常可靠的筛查方法[67]。尿检正常。缺铁性贫血及铅中毒患者红细胞原卟啉水平也可上升，但无光过敏。肝脏活检可发现门静脉周围纤维化。

治疗 口服β胡萝卜素（Solatene 30mg）治疗皮肤光过敏有效[68,69]。用药1个月后患者症状即可改善。剂量为儿童每天30mg，分1~3次口服，成人每天60~180mg。4~6周后可出现皮肤变黄，粪便呈桔红色。治疗一般从早春持续至秋季。曾有2名患者口服β胡萝卜素并外用防晒剂后疗效一般，加用维生素B_6后光过敏显著减低，且无明显不良反应的报道。且该药有效剂量为每小时25~100mg，6~10次；最小维持剂量为100mg（每天3次）[70]。可考虑应用铁剂以避免肝衰竭[71,72]。亦有人指出红细胞置换疗法有效。还有人发现考来烯胺（4g，每天3次）可减轻患者光敏性，降低卟啉水平[73]。应用化学防晒剂或含微细二氧化钛的物理防晒剂进行防护，有助于患者抵抗UVA。长波紫外线异常敏感的患者外用含微细二氧化钛的产品可达到良好光防护效果[55]。

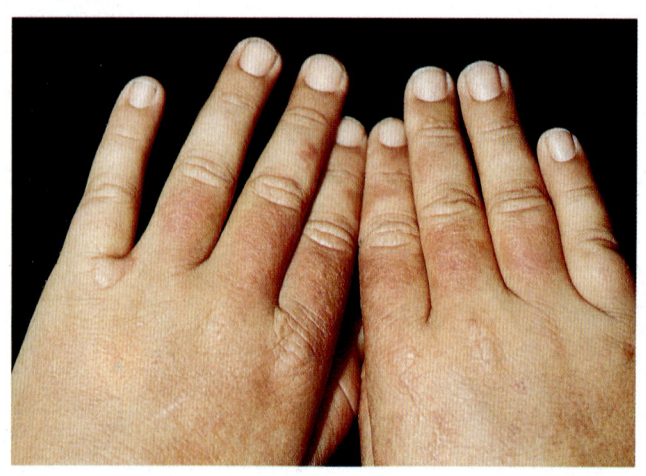

图19-21 红细胞生成性原卟啉病：鲜有水疱。日晒后有皮肤烧灼感并变红。（Courtesy Maureen Poh-Fitzpatrick, M.D.）

光毒反应 Phototoxic reaction

光毒反应是外用或系统用药所诱导的皮肤非变态反应性炎症。由于内科医生通过学习，知道某些药物的光敏性后，经常选择没有光敏性的替代药物，因此这类疾病的发生率已有所下降。当合适浓度的光敏药物通过外用或系统应用后进入患者皮肤，并且经过足量特定波长（通常为UVA）光照后，患者就会发生光毒反应。理论上讲，如果存在足够的化学物质和光照，任何人都会发生光毒反应，临床上有各种各样的光毒反应的表现。

外暴露 接触含相应光敏物质的植物或化学物质后，若再经特定激活波长紫外线照射，患者即可出现典型光毒性皮疹。最轻微的反应是难以察觉的红斑，继之以较长的色素沉着期。最严重的反应包括曝光部位麻刺感及曝光后迅速出现的红斑，并于数小时内发生烧灼性水肿，24小时内出现水疱，并可发展为持续数天的大疱（图19-22）。而皮肤表面接触某些刺激物后出现线状排列（类似常春藤毒素）的红斑及水疱是接触外源性光敏物质引起光毒反应的特征表现（图19-23）。可有皮肤脱屑，皮疹愈合后出现的色素沉着可持续1年以上。

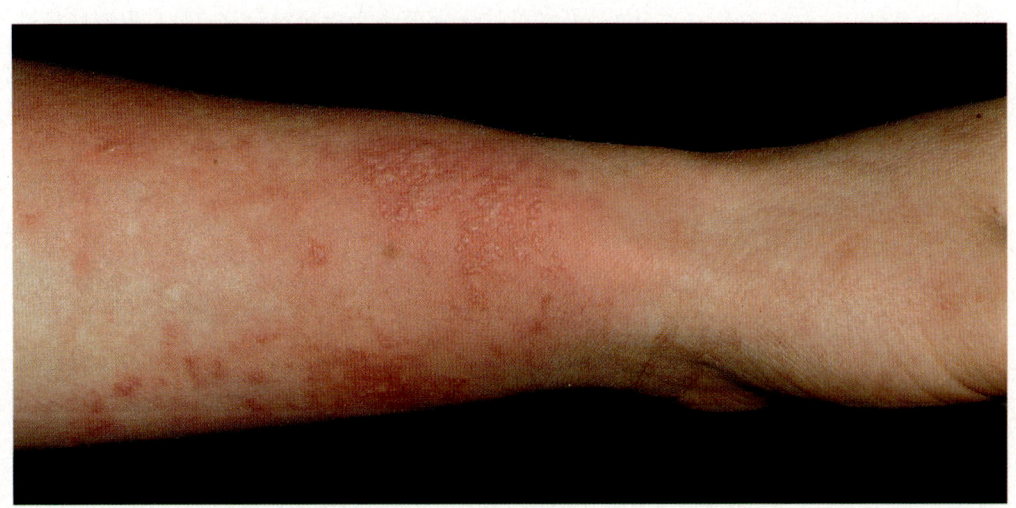

A．进行蔬菜加工的患者于处理芹菜后24小时出现弥漫性红斑和水疱。

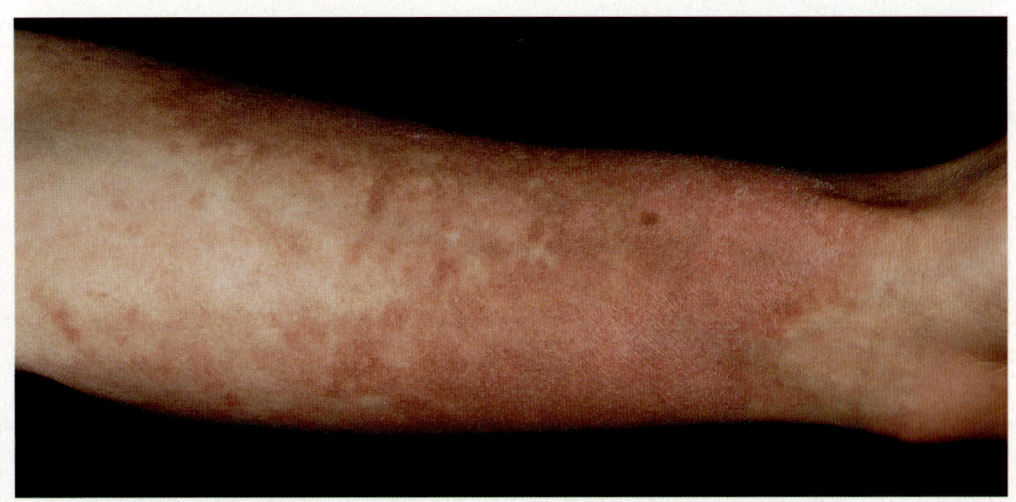

B．A图中患者急性期后2周，初始炎症部位出现弥漫性色素沉着。

图19-22 光毒性皮疹。

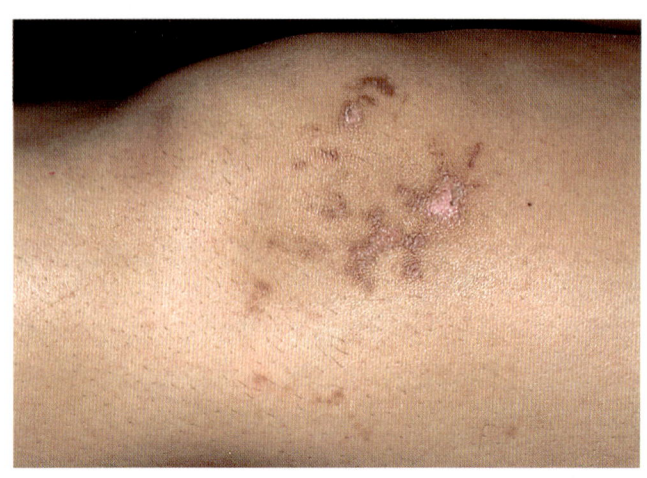

图19-23 植物日光性皮炎：食用含补骨脂类物质如酸柚汁类植物后日晒，可致红斑及水疱，愈后遗留褐色色素沉着。

框19-7　引起光毒反应的物质
内服药
氯丙嗪
氯噻嗪
四环素
盐酸去甲金霉素（地美环素）
8-甲氧沙林
三甲氧沙林萘啶酸
胺碘酮
吡罗昔康（费啶）
磺胺
呋塞米
外用药
煤焦油衍生物类
香料
含有补骨脂化合物的植物
（植物日光性皮炎）
芹菜
白藓（碳化，岩薄荷）
牧草（龙牙草）
欧洲防风草（野生防风草）
波斯酸柚
野生当归属
当归属
奶牛荷兰芹
胡萝卜（野生）
无花果（野生）
甜橘
假重阳草
豕草
芸香
亦有其余植物报道，但少见

植物日光性皮炎　接触含补骨脂类光敏化合物[75]的植物[74]后，可出现强烈的光毒反应。如制作色拉者及杂货店工人接触芹菜后[76]，或接触牧场内野生欧洲防风草、酸柚皮、酸柚浆后[77~79]，以及接触佛手柑油（用于某些香料）、无花果叶和未熟果实中所含补骨脂后所致香料皮炎（图19-24）[80]。

光毒反应性皮疹局限于日晒部位。接触某些溶液或植物后可出现独特的炎症形态，如被某种植物擦过后发生条状皮炎或由芹菜汁所致无序线状皮炎。

药物　服用某些药物[81,82]后，可于曝光区域出现广泛严重红斑（框19-7）。以往报道中可见相当多致光过敏药物，但其中不少药物仅为个案报道，故可产生误导。最常见的光敏药物为噻嗪类利尿药[83]。皮疹特征性的分布于前额、鼻部、颧突、颊部、上耳、颈两侧、后背、胸部V字区、前臂伸侧、手背、胫前及小腿外露部位。典型病例上睑、鼻唇皱褶处及颏下不受累。日光性甲脱离表现为甲板与甲床分离，可能由于服用盐酸去甲金霉素（地美环素）及四环素所致。

治疗　多数情况下患者停药后临床症状即可逐渐消失，并应避免再次应用该药。少数患者光过敏可持续数月至数年，PUVA治疗可能有效[84]。外用激素可缓解症状，但常需口服。若单以停药无法明确光敏药物时，则需请有经验的医师进行光斑帖试验协助[85]。

光过敏反应 Photoallergy

光过敏反应少见。紫外线激发了皮肤蛋白与化学物质或药物之间的作用，形成抗原物质，进而导致迟发性过敏反应，临床表现与常春藤毒素性皮炎相似，为湿疹样炎症。可疑光过敏反应患者行斑贴试验及光斑贴试验时，检查物应该包括植物及杀虫剂[86]。文献报道含对氨基苯甲酸（PBPA）或其类似物的防晒剂可导致光变应性接触性皮炎[87]。部分患者即使不再服药，数年内也可于日晒后反复发作皮疹；即所谓持久性光反应。

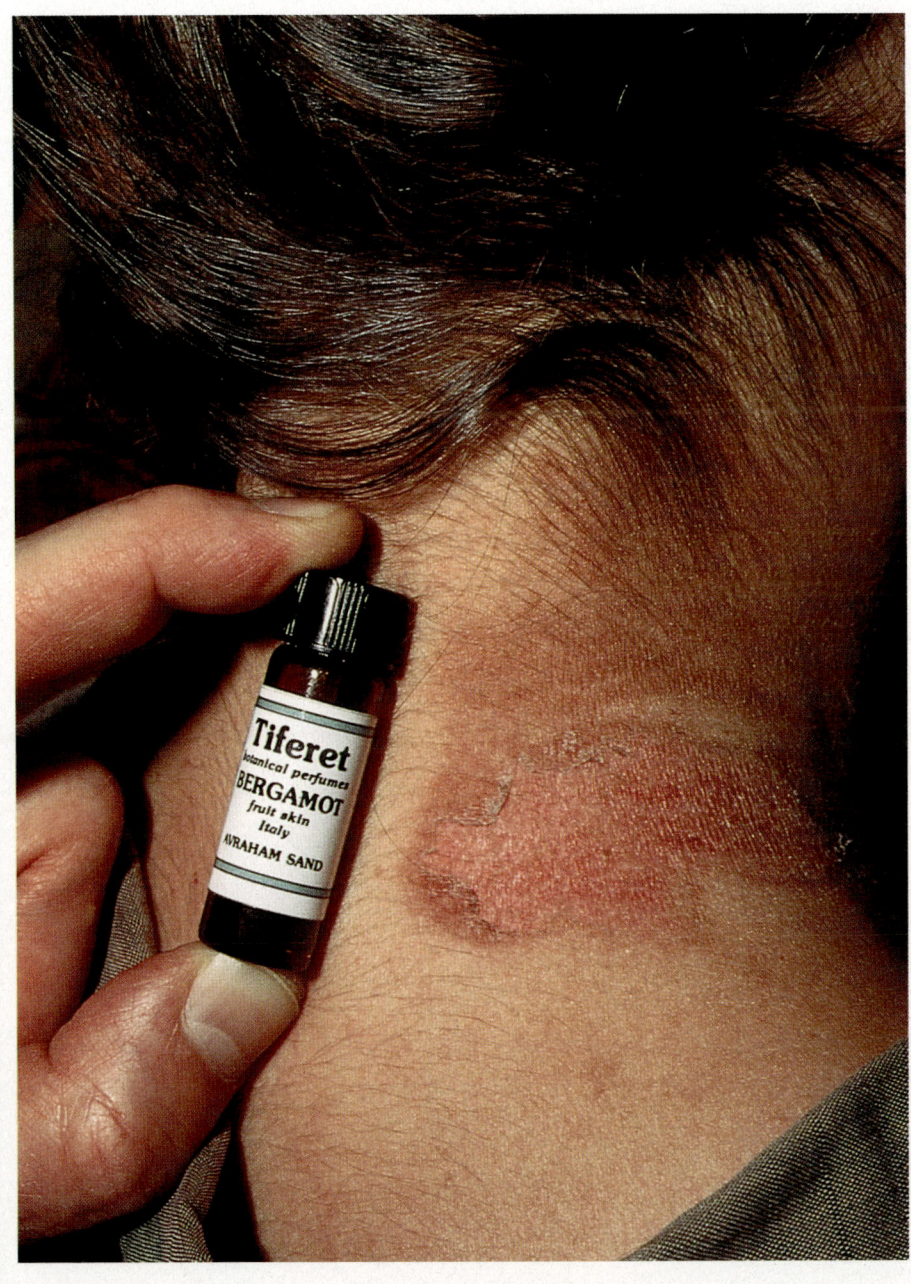

图19-24　光毒反应（berlock皮炎）：香柠檬油（用于某些香水）含补骨脂，用后可于曝光区出现红斑，并形成长期色素沉着。

色素减退性疾病

色素减退或色素沉着性疾病列于表19-4。以下章节将介绍最常见及最具代表性的相关疾病。

白癜风 Vitiligo

白癜风一词来源于希腊语vitelius，意思是"小牛的白色斑片"。本病是获得性色素脱失性疾病，组织学特征为表皮黑素细胞缺失。发病机制目前尚未明确，可能为自身免疫病[88]，与黑素细胞抗体相关（白癜风抗体）。研究发现白癜风病因中存在一定遗传因素，可能为多基因遗传病[89]。30%以上的患者有家族史。男女发病无差异。人群患病率约为1%；50%的患者20岁前发病。色素脱失可局限或弥漫[90]。很多患者精神压力大。医师应特别关注本病对美观的影响[91]。

临床表现 本病分两型（A型及B型）（表19-5）。A型（泛发型）常见，表现为边界清楚、对称分布的白斑。皮疹边缘可能有红晕（炎症性白癜风）或色素沉着。肤色白皙者色素脱失斑可不明显，但肤色较深者，白斑则严重影响美观。病初白斑局限，后缓慢进展。好发于手背、面部及躯干皱褶处（如腋窝及生殖器部位）（图19-25～19-28）。身体开口周围白斑常见，如眼周、鼻孔周围、口周、乳头周围、脐及肛周，也可累及手掌、足、头皮、嘴唇及黏膜。肘部周围及既往晒伤处皮肤等创伤部位也易发生白癜风（Köebner现象）。部分患者白癜风出现晕痣。亦可见肢端颜面型或口唇指趾型（口唇及指趾受累）患者。

表 19-4 色素异常性疾病

色素减退	色素沉着
获得性	圆形褐色
化学物质所致	咖啡斑
晕痣	糖尿病性皮肤病
特发性点状色素减少症	火激红斑
麻风病	固定性药疹
黑素瘤相关性白斑	雀斑
白色糠疹	儿童黑子
炎症后色素减退	Peutz-Jeghers 综合征
花斑癣	成人黑子
白癜风	黑斑病
先天性	植物日光性皮炎
白化病，部分（部分白化病）	弥漫褐色
	Addison 病
白化病，完全	胆管性肝硬化
贫血痣	血色病
无色素痣	恶性黑素瘤（转移）
斑驳病	
结节性硬化	

表 19-5 白癜风（A型及B型）临床表现

	A 型	B 型
分布	不沿皮纹分布	沿皮纹分布（带状疱疹样）
比例	3	1
发病年龄	任何年龄（50%于20岁之前）	青年
活动情况	终生	1年内快速进展
与晕痣相关	是	否
Köebner 现象	是	否
与免疫性疾病相关	是	否

Modified from Koga M, Tango T: Br J Dermatol 1988; 118: 223.

白癜风

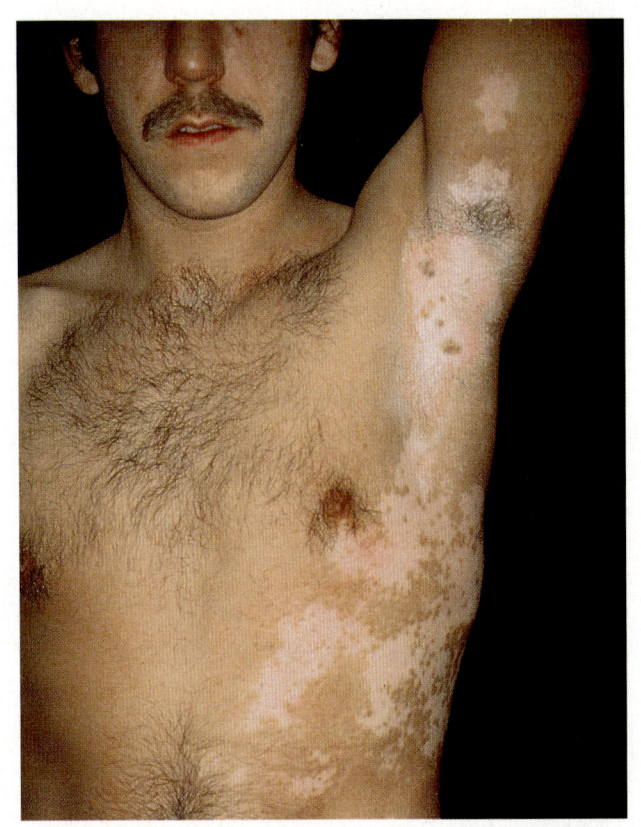

图 19-25　躯干皱褶处如腋下好发。肤色白皙的患者需进行 Wood 灯检查以明确诊断。

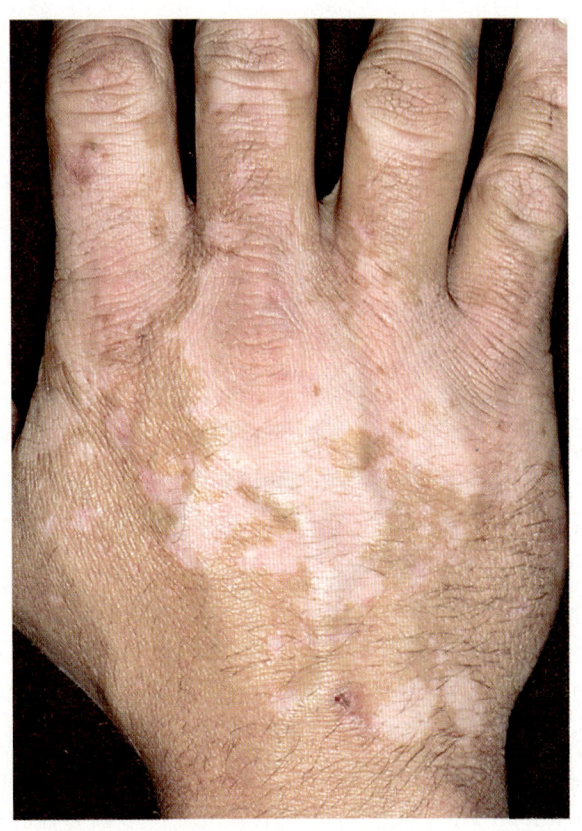

图 19-26　手背为好发部位。

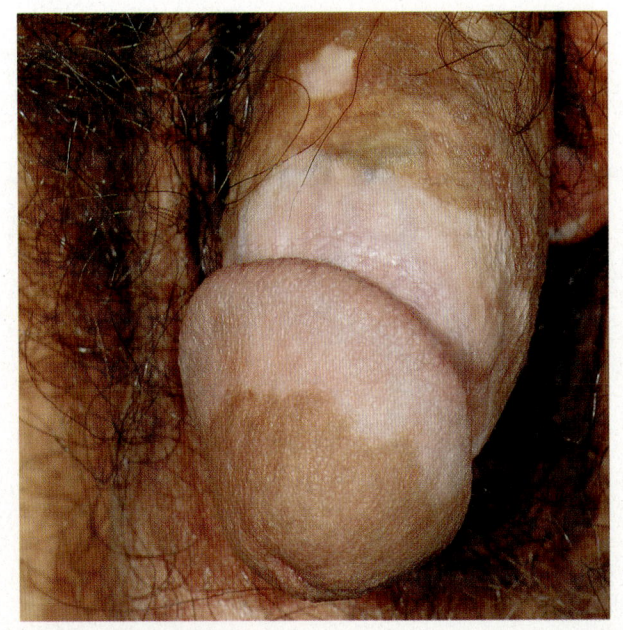

图 19-27　阴茎受累常见。

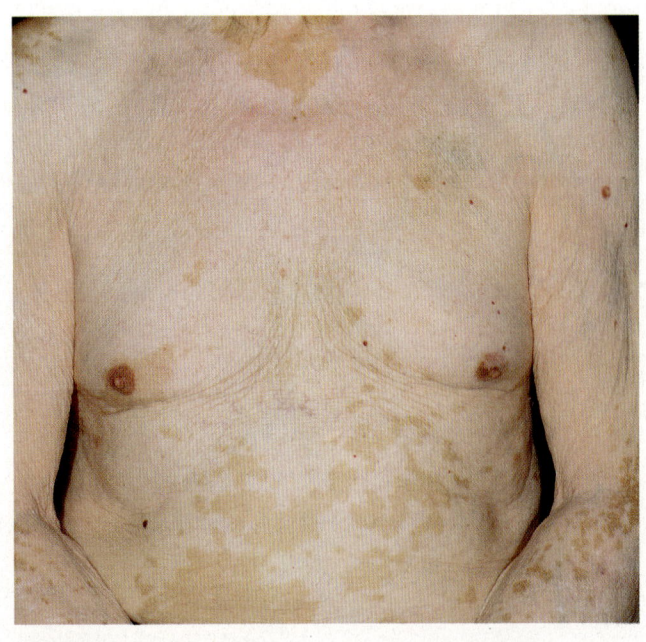

图 19-28　色素几乎完全脱失。莫诺苯宗（对苄氧酚）是一种强脱色剂，可用于去除剩余色素，以达到美容目的。

节段型（B型） 白癜风皮疹不对称，并不按皮区分布。常见节段性毛囊色素脱失，提示毛囊黑素细胞缺失。本型发病年龄比泛发型更早，与自身免疫病相关性较小。

儿童白癜风 本病为特殊的白癜风亚型。疾病特点为节段型白癜风（B型）多见，常伴自身免疫性疾病和/或内分泌疾病，近亲远亲中出现少白头的较多，器官特异性抗体检出率高，外用PUVA效不佳[92]。

心理影响 白癜风可对患者人格产生很大影响。患者自觉精神压力大、困窘、扭怩、自卑，并认为本病可对其性关系产生影响。而有色人种所受心理影响可能更大。在某些社会文化中，本病还可导致严重社交障碍。

眼、耳及脑膜病变 白癜风可影响全部黑素细胞。高达40%的白癜风患者存在视网膜及脉络膜色素上皮脱失。葡萄膜炎发病率亦升高。由于内耳迷路黏膜也存有黑素细胞，因此可出现轻度听觉障碍。Vogt-Koyanagi-Harada综合征由白癜风及很多相关症状构成；以假性脑脊膜炎、听力丧失、脱发、耳鸣及白发最常见。无菌性脑膜炎发现于40～50年代，常见于女性及肤色深者，可能由软脑膜黑素细胞破坏所致。

伴随疾病 多数白癜风患者无伴随疾病。但已报道白癜风相关疾病包括脂溢性脱发、甲状腺功能低下、Graves病、Addison病、恶性贫血、胰岛素依赖型糖尿病、葡萄膜炎、慢性皮肤黏膜念珠菌病、多腺自身免疫综合征及黑素瘤[93]。有报道约30%的白癜风患者伴甲状腺疾病[94]。而50%以上的患者体内存在抗甲状腺球蛋白、抗微粒体抗体及抗壁细胞抗体等循环抗体[95]。

Wood灯检查 在暗室进行Wood灯检查可用于发现色素减退区域，特别对于浅肤色患者。应仔细检查腋窝、肛门及生殖器。上述部位经常受累，但若不进行Wood灯检查，临床上难以发现该部位的轻度变化。白癜风可提示恶性黑素瘤转移，利用Wood灯有助于医师发现患者早期微小改变。

研究 检测促甲状腺激素水平、全血细胞计数及血糖情况以排除甲状腺疾病、恶性贫血及糖尿病。

资源 国家白癜风基金会向患者提供疾病相关信息及帮助 [611 South Fleishel Avene, Tyler, TX 75701；电话：(903) 531-0074；Fax：(903) 525-1234；e-mail：www.nvfi.org/menu.htm]。

治疗指征 存在疾病所致情感及社交障碍者需治疗。浅肤色白癜风患者一般不存在严重美容问题，但在夏天，当正常皮肤被晒黑时该问题即明显，而使用SPF15及以上的防晒剂可避免晒黑。深肤色白癜风患者美容问题突出，因此应用补骨脂素类药物使皮肤色素恢复则具积极意义。

色素恢复机制 治疗目的是恢复皮肤中的黑素细胞。通过治疗可刺激毛囊中黑素细胞增生，后迁移至缺乏表皮黑素细胞的皮肤脱色区域。皮肤白斑处毛囊漏斗部及毛球亦缺乏产生黑素的黑素细胞。皮肤重新着色是毛囊黑素细胞储存库中的黑素细胞被激活并迁移至病灶处的结果。因此无毛或少毛部位（手足）或白色毛发部位皮肤疗效不佳。毛囊中下部位及外毛根鞘中存在未激活的无黑色素黑素细胞，可经黑色素形成过程中的酶治疗而激活，继而增生成熟并移至表皮毛囊处，后呈离心性扩散。因此白斑色素恢复常从毛囊开始，逐渐向外扩展。治疗过程缓慢，至少需6～12个月。颜面、上肢、躯干及下肢患处疗效最好。

任何炎性过程或紫外线照射均可使黑素细胞分裂加快。PUVA照射可引起深及毛囊的皮炎，炎症过程中释放细胞因子，可刺激黑素细胞增生和及迁移。

白癜风治疗指南 儿童及成人白癜风的循证医学治疗指南已建立[96]。治疗方案见表19-6。

表 19-6 白癜风治疗方案			
	白癜风临床类型	一线疗法*	替代疗法*
儿童<12岁	所有	3级糖皮质激素（和UVA）；疗程6~9个月（年龄<6岁，不用UVA）	局部UVB（311nm）：疗程，6~12个月；外用补骨脂-UVA：疗程，6~12个月
成人	局限型（脱色≤2%）	3级糖皮质激素（和UVA）；疗程6~9个月	局部UVB（311nm）：疗程，6~12个月；外用补骨脂-UVA：疗程，6~12个月
	泛发型（脱色>2%）	UVB（311nm）；疗程6~24个月	口服补骨脂-UVA：疗程6~24个月
	节段型或稳定期	自体移植（至100%复色）	3级糖皮质激素（和UVA）：疗程6~9个月；UVB（311nm）：疗程6~24个月
	口唇指趾型	自体移植（至100%复色）	微上色（至100%复色）
	治疗无效和/或泛发型（脱色>80%）	脱色霜和/或激光脱色（至100%脱色）	无

From Njoo M, et al: Arch Dermatol 1999；135：1514.
* 疗程为最短时间至最长时间。

儿童 白癜风可造成严重心理创伤，早期治疗效果更佳，且早期皮损治疗反应更好。皮肤色素恢复治疗可激活毛囊中储存的黑素细胞。而陈旧皮损毛囊中的黑素细胞多数被破坏，疗效差。

12岁以下儿童推荐的一线疗法均为外用3级糖皮质激素［如丙酸氟替卡松（克廷肤）或戊酸倍他米松］，与临床类型无关。若治疗6个月后皮肤色素未恢复，建议行局部UVB照射或外用PUVA治疗，同时应遵循"护肤原则"［即于治疗过程中遮盖无皮损部位（尤其是面部）］。如果可能，复色满意的皮损部位应在后续治疗过程中予以遮盖（如应穿裤子）。紫外线照射过程中儿童应注意保护生殖器。外用激素治疗可联合UVA照射。对照研究显示氟替卡松与UVA联合治疗比单独应用其中之一的疗效均好[97]。面部晒黑仪或日晒床可作为UVA光源[96]。

成人 治疗方案因临床类型而异。局限型白癜风患者可外用3级糖皮质激素并联合UVA照射。若治疗6个月无效，可选择局部UVB照射或外用PUVA治疗替代。窄波UVB治疗是泛发型白癜风患者首选最有效、安全的治疗方法，推荐最短疗程6个月，治疗有效患者最长可持续24个月。第一个1年疗程结束后，建议停止治疗3个月以使UVB年累积量减至最少。

自体表皮移植对节段型及口唇指趾型白癜风患者（唇及指趾）疗效最好。

色素脱失广泛（80%）和/或皮肤复色治疗效不佳的面部毁容性皮损患者，可考虑正常皮肤脱色治疗。治疗过程中及结束后，患者均应尽量避免日晒，并使用宽谱防晒剂。上述患者的脱色治疗依赖于强效脱色霜和/或激光（如Q开关红宝石激光器）。

应建议所有患者使用遮盖霜和日光隔离霜。如必要，可推荐患者进行心理咨询[96]。

窄谱UVB 窄谱（311nm）UVB照射可避免很多PUVA治疗相关的副作用，因此成为传统PUVA疗法新的替代方法。UVB可激活皮肤释放刺激黑素细胞迁移和增生的细胞因子及炎症介质。窄波UVB灯照射后仅产生少量红斑，长期应用也未观察到过度角化。每周治疗2~3次，每次一般不超过5分钟[98]。治疗儿童白癜风安全有效[99]。与其他光疗方法一样，窄波UVB对于颜面及躯干的皮损较肢端复色效果好。

适量日晒后部分患者皮损可自行复色，进而可应用 UVB 或 PUVA 治疗促进复色。每 2～3 个月评估 1 次疗效，若无效，即应停止治疗。治疗有效的患者常可维持疗效。由于无法阻止病情发展，故不应以该法治疗活动进展期白癜风患者。

PUVASol（补骨脂及日光）

该法需应用自然日光。日晒前 2～4 小时服用光毒性小于甲氧沙林的三甲沙林（剂量见第 673 页）。日光辐射最强时间为上午 11 时～下午 3 时。最初 2 周每周治疗 2 次，以了解患者的日光敏感程度。初始期后治疗应逐渐频繁，直至出现持续微弱红斑。多数患者适合表 19-7 所列治疗方案。

治疗反应

症状改善表现为首先于毛囊周围出现色素，继而扩大。皮损边缘也可再着色，但速度较慢。面部及颈部疗效最好。其他部位需 50 次治疗才有反应；面部仅需 25 次。手足及骨骼突出部位疗效差。局限型白癜风较泛发型疗效好（前者经 100 或更少次治疗即可起疗，而后者则需 200 次）[100]。多数治疗有效的患者不再出现新皮损，而出现新皮损或原有皮损扩大则提示治疗失败。白癜风一般不需维持治疗。完全恢复色素的皮损中 85% 疗效可维持，未完全恢复色素的皮损则可能再次脱色。

外用药物治疗

部分局限型白癜风患者外用补骨脂及激素可获满意疗效（见框 19-6）。但一些光疗经验丰富的皮肤科医生不愿外用补骨脂，他们认为该药具光毒性，易导致严重晒伤。皮疹边缘残留色素可致过度着色；但可逐渐恢复正常。

表 19-7 应用补骨脂治疗白癜风：日晒指南

治疗	基础肤色	
	浅肤色	中等肤色
日晒初期	15min	20min
第 2 程日晒	20min	25min
第 3 程日晒	25min	30min
第 4 程日晒	30min	35min
后续日晒	根据红斑及触痛情况逐渐增加日晒时间	

免疫调节剂

他克莫司软膏（Tacrolimus，Protopic）及吡美莫司霜（Pimecrolimus，Elidel）已开始用于治疗白癜风。上述药物耐受性好，可长期使用，且不会出现激素样副作用。用药后可出现不同程度的色素恢复。

嫁接及移植

手术治疗皮肤脱色逐渐发展，包括吸疱表皮嫁接、微小皮片移植、表皮黑素细胞体外培养移植等。

糖皮质激素全身应用

全身应用糖皮质激素可阻止白癜风进展，并可显著恢复患者皮肤色素，但同时产生较多副作用。口服小剂量激素如 5mg 倍他米松/地塞米松的"小冲击疗法"可有效阻止病情进展；并诱导部分白癜风患者自发色素恢复。每周连续 2 天早餐后口服倍他米松以尽可能减少药物副作用。该法可使 89% 的活动期白癜风患者病情得到控制，余患者需增加剂量至 7.5mg/日以完全阻止皮损发展。80% 的患者于 2～4 个月内出现现有皮疹自发色素恢复，并可经继续治疗进一步着色[102]。

化妆品

出于美容目的可用 Dy-O-Derm 或 Vita-Dye 遮盖霜（如 Dermablend 和 Covermark，见药物配方表）将皮损暂时涂成棕色。化妆品可有效遮盖白斑。每种产品均有不同颜色以供选择。

免日晒或自动晒黑洗液均含二羟基丙酮（DHA），可将皮肤染黑。皮肤类型为 II 型及 III 型的白癜风患者使用上述产品效果最好，尤其是其正常皮肤经鞣酸处理后。此法主要问题在于白斑边缘与正常皮肤间颜色的过渡与匹配[20]。

剩余正常皮肤脱色

40% 以上皮肤面积受累的患者可选择应用 20% 莫诺苯宗（对苄氧酚霜）以去除剩余正常皮肤色素，但并非每次治疗均可完全脱色成功。莫诺苯宗破坏黑素细胞，可致接触性皮炎。故大面积用药前应进行测试，即连续 1 周每日涂于一色素点。后扩大范围，每日 2 次，连续治疗 1 年或更长时间，而非《医师案头用药指南》记录的 4 个月。疗程需 3～4 年。双手等脱色不佳的部位可于外用莫诺苯宗后以莎伦包装膜封包。部分患者炎症反应可出现于含色素皮肤而非白斑处，此时可将莫诺苯宗稀释至 10%、5% 或更低浓度进行治疗，并可外用第 VI 级糖皮质激素控制炎症。

脱色疗法常需逐部位进行，以限制药物吸收。首先是面部及上肢肢端，继而下肢肢端，最后治疗躯干，而很多患者选择保留躯干正常肤色。脱色所需时间可为数周至4年。

为他人涂抹莫诺苯宗者必须戴手套，并使用棉棒以防皮肤脱色。

患者应了解脱色治疗后皮肤色素即无法恢复，他们将终生对日光过敏，且日晒时必须使用防晒剂。但疗效通常令人满意。

喜欢某种肤色的患者可于治疗后连续10周服用β胡萝卜素60mg，每日3次，并以30mg、每日3次维持 [Tishcon Corporation,(800) 866-0978]。

特发性点状色素减少症
Idiopathic guttate hypomelanosis

特发性点状色素减少症（四肢白斑）病变特点为边缘清楚的2～5mm白斑。分布于手、前臂及小腿的日晒部位，常见于中老年（图19-29）。同一皮损区域可同时出现脂溢性角化病、黑子和干燥病等早衰及日晒的体征。部分患者皮疹与日晒无关[101]。该病无自觉症状。皮疹处细胞黑色素数量减少[103]。基底角质形成细胞亦缺乏黑色素。予维A酸治疗4个月可恢复患者皮肤弹性及部分色素[104]。

白色糠疹 Pityriasis alba

白色糠疹临床常见（约5%儿童患病），特别多见于特应性体质者（见第119页）。多数患者于青春期前发病。好发于颜面、颈部及上肢。皮疹最初表现为非特异性红斑，继而出现脱屑及色素减退。其中色素减退为一过性，由真皮轻度炎症及鳞状皮肤对紫外线的阻挡作用所致。青春期后症状逐渐改善。润肤剂可用于治疗本病。局部外用第V级糖皮质激素治疗轻微炎症效果好，但色素沉着程度不受任何治疗影响。

本病需与白癜风及花斑癣鉴别。白癜风无脱屑，而花斑癣患者氢氧化钾试验阳性。

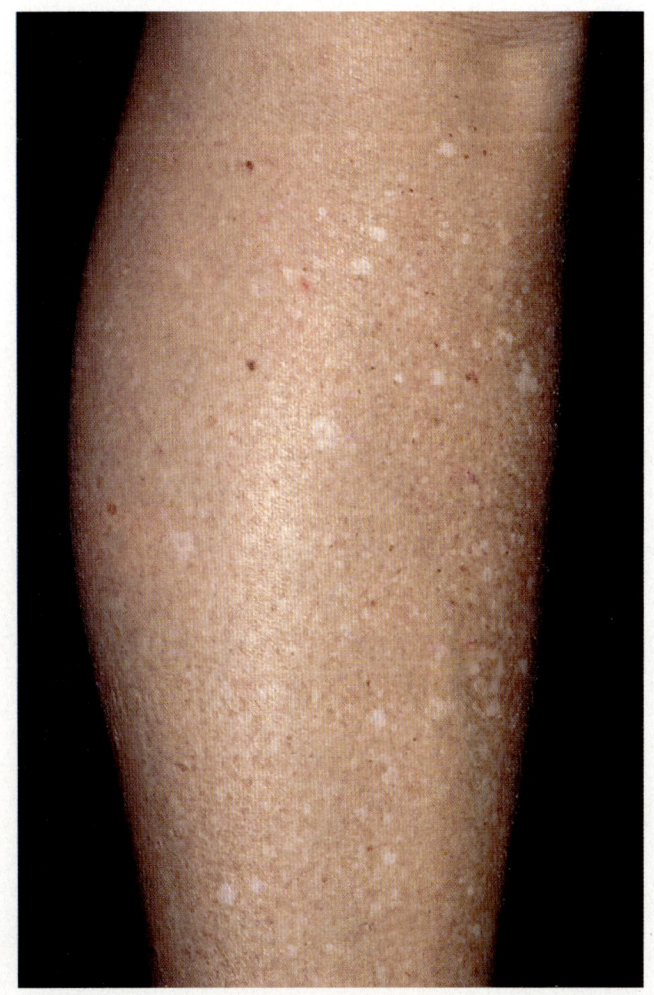

图19-29 特发性点状色素减少症：中老年患者上肢与小腿白斑。

贫血痣 Nevus anemicus

贫血痣是遗传性局灶药理性皮肤发育异常性疾病，多发于躯干[105]。可能与神经纤维瘤等遗传性皮肤病相关。常表现为边缘不规则、界限清楚的白斑，中心皮损周围可见小白斑环绕（图 19-30）。组织学表现与正常皮肤无异；皮损颜色苍白是局部血管对儿茶酚胺敏感所致，也称药理性痣。经特殊染色可发现皮损处存在黑色素及黑素细胞。贫血痣患者发生泛发型接触性皮炎时，痣边缘无皮炎[106]。本病皮损常与白癜风或花斑癣混淆，但贫血痣白斑缺乏花斑癣鳞屑样皮损，亦不似白癜风于Wood灯下凸显。摩擦或冷热变化均无法诱导受累部位出现红斑。本病以遮盖霜掩饰皮损即可，无需治疗。

结节性硬化症 Tuberous sclerosis

集中于四肢、躯干的色素减退斑（卵圆形、柳叶形或条带状）是结节性硬化症最早出现的体征[107,108]（图19-31，亦见第 26 章），可见于本病 40%～90% 的患者，数量 1～32 个不等。Wood 灯检查有助于观察最细微的色素减退斑。如前所述，Wood 灯发射波峰 360nm 的蓝光，可被表皮色素吸收。因此若某处表皮不含色素，则呈现无色素表现而有别于周围皮肤[109]。

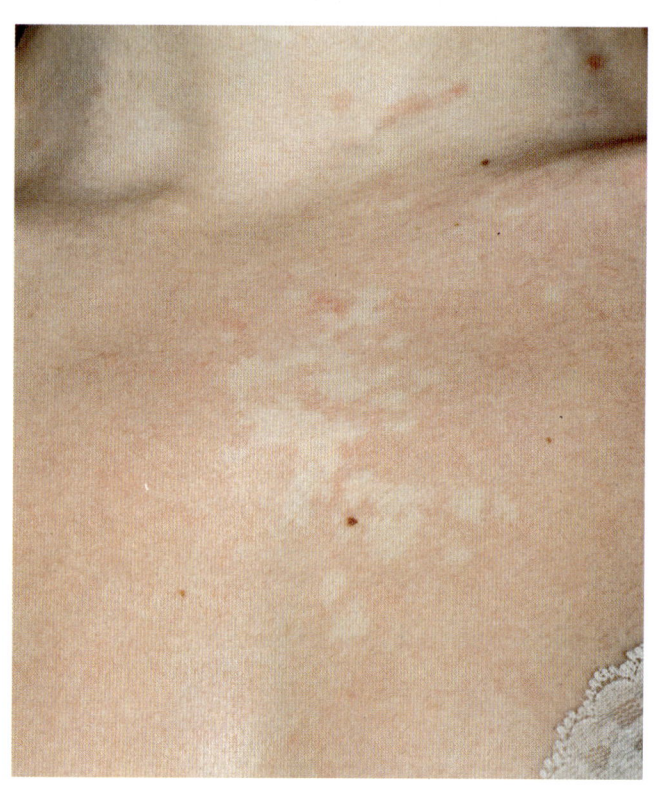

图 19-30 贫血痣。

图19-31 结节性硬化症：柳叶形色素减退斑。

色素沉着性疾病
Disorders of hyperpigmentation

雀斑及黑子 Freckles(ephelides)vs. lentigo 雀斑及日光性黑子是两种不同的色素障碍性疾病[110]。后者发病率更高，且发病率及患者数随年龄增加而上升，躯干最常见，男性易患。前者发病率与年龄无关，面部、上肢及躯干均可出现，并以女性患者多见。与黑子不同，雀斑与毛发颜色及皮肤类型紧密相关。

雀斑 Freckles

雀斑是红褐色或浅褐色的小斑疹，日晒后加重，冬季减轻。常局限于面部、上肢及背部，数量从面部数个到颜面、上肢数以百计的融合性皮疹不等。本病为常染色体显性遗传性疾病，肤色白皙者最多见。防晒剂可用于预防新生雀斑出现，并可阻止典型的日晒性雀斑颜色加深。

儿童黑子 Lentigo in children

黑子是褐色、棕色或黑色的圆形或卵圆形小（0.5cm～2.0cm）斑疹，较雀斑黑，且与日晒后颜色加深的雀斑不同，黑子不受日晒影响。其数量可于儿童期及成人期任何时间增加或减少。Peutz-Jeghers综合征即颊黏膜及其他光滑黏膜多发直径小于0.5cm的蓝褐色黑子，同时伴多发肠息肉[111,112]。

成人黑子 lentigo in adults

成人黑子见于面部、上肢及双手的日晒部位，亦称肝斑（图19-32）。皮疹直径0.2～2.0cm不等，并随年龄增加而增多。有别于其他部位的皮疹，面部日光性黑子边缘一般不隆起[113]。

若黑子边缘极不规则或出现局限色素沉着及局部增厚，均需活检以排除恶性黑素细胞瘤。冷冻治疗有效，常见副作用为色素减退。外用0.1%全反式维A酸乳膏或0.1%他扎罗汀乳膏（Avage）可明显改善成人黑子的临床症状及组织学改变。维A酸治疗10个月后，83%的患者面部皮疹颜色减轻。且治疗终止后，至少6个月皮疹不会逆转[114]。

Q开关红宝石激光照射1疗程即可完全去除上肢及手部的皮疹。但乙醇酸剥脱治疗无效[115]。

中国人及日本人皮肤光老化主要表现均为色素增加性皮疹；0.1%全反式维A酸乳膏可显著减轻光老化患者皮肤色素过度沉着[5]。氢醌制剂偶可使这些皮疹脱色。

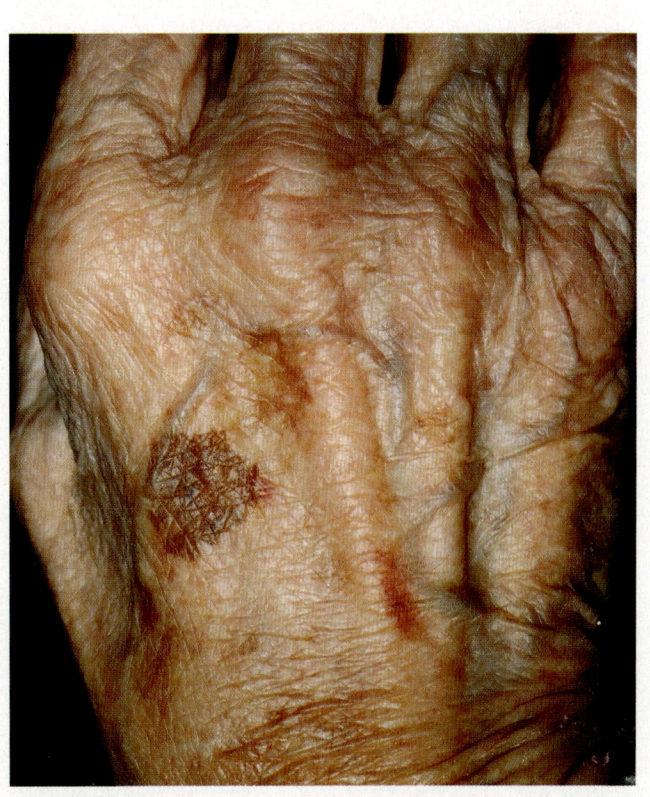

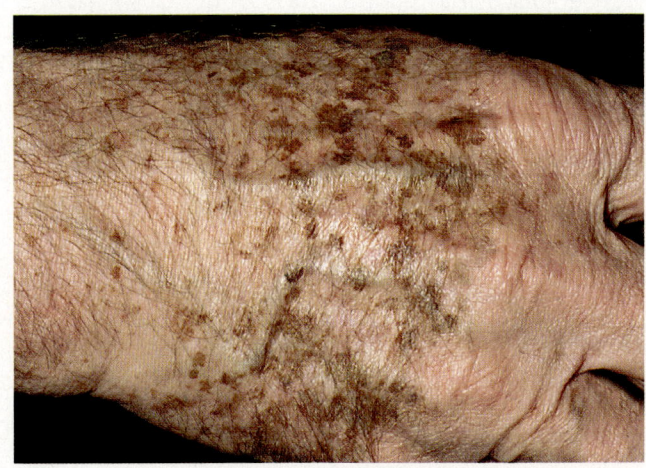

图19-32 黑子（肝斑）：长期日晒部位出现褐色斑疹。

黄褐斑 Melasma

黄褐斑（妊娠斑）是一种常见的获得性对称性褐色色素沉着斑，好发于具遗传易感性的妇女面部及颈部[116]。可产生很大的心理负面影响。色素沉着进展缓慢，且无炎症征象，皮疹颜色深浅不一。

病因 最重要的病因是遗传因素及紫外线照射，此外还包括妊娠、口服避孕药、雌孕激素治疗、甲状腺功能紊乱、化妆品及光毒性抗惊厥药物。分娩或停止口服避孕药后黄褐斑可能不会消退。部分患者可能患有轻度亚临床性卵巢功能不全[117]。

临床及组织学表现 本病包括3种临床类型：面部正中型、颧部型及颚部型。根据Wood灯检查结果可分成四类：（1）表皮型：基底层、基底层以上及角质层黑色素增加，Wood灯下皮疹颜色加深。（2）真皮型：Wood灯下皮疹颜色不变，真皮浅层及深层均可发现嗜黑素细胞。（3）表皮真皮混合型：Wood灯下皮疹颜色可轻度加深或不便。（4）Wood灯检查阴性，见于深肤色患者。其中表皮型皮疹脱色剂治疗效果佳；而真皮型皮疹漂白剂抵抗。如上所述，黄褐斑有3种组织学类型：表皮型、真皮型及混合型。

本病患者表皮黑素细胞数量及活性增加，且真皮嗜黑素细胞数量增加。皮疹好发于前额、颧突、上唇及下颚（图19-33）。可出现于妊娠末2～3个月，分娩后逐渐消退，再次妊娠后皮疹颜色加深。部分口服避孕药的妇女亦可发生黄褐斑[118]。

治疗 黄褐斑治疗困难。治疗方法包括退色剂、化学剥脱和激光。可予化妆品（如Dermablend）遮盖皮疹。但部分患者因遮盖霜厚重而无法接受。

防晒 紫外线辐射对黄褐斑发病影响巨大。患者必须尽量减少日晒，并应涂抹可同时对抗UVA及UVB的防晒剂。许多品牌的防晒剂均含能够可同时反射UVA和UVB的二氧化钛及氧化锌。

脱色剂 氢醌为最有效的外用脱色剂，非处方用药时可选择浓度为2%的剂型（Porcelana），处方用药时药物浓度则可为3%（美他已脲）及4%（Claripel, Eldoquin-forte, Eldopaque-Forte, Solaquin forte, Lustra, Lustra-AF）（参考药物配方表）。难治病例可短期使用更高浓度（可达10%）的未混合氢醌。患者应于每日晨起及夜间临睡前各用药1次。氢醌具刺激性，是一种致敏剂。患者用药前应连续2天每天1次于面颊或上肢涂抹少量氢醌（开放性斑贴试验）以测试是否对其过敏。局部出现红斑或水疱提示患者对氢醌过敏，不可使用。不过敏的患者需连续用药数月，部分患者皮疹逐渐脱色。治疗过程中及治疗后，患者均需应用宽谱防晒剂保护皮肤。全反式维A酸可增强氢醌的表皮渗透性，常与其每天间隔使用。维A酸初始浓度应低，逐渐增加药物浓度直至出现轻度刺激症状。氢醌对雀斑及黑子亦有脱色作用，但对咖啡斑或色素痣无效。

TRI-LUMA 乳膏 Tri-Luma 乳膏是一种复方制剂，含4%氢醌、0.05%维A酸及0.01%氟轻松。每日用药1次，推荐疗程8周。使用4周后即可见明显疗效，8周后13%～38%的患者黄褐斑完全消退。Tri-Luma乳膏的疗效比单独使用其他任何制剂更好。

维A酸 单独外用维A酸治疗黄褐斑可获显著疗效，该药主要减少表皮色素。但此法见效慢，可能需1年左右[119,120]。

壬二酸 壬二酸用于治疗痤疮及黄褐斑。该药可选择性作用于过度活化及异常的黑素细胞，而对正常皮肤、雀斑及老年性黑子中的正常色素作用轻微。有报道，壬二酸与4%氢醌的疗效相仿。与维A酸联合应用3个月后，患者症状改善程度比单独使用壬二酸明显。

化学剥脱术 浅肤色患者可使用浅表、中度及深度化学剥脱术治疗黄褐斑。目前应用于临床的三氯乙酸及α羟基酸有一定疗效[122]。由于经常发生炎症后色素沉着，深肤色者不适于化学剥脱治疗。

激光 不同类型的激光都曾用于黄褐斑治疗，但疗效不一。先后进行脉冲二氧化碳激光及Q开关翠绿宝石激光治疗真皮型黄褐斑有效。因此建议首先使用脉冲二氧化碳激光破坏异常黑素细胞，而后使用翠绿宝石激光选择性去除真皮内黑色素[123]。

黄褐斑

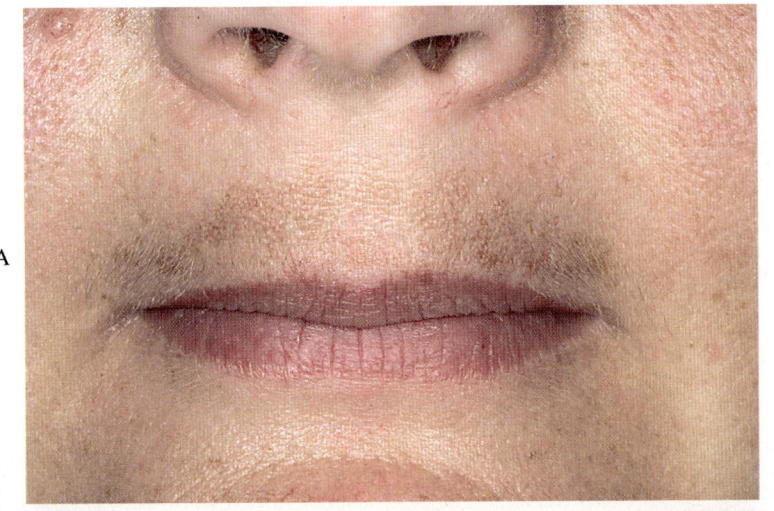

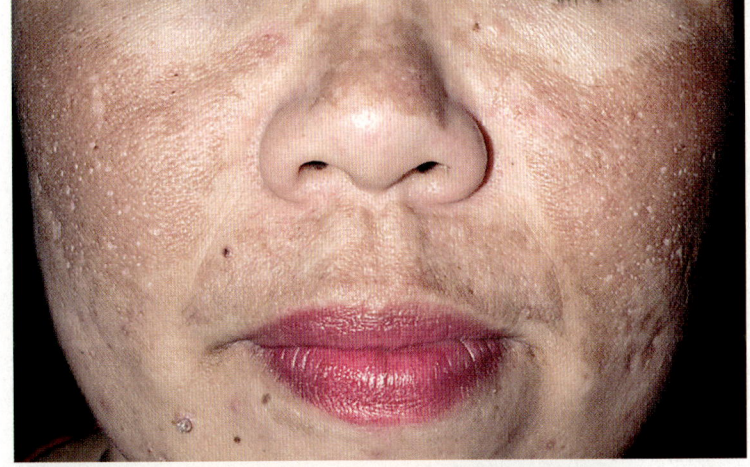

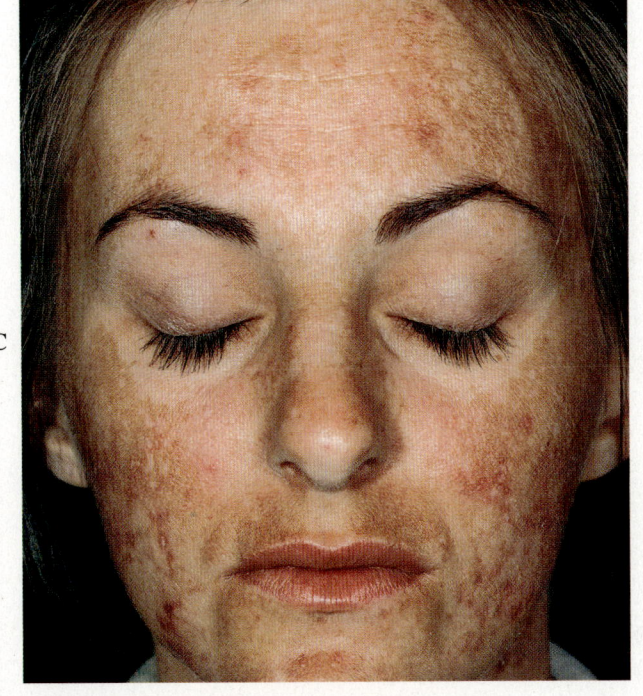

图 19-33 黄褐斑：妊娠或口服避孕药时可出现弥漫性褐色色素沉着斑。常累及上唇、颧部及前额。

咖啡斑 Café-au-lait spots

咖啡斑是均匀分布的大小不一的淡褐色斑疹，直径0.5～20cm，可见于任何部位（图19-34）（见第26章，第905页）。皮疹可能出生时就存在，估计10%～20%的正常儿童存在咖啡斑，且随年龄增长逐渐增大增多。5岁以上儿童出现6个或更多直径大于1.5cm的咖啡斑提示神经纤维瘤病（Von Recklinghausen病）的可能。而5岁以下儿童出现5个或更多直径大于0.5cm的咖啡斑即需考虑诊断神经纤维瘤病。90%～100%的神经纤维瘤病患者有咖啡斑。腋窝处直径1～4cm的咖啡斑（腋窝雀斑或Crowe征）非常少见，为神经纤维瘤病诊断指征。结节性硬化症患者咖啡斑的发病率并不增加[124]。多发性骨纤维性发育不良（Albright综合征）患者的皮疹与咖啡斑相似，但边缘更加不规则（形似"缅因州海岸"）。神经纤维瘤病患者咖啡斑边缘光滑规则，可比作"加利福尼亚海岸"。

部分神经纤维瘤病患者咖啡斑电镜下可见巨黑色素颗粒或比正常色素大的颗粒，但缺乏该表现亦不能排除神经纤维瘤病诊断。氢醌脱色剂无法减轻咖啡斑颜色。有报道Q开关激光及铒：YAG激光治疗咖啡斑有效[125]。

糖尿病性皮病 Diabetic dermopathy

糖尿病性皮病是糖尿病患者最常见的皮肤改变，约见于40%的患者。本病提示患者出现糖尿病内脏并发症的可能性增加[126]。

皮疹为无症状的圆形萎缩性色素沉着斑，见于胫前（胫斑）。初起为圆形或卵圆形红色扁平鳞屑性丘疹，可发生糜烂，最终消退，或愈后形成表皮萎缩或色素沉着。也可见于前臂、大腿远端伸侧及足侧部。男性糖尿病患者伴发糖尿病性皮病的可能性是女性的2倍。亦可由创伤引发。

火激红斑 Erythema ab igne

长期接触火炉、壁炉、电热毯、电加热器、热水瓶或长期热敷可使皮肤表面出现明显的网状皮疹。最初为带状红斑，反复刺激后可变成褐色色素沉着斑（图19-35）。

局部热敷或使用热水瓶缓解原发或转移性肿瘤疼痛的患者易出现火激红斑[127]。

由于黑色素所致色素沉着[128]可逐渐消退，也可呈持续性。本病需与网状青斑鉴别，后者见于白细胞碎裂性血管炎等病，为紫红色网状色素沉着，可能为水平静脉丛血流受阻所致，颜色持久，但不形成褐色色素沉着。

（陈雪　张建中译　吴志华校）

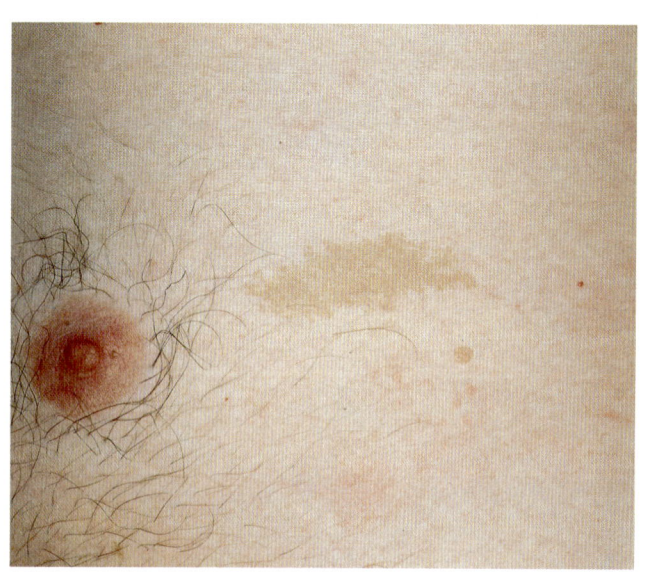

图19-34　咖啡斑：10%～20%的正常儿童可出现不规则褐色斑疹。神经纤维瘤病患者皮疹数量多，面积大。（见图26-11）

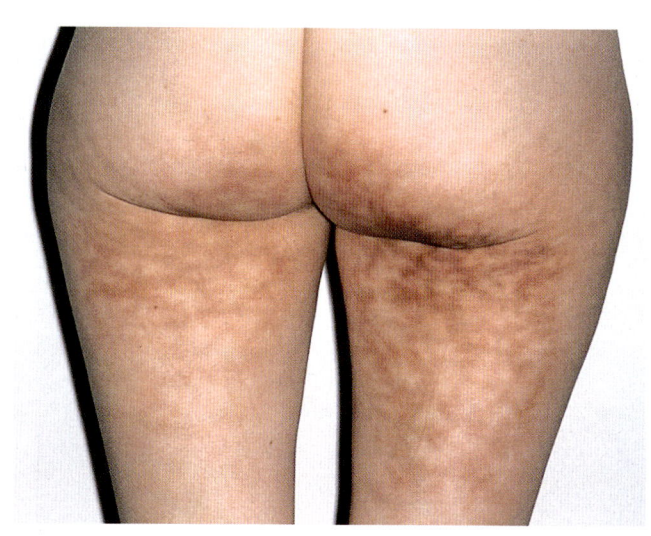

图19-35　火激红斑：长期受热部位出现的褐色网状色素沉着斑。图示患者皮疹为使用数月热衬垫所致。

参考文献

1. De BH, et al: Modern approaches to photoprotection, Dermatol Clin 2000; 18(4):577.
2. Taylor, et al: Photoaging/photodamage and photoprotection, J Am Acad Dermatol 1990; 22:1.
3. Gilchrest BA: Overview of skin aging, J Cutaneous Aging Cosmetic Dermatol 1988; 1:1.
4. Tsuji T, et al: Two types of wrinkles in aged persons (letter), Arch Dermatol 1986; 122:22.
5. Griffiths CE, et al: Topical tretinoin (retinoic acid) treatment of hyperpigmented lesions associated with photoaging in Chinese and Japanese patients: a vehicle-controlled trial, J Am Acad Dermatol 1994; 30:76.
6. Kang S, et al: Tazarotene cream for the treatment of facial photodamage: a multicenter, investigator-masked, randomized, vehicle-controlled, parallel comparison of 0.01%, 0.025%, 0.05%, and 0.1% tazarotene creams with 0.05% tretinoin emollient cream applied once daily for 24 weeks, Arch Dermatol 2001; 137(12):1597.
7. Olsen E, et al: Sustained improvement in photodamaged skin with reduced tretinoin emollient cream treatment regimen: effect of once-weekly and three-times-weekly applications, J Am Acad Dermatol 1997; 37(2 Pt 1):227.
8. Kang S, Voorhees J: Photoaging therapy with topical tretinoin: an evidence-based analysis, J Am Acad Dermatol 1998; 39(2 Pt):S55.
9. Lawrence N: New and emerging treatments for photoaging, Dermatol Clin 2000; 18(1):99.
10. Hall H, et al: Factors associated with sunburn in white children aged 6 months to 11 years, Am J Prev Med 2001; 20(1):9.
11. Driscoll M, Wagner R: Clinical management of the acute sunburn reaction, Cutis 2000; 66(1):53.
12. Wulf HC, et al: Sunscreens for delay of ultraviolet induction of skin tumors, J Am Acad Dermatol 1982; 7:194.
13. Stern RS, Weinstein MC, Baker SG: Risk reduction for nonmelanoma skin cancer with childhood sunscreen use, Arch Dermatol 1986; 122:537.
14. Patel NP, Highton A, Moy RL: Properties of topical sunscreen formulations, J Dermatol Surg Oncol 1992; 18:316.
15. Wright M, Wright S, Wagner R: Mechanisms of sunscreen failure [In Process Citation], J Am Acad Dermatol 2001; 44(5):781.
16. Pruim B, Green A: Photobiological aspects of sunscreen reapplication, Australas J Dermatol 1999; 40(1):14.
17. Eberlein-Konig B, Placzek M, Przybilla B: Protective effect against sunburn of combined systemic ascorbic acid (vitamin C) and d-alpha-tocopherol (vitamin E), J Am Acad Dermatol 1998; 38(1):45.
18. Stahl W, et al: Carotenoids and carotenoids plus vitamin E protect against ultraviolet-induced erythema in humans, Am J Clin Nutr 2000; 71(3):795.
19. Marks R, et al: The effect of regular sunscreen use on vitamin D levels in an Australian population, Arch Dermatol 1995; 131:415.
20. Levy SB: Dihydroxyacetone-containing sunless or self-tanning lotions, J Am Acad Dermatol 1992; 27:989.
21. Levy S: Tanning preparations, Dermatol Clin 2000; 18(4):591.
22. Hasan T, et al: Disease associations in polymorphous light eruption. A long-term follow-up study of 94 patients, Arch Dermatol 1998; 134(9):1081.
23. Holzle E, et al: Polymorphous light eruption, J Invest Dermatol 1987; 88(suppl):32.
24. Jansen CT, Karvonen J: Polymorphous light eruption, Arch Dermatol 1984; 120:862.
25. Fusaro RM, Johnson JA: Topical photoprotection for hereditary polymorphic light eruption of American Indians, J Am Acad Dermatol 1991; 24:744.
26. Lane PR, et al: Actinic prurigo: clinical features and prognosis, J Am Acad Dermatol 1992; 26:683.
27. Boonstra H, et al: Polymorphous light eruption: A clinical, photobiologic, and follow-up study of 110 patients, J Am Acad Dermatol 2000; 42(2 Pt 1):199.
28. Holzle E, et al: Polymorphous light eruption: experimental reproduction of skin lesions, J Am Acad Dermatol 1982; 7:111.
29. Ortel B, et al: Polymorphous light eruption: action spectrum and photoprotection, J Am Acad Dermatol 1986; 14:748.
30. Elpern DJ, Morison WL: Papulovesicular light eruption, Arch Dermatol 1985; 121:1286.
31. Lane PR, et al: Treatment of actinic prurigo with intermittent short-course topical 0.05% clobetasol 17-propionate. A preliminary report, Arch Dermatol 1985; 121:1286.
32. Allas S, et al: Comparison of the ability of 2 sunscreens to protect against polymorphous light eruption induced by a UV-A/UV-B metal halide lamp [letter], Arch Dermatol 1999; 135(11):1421.
33. Bissonnette R, et al: Comparison of UVA protection afforded by high sun protection factor sunscreens, J Am Acad Dermatol 2000; 43(6):1036.
34. Morison WL, et al: UVB phototherapy and prophylaxis of polymorphous light eruption, Br J Dermatol 1982; 106:231.
35. Murphy GM, et al: Prophylactic PUVA and UVB therapy in polymorphic light eruption: a controlled trial, Br J Dermatol 1987; 116:531.
36. Addo HA, Sharma SC: UVB phototherapy and photochemotherapy (PUVA) in the treatment of polymorphic light eruption and solar urticaria, Br J Dermatol 1987; 116:539.
37. Berg N, et al: Ultraviolet A phototherapy and trimethylpsoralen UVA photochemotherapy in polymorphous light eruption: a controlled study, Photodermatol Photoimmunol Photomed 1994; 10:139.
38. Rucker BU, et al: Ultraviolet light hardening in polymorphous light eruption: a controlled study comparing different emission spectra, Photodermatol Photoimmunol Photomed 1991; 8:73.
39. Parrish JA, et al: Comparison of PUVA and beta-carotene in the treatment of polymorphous light eruption, Br J Dermatol 1979; 100:187.
40. Epstein JH: Polymorphous light eruption, J Am Acad Dermatol 1980; 3:329.
41. Murphy GM, Hawk JLM, Magnus IA: Hydroxychloroquine in polymorphic light eruption: a controlled trial with drug and visual sensitivity monitoring, Br J Dermatol 1987; 116:379.
42. Eramo LR, Garden JM, Esterly NB: Hydroa vacciniforme, Arch Dermatol 1986; 122:1310.
43. Thiers BH: The porphyrias, J Am Acad Dermatol 1981; 5:621.
44. Poh-Fitzpatrick M, et al: Porphyria cutanea tarda in two patients treated with hemodialysis for chronic renal failure, N Engl J Med 1978; 299:292.
45. Bonkovsky H, et al: Porphyria cutanea tarda, hepatitis C, and HFE gene mutations in North America, Hepatology 1998; 27(6):1661.
46. Grossman M, et al: Porphyria cutanea tarda: clinical features and laboratory findings in 40 patients, Am J Med 1979; 67:277.
47. Sampietro M, Fiorelli G, Fargion S: Iron overload in porphyria cutanea tarda, Haematologica 1999; 84(3):248.
48. Cripps DJ: Hospital management of the dermatologic patient: the porphyrias, Semin Dermatol 1986; 5:55.
49. Adjarov D, Kerimova M: Effective control of patients with porphyria cutanea tarda by measuring plasma uroporphyrin, Clin Exp Dermatol 1991; 16:254.
50. Ratnaike S, et al: Plasma ferritin levels as a guide to the treatment of porphyria cutanea tarda by venesection, Australas J Dermatol 1988; 29(1):3.
51. Adjarov D, et al: Choice of therapy in porphyria cutanea tarda, Clin Exp Dermatol 1996; 21(6):461.
52. Kordac V, et al: Chloroquine in the treatment of porphyria cutanea tarda, N Engl J Med 1977; 296.

53. Seubert S, et al: Results of treament of porphyria cutanea tarda with bloodletting and chloroquine, Z Hautkr 1990; 65:223.
54. Topi GC, Amantea A, Griso D: Recovery from porphyria cutanea tarda with no specific therapy other than avoidance of hepatic toxins, Br J Dermatol 1984; 111:75.
55. Diffey BL, Farr PM: Sunscreen protection against UVB, UVA and blue light: an in vivo and in vitro comparison, Br J Dermatol 1991; 124:258.
56. Stenberg A: Pseudoporphyria and sunbeds, Acta Derm Venereol 1990; 70:354.
57. Green J, Manders S: Pseudoporphyria, J Am Acad Dermatol 2000; 17(6):480.
58. Poh-Fitzpatrick MB: Porphyria, pseudoporphyria, pseudopseudoporphyria, Arch Dermatol 1986; 122:403.
59. De SB, et al: Pseudoporphyria and nonsteroidal antiinflammatory agents in children with juvenile idiopathic arthritis, Pediatr Dermatol 2000; 17(6):480.
60. La Duca J, Bouman P, Gaspari A: Nonsteroidal antiinflammatory drug-induced pseudoporphyria: A case series [epub ahead of print] [record supplied by publisher], J Cutan Med Surg 2002.
61. Poh-Fitzpatrick MB, Sosin AE, Bemis J: Porphyrin levels in plasma and erythrocytes of chronic hemodialysis patients, J Am Acad Dermatol 1982; 7:100.
62. Todd D: Erythropoietic protoporphyria, Br J Dermatol 1994; 131 (6):751.
63. Brun A, Sandberg S: Mechanisms of photosensitivity in porphyric patients with special emphasis on erythropoietic protoporphyria, J Photochem Photobiol B 1991; 10:285.
64. Poh-Fitzpatrick MB: The "priming phenomenon" in the acute phototoxicity of erythropoietic protoporphyria, J Am Acad Dermatol 1989; 21:311.
65. Shehade SA, et al: Predictable and unpredictable hazards of erythropoietic protoporphyria, Clin Exp Dermatol 1991; 16:185.
66. Mercurio MG, et al: Terminal hepatic failure in erythropoietic protoporphyria, J Am Acad Dermatol 1993; 29:829.
67. Todd DJ, et al: Erythropoietic protoporphyria. The problem of a suitable screening test, Acta Derm Venereol 1990; 70:347.
68. Mathews-Roth MM, et al: Beta-carotene as a photoprotective agent in erythropoietic protoporphyria, N Engl J Med 1970; 282:1231.
69. Mathews-Roth MM: Erythropoietic protoporphyria: diagnosis and treatment, N Engl J Med 1977; 297:98.
70. Ross JB, Moss MA: Relief of the photosensitivity of erythropoietic protoporphyria by pyridoxine, J Am Acad Dermatol 1990; 22:340.
71. Gordeuk VR, et al: Iron therapy for hepatic dysfunction in erythropoietic photoporphyria, Ann Intern Med 1986; 105:27.
72. Mercurio M, et al: Terminal hepatic failure in erythropoietic protoporphyria, J Am Acad Dermatol 1993; 29(5 Pt 2):829.
73. McCullough A, et al: Fecal protoporphyrin excretion in erythropoietic protoporphyria: effect of cholestyramine and bile acid feeding, Gastroenterology 1988; 94(1):177.
74. Kavli G, Volden G: Phytophotodermatitis, Photodermatology 1984; 1:65.
75. Benezra C, Ducombs G: Molecular aspects of allergic contact dermatitis to plants: recent progress in phytodermatochemistry, Dermatosen 1987; 35:4.
76. Berkley SF, et al: Dermatitis in grocery workers associated with high natural concentrations of furanocoumarins in celery, Ann Intern Med 1986; 105:351.
77. Gross TP, et al: An outbreak of phototoxic dermatitis due to limes, Am J Epidemiol 1987; 125:509.
78. White W: Club Med dermatitis, N Engl J Med 1986; 314:319.
79. Nigg HN, et al: Phototoxic coumarins in limes, Food Chem Toxicol 1993; 31:331.
80. Watemberg N, et al: Phytophotodermatitis due to figs, Cutis 1991; 48:151.
81. Ljunggren B, Bjellerup M: Systemic drug photosensitivity, Photodermatology 1986; 3:26.
82. Epstein JH, Wintroub BU: Photosensitivity due to drugs, Drugs 1985; 30:42.
83. Addo HA, Ferguson J, Frain-Bell W: Thiazide-induced photosensitivity: a study of 33 subjects, Br J Dermatol 1987; 116: 749.
84. Robinson HN, Morison WL, Hood AF: Thiazide diuretic therapy and chronic photosensitivity, Arch Dermatol 1985; 121: 522.
85. Holzle E, et al: Photopatch testing: the 5-year experience of the German, Austrian and Swiss Photopatch Test Group, J Am Acad Dermatol 1991; 25:59.
86. Mark K, et al: Allergic contact and photoallergic contact dermatitis to plant and pesticide allergens, Arch Dermatol 1999; 135(1): 67.
87. Thune C: Contact and photocontact allergy to sunscreens, Photodermatology 1984; 1:5.
88. Naughton GK, Reggiardo D, Bystryn J-C: Correlation between vitiligo antibodies and extent of depigmentation in vitiligo, J Am Acad Dermatol 1986; 15:978.
89. Bhatia PS, et al: Genetic nature of vitiligo, J Dermatol Sci 1992; 4: 180.
90. Lerner AB, Norland JJ: Vitiligo: the loss of pigment in skin, hair, and eyes: J Dermatol 1978; 5:1.
91. Porter JR, et al: The effect of vitiligo on sexual relationships, J Am Acad Dermatol 1990; 22:221.
92. Halder RM, et al: Childhood vitiligo, J Am Acad Dermatol 1987; 16:948.
93. Bolognia JL, Pawelek JM: Biology of hypopigmentation, J Am Acad Dermatol 1988; 19:217.
94. Cunliffe WJ, et al: Vitiligo, thyroid disease, and autoimmunity, Br J Dermatol 1968; 80:135.
95. Korkij W, et al: Tissue-specific autoantibodies and autoimmune disorders in vitiligo and alopecia areata: a retrospective study, J Cutan Pathol 1984; 11:522.
96. Njoo M, et al: The development of guidelines for the treatment of vitiligo, Clinical Epidemiology Unit of the Istituto Dermopatico dell'Immacolata-Istituto di Recovero e Cura a Carattere Scientifico (IDI-IRCCS) and the Archives of Dermatology, Arch Dermatol 1999; 135(12):1514.
97. Westerhof W, et al: Left-right comparison study of the combination of fluticasone propionate and UV-A vs. either fluticasone propionate or UV-A alone for the long-term treatment of vitiligo, Arch Dermatol 1999; 135(9):1061.
98. Scherschun L, Kim J, Lim H: Narrow-band ultraviolet B is a useful and well-tolerated treatment for vitiligo, J Am Acad Dermatol 2001; 44(6):999.
99. Njoo M, Bos J, Westerhof W: Treatment of generalized vitiligo in children with narrow-band (TL-01) UVB radiation therapy, J Am Acad Dermatol 2000; 42(2 Pt 1):245.
100. Lassus A, et al: Treament of vitiligo with oral methoxsalen and UVA, Photodermatology 1984; 1:170.
101. Falabella R, et al: On the pathogenesis of idiopathic guttate hypomelanosis, J Am Acad Dermatol 1987; 16:35.
102. Pasricha JS, Khaitan BK: Oral mini-pulse therapy with betamethasone in vitiligo patients having extensive or fast-spreading disease, Int J Dermatol 1993; 32:753.
103. Wallace M, et al: Numbers and differentiation status of melanocytes in idiopathic guttate hypomelanosis, J Cutan Pathol 1998; 25(7):375.
104. Pagnoni A, et al: Hypopigmented macules of photodamaged skin and their treatment with topical tretinoin, Acta Derm Venereol 1999; 79(4):305.
105. Ahkami R, Schwartz R: Nevus anemicus, Dermatology 1999; 198(4):327.
106. Mizutani H, et al: Loss of cutaneous delayed hypersensitivity reactions in nevus anemicus. Evidence for close concordance of cutaneous delayed hypersensitivity and endothelial E-selectin expression, Arch Dermatol 1997; 133(5):617.

107. Hurwitz S, Braverman IM: White spots in tuberous sclerosis, J Pediatr 1970; 77:587.
108. Fitzpatrick TB, et al: White leaf-shaped macules, earliest visible sign of tuberous sclerosis, Arch Dermatol 1968; 98:1.
109. Kurlemann G, Schuierer G: Images in clinical medicine. Ash-leaf spots in tuberous sclerosis, N Engl J Med 1998; 338(26):1887.
110. Bastiaens M, et al: Ephelides are more related to pigmentary constitutional host factors than solar lentigines, Pigment Cell Res 1999; 12(5):316.
111. Reid JD: Intestinal carcinoma in the Peutz-Jeghers syndrome, JAMA 1974; 229:833.
112. Papaioannon A, Critselis A: Malignant changes in the Peutz-Jeghers syndrome, N Engl J Med 1973; 289:694.
113. Andersen W, Labadie R, Bhawan J: Histopathology of solar lentigines of the face: a quantitative study, J Am Acad Dermatol 1997; 36(3 Pt 1):444.
114. Rafal ES, et al: Topical tretinoin (retinoic acid) treatment for liver spots associated with photodamage, N Engl J Med 1992; 326:368.
115. Kopera D, Hohenleutner U, Landthaler M: Q-switched ruby laser application is safe and effective for the management of actinic lentigo (topical glycolic acid is not), Acta Derm Venereol 1996; 76(6):461.
116. Grimes P: Melasma. Etiologic and therapeutic considerations, Arch Dermatol 1995; 131(12):1453.
117. Hassan I, et al: Hormonal milieu in the maintenance of melasma in fertile women, J Dermatol 1998; 25(8):510.
118. Sanchez NP, et al: Melasma: a clinical, light microscopic, ultrastructural, immunofluorescence study, J Am Acad Dermatol 1981; 4:698.
119. Griffiths CE, et al: Topical tretinoin (retinoic acid) improves melasma. A vehicle-controlled, clinical trial, Br J Dermatol 1993; 129:415.
120. Kimbrough-Green C, et al: Topical retinoic acid (tretinoin) for melasma in black patients. A vehicle-controlled clinical trial, Arch Dermatol 1994; 130(6):727.
121. Breathnach A: Melanin hyperpigmentation of skin: melasma, topical treatment with azelaic acid, and other therapies, Cutis 1996; 57(1 Suppl):36.
122. Cotellessa C, et al: The use of chemical peelings in the treatment of different cutaneous hyperpigmentations, Dermatol Surg 1999; 25(6):450.
123. Nouri K, et al: Combination treatment of melasma with pulsed CO_2 laser followed by Q-switched alexandrite laser: a pilot study, Dermatol Surg 1999; 25(6):494.
124. Bell SD, MacDonald DM: The prevalence of café-au-lait patches in tuberous sclerosis, Clin Exp Dermatol 1985; 10:562.
125. Alora M, Arndt K: Treatment of a café-au-lait macule with the erbium:YAG laser, J Am Acad Dermatol 2001; 45(4):566.
126. Shemer A, et al: Diabetic dermopathy and internal complications in diabetes mellitus, Int J Dermatol 1998; 37(2):113.
127. Dellavalle R, Gillum P: Erythema ab igne following heating/cooling blanket use in the intensive care unit, Cutis 2000; 66(2):136.
128. Hurwitz RM, Tisserand ME: Erythema ab igne, Arch Dermatol 1987; 123:21.

20 皮肤良性肿瘤
Benign Skin Tumors

- 脂溢性角化病　698
- 灰泥角化病　705
- 黑色丘疹性皮病　706
- 皮角　706
- 皮赘（软垂疣）和息肉　706
- 皮肤纤维瘤　708
- 肥大性瘢痕和瘢痕疙瘩　709
- 角化棘皮瘤　711
- 表皮痣　713
- 皮脂腺痣　715
- 慢性结节性耳轮软骨皮炎　716
- 表皮囊肿　717
- 毛发囊肿（皮脂腺囊肿）　719
- 老年性皮脂腺增生　720
- 汗管瘤　721

脂溢性角化病 Seborrheic keratoses

本病和痣是最常见的皮肤良性肿瘤，病因不明，且无恶变倾向。医师必须熟悉皮损特征及各种表现，才能与其他疾病相鉴别，而避免患者接受不必要的创伤性治疗[1]。若治疗恰当，本病皮损可迅速去除且不易留瘢痕。大部分人一生中至少发生一次脂溢性角化病。30岁以下人群中相当常见[2]，因此不应继续将之冠以"老年角化病"。好发于面部及躯干，多发，但皮损一般不超过20个。患者易误认为疣，但本病皮损中无人类乳头瘤病毒[3]。

特征外观　皮损境界清楚，直径0.2～3cm及以上，表面光滑，上可有圆形微小角囊肿镶嵌，或粗糙干燥有裂纹。皮损看似粘附于皮肤表面，但实际完全发生于表皮内。其特征外观可因病程及发生部位而有所不同，四肢部位皮损通常细小扁平，轻微隆起，上覆少许鳞屑，并沿皮纹分布，而面部和躯干皮损则较明显。但所有皮损均境界清楚，附于皮肤表面，呈茶色、褐色或黑色（图20-1至图20-6）。边界不规则并有切迹的脂溢性角化病类似恶性黑素瘤表现。

表面光滑或不光滑　皮损表现变化很大（见第700页图解）。有些表面光滑，圆顶形，上嵌直径1mm白色或黑色角囊肿。用放大镜很容易观察到这些角囊肿，有助于脂溢性角化病的诊断，但于一些皮痣的表面也可见到。多数脂溢性角化病表面粗糙，颗粒状或有不规则裂纹，呈圆形、椭圆形或扁平圆顶形。

脂溢性角化病

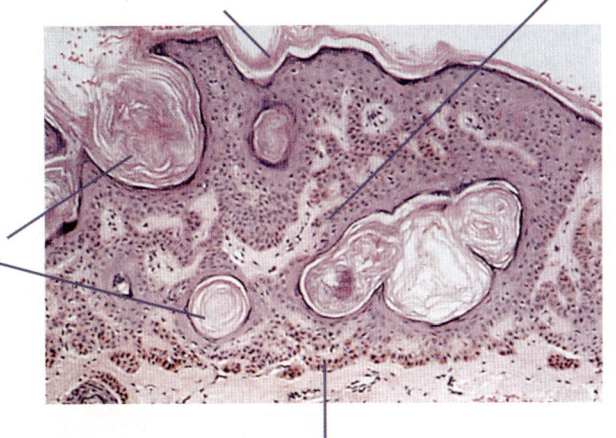

表面光滑或不规则；乳头瘤样增生显著，致角质层表面不规则

表皮增厚；未成熟角质细胞聚集

角囊肿（角珠）局部角化产生角质囊肿

黑色素细胞
黑色素细胞增生并转移黑色素；故皮损呈褐色至黑色

图20-1　截面图显示镶嵌的角质囊肿。

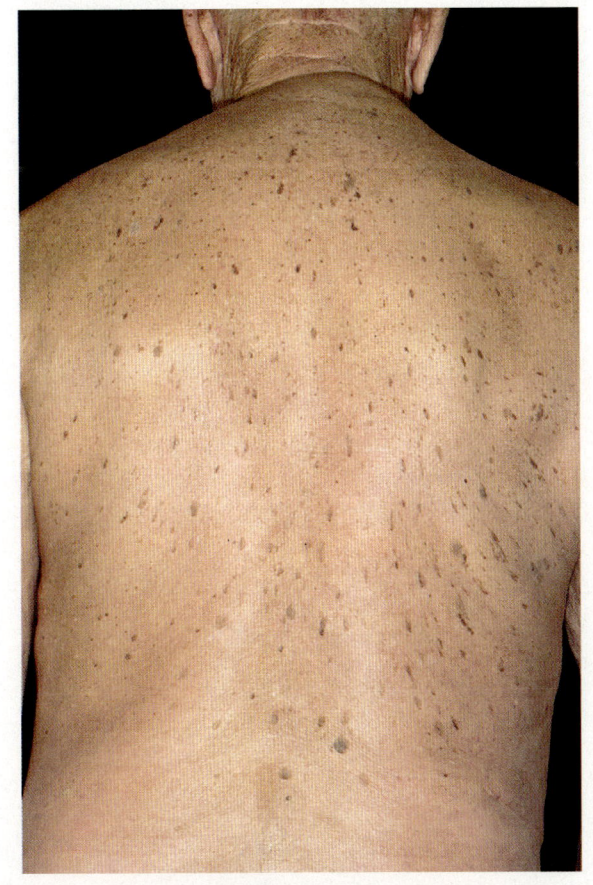
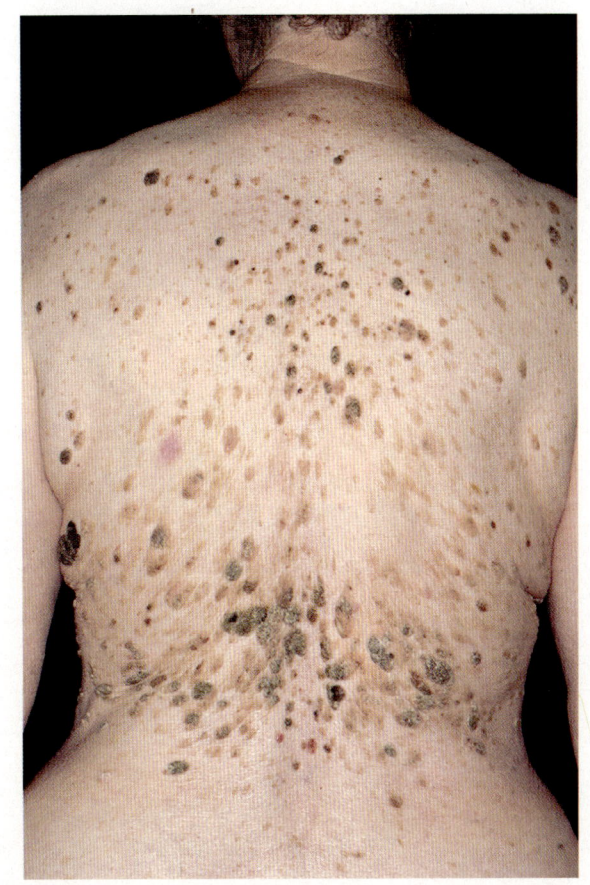

图20-2　皮损好发于背部，可大量出现于背部日晒部位，但不累及臀部。

脂溢性角化病

粗糙表面皮损

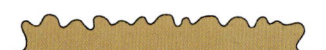

表面平，上覆鳞屑，颜色浅

↓

高度增加；皮损看似"粘于"表面；颜色加深

↓

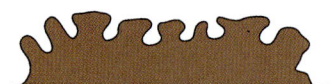

表面出现深裂纹；角质可被剥脱；棕色或黑色

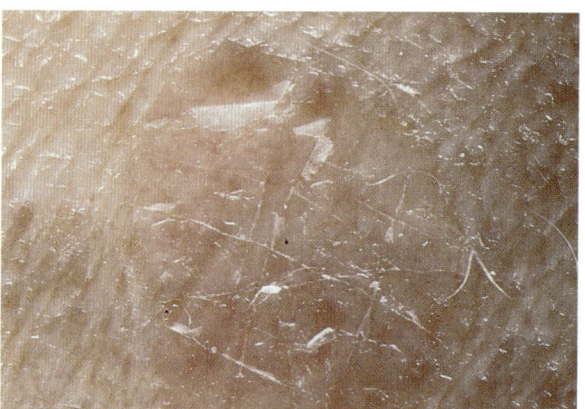

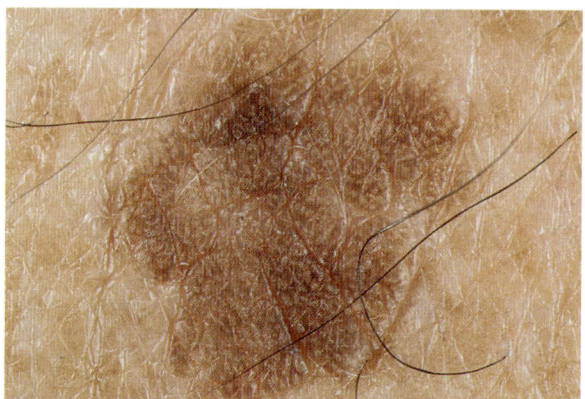

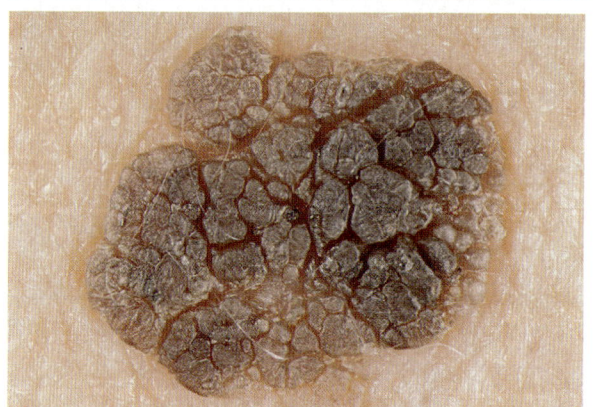

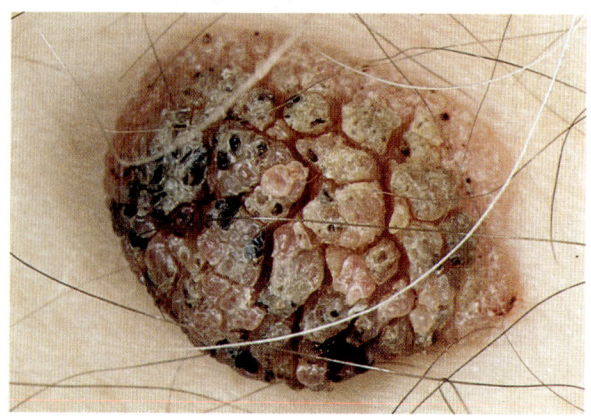

脂溢性角化病

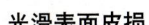

光滑表面皮损

含有白色或黑色角囊肿

高度增加；角囊肿大量增多

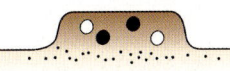

光滑，圆顶丘疹；角囊肿突出于表面

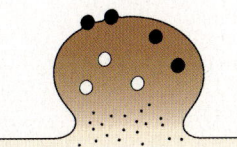

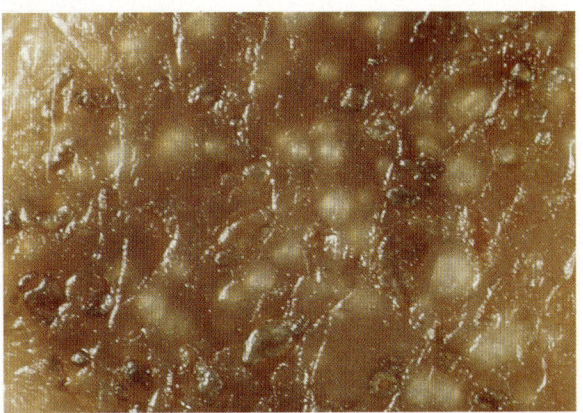

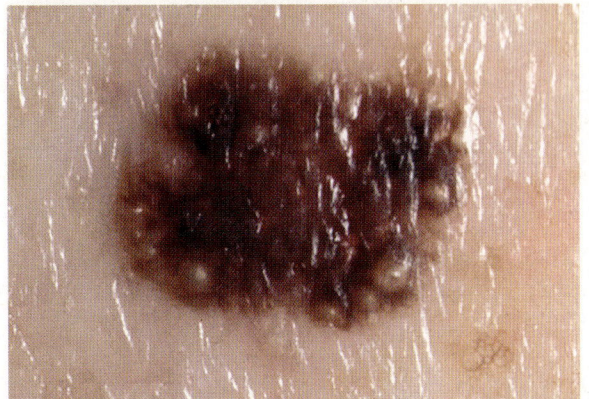

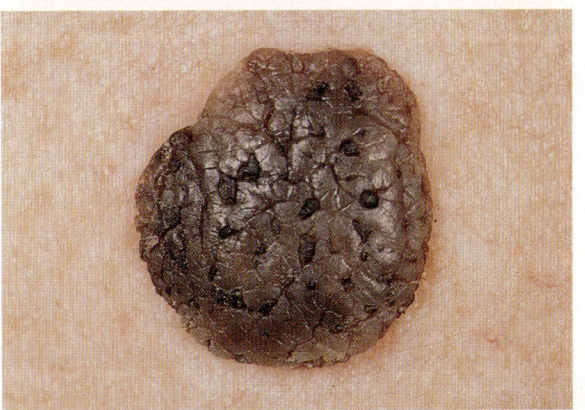

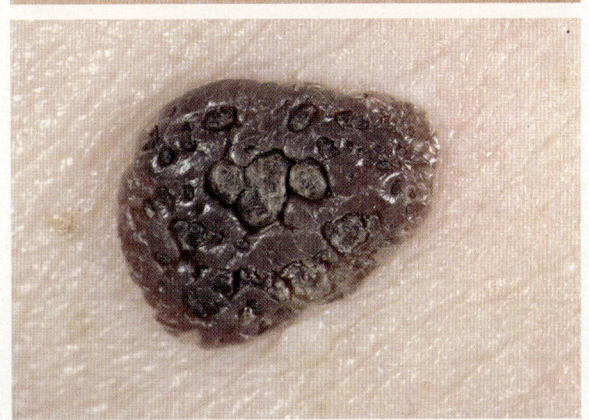

脂溢性角化病

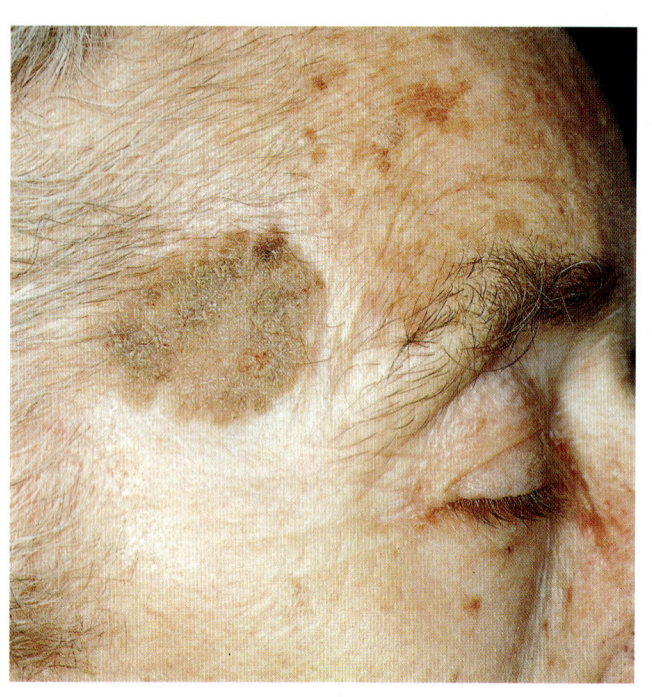

图 20-3　发际和颞部可出现巨大皮损，扁平者多呈褐色。

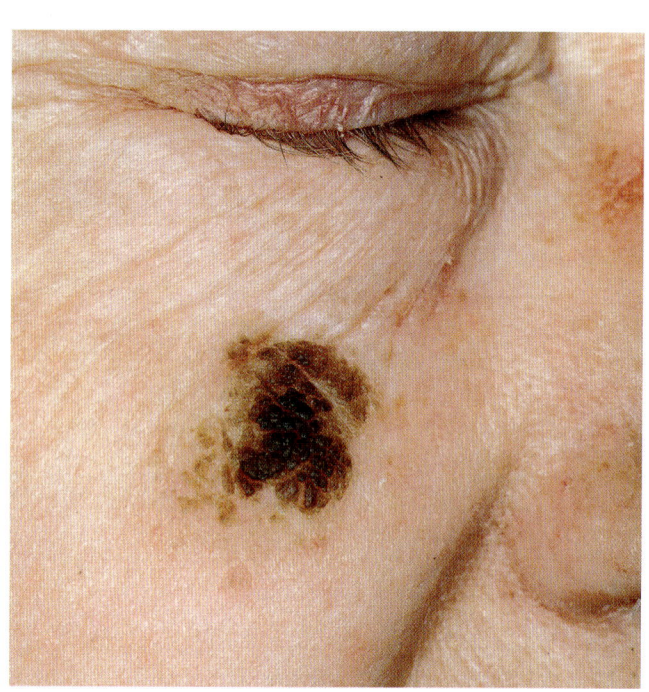

图 20-4　较厚皮损可变为深褐色或黑色。

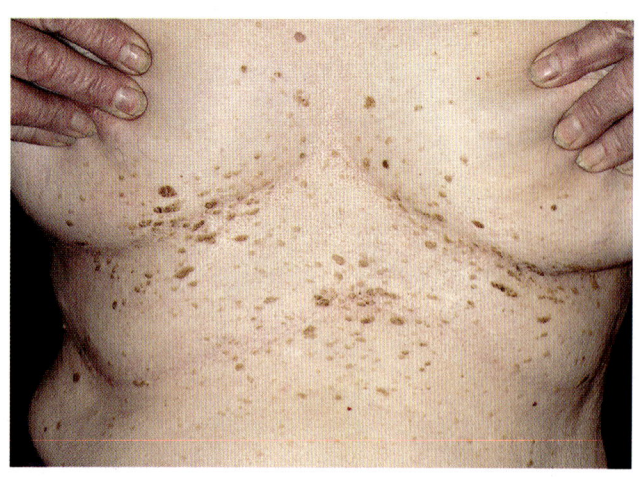

图 20-5　皮损好发于乳房下。浸渍可使角化病变变红、发炎。

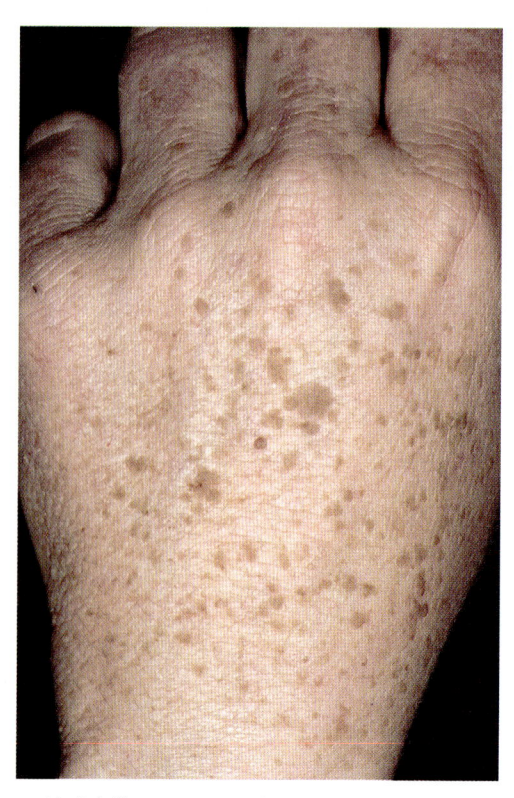

图 20-6　易感个体日晒后，手背上发生脂溢性角化病。

脂溢性角化病与恶性黑素瘤的对比 许多患者担心黑色、边缘不规则或发炎的脂溢性角化病皮损为黑素瘤。本病可表现一些恶性黑素瘤的皮损特点，如边缘不规则和色素沉着不均匀（图20-7至图20-10），而鉴别两种疾病的关键是各自皮损的特征性外观。黑素瘤表面光滑，但高低不平，颜色密度深浅不均，而脂溢性角化病皮损表面则很均一。放大镜有利于观察。且很多脂溢性角化病发生于日晒部位。

明确诊断 脂溢性角化病的临床诊断明确后，皮损可不予处理，或可应用有创方法将之去除。实践证明，本病临床诊断准确率相当高，因而不必依赖组织病理证实。有研究表明，皮肤科医师仅通过常规临床检查，即可准确诊断超过99%的病例。但当诊断不明确时，应进行皮肤活检[4]，包括取下的所有组织标本[5]。

类似黑素瘤的表现

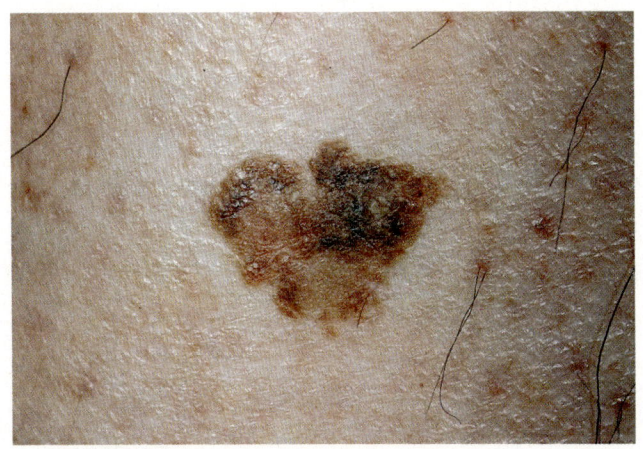

图20-7 色素沉着不均，边界不规则，有切迹，但表面可见均匀密集角质囊肿。

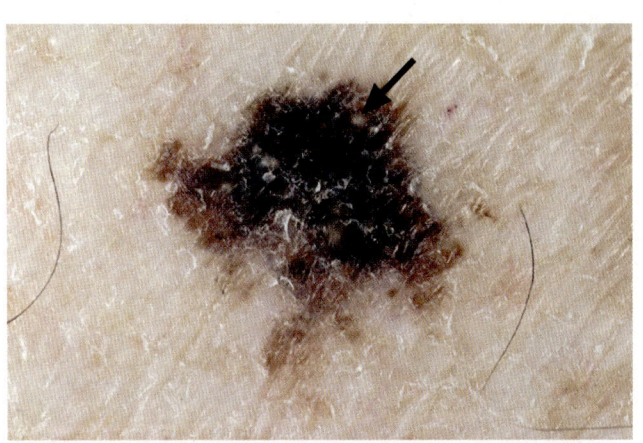

图20-8 黑色不规则的皮损类似黑素瘤。而表面镶嵌白色角质囊肿（箭头所示）支持脂溢性角化病诊断。

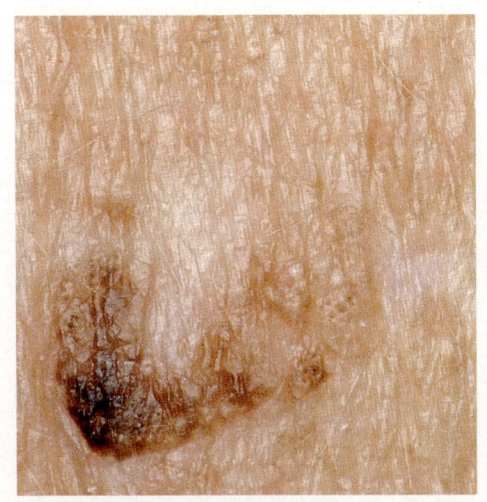

图20-9 扁平皮损类似浅表浸润的黑素瘤。颜色不均，白色区域与肿瘤消退区域表现相近。

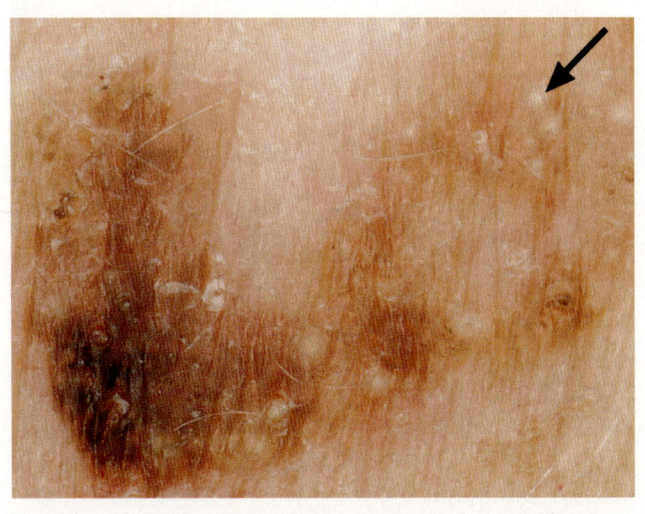

图20-10 放大观察可见角质囊肿（箭头所示），为脂溢性角化病特征表现，黑素瘤不常见。

炎症型脂溢性角化病 脂溢性角化病通常无症状,偶有痒感,尤其是老年患者,常习惯于无意识地拨弄这些突出生长的皮损。在乳房下和腹股沟区,由于衣物摩擦或间擦部位浸渍,可加重皮肤炎症。皮损发炎时可轻微肿胀并变得不规则,周围皮肤发红。未受拨弄的皮损及正常皮肤可自发出现瘙痒和红斑(图20-11)。皮损周围出现湿疹晕轮,且炎症边界发红,有鳞屑,则可能是钱币状(硬币形)皮炎[6]。惟一的治疗方法是外用糖皮质激素或去除所有炎症皮损。当炎症持续存在,皮损可变得不典型,呈鲜红色,并有大量渗出,易剥脱,伴剧烈瘙痒,酷似进展的黑素瘤或化脓性肉芽肿。

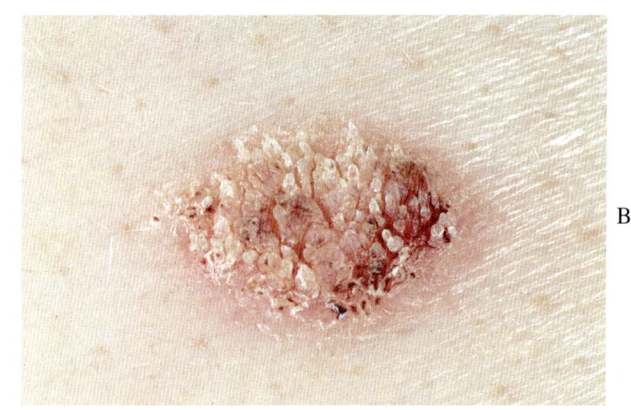
B

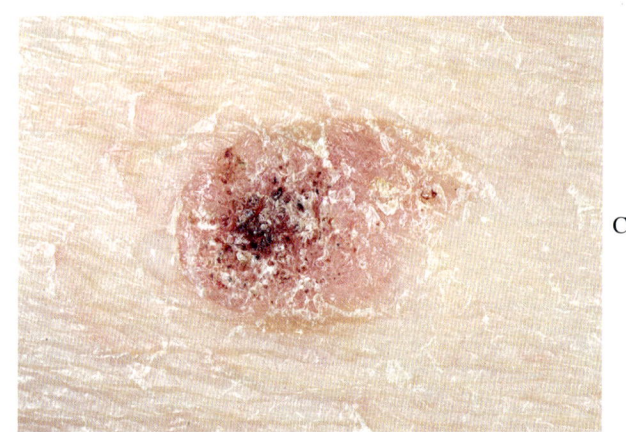
C

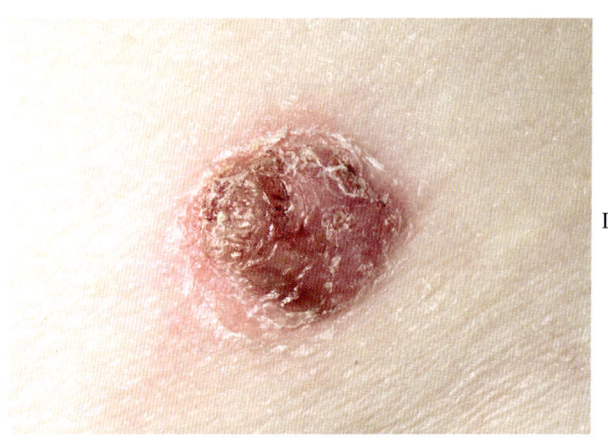
D

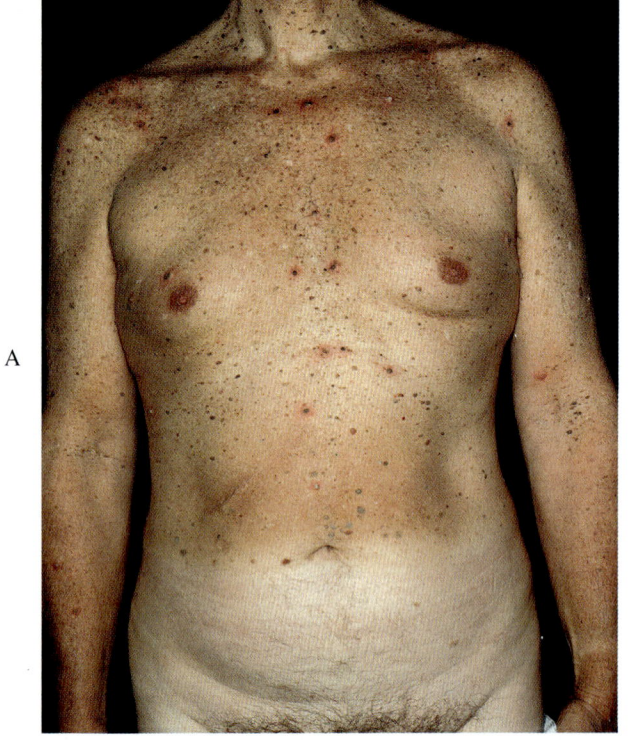
A

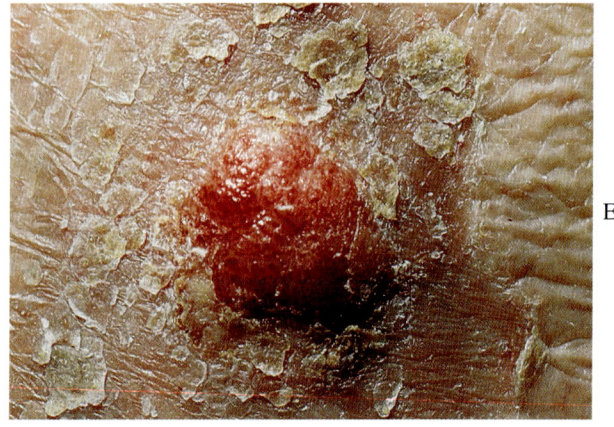
E

图 20-11 炎症型脂溢性角化病:A.皮损大多散在分布,部分很快发生炎症。B.基底轻微炎症。C.炎症加剧,特征外观逐渐不明显。D.密集的鳞屑和结痂使利于诊断的特征消失。E.该红色渗出性肿物失去所有诊断特征,酷似化脓性肉芽肿或黑素瘤。

Leser-Trélat征 （发疹性脂溢性角化病作为内脏恶性肿瘤的征象） 有报道认为非炎症皮肤上突发大量脂溢性角化病皮损或原有皮损迅速增多变大，是合并内脏恶性肿瘤的征象（图26-1）。但对于这一理论的正确性一直存在争论，虽有少数文献提出异议[7,8]，但也常出现支持该论点的个案报告[9]。平均发病年龄为61岁，最常见的恶性肿瘤是腺癌（69%），胃最易受累（40%）。一项研究表明，70%的患者发生黑棘皮病、获得性鱼鳞病及毳毛状发等副肿瘤性症状[10]。由于肿瘤产生的体液因子（如转化生长因子-α）可引起脂溢性角化病急性发疹，因此这些发生于表皮的副肿瘤症状常为多种内脏恶性肿瘤存在的信号。

大多数病人出现角化病时肿瘤已发生转移[11]。脂溢性角化病病程常与恶性肿瘤病情平行，手术或化疗后皮损减少变小，而癌症复发时再发，但并非所有病例都如此。除非皮损突然增多，否则原有脂溢性角化病皮损数目多的患者不必行恶性肿瘤相关检查。红皮病或湿疹可使角化病皮损增多[12]，此时无需考虑内脏恶性肿瘤[13]。而泛发性炎症皮肤病病程中出现的皮损，可于炎症减轻后消退[14]。

治疗 以美观或消除炎症为目的可将皮损去除。由于皮损完全局限于表皮内，冷冻或刮除即可去除，因此无需手术切除。刮除皮损前先予利多卡因局部麻醉，后用小刮匙反复搔刮数次即去除皮损（参见第27章）。面部及缺乏支撑部位的皮损，可先用电针将其软化后再刮除。Monsel液可减少出血，且需暴露创口至痊愈。部分与皮肤紧密附着无法刮除或发生于不易刮除部位（如眼睑）的皮损，可用钝头弯剪将其剥离。冷冻术适用于较薄皮损，但治疗后可出现色素沉着或色素减退的不良反应。

灰泥角化病 Stucco keratoses

灰泥角化病，亦称"藤壶"（译者注：附着于水下物体如岩石或船底的小甲壳动物），是一种常见的、易被忽略的疣状丘疹[15]，好发于小腿（图20-12），尤其是跟腱附近，以及足背和老年人的前臂。1～10 mm大小，圆形、干燥，附于皮肤表面，常被患者误认为是皮肤干燥的表现。易从皮肤上完整剥离且不出血，但很快复发。刮除或冷冻可去除。

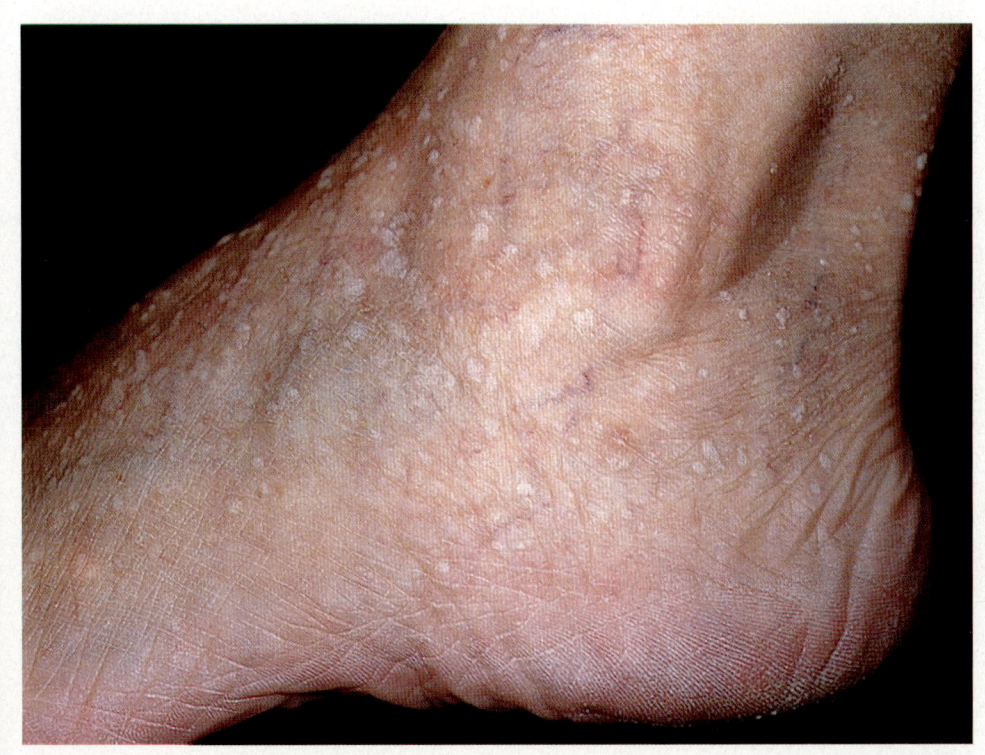

图20-12 灰泥角化病：发生于典型部位的多发微小鳞屑性皮损。

黑色丘疹性皮病 Dermatosis papulosa nigra

中青年黑人面部可出现多发2～3mm大小，棕黑色，光滑圆顶形丘疹（图20-13）[16]。本病可能是脂溢性角化病的一种类型。若患者决定去除皮疹，应告之可能形成白色色素减退性瘢痕。他们的反应取决于刮除或冷冻1～2个皮损后能否痊愈。

皮角 Cutaneous horn

本病表现为硬的、动物角状锥形角质增生性损害。好发于面部、耳和手（图20-14），可非常长。疣、脂溢性角化病、光化性角化病、鳞状细胞癌均可发生角化形成皮角。可选择冷冻、局部剪除和手术切除治疗。

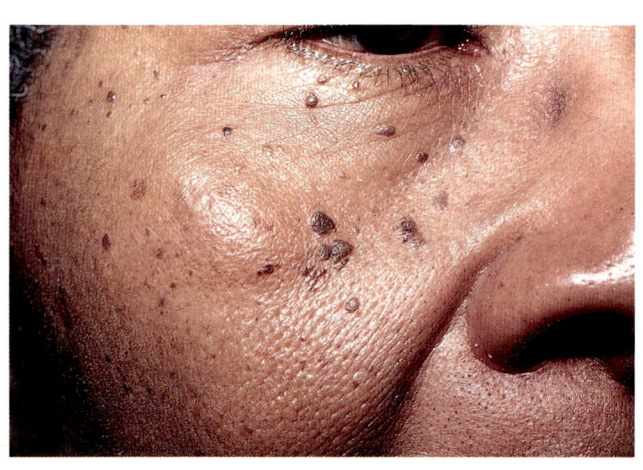

图20-13　黑色丘疹性皮病：黑色人种青春期后出现，缓慢增多。光滑、棕黑色丘疹，好发于面颊及前额。

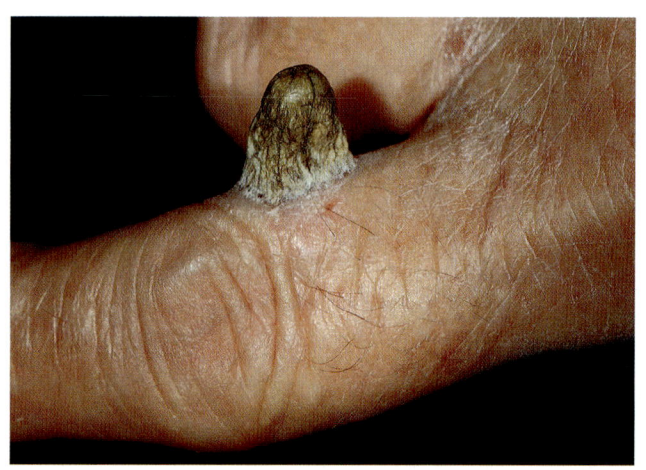

图20-14　皮角：活组织检查为光化性角化病。

皮赘（软垂疣）和息肉 Skin tags（acrochordon）and polyps

皮赘　是一种常见的皮肤肿瘤，发病率约25%，肥胖人群好发，且皮损数目更多。最常累及腋窝（48%），其次是颈部（35%）及腹股沟区。多数患者（71%）每个部位的皮损不超过3个。20岁开始出现，随年龄增加逐渐增多，50岁后皮损不再新发[19]。皮赘初期为小的、褐色或肤色、椭圆形瘤体，具由粗变细的短蒂（图20-15至图20-18）。可逐渐生长至1cm左右，蒂也随之变长变细。患者常主诉皮赘影响穿衣或佩戴首饰。本病可轻易通过剪除或表浅电灼去掉，且一般无需局部麻醉。

息肉　皮肤息肉具一细长蒂，顶部宽广（图20-19至图20-21）。扭折后可因血供中断，变为深褐色或黑色，而引起患者注意（图20-21）。息肉样赘生物可为皮赘、痣或黑素瘤。本病好发于眼睑（图20-16）、腹股沟、腋窝及除掌跖外的任何部位皮肤。

皮赘和结肠息肉　有文章认为皮赘与腺瘤样息肉相关。但一项研究在对150名皮赘患者行结肠镜检查后指出，皮赘不能作为结肠肿瘤发生的标志而成为内镜检查适应证。

皮赘和息肉

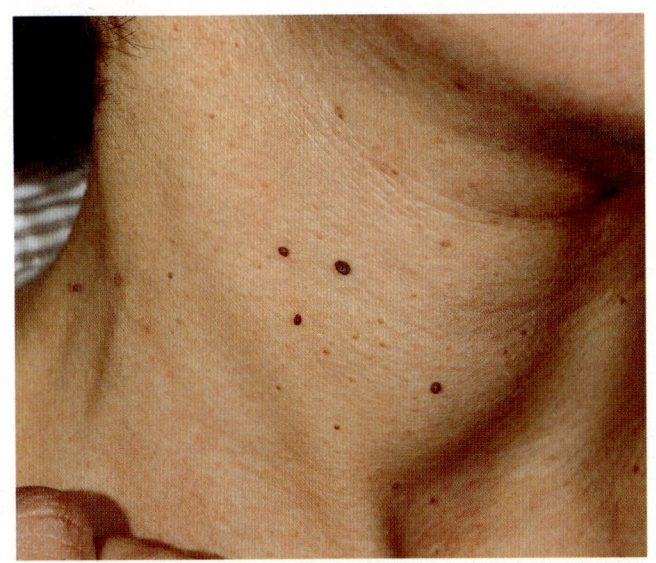

图 20-15 多发、黑色、圆形或椭圆形皮损,具由粗变细的短蒂。

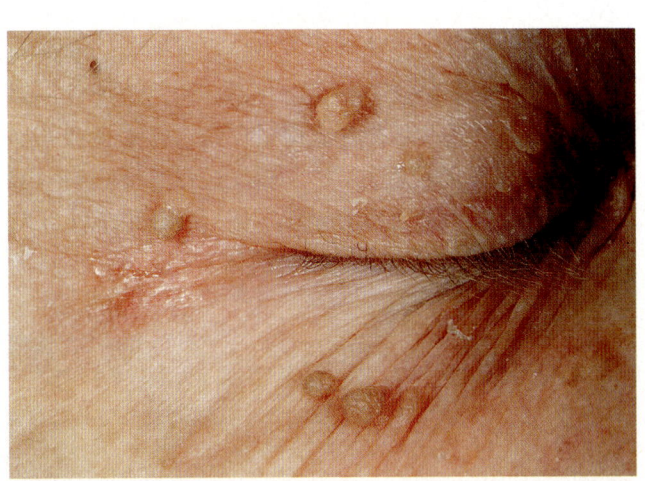

图 20-16 皮赘和息肉好发于眼睑。

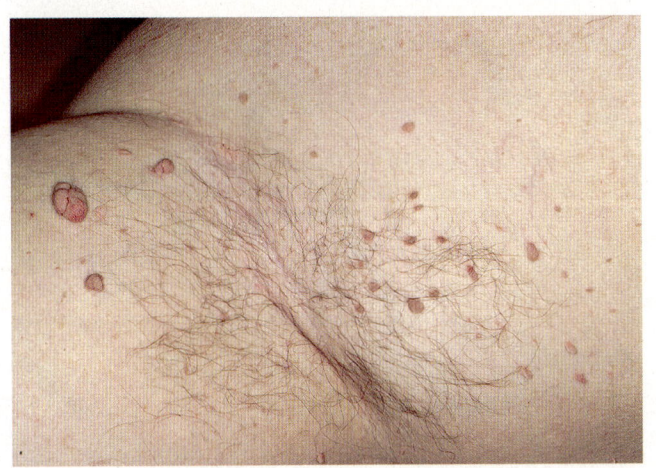

图 20-17 皮赘好发于腋窝,数目变化很大。

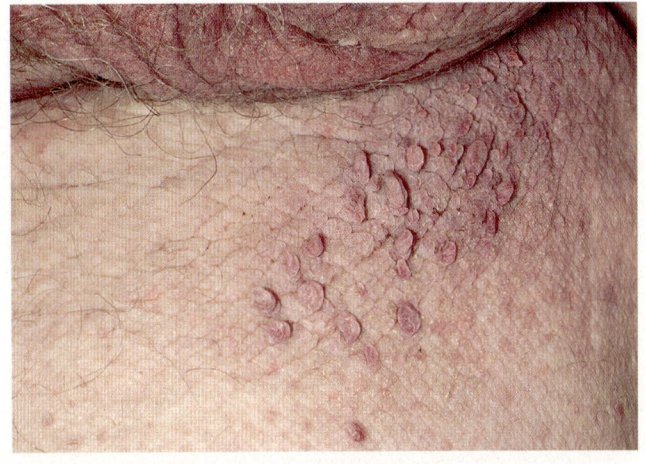

图 20-18 腹股沟区可出现许多皮赘。肥胖者易呈此密集成簇表现。

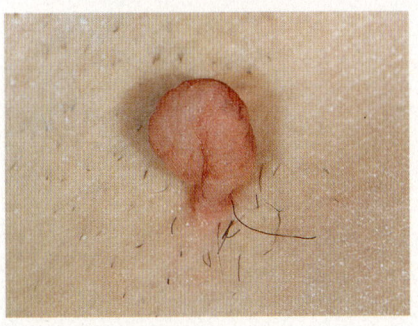

图 20-19 息肉样肿物,蒂细长。一些痣可有相同表现。

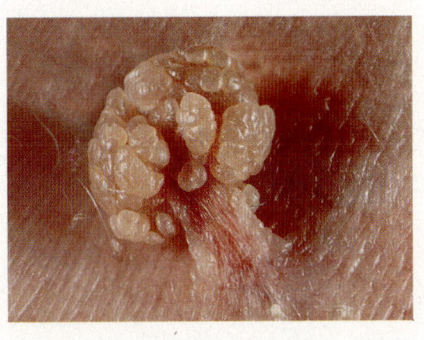

图 20-20 息肉:长蒂,顶部宽广。活组织检查示皮损为皮肤痣。

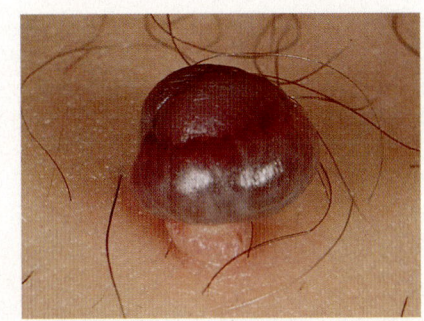

图 20-21 息肉发生血管梗塞。蒂缠绕可致血供中断。皮损于数小时或数天内变为蓝黑色。

皮肤纤维瘤 Dermatofibroma

皮肤纤维瘤为常见良性皮损，无症状或仅有轻微痒感，女性多见。四肢躯干均可累及，好发于胫前，数目1~10个不等。本病可能是一种外伤、病毒感染或昆虫叮咬所致纤维反应性病变而非真正肿瘤。皮损大小约3~10mm，质硬，略高于皮面，粉色至褐色，偶有鳞屑。以拇指及示指捏起周围皮肤，瘤体表面可出现凹陷（图20-22至图20-25）。多发性皮肤纤维瘤（如超过15个）极少见，但有报告本病可合并系统性红斑狼疮[20,21]，且与是否应用免疫抑制剂治疗无关。皮肤镜检查可见皮损中央为白色鳞屑样斑片，边缘轻度色素沉着呈网状（图20-24）[22]。

治疗 部分患者因讨厌皮损颜色而要求切除。但由于本病多发于小腿，梭形切除缝合后可留下明显瘢痕。可用外科15号刀片将皮损褐色表面削去，待伤口肉芽组织及上皮再生。而因残留部分纤维组织，故痊愈后局部触之仍硬，一些皮损可再次变为褐色。保守的冷冻治疗也可去除颜色及部分瘤体[23]。

皮肤纤维瘤

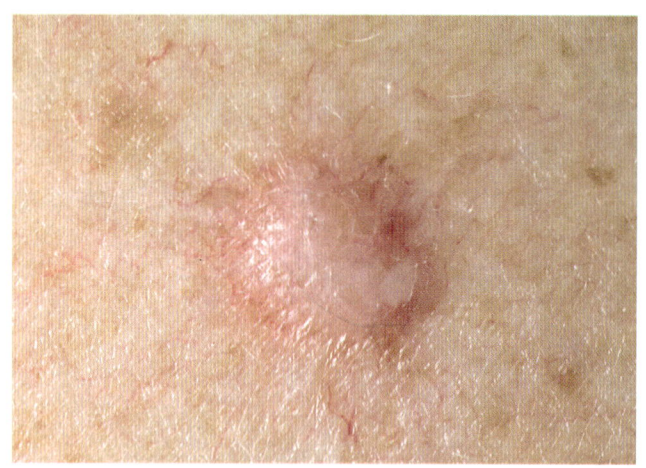

图20-22 皮损早期边界清楚，表面发红且不规则。数月或数年后边缘可出现褐色色素沉着，并呈向心性扩展，但一般不会到达中央。此时患者常怀疑其为黑素瘤。

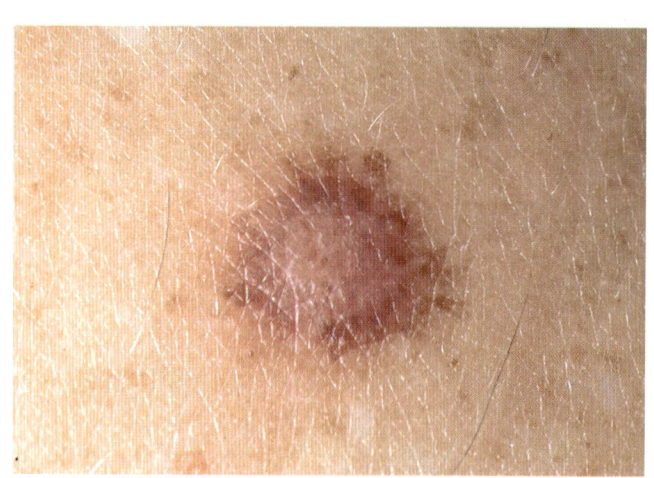

图20-23 一个位于小腿的典型皮损，略高于皮面，圆形，色素过度沉着，表面有鳞屑。

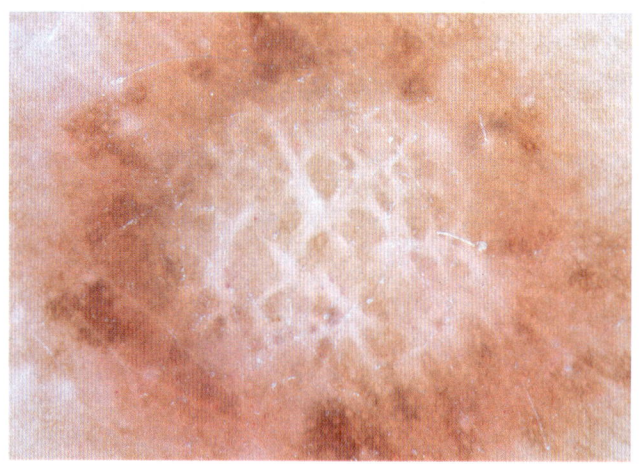

图20-24 皮肤镜检查（参见第798页）显示皮损中央为白色花边形，边缘围以均匀网状色素沉着。

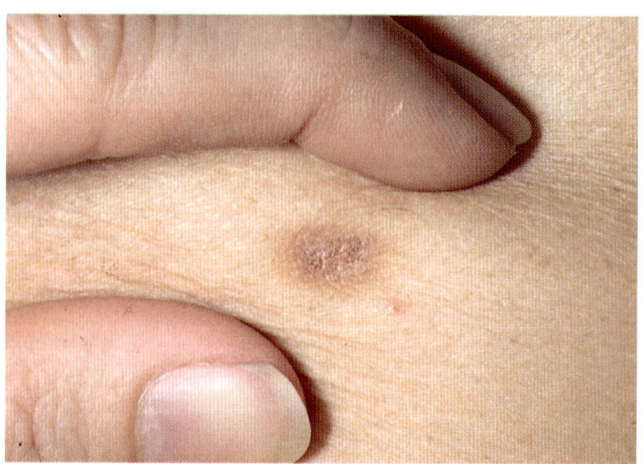

图20-25 凹陷征：将周围皮肤捏起，皮肤纤维瘤表面凹陷。

肥大性瘢痕和瘢痕疙瘩
Hypertrophic scars and keloids

瘢痕体质者外伤或手术后可发生异常增生的瘢痕。肥大性瘢痕出现较早（常于4周以内），瘢痕异常增生，但仅限于受伤部位，且有消退趋势。而瘢痕疙瘩出现较迟，甚至数年后才发生，范围可延伸超出创伤部位（图20-26至图20-29），常持续存在，无消退趋势[24]。二者组织学表现不同，瘢痕疙瘩皮损中含大量胶原束，而肥大性瘢痕则无。瘢痕疙瘩常有触痛、疼痛、感觉过敏等症状，尤其在疾病发展早期。本病可发生于身体任何部位，以双肩及胸部多见。黑色人种更易发病，并可累及面部。部分患者发生于胸背部的囊肿性痤疮可形成大量瘢痕疙瘩。

治疗 方法多种，包括糖皮质激素皮损内注射、外科修复、冷冻治疗、压迫治疗及放射治疗，但尚无一种对所有瘢痕疙瘩均有效的常规治疗手段[25,26,27]。

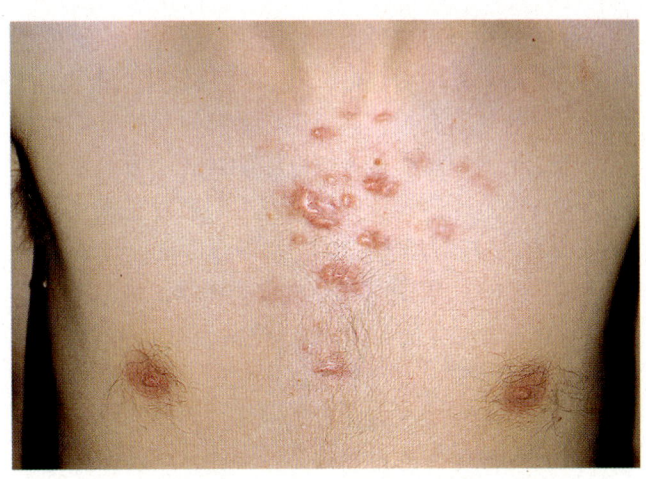
图 20-27　瘢痕体质者发生囊肿性痤疮后形成瘢痕疙瘩。

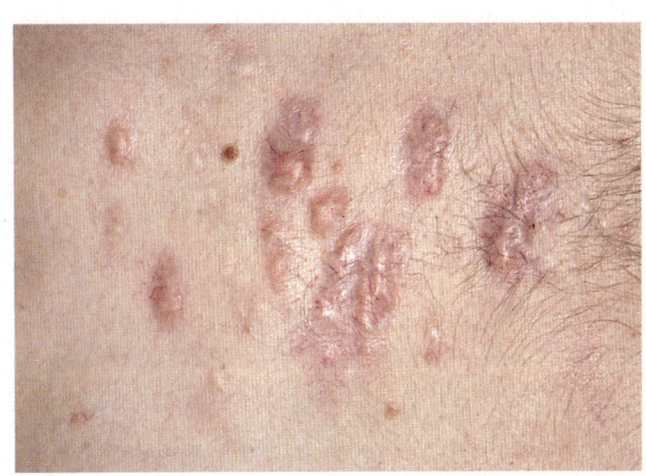
图 20-28　胸部及四肢皮肤上扁平隆起的瘢痕疙瘩，基底较顶部宽广。

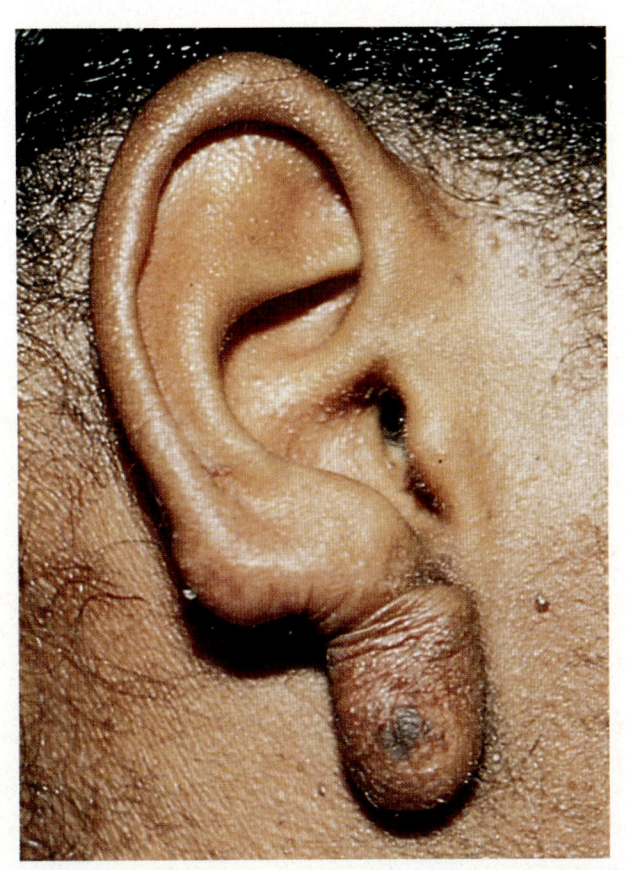
图 20-26　瘢痕疙瘩：外科操作后耳垂上形成巨大的瘢痕疙瘩。

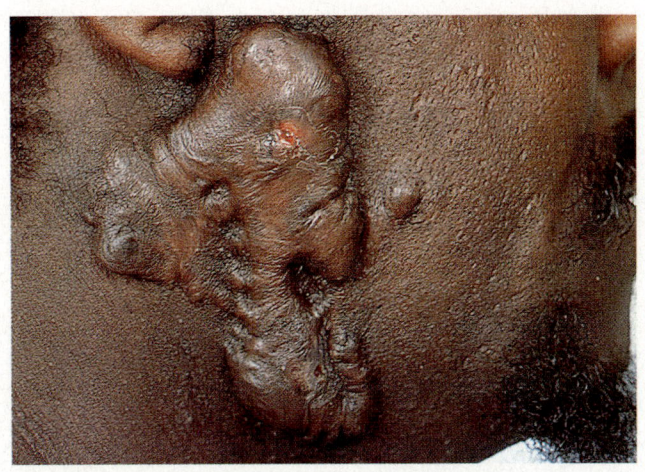
图 20-29　黑色人种瘢痕疙瘩好发于耳垂及面部。

皮损内注射糖皮质激素 新生、窄小的瘢痕疙瘩可予皮质激素皮损内注射，每2～4周1次。增生结缔组织尚软的早期皮损，其消退效果明显优于陈旧性皮损。当皮损逐渐萎缩接近皮肤表面时，注射频率和浓度均应减小，以避免皮肤萎缩及毛细血管扩张。使用27号或30号注射器皮损内注射10～40mg/ml曲安奈德（曲安缩松），可使多数小的皮损萎缩，该浓度适用于大多数患者。为使药物分布均匀，应边进针边注射，并保持力度一致，直至整个皮损变白，否则皮损上可出现白点。轻微冷冻有助于增进皮损内注射糖皮质激素疗效。以液氮冷冻皮损约2～4秒，至表面结霜即可。10～15分钟后进行皮损内注射，不仅使药物分布更好，而且沉积至周围正常组织的量也最小[28]。

手术及皮损内注射糖皮质激素 手术切除大块瘢痕，可使其体积缩小。单纯手术切除的复发率为55%～100%[25]，但术后联合糖皮质激素皮损内注射可减少复发。经典治疗方案为切除皮损后即刻及此后6月内每2～4周，予10～40mg/ml曲安奈德伤口边缘注射。

冷冻治疗 冷冻可使部分患者的皮损变平。一项研究发现，用手持液氮喷雾器将瘢痕疙瘩冻融2～3次，经2～10个疗程，73%可完全变平，其大都为病程2年内的瘢痕疙瘩。治疗第一个月需每日局部外用抗生素乳膏并包裹。常与糖皮质激素皮损内注射联合应用，副作用仅限于色素减退及萎缩[28]，并多见于深肤色患者[29]。

硅胶薄膜 硅胶薄膜（如Epi-Derm，Sil-K，Cica-Care，ReJuveness，DuraSil，Silastic Gel Sheeting）及其他封闭敷料对肥大性瘢痕和瘢痕疙瘩的治疗效果并未明确。有人认为术后使用这些敷料可防止瘢痕疙瘩复发。一项对照研究表明，新鲜手术伤口应用硅胶薄膜可明显抑制肥大性瘢痕形成。至少每天使用薄膜12小时，持续2个月[30]，疗效与是否加压无关[31,32]。

手术联合放射治疗 手术切除后进行放射线治疗，可防止约75%的瘢痕疙瘩患者于术后一年内复发，较单纯手术切除近40%的几率高。最常用的治疗方案为浅层X线900cGy或更大剂量局部照射。多于24小时内开始，以抑制成纤维细胞增殖。术后10天内进行，术前照射无效[24]。

5-氟尿嘧啶 皮损内注射5-氟尿嘧啶（50 mg/cc）适用于治疗炎症性肥大性瘢痕，可单独应用，也可与小剂量糖皮质激素合用，同时联合脉冲染料激光治疗。初期注射间隔时间短（每周1～3次）效佳，而皮损稳定和消退时可延长间隔周期（每周或每月1次）。5-氟尿嘧啶联合曲安奈德可提高疗效，减轻疼痛。且同时联合脉冲染料激光治疗效果最好[32]。

博来霉素 博来霉素可能有效。有研究发现，局部浸润麻醉后，以25号针头反复穿刺皮损至真皮层，注入博来霉素（1.5IU/ml），每次间隔1～4个月治疗2～5次后，3/7的瘢痕疙瘩完全变平，其余也明显（90%）变平[33]。

脉冲染料激光 585 nm的脉冲染料激光可有效减轻瘢痕疙瘩症状、颜色及厚度[34]。且联合应用多种治疗方式可提高疗效[35]。

角化棘皮瘤 Keratoacanthoma

本病为较常见的良性上皮肿瘤，曾被归为鳞状细胞癌的一种变异。病因不明。PCR 检测皮损未发现人类乳头瘤病毒DNA序列[36]。发病年龄大（平均64岁），年发病率约 104/100 000[37]。可呈季节性发病，提示紫外线对本病发展有急性效应[38]。与内脏恶性肿瘤无关，但可发生于外伤基础上。

多数皮损为"火山口状"样，生长迅速，可自行消退。不足 2% 的病例呈持续侵袭性生长而无消退趋势，为少见的破坏性类型，称为边缘离心性角化棘皮瘤及残毁性角化棘皮瘤，可致严重组织缺损。

Muir-Torre 综合征是少见的常染色体显性遗传病，以同时患至少一种皮脂腺肿瘤及一种以上内脏恶性肿瘤为特征。其中23%的病例患角化棘皮瘤，且最常伴发结直肠（61%）和泌尿生殖系统（22%）肿瘤[39]。

角化棘皮瘤皮损初期表现为光滑、圆顶形、红色丘疹，类似传染性软疣。数星期内迅速增大至 1～2cm，呈火山口状，中央充满角质及硬壳（图20-30），表面光滑，与鳞状细胞癌不同。未经治疗的皮损于6周左右停止生长，经过长短不定的稳定期后，多数于2～12月后缓慢消退，痊愈后常遗留瘢痕。可发生于包括肛门周围的身体任何部位，好发于四肢，尤其是手及上肢等日晒部位，其次是躯干[40]。偶见多发角化棘皮瘤及单发数厘米大小的巨大损害，通常难以治疗，且无自然消退趋势。

角化棘皮瘤与鳞状细胞癌鉴别 两者细胞学特征相似，活组织病理检查有时难以区分。很多常用鉴别诊断标准并不可靠，因此对于不典型或难以鉴别的病例要考虑鳞癌并积极治疗[41]。

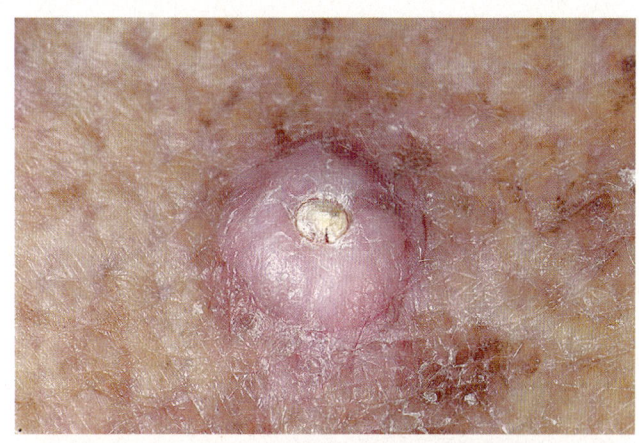
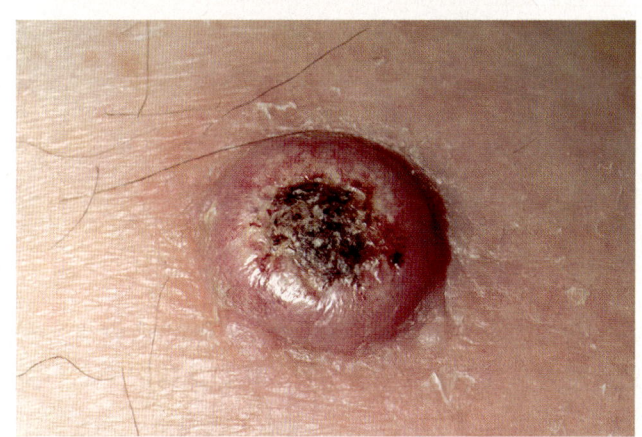
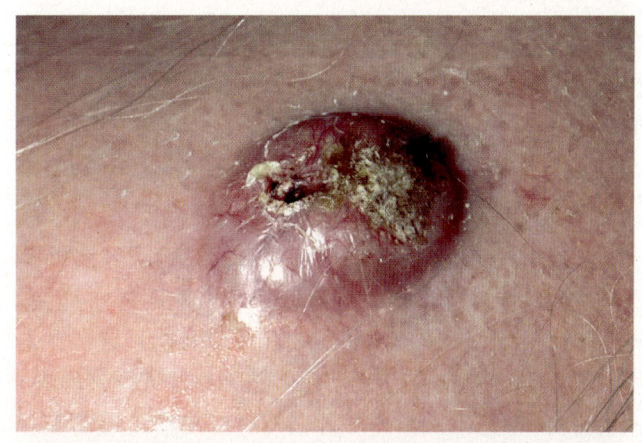
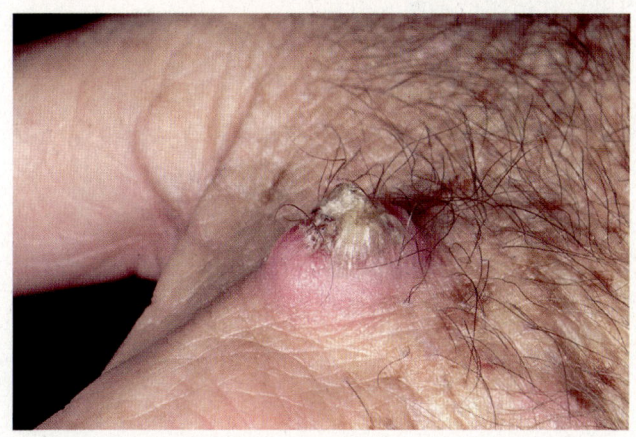

图 20-30 角化棘皮瘤：红色、单发、光滑、圆顶形的丘疹或结节样皮损，中央有角栓。好发于面部及上肢伸侧日晒部位。

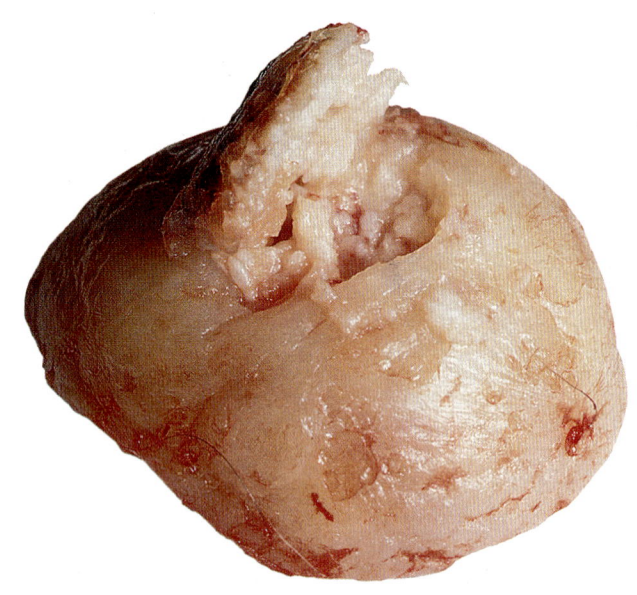

图20-31 钝性分离皮损中央挑出的硬痂。

治疗 由于角化棘皮瘤自愈后大都遗留瘢痕,因此等待其自然消退并不明智。可选择外科切除或药物治疗,但可复发。

外科治疗 电干燥法、刮除术[42]或钝性分离(图20-31)[43](参见第27章)适用于小的皮损,较大瘤体可予切除。

5-氟尿嘧啶(外用) 5%氟尿嘧啶乳膏(Efudex)每日3次外涂于快速生长期皮损及其周边,多数可于1~6周内消退[44,45]。去除中央结痂可增加药物渗透性,进而提高疗效。以6%水杨酸凝胶(Keralyt)或40%尿素霜(Vanamide)对前臂、手及腿部皮损进行预处理,可促进5-氟尿嘧啶渗透。面部及唇部皮损消退需1~2周,其他部位则需6周左右。

5-氟尿嘧啶(皮损内注射) 有报道皮损内注射5-氟尿嘧啶可获极好疗效[44,46]。将未稀释的50mg/ml 5-氟尿嘧啶液(现有制剂为每安瓿500mg/10ml)沿皮损斜面切线进针注射至基底部,视皮损大小每次0.1~2ml。由于部分药物可经火山口样皮损中央渗出,因此吸收量小于注射量。根据疗效间隔1~4周注射一次,如皮损出现坏死则适当推迟。患者应每周复诊。本方法适于大的、难以切除的角化棘皮瘤[47],对停止快速增生的陈旧皮损可能无效。有报导治愈时间为1~9周不等。

咪喹莫特 研究发现隔日外涂咪喹莫特霜(爱达乐)4~12周,4例患者皮损完全消退,且未复发[48]。

鬼臼脂 含鬼臼(20%)的安息香酊或乙醇可用于治疗角化棘皮瘤。以棉拭子将药涂于去除中央角质的皮损,每2周重复治疗1次,至皮损消退。

甲氨蝶呤(皮损内注射) 9名单发角化棘皮瘤患者接受了皮损内注射甲氨蝶呤(Methotrexate, MTX)治疗。将12.5mg/ml MTX表面穿刺后直接注入皮损内,每2周1次。皮损常于注射后5~8天开始坏死,如注射2次后仍无反应,则予切除。2~4周后,平均3周,所有皮损均完全消退,且无复发。MTX累计用量为5~50mg,平均15mg/次。无明显副作用,且美容效果理想[49]。但亦有角化棘皮瘤MTX皮损内注射后发生全血细胞减少的报告[50]。

干扰素α-2a(皮损内注射) 6例巨大角化棘皮瘤患者应用干扰素α-2a皮损内注射后,5例于3~7天内消退,且美容效果理想。主要副作用是注射时引起的疼痛[51]。

放射治疗 术后复发或切除后可致明显畸形的皮损可选择放射治疗(总剂量为15次3 500cGy至28次5 600cGy)[52-54]。

异维A酸 口服异维A酸[55]及阿维A酯[56]已用于多发性角化棘皮瘤的治疗。单发者短期应用异维A酸即可见效[57]。有报道,平均使用异维A酸(每日0.5~1.0mg/kg)6.3周(10天~12周),12例患者中9例皮损完全消退[58]。

较大角化棘皮瘤患者,在手术治疗可致明显畸形的情况下,可选择口服异维A酸为初始治疗代替直接手术切除[59]。

表皮痣 Epidermal nevus

"表皮痣"通常用于描述一组具有共同临床及组织学特征的皮肤错构瘤。包括线状表皮痣、单侧疣状线状痣、疣状痣（限局性疣状痣）及豪猪状鱼鳞病（不规则分布于躯干双侧的痣）。炎性线形疣状表皮痣（inflammatory linear verrucous epidermal nevus, ILVEN）的特点是沿Blaschko线呈条带状分布，鲜红、瘙痒的炎症性丘疹。"痣"的实质为先天皮肤缺陷，表现为局限性的一种或多种细胞过度增生。这些细胞组织学上分化正常或接近正常。因此表皮痣仅为统称，以表明增生细胞起源于表皮细胞（如鳞状细胞及皮脂腺细胞），同时也常用来表示部分主要由角质形成细胞形成的先天性赘生物。本病起源于胚胎时期表皮基底层的多能干细胞，该细胞将分化为角质形成细胞及皮肤附属器（毛囊和汗腺）。

临床特征　常于出生时或婴幼儿期发病。皮损境界清楚，圆形、椭圆或长椭圆形，扁平隆起，黄褐至深棕色，表面呈均匀疣状或天鹅绒状（图20-32及图20-33）。好发于头颈部，约13%患者皮损泛发。Blaschko描述了线状疣延之分布的皮肤纹路[60]，表明皮肤生长发育的模式（图20-34），表皮痣可扩增而超出原有范围，但青春期后不再进展。出生时即有及发生于头部的皮损亦很少扩展。本病常无症状，偶感瘙痒。少数皮损巨大并可致毁容。表皮痣患者合并其他器官系统畸形的发生率极高[61]，特别是泛发性表皮痣患者。骨骼系统、神经系统及视觉系统最易受累。

图20-32　表皮痣：先天性皮损，常为线形，深棕色，表面呈疣状或天鹅绒状。

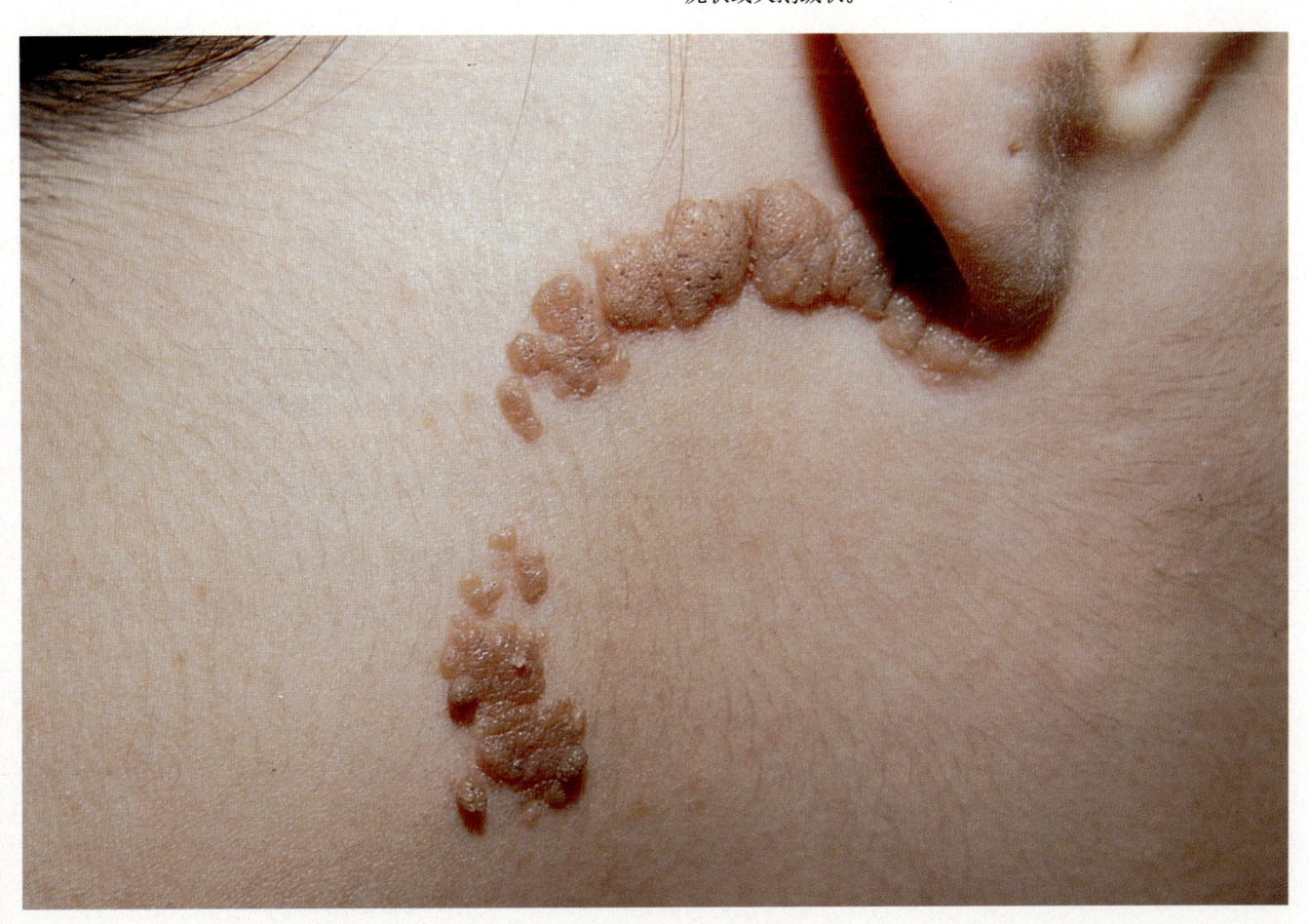

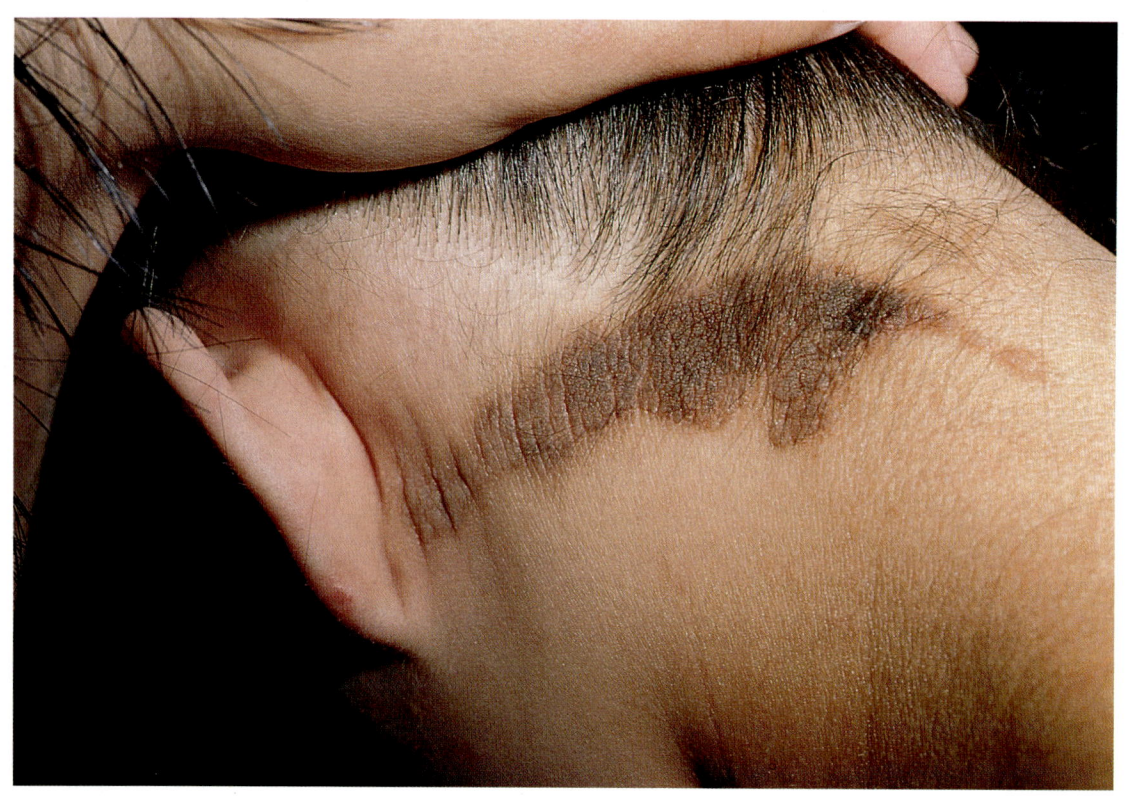

图 20-33　表皮痣：沿 Blaschko 线走行的扁平、宽大皮损。

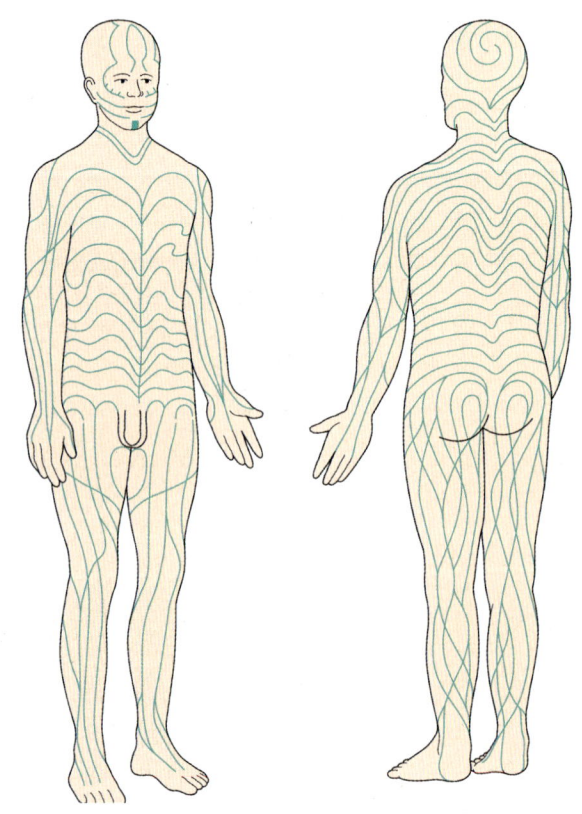

图 20-34　Blaschko 线。

遗传咨询　表皮痣综合征罕见，其特点是泛发表皮痣合并骨骼、视觉及中枢神经系统疾患[62-65]，皮损小而散在分布。患者无表皮痣家族史，虽以散在发病为主，但推测本病可能是常染色体显性遗传。应告知巨大表皮痣患者有遗传可能，但目前资料不足以得出准确结论。

表皮痣综合征病因不明，推测可能与胚胎组织移动、发育错误有关，或由于外胚层自神经管分离过程中发育不良所致。可予冷冻[66]或皮肤磨削术治疗，但可复发。整形外科切除疗效显著。

治疗　炎性线形疣状表皮痣可通过治疗减轻不适，改善外观。常用治疗方法包括皮肤磨削术、冷冻、激光及部分皮肤切除。而全层皮肤手术切除是确切有效的治疗方法[67]。外用 0.1% 维 A 酸霜及 5% 5-氟尿嘧啶可使炎症及非炎症线形疣状表皮痣得到改善。单独应用一种药物，适量涂于皮损上，并以纱布绷带裹紧，连续 10 周后损害明显消失[68]。

皮脂腺痣 Nevus sebaceous

本病特征明显，好发于头皮，其次是前额及耳后[69,70]，颈部和躯干受累少见。包括上皮及非上皮成分，形态随年龄变化，大多单发且无症状。2/3的病例出生时即发病，其余出现于婴幼儿期，男女发病率无差别。Jadassohn综合征为一种罕见的皮脂腺痣，表现为线状皮脂腺痣、抽搐及精神发育迟缓三联征。皮脂腺痣被认为与视觉、骨骼、血管及泌尿生殖系统等多种先天畸形有关[71,72]。有报告皮脂腺痣患者可合并神经系统异常，但发生率低。建议对皮脂腺痣患者进行神经系统检查，出现临床症状及面部中央大皮脂腺痣患者应进一步行影像学检查[73]。

多数病例为散发，但亦有遗传性皮脂腺痣个案报道[74]。

皮损发展 皮损呈椭圆形至线形，0.5cm×1cm至7cm×9cm大小。可分为三个发育阶段（新生儿期、青春期及成人期），具各自的组织学特点，但均由正常皮脂腺分化而来。婴幼儿的皮损为光滑或微乳头瘤状，具蜡样光泽的无毛肥厚斑块（图20-35）。青春期由于皮损内表皮过度增生致皮脂腺明显增大（图20-36），表面深紫色，呈不规则疣状，上覆大量密集黄色至深褐色丘疹。因皮损逐渐明显，患者常因父母担心而就医。约20%于成人期继发肿瘤。

发生于皮脂腺痣上的肿瘤 可发生多种良性及恶性的"痣样肿瘤"。良性为主，恶性少见，毛母细胞瘤和非基底细胞癌为最常见的毛囊肿瘤，女性发病率明显高于男性。肿瘤多发生于40岁以后，因此虽然很多人推荐儿童时期行预防性手术切除，但不一定有益。大量临床随诊观察较充分地说明即使病变发展，本病亦多为良性肿瘤，很少发生恶变；只有少数发生转移的病例报道[75]。

治疗 多数肿瘤发生于40岁后，故儿童时期行预防性手术疗效尚未明确。大部分病变进展的病例被证实为良性肿瘤。整形外科切除是最有效的治疗方法。予局部电干燥或冷冻破坏皮损可致复发。

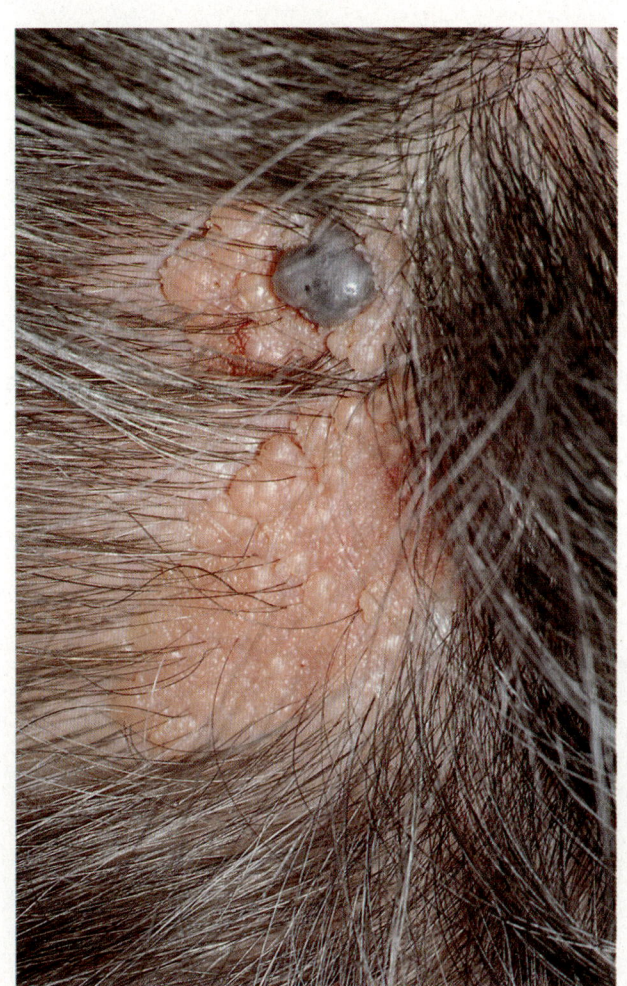

图20-36 皮脂腺痣：白色球形表面标志青春期后皮脂腺过度增生征象。

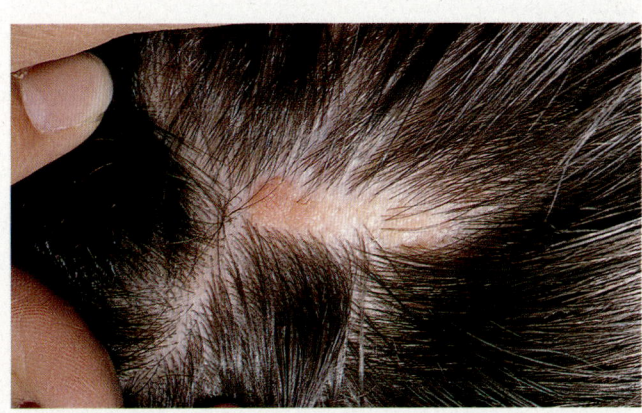

图20-35 皮脂腺痣：青春期前男性头皮上的典型皮损。

慢性结节性耳轮软骨皮炎 Chondrodermatitis nodularis chronica helicis

本病少见。好发于耳轮外侧皮肤（图20-37），偶见于耳轮对侧。2～6mm大小的单发（少数多发）、质硬、痛性小结节，暗红色至白色。中央渐出现鳞屑，除去后可见小糜烂面，无角化棘皮瘤样角栓（图20-38）。不同于鳞状细胞癌或基底细胞癌火山口样外观，本病皮损中央凸起（图20-39）。病变活动基底可发红肿胀，疼痛明显，拒按。皮损生长至最大时颜色变淡，症状同前。病因不明，可能与长期日晒有关。90%的患者为40岁以上男性。

组织学显示真皮胶原变性，伴肉芽组织形成、水肿及炎症反应。

治疗

药物治疗 效果常无法令人满意。有药物专用于减轻皮肤张力（联系方式：CHN Pillow, PO BOX 1247, Abilene, TX 79604, (915)672-2162）。可予曲安奈德（10～40mg/ml）皮损内注射，2～3周一次，直至皮损消退[76]，但治疗期间仍有疼痛。CO_2激光可使皮肤结节及受累软骨汽化[77]，也可选择冷冻治疗。

外科治疗 简单有效方法是用剪刀去掉结节，再以刮匙搔刮基底后予轻度电干燥法将炎症部位根除。Monsel液可减少出血。伤口形成肉芽并愈合，但留有缺损（参见第27章）。如炎症病灶未根除则易复发。此外还有几种治疗方法也有报道[78,79]。

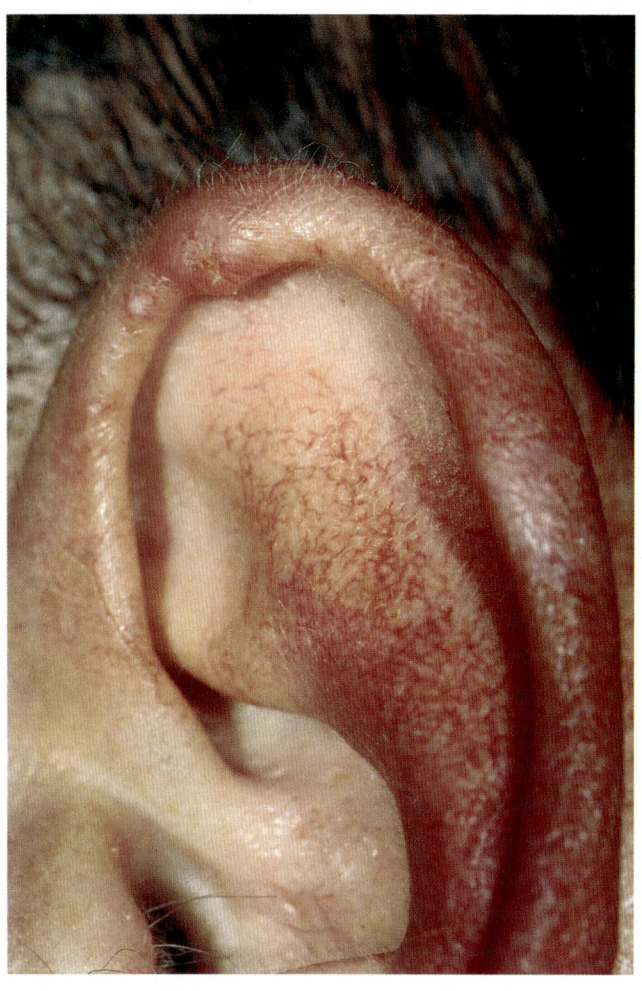

图20-37 慢性结节性耳轮软骨皮炎：痛性质硬结节，中央有鳞屑，好发于耳轮外侧。

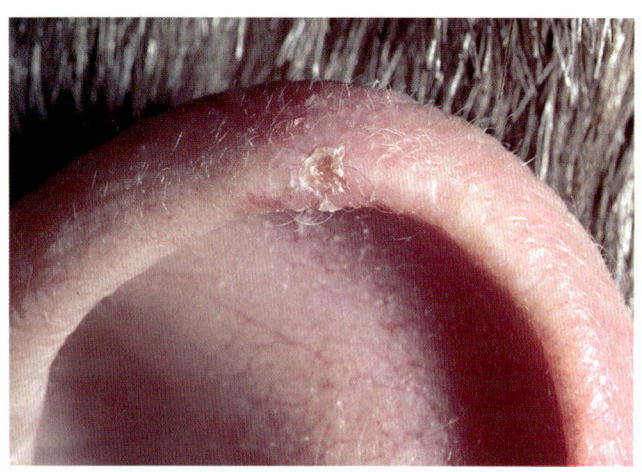

图20-38 慢性结节性耳轮软骨皮炎：中央结痂的早期皮损，位于最易受累部位即耳轮顶端。

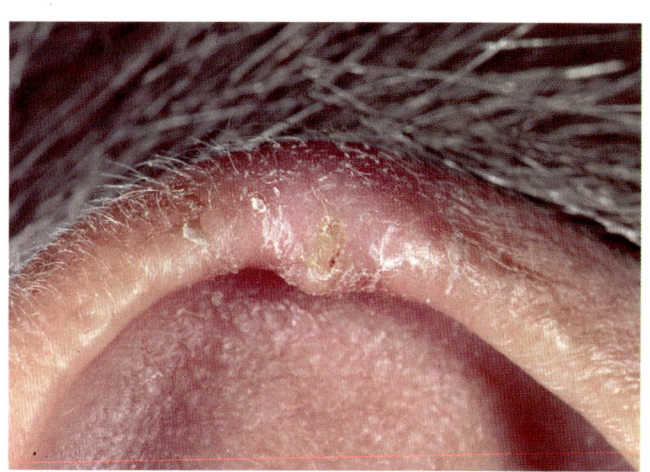

图20-39 慢性结节性耳轮软骨皮炎：边缘卷曲增厚的陈旧皮损，中央有结痂。

表皮囊肿 Epidermal cyst

表皮或皮脂腺囊肿常见，可见于身体任何部位，好发于面部、耳后、耳根部、胸部及背部（图20-40～图20-43）。儿童发病和发生于少见部位如腿部的表皮囊肿，应考虑Gardner综合征的可能（参见第26章）。表现为光滑、圆形、隆起的可移动性结节，直径从数毫米至数厘米不等。囊壁由产生角质的复层鳞状上皮构成，囊腔靠一狭窄隧道与外界相通。开口为充满角质的圆形小孔（如黑头粉刺）（图20-41），有时很小甚至难以发现。表皮囊肿可能由粉刺发展而来，表面有大的黑色角质栓。可被认为巨大粉刺，背部常见。皮损可数年不变或逐渐增大。囊壁自发破溃使软的黄色角质物排至真皮层，继而可发生剧烈炎症反应，后无菌性脓液经表面排出或被缓慢吸收（图20-44）。炎症过程将囊壁破坏后，囊肿不再复发。

治疗 与疖一样，炎性囊肿出现波动感时必须引流并抽空。小囊肿可用11号刀片于皮损表面做一线形切口，尽可能通过皮损开口，待软的角化物质排出后，用1号刮匙刮净残留物，确定囊肿清空即可将囊壁挤压出来，以镊子固定后用剪刀将之与结缔组织分离（方法参见第27章图解）。随即压迫切口数分钟，以促进血液及渗出物吸收，必要时切口边缘可用Steri带支持。较大囊肿可选择切除术，也可于切除后缝合或剥离（图20-45）。

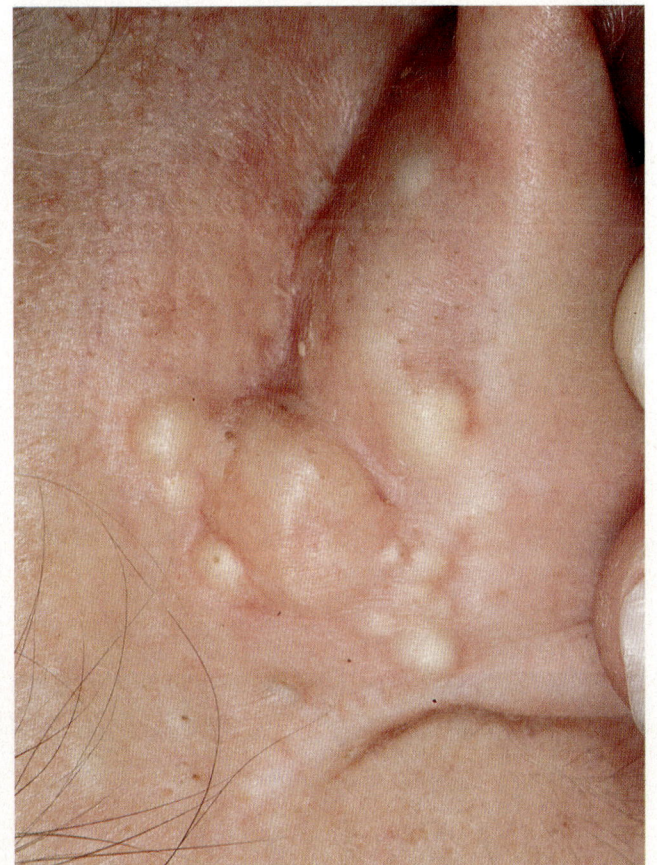

图20-40　耳后皱褶区常可见单发或多发的表皮囊肿。

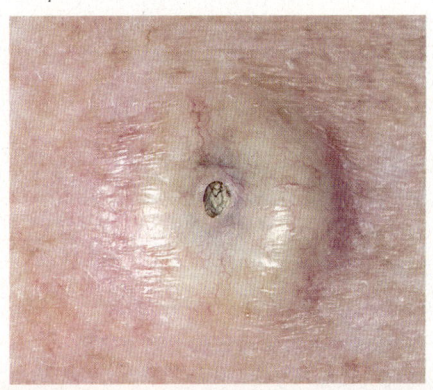

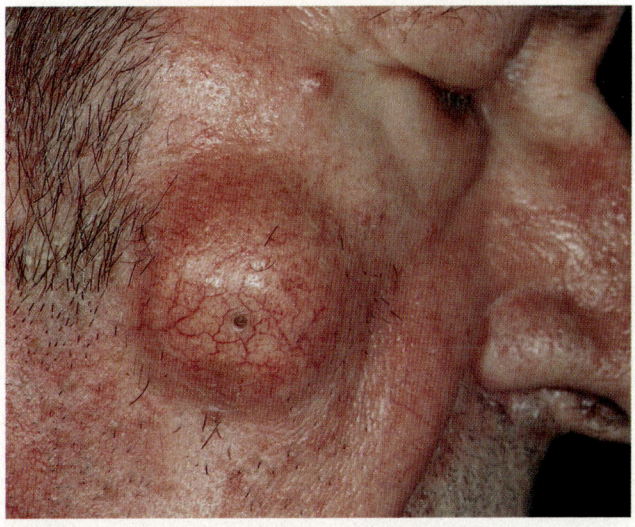

图20-41　充满角质的圆形小孔（黑头粉刺）与皮肤表面相通，但通常不如图示明显。

表皮囊肿

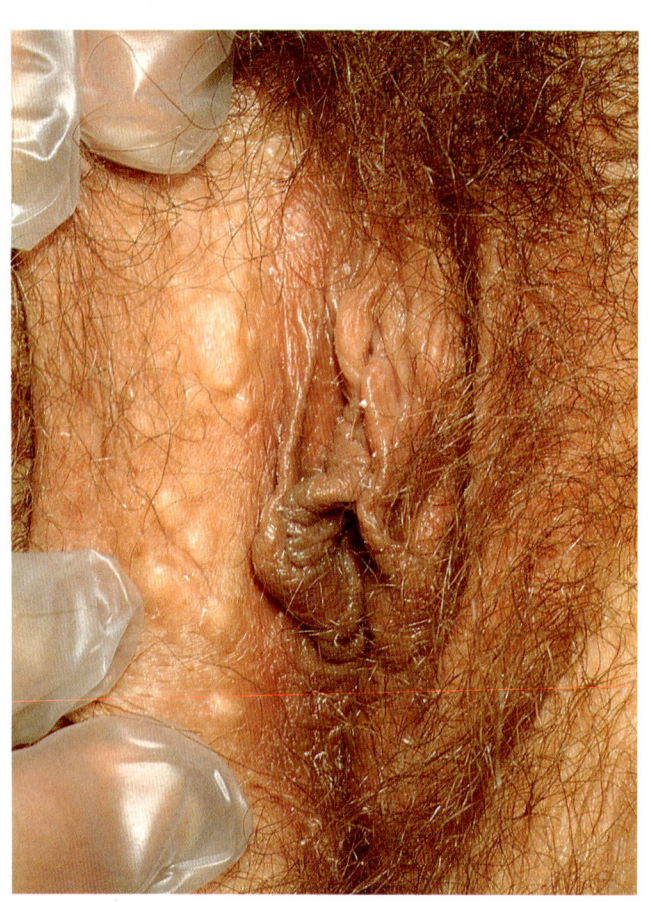

图 20-42　表皮囊肿好发于皮脂腺大而丰富的部位，如阴唇。

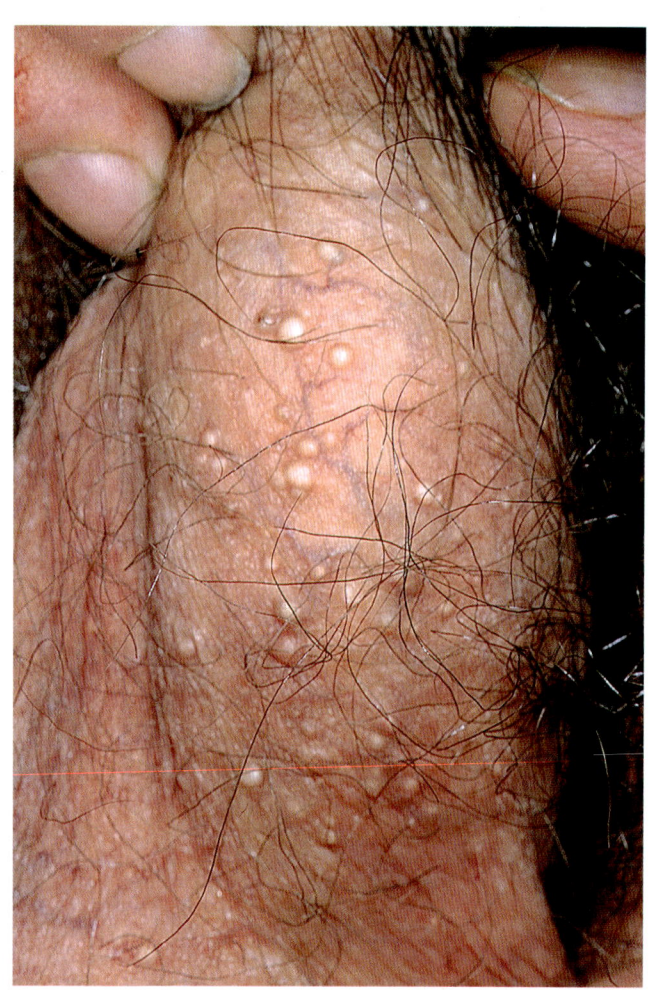

图 20-43　表皮囊肿常见于阴囊，可多可少，大小不一，部分超过 1cm。

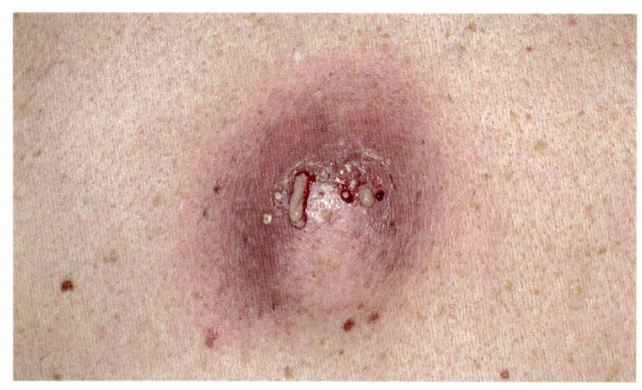

图 20-44　破溃的表皮囊肿继发明显的炎症，类似疖的表现。

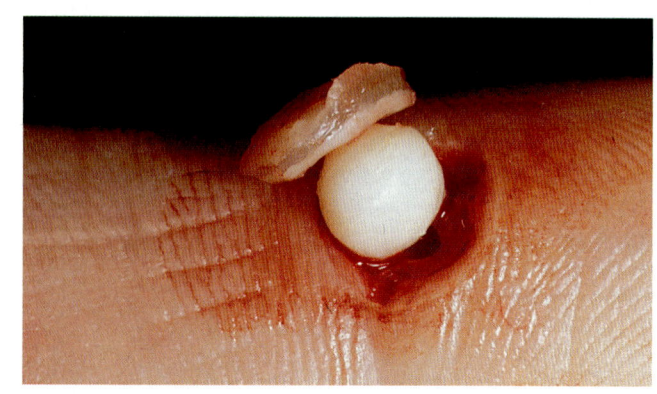

图 20-45　表皮囊肿：皮损被完整剥离。

毛发囊肿（皮脂腺囊肿）Pilar cyst（wen）

本病发生于头皮，如表皮囊肿可自由移动。常多发，可形成巨大肿物（图20-46、20-47）。构成囊壁的上皮细胞产生的角蛋白与表皮囊肿内种类不同，但囊壁破裂后同样可致剧烈反应。囊肿内的干燥角蛋白呈同心圆状排列，一段时间后可变为浸润、柔软的干酪样物质（图20-48）。

治疗 除特别大的损害外，毛发囊肿均可行线形切除，无需缝合，且疗效满意。具体方法如下（参见第27章图解）：

1. 剪掉皮损上方毛发，做一个3～10mm线形切口。
2. 用力挤出内容物，并用1号刮匙清除残留物。
3. 以刮匙来回用力搔刮囊肿内壁，将囊肿从周围组织中分离。由于囊壁坚韧，表面光滑，故易与结缔组织分离。
4. 镊子钳夹切口边缘，不断用力将边缘提起的同时，用诸如Schamberg或钝头剪等钝性分离器械将囊肿与周围结缔组织分离，随即可将之完整并取出。
5. 按压5分钟止血。无需敷料或绷带包扎。

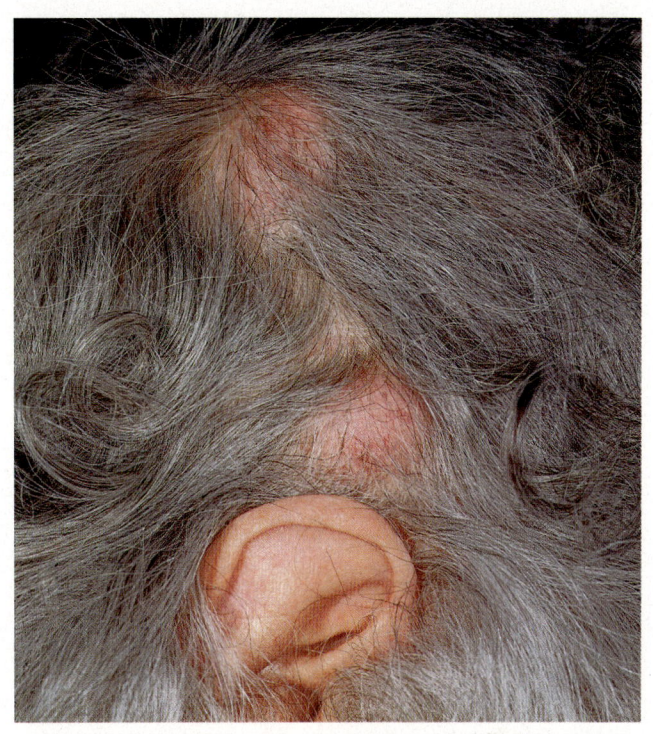

图 20-46 毛发囊肿：头皮上可自由移动的囊性肿块。难以发现表面开口。

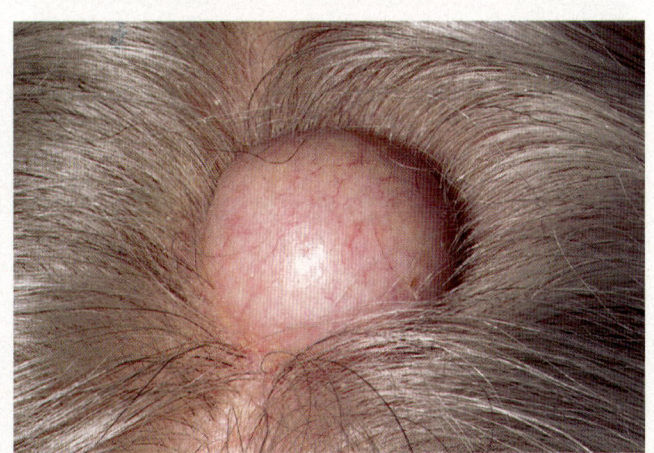

图 20-47 毛发囊肿：此巨大囊肿远大于大多数皮损。囊肿增大破坏毛囊。

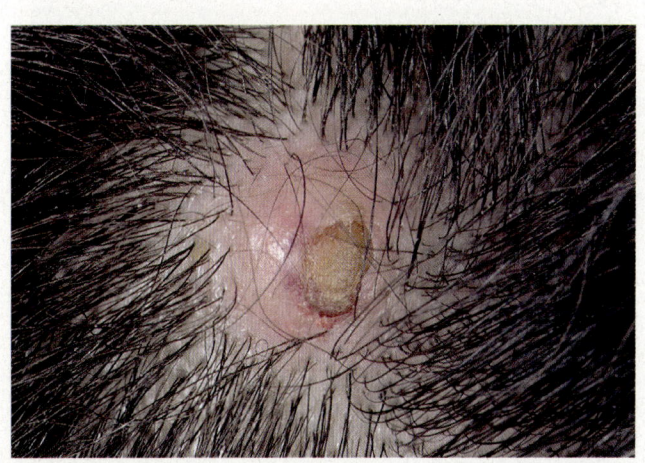

图 20-48 毛发囊肿：囊肿自发破溃，排出无定形内容物到皮肤表面。

老年性皮脂腺增生
Senile sebaceous hyperplasia

本病为增大的皮脂腺构成的肿瘤。初为淡黄色、微隆丘疹，渐变为黄色、圆顶形，中央出现脐凹（图20-49至图20-51）。合并毛细血管扩张时可误诊为基底细胞癌（图20-51、20-52）。用放大镜近距离观察可发现，基底细胞癌表面血管杂乱分布，而皮脂腺增生仅于黄色小叶间凹陷处可见血管。25%的患者皮损出现于30岁后并逐渐增多，与皮肤类型及皮损表现无关。好发于前额、颊部（图20-49）、下睑及鼻部。病因不明，可能与长期日晒无关[80]。

治疗 如用刮匙刮除整个皮损会留下凹陷性瘢痕，因此可仅将丘疹凸起部分通过削除或破坏皮损表面或皮损内部电外科术[81]去除。二氯乙酸也可用于治疗，用棉棒取少量酸液仔细涂于皮损表面，可出现针刺感并持续24小时。给予多链丝霉素软膏每日2次连续1周治疗。治疗部位皮损结痂，愈合后残留红斑，但可逐渐消退[82]。多发性皮脂腺增生患者亦有报道。大多数皮损经一次3重585nm脉冲染料激光治疗即消退[83]。

皮损多发患者口服小剂量异维A酸（10～20mg/d）疗效显著。2周内皮损全部消退，但停药后复发[84]。小剂量异维A酸（10mg，每周1～2次）维持治疗可巩固疗效。有人推测长期治疗（超过12周）可致皮脂腺所在区域发生毛囊周围纤维化，实现长期缓解。最适治疗方案及药物剂量尚未明确，间断口服小剂量异维A酸可能为目前最佳选择。但长期异维A酸治疗也可产生一定副作用。

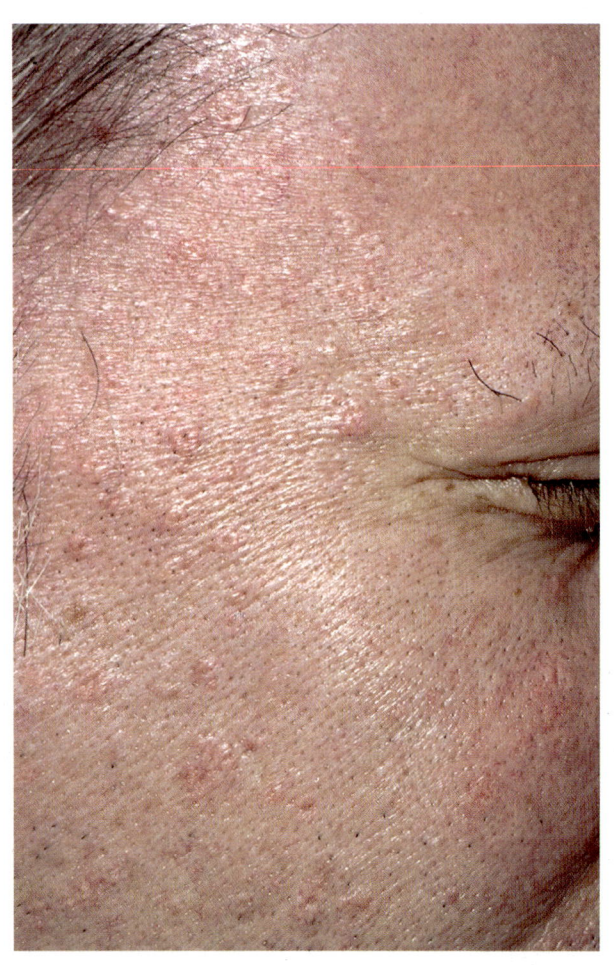

图20-49 A.老年性皮脂腺增生（面颊）。注意中央脐凹。

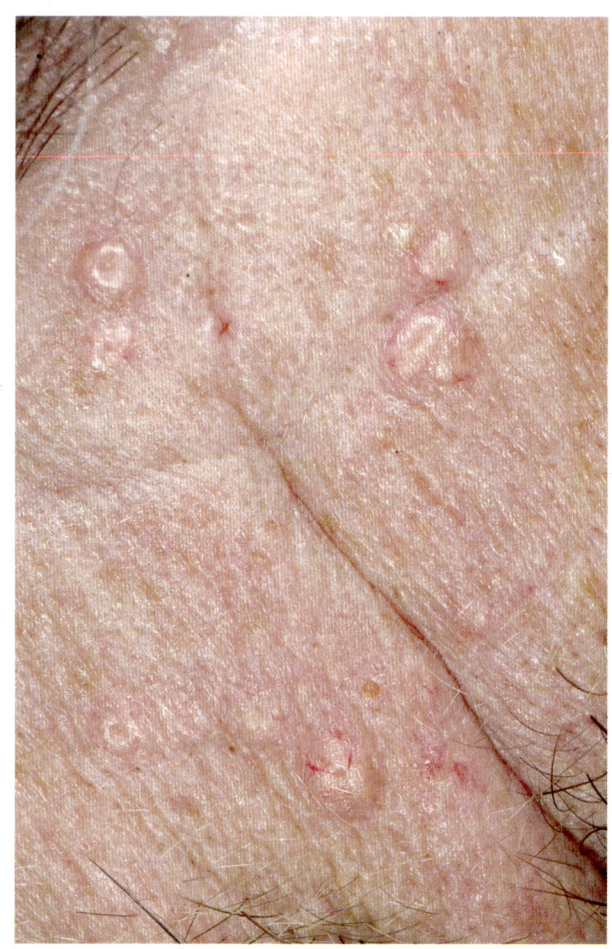

图20-49 B.近距离观察可见发现脐凹。

汗管瘤 Syringoma

本病为汗管肿瘤，表现为肤色、小而硬的丘疹，好发于下睑（图20-53至图20-54），偶见于前额、胸部及腹部。任何年龄均可发病，但多于30～40岁出现，并逐渐缓慢增多。本病不会恶变，为美观可将其去除。用电干燥法及刮除术治疗[85]，也可以镊子或25号针头的弯曲斜面轻挑皮损后，用弯剪剪除或用11号手术刀片削除。遗留梭形切口将二期愈合[86,87]。

（刘勇　何春涤译　吴志华校）

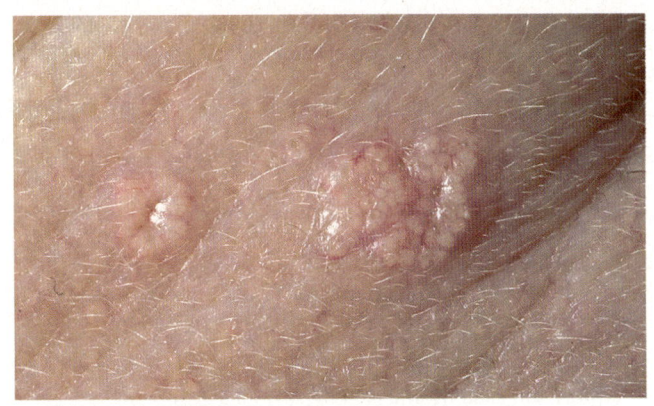

图20-50　皮脂腺增生：大量黄白色球形物构成单个皮损，中央无脐凹。

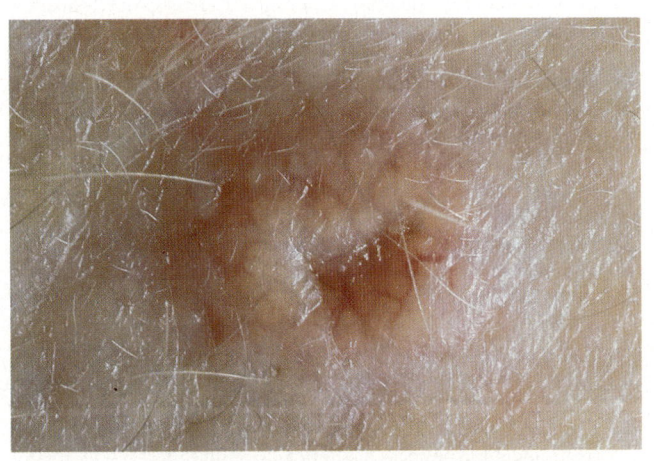

图20-51　皮脂腺增生：皮损放大可见边界清楚的黄色小叶，其间有小血管分布，与基底细胞癌表面血管分布位置不同。

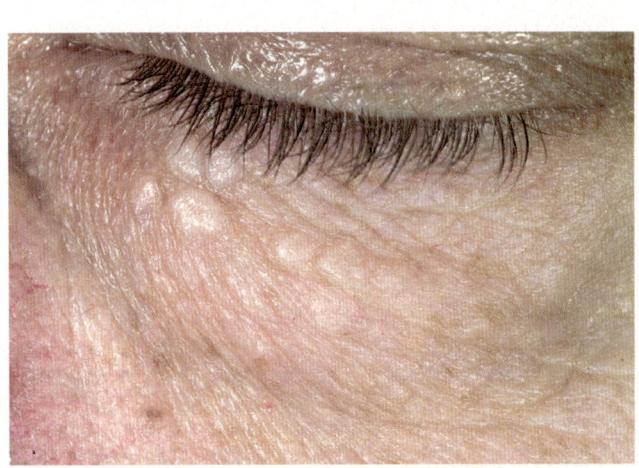

图20-53　汗管瘤：黄白色，圆形，顶端扁平丘疹，好发于下眼睑。

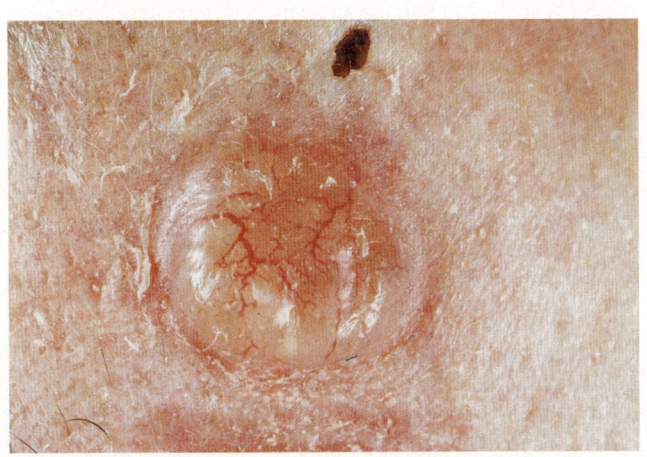

图20-52　基底细胞癌：血管杂乱分布于整个皮损表面。

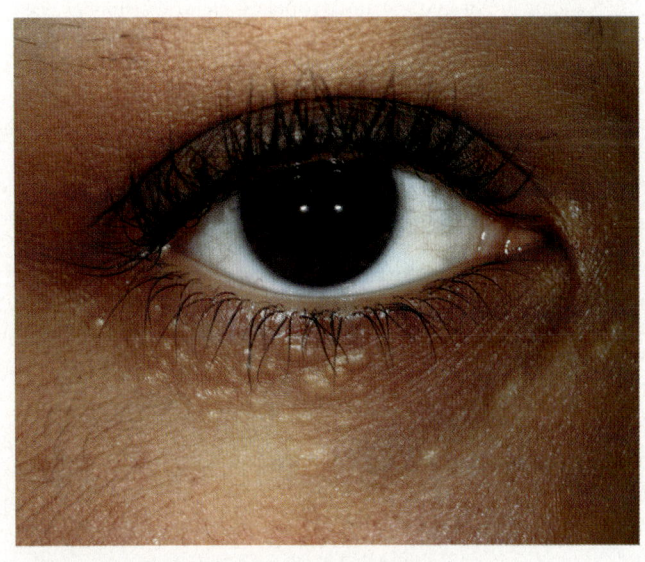

图20-54　发生于年轻女性下睑的汗管瘤。

参考文献

1. Stern RE, Boudreaux C, Arndt KA: Diagnostic accuracy and appropriateness of care for seborrheic keratoses. A pilot study of an approach to quality assurance for cutaneous surgery, JAMA 1991; 265:74.
2. Gill D, Dorevitch A, Marks R: The prevalence of seborrheic keratoses in people aged 15 to 30 years: is the term senile keratosis redundant? Arch Dermatol 2000; 136(6):759.
3. Zhu WY, et al: Detection of human papillomavirus DNA in seborrheic keratosis by polymerase chain reaction, J Dermatol Sci 1992; 4:166.
4. Murphy M, et al: Accuracy of diagnosis of seborrheic keratoses in a dermatology clinic, Arch Dermatol 2000; 136(6):800.
5. Izikson L, et al: Prevalence of melanoma clinically resembling seborrheic keratosis: analysis of 9204 cases, Arch Dermatol 2002; 138 (12):1562.
6. Tegner E, et al: Halo dermatitis around tumours, Acta Derm Venereol 1990; 70:31.
7. Grob JJ, et al: The relation between seborrheic keratoses and malignant solid tumours: a case-control study, Acta Derm Venereol 1991; 71:166.
8. Lindelof B, et al: Seborrheic keratoses and cancer, J Am Acad Dermatol 1992; 26:947.
9. Heaphy MR, Millns JL, Schroeter AL: The sign of Leser-Trelat in a case of adenocarcinoma of the lung, J Am Acad Dermtol 2000; 43 (2 pt2):386.
10. Holdiness MR: The sign of Leser-Trelat: a review, Int J Dermatol 1986; 25:564.
11. Czarnecki DB, et al: The sign of Leser-Trelat, Australas J Dermatol 1983; 24:93.
12. Flugman SL, et al: Transient eruptive seborrheic keratosis associated with erythrodermic psoriasis and erythrodermic drug eruptions : report of two cases, J Am Acad Dermatol 2001 ; (6 suppl) : S212.
13. Brown FC: Sign of Leser-Trelat, Arch Dermatol 1974; 110:129.
14. Berman A, Winkelmann RK: Seborrheic keratoses: appearance in course of exfoliative erythroderma and regression associated with histologic mononuclear cell inflammation, Arch Dermatol 1982; 118:615.
15. Shall L, Marks R: Stucco keratoses. A clinico-pathological study, Acta Derm Venereol 1991; 71:258.
16. Graham R: What is dermatosis papularis nigra? Practitioner 1989; 233:635.
17. Spitalny AD, Lavery LA: Acquired fibrokeratoma of the heel, J Foot Surg 1992; 31:509.
18. Reference deleted in proofs.
19. Reference deleted in proofs.
20. Lu I, Cohen RR, Grossman ME: Multiple dermatofibromas in women with HIV infection and systemic lupus erythematosus, J Am Acad Dermatol 1995; 32:901.
21. Niiyama S, Happle R, Hoffmann R: Guess what! Multiple disseminated dermatofibromas in a woman with systemic lupus erythematosus, Eur J Dermatol 2001; 11(5):475.
22. Ferrari A, et al: Central white scarlike patch: a dermatoscopic clue for the diagnosis of dermatofibroma, J Am Acad Dermatol 2000; 43(6):1123.
23. Lanigan SW, Robinson TWE: Cryotherapy for dermatofibromas, Clin Exp Dermatol 1987; 12:121.
24. Shaffer JJ, Taylor SC, Cook-Bolden F: Keloidal scars: a review with a critical look at therapeutic options, J Am Acad Dermatol 2002; 46(2 Suppl Understanding):S63.
25. Lawrence WT: In search of the optimal treatment of keloids: report of a series and a review of the literature, Ann Plast Surg 1991; 27:164.
26. Nemeth AJ: Keloids and hypertrophic scars, J Dermatol Surg Oncol 1993; 19:738.
27. Datubo-Brown DD: Keloids: a review of the literature, Br J Plast Surg 1990; 43:70.
28. Rusciani L, et al: Use of cryotherapy in the treatment of keloids, J Dermatol Surg Oncol 1993; 19:529.
29. Ceilley RI, Babin RW: The combined use of cryosurgery and intralesional injections of suspensions of fluorinated adrenocorticosteroids for reducing keloids and hypertrophic scars, J Dermatol Surg Oncol 1979; 5:54.
30. Ahn ST, Monafo WW, Mustoe TA: Topical silicone gel for the prevention and treatment of hypertrophic scar, Arch Surg 1991; 126:499.
31. Sawada Y, Sone K: Hydration and occlusion treatment for hypertrophic scars and keloids, Br J Plast Surg 1992; 45:599.
32. Manuskiatti W, Fitzpatrick RE: Treatment response of keloidal and hypertrophic sternotomy scars: comparison among intralesional corticosteroid, 5-fluorouracil, and 585-nm flashlamp-pumped pulsed-dye laser treatments, Arch Dermatol 2002; 138 (9):1149.
33. Espana A, Solano T, Quintanilla E, Bleomycin in the treatment of keloids and hypertrophic scars by multiple needle punctures, Dermatol Surg 2001; 27(1):23.
34. Alster T, Williams C: Treatment of keloid sternotomy scars with 585 nm flashlamp-pumped pulsed-dye laser, Lancet 1995; 345 (8959):1198.
35. Manuskiatti W, Fitzpatrick R, Goldman M: Energy density and numbers of treatment affect response of keloidal and hypertrophic sternotomy scars to the 585-nm flashlamp-pumped pulsed-dye laser, J Am Acad Dermatol 2001; 45(4):557.
36. Viviano E, Sorce M, Mantegna M: Solitary keratoacanthomas in immunocompetent patients: no detection of papillomavirus DNA by polymerase chain reaction, New Microbiol 2001; 24(3):295.
37. Chuang TY, et al: Keratoacanthoma in Kauai, Hawaii: the first documented incidence in a defined population, Arch Dermatol 1993; 129:317.
38. Dufresne R, Marrero G, Robinson-Bostom L: Seasonal presentation of keratoacanthomas in Rhode Island, Br J Dermatol 1997; 136(2):227.
39. Akhtar S, et al: Muir-Torre syndrome: case report of a patient with concurrent jejunal and ureteral cancer and a review of the literature [see comments], J Am Acad Dermatol 1999; 41(5 Pt 1): 681.
40. Kuppers F, et al: Keratoacanthoma in the differential diagnosis of anal carcinoma: difficult diagnosis, easy therapy. Report of three cases. [In Process Citation], Dis Colon Rectum 2000; 43(3):427.
41. Cribier B, Asch P, Grosshans E: Differentiating squamous cell carcinoma from keratoacanthoma using histopathological criteria. Is it possible? A study of 296 cases, Dermatology 1999; 199(3):208.
42. Nedwich JA: Evaluation of curettage and electrodesiccation in treatment of keratoacanthoma, Australas J Dermatol 1991; 32:137.
43. Habif TP: Extirpation of keratoacanthomas by blunt dissection, J Dermatol Surg Oncol 1980; 6:652.
44. Goette DK, Odom RB: Successful treatment of keratoacanthoma with intralesional fluorouracil, J Am Acad Dermatol 1980; 2:212.
45. Gray R, Meland N: Topical 5-fluorouracil as primary therapy for keratoacanthoma, Ann Plast Surg 2000; 44(1):82.
46. Eubanks SW, et al: Treatment of multiple keratoacanthomas with intralesional fluorouracil, J Am Acad Dermatol 1982; 7:126.

47. Parker CM, Hanke W: Large keratoacanthomas in difficult locations treated with intralesional 5-fluorouracil, J Am Acad Dermatol 1986; 14:770.
48. Dendorf M, et al: Topical treatment with imiquimod may induce regression of facial keratoacanthoma, Eur J Dermatol (France) 2003; 13(1):80.
49. Spieth K, Gille J, Kaufmann R: Intralesional methotrexate as effective treatment in solitary giant keratoacanthoma of the lower lip, Dermatology 2000; 200(4):317.
50. Goebeler M, et al: Pancytopenia after treatment of keratoacanthoma by single lesional methotrexate infiltration, Arch Dermatol 2001; 137(8):1104.
51. Grob JJ, et al: Large keratoacanthomas treated with intralesional interferon alfa-2a, J Am Acad Dermatol 1993; 29:237.
52. Caccialanza M, Sopelana N: Radiation therapy of keratoacanthomas: results in 55 patients, Int J Radiat Oncol Biol Phys 1989; 16:475.
53. Farina AT, et al: Radiotherapy for aggressive and destructive keratoacanthomas, J Dermatol Surg Oncol 1977; 3:177.
54. Donahue B, et al: Treatment of aggressive keratoacanthomas by radiotherapy, J Dermatol Surg Oncol 1990; 23:489.
55. Schaller M, et al: Multiple keratoacanthomas, giant keratoacanthoma and keratoacanthoma centrifugum marginatum: development in a single patient and treatment with oral isotretinoin, Acta Derm Venereol 1996. 76(1):40.
56. Lo SA, et al: [Keratoacanthoma centrifugum marginatum. Possible etiological role of papillomavirus and therapeutic response to etretinate], Ann Dermatol Venereol 1996; 123(10):660.
57. Canas G, Robson K, Arpey C: Persistent keratoacanthoma: challenges in management, Dermatol Surg 1998; 24(12):1364.
58. Goldberg LH, et al: Treatment of solitary keratoacanthomas with oral isotretinoin, J Am Acad Dermatol 1990; 23:934.
59. Wong W, et al: Treatment of a recurrent keratoacanthoma with oral isotretinoin, Int J Dermatol 1994; 33(8):579.
60. Taieb A, et al: Lichen striatus: a Blaschko linear acquired inflammatory skin eruption, J Am Acad Dermatol 1991; 25:637.
61. Rogers M, McCrossin I, Commens C: Epidermal nevi and the epidermal nevus syndrome: a review of 131 cases, J Am Acad Dermatol 1989; 20:476.
62. Solomon LM, Esterly NB: Epidermal and other congenital organoid nevi, Curr Probl Pediatr, 1975; 6:1.
63. Goldberg LH, Collins SAB, Siegel DM: The epidermal nevus syndrome: case report and review, Pediatr Dermatol 1987; 4:27.
64. Happle R: How many epidermal nevus syndromes exist?: a clinicogenetic classification, J Am Acad Dermatol 1991. 25:557.
65. Hodge JA, Ray MC, Flynn KJ: The epidermal nevus syndrome, Int J Dermatol 1991; 30:91.
66. Fox BJ, Lapins NA: Comparison of treatment modalities for epidermal nevus: a case report and review, J Dermatol Surg Oncol 1983; 11:879.
67. Lee B, et al: Full-thickness surgical excision for the treatment of inflammatory linear verrucous epidermal nevus, Ann Plast Surg 2001; 47(3):285.
68. Kim J, Chang M, Shwayder T: Topical tretinoin and 5-fluorouracil in the treatment of linear verrucous epidermal nevus, J Am Acad Dermatol 2000; 43(1 Pt 1):129.
69. Alessi E, Sala F: Nevus sebaceous: a clinicopathologic study of its evolution, Am J Dermatopathol 1986; 8:27.
70. Weng CJ, et al: Jadassohn'Ü nevus sebaceous of the head and face, Ann Plast Surg 1990; 25:100.
71. Kang WH, Koh YJ, Chun SI: Nevus sebaceous syndrome associated with intracranial arteriovenous malformation, Int J Dermatol 1987; 26:382.
72. Diven DG, et al: Nevus sebaceous associated with major ophthalmologic abnormalities, Arch Dermatol 1987; 123:383.
73. Davies D, Rogers M: Review of neurological manifestations in 196 patients with sebaceous naevi, Australas J Dermatol 2002; 43(1):20.
74. Sahl W, Jr: Familial nevus sebaceous of Jadassohn: occurrence in three generations, J Am Acad Dermatol 1990; 22:853.
75. Cribier B, et al: Tumors arising in nevus sebaceus: a study of 596 cases, J Am Acad Dermatol 2000; 42 (2 Pt 1): 263.
76. Cox N, Denham P: Intralesional triamcinolone for chondrodermatitis nodularis: a follow-up study of 60 patients, Br J Dermatol 2002; 146(4):712.
77. Taylor MB: Chondrodermatitis nodularis chronica helicis. Successful treatment with the carbon dioxide laser, J Dermatol Surg Oncol 1991; 17:862.
78. Coldiron BM: The surgical management of chondrodermatitis nodularis chronica helicis, J Dermatol Surg Oncol 1991; 17:902.
79. Lawrence CM: The treatment of chondrodermatitis nodularis with cartilage removal alone, Arch Dermatol, 1991; 127:530.
80. Kumar P, Marks R: Sebaceous gland hyperplasia and senile comedones: a prevalence study in elderly hospitalized patients, Br J Dermatol 1987; 117:231.
81. Bader R, Scarborough D: Surgical pearl: intralesional electrodesiccation of sebaceous hyperplasia, J Am Acad Dermatol 2000; 42 (1 Pt 1):127.
82. Rosian R, et al: The treatment of benign sebaceous hyperplasia with the topical application of bichloracetic acid, J Dermatol Surg Oncol 1991; 17:876.
83. Aghassi D, et al: Elucidating the pulsed-dye laser treatment of sebaceous hyperplasia in vivo with real-time confocal scanning laser microscopy, J Am Acad Dermatol 2000; 43(1 Pt 1):49.
84. Burton CS, Sawchuk WS: Premature sebaceous gland hyperplasia: successful treatment with isotretinoin, J Am Acad Dermatol 1985; 12:182.
85. Stevenson TR, Swanson NA: Syringoma: removal by electrodesiccation and curettage, Ann Plast Surg 1985; 15:151.
86. Moreno-Gonzalez J, Rios-Arizpe S: A modified technique for excision of syringomas, J Dermatol Surg Oncol 1989; 15:796.
87. Maloney ME: An easy method for removal of syringoma, J Dermatol Surg Oncol 1982; 8:973.

21 癌前期及非黑素瘤恶性皮肤肿瘤
Premalignant and Malignant Nonmelanoma Skin Tumors

- 基底细胞癌　724
  - 病理生理学　725
  - 组织学特征　726
  - 临床类型　726
  - 治疗及复发危险性　732
- 光化性角化病　736
- 鳞状细胞癌　744
- 四肢鳞状细胞癌（Marjolin 溃疡）　747
- Bowen 病　748
- Queyrat 增殖性红斑　750
- 黏膜白斑病　751
- 疣状癌　753
- 砷角化病及其他与砷有关的皮肤病　753
- 皮肤 T 细胞淋巴瘤　754
- 乳房 Paget 病　763
- 乳房外 Paget 病　764
- 皮肤转移癌　765

基底细胞癌 Basal cell carcinoma（BCC）

基底细胞癌（BCC）是人类最常见的侵袭性的恶性皮肤肿瘤[1]。最常见的主诉是时愈时犯的出血或结痂性病灶。不幸的是，因为BCC很少转移，常被认为是一种非恶性肿瘤。BCC表现为直接蔓延和破坏正常组织。不采取治疗或治疗不充分，肿瘤可能破坏一侧整个面部或穿透皮下组织进入骨和脑。

基底细胞癌与鳞状细胞癌　BCC 与鳞状细胞癌（Squamous cell Carcinoma，SCC）属于非黑素瘤皮肤癌。两种肿瘤间存在很多不同点（表21-1）。SCC与紫外线（UV）照射的关系更大。头颈部SCC出现在受光线照射最多的部位。面部BCC的分布与最大日光暴露部位无明显相关性，如内眦和耳后。与SCC不同的是，大约1/3的BCC出现在很少或无UV照射的皮肤，BCC在手背及前臂不常见[2]。皱纹多与 BCC 危险性降低有关[3]。

部位　85%的BCC出现在头颈部；25%～30%单独出现在鼻部，鼻部是BCC最常发生的部位。尽管手背部位接受大量的日光照射，但BCC很罕见。肿瘤也发生在不受日光照射的部位，如生殖器和乳房。BCC在黑种人中罕见。

发病率　肿瘤可发生于任何年龄，40岁以后BCC发生显著增加。BCC在年轻人群中发病率增加可能是日光照射增加的结果[4]。

病理生理学

BCC来源于表皮的基底层角质形成细胞及附属器（毛囊、小汗腺导管）。UVB照射损伤DNA及其修复系统，并改变免疫系统。BCC生长方式为直接扩散，需要周围基质支持其生长。这可能解释了细胞不能通过血管或淋巴管转移的原因。BCC的病程不可预测。

BCC可能多年都保持很小，并且没有生长的倾向，尤其是老年患者，也可能很快增大，还可能一边扩展一边消退。BCC出现在先前有过创伤的部位，如瘢痕、烧伤及外伤。电离放射治疗的部位数年后可发生BCC。创伤部位出现肿瘤的时间可以是3～7个月，甚至数年[5]。

表21-1 基底细胞癌与鳞状细胞癌

发病率	基底细胞癌	鳞状细胞癌
男性	明尼苏达 175/100 000 澳大利亚 849/100 000	太平洋西北 106/100 000 澳大利亚 166/100 000
女性	明尼苏达 124/100 000 澳大利亚 605/100 000	太平洋西北 30/100 000
美国1999年	800 000	200 000
美国1978年 每10万人年数	247（男性） 150（女性）	65（男性） 24（女性）
分布	面、头、颈：分布与最大日光照射部位相关性不大 出现在太阳照射相对少的部位，如内眦和耳后 1/3出现在极少或无UV照射的部位 少见于手背和前臂	头、颈部：受照射最多的部位
年龄	20%在50岁前发病	年轻人少见
凯尔特人祖先：皮肤白皙、蓝眼睛、红色或金色头发、晒不黑	危险度低：患者没有高危的表型特征	危险度高
最重要的危险因素	皮肤晒不黑	累积太阳曝晒，年龄大比能晒黑更重要
UV暴露方式	间断太阳曝晒 儿童和青年太阳曝晒	累积太阳曝晒 儿童和青年太阳曝晒
其他环境暴露因素		慢性溃疡和炎症，瘢痕皮肤，免疫抑制状态，人乳头瘤病毒感染，化学致癌剂（煤焦油产品），补骨脂和UVA，砷，吸烟
再次发生同种类型非黑素瘤皮肤癌的危险性	最初BCC后再次形成BCC的3年累积危险性为44% BCC患者是SCC患者再次发生BCC危险性的8倍 SCC患者发生BCC的3年累积危险性为43%	SCC后继发SCC的3年累积危险性为18% BCC患者发生SCC的危险性为6%
遗传性皮肤病	着色性干皮病 痣样基底细胞癌综合征	着色性干皮病 疣样表皮发育不良

Adapted from Leman JA, et al: Arch Dermatol 2001; 137:1239; and Marcil I, Stern RS: Arch Dermatol 2000; 136: 1524

组织学特征

BCC细胞类似于表皮的基底层细胞，嗜碱性，核大，在真皮内肿瘤细胞巢边缘规则排列成基底层样，即所谓的栅栏状（图21-1）。

五种主要的组织学类型[6]：
1. 结节型（21%）：瘤细胞形成圆形团块，边界清楚，边缘呈明显的栅栏状（图21-1）。
2. 浅表型（17%）：非典型基底细胞自表皮基底层呈出芽状延伸（图21-2）。
3. 微小结节型（15%）：小的圆形肿瘤结节，肿瘤细胞呈网状，似毛球大小，边界清楚，周围形成栅栏状。
4. 浸润型（7%）：肿瘤细胞团大小不等，形状不规则。
5. 硬斑病型（1%）：很多小的细长的瘤团，由少量细胞在纤维基质中形成条索状。

混合型（两种或多种主要的组织学类型）见于38.5%的病例。

临床类型

BCC有多种不同的临床表现类型，外观及恶性度不同。

结节型基底细胞癌 结节型BCC是BCC最常见的类型。皮损开始为珍珠状白色或粉红色半球状丘疹，类似传染性软疣或皮内痣（图21-3，21-4）。肿物向周围扩展。皮损可保持扁平。周围皮肤的牵引使珍珠状边缘更明显。随着皮损扩大，表皮变薄，透过薄薄的表皮显而易见扩张的毛细血管。肿瘤生长不规则，形成卵圆形肿物，而表面可形成多个小叶。中央常出现溃疡、出血，继而结痂、脱屑（21-4）。溃疡性BCC以前被称为侵蚀性溃疡。

溃疡愈合后形成瘢痕，患者通常认为是病情好转了。生长、破溃、愈合这一过程不断循环发生，肿物向周围及深部进展，可形成巨大的肿物。BCC可能表现为大腿持续不愈的溃疡，溃疡经治疗后无反应的，应取活检[7]。结节型BCC有特殊的硬度，在刮除或活检时可以感受到这一点，粘合力很差，实施刮除术时容易破碎。这是一个重要的诊断特征，活检过程中的这种特性支持临床印象诊断。

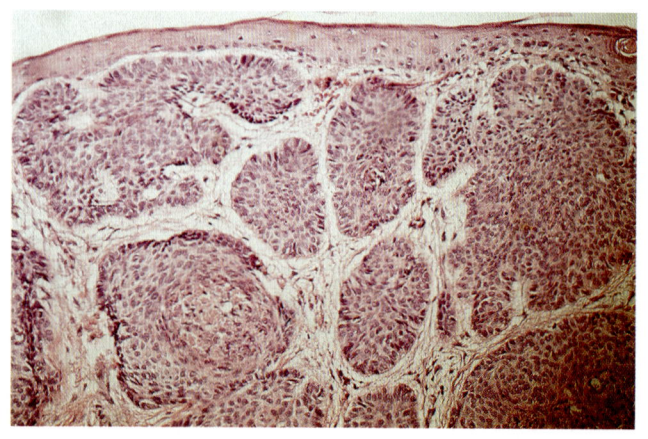

图21-1 结节型基底细胞癌：真皮内可见多个非典型基底细胞巢。

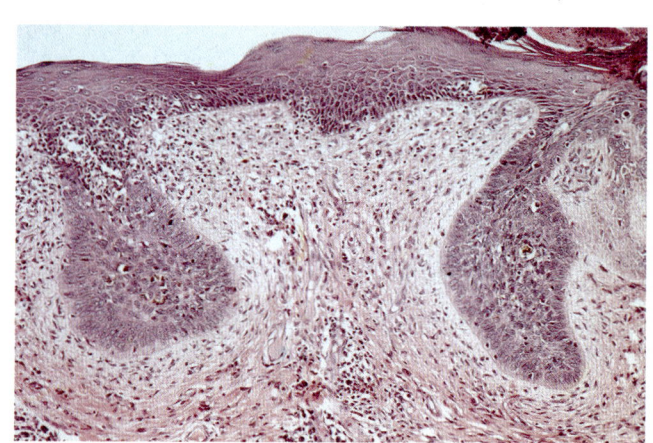

图21-2 浅表型基底细胞癌：非典型基底细胞呈出芽状自表皮基底层延伸。

结节型基底细胞癌

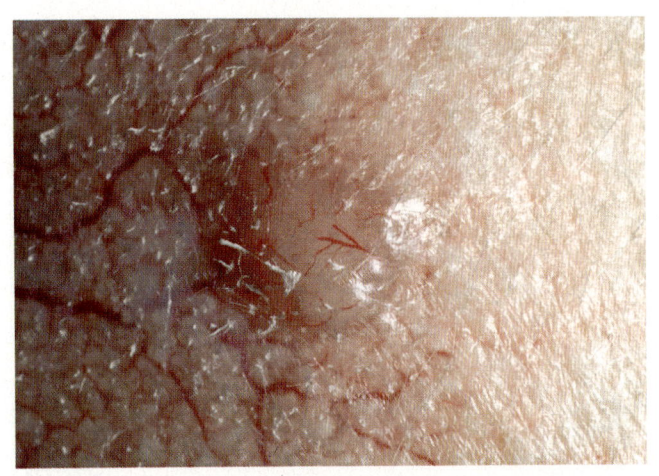

A. 典型临床表现。粉红色珍珠状白色丘疹,毛细血管扩张显著。

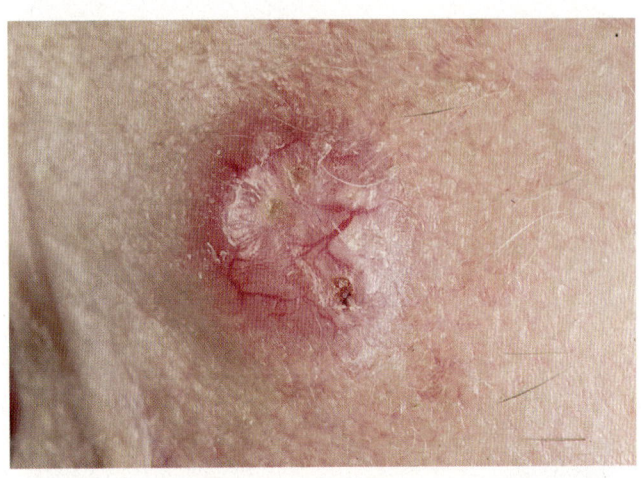

B. 皮损不呈珍珠状白色,类似皮内痣。

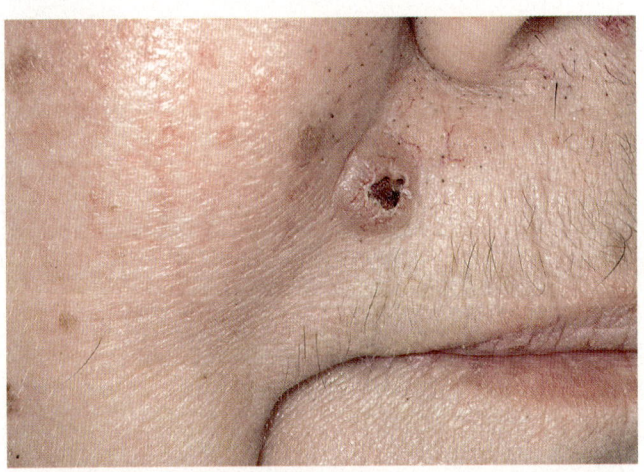

C. 随着皮损增大,中央出现痂皮。

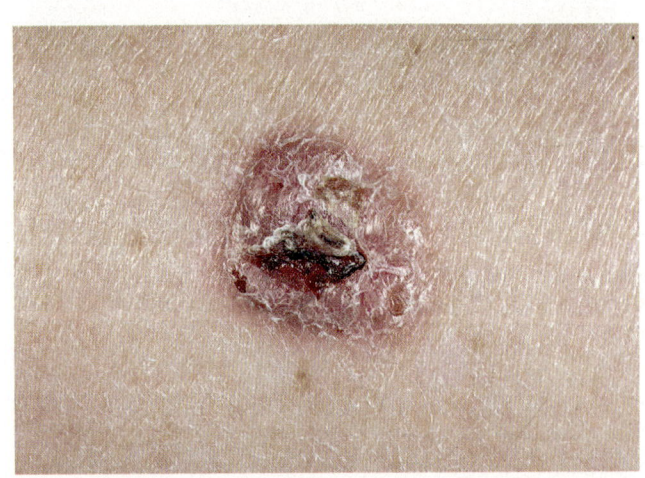

D. 半球状丘疹,表面覆盖鳞屑,类似刺激性脂溢性角化症。

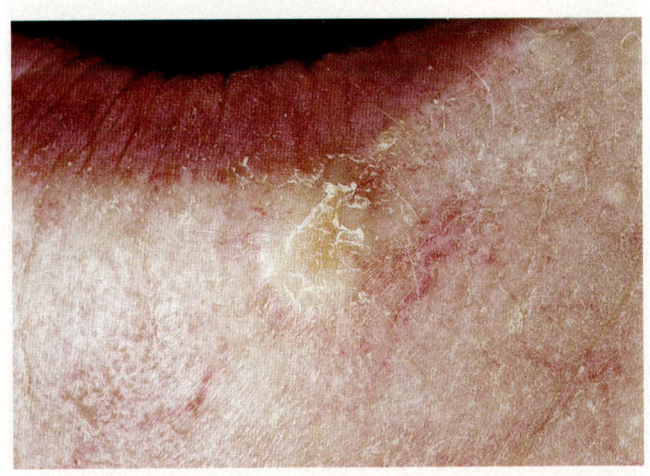

E. 周围皮肤的牵拉使得微小的半透明的皮损变得突出,表面见毛细血管扩张。

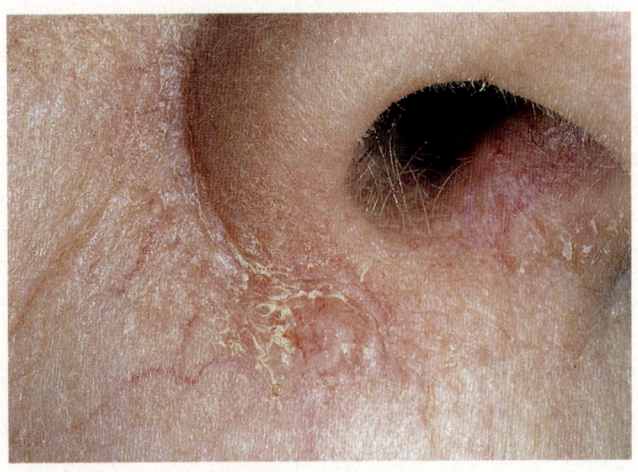

F. 小的皮损,在体格检查时可能被忽略。

图 21-3

结节型基底细胞癌

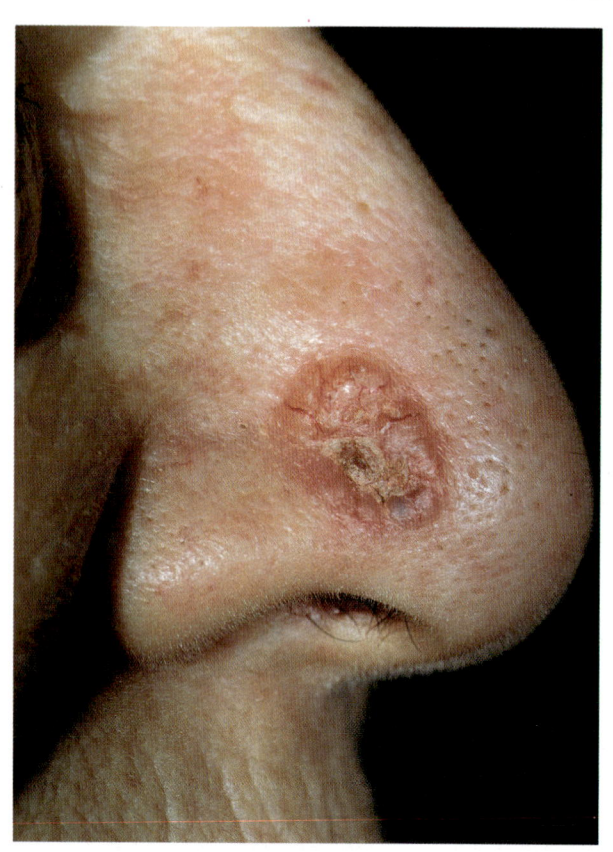

A. 皮损中央出现溃疡，表面覆有痂皮。

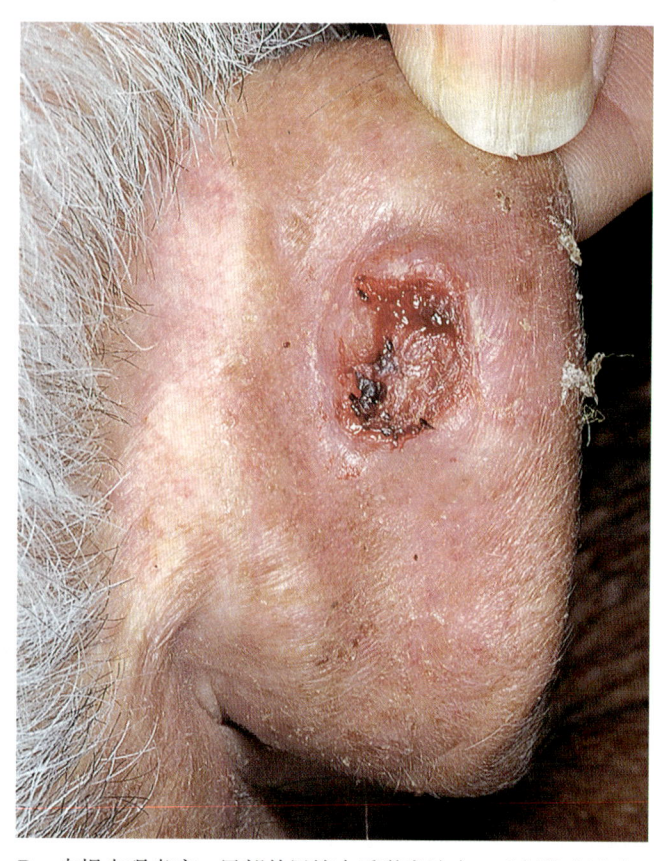

B. 皮损出现炎症，局部外用糖皮质激素治疗。反复发生溃疡、愈合，活检证实 BCC 诊断。

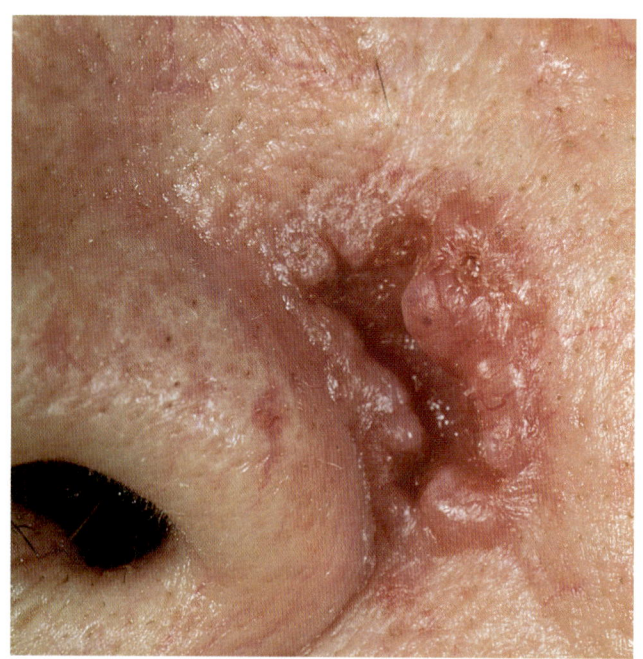

C. 深溃疡周围为结节性肿瘤，在过去被认为是侵蚀性溃疡。

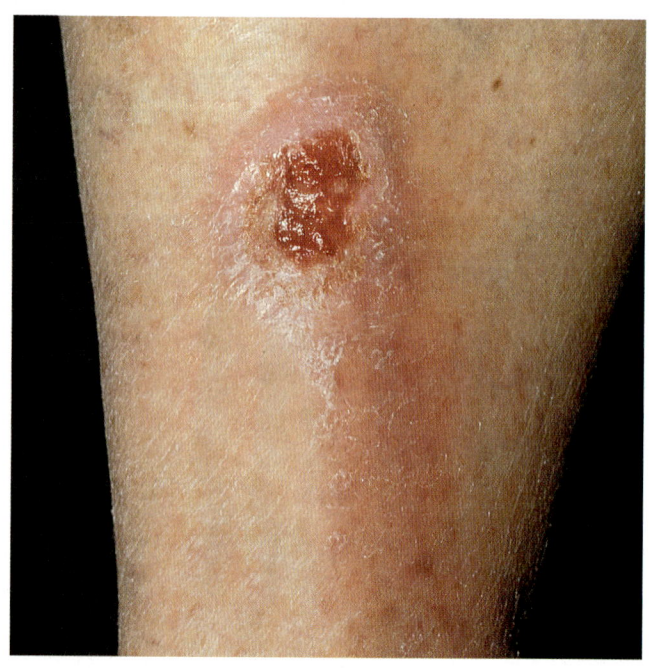

D. 皮损可出现在身体的各个部位。小腿溃疡传统治疗后不愈合应怀疑基底细胞癌。仔细检查发现结节性的边缘。

图 21-4

色素型基底细胞癌　BCC可能含有黑色素，整个或部分皮损呈褐色、黑色或蓝色。临床上，类似黑素瘤或色素性脂溢性角化病，详细检查后发现特征性隆起的珍珠状白色的半透明边缘（图21-5）。通过表面显微镜（皮肤镜，第798页）可做出更确切的诊断。色素性BCC不一定有色素网，但必须有如下的6种阳性特征中的一或几种：大的灰蓝色卵圆形巢，多发灰蓝色球状损害，枫叶样区，轮辐状区，溃疡形成及树枝状毛细血管扩张[8]。活检证实诊断。通常与色素有关的组织学类型是结节型[9]。

囊肿型基底细胞癌　结节型BCC的异型表现为光滑的、圆形囊性肿物。囊肿型BCC与结节型BCC的表现相似。

硬化型或硬斑病样型基底细胞癌　硬斑病样型BCC是一种隐匿进展的肿瘤，表面完好，这一点可能掩盖肿瘤向深部及周围扩展的潜在性。肿瘤表现为蜡样、坚实、扁平或轻度高起，苍白或有点黄，类似于局限性硬皮病，因此称之为硬斑病样BCC（图21-6）。皮损边缘与正常皮肤界限不清，皮损可能凹陷、坚硬，类似瘢痕。组织很脆，刮除术很难去除肿物。不可能通过检查或活检判断肿物的范围。一项研究显示，亚临床扩展平均超过临床界定边缘的7.2mm[10]。治疗采用广泛切除，更有效的是Mohs显微外科手术。

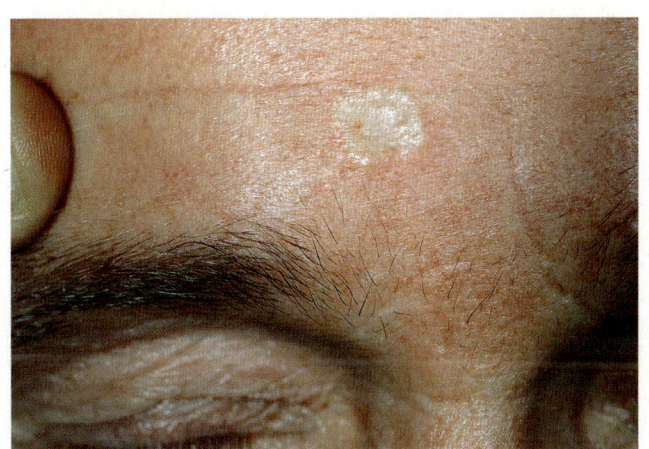

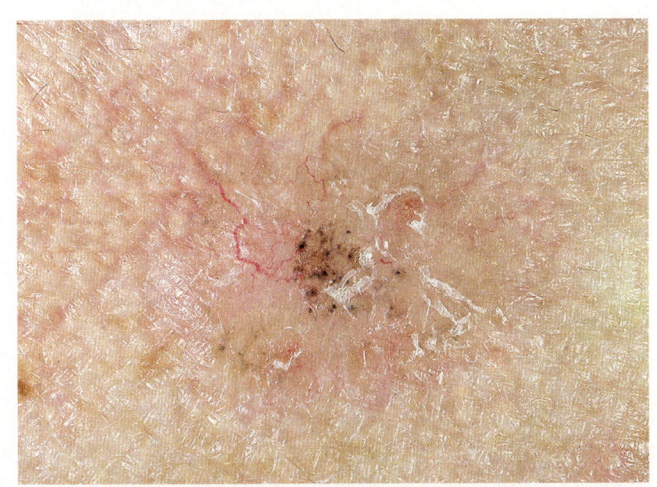

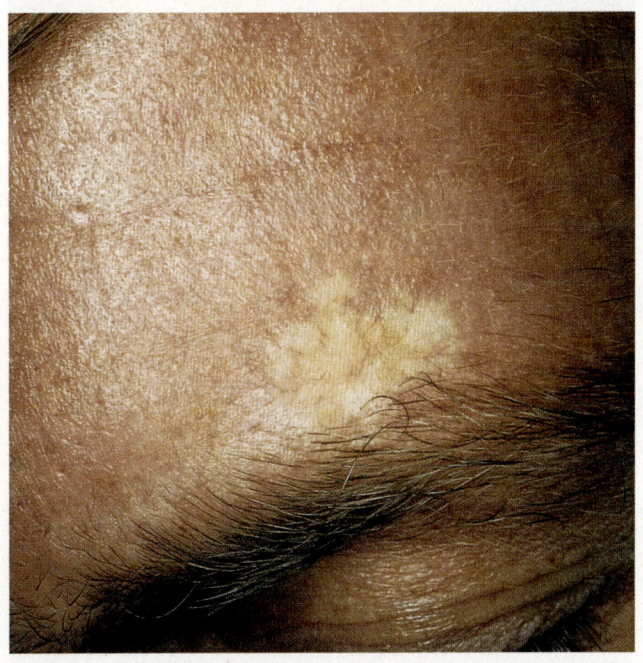

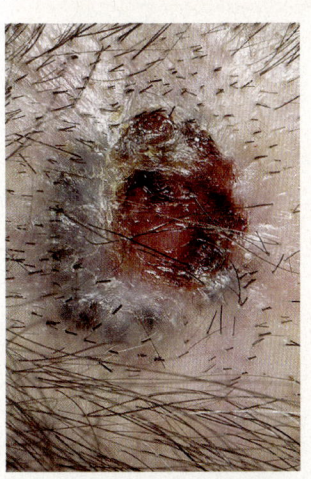
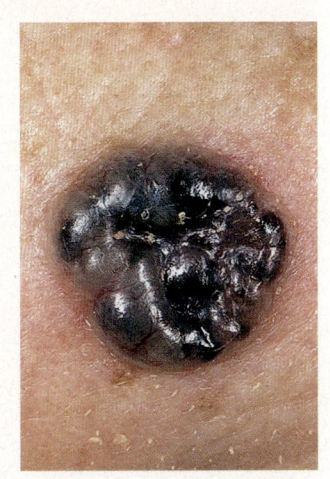

图21-5　色素型基底细胞癌：在这些特殊的结节型基底细胞癌皮损上可见数量不等的黑色素。

图21-6　硬化型基底细胞癌：这些质硬的黄色肿物边缘可能不清楚。

浅表型基底细胞癌 浅表型BCC是侵袭性最小的一型BCC。肿瘤多出现在躯干和四肢,也可以发生于面部,一个或多个皮损。肿瘤向周围扩散,有时数厘米,缓慢侵袭性生长。肿瘤缓慢进展,患者可能在数年后才就医。这种限局性的圆形或椭圆形的红色鳞屑性斑块与湿疹、银屑病、乳房外Paget病以及Bowen病的斑块相似。然而,仔细检查可发现皮损边缘薄、隆起,呈珍珠状白色(图21-7A-E)。这些典型特点也可通过手指在侧面加压去除红色后加以鉴定。

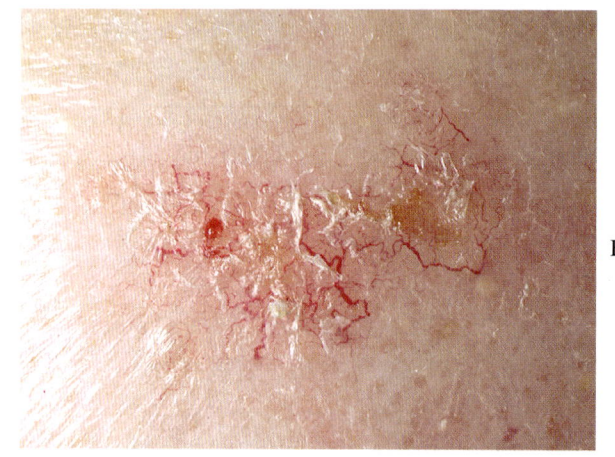
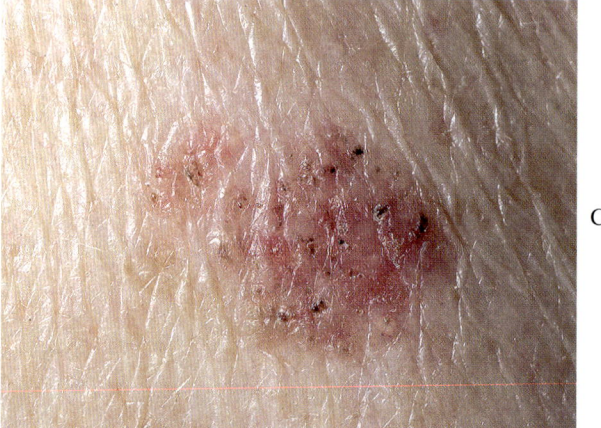
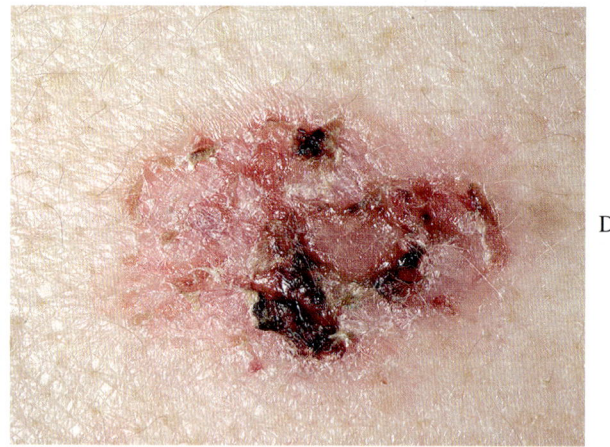
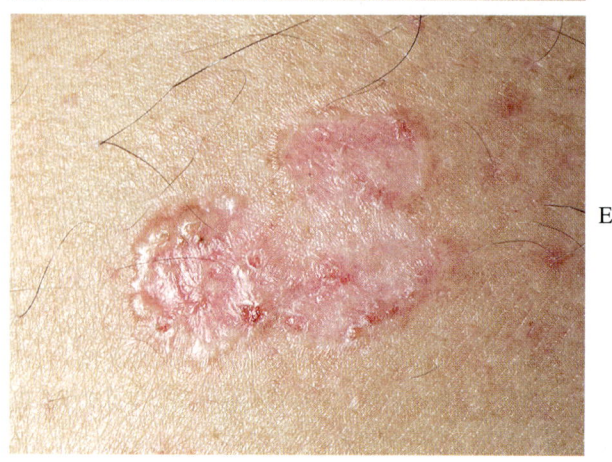
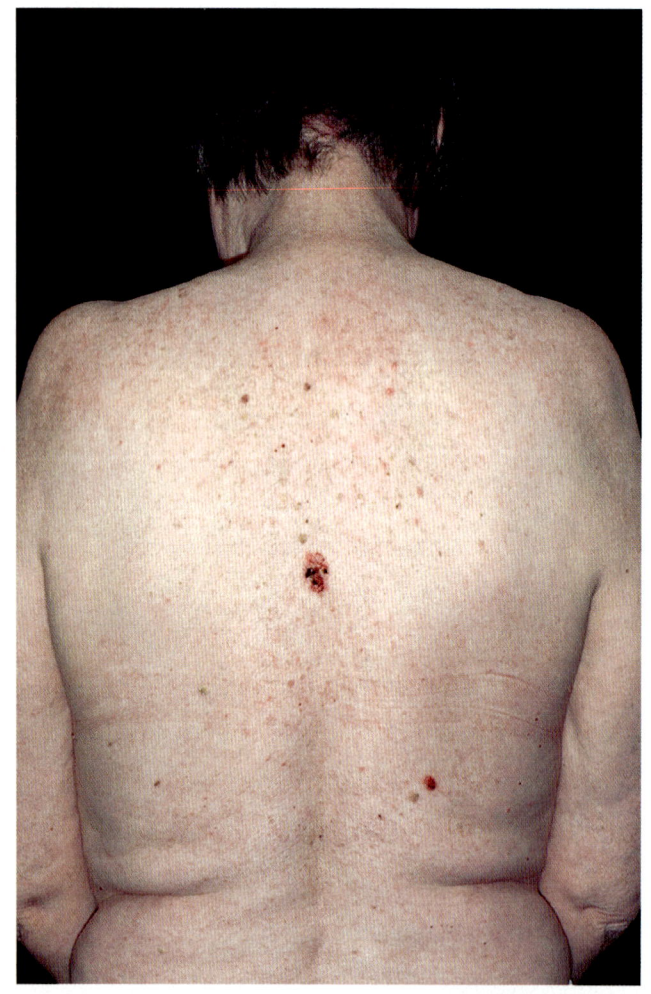

图21-7 浅表型基底细胞癌:A.躯干是最常见的好发部位。B.明显的毛细血管扩张。C.皮损类似湿疹或银屑病。D.随皮损扩大,可有结痂和鳞屑。E.周围皮肤的牵拉使皮损边缘突出。

痣样基底细胞癌综合征（Gorlin-Goltz 综合征）

此病罕见，常染色体显性遗传，呈高外显率及差异表现度，基因定位在9号染色体q22.3～q31[11,12]。具有如下主要特征：出生时或儿童早期即出现多发BCC；掌跖有大量小凹点（图21-8）（50%～87%）；由上皮细胞形成的下颌囊肿，这些囊肿通常引发症状（65%～90%）；异位钙化伴有大脑镰层状钙化（80%）；多种骨骼异常，尤其是肋骨、颅骨和脊柱（70%～75%）[13]。大约70%的患者出现特征性的面容。体检发现包括"粗俗面容"（54%），相对巨头（50%），眼距增宽（42%）与额部隆起（27%）[14]。

该病可出现多种相关的异常（见框21-1）[15,16]。痣样基底细胞癌的数目与行为间存在很大差异，中位数是8个。虽然许多患者无BCC或数目很少，但也有超过1000个的[17]。第一个肿瘤出现的平均年龄是23岁[14]。青春期前见不到局部破坏性的肿瘤。肿瘤侵袭性行为在青春期后出现，所有患者都需要仔细检查。大部分高度侵袭性肿瘤累及面部胚胎裂的区域。日光及X线照射能促进多发性BCC的发生[18]，但在非曝光部位也可出现[19]。大约50%的患者表现双侧下颌多发囊肿；牙医R.J.Gorlin发现了这一综合征。囊肿在10岁前出现，替代患儿的牙齿，常出现在第一颗白齿的部位[20]。80%的患者第一个囊肿在20岁前出现。囊肿的数目1个到28个（平均3个）。囊肿可引起疼痛、内容物流出及下颌水肿。

儿童出现多发骨骼异常则高度提示痣样基底细胞癌综合征，这可能是最早的诊断线索。75%的患者存在完全或部分蝶鞍桥损害。40%患者出现八字形分叉的肋骨。17%的患者在30岁（平均）时经超声诊断卵巢纤维瘤。

对怀疑痣样基底细胞癌综合征的患者最初评估应包括：（1）家族史；（2）牙科咨询；（3）下颌、颅骨、胸部、脊柱和手部的X线片，拍片可显示大脑镰钙化（65%）或小脑幕钙化（20%）；鞍桥（68%），肋骨裂开（26%），指趾骨火焰状发亮；及手的掌骨和腕骨（30%）[14]。

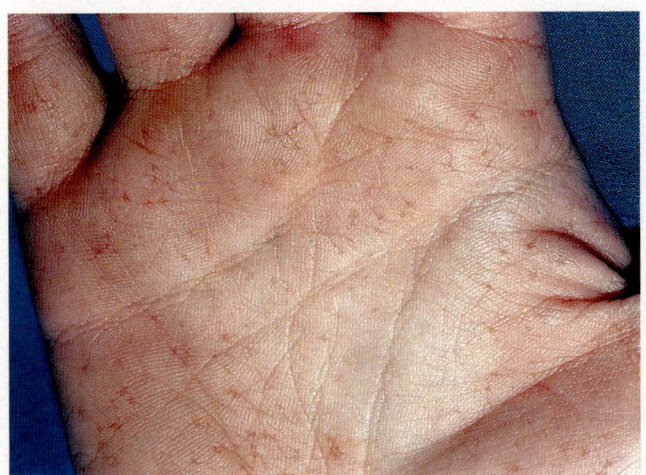

图21-8　痣样基底细胞癌综合征：掌跖出现大量小凹。

框 21-1　痣样基底细胞癌综合征
皮肤
多发痣样基底细胞癌
点状凹陷——掌跖（50%～65%）
粟丘疹，囊肿（上皮性和皮脂性）
面部与口腔
多发下颌囊肿（65%～90%）
50% 患者主诉存在囊肿
特殊面容
腭部突出
鼻根增宽（25%）
额部/颞顶部突起
眼距增宽
中枢神经系统
大脑镰层状钙化（80%）
蝶鞍桥形成（75%）
智力发育迟缓
脑电图异常
骨骼系统异常（70%～75%）
肋骨异常（55%）：分叉（40%），骨性融合或部分发育不全，或肋骨退化
椎骨（65%）：脊柱后侧凸（50%），隐性脊柱裂（40%）
掌骨缩短（通常第4或第5指，或二者同时）（28%）
骨囊肿——指（趾）骨及其他骨（46%）
其他
其他
淋巴肠系膜囊肿
卵巢纤维瘤或囊肿
Kimonis VE et al: Am J Med Genet 1997; 69:299

治疗与复发的危险性

选择最好的治疗方法前需要考虑多种因素[21]。最重要的是临床表现、细胞类型、肿瘤大小及部位。下面的图表说明了基底细胞癌的治疗原则。

临床类型 结节型与浅表型BCC侵袭性最小,电干燥法、刮除术或单纯外科切除可以完全去除病灶。

组织学类型 微小结节型、浸润型及硬斑病样型BCC切除后的肿瘤边缘残存肿瘤的比率很高(分别为18.6%,26.5%,33.3%),复发率最高[6]。临床上,这些类型的BCC边界不清,很难通过体格检查时明确边界[22]。肿瘤侵入周围组织,不易察觉,很容易被草率的治疗方法如外科切除漏掉。一项研究发现硬斑病样型BCC肿瘤亚临床平均扩展范围约7.2mm,而境界清楚的结节型病灶扩散范围为2.1mm[10]。外科切除的BCC对侧组织常规病理检查可能发现不了在切除边缘的BCC小结节或条索。这些肿瘤需要更积极的治疗,如扩大切除或显微外科手术。

肿瘤大小 通常电干燥法与刮除法治疗额部和颊部的小结节型BCC(小于1cm)效果很好。额部及颊部较大的边界清楚的结节型BCC应该切除并缝合切口;电外科治疗大的肿瘤可能引起大而难看的瘢痕。临床体检不能确定硬化型BCC的边缘,应行外科切除,Mohs显微外科手术更好。任何大小的浅表型BCC都应采用电外科充分切除,或用咪喹莫特霜(商品名爱达乐)治疗。

部位 鼻、眼及耳周围的肿瘤需要特殊注意。大于1cm的鼻部、睑缘及唇红边缘灶、累及软骨的病灶及硬化性上皮瘤,电干燥法及刮除法治疗效果差[23]。眼内眦BCC尤为危险。皮肤贴近骨骼及软骨,肿瘤细胞最初即侵犯骨膜或软骨膜,进而沿着骨膜或软骨膜转移。治疗不充分的肿瘤表面可出现愈合,但肿瘤向深部侵犯及向周围扩展,难以发现,最终形成大的肿瘤。可能累及眼和脑。

电干燥法及刮除术后肿瘤复发的危险性

原发性BCC经电干燥法及匙刮术治疗后可能出现复发的危险部位已经明确,其危险性可分为低度、中度及高度。颈、躯干及四肢5年复发率较小(8.6%)。头皮、前额及鬓角复发率居中(12.9%)。高度危险的部位如鼻、眼睑、下颌及耳,复发率17.5%[24]。中度危险部位的肿瘤直径小于1cm的皮损以及高度危险部位的直径小于6mm肿瘤经电干燥法及匙刮术治疗后其5年治愈率达到95%。

相对危险性及随访 BCC患者治疗后5年或更长时间内需定期观察[25]。1个病灶BCC的患者,有36%~50%于治疗后5年内再次发生BCC[26,27]。另一项调查发现,原有2个或多个皮肤癌灶的患者中41%治疗后再次复发[28]。

基底细胞癌

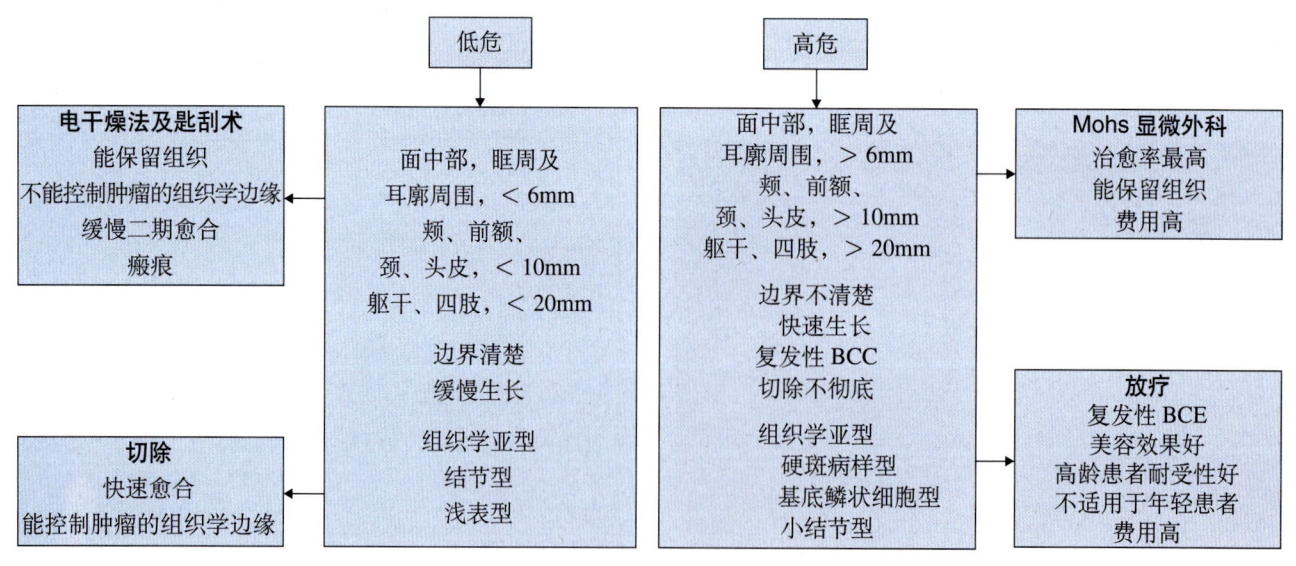

Adapted from Martinez JC, Otley CC: Mayo Clin Proc 2001;76:1253

复发性基底细胞癌

临床表现 治疗不彻底的BCC可能复发。肿瘤可能出现在瘢痕组织的周边表浅部位，或深及真皮或皮下脂肪内（图21-9）。复发性BCC临床表现有时与原发性不同。侵犯瘢痕组织的肿瘤颜色及质地发生细微改变，易被忽视。瘢痕组织内或周边出现自发糜烂，应怀疑肿瘤。通常没有特征性的珍珠状白色边缘，糜烂处刮除活检显示质软的、无定形的、胶状BCC组织向深部及周围侵犯，远超过了糜烂面的边界。深部复发表现为表面正常或褐红色斑，可能与表皮囊肿混淆[29]。

判断复发的因素有组织学图像、解剖学部位及大小。

组织学类型 硬斑病样型及基底鳞状细胞变异型肿瘤复发危险最大。组织学显示不明显的栅栏样或微小结节改变（肿瘤岛）和/或呈条索状侵袭而无硬化性基质的肿瘤，临床边界不清[22]。肿瘤侵入周围组织不明显，所以容易被盲目的治疗所忽略，如外科切除。一项研究发现硬斑病样型BCC亚临床扩展范围平均为7.2 mm，而境界清楚的结节型病灶侵犯范围是2.1mm[10]。前面已经提到，外科切除的BCC组织常规病理检查可能发现不了切除边缘对侧的小结节或条索状的BCC。这些肿瘤需要更积极的治疗，扩大切除或显微镜下外科手术。

部位 病灶直径增大及头部任何部位的病灶，尤其是鼻及耳部的，与高复发危险性有关，而位于颈、躯干、四肢或外生殖器的肿瘤行刮除-电干燥法、放疗及外科切除治疗后复发危险性低[30]。鼻或鼻周围区域的BCC可能沿着软骨膜侵袭，或侵入鼻唇沟的胚胎融合板，导致亚临床扩展。

大小 肿瘤越大，复发危险性越高；并且较大肿瘤多见亚临床扩展。

图21-9 复发性基底细胞癌：少见的结节性肿瘤边缘毛细血管扩张，侵犯瘢痕组织底部。

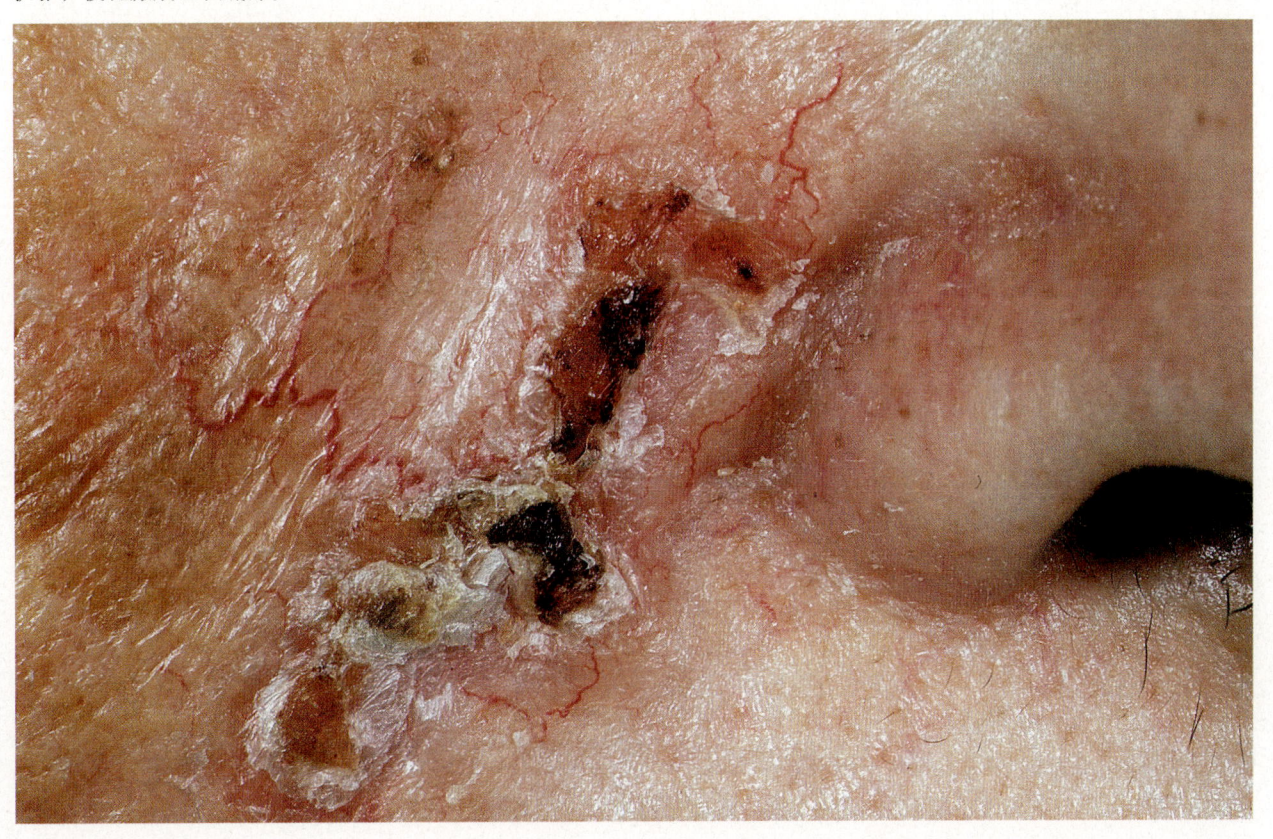

治疗

以下部分概括了各种治疗方法[31],特殊技术方法见第27章。

推荐的随访评估 每年进行一次彻底的皮肤检查,BCC患者可从中受益。因为肿瘤首次出现3年后再发BCC的危险性降低,所以对3年后仍未发生肿瘤的BCC患者可不再继续随访[32]。

活检 小的BCC单纯活检,临床上无残余肿瘤的迹象,通常有治疗作用。临床上未受累的部位活检有2/3显微镜下有微小BCC病灶[33]。

电干燥法及匙刮术 任何部位直径小于6mm的结节型BCC,电干燥法及匙刮术最有效;较大的肿瘤解剖部位不同疗效不同;电干燥法及匙刮术也用于治疗浅表性BCC[24,34-37]。因为临床上很难确定硬斑病样型BCC边界,不适合用此方法。鼻及鼻唇沟部位边界清楚且直径小的病灶可用此法治疗,然而,这些高危区的肿瘤应采用Mohs显微外科手术。电干燥法及匙刮术对耳部的病灶尤为有效,此处手术后用于闭合切口的皮肤活动度很差。

刮除法要求肿瘤周围及底部的真皮要牢固,以便于刮匙能区分真皮与质软的肿瘤(图21-10)。如果肿瘤侵犯脂肪,刮匙不能区分脂肪与软性的肿瘤,那就要选择其他方法。后背及肩部的肿瘤,除非小而浅表的BCC,尽量不用刮除术,因为这些部位的真皮较厚。正确的技术要求彻底刮除,通常要2~3次,因此,眼睑或唇部的病灶要用其他方法。此法对下肢的肿瘤尤为有效,因为这些部位术后皮肤活动度差。电外科造成的伤口在2~6周的愈合过程中渗出的血清积聚成痂。经验丰富的皮肤科医师行ED&C,其肿瘤复发率是5.7%。外科切除术后总的复发率是5.3%[38]。该技术在第27章中作了阐述。

外科切除术 位于颊部、前额、躯干及大腿的边界清楚的较大的肿瘤首选外科切除。美容效果好并且愈合时间比电外科手术短。耳及鼻部的病灶切除后一期闭合切口技术上很难。此种方法缺少应用刮匙能感受肿瘤边缘的优势,所以应切除足够的边缘。一项研究报道,BCC小于2cm,扩大切除肿瘤及其周围4mm范围,治愈率达到98%[39]。大型系列研究显示不同解剖部位的BCC切除后5年复发率为:颈、躯干及四肢0.7%;头部的直径小于6mm者3.2%,介于6~9mm者5.2%,直径10mm及更大者为9.0%[40]。

手术前刮除术 手术前行刮除能帮助外科医生更好地确定肿瘤的边缘,并能降低BCC治疗后边缘仍存在肿瘤的发生率。此法使BCC外科治疗失败率降低了24%。刮除术对SCC的治疗无益。推测SCC与非侵袭性BCC不同,因为SCC呈小巢状侵犯,无黏液基质,因而,SCC不像BCC那样容易与周围基质分开。因此,尽管术前刮除SCC没有害处,但也不能改善外科治愈率[41]。

切除不彻底的基底细胞癌 边缘及基底充分切除是外科治疗的关键,切除组织边缘发现肿瘤细胞者复发率超过30%。对于BCC未彻底切除的所有患者来说,现有资料支持立即再切除或Mohs显微外科手术,而不提倡"观察"[42-44]。如果患者的存活时间有限,或复发后治疗不困难的,可能不必要再切除。

冷冻外科 应用喷雾装置或冷冻探头喷出液氮的冷冻疗法适合于结节型及浅表型的BCC,只要边界清楚(侧面及基底),大小不限[45]。除非有测定冷冻深度的热电偶,否则,深度超过3mm的肿瘤不建议采用此疗法。冷冻外科治疗前要做一次活检以判断肿瘤细胞类型及深度,或者如果对诊断无疑虑,在冷冻前作活检。术后疼痛轻重不等。治疗后几天内伤口外观有时会造成患者担忧。冷冻外科技术在第27章作阐述。

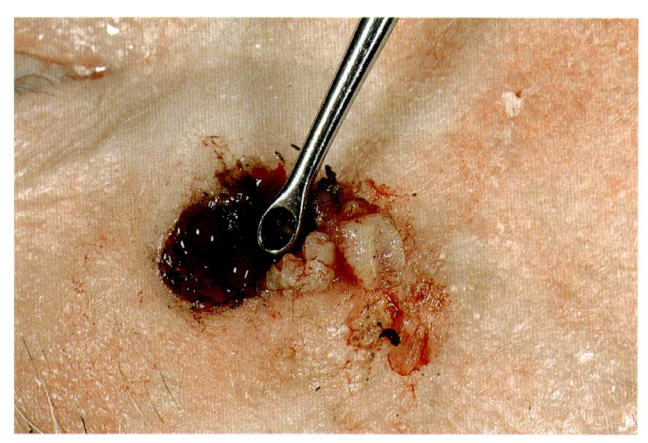

图21-10 结节型基底细胞癌:刮匙能很容易破坏粘着性差的肿瘤。

Mohs 显微外科 Mohs 外科手术是在显微镜控制下进行的，用于所有类型及不同大小的 BCC。更小的或临床上边界清楚的病灶不必要采用这种方法，如结节型或浅表多中心性的 BCC。

Mohs 外科手术对有以下特征的 BCC 是一种可供选择治疗方法：多数硬化型 BCC 及临床上边界不清的 BCC；复发可能性大的部位的肿瘤（表21-2），如鼻或眼睑；非常大的原发性肿瘤；大的复发性 BCC[46]。技术讲解见第 27 章。

放疗 放疗对于不能耐受外科小手术的老年患者很有用。需要保留边缘正常组织的部位更作为首选（如眼睑及口唇周围），美容效果最佳。

5 年复发率总体上是 7.4%。直径小于 10mm 头部 BCC 5 年复发率 4.4%[47]，直径 10mm 或大于 10mm 者复发率 9.5%。治疗部位无复发并且长期美容效果好，放疗的比例（63%）低于刮除-电干燥法（91%）及外科切除（84%）[48]。放疗是治疗小于 1cm 的复发性 BCC 的有效方法[49]。如果不很在意治疗后的美容效果，X 线治疗是许多原发性及复发性 BCC 的一个有效治疗方法。这种治疗需要门诊患者多次随访观察，对于身体虚弱的患者可能难以做到。

5% 咪喹莫特霜（商品名爱达乐） 咪喹莫特是一种免疫调节剂，诱导产生与细胞介导免疫反应有关的细胞因子，包括 α 干扰素，γ 干扰素及白介素[12]。每日应用 5% 咪喹莫特霜的患者，6 周后能有效治疗浅表型 BCC。局部皮肤反应常见，但能耐受[50,51]。

5-氟尿嘧啶 除了罕见的基底细胞痣综合征上出现的某些肿瘤外，几乎所有的 BCC 都不能用 5-FU 治疗。用 5-FU 仅能破坏肿瘤表面而不影响深部细胞。

病灶内注射 α 干扰素及光动力学治疗 这些是新的试验性治疗方法，不能作为重要的治疗模式[53]。

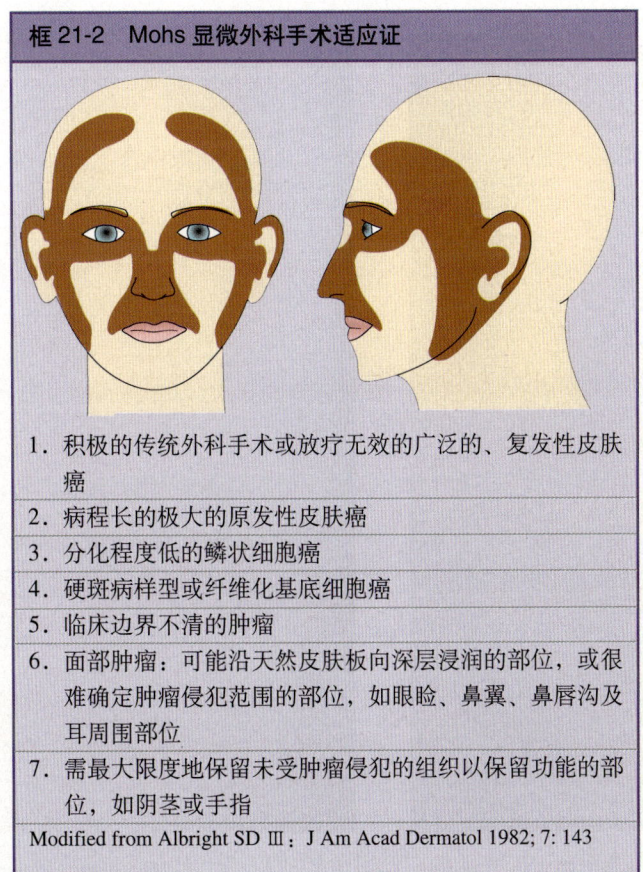

框 21-2　Mohs 显微外科手术适应证

1. 积极的传统外科手术或放疗无效的广泛的、复发性皮肤癌
2. 病程长的极大的原发性皮肤癌
3. 分化程度低的鳞状细胞癌
4. 硬斑病样型或纤维化基底细胞癌
5. 临床边界不清的肿瘤
6. 面部肿瘤：可能沿天然皮肤板向深层浸润的部位，或很难确定肿瘤侵犯范围的部位，如眼睑、鼻翼、鼻唇沟及耳周围部位
7. 需最大限度地保留未受肿瘤侵犯的组织以保留功能的部位，如阴茎或手指

Modified from Albright SD Ⅲ：J Am Acad Dermatol 1982；7：143

光化性角化病 Actinic keratosis

光化性角化病（又称日光角化病）是一种局限于表皮的鳞状细胞癌。皮损较常见，与日光有关，随年龄增长皮损数目增多。大多数病灶长期保持在浅表皮肤。向深部扩展累及真皮乳头层和/或网状层者称为鳞状细胞癌[54]。

通过临床表现及组织学特征不能预测恶变的潜在可能性。较厚的病灶是应引起注意的。AK患者要定期评估并需要反复治疗以阻止发展成侵袭性恶性肿瘤。肤色浅的患者比肤色深者更可能发生侵袭性改变。多年日光照射使损伤累积达到一定程度可导致肿瘤。如果减少日光照射，光化性角化病可自行消退，但也可能出现新的皮损[55]。患者的皮损经常在夏季首次发现，提示日光照射后皮损变得更活跃。免疫抑制是本病的一个危险因素。移植患者鳞状细胞癌发生率是正常对照者的65倍。皮损于移植后2～4年出现，并且发病率增高[56]。

如何对待光化性角化病患者

光化性角化病是一种表皮内的鳞状细胞癌。这一定义对临床医生和病理医生很有用，但使患者混淆，并且心理上有负担。光化性角化病这一提法没有"癌"的字样，对患者来说是很合适的。患者应该了解这些皮损可能变厚并发展成侵袭性癌，但这种可能性很小。定期体检、治疗以及采取预防措施（遮光剂，衣服遮盖）是必要的。

临床表现 光化性角化病起初表现为局部血管增多，皮肤表面逐渐变粗糙。皮肤的质地是诊断早期皮损的关键，触诊比视诊能更好地识别皮损。皮损表面逐渐出现境界清楚的黄色粘着性的鳞屑。揭去鳞屑后容易引起出血（图21-11、21-12、21-13）。大多数皮损直径3～6mm。皮损可单发，也可累及整个额部、头发脱落的头皮或颞部。光化性角化病可能逐渐变厚，发展成肥厚性损害。增厚的皮损可能进展成鳞状细胞癌，临床上与鳞状细胞癌不能区别。质硬、炎症反应以及出现渗出提示该病恶变。

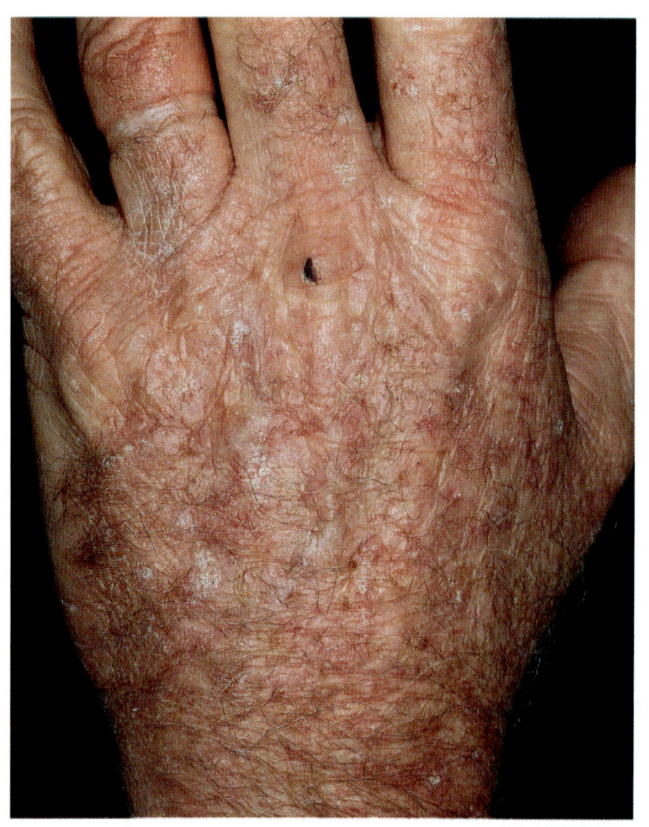

图21-11 光化性角化病：数个卵圆形或圆形红色质硬的皮损，有粘着性鳞屑。

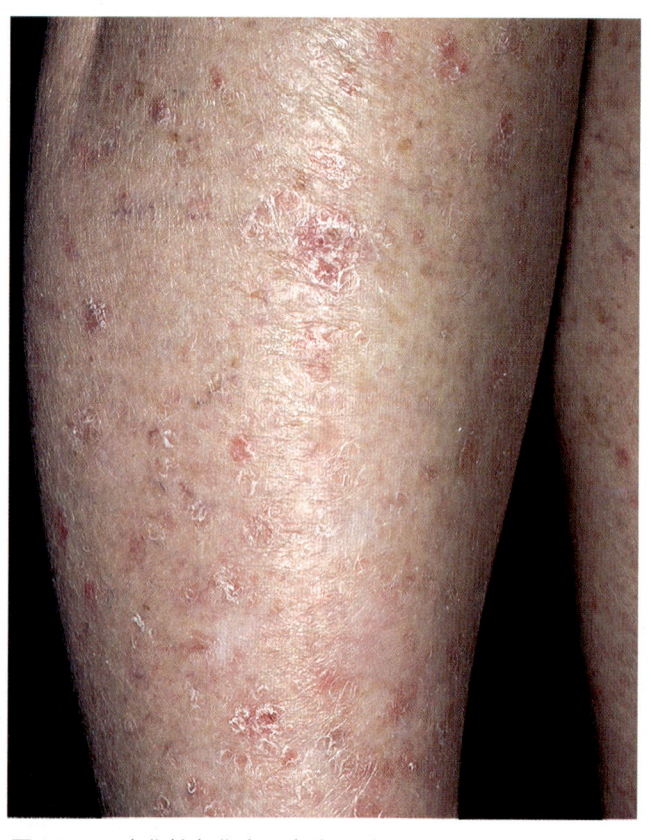

图21-12 光化性角化病可在非暴露的上下肢出现大量皮损。

光化性角化病

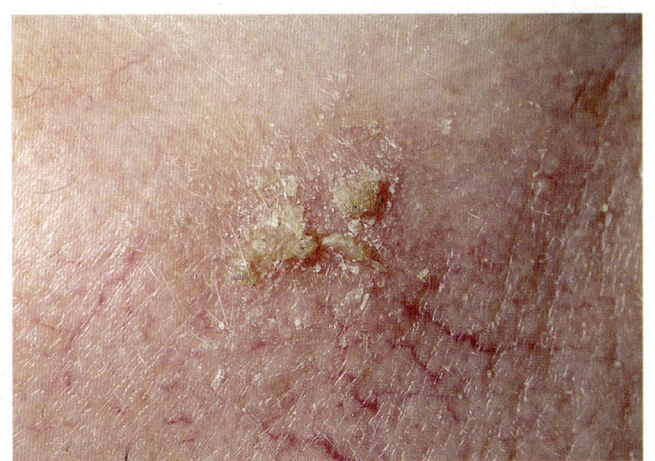

A.典型皮损表现为红斑基础上境界清楚的粘着性鳞屑。

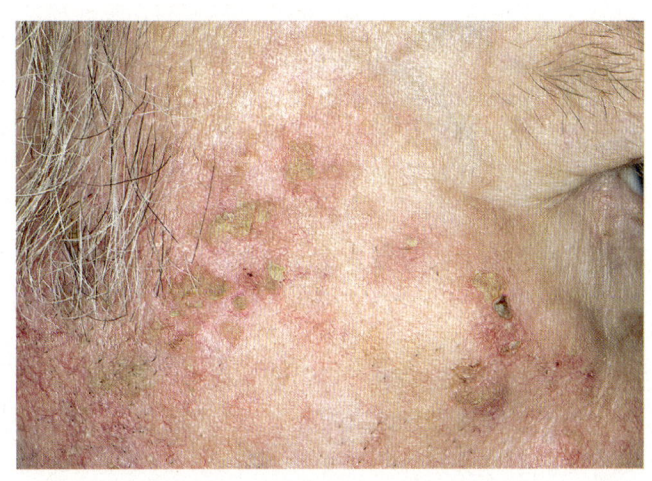

B.面部出现很多皮损，周围皮肤有不规则的色素沉着，血管扩张。

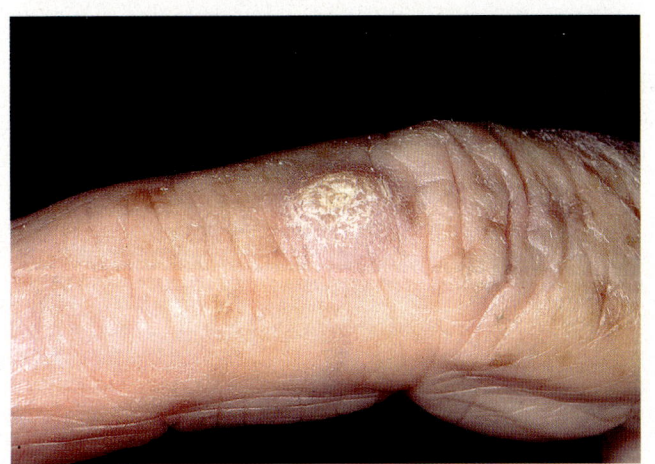

C.较厚的皮损可能恶变成鳞状细胞癌。

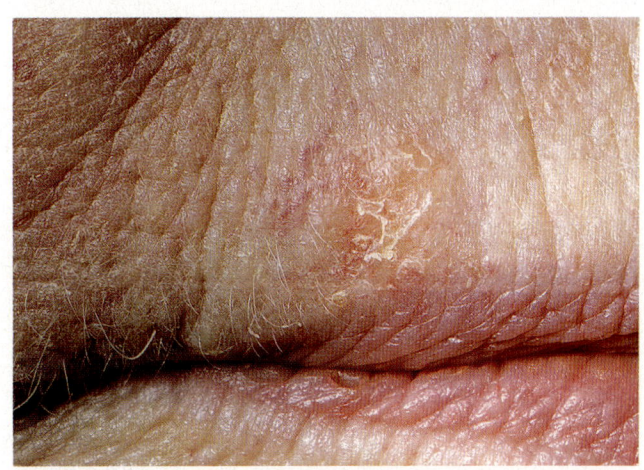

D.唇部角化病可能比看起来更深一些。

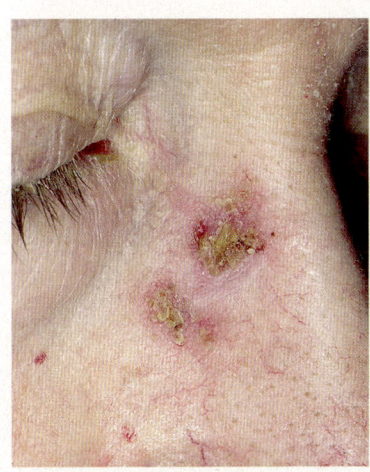

E.大的角化性损害可能侵袭很深。

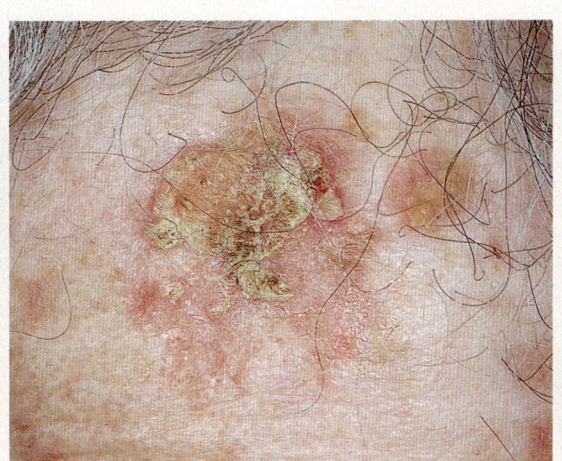

F.非常大的皮损需要数月至数年才能形成。

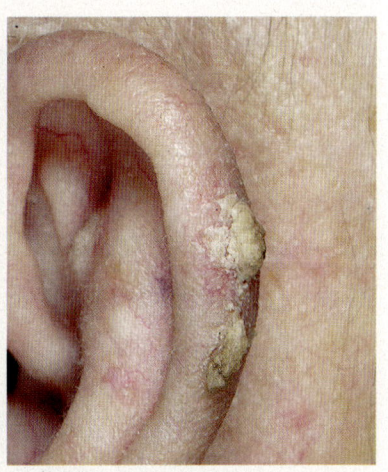

G.与鳞状细胞癌的表现一致。

图 21-13

临床异型 包括皮角、播散性色素性光化性角化病及光化性唇炎。皮角是一种肥厚性光化性角化病，角质大量堆积形成一个圆锥形角化过度的突起性损害（图20-14）。色素性光化性角化病与有鳞屑的雀斑、脂溢性角化病或黑素瘤表现相似（图21-14，21-15）。光化性唇炎是下唇部位的光化性角化病。唇部粗糙，有鳞屑，发红，也可表现为皲裂，鳞屑，甚至形成溃疡（图21-16，21-17）。这些表现见于唇部鳞状细胞癌。唇部鳞状细胞癌大约有11%发生转移，高于其他的皮肤鳞状细胞癌[57]。

向鳞状细胞癌转变 经过数年后，一小部分皮损可能增大，变厚，侵入真皮，并有发展成转移性疾病的可能。单个皮损的年转变率非常低，多个皮损的患者，终身的恶性转变的风险是相当大的。每个患者光化性角化病皮损平均7.7个。每个光化性角化病患者每个皮损每年发展成鳞状细胞癌的估计可能性是0.085%。因此，鳞状细胞癌的10年发生率至少是10.2%[54,58]。超过60%鳞状细胞癌是由光化性角化病发展而来的[59]。源自光化性角化病的鳞状细胞癌侵袭性差，但可能最终发生转移[60]。

光化性角化病与鳞状细胞癌 除了活检，没有确切的方法区分光化性角化病与鳞状细胞癌。临床表现是连续的，区分很困难。皮损增厚，发红，疼痛，溃疡，增大只能提示向鳞状细胞癌进展，但是不可能预测光化性角化病皮损在哪一确切点上转变成侵袭性鳞状细胞癌。被认为是光化性角化病的皮损或对治疗无反应的皮损可能实际上就是鳞状细胞癌。因此应该采取积极治疗，并且密切观察，以防进展[57]。

病理生理学与组织学 紫外线照射诱导角质形成细胞中 *p*53 肿瘤抑制基因 DNA 突变，启动发病。*p*53 基因失去功能的细胞，加上大量的紫外线照射，表皮内细胞无限克隆性增殖，导致光化性角化病发生。持续照射可能使光化性角化病发展成鳞状细胞癌。组织学上，光化性角化病可见到异常的表皮细胞，仅限于表皮内。细胞的特点与侵袭鳞状细胞癌一样，包括已经转移的细胞[54]。这些细胞有大的多形性细胞核，嗜酸性胞质（图21-18）。可见核丝分裂相，细胞角化不良和角化不全[61]。"原位鳞状细胞癌"通常指异常细胞局限于表皮内的损害。毛囊不受累，所以没有毛囊角栓。穿过真表皮交界进入真皮提示发生侵袭性鳞状细胞癌。

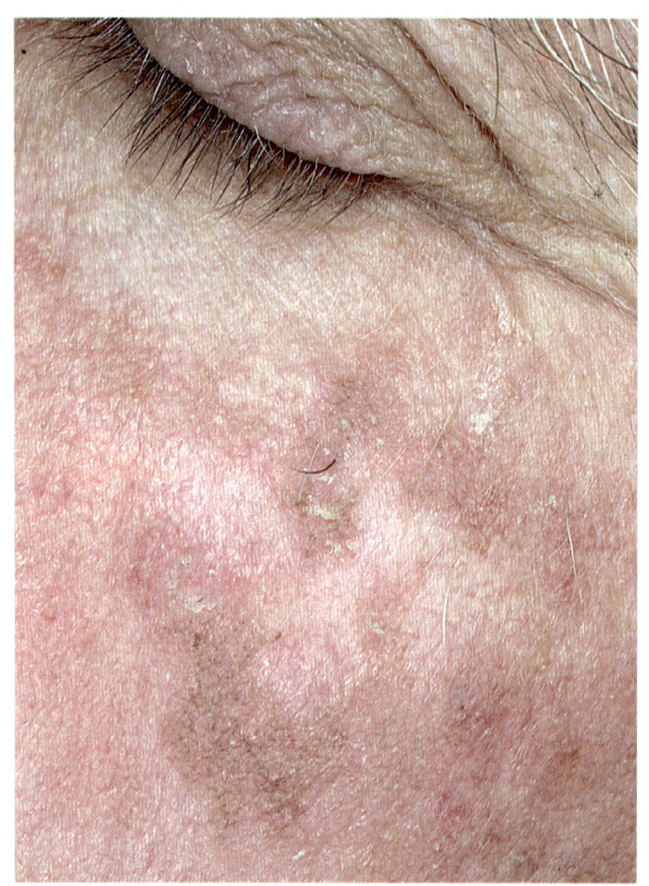

图 21-14 色素性光化性角化病。

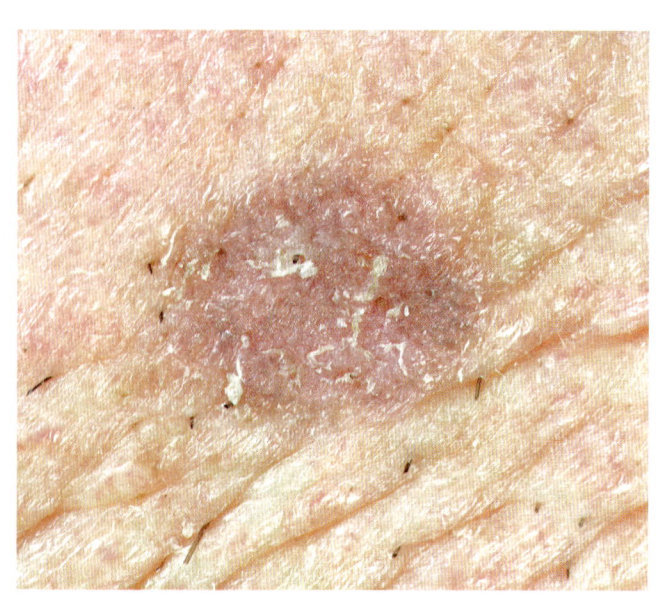

图 21-15 色素性光化性角化病。

光化性角化病

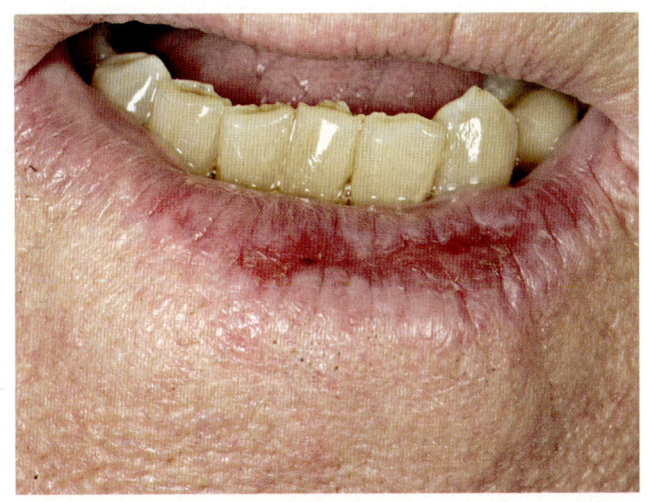

图 21-16 大范围浅表性皮损可能存在数月至数年，进展很小。外用 5-氟尿嘧啶有效。

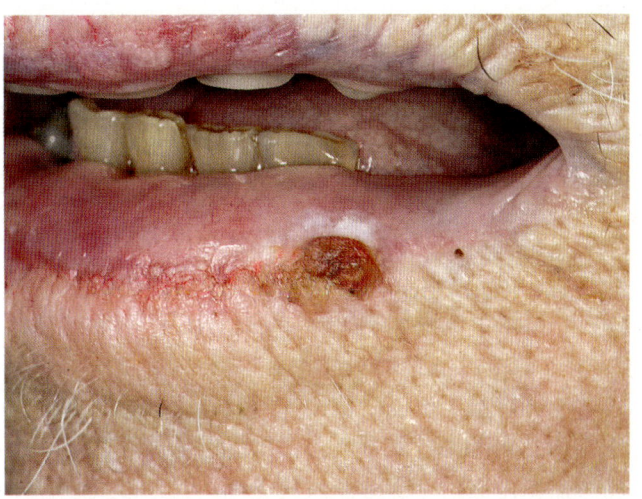

图 21-17 查体很难判断这一皮损的深度。外科手术是最可靠的治疗方法。

图 21-18 表面有角质和结痂，非典型上皮细胞限于表皮内，不累及毛囊结构。

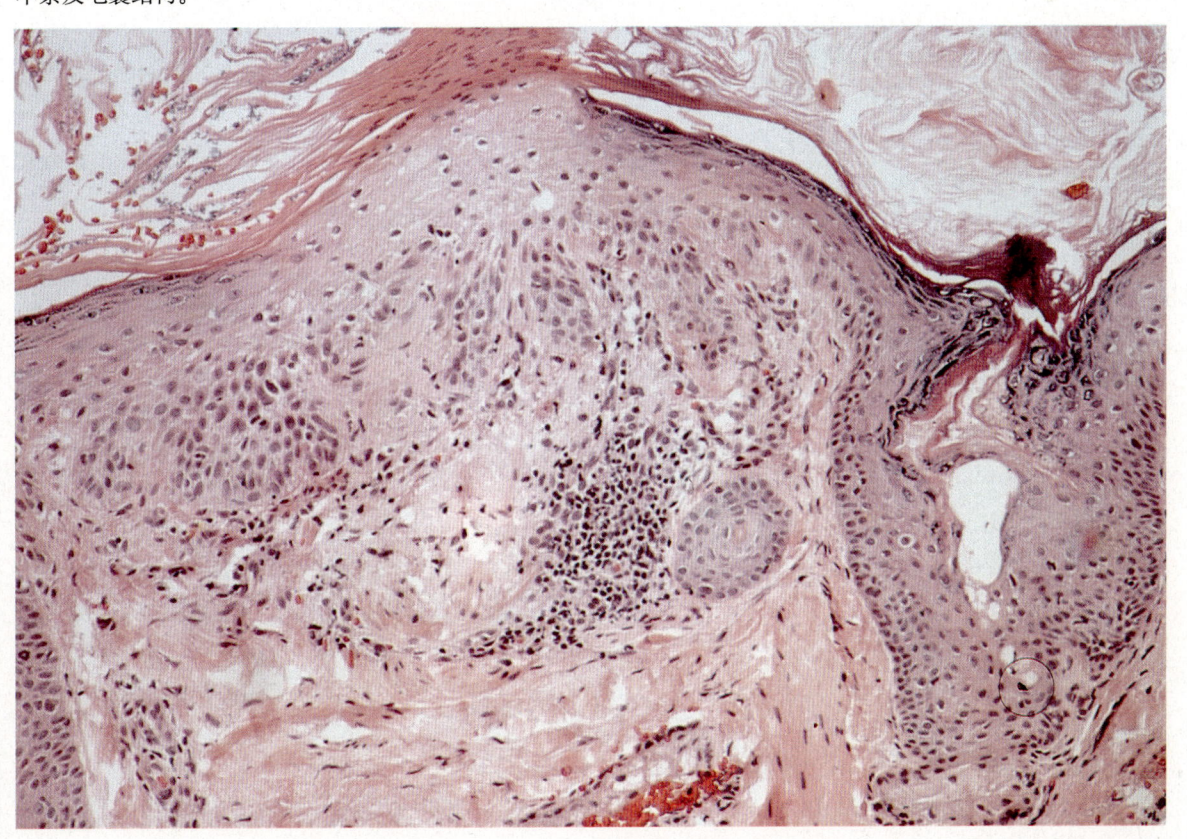

处理

因为光化性角化病有时能自行消退，对于少数浅表性损害的患者可以暂不治疗。小的皮损应过一段时间后再检查有无自行消退。患者应尽所能地防止进一步日光损伤。这并不意味着患者就要一辈子隐居，而是应该懂得减少日光照射的方法。光化性角化病发展成鳞状细胞癌是连续进展的过程，在临床上难以确切地区分这两种诊断。应该采取积极的措施治疗光化性角化病，阻止其发展成鳞癌[57]。仔细检查光化性角化病患者，判断有无基底细胞癌。

冷冻疗法 冷冻疗法是大多数孤立的、浅表的光化性角化病的治疗选择[62]。光化性角化病存在于上皮内。液氮冷冻治疗引起表真皮分离，是治疗浅表性损害的一种高度特异性不引起瘢痕的方法。肤色深的患者冷冻治疗后可能出现色素减退斑，因此面部多发性损害经治疗后可能呈现白色斑驳状外观。局部应用5-FU 是最好的选择。

外科手术切除 对于单个质硬的损害或有厚痂的损害应该采用小手术切除。小于0.5cm 的皮损没有必要做活检。应该检查那些较大的损害或出现在唇红缘或唇红上的损害。电干燥法和刮除法可以很容易去除小的较厚的损害。对于范围大不能局部用5-FU 治疗的光化性唇炎患者，CO_2 激光治疗优于唇红切除术[63,64]。

遮光剂 常规使用遮光剂可以防止发生日光性角化病[65]。含有同时阻断UVA 和UVB 的混合成分的遮光剂是最有效的。遮光剂最好在外出当日的清晨应用。面部、下唇、双耳、项部、手背及前臂都应涂擦遮光剂。秃发者应带帽子。医生应该向患者解释，尽管应用了遮光剂，还可能出现更多皮损，但很多浅表性损害会有改善[55]。

局部应用5-FU 化疗 5-FU 是治疗浅表光化性角化病的一种有效方法。较厚的损害，尤其是位于头皮部位，可能发展成鳞状细胞癌，所以应采取更积极的治疗[66]。药物被快速分裂的细胞吸收后，导致细胞死亡。药物对正常细胞影响很小，临床上看起来也没有影响。这一过程可引起炎症反应。厚的质硬的皮损炎症反应最明显，采用局部化疗前最好行外科手术切除。表21-2 及药典中列举了现有的5-FU 制剂。

患者应该警惕治疗各阶段中出现的炎症反应。严重炎症反应引起的感觉不适可持续1周或更长。如果一次治疗很小的范围，那么疼痛也减轻。然而，多数患者都希望治疗整个面部，而不愿将那些难看的红斑与痂皮留在面部数周再治疗。治疗手背及四肢的损害较面部疗程要长（表21-3）。皮损数目少的患者可以在夏季或冬季治疗。皮损数目多又在户外工作的患者最好在冬季治疗。生产5-FU 的制药公司会向患者提供信息宣传单和录像，资料给出了各种炎症阶段的彩色照片。

表21-2	治疗光化性角化病的制剂	
产品	活性成分	包装
Carac	0.5% 氟尿嘧啶	30 克霜剂
Efudex	2% 氟尿嘧啶	10 毫升液体
	5% 氟尿嘧啶	10 毫升液体
	5% 氟尿嘧啶	25 克霜剂
Fluoroplex	1% 氟尿嘧啶	30 毫升溶液
	1% 氟尿嘧啶	30 克霜剂
爱达乐	5% 咪喹莫特	霜剂－每盒12 个小包
Solaraz gel	3% 双氯芬酸钠	25 克，50 克霜剂

表21-3	不同部位损害采用5-FU 治疗疗程指南	
部位	炎症的早期表现（天）	疗程（周）
面部，唇	3～5	2～4
头皮	4～7	3～5
颈部	4～7	2～4
上肢，手，大腿	10～14	4～8
后背	10～14	4～6
胸部	10～14	4～6
Adapted from Goette KD: J Am Acad Dermatol 1981; 4:633		

治疗方法（5-FU）及预期结果 现有5-FU剂型浓度为0.5%、1%和5%霜剂以及1%和2%的溶液。1%的溶液对头皮损害有用，2%的溶液用于单个的损害。Carac（0.5%氟尿嘧啶霜）是一种新型制剂，若能耐受，每日1次，连续外用4周。停药2周后刺激症状消退。Efudex或Fluoroplex每日2次，连用2～4周。每周应用5-FU制剂2～3次，疗效较差。常见明显的刺激和不适反应。应用5-FU时，两次用药之间外用凡士林可缓和用药部位皮肤的刺痛、干燥及皲裂。炎症反应高峰期口服止痛药（如扑热息痛与可待因）可以控制疼痛。5-FU制造商提供的宣传单及录像是很有帮助的。

局部外用咪喹莫特化疗 5%咪喹莫特霜（商品名为爱达乐）是一种免疫反应调节剂，用于治疗生殖器疣。咪喹莫特每周外用3次，连用6～8周，可以成功去除所有的光化性角化病损害。若出现局部皮肤反应，可将治疗调整到每周2次[67]。咪喹莫特治疗浅表型基底细胞癌也有效。

双氯芬酸钠 局部外用含3%双氯芬酸的2.5%透明质酸凝胶3个月，47%的患者完全治愈（所有皮损完全消退），而使用安慰剂的患者3个月后仅19%治愈。有报道高达72%的患者有轻中度皮肤刺激反应[68]。

炎症反应及医生监督 在早期炎症阶段，在可预测的时间间隔后治疗部位首先出现红斑（表21-3）。在严重炎症反应阶段（图21-19，21-20，21-21），红斑、湿疹、烧灼感、刺痛及渗出在不同时期达高峰，这与治疗部位及皮损的厚度有关。皮损消退阶段（图21-19B，21-20，21-21）出现糜烂或溃疡、严重的炎症、不适、疼痛、结痂、焦痂，以及上皮再生。这时应停止治疗。表21-3列出了大致的疗程。治疗期间患者应每1～2周就诊1次。这种刺激性的治疗对患者来说是一件很大的事，他们在身体上及精神上都受到伤害，会有很多问题。对患者需要给予密切的观察，鼓励及安慰。在治疗过程中患者会常到诊室来。临床医生必须决定中止治疗的时间，并做好处理过度炎症反应的准

光化性角化病——应用5-氟尿嘧啶治疗

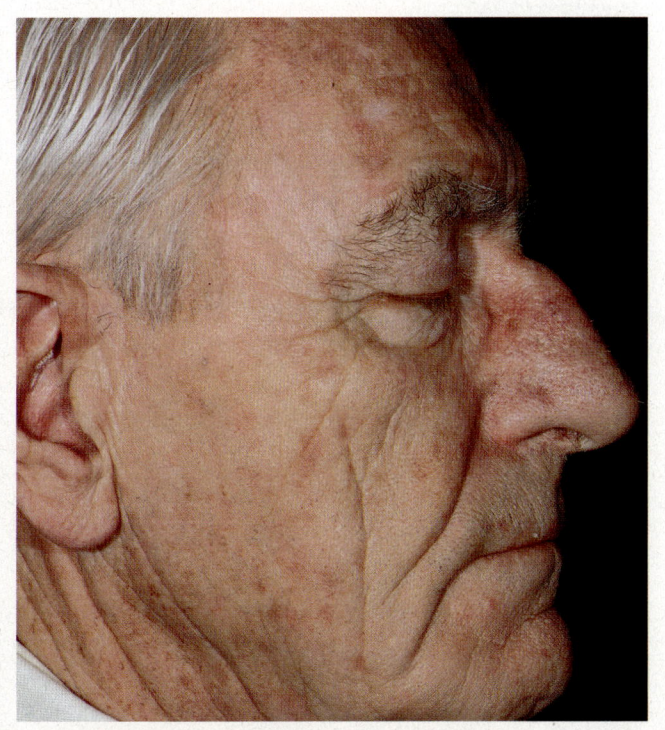

A. 前额弥漫受累。皮损浅表。颊部的皮损临床上不明显。

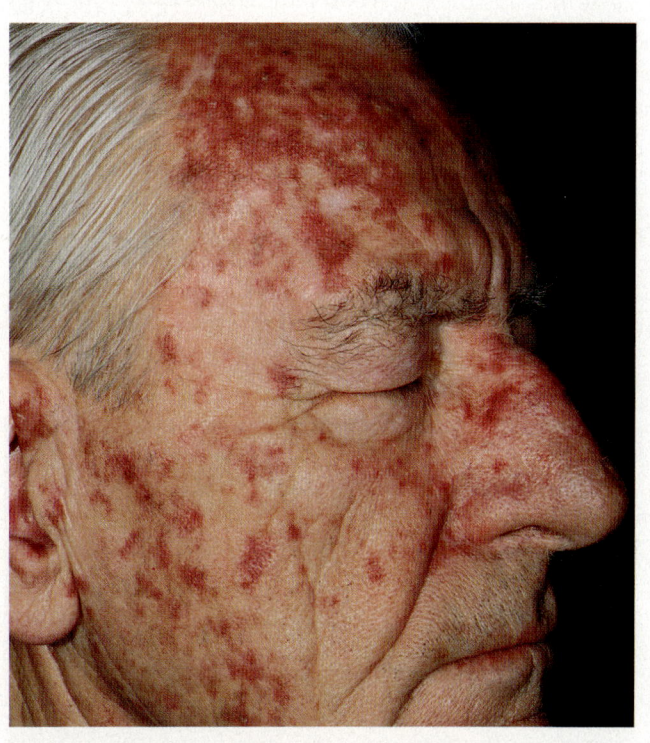

B. 开始治疗3周后炎症反应达到高峰。药物使治疗前临床上不明显的颊部皮损发生炎症。

图 21-19

备，可采用湿敷及第Ⅴ～Ⅵ级的糖皮质激素。感染时外用百多邦软膏或口服抗生素有效。遮光剂可能引起刺激，所以治疗期间不要使用。可用帽子及衣服来防止日光照射。女性可用一些温和的液体化妆品。

局部外用糖皮质激素 有些学者提出在整个治疗过程中外用糖皮质激素，以抑制炎症反应，减轻患者的不适感。然而，这个方法很难决定何时终止治疗。

面部光化性角化病 仅有红斑、脱屑轻度损伤的患者可单独外用0.05%维甲酸霜治疗数月。对于治疗没反应的小的浅表性损害，可用5-FU或冷冻疗法。皮损多的患者先用维甲酸霜每日1次，治疗1～3个月。先用维甲酸治疗的好处是可以改善真皮的性能并缩短之后5-FU的治疗时间。敏感性皮肤的患者应用0.025%的维甲酸霜。5-FU可以单独用，也可与维甲酸合用，直到治疗结束。联合治疗可以缩短疗程，但会引起更严重的炎症反应。

上下肢日光性角化病 皮损通常多发，过度角化，弥漫分布，累及范围大。角化过度影响局部5-FU的渗透。四肢皮损的治疗时间较面部长。治疗前1～2周或更长时间外用0.025%的维甲酸凝胶或12%乳酸铵每日2次，减轻角化过度，以免干扰5-FU的渗透。有时采用塑料封包以促进5-FU渗透入较厚的皮损。

光化性唇炎 光化性唇炎用5-FU治疗有效（图21-22），但是疼痛及过多痂皮使这一治疗不能令人十分满意。有学者建议每日3次外用5%的5-FU霜连续14～18天，以期在最短时间内获得最好的治疗反应[73]。目的是在2周内将疾病控制住。外用5%利多卡因软膏可以缓解疼痛。

如果炎症，明显每日可作数次冷敷。发红的部位外用第Ⅴ级的糖皮质激素减轻炎症并止痒。有脓性渗出时提示感染，应给予口服抗葡萄球菌的抗生素或外用百多邦软膏。在愈合阶段，残留的红斑及色素沉着可持续数周。

5-FU接触过敏 如果出现严重的红斑甚至水疱（图21-23），应考虑5-FU接触过敏。斑贴试验并不可靠，因为很多5-FU过敏的患者斑贴试验阴性。

预后 患者数月甚至数年没有皮损，但可能复发。那些不定期复诊的患者自行治疗新皮损不彻底，导致皮损表面愈合，而未治疗深部的异常细胞。基于此种原因，不需要再在原来的处方上加其他的治疗，告知患者在治疗停止后将药物抛弃。

酸剥脱法 羟基乙酸是一种α羟基酸，作用类似化学剥脱剂。光化性角化病有表皮增生，角质层保留。局部外用高浓度（30%～70%羟基乙酸）的α羟基酸可引起表皮松解，并去除角质。剥脱前可外用氟尿嘧啶软膏5～7天，使皮损更明显并作出判断。用棉签将羟基乙酸点至角化处，停留5～10分钟，再用酒精擦去。35%三氯醋酸与Jessner溶液（间苯二酚14克，乳酸14克与水杨酸14克溶于乙醇中配置成100毫升溶液）可引起中等深度的剥脱，作用与氟尿嘧啶相当[75]。

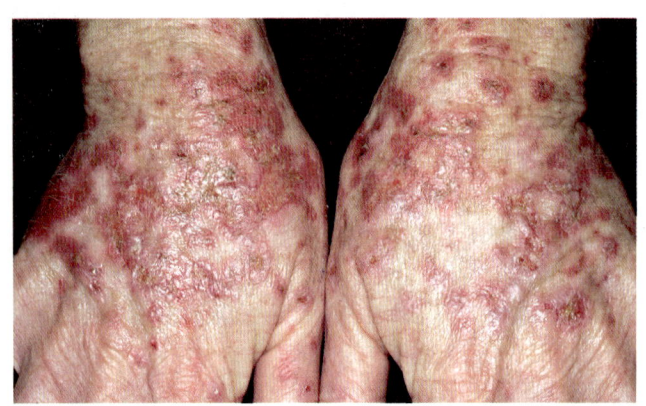

图21-20 光化性角化病5-FU治疗4周后。

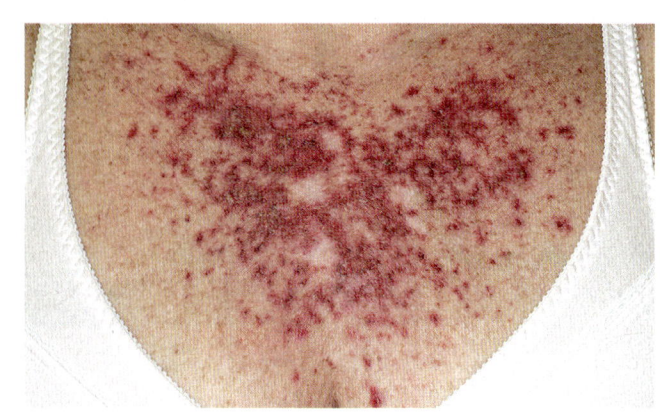

图21-21 光化性角化病5-FU治疗3周后。

外用 5- 氟尿嘧啶治疗

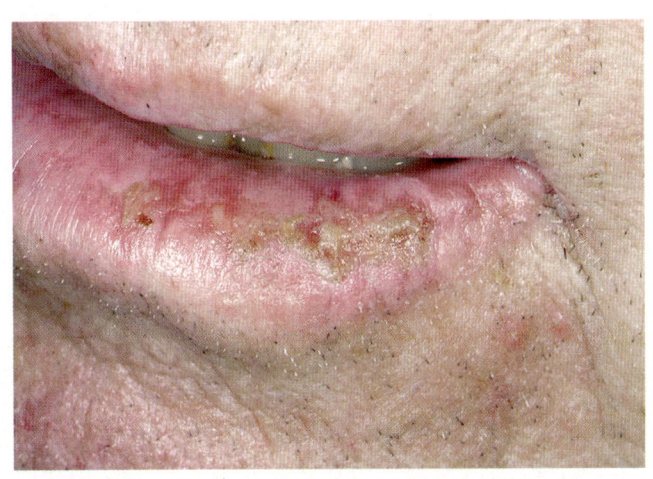

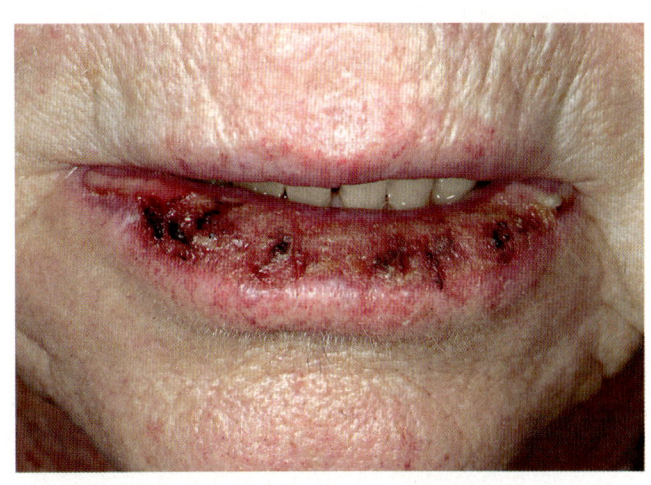

A．治疗前，下唇呈粉白色，光滑。非曝光部位的上唇正常。

B．局部外用 5-FU 治疗 2 周后，整个下唇出现溃疡。

图 21-22　光化性唇炎

图 21-23　5-FU 接触性皮炎。炎症反应比预期的严重，出现更快。患者知道会出现严重的炎症反应，但仍继续应用5-FU。检查发现水疱是接触性皮炎的特征。5-FU 霜斑贴试验可证实诊断。

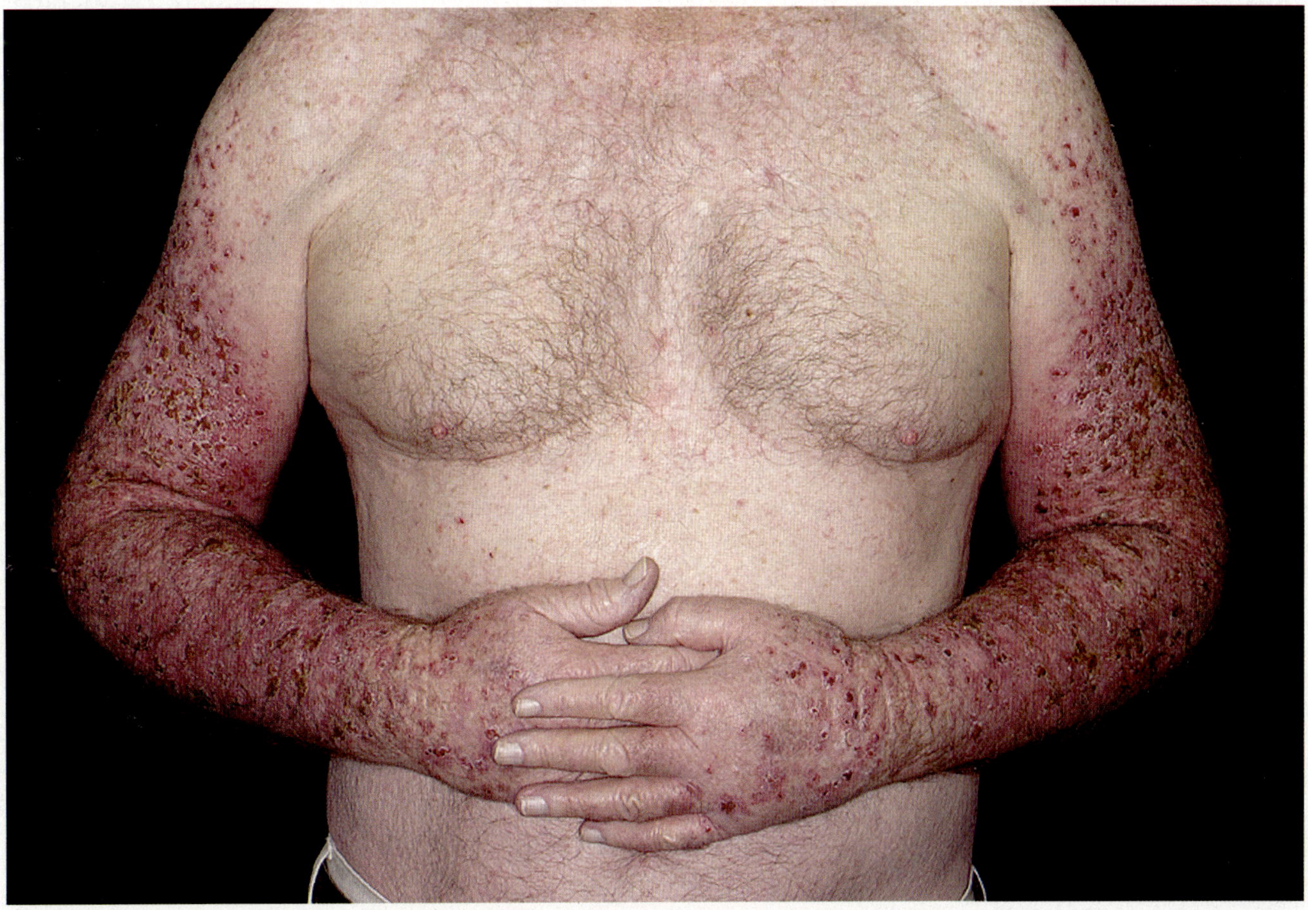

鳞状细胞癌 Squamous cell carcinoma(SCC)

非黑素瘤皮肤癌在美国是最常见的癌，2001年预计有130万名患者。大约80%非黑素瘤皮肤癌是基底细胞癌，20%是鳞状细胞癌。鳞状细胞癌（简称鳞癌）是白人中第二常见肿瘤。与基底细胞癌不同，皮肤鳞癌转移危险性很大[76]。

鳞癌发生在上皮，常见于中老年人。根据恶性程度，鳞癌常被分为两大类。在放射部位或热烧伤部位，慢性引流窦道及慢性溃疡上出现的鳞癌侵袭性明显，转移率高。日光损害的皮肤上出现的鳞癌侵袭性较低，转移少。

病因与危险因素 UVB照射对诱发鳞癌很重要。危险因素包括儿童时期日光暴露、日晒伤、电离辐射、浅色皮肤、淡褐色或蓝色眼睛、金发或红头发、户外工作、雀斑、面部毛细血管扩张、住在南方及采用口服补骨脂素联合UVA照射（PUVA）治疗的银屑病患者。过去用作药物的砷剂，饮用水中也有，可以引起肿瘤和原位癌。生殖器肿瘤中发现人乳头瘤病毒6型和11型，而在甲周肿瘤中发现16型。UVB照射损伤DNA（使碱基形成嘧啶二聚体）及其修复系统，并影响免疫系统。UVB照射诱发 $p53$ 肿瘤抑制基因突变。鳞癌中发现了这些突变。角质形成细胞发生克隆性扩增并形成光化性角化病。异常细胞失去了控制，无限增殖，形成原位鳞癌及侵袭性鳞癌。

UVB照射影响细胞介导的免疫及免疫功能。免疫抑制使得发生鳞癌的危险性大大增加。肾移植患者发生鳞癌的危险性升高了253倍[77]。长波UVA照射损伤DNA，也有致癌性。在热烧伤或慢性炎症损伤的皮肤上出现鳞癌。其他不明原因的表皮疾病也可发生鳞癌，如Bowen病（框21-3）。

部位 与基底细胞癌相似，鳞癌也常见于日光暴露部位，分布有所不同[78]。鳞癌常见于头皮、手背及耳廓的上表面，而基底细胞癌很少见于这些部位。

发病率 美国1994年统计，男性终身发生的鳞癌危险性是9%～14%，女性为4%～9%。纬度低的区域如美国南部和澳大利亚的鳞癌发生率最高。随着年龄增长及日光照射的增加，鳞癌发病率明显增加，男性大约是女性的2倍。有资料表明过去20年中发病率骤增。

常见的前驱损害 光化性角化病是最常见的鳞癌前兆。出现在日光照射部位，表现为单个或多发的扁平粗糙的皮损，直径2～6mm，粉红色或棕色，触诊比视诊更容易发现。早期皮损可能难以发现。皮损可持续很长时间而没有变化。小部分皮损变厚，出现堆积的鳞屑，并发展成鳞癌。另一类型原位鳞癌是Bowen病，皮损表现为日光照射部位出现境界清楚的红色斑块，表面光滑，有丝绒感或有鳞屑。未做包皮环切的男性患者阴茎上Bowen病的红色光滑斑块，称为Queyrat增殖性红斑。

病理生理学 表皮内角质形成细胞出现非典型鳞状细胞，并无限制增殖。当细胞穿透表皮基底膜侵入真皮后，扁平鳞屑性皮损即演变成了质硬的鳞癌。

临床表现 源自光化性角化病的鳞癌可有厚的粘着性鳞屑。肿瘤较软，容易移动，基底发红，有炎症。这些皮损最常见于头发脱落的头皮、前额、双耳及手背（图21-24，21-25）。皮角开始可表现为光化性角化病，而后演变成鳞癌。口唇部的鳞癌（图21-26，21-27）或在外观正常皮肤上出现的鳞癌侵袭性强，转移到局部淋巴结，也可发生远处转移。

日光损伤皮肤上开始出现的鳞癌，不包括光化性角化病，表现为质硬的隆起肿块，活动度好，边界清楚，表面有少量鳞屑。以前认为在日光损伤皮肤上出现的鳞癌转移的可能性最小，但可呈侵袭性生长。

框21-3　可继发鳞状细胞癌的皮损
光化性角化病
皮角
Bowen病
Queyrat增殖性红斑
接触化学物质
砷剂（内源性）
焦油（外源性），治疗用焦油除外
黏膜白斑
硬化萎缩性苔藓（外阴）
慢性感染部位
慢性窦道
骨髓炎
热烧伤瘢痕（Marjolin溃疡）
放射损伤的皮肤

鳞状细胞癌

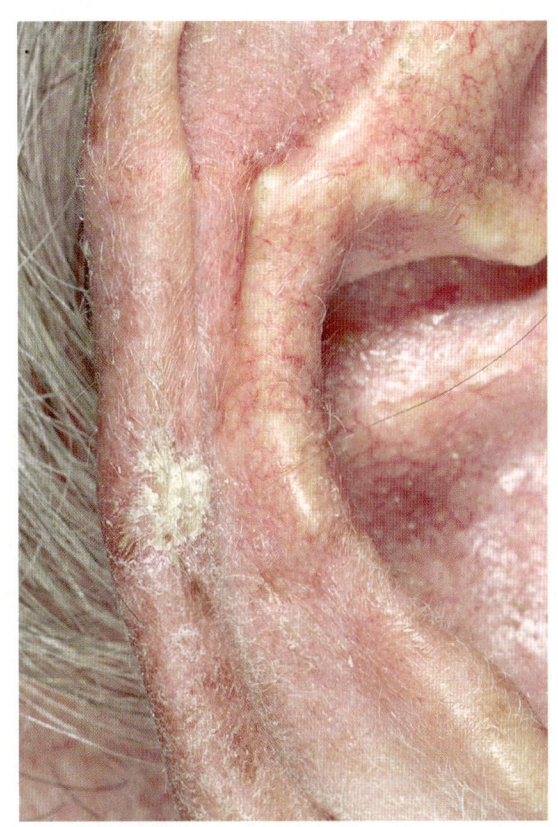

图 21-24　红色角化性丘疹，表面有较多鳞屑。皮损可能被误认为是光化性角化病。冷冻治疗可以破坏表面，但深部恶变的细胞没有得到治疗。应检查引流淋巴结。

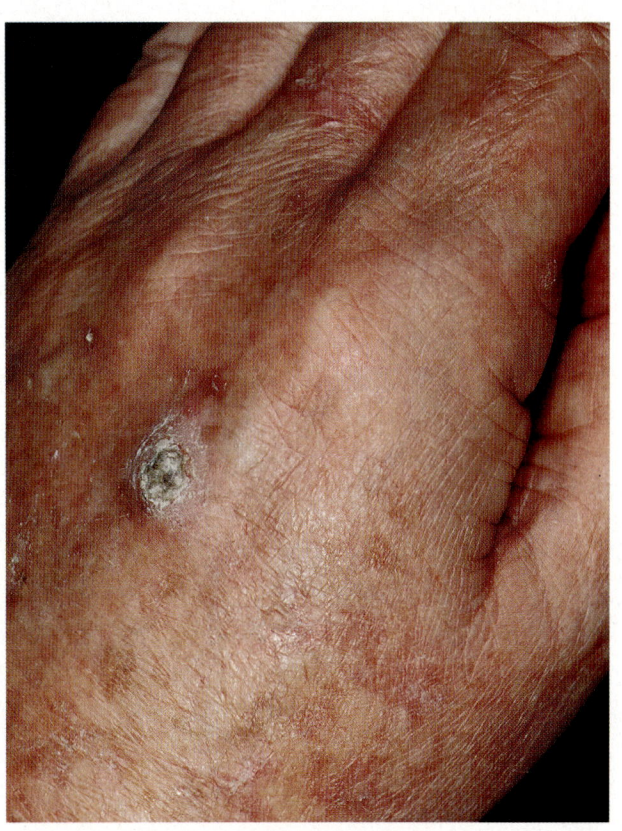

图 21-25　结节性损害可能疼痛。这个皮损过去曾多次冷冻治疗。皮损已出现 2 年，证实没有深部侵袭。

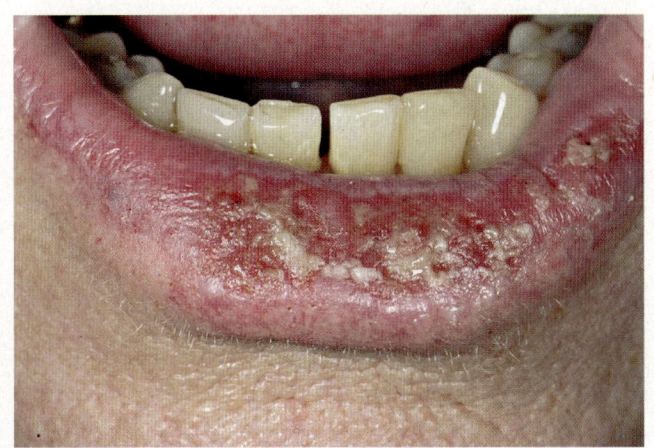

图 21-26　下唇出现数个溃疡损害，该患者户外工作多年。

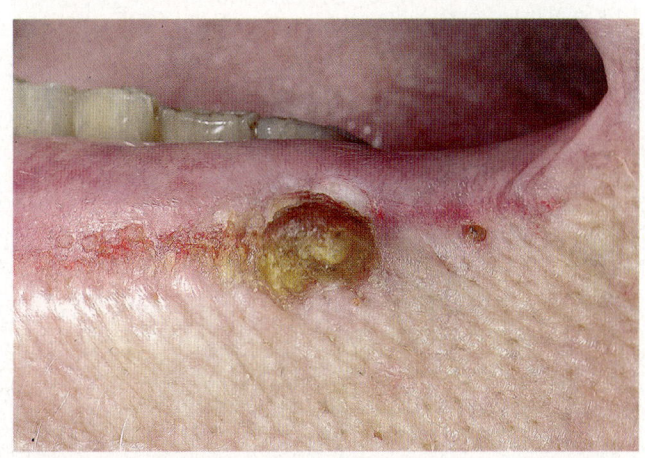

图 21-27　日光照射的下唇是鳞癌的常见部位。触诊可发现一个深在的结节性肿块。

角化棘皮瘤与鳞癌 角化棘皮瘤有时很难与鳞癌区别。角化棘皮瘤突然出现并迅速增大（见第711页）。皮损达到一定大小后，通常为0.5cm～2.0cm，停止生长，数周或数月后消退。皮损开始表现为红色或肉色的半球形丘疹，表面光滑，中心呈火山口样，充满角质栓。病理医生有时很难鉴别良性的角化棘皮瘤与鳞癌。不能够鉴别的肿瘤就按鳞癌治疗。

潜在转移性 鳞癌转移的可能性与大小、部位、分化程度、神经周围受累的组织学证据、免疫状态及肿瘤侵袭的深度有关（表21-4）[79,80]。大多数病例鳞癌首先转移到局部淋巴结。

肿瘤大小与深度 一项研究表明，厚度小于2mm的肿瘤不发生转移。厚度2～6mm，中度分化，侵袭深度不超过皮下的肿瘤划分为低度恶性肿瘤。厚度超过6mm，未分化的，侵袭深度达肌肉、软骨膜及骨膜的肿瘤发生转移危险性很高[81]。关于躯干及四肢鳞癌的另一项研究显示，与黑素瘤一样，肿瘤行为与真皮浸润深度及肿瘤垂直厚度关系密切。复发的肿瘤至少4mm厚度，并累及一半真皮层，甚至更深的结构。所有致死的肿瘤厚度至少达10mm[82]。学者得出结论，肿瘤侵袭超过真皮或厚度超过8mm的患者，复发或死亡风险高。

部位 头皮、前额、双耳、鼻及口唇部位的肿瘤转移危险性高[83]。慢性炎症部位如溃疡、瘢痕组织及既往的放射部位发生的肿瘤也有很高的转移率。

免疫状态 宿主免疫监视在SCC转移可能性上起到一定作用[84]。淋巴增生性疾病患者、肾移植患者以及长期口服糖皮质激素治疗中的患者存在较高风险。接受肾移植的患者患皮肤癌的风险增高，最常见的是SCC[85]。SCC在肾移植患者中侵袭性更强，较正常人群有更高的转移风险。肾移植患者中，与HLA-DR纯合性一样，HLA-B不匹配与SCC的患病风险显著相关[86]。

扩散方式 皮肤鳞癌扩散的途径有：(1) 扩展与浸润；(2) 侧面扩展；(3) 导管播散；或(4) 转移[87,88]。鳞癌局部扩散或浸润性生长。当肿瘤到达质硬组织（肌肉、软骨、骨）的表面时，肿瘤可能在正常皮肤下方沿着筋膜或荚膜平面、肌肉、软骨膜及骨膜向一侧扩散。侧面扩展出现在皮下组织少的部位，如头皮、双耳、眼睑、鼻及上唇。肿瘤在神经周围或血管周围间隙沿着神经或血管播散称为导管扩散。这种扩散方式出现在头颈部有主要神经干的部位。不认识这三种局部扩散方式，会导致外科手术不彻底。大多数SCC位于头颈部，这些肿瘤主要通过淋巴管转移。开始转移到浅表（第一站）引流淋巴结，继而转移到较深的（第二站）淋巴结。通过血行发生远处转移，常见转移至肺、肝、脑、皮肤或骨。唇部（图21-26，21-27）[89,90]及耳廓的鳞癌中有10%～20%的患者发生转移。

治疗 美国皮肤病学会制定了皮肤鳞癌的治疗指南[91]，见第747页关于治疗的图示。光化性角化病演变而来的小鳞癌应用电干燥及刮除法治疗。稍大的肿瘤或唇红缘及邻近部位的肿瘤最好是切除治疗，切除范围应该包括皮下脂肪组织[78]。组织学显微分期对指导治疗有帮助。厚度小于4mm的肿瘤单纯局部去除病灶即可。皮损厚度4～8mm或侵袭较深真皮的患者应该手术切除。穿透真皮的肿瘤由外科医生来分期，并给予多种治疗方法，包括切除、Mohs外科手术[79]、颈部分

表21-4 肿瘤各种因素对鳞癌局部复发及转移的影响		
因素	局部复发	转移
大小		
< 2cm	7.4%	9.1%
≥ 2cm	15.2%	30.3%
深度		
< 4mm/Clark Ⅰ～Ⅱ级	5.3%	6.7%
≥ 4mm/Clark Ⅳ～Ⅴ级	17.2%	45.7%
分化		
分化良好	13.6%	9.2%
分化差	28.6%	32.8%
部位		
日光照射	7.9%	5.2%
耳	18.7%	11.0%
唇	10.5%	13.7%
瘢痕癌（非日光照射）	N/A	37.9%
既往治疗	23.3%	30.3%
神经周围受累	47.2%	47.3%
免疫抑制	N/A	12.9%

From Rowe DE, Carroll RJ, Day CL: J Am Acad Dermatol 1992; 26: 976
N/A，无数据

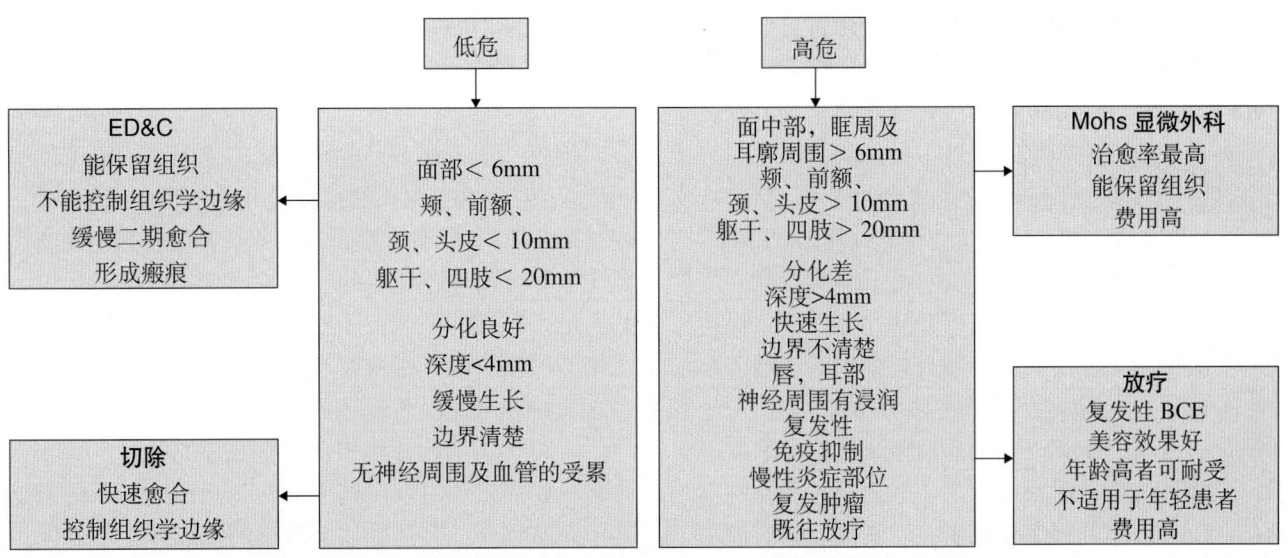

离、放疗及化疗[79,92]。更大的肿瘤或鼻、眼部的肿瘤需要特殊关注（见第735页）。表21-5列出了原发性皮肤鳞癌外科切除时边缘的宽度[83]。

当鳞癌发生转移时，最先转移到局部淋巴结群。Mohs显微外科手术与哨卡式的淋巴结切除术联合应用是治疗高转移风险鳞癌的一个选择[93]。

推荐的随访评估 每年一次全面的皮肤检查使鳞癌患者受益。由于先前鳞癌数目多的患者，再发鳞癌的危险性随之增加，所以先前鳞癌数目多的患者可能需要更频繁的检查[32]。

四肢鳞状细胞癌（Marjolin溃疡）

Marjolin溃疡指在皮肤慢性溃疡、创伤部位[94]、窦道和既往烧伤部位[95]出现的恶性改变。报道的皮损大多发生在烧伤基础上。大部分皮损发生在四肢。有报道烧伤瘢痕癌发生时间超过30年。不同的文化背景显示Marjolin溃疡有显著不同的易感性。日本，印度北部及中国报道的烧伤瘢痕癌发生率很高。慢性炎症部位发生的鳞癌比光化性角化病或Bowen病基础上发生者侵袭性更强。损害的表现可能被炎症性的肥厚组织所掩盖。

总转移率超过40%。烧伤瘢痕癌累及局部淋巴结的发生率约35%。下肢皮损患者的5年生存率约30%[96]。由于烧伤瘢痕的恶性转变具有局灶性特点，所以应该行切除活检。环钻活检可能阴性[97]。

已证实局部广泛切除对Ⅱ级与Ⅲ级肿瘤疗效不确切；建议行截肢及预防性淋巴结照射[98]。局部广泛切除仅适用于非常小能够彻底切除的损害或Ⅰ级的损害。

表21-5	原发性鳞癌外科治疗指南			
大小	组织学分级	解剖学部位	浸润深度	外科手术边缘
<2cm	1	低度危险*	真皮	4mm
≥2cm	2，3，4	高度危险†	皮下组织	6mm

From Brodland DG, Zitelli JA: 1992; 27:241
* 包括高危险部位小于1cm的肿瘤
† 头皮，耳，眼睑，鼻及口唇

Bowen 病 Bowen's disease

Bowen 病也称原位鳞癌，主要出现在日光照射部位。发生在阴茎、女阴及口腔黏膜的原位鳞癌称为 Queyrat 增殖性红斑。Bowen 病表现为缓慢生长的红色鳞屑性斑片。皮损主要见于女性下肢及男性头皮与耳部[99]。典型皮损是轻度隆起的红色鳞屑性斑块，表面有裂隙，局灶性色素沉着。损害边界清楚（图21-28～21-31），外观类似银屑病、慢性湿疹、光化性角化病、浅表基底细胞癌、脂溢性角化病以及恶性黑素瘤。斑块生长非常缓慢，向侧面扩展，数月或数年后，侵袭真皮，质地变硬，形成溃疡。当病变限于表皮内时，与光化性角化病不同，Bowen 病的非典型细胞累及表皮附属器，尤其是毛囊（图21-32）[100]。与光化性角化病不同的是，Bowen 病的基底层细胞是正常的。损害周围临床上观察未累及的皮肤处亦可发现非典型细胞。尽管限于表皮，沿着毛囊分布的表皮内非典型细胞较深，局部外用5-FU或电外科手术很难达到，该方法只能到达浅表的部位。

免疫组化有时对 Paget 病、浅表播散性黑素瘤与 Bowen 病的鉴别有价值[101]。Bowen 病病因不清楚，但有些患者发病前曾用砷剂治疗。目前还没有证据表明 Bowen 病是内脏恶性肿瘤的一个皮肤标志[102-104]。

治疗 电干燥及刮除法，冷冻或手术切除可以成功治疗小的损害。稍大的损害采用外科手术切除[105,106]，或外用 5-FU 霜每日 2 次，连用 4～8 周。当出现糜烂及浅表坏死时应停止治疗。治疗应包括损害周围较大的区域，以破坏临床上不明显的病灶[107]。一些学者建议用塑料膜封包促进药物渗入毛囊。每日1次外用5% 咪喹莫特霜（商品名爱达乐）16 周非常有效；治疗 6 周后，93% 的活检标本中已没有残存的肿瘤。咪喹莫特是一种局部免疫反应调节剂，刺激产生 α 干扰素及其他细胞因子。将药物包装到小的箔封袋中不方便。用大头针扎孔，将药物从中挤出，来保存药物。5%咪喹莫特及 5% 的 5-FU 已经成功治疗了肾移植患者的 Bowen 病[108]。

因为治疗后常见复发，故需密切随访。复发与毛囊受累和侧缘边界不清有关。如遗留未治疗区域，则可能发展为侵袭性癌，但不常见。

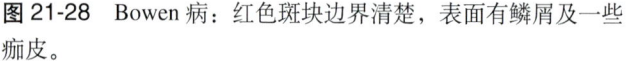

图 21-28　Bowen 病：红色斑块边界清楚，表面有鳞屑及一些痂皮。

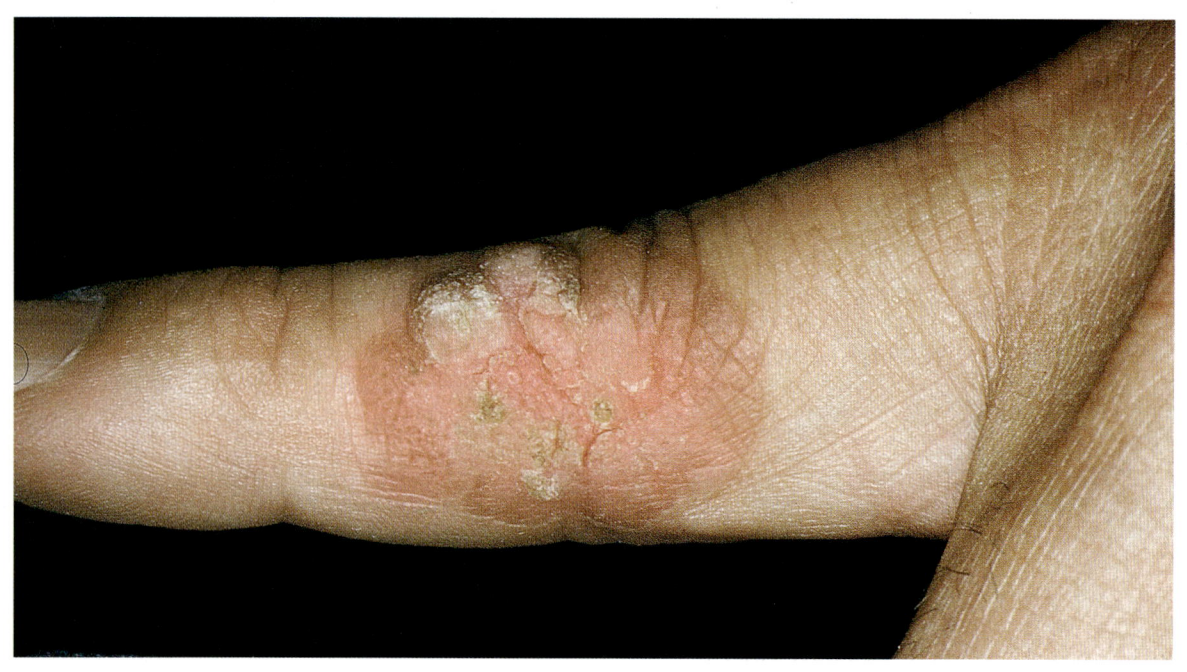

Bowen 病

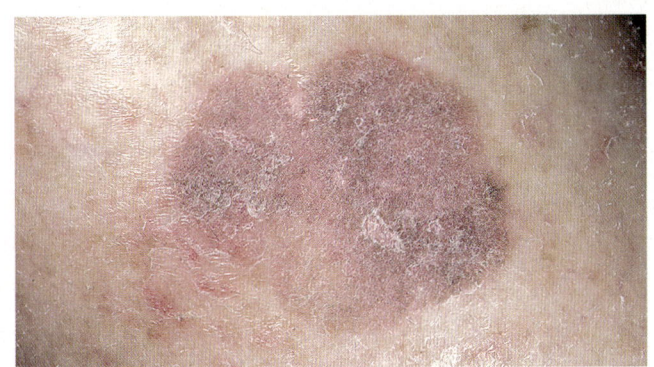

图 21-29 色素沉着，边界鲜明的薄皮损。

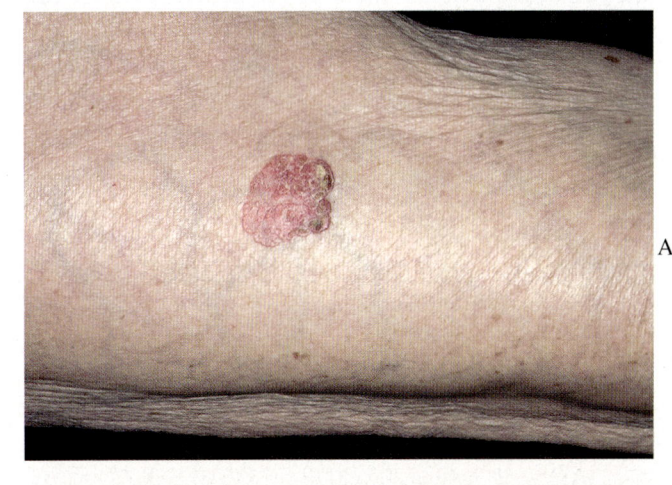

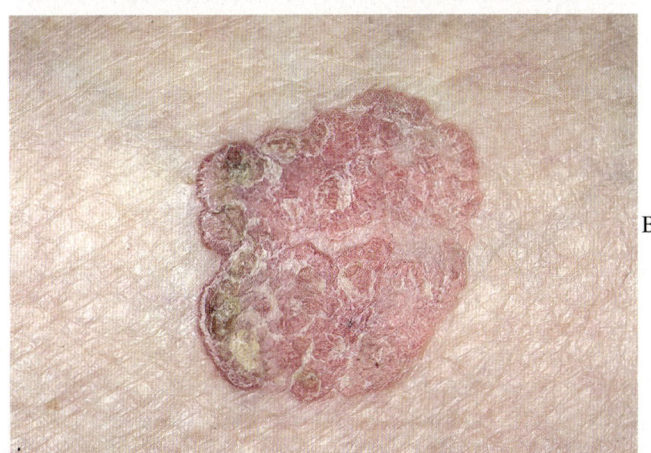

图 21-30 A. 边界鲜明的红色斑块，边缘不规则，皮损已存在数月。表面角化过度和结痂。B. 鳞屑与结痂明显，损害可出现裂隙及溃疡。

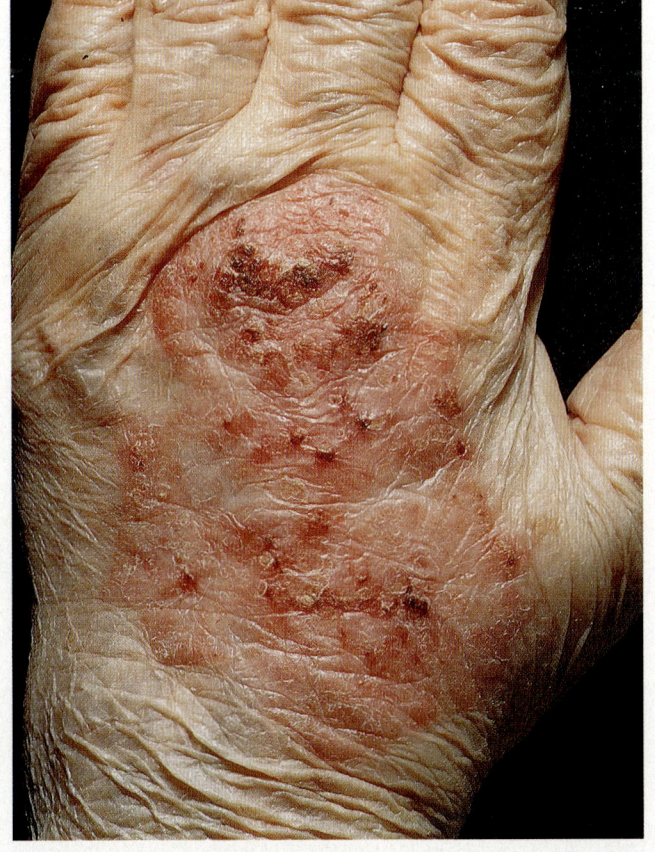

图 21-31 被误诊为癣及银屑病的一个大斑块。皮损表面形成鳞屑与痂皮，间断性浆液渗出。

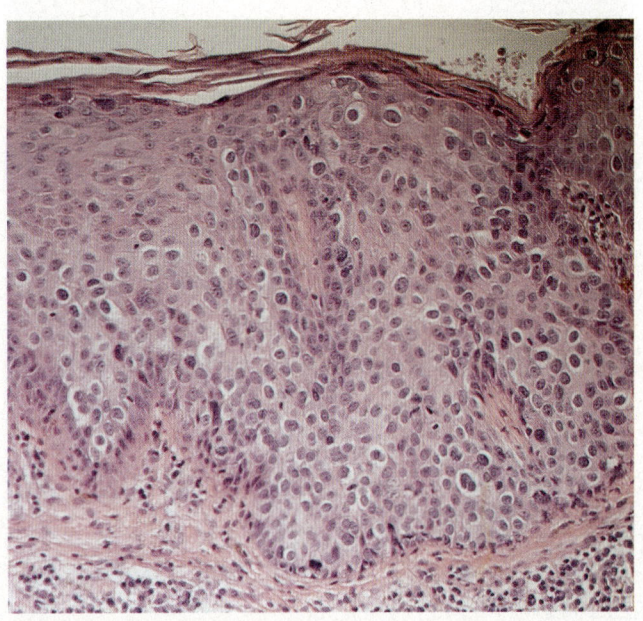

图 21-32 整个表皮内出现不典型细胞。真表皮交界处仍清楚，完整无损。

Queyrat增殖性红斑 Erythroplasia of queyrat

临床与组织学上，阴茎 Queyrat 增殖性红斑与 Bowen 病相似，很可能是同一种疾病。Queyrat 增殖性红斑是一种原位癌，主要发生在老年男性的阴茎体、包皮或尿道口。皮损主要出现在未经环切术者包皮的下方，表现为湿润的轻度隆起斑块，边缘清楚，红色，表面光滑或有丝绒感（图 21-33）。已表明存在人乳头瘤病毒 8 型及多种类型致癌性的生殖器人乳头瘤病毒的感染[109]。与皮肤 Bowen 病相似，Queyrat 增殖性红斑生长非常缓慢，有恶变成鳞癌的可能性。女阴可出现类似皮损。可选择 5-FU 霜或咪喹莫特霜（商品名爱达乐）治疗。复发的可能性很小，因为阴茎黏膜没有成为复发灶的毛囊[110]。治疗通常需要 3～4 周。建议应用 5% 利多卡因软膏止痛。Nd：YAG 或 CO_2 激光治疗在美容及保持功能方面有很好的效果。但是复发率高，提示有必要密切随访及患者自检[111]。增殖性红斑累及尿道周围远端阴茎体，并扩展至尿道口，需行 Mohs 显微外科手术治疗。

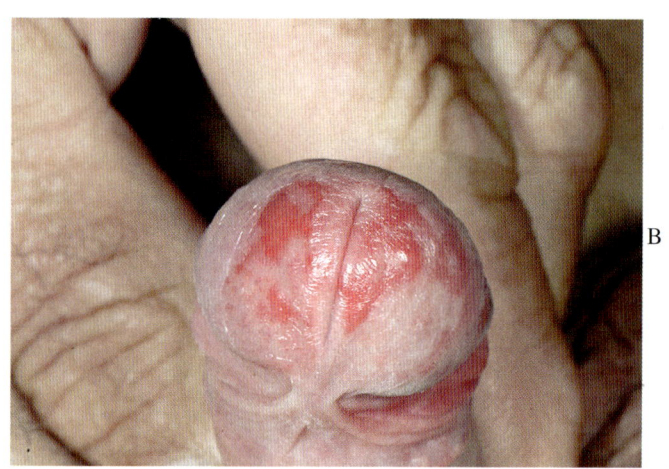
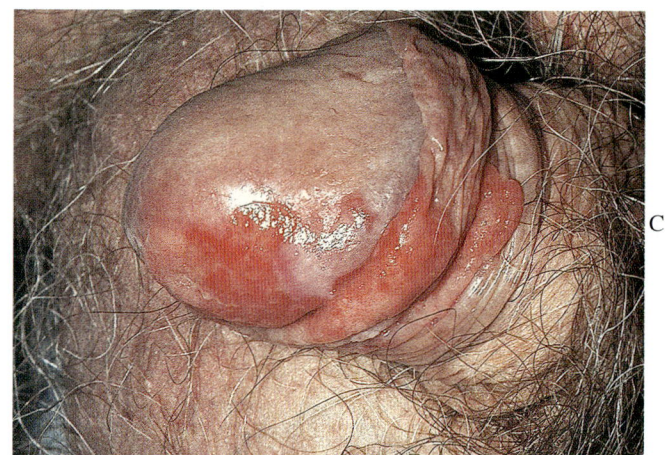
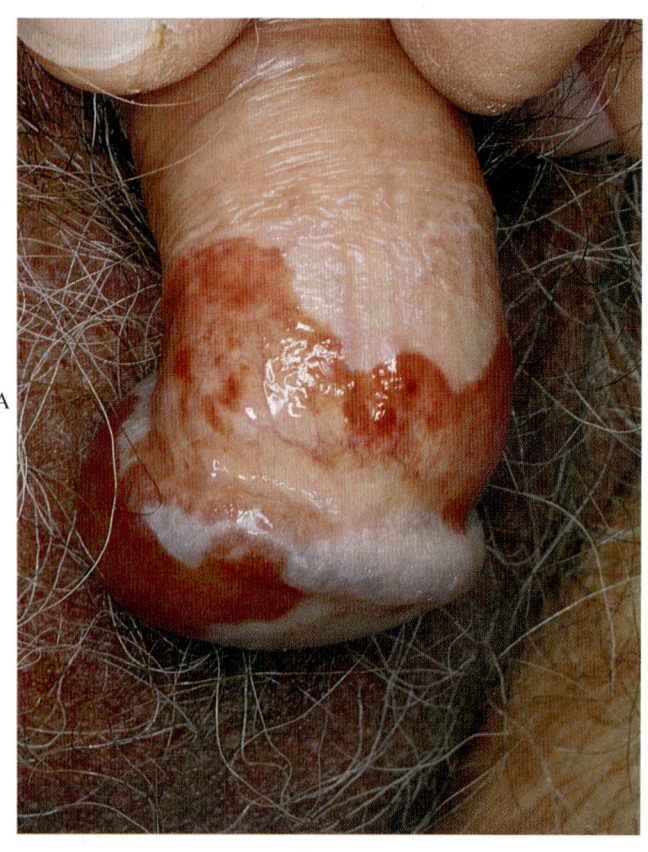
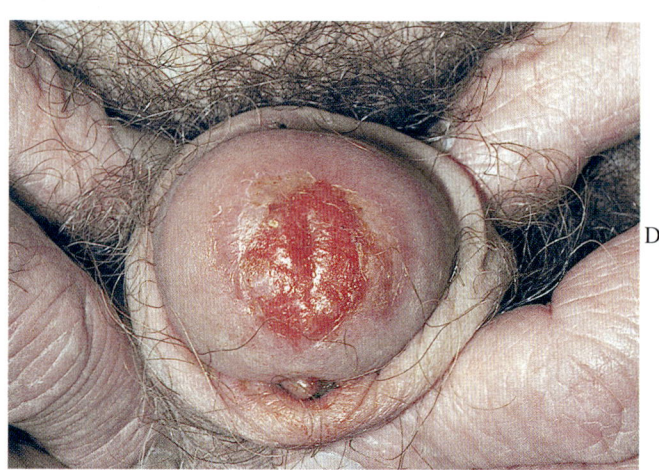

图 21-33 A．Queyrat 增殖性红斑：一个湿润有光泽的轻度隆起的斑块。B．一个轻微隆起的斑块，质地多样。C．一个广泛的损害，累及龟头及阴茎体。主要发生于未行包皮环切的男性。D．尿道口周围的一个早期损害。

黏膜白斑 Leukoplakia

黏膜白斑是最常见的口腔黏膜癌前病变。临床上，黏膜白斑用于描述一系列非特异性白色皮损，从轻度隆起、白色、半透明，至实质性、白色、不透明，损害伴或不伴溃疡，好发于唇红边缘（图21-34）、口腔黏膜或女阴。经活组织检查后，黏膜白斑的称谓以组织学获得的诊断代替。吸烟是导致口腔黏膜受损的最常见因素[112]，但诸如龋齿或牙齿排列不齐之类的慢性刺激，以及咀嚼槟榔[113]（中国台湾）亦能引发本病。

临床表现 口腔黏膜白斑好发于口腔的皮肤黏膜结合缘和颊黏膜处。吸烟者较不吸烟者更易出现口底黏膜白斑；不吸烟者比吸烟者舌边界部位黏膜白斑的发病率高[114]。一种特殊的以角化过度为起初症状的侵蚀性口腔黏膜白斑，可渐播散，表现为多发性和疣状外观，继而恶变，命名为增殖性疣状黏膜白斑。该损害常对称出现，侵犯口腔下颌、齿缘黏膜和颊黏膜[115]。

恶变 17%的黏膜白斑患者可发展成为SCC[116,117]。一项对500名口腔黏膜白斑患者进行的研究发现，9.6%的病例存在SCC，另有24%的患者有不典型增生。另一项研究显示，黏膜白斑的平均恶变率为2.9%[118]。约50%的口腔SCC与黏膜白斑相关或是病前发生过黏膜白斑[119]。口底和舌底面的黏膜白斑最易癌变[120]。

癌变的过程需1至20年不等。临床上，白色、略隆起、境界清楚的斑片侵袭周边的可能性较小。

鉴别诊断 黏膜白斑病需与念珠菌病、扁平苔藓、习惯性颊咬痕、白色海绵痣和二期梅毒相鉴别。获得性免疫缺陷综合征（AIDS）患者可发生特有的毛状黏膜白斑，表现为一种无症状、轻度隆起、境界不清的损害，皱褶或"绒毛"样表面被覆白色乳头状突出物。主要见于舌的侧缘（图11-26）。损害表面常见念珠菌存在。损害亦已检出人乳头瘤病毒和EB病毒。先天性角化不良症是一种多系统受累的先天性疾病，以皮肤色素沉着、甲营养不良和黏膜白斑为特征。

组织学特征 组织学改变多样，从局部伴轻度炎症的表皮剥脱和增厚，到不同程度的发育不良或原位癌变[121]。黏膜白斑病的临床表现与其组织病理改变关系不总是一致；因此所有的病例都应行活组织检查以除外癌前病变的可能[122]。小的损害可以先行活组织检查，如果组织学良性则单纯跟踪观察即可。对于组织学显示非典型性改变的病例，应采用手术、电干燥术、激光[123]或者液氮冷冻的方法予以处理[124]。

预后 哪些黏膜白斑可能发展成为SCC尚不能作出确切的预测。头颈部位癌症发病率不断增加提示，早期明确口腔哪些部位的白斑倾向于癌变有重要的意义。口腔黏膜白斑细胞内的DNA量（倍数）可用来预测口腔癌变的危险程度。损害处的细胞可分为双倍体（正常）、四倍体（中间状态）或者单倍体（异常）。3%的双倍体皮损和60%的四倍体皮损可出现癌变，而单倍体皮损癌变的可能性高达84%。研究发现，未经治疗的双倍体病例组累积存活率为97%，四倍体病例组为40%，而单倍体病例组其存活率仅为16%[125]。需要指出的是，倍体的数量是通过对石蜡包埋的组织样本进行多步处理得到的。

治疗 患者停止吸烟或者使用烟斗以后，多数皮损会自行消失或消退。如一名患有黏膜白斑的青年患者能够坚持戒烟6周，多数皮损会达到临床消退[126]。长期随访对于预防复发也是极为必要的。

使用5-FU能够成功治疗阴部和口唇处黏膜白斑。口唇处的皮损可每日2次使用1%的5-FU溶液局部治疗，疗程10至21天，直到涂抹部位出现明显的红斑和糜烂为止。不适感强烈时，可使用冷敷或者利多卡因凝胶涂敷局部，不适感即可减轻。局部增生不良的口腔黏膜白斑应使用外科手术切除、电外科，冷、冻或者二氧化碳激光干燥术治疗[127,128]。维甲酸（Retin-A）凝胶对口腔黏膜白斑的控制作用有限[129]。

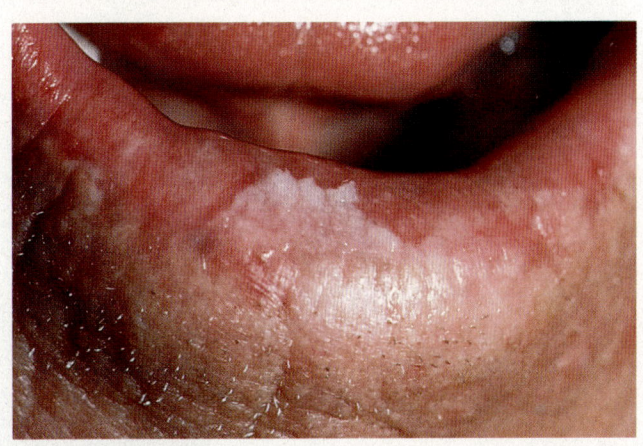

图21-34 黏膜白斑：薄的白色斑块出现于口唇上2年多。患者有吸烟史。

疣状癌

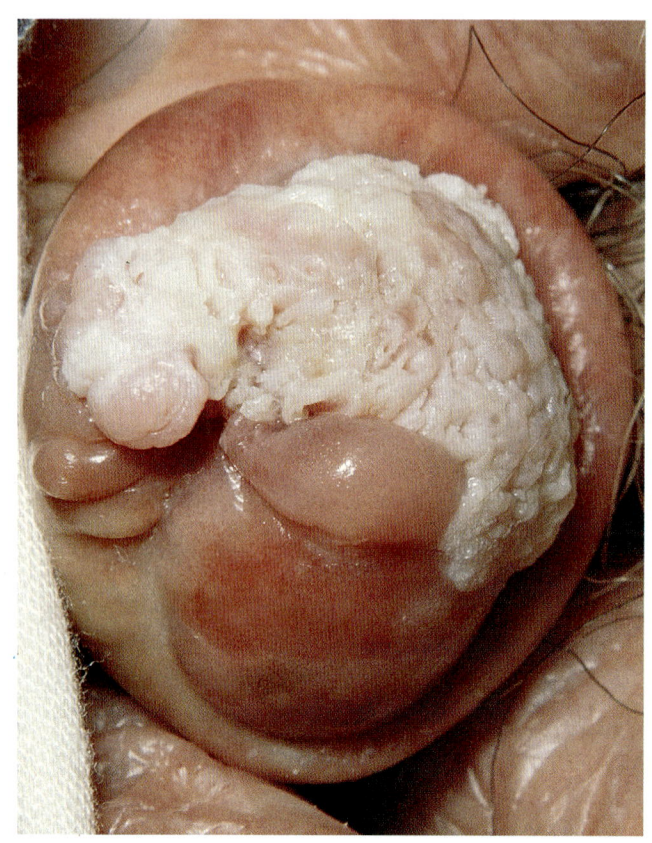

图21-35 Buschke-Löwenstein病的巨大尖锐湿疣发生于男性和女性外生殖器部位。最初表现为疣，经过多种局部保守和外科治疗后，仍侵袭性生长。

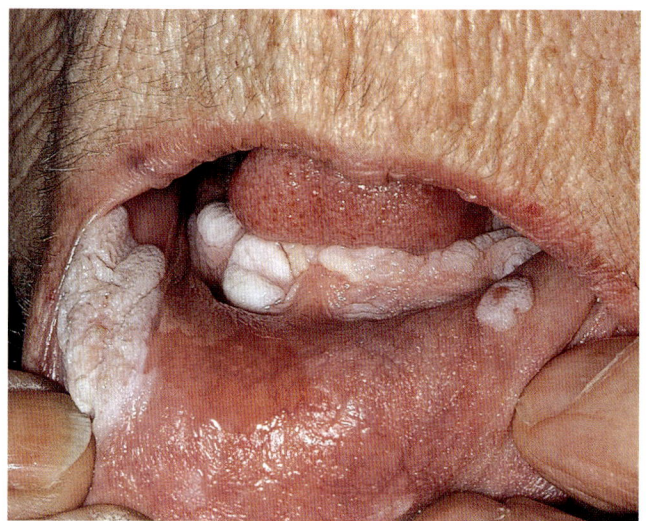

图21-36 口腔菜花样乳头状瘤病：白色疣状新生物，可沿口腔黏膜广泛扩展。

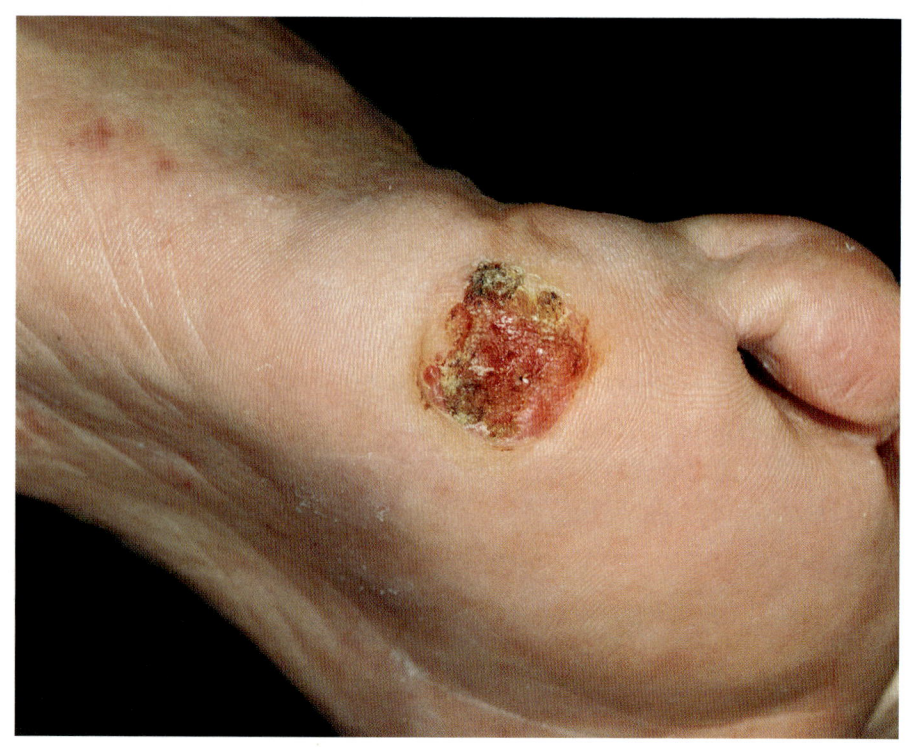

图21-37 通道上皮瘤：损害出现数月，曾被疑为跖疣。

疣状癌 Verrucous carcinoma

疣状癌包括三种少见疾病：通道上皮瘤（跖面）、Buschke-Löwenstein巨大湿疣（会阴处）（图21-35）和口腔菜花样乳头状瘤病（图21-36）[130]。疣状癌也可发生于其他部位，以病变局部慢性刺激和炎症为特征。疣状癌用来特指一种局部侵袭性、外生型生长，高分化低转移的鳞状细胞癌。已有较多非好发部位皮肤表面发生疣状癌的报道[131]。人乳头瘤病毒（HPV）可能与本病的发生有关，特别HPV-6和HPV-11[132,133]。疣状癌在病理上呈现一种介于湿疣和鳞状细胞癌的中间型损害。三种疾病都有相似的生物潜能，体积大、高度分化、外生性、蕈霉菌样生长。肿瘤多缓慢生长于皮肤表面，局部压缩，取代邻近组织，很少侵及邻近的组织结构和远处转移。组织学上，肿瘤呈现出显著的表皮增厚和局部小细胞非典型浸润。在疾病早期阶段，肿瘤可能会被误认为疣（图21-37）。但是，肿瘤对局部破坏性治疗无反应，经过数月或数年治疗后，损害常逐渐变大，质地坚硬，逐渐侵入真皮深层。治疗上，局部保守性切除[134]、Mohs显微外科术[135]、放射治疗[136]、CO_2激光照射[137]、全身化疗[138]、阿维A[139]，以及皮损内注射干扰素[140]都可使用。

Buschke-Löwenstein肿瘤 是发生在肛门会阴黏膜表面的，外观上类似尖锐湿疣的一种疣状癌。所有阴茎癌中其发病率为5%～24%。肿瘤通常发生在未进行包皮环切术的男性龟头和包皮处，女性阴道口、阴道、子宫颈[141]和肛门黏膜处也可有相同的临床表现。有转变为侵袭性癌的报道[142]。

口腔菜花样乳头状瘤病 疣状癌在口腔肿瘤中的发病率在2%～12%。据报道，这一非常少见的肿瘤多发生在55～65岁的白人男性。咀嚼烟草是一个危险因素。许多患者没有良好的口腔卫生习惯或者有使用假牙的经历。早期的损害表现为红色基底上出现白色的斑片，斑片逐渐演变为巨大的、灰白色、表面有较深裂痕的疣状肿瘤，肿瘤可只发生于齿龈黏膜，亦可扩展至整个口腔，甚至喉和气管黏膜[143]。一项研究表明，口腔菜花样乳头瘤侵及骨、肌肉和唾液腺的发生率约为53%[144]。白色海绵痣为常染色体显性遗传病，其特征为：出生时即存在，直到成人时仍不消散的白色皮损。

足底疣状癌（通道上皮瘤） 肿瘤发生于平均年龄60岁的老年男性。外生性，常伴溃疡和窦道，有恶臭的分泌物，伴疼痛和出血。足底疣状癌发病隐匿，常似其他的皮肤损害[145-146]。临床上足底疣，缺血性溃疡，黑素瘤和SCC都应考虑是否为本病。

砷角化症和其他砷相关皮肤病

配制数年的用于治疗银屑病和其他疾病的Fowler溶液（钾砷溶液）中的五价无机砷可引发一系列问题。砷角化症（Arsenic keratoses）发生于慢性砷摄入20年甚至更多年之后，表现为孤立的圆形疣状或者顶端角化皮损（图21-38）。本病有演化成为鳞状细胞癌的可能。皮损多见于掌跖，亦可发生于其他部位。慢性砷摄入的患者还可伴发Bowen病，多发性基底细胞癌和体积较小的圆形白色斑疹为特征的色素沉着（"以色素沉着为背景的雨滴现象"）。使用Fowler溶液治疗时，患者膀胱癌病死率常明显增高[147]。摄入含砷的中药治疗疾病，也有使疾病发展成为皮肤或系统性恶性肿瘤的危险[148]。

已有饮用砷污染井水导致慢性砷中毒的报道[149]。除非有癌变的可能，砷角化症无需治疗。

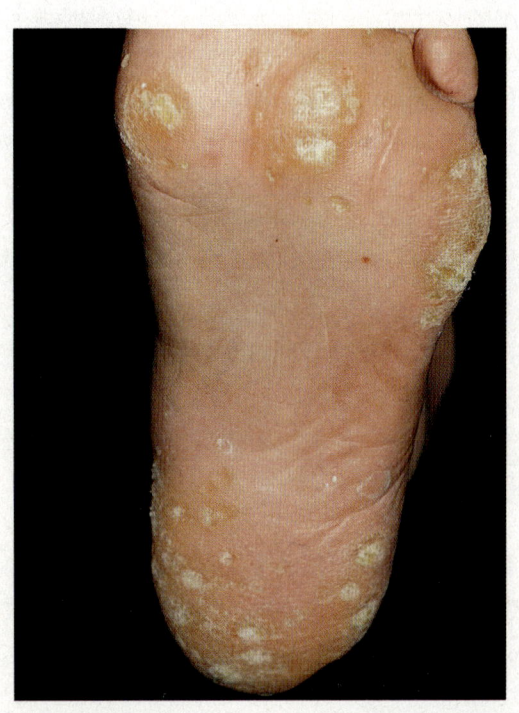

图21-38 砷角化症：发生于掌跖的孤立疣状角化性皮损。

皮肤 T 细胞淋巴瘤
Cutaneous T-cell lymphoma (CTCL)

皮肤 T 细胞淋巴瘤（CTCL）是一组辅助性 T 淋巴细胞肿瘤，初始以皮肤中出现辅助性 T 细胞为特征，随后累及淋巴结、外周血细胞和内脏。蕈样肉芽肿、Sézary 综合征和皮肤淋巴瘤都是 CTCL 的实例。恶性细胞对皮肤，特别是表皮，有独特的亲和力，常导致表皮内Pautrier微脓肿的形成。随着肿瘤细胞失去对表皮的亲和力，疾病逐渐转变为全身性。伴随着人们对疾病的认识水平和早期检测能力的提高，CTCL已取代Hodgkin病成为最常见的成人淋巴瘤。与其他密切相关的疾病（如成人T细胞白血病淋巴瘤）不同，CTCL并不表现出传播性。就免疫活性而言，CTCL的患者皆表现出一种异质性，这一异质性还可影响疾病的病程及疗效。过去认为该病只发生于老年患者，新的诊断技术表明，年轻人亦可隐匿发病。持续地发疹，即使是青年或成年人，诊断时也应给予全面的考虑，以除外CTCL的可能。早期检查是十分必要的，当疾病仅限于皮肤时，为疾病的早期阶段，预后最好。一旦扩散至全身，预后极差。CTCL 最常见的形式是蕈样肉芽肿（MF）、Sézary 综合征（SS）和 MF 的白血病阶段。

疾病起源的分子学说 CTCL 是 CD4 阳性单克隆 T 细胞的恶性肿瘤。每个患者都有具有独特表面受体的单克隆恶性肿瘤细胞。疾病随着更具侵袭性的亚克隆的演化而发展。起初，朗格汉斯细胞从皮肤携带抗原到达外周淋巴结，将抗原呈递给 CD4 阳性 T 细胞，并将他们转化为T细胞淋巴瘤细胞（CTCL细胞）。这些T细胞在其表面获得皮肤淋巴抗原（CLA）后，即作为一种皮肤选择性归巢靶受体[150]。CLA 使得 T 细胞与真皮血管发生粘附，并赋予T细胞浸润皮肤的能力[151]。早期的 CTCL 一个独特的特点是亲表皮性，恶性肿瘤细胞只在表皮附近出现，其增殖受限。通过光分离置换法可产生次级抗原肽，这些抗原成分使得对恶性肿瘤细胞进行免疫攻击成为可能。

治疗计划 确定皮肤 T 细胞淋巴瘤的诊断过程是十分复杂的。怀疑患有本病的患者应被转至三级治疗中心。

诊断 在疾病的不同阶段，发现具有特征性的临床标志，并且组织病理学诊断支持，即可作出诊断。不同部位施行多次活检是必要的。为使治疗能够尽早开展，对疑似皮损进行早期病理检查非常重要。当病理表现不典型时，免疫表型和基因序列重排检测能够确诊临床疑似病例。评价疾病是否进入全身进展期的方法包括：外周血中寻找 Sézary 细胞和对可触及的淋巴结进行组织切片检查。

蕈样肉芽肿 Mycosis fungoides (MF)

蕈样肉芽肿的名称易误解，本病并非器官发生的真菌感染。MF是一种仅限于皮肤的T细胞淋巴瘤。男性患者的发病率为女性的 2 倍。许多病例是在患者 50 或者 60 岁左右确诊，但患者往往是在儿童或青春期发病。非洲裔美国人患病的可能性为白种人的 2 倍。在过去20年里，MF的发病率已上升了3倍（从0.19/100 000 到 0.42/100 000）。病程无法预期，可少于 1 年，也可能持续数十年。

疾病进展 疾病的演化分为 4 期：蕈样前期，斑片期（扁平，有鳞屑，色红，有时伴瘙痒），斑块期和肿瘤期。多数发生斑片或斑块的患者，病情并不进展。病程后三期时损害可同时存在。红皮病可发生于任何时期。疾病的临床变型多见。淋巴结病可发生在任何阶段。一旦肿瘤期开始，存活时间一般少于 3 年。尽管有新的实验室辅助诊断方法存在，但临床医师通过检查患者，获得的疾病体征和常规的病理检查仍是最重要的诊断依据。

初始活组织检查 最初的皮损环钻活检即可证实病变为淋巴组织样改变。早期MF须与一般的皮肤炎症相鉴别。刮取 1 厘米大小的组织标本，纵向剖开，使组织平放在一张白纸上，防止福尔马林固定时卷曲。在一些医学中心，使用新鲜的冰冻组织进行早期MF活检已成常规检查。

大多数肿瘤都可依据其生长方式和细胞学特征分为淋巴样型和非淋巴样型，良性和恶性。斑片或斑块期的皮损通常依据光镜特征和临床表现即可作出诊断。早期MF与炎症性皮肤病相似，病理医师常不能确诊。免疫组织化学的方法通常是不确定的。

组织学特征 CTCL 对病理医师的诊断能力提出了挑战。组织学评分并不总与病期相关，也不能对疾病的临床转归作出准确的预测。因为在某种程度上，炎症和肿瘤有许多非常相似的细胞改变，所以MF的组织学诊断是十分困难的。一系列组织学参数有助于MF的显微诊断，无需对大量病例进行的免疫表型检测。区分MF和良性炎症疾病的最具特征性的组织学改变包括Pautrier微脓肿（非典型淋巴细胞在表皮内聚集），淋巴细胞周围透明晕（围绕表皮内淋巴细胞的人工皱缩带），细胞外渗（表皮内存在淋巴细胞），表皮内细胞核显著扭曲的淋巴细胞，以及排列在基底层的淋巴细胞。很少有病例能够表现出所有的组织学特征。有透明晕的淋巴细胞是区分MF与非MF的最准确的鉴别特征[152]。皮肤病理检查前应确保停止局部治疗（糖皮质激素，光疗）至少2周。

免疫表型检测 对所有疑似的皮肤淋巴瘤病例都可作B细胞和T细胞标志物的免疫组化检测。对石蜡包埋和新鲜组织标本进行的抗体检测可以确定淋巴细胞来源，明确淋巴细胞的分型（T细胞还是B细胞，抑或是自然杀伤细胞），并依据细胞的免疫表型将其分类（比如，$CD3^+/CD4^+$ 辅助性T细胞[T_h]或者 $CD3^+/CD8^+$ 细胞毒/抑制性T细胞[T_c]）。标志物CD4为辅助性/诱导性T细胞的细胞亚型。

基因重排分析 T细胞受体（TCR）基因克隆重排能够在大多数病例的皮损中检测到。基因重排分析（GRA）可用来确定和对细胞克隆定量。单个淋巴细胞的克隆增殖是恶变的一个特征。大量新生淋巴细胞包含有同样的基因序列。肿瘤性淋巴细胞含有混合基因序列。Southern杂交技术需要从新鲜冰冻组织中提取DNA。聚合酶链式反应（PCR）可以使用福尔马林固定保存的标本中提取的DNA。PCR-GRA可以通过检测皮肤或者血液中恶性克隆的有无而监控治疗效果。

分期准备工作 基本工作包括体格检查。记录淋巴结病和肝脾肿大。全血细胞计数（深棕黄层血涂片查找Sézary细胞），活组织检查及基因重排分析，血液流式细胞分析，检测循环恶性克隆，胸部、腹部和骨盆CT扫描。

分期 根据预后的不同，肿瘤分期方法可对病例加以分类，以使不同的病例获得相应的治疗。多数肿瘤可按TNM分类法进行分期。T表示肿瘤，N表示淋巴结，M表示转移。经过修订的分类方法可以对疾病预后给予新的提示（框21-4和表21-6）。

预后 斑片期或部分斑块期患者（<10%），其预后与正常年龄对照组比较，结果无差别。疾病确诊时超过60岁，或血清乳酸脱氢酶水平较高的T3和T4期患者，平均生存期约3年左右。肿瘤或红皮病期的患者，5年生存率下降到约40%（表21-6）。

框21-4	修订的TNM和皮肤T细胞淋巴瘤分级分类表
T:	皮肤
T1:	斑片和/或斑块（<10%皮肤表面积）
T2a*:	斑片（>10%皮肤表面积）
T2b*:	斑块（>10%皮肤表面积）
T3:	肿瘤期
T4:	泛发性红皮病（>80%皮肤表面积）
N:	淋巴结
N0:	外周淋巴结无临床异常表现，病理检查阴性
N1:	外周淋巴结有异常临床表现，病理检查阴性
N2:	外周淋巴结无临床异常表现，病理检查阳性
N3:	外周淋巴结有异常临床表现，病理检查阳性
B:	外周血
B0:	未出现非典型循环细胞（<5%）
B1:	非典型循环细胞出现（5%）
M:	内脏器官
M0:	无内脏器官受累
M1:	内脏器官受累（病理检查证实）

*根据浸润的深度（组织学）和细胞学不同，T2期可分为两个亚期。

表21-6 修订蕈样肉芽肿所有分期和生存期表							
临床阶段	TNM 分期			5年生存率	10年生存率	5年生存率	10年生存率	15年生存率

临床阶段	TNM 分期			5年生存率	10年生存率	5年生存率	10年生存率	15年生存率
IA	T1	N0	M0	95.1	84.6	91.7	82.5	79.0
IB	T2a	N0	M0	83.5	—			
IIA	T1,2a	N1	M0	90.2	—	78.3	52.6	44.7
IIB	T2b	N0,1	M0	75.0	50.0			
IIIA	T3	N0,1	M0	44.9	31.1	47.2	32.9	19.9
IIIB	T4	N0,1	M0	49.3	34.5			
IVA	T1-4	N2,3	M0					
IVB	T1-4	N0-3	M1					

Adapted from Kashani-Sabet M, McMillan A, Zackheim: J Am Acad Dermatol 2001; 45:700.

临床表现

蕈样前期 蕈样前期是疾病的第一个阶段，仅能给出疑似诊断，无临床和组织学的证据支持。外用糖皮质激素重复治疗后，炎症持续存在或复发，迁延数月或数年，即可疑诊为蕈样前期。损害可自发性缓解。非特异性瘙痒性皮疹或单纯瘙痒症可能是惟一的表现。呈红色、有鳞屑的、湿疹样或者银屑病样萎缩性、斑驳状、毛细血管扩张样发疹，提示可能为大斑块型副银屑病或者是血管性萎缩性皮肤异色病。这两种皮肤病所具有的特征性表现，可使医师较有把握地判定是否可能发生典型MF。MF的斑块期和肿瘤期出现前，这些皮肤病的存在可长达35年。

湿疹型 除了皮损的部位和大小固定不变，边缘境界清楚外，湿疹型表现为持续存在无特征性的肥厚、色红、瘙痒的湿疹样变，与皮脂缺乏性湿疹或特应性皮炎类似（图21-39和21-40）。

皮肤异色病性副银屑病损害 副银屑病的斑块境界清楚，表现为淡红斑，有时浅黄色，表面有轻度的鳞屑和皱褶。躯干和四肢的皮损通常1到5厘米大小，圆形，椭圆形，或者指突状（指状皮肤病）。臀部和股部好发部位，皮损常表现为15厘米大小的斑片。对于那些副银屑病皮损长期存在，常规治疗无效的患者，应予特别的关注，以除外皮肤淋巴瘤的可能[154]。

血管性萎缩性皮肤异色病被用来描述毛细血管扩张的皮损；细微，皱缩的"卷烟纸"样皮肤；斑驳的色素沉着（图21-41）。皮肤异色改变是不祥的征象。苔藓样副银屑病或者斑驳状副银屑病用来描述有网状表现的皮损变异类型。

组织学检查示真皮慢性非特异性炎性浸润。浸润在真皮上层形成条带状。炎症细胞形态多样，表皮层可能增厚。表皮中可见为数不多的淋巴细胞。

斑片期 当组织学改变出现MF的特征时，疾病进入斑片期。皮损的形态学无明显变化。

斑块期 当皮损的颜色转为暗红棕色，有时因为棘层肥厚（表皮增厚），皮损鳞屑区高出周围未受累皮肤时，疾病进入斑块期。斑块可自未受累皮肤处出现。瘙痒变得更为持久、强烈和难以耐受。斑块的形态多样，圆形、椭圆形、弧形或匐行状，偶见中央处皮损消退。受累程度不一，皮损可以从其局限部位向周围大部分正常皮肤扩展（图21-42至21-44）。全层皮肤的浸润形成红色皮革状，伴（剥脱性皮炎）或不伴（红皮症）鳞屑。MF亦可开始即为剥脱性红皮病。毛发部位的浸润和斑块可导致秃发。组织学特点：斑块呈现出浅部和深部血管周围的淋巴细胞浸润，同时增厚的表皮内淋巴细胞聚集（Pautrier微脓肿）。随着斑块期的进展，渐变为混合性细胞浸润、（淋巴细胞、嗜酸性粒细胞、浆细胞）。其中的一些淋巴细胞是非典型的，有巨大的螺旋状或脑回状的细胞核（"MF细胞"）（见图21-49）。斑块期持续的时间不定。斑块可消退，保持不变，或演变成结节和肿瘤。

肿瘤期 肿瘤可由持续存在的斑块或者红皮病发展而来，也可源自红色或正常皮肤（图21-45至21-47）。痒感程度可减轻。肿瘤大小不一，有些十分巨大或呈蘑菇状（因此命名为蕈样肉芽肿，已使用150年）。肿瘤和斑块的坏死和溃疡常见。

在早期阶段，疾病仍然局限于皮肤。斑块期可以出现浅表淋巴结病。而肿瘤期则可出现侵及内脏器官，如脾、肺、胃肠道的深部淋巴结病[28]。

前蕈样肉芽肿和斑片期

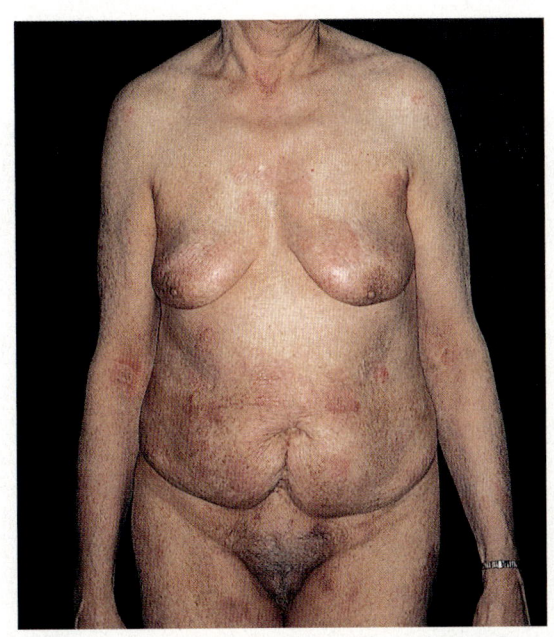

图 21-39 湿疹样或斑片期表现为有薄鳞屑的红色斑疹。皮损多发。可有不同程度痒感。在肤色较深的患者皮肤上，皮损色素沉着或减退。斑片渐演变为斑块。

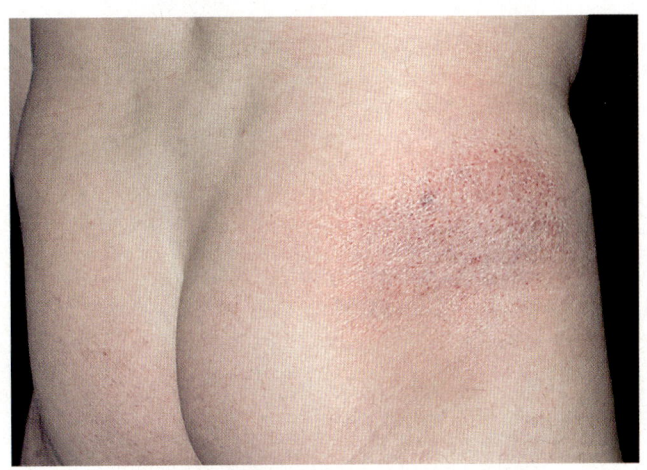

图 21-40 斑片可累及任何部位，但常见于非日晒部位，如臀部和躯干下方。早期的损害类似于钱币状湿疹。历经数月后其形态保持不变。

图 21-41 蕈样肉芽肿（血管性萎缩性皮肤异色病）：可见萎缩皱褶的表面红棕色色素沉着斑块，皮损的部位倾向于保持不变。

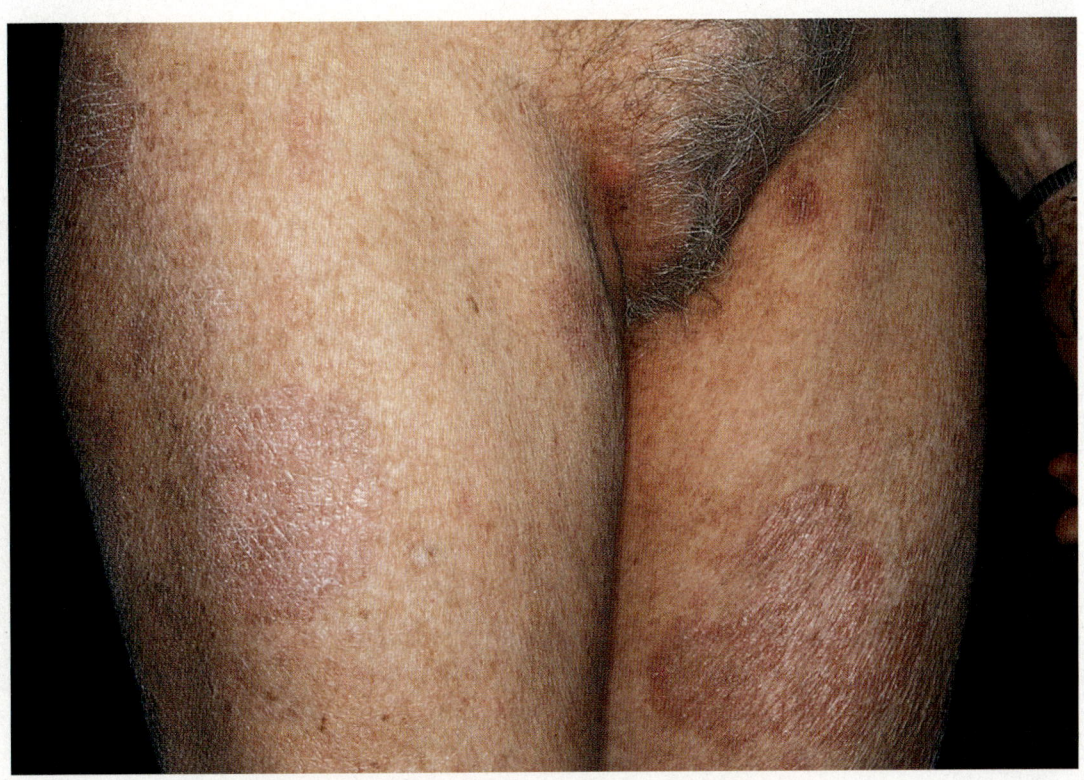

蕈样肉芽肿——斑块期

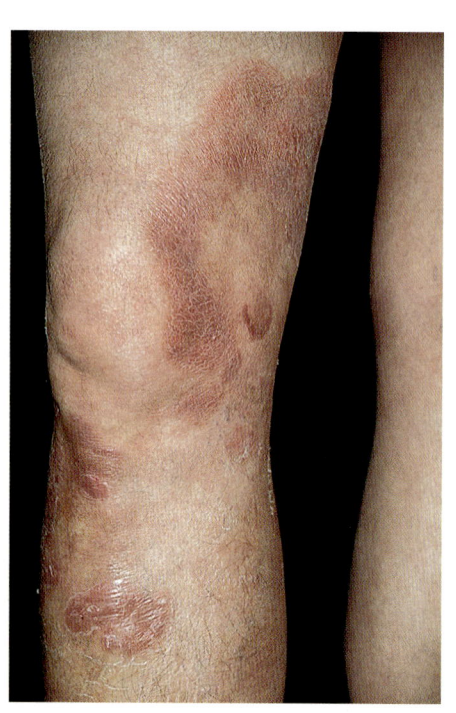

图 21-42　早期的斑块表面有薄层鳞屑。界限清楚的红斑皮损渐演变为肿瘤。

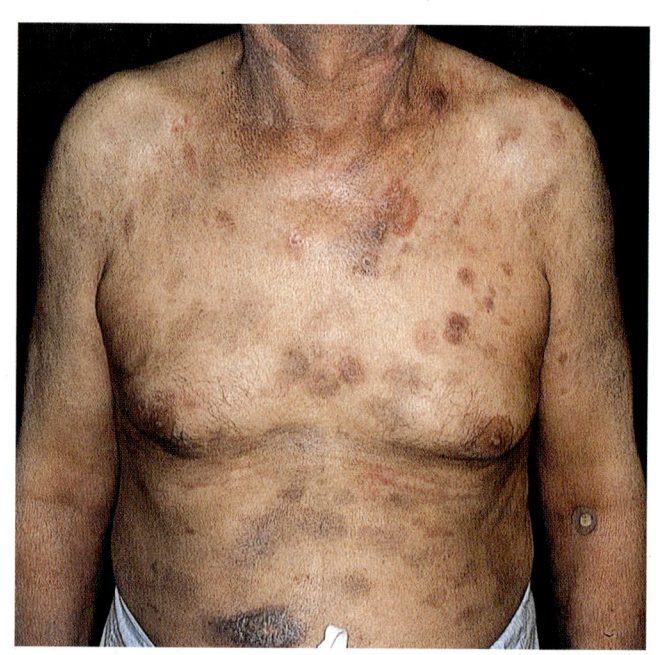

图 21-43　环状或匐行性斑块大量出现。皮损中央消退。本阶段瘙痒剧烈。

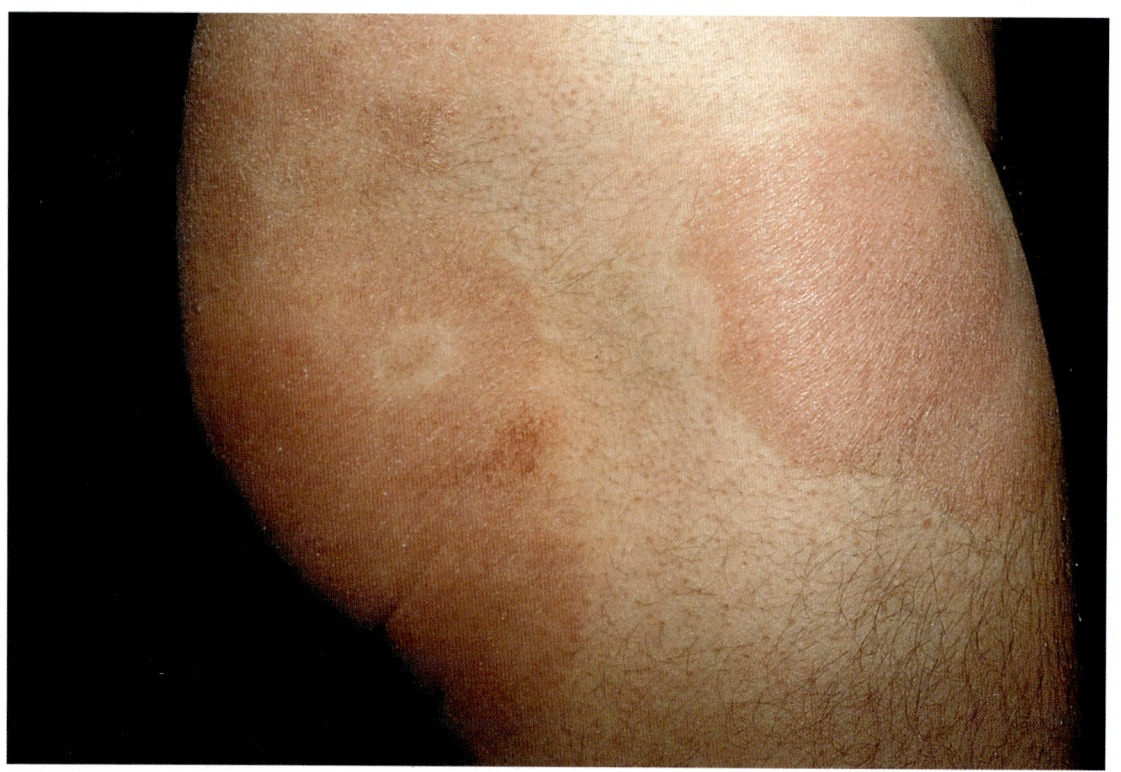

图 21-44　固定的斑疹，鳞屑性，湿疹样皮损缓慢演化而来的巨大斑块。

蕈样肉芽肿——斑块期

蕈样肉芽肿——肿瘤期

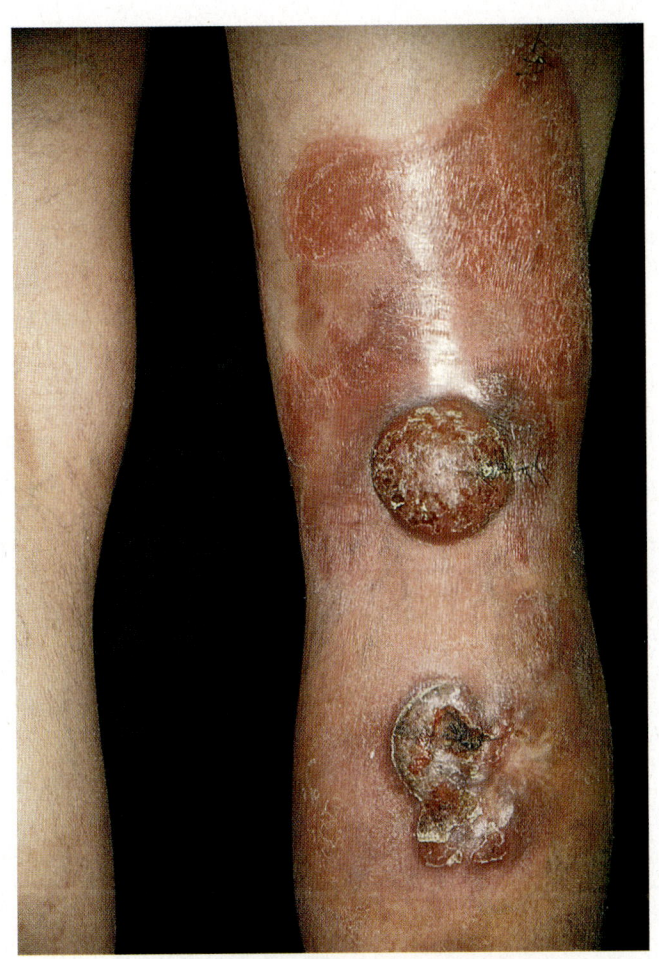

图 21-45 红紫色半球形肿瘤外生性生长或出现溃疡。

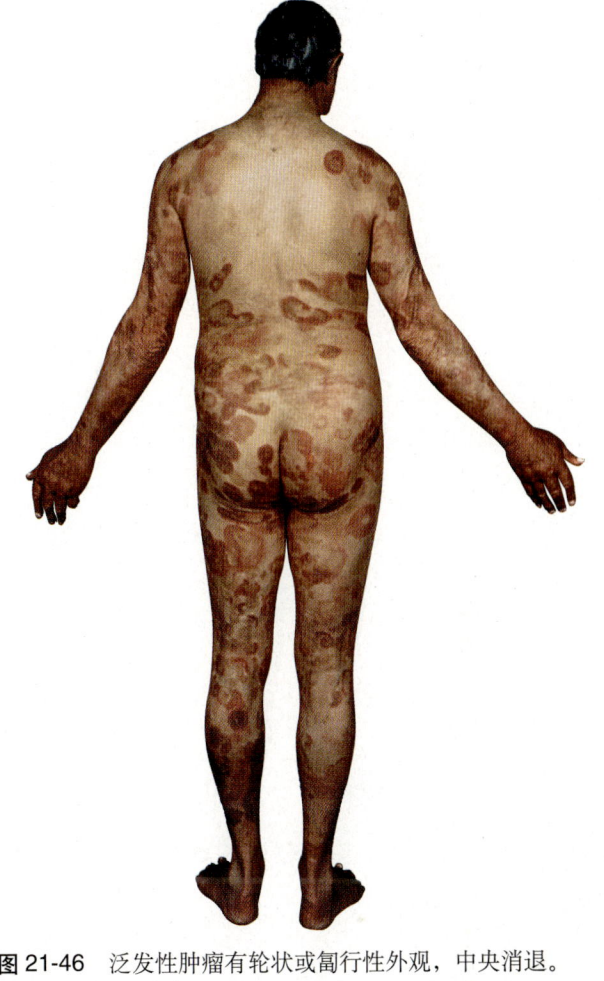

图 21-46 泛发性肿瘤有轮状或匐行性外观，中央消退。

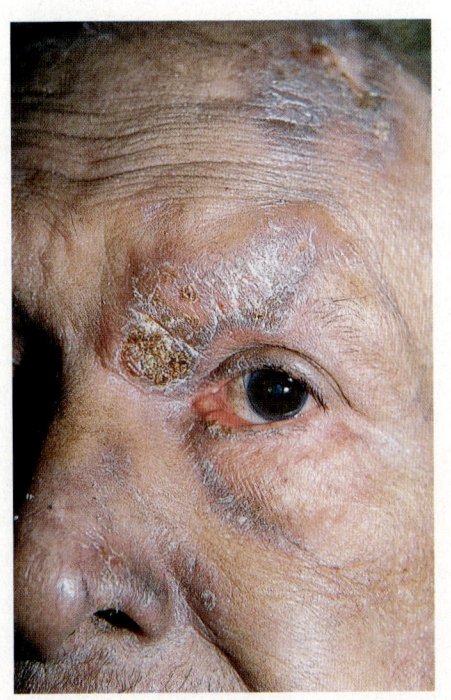

图 21-47 肿瘤外生性，表面形成溃疡。类似于霉菌感染，因此命名蕈样霉菌病。

Sézary 综合征 Sézary syndrome（SS）

Sézary 综合征（SS）MF的白血病型，是一种侵袭性淋巴瘤（图21-48）。其预期5年生存率为11%。SS是一组三联症：由红皮病，淋巴结病和出现于外周血、淋巴结以及皮肤中的脑回样淋巴细胞（Sézary细胞）三种表现构成。患者可发生泛发性瘙痒症、剥脱性皮炎、皮肤增厚、睑外翻、秃发以及掌跖增厚。红斑的形状一天内可变大或变小，也可消失或是被斑块和肿瘤所取代。诊断依据包括循环淋巴细胞中Sézary细胞数目超过5%～20%，或者细胞密度高于1000/mm³，流式细胞仪测得CD4⁺/CD7⁻循环淋巴细胞大量增加，CD4/CD8比率上升，或者单克隆TCR基因重排。皮损活检病理特点与典型的早期MF相似。具有显著扭曲胞核的循环细胞（Sézary细胞）与MF皮肤浸润的肿瘤细胞相同（图21-49）。

治疗（见P761图表）某些专家认为，当该病仅限于皮肤时，使用较积极的治疗方法是可以将其治愈的。稳定、局限、无斑块疾病可持续数年。由于局部使用氮芥、PUVA和电子束照射治疗能诱导和维持缓解，我们现在很少看到CTCL早期诊断后患者病情的快速演化。相当于MF临床IA期的患者生存预期没有改变。不到10%的病例向进展期发展，死亡病例极少[155]。CTCL的治疗取决于其临床分期。治疗的目的在于达到和维持疾病的缓解或晚期姑息治疗。具有临床表现的病例应予治疗。处于缓解期的病人应予密切观察。在一些医疗中心，维持治疗是常规的。

局部氮芥治疗 对于蕈样肉芽肿斑片和斑块较局限的患者，局部氮芥治疗是一种成本效益比高、方便的疗法[155]。局部使用氮芥治疗（10毫克/瓶）已超过20年，该方法可有效地控制疾病的早期阶段。无全身吸收发生（不需实验室监测）。患者自己即可配制水溶液（10～20mg/dl），或药剂师配制软膏（每100g羊毛脂10～20mg HM₂）。溶液用布或刷子涂敷到除腹股沟外的全身皮肤，每日一次。疾病活动部位可发生炎症。数周后治疗应局限在发病部位。反应差者，每日两次或提高溶液浓度（30～40 mg/dl）。治疗应持续至皮损全部消退为止。建议每日应用溶液2～6个月（皮损或全身皮肤表面）或6到12个月。而后行维持治疗（平均6个月）[156]。可见急性或迟发性超敏反应发生（5%发生于应用软膏后，超过30%的病例发生于应用水溶液后）。脱敏后可继续治疗。IA、IB和IIA期患者，治

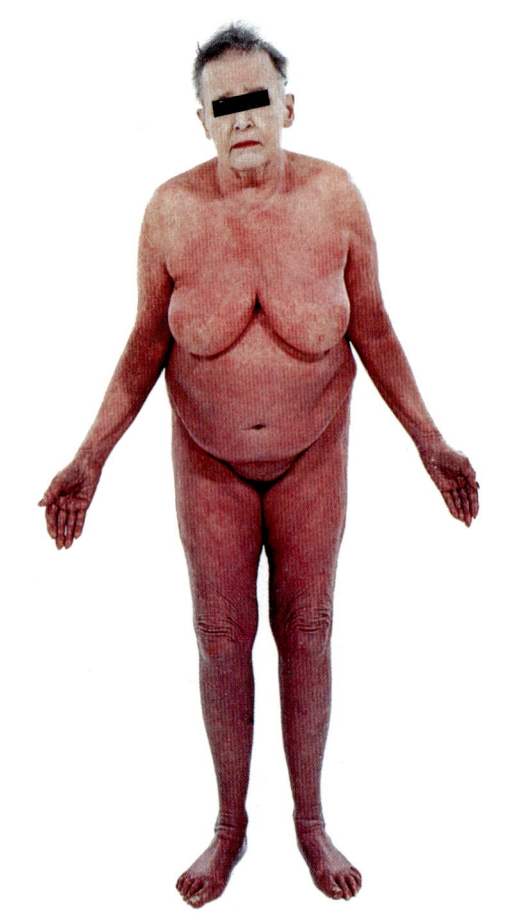

图21-48 Sézary综合征：伴鳞屑和掌跖增厚的泛发性红皮病。

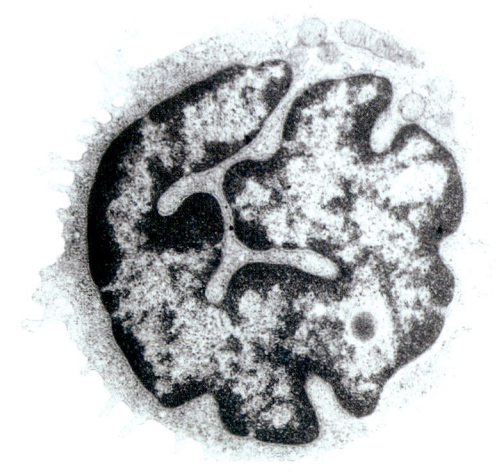

图21-49 Sézary细胞：细胞核高度卷曲。

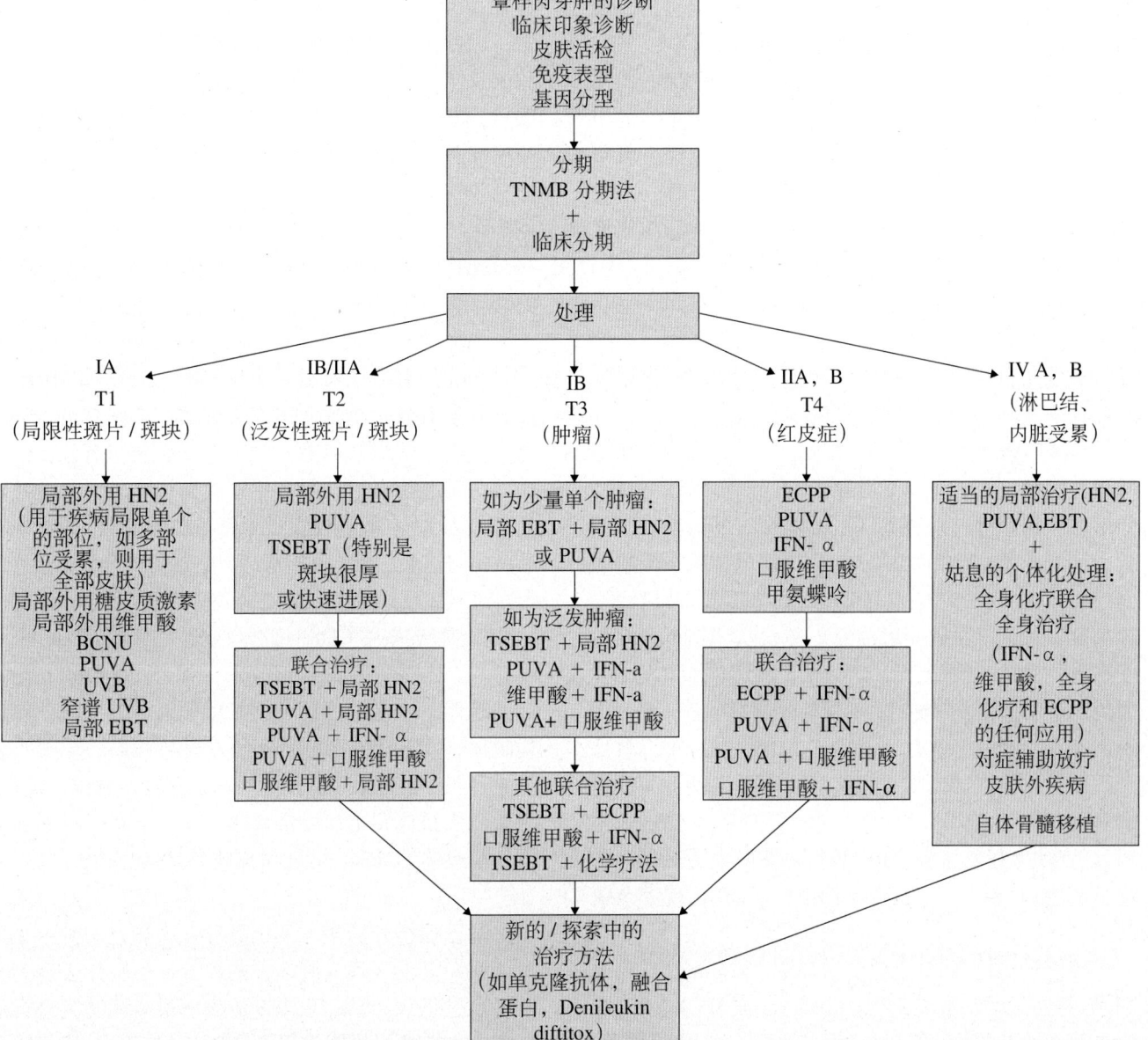

Adapted from Kim YH, Hoppe RT: Semin Oncol 1999; 26: 276

疗有效率分别为80%、68%和61%[157]。局部外用卡莫司汀（BCNU）同样有效，但发生全身性吸收。用药部位毛细血管扩张[158]。尽管皮肤电子束照射治疗的有效率高于局部氮芥外用治疗，但两者的长期生存率是相似的。药物应冷藏放置。药物可在多家药房买到，比如"Crown药物"或者"耶鲁医疗中心药房"。

外用糖皮质激素 外用糖皮质激素，特别是I类复合物，是蕈样肉芽肿斑片阶段的有效治疗措施。外用糖皮质激素对疾病T1期的总有效率为94%（完全有效率为63%），与局部化学疗法的结果具有可比性。疾病T2期总有效率下降至25%。多数患者使用丙酸氯倍他索润肤霜治疗[159]。

贝沙罗汀 贝沙罗汀1%维甲酸凝胶（Targretin）对于顽固性IA～IIA期CTCL患者总有效率可达44%至63%（完全有效率为8%至21%）。主要的副作用为局部轻中度刺激和发疹[160]。药物非常昂贵。

PUVA和UVB CTCL常始发于非光照部位，如臀部和乳房的下方。提示光照躯干和四肢可以改变特定部位皮肤的状况，以使CTCL细胞在这些部位难以生长。这可能是UVB和PUVA治疗能使患者病情缓解的原因。PUVA对局限的CTCL，"薄"的斑块阶段治疗非常有效[161,162]。每周照射治疗2或3次，2到6个月内多数病例缓解，若能耐受，UVA剂量隔1次提高0.5J/cm^2。照射剂量应稳定一段时间后，逐渐减量到每周一次，每两周一次，每月一次，隔月一次共6个月，每三个月一次持续一段时间。据报道总有效率可达95%（T1期的病例完全有效率为79%，T2期的完全有效率为59%）。保持每个月至少1次PUVA照射维持治疗，平均缓解期3.6年[163]。与局部治疗相比，更快出现完全缓解。

传统的广谱UVB光疗法（280～320nm）对疾病T1期完全有效率为83%[164]。然而，长波UVA比UVB更易深入地进入肿瘤组织。"避光部位"（头皮、会阴、腋窝、皮肤皱褶处、跖部）可能接受不到足够剂量的照射。先前的研究发现，干扰素和PUVA联合应用可使绝大部分病例缓解[165]。

全身电子束照射治疗 治疗IB/IIA期（泛发斑片/斑块，T2）的病情可使用HN2、PUVA、TSEBT和UVB。对于侵袭性、广泛肥厚斑块，或者HN2和PUVA治疗无效患者，TSEBT是首选治疗方法。TSEBT对于泛发性斑片、斑块和肿瘤的完全缓解是最为有效的方法。据报道局限性斑块和肿瘤完全有效率分别为98%和36%[166]。大多数患者5年内复发。使用TSEB完全缓解后，某些医师开始使用辅助治疗，最常用的是局部使用氮芥。TSEBT治疗有效后，HN2或口腔PUVA治疗至少持续6个月[167]。吸收量达到18～20Gy时，暂停治疗一周，全部36Gy的吸收量不低于10周完成。"避光部位"需要补充治疗[156]。副作用包括红斑、脱屑、秃发、指甲脱落和无汗。

体外光化学疗法（extracorporeal photopheresis）体外光分离置换法对于治疗Sézary综合征和MF的红皮病阶段有效。单独使用或与辅助疗法联合应用时，对广泛斑片或斑块以及一些肿瘤期疾病也有效。使用本方法某些患者可获得3年缓解期。体外光化学疗法是将摄入8-甲氧补骨脂素的患者白细胞经UVA照射后，再将这些白细胞回输患者体内的方法[169-171]。治疗每个月连续2天，持续6个月。CD4/CD8比值小于或等于5的患者较皮肤中CD8$^+$细胞少或无的患者疗效好[172]。

晚期 个别肿瘤正电压X线照射治疗有效。在疾病晚期，所有治疗最初都可成功达到缓解，但很难延长生存期。目前很多新治疗方法正在进行测试。抗T细胞单克隆抗体和重组融合蛋白（Denileukin-毒素连接物，商品名Ontak）可能对皮肤外疾病有效。

淋巴瘤样丘疹病 淋巴瘤样丘疹病是一种罕见疾病，组织学上表现为肿瘤样的改变，但临床表现为良性慢性过程[173]。5%到20%的病例最终演变为淋巴瘤（MF，T-免疫母细胞淋巴瘤和Hodgkin病）。成簇出现的红棕色丘疹伴中央坏死和自愈后的瘢痕形成。皮损消退前持续2～4周。丘疹分簇出现在躯干和四肢部位数周至数年。新发皮疹有瘙痒或痛感。

乳房 Paget 病 Paget's disease of the breast

潜在的恶性导管瘤细胞侵及乳头、乳晕和周围皮肤的表皮组织即为乳房Paget病[174]。乳房部位的潜在肿瘤可通过触诊发现，但约40%的肿瘤病例临床触诊和放射线检查未能发现[175,176]。

临床表现 疾病常隐匿地开始于一侧乳房，乳头部位出现小片红斑，有浆液渗出，并可形成痂皮（图21-50和图21-51）。炎症常导致损伤，而皮损部分的愈合常使患者不能对病情给予足够的重视。患者多认为肿块是炎症导致，而非肿瘤，因此病情继续进展。恶性细胞沿表皮迁移，疾病最初仅见于乳晕处，经过相当长的时期（一年或更长），周围皮肤亦可波及（图21-50）。病程类似湿疹的表现，但斑块有硬结和清楚的边缘，相对固定，可持续存在数周。溃疡形成为后期所见。男性乳头处Paget病非常罕见，但侵袭性明显强于女性。

诊断 本病的临床和病理表现与Bowen病十分相似；但是乳头部位 Bowen 病十分少见。乳房 Paget 病与乳头湿疹的重要鉴别点在于，乳房 Paget 病很少见，单侧患病，而乳头部位的湿疹样炎症通常为双侧受累。凭借乳头刮片染色可作出细胞学诊断[177]。活组织检查可用常规染色和免疫组织化学染色。免疫细胞化学技术对鉴别Paget病和浅表扩散性黑素瘤及原发性上皮内癌比用传统的淀粉酶过碘酸-雪夫（d-As）伴或不伴阿辛蓝黏液组织化学染色更可靠。细胞角蛋白（CAM 5.2），c-erbB-2癌蛋白（21N）和癌胚抗原（CEA）在免疫反应中呈阳性。实际上CEA在所有的乳房Paget病中存在，而黑素瘤和其他肿瘤类型则表现为持续阴性[178,179]。

治疗 活组织检查后行外科治疗。有研究认为乳头－乳晕的联合锥形切除并不适宜[180]。另一项研究报道，当疾病仅限于乳头时，可行局部放射治疗[181]。

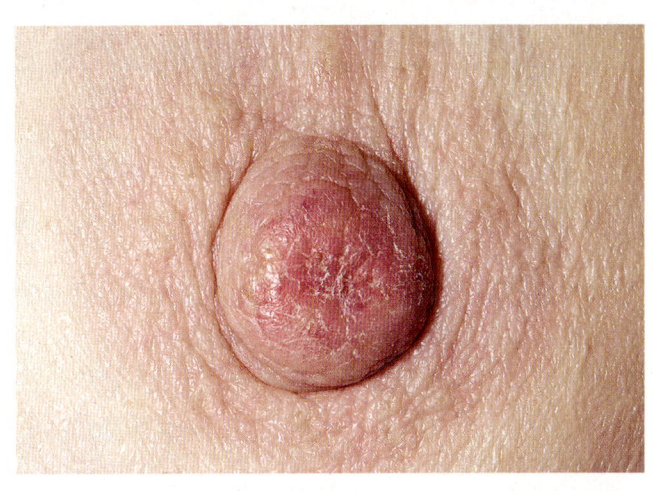

图 21-50 Paget 病：早期皮损细，表现为红斑，鳞屑和结痂。可有血清渗出。诊断上疑为刺激症状或湿疹。浸润可扩展至侧窝和侧窝以外。

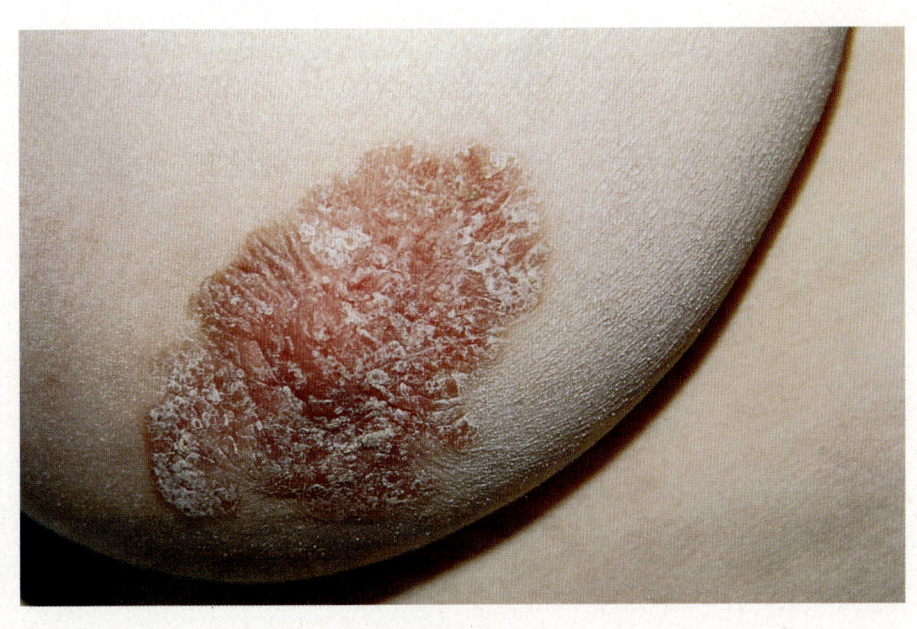

图 21-51 红色鳞屑性斑块，伴浆液渗出和痂皮形成。皮损类似湿疹样外观，但与湿疹不同，皮损单侧发病。

乳房外 Paget 病 Extramammary paget's disease

乳房外Paget病是一种少见的皮肤腺癌，老年女性多于男性，好发于女阴、阴囊、腋窝或肛周皮肤。很多组织化学证据表明该病起源于汗腺[182,183]。

与潜在恶性肿瘤的关系 可能伴发潜在的直肠腺癌或鳞癌，26%的患者最终死于疾病本身或伴发的内脏恶性肿瘤。24%的患者与潜在的皮肤附属器腺癌相关。与不伴随潜在皮肤附属器腺癌的患者相比，这些患者的死亡率更高（46%）。12%的乳房外Paget病患者伴发有潜在的内脏恶性肿瘤[184]。潜在的内脏恶性肿瘤的发生部位与皮肤损害发生的部位密切相关；也就是说，肛周部位发病与消化系统的腺癌有关，阴茎部位发病与生殖泌尿系统恶性肿瘤有关，等等。如同乳房Paget病一样，表皮内恶性肿瘤细胞浸润并向侧向移行。活组织检查常常显示，肿瘤细胞可超出临床病变明显的部位，这正是手术后疾病高复发率的原因。

临床表现 发生于男性和女性的疾病表现为白色到红色有鳞屑或浸渍的浸润性糜烂或溃疡性斑块，多见于大阴唇（图21-52）和阴囊[185]（图21-53）。持续性瘙痒和烧灼感很常见。临床表现与硬化萎缩苔藓、慢性单纯苔藓、黏膜白斑病、Bowen病或慢性酵母菌感染非常相似。

组织学特征 组织学上，Paget病与Bowen病以及表浅播散性黑素瘤相似。Paget细胞黏蛋白阳性，可用Hale胶体铁染色确认。胞浆常PAS阳性，可用pH 2.5的阿辛蓝染色。免疫过氧化物酶染色有助于确诊和鉴别与Paget病相类似的疾病。

多数病例CEA表现为阳性[186]。CEA为汗腺标志物。Bowen病抗角蛋白染色阳性，恶性黑素瘤抗S100蛋白染色阳性。

处理 病灶局限的病例，使用传统外科手术，或Mohs显微外科治疗[187]，而后适当放射治疗。目前比较提倡一种非根治保守外科手术方法。一项研究表明，外阴皮肤切除及皮片移植、单侧外阴切除术和单纯外阴切除术对于不伴潜在腺癌的局限性皮损的患者疗效很好[190]。紫外线照射下，静脉给予荧光素，有助于观察病灶的边界[191]。女阴处复发的Paget病可局部外用博来霉素成功治疗[192]。所有乳房外Paget病患者都应进行全面的体格检查以除外发生内脏恶性肿瘤的可能。

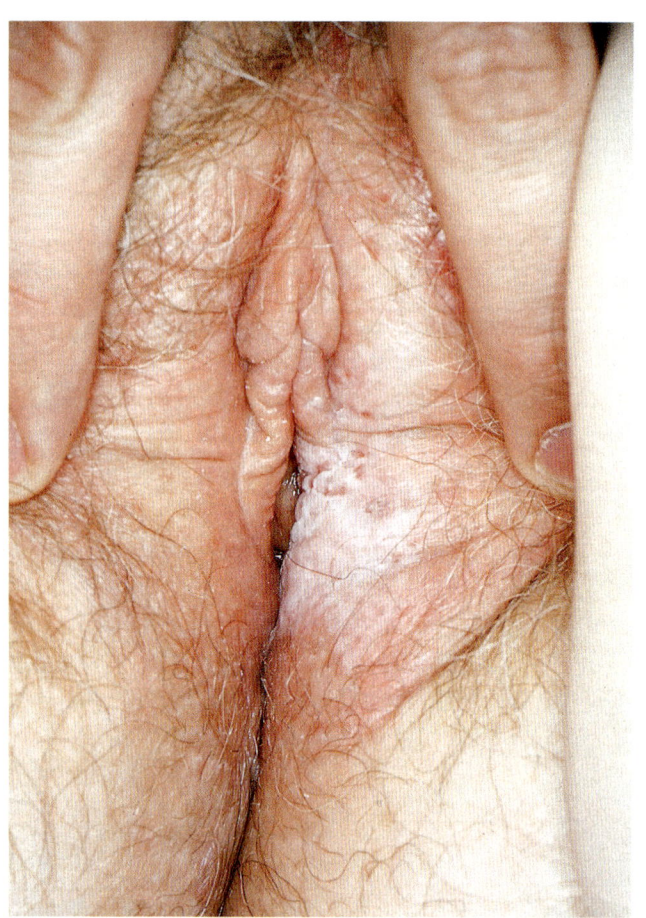

图21-52 乳房外Paget病：发生于阴唇的境界不清的白色糜烂性斑块。

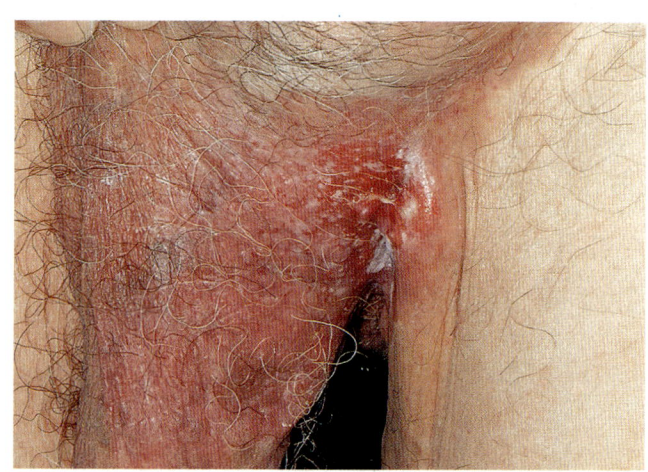

图21-53 乳房外Paget病：取以阴囊为基底的慢性溃疡上3处活组织作检查，证实溃疡边缘存在恶性细胞。

皮肤转移癌

恶性肿瘤患者皮肤转移的发生率约为2%～10%[193-197]。皮肤转移可以是淋巴结转移的首发征象，特别是诸如黑素瘤、乳腺癌或者头颈部黏膜癌的患者[198]。Brownstein和Helwig[195-197]通过一系列论文阐明了皮肤转移的诸多方面，指出皮肤转移的发生率与下列因素密切相关，性别、皮肤转移的部位，转移皮损的形态学特点，转移皮损的组织学特征与原发肿瘤相一致。表21-7和21-8总结了这些特征的发生率，图21-54做了图解说明。最有助于确定原发肿瘤的信息是患者的性别和皮肤肿瘤的部位。

形态学特征 最具代表性的皮肤转移表现为散在的、坚实的、无触痛的皮色结节，这些皮损出现突然，生长迅速，达到一定的大小（常2cm）后常保持稳定（图21-55）。很难作出正确的临床诊断，常诊断为囊肿或良性纤维瘤。在一些病例中，损害有脉管性肿瘤如化脓性肉芽肿，血管瘤或Kaposi肉瘤的表现（图21-56）。Mary Joseph脐周结节预示胃癌的可能。

表21-7 皮肤转移的起源

主要部位	男性 伴皮肤转移的病例	%	主要部位	女性 伴皮肤转移的病例	%
肺	132	22.4	乳房	380	71
黑素瘤	103	17.5	黑素瘤	49	9.1
结肠和直肠	104	17.7	结肠和直肠	26	4.8
口腔	68	11.6	卵巢	20	3.7
肾脏	35	6.0	肺	15	2.8
上消化道	35	6.0	未知部位	9	1.6
乳房	12	2.0	口腔	9	1.6
胃	29	4.9	子宫内膜	4	0.7
食管	18	3.1	膀胱	6	1.1
膀胱	11	1.9	子宫颈	6	1.1
未知部位	11	1.9	胃	3	0.6
胰腺	13	2.2	胆管	3	0.6
喉	7	1.2	胰腺	4	0.6
肝脏	4	0.7	鼻窦	3	0.5
总计	587			535	

Adapted from Lookingbill DP, Spangler N, er al: J AM Dermatol 1993; 29:228-236; and Brownstein MH, Helwig EB: Cancer 1972; 29:1298.

表21-8 远距离皮肤转移的部位

原发部位	头皮	面部	颈部	双肩	胸部	背部	腹部	上肢	下肢
乳房	18	2	12	11	4	37	15	16	9
黑素瘤	10	7	21	7	28	8	10	21	25
未知部位	4	3	5	0	1	2	5	2	6
肺	2	1	2	0	9	2	7	1	1
口腔	2	2	4	0	0	1	1	0	0
结肠和直肠	1	1	0	0	0	2	2	0	0

Modified from Lookingbill DP, Spangler N, er al: J AM Dermatol 1993; 29: 228.

皮肤转移癌

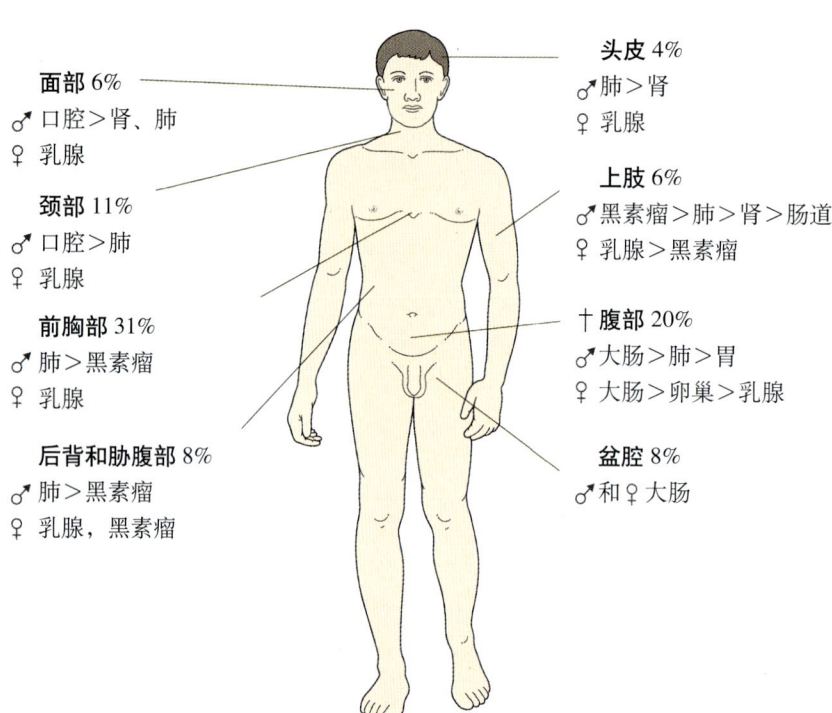

面部 6%
♂ 口腔＞肾、肺
♀ 乳腺

颈部 11%
♂ 口腔＞肺
♀ 乳腺

前胸部 31%
♂ 肺＞黑素瘤
♀ 乳腺

后背和胁腹部 8%
♂ 肺＞黑素瘤
♀ 乳腺，黑素瘤

头皮 4%
♂ 肺＞肾
♀ 乳腺

上肢 6%
♂ 黑素瘤＞肺＞肾＞肠道
♀ 乳腺＞黑素瘤

†腹部 20%
♂ 大肠＞肺＞胃
♀ 大肠＞卵巢＞乳腺

盆腔 8%
♂ 和♀ 大肠

图21-54　皮肤转移的位置。724名患者。全部病例构成比。(Modified from Brownstein MN, Helwig EB: Arch Dermatol 105:862,1972.)

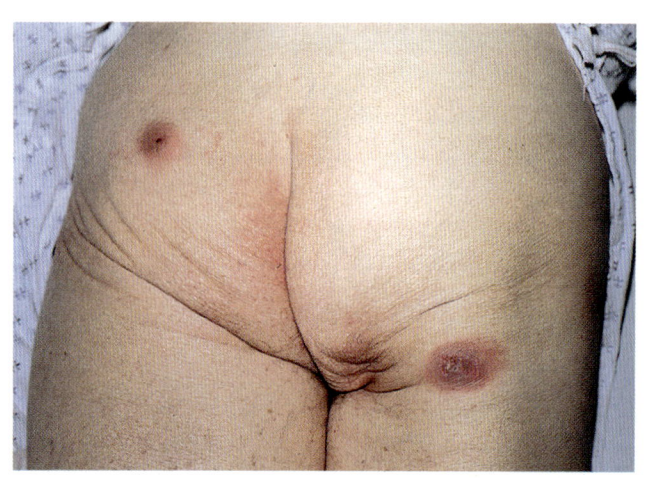

图21-55　转移癌：经历最初的快速增长后，结节大小保持稳定。

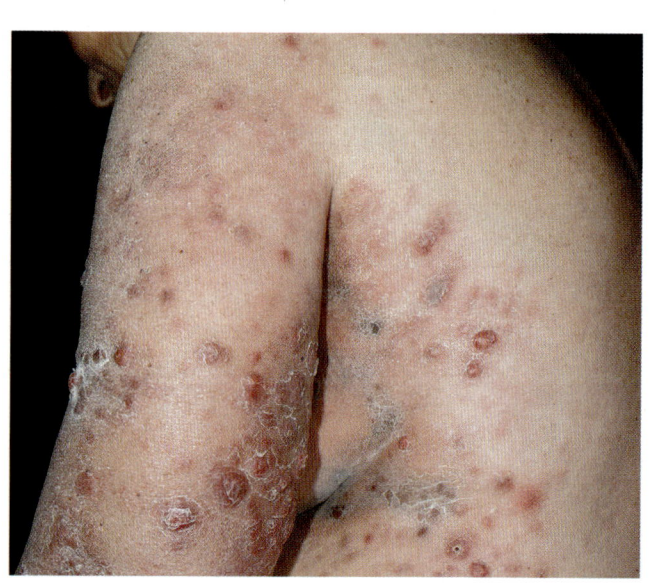

图21-56　乳房转移癌：结节表现为血管源性，类似Kaposi肉瘤。

皮肤转移第二种最常见的表现为伴红斑、水肿、温热（图21-57和21-58）和触痛的炎症反应。原发肿瘤好发于乳房，恶性细胞沿表皮下淋巴管蔓延，并堵塞淋巴管。疾病的初步诊断多为细菌感染，如丹毒或蜂窝组织炎。但患者无发热多表现为健康状态。

第三种皮肤转移也是最少见的方式，类似瘢痕，盘状红斑狼疮或硬斑病。无症状的硬皮病样斑块，有时伴毛发脱失（肿瘤性脱发），常发生于头皮；女性多由乳腺癌转移而来，男性则常由肺癌或肾癌转移而来。铠甲样癌伴乳腺癌，为一坚硬的浸润性斑块，伴有纤维化和淋巴阻塞的皮革样外观。

组织学特征 一般来说，原发癌和转移癌的组织学特点相似，但转移癌通常分化较差。活组织标本通常不能确定疾病来自远隔的哪个部位。腺癌的皮肤转移常依次为大肠癌、肺癌或乳腺癌。转移至皮肤的鳞状细胞癌常源自口腔、肺或食管。未分化癌常源自乳房或肺。

传播类型 肾和肺脏的肿瘤侵犯小静脉，常表现为远离原发肿瘤的不同皮肤部位的转移灶。乳腺癌和来自口腔的鳞状细胞癌后期可侵犯淋巴管，或侵犯原发肿瘤上方的皮肤[88]。

（徐宏慧　何春涤译　吴志华校）

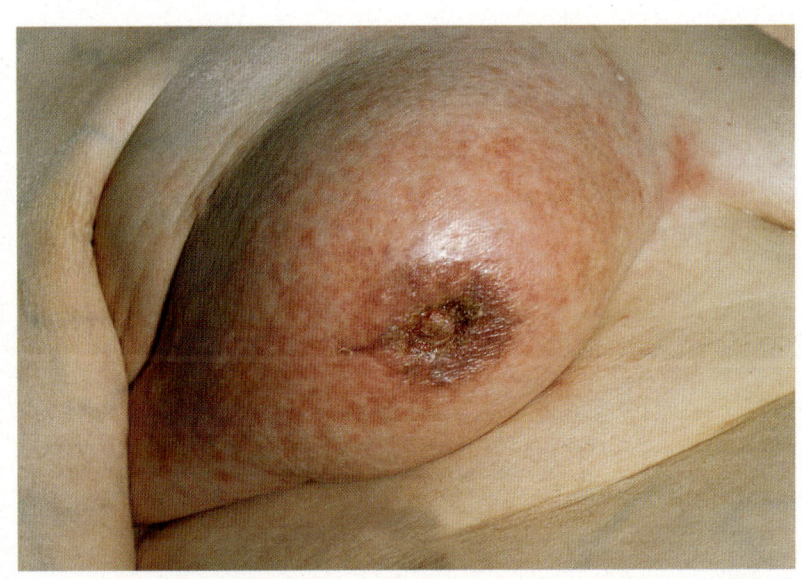

图 21-57 伴红斑、水肿和结痂的炎症样皮肤转移。

图21-58 炎症样皮肤转移：类似感染性湿疹的糜烂和结痂。

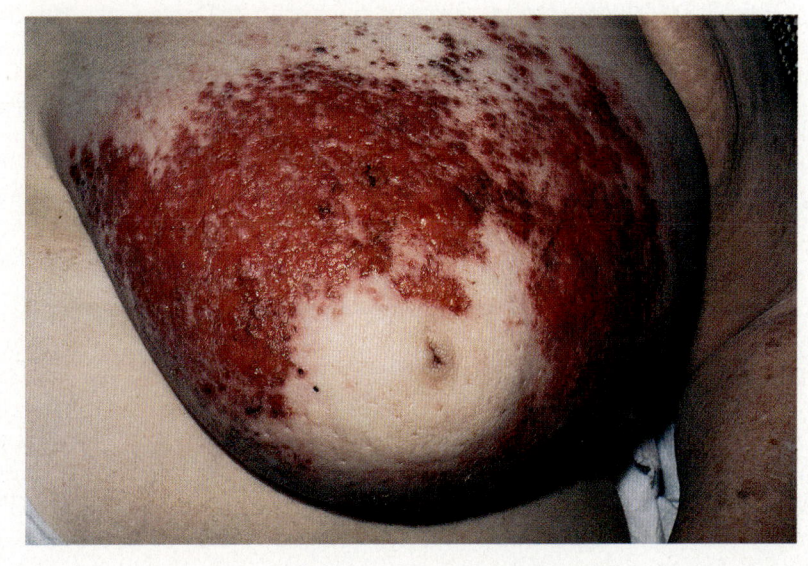

参考文献

1. Preston DS, Stern RS: Nonmelanoma cancers of the skin, N Engl J Med 1992; 327:1649.
2. Leman J, McHenry P: Basal cell carcinoma: still an enigma, Arch Dermatol 2001; 137(9):1239.
3. Brooke R, et al: Discordance between facial wrinkling and the presence of basal cell carcinoma, Arch Dermatol 2001; 137(6):751.
4. Cox NH: Basal cell carcinoma in young adults, Br J Dermatol 1992; 127:26.
5. Rustin MHA., Chambers TJ, Munro DD: Post-traumatic basal cell carcinomas, Clin Exp Dermatol 1984; 9:379.
6. Sexton M, et al: Histologic pattern analysis of basal cell carcinoma. Study of a series of 1039 consecutive neoplasms, J Am Acad Dermatol 1990; 23:1118.
7. Phillips TJ, et al: Nonhealing leg ulcers: a manifestation of basal cell carcinoma, J Am Acad Dermatol 1991; 25:47.
8. Menzies S, et al: Surface microscopy of pigmented basal cell carcinoma, Arch Dermatol 2000; 136(8):1012.
9. Maloney ME, et al: Pigmented basal cell carcinoma: investigation of 70 cases, J Am Acad Dermatol 1992; 27:74.
10. Salasche SJ, Amonette RA: Morpheaform basal cell epitheliomas: a study of subclinical extensions in a series of 51 cases, J Dermatol Surg Oncol 1981; 7:387.
11. Farndon PA, et al: Location of gene for Gorlin syndrome, Lancet 1992; 339:581.
12. Chenevix-Trench G, et al: Further localization of the gene for nevoid basal cell carcinoma syndrome (NBCCS) in 15 Australasian families: linkage and loss of heterozygosity, Am J Hum Genet 1993; 53:760.
13. Gorlin RJ: Nevoid basal-cell carcinoma syndrome, Medicine 1987; 66:98.
14. Kimonis V, et al: Clinical manifestations in 105 persons with nevoid basal cell carcinoma syndrome, Am J Med Genet 1997; 69(3):299.
15. Gutierrez MM, Mora RG: Nevoid basal carcinoma syndrome. A review and case report of a patient with unilateral basal cell nevus syndrome, J Am Acad Dermatol 1986; 15:1023.
16. Evans DG, et al: Complications of the nevoid basal cell carcinoma syndrome: results of a population based study, J Med Genet 1993; 30:460.
17. Pratt MD, Jackson R: Nevoid basal cell carcinoma syndrome. A 15-year follow-up of cases in Ottawa and the Ottawa valley, J Am Acad Dermatol 1987; 16:964.
18. Howell JB: Nevoid basal cell carcinoma syndrome, J Am Acad Dermatol 1984; 11:98.
19. Goldstein AM, et al: Sun exposure and basal cell carcinomas in the nevoid basal cell carcinoma syndrome, J Am Acad Dermatol 1993; 29:34.
20. Correl RW: Bilateral cysts of the jaw occurring with multiple skin lesions, J Am Dent Assoc 1980; 101:978.
21. Drake LA, et al: Guidelines of care for basal cell carcinoma. The American Academy of Dermatology Committee on Guidelines of Care, J Am Acad Dermatol 1992; 26:117.
22. Lang PG, Maize JC: Histologic evolution of recurrent basal cell carcinoma and treatment implications, J Am Acad Dermatol 1986; 14:186.
23. Crissey J: Curettage and electrodesiccation as a method of treatment for epitheliomas of the skin, J Surg Oncol 1971; 3(3):287.
24. Silverman MK, et al: Recurrence rates of treated basal cell carcinomas. Part 2: Curettage-electrodesiccation, J Dermatol Surg Oncol 1991; 17:720.
25. McDaniel WE: Adequate follow up for treated basal cell carcinoma, Arch Dermatol 1986; 122:243.
26. Marghoob A, et al: Risk of another basal cell carcinoma developing after treatment of a basal cell carcinoma, J Am Acad Dermatol 1993; 28:22.
27. Karagas MR, et al: Risk of subsequent basal cell carcinoma and squamous cell carcinoma of the skin among patients with prior skin cancer. Skin Cancer Prevention Study Group, JAMA 1992; 267:3305.
28. Epstein E.H., et al: Mycosis fungoides: survival, prognostic features, response to therapy, and autopsy findings, Medicine 1972; 15:61.
29. Leonforte JF: Deep recurrent basal cell epithelioma, J Am Acad Dermatol 1987; 16:1257.
30. Dubin N, Kopf AW: Multivariate risk score for recurrence of cutaneous basal cell carcinomas., Arch Dermatol 1983; 119:373.
31. Thissen M, Neumann M, Schouten L: A systematic review of treatment modalities for primary basal cell carcinomas, Arch Dermatol 1999; 135(10):1177.
32. Marcil I, Stern R: Risk of developing a subsequent nonmelanoma skin cancer in patients with a history of nonmelanoma skin cancer: a critical review of the literature and meta-analysis, Arch Dermatol 2000; 136(12):1524.
33. Holmkvist K, Rogers G, Dahl P: Incidence of residual basal cell carcinoma in patients who appear tumor free after biopsy, J Am Acad Dermatol 1999; 41(4):600.
34. McDaniel WE: Therapy for basal cell epitheliomas by curettage only, Arch Dermatol 1983; 119:901.
35. Spiller WF, Spiller RF: Treatment of basal cell epithelioma by curettage and electrodesiccation, J Am Acad Dermatol 1984; 11:808.
36. Kopf AW, et al: Curettage-electrodesiccation treatment of basal cell carcinomas, Arch Dermatol 1977; 113:439.
37. Salasche SJ: Curettage and electrodesiccation in the treatment of midfacial basal cell epithelioma, J Am Acad Dermatol 1983; 8:496.
38. Alexiades-Armena Kas M, et al: The appropriateness of curettage and electrodesiccation for the treatment of basal cell carcinomas, Arch Derm 2000; 136(6):800.
39. Wolf DJ, Zitelli JA: Surgical margins for basal cell carcinoma, Arch Dermatol 1987; 123:340.
40. Silverman MK, et al: Recurrence rates of treated basal cell carcinomas. Part 3: Surgical excision, J Dermatol Surg Oncol 1992; 18:471.
41. Chiller K, et al: Efficacy of curettage before excision in clearing surgical margins of nonmelanoma skin cancer, Arch Dermatol 2000; 136(11):1327.
42. Richmond JD, Davie RM: The significance of incomplete excision in patients with basal cell carcinoma, Br J Plast Surg 1987; 40:63.
43. Robinson J, Fisher S: Recurrent basal cell carcinoma after incomplete resection, Arch Dermatol 2000; 136(11):1318.
44. Berlin J, et al: The significance of tumor persistence after incomplete excision of basal cell carcinoma, J Am Acad Dermatol 2002; 46(4):549.
45. Torre D: Cryosurgery of basal cell carcinoma, J Am Acad Dermatol 1986; 15:917.
46. Buker JL, Amonette RA: Micrographic surgery, Clin Dermatol 1992; 10:309.

47. Wilder RB, et al: Basal cell carcinoma treated with radiation therapy, Cancer 1991; 68:2134.
48. Silverman MK, et al: Recurrence rates of treated basal cell carcinomas. Part 4: X-ray therapy. J Dermatol Surg Oncol 1992; 18:549.
49. Wilder RB, et al: Recurrent basal cell carcinoma treated with radiation therapy, Arch Dermatol 1991; 127:1668.
50. Marks R, et al: Imiquimod 5% cream in the treatment of superficial basal cell carcinoma: results of a multicenter 6-week dose-response trial, J Am Acad Dermatol 2001; 44(5):807.
51. Beutner K, et al: Therapeutic response of basal cell carcinoma to the immune response modifier imiquimod 5% cream, J Am Acad Dermatol 1999; 41(6):1002.
52. Labandter HP, Ryan RF: 5-fluorouracil in management of Gorlin's syndrome, N Engl J Med 1978; 298:913.
53. Stenquist B, et al: Treatment of aggressive basal cell carcinoma with intralesional interferon: evaluation of efficacy by Mohs' surgery, J Am Acad Dermatol 1992; 27:65.
54. Cockerell C: Histopathology of incipient intraepidermal squamous cell carcinoma ("actinic keratosis"), J Am Acad Dermatol 2000; 42(1 Pt 2):11.
55. Marks R, et al: Spontaneous remission of solar keratoses: the case for conservative management, Br J Dermatol 1986; 115:649.
56. Jensen P, Moller B, Hansen S: Skin cancer in kidney and heart transplant recipients and different long-term immunosuppressive therapy regimens, J Am Acad Dermatol 2000; 42(2 Pt 1):307.
57. Moy R: Clinical presentation of actinic keratoses and squamous cell carcinoma, J Am Acad Dermatol 2000; 42(1 Pt 2):8.
58. Dodson JM, et al: Malignant potential of actinic keratoses and the controversy over treatment. A patient-oriented perspective, Arch Dermatol 1991; 127:1029.
59. Marks R, Rennie G, Selwood TS: Malignant transformation of solar keratoses to squamous cell carcinoma, Lancet 1988; 1:795.
60. Moller R, Reymann F, Hou-Jensen K: Metastases in dermatological patients with squamous cell carcinoma, Arch Dermatol 1979; 115:703.
61. Heaphy M, Ackerman A: The nature of solar keratosis: a critical review in historical perspective, J Am Acad Dermatol 2000; 43(1 Pt 1):138.
62. Feldman S, et al: Destructive procedures are the standard of care for treatment of actinic keratoses, J Am Acad Dermatol 1999; 40(1):43.
63. Alamillos-Granados FJ, et al: Carbon dioxide laser vermilionectomy for actinic cheilitis, J Oral Maxillofac Surg 1993; 51:118.
64. Johnson TM, et al: Carbon dioxide laser treatment of actinic cheilitis. Clinicohistopathologic correlation to determine the optimal depth of destruction, J Am Acad Dermatol 1992; 27:737.
65. Thompson SC, et al: Reduction of solar keratoses by regular sunscreen use, N Engl J Med 1993; 329:1147.
66. Goette DK: Topical chemotherapy with 5-fluorouracil. A review, J Am Acad Dermatol 1981; 4:633.
67. Stockfleth E, et al: Successful treatment of actinic keratosis with imiquimod cream 5%: a report of six cases, Br J Dermatol 2001; 144(5):1050.
68. Wolf J., et al:Topical 3.0% diclofenac in 2.5% hyaluronan gel in the treatment of actinic keratoses, Int J Dermatol 2001; 40(11):709.
69. Reference deleted in proofs.
70. Reference deleted in proofs.
71. Loven K, et al: Evaluation of the efficacy and tolerability of 0.5% fluorouracil cream and 5% fluorouracil cream applied to each side of the face in patients with actinic keratosis [In Process Citation], Clin Ther 2002; 24(6):990.
72. Pearlman DL: Weekly pulse dosing: effective and comfortable topical 5-fluorouracil treatment of multiple facial actinic keratoses, J Am Acad Dermatol 1991; 25:665.
73. Bennett R, et al: Current management using 5-fluorouracil: 1985, Cutis 1985; 218.
74. Moy LS, et al: Glycolic acid peels for the treatment of wrinkles and photoaging, J Dermatol Surg Oncol 1993; 19:243.
75. Lawrence N, et al: A comparison of the efficacy and safety of Jessner's solution and 35% trichloroacetic acid vs. 5% fluorouracil in the treatment of widespread facial actinic keratosis, Arch Dermatol 1995; 131:176.
76. Alam M, Ratner D: Cutaneous squamous-cell carcinoma, N Engl J Med 2001; 344(13):975.
77. Hartevelt MM, et al: Incidence of skin cancer after renal transplantation in the Netherlands, Transplantation 1990; 49:506.
78. Kwa RE, Campana K, Moy RL: Biology of cutaneous squamous cell carcinoma, J Am Acad Dermatol 1992; 26:1.
79. Rowe DE, et al: Prognostic factors for local recurrence, metastasis, and survival rates in squamous cell carcinoma of the skin, ear, and lip. Implications for treatment modality selection, J Am Acad Dermatol 1992; 26:976.
80. Dinehart SM, Pollack SV: Metastases from squamous cell carcinoma of the skin and lip, J Am Acad Dermatol 1989; 21:241.
81. Breuninger H, et al: Microstaging of squamous cell carcinomas, Am J Clin Pathol 1990;94:624.
82. Friedman HI, Cooper PH, Wanebo HJ: Prognostic and therapeutic use of microstaging of cutaneous squamous cell carcinoma of the trunk and extremities, Cancer 1985; 56:1099.
83. Brodland DG, Zitelli JA: Surgical margins for excision of primary cutaneous squamous cell carcinoma, J Am Acad Dermatol 1992; 27:241.
84. Dinehart SM, et al: Immunosuppression in patients with metastatic squamous cell carcinoma from the skin, J Dermatol Surg Oncol 1990; 16:271.
85. Boyle J, et al: Cancer, warts, and sunshine in renal transplant patients: a case-control study, Lancet 1984; 1:702.
86. Bavinck JN, et al: Relation between skin cancer and HLA antigens in renal-transplant recipients, N Engl J Med 1991; 325:843.
87. Johnson TM, et al: Squamous cell carcinoma of the skin (excluding lip and oral mucosa), J Am Acad Dermatol 1992; 26:467.
88. Brodland DG, Zitelli JA: Mechanisms of metastasis, J Am Acad Dermatol 1992; 27:1.
89. Hosal IN, et al: Squamous cell carcinoma of the lower lip, Am J Otolaryngol 1992; 13:363.
90. McGregor GI, et al: Impact of cervical lymph node metastases from squamous cell cancer of the lip, Am J Surg 1992; 163:469.
91. Task F: Cutaneous, Squamous, Cell, Carcinoma, Guidelines of care for cutaneous squamous cell carcinoma. Committee on Guidelines of Care, J Am Acad Dermatol 1993. 28:628.
92. Sadek H, et al: Treatment of advanced squamous cell carcinoma of the skin with cisplatin, 5-fluorouracil, and bleomycin, Cancer 1990; 66:1692.
93. Weisberg N, Bertagnolli M, Becker D: Combined sentinel lymphadenectomy and Mohs' micrographic surgery for high-risk cutaneous squamous cell carcinoma, J Am Acad Dermatol 2000; 43 (3):483.
94. Stankard CE, et al: Chronic pressure ulcer carcinomas, Ann Plast

Surg 1993; 30:274.
95. Fleming MD, et al: Marjolin's ulcer: a review and reevaluation of a difficult problem, J Burn Care Rehabil 1990; 11:460.
96. Novick M, et al: Burn scar carcinoma: a review and analysis of 46 cases, J Trauma 1977; 17:808.
97. Phillips T, et al: Burn scar carcinoma. Diagnosis and management, Dermatol Surg 1998; 24(5):561.
98. Lifeso RM, Bull CA: Squamous cell carcinoma of the extremities, Cancer 1985; 55:2862.
99. Kossard S, Rosen R: Cutaneous Bowen's disease. An analysis of 1001 cases according to age, sex, and site, J Am Acad Dermatol 1992; 27:406.
100. Ishida H, et al: Comparative histochemical study of Bowen's disease and actinic keratosis: preserved normal basal cells in Bowen's disease [In Process Citation], Eur J Histochem 2001; 45(2):177.
101. Reed W, et al: Immunohistology is valuable in distinguishing between Paget's disease, Bowen's disease, and superficial spreading malignant melanoma, Histopathology 1990; 16:583.
102. Chuang TY, et al: Bowen's disease (squamous cell carcinoma in situ) as a skin marker for internal malignancy: a case-control study, Am J Prev Med 1990; 6:238.
103. Chute CG, et al: The subsequent risk of internal cancer with Bowen's disease, JAMA 1991; 266:816.
104. Lycka BA: Bowen's disease and internal malignancy. A meta-analysis, Int J Dermatol 1989; 28:531.
105. Rasmussen OO, Christiansen J: Conservative management of Bowen's disease of the anus, Int J Colorectal Dis 1989; 4:164.
106. Beck DE, Fazio VW: Premalignant lesions of the anal margin, South Med J 1989; 82:470.
107. Sturm HM: Bowen's disease and 5-fluorouracil, J Am Acad Dermatol 1979; 1:513.
108. Smith K, Germain M, Skelton H: Squamous cell carcinoma in situ (Bowen's disease) in renal transplant patients treated with 5% imiquimod and 5% 5-fluorouracil therapy, Dermatol Surg 2001; 27(6):561.
109. Wieland U, et al: Erythroplasia of queyrat: coinfection with cutaneous carcinogenic human papillomavirus type 8 and genital papillomaviruses in a carcinoma in situ, J Invest Dermatol 2000; 115(3):396.
110. Goette DK, et al: Erythroplasia of Queyrat: treatment with topically applied 5-fluorouracil, JAMA 1975; 232: 934.
111. van BB, et al: Laser therapy for carcinoma in situ of the penis, J Urol 2001; 166(5):1670.
112. Banoczy J, Gintner Z, Dombi C: Tobacco use and oral leukoplakia, J Dent Educ 2001; 65(4):322.
113. Shiu M, et al: Risk factors for leukoplakia and malignant transformation to oral carcinoma: a leukoplakia cohort in Taiwan, Br J Cancer 2000;82(11):1871.
114. Schepman K, et al: Tobacco usage in relation to the anatomical site of oral leukoplakia, Oral Dis 2001; 7(1):25.
115. Zakrzewska J, et al: Proliferative verrucous leukoplakia: a report of ten cases, Oral Surg Oral Med Oral Pathol Oral Radiol Endod 1996; 82(4):396.
116. Silverman S, Jr., Gorsky M, Lozada F: Oral leukoplakia and malignant transformation: a follow-up study of 257 patients, Cancer 1984; 53:563.
117. Dorey JL, et al: Oral leukoplakia: current concepts in diagnosis, management, and malignant potential, Int J Dermatol 1984; 23: 638.
118. Schepman K, et al: Malignant transformation of oral leukoplakia: a follow-up study of a hospital-based population of 166 patients with oral leukoplakia from The Netherlands, Oral Oncol 1998; 34(4):270.
119. Schepman K, et al: Concomitant leukoplakia in patients with oral squamous cell carcinoma, Oral Dis 1999; 5(3):206.
120. Kramer IRH: Oral leukoplakia, J R Soc Med 1980; 73:765.
121. Crissman JD, et al: Premalignant lesions of the upper aerodigestive tract: pathologic classification, J Cell Biochem Suppl 1993; 1:49.
122. Shklar G: Oral leukoplakia, N Engl J Med 1986; 315:1544.
123. Horch HH, Gerlach KL: CO_2 laser treatment of oral dysplastic precancerous lesions: a preliminary report, Lasers Surg Med 1982; 2:179.
124. Al-Drouby HAL: Oral leukoplakia and cryotherapy, Br Dent J 1983; 155:124.
125. Sudbo J, et al: DNA content as a prognostic marker in patients with oral leukoplakia, N Engl J Med 2001; 344(17):1270.
126. Martin G, et al: Oral leukoplakia status six weeks after cessation of smokeless tobacco use, J Am Dent Assoc 1999; 130(7):945.
127. Gooris P, et al: Carbon dioxide laser evaporation of leukoplakia of the lower lip: a retrospective evaluation, Oral Oncol 1999; 35(5):490.
128. Schoelch M, et al: Laser management of oral leukoplakias: a follow-up study of 70 patients, Laryngoscope 1999; 109(6):949.
129. Epstein J, Gorsky M: Topical application of vitamin A to oral leukoplakia: a clinical case series, Cancer 1999; 86(6):921.
130. S RA: Verrucous carcinoma of the skin and mucosa, J Am Acad Dermatol 1995; 32:1.
131. Kao GF, Graham JH, Helwig HB: Carcinoma cuniculatum (verrucous carcinoma of the skin): a clinicopathologic study of 46 cases with ultrastructural observations, Cancer 1982; 49:2395.
132. Rubben A., et al: Rearrangements of the upstream regulatory region of human papillomavirus type 6 can be found in both Buschke-Lowenstein tumours and in condylomata acuminata, J Gen Virol 1992; 73:3147.
133. Noel JC, et al: Verrucous carcinoma of the penis: importance of human papillomavirus typing for diagnosis and therapeutic decision, Eur Urol 1992; 22:83.
134. Koch B, et al: National survey of head and neck verrucous carcinoma: patterns of presentation, care, and outcome, Cancer 2001; 92(1):110.
135. Mora RG: Microscopically controlled surgery (Mohs'chemosurgery) for treatment of verrucous squamous cell carcinoma of the foot (epithelioma cuniculatum), J Am Acad Dermatol 1983; 8:354.
136. Reinecke L, Thornley AL: Case report: radiotherapy-an effective treatment for vaginal verrucous carcinoma, Br J Radiol 1993; 66:375.
137. Persky M: Carbon dioxide laser treatment of oral florid papillomatosis, J Dermatol Surg Oncol 1984; 10:64.
138. Ilkay AK, et al: Buschke-Lowenstein tumor: therapeutic options including systemic chemotherapy, Urology 1993; 42:599.
139. Mehta R, Rytina E, Sterling J: Treatment of verrucous carcinoma of vulva with acitretin, Br J Dermatol 2000; 142(6):1195.
140. Geusau A, et al: Regression of deeply infiltrating giant condyloma (Buschke-Lowenstein tumor) following long-term intralesional interferon alfa therapy, Arch Dermatol 2000; 136(6):707.
141. Schwartz RA: Buschke-Lowenstein tumor: verrucous carcinoma of the penis, J Am Acad Dermatol 1990; 23:723.

142. Creasman C, et al: Malignant transformation of anorectal giant condyloma acuminatum (Buschke-Loewenstein tumor), Dis Colon Rectum 1989; 32:481.
143. Cannon CR, Hayne ST: Concurrent verrucous carcinomas of the lip and buccal mucosa, South Med J 1993; 86:691.
144. Rajendran R, et al: Ackerman's tumour (verrucous carcinoma) of the oral cavity: a histopathologic study of 426 cases, Singapore Dent J 1989; 14:48.
145. Smith P, Jr, et al: Verrucous carcinoma: epithelioma cuniculatum plantare, J Foot Surg 1992; 31:324.
146. Fugate DS, Romash MM: Carcinoma cuniculatum (verrucous carcinoma) of the foot, Foot Ankle 1989; 9:257.
147. Cuzick J, et al: Ingested arsenic, keratoses, and bladder cancer, Am J Epidemiol 1992; 136:417.
148. Wong S, Tan K, Goh C: Cutaneous manifestations of chronic arsenicism: review of seventeen cases, J Am Acad Dermatol 1998; 38(2 Pt 1):179.
149. Guha MD, et al: Arsenic levels in drinking water and the prevalence of skin lesions in West Bengal, India, Int J Epidemiol 1998; 27(5):871.
150. Borowitz MJ, et al: Abnormalities of circulating T-cell subpopulations in patients with cutaneous T-cell lymphoma: cutaneous lymphocyte-associated antigen expression on T cells correlates with extent of disease, Leukemia 1993; 7:859.
151. Berg EL, et al:The cutaneous lymphocyte antigen is a skin lymphocyte homing receptor for the vascular lectin endothelial cell-leukocyte adhesion molecule-1, J Exp Med 1991; 174:1461.
152. Smoller B., et al: Reassessment of histologic parameters in the diagnosis of mycosis fungoides, Am J Surg Pathol 1995; 19(12):1423.
153. Fung M, et al: Practical evaluation and management of cutaneous lymphoma, J Am Acad Dermatol 2002; 46(3):325; quiz:358.
154. Kikuchi A., et al: Parapsoriasis en plaques: its potential for progression to malignant lymphoma, J Am Acad Dermatol 1993; 29:419.
155. Kim Y, et al: Clinical stage IA (limited patch and plaque) mycosis fungoides. A long-term outcome analysis, Arch Dermatol 1996; 132(11):1309.
156. Kim Y, Hoppe R: Mycosis fungoides and the Sezary syndrome, Semin Oncol 1999; 26(3):276.
157. Vonderheid EC, et al: Long-term efficacy, curative potential, and carcinogenicity of topical mechlorethamine chemotherapy in cutaneous T cell lymphoma, J Am Acad Dermatol 1989; 20:416.
158. Zackheim HS, et al: Topical carmustine (BCNU) for mycosis fungoides and related disorders: a 10-year experience, J Am Acad Dermatol 1983; 9:363.
159. Zackheim H, Kashani-Sabet M, Amin S: Topical corticosteroids for mycosis fungoides. Experience in 79 patients, Arch Dermatol 1998; 134(8):949.
160. Breneman D, et al: Phase 1 and 2 trial of bexarotene gel for skin-directed treatment of patients with cutaneous T-cell lymphoma, Arch Dermatol 2002; 138(3):325.
161. Rosenbaum MM, et al: Photochemotherapy in cutaneous T cell lymphoma and parapsoriasis en plaques: long-term follow-up in forty-three patients, J Am Acad Dermatol 1985; 13:613.
162. Honigsmann H, et al: Photochemotherapy for cutaneous T cell lymphoma: a follow-up study, J Am Acad Dermatol 1984; 10:238.
163. Herrmann J, et al: Treatment of mycosis fungoides with photochemotherapy (PUVA): long-term follow-up, J Am Acad Dermatol 1995; 33(2 Pt 1):234.
164. Ramsey DL, et al: Ultraviolet-B phototherapy for early-stage cutaneous T-cell lymphoma, Arch Dermatol 1992; 128:931.
165. M EN, et al: Complete remission in psoralen and UV-A (PUVA)-refractory mycosis fungoides-type cutaneous T-cell lymphoma with combined interferon alfa and PUVA, Arch Dermatol 1993; 129:747.
166. Hoppe R: Total skin electron beam therapy in the management of mycosis fungoides, Front Radiat Ther Oncol 1991; 25:80; discussion: 132.
167. Chinn D, et al: Total skin electron beam therapy with or without adjuvant topical nitrogen mustard or nitrogen mustard alone as initial treatment of T2 and T3 mycosis fungoides, Int J Radiat Oncol Biol Phys 1999; 43(5):951.
168. Bunn PA, Jr, et al: Systemic therapy of cutaneous T-cell lymphomas (mycosis fungoides and Sézary syndrome), Ann Intern Med 1994; 121:592.
169. Edelson R, et al: Treatment of cutaneous T-cell lymphoma by extracorporeal photochemotherapy. Preliminary results, N Engl J Med 1987; 316:297.
170. Zic J, et al: Extracorporeal photopheresis for treatment of cutaneous T-cell lymphoma, J Am Acad Dermatol 1992; 27:729.
171. Heald P, et al: Treatment of erythrodermic cutaneous T-cell lymphoma with extracorporeal photochemotherapy, J Am Acad Dermatol 1992; 27:427.
172. Armus S, et al: Photopheresis for the treatment of cutaneous T cell lymphoma, J Am Acad Dermatol 1990; 23:898.
173. Karp DL, Horn TD: Lymphomatoid papulosis, J Am Acad Dermatol 1994; 30:379.
174. Paone JF, Baker RR: Pathogenesis and treatment of Paget's disease of the breast, Cancer 1981; 48:825.
175. Vielh P, et al: Paget's disease of the nipple without clinically and radiologically detectable breast tumor. Histochemical and immunohistochemical study of 44 cases, Pathol Res Pract 1993; 189:150.
176. Ikeda DM, et al: Paget disease of the nipple: radiologic-pathologic correlation, Radiology 1993; 189:89.
177. Samarasinghe D, et al: Cytological diagnosis of Paget's disease of the nipple by scrape smears: a report of five cases, Diagn Cytopathol 1993; 9:291.
178. Hitchcock A: Routine diagnosis of mammary Paget's disease. A modern approach, Am J Surg Pathol 1992; 16:58.
179. Haerslev T, Krag J: Expression of cytokeratin and erbB-2 oncoprotein in Paget's disease of the nipple. An immunohistochemical study, APMIS 1992; 100:1041.
180. Dixon AR, et al: Paget's disease of the nipple, Br J Surg 1991; 78:722.
181. el-Sharkawi A., Waters JS: The place for conservative treatment in the management of Paget's disease of the nipple, Eur J Surg Oncol 1992; 18:301.
182. Merot Y, et al: Extramammary Paget's disease of the perianal and perineal regions, Arch Dermatol 1985; 121:750.
183. Hamm H, Vroom TM, Czarnetzki BM: Extramammary Paget's cells: further evidence of sweat gland derivation, J Am Acad Dermatol 1986; 15:1275.
184. Chanda JJ: Extramammary Paget's disease: prognosis and relationship to internal malignancy, J Am Acad Dermatol 1985; 13:1009.
185. Reedy MB, et al: Paget's disease of the scrotum: a case report

and review of current literature, Tex Med 1991; 87:77.
186. Helm KF, et al: Immunohistochemical stains in extramammary Paget's disease, Am J Dermatopathol 1992; 14:402.
187. Coldiron BM, et al: Surgical treatment of extramammary Paget's disease. A report of six cases and a reexamination of Mohs' micrographic surgery compared with conventional surgical excision, Cancer 1991; 67:933.
188. Besa P, et al: Extramammary Paget's disease of the perineal skin: role of radiotherapy, Int J Radiat Oncol Biol Phys 1992; 24:73.
189. Brierley JD, Stockdale AD: Radiotherapy: an effective treatment for extramammary Paget's disease, Clin Oncol 1991; 3:3.
190. Bergen S, et al: Conservative management of extramammary Paget's disease of the vulva, Gynecol Oncol 1989; 33:151.
191. Misas JE, et al: Vulvar Paget disease: fluorescein-aided visualization of margins, Obstet Gynecol 1991; 77:156.
192. Watring WG, et al: Treatment of recurrent Paget's disease of the vulva with topical bleomycin, Cancer 1978; 41:10.
193. Lookingbill DP, et al: Cutaneous metastases in patients with metastatic carcinoma: a retrospective study of 4020 patients, J Am Acad Dermatol 1993; 29:228.
194. Lookingbill DP, et al: Skin involvement as the presenting sign of internal carcinoma. A retrospective study of 7316 cancer patients, J Am Acad Dermatol 1990; 22:19.
195. Brownstein MH, Helwig EB: Metastatic tumors of the skin, Cancer 1972; 29:1298.
196. Brownstein MH, Helwig EB: Patterns of cutaneous metastasis, Arch Dermatol 1972; 105:862.
197. Brownstein MH, Helwig EB: Spread of tumors to the skin, Arch Dermatol 1973; 107:80.
198. Poole S, Fenske NA: Cutaneous markers of internal malignancy. I. Malignant involvement of the skin and the genodermatoses, J Am Acad Dermatol 1993; 28:1.

22 痣和恶性黑素瘤
Nevi and Malignant Melanoma

- 黑素细胞痣　773
  - 普通痣　774
  - 特殊类型　776
  - 非典型痣　782
- 恶性黑素瘤　786
  - 浅表扩散性黑素瘤　789
  - 结节性黑素瘤　792
  - 恶性雀斑痣样黑素瘤　794
  - 肢端雀斑痣样黑素瘤　796
  - 类似黑素瘤的良性损害　797
  - 皮肤镜　798
  - 非典型黑素细胞痣的分类　799
  - 妊娠、口服避孕药、预后和危险因素　806
- 处理　806
  - 活检　806
  - 初始诊断　808
  - 随访检查　808
- 分期和预后　810
  - 黑素瘤分期系统　810
- 治疗　810
- 恶性雀斑样痣的治疗　811

黑素细胞痣 Melanocytic nevi

痣是一种由痣细胞（由黑素细胞转化而来）构成的良性肿瘤。关于痣还有很多未明问题，例如：不应拔除痣的毛发、痣不应被去除或受干扰。这些问题都需要阐明。

痣细胞　痣细胞和黑素细胞不同。痣细胞更大，缺乏树枝状突起，胞浆丰富，并且包含粗大颗粒。痣细胞多聚集成群（巢）或在真表皮交界处的基底区以非成巢方式增殖。真皮内的痣细胞可分为A型（上皮样）、B型（淋巴细胞样）、C型（神经元样）三型。随着其成熟和向下迁移的过程，A型表皮痣细胞会逐渐转化为B型痣细胞随后再转化为C型皮内痣细胞。

发病率和演变　痣很常见，几乎每个人身上都有。痣发生于1%的新生儿，在整个婴儿期和儿童期发病率逐渐升高。40～50岁发病率达到高峰期，之后随着年龄的增长痣的数量会逐渐减少。

在青春期和妊娠期痣会变大，颜色变深。痣可以出现在皮肤的任何部位。研究发现日晒和痣的数量有很大关系。臀部和女性胸部的获得性痣不常见。

痣与黑素瘤　痣有多种不同的表现形式，必须学会辨认，以区别于恶性黑素瘤。除某些特定类型的痣（如先天性巨痣和非典型性痣）外，大部分痣的恶变几率都非常低。

痣的大小、形状、表面特性和颜色变化很大。但要记住每个人身上痣的颜色和形状多保持一致。尽管在单个损害中棕色或黑色深浅不一，但其表面的颜色分布模式仍一致。

黑素瘤由恶性黑素细胞构成，可由表皮很快发展至真皮。这种无限制的生长可使皮损的外观不规则，形态、颜色、表面特征都不相同。但是表现是否一致并不能作为良性或恶性皮损的区分标准，因为早期黑素瘤皮损可以很规则，呈圆形或卵圆形及均匀一致的棕色。

手持放大镜和皮肤镜检查　以高倍手持放大镜和皮肤镜仔细检查可疑皮损可发现一些肉眼无法发现的特征。皮肤镜将在第798页详细阐述。

普通痣 Common moles

痣可以分为获得性和先天性两种，临床分类多依据外观，这里采用传统命名方式[1]。出生6个月以后的出现痣称为普通获得性痣，它们常在随后的30~40年里增大、数量增多，之后逐渐消退，大多数直径小于5mm。55%的成人有10~45个直径大于2mm的痣[2]。痣倾向于集中在曝光部位。

分类 根据痣细胞在皮肤的位置。普通痣可分为3型：交界痣、混合痣和皮内痣见下图。在痣的发展过程中，这3型表现为一个连续的发展阶段。在儿童期，痣最初表现为扁平的交界痣，痣细胞位于真表皮交界处。当一些痣细胞移行至真皮后则发展为混合痣。当所有痣细胞移行至真皮后则演变为皮内痣。皮内痣通常仅在成人形成，但是这种演变并不一定发生[1]。限于真表皮交界处的痣倾向于扁平，而皮内痣大多隆起。

交界痣 Junctiond nevus 交界痣大多平坦（斑疹）或轻度隆起，浅棕色或棕黑色，色素沉着均匀，轻度不规则形（图22-1）。表面光滑平坦或轻度隆起，边缘圆形或卵圆形、对称。大多数皮损无毛发。交界痣大小从0.1~0.6 cm不等，或者更大一些。儿童期后交界痣可转化为混合痣，但在掌跖和外生殖器部位仍保持为交界痣。交界痣在出生时罕见，一般在2岁以后发生，很少转变为黑素瘤。

混合痣 Compound Nevus 混合痣呈轻度隆起，肤色或棕色。隆起表面光滑或呈疣状，随年龄的增长痣突出更明显（图22-2）。混合痣呈圆形或卵圆形、均匀对称，可有毛发。如果皮损周围出现白色晕则称为晕痣。

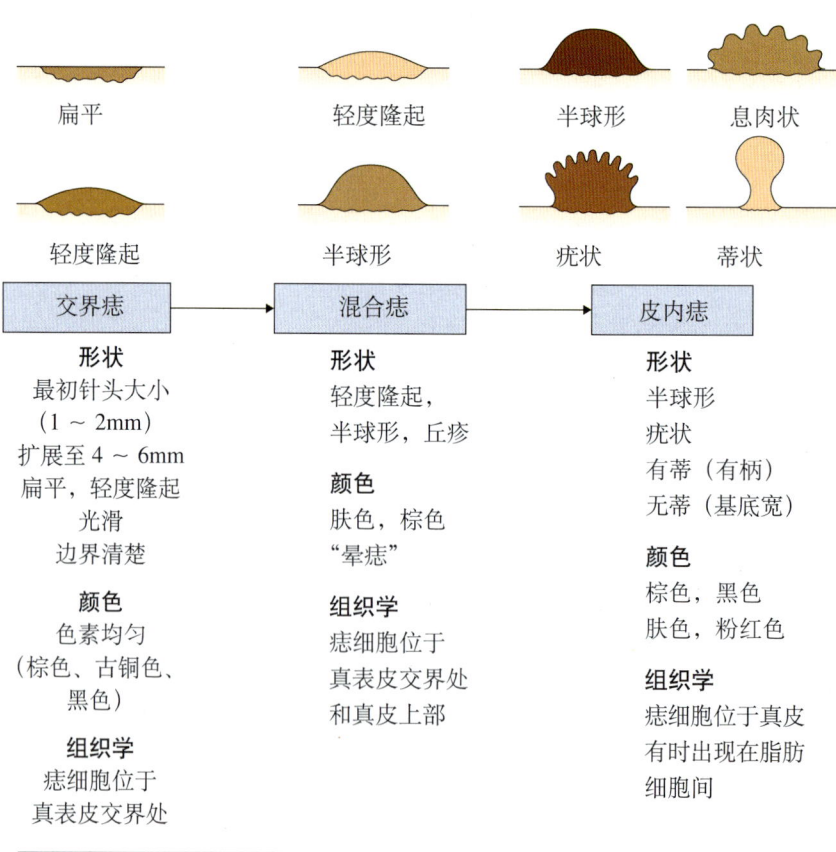

黑素细胞痣

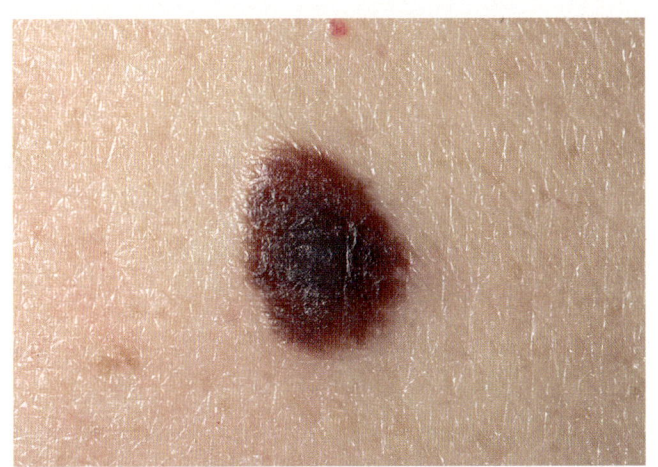

图 22-1　交界痣：皮损轻度隆起，色暗，均匀。

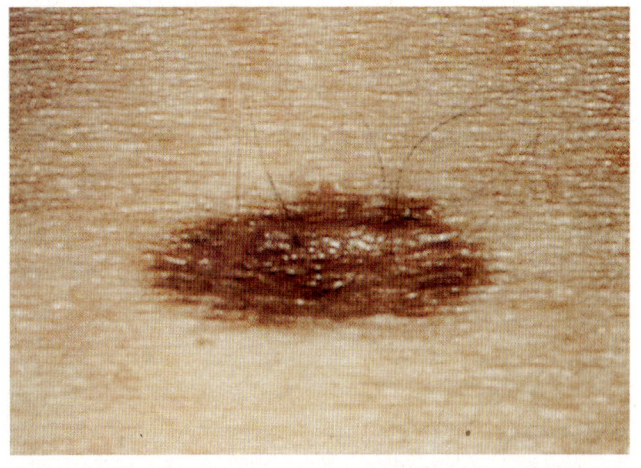

图 22-2　混合痣：表面有均匀的黑褐色斑点。

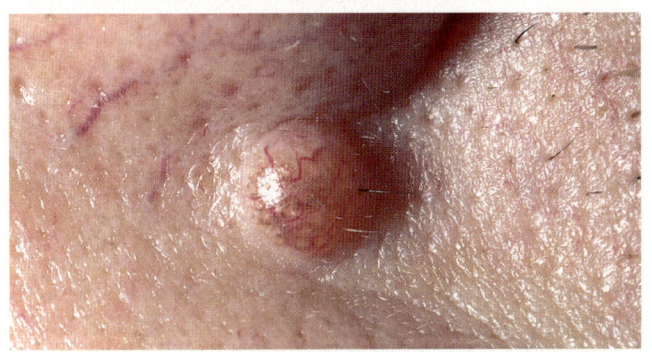

图 22-3　皮内痣。肤色，表面有血管；类似基底细胞癌。

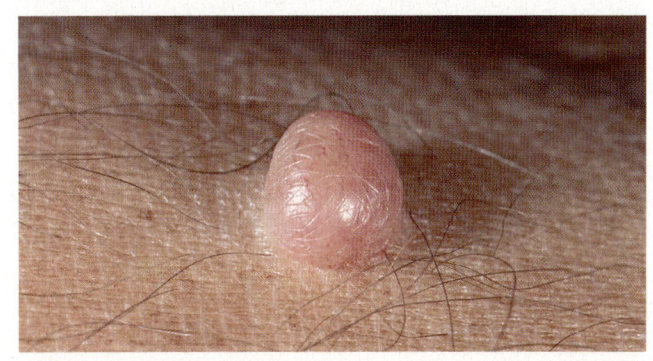

图 22-4　皮内痣：半球形。

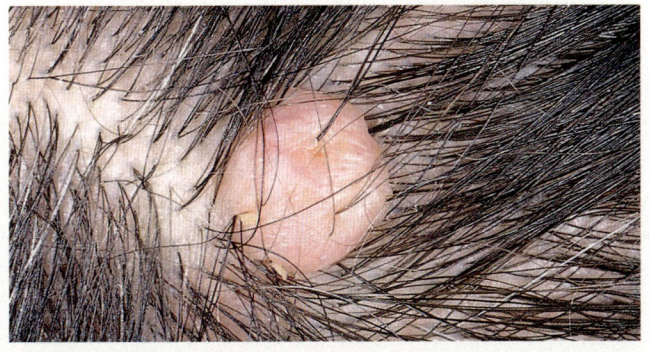

图 22-5　皮内痣：肤色，半球形。

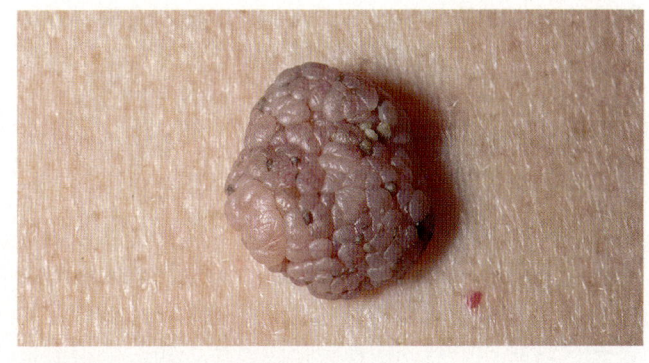

图 22-6　皮内痣：疣状表面。

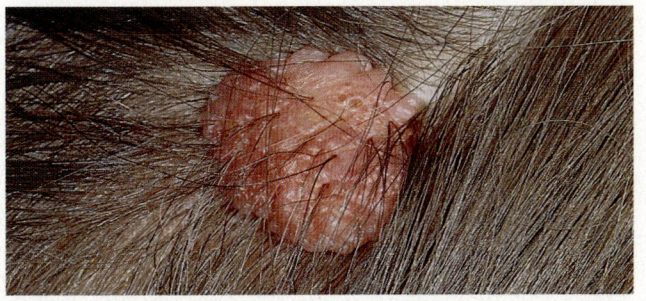

图 22-7　皮内痣：息肉状。

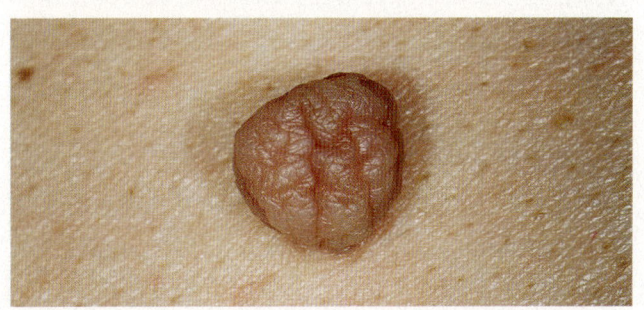

图 22-8　皮内痣：有蒂，表面柔软、松弛、有褶皱。

皮内痣 Dermal nevus 皮内痣呈棕色或黑色，随着年龄的增长颜色会逐渐变淡或呈肤色。痣大小从几毫米到几厘米不等。外形的不同反映了痣随年龄增长的演变过程：逐渐向下延伸，痣细胞退化并被脂肪和纤维组织替代。

半球形痣最常见（图22-3至22-5），多出现在面部，对称且表面光滑。皮内痣为白色或半透明，表面毛细血管扩张，类似基底细胞癌。其外形可表现为疣状（图22-6）或息肉状（图22-7）。躯干部、颈部、腋下和腹股沟处的皮损可有蒂。皮内痣可表现为柔软、松弛、有褶皱的囊袋状（图22-8）。

隆起的痣暴露在外，易受到衣物摩擦或其他刺激损伤，经常引起出血、发炎，影响某些患者怀疑其恶变。痣周围皮肤变白产生晕痣。恶变为黑素瘤的几率很少，但是皮内痣和结节性黑素瘤类似，因此了解其持续时间至关重要。

处理

可疑皮损 任何可疑恶变的色素性皮损都应做活组织检查或请他人会诊。可疑皮损应通过活检完全切除，并向下包含皮下组织。

痣 患者常常基于美观的要求祛痣。所有切除的色素性皮损都应做活检；因此应避免使用电烙术去除整个皮损。痣可采用削切术或单纯切除术去除，术后缝合。大多数普通痣很小，削切即可。

切除后复发的痣（假性黑素瘤） 不完全性祛痣后数周或数月内，瘢痕表面可出现褐色色素斑点。可能是削切术残留的痣细胞再出现部分色素。残留的色素可用电烙术或冷冻手术去除。不完全性祛痣后的组织相和黑素瘤表现类似（假性黑素瘤）[3-5]。当复发的色素区域被切除后，病理医师应当被告知送检组织是否来自曾接受过治疗的部位。组织学表现可见黑素细胞呈非典型性，但局限于表皮内，无单个黑素细胞向周边扩散。

黑色斑点痣 有一小部分黑素细胞痣内可见黑色小斑点，即为黑素瘤。表现为褐色或黑色圆形色素沉着，直径3mm或更小，位于周边[6]。黑色斑点痣的活检应确认标本切片正好位于色素沉着病灶部位。

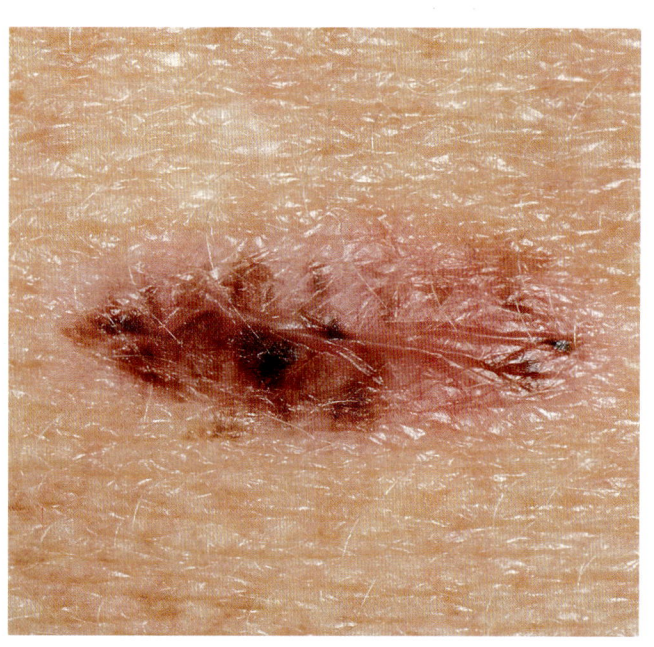

图22-9 切除后复发的痣（假性黑素瘤）：在切除不完全的痣的瘢痕上可出现褐色色素沉着斑。

特殊类型

色素性皮损的特殊类型包括先天性痣、晕痣、斑点状雀斑样痣、Becker痣、幼年良性黑素瘤、蓝痣和唇部黑斑。

先天性痣 先天性痣（胎记）出生时即存在，大小从数毫米到数厘米不等，大片分布于躯干、四肢或面部。一些皮损在婴儿期就表现的特别明显。并不是出生时存在的所有色素性损害都是先天性痣，比如咖啡牛奶斑也可在出生时存在。体积最大的损害称为巨大性毛痣。躯干部的先天性巨痣称为躯干下部痣（bathing trunk nevus）。先天性痣可有毛发并显得粗糙。此类痣的色素分布较均匀，以不同程度的褐色或黑色为主，但红色或粉红色有时也可见到。此类痣大多数在出生时表面平坦，儿童期可变厚，表面变成疣状，有时为结节状。

大小 先天性痣可根据婴儿期皮损直径的大小分为三组：小型（直径<1.5cm）、中型（直径1.5~20cm）、大型（直径>20cm）。

组织学特征 痣细胞分布于：(1) 位于真皮下2/3，偶尔扩展至皮下组织；(2) 在胶原束间单个和/或成列分布；(3) 位于真皮网状层下2/3或伴附属器、神经和血管的皮下组织。一些先天性痣可缺乏以上镜下特征。先天性巨痣通常会有典型的显微镜下发现而一

些小的先天性痣常缺乏典型表现。中等大小先天性痣则可有或无典型的镜下病理特征。

潜在恶变性 先天性痣的潜在恶变性取决于皮损的组织学模式，而不是临床皮损大小。真皮深层的小型先天性痣大多缺乏黑素细胞。先天性巨痣形成黑素瘤的风险升高，可能是残留在真皮深部的细胞转化形成的[7]。

小型先天性痣 小型先天性痣（直径<1.5cm）恶变率非常低，因此没有必要行预防性切除（图22-10）。几乎所有起源于小型先天性痣的黑素瘤都具有表皮多样性。因此临床观察就可以发现小型先天性痣的恶变。去除小型先天性痣选择在青春期前进行较为合适，因为青春期前年龄组的小型先天性痣不会恶变。

中等大小的先天性痣 中等大小（直径1.5～19.9cm）的先天性痣发生恶性黑素瘤的风险仍有争论（图22-11和22-12）。目前关于此类皮损的处理方面尚未达成共识。短期随访发现，普通中等大小的先天性痣发生恶性黑素瘤的几率并不增加，或所有这样损害必须预防性切除。终生随访似乎是许多中等大小的先天性黑素细胞痣的合理选择[8]。

另一方法是行钻孔活检或部分切下取活检。如果病理改变是获得性痣（浅表变异性先天性痣），则恶变的可能性非常低，即使恶变也会有表皮改变，可以通过临床检查发现。如果组织学改变显示为真皮深层肿瘤，则恶变的可能大为增加，应建议早期进行预防性切除[9]。

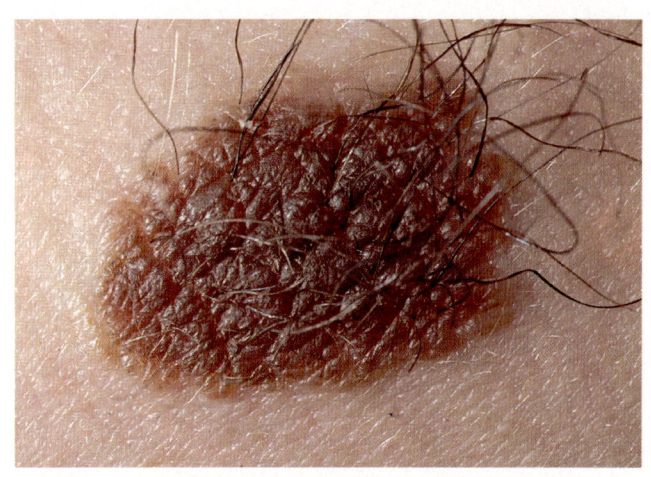

图22-10 小型先天性痣：表面呈均匀鹅卵石样，有毛发生长。

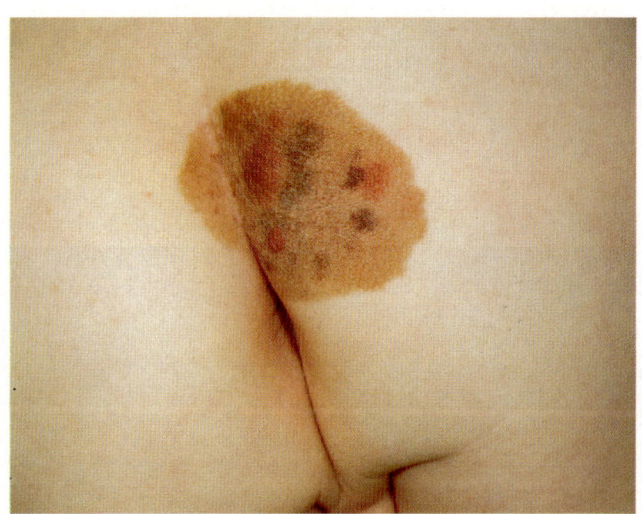

图22-11 中等大小的先天性痣：色素分布不均、深浅不一，但活检示所有区域均为良性。

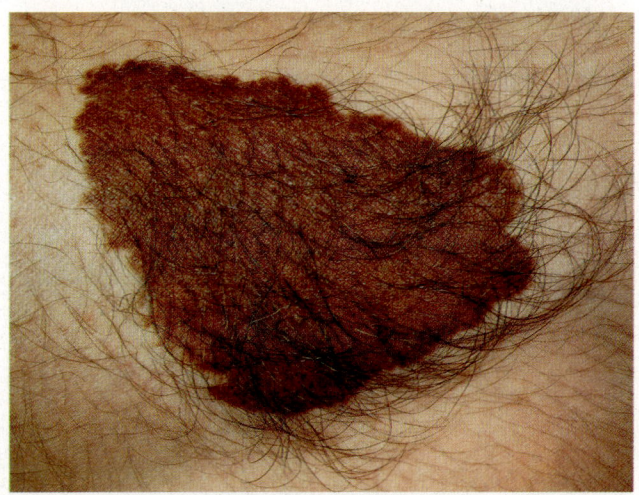

图22-12 中等大小的先天性痣：边缘不规则、有切迹，但整个皮损仍保持均一的外观特征。

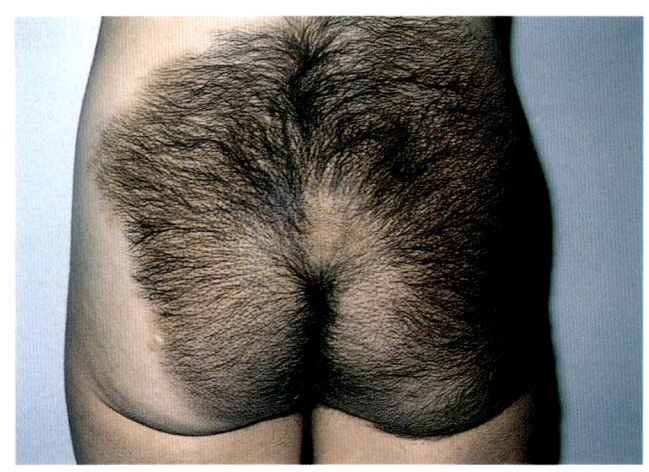

图 22-13　巨大先天性毛痣。

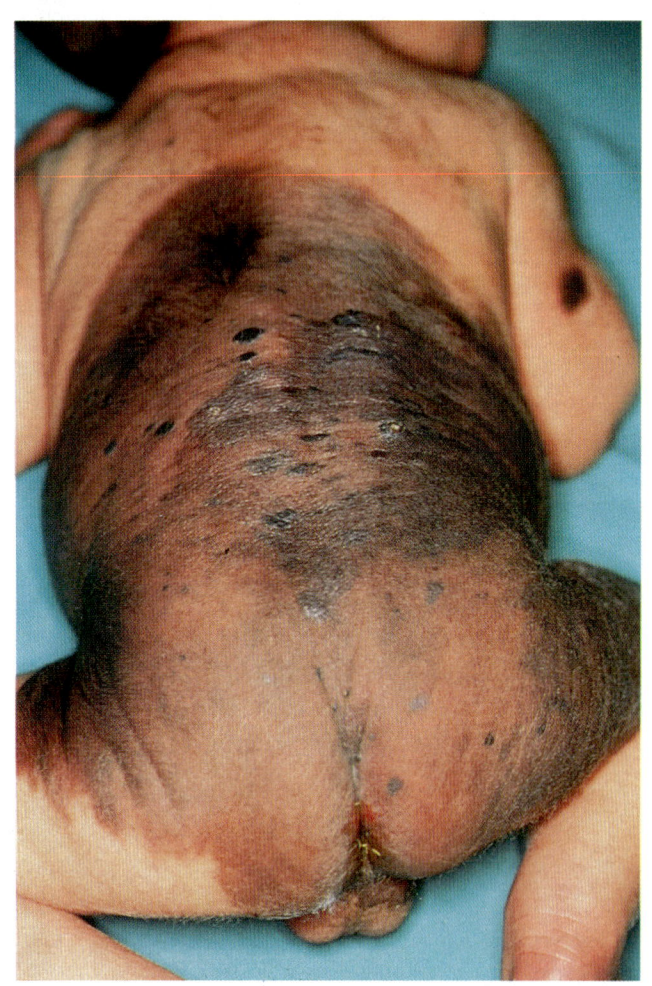

图 22-14　先天性巨痣（躯干下部痣）。

先天性巨痣　巨大先天性黑素细胞痣（青春期前占体表面积 5% 或更大；青春期或成年时直径大于 20cm）有恶变的可能（图 22-13 和 22-14）[10]，发病率为 1.8%～7.1%。大约 50% 的黑素瘤在 3～5 岁时发生。因此这种巨大致密的皮损应尽早去除。先天性巨痣的颜色随着时间变淡，大多数结节在 2 岁前出现。此类皮损初起颜色很深，随后颜色会随年龄增长而显著变淡，伴随逐渐加重的表面不规则、结节、毛发生长等改变。最常见的部位是躯干部，大多数伴有先天性痣的卫星灶，分布广泛累及多个部位。由先天性巨痣发展成黑素瘤的有 2/3 为非表皮来源，对于这些患者大多数恶变无法通过临床观察发现。出生后最初 2 周内匙刮术可代替手术切除来去除皮损[10a]。

斑点状雀斑样痣 Speckled lentiginous nevus　斑点状雀斑样痣（斑痣）是常见的无毛发圆形或不规则形褐色皮损，有深褐色至黑色斑点，可发生于任何年龄。皮损可出生时即有或在婴儿早期出现浅色的咖啡牛奶斑。色素性斑疹或丘疹可持续数月至数年。皮损可以很大。据推测斑点状雀斑样痣是先天性黑素细胞痣的亚型[11]。褐色区域通常平坦，黑色斑点可稍隆起，含有典型的痣细胞（图 22-15）。斑点的直径为 1mm～3mm，可以是雀斑样痣、交界痣、混合痣或皮内痣。背景色素区组织学上可见雀斑样痣或咖啡牛奶斑的特征。此类皮损大小不等，直径 1cm～20cm。好发部位和发病时间与日晒并无联系。转变成黑素瘤者罕见，恶变率大致和同等大小的典型先天性痣相近。应定期检查皮损，教育患者有关黑素瘤的临床表现。没有必要行常规切除，对可疑皮损应进行活检。斑点状雀斑样痣大多表面平坦，当患者要求去除皮损时可切除并缝合。

斑点状雀斑样痣

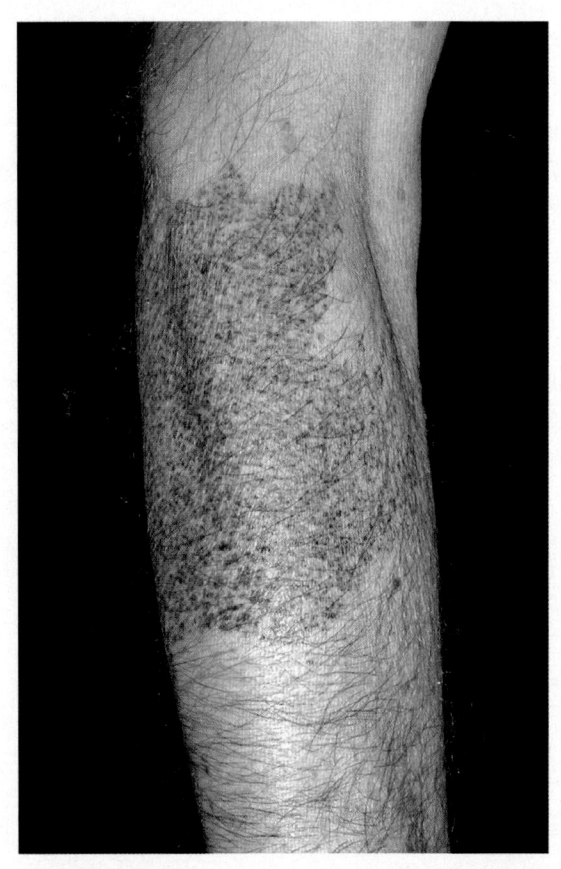

A. 一个较大的褐色斑疹，类似咖啡牛奶斑。微小的黑色丘疹在表面均匀分布。

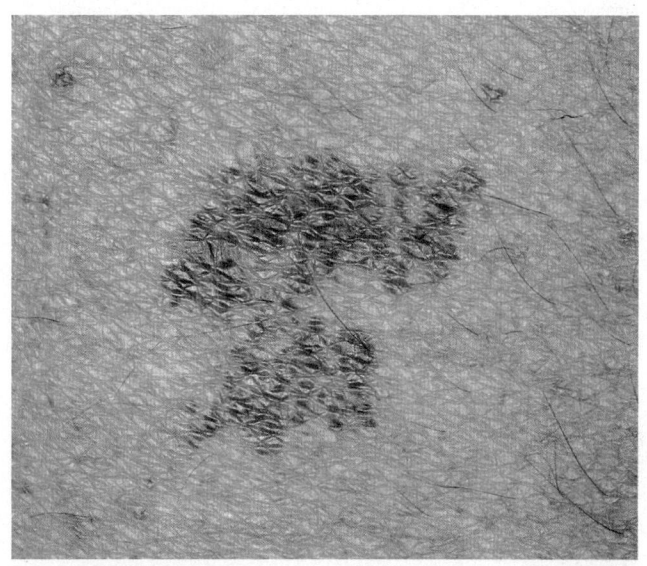

B. 斑状色素沉着不如图 A 所示者显著。

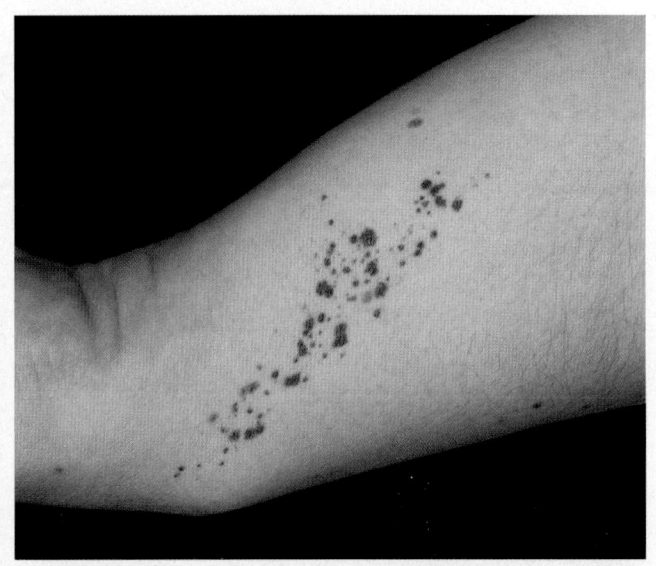

C. 斑状色素沉着几乎完全缺失。多发性丘疹其内以痣细胞为主。

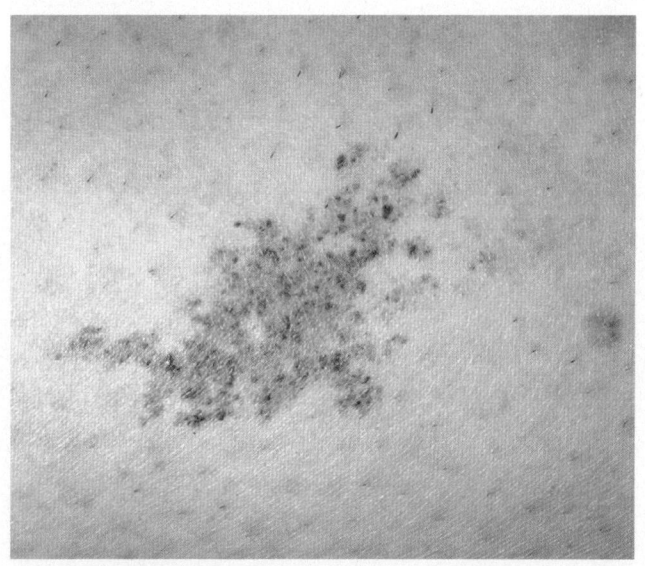

D. 斑状色素沉着分布不均。

图 22-15

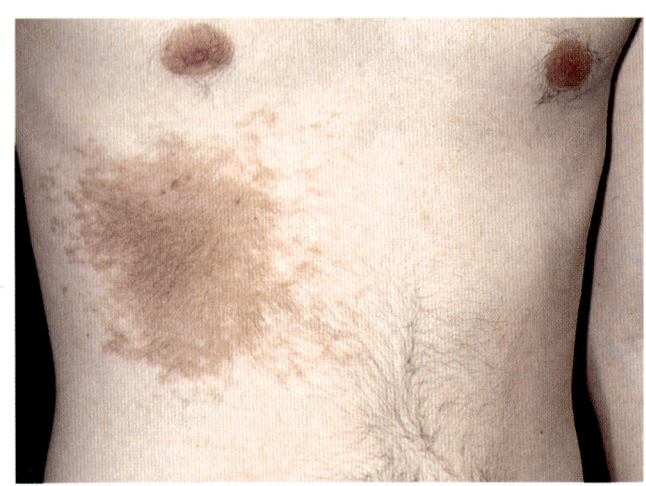

图 22-16　Becker 痣：皮损不规则，不含毛发。其大小数年无改变。

Becker 痣　Becker 痣没有痣细胞，所以并不是一种痣细胞痣，而是一种发育异常，皮损由褐色斑（图 22-16）或片状毛发（图 22-17）或两者共同构成（图 22-18）。无毛发的 Becker 痣后来也可能长出毛发。青少年男性 Becker 痣发生在肩部、乳房下、后背上部及下部[12]。Becker 痣大小不一，可以覆盖整个上臂或肩部，边界不规则但分界清楚。无发生恶变的报道。

Becker 痣综合征是一种表皮痣，表现为色素沉着，毛发增多和平滑肌纤维错构瘤样增生及其他的发育缺陷，例如同侧乳房发育不良和骨骼畸形，包括脊柱侧弯、隐性脊柱裂或同侧肢体发育不良[13]。Becker 痣综合征病例通常为散发。

Becker 痣一般面积较大，难以手术切除，皮损表面的毛发可以剃除或永久性去除。有应用激光去除毛发和色素沉着的报道。

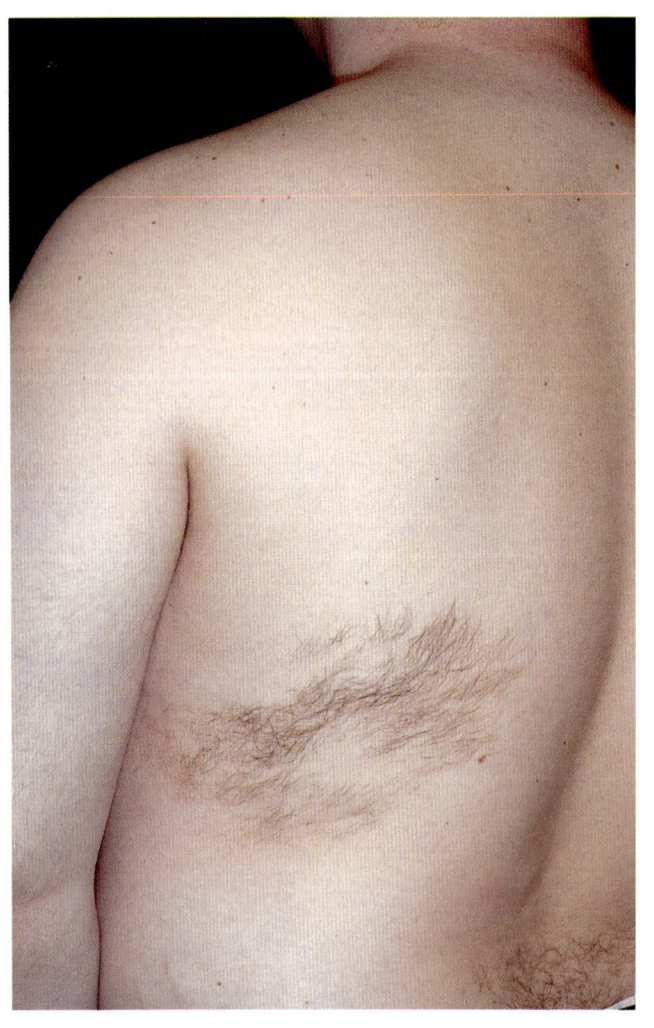

图 22-17　Becker 痣：皮损无色素沉着。

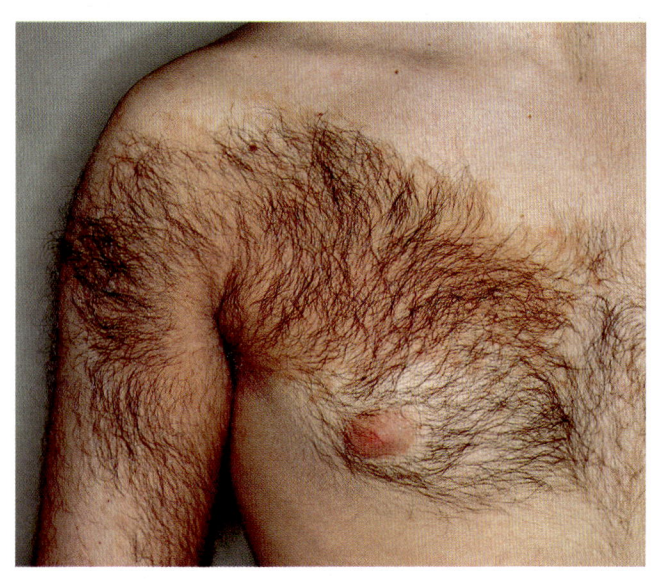

图 22-18　Becker 痣：具有斑点状色素沉着和毛发的典型皮损。

晕痣Halo nevus 晕痣是一种有白色边界的混合痣或皮内痣。人群中发病率约为1%，晕痣最常见于儿童。平均发病年龄为15岁。色素脱失晕呈圆形或卵圆形、对称、边界清楚（图22-19）。晕区无黑素细胞。

组织学特征 色素脱失区存在T淋巴细胞提示这些细胞参与了晕的形成[14]。晕痣多位于躯干部，从不发生在掌跖。晕痣可以单独发生，也可以在一些痣周围同时形成晕环。随着时间的推移晕可以重新着色，或者痣会消失。晕的重新着色通常发生在数月或数年后；然而并不是总会发生。晕痣并不在痣除去后重新着色。晕痣患者的白癜风发病率可能增加。恶性黑素瘤周围很少形成晕，即使发生这样的晕通常也不对称。

晕痣无需去除，除非痣有非典型性的特征。由于患者父母对晕形成的担心，出于保守心理要求可行切除，可以刮除或切除晕痣中痣的部分。

Spitz痣 Spitz痣或幼年良性黑素瘤多发生于儿童，也可发生于成人。这里用黑素瘤是因为其临床和组织病理表现和黑素瘤类似。Spitz痣表面无毛发，呈红色或红褐色、表面光滑（图22-20）的半球形丘疹或结节，或呈疣状；直径0.3～1.5cm不等[15]。Spitz痣的颜色主要是其血管增加所致，有时外伤后会出血。Spitz痣通常单发，也可以多发。Spitz痣出现突然，与缓慢演变的普通痣不同，患者有时能说出确切的发病日期。Spitz痣应该切除镜检，与黑素瘤的组织学鉴别诊断有时很困难。

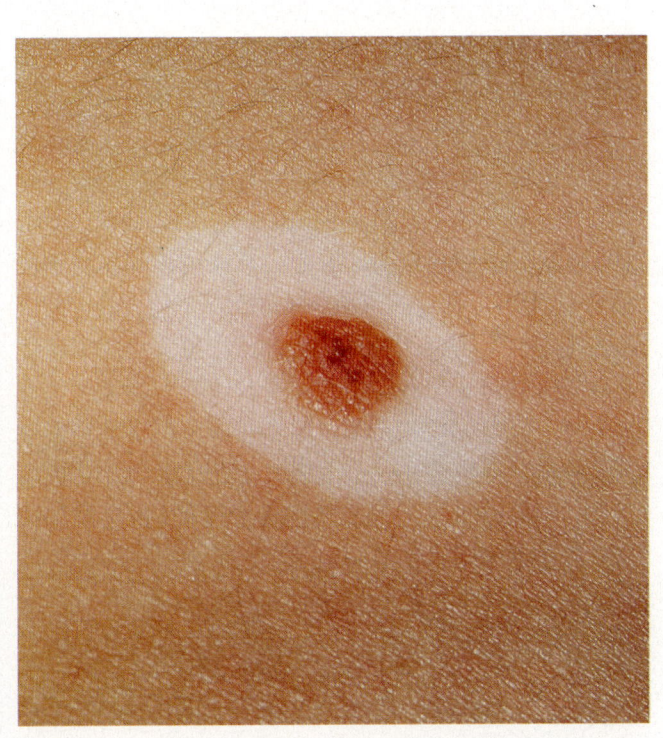

图22-19 晕痣：境界清楚、白色的晕环绕在混合痣周围。

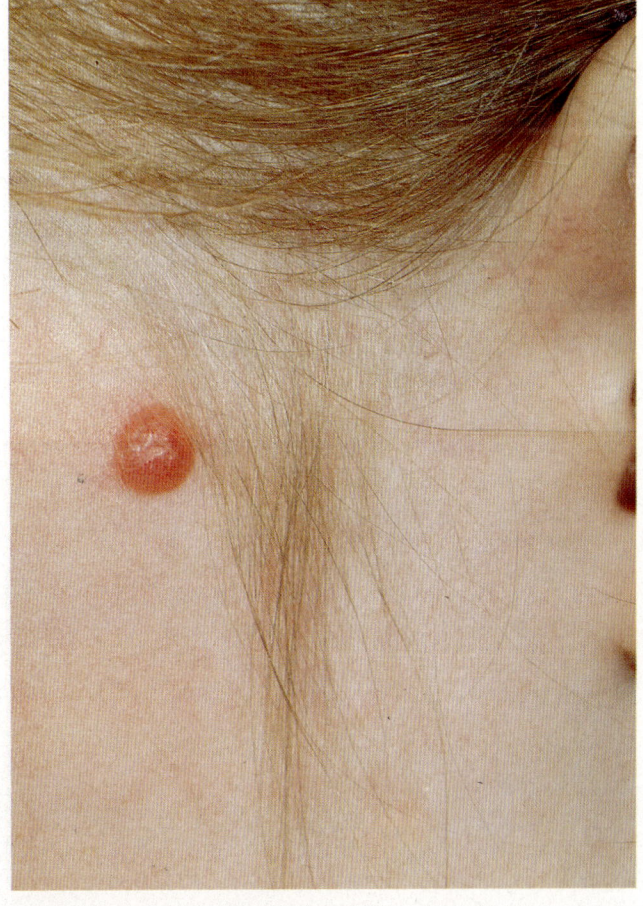

图22-20 幼年良性黑素瘤（Spitz痣）：通常发生在儿童的红色半球形结节。

蓝痣 Blue nevus　蓝痣是一种轻度隆起的圆形的形状规则的痣，直径通常小于0.5cm，真皮内含有大量色素（图22-21）。褐色色素吸收长波光线并散射蓝光（Tyndall效应）。蓝痣于儿童期出现，最常见于四肢和手背。细胞蓝痣是一种罕见的蓝痣，面积更大（通常大于1cm），呈结节状，常位于臀部。

有报道黑素瘤的起源可与普通蓝痣或细胞蓝痣相关，有的黑素瘤表现类似细胞蓝痣[16]。为了美观可去除蓝痣。

唇部黑素斑 Labial melanotic macule　下唇部褐色斑较常见，特别是在年轻成年女性（图22-22）。组织病理上类似雀斑而不是雀斑样痣，但和雀斑不同，日晒后不会加重，呈良性表现[17]。对要求治疗的患者常采用冷冻和激光手术治疗。

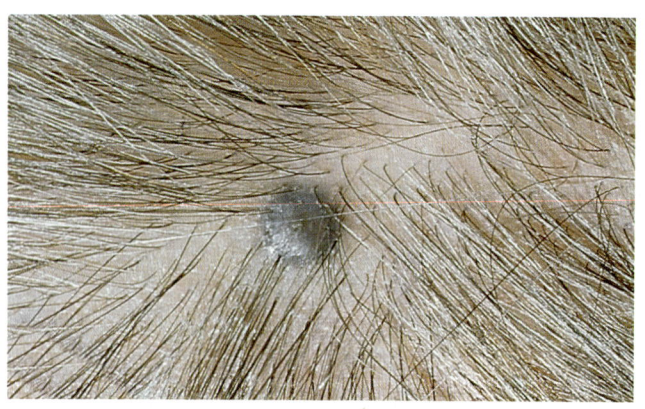

图22-21　蓝痣。大部分皮损较小、圆形。

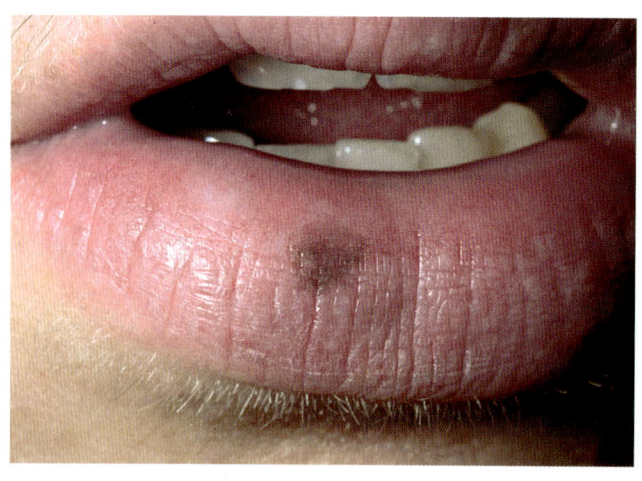

图22-22　唇部黑素斑。患者担心这些常见的皮损是黑素瘤。它们是良性病变。

非典型痣 Atypical nevus

非典型痣又称为发育不良痣（dysplastic nevus），可呈家族式遗传，也可见散发病例。其直径常大于5mm，表面平坦或者中央隆起（"煎蛋样"）（表22-1）。呈深色或不规则的色素沉着，伴不同程度的褐色和粉红色，边界常不规则或较模糊[18]。非典型痣较常见，发病率在5%左右。非典型痣和获得性普通痣有以下不同（1）非典型痣常发生在接近青春期而非儿童期；（2）持续发展直至40岁以后。非典型痣的出现提示患者发生黑素瘤的风险性增大，也可以是黑素瘤的前期病变。目前还没有资料可以用来评价预防性切除非典型痣对降低未来发生黑素瘤的风险影响如何。

家族性黑素瘤和黑素瘤的前期病变　皮肤黑素瘤可以单独发生，称为散发病例；伴有多发性非典型痣或者具有家族聚集性的病例称为非典型痣综合征，以前称为发育不良痣综合征。20世纪70年代晚期，发育不良痣或称非典型痣在易患黑素瘤的家族中被发现。当时认为非典型痣是这些家族的成员发生黑素瘤风险增高的皮肤标志。非典型痣也是黑素瘤一个重要的前期病变。这些痣可发生在易患黑素瘤的家族成员，亦可发生在无黑素瘤家族史和个人史的患者身上[19]。

非典型痣综合征和家族性黑素瘤　已经报道数个有多个患者的黑素瘤家系。这些患者常在年轻时发生黑素瘤，易发生多发性原发性黑素瘤，并倾向于发展为浅表播散性黑素瘤。家族性皮肤黑素瘤的患者皮损中，大的罕见的痣通常认为是黑素瘤的前期病变。这个综合征的命名来自两个先证者的名字，命名为B-K痣综合征。前驱痣称为B-K痣，后来被称为发育不良痣[20]。这种综合征现在称为非典型痣综合征。最近的研究估计美国大约有32 000个伴家族性黑素瘤的家族性不典型痣综合征患者，占全国所有诊断为黑素瘤患者的5.5%[21]。遗传性恶性黑素瘤和非典型痣是高外显率的孟德尔常染色体显性基因多效性的代表[22]。

一项研究显示遗传性恶性黑素瘤和／或不典型痣的患者并不易患其他的癌症[23]。

定义 在美国国立卫生研究院（NIH）关于黑素瘤早期诊断和治疗的会议上，人们一致将家族性非典型痣/黑素瘤综合征定义为：(1) 一个或多个一级或二级亲属中发生恶性黑素瘤；(2) 大量黑素细胞痣（常>50个），其中一些为非典型，并且大小不一；(3) 黑素细胞痣表现有特定的组织学特征。非典型痣综合征可能代表一个疾病谱。病谱的一端是所有家族成员均患有非典型性痣，部分患有恶性黑素瘤；病谱的另一端是无恶性黑素瘤个人史和家族史的单发非典型性痣患者。

伴发黑素瘤 家族性或散发非典型痣综合征患者发生黑素瘤的风险显著升高[24,25]。8%的非家族性（散发）黑素瘤患者可发生非典型痣，一些临床照片显示非典型痣可发展为浅表播散性黑素瘤。不伴非典型痣的家庭成员患黑素瘤的风险并无明显升高。散发非典型痣在人群中的患病率尚不清楚。

90%的遗传性黑素瘤患者皮肤上可发现非典型痣，其中50%以上的黑素瘤在组织学上与非典型痣有关或由非典型性痣发展而来[26-29]。美国白人一生中发生皮肤黑素瘤的风险约为0.8%，或1/125。无家族史的非典型痣患者发生黑素瘤的风险为6%[30]。有非典型痣及黑素瘤病史的患者再次患黑素瘤的风险为10%；有黑素瘤家族史的非典型痣患者患黑素瘤的风险为15%。对于有两个或两个以上患有皮肤黑素瘤一级亲属的非典型痣患者而言，一生中发生黑素瘤的风险接近100%[31,32]。

在患有非典型痣的家庭成员中，发生黑素瘤的患者出现大量非典型痣的几率比未发生黑素瘤的患者高。非典型痣的家庭成员比那些仅有获得性普通痣的患者患有更多的痣。

表 22-1　非典型痣和普通痣的鉴别

特点	非典型痣	普通痣
分布	后背最常见，上肢和下肢，非曝光区，女性乳房，头皮，臀部，腹股沟	通常在曝光区，大部分在腰部以上
数量	少于10个至大于100个	10～40个
发病年龄	2～6岁时出现，和普通痣一样；青春期时数目和大小增加；终生有新的痣出现	出生时没有；2～6岁时出现；终生以同一方式纵向生长；部分青春期时才出现
大小	通常大于5mm，大于10mm也常见	通常小于6mm
形状和轮廓	边界不规则；扁平（斑疹）区域；边缘逐渐淡入周围皮肤，总存在斑疹成分	圆形、对称、均一的斑疹或丘疹，边缘光滑
颜色	单个皮损颜色不一；褐色、黑色、红色、粉红色春期加深；随年龄增长变浅	均一的古铜色、褐色、黑色；妊娠期或青
组织学特征	持续性雀斑样痣黑素细胞过度增生 黑素细胞核异型* 板层状纤维组织形成 同心性嗜酸性粒细胞纤维组织形成 稀疏的斑片状淋巴细胞浸润	痣细胞在真表皮交界处和/或真皮内

Modified from Greene MH, et al: N Engl J Med 1985; 312:91

*并非诊断所必需

非典型痣的临床特征

形态学特点 区别这些少见的痣和获得性色素痣有很多重要的方法[33]（表22-1）。非典型痣比普通痣大，有多种颜色，包括古铜色、褐色、粉红色和黑色。边界不规则，境界模糊，逐渐淡入周围的皮肤。表面复杂多变，常有斑点和丘疹。典型的表现是色素性丘疹周围环绕领圈状色素斑（"煎蛋样损害"）（图22-23和22-24）。一项研究发现，痣和斑点的数目是预测黑素细胞组织学上异型增生的惟一有用的特征。然而"煎蛋样损害"常没有黑素细胞组织学上的异型增生。相反，身上少于13个没有斑疹的黑素细胞痣患者，可以准确地预测其组织学检查无黑素细胞异型增生[34]。

外观特征 非典型痣的外观特征很与众不同，可以通过手持放大镜和皮肤镜识别（见第799页）。

发展和分布 非典型痣并非出生时就出现，而是同典型普通痣一样通常在儿童中期开始出现。青春期痣的外观发生改变，40岁后新的损害继续出现[35]。普通痣大多发生在曝光部位。非典型痣不仅发生这些部位，也常发生在一些少见的部位，如头皮、臀部和乳房。家族性非典型痣综合征的男性和女性患者黑素瘤好发部位和痣的分布部位一致。在男性，后背痣和黑素瘤数目较多，在女性，后背和下肢常受累。这些发现有力地支持了家族性非典型痣患者黑素瘤的发生及部位与痣的分布有关[36]。

组织学特征 美国国立卫生研究院会议达成共识，列出组织学标准如下：结构紊乱不对称，表皮下（同心性嗜酸性和/或板层状）纤维增生，雀斑样痣黑素细胞增生伴有梭形或上皮样黑素细胞聚集成巢，大小不等，相邻表皮突之间形成间桥。可出现不同程度的黑素细胞异型性。此外，可有真皮淋巴细胞浸润，及"肩膀"现象（表皮内黑素细胞单个或成巢超出主要真皮成分）[37]。

治疗 1983年10月24～26日国立卫生研究院共识会议给出了非典型痣推荐的治疗方案[33]，连同其他的推荐方法见框22-1。

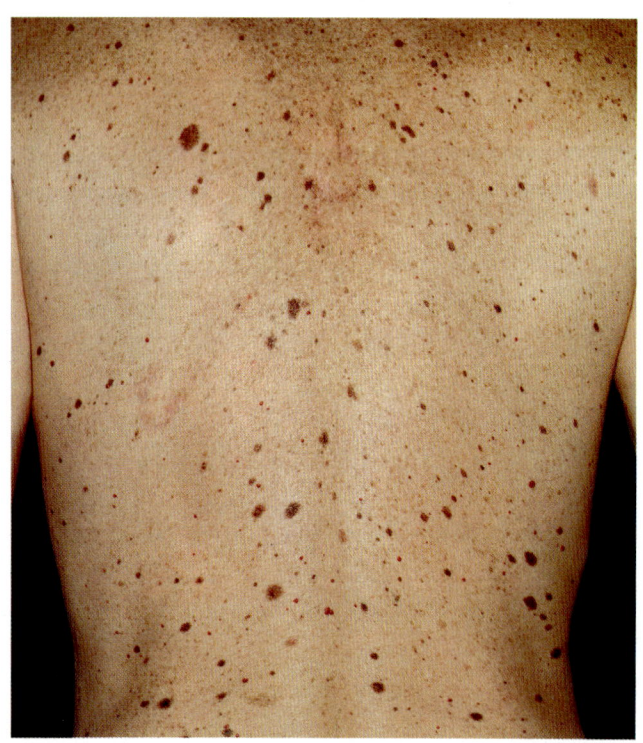

图22-23 非典型痣：数目众多的较大的痣。上背部和中线左侧（注意瘢痕）的浅表播散性黑素瘤已被切除。痣大于1cm，着色不规则。

框 22-1　非典型痣的推荐处置
● 每3～12个月检查全身皮肤一次，从青春期开始
● 借助电吹风检查头皮
● 考虑全身皮肤摄影作为基准
● 切除可疑黑素瘤皮损
● 教育患者自我检查皮肤
● 推荐避光和/或防晒
● 建议有血缘关系的亲属筛查非典型痣和黑素瘤
● 建议定期眼部检查以发现眼部痣和眼部黑素瘤

非典型痣

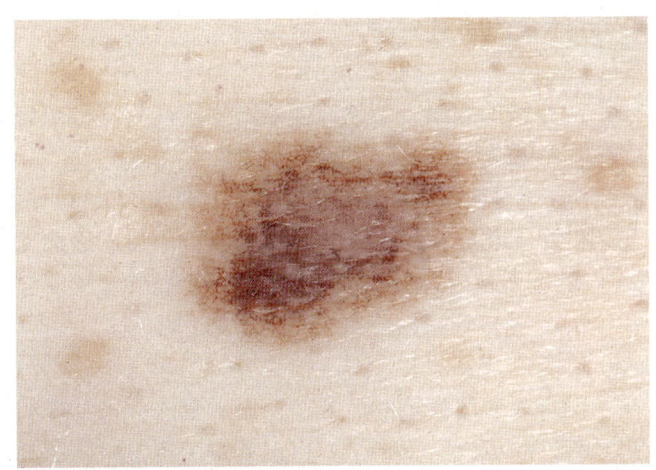

A. 斑疹，色素不均，边界不清。

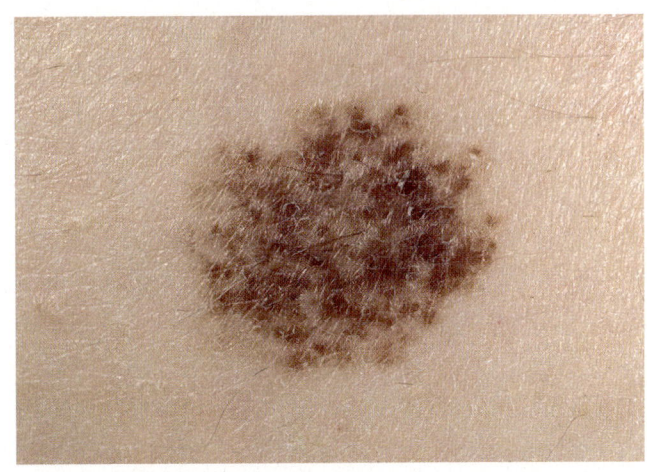

B. 斑疹，色素复杂，边缘有切迹。

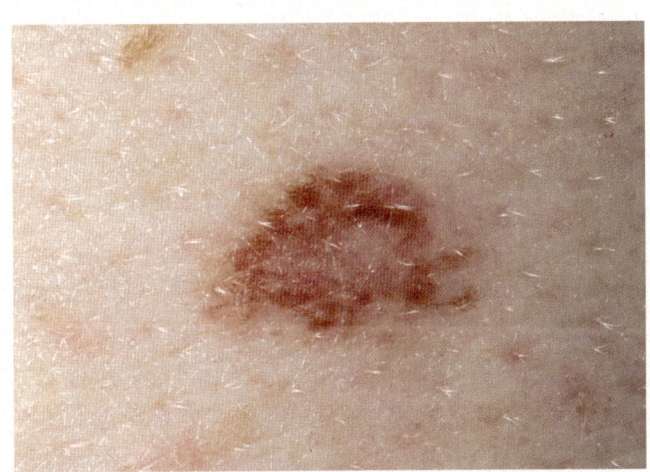

C. 斑疹，色素不均，边缘渐淡。

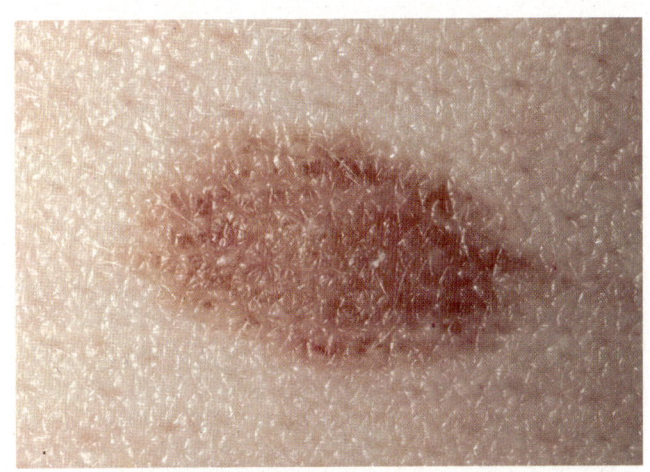

D. 丘疹，较大损害。

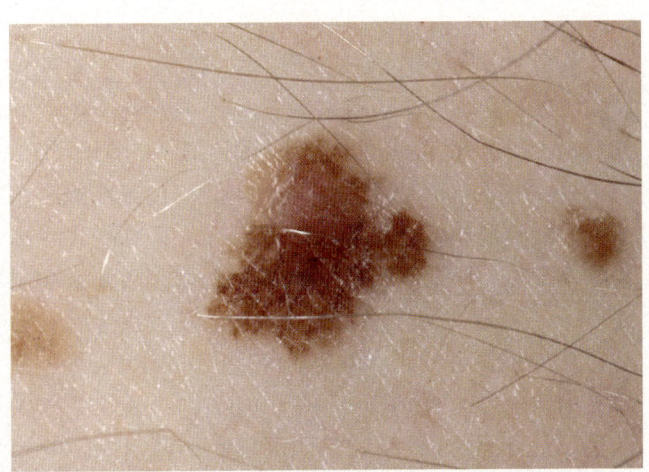

E. 斑疹、丘疹，色素不均，边界不规则。

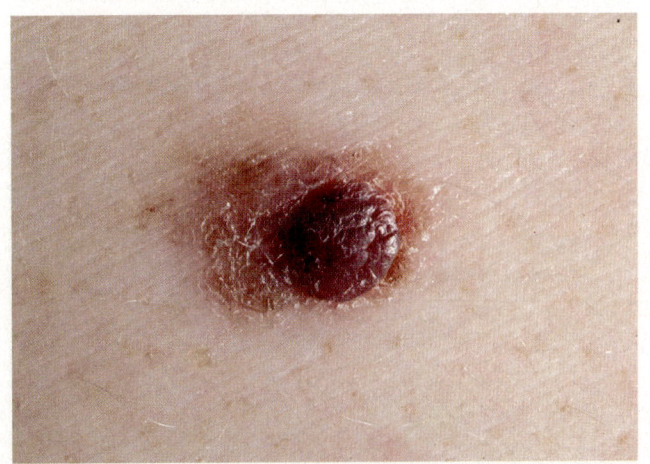

F. "煎蛋模式"，中央色深隆起，周边为斑疹，边缘色素渐淡。

图 22-24

恶性黑素瘤 Malignant melanoma

恶性黑素瘤是黑素细胞的恶性肿瘤，发生在皮肤、眼、耳、胃肠道、软脑膜、口腔及生殖器黏膜。黑素瘤是最危险的恶性肿瘤之一，能转移到任何器官，包括脑和心脏。

黑素瘤的危险因素 黑素瘤的危险因素见表22-2。近40年白人黑素瘤的发病率升高了3倍。一生中发生皮肤黑素瘤的危险在1987年是1/123，估计到2010年将增加至1/50。澳大利亚和新西兰的发病率最高。在美国黑素瘤占皮肤癌死亡的75%。美国黑人黑素瘤发病率仅是白人的1/20，西班牙裔人发病率是白人的1/6。黑素瘤的平均诊断年龄是53岁，是25岁~29岁女性最常见的恶性肿瘤。

紫外线的照射 紫外线照射增加被认为是黑素瘤发病率升高的因素之一。日晒伤是黑素瘤的危险因素[39]，日晒伤主要是由于中波紫外线（UVB，280~320nm）辐射。暴露于长波紫外线（UVA）的人群中黑素瘤的发病率亦升高。过度日晒和进行补骨脂素长波紫外线（PUVA）治疗时会接受高剂量的UVA辐射。

PUVA和黑素瘤的风险 口服甲氧沙林（补骨脂素）和UVA辐射（PUVA）可以有效治疗银屑病和其他皮肤疾病，但有致癌性。通常在首次PUVA治疗15年后发生黑素瘤的风险开始升高。暴露于高剂量PUVA的患者风险更高，并随时间推移进一步升高，因此应考虑权衡风险与治疗效果[40]。

风险和日光暴露 因为休闲娱乐的日晒增加和污染导致大气上层改变造成日光辐射的增加是黑素瘤发病率快速升高的两个最重要的因素。不容易晒黑或容易晒伤或曾经有多处晒伤或严重晒伤的人发生皮肤黑素瘤的风险升高2~3倍。与长期职业性暴露于日光的人相比，因娱乐或度假间断性曝晒的人更容易发生黑素瘤。持续性暴露于紫外线辐射对成人和青少年发生黑素瘤均具有保护作用。长期从事户外工作的人患黑素瘤的风险低。间断性曝晒与发生黑素瘤的风险显著升高有关[41]。推测阳光可能引起皮肤的免疫抑制。

遮光效果 化学遮光剂可以阻挡UVB，但对阻挡UVA效果较差，而后者占太阳光谱中紫外线能量的90%~95%。遮光剂可以阻止红斑的形成和日晒伤，但也能阻止皮肤对阳光的适应。因此，遮光剂的应用可能导致皮肤接受过多的UVA辐射。实验数据表明黑素瘤由UVA诱发，因此UVB遮光剂对预防黑素瘤可能无效。遮光剂的应用可能给人们一种有安全感的错觉，并导致过量的日光暴露。帽子、防护衣服和避免日光浴比化学遮光剂更有保护作用。对有雀斑的白人儿童，应用高SPF指数的广谱遮光剂可减少痣的发生，理论上也可以减少发生黑素瘤的风险[42]。含氧化锌和二氧化钛的遮光剂能反射光线，被称为物理遮光剂而区别于化学遮光剂。这些化合物能有效地阻挡UVA。

表22-2　发生皮肤黑素瘤的危险因素	
风险状态	相对风险*
风险显著升高	
非典型痣的个人史，黑素瘤家族史以及超过75~100个痣	35
既往有非黑素瘤皮肤癌	17
先天性痣（巨大，>20cm）	15~5
黑素瘤病史	9~10
父母、兄弟姐妹或孩子有黑素瘤家族史	8
免疫抑制	8~6
风险中度升高	
临床非典型痣（2~9）	7.3~4.9 无黑素瘤家族史/散发非典型痣
大量痣	
（51~100）	5.0~3.0
（26~50）	4.4~1.8
慢性UVA晒黑（PUVA治疗[>250次]）银屑病	5.4
风险轻度升高	
反复日晒伤发生水疱	
（3）	3.8
（2）	1.7
雀斑	3.0
白皮肤，不能晒黑	2.6
红发或金发	2.2
临床非典型痣（1）	2.3
Adapted from Robinson JK: Dermatol Nurs 2000; 12:397	
*相对风险是指具有危险因素的患者较无危险因素的患者风险升高的程度。如果相对风险为1，则风险无升高。	

对恶性黑素瘤的初步认识（ABCD法则）　目的是尽早发现黑素瘤。与寻常性获得性黑素细胞痣相比，恶性黑素瘤倾向于不对称（asymmetry）、边缘不规则（border irregularity）、颜色多变（color variation）、直径更大（diameter enlargement）。形状和颜色的改变是重要的早期征象，应该引起注意。溃疡和出血是晚期的体征。如果在这些改变出现之前还不能确诊，治愈的希望将显著降低。每种类型的黑素瘤在发展的过程中出现的特异性体征列表如下，插图见下页。所有发展阶段可能出现的改变见表22-3。

良性痣的特点　痣的发展和演变是终生的。所有改变需要经历很长的时间，几乎察觉不到。儿童的普通痣呈环形扩大。良性获得性痣是从单纯的雀斑样痣发展到扁平的色素性交界痣，再发展到隆起的色素性混合痣，数十年后发展为更高隆起的肤色皮内痣。当胶原在真皮上部痣细胞巢上方增生，皮内痣继续隆起。因此真表皮交界处与其下方皮内痣的距离随年龄增长不断增宽[43]。

良性痣呈更均匀的古铜色、褐色或黑色。边界规则、皮损大致对称；如果皮损可以对折，两半将重合。大多数获得性良性痣直径为6mm或更小，一生中出现较早。

痣的近期改变　患者对痣的变化的描述可能是黑素瘤的早期征象。颜色改变、出现红斑或色素沉着晕、直径增大、高度增加、边缘不对称或表面特征改变、瘙痒、疼痛、出血、溃疡或触痛都提示可能演变成黑素瘤。

表22-3　提示色素性损害恶变的体征

体征	意义
颜色改变	
突然加深；褐色，黑色	肿瘤细胞数目增加，在皮损内密度不均，导致色素不均
颜色扩散至以前正常皮肤	肿瘤细胞以不同速度和不同方向通过表皮移行（水平生长期）
红色	血管扩张和炎症
白色	退行区或炎症
蓝色	真皮深部色素，肿瘤细胞深度增加的体征
边缘特征改变	
轮廓不规则	恶性细胞在水平方向以不同速度移行
卫星色素	细胞移行超出原肿瘤边界
脱色素晕环的形成	因可能的免疫反应和炎症造成黑素细胞的破坏
表面特征的改变	
鳞屑	
糜烂	
渗出	
结痂	
出血	
溃疡	
隆起	
正常皮纹消失	
症状的进展	
瘙痒	
触痛	
疼痛	

前驱皮损 Precursor lesions

获得性黑素细胞痣 良性黑素细胞痣数量不断增加的人群发生黑素瘤的风险升高。而痣数量增加到多少时会使风险显著增加则因人而异,取决于家族史及日光暴露等因素。约80%的患者有多达50个良性痣,因此痣数目超过50个可能是患者发生黑素瘤的临界值。与没有痣或仅有5个以下痣的患者相比,这些患者发生黑素瘤的相对风险为3~15[2]。

非典型痣 非典型痣可见于患有或不患有黑素瘤的患者,呈家族式遗传或者散发。损害直径通常大于5mm,表面平坦或者中央隆起边缘平坦(煎蛋样)。色深或着色不规则,不同程度的褐色或粉红色,通常边缘不规则、边界不清楚。无家族黑素瘤的非典型痣患者患黑素瘤的风险增加,但几率很小。有一个临床非典型痣患者发生黑素瘤的风险是没有非典型痣患者的两倍,而有10个或更多非典型痣的患者较无非典型痣的患者发生黑素瘤的风险升高12倍[44,45]。

先天性痣 先天性痣的恶变潜能取决于其大小和组织学模式。见第776页。

四种主要的临床-组织病理学亚型

黑素瘤可为原发或由已存在的皮损发展而来,如先天性痣或非典型痣。显微镜下隆起肿物周边的显微解剖表现具有多样性并具有特征性的模式,与各自独特的临床表现相关,因此可将黑素瘤分为几种不同类型。已提出的类型有:浅表扩散性黑素瘤、恶性雀斑痣样黑素瘤、结节性黑素瘤和肢端雀斑痣样黑素瘤。

很多但并非所有[46]病理学家能够识别黑素瘤不同的临床病理类型。一些黑素瘤并不符合这种临床病理分型,可能被归为独特型恶性黑素瘤。恶性黑素瘤可能为一种独立的疾病,具有多种临床和组织学类型,各型之间肿瘤细胞分化程度有所差异。黑素细胞变性和形成肿瘤的潜在能力可能受很多因素的影响,包括肤色、遗传、免疫状态、太阳辐射量、性别和身体解剖部位等。

生长特性 黑素细胞一旦转变成肿瘤,则细胞部位的制约将改变,黑素细胞可能离开表皮基底层这一指定位置。一个分化良好的恶性黑素细胞可保持其亲表皮性并且保持缓慢水平方向的生长,仅在部分仍有免疫活性区域被抑制或者清除,在面部这些细胞的多年缓慢生长与退化最终导致恶性雀斑样痣黑素瘤。

一些更不成熟的细胞的侵袭性可能更大,并且扩展和退化的速度更快,刺激新的血管形成及炎症反应,这种生物学行为可产生浅表扩散性黑素瘤。黑素瘤内细胞向两侧扩展被认为处于水平(放射状)生长期,此期可持续数月至数年。

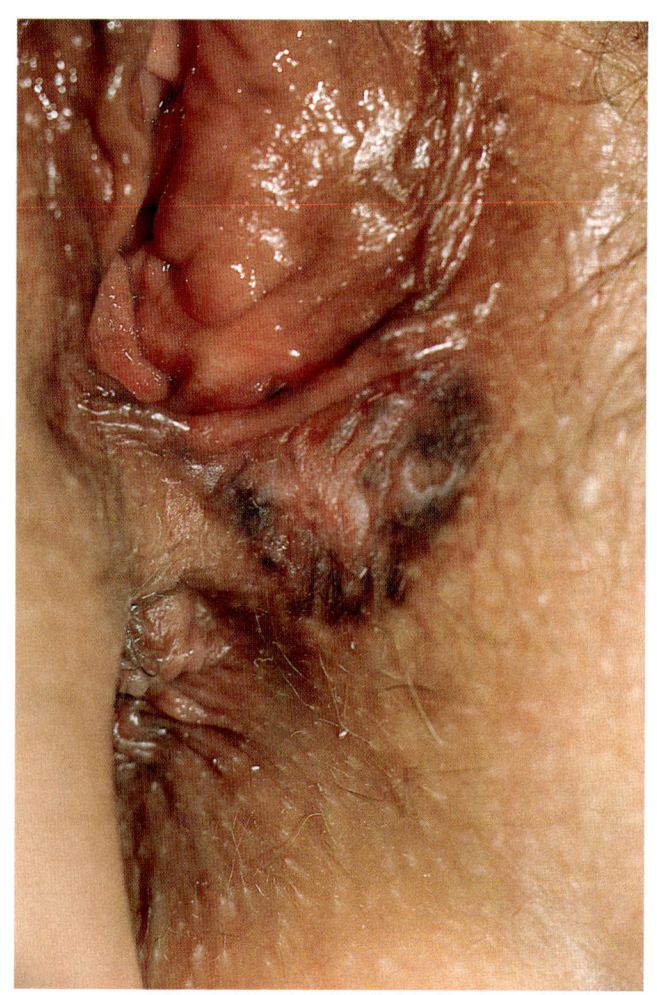

图22-25 浅表扩散性黑素瘤:因为羞怯使患者不好意思让医生看阴部已存在2年的皮损,幸好在全面皮肤检查后发现皮损。

分化差的细胞没有边界，没有亲表皮性，水平和垂直方向都有生长，形成肿块或结节性黑素瘤。当黑素瘤内的细胞向真皮内垂直生长并形成肿块时被认为处于垂直生长期。分型的有效性问题仍未解决，然而这的确可使我们了解恶性黑素瘤的生长和演变，并为早期诊断提供帮助。不同类型的黑素瘤具有各自不同的特性。

浅表扩散性黑素瘤 Superficial spreading melanoma

浅表扩散性黑素瘤（框22-2）最常见于40～50岁的中年人。可发生于身体的任何部位（图22-25），但最常见于两性的上背部和女性的腿部（图22-26）。浅表扩散性黑素瘤开始无特异性，然后通过放射状扩展和退化而改变形状（图22-27）。细胞随机移行，伴随退化过程，导致皮损的形状和大小变化很大。如果数年不予以治疗，则皮损的形状可变得很奇特。浅表扩散性黑素瘤的标志是皮损颜色多种多样，但也可以表现为均一的褐色或黑色。颜色随时间进展而变化多样。暗红色较为常见，见于部分或者整个皮损。前驱放射状生长期可持续数月或10年以上。当皮损直径约2.5cm时形成结节。

框22-2　浅表扩散性黑素瘤
占黑素瘤的70%
直径 > 6mm
男性和女性的躯干部和女性的腿部
边缘不规则、不对称
开始为扁平或隆起的褐色损害
演变成黑色、蓝色、红色、白色

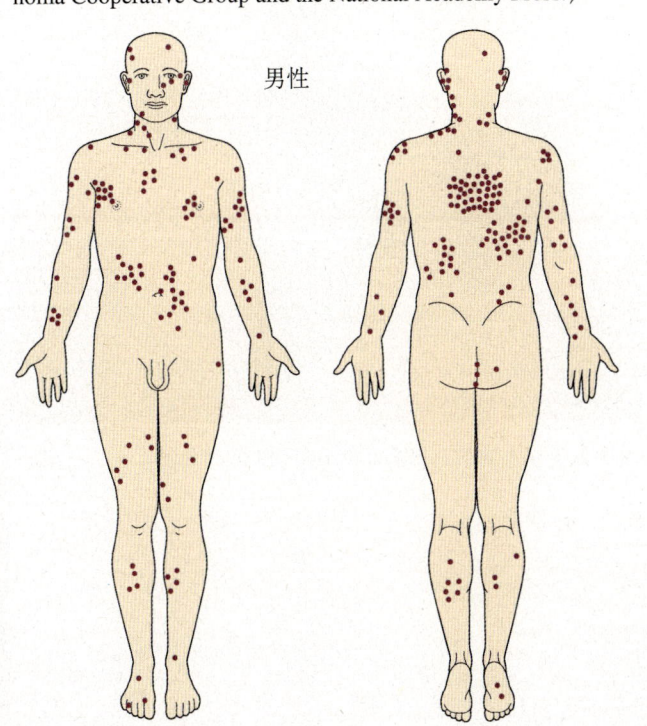

图22-26　男性和女性皮肤浅表扩散性黑素瘤的分布。(From Causes and effects of changes in stratospheric ozone: Washington, DC, National Academy Press. Courtesy New York University Melanoma Cooperative Group and the National Academy Press.)

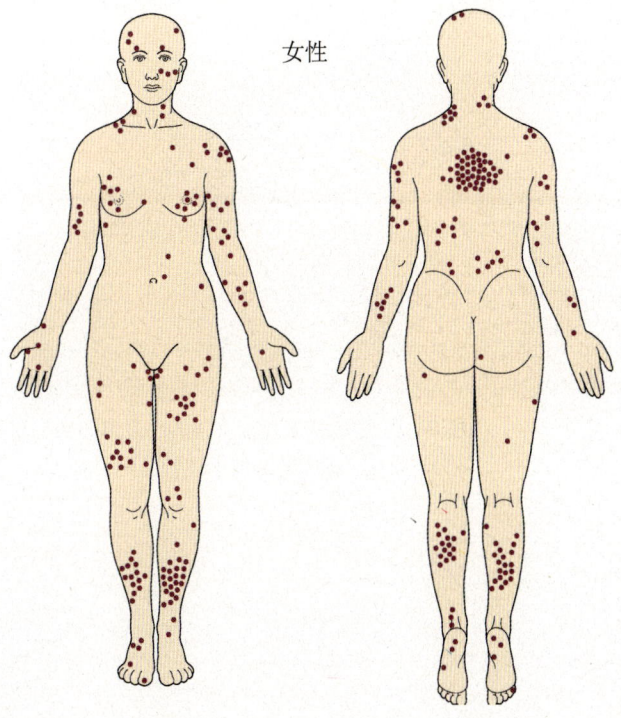

浅表扩散性黑素瘤

初期（数月至数年）
1. 扁平，不能触及
2. 颜色稍有不同
3. 与其他早期黑素瘤难以辨别

褐色，褐黑色
轻度灶性蓝色
淡红色和白色

0 至 0.6cm

放射状生长期（数月至 10 年）
1. 边缘不规则
2. 出现退行区，有成角切迹
3. 较厚部分约2.5cm预示垂直生长期的开始

颜色更明显

成角切迹

0.6 至 2.5cm

垂直生长期（数月至数年）
1. 多种模式，取决于生长和退行程度
2. 肿瘤可触及，边缘斑块样隆起，中央有结节
3. 溃疡和鳞屑区

高度退行区

或

显著的颜色对比

蓝灰色
蓝黑色
红色和白色

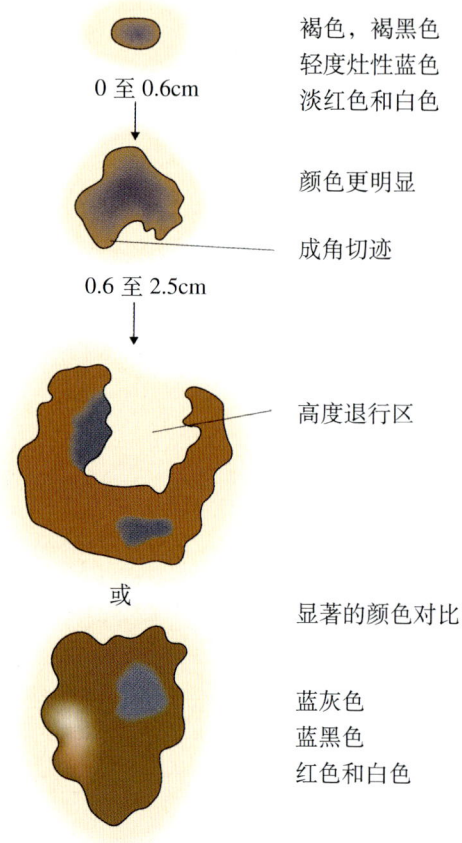

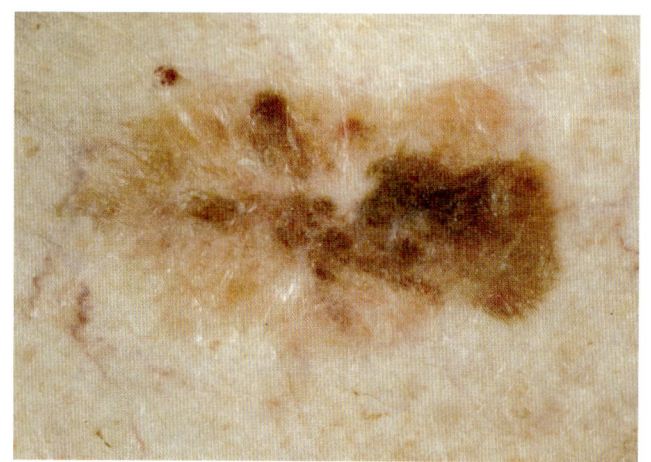
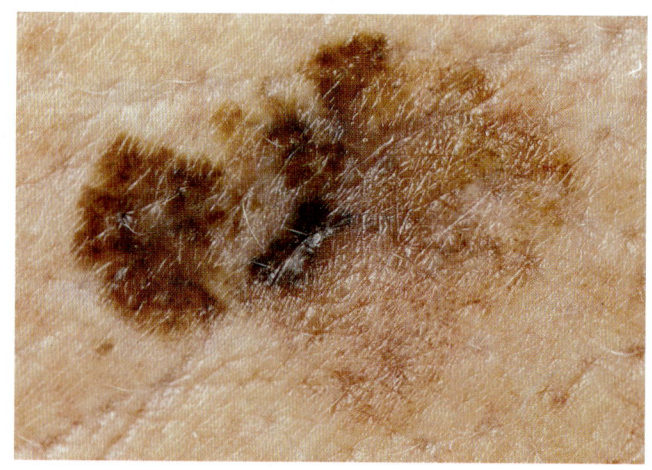

图22-27 浅表扩散性黑素瘤各个发展阶段。早期小的损害边缘不规则，色素分布不均，小的白色区域为退行区。最大的肿瘤上述特征更明显。

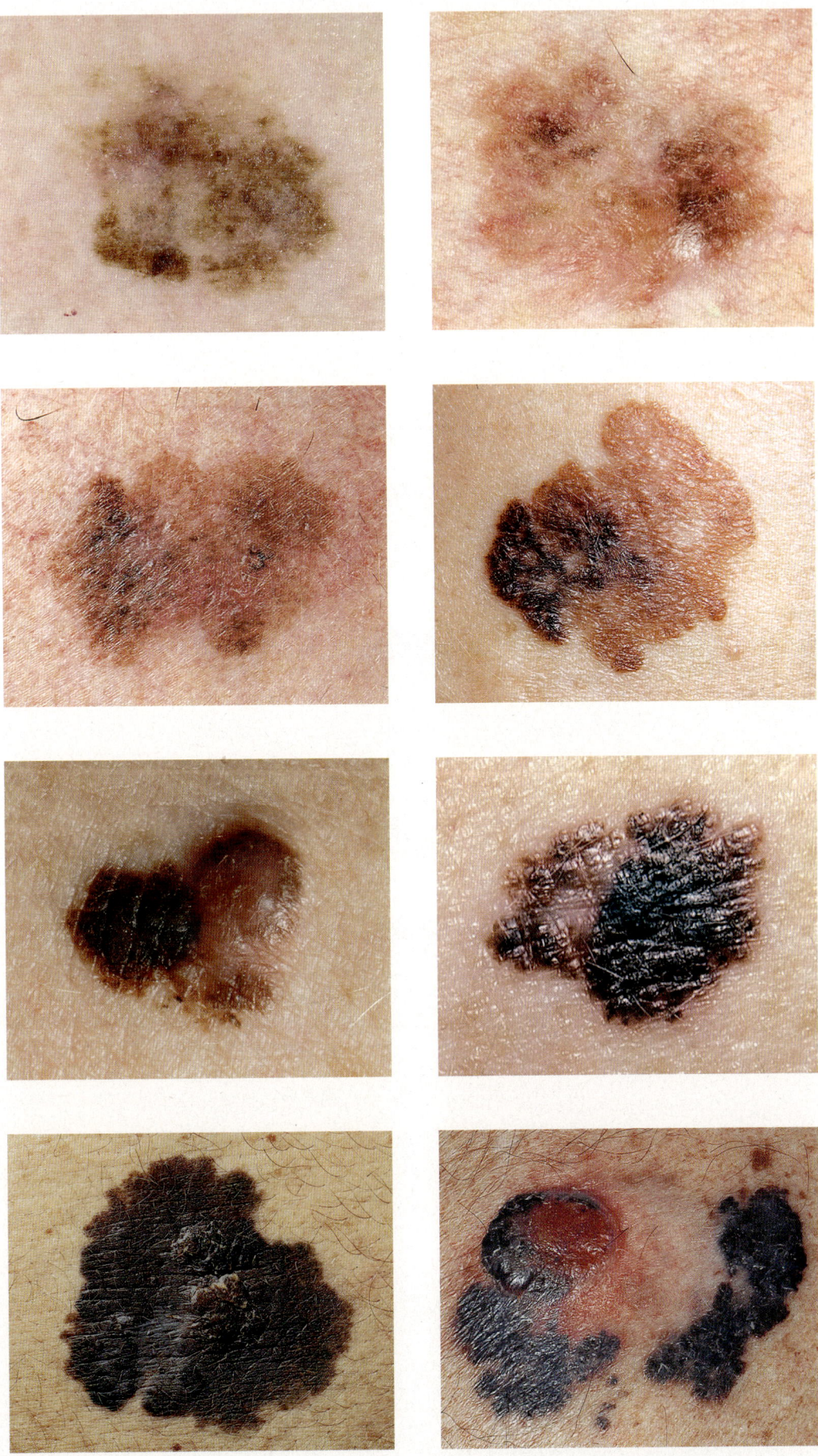

结节性黑素瘤 Nodular melanoma

结节性黑素瘤（图22-28，框22-3）常发生于50～60岁，男性比女性更常见，男女比率为2：1。可发生于身体的任何部位。结节性黑素瘤常为黑褐色、红褐色或者红黑色。通常为半球形，息肉状或有蒂。有时无黑色素（皮色），类似于皮色皮内痣或基底细胞癌。无黑素性黑素瘤占所有黑素瘤的1.8%～8.1%[47]。结节性黑素瘤是最常误诊的黑素瘤类型之一，其表现可类似于血疱、血管瘤、皮内痣、脂溢性角化病或皮肤纤维瘤（见第797页）。

框22-3 结节性黑素瘤
占黑素瘤的15%～20%
躯干和腿部
生长迅速：数周，数月
褐色至黑色丘疹或结节
溃疡和出血

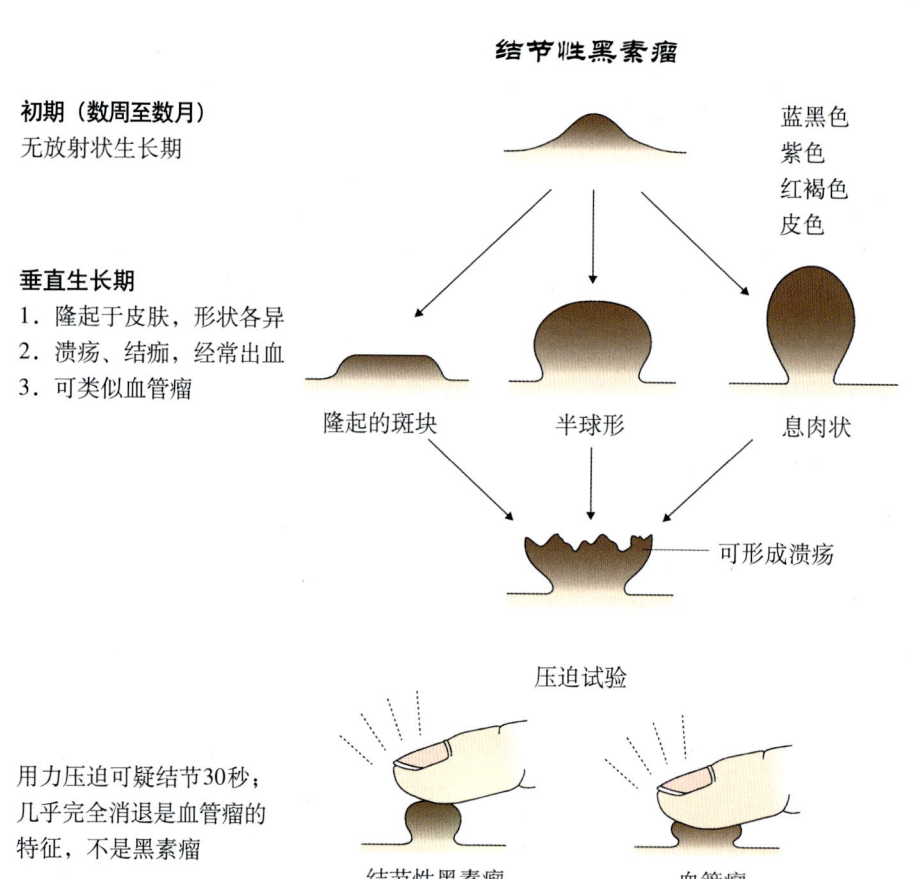

图22-28 轻度隆起的斑块状、半球形及息肉状皮损。有些似源自痣。一个斑块状黑素瘤的周围已形成晕。

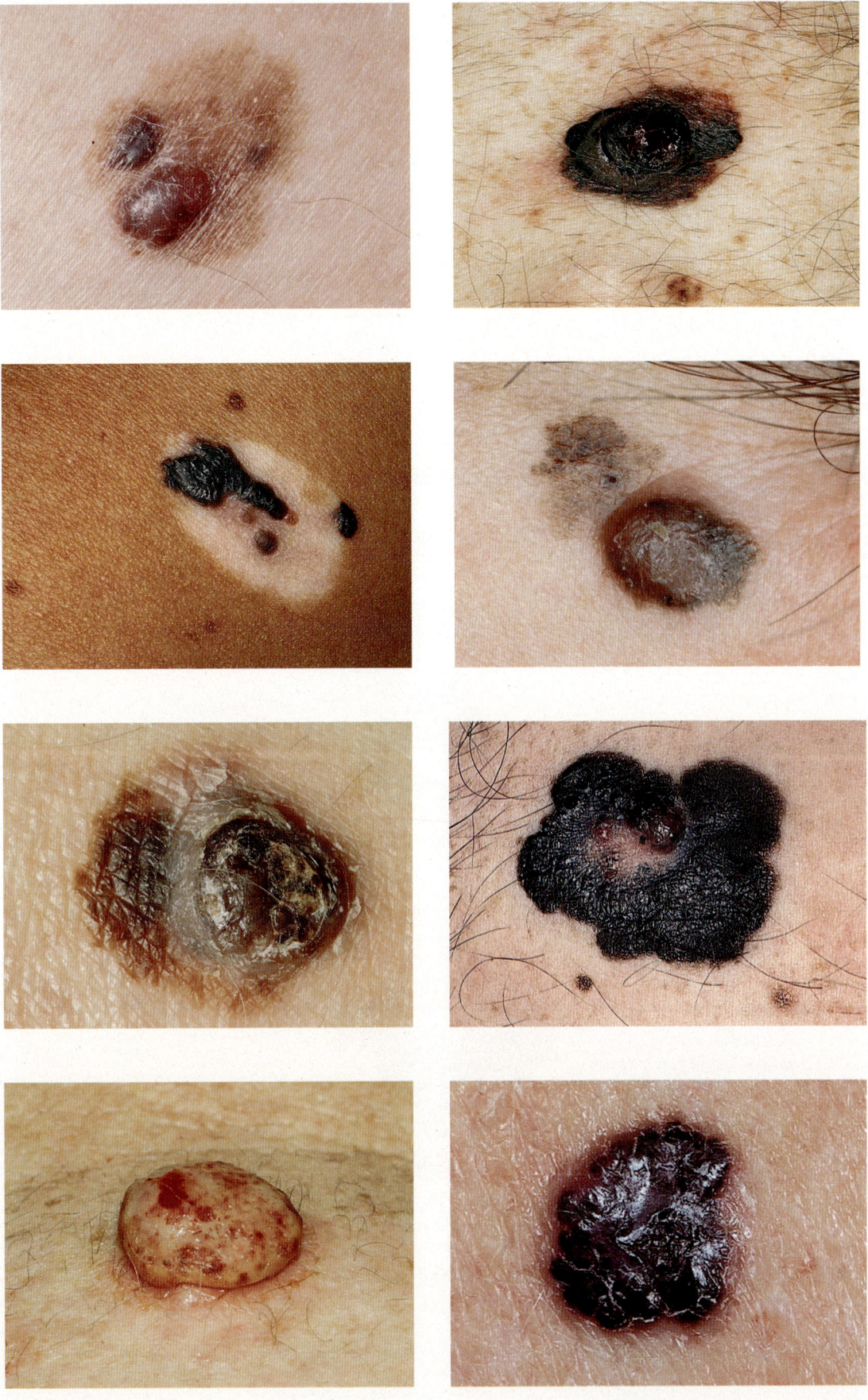

恶性雀斑痣样黑素瘤 Lentigo maligna melanoma

恶性雀斑痣样黑素瘤（图22-29，框22-4）常发生于60～70岁。大多数位于面部，大约10%出现在其他暴露部位，如上肢和小腿。放射状生长期称为恶性雀斑样痣或Hutchinson雀斑。放射状生长期可能持续数年而不发展至垂直生长期。恶性雀斑样痣发展成恶性雀斑痣样黑素瘤的风险因年龄而不同，比通常认为的风险低。一位患有恶性雀斑样痣的45岁患者，到75岁时发展成恶性雀斑痣样黑素瘤的预测风险为3.3%。估计其终生转变成黑素瘤的风险为4.7%。患有恶性雀斑样痣的65岁患者，发展成恶性雀斑痣样黑素瘤的风险为1.2%，其终生转变成黑素瘤的风险为2.2%。这些风险预测适用于偶然发现患恶性雀斑样痣的患者[48]。

恶性雀斑痣样黑素瘤表现复杂多样。多年的移行和退化，可产生比SSM更多变且奇特的皮损。颜色较浅表扩散性黑素瘤更为均匀一致，但是红色和白色可能出现较迟。肿瘤普遍出现于皮损中央，远离边缘。进入肿瘤期，恶性雀斑痣样黑素瘤可能发生溃疡或者出现类似于其他皮损的改变。结节常单发，通常在皮损达到5cm～7cm大小时出现，但也可出现于更小的皮损。恶性雀斑痣样黑素瘤的预后与其他类型的黑素瘤类似，其预后的好坏取决于肿瘤的深度[49]。

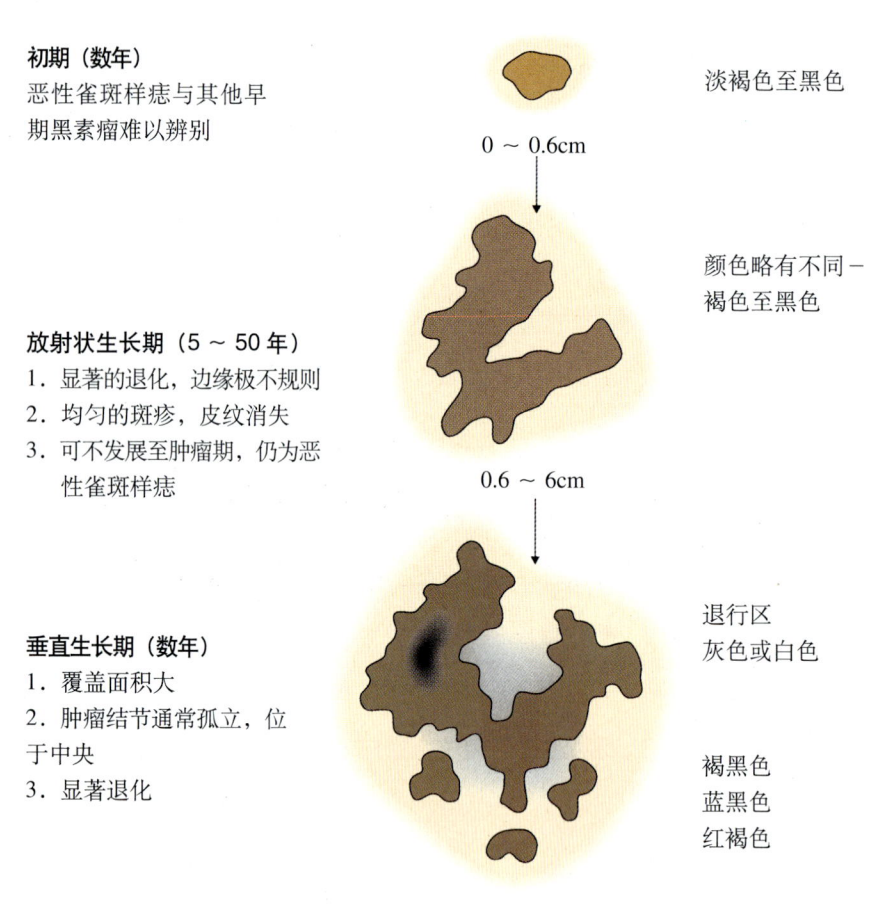

图22-29 皮损缓慢生长与退行，持续数年。边缘极不规则。颜色保持棕色或黑色，直至发展到肿瘤期。

框 22-4　恶性雀斑痣样黑素瘤
占所有黑素瘤的 4%～15%
头、颈、上肢（受日光损害的皮肤）
平均年龄 65 岁
缓慢生长 5～20 年
＜10% 的表皮内前驱损害（恶性雀斑样痣）会发展成黑素瘤
前驱损害通常较大（直径 3～6cm）
前驱损害存在 10～15 年
褐色至黑色色素斑
隆起的蓝黑色结节

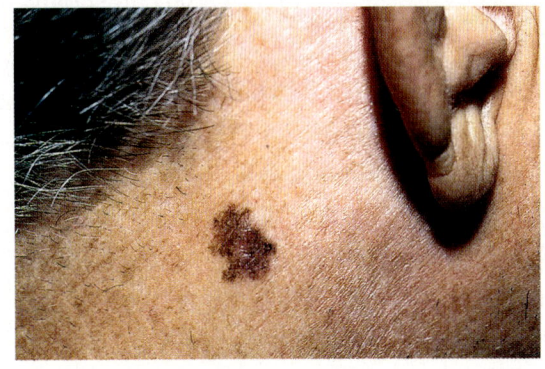
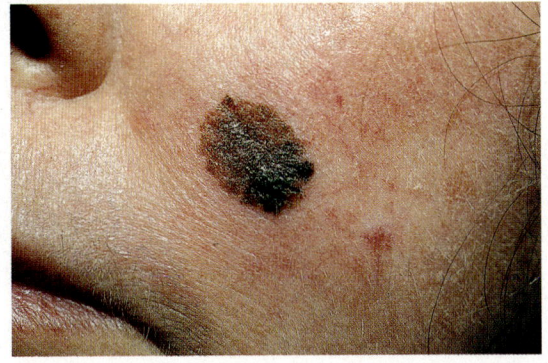
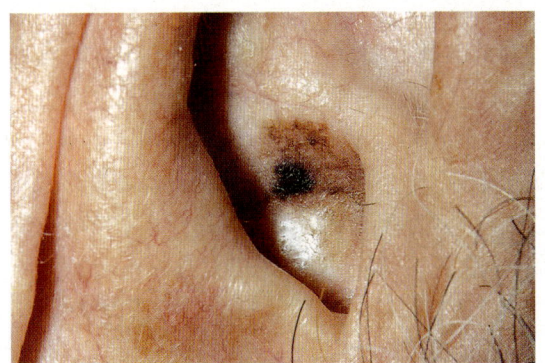
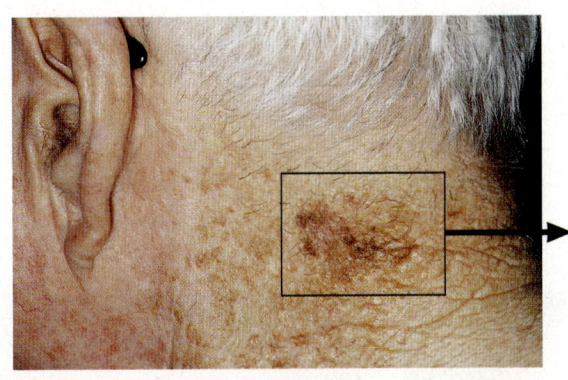
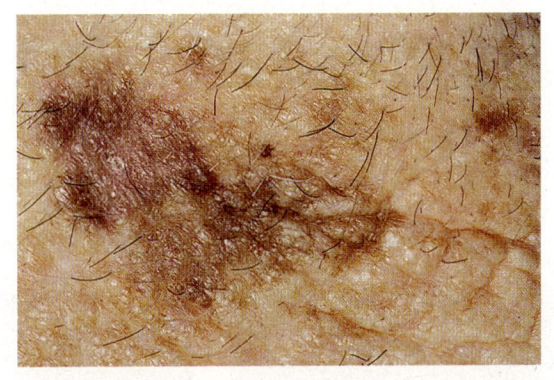
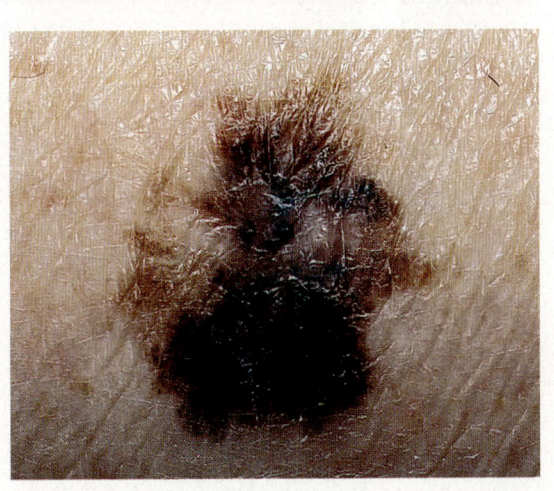
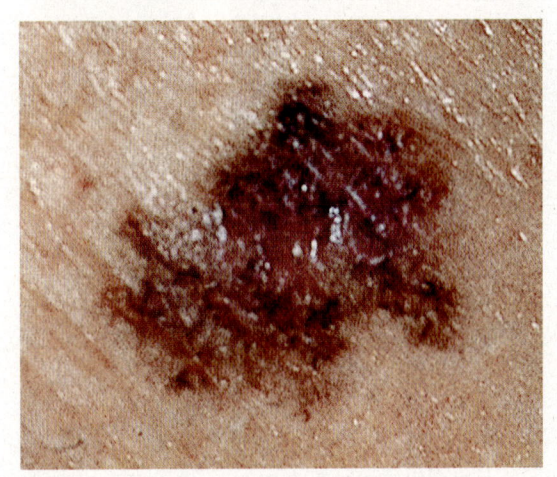

肢端雀斑痣样黑素瘤 Acral lentiginous melanoma

肢端雀斑样痣黑素瘤（图22-30至22-33，框22-5）发生于手掌[50]、足跖、指趾末端和黏膜[51]。临床表现类似恶性雀斑样痣和恶性雀斑痣样黑素瘤，肢端雀斑痣样黑素瘤具有同样的颜色和保持平坦的倾向。与恶性雀斑样痣一样，足跖部黑素瘤可潜伏数年，若能较早发现，可使患者得到较好的治疗[52]。肢端雀斑痣样黑素瘤多见于非洲裔美国人和亚洲人。在非白种人中，足跖是恶性黑素瘤最常见的发生部位。一小块区域的隆起可能已经向深部侵袭；肿瘤侵袭性很强早期就有转移。近端甲皱襞突然出现色素条带（Hutchinson征）提示可能为肢端雀斑痣样黑素瘤（图22-31）。足跖部直径大于7mm的获得性黑素细胞损害应做组织学检查。

罕见类型 下述黑素瘤的类型约占黑素瘤的2%以下：由先天性痣发展成的黑素瘤、黏膜（雀斑样）黑素瘤、眼黑素瘤、恶性蓝痣、无黑素性黑素瘤和促结缔组织增生/亲神经的黑素瘤（显著的纤维间质）。

框22-5 肢端雀斑痣样黑素瘤
占白人黑素瘤的 2%～8%
占非洲裔美国人、亚洲人和西班牙人黑素瘤的 30%～75%
手掌、足跖
甲板下：Hutchinson征（色素扩散至近端和侧面甲皱襞）

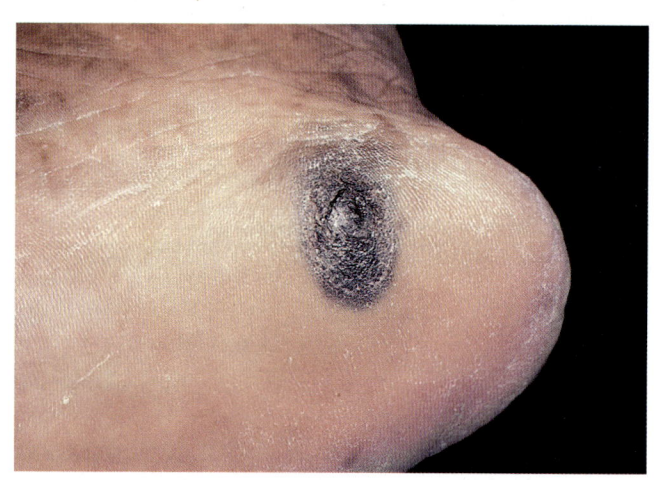

图22-30 肢端雀斑痣样黑素瘤。一个黑色较大的扁平损害。

肢端雀斑痣样黑素瘤

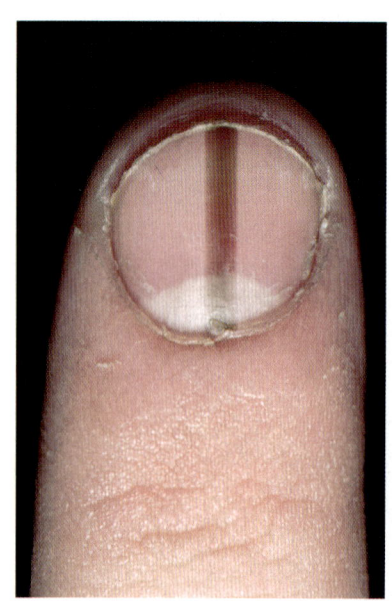

图22-31 在近端甲皱襞突然出现色素条带提示黑素瘤。

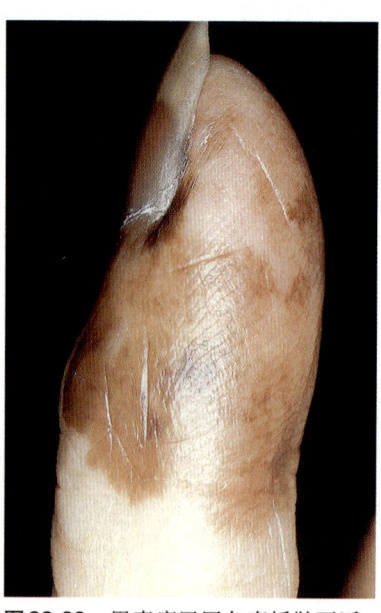

图22-32 黑素瘤甲周色素播散至近端及侧面甲皱襞称为Hutchinson征。

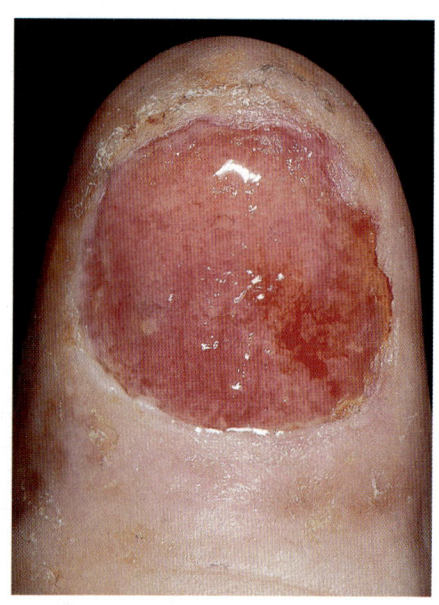

图22-33 黑素瘤累及整个甲床。

类似黑素瘤的良性损害

典型的痣或其他损害，如脂溢性角化病、血管瘤、皮肤纤维瘤可能具有黑素瘤的一些表现。因此应对这些皮损进行活检（图22-34至22-37）。

皮损检查

放大镜和皮肤镜观察皮损　直接观察或通过10倍放大镜观察可辨认很多不同皮损。10倍放大镜是用来研究脂溢性角化病、基底细胞癌、皮肤纤维瘤、混合痣、皮内痣、晕痣和血管瘤等疾病表面特征的优良仪器。许多皮损能快速识别。皮肤镜是检查平坦及略隆起的色素性皮损的一种非常有用的仪器，如非典型痣和疑为黑素瘤的皮损。而检查大量脂溢性角化病损害，皮肤镜检查效率不高。用10倍放大镜可清晰看到角珠和角蛋白的结构。

筛检黑素瘤　大多数色素性皮损可通过临床诊断。强烈推荐用10倍放大镜检查皮损表面并对所有皮肤生长物做最初评估。然而，有很多介于良性和恶性之间的小皮损不能通过直接观察或用放大镜观察来鉴别。皮肤镜可用于诊断这些可疑的皮损。

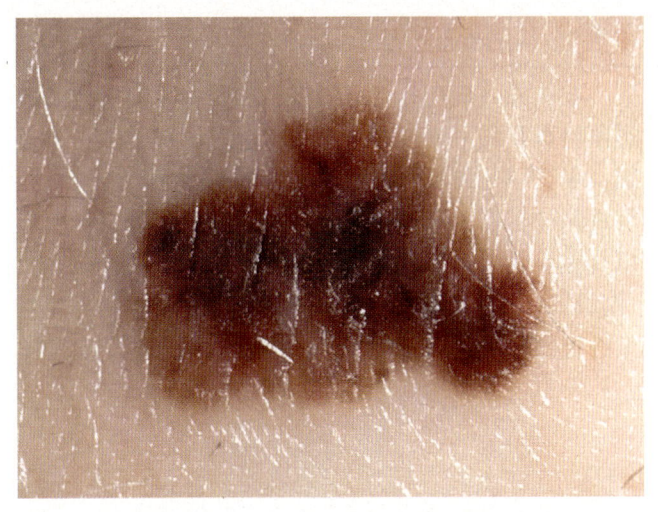

图22-35　黑素瘤类似物：有不规则边缘的混合痣。

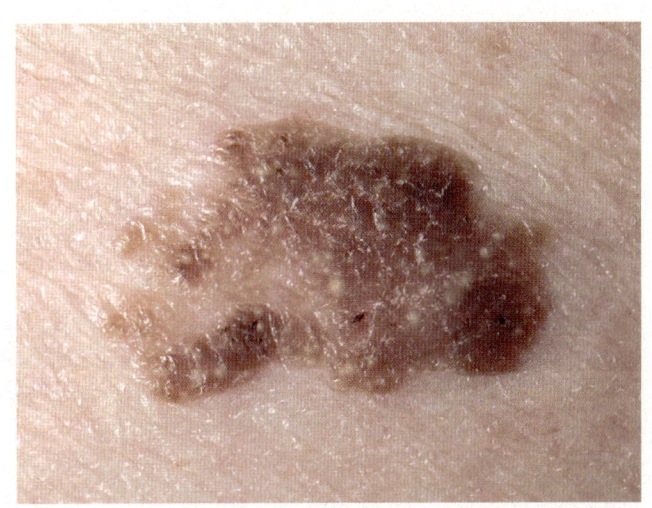

图22-36　黑素瘤类似物：色素不均、边缘不规则的脂溢性角化病。角珠（典型的脂溢性角化病）提示皮损为良性。

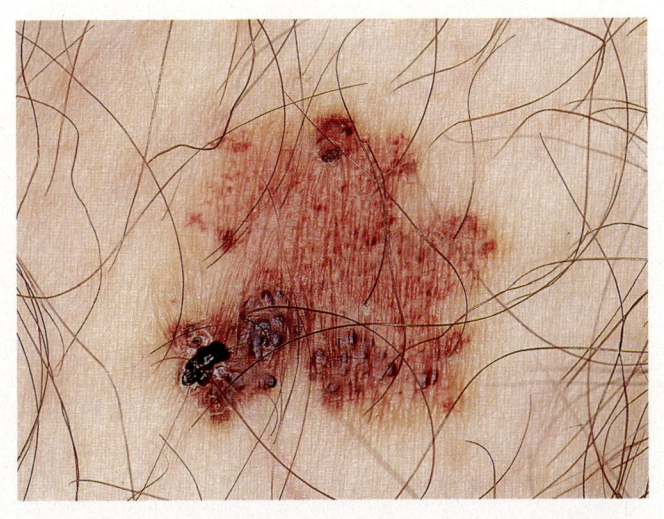

图22-34　黑素瘤类似物：边缘不规则、色素不均的血管瘤。

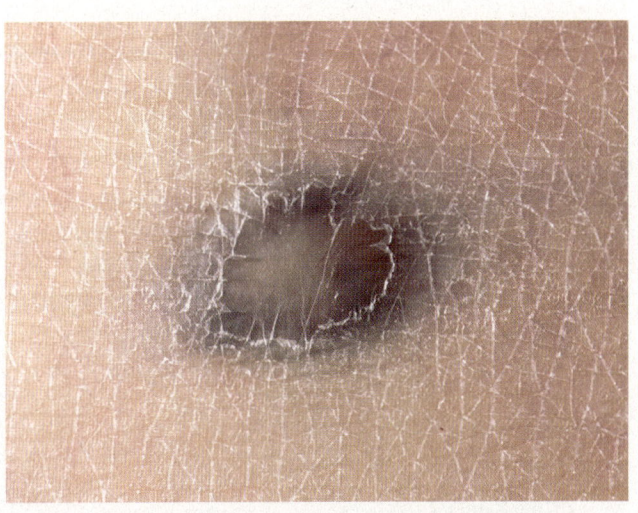

图22-37　黑素瘤类似物：周边色素较深的皮肤纤维瘤。

皮肤镜 Dermoscopy

皮肤镜（表皮透光显微镜、皮肤镜、油浸放大镜透照检查）是用来观察一系列肉眼无法识别的皮损模式（表22-4）和结构的技术（www.dermoscopy.org）。将洗剂或矿物油涂于皮损表面使表皮更加透明，然后用10倍目镜、目镜放大显微镜（倒置）或皮肤镜观察（图22-38），显示的各种特征有助于辨别良性和恶性色素性损害。DermLite™ 和 DermoGenius 是高度准确的免油便携式显微镜。使用这些仪器可数秒内清楚深入地观察色素性损害。短时间内可检查许多损害。皮肤镜检查为黑素瘤的诊断提供了附加标准（见第803页）。

皮肤镜表格

- 模式，第798页
- 良性色素性损害，第800页
- 非典型痣，第802～803页
- 诊断黑素瘤的7分法检查表，第804～805页

表22-4 皮肤镜下所见模式

结构	诊断意义	组织学
网状模式或褐色色素网	古铜色背景下褐色网状线条	表皮基底细胞内色素，规则或不规则，窄或宽
弥漫性色素或斑点	形状不规则，大小不同的深褐色或黑色色素沉着区，部分类似"墨水点"	表皮全层和/或真皮上层有黑色素的区域
褐色小球	环形或椭圆形的色素结构	真表皮交界处或真皮上层黑素细胞或噬黑素细胞巢
黑点	圆形，边界清楚，大小不等，通常很小	角质层内黑素聚集灶
无色素或色素减退区	相对较浅的色素沉着区	包含少量黑素或相对较薄的表皮斑片，常见毛细血管扩张
白色区	这些区域没有色素，黑素瘤的"退行"区	表皮和真皮无黑素区，纤维增生和毛细血管扩张区
灰蓝色区	不规则，融合的弥漫性色素沉着，灰蓝至浅蓝色	真皮网状层中部纤维化和噬黑素细胞或黑素细胞。真皮深层的黑素导致蓝色
放射状条纹伪足	色素性皮损边缘至周围皮肤放射状排列的褐色至黑色线型条纹。也可在色素少的黑素瘤中央见到，伪足弯曲延伸	放射状排列巢 周边融合性色素连接巢
粟丘疹样囊肿（假性囊肿）	嵌入在脂溢性角化病或乳头瘤样皮内痣内的白色或黑色圆形结构	表皮内的角珠，在皮肤表面以下
粉刺样开口	脂溢性角化病或乳头瘤样皮内痣凸出于表面的白色或黑色圆形结构	表皮内的角珠，到达皮肤表面。附属器开口处的角栓
毛细血管扩张	短的红色毛发样的线条	真皮乳头血管扩张
红-蓝色区	红色小圆球	血管瘤或血管角化瘤中真皮乳头层血管扩张
叶状区	珍珠样白斑内的色素斑点	基底细胞癌色素簇
中央白色瘢痕样斑片+周边细致的色素网	皮肤纤维瘤	表皮增生和基底层色素沉着

Adapted from Bahmer F, et al: J Am Acad Dermatol 1990; 23:1159.

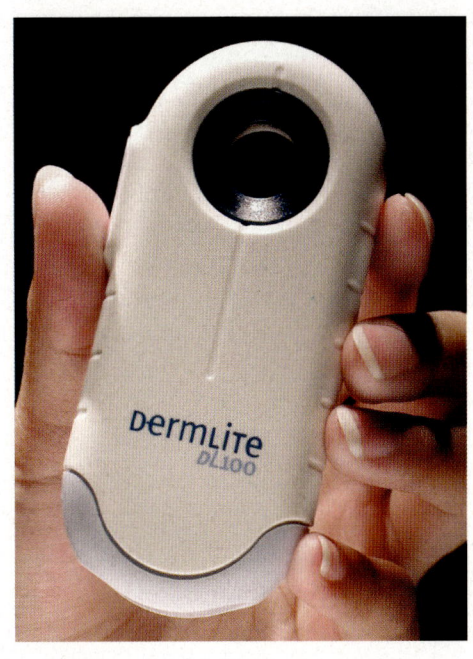

图 22-38 皮肤镜。

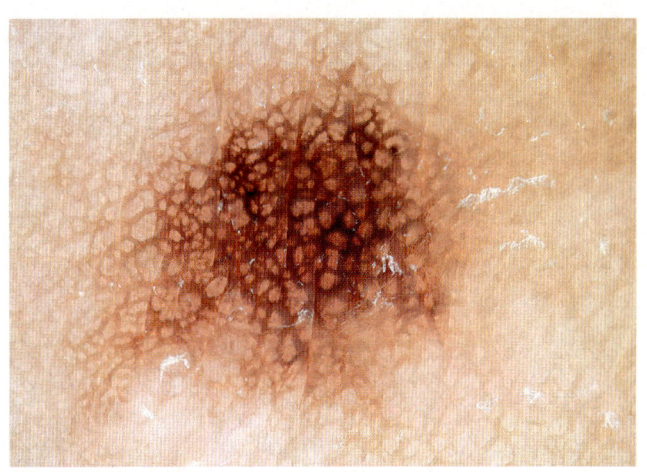

图22-39 皮肤镜（交界痣）：均匀的网状色素沉着，中央更明显。

网状色素沉着

网状色素沉着通常表明病变组织由黑素细胞组成（图22-39），图案精细或仅在小片区域中存在。常见的网状损害如雀斑样痣和交界痣周围逐渐变薄消失。躯干及四肢近端的典型蜂窝状色素网由沿着表皮突的色素沉着引起。面部、掌跖部的假性网状外观是色素连接毛囊、皮脂腺和汗腺导管所形成的。掌跖部的色素沿皮纹或皮沟线状排列形成平行、格子状、纤维状的形状。生长期的黑素瘤失去正常皮肤的解剖结构，引起各种各样的色素沉着图案和结构，黑素瘤的网状图案是多种多样的。较薄的黑素瘤和原位黑素瘤仅有轻微的色素改变，早期病变组织周围可见轻微增厚和加深的色素网，随着Breslow厚度增加，网状色素在厚度和颜色密度上变得更加多样化，线条变浓变深，周围颜色也会变暗，这是由宽而浅的表皮突色素沉着所致。伪足和放射状条纹存在于周边增厚加深的网状图案边缘。

皮肤镜诊断色素性损害的方法[53]：
1. 判断是否存在网状色素沉着及其特征，作出初步诊断。
2. 通过网状色素沉着的相对不均匀程度和离心率将损害分组。
3. 如果没发现网状结构，寻找良性损害和黑素瘤的类似物的典型图案。
4. 应用这些信息指导处置。

许多损害可能缺乏经典的黑素瘤皮肤镜下特征，这种分类不确切的可疑早期黑素瘤包括许多非典型痣，需要通过所有可获得的信息进行临床决策来决定是切除或是观察。作出最终处理决定之前，应考虑所有损害的数目、黑素瘤病史、家族史、病变位置以及术后复发，诸如瘢痕形成等因素。

良性色素性损害的皮肤镜特征　良性黑素细胞痣的皮肤镜特征[54]见表22-5以及例图22-40。

非典型黑素细胞痣的分类

临床分类

非典型黑素细胞痣的临床诊断至少符合以下特征的3项：
- 直径大于5mm
- 边界不清
- 边缘不规则
- 损害颜色不均
- 有丘疹和斑片成分

皮肤镜下分类

色素沉着的结构特征和分布　以下的皮肤镜下分类包括非典型痣的不同皮肤镜类型，掌握这些皮肤镜类型可减少对良性黑素细胞损害进行不必要的手术[55]。

非典型痣按其结构特征分类，即网状、球状、均质状或混合型，也可按色素分布分类（表22-7和22-8）。

表 22-5　良性色素性损害的皮肤镜特点

损害	病史	临床表现	皮肤镜检查
先天性黑素细胞痣	出生或出生后不久出现，随时间改变，可增大出现更多毛发和新结节	褐色或黑色，光滑或有卵石花纹，古铜色或深色，斑点背景，终毛增多	球形或均质形，球体形状、大小和数量不等，可按卵石样排列，可致密无网状色素沉着 有时可见粟丘疹样囊肿
黑素细胞痣（交界痣，混合痣，真皮痣）	儿童早期发病，增多增大，30岁后消退	开始为褐色斑，发展为半球形，脑回状或有蒂的丘疹	大多具有一个或更多下述特征：网状结构、球体、斑点、条纹、无结构区。这些结构通常形状大小规则，分布均匀
交界痣	青春期变厚，通常有颜色改变，有时长出毛发	有斑点，浅褐色至深褐色，对称分布，表面光滑，中央较周围色深	蜂窝样网状结构，分布均匀一致，网状结构通常中央显著，向周围逐渐减退，中央常常因色素深而变模糊，可出现小黑点和小球体
混合痣	青春期变厚，有颜色改变，有时长出毛发	轻度隆起或乳头瘤样，均匀，浅褐色至深褐色，	网状结构不太明显 中央色素沉着不深 可出现小球体（均匀分布），大的形成鹅卵石样
皮内痣		表面光滑或呈乳头状瘤样，隆起，半球形。无蒂或有蒂的浅褐色丘疹或结节	无网状结构或黑点，红点和红线与扩张的血管一致，可存在一些小体，可能成角
Spitz 痣	多见于儿童，坚实，圆形，2mm～8mm 丘疹，大多在面部	光滑半球形，不同程度毛细血管扩张，颜色一致（通常粉红色或古铜色至深褐色）	1. 恒星爆发样结构（50% 病例）——黑蓝白色无结构中心，外周由增厚的并突然消失的网状结构包围，周围色素条纹呈放射状排列。类似爆炸的恒星 2. 球状结构（25% 病例）——球体和斑点均匀分布，或褐色至蓝灰中心，小球体在周围
蓝痣		半球形丘疹 弥漫性石板灰至蓝色	遍及各处的蓝色色素沉着 无小体、斑点或网状结构（因为色素位于真皮层）
晕痣	可几个同时存在 中心痣可消失，最终晕可消失	围绕黑素细胞新生物周围的色素减退区	痣中央浅褐色，无结构 偶尔有斑点和小球体
雀斑样痣和雀斑			网状色素沉着，通常颜色相对较浅，轻度网状色素沉着线
"墨水点"雀斑样痣			深色（几乎黑色）不规则的网状结构，线条厚度显著不同
皮肤纤维瘤			通常有扁平圆环或轻度网状色素沉围绕在中央色素减退丘疹周围

Adapted from Rao BK, Wang SQ, Murphy FP. Derm Clin 2001; 19:269

痣

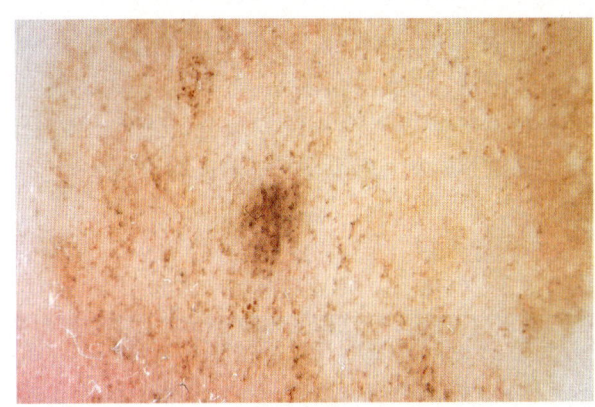

先天性痣

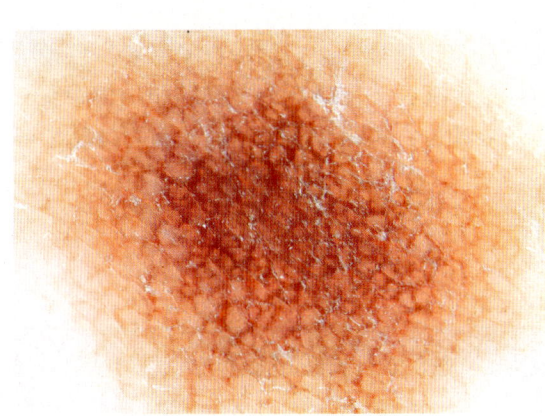

交界痣

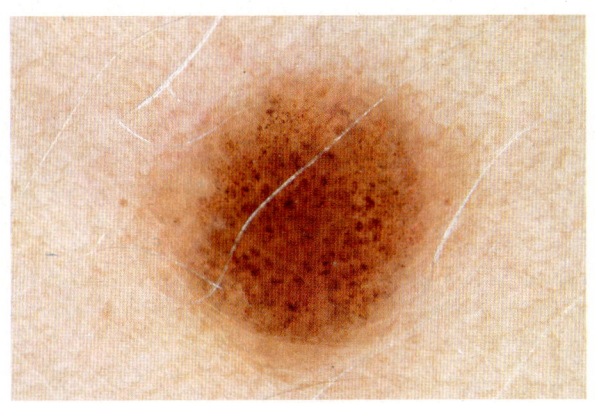

混合痣

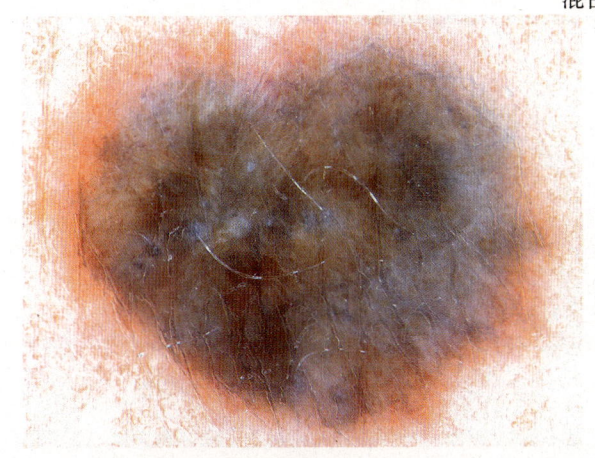

蓝痣

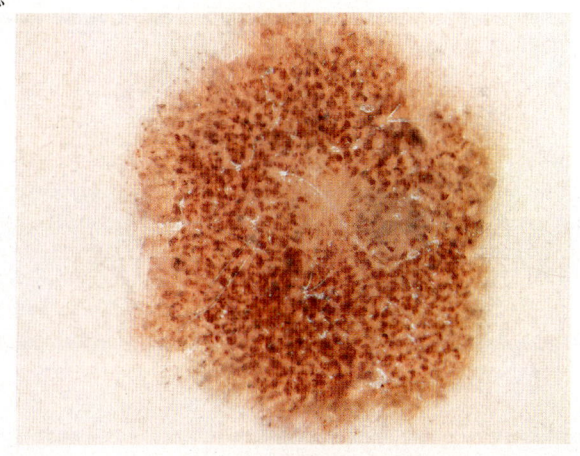

晕痣

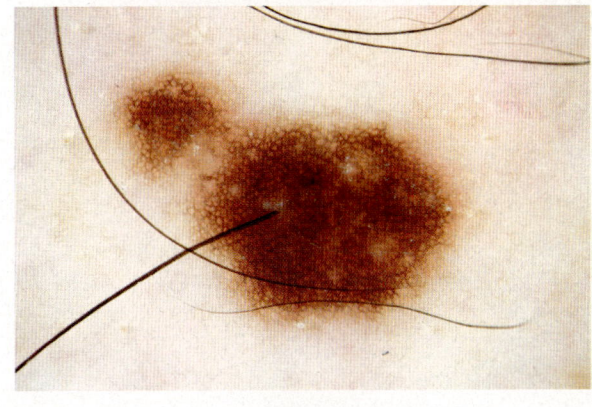

雀斑样痣

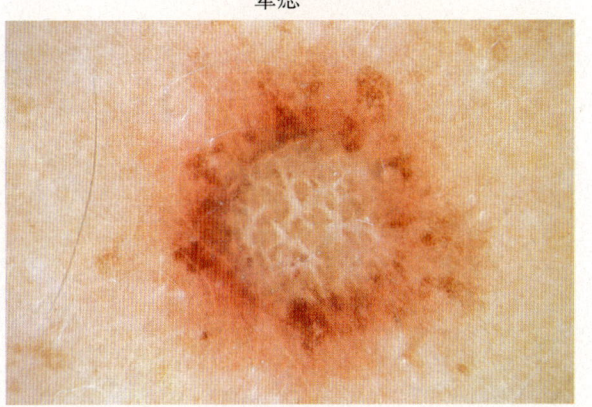

皮肤纤维瘤

图 22-40

按主要结构成分分类

首先按痣结构特征分类：网状色素沉着、色素小球、均质性色素沉着（表22-6）。如果这些结构中有一个明显占主要地位，则相应分类为网状型、球状型或均质型。

按结构成分组合分类

如果有两个结构成分占主要地位，则分类为网状-球状型、网状-均质型或球状-均质型（表22-6），没有一种痣可表现所有三种结构成分，最常见的是网状型，其次是网状-均质型和球状-均质型。

表22-6 非典型痣皮肤镜分类——按结构特征分类

类型	定义和主要特征
一种结构成分占主要地位	
网状型	网状色素沉着
球状型	大量小球体或斑点
均质型	均匀的褐色素沉着
两种结构占主要地位	
网状-球状型	>3个色素沉着网孔伴>3个小球体或斑点
网状-均质型	>3个均匀褐色素沉着的色素网孔（至少占皮损的1/4）
球状-均质型	>3个均匀褐色素沉着的小球体或斑点（至少占皮损的1/4）
未定义型	无特殊模式

非典型黑素细胞痣的皮肤镜类型

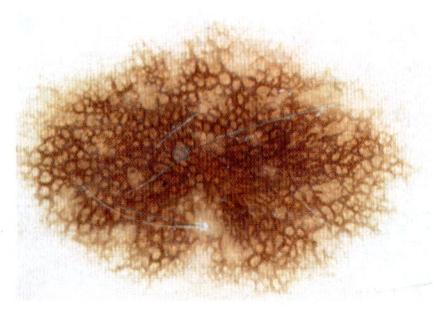

网状型

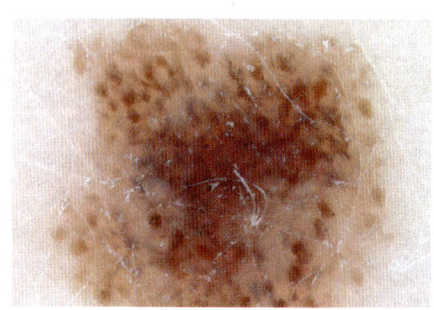

球状型

均质型

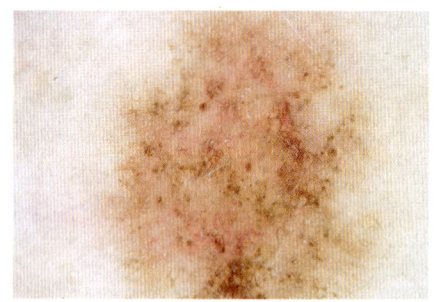

网状-球状型

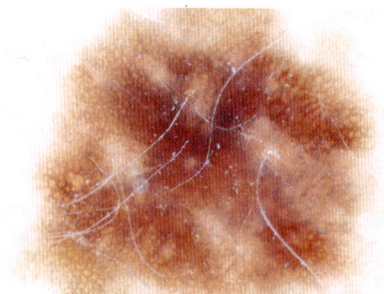

网状-均质型

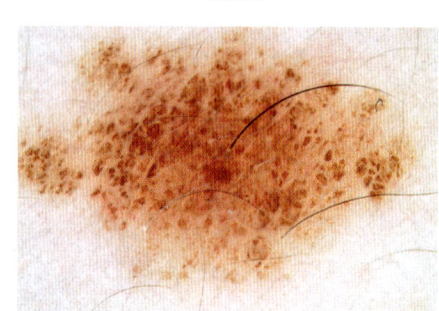

球状-均质型

按色素分布分类

色素分布分为中央色素沉着或色素减退型、偏心性周边色素沉着或色素减退型及多灶性色素沉着或色素减退型（表22-7），如果同时存在色素沉着或色素减退，则依据主要的颜色分布进行分类。

图像判读和处理

大部分个体包含一种主要类型的痣，如果患者皮损不属于主要类型的痣，应该考虑是非典型损害，因而值得特别注意。

表22-7 非典型黑素细胞痣的皮肤镜类型——按色素分布分类

色素沉着	定义
中央色素沉着	色素沉着区（颜色显著深于整个皮损）周围皮损颜色淡
偏心性周边色素沉着	色素沉着区（颜色显著深于整个皮损）达皮损边缘的一部分
中央色素减退	色素减退区（颜色显著淡于整个皮损）周围皮损颜色深
偏心性周边色素减退	色素减退区（颜色显著淡于整个皮损）达皮损边缘的一部分
多灶性色素沉着及色素减退	色素沉着和色素减退区片状分布

Adapted from Hofmann-Wellenhof R, Blum A, Wolf IH, et al. Arch Dermatol 2001; 137:1575

非典型黑素细胞痣的皮肤镜类型

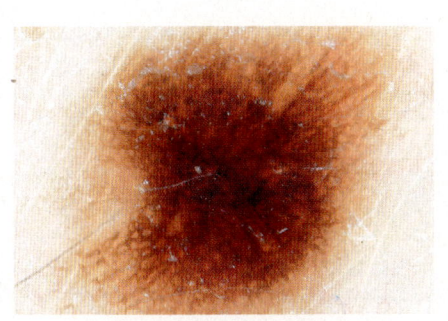

中央色素沉着型

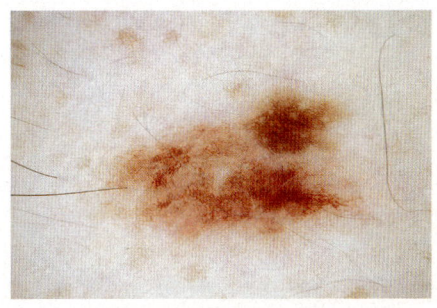

偏心性周边色素沉着型

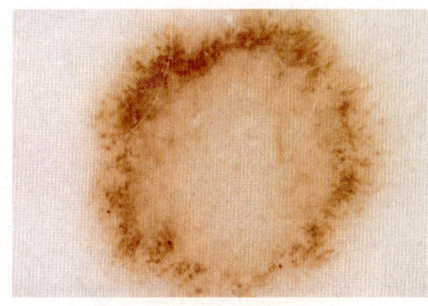

中央色素减退型

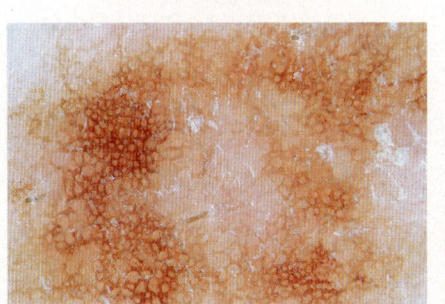

中央色素减退型

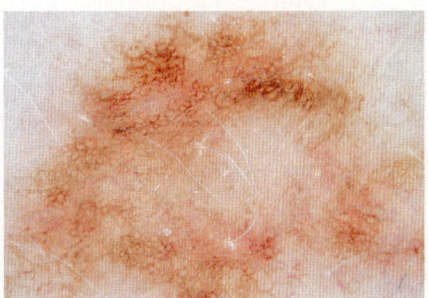

偏心性周边色素减退型

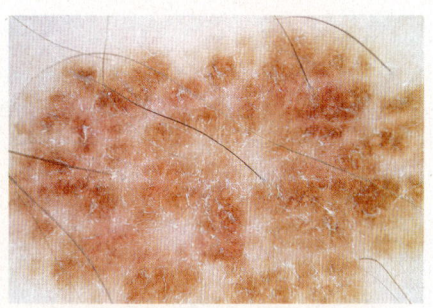

多灶性色素沉着及色素减退型

表 22-8　7 分检查表：定义和 7 种黑素瘤特异性皮肤镜标准组织病理学相关性（参见 806 页）

ELM 标准	定义	组织病理学相关性	7 分评分*（诊断黑素瘤最少需 3 分）
1. 非典型网状色素沉着	黑色、褐色或灰色色素网伴不规则的网眼和粗线	不规则增宽的表皮突	2
2. 蓝白色膜	不规则、融合、灰蓝色至白蓝色弥漫性色素沉着	表皮棘层肥厚伴灶性颗粒层增厚，其下方真皮内片状黑素细胞含大量黑素	2
3. 非典型血管图案	不规则线状或点状血管、与退行结构结合不清楚	新生血管形成	2
4. 不规则条纹	不规则、或多或少融合、线状结构与网状色素线结合不清楚	融合的黑素细胞结合巢	1

表 22-8　7分检查表：定义和 7 种黑素瘤特异性皮肤镜标准组织病理学相关性（参见 806 页）

ELM 标准	定义	组织病理相关性	7 分评分* （诊断黑素瘤 最少需 3 分）
5. 不规则色素沉着	黑色、褐色和/或灰色色素区伴不规则的形状和/或分布	全表皮和/或真皮上部色素沉着	1
6. 不规则小点/小球体	黑色、褐色和/或灰色圆形至卵圆形，不同大小的结构在皮损内不规则分布	角质层、表皮、真表皮交界或真皮乳头色素聚集	1
7. 退行结构	白色区（白色瘢痕样区）和蓝色区（灰蓝色区，胡椒粉样、多发蓝灰色小点）可能伴发，因此所谓蓝白色区特征实际上与蓝白色膜无法区分	真皮乳头增厚伴纤维化和/或数目不等的噬黑素细胞	1

Adapted from Argenziano G, et al; Arch Dermatol 1998; 134:1563, and the Consensus Net Meeting on Dermoscopy (CNMD) 2000 (under the auspices of the European Society of Dermato-Oncology)

*诊断黑素瘤总分最少需 3 分。

网状型和不均匀色素沉着的非典型痣倾向于诊断为黑素瘤。最常见的色素沉着异质性分布为多灶性色素沉着或色素减退，然后是中央色素沉着或色素减退。偏心性周边色素沉着常见于恶性黑素瘤。伴偏心性周边色素沉着的非典型痣应被视为在各种形态的非典型痣中与黑素瘤最相关的类似物。因此该类型痣应进行切除或每隔3个月应用数码皮肤镜监控。当偏心性周边色素沉着增多时，切除该损害是必要的。

黑素瘤的皮肤镜特征

皮肤镜模式的标准化命名创建于1989年[56]。应用这些标准的许多诊断方法现已修改。模式分析基于评估众多单独的标准基础之上。这些模式分析精确而复杂。1994年建立了皮肤镜的ABCD法则，基于分析皮损的不对称性（asymmetry）、边缘（border）、颜色（color）和不同的皮肤镜结构（dermatoscopic structure）。ABCD法则易掌握但不够准确。新的7分检查表系统（表22-8）应用简化的模式分析方法，准确并易于掌握[57]。与ABCD法则比较，七分检查表能更准确地诊断，而前者则倾向于将非典型痣过度诊断为黑素瘤。

七分检查表 这个皮肤镜评分标准包括3个主要标准和4个次要标准。主要标准为非典型的网状色素沉着、蓝灰色膜和非典型血管图案。次要标准为不规则条纹、不规则色素沉着、不规则小点或小球体以及退行结构。符合三项主要标准之一评2分，符合四项次要标准之一评1分。总分3分或3分以上提示为黑素瘤。黑素瘤的诊断应至少符合1个主要标准和1个次要标准（或3个次要标准）。黑素细胞痣通常评分在3分以下，评分为3分者提示为非典型痣。

这些标准仅作指南参考，达到一定的可疑评分的损害应进行切除。

皮肤镜的局限

皮肤镜可以提高临床医生诊断黑素瘤的能力，但需要一定的知识和经验。即使有经验的医师使用该方法也可能因缺少典型的皮肤镜特征而漏诊20%或更多的黑素瘤病例。较薄的黑素瘤（Breslow厚度<0.75mm）最常见的皮肤镜特征是不规则的色素网。非典型痣常表现为过度色素沉着和桥联的表皮突，皮肤镜下表现也类似。尚无特殊类型黑素瘤的皮肤镜标准，如无黑素性黑素瘤、促结缔组织增生的黑素瘤、恶性雀斑痣样黑素瘤或痣样黑素瘤。患者陈述损害发生变化是发生黑素瘤的一个重要危险因素。大约10%的黑素瘤缺乏特征性的皮肤镜表现。对于临床中度至高度怀疑的黑素瘤皮损，不能因为不满足黑素瘤的皮肤镜诊断标准而取消活检[9]。

妊娠期、口服避孕药、预后与风险

一些数量有限的对照研究表明，诊断Ⅰ期黑素瘤当时、之前或之后怀孕并不影响患者的5年生存率[58,59]。

口服避孕药并不增加黑素瘤的发病风险[60]，但使用避孕药超过十年的30～40岁的女性或诊断前已口服避孕药超过15年的患者可能发生黑素瘤[61]。

处理

活检

任何可能情况下，切除含较窄边缘的皮损进行诊断（2~3mm正常皮肤）。宽边缘（>1cm）可破坏皮肤淋巴回流，影响前哨淋巴结的辨别[62]。切取活检不会影响存活率。钻孔活检技术适用于黑素瘤可疑度低、皮损较大、或难以切除时。钻孔通过皮损最厚的部位。如果最初的活检标本不足以作出准确的组织学诊断或分期时可再次活检。削切活检术仅部分去除原发黑素瘤，不能提供准确的Breslow厚度测量，因此不推荐进行。

组织学发现

浅表扩散性黑素瘤、恶性雀斑痣样黑素瘤及肢端雀斑痣样黑素瘤最初为原位生长（放射状生长期），之后进入垂直生长期[63]。黑素瘤细胞在表皮内的侧向扩散可出现在除结节性黑素瘤外的所有亚型。

放射状生长期肿瘤 大而非典型的黑素细胞最初在表皮基底膜上方增生，随机分布在真表皮连接处，表现为向上移行（Paget样），缺乏转移的生物学潜能，然后侵入真皮乳头层（Clark 2级）。恶性细胞被局限在皮肤基底膜上方（原位）或在真皮乳头层（微侵袭）称为放射状生长期黑素瘤，这些肿瘤厚度几乎都小于0.76mm。

纵向生长期肿瘤 肿瘤侵入真皮网状层则进入纵向生长期,有潜在转移的能力。出现有丝分裂及核异形性。细胞成熟受限,肿瘤向下生长进入真皮。Clark 3级和4级肿瘤通常处于纵向生长期。

肿瘤的厚度(Breslow 镜下分期) 肿瘤厚度,即Breslow深度是最重要的组织学预后决定因素。肿瘤被逐层切片(图22-41),用肿瘤浸润最深的切片来测量厚度。显微镜上安装目镜测微尺。病理医师通过测量从肿瘤颗粒细胞层顶部(或浅表溃疡基底部)至肿瘤最深部位的毫米数来测量肿瘤的厚度。报告给出Breslow 分级和以毫米计数的厚度。

溃疡 显微镜下的溃疡为黑素瘤上方的表皮缺失,是决定患者预后的另一个最重要的组织学决定因素,当溃疡存在时患者的分期级别提高。

肿瘤厚度(Clark 分级) Clark 分级从解剖学上测量肿瘤的侵袭。肿瘤深度依据解剖学部位(如表皮、真皮深度等)报告,并标明Clark 侵袭级别(见图22-41)。Clark 分级仅影响较薄的黑素瘤(<1mm)的预后。

病理报告 病理医师作以下报告:以毫米计数的肿瘤厚度(Breslow 分级)和溃疡的存在与否。

许多病理医师也报告其他的组织学特征,虽有意义,但不一定与预后相关,如:Clark 分级、生长期、肿瘤浸润淋巴细胞、有丝分裂率、退行情况、血管淋巴管侵袭、微卫星现象、亲神经性以及组织学亚型。

有丝分裂率 报告每平方毫米的有丝分裂率。

肿瘤浸润淋巴细胞 淋巴细胞浸润和破坏肿瘤细胞的程度。

组织学退行 表皮内无可识别的肿瘤,并且周边有黑素瘤的区域提示为退行区。

特殊染色 对疑难病例病理医师可应用免疫组织化学染色显示谱系(S-100,HMB45)或增生标志物(增生细胞核抗原,Ki67)。

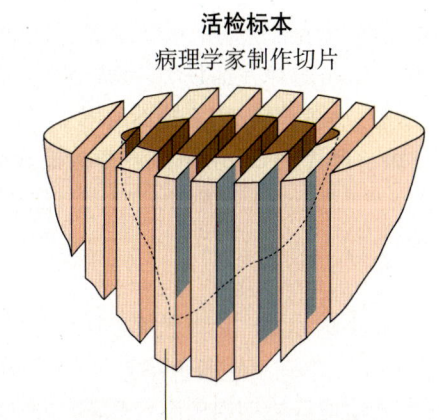

肿瘤侵袭最深的切片被用于报告 Breslow 镜下分期和 Clark 分级

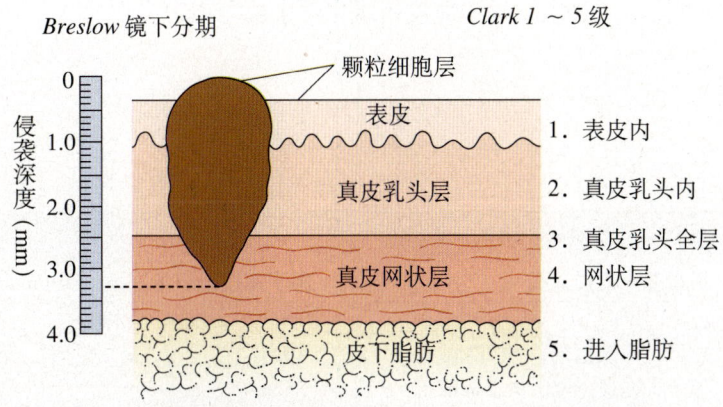

图22-41 显微镜上安装目镜测微仪以测量Breslow 镜下分期。测量从颗粒细胞层至肿瘤侵袭最深的部位。当表面有溃疡时,测量从溃疡底部开始。

图示肿瘤病理学报告:
1. 侵袭深度 3.3mm
2. Clark 4 级

活检后切除（切片边界）

整个肿物必须完全手术切除，并通过组织学证实已切除干净。推荐切除的边界依据肿瘤的深度（Breslow厚度标准）和黑素瘤的直径[9]而定，见表22-9。

指（趾）及面部皮损可以适当减少切除的范围。仅限于皮肤上层的黑素瘤可能不必要切除至筋膜，而较大的原位肿瘤应切除更宽的皮肤边界[64]。

转移分期和预后

前哨淋巴结节（sentinel lymph node）是否存在微转移是复发最重要的预后因素和生存最有力的预测指标。

前哨淋巴结活检 前哨淋巴结的定义是皮损淋巴回流路径中的第一个淋巴结，发生转移的风险最大。尽管没有证据表明能提高存活率，但淋巴结活检可提供患者的分期信息，以便开展进一步手术或辅助治疗[65]。

适应证 前哨淋巴结活检适用于深度大于1mm的黑素瘤和小于等于1mm的存在溃疡和/或表现为Clark 4级或更高的黑素瘤。前哨淋巴结活检不适用于无溃疡的Clark 2级或3级、厚度为0.75mm或更薄的黑素瘤，对厚度为0.76mm～1.0mm且无溃疡或Clark 4级以下的黑素瘤则不确定[66]。

步骤 术前放射成像（淋巴系闪烁造影，lymphoscintigraphy）并将活性蓝色染料（vital blue dye）注入原发黑素瘤或活检瘢痕周围（局部广泛切除或再切除时）进行鉴定和去除最初的局部引流淋巴结。一些中心应用^{99m}锝标记的放射性同位素和手持γ探测器。通过组织学和免疫组织化学来检测前哨淋巴结的微转移，如果存在微转移灶则切除淋巴结。最大边缘10mm的恶性黑素瘤诊断性切除不会改变淋巴回流或干扰精确获取原发肿瘤的前哨淋巴结[62]。

进行前哨淋巴结活检的理由如下[67]：它可以提高分期的准确性并提供有价值的预后信息以指导治疗决策。它便于对有淋巴结转移的患者进行早期治疗性淋巴结切除。前哨淋巴结活检可以确定哪些患者适于使用干扰素α-2b辅助治疗以及确定进行辅助治疗药物临床试验的同类患者。

选择性淋巴结切除 临床上伴有淋巴结增大而没有远处转移证据的患者应进行区域淋巴结的完全切除。对其他患者进行选择性淋巴结清除的价值尚未确定。

早期诊断性检查

常规影像学检查，包括胸部放射线成像和血液检查对于无症状的厚度小于等于4mm的早期皮肤黑素瘤患者的价值有限。另一方面，阴性检查结果可能减轻患者的焦虑。早期影像学和血液检查应在详细的病史和体格检查有所发现的基础上进行。

随访检查

随访患者以发现无症状的转移和更多的原发黑素瘤[68]。示范如何进行皮肤和淋巴结自我检查。常规体检至少每年一次。根据病史和体格检查决定是否行实验室检查和影像学检查。

黑素瘤的处置流程总览见第809页的表格。

表22-9 黑素瘤手术切除的边缘		
黑素瘤-皮损直径	基于皮损组织学深度（Breslow深度）的手术边缘	
	Breslow深度 < 2.0mm	Breslow深度 2.0～4.0mm
躯干，四肢近端，< 2.0cm	1.0cm	2.0cm
躯干，四肢近端，> 2.0cm	1.5cm	2.0cm
头、颈、手、足，< 3.0cm	1.5cm	2.0cm
头、颈、手、足，> 3.0cm	2.5cm	2.5cm
Adapted from Kanzler MH, Marz-Gernhard S: J Am Acad Dermatol 2001; 45:260		

随访间隔

肿瘤较厚的患者确诊后早期复发风险高，需要经常随访。随访间隔为每年1～4次，取决于皮损的厚度和其他危险因素，诊断后两年内需要每年随访1～2次。表22-10及图表提供了随访间隔指南。

处于无疾病状态的患者可在10年或更长时间后复发。晚期复发可为局限性，转移经治疗后生存时间也延长。因此皮肤黑素瘤患者应终身随访。

表22-10 随访指南		
Breslow 深度	病史和体格检查	胸部放射线检查（CXR）/实验室检查*
ⅠA 期	6个月×2年 之后每12个月	不需要
Ⅰ/Ⅱ期 1.0～4.0mm	4～6个月×3年 之后每12个月	最初：CXR，可选血常规、肝功 随访：每年一次CXR，可选血常规、乳酸脱氢酶
Ⅰ/Ⅱ期 ＞4.0mm	4～6个月×3年 之后每12个月	最初：CXR，可选血常规、肝功 随访：每年一次CXR，可选血常规、乳酸脱氢酶
Ⅲ/Ⅳ期	3～4个月×5年 之后每12个月	最初：CXR 和 CT 扫描† 最初：血常规、肝功 随访：每6～12个月CXR、肝功

Adapted from Robinson JK: Dermatol Nurs 2000; 12:397
*肝功包括乳酸脱氢酶、谷氨酸氨基转移酶、丙氨酸氨基转移酶、碱性磷酸酶。
†CT扫描和血液检查基于查体所见。

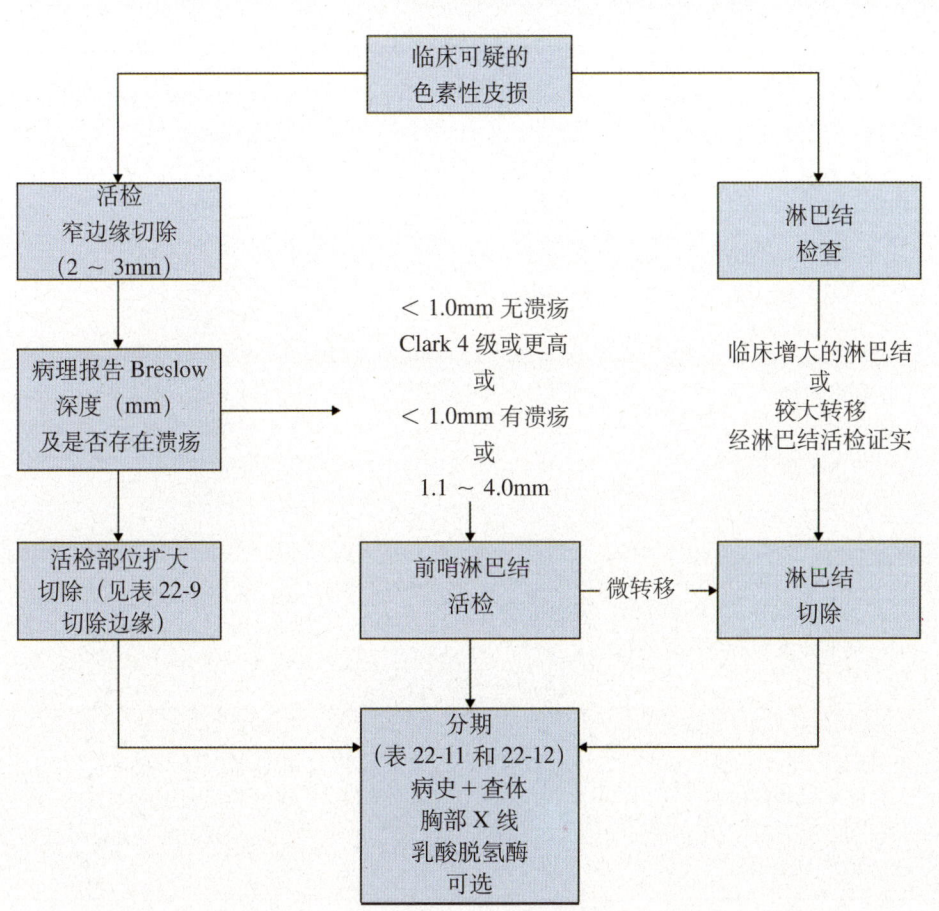

黑素瘤的处置

分期和预后

黑素瘤分期系统

皮肤黑素瘤的分期系统在美国癌症联合委员会的主持下于2002年修改[69,70]。建立了肿瘤-淋巴结-转移诊断标准和分期及预后的标准（表22-11至22-13）。

在肿瘤-淋巴结-转移诊断标准中主要的修订

1. T（肿瘤）分级依据黑素瘤厚度和溃疡，而非浸润程度（除T1黑素瘤外）。Clark分级仅用于薄的原发肿瘤（深度＜1mm，IA期和IB期），因为该分级在较厚的原发黑素瘤中预后价值很小。
2. N（淋巴结）分级依据淋巴结转移的数目，而不是它们的大体尺度和临床隐性（即微观）与临床显性（即宏观）淋巴结转移的描述。微观的区域淋巴结转移通过前哨淋巴结活检发现，而宏观的淋巴结转移则通过体格检查和外科手术发现。
3. M（转移）分级依据远隔转移的部位和血清乳酸脱氢酶的升高。
4. 如原发黑素瘤发生溃疡则所有Ⅰ、Ⅱ、Ⅲ期患者的分期提升。
5. 原发黑素瘤附近出现卫星转移灶或正在转移至其他单独分期实体则归入Ⅲ期。
6. 从外科手术中发现的淋巴结分布和前哨淋巴结活检获得的分期信息用于定义新的临床和病理分期。

医学治疗

辅助应用大剂量干扰素α治疗对患者的无复发存活率和总体生存率都有提高。干扰素α-2b治疗用于区域淋巴结转移和／或实时转移及淋巴结无转移dan原发黑素瘤深度大于4mm的患者。对于出现溃疡的中度原发肿瘤（深度2.01mm～4.0mm）患者应用干扰素α-2b治疗效果并不确切，也不适用于无淋巴结转移、厚度小于4mm、无溃疡的患者[66]。疫苗和生物反应调节剂可能有望延长患者的生存时间。

表22-11	黑素瘤的肿瘤/淋巴结/转移分级	
T分级		
T1	＜1.0mm	a：无溃疡
T1		b：有溃疡或Clark Ⅳ级或Ⅴ级
T2	1.01～2.0mm	a：无溃疡
T2		b：有溃疡
T3	2.01～4.0mm	a：无溃疡
T3		b：有溃疡
T4	＞4.0mm	a：无溃疡
T4		b：有溃疡
N分级		
N1	1个淋巴结	a：微转移
		b：大转移
N2	2～3个淋巴结	a：微转移
		b：大转移
		c：实时转移／卫星转移灶不伴淋巴结转移
N3	4个或更多淋巴结转移，缠结的淋巴结，或实时转移／卫星转移灶、或发生溃疡的黑素瘤和淋巴结转移	
M分级		
M1a	远处皮肤、皮下或淋巴结转移	乳酸脱氢酶正常
M1b	肺转移	乳酸脱氢酶正常
M1c	所有其他内脏转移	乳酸脱氢酶正常
	任何远处转移	伴乳酸脱氢酶升高的任何转移

From Balch CM: J Clin Oncol 2001; 19:3635

表 22-12 病理分期

0	原位	N0	M0
ⅠA	T1a	N0	M0
ⅠB	T1b	N0	M0
	T2a	N0	M0
ⅡA	T2b	N0	M0
	T3a	N0	M0
ⅡB	T3b	N0	M0
	T4a	N0	M0
ⅡC	T4b	N0	M0
ⅢA	T1-4a	N1a	M0
	T1-4a	N2a	M0
ⅢB	T1-4b	N1a	M0
	T1-4b	N2a	M0
	T1-4a	N1b	M0
	T1-4a	N2b	M0
	T1-4a/b	N2c	M0
ⅢC	T1-4b	N1b	M0
	T1-4b	N2b	M0
	任何 T	N3	M0
Ⅳ	任何 T	任何 N	任何 M

From Balch CM: J Clin Oncol 2001; 19:3635

恶性雀斑样痣的治疗

恶性雀斑痣主要发生在日光损伤的部位，常规的手术治疗可能产生影响美观的瘢痕。如果能够正确的选择患者，并监测冷冻坏死的范围，那么冷冻手术是常规外科手术的有效替代治疗[71]。许多病例报告表明 5% 咪喹莫特霜（商品名艾达乐）对恶性雀斑样痣有效。

（杨振海 何春涤译 吴志华校）

表 22-13 黑素瘤 TNM 和分期分类的存活率

病理分期	TNM	厚度(mm)	溃疡	淋巴结	淋巴结阳性数	远处大小	1年	2年转移	5年	10年
ⅠA	T1a	1	无	0	—	—	99.7	99.0	95.3	87.9
ⅠB	T1b	1	有或Ⅳ级、Ⅴ级	0	—	—	99.8	98.7	90.9	83.1
	T2a	1.01～2.0	无	0	—	—	99.5	97.3	89.0	79.2
ⅡA	T2b	1.01～2.0	有	0	—	—	98.2	92.9	77.4	64.4
	T3a	2.01～4.0	无	0	—	—	98.7	94.3	78.7	63.8
ⅡB	T3b	2.01～4.0	有	0	—	—	95.1	84.8	63.0	50.8
	T4a	>4.0	无	0	—	—	94.8	88.6	67.4	53.9
ⅡC	T4b	>4.0	有	0	—	—	89.9	70.7	45.1	32.3
ⅢA	N1a	任何	无	1	小		95.9	88.0	69.5	63.0
	N2a	任何	无	2～3	小		93.0	82.7	63.3	56.9
ⅢB	N1a	任何	有	1	小		93.3	75.0	52.8	37.8
	N2a	任何	有	2～3	小		92.0	81.0	49.6	35.9
	N1b	任何	无	1	大		88.5	78.5	59.0	47.7
	N2b	任何	无	2～3	大		76.8	65.6	46.3	39.2
ⅢC	N1b	任何	有	1	大		77.9	54.2	29.0	24.4
	N2b	任何	有	2～3	大		74.3	44.1	24.0	15.0
	N3	任何	任何	4	小/大		71.0	49.8	26.7	18.4
Ⅳ	M1a	任何	任何	任何	任何	皮肤、皮下	59.3	36.7	18.8	15.7
	M1b	任何	任何	任何	任何	肺	57.0	23.1	6.7	2.5
	M1c	任何	任何	任何	任何	其他内脏	40.6	23.6	9.5	6.0

From Balch CM: J Clin Oncol 2001; 19:3635

参考文献

1. Cochran AJ, et al: Nevi, other than dysplastic and Spitz nevi, Semin Diagn Pathol 1993; 10:3.
2. Kanzler M, Mraz-Gernhard S: Treatment of primary cutaneous melanoma, JAMA 2001; 285:1819.
3. Connors RC, Ackerman AB: Histologic pseudomalignancies of the skin, Arch Dermatol 1976; 112:1767.
4. Ronnen M, et al: Pseudomelanoma following treatment with surgical excision and intralesional triamcinolone acetonide to prevent keloid formation, Int J Dermatol 1987; 25:533.
5. Park HK, et al: Recurrent melanocytic nevi: clinical and histologic review of 175 cases, J Am Acad Dermatol 1987; 17:285.
6. Bolognia JL, et al: The significance of eccentric foci of hyperpigmentation ("small dark dots") within melanocytic nevi, Arch Dermatol 1994; 130:1013.
7. Jerdan M, et al: Neuroectodermal neoplasms arising in congenital nevi, Am J Dermatopathol 1985; 7:41.
8. Sahin S, et al: Risk of melanoma in medium-sized congenital melanocytic nevi: a follow-up study, J Am Acad Dermatol 1998; 39:428.
9. Kanzler M, Mraz-Gernhard S: Primary cutaneous malignant melanoma and its precursor lesions: diagnostic and therapeutic overview, J Am Acad Dermatol 2001; 45:260.
10. Egan C, et al: Cutaneous melanoma risk and phenotypic changes in large congenital nevi: a follow-up study of 46 patients, J Am Acad Dermatol 1998; 39:923.
10a. De Raeve LE, Roseeuw DI: Curettage of giant congenital melanocytic nevi in neonates: a decade later, Arch Dermatol 2002 138: 943.
11. Schaffer J, et al: Speckled lentiginous nevus: within the spectrum of congenital melanocytic nevi, Arch Dermatol 2001; 137:172.
12. Bart RS, Kopf A: Extensive melanosis and hypertrichosis (Becker's nevus), J Dermatol Surg Oncol 1977; 3:379.
13. Happle R, Koopman R: Becker nevus syndrome, Am J Med Genet 1997; 68:357.
14. Zeff R, et al: The immune response in halo nevi, J Am Acad Dermatol 1997; 37:620.
15. Rapini R: Spitz nevus or melanoma? Semin Cutan Med Surg 1999; 18:56.
16. Granter S, et al: Melanoma associated with blue nevus and melanoma mimicking cellular blue nevus: a clinicopathologic study of 10 cases on the spectrum of so-called 'malignant blue nevus,' Am J Surg Pathol 2001; 25:316.
17. Gupta G, Williams R, Mackie R: The labial melanotic macule: a review of 79 cases. Br J Dermatol 1997; 136:772.
18. Rhodes AR, et al: Risk factors for cutaneous melanoma, JAMA 1987; 258:3146.
19. Newton JA: Familial melanoma, Clin Exp Dermatol 1993; 18:5.
20. Pellegrini AE: The dysplastic nevus syndrome: What is it? Am J Dermatopathol 1982; 4:453.
21. Kraemer KH, et al: Dysplastic nevi and cutaneous melanoma risk (letter), Lancet 1983; 2:1076.
22. Goldstein AM, et al: The inheritance pattern of dysplastic naevi in families of dysplastic naevus patients, Melanoma Res 1993; 3:15.
23. Greene MH, et al: Hereditary melanoma and the dysplastic nevus syndrome: the risk of cancers other than melanoma, J Am Acad Dermatol 1987; 16:792.
24. Marghoob AA, et al: Risk of cutaneous malignant melanoma in patients with "classic" atypical mole syndrome, Arch Dermatol 1994; 130:993.
25. Kang S, et al: Melanoma risk in individuals with clinically atypical nevi, Arch Dermatol 1994; 130:999.
26. Reimer RR, et al: Precursor lesions in familial melanoma, a new genetic preneoplastic syndrome, JAMA 1978; 239:744.
27. Elder DE, et al: Dysplastic nevus syndrome: a phenotypic association of sporadic cutaneous melanoma, Cancer 1980; 46:1787.
28. Happle R, et al: Arguments in favor of a polygenic inheritance of precursor nevi, J Am Acad Dermatol 1982; 6:540.
29. Greene MH, et al: Precursor naevi in cutaneous malignant melanoma: a proposed nomenclature, Lancet 1980; 2:1024.
30. Kousseff BG: The genetics of malignant melanomas, Ann Plast Surg 1992; 28:11.
31. Kraemer KN, et al: Risk of cutaneous melanoma in dysplastic nevus syndrome types A and B, N Engl J Med 1986; 315:1615.
32. Greene MH, et al: Melanoma risk in familial dysplastic nevus syndrome (abstract), J Invest Dermatol 1984; 82:424.
33. Precursors to malignant melanoma, National Institutes of Health Consensus Development Conference Statement, Oct 24-26, 1983, J Am Acad Dermatol 1984; 10:83.
34. Roush GC, et al: Prediction of histologic melanocytic dysplasia from clinical observation, J Am Acad Dermatol 1993; 29:555.
35. Halpern AC, et al: Natural history of dysplastic nevi, J Am Acad Dermatol 1993; 29:51.
36. Crijns MB, et al: On naevi and melanomas in dysplastic naevus syndrome patients, Clin Exp Dermatol 1993; 18:248.
37. NIH Consensus conference: Diagnosis and treatment of early melanoma, JAMA 1992; 268:1314.
38. Hall H, et al: Update on the incidence and mortality from melanoma in the United States, J Am Acad Dermatol 1999; 40:35.
39. Wang S, et al: Ultraviolet A and melanoma: a review, J Am Acad Dermatol 2001;44:837.
40. Stern R: The risk of melanoma in association with long-term exposure to PUVA, J Am Acad Dermatol 2001; 44:755.
41. Cattaruzza M: The relationship between melanoma and continuous or intermittent exposure to uv radiation [record supplied by publisher], Arch Dermatol 2000; 136:773.
42. Bigby M: Sunscreens, nevi, and melanoma revisited, Arch Dermatol 2000; 136:1549.
43. Kittler H, et al: Frequency and characteristics of enlarging common melanocytic nevi, Arch Dermatol 2000; 136:316.
44. Greene M, et al: High risk of malignant melanoma in melanoma-prone families with dysplastic nevi, Ann Intern Med 1985; 102:458.
45. Tucker M, et al: Clinically recognized dysplastic nevi. A central risk factor for cutaneous melanoma, JAMA 1997; 277:1439.
46. Ackerman AB, David KM: A unifying concept of malignant melanoma: biologic aspects, Hum Pathol 1986; 17:438.
47. Koch S, Lange J: Amelanotic melanoma: the great masquerader, J Am Acad Dermatol 2000; 42:731.
48. Weinstock MA, Sober AJ: The risk of progression of lentigo maligna to lentigo maligna melanoma, Br J Dermatol, 1987; 116:303.
49. Koh HK, et al: Lentigo maligna melanoma has no better prognosis than other types of melanoma, J Clin Oncol 1984; 2:994.
50. Dwyer PK, et al: Plantar malignant melanoma in a white caucasian population, Br J Dermatol 1993; 128:115.
51. Sutherland CM, et al: Acral lentiginous melanoma, Am J Surg 1993; 166:64.
52. Scrivner D, et al: Plantar lentiginous melanoma, Cancer 1987; 60:2502.
53. Kenet R, Kenet B: Risk stratification. A practical approach to using epiluminescence microscopy/dermoscopy in melanoma screening, Dermatol Clin 2001; 19:327.
54. Rao B, Wang S, Murphy F: Typical dermoscopic patterns of benign melanocytic nevi, Dermatol Clin 2001; 19:269.
55. Hofmann-Wellenhof R, et al: Dermoscopic classification of atypical melanocytic nevi (Clark nevi), Arch Dermatol 2001; 137:1575.
56. Bahmer F, et al: Terminology in surface microscopy. Consensus meeting of the Committee on Analytical Morphology of the Arbeitsgemeinschaft Dermatologische Forschung, Hamburg, Federal Republic of Germany, Nov. 17, 1989, J Am Acad Dermatol 1990; 23:1159.
57. Argenziano G, et al: Epiluminescence microscopy for the diagnosis of doubtful melanocytic skin lesions. Comparison of the ABCD

rule of dermoscopy and a new 7-point checklist based on pattern analysis, Arch Dermatol 1998; 134:1563.
58. Driscoll MS, et al: Does pregnancy influence the prognosis of malignant melanoma? J Am Acad Dermatol 1993; 29:619.
59. Kjems E, Krag C: Melanoma and pregnancy. A review, Acta Oncol 1993; 32:371.
60. Palmer JR, et al: Oral contraceptive use and risk of cutaneous malignant melanoma, Cancer Causes Control 1992; 3:547.
61. Le MG, et al: Oral contraceptive use and risk of cutaneous malignant melanoma in a case-control study of French women, Cancer Causes Control, 1992; 3:199.
62. Koller J, Rettenbacher L: The influence of diagnostic biopsies on the sentinel lymph node detection in cutaneous melanoma, Arch Dermatol 2000; 136:1176.
63. Ming M: The histopathologic misdiagnosis of melanoma: sources and consequences of "false positives" and "false negatives," J Am Acad Dermatol 2000; 43:704.
64. Macht S: Depth of excision of melanomas, JAMA 2001; 286:167.
65. Connelly T: Sentinel lymph node mapping and biopsy in the evaluation of primary melanoma, J Am Acad Dermatol 2001; 44:876.
66. Dubois R, et al: Developing indications for the use of sentinel lymph node biopsy and adjuvant high-dose interferon alfa-2b in melanoma, Arch Dermatol 2001; 137:1217.
67. McMasters K, et al: Sentinel lymph node biopsy for melanoma: controversy despite widespread agreement, J Clin Oncol 2001; 19:2851.
68. Chartier T, Bigby M: Rational follow-up recommendations for patients with melanoma, Arch Dermatol 2000; 136:1145.
69. Balch C, et al: Final version of the American Joint Committee on Cancer staging system for cutaneous melanoma, J Clin Oncol 2001; 19:3635.
70. Balch C, et al: Prognostic factors analysis of 17,600 melanoma patients: validation of the American Joint Committee on Cancer melanoma staging system, J Clin Oncol 2001; 19:3622.
71. Bohler-Sommeregger K, et al: Cryosurgery of lentigo maligna, Plast Reconstr Surg 1992; 90:436:

23 血管肿瘤与畸形
Vascular Tumors and Malformations

- 先天性血管损害　　814
    - 婴儿血管瘤　　815
    - 血管畸形　　819
- 获得性血管损害　　824
    - 樱桃样血管瘤　　824
    - 血管角化瘤　　824
    - 静脉湖　　825
    - 限局性淋巴管瘤　　825
    - 化脓性肉芽肿（小叶性毛细血管瘤）　　826
    - Kaposi 肉瘤　　827
- 毛细血管扩张　　830
    - 蜘蛛痣　　830
    - 遗传性出血性毛细血管扩张症　　831
    - 单侧痣样毛细血管扩张综合征　　832
    - 硬皮病　　832
    - 泛发性特发性毛细血管扩张症　　832

先天性血管损害 Congenital vascular lesions

皮肤可以发生许多种不同的先天性血管损害。大多为畸形发育且似非遗传所造成。血管结构异常可能呈现为大小和/或数目的异常。这些损害曾命名各异，但为简化分类，现渐已摒弃。根据病史及体格检查将其分为两大类，即血管瘤和血管畸形（表 23-1 和框 23-1）[1]。

表 23-1 先天性血管损害

	婴儿血管瘤	血管畸形
发生	40% 于出生时出现 大多出现于 1 岁以内	99% 于出生时出现
部位	常见于面部，或任何部位	常见于四肢，或任何部位
外观	边界清楚 　红色（表浅） 　蓝色（深在）	边界不清
病程	新生儿期生长迅速 缓慢消退	大小无变化 与儿童生长同步 不消退
血管类型	主要是动脉	主要是静脉，但可以是毛细血管、静脉、动脉和淋巴管的任意组合
组织学	增生期 　内皮细胞肥大增生 消退期 　纤维化，脂肪浸润， 　细胞成分减少， 　肥大细胞增多	正常内皮细胞生长更新 肥大细胞数量正常 但内皮细胞变扁平

婴儿血管瘤 Hemangiomas of infancy

婴儿血管瘤是由于血管内皮细胞快速增殖而造成的良性新生物。经过初始的增殖期后，许多损害可以完全消退，伴有纤维化。血管瘤的颜色主要取决于损害发生的位置。位于真皮乳头层的血管瘤是红色（浅表性草莓状血管瘤），而真皮网状组织和皮下脂肪组织的血管瘤是蓝色或无色（深在的海绵状血管瘤）。它们都有相同的血管成分和组织病理学改变。早期血管瘤细胞成分丰富，基质中有大量肥大细胞，随着皮损成熟，管腔更明显、更大。血管腔隙可能有毛细血管、小静脉、小动脉的特征。在消退阶段逐渐间质性纤维化。巨大血管瘤并发血小板减少性紫癜和慢性消耗性凝血病称为 Kasabach-Merritt 综合征。

框 23-1　先天性血管损害
婴儿血管瘤
表浅（草莓状）
深在（海绵状）
混合型（累及真皮及皮下）
血管畸形
鲑鱼斑
鲜红斑痣
综合征
Sturge-Weber
Cobb
Klippel-Trenaunay-Weber
Maffucci 综合征
其他动静脉畸形

浅表血管瘤

浅表血管瘤（草莓状）可在出生时即有，但大约 1%～3% 的婴儿通常在生后 2 周内发病，男女发病比例为 1:3。多数儿童皮损仅 1 个，但 15%～20% 的儿童皮损可有数个。大多数为体积小、无害的胎记，已增生 8～18 个月，一般在随后的 5～8 年内逐渐消退，皮肤可完全恢复正常或呈淡红色斑片。这些损害由真皮层大量扩张的血管及周围大量增生的内皮细胞所组成。这些细胞均具有独特的生长特征。这些损害开始是结节或扁平、境界不清的毛细血管扩张斑块，易误认为挫伤。浅表血管瘤可在数周或数月内快速生长，形成结节状突起的可压缩肿块，直径几毫米到数厘米。罕见情况下，皮损几乎累及全部肢体。损害颜色鲜红，境界清楚（图 23-1）。

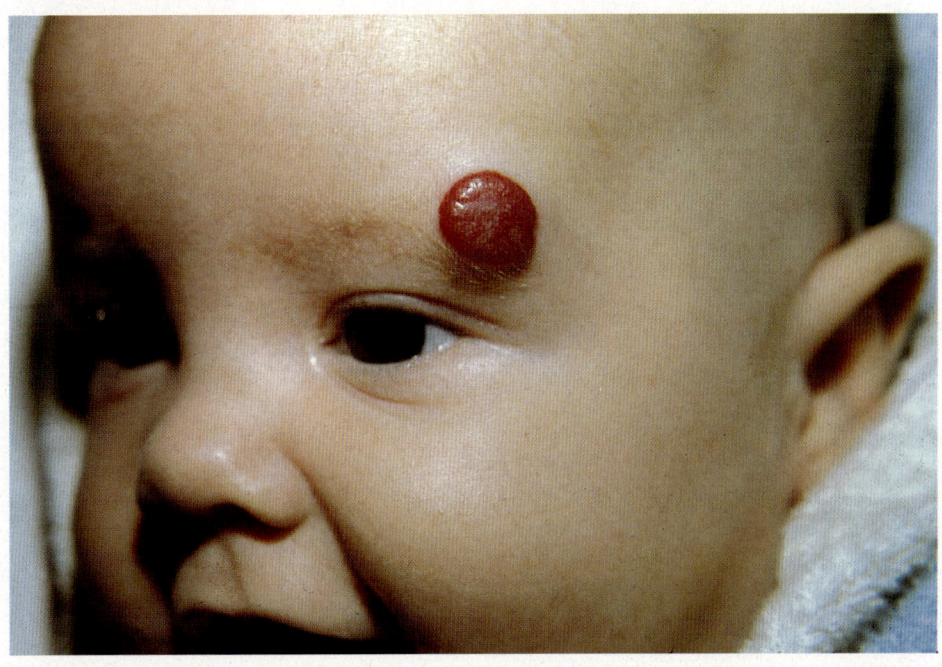

图23-1　草莓状血管瘤：结节状突起肿物，由真皮内扩张的血管构成，90% 病例可自行消退。

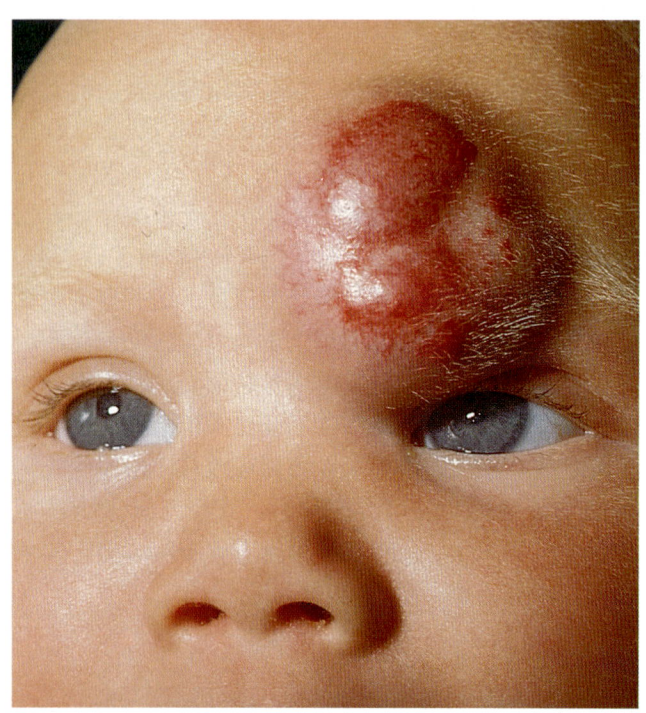

图 23-2 草莓状血管瘤（strawberry hemangioma）：肿物生长迅速，侵入眼眶。

血管瘤可以压迫重要器官（图23-2），快速生长部位容易溃疡，较大面积的血管瘤（>6cm）更易发生溃疡[2]。

血管瘤可以妨碍视力，干扰进食或呼吸，阻塞外耳道。复发性出血可以并发溃疡。大多数是良性过程。非活动期持续几个月后，接着发生纤维化和退化。3岁时大约30%的血管瘤消退，5岁时约50%消退，7岁时约70%消退[3]。瘢痕期血管瘤变小，颜色减退。大多数病例在3岁开始退化；而7～9岁后仍存在皮损将不易消退。消退后皮肤可正常（约70%的患者）或萎缩、形成瘢痕、毛细血管扩张、色素改变和毁形。

治疗

不干预 如果血管瘤相对较小、不痛且将要自然消退，则无需特殊处理。对大多数患者而言，结果令人满意。应对患者有规律地随访，以消除父母的疑虑，并观察血管瘤的生长（测量和照相）。小面积出血和溃疡用纱布冷湿敷。有功能损害、深溃疡或感染的皮损需要治疗。考虑到美容问题，面部损害也需要治疗。对多个表皮血管瘤婴儿，应做超声、X线摄片或磁共振以排除内脏受累。

治疗溃疡性和快速增生性损害 溃疡是最常见的并发症，通常出现于增生期。常见于创伤区域。溃疡为疼痛性，可继发感染，可以痊愈，遗留瘢痕。溃疡的治疗包括局部伤口护理，局部或系统应用抗生素、系统使用糖皮质激素、闪光灯脉冲染料激光、干扰素α-2a 和止痛药[2,4]。

局部伤口护理 湿敷（生理盐水，Burrow液）减少和吸收渗液，清创并用甲硝唑凝胶和莫匹罗星软膏治疗感染。

浸透凡士林的纱布和防护霜用于肛周和女性外生殖部位的溃疡。封闭式敷料（聚氨基甲酸乙酯薄膜敷料）作为防护剂，能控制疼痛，促进愈合。

感染 经常全身系统使用抗生素（第一代头孢菌素）。

糖皮质激素 对于那些生长迅速的损害或有潜在威胁重要器官如眼睛、耳道、气道或可能引起永久性毁容的损害，应立即使用泼尼松治疗（每日2次）。增生阶段被抑制，血管瘤消退。治疗应维持到血管瘤停止生长或血管瘤完全消退。大多数损害病情稳定，在2～4周内显著消退。然后，改为清晨顿服泼尼松，几周内逐渐减量到隔日顿服，然后停药。减药速度取决于几个因素，例如婴儿的年龄、疗效、不良反应和损害复发等。在减量前给予泼尼松或泼尼松龙[2～3mg/(kg·d)]，平均口服1.8个月，84%快速生长的皮肤血管瘤损害可以得到控制或缩小[5]。

约有40%的患者药物减量后病情会反弹，因此2～3周的短程治疗是不彻底的。有时需用较大剂量和较长疗程。对于复发患者，应予再次治疗。对于较大儿童，如果血管瘤不消退可考虑手术切除。

皮损内注射糖皮质激素 皮损内注射糖皮质激素（曲安西龙10～20mg/ml，每次最大注射剂量3～5mg/kg）用于治疗快速扩展和有溃疡的损害。向损害内多点注射，间隔4～8周重复注射[6]。40%～80%眶周血管瘤可能有眼部并发症[7]。斜视和弱视最常见。眼科医生常采用皮损内注射糖皮质激素来治疗对口服糖皮质激素不敏感的损害（框23-2）[8,9]。大多数患者1～3天就可出现临床疗效。首先发现血管瘤颜色变白，随后血管瘤快速缩小。在治疗后第1周或第2周消退最快。视网膜堵塞是皮损内注射的潜在风险。手术用于治疗对皮质激素不敏感的患者。

干扰素 α-2b　治疗糖皮质激素抵抗、影响器官功能和/或威胁生命的巨大血管瘤可选用干扰素 α-2b。它缓慢阻碍血管瘤生长，使血管瘤以较快速度皱缩，优于糖皮质激素。第1个月每天皮下注射干扰素 α-2b 100万~300万 U/m^2，随后根据不同患者病变的发展，每48~72小时注射一次。持续治疗3~12个月。如果出现并发症，减少用量会使并发症减轻。儿童通常耐受性良好。不良反应包括发热、中性粒细胞减少、血清转氨酶升高和神经毒性。发热和不适可以用对乙酰氨基酚治疗。曾有报道26名使用干扰素 α-2b 的儿童中，有5名出现双侧痉挛性瘫痪，其中2名神经性改变得以改善，但另外3名出现永久性偏瘫[10]。因此，对于那些糖皮质激素治疗失败的罹患威胁生命或影响器官功能血管瘤的婴儿，大多数专家限制了干扰素 α-2b 的使用。尿中碱性成纤维细胞生长因子（basic fibroblast growth factor，bFGF）水平的下降与血管瘤退化相关，接受干扰素 α-2b 和泼尼松治疗的患者似乎恢复较快，通常采用影像学检查和尿 bFGF 水平监测疗效[11]。

激光　血管特异性脉冲染料激光（闪光灯泵浦）是潜在功能受损部位和面部浅表血管瘤的一个治疗选择。氧合血红蛋白吸收黄色激光。因此应使用短脉冲，这样仅病变血管被加热，而周围组织不受影响。因为这种脉冲激光作用深度仅1.2mm，故对血管瘤的深在部分无效。即使是厚度大于3~4mm的全层浅表毛细血管瘤，对激光反应慢，经过几次治疗也不能完全消退[12]。

早期干预性治疗可能难以阻止深部和皮下部分血管瘤的增殖[13]。激光治疗的推荐指南包括口周及具有损害器官功能的潜在危险、溃疡或易发生溃疡的部位（如会阴部）和影响美容的解剖部位。学龄时仍未消退的面部血管瘤应考虑治疗，以减轻年轻患者的社会心理压力。脉冲染料激光对于血管瘤消退后遗留的毛细血管扩张也十分有效。至少75%的患者50%的损害可以好转。婴儿治疗效果好于成人。通常需要治疗六个周期，进一步治疗常可获益。病损可显著好转。

对于婴儿和低龄儿童，不能耐受疼痛，因此需要局麻或全身麻醉。皮肤即刻变黑继发于血管内出现血凝块，在1~2周内消退。安全性记录极佳。仅约1%的患者会出现瘢痕、纤维化萎缩、表皮凹陷和色素性改变。

脉冲染料激光治疗无年龄限制，甚至对早产儿也是安全的[14,15]。氩激光的表浅凝血和 Nd:YAG 激光的深部凝血与明显瘢痕相关，故通常不用于血管瘤的治疗。

外用咪喹莫特　咪喹莫特乳膏可用于治疗婴儿增生期血管瘤，每周3次，连续4周。因为炎症红斑和结痂，应间隔2周后再次用药。损害部位可以观察到炎症明显减轻，皮损面积减小。此时重新开始治疗，继续使用2周以上，4周后损害完全消退。

手术治疗　大多数血管瘤可用药物治疗，美容问题的矫正可延至8~10岁血管退化后施行。一些专家建议早期手术，尤其是头颈部损害较大的和混合性的皮肤或黏膜血管瘤，因为这类损害预计可导致不可逆性的非美容性瘢痕。手术切除适用于对其他疗法不敏感的有蒂小血管瘤和鼻部、眼睑处的血管瘤。

框 23-2　眶周血管瘤应用皮损内注射糖皮质激素的指南
评估
病史和查体
CT 检查
避免接种肝炎病毒疫苗
短效、弱效全身麻醉剂
药物
每疗程注射曲安西龙 10~20mg/ml，最大剂量 3~5mg/kg
程序
推荐从前面注射眼睑
多处注射：每处 0.1ml
注射前先抽吸（27 或 30 号针头）
手指加压避免形成血肿
重复治疗 3 次，间隔 8 周，或直至不再消退

深部血管瘤

深部血管瘤（海绵状）由真皮层和皮下组织扩张的血管聚集而成，婴儿出生时即出现。明显限局性和浅表性静脉损害可与深部静脉扩张和静脉畸形共存。在临床上损害表现为苍白、皮色、红色或蓝色的境界不清的圆形团块（图23-3）。大多数患者无症状，损害表面常多汗，损害内及其周围常发生血栓性静脉炎。与浅表性血管瘤一样，海绵状血管瘤会持续增长几个月，然后长期静止，最后自发性消退。治疗同浅表性血管瘤。

Kasabach-Merritt 综合征 Kasabach-Merritt 综合征是弥漫性血管内凝血的一种变异型，在巨大血管瘤内血小板和凝血因子被局部耗尽。当儿童患有巨大血管瘤，且出现苍白、瘀点和瘀斑、容易擦伤、浅表擦伤、出血时间延长或病变快速增大或新出现血管瘤，则应高度怀疑本病。该综合征会发生血管瘤快速增长引起的血小板减少、微血管病性溶血性贫血和急性或慢性消耗性凝血病（图23-4）[16]。DIC病因不明，但静脉窦中血液是静止的，血小板和接触因素均可被异常内皮所激活。Kasabach-Merritt 综合征多见于出生几周的婴儿，但成人亦可发生。

血管瘤绝大多数非常大，主要累及肢体和躯干。当血管瘤快速增大、血小板计数急剧下降，应给予泼尼松 2～4 mg/(kg·d)。最初反应常不明显，然后宜联合激素或放射治疗。如果放疗失败，可以加用干扰素α，并逐渐减少激素用量[17,18]。

先天异常相关血管瘤（hemangiomas associated with congenital abnormalities） 先天异常相关血管瘤十分罕见。与先天畸形和畸形综合征相关的血管损害大多是畸形（如葡萄酒色斑）或其他真性血管畸形，而非血管瘤。有几个畸形综合征与皮肤血管瘤相关，包括PHACE综合征（颅后窝脑血管畸形、多发性血管瘤、动脉异常、主动脉缩窄、心脏缺陷、眼异常）、伴腹部正中线和胸骨缺陷的面部血管瘤、伴脊髓和椎骨异常的骶部血管瘤。面部大血管瘤（至少占面部1/4～1/2的面积）可能与 Dandy-Walker 畸形相关（第四脑室腔囊性膨胀，突入颅后窝）或其他颅后窝异常（小脑发育不全、颅后窝蛛网膜囊肿）[19]。眼部疾病（脉络膜血管瘤、小眼和斜视）也可出现。对于非疼痛性面部大面积血管瘤婴儿，应进行脑部影像学检查，以对脑积水和第四脑室的异常进行评估。

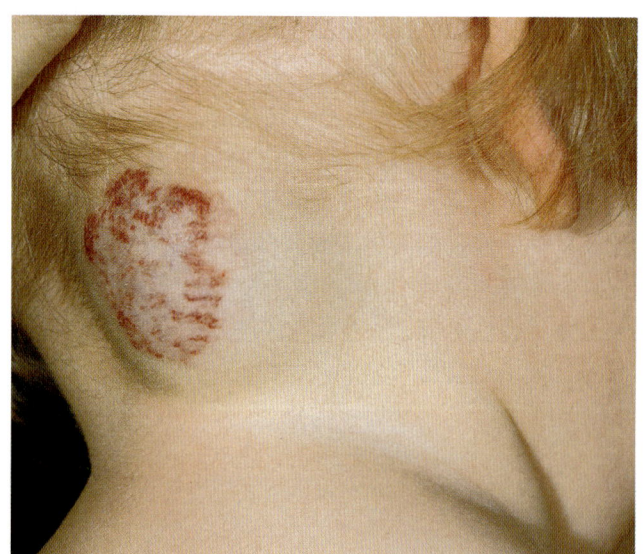

图23-3 海绵状血管瘤（cavernous hemangioma）：海绵状血管瘤，由真皮和皮下组织内扩张的血管聚集而成，表现为苍白、皮色、红色或蓝色的肿块。

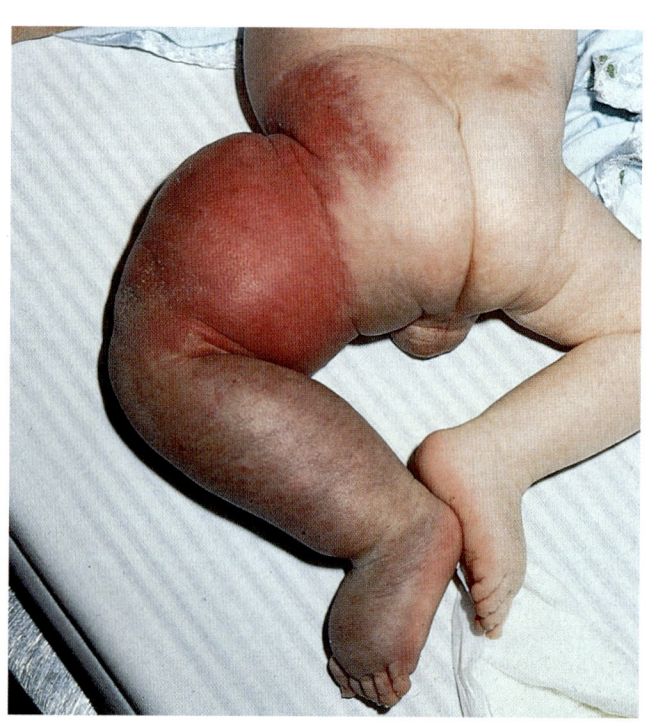

图23-4 Kasabach-Merritt综合征：血管瘤快速增长引起的血小板减少、微血管病性溶血性贫血及急性或慢性消耗性凝血病。（Courtesy Nancy B. Esterly, M.D.）

血管畸形 Vascular malformations

血管畸形是来源于血管发生缺陷的异常，为先天性（出生时即有）。在扩大的畸形血管中并没有细胞增生。由于血液和淋巴液的流动和压力发生变化，导致血管进行性扩张，因此损害会随儿童生长而扩展。

鲜红斑痣（葡萄酒色斑）(nevus flammeus, port-wine stains)

鲜红斑痣是一种先天性血管畸形，通常好发于新生儿面颈部，但也有其几乎发生于全身各个部位（包括皮肤黏膜）的报道。皮损为血管扩张性，而非增殖性，源于预存血管的进行性扩张。伴有与血管扩张相关的神经纤维数量下降，因此推论认为鲜红斑痣由支配血管的交感神经缺乏所致。

大多数患者的特征性损害是发育畸形，但无遗传性。大约0.1%～0.3%婴儿在出生时出现。鲜红斑痣是一个明显的美容问题，它并不随年龄增长而消退。损害常单侧发生，好发于面部，但也可见于其他任何部位（图23-5）。皮损直径可以几毫米，也可遍布整个肢体（图23-6）。皮损大小可以终生不变。鲜红斑痣在出生时呈现扁平、不规则、红色至紫色的斑片。损害起初柔软，但后来变成丘疹，表面类似鹅卵石。2/3的患者在41～50岁时，可以发展成结节或肥大。与鲑鱼斑不同，鲜红斑痣随年龄增长倾向变黑。整个真皮深部包含大量扩张的毛细血管。大约10%的面部鲜红斑痣患者合并青光眼，但未累及软脑膜。当鲜红斑痣累及眼睛和三叉神经支配的上颌骨时，常见同侧青光眼，但当面部第V颅神经上支之一或仅眼下部受累时，这种情况不可能发生。当眼睑受累时，结膜血管扩张很常见，但这与青光眼是否出现无关。

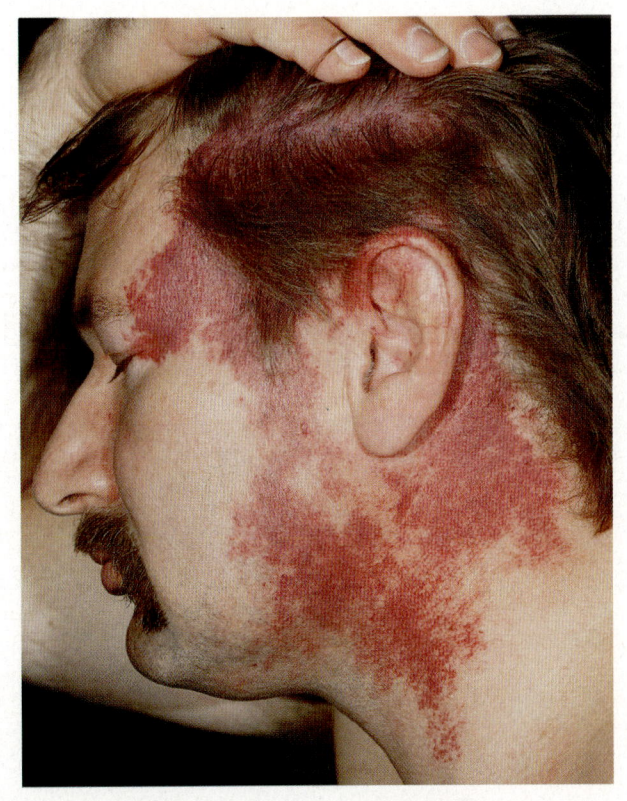

图 23-5 鲜红斑痣：皮损泛发，表面相对光滑。

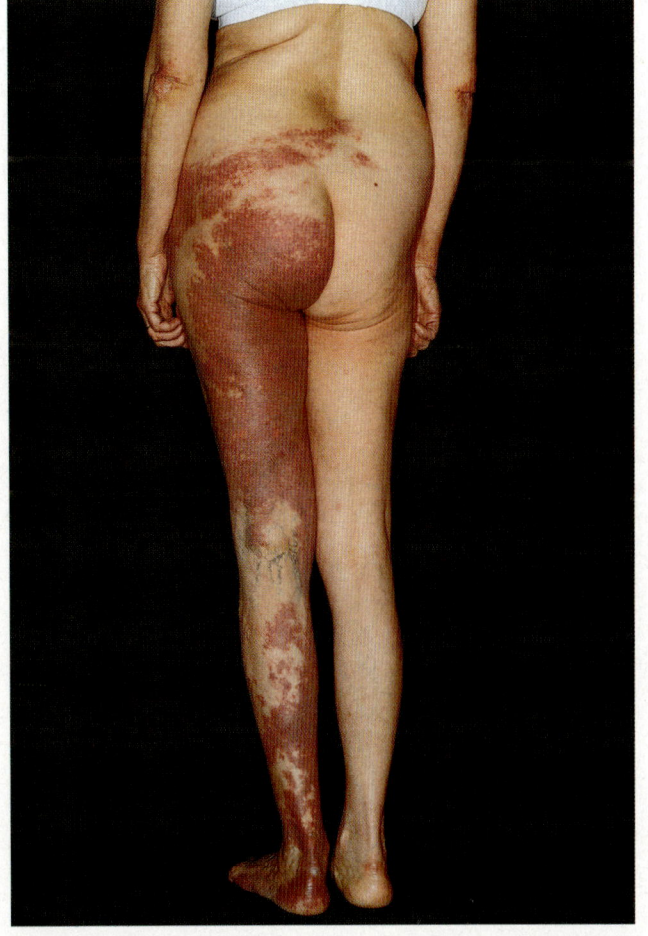

图 23-6 遍布整个下肢的鲜红斑痣，受累肢体较健侧长2英寸。

表23-2 伴血管异常的神经皮肤综合征

	Cobb 综合征	Sturge-Weber 综合征	Rendu-Osler-Weber 综合征
别名	皮肤脑膜-脊柱血管瘤病	脑三叉神经血管瘤病	遗传性出血性毛细血管扩张症
遗传	无家族史	显性部分三倍体或非家族性遗传	常染色体显性遗传
性别分布	男性常见	男女相同	男女相同
发病年龄	儿童或青少年	出生时2/3具有血管瘤	儿童
皮损	分布于脊髓节段内或两个受累区域相对应皮节的葡萄酒样痣或血管角化瘤*	同侧毛细血管瘤和葡萄酒样痣分布于三叉神经上支和中支*，可出现相关海绵状改变，脑（脊）膜受累程度与皮损范围无一致关系	毛细血管扩张（皮肤和黏膜）*
中枢神经系统表现	脊髓动静脉或静脉血管瘤* 脊髓压迫或缺氧的神经体征	脑膜血管瘤* 颅内的脑回结构钙化 精神发育迟缓（60%）* 癫痫（常为局灶性）* 皮损对侧轻偏瘫* 视野受损（50%有一种或更多的各种眼异常）*	大脑和脊髓的血管瘤伴有局限性肿瘤
相关表现	脊椎血管瘤 肾血管瘤 脊柱后凸侧弯	肾血管瘤 主动脉缩窄 高耸弓形腭 耳发育异常	肺动静脉吻合 源于口、胃肠道、泌尿生殖道病损的出血和相关贫血
辅助诊断方法	脊柱侧面X线片 CT MRI	脑电图 CT MRI	CT MRI
治疗	尽可能进行脊髓血管瘤摘除术	抗惊厥药 尽可能进行颅血管瘤摘除术 皮损美容修复术	烧灼出血病变

From Jessen T, Thompson S, Smith EB: Arch Dermatol 1977; 113:1582

*该综合征的主要表现。

表 23-2　伴血管异常的神经皮肤综合征（续）

	Fabry-Anderson 综合征	共济失调毛细血管扩张症	Von Hippel-lindau 综合征
别名	弥漫性躯体血管角化瘤	头-眼皮肤毛细血管扩张症	视网膜及小脑血管瘤病
遗传	隐性遗传（X 染色体）	常染色体隐性遗传	常染色体显性遗传
性别分布	男性具有全部综合征特点：血管角化瘤，肢痛，高血压，心脏肥大，蛋白尿，少汗	男女相同	男女相同
始发年龄	儿童	儿童	成人
皮损	小簇血管角化瘤（对称分布，黏膜受累，骨突处皮损增多） 掌部色斑	毛细血管扩张（在曝光部位增多）* 缺乏弹性	一些有葡萄酒样痣，大多数没有皮损 Café-au-lait 斑
中枢神经系统表现	脑血管意外 神经元糖脂沉积（周围神经炎）	进行性小脑共济失调（随意运动）* 眼毛细血管扩张（从眼眦部位开始）* 独特的眼球运动（眼球震颤，不能控制）* 迟钝 构音障碍 腱反射减退	小脑成血管细胞瘤和囊肿* 脊髓成血管细胞瘤（少见） 视网膜成血管细胞瘤（血管与视盘缠结）*
相关临床表现	弯腰姿势 肢体细长，肌肉瘦弱 视网膜和结膜血管扩张扭曲 静脉曲张和淤滞水肿 面部毛发稀少 性腺发育不全	肺窦部感染* 胸腺发育不全或缺如 小脾 生长迟缓 恶性肿瘤（网状组织细胞肉瘤、Hodgkin 病、淋巴肉瘤、胃癌）	嗜铬细胞瘤 胰腺囊肿 肝血管瘤 肾上腺样瘤（20%） 红细胞增多症（红细胞生成物质来自肿瘤）
辅助诊断方法	尿糖脂（三己糖酰基鞘氨醇） 裂隙灯 肾活检或骨髓活检（脂质沉积）	IgA 减少或无 血清甲胎蛋白升高	血象（红细胞增多症） 尿检测，排泄尿路摄片 CT MRI
治疗	对症治疗	控制感染 输注血浆（IgA） 胸腺移植 转移因子	支持治疗

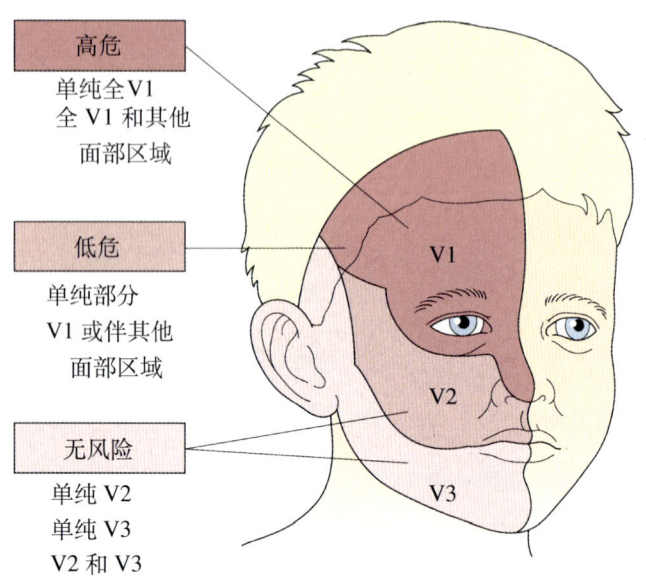

图 23-7 面部葡萄酒色斑和 Sturge-Weber 综合征的风险。(Adapted from Enjolvas O, Riche MC, Merland JJ: Pediatrics 76:48, 1985.)

框 23-3 Sturge-Weber 综合征（脑三叉神经血管瘤病）

中枢神经系统和面部三叉神经第一支 V1 分布区域血管畸形（葡萄酒色斑或鲜红斑痣）

葡萄酒色斑（毛细血管畸形）
- 三叉神经眼支受累，特别是上睑和眶上区
- 可扩展至上颌（V2）和下颌（V3）区域
- 可伴软组织和骨的过度生长
- 可隐藏于头皮或口腔
- 在顿挫型 Sturge-Weber 综合征中可缺如

软脑膜畸形
- 通常与葡萄酒色斑同侧
- 毛细血管和静脉畸形
- 面部皮损大小和中枢神经系统畸形无相关性
- 特征性的 CT/磁共振表现，可在中枢神经系统症状出现前确诊

中枢神经系统表现
- 癫痫发作
- 智力低下
- 对侧偏瘫或单侧感觉缺失
- 对侧同向偏盲（半侧视野受损）

眼部受累
- 与葡萄酒色斑同侧
- 可见 V1 或 V2 受累
- 青光眼
- 眼积水（眼球增大）
- 结膜、巩膜、脉络膜和视网膜血管畸形

From Mirowski GW, et al: J Am Acad Dermatol 1999 41:772

系统综合征 鲜红斑痣可能是神经皮肤综合征的组成部分（表23-2），如 Sturge-Weber 综合征（三叉神经支配区域的鲜红斑痣）（图23-7）或 Klippel-Trenaunay-Weber 综合征。当鲜红斑痣超过后背中线，可能与潜在的脊髓动静脉血管畸形有关。

Sturge-Weber 综合征 Sturge-Weber 综合征包括面部三叉神经眼支分布区域的大的鲜红斑痣（前额、眼和上颌骨区域）和同侧的软脑膜血管瘤（图23-8和23-9）。40%的患者出现双侧鲜红斑痣。许多患者出现癫痫、精神发育迟缓。30%～60%的患者出现青光眼、眼内积水、失明。鲜红斑痣不累及三叉神经 V1 和 V2 区域不会出现眼部和中枢神经系统症状（图23-7）。对于累及三叉神经所有分支（3支）的眼睑鲜红斑痣、双侧和单侧分布的鲜红斑痣，患者发生眼和神经系统并发症的可能显著增加。累及双侧三叉神经的鲜红斑痣有24%，累及单侧者有6%，会累及眼和（或）神经系统。所有并发眼和（或）神经系统损害的患者眼睑都有葡萄酒色斑，91%上下眼睑均受累，仅9%累及下睑。单纯上眼睑鲜红斑痣没有1例伴有眼和神经系统并发症[20]。总之，对于累及三叉神经所有分支（3支）的眼睑鲜红斑痣、双侧和单侧分布的鲜红斑痣，应该注意有无并发青光眼或中枢神经系统损害[20]。

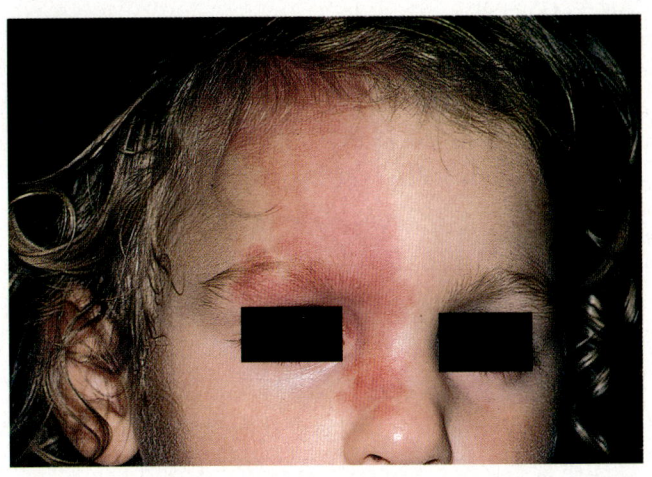

图23-8 Sturge-Weber综合征：整个V1区受累是患Sturge-Weber综合征的高危因素。

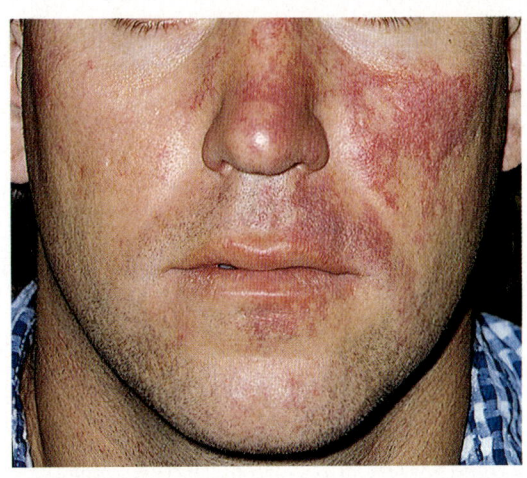

图23-9 累及V2区域的葡萄酒色斑。无中枢神经系统或眼部病变的Sturge-Weber综合征。

Klippel-Trenaunay综合征 受损区域出现毛细血管和静脉畸形、静脉曲张和软组织增生是该综合征的特征性三联征，颅骨也可能受累。如果同时出现动静脉瘘，即可称为Parkes-Weber综合征。好发于下肢。

治疗 鲜红斑痣会潜在地长期影响心理健康。

激光 激光对成人和儿童正中部位损害有效。成人和儿童面中部和上颌部比头颈其他部位疗效差。

门诊即可治疗；12岁以下的患儿治疗时通常需要某种形式的镇静或麻醉，因为治疗不但引起疼痛而且需要患者配合。

美容 使用防水性化妆品Covermark可以显著改善一些鲜红斑痣患者的美容问题。Covermark可从网上（www.covermark.com）购买。Dermablend是一类似产品，可在各大百货商场或从 www.dermablend.com 买到。

鲑鱼斑（salmon patches）

鲑鱼斑（鹳啄伤、天使之吻）实际上是鲜红斑痣的变异型，约占新生儿的40%～70%，是真皮层毛细血管扩张而形成的不规则红色斑块。最常见累及项部（图23-10），此处损害一般被认为是鹳啄伤。常不明显，被头发覆盖。出现于眉间和上眼睑的斑块有时被误认为是压迫或钳夹的痕迹。面部鲑鱼斑在1年内消退，但项部损害可能终生存在。累及骶骨正中皮肤的鲜红斑痣也常见，并且可持续到成年。

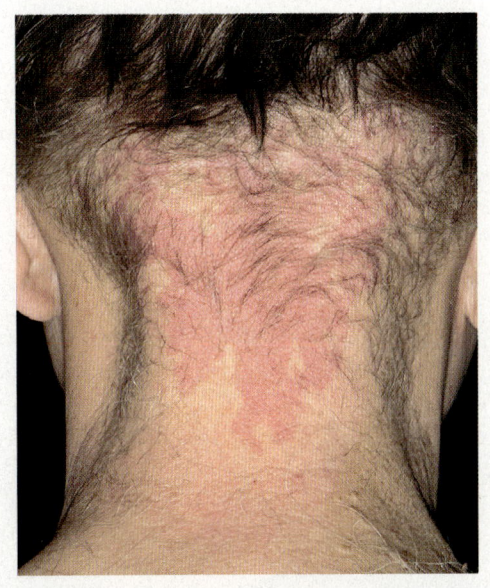

图23-10 鲑鱼斑（鹳啄伤）：鲜红斑痣的变异型，可见于许多人的项部。

获得性血管损害 Acquired vascular lesions

樱桃样血管瘤 Cherry angioma

良性或老年性樱桃样血管瘤（老年性血管瘤）是最常见的血管畸形。表现为光滑、坚硬的深红色深在丘疹，直径0.5～5mm。实际上30岁后每个人均会发生，并随年龄增长而大量增多。患者常认为它们是新生物（肿瘤），立即向医生咨询有无恶变可能。该病最常见于躯干，数目从几个到数百个不等。一些妊娠妇女产前樱桃样血管瘤数目增加，但产后消退。

创伤后可发生轻度出血。采用剪除术或电干燥法和刮除术，皮损易于去除。

血管角化瘤 Angiokeratomas

血管角化瘤的特征是真皮浅层血管扩张及其上方的表皮角化过度。包括4种血管畸形，其中阴囊（Fordyce）（图23-12A）或女阴血管角化瘤最为常见[21]。皮损为多发性，2~3mm，红色至紫色丘疹，偶尔外伤后出血（图23-12B）。发病年龄介于20~50岁，与静脉压升高有关，例如发生于孕妇、痔疮患者。如希望除去，可采用剪除术或电干燥法和刮除术。其他类型的血管角化瘤少见，表现为红-棕-黑色角化过度性斑块，大小和分布不一。大量皮肤血管角化瘤（弥漫性体部血管角化瘤）是Fabry病的部分表现（表23-2）。

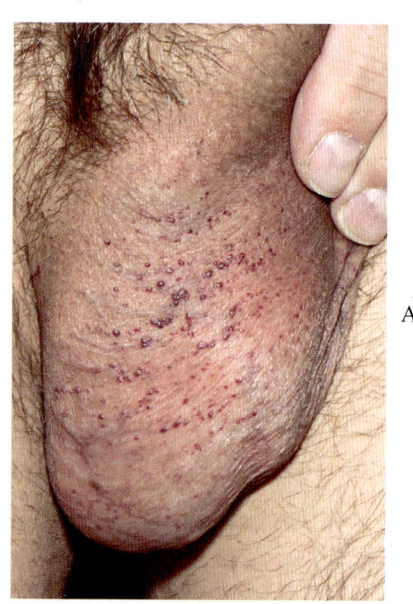

A

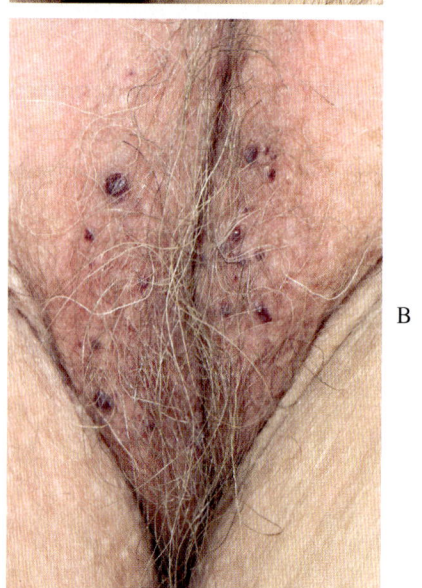

B

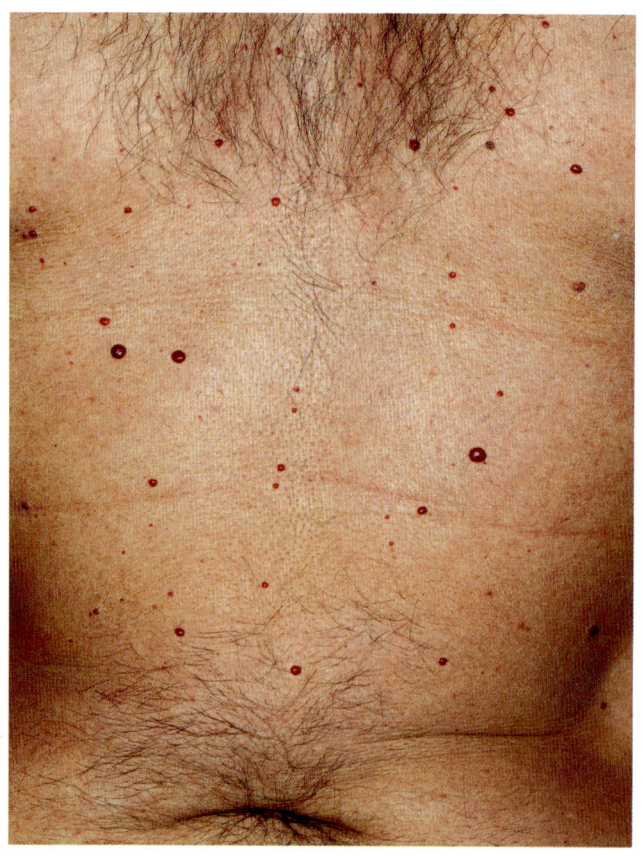

图23-11 樱桃状血管瘤：多发性红色小丘疹，常见于躯干。

图23-12 血管角化瘤（Fordyce）：多发性紫红色丘疹，由多个小血管构成。

静脉湖 Venous lake

静脉湖是一种深蓝色略隆起的半球形损害，直径0.2～1cm，由扩张、充盈的血管组成。好发于唇部Vermillion边缘（图23-13A）、面部和耳部（图23-13B）的曝光部位[22]。损害类似黑素瘤，但用力挤压血液流出可证实为血管。偶尔在外伤后流血，可用电干燥法或激光去除。

限局性淋巴管瘤 Lymphangioma circumscriptum

限局性淋巴管瘤为不常见的错构畸形，具有特征性，由扩张的淋巴管构成，充盈血清血液，并与深层淋巴管道相交通。皮损外观类似"蛙卵"块，为微小至5mm的成簇、半透明或出血性水疱，位于暗红色或褐色基底上（图23-14）。有些损害含有血管和淋巴管的混合成分。当乳房切除术后因手术和放疗造成淋巴管损伤引起淋巴水肿时，可出现这种损害[23]，称为继发性淋巴管瘤（淋巴管扩张）。

畸形包括皮下淋巴池积聚，带有厚层肌膜，通过扩大的线纹状通路，到达浅表小囊泡的淋巴内皮。封闭腔和邻近正常淋巴系统间没有交通[24]。肌膜收缩可使液体流向表面，形成小囊。通过查体不能充分估计受累深度和范围。磁共振成像已用于准确显示受累程度[25]。

治疗 治疗目的是为了美容，防止液体渗漏和反复感染。只有深部交通池被去除或损毁后，损害方可治愈。可用电手术破坏小群表浅血管。手术切除皮下池，遗留足够的皮肤以利于一期缝合，痊愈率可接受。残留皮肤囊与囊肿分离，而消退[26]。表面淋巴管被气化，使用CO_2激光封闭深部交通池[27]，CO_2激光与氩激光不同，属于非颜色依赖性气化。

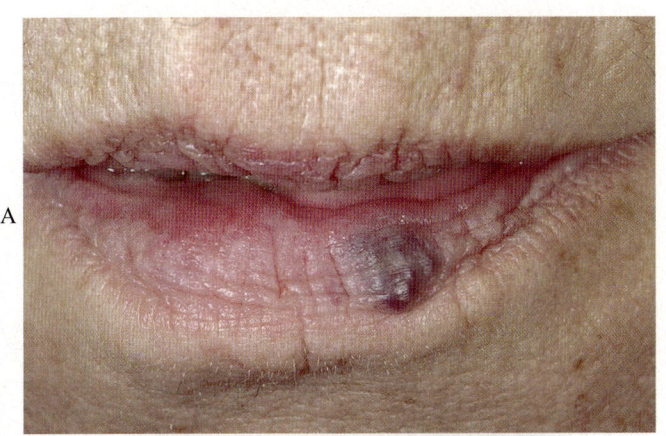

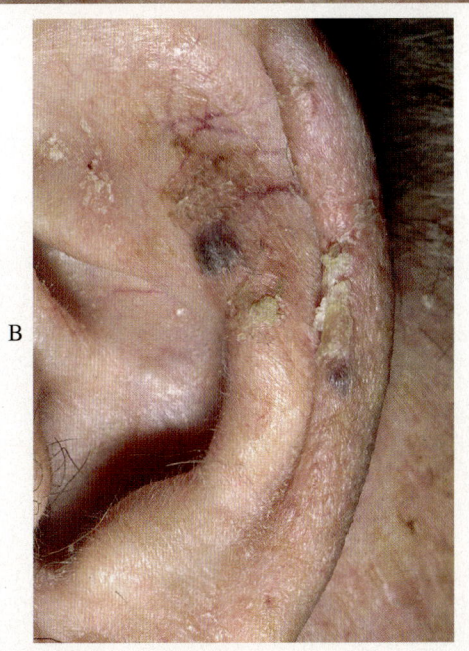

图23-13 静脉湖：深蓝色丘疹，由下唇Vermillion边缘、耳、颈和面部扩张的小静脉构成。可出现多个损害。用力挤压可使血液排空，皮损变扁，以此证实其非黑素瘤。日光性损害可能是其病因。

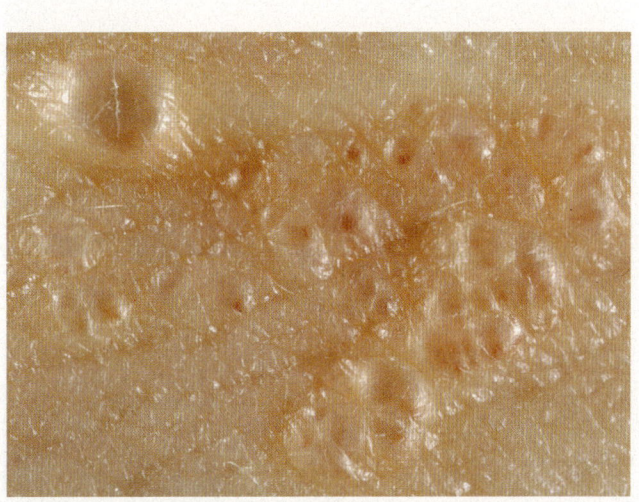

图23-14 限局性淋巴管瘤：扩张的淋巴管，"蛙卵"样外观。损害内充盈透明或微带血性的液体。

化脓性肉芽肿（小叶性毛细血管瘤）Pyogenic granuloma (lobular capillary hemangioma)

化脓性肉芽肿是皮肤和黏膜的获得性良性血管病变，好发于儿童和年轻人[28]。常因损伤反应或激素因素而出现。化脓性肉芽肿可发生于使用异维 A 酸治疗的囊肿性痤疮患者。损害较小（<1cm），生长迅速，黄色至亮红色，圆顶状（图23-15和23-16），突出易碎。表面发亮、湿润或有鳞屑[29]。损害的基底常为领圈样鳞屑所包绕（图 23-17）。最常见于头颈和四肢，尤其是手指。在孕妇（妊娠牙龈瘤），损害好发于牙龈[30]。牙龈瘤指牙龈部位的限局性生长。

极轻微的创伤即可导致难以控制的出血。真皮由毛细血管团构成。化脓性提示其缘于感染，但损害既不是血管瘤，也不是赘生物，而是一种炎症性增生性疾病，宜描述为鲜红色肉芽组织增殖。化脓性肉芽肿样损害也发生于伴有猫爪病（杆菌性血管瘤病）的 AIDS 患者。

治疗 治疗包括有力、彻底的基底和边缘刮除术。电干燥法对于彻底根除损害和控制出血是必需的。即使极小片异常组织残留，化脓性肉芽肿亦会复发[31]。在青少年和年轻患者，皮损通常出现多次复发，发生于经过电干燥法或手术治疗的原发单个皮损[31a]。自发性消退常发生于 6 个月内。妊娠牙龈瘤常在分娩后消退。

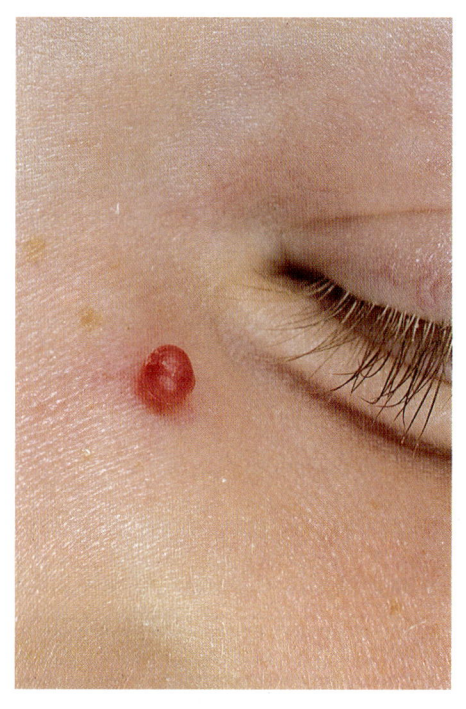

图 23-16 化脓性肉芽肿：大多数损害较小。主要不适是长期大量的出血。

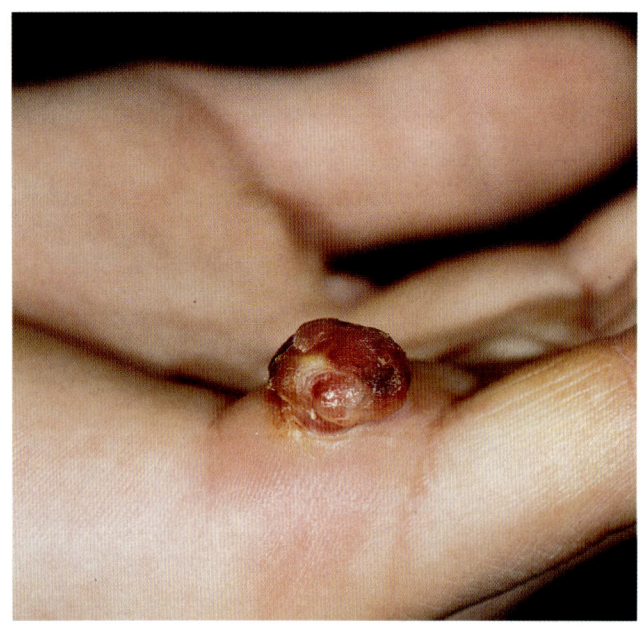

图23-15 化脓性肉芽肿：一个圆顶状肿物，表面湿润、脆性。轻微外伤即可大量出血。

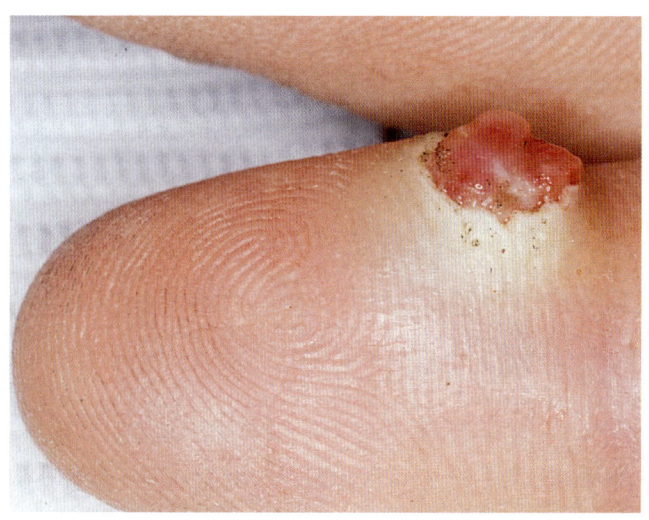

图 23-17 化脓性肉芽肿的侧面观，基底部常见白色领圈样鳞屑。

杆菌性血管瘤病（bacillary angiomatosis）

杆菌性血管瘤病是由 B. quintana 和 B. henselae 这两类巴尔通体引起的一种传染性疾病。猫在一些患者中可作为此病的病原体库，猫抓伤或咬伤可以传播细菌。这种疾病侵袭 1～2/1000 的 AIDS 患者，但免疫功能正常的患者只报道了几例[32]。

杆菌性血管瘤病可累及皮肤、内脏器官或两者皆受累，且可伴有全身症状。

皮损可单发或多发，一些患者泛发无数的损害。损害开始为红色到紫红色针头大小的丘疹，逐渐增大，形成结节和肿块。浅表损害类似化脓性肉芽肿，深在损害看似红色皮下结节，直径可增至数厘米。常见口腔和生殖器黏膜受累。

血液、皮肤或内脏培养证实有感染。组织 Warthin-Starry 染色发现有病原体存在。大多数患者患有晚期 AIDS，CD_4^+ 淋巴细胞计数不到 $200/mm^3$。组织学上有毛细血管增生。中性粒细胞和白细胞碎屑的存在支持诊断。大量细菌出现颗粒状聚集物，HE 染色呈紫红色。聚集物可通过 Warthin-Starry 染色证实。杆菌性血管瘤病口服红霉素和四环素有效，由于该病有复发倾向，故需多疗程治疗。

Kaposi 肉瘤 Kaposi's sarcoma

Kaposi 肉瘤（KS）或多发性特发性出血性肉瘤是血管性肿瘤，在 AIDS 时代前很少见。根据临床和流行病学标准，本病分为四个亚型（表23-3）[33]。在经典型 Kaposi 肉瘤和 AIDS 相关型 Kaposi 肉瘤患者中，继发其他恶性肿瘤（尤其是淋巴网状内皮细胞瘤）的发生率增加。经典型 Kaposi 肉瘤和 AIDS 相关型 Kaposi 肉瘤可能由新疱疹病毒引起[34]。

发病机制　在宿主出现免疫抑制时，人类疱疹病毒 8 是各种类型 Kaposi 肉瘤的首要发病因素。AIDS 相关型 Kaposi 肉瘤的发病机制涉及人类疱疹病毒 8、细胞因子表达的改变和对细胞因子的反应、HIV-1 反式激活蛋白 Tat 对 KS 生长的刺激。Tat 仅在炎性细胞因子存在的情况下才促进内皮起源梭形细胞的生长。血清学研究表明，与其他人类疱疹病毒不同，Kaposi 肉瘤中的疱疹病毒不常见。与其他人类疱疹病毒一样，大多数原发性感染无症状。病毒通过性传播和其他途径传播。已在感染个体的唾液和精液发现该病毒。在中非，该病发病率最高。男同性恋，无论其处于 HIV 感染的哪一期，无症状感染率已经接近 40%。

表 23-3　Kaposi 肉瘤的临床特征

	经典型	非洲皮肤型	非洲淋巴结病型	艾滋病相关型	免疫抑制型
流行病学	散发性（地方性）	地方性	地方性	地方性	散发性
年龄（岁）	50～70	<10, >20	<10	25～42	20～80
平均年龄	68	35	<10	35	—
男：女比例	3：1	(10～15)：1	(1～2)：1	男性，同性恋	(10～17)：1
发病率*	0.02	—	0.1～0.85 *†	40%～70%，可高达90%	—
癌症诊断率（%）	0.06	—	9%	—	—
部位	小腿、足	四肢	淋巴结	头颈、躯干上部	不确定
损害类型	结节	结节，鲜红色，浸润	淋巴结病性	斑疹、斑块、结节	结节
淋巴结受累	少见	不常见，不痛	预期	常见	不确定
病程	静止	局部侵袭	侵袭性	爆发性	爆发性
治疗反应	良好	良好	最初良好	不佳	不确定

From Piette WW: J Am Acad Dermatol 1987; 16:855
*每 100 000 人口中的病例数
†发病率数据来自坦桑尼亚

经典型 Kaposi 肉瘤 经典型 Kaposi 瘤临床罕见，通常发生于手、足或小腿，并向四肢近端发展。病处始发为紫罗兰色斑丘疹，缓慢发展为多发性紫红色结节（图23-18）。本病几乎只发生于犹太人、希腊人、意大利后裔的老年男性患者，男女比为15:1。本病在老年人中进展缓慢（数年至数十年），尽管可出现淋巴结和内脏受累，但该病大多数患者死于非相关病因。仅能观察到病情轻微进展的免疫能力正常的无症状患者。切除或皮损内注射干扰素α-2b（100～300万单位）对单个皮损有效。单剂放疗对多个皮损有效。单疗程广泛放疗对大面积泛发皮损有效。对泛发皮损或复发患者可化疗或联合手术、化疗及放疗进行治疗。

地方性非洲型Kaposi肉瘤 HIV阳性和阴性患者的 Kaposi 肉瘤是中非最常见的肿瘤。在一些国家，Kaposi 肉瘤在所报道男性肿瘤患者中所占比例高达50%。该病有两种类型：皮肤型和淋巴型。在10～20岁人群中两型都罕见。皮肤型在男性患者中表现典型（平均年龄41岁），为四肢水肿基础上出现无痛性结节或斑块。淋巴结或全身受累少见。在10岁以下儿童中可见侵袭性淋巴结型。在东非和南非，Kaposi 肉瘤占儿童软组织肉瘤的25%～50%，占儿童所有恶性肿瘤的2%～10%。皮损可位于表面，预后差[35]。局部放疗或化疗对地方性 Kaposi 肉瘤有效[36]。如采取放疗，可使皮损完全（32%）或部分（54%）消退[37]。

免疫抑制相关Kaposi肉瘤 0.1%～5.3%的器官移植患者（尤其是特定人种中）可发生 Kaposi 肉瘤，其中男性占67%～80%。从器官移植到确诊为 Kaposi 肉瘤平均间隔30个月。发病原因可能为移植器官感染疱疹病毒8。这种类型的 Kaposi 肉瘤具有侵袭性，约半数患者累及淋巴结、黏膜和内脏器官，有时不伴皮肤损害。部分肿瘤在停止治疗后消退[38]，部分对放疗和化疗有效。

流行病学特征及AIDS相关Kaposi综合征 美国AIDS男性患者 Kaposi 肉瘤的发病率由1981年的40%降至1992年的20%以下。Kaposi 肉瘤是 HIV 感染者最常见的肿瘤，约见于20%感染HIV的男同性恋者、3%的静脉吸毒的异性恋者、3%的输血者、3%的妇女及儿童和1%的血友病患者中。

在AIDS患者，Kaposi 综合征可能为多中心疾病，而非转移性疾病。与经典型不同，首次发现时，皮损就通常为多灶性，已泛发。好发于躯干和头颈部，黏膜亦受累[39]。损害初起，形状轻微隆起，椭圆形或伸长，边界不清，铁锈色浸润，接着迅速进展为红色或紫红色结节和斑块（图23-19, 11-33和11-36）。外观看似肉芽组织、郁积性皮炎、化脓性肉芽肿或毛细血管瘤[40]。

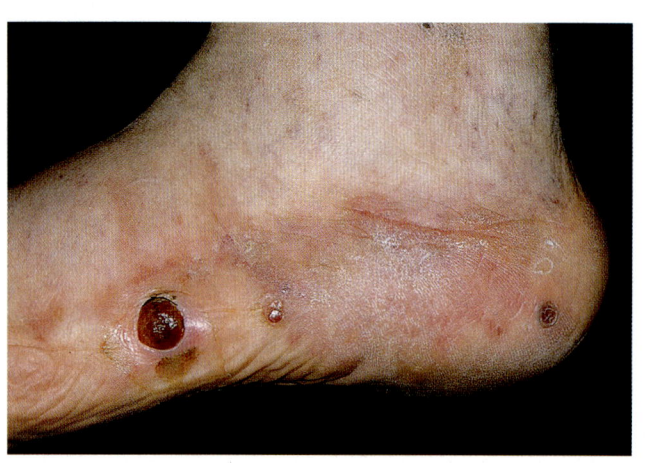

图23-18 Kaposi 肉瘤：大部分皮损位于下肢，表现为斑块和肿瘤。

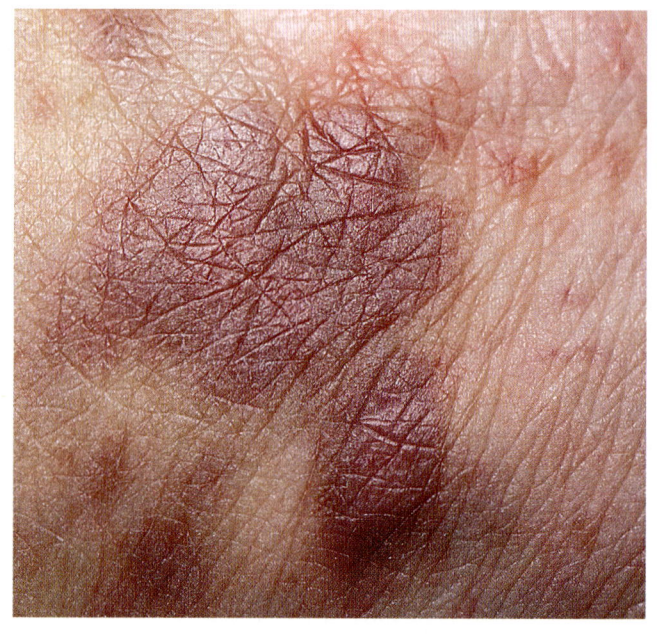

图23-19 Kaposi肉瘤：早期皮损由紫罗兰色斑疹和丘疹组成。

半数以上的患者在首次就诊时即有全身性淋巴结病。最后大多数患者出现皮肤外病变（口腔、胃肠道、肺和淋巴结）（参见第11章）。出于美容目的对皮损进行治疗很重要，由于它们的存在是在持续提醒患者其患有致死性疾病。局限性皮肤病变可外用阿利维A酸凝胶（Panretin）[41]、皮损内注射长春碱、放疗[42]、激光治疗或冷冻治疗。抗逆转录病毒治疗有助于改善免疫抑制、减缓进展或缩小Kaposi肉瘤。治疗反应难以预测，还需要其他治疗。对放疗和化疗的反应不如经典型Kaposi肉瘤。

治疗 目的是缓解症状、缩小肿瘤，以减轻水肿、改善器官功能或减轻心理应急，防止疾病进展。可采用局部和全身治疗。对于免疫功能正常、病情进展缓慢的无症状患者，应长期随访观察。有些患者病情可自行消退[34,43]。

HAART 高效抗HIV治疗或HAART可用作KS的一线治疗。抗逆转录病毒治疗与AIDS-KS新发病例减少、KS既有皮损消退相关。已有文献报道，经治疗后皮肤和内脏损害消退。HAART可延长抗KS的有效治疗时间。

手术 对单一皮损和可切除的复发病变，宜手术切除。

液氮冷冻疗法 液氮冷冻疗法常被作为初次治疗方法，对80%的Kaposi肉瘤疗效显著。尽管在治疗部位下的深层真皮常有持续存在的Kaposi肉瘤，但这种治疗美容效果极佳。平均每个皮损接受三次治疗，期间间隔3周，以留有足够的愈合时间。一次治疗由两个冻融循环构成，每个循环融解时间为11~60秒（范围：斑疹10~20秒，丘疹30~60秒）[44]。患者对该治疗耐受性良好。常出现水疱，但疼痛较轻。未出现继发性感染。因为疱液可能含有HIV，故应一直覆盖皮损，直至痊愈。

皮损内化疗 皮损内化疗治疗直径1cm的结节性皮损比冷冻疗法更有效，对症状性口腔损害也有效。炎症后色素沉着用冷冻疗法有效，也可用化妆品遮盖。将长春碱原液配制成所需的浓度，制备后将含长春碱的注射器于冷藏下储存。每平方厘米皮损注射0.1mg长春碱（应用0.5ml浓度为0.2mg/ml的溶液），口腔损害和较大皮损对0.2mg/cm²反应最佳。在这种情况下，建议将长春碱的浓度增至0.4~0.6mg/ml，以将每平方厘米的注射量减至0.5ml。临床观察期间推荐最大总剂量为2mg。治疗间隔3周后，每个损害需要再追加注射1~2次以获得最大效应[45]。疼痛持续1~2天，局部麻醉不会降低临床疗效，也不减轻疼痛。

外用维A酸类 用阿利维A酸（Panretin）12~16周有效率可达36%。阿维A酸凝胶可用于治疗KS，适于疾病尚未严重到需进行系统化疗的患者和虽已接受系统化疗但要求治疗剩余损害的患者[41]。

阿利维A酸不适于需进行系统抗Kaposi肉瘤治疗的患者（如前一个月出现10个以上皮损的患者、症状性淋巴水肿、症状性肺部Kaposi肉瘤或症状性内脏受累）。

放射疗法 AIDS流行前，KS局部治疗首选放射疗法，有效率达80%以上[46]。已经证实，放射疗法适用于大肿瘤块，尤其是干扰正常功能的肿块。仅在局限区域有少数损害的患者对单剂量放疗反应良好（8~12Gy）。超高压电子、高电压光子和全身体表电子束照射，疗效均极佳[47,48]。

细胞毒疗法 免疫抑制剂对KS的增殖有利，因此对于抗逆转录病毒治疗失败的患者，应进行全身性化疗[49]。对于病情进展迅速（每个月10个或更多新发皮损）、淋巴水肿、肺KS和泛发性症状性内脏疾病，应考虑细胞毒疗法。Klein用药法：门诊每周静脉注射长春碱（4~6mg），是一线疗法之一。多柔比星、博来霉素、长春新碱和其他药物也曾用过[50]。

干扰素α 干扰素皮下、静脉内、损害内注射都能减轻病情，但大剂量应用必然会影响生活质量[51]。

毛细血管扩张 Telangiectasias

毛细血管扩张是指皮肤小血管——小静脉、毛细血管或细动脉的持久性扩张。最大直径为1mm。血管看似单股束状、成簇小斑疹或伴中央斑。它伴有各种疾病，有时是诊断潜在疾病的线索（框23-4）。毛细血管扩张通常只是一个美容问题，很少出血。

蜘蛛痣 Spider angioma

蜘蛛痣是由小动脉（蜘蛛体）（在接近皮肤表面时变得更为突出）和放射状的毛细血管（蜘蛛腿）所组成（图23-20和23-21）。10%～15%的正常成人和年轻人可出现。一旦形成，持续存在，很少发生出血。在成人可累及颜面、颈、躯干上部和手臂，在儿童可累及手和手指。肝脏疾病和妊娠期间数目增加，可能与超过正常水平的雌激素刺激有关。损害通常在妊娠末期消失。蜘蛛痣应该与硬皮病中见到的大小一致的微小血管扁平斑相鉴别。

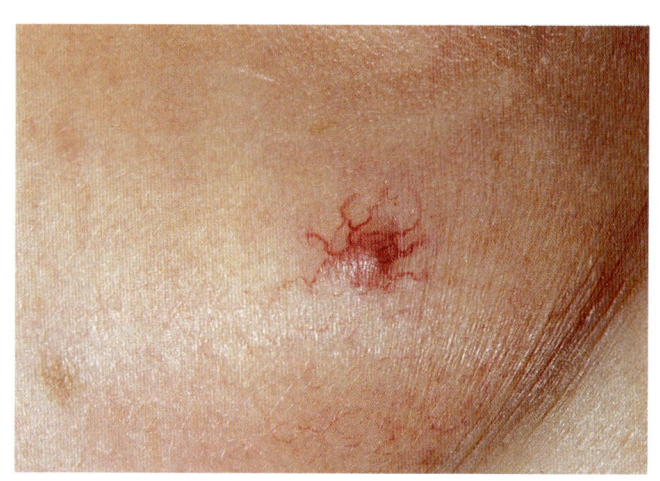

图23-20　蜘蛛痣：10%～15%的儿童和成人患有本病。大多数患者有1～2个皮损。常见于面部、躯干上部和手背。皮损可于妊娠时出现，分娩后消退。多发性皮损患者应怀疑是否存在肝脏疾病。

框 23-4　毛细血管扩张的分类
原发性（病因未明）
共济失调性毛细血管扩张症
泛发性特发性毛细血管扩张症
遗传性出血性毛细血管扩张症（Rendu-Osler-Weber综合征）
蜘蛛痣
单侧性痣样毛细血管扩张综合征
继发性（部分明确）
光化性皮肤损害
激光或电外科治疗后
冷冻术后
基底细胞癌
胶原血管病
皮肌炎
红斑狼疮
硬皮病
Cushing综合征
雌激素过多
肝硬化
口服避孕药
妊娠
转移癌
糖尿病类脂质渐进性坏死
皮肤异色病
弹性假黄瘤
放射治疗损伤
玫瑰痤疮
持久性发疹性斑状毛细血管扩张症（泛发性皮肤肥大细胞增多症）
外用糖皮质激素诱发
着色性干皮病

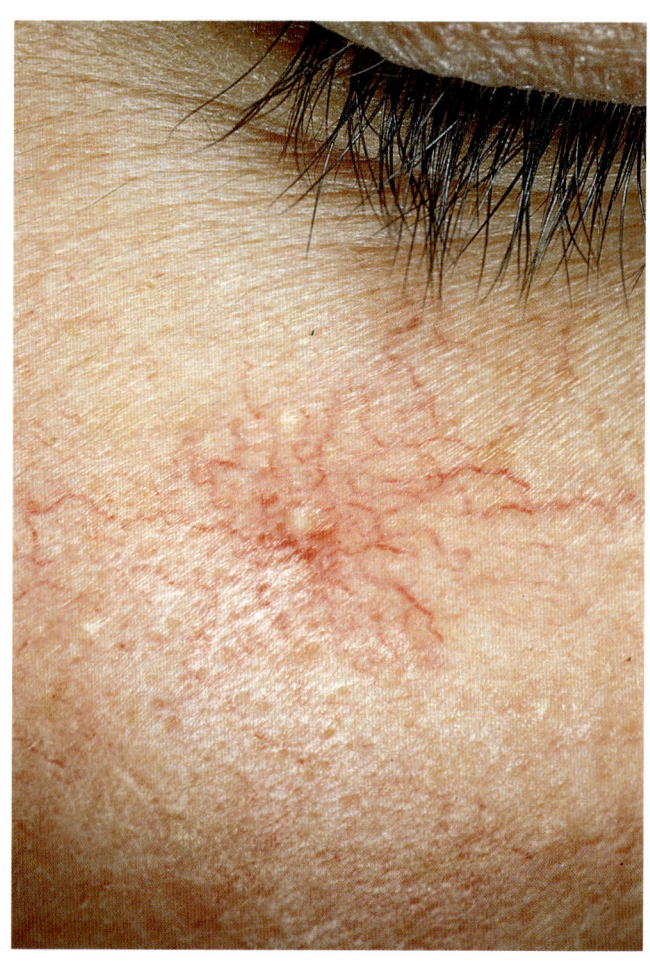

图23-21　蜘蛛痣：边界清楚、扩张的血管从中心点向外辐射。

治疗 在下述治疗中可选择局部麻醉。用力按压皮损,挤出血液;持续施压,手指略移向一边,以暴露中央小动脉;轻柔采用电干燥法处理中央小动脉。如果小动脉已经被破坏,则放射状毛细血管不可能充盈。病损破坏不完全则可能复发,过强的干燥作用可能导致凹陷性瘢痕。复发不常见。激光治疗也有效。

遗传性出血性毛细血管扩张症
Hereditary hemorrhagic telangiectasia

遗传性出血性毛细血管扩张症(Hereditary hemorrhagic telangiectasia,HHT)(Osler-Weber-Rendu 病)是常染色体显性遗传病[52],以鼻衄、表皮毛细血管扩张和累及许多脏器的内脏动静脉畸形为特征[53,54]。特征性皮损开始是扁平的微小毛细血管扩张,并从一点向外发出几个放射状血管。真皮的小动脉扩张,中间未经毛细血管,就直接与小静脉相交通。充盈的血管易碎,轻微创伤就容易引起出血。少数至大量的皮损主要位于唇、舌(图23-22)、鼻黏膜、前臂、手、手指、掌跖、甲下和整个胃肠道,但任何皮区或内脏器官均可能受累。鼻衄最常见,需要多次输血和口服铁剂。反复鼻衄在10岁之前开始发生,以后逐渐加重。尽管儿童期损害明显,但大多数很微小,需牵拉唇部进行辨认。在 21～40 岁前,毛细血管扩张变得更明显,容易诊断。HHT是肺动静脉瘘的最常见病因,5%～15%的HHT患者有肺动静脉畸形。高分辨率螺旋CT扫描无需造影剂即可证实肺动静脉畸形。胸部X线、动脉血气、手指血氧仪可用来对肺动静脉瘘畸形可疑患者进行筛选检查。大多数损害发生于肺底附近。

CREST综合征[钙质沉着、雷诺现象、食管受累、指(趾)端硬化和毛细血管扩张]毛细血管扩张的临床表现和分布与HHT非常相似[55]。

来自鼻和胃肠毛细血管扩张的反复出血对于一小部分患者而言可以致命。胃肠出血常始发于 41～60 岁。

治疗 出血点可用电烙术治疗。已经证实皮损处存在由增多的组织型纤溶酶原激活物介导的局部纤溶亢进。这个发现为使用抗纤溶药治疗奠定了基础。抗纤溶药氨甲环酸(1g,每日4次)是6-氨基己酸作用的10倍,且半衰期更长,可使鼻衄好转,血红蛋白水平上升[56]。鼻腔内使用氨甲环酸也有效[57]。

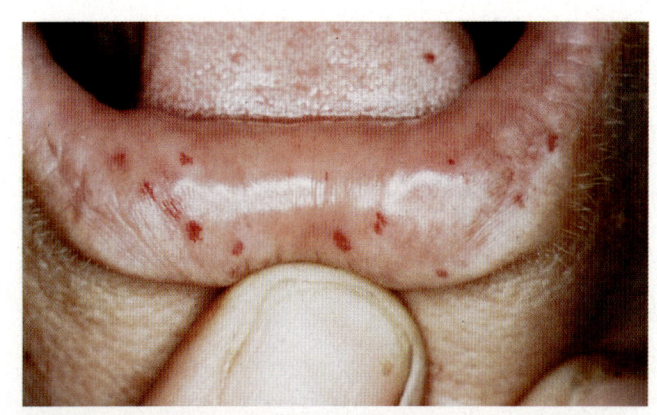

图 23-22 遗传性出血性毛细血管扩张症:唇部、口腔黏膜、鼻黏膜、皮肤和结膜出现毛细血管扩张。鼻衄是本病最常见的表现。可能需要输血。

单侧痣样毛细血管扩张综合征
Unilateral nevoid telangiectasia syndrome

该病临床表现为大量线状毛细血管扩张沿单侧皮区分布，亦称为单侧性浅表毛细血管扩张。分先天性和获得性两类。前者以男性多见，后者多发于青春期女性、妊娠期（图23-23）或酒精性肝硬化，可能与血液雌激素水平增加有关。曾患此病的女性，再次妊娠时病情即复发，但也可以在第二次妊娠时才首次出现此病[58,59]。皮损好发于三叉神经、第3、4颈神经分布区或邻近皮区。这种分布提示雌激素敏感性痣样畸形[60]。毛细血管扩张可能累及口腔和胃黏膜。降低雌激素水平可以清除损害。

585nm脉冲染料激光治疗有效，但疗效短暂，几乎100%复发。

硬皮病 Scleroderma

CREST综合征和硬皮病的毛细血管扩张有独特的形态学表现，表现为扁平（斑点状），0.5 cm大小，均匀一致的微小血管矩形聚集，即所谓的毛细血管扩张祥（图17-18）。这些祥好发于面部、唇、掌和手背。毛细血管扩张可能发生于唇、舌和黏膜周围。口腔黏膜受累提示为Rendu-Osler-Weber病。

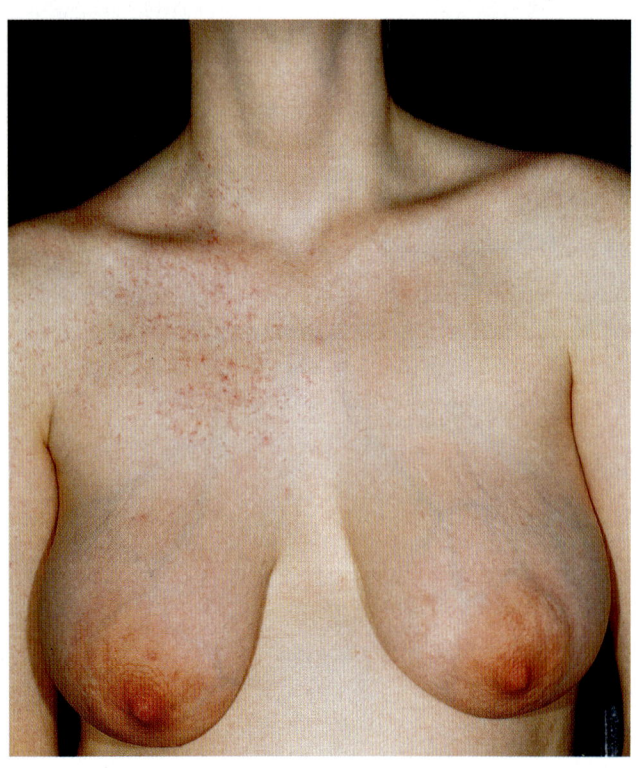

图23-23 单侧性痣样毛细血管扩张综合征：妊娠期间右胸部和上肢出现毛细血管扩张。

泛发性特发性毛细血管扩张症
Generalized essential telangiectasia

泛发性特发性毛细血管扩张症（泛发性特发性毛细血管扩张）是一种罕见的疾病，以毛细血管扩张的发展和逐渐扩散为特征。主要见于女性，部分患者有家族史，平均发病年龄38岁。不明原因的毛细血管扩张始于下肢，稳定发展，累及躯干、双臂和面部皮肤。通常健康不受影响，而且常规实验室检查结果正常。结膜毛细血管扩张很少报道。

毛细血管扩张在数年或数十年间缓慢发展，通常不伴发相关系统病变。研究表明，本病呈常染色体显性遗传。有用四环素治疗病变缓解的报道[61]。亦有用585 nm闪光灯泵浦脉冲染料激光治疗成功的报道。

（王培光　张学军译　吴志华校）

参考文献

1. Mulliken JB, Glowacki J: Hemangiomas and vascular malformations in infants and children: a classification based on endothelial characteristics, Plast Reconstr Surg 1982; 69:412.
2. Kim H, Colombo M, Frieden I: Ulcerated hemangiomas: clinical characteristics and response to therapy, J Am Acad Dermatol 2001; 44:962.
3. Illingworth RS: Thoughts on the treatment of vascular nevi, Arch Dis Child 1976; 51:138.
4. Dinehart S, Kincannon J, Geronemus R: Hemangiomas: evaluation and treatment, Dermatol Surg 2001; 27:475.
5. Bennett M, et al: Oral corticosteroid use is effective for cutaneous hemangiomas: an evidence-based evaluation, Arch Dermatol 2001; 137(9):1208.
6. Brockner AL, Frieden IJ: Hemangiomas of infancy, J Am Acad Dermatol 2003; 48:477.
7. Stigmar G, et al: Ophthalmic sequelae of infantile hemangiomas of the eyelids and orbit, Am J Ophthalmol 1978; 85:806.
8. Kushner BJ: The treatment of periorbital infantile hemangioma with intralesional corticosteroid [and discussion by Edgerton MT: 525-526.], Plast Reconst Surg 1985; 76:517.
9. Reyes BA: Intralesional steroids in cutaneous hemangioma, J Dermatol Surg Oncol 1989; 15:828.
10. Barlow CF, et al: Spastic diplegia as complication of interferon alfa-2a treatment of hemangiomas of infancy, J Pediatr 1998; 132: 527.
11. Chang E, et al: Successful treatment of infantile hemangiomas with interferon-alpha-2b, J Pediatr Hematol Oncol, 1997; 19:237.
12. Garden J, Bakus A: Laser treatment of port-wine stains and hemangiomas, Dermatol Clin, 1997; 15:373.
13. Poetke M, Philipp C, Berlien H: Flashlamp-pumped pulsed dye laser for hemangiomas in infancy: treatment of superficial vs mixed hemangiomas, Arch Dermatol 2000; 136:628.
14. Garden JM, et al: Treatment of cutaneous hemangiomas by the flashlamp-pumped pulsed dye laser: prospective analysis, J Pediatr 1992; 120:555.
15. Garden JM, Bakus AD: Clinical efficacy of the pulsed dye laser in the treatment of vascular lesions, J Dermatol Surg Oncol 1993; 19:321.
16. Esterly NB: Kasabach-Merritt syndrome in infants, J Am Acad Dermatol 1983; 8:504.

17. Hesselmann S, et al: Case report: Kasabach-Merritt syndrome: a review of the therapeutic options and a case report of successful treatment with radiotherapy and interferon alpha, Br J Radiol 2002; 75(890):180.
18. Shin H, Ryu K, Ahn H: Stepwise multimodal approach in the treatment of Kasabach-Merritt syndrome, Pediatr Int 2000; 42(6):620.
19. Burns AJ, Kaplan LC, Mulliken JB: Is there an association between hemangioma and syndromes with dysmorphic features? Pediatrics 1991; 88:1257.
20. Tallman B, et al: Location of port-wine stains and the likelihood of ophthalmic and/or central nervous system complications, Pediatrics 1991; 87:323.
21. Novick NL: Angiokeratoma vulvae, J Am Acad Dermatol, 1985; 12:561.
22. Goldberg LH, Altman AR: Venous lakes of the ears, Cutis 1985; Dec:472.
23. Leshin B, Whitaker DC, Foucar E: Lymphangioma circumscriptum following mastectomy and radiation therapy, J Am Acad Dermatol 1986; 15:1117.
24. Whimster IW: The pathology of lymphangioma circumscriptum, Br J Dermatol 1976; 94:473.
25. McAlvany JP, et al: Magnetic resonance imaging in the evaluation of lymphangioma circumscriptum, Arch Dermatol 1993; 129:194.
26. Browse NL, et al: Surgical management of lymphangioma circumscriptum, Br J Surg 1986; 73:585.
27. Bailin PL, Kantor GR, Wheeland RG: Carbon dioxide laser vaporization of lymphangioma circumscriptum, J Am Acad Dermatol 1986; 14:257.
28. Harris M, et al: Lobular capillary hemangiomas: An epidemiologic report, with emphasis on cutaneous lesions, J Am Acad Dermatol 2000; 42(6):1012.
29. Ro BI: Granuloma pyogenicum, Int J Dermatol 1986; 25:634.
30. Daley TD, et al: Pregnancy tumor: an analysis, Oral Surg Oral Med Oral Pathol 1991; 72:196.
31. Patrice SJ, et al: Pyogenic granuloma (lobular capillary hemangioma): a clinicopathologic study of 178 cases, Pediatr Dermatol 1991; 8:267.
31a. Taira JW, et al: Lobular capillary hemangioma (pyogenic granuloma) with satellitosis, J Am Acad Dermatol 1992; 27:297.
32. Plettenberg A, et al: Bacillary angiomatosis in HIV-infected patients—an epidemiological and clinical study, Dermatology 2000; 201(4):326.
33. Tappero JW, et al: Kaposi's sarcoma. Epidemiology, pathogenesis, histology, clinical spectrum, staging criteria and therapy, J Am Acad Dermatol 1993; 28:371.
34. Mitsuyasu R: Update on the pathogenesis and treatment of Kaposi sarcoma, Curr Opin Oncol 2000; 12:174.
35. Ziegler JL: Endemic Kaposi's sarcoma in Africa and local volcanic soils, Lancet 1993; 342:1348.
36. Stein ME, et al: Endemic African Kaposi's sarcoma: clinical and therapeutic implications. 10-year experience in the Johannesburg Hospital (1980-1990), Oncology 1994; 51:63.
37. Stein ME, et al: Radiation therapy in endemic (African) Kaposi's sarcoma, Int J Radiat Oncol Biol Phys 1993; 27:1181.
38. Trattner A, et al: The appearance of Kaposi sarcoma during corticosteroid therapy, Cancer 1993; 72:1779.
39. Mitsuyasu RT: Clinical aspects of AIDS-related Kaposi's sarcoma, Curr Opin Oncol 1993; 5:835.
40. Safai B, et al: The natural history of Kaposi's sarcoma in the acquired immunodeficiency syndrome, Ann Intern Med 1985; 103:747.
41. Duvic M, et al: Topical treatment of cutaneous lesions of acquired immunodeficiency syndrome-related Kaposi sarcoma using a litretinoin gel, Arch Dermatol 2000; 136(12):1544.
42. Kirova Y, et al: Radiotherapy in the management of epidemic Kaposi's sarcoma: a retrospective study of 643 cases, Radiother Oncol 1998; 46:19.
43. Mitsuyasu R: AIDS-related Kaposi's sarcoma: current treatment options, future trends, Oncology 2000; 14:867; discussion 878, 881, 887.
44. Tappero JW, et al: Cryotherapy for cutaneous Kaposi's sarcoma (KS) associated with acquired immune deficiency syndrome (AIDS): a phase II trial, J Acquir Immune Defic Syndr 1991; 4:839.
45. Boudreaux AA, et al: Intralesional vinblastine for cutaneous Kaposi's sarcoma associated with acquired immunodeficiency syndrome. A clinical trial to evaluate efficacy and discomfort associated with infection, J Am Acad Dermatol 1993; 28:61.
46. Harrison M, et al: Response and cosmetic outcome of two fractionation regimens for AIDS-related Kaposi's sarcoma, Radiother Oncol 1998; 46:23.
47. Berson AM, et al: Radiation therapy for AIDS-related Kaposi's sarcoma, Int J Radiat Oncol Biol Phys 1990; 19:569.
48. Stelzer KJ, Griffin TW: A randomized prospective trial of radiation therapy for AIDS-associated Kaposi's sarcoma, Int J Radiat Oncol Biol Phys 1993; 27:1057.
49. Gascon P, Schwartz R: Kaposi's sarcoma. New treatment modalities, Dermatol Clin 2000; 18(1):169.
50. Dezube B: Acquired immunodeficiency syndrome-related Kaposi's sarcoma: clinical features, staging, and treatment, Semin Oncol 2000; 27(4):424.
51. Krown S: Management of Kaposi sarcoma: the role of interferon and thalidomide, Curr Opin Oncol 2001; 13:374.
52. Trembath R, et al: Clinical and molecular genetic features of pulmonary hypertension in patients with hereditary hemorrhagic telangiectasia, N Engl J Med 2001; 345:325.
53. Shovlin C, et al: Diagnostic criteria for hereditary hemorrhagic telangiectasia (Rendu-Osler-Weber syndrome), Am J Med Genet 2000; 91:66.
54. Garcia-Tsao G, et al: Liver disease in patients with hereditary hemorrhagic telangiectasia, N Engl J Med 2000; 343:931.
55. Lee J, Ben-Aviv D, Covello S: The diagnostic quandary of hereditary haemorrhagic telangiectasia vs. CREST syndrome, Br J Dermatol 2001; 145(4):646.
56. Sabba C, Gallitelli M, Palasciano G: Efficacy of unusually high doses of tranexamic acid for the treatment of epistaxis in hereditary hemorrhagic telangiectasia, N Engl J Med 2001; 345:926.
57. Klepfish A, Berrebi A, Schattner A: Intranasal tranexamic acid treatment for severe epistaxis in hereditary hemorrhagic telangiectasia, Arch Intern Med 2001; 161:767.
58. Wilkin JK, et al: Unilateral dermatomal superficial telangiectasia, J Am Acad Dermatol 1983; 8:468.
59. Tok J, et al: Unilateral nevoid telangiectasia syndrome, Cutis 1994; 53:53.
60. Uhlin SR, McCarty KS Jr: Unilateral nevoid telangiectatic syndrome: the role of estrogen and progesterone receptors, Arch Dermatol 1983; 119:226.
61. Shelley WB: Essential progressive telangiectasia, JAMA 1971; 210:1343.

24 毛发疾病
Hair Diseases

- 解剖学　834
- 生理学　836
- 脱发的评估　838
- 弥漫性脱发　841
- 限局性脱发　842
  - 男性的雄激素源性脱发（男性型秃发）　842
  - 肾上腺雄激素源性女性型脱发　844
  - 妇女多毛症　846
  - 斑秃　855
  - 拔毛癖　858
  - 牵拉性（美容性）秃发　859
  - 瘢痕性秃发　860
- 毛发癣菌病　862

临床医生经常遇到与毛发相关的疾病，这类患者的主诉多数为过早的秃发。医师必须能够认识这种常见的、遗传性脱发，以避免繁琐、昂贵的检查。其他患者则主诉毛发生长异常，医师必须要能认识这些疾病而不要误诊为秃发。有时脱发或毛发过多的体征非常细微，并且一些伴随的皮肤疾病如皮炎也不太明显，因此进行系统检查是很必要的。

解剖学 Anatomy

毛囊　人类出生时大约有5百万个毛囊，毛囊的大小受雄性激素的影响。在胚胎期，表皮的棒状下陷形成毛囊。原始的上皮胚芽下端内陷，陷凹中为含有毛细血管的火焰状的真皮结构，这组成了毛乳头。下陷上皮的中部细胞形成了毛母质，位于皮下脂肪层，毛母质形成毛干及其周围结构。成熟毛囊包括1个毛干、2层毛根鞘及1个有生长功能的毛球（图24-1）。毛囊自上至下分为3段：自毛囊的表皮开口至皮脂腺开口部称为漏斗部，自皮脂腺开口至立毛肌附着部为峡部，立毛肌附着部至毛母质为毛囊下段，此段只存在于生长期毛发。毛母质含有能分裂增殖形成毛干的细胞（图24-2）。毛母质的分裂频率高于任何其他器官。在毛球的顶部细胞开始出现分化，内、外毛根鞘保护、固定生长中的毛发。内毛根鞘止于皮脂腺导管处。任何可能影响细胞分裂的应激或疾病过程都会显著影响毛发的生长。

毛发结构　毛干是死亡的细胞蛋白质，由紧密排列的细胞组成，外面包裹着盘状的、致密的角蛋白。毛母质中细胞的分裂速度快于任何其他正常人类组织，它们向上分裂、脱水，形成毛干。毛干就是由致密的角化细胞组成的。正常毛发的末端是尖的。在毛囊中，毛发形成粗细一致的圆筒状。短毛的末端逐渐变细，这些毛发的生长周期较短或生长期发生较早。

生长中的毛干由数层同心圆排列的保护层包裹（见图24-2）。最外层的是外毛根鞘，富含糖原，与表皮相连，并持续存在。当毛发被拔出时，可以看见凝胶状的内毛根鞘（Henle层、Huxley层及鞘小皮），它保护并固定生长中的毛发，止于毛囊漏斗部。

毛发露出皮面的部分是毛干，有三层结构：最外层是毛小皮，然后是皮质，有时最内层有毛髓，这三层都是死亡的细胞蛋白质。毛小皮包绕和保护皮质细胞，如果梳理或化学性美容处理破坏了毛小皮，可使

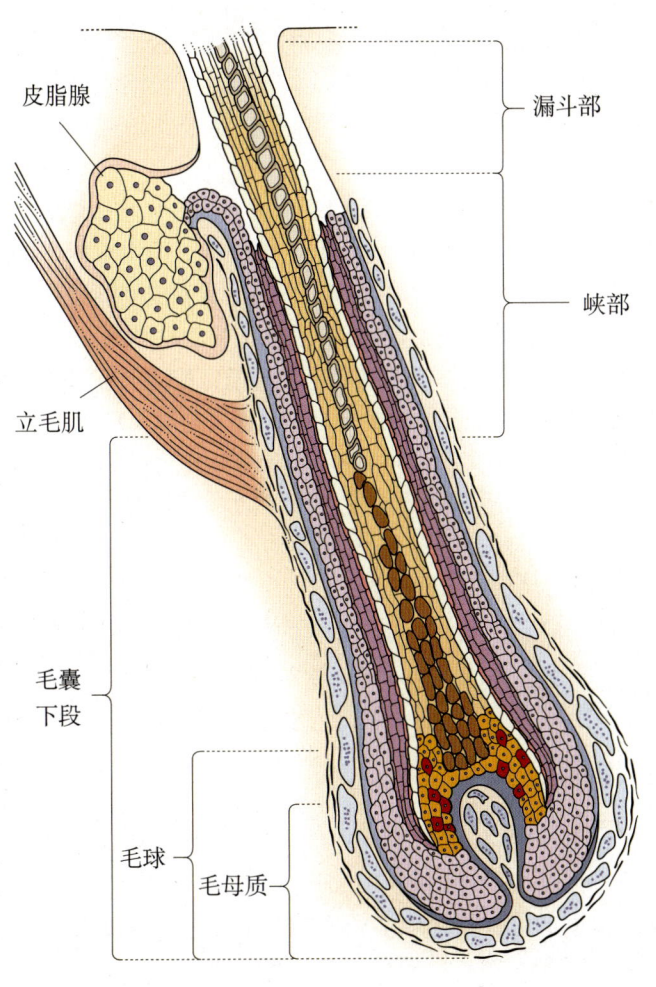

图24-1 毛囊：纵切面分为3部分：漏斗部、峡部、毛囊下段。

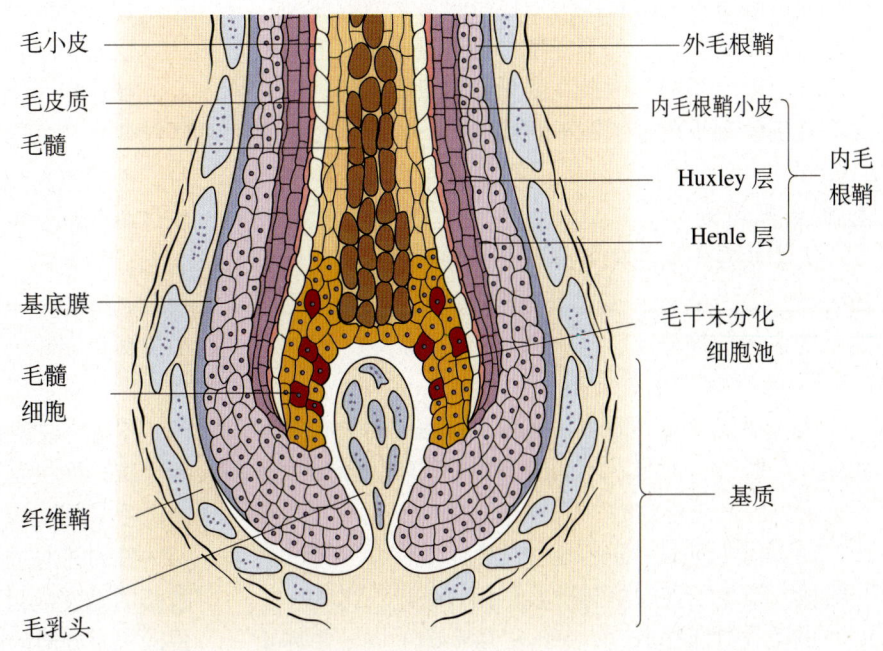

图24-2 毛球：外毛根鞘及内毛根鞘保护、固定生长中的毛干。毛干由髓质、皮质及毛小皮组成。

毛发末端出现分叉。在生长中的毛干的毛囊下部，皮质细胞快速合成、积聚蛋白质。系统性疾病或一些药物可以影响这些细胞的代谢，而导致毛干变细。含有色素的黑素细胞位于毛球部的毛母质，散在于毛皮质及毛髓的细胞间。

毛发类型　毛发有3种类型[1]。终毛为粗而色深的毛发，头顶、胡须部位、腋窝及耻骨部位的终毛受雄激素影响，雄激素对于调节毛发生长很重要。在青春期，雄激素增加胡须部位、胸部及肢体部位的毛囊体积，减小双颞部的毛囊体积，重新塑造男性及一些女性的发际。

胎毛是胎儿时期的细毛，类似的细毛（细绒毛）也见于成人，叫做毳毛。毳毛短而细，颜色浅，覆盖了大部分体表。其他部位的毛发不受雄激素影响。

生理学 Physiology

毛囊的生长周期取决于毛囊的上皮细胞与真皮毛乳头的相互作用。在每个新的毛囊周期开始时，真皮毛乳头诱导上方的上皮形成毛囊。毛囊隆突部上皮含有外毛根鞘细胞，位于立毛肌附着处附近（图24-3）。真皮毛乳头与毛囊隆突部上皮中的生殖细胞相互作用使下方的毛囊再生。表皮受损后毛囊隆突部的外毛根鞘中的干细胞可以迁移、修复表皮。

毛球中的毛母质细胞快速增殖，形成毛干。毛母质细胞进行分化和向上移动，最后被坚硬的内毛根鞘挤压成肉眼所见的形状。内毛根鞘的形状（弯曲率）决定着毛发的形状。毛干主要由毛皮质构成。毛干的色素是由毛母质细胞中散在的黑素细胞所产生的。真皮毛乳头的大小决定了毛干的粗细。

毛发生长周期

人类头发平均在10万根以上。头发的生长期大约1000天（2~6年）。身体其他部位的毛发，如眉毛、睫毛的生长期较短（1~6个月）。头发每天生长0.3~0.4mm，1年大约生长6英寸。

人类毛发生长不同步，不像一些哺乳动物季节性的生长和脱落，而是在不同时间内生长和脱落分散进行，所以脱发是连续的（图24-3）。每个毛囊反复地经历3个毛发生长阶段：退行期（过渡阶段）、休止期（静止阶段）及生长期（生长阶段）（图24-4）。约90%~95%的毛发处于生长期，5%~10%的毛发处于休止期。每天脱落的休止期头发可达100根以上，同时又有大约同等数量的毛囊进入生长期。生长期的持续时间决定毛发的长度，毛球的体积决定毛发的直径。

生长期（生长）　毛球及真皮毛乳头有丝分裂能力的恢复是毛发生长期（anagen）的开始，而生长期开始的必要条件是真皮毛乳头及其上方毛囊上皮间的相互作用。毛囊向下生长，与真皮毛乳头汇合，重复胚胎期毛囊形成的过程。一个新的毛干形成，使得上方的杵状毛发脱落。生长期毛发的平均生长速度是每天0.35mm，即每28天1cm，这一速度随着年龄的增长而逐渐下降[2]。

身体不同部位的毛发长度不同，其长度与生长期的持续时间呈正比。头发的平均生长期是2~6年，而四肢的毛发、睫毛及眉毛的生长期较短（30~45天），休止期较长，这就解释了为什么这些毛发始终很短。在任一时刻大约90%到95%的头发处于生长期。某些狗（如狮子狗）及美利奴绵羊有持续的毛发生长期，这些动物不脱毛，也不换毛。

退行期（退化）　退行期（catagen）是退化的过程，伴随着毛囊角质形成细胞的死亡。在这一阶段毛囊快速退化，标志着生长期的结束。这一过渡阶段持续2~3周，在任一时刻，少于1%的头发处于退行期。毛母质中细胞分裂停止，退行期开始。外毛根鞘退化、回缩、包绕毛干最下段扩张处，形成杵状发。毛囊下部与结缔组织的毛乳头分离，上升至立毛肌附着部水平。真皮毛乳头缩小、上移至毛囊隆突部下方休眠。正常杵状发的形成是退行期结束的标志。

休止期（休眠）　休止期（telogen）中毛囊所有的活动停止，处于休眠状态。头发的毛囊休眠2~3个月，然后重新进入生长期，开始新的毛发生长周期。身体不同部位毛发的休止期所占的比例不同。在任一时刻，约5%~10%的头皮毛囊处于休止期，这些毛囊散在分布于整个头皮。眉毛、睫毛、躯干及四肢的毛发休止期较长。约40%~50%的躯干部毛囊都处于休止期。这些无活性的毛发，即杵状发，发根部为坚硬、干燥、白色的结节状，颜色呈白色，是由于缺少色素之故。杵状发先是牢固地存于毛囊里，然后脱落，新的生长期毛发长出，替代脱落的毛发。每天大约有25~100根休止期毛发脱落，如果用香波洗发，当日脱落的毛发数目可能会是这个数字的2倍。人类毛发是随机、分散的脱落，而其他动物则为季节性的脱落。

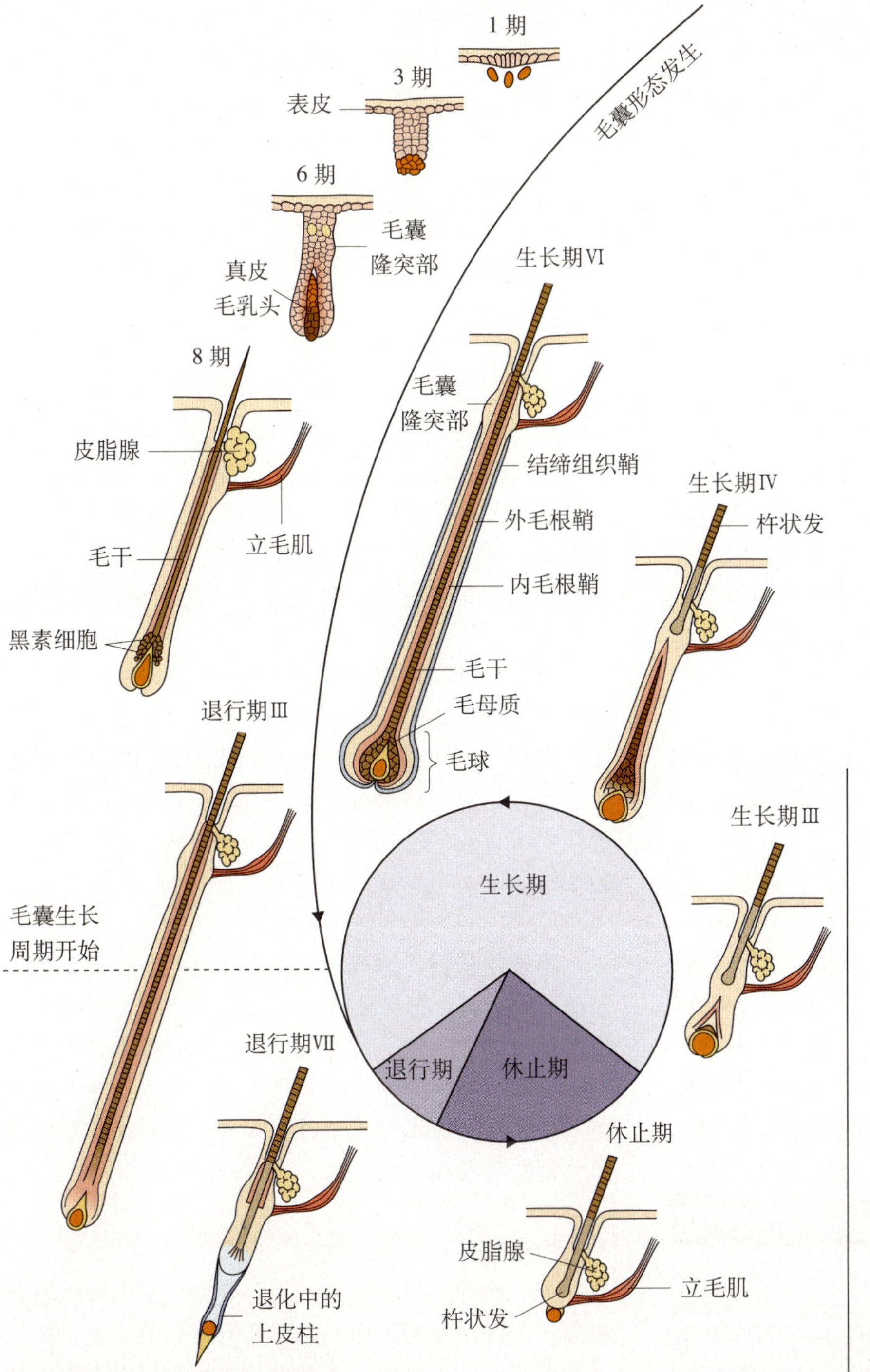

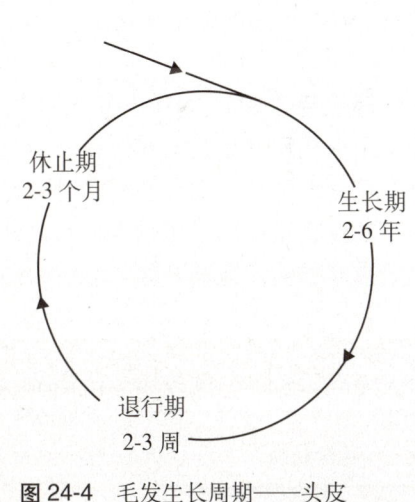

图 24-3 第 1，3，6，8 期表现了胚胎期毛囊的发生过程。然后毛囊进入一个3阶段的生长周期（生长期、退行期及休止期）。这一周期取决于毛囊上皮与真皮毛乳头的相互作用。罗马数字表示的是生长期和退行期的不同形态学亚期。退行期Ⅲ，生长相的结束。退行期Ⅶ，过渡阶段，毛囊下段与真皮毛乳头分离。休止期，毛发上升至立毛肌水平。生长期Ⅲ，毛发生长周期重新开始。生长期Ⅳ，新生毛发迫使杵状发脱落。生长期Ⅵ，重新形成成熟毛囊。饼图显示了毛发生长周期中各个阶段持续的时间比例。（Adapted from Paus R, Ctsarelis G:NEJM 1999; 341:491）

图 24-4 毛发生长周期——头皮

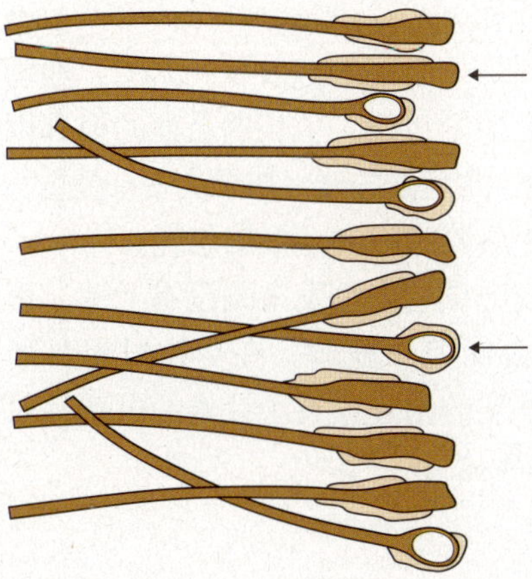

图 24-5 拔毛试验显示生长期及休止期毛发。

脱发的评估 Evaluation of hair loss

脱发（秃发）的原因很多。多数临床医师遇到的毛发问题一般都是为毛发周期改变造成的，瘢痕性秃发则是由于其他原因。这里采用的分类方法主要基于分布及瘢痕形成[如：局限性（斑状）和泛发性，瘢痕性和非瘢痕性]。框 24-1 及表 24-1 概括了脱发的系统性评估方法。对于有"大量脱发"的女性患者的评估方法见第 840 页的图表。

脱发的诊断

病史 应询问有关用药史、是否有严重的饮食缺陷、维生素 A 的摄入及甲状腺疾病等情况。要确定脱发的开始时间及持续时间。突然发生的休止期脱发往往与特殊事件相关。逐渐发生的脱发原因更为复杂，可能与生长期缩短有关，还应与斑秃、雄激素源性脱发及弥漫性原发性瘢痕性秃发相鉴别。

体格检查 应检查头皮及毛干，用显微镜检查毛发末端及毛干直径。临床上当有明显的毛发稀少时，毛发密度可能已经减少了 50%，所以用毛发密度及脱发作为评估方法并不够精确。

轻拉毛试验 在耳上方 3 厘米处的头皮进行操作，用拇指和食指紧紧捏住 20～40 根头发，轻柔缓慢并持续地牵拉毛发，手指同时顺着头发向上滑动，拔下的杵状发应该不超过 6 根。在对侧及另两个区域进行重复试验，检查毛球。

框 24-1 　脱毛的系统性评估步骤	
病史	**诊断步骤**
突然/逐渐脱发	轻拉毛试验
是否存在系统性疾病或 高热	每日脱发计数 分区密度测定
近日精神或身体应激	可能的拔毛癖
药物或化学制品接触史	真菌镜检
体格检查	头皮活检
局限性/弥漫性	
瘢痕性/非瘢痕性	
炎性/非炎性	激素水平检查
密度：正常/下降	
有毛囊角栓	
其他部位有皮肤病	

每日脱发计数 让患者收集早晨梳头时以及洗发时脱落的头发，放入干净的塑料袋中，共14天。由患者计算每日的脱发数目、并记录在塑料袋上。用显微镜检查毛球，判断脱落毛发是生长期还是休止期毛发。如果轻拉毛试验阳性，没有必要进行每日脱发计数。每日脱发100根，或在用香波洗头时每日脱发200至250根是正常的。但如果每天都用香波洗头，脱发数目应在 100 根以内。

分区密度测定 用梳子在头顶部做出一个冠状区域，标出该区域宽度。在头顶部进行一系列平行的分区，目测这些区域的直径大小。在枕部及颞部也进行同样操作，比较不同解剖区域的大小。毛发的密度在儿童期最高，随着年龄的增长逐渐下降。头顶部的头发密度在两性都是最低的，并且随着年龄增长逐渐变稀。

毛干检查 用拇指和食指在头发根部捏住25～30根头发，在手指和头皮间剪断头发，剪去手指上方的头发部分，将手指间的头发置于载玻片的液体上，盖上玻片，用显微镜检查毛干的直径和结构。一些少见的疾病可导致毛干结构异常，例如扭曲发时毛发沿纵轴扭转。

毛发生长窗 选择一处毛发不生长且能被其他头发覆盖的区域。将头发剪短，剪出一个 $2cm^2$ 的区域。用封闭性的敷料覆盖、封闭这个区域。如果怀疑患者有拔毛癖，在 1 周内去除敷料。正常的毛发生长速度是 1 周生长2.5mm，1 个月生长1cm。这个试验可以向患者证明头发在不断生长。

拔毛试验——毛发结构 这项检查会造成疼痛，但目前一些诊所仍在使用。用一个橡皮头的持针器迅速拔下头发，保留距离毛发根部1cm长的头发，剪掉多余的部分，将头发浮于载玻片或培养皿上，用手持放大镜观察（图 24-5）。

休止期毛发根部是一个小的、没有色素的、卵圆形的球，并没有内毛根鞘包绕。生长期毛发的根部则是一个较大的、长的、含色素的球（如果头发有颜色），就像扫帚的末端，并由胶状的内毛根鞘包绕。

有一些疾病在拔毛试验中毛发末端没有毛球。影响细胞分裂的情况会使毛干脆弱，在受拉时容易断裂。斑秃、抗有丝分裂的治疗以及小剂量的电离辐射会干扰细胞有丝分裂活性。

表 24-1 诊断脱发的简化方法（此方案可诊断 97% 的脱发）

疾病	头皮	模式	轻拉毛试验	实验室检查	治疗
弥漫性脱发（非瘢痕性）					
休止期脱发	正常	弥漫	休止期增多	疾病特异	疾病特异
弥漫斑秃	正常	不规则弥漫分布	休止期增多	—	局部免疫治疗
雄激素源性脱发（男性）	正常	Hamilton（图 24-6）	阴性	—	米诺地尔 1mg 非那雄胺 外科手术
雄激素源性脱发（女性）	正常	Ludwig（图 24-7）	阴性	睾酮 硫酸脱氢表雄酮(钠)	米诺地尔 口服避孕药 螺内酯
系统性疾病	多数正常	弥漫	正常或休止期增多	甲状腺功能 铁/IBC ANA	疾病特异
斑片状脱发（瘢痕性）					
毛发扁平苔藓	头发陷入"岛屿"中	斑片状	阴性	活检 免疫荧光	羟氯喹 环孢素 A
盘状红斑狼疮	萎缩、色素沉着、毛囊角栓	斑片状	阴性	活检	皮损内肾上腺皮质激素注射 羟氯喹
脱发性毛囊炎	周边脓疱 皮肤变糟	斑片状	阴性	细菌培养 活检	利福平 克林霉素 其他抗生素
假性斑秃	瘢痕，非炎症性	虫蚀样	阴性	活检 免疫荧光	外用糖皮质激素 羟氯喹
毛囊退化综合征	限局性瘢痕	头顶部斑片状	阴性	活检	避免牵拉毛发
斑片状脱发（非瘢痕性）					
斑秃	正常	斑片状+惊叹号样毛发	边缘可以阳性	儿童：氢氧化钾真菌镜检	皮损内肾上腺皮质激素注射 米诺地尔 蒽林
头癣	脱屑或丘疹或脓疱	斑片状	头发折断	氢氧化钾真菌镜检 真菌培养	口服抗真菌药
牵拉性脱发	瘢痕±	斑片状、发际处	头发折断	—	避免牵拉
拔毛癖	瘢痕±正常	斑片状，残留短发	通常阴性	—	氟西汀，其他精神治疗
梅毒	正常	虫蚀状	休止期增多	RPR	青霉素
头发断裂	正常	斑片状或发际处	断发		

Adapted from Robert RL: Dermatol Clin 1996; 14

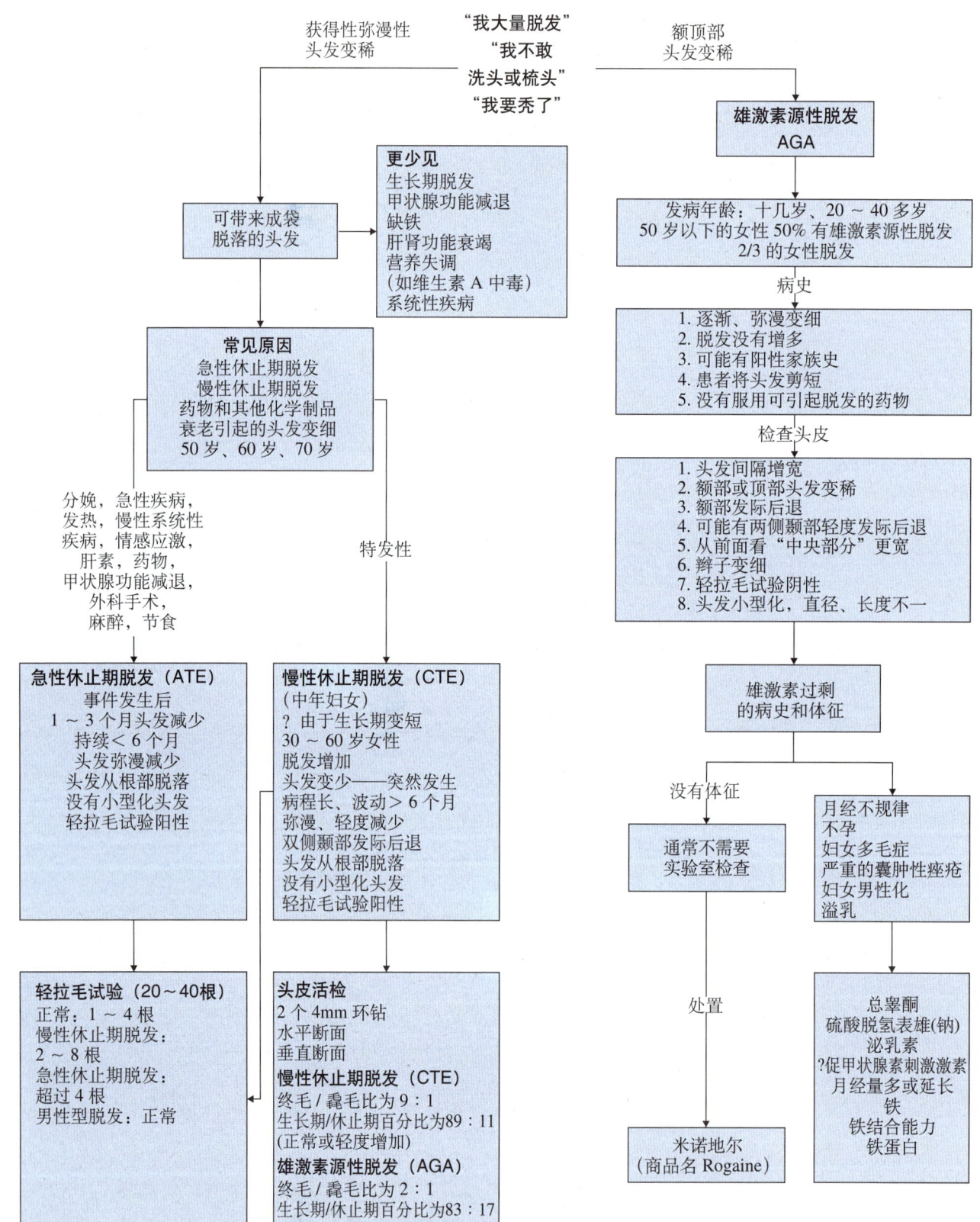

弥漫性脱发 Generalized hair loss

弥漫性脱发（框24-2及表24-2）通常不伴随炎症或瘢痕。脱发形式较单一，发生在整个头部。轻拉毛试验对于鉴别诊断很重要。

休止期脱发 文献报道有一些情况会使头发过早结束生长期，大量提前进入休止期（见框24-2）[3]。毛囊并没有病态改变，而是生物钟发生了改变，进入了一个正常的退化过程。通常多数患者受累头发少于50%，不伴随炎症反应或瘢痕形成。在脱落前，休止期头发还可在头皮保持约100天，所以一般在导致毛囊正常生长结束的事件发生后3个月出现休止期脱发。

Kligman[4]解释了休止期脱发的过程，并指出了一些导致这种脱发的情况（见框24-2）。这里仅讨论一些最常见的原因。任何原因导致的高热都可能在2、3个月后引起突然的弥漫性杵状发脱落。头发脱落突然发生，并持续大约4个星期。拔毛试验显示，休止期毛发占30%～60%。这种脱发可以完全恢复正常。

文献报道严重的情感和身体创伤可导致弥漫性脱发。有报道在严重的精神和身体创伤后2周发生脱发，但是由于2周对于诱导休止期太短，这种脱发可能有其他机制。由于特发性的生长期缩短（一种短生长期综合征），一些患者可能会脱发增多。他们的脱发增加，头发长度缩短。生长期每缩短50%，相应的会有两倍的毛囊处于休止期。

产后脱发 在妊娠期间，特别是在妊娠的最后3个月，处于休止期的毛囊比例逐渐下降。分娩后1～4个月有相当一部分妇女发生弥漫性脱发，主要在额颞部。有时脱发非常显著，但1年内可恢复正常。头发生长通常能恢复到妊娠前的水平。

药物 细胞毒性药物直接影响毛母质细胞的增生，引起明显脱发，导致生长期脱发。有许多药物都可能导致休止期脱发。在框24-3中列举了这些药物。

框24-2	脱发
弥漫性[*]	**局限性**[†]
休止期脱发	雄激素源性脱发
急性失血	男性型
分娩	女性型
节食	妇女多毛症
（蛋白不足）	斑秃
药物	拔毛癖
香豆素类	牵拉性脱发
肝素	瘢痕性脱发
心得安	发育缺陷：皮肤发育不全
维生素A	身体损伤：烧伤、压迫
高热	感染
甲状腺功能减退和甲亢	真菌性：脓癣
身体应激（如外科手术）	细菌性：毛囊炎、疖
生理性（如新生儿）	病毒性：带状疱疹
精神应激	新生物
严重疾病（如系统性红	转移癌
斑狼疮）	硬化型基底细胞癌
生长期脱发	其他
肿瘤化疗药物	红斑狼疮
中毒	扁平苔藓
铊（鼠药）	瘢痕性类天疱疮
砷	硬皮病
放疗	
泛发性斑片状	
二期梅毒：	
"虫蚀状脱发"	

[*] 弥漫、单一类型脱发，但在脱发区内尚有许多未脱落的头发零乱的分布。
[†] 在受累区内多数或所有头发均脱落。

表24-2	休止期脱发与生长期脱发鉴别要点	
临床表现	休止期	生长期
损伤后脱发发生时间	2～4个月	1～4周
脱发百分比	20～50	80～90
脱落头发类型	正常杵状发（白色毛球）	生长期头发（含色素毛球）
毛干	正常	变细或破碎

框24-3	可能与休止期脱发相关的药物
对氨基水杨酸	依那普利
苯异丙胺	依曲替酯
溴隐亭	左旋多巴
卡托普利	锂
卡马西平	美托洛尔
西米替丁	心得安
华法林	吡啶斯的明
达那唑	三甲双酮

生长期脱发 生长期脱发（见框 24-2 及表 24-2）是毛发突然从处于生长期的毛囊中脱落。突然干扰毛发的新陈代谢及毛囊再生部位必然会引起生长期脱发，肿瘤化疗药物及放射治疗都属于这样的损伤因素。毛母质及毛皮质中快速分裂的细胞受到影响。这些损伤因素影响毛发生长速度，但并不改变毛发生长周期，这点不同于休止期脱发。高浓度的抗新陈代谢药物或射线使整个新陈代谢突然停止，整个毛发及发根完整脱落。没有脱落的是那些处于休止期的毛发，这些毛发没有生长活性，楔在毛管中，不会受这些突发事件的影响。由于生长缓慢，这些毛囊的干细胞不受影响，并产生一个新的毛球。一些低强度的刺激减慢毛球和皮质细胞的有丝分裂率，导致毛球变形，使下面的毛干变细。这些变细的毛干很容易折断，从而脱落，末端不带毛球。由于 90% 的头发处于生长期，所以有大量的头发会受累。在某种损伤事件发生后，仅残留 10%～20% 头发的患者几乎肯定是生长期脱发。2% 的米诺地尔外用不能预防化疗引起的脱发[5]。

限局性脱发 Localized hair loss

男性的雄激素源性脱发（男性型秃发）Androgenic alopecia in men (male-pattern baldness)

男性的秃发与其说是一种疾病，不如说是遗传学易感的男性对于雄激素的生理反应。其遗传模式可能是多基因的。在 12～40 岁之间开始出现头发变细，而且大约有一半人群表示在 50 岁前出现该特征。

汉密尔顿模式 汉密尔顿（Hamilton）对脱发的进展及模式进行了分类（图24-6）。额颞部的三角形的发际后退通常发生在多数年轻男性（Ⅰ级）及青春期后女性。额颞部后退的增加及额中部的后退（Ⅱ级）是变秃的最早征兆。接着是顶部圆形的脱发，头顶的毛发密度下降，有时速度很快（Ⅲ～Ⅶ级）。

病理生理学 雄激素源性脱发的原因是毛囊生长期的逐渐缩短。头部毛囊分为两群：头顶部的雄激素敏感毛囊，及两侧及后部的非雄激素依赖性毛囊。在遗传易感人群中，在雄激素的影响下，受累毛囊逐渐小型化，粗大的、含色素的头发（终毛）被细软的、没有色素的毳毛取代。

外毛根鞘隆突部周围的炎症反应也可破坏毛囊干细胞，导致毛囊密度下降。此时毛囊尚存在，但去除雄激素、用米诺地尔或非那雄胺治疗并不能使毳毛化的毛囊恢复为终末期毛囊。

图 24-6　男性型秃发的 Norwood/Hamilton 分类。

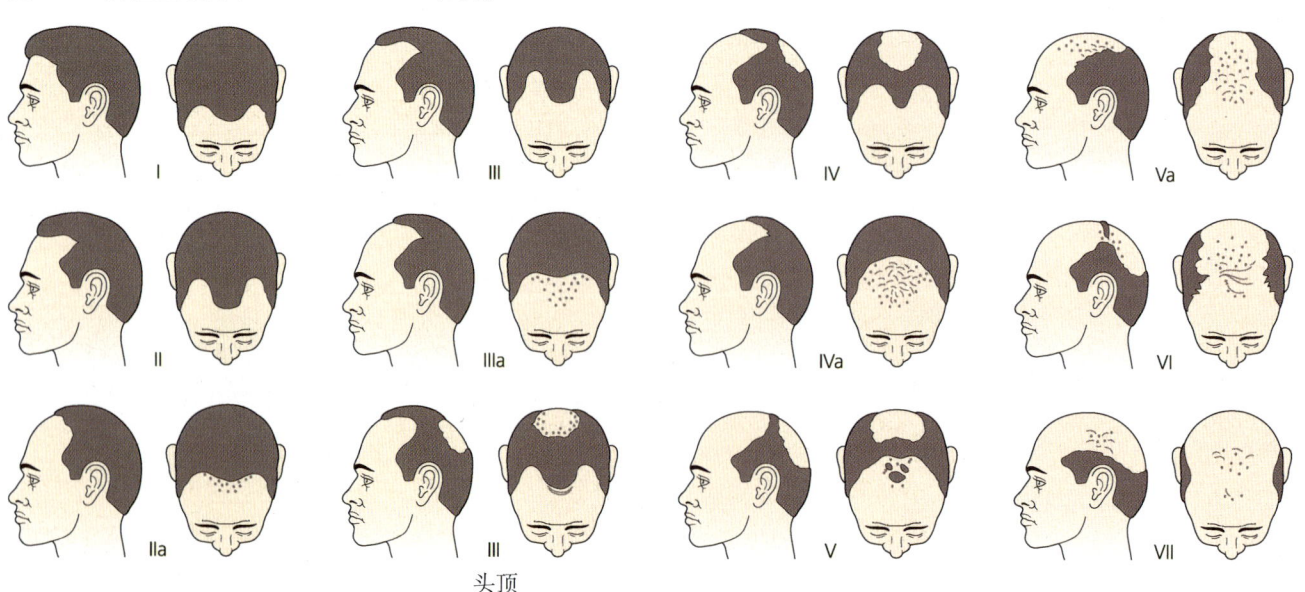

头顶

皮肤雄激素代谢 在5α还原酶的作用下,睾酮转换为作用更强的双氢睾酮(DHT)。皮肤细胞含有5α还原酶(Ⅰ型和Ⅱ型)。Ⅰ型5α还原酶见于皮脂腺,Ⅱ型5α还原酶见于毛囊和前列腺。睾酮及双氢睾酮作用于毛囊真皮乳头的雄激素受体。在青春期,它们可增大雄激素依赖区域,如胡须区域的毛囊体积。但在青春期以后,双氢睾酮结合于毛囊的雄激素受体,使终末期毛囊缩小。随着毛囊周期周而复始,生长期逐渐缩短,毛囊越来越小,头发变短变细。先天性缺乏Ⅱ型5α还原酶的男性不会发生雄激素源性脱发。非那雄胺可抑制Ⅱ型5α还原酶,可减缓和逆转雄激素源性脱发的过程。

治疗 患者对于治疗的要求各不相同。一些男性易于接受这种不可避免的脱发,而另一些则觉得秃发难以忍受。现在可选择的治疗方法包括外用药治疗(米诺地尔)、口服药物(非那雄胺)及一些外科方法。药物可以增粗现存的头发,并延缓顶额部头发变细。药物对于那些已经秃发和双侧颞部秃发、发际后退的男性无效。6~12个月可看到疗效,但治疗应持续进行,如果停止治疗,6~12个月内疗效会消失,头发密度恢复到治疗前的水平。早年就出现秃发的患者最为苦恼,他们往往向毛发诊所的非临床医师即所谓"专家"咨询,这些诊所提供许多种外用制剂,一般都没有什么实际价值。我们建议一些患者进行毛发移植、织发或使用假发。

米诺地尔 米诺地尔本来为一种治疗高血压的药物。它可增长毛发生长期,使休止期毛囊生长,并使毳毛化的毛囊变大。这些疗效仅见于一小部分患者。目前市面上有2%的米诺地尔和5%的米诺地尔销售,用法为每天2次外用,每次1ml,并用手指轻轻涂抹开。有一种新的涂布器可以更方便、更有效的涂布药物。米诺地尔可增加终末期毛发。停止治疗后1~3个月内,患者会回复到治疗前的情况[6]。最理想的适用人群是那些脱发时间少于5年、30岁以下的男性患者。对于轻度、中度脱发的年轻男女,米诺地尔有中度增加头发的作用,持续每天外用2次可以维持疗效[7]。未发表的研究显示,在女性患者中,应用2%和5%的米诺地尔溶液疗效没有区别,但许多医生都建议女性患者使用5%的溶液。一项为期48周的研究显示,男性患者外用2%的米诺地尔溶液,每平方厘米平均可增发12.7根,而5%溶液组的每平方厘米平均可增发18.5根。一项研究显示,2%的米诺地尔溶液外用可以轻度提高左室舒张末期容积、心输出量、左心室体积,且具有显著统计学意义[8]。有报道2%的米诺地尔溶液外用可引起眩晕和心动过速,还可能引起局部刺激、瘙痒、干燥以及红斑。这可能是由于酒精、丙二醇等溶剂的缘故。药物应在头皮干燥的情况下每日外用2次,并且在1小时内头发保持干燥。大约1/3的患者可长出足够长的头发,在用到第8至第12月时效果最明显。米诺地尔可以停止或者延缓男性型秃发的进程。

非那雄胺 每日服用非那雄胺(保法止,1mg)可有效治疗男性的雄激素源性脱发。有些医师开处方非那雄胺(保列治,5mg),并指导患者用药片分解器将5mg的药片分为均等的4份,这样较经济。

雄激素源性脱发(男性型脱发)的发病原因是雄激素作用下头皮部毛囊的小型化,二氢睾酮(DHT)在这一过程起到了促进作用。非那雄胺可阻断Ⅱ型5α还原酶,抑制睾酮向二氢睾酮的转化,降低血清及皮肤中二氢睾酮的浓度。这样可以减慢头发的进一步脱落,抑制雄激素依赖的毛囊小型化,改善雄激素源性男性脱发患者的头发生长和头发质量[9]。

一项为期2年的临床试验证实,每日服用1mg非那雄胺可延缓男性型秃发患者的脱发过程并促进头发生长[10]。治疗3个月出现疗效。治疗6~12个月时,头发数量逐渐增加,并可持续到第2年内。治疗延缓了进一步的脱发。

非那雄胺对于头顶部男性型脱发及头皮前/中部区域脱发患者有效[11]。对于60岁以上的患者可能无效,因为这些患者的头皮中Ⅱ型5α还原酶的活性可能不像年轻男性中那么高。

对于患雄激素源性脱发的绝经后女性患者,每日服用1mg非那雄胺,持续12个月,不能促进头发生长或延缓头发变细[12]。非那雄胺可能会抑制胎儿的睾酮转化为二氢睾酮,从而干扰男性胎儿的男性化,因此严禁该药用于妊娠妇女或有可能妊娠的女性患者。大约20%~30%的男性患者用此药治疗无效。此外,用非那雄胺时应当坚持用药。

副作用 据报道,在第1年内,4.2%的男性患者可出现性功能障碍,停止使用后该副作用可消失,一些选择继续治疗的患者中该副作用也可自行消失。目前尚没有观察到与非那雄胺有关的其他严重副作用。在每日服用1mg非那雄胺的18~41岁的男性患者中,血清前列腺特异性抗原水平降低了0.2ng/ml,有显著的统计学意义[13]。在年龄更大的男性患者中,非那雄胺可使血清前列腺特异性抗原水平的降低50%。

非那雄胺对多毛症妇女有益，但由于其存在男性胎儿女性化的潜在作用，应谨慎用于妇女。

毛发移植　毛发移植用来永久性地治疗脱发已经成功应用多年。年龄不是决定因素。供区为头皮部外侧及枕部区域的非雄激素依赖性头部毛囊。手术科医师必须要有审美感，恰当地设计前发际。目前有多种收获毛囊、种植毛发的技术，并且在不断改善中。

头皮减少及皮瓣　在顶部秃发头皮上做一个前-后椭圆形的切除，直接缝合，可以立即达到美化头发的效果，可以每4周重复一次，直到缝合边缘融合，或头皮组织变得很薄为止。以后可用皮肤移植片或皮瓣填补剩余空隙。另外，有创造力的外科医师可以设计不同类型的皮瓣来填补空隙。

织发　在美国，有一个组织叫男性头发俱乐部（1-800-677-7700）。他们改进了织发，制造了一种交叉的、透明的纤维基质，适应顾客头发稀疏区域。这种基质疏松多孔，允许头皮进行"呼吸"。将头发一束一束的加入基质中，重塑顾客自己的头发模式和生长。然后用一种医用黏合剂将头发和基质融合起来。每5周顾客回到俱乐部理发，更换黏合剂。总的来讲，顾客对这种织发非常满意，与假发相比，他们更愿意接受织发。

肾上腺雄激素源性女性型脱发
Adrenal androgenic female-pattern alopecia

许多妇女在二、三十岁时会出现慢性、进行性、弥漫性脱发。这些女性的月经周期一般都正常，体格检查也没有异常，一般被划分为"男性型秃发"，有遗传性，常常不作进一步评估。最近的研究显示，这些女性中有一部分人血清中肾上腺硫酸脱氢表雄酮（DHEA-S）水平升高，头皮中央脱发，被称为肾上腺雄激素源性女性型脱发。

男性型秃发导致头皮中部头发退行性变、额颞部发际后退、脱发区域头发毛干变细。相反，多数弥漫性脱发的女性头皮中部逐渐脱发，正常发际线保留，没有额颞部的后退。生长期头发直径不同。随着年龄增长，中部头发变细越来越明显，与男性型秃发不同，前部发际保持正常（图24-7）[14]。但在罕见病例中，可看到类似于男性患者的脱发过程，额颞部发际后退明显。

实验室检查　表24-3中概述了女性型和男性型脱发的女性患者的实验室检查特点。一些雄激素源性脱发患者的实验室检查应首先包括血清硫酸脱氢表雄酮（DHEA-S）、血清总睾酮（T）、睾酮-雌二醇-结合球蛋白（TeBG）、T/TeBG比例及血清泌乳素水平的检测[15]。

治疗　与安慰剂相比，局部外用2%的米诺地尔溶液治疗女性雄激素源性脱发有显著疗效[16,17]，还可选用5%的米诺地尔溶液。

参照男性雄激素源性脱发及妇女多毛症的治疗。

表24-3　女性弥漫性脱发的实验室检查

实验室参数	女性型脱发	女性型脱发伴多毛症	女性型脱发（额颞部后退）
DHEA-S*	正常或升高	正常或升高	升高
T	正常	正常或升高	升高
TeBG	正常	下降或正常	下降或正常
T/TeBG 泌乳素†	正常	升高	升高

* DHEA-S：硫酸脱氢表雄酮，T：血清总睾酮，TeBG：睾酮-雌二醇结合球蛋白，T/TeBG：雄性化指数。
† 如果升高，可疑脑垂体疾病（如，脑垂体泌乳素分泌腺瘤）。

女性型脱发

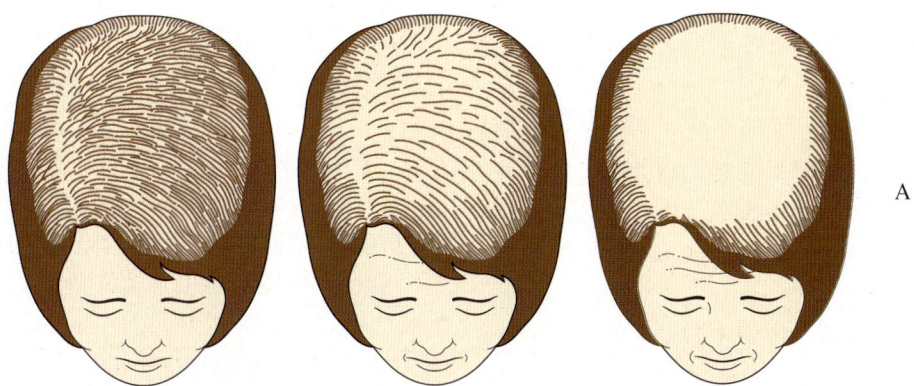

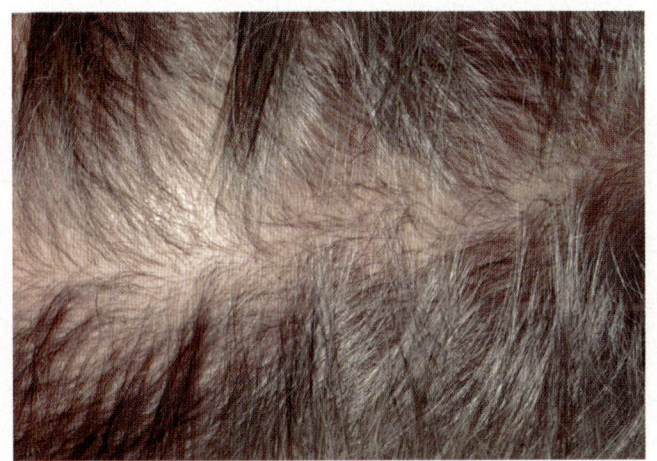

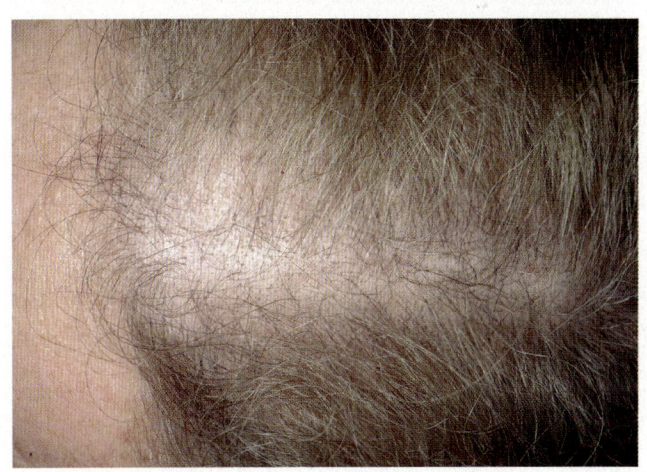

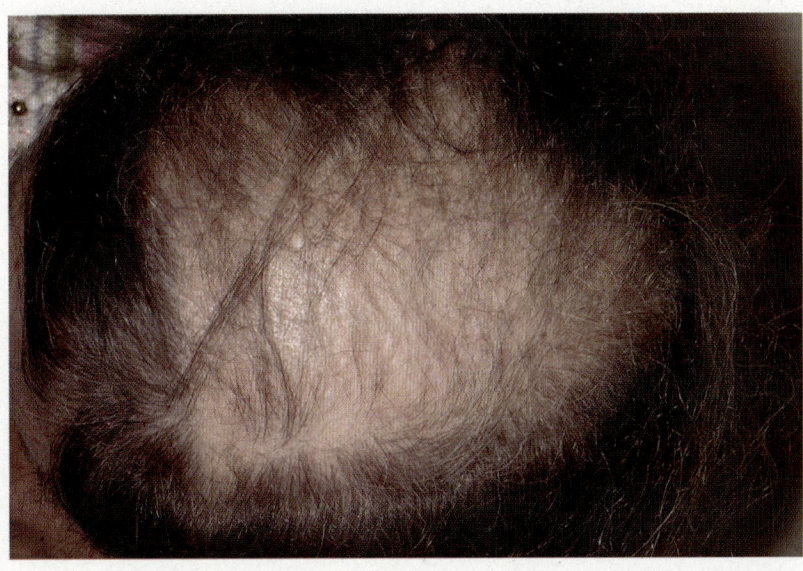

图24-7 **A.** Ludwig型。女性型雄激素源性脱发的发展。**B.** 最初表现是两侧头发间隔变宽。**C.** 两侧头发间隔增宽更明显。**D.** 头顶部弥漫性脱发，前发际保持正常。

妇女多毛症 Hirsutism

妇女多毛症是在女性中出现终末期毛发（粗的、深色的）的男性型分布，如在面部、胸部、乳晕，5%~10%的女性受累。妇女多毛症通常是良性的，主要影响美观。

伴有男性化特征的妇女多毛症，特别是青春期后发生的病例，可能提示卵巢或肾上腺肿瘤。多毛症的病因很多（框24-4）。Ferriman-Gallwey评分用于判断多毛症的程度（表24-4）。

特发性妇女多毛症　特发性妇女多毛症患者有正常的排卵功能及循环雄激素水平。由于高达40%的妇女多毛症患者没有排卵功能，所以仅仅规律的月经不足以排除排卵功能异常。过多的体毛是由于毛囊皮脂腺单位对正常血清雄激素水平的敏感性增高。这些妇女可能雄激素受体数目增多，或5α还原酶活性增高，对抗雄激素治疗或5α还原酶抑制剂（非那雄胺）治疗有反应[18]。20%以下的妇女多毛症患者为特发性妇女多毛症。

雄性化　雄性化是妇女多毛症合并其他男性化体征，如声音低沉、颞部秃发（框24-5）。男性化可能是卵巢或肾上腺肿瘤的表现。雄性化与卵巢或/和肾上腺雄激素产生显著增高及血清雄激素水平显著增高有关。

卵巢源性雄性化　少见的泌雄激素性卵巢肿瘤可导致雄性化。妇女多毛症及雄性化的发病较多囊卵巢综合征更突然。卵巢肿瘤可以分泌多种激素，包括甲状腺素。

肾上腺源性雄性化　肾上腺源性雄性化最多见于先天性的肾上腺肥大（21-羟化酶缺乏）。由于性别不明确，往往在出生时就可诊断。病情不重的可引起迟发性肾上腺肥大及青春期多毛症。发生于女性的肾上腺肿瘤很少是由雄激素增多引起。

框24-4　妇女多毛症的病因	
妇女多毛症不伴雄性化	**妇女多毛症伴雄性化**
遗传性	卵巢性
多囊卵巢综合征	多囊卵巢综合征
种族性	卵泡膜细胞增殖症
家族性	HAIR-AN 综合征
生理性	（雄激素过多，胰岛素抵抗，黑棘皮病）
青春期	
妊娠	肿瘤
绝经期	肾上腺性
内分泌性	先天性肾上腺肥大（经典型及轻型）
甲状腺功能减退	
肢端肥大症	21-羟化酶缺陷
先天性损害	11-羟化酶缺陷（少见）
Hurler 综合征	
等位基因三体征	3β-羟化类固醇脱氢酶缺乏（少见）
De Lange 综合征	
卟啉症	肿瘤
错构瘤	ACTH依赖的Cushing综合征
药物	
雄激素	
二氮嗪	
糖皮质激素	
米诺地尔	
口服避孕药（孕前成分）	
苯妥英	
中枢神经系统疾病	
多发性硬化	
脑炎	
颌骨内面骨肥厚	
多毛妇女糖尿病综合征	

框24-5　妇女多毛症和雄性化的临床表现
妇女多毛症：女性在9个主要的雄激素敏感解剖区域毛发过度生长
面部
胸部
乳晕
腹白线
下背部
上背部
臀部
股内侧
外生殖器
雄性化，合并妇女多毛症：
痤疮及皮脂产生增多
阴蒂肥大
乳房缩小
声音深沉
额颞部秃发
肌肉量增加
月经不规律或闭经
性欲增强
多毛症
臭汗症

表 24-4　妇女多毛症 Ferriman-Gallwey 评分

部位	程度限定	分数
上唇	在外侧边缘有少量毛发	1
	外侧边缘小胡须	2
	由外侧边缘向内一半的胡须	3
	由外侧至中线的胡须	4
颏部	少量分散的毛发	1
	低密度的散在的毛发	2
	完全覆盖，轻	3
	完全覆盖，重	4
胸部	乳晕周围毛发	1
	乳晕周围毛发及中线毛发	2
	乳晕周围毛发及中线毛发融合，覆盖 3/4	3
	完全覆盖	4
上背部	少量分散的毛发	1
	比少量分散毛发要多，但仍分散分布	2
	完全覆盖，轻	3
	完全覆盖，重	4
下背部	骶部丛状毛发	1
	骶部丛状毛发，略向两侧扩散	2
	覆盖 3/4	3
	完全覆盖	4
上腹部	少量中线毛发	1
	更多毛发，仍限于中线	2
	覆盖一半	3
	完全覆盖	4
下腹部	少量中线毛发	1
	中线线状分布毛发	2
	中线带状分布毛发	3
	倒 V 形生长毛发	4
上臂	分散生长，不超过 1/4 肢体面积	1
	覆盖超过 1/4，未完全覆盖	2
	完全覆盖，轻	3
	完全覆盖，重	4
股部	分散生长，不超过 1/4 肢体面积	1
	覆盖超过 1/4，未完全覆盖	2
	完全覆盖，轻	3
	完全覆盖，重	4

- 0 级：没有终末期毛发

Ferriman-Gallwey激素毛发得分=上唇分数＋颏部分数＋胸部分数＋上背部分数＋下背部分数＋上腹部分数＋下腹部分数＋上臂分数＋股部分数

解释：
- 雄激素性毛发的最小积分：0
- 雄激素性毛发的最大积分：36
- 积分越高，妇女多毛症越重
- 白肤色女积分超过 6 分，提示有毛发分布异常
- 不同人种可能有不同的正常高限

*妇女多毛症根据身体 9 个区域的毛发生长情况进行评估

体毛 每单位面积的毛发数目由遗传因素决定。地中海人较亚洲人有更多的单位面积体毛数。除了嘴唇、掌跖外，毛囊分布于整个体表。毛囊分为毳毛毛囊及终毛毛囊两种。大多数妇女在乳晕周围、耻骨上腹中线等处有终毛。在女性，过多的雄激素可刺激除头皮处以外的毳毛发育成为长而粗的、含有色素的终毛，而在头皮，终毛则转变为毳毛，导致秃发。青春期后发生妇女多毛症的女性，特别是伴随男性化体征的，如月经不规律和闭经，提示体内有疾病，需进一步检查和诊治。

病理生理学

妇女多毛症是由于雄激素水平过高（卵巢来源或肾上腺来源）或毛囊对于正常水平雄激素过于敏感所致。游离睾酮是导致毛发生长的雄激素。

雄激素由肾上腺及卵巢产生，在血液中由性激素结合球蛋白（SHBG）运输至毛囊，在毛囊处转化并结合雄激素受体。雄激素产生过多、毛囊部位转化增强、代谢减少及受体结合能力增强都可能导致妇女多毛症。

睾酮刺激粗而色深的毛发生长。雌激素减慢毛发生长速度，产生细而色浅的毛发。孕激素对毛发生长的影响作用很小。血清睾酮水平由 SHBG 调节。雌激素水平增高则 SHBG 水平增高，同样在口服避孕药时 SHBG 水平增高。SHBG 水平增高可降低循环睾酮的活性。SHBG 水平降低则增加游离睾酮的水平。以下情况可引起 SHBG 水平下降：

- 肾上腺增生（先天性或晚发性）
- Cushing 综合征
- 生长激素过多
- 外源性雄激素
- 高胰岛素血症
- 高催乳素血症
- 肥胖症
- 多囊卵巢综合征

循环雄激素 导致妇女多毛症及雄性化的主要机制是卵巢及肾上腺的睾酮及其他雄激素分泌增加。图 24-8 中总结了正常妇女循环雄激素的主要来源。雄激素产生越多，雄性化程度就越高。妇女中 4 种主要的循环雄激素是：脱氢表雄酮（DHEA）、硫酸脱氢表雄酮（DHEA-S）、雄烯二酮及睾酮。约 50% 的睾酮由卵巢和肾上腺分泌，其他的是由前激素雄烯二酮、DHEA、DHEA-S 在肝脏、脂肪、皮肤中代谢而来。雄烯二酮由卵巢和肾上腺分泌。DHEA-S 由肾上腺产生。肝脏是睾酮代谢的主要场所。睾酮产生过多会超过肝脏的清除能力，循环睾酮水平增加，进而毛囊成为过多睾酮的代谢场所。

过多睾酮在毛囊的代谢导致过多粗毛产生。

雄激素和毛囊 睾酮在毛囊中可结合雄激素受体。毛囊 5α 还原酶被激活，将受体结合睾酮转化为 5α-二氢睾酮（DHT）。活化的激素刺激毛囊细胞增殖，导致终毛生长。雄激素依赖性毛囊分布于胡须区域、上背部、肩部、胸骨部位、腋窝及耻骨（图 24-9 及图 24-10）。腋窝及耻骨部位的毛囊对低水平的雄激素非常敏感，而面部及躯干部位的毛囊只对高水平的雄激素有反应。过剩的雄激素可以将这些区域的毳毛转化为终毛（粗而色深），导致多毛症。多毛症常伴额颞部发际退缩。

妇女多毛症中雄激素的产生 患有妇女多毛症的女性中，平均血浆雄激素水平升高，但在正常女性、特发性多毛症女性及多囊卵巢综合征患者中，雄激素水平有相当大的重叠。25%～60% 的多毛症妇女血浆总睾酮水平正常。具有正常月经周期的妇女中，80% 血浆睾酮水平正常。妇女多毛症患者的睾酮水平几乎总是升高的。一个妇女多毛症患者某次正常的血浆睾酮水平，不能准确地反映睾酮的产生率。对于妇女多毛症患者雄激素产生增加的检测，血浆游离睾酮水平较总睾酮水平更敏感[19]。

妇女多毛症的诊断 明确发病年龄、病情严重程度、病情进展速度。开始于青春期的多毛症可能是由多囊卵巢综合征、卵泡膜细胞增殖症、特发性妇女多毛症或晚发性肾上腺肥大引起。突然发生的妇女多毛症提示医源性原因（如药物等），如果合并雄性化，还提示卵巢或肾上腺肿瘤。黑棘皮病的存在则提示 HAIR-AN 综合征，合并多囊卵巢综合征或卵泡膜细胞增殖症。阴蒂增大、男性型秃发及其他雄性化体征提示卵巢或肾上腺肿瘤。

妇女多毛症

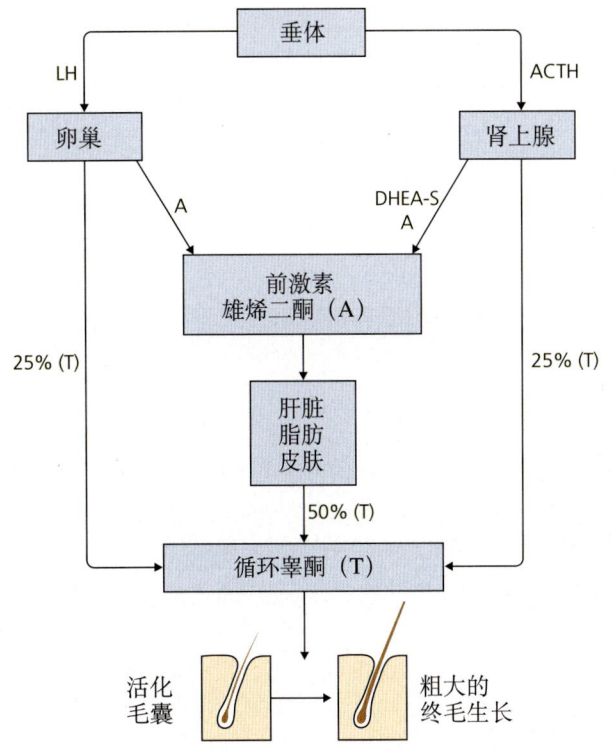

图 24-8　雄激素依赖的妇女多毛症。
T ＝睾酮；
DHEA ＝脱氢表雄酮；
DHEA-S ＝硫酸脱氢表雄酮；
A ＝雄烯二酮。

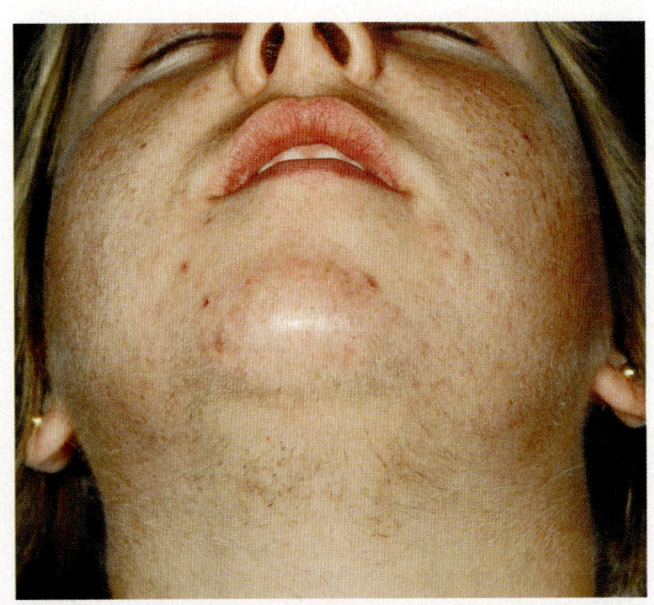

图24-9　妇女多毛症（Ⅱ级和Ⅲ级）：一位年轻妇女下巴及颈部的终毛生长情况。

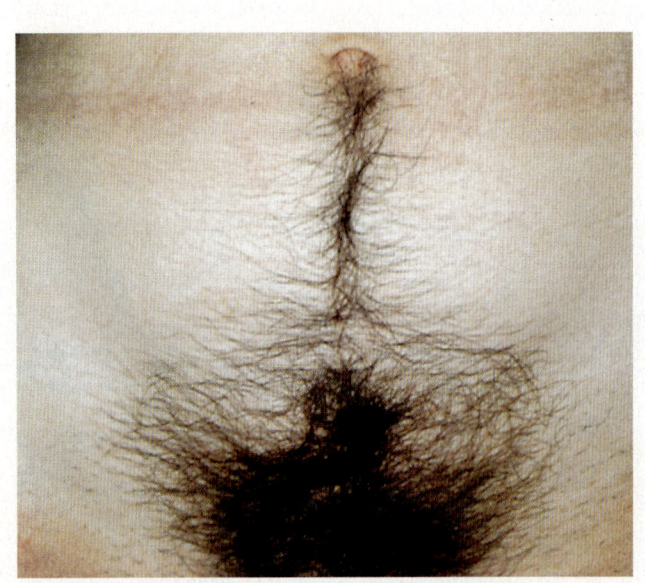

图 24-10　妇女多毛症：一位妇女显著的盾牌样阴毛分布。

检查及化验 框 24-6、24-7 及 851 页的流程图中概括了妇女多毛症的系统诊断和评估流程。检测血清睾酮、硫酸脱氢表雄酮的水平。如果存在轻度的妇女多毛症，伴随正常或接近正常的血清睾酮、硫酸脱氢表雄酮水平，病史中提示患有多囊卵巢综合征，通常并不建议进行更多的检查。在卵巢源性的雄性化患者中，血清睾酮水平常显著升高，而在肾上腺源性的雄性化患者中，硫酸脱氢表雄酮水平升高。如果存在肾上腺肥大的家族史，或者妇女多毛症的症状比较严重，则应检测基础的 17-羟孕酮水平。

框 24-6 妇女多毛症的评估
确定妇女多毛症的程度
记录程度和分布。药物（雄激素除外）诱发的妇女多毛症包含非雄激素依赖区域的细毛（胎毛样）的增多
对妇女多毛症进行级别分类
（根据终毛的分布和数目）见第 847 页 Ferriman-Gallwey 模式
病史
青春期后突然出现妇女多毛症，多毛症进展快速、秃发、声音变低沉、性欲增强提示严重疾病
特发性妇女多毛症、多囊卵巢综合征及晚发型退行型先天性肾上腺增生（21-羟化酶缺乏）通常在青春期发病，多毛症进展缓慢。常伴体重增加及月经不规律
多囊卵巢是女性雄激素过多症最常见的原因。这些妇女不伴随雄性化体征，多毛症程度轻微
体格检查
寻找雄性化体征
确定"阴蒂指数"：阴蒂头垂直和水平长度的乘积——正常范围是 9～35mm^2。阴蒂明显增大（大于 100mm^2）提示严重的雄激素增多，多囊卵巢、特发性妇女多毛症或先天性肾上腺增生很少见到这种情况
盆腔检查：50% 的卵巢肿瘤可被触及
腹部触诊检查肾上腺肿物
黑棘皮病提示胰岛素抵抗
Cushing 病体征的检查
初级实验室检查
血清硫酸脱氢表雄酮（DHEA-S）
总睾酮和游离睾酮
对于伴雄性化或其他并发症的患者考虑进行更具体的初始检查（见框 24-7）
患者随访及建议内分泌科医师会诊
Adapted from Rittmaster RS, Loriaux DL: Ann Intern Med 1987; 106:95. Data from Birnbaum MD, Rose LI: Fertil Steril 1979; 32:536; Rittmaster RS, Loriaux DL: Ann Intern Med 1987; 106:95; and Braunstein GD: Female reproductive disorders. In Hershman JM, ed: Management of endocrine disorders. Philadelphia, Lea & Febiger, 1980.

框 24-7 妇女多毛症复杂病例的实验室评估
初诊
雄性化（确定严重程度）
血清睾酮[*]及游离睾酮（测定循环睾酮水平，不区别其来源）
睾酮-雌二醇-结合球蛋白（以评价雄性激素过多的影响，不区别其来源。雄激素可抑制肝脏结合球蛋白的合成）
血清 17-羟孕酮（上午 7:00～9:00 间）（如果病史提示先天性肾上腺增生）
血清硫酸脱氢表雄酮（DHEA-S）[†]
血清雄烯二酮[‡]
血清 LH 及 FSH
血清甲状腺素
卵巢超声检查
通过这些实验检查，95% 以上的患者在初诊时可明确诊断
复诊
睾酮：正常或轻度增高
无需进一步检查
睾酮：明显增高
重复睾酮水平检查
肾上腺 CT
ACTH 刺激实验进行确诊——如果 17-羟孕酮升高
手术探查
尿游离氢化可的松+夜间地塞米松抑制实验（如果怀疑有 Cushing 综合征）
卵巢/肾上腺静脉插管
催乳素水平以排除泌催乳素肿瘤
Data from Morris DV: Clin Obstet Gynecol 1985; 12:649; Hammond MG, Talbert LM, Groff TR: Postgrad Med 1986; 79:107.
[*] 血清睾酮水平随月经周期波动，在月经中期达到高峰。
[†] 血清硫酸脱氢表雄酮可作为肾上腺来源雄性激素产物的标志，其血清浓度不随月经周期波动，并且昼夜波动很小。
[‡] 血清雄烯二酮浓度在 24 小时周期内波动幅度可达到 50%，在月经中期平均血浆浓度升高。

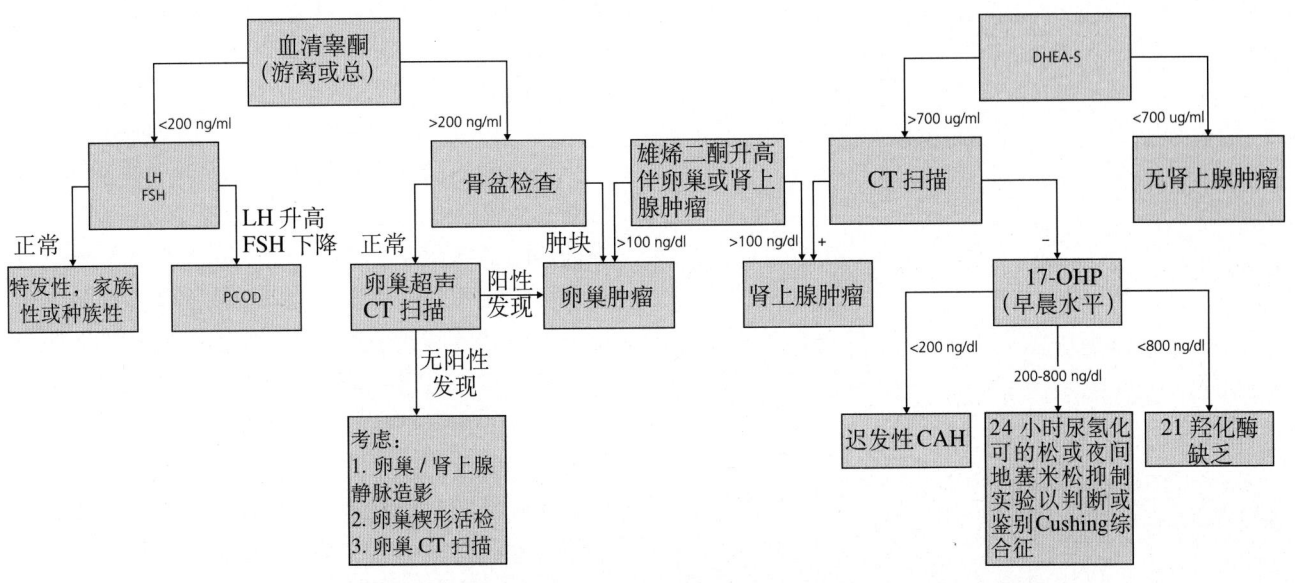

多囊卵巢综合征 多囊卵巢综合征是无排卵性不孕症及妇女多毛症最常见的原因，为异质性综合征，有6%的育龄妇女受累，其病因不清楚，围青春期发病。患者有胰岛素抵抗、雄激素过多、促性腺激素分泌异常，出现雄激素水平升高相应的症状和体征，月经不规律或闭经。

遗传缺陷可导致卵巢内雄激素水平增高、停止排卵。如果不排卵状态持续存在，则会形成多囊卵巢。若每侧卵巢有8个以上的卵泡，其直径不超过10mm，则可定义为双侧增大的多囊卵巢形成。超声检查时90%以上的多囊卵巢综合征患者可发现上述病变，但在高达25%的正常女性中也可发现上述变化。多数受累妇女血清睾酮及促黄体生成激素水平升高，这些妇女表现出月经不规律、不孕、雄性激素过多、多毛及痤疮。一些妇女可有正常的月经周期。这些患者几乎都有男性化体征，如阴蒂增大、声音变粗、颞部秃发或身体体质雄性化。高达70%的患者还有肥胖。

多囊卵巢综合征与高胰岛素血症、胰岛素抵抗、2型糖尿病危险度增高、黑棘皮病、血脂异常及高血压相关。高胰岛素血症可能是卵巢雄激素产生过多的原因。多囊卵巢综合征患者子宫内膜癌的发病风险超过正常妇女3倍。

诊断 如果不孕伴有闭经或月经稀发持续6个月或6个月以上，并没有明确诊断，则应进行详细的病史询问和体格检查，特别要注意毛发分布特点，并注意有无黑棘皮病。

多囊卵巢综合征的诊断主要是临床诊断（框24-8及框24-9）。许多妇女睾酮水平、促黄体生成激素水平及空腹胰岛素水平升高，而性激素结合球蛋白水平下降。许多人认为LH与FSH之比为3：1有诊断意义。超声检查显示有8个以上的卵泡（直径小于10mm）。

治疗 控制体重、节食、体育锻炼非常重要。每月孕酮治疗，如甲羟孕酮（普维拉）可控制子宫内膜增生，但对卵巢雄激素的生成没有抑制作用。

口服小剂量避孕药可预防子宫内膜增生和子宫内膜癌，对妇女多毛症及痤疮有治疗作用。对于多毛症，口服避孕药可结合抗雄激素治疗。螺内酯（25～100mg，每日2次）或氟他胺（250mg，每日2次）有一定效果。克罗米芬枸橼酸盐（氯米芬）可用于希望怀孕的患者。盐酸二甲双胍（格华止）可改善胰岛素抵抗，降低血清LH水平及游离睾酮水平，并可能恢复月经周期。

框 24-8　多囊卵巢综合征的诊断标准*
临床特点
闭经、月经稀发或无功能性子宫出血
无排卵性不孕
妇女多毛症和/或痤疮
向心性肥胖
内分泌异常（实验室检查）
雄激素水平升高（如睾酮）
促黄体生成激素水平升高，伴卵泡刺激激素水平正常或轻度升高
胰岛素抵抗伴高胰岛素血症
超声检查及放射学异常
多发（9个或更多）皮质下卵泡囊
卵巢间质密度及/或间质体积增加
除外其他疾病
催乳素瘤
肾上腺男性化肿瘤或卵巢肿瘤
先天性肾上腺肥大
Cushing 综合征
Adapted from Hunter MH, Sterrett JJ: Am Fam Physician 2000; 62
*诊断基于一些或所有常见的临床特点；并由内分泌异常的生化学或放射学证据确定，且要排除其他可能的疾病。

框 24-9　多囊卵巢综合征的检查项目（慢性雄激素水平增高的无排卵妇女的评估）
尿人绒毛膜促性腺激素（除外怀孕）
泌乳素（除外泌乳素瘤）
睾酮（轻度增高，除外男性化肿瘤）
促黄体生成激素（通常增高）
卵泡刺激激素（降低或正常）
空腹血糖（升高）
血脂检查，包括总、低密度脂蛋白、高密度脂蛋白、胆固醇水平（除外心血管疾病）
在一些病人的检查顺序
骨盆超声检查
硫酸脱氢表雄酮水平*（筛查肾上腺肿瘤）
17-羟孕酮水平（筛查晚发型先天性肾上腺肥大）
地塞米松抑制实验（氢化可的松过多——高血压，向心性肥胖等）
Adapted from Hunter MH: Am Fam Physician 2000; 62

妇女多毛症的治疗　妇女多毛症无法根治，只能缓解。主要问题是美容问题，治疗前必须首先考虑药物治疗的潜在副作用。许多妇女无法忍受过多的体毛而决定接受药物治疗的副作用。

治疗前首先要排除卵巢及肾上腺疾病，如果存在，则应先进行相应疾病的治疗（框 24-10）。

口服避孕药可降低游离胆固醇。小剂量的糖皮质激素（地塞米松、泼尼松）可抑制肾上腺产物生成，并降低 DHEA-S 水平。螺内酯和环丙孕酮为雄激素受体竞争性抑制剂。在美国，治疗妇女多毛症时经常使用螺内酯，其他国家还用到环丙孕酮。在为期3个月的抑制期内对患者进行治疗和观察。在这段时间内患者毛发生长的情况可减轻或加重。一般 6 ~ 12 个月内可观察到病情改善。

非那雄胺对妇女多毛症的患者有益，但由于其潜在的女性化作用则男性患者应谨慎地使用。

初始治疗　标准的治疗方法是联合口服避孕药及雄激素受体阻断剂。诺孕酯是一种低雄性化的黄体酮，是很好的首选药物。螺内酯通常是首选的雄激素受体阻断剂。以 25mg 每日 2 次开始，增至 50mg 每日 2 次。如果 3 ~ 6 个月没有改善，则可增至最大剂量 100mg 每日 2 次。如果无法忍受副作用或没有改善，可考虑使用氟他胺，初始剂量125~250mg/d。使用氟他胺的患者最初 1 个月内每 2 周检查 1 次肝功能，之后每月检查 1 次。对于无法耐受雄激素受体阻断剂的

框 24-10　妇女多毛症的治疗选择
雄激素受体阻断剂
螺内酯
氟他胺
环丙孕酮
卵巢抑制剂
联合口服避孕药
肾上腺抑制剂
小剂量糖皮质激素
5α还原酶抑制剂
非那雄胺

女性可考虑使用非那雄胺1mg/d或5mg/d。妊娠是非那雄胺的禁忌证。服药6～9个月可改善妇女多毛症。在敏感患者中，使用小剂量地塞米松（与抗雄激素药物同时使用）可延长缓解期。非那雄胺可作为小剂量抗雄激素药物的替换药物，但效果往往不太令人满意[20]。停止抗雄激素治疗后疾病会复发[21]。

联合口服避孕药　联合口服避孕药（COCs）通过抑制促性腺激素（黄体生成激素）的释放，抑制卵巢雄激素的生成，从而降低雄激素对皮肤的影响。COCs可调节月经稀发妇女的月经周期，并降低雄激素受体阻断剂的副作用。COCs可抑制特发性妇女多毛症、多囊卵巢病患者及月经稀发的高雄激素血症患者的毛发生长。

COCs的雌激素成分减少卵巢及肾上腺的雄激素产生，并刺激肝脏增加性激素结合球蛋白（sex hormone-binding globulin, SHBG）的合成。血液循环中的SHBG结合血清活性雄激素并降低其浓度。妇女多毛症和痤疮选择COCs治疗的标准是一样的。由于低雌激素活性，一些COCs可引起SHBG水平下降，这就使得循环中肾上腺或卵巢来源的游离雄激素水平升高。含有孕酮，有低雄激素/孕酮活性比的COCs（如去氧孕烯，双醋炔诺醇，孕二烯酮，炔诺酮）以及含有中等至高雌激素成分的COCs最有效（见药典中COCs的列举）。

含有新的孕激素成分的COCs在短期治疗（6个周期）中效果有限，但长期应用（超过12个周期）可治疗轻度至中度的妇女多毛症，并改善重度的妇女多毛症。对于使用抗雄激素治疗的妇女，COCs对于控制月经周期及避孕非常重要。

螺内酯　螺内酯是醛固酮拮抗剂，用于利尿及治疗高血压。螺内酯有抗雄激素的特性。在毛囊部位，它作为雄激素受体的竞争性抑制剂，使双氢睾酮产生水平下降，并抑制性腺及肾上腺雄激素的生成。抗雄激素并不会导致毛发脱落，但毛干直径会变小，毛发颜色也会变浅。这种药物最适合月经周期正常的特发性妇女多毛症患者。妊娠是使用螺内酯的禁忌证。对于轻度的妇女多毛症，螺内酯无效。许多研究中应用了螺内酯，剂量范围25～100mg，每日2次。其疗效是剂量依赖的：小剂量时效果不及其他抗雄激素制剂，而大剂量时（200mg每日）非常有效，但副作用严重（特别是功能性子宫出血），联合应用COCs可预防这些副作用。

最常见的副作用是月经次数增多、恶心、疲劳。口服避孕药可治疗月经不规律。由于可能会引起高血钾，肾功能不全的妇女不能使用螺内酯。

氟他胺　氟他胺是纯粹的抗雄激素制剂，被批准用于前列腺癌的治疗，其可阻断雄激素受体并抑制毛发生长。在6～12个月内治疗妇女多毛症非常有效。采用小剂量治疗方法，开始的治疗周期每日250mg以达到满意效果，接下来是长期的维持治疗，每日125mg有效[22]。治疗过程中常可导致皮肤干燥，大剂量时可能会有肝脏毒性。

非那雄胺　非那雄胺为Ⅱ型5α还原酶抑制剂，阻断睾酮生成DHT，5mg剂量的非那雄胺（保列治）被批准用于良性前列腺增生；1mg剂量的非那雄胺（保法止）被批准用于男性雄激素源性秃发。这是最弱效的抗雄激素药物，而每日5mg可有效地控制妇女多毛症，并没有明显副作用。该药对男性胎儿有潜在的女性化作用，所以服用期间应避孕。可在服用非那雄胺的同时口服避孕药。

醋酸环丙孕酮　醋酸环丙孕酮（见于美国以外）为中效抗雄激素药物，为孕激素的一种，可抑制促性腺激素分泌，通过阻断雄激素受体发挥作用。在欧洲和其他一些国家用来治疗妇女多毛症。该药物常用于伴睾酮升高的多囊卵巢综合征患者的治疗。使用剂量为每日2～200mg，通常与乙炔基雌二醇合并使用。醋酸环丙孕酮可被脂肪组织摄取，然后缓慢释放，因而容易导致服药者月经不调。反转顺序用药法（reversed sequential regimen）可避免这一副作用。这种方法是在月经周期第5天至第15天开始给患者服用醋酸环丙孕酮，初始剂量每日50～100mg。月经周期第5天到第26天给患者口服乙炔基雌二醇，剂量每日50mg。一旦多毛症明显缓解，即可开始减量。有时可联合口服避孕药达英（内含醋酸环丙孕酮2mg及乙炔雌醇50mg）作为维持治疗。可能出现的副作用包括恶心、体重增加、乳房胀痛、突破性出血、头痛、性欲下降及抑郁。

糖皮质激素 对于病程短的妇女多毛症患者，糖皮质激素最为有效。糖皮质激素可抑制促肾上腺皮质激素（ACTH）的生成，进而减少肾上腺雄激素的产生。糖皮质激素被用来治疗先天性肾上腺增生的女性患者（经典型及消耗型），以及伴有DHEA-S水平升高的其他疾病。小剂量的糖皮质激素可抑制雄激素，但不抑制糖皮质激素生成。睡觉前给予地塞米松（0.25~1mg）或泼尼松（5~7.5mg）可降低清晨的ACTH分泌高峰，而且一般不会引起显著的糖皮质激素过剩的副作用或长时间的肾上腺抑制。由于可引起肾上腺抑制的用药剂量个体差异很大，在治疗期间必须进行剂量调整，特别是使用地塞米松的患者。治疗期间还应监测DHEA-S水平及清晨氢化可的松水平。DHEA-S水平应降到接近正常范围，而氢化可的松水平应维持在正常水平。治疗维持1年，之后对患者进行随访。大约30%~50%的患者可达到毛发生长减少的效果。

美容方法 可以采用拔除、剃除、漂白、蜡脱或化学脱毛剂的方法去除过多的面部毛发。由于机械刺激或拔除可诱导毛发生长期及毛囊生长，所以这些治疗方法只能暂时地缓解多毛的症状[23]。电解及用激光选择性光热解来破坏毛干、外毛根鞘、毛囊隆突部及毛囊真皮乳头。破坏程度决定了毛囊是否能够再生。

剃毛 剃毛非常有效，且不会增加毛发直径或毛发生长速度，但妇女一般不愿意采用这种方法。如果毛发较粗，剃除后还能看出短毛。要用专用的刮毛刀以避免发生毛囊炎。

蜡脱及拔除 蜡脱及拔除是从毛根部位脱毛，蜡脱时会有疼痛，但效果可持续6个星期。可能会出现毛囊炎及色素沉着的副作用。

漂白 可以用非处方的过氧化氢漂白剂去除毛发的颜色。这种方法对于浅肤色的妇女非常有效，漂白后的毛发颜色接近她们皮肤的颜色。但深肤色的女性毛发漂白后反而会更明显。漂白可能会有局部的刺激。

脱毛剂 在市面上可以买到巯基乙酸盐等。这些产品可分解毛干，渗入毛囊中，去除尚未长出皮肤表面的毛发。用这种方法效果持续的时间比剃除毛发要更长。但有些妇女不能耐受脱毛剂的刺激。

电解 对于一些面部有小片区域多毛的妇女，可以采用探针穿透入毛囊，用电解的方法永久地破坏毛囊。主要有三种技术：直流电疗法利用直流电产生氢氧化钠，而破坏毛囊上皮；热解离术利用高频交流电产生的热量破坏毛囊；另一种方法则同时利用以上2种技术的效应来破坏毛囊。主要存在的问题是费用、疼痛以及治疗时间，还可能导致增生性的瘢痕，所以应首先在小片区域内进行试验性的治疗。这种治疗要求操作者有一定的经验及技术。

激光 激光技术是目前最有效的长期脱毛方法。激光可选择性地破坏毛囊而不损伤周围的组织。所有激光工作的原理都是选择性的光热解作用，靶目标为毛囊中的黑素颗粒。选择性光热解作用依赖于特定颜色的靶目标吸收特定的脉冲波，从而在特定的靶目标上产生局部的热作用。对于有着深色毛发的浅肤色妇女，激光脱毛效果最好。脱毛激光系统包括：红宝石激光（694nm），翠绿宝石激光（755nm），半导体激光（800nm），强脉冲光（590~1200nm）以及掺钕钇铝石榴石（Nd:YAG）激光（1064nm）（用或者不用碳粉）。Nd:YAG激光效果较差，但较适合于深肤色的患者。多次治疗是必需的。经过多次治疗后，据报道毛发清除率通常于末次治疗后6个月可达到30%~50%。暂时的副作用包括红斑及毛囊周围水肿，这些副作用很常见。其他可能的副作用包括结痂、水疱形成、色素减退以及色素沉着（取决于肤色及一些其他因素）[24]。

盐酸依氟鸟氨酸霜剂（Vaniqa） 通过阻断鸟氨酸脱羧酶而延缓面部毛发生长，这种酶位于毛囊中，在毛发生长过程中是必需的。外用盐酸依氟鸟氨酸霜剂处毛发生长减慢，外观改善，但不能永久性脱毛。使用方法是每天外用2次，患者还可以联合使用其他方法。最早4~8周可看到效果，如果外用6个月后没有效果则应停止使用，一般停用后8周内毛发生长恢复到使用前的情况。

斑秃 Alopecia areata

斑秃非常常见,患者没有自觉症状,秃发突然发生,脱发区界限清楚,一般为圆形[25]。通过肉眼观察即可以进行诊断。任何被覆毛发的体表均可能受累。病因不明确。遗传及环境因素的相互作用可能为疾病的诱发因素。斑秃是头发的部分脱落,全秃是全部头发脱落,普秃是头发及全部体毛的脱落。

患病率

在美国,斑秃的患病率为 0.1%～0.2%。60%的患者第一次脱发出现在20岁以前。30岁前首次发病的患者有家族史的为37%,30岁后首次发病的患者有家族史的为7.1%[25]。

临床表现 多数患者主诉头部1片或数片的直径1～4cm的突发脱发区,用邻近的头发很容易遮挡。局部皮肤平滑,白色,可能有短的残发。斑秃区域的毛干脆弱,到达皮肤表面即折断(图24-11,A)。有些患者在脱发前有瘙痒、皮肤敏感、烧灼感等不适。

斑秃表现为一群毛囊提前进入毛发生长终期[26]。在毛发生长终期结束前这些毛发持续生长,但逐渐变细,多数在到达皮肤表面时折断。在皮损周边残留的受累毛发往往上部毛干正常,下端变细,形成惊叹号样。

一般1～3个月后毛发重新生长,但在皮损区或其他区域可能还会出现新的脱发。新生毛发一般颜色和质地相同,但可能颜色较浅,直径较细(图24-11,B)。有时局部毛发颜色一直就是白色而不再改变。睫毛、胡须,偶尔其他体毛可能会受累。全秃(图24-11,D)常见于年轻患者,可能会伴随着周期性的头发生长和脱落,但长期头发再生的可能性很小。普秃很少见。

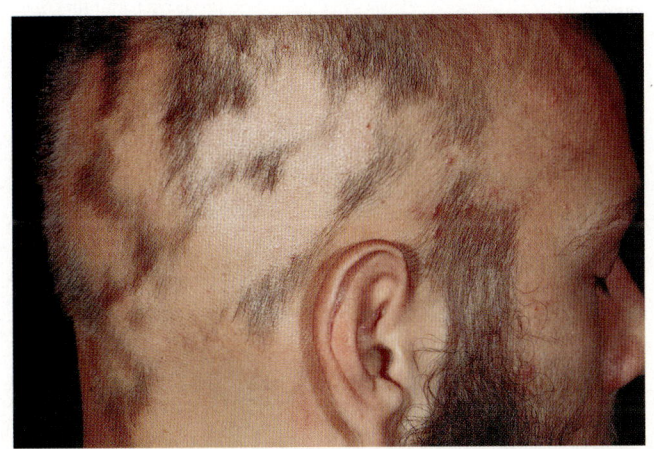

A. 多发的圆形和椭圆形脱发区。

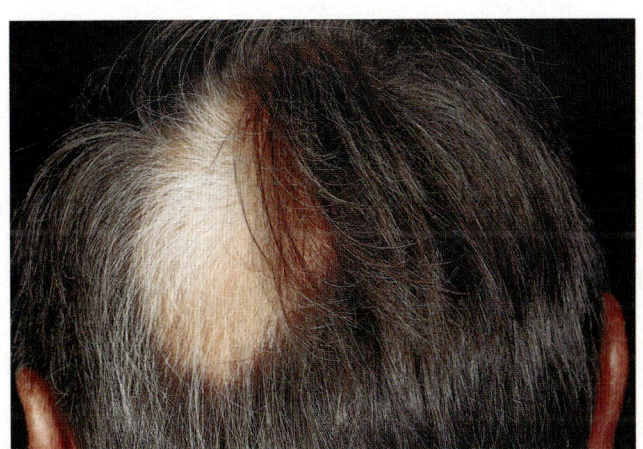

B. 新生毛发为白色。

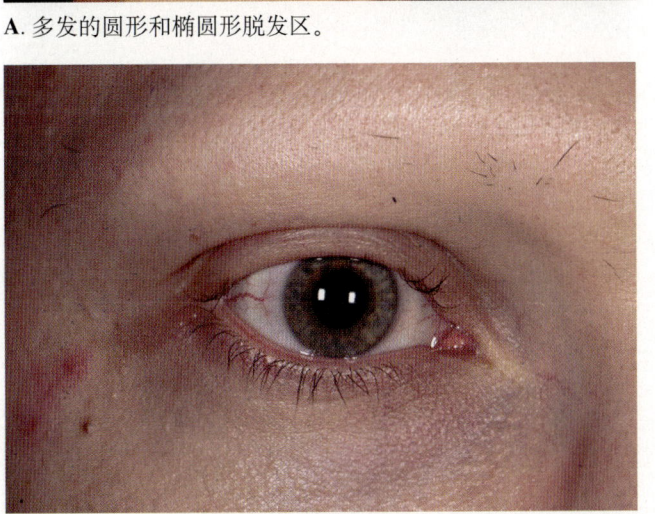

C. 睫毛和眉毛脱落为常见表现。

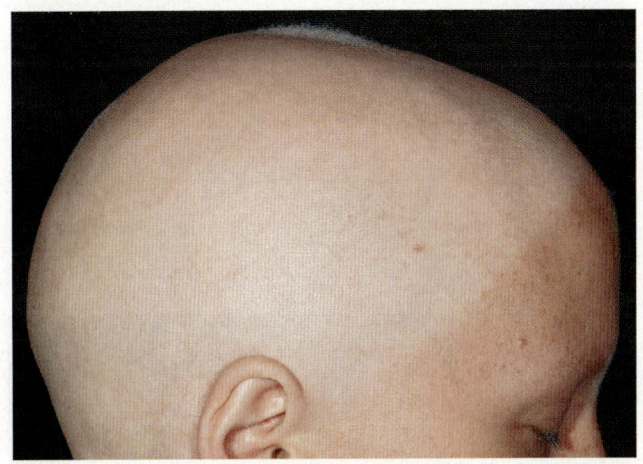

D. 全秃:毛发可短时间地重新生长。但恢复正常生长周期的可能形很小。

图24-11 斑秃

心理影响 头发对于个体的外表及自我形象起重要作用。头发以奇特的方式突然脱落可引起个体强烈的心理创伤[27]。它可影响患者生活质量，并限制其社会活动的自由度。患者往往把斑秃等同于秃头，担心有一天头发会脱光。脱发的样子非常引人注目，人人都盯着你看。对于自我形象敏感的十几岁的患者，斑秃对心理健康具有破坏性。患者总是试图用邻近区域的长发来遮挡脱发区。如果脱发区域太大，无法完全掩盖，患者可能会不出门，或者选择戴假发。有一个全国性的支持网络来帮助患者克服恐惧感、孤独感及忧虑。美国斑秃基金会地址是710 C St., Ste. 11, San Rafael, CA 94901-3853(415-456-4644;www.alopeciaareata.com)，该组织向人们提供宣传手册、时事传报、研究进展、最新资料、头皮修复术信息、给学龄儿童看的录像带以及支持组织的地址。该组织每年组织会议来帮助斑秃患者面对疾病。而医生会一直帮助患者面对困难。

甲的改变 斑秃可能会伴有甲营养不良，发生率为10%～66%。一些斑秃患者的一个指甲或全部趾/指甲可出现不规则分布的凹坑、横向或纵向排列的凹坑或者纵嵴，使得甲的外观呈砂纸样（图24-12）[28]。甲营养不良可能先于斑秃出现、伴随斑秃同时出现，或在斑秃缓解后出现。

预后 病程一般不可预测，脱发区可能完全或部分复原。常常为反复的脱发和再生。脱发区小的患者预后最好，可能最终达到受累区域毛发完全和永久性再生。多数患者不经治疗在1年内头发完全再生。10%的患者发展为慢性疾病，可能永远长不出头发。有斑秃家族史的患者、发病早的患者、免疫疾病患者、伴甲营养不良的患者、异位性体质患者及受累面积大的患者预后不好[29]。

鉴别诊断 鉴别诊断包括拔毛癖、休止期脱发。在拔毛癖患者，可以看到短的残发。可能需要进行病理学检查（如可用4mm环钻取材）。休止期脱发时整个头皮全部脱发。虫蚀状或者弥漫分布的秃发区见于二期梅毒，也应与斑秃鉴别[30]。

病因学 病因不清楚。遗传因素很重要。斑秃患者有阳性家族史者较多。应激也常常为原因之一。一项研究认为，几乎没有证据能表明情感应激是斑秃的致病原因[31]。

免疫因素 斑秃可能是T淋巴细胞介导的针对毛囊的自身免疫病。斑秃和自身免疫病存在相关性。据报道，甲状腺疾病患者斑秃的发病率高达8%～11.8%。斑秃患者抗甲状腺及甲状腺微粒体抗体的阳性率增高。斑秃患者白癜风发病率较普通人高4倍。这些发现的真正意义目前还不明确。

病理学 典型的改变是在毛球周围的淋巴细胞浸润（"像成群的蜜蜂"），没有瘢痕形成。急性的毛囊炎症攻击位于皮下组织中的毛球。这种炎症反应使得毛囊生长期结束，迫使毛囊进入退行期。由于毛囊隆突部未受累，一旦炎症自行消退或糖皮质激素控制炎症后，一个新的毛球和毛干就开始进入生长期。

治疗 治疗只有控制作用，不能治愈，也不能预防疾病发展。根据不同年龄及严重程度，在框24-11及框24-12中列举了不同治疗方法。

框24-11　斑秃治疗方案（根据不同年龄及严重程度）
10岁以下患者
5%的米诺地尔溶液外用，或外用糖皮质激素，或两者同时外用
蒽林（短时间接触）*
10岁以上患者
受累头皮面积小于50%
皮损内注射糖皮质激素，5%的米诺地尔溶液外用，或两种方法同时应用，亦可同时外用糖皮质激素
蒽林（短时间接触）*
受累头皮面积大于50%
5%的米诺地尔溶液外用，亦可同时外用糖皮质激素
局部免疫治疗
蒽林（短时间接触）*
口服糖皮质激素
头皮修复术
眉毛及胡须受累
皮损内注射糖皮质激素5%的米诺地尔溶液外用，或两种方法同时应用
From Price VH: N Engl J Med 1999; 341.
*蒽林在头皮保持20到60分钟。

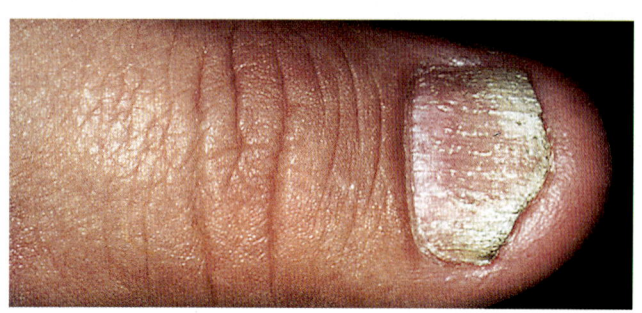

图24-12　一些斑秃患者指甲出现浅的凹坑。

框 24-12 斑秃建议疗法

皮损内注射糖皮质激素

所有部位

建议使用曲安奈德（10mg/ml），用 3ml 针管，30 号 $1\frac{1}{2}$ 英寸长的针头给药。可以用 2.5～8mg/ml 的浓度，胡须及眉毛部位用 2.5mg/ml 浓度。间隔 1cm 区域多点注射，每个部位 0.1ml 或更少，注射入真皮中部，不要形成皮丘或注射入皮下组织。每 4～6 周重复治疗，如果发生皮肤萎缩，在萎缩恢复前局部不要再继续注射。可以选择局部麻醉：在注射前，在完整皮肤的表面厚涂 2.5% 的利多卡因和 2.5% 的丙胺卡因混合剂（恩纳霜），封包 1 小时，在注射前去除麻醉药。

头皮

每次最大剂量 20mg。如果受累面积超过 50%，只在部分区域进行注射。

眉毛

每次最大剂量 1.25mg，单侧眉毛分 5 或 6 个注射点，注射入真皮中部（两侧眉毛总量 2.5mg）。

胡须

每次最大剂量 7.5mg。

5% 的米诺地尔溶液

头皮和胡须

每次最多外用 1ml。每日患处外用 2 次。用手指将溶液涂抹开，之后要洗手。全秃患者无效。

眉毛

对着镜子以确保位置准确，每日每侧眉毛外用 2 次。用棉球防止溶液流入眼睛。之后洗手。

蒽林（短时间接触）*

每日受损头皮外用 1 次 0.5%～1% 的蒽林霜；开始 2 周每次保留 20～30 分钟，接下来的 2 周每次 45 分钟，最长每次 1 小时。使用后要洗手，防止药物入眼。

用矿物油将药物从头皮去除，之后用肥皂和水彻底冲洗。不能用于眉毛或胡须。有些患者能耐受过夜外用。

外用糖皮质激素

每日外用 2 次。

局部免疫治疗

用二苯莎莫酮或斯夸酸二丁酯来诱导接触性致敏。作为初始化致敏，用 2% 的选择性接触变应原的丙酮溶液外敷于一侧头皮的 4cm^2 区域内。在初始化致敏后，每周在同侧头皮外敷接触性变应原的稀释溶液。在每次外敷变应原后 48 小时，患者应洗去变应原。根据每周的治疗情况来调整溶液的浓度。可能的局部反应包括轻度瘙痒、红斑以及脱屑。

能诱导反应的变应原浓度从 0.0001% 到 0.001%、0.01%、0.025%、0.05%、0.1%、0.25%、0.5%、1.0% 及 2.0%。经过单侧治疗局部头发生长后（一般需要 3～12 个月），可以进行双侧头皮的治疗。用带有大量棉纱的木质涂布器来外敷变应原，每周实施治疗的医生或护士应戴手套。为了减少可能发生的副作用，建议在专业的医疗机构进行该项治疗，而不让患者将变应原带回家。

口服糖皮质激素

病情活动的、泛发的、快速发展的斑秃患者

对于体重超过 60kg 的患者，建议开始 1 周每日口服泼尼松 40mg，接下来的 1 周每日 35mg，再每日 30mg 1 周、每日 25mg 1 周、每日 20mg 3 天、每日 15mg 3 天、每日 10mg 3 天、每日 5mg 3 天。还可以同时合并外用 5% 的米诺地尔溶液每日 2 次，或皮损内注射曲安奈德，按照上述方法，每 4～6 周一次。当口服泼尼松减量时，应继续外用治疗，每日 2 次，伴随或不伴随每 4～6 周皮损内注射曲安奈德。

病情活动的、较局限的斑秃患者

每日或隔日口服泼尼松 20mg。病情稳定后应缓慢减量，每次减量幅度增加 1mg。

Adapted from Price VH: N Engl J Med 1999; 341.

*蒽林在头皮保持 20～60 分钟。

观察　对于只有少量脱发区的绝大多数患者，头发再生长的预后非常好。如果患者非常焦虑，或者秃发区域不能被很好的遮挡，则应考虑皮损内注射的治疗方案。

外用糖皮质激素　外用激素效果甚微。

皮损内注射　对于脱发区域小于50%头皮面积的患者，皮损内注射糖皮质激素是一线治疗方案。一般4~8周头发再生，每4~6周重复治疗。如果去炎松的浓度太高或注射量太大，或注射太表浅，可能发生局部皮肤萎缩。小于10岁的儿童可能无法耐受注射时的疼痛。如果治疗6个月后没有反应，则应停止治疗。皮损内注射激素并不能改变病程，头发还可能再次脱落。

米诺地尔（外用溶液）　米诺地尔溶液，每日外用2次，5%的浓度更有效。疗效反应差异很大。20%~99%头皮面积受累的患者外用米诺地尔后，其中20%~45%的患者出现头发再生[32]。该药起效很慢，往往需要数月的治疗。一般在12周后看到最初的头发再生。米诺地尔不能改变疾病病程，并且要维持毛发生长必须持续用药[32]。蒽林或二丙酸倍他米松可加强米诺地尔溶液的疗效。蒽林应在第二次外用米诺地尔溶液2小时后外用。二丙酸倍他米松霜应每日外用2次，在每次外用米诺地尔30分钟后涂抹。这些治疗对全秃或普秃的患者效果不好。

蒽林　20%~25%的患者外用蒽林有效。短时间接触的治疗方法就有效，而且不一定有刺激性。主要的副作用包括刺激、脱屑、毛囊炎以及局部淋巴结病。治疗部位应避光。蒽林可使皮肤暂时着色，它还可能有非特异的免疫调节作用。这种治疗方法比较安全，并且可考虑用于顽固性病例。5%的米诺地尔溶液与0.5%的蒽林联合外用较单独使用任一种药疗效更好[33]。3个月内可看到毛发再生。在儿童患者，蒽林是个不错的选择。

局部免疫治疗　对于慢性的、严重的斑秃患者，局部用接触性变应原进行免疫治疗最为有效[34]。治疗机制不清楚，但可能有免疫调节作用。经常使用的包括斯夸酸二丁酯（SADBE）及联苯环丙烯酮（DPCP）[35,36]。据有经验的医生统计，25%~99%头皮面积受累的患者中，局部免疫治疗的成功率大约是60%。这种方法不是常规的治疗方法，在一些教学中心没有这种疗法。

系统应用糖皮质激素　系统应用糖皮质激素方法有效，但很少采用。副作用大、复发率高、疗程长以及不能改变患者预后等因素限制了系统应用激素的推广[37]。最好的适应证是年轻成年患者、疾病活动、受累头皮面积超过50%。在轻度至重度斑秃患者、全秃患者、普秃患者中，可口服泼尼松，剂量递减，为期6周，30%~47%的患者毛发再生率达25%，其副作用是可预见的，并且是一过性的。近期（1年）发生斑秃的患者及秃发面积超过30%头皮面积的患者可予静脉滴注250mg甲基泼尼松龙，每日2次，连用3天。这种方法使8例患者病情缓解，在其后的6个月的随访中，6例患者秃发区毛发再生程度达80%~100%[38]。

环孢素A　口服环孢霉素A对斑秃有效[39]。但副作用、高复发率、疗程长限制了该药的使用。

织发及假发　参照男性雄激素源性脱发。可购到高质量的假发。

拔毛癖 Trichotillomania

拔毛癖是指患者反复地拔除头发，形成明显的脱发区，在拔毛前或想要抵制拔毛欲望时感到紧张不安。而拔毛后患者感到愉快、满足或放松[40]。

患病率　患病率从0.6%~13%不等。这种自觉或不自觉的习惯最常见于儿童、青少年及妇女。许多儿童有良性的、自限性的拔毛习惯。平均发病年龄是11~13岁。男女比例是1∶2.5。据报道，伴有焦虑和情感问题的成年人患病率较高。

皮肤科表现　患者将头发缠绕在手指上，用力拉或摩擦，直到头发被拔下或折断。最好发的部位是容易够到的额顶部，但是任何部位的头皮或眉毛及睫毛均可能受累。受累区域形状不规则，有棱有角，毛发密度明显减少，但受累区永远不会像斑秃那样完全秃发。受累区域内往往散布着数根短的、折断的或长短不一的毛发。长度超过0.5~1cm的头发可以用手指捏住，并拔出（图24-13及图24-14）。

精神病学表现　这一症状可能最先出现在课堂中不活跃阶段或看电视时或入睡前，而父母很少注意到这一习惯。在许多儿童中，住院治疗、就医、家庭中的问题或学校里的困难诱发了拔毛癖。而还有一些病例则是伴发于严重的兄弟姊妹间的竞争、家长和孩子关系不协调、智力低下等[41]。患有情绪异常、焦虑或原发性抑郁性疾病的青少年和成人拔毛癖的发病率较高[42]。一些精神科医生将拔毛癖归类为成人的强迫症[43]。

拔毛癖为慢性病程，病情时轻时重。患者可能每天花上1~3个小时拔自己的头发，结果导致严重的脱发、痛苦以及社会和工作关系的丧失。拔毛癖患者有明显的羞耻感，他们害怕被发现，回避健康检查，担心受到批评。患者心理上的痛苦非常强烈。

诊断 首先应询问患者是否经常拨弄头发。患者家长或老师可能了解情况。真菌镜检及Wood灯检查可除外非炎症性头癣。斑秃的脱发区头发彻底脱落。对于诊断有疑问的患者，可在患病区域进行拔毛试验，检查毛发结构。在拔毛癖患者，一般没有休止期毛根，几乎100%为生长期毛发。这点也解释了为什么拔毛癖患者的轻拉毛试验是阴性的。皮肤活检（4mm或5mm环钻，取材至皮下组织）一般显示正常的毛发、毛囊中毛发缺如、没有白细胞的浸润。74%有退行期毛发，61%有色素性发套，21%有损伤的毛球，这些改变在受累8周内的区域内最明显[44]。

治疗 框24-13中总结了不同的治疗方案。许多患者心理状态稳定[45]，只需要和善解人意的精神科医生或父母讨论一下问题就可以。多数这样的病例都能自行缓解。建议患儿的父母在患儿拔毛时分散他们的注意力，支持而不是批评或惩罚患儿。如果患儿不能改变拔毛习惯，家长应带患儿进行心理评估。行为及药物治疗的相对疗效和远期效果尚未明确。要想获得更多信息，可与拔毛癖学习中心（Trichotillomania Learning Center，TLC）联系：1215 Mission Street, Santa Cruz, CA 95060 (831-457-1004；www.trich.org)。

框24-13 拔毛癖治疗指导
• 医生和患者要充分交流，以便深入洞悉、明确病情，保证治疗的顺应性
• 评估所有的拔毛区域
• 评价治疗动机
• 询问有无食毛癖
• 考虑精神方面的指导
• 评估、治疗合并的其他疾病（如掐皮肤，情绪异常，焦虑等等）
• 指引患者向教育及支持团体获取帮助
• 科学改变不良习惯
• 考虑药物治疗： 　氯米帕明（要考虑副作用）或SSRIs 　如果对抗抑郁药（氯米帕明，SSRIs）反应不好，可加用小剂量镇静药（氟哌啶醇，匹莫齐特，或利培酮） 　碳酸锂 　纳曲酮
• 考虑进行催眠，暗示治疗
• 建立防复发策略
Modified from Koran LM: Trichotillomania. In: Obsessive-compulsive and related disorders in adults. A comprehensive clinical guide. Cambridge (UK): University Press; 1999:185.

牵拉性（美容性）秃发 Traction /cosmetic alopecia

某些发型会导致长时间的牵拉，如编辫或马尾辫，而卷发器、电热拉直梳可能导致受牵拉区域的暂时性，偶尔可能是永久性的脱发。头皮可能正常，也可能有炎症反应或瘢痕。

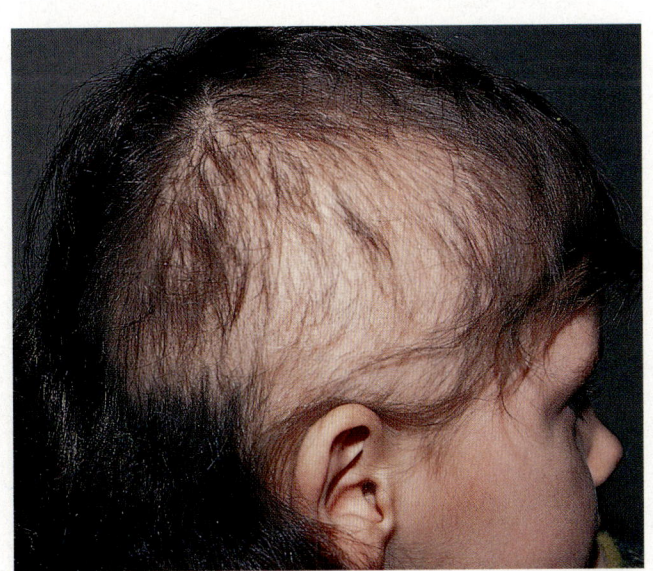

图24-13 头皮大片区域的毛发被手拔除。局部没有炎症和瘢痕。

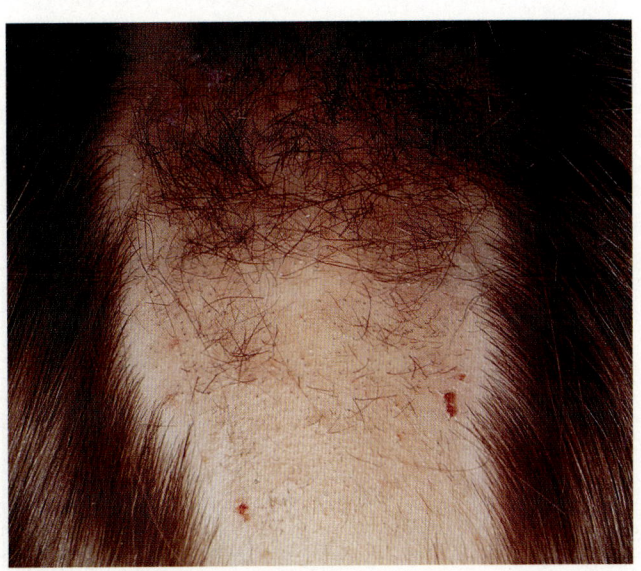

图24-14 受累区域散在一些短发。

瘢痕性秃发 Scarring alopecia

瘢痕性秃发的分类比较混乱。瘢痕性秃发导致不可逆的秃发[46]。其过程是毛囊的破坏或真皮网状层的瘢痕化。表 24-1 中列举了最常见的类型。

中央离心性瘢痕性秃发

中央离心性瘢痕性秃发是 4 种疾病（毛囊退化综合征，假性斑秃，脱发性毛囊炎，丛状毛囊炎）的表现，有些人认为这是同一种疾病的不同临床亚型。这些疾病有如下特点[47]：
- 顶部脱发
- 疾病进展，最终彻底脱发
- 对称性发展
- 多数周边有活动性病变

毛囊退化综合征　本病比较常见，多数发生在非洲裔的美国人中。头顶部的瘢痕性秃发很明显。内毛根鞘提前剥离，毛干从外毛根鞘中游离出来。内毛根鞘在峡部以下就消失了，这种现象在有炎症反应和没有炎症反应的毛囊中以及"正常"头皮中均可看到。本病严重程度呈病谱样分布，从缓慢进展（病程数十年）、相对很少炎症反应的情况，到快速进展（病程数年）、高度炎症反应的病例。炎症反应非常重的患者可能被诊断为脱发性毛囊炎。而本病的终末期可能会被诊断为假性斑秃。

假性斑秃　假性斑秃是指没有明显毛囊炎改变的缓慢进展的瘢痕性秃发，它不是某种特定的疾病，而是多种瘢痕性秃发终末期的通称。Brocq 假性斑秃原本是指白种人成年男性无症状的、形状不规则的、广泛分布的、群集的片状脱发，有时伴有萎缩。疾病静止后可能还会再加重进展。

脱发性毛囊炎　脱发性毛囊炎是头皮慢性、脓疱性、发疹性皮肤病，可导致片状的永久性秃发。晚期的病变表现为广泛的瘢痕形成，周边散在脓疱（图24-15）。病因不清楚。慢性细菌性毛囊炎及宿主免疫异常可能参与了发病机制。脓疱中可能会培养出金黄色葡萄球菌。早期病变的活检表现为毛囊漏斗部或中上部的嗜中性脓肿。晚期病变表现为真皮淋巴细胞浸润、毛囊破坏及真皮瘢痕化。系统及局部应用抗生素（莫匹罗星），以及每日鼻前庭应用抗生素来改善葡萄球菌携带状态可能有一定帮助。利福平 300mg 每日 2 次及克林霉素 300mg 每日 2 次联合应用 10 周为一个疗程，1～3 个疗程可控制病情。氨苯砜每日 100mg 也有效[48]。有些患者某些病损区可以表现为丛状毛囊炎。丛状毛囊炎（可能为脱发性毛囊炎的一种变型）的特点是毛囊融合，多根毛发呈丛状从一个扩大的毛孔中长出。这两种疾病可能是一个疾病的病谱表现。

丛状毛囊炎　丛状毛囊炎可能不是一个独立性疾病，而是其他疾病如脱发性毛囊炎、瘢痕疙瘩性痤疮的终末期表现。患者头皮散在脓疱等炎症反应，并可培养出金黄色葡萄球菌[49]。丛状毛囊炎可导致头皮片状的瘢痕性秃发，秃发区多根毛发丛状地从单个扩大的毛孔中钻出（图 24-16）。丛状毛囊炎与脱发性毛囊炎的区别就是在瘢痕性秃发区散在有丛状毛发。

丛状毛发的形成是由于相邻的毛囊单位纤维化形成、受累毛囊停滞在休止期、毛囊簇集而成。

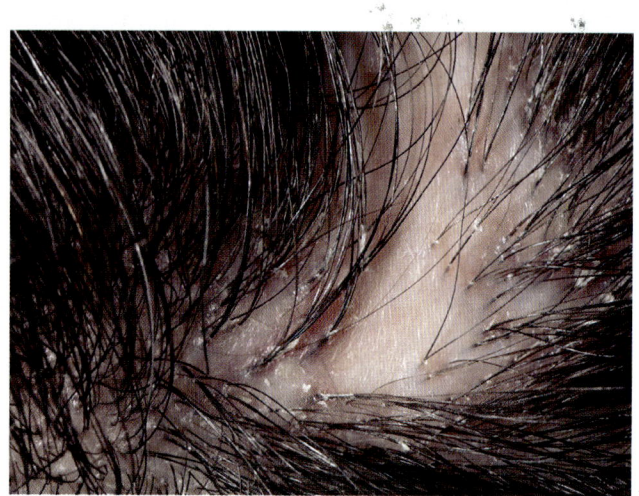

图 24-15　脱发性毛囊炎。末期伴有少量脓疱。

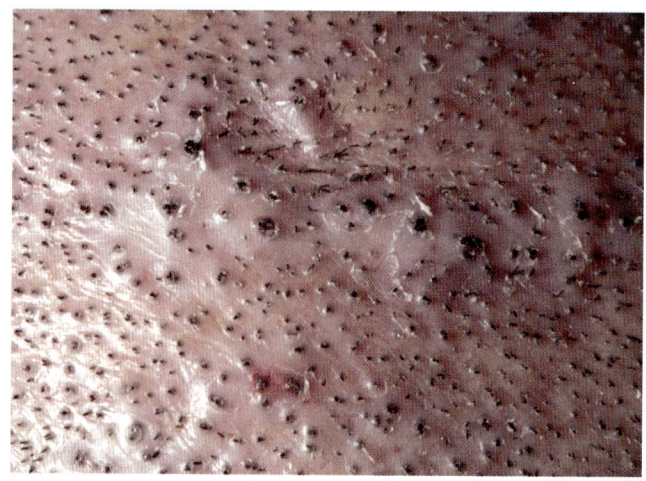

图 24-16　丛状毛囊炎。单个毛孔中多根毛发。

瘢痕疙瘩性痤疮

瘢痕疙瘩性痤疮好发于黑色人种年轻男性。特点是枕部及后颈部发生小的、毛囊性丘疹，有时伴有脓疱。这些丘疹融合、变硬、增厚、并隆起（图24-17）。可能会形成脓肿、分泌脓液的窦道。一般患者没有明显自觉不适，有时有轻度烧灼感或瘙痒感。组织病理学的改变包括炎症反应、纤维增生、皮脂腺消失[47]。治疗方法见283页。

头皮分割性蜂窝织炎

这种疾病很少见，好发于年轻成年非裔美国男性。在顶部、枕部散在群集性多发性炎症性结节。这些结节逐渐形成融合的、潮湿的、凹凸不平的、椭圆形的或线状的隆起，最终可排出脓性分泌物（图24-18）。患者几乎没有疼痛[47]。毛囊的存在是形成这种疾病的必须条件。最终该病可导致真皮致密纤维化、窦道形成、增生性瘢痕形成以及永久性的秃发。这种疾病与化脓性汗腺炎、聚合性痤疮共同组成"毛囊闭锁三联征"。异维A酸治疗有效[50]。

毛发扁平苔藓

毛发扁平苔藓表现为红斑、毛囊周围脱屑，或散在的不完全秃发灶。发病过程可能隐匿而缓慢，也可能突然爆发，可以累及大面积头皮。还可能伴随其他部位皮肤或黏膜的扁平苔藓。确诊需要进行皮肤组织病理学检查。早期皮疹表现为毛囊和毛囊周围区域苔藓样界面炎症浸润[51]。活动期皮疹的免疫荧光检查显示有细胞样小体、IgM及IgA沉着。皮损内注射糖皮质激素并不十分有效。羟氯喹长期应用可能有效（数月到数年）。还可考虑应用环孢霉素A。

慢性皮肤型红斑狼疮

慢性皮肤型红斑狼疮（盘状红斑狼疮）是引起瘢痕性秃发的常见原因（见596页）。本病好发于女性。早期的孤立的秃发区看上去更像是假性斑秃或毛发扁平苔藓。晚期的皮疹特点更显著、临床诊断更容易。瘢痕区域内弥漫的脱屑、红斑、毛细血管扩张、散在的色素沉着是本病的典型表现。还可能出现毛囊角栓和表皮萎缩（图24-19）。随着时间的推移，毛囊角栓消失，局部皮肤萎缩、变平、瘢痕化。早期皮疹活检显示毛囊炎症改变，而晚期皮疹则表现为网状真皮瘢痕化。免疫荧光检查意义不大。治疗上可以采用糖皮质激素皮损内注射及抗疟药（羟氯喹）。

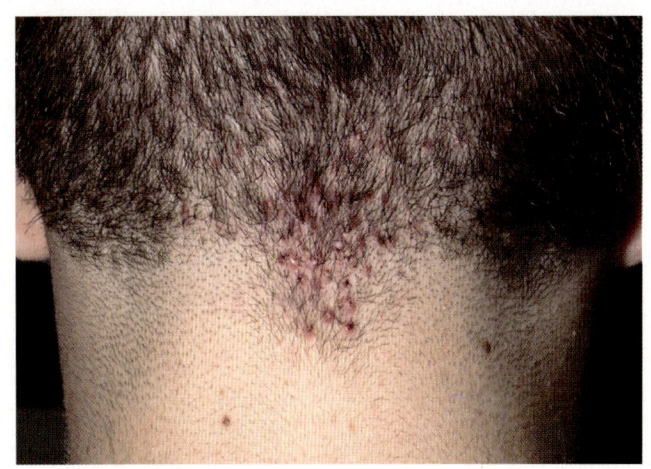

图 24-17 瘢痕疙瘩性痤疮。

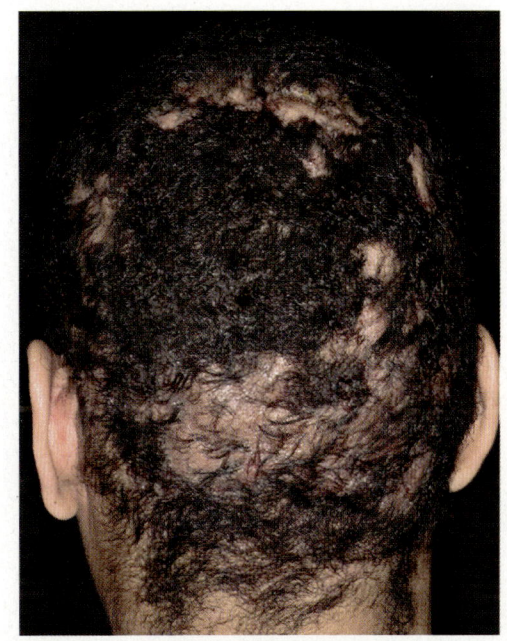

图 24-18 头皮分割性蜂窝织炎。

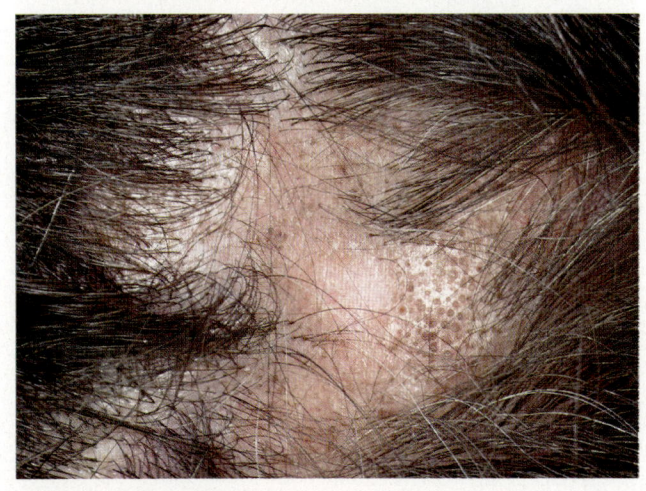

图 24-19 盘状狼疮。

毛发癣菌病 Trichomycosis

毛发癣菌病是由棒状杆菌引起的腋毛或阴毛无症状的感染。受累毛发表面黏着黄色（偶见红色或黑色）、坚实的附着物[52]（图24-20）。患者常有多汗。治疗包括剃除毛发、用止汗剂控制多汗。1%的盐酸萘替芬霜可治疗浅表真菌感染，同样也有抗细菌的效果，据报道，该药对毛发癣菌病有效[53]。

（金江　张建中译　吴志华校）

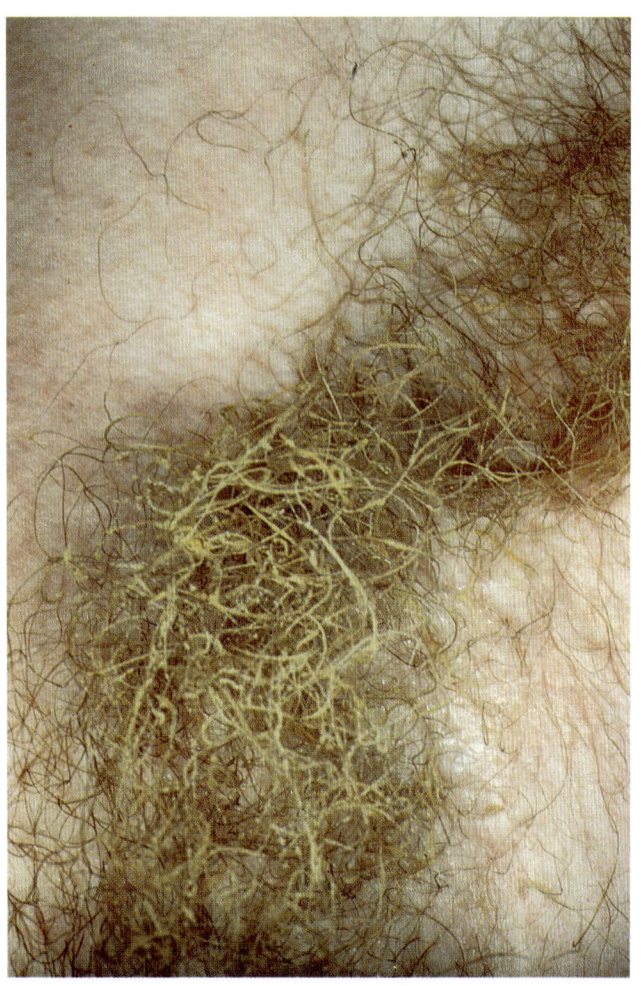

图24-20　腋毛癣：腋毛表面黏着黄色的附着物。这些附着物是假白喉菌，而非真菌。

参考文献

1. Paus R, Cotsarelis G: The biology of hair follicles, N Engl J Med 1999; 341491-7.
2. Munro DD: Hair growth measurement using intradermal sulphur 35 L-cystine, Arch Dermatol 1966; 93:119.
3. Headington JT: Telogen effluvium, Arch Dermatol 1993; 129:356.
4. Kligman AM: Pathologic dynamics of human hair loss. I. Telogen effluvium, Arch Dermatol 1961; 83:175.
5. Granai CO, et al: The use of minoxidil to attempt to prevent alopecia during chemotherapy for gynecologic malignancies, Eur J Gynaecol Oncol 1991; 12:129.
6. Olsen EA, Weiner MS: Topical minoxidil in male pattern baldness: effects of discontinuation of treatment, J Am Acad Dermatol 1987; 17:97.
7. Rietschel RL, Duncan SH: Safety and efficacy of topical minoxidil in the management of androgenetic alopecia, J Am Acad Dermatol 1987; 16:677.
8. Sawaya M, Shapiro J: Androgenetic alopecia. New approved and unapproved treatments, Dermatol Clin 2000; 18:47, viii.
9. Price V, et al: Changes in hair weight and hair count in men with androgenetic alopecia after treatment with finasteride, 1 mg, daily, J Am Acad Dermatol 2002; 46(4):517.
10. Kaufman K, et al: Finasteride in the treatment of men with androgenetic alopecia. Finasteride Male Pattern Hair Loss Study Group, J Am Acad Dermatol 1998; 39:578.
11. Leyden J, et al: Finasteride in the treatment of men with frontal male pattern hair loss, J Am Acad Dermatol 1999; 40:930.
12. Price V, et al: Lack of efficacy of finasteride in postmenopausal women with androgenetic alopecia, J Am Acad Dermatol 2000; 43:768.
13. Walsh P: Treatment with finasteride preserves usefulness of prostate-specific antigen in the detection of prostate cancer: results of a randomized, double-blind, placebo-controlled clinical trial, J Urol 1999; 161:350.
14. Ludwig E: Classification of the types of androgenic alopecia (common baldness) occurring in the female sex, Br J Dermatol 1977; 97:247.
15. Pitts RL: Serum elevation of dehydroepiandrosterone sulfate associated with male pattern baldness in young men, J Am Acad Dermatol 1987; 16:571.
16. De V, et al: Androgenetic alopecia in the female. Treatment with 2% topical minoxidil solution, Arch Dermatol 1994; 130:303.
17. Jacobs JP, et al: Use of topical minoxidil therapy for androgenetic alopecia in women, Int J Dermatol 1993; 32:758.
18. Azziz R, Carmina E, Sawaya M: Idiopathic hirsutism, Endocr Rev 2000; 21(4):347.
19. Leshin M: Southwestern internal medicine conference: hirsutism, Am J Med Sci 1987; 294:369.
20. Carmina E: A risk-benefit assessment of pharmacological therapies for hirsutism, Drug Saf 2001; 24(4):267.
21. Yucelten D, et al: Recurrence rate of hirsutism after 3 different antiandrogen therapies, J Am Acad Dermatol 1999; 41(1):64.
22. Venturoli S, et al: Low-dose flutamide (125 mg/day) as maintenance therapy in the treatment of hirsutism, Horm Res 2001; 56(1-2):25.
23. Richards RN, McKenzie MA, Meharg GE: Electroepilation (electrolysis) in hirsutism, J Am Acad Dermatol 1986; 15:693.
24. Liew S: Laser hair removal: guidelines for management, Am J Clin Dermatol 2002; 3(2):107.
25. Madani S, Shapiro J: Alopecia areata update, J Am Acad Dermatol 2000; 42:549; quiz 567.

26. Messenger AG, Slater DN, Bleehen SS: Alopecia areata: alterations in the hair growth cycle and correlation with the follicular pathology, Br J Dermatol 1986; 114:337.
27. Beard HO: Social and psychological implications of alopecia areata, J Am Acad Dermatol 1986; 14:697.
28. Dotz WI, Lieber CD, Vogt PJ: Leukonychia punctata and pitted nails in alopecia areata, Arch Dermatol 1985; 121:1452.
29. Mitchell A, Krull E: Alopecia areata: pathogenesis and treatment, J Am Acad Dermatol 1984; 111:763.
30. Lee JY, Hsu ML: Alopecia syphilitica, a simulator of alopecia areata: histopathology and differential diagnosis, J Cutan Pathol 1991; 18:87.
31. van D, et al: Can alopecia areata be triggered by emotional stress? An uncontrolled evaluation of 178 patients with extensive hair loss, Acta Derm Venereol 1992; 72:279.
32. Price VH: Double-blind, placebo-controlled evaluation of topical minoxidil in extensive alopecia areata, J Am Acad Dermatol 1987; 16:730.
33. Fiedler VC, et al: Treatment-resistant alopecia areata. Response to combination therapy with minoxidil plus anthralin, Arch Dermatol 1990; 126:756.
34. Rokhsar C, et al: Efficacy of topical sensitizers in the treatment of alopecia areata, J Am Acad Dermatol 1998; 39:751.
35. Pericin M, Trueb R: Topical immunotherapy of severe alopecia areata with diphenylcyclopropenone: evaluation of 68 cases, Dermatology 1998; 196:418.
36. Cotellessa C, et al: The use of topical diphenylcyclopropenone for the treatment of extensive alopecia areata, J Am Acad Dermatol 2001; 44:73.
37. Alabdulkareem A, Abahussein A, Okoro A: Severe alopecia areata treated with systemic corticosteroids, Int J Dermatol 1998; 37:622.
38. Perriard-Wolfensberger J, et al: Pulse of methylprednisolone in alopecia areata, Dermatology 1993; 187:282.
39. Gupta AK, et al: Oral cyclosporine for the treatment of alopecia areata. A clinical and immunohistochemical analysis, J Am Acad Dermatol 1990; 22:242.
40. Hautmann G, Hercogova J, Lotti T: Trichotillomania, J Am Acad Dermatol 2002; 46(6):807.
41. Oranje AP, Peereboom-Wynia JDR, De R: Trichotillomania in childhood, J Am Acad Dermatol 1986; 15:614.
42. Swedo SE, Rapoport JL: Annotation: trichotillomania, J Child Psychol Psychiatry 1991; 32:401.
43. Christenson GA, et al: Characteristics of 60 adult chronic hair pullers, Am J Psychiatry 1991; 148:365.
44. Muller SA: Trichotillomania: a histopathologic study in sixty-six patients, J Am Acad Dermatol 1990; 23:56.
45. Christenson GA, et al: Personality and clinical characteristics in patients with trichotillomania, J Clin Psychiatry 1992; 53:407.
46. Headington J: Cicatricial alopecia, Dermatol Clin 1996; 14:773.
47. Sperling L, Solomon A, Whiting D: A new look at scarring alopecia, Arch Dermatol 2000; 136(2):235.
48. Powell J, Dawber R, Gatter K: Folliculitis decalvans including tufted folliculitis: clinical, histological and therapeutic findings, Br J Dermatol 1999; 140:328.
49. Kunte C, Loeser C, Wolff H: Folliculitis spinulosa decalvans: successful therapy with dapsone, J Am Acad Dermatol 1998; 39:891.
50. Scerri L, Williams H, Allen B: Dissecting cellulitis of the scalp: response to isotretinoin, Br J Dermatol 1996; 134(6):1105.
51. Annessi G, et al: A clinicopathologic study of scarring alopecia due to lichen planus: comparison with scarring alopecia in discoid lupus erythematosus and pseudopelade, Am J Dermatopathol 1999; 21:324.
52. Levit F: Trichomycosis axillaris: a different view, J Am Acad Dermatol 1988; 18:778.
53. Rosen T, et al: Naftifine treatment of trichomycosis pubis, Int J Dermatol 1991; 30:667.

25 甲 病
Nail Diseases

- 解剖学和生理学　　864
- 正常变异　　868
- 与皮肤病相关的甲病　　869
- 获得性甲病　　871
  - 细菌和病毒感染　　871
  - 甲真菌感染　　874
  - 创伤　　880
- 甲与内脏疾病　　884
- 遗传性甲异常　　886
- 甲颜色变化和药物诱发的甲变化　　886
- 肿瘤　　888

最常见的甲病见第866～867页的24张图片。

解剖学和生理学

解剖学　甲由几个部分构成（图25-1）。甲板由坚硬、半透明、已经死亡的角蛋白构成。甲皱襞包括甲板侧缘和甲板近端周围的皮肤。近端甲皱襞覆盖甲母质，其角质层延伸至近端甲板上，形成甲上皮。正常情况下，近端甲皱襞顶端的毛细血管袢很细小，看上去不明显，但是在系统性红斑狼疮、硬皮病等某些疾病时会明显可见。近端甲皱襞上皮覆盖近端甲板数毫米，然后反折180度直接贴在甲板上，再次反折180度延伸成为甲母。

甲板的90%由甲母质上皮细胞合成。透过甲板可以看到甲弧影（白色半月形），实际上是远端甲母。甲半月和甲床连接。甲床由远端甲母质延伸至甲下皮。随着指甲向肢体远端的不断延伸，角蛋白不断添加到甲板上，使之增厚并紧密连接在甲床上[1]。甲床是由平行的纵嵴构成，基底部有小血管（图25-2）。创伤或者红斑狼疮等引起的血管疾病可导致出血，血液充满这些沟槽，形成透过甲板可见的裂片状出血。甲下皮是一小段没有甲板覆盖的皮肤；起始于远端甲床，终止于远端甲沟。

甲活检　甲活检可用来诊断甲肿瘤、炎症和感染性甲病。理想的甲活检术应在分离甲板后实施。这样能够清楚地看到甲母质和甲床。可以选择钻取活检术或进行切除术，取足量的组织，并且尽量避免产生瘢痕。

分离甲板　用30号注射器抽取不含有肾上腺素的1%～2%的利多卡因，注入甲皱襞侧缘和近端，或者要切除的远端甲区。也可应用卡波卡因，其作用时间更长。注射后等待至少3～5分钟，直到甲周围完全麻醉。可应用宽的烟卷或引流条作为止血带结扎，时间不要超过10分钟。用2～3mm的甲剥离器、2～3mm的牙科铲或蚊氏钳将甲皱襞与甲板分离。使用同样的器械从远端甲板下由远而近轻推，以分离甲板和其下的甲床。前后摇动器械，以使甲板和甲床完全分离。用止血钳或者取甲钳夹紧甲板，并轻轻分离。术后创面涂抹多链丝霉素（Polysporin）软膏，用纱布包扎固定[2]。

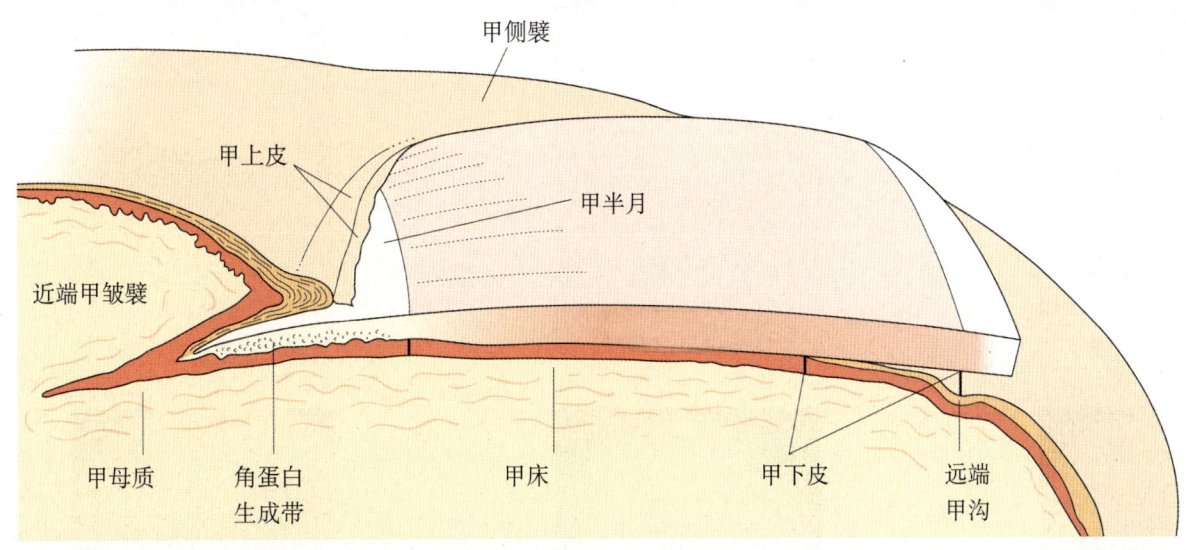

图 25-1 成人指甲的模式图：图示为沿中线纵切后甲的结构。

甲沟活检术 甲沟（近端甲皱襞和甲侧襞）的皮疹可以采用刮取活检术、钻取活检术或者钝性分离得到组织。以近端甲皱襞为椭圆形的长轴，沿水平方向进行切除活检术。注意避免损伤伸侧肌腱。以甲侧襞为椭圆形长轴进行切除活检术。

甲母活检术 甲母活检可能引起永久性的甲萎缩。甲母活检最常见于患有甲纵向色素带的患者，活检目的是排除黑素瘤。甲母活检要注意尽可能地避免造成永久性甲萎缩[3]。宽度小于3mm的皮疹可采用深达甲母层的钻取活检术即可。宽度大于3mm的皮疹活检时最好由皮肤外科医生操作，术式相对复杂[4]。

生长率 甲的生长为持续性，年龄较大、血液循环较差时生长率减慢。指甲比趾甲生长快，每周生长0.5～2.0mm。指甲从甲母生长到游离缘大约需要5.5个月，而趾甲则大约需要12～18个月。由于猩红热等系统疾病导致的甲母质细胞分裂减慢会使甲板变薄（Beau 线）。

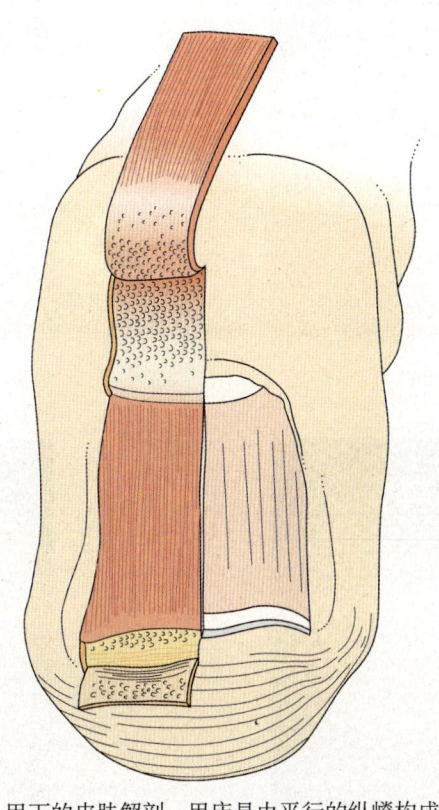

图25-2 甲下的皮肤解剖：甲床是由平行的纵嵴构成，基底部有小血管。裂片状出血的解剖病理基础显而易见。

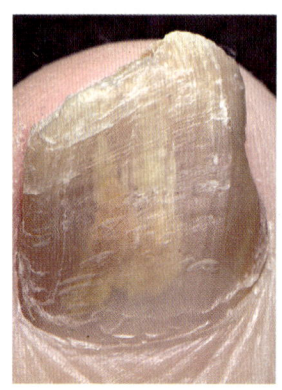

远端甲下型甲真菌病，第875，876页

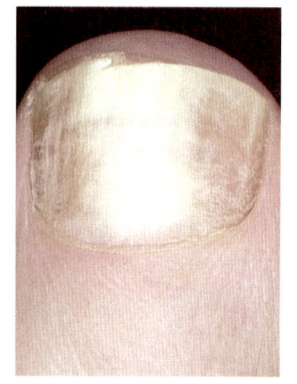

白色浅表型甲真菌病，第876页

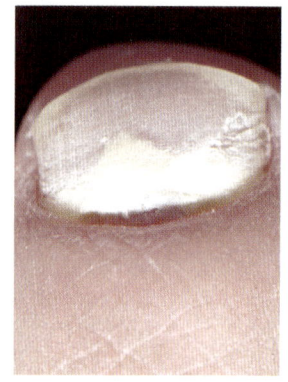

近端甲下型甲真菌病，第876页

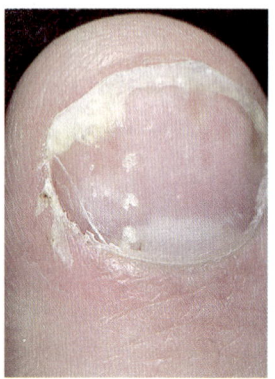

银屑病——顶针样甲，第219，869页

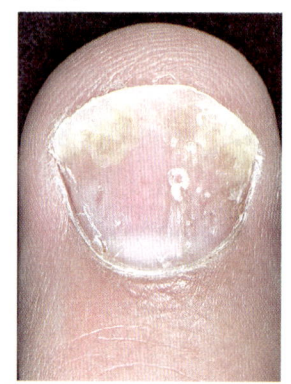

银屑病——甲松解，第869页

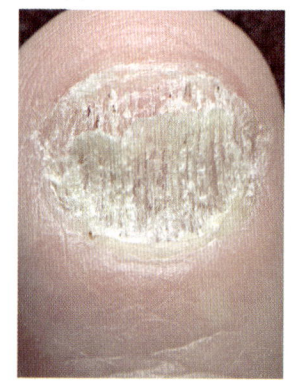

银屑病——甲板改变，第219，869，872页

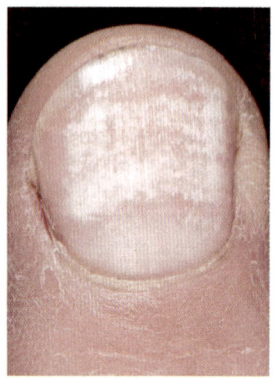

白甲，第882页

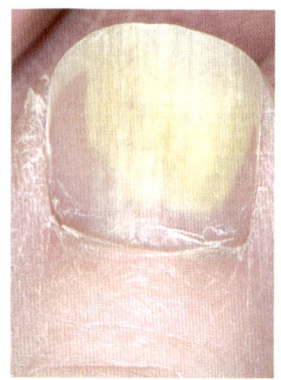

甲剥离——继发感染，第881页

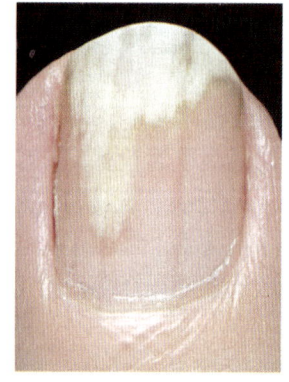

甲剥离——创伤，第880页

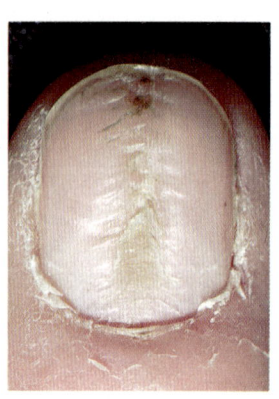

Habit-tic甲变形，第883页

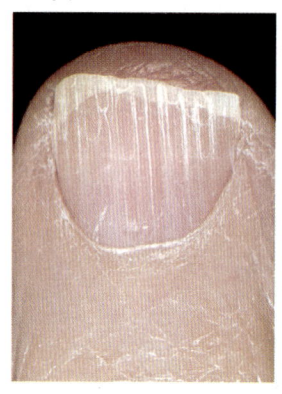

甲纵嵴，第868页

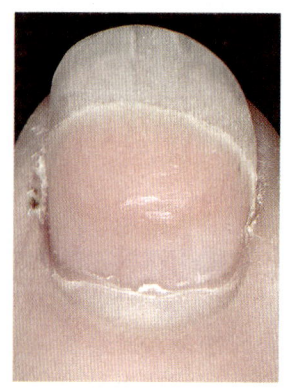

Beau线，第884页

第 25 章 甲病

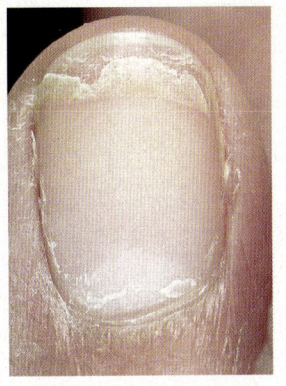
远端甲碎裂，第 883 页

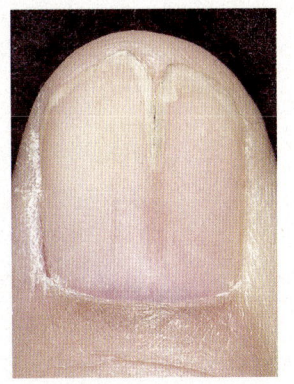
甲中线萎缩，第 884 页

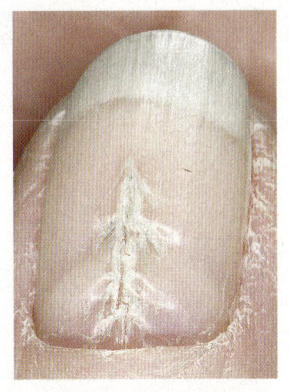
甲中线萎缩，第 884 页

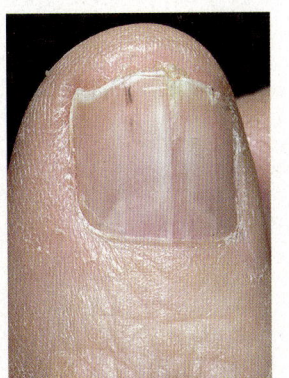
Darier 病，第 871 页

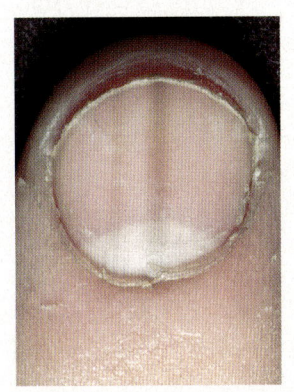
色素带，第 796 页，868 页

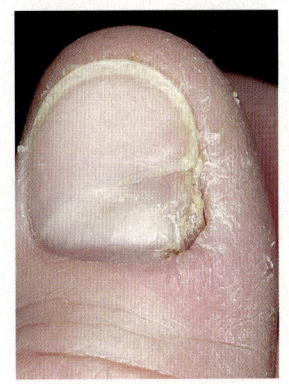
慢性甲沟炎，第 872 页

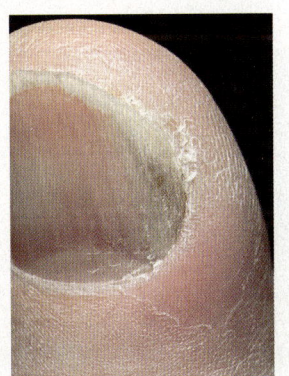
急性甲沟炎，第 871 页

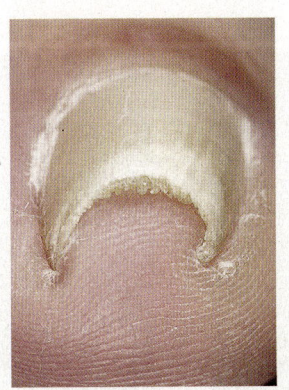
钳状甲，第 884 页

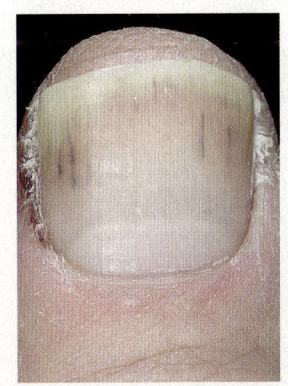
裂片状出血，第 865 页

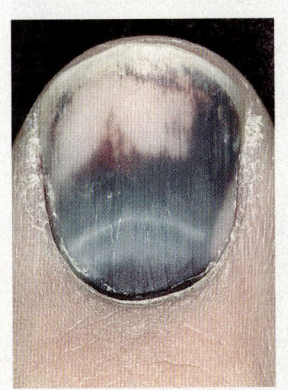
创伤，第 882 页

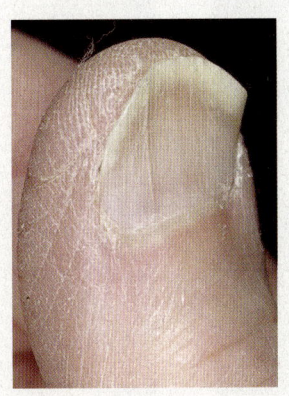
匙状甲，第 885 页

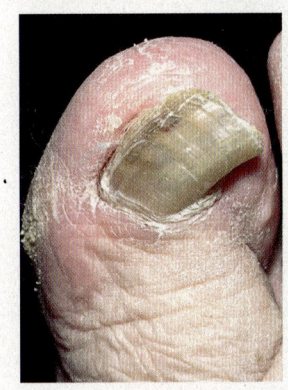
甲板增生，第 883 页

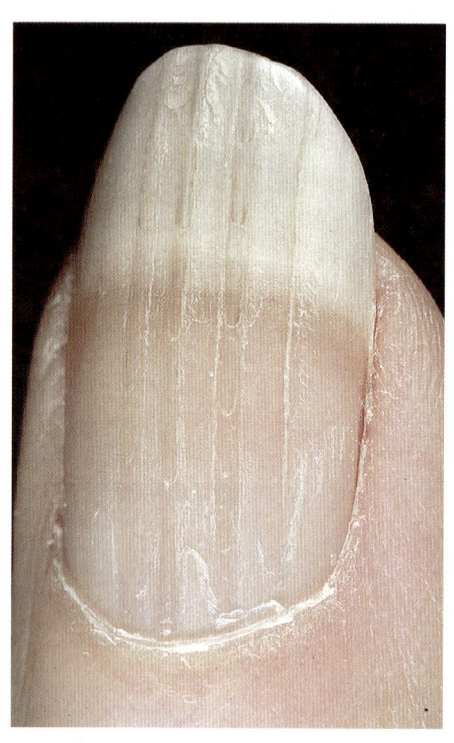

图25-3 甲纵嵴：平行突起的甲纵嵴是常见的衰老性改变。这种改变不是疾病所致。

正常变异

甲的形状和透明度存在相当大的个体差异。衰老可能使甲的厚度增加或降低。纵嵴（图25-3）是常见的甲老化表现，不过部分青年人也可以存在甲纵嵴。所有年龄段的人都可以有甲串珠，老年人更常见（图25-4）。串珠覆盖部分或绝大部分甲表面，纵向排列。90%以上的黑人常常存在甲色素带（图25-5）。白种人如果突然出现这样的色素带则需要进一步检查。

原发皮肤病、感染、创伤、内脏疾病、先天性综合征和肿瘤可改变甲结构。下文将详细讨论最常见的情况，并附有图示。

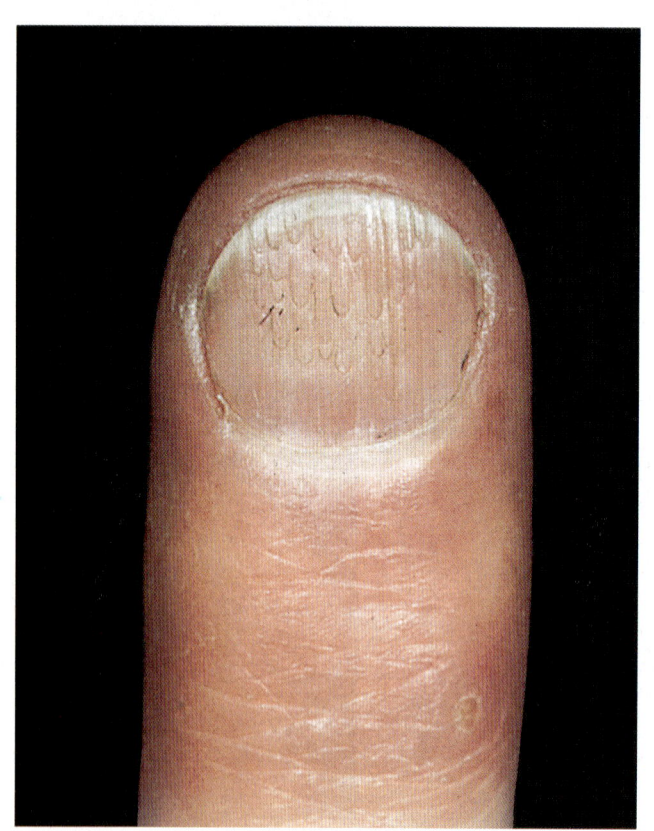

图25-4 纵嵴和串珠：老年人最常见的变异。

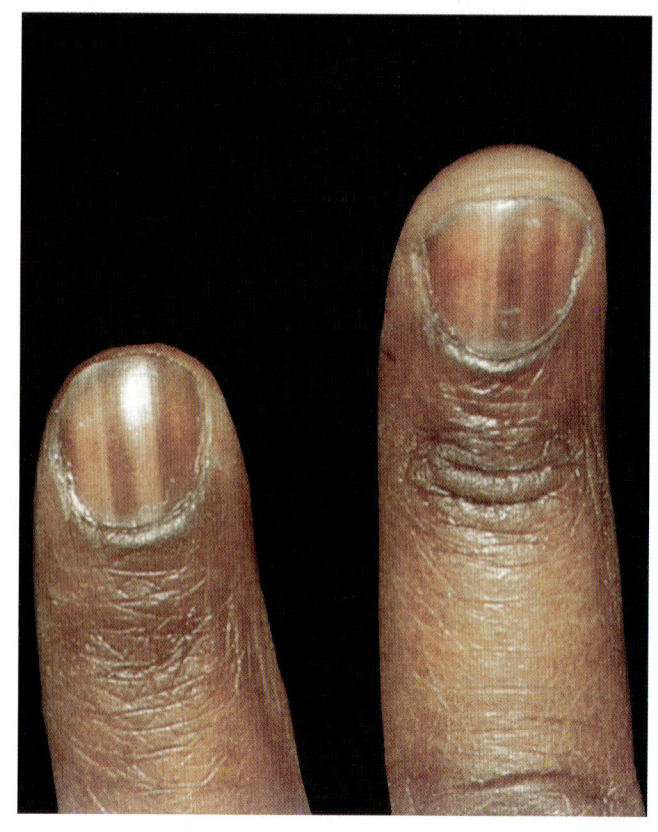

图25-5 90%以上的黑人常常存在甲色素带。

与皮肤病相关的甲病

银屑病 银屑病甲改变具有特征性，医生应该检查银屑病患者的指（趾）甲。当皮损不典型或者根本没有皮损时，可以根据甲改变诊断银屑病。

银屑病患者甲损害的发病率约为10%～50%。甲损害通常和皮损同时发生，但也可能单独发生。50%以上银屑病甲病的患者有指（趾）甲疼痛，许多人日常活动受限。

甲点状凹陷 Pitting 最常见的银屑病甲改变是甲板的点状凹陷或境界清楚的冰锥样凹陷（图25-6）。其数量、分布、形态和深度各异。与鳞屑脱落机理一样，甲板细胞脱落后使甲板表面留下许多小凹。小凹最初出现在甲上皮下，然后随甲的生长而向外生长。许多其他的皮肤病（如湿疹、真菌感染和斑秃）也可以引起甲的点状凹陷，甲点状凹陷也可作为正常变异而单独存在。

甲剥离 Onycholysis 甲下银屑病可使黄色鳞屑性细胞碎屑在甲下聚集，从而使局部甲板抬高，甲碎屑容易误诊为甲真菌感染。甲床银屑病使甲和甲床分离。不像长指甲末端由于压力而整齐的分离，银屑病甲分离是不规则的（图25-7）。甲板变成黄色，很像真菌感染。甲剥离开始于远端甲沟或甲板下，可能同时累及几个甲。

甲变形 Nail deformity 银屑病广泛累及甲母后，甲结构失去完整性，出现甲碎裂和剥落。常可见到甲板表面明显改变和甲床裂片状出血（图25-8）。

油斑样损害 Oil spot lesion 甲床银屑病可能使甲板局部分离，细胞碎屑和血清在此聚集，透过甲可以看到黄褐色改变（图25-9），看起来像油斑。

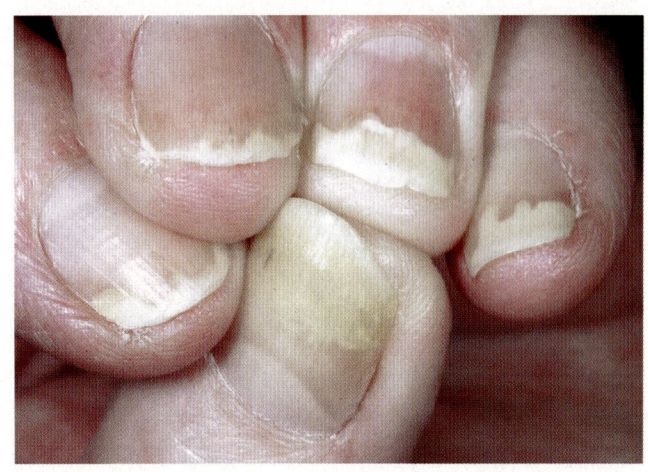

图25-7 银屑病：数个指甲的甲床甲板分离（甲剥离）。真菌感染可有类似的表现。

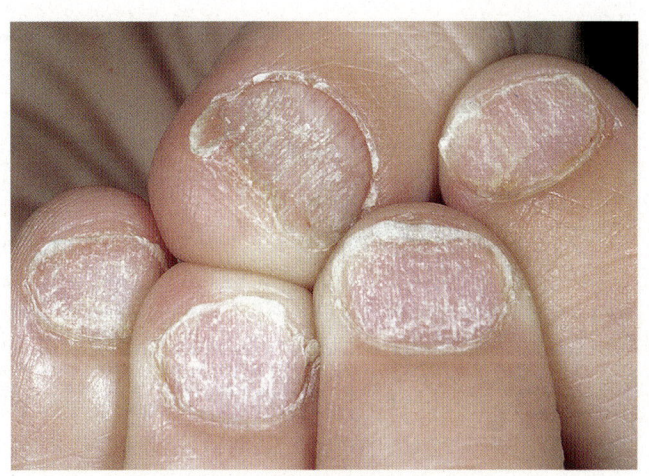

图25-8 全甲母的银屑病导致全甲变形。

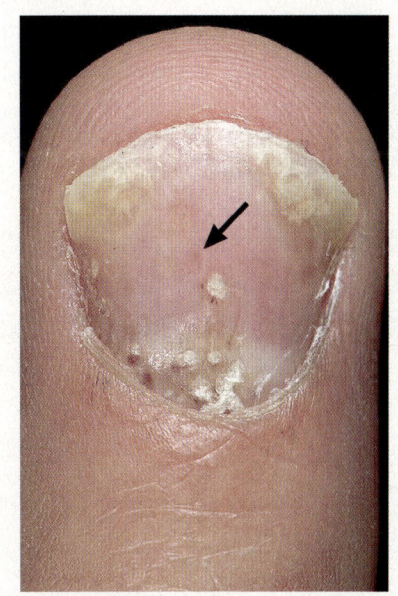

图25-9 甲床银屑病导致甲板下血清漏出，形成"油斑"（箭头所示）。

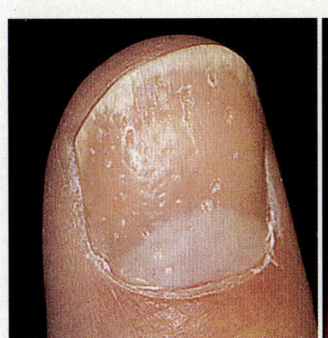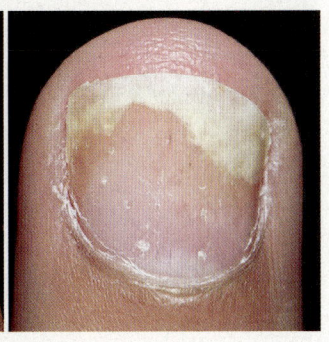

图25-6 银屑病：银屑病最常见的甲改变是甲板点状凹陷。

治疗 甲银屑病难以治疗，单独应用或几种方法联合治疗有一定的疗效[5,6]。甲银屑病经常复发。当患者系统应用环孢素、甲氨蝶呤或者阿维A时甲病可以减轻。

曲安奈德 多数皮肤科医生治疗甲银屑病的标准疗法是经皮向甲母质注射曲安奈德（2.5～10mg/ml），使用30号针头注射，每月1次。目前多推荐一个简单的治疗方案，方法是环形阻滞后沿着甲皱襞从四个点注射曲安奈德（0.4ml,10mg/ml），向甲床方向进针，其中甲母质处两个点，两侧甲侧襞处各一点，这样药物既能进入甲母质，也能进入甲床。如有必要，两个月后重复该治疗。该疗法对甲下角化亢进、甲纵嵴和甲增厚的疗效好，至少可以维持9个月，对甲松解和点状凹陷疗效差[7]。

卡泊三醇 有报道卡泊三醇软膏或二丙酸倍他米松（64mg/g）与水杨酸（0.03g/g）复方软膏可治疗甲床银屑病，每天外用两次，约40%的患者治疗后甲下的角化亢进减轻，作用持续5个月[8]。

他扎罗汀 每天晚上在指甲上涂用0.1%的他扎罗汀凝胶，连续24周，封包或不封包均可，药物可减轻甲松解（封包和不封包情况下）和甲点状凹陷（封包时）[9]。

蒽林 外用蒽林，连续5个月，约60%的患者病情能够获得中度改善。该疗法对甲松解和甲肥厚疗效好，治疗后部分病例甲点状凹陷数量明显减少。将混有凡士林的0.4%～2.0%的蒽林涂在病甲上，30分钟后用水洗掉，然后涂上10%的三乙醇胺霜避免色素沉着，每天一次。这种疗法主要的副作用是可逆的甲板色素沉着[10]。

光化学疗法（PUVA）或外用5-氟尿嘧啶（5-FU）治疗银屑病甲无益。

脓疱型银屑病甲 脓疱型银屑病经常累及甲床、甲母质或甲周皮肤，而且病程长，治疗反应差。严重病例需要系统应用维甲酸。局限性脓疱型银屑病可以外用卡泊三醇，约50%的患者有效，维甲酸治疗后外用卡泊三醇维持治疗也有效[11]。

扁平苔藓 约25%的甲扁平苔藓患者在甲损害前或在甲损害后身体的其他部位可有扁平苔藓皮损。甲扁平苔藓常发生于五六十岁的老人。可以累及甲母质、甲床和甲皱襞，临床表现多样，甲损害不特异。甲母质的轻微炎症可导致甲纵嵴和纵沟，这是甲扁平苔藓最常见的表现。个别甲扁平苔藓患者的甲母质早期即受到严重破坏，形成瘢痕，具有特征性[12]。下陷的近端甲皱襞与瘢痕化的甲母质粘连形成翼状胬肉，可能发生在严重的甲母质炎症之后（图25-10）。翼状胬肉远端的甲板缺如或者变薄。多数患者甲扁平苔藓具有自限性，或在治疗后迅速恢复。即使是甲母质弥漫受损的患者也很少遗留永久的甲损害。用30号针头于甲母质损害内注射曲安奈得(2.5～5mg/ml)，每3周或4周一次是有效的。严重病例可口服泼尼松（20~40mg/d），不过需要长期用药，存在弊大于利的风险。临床上甲真菌病可能与扁平苔藓相混淆。

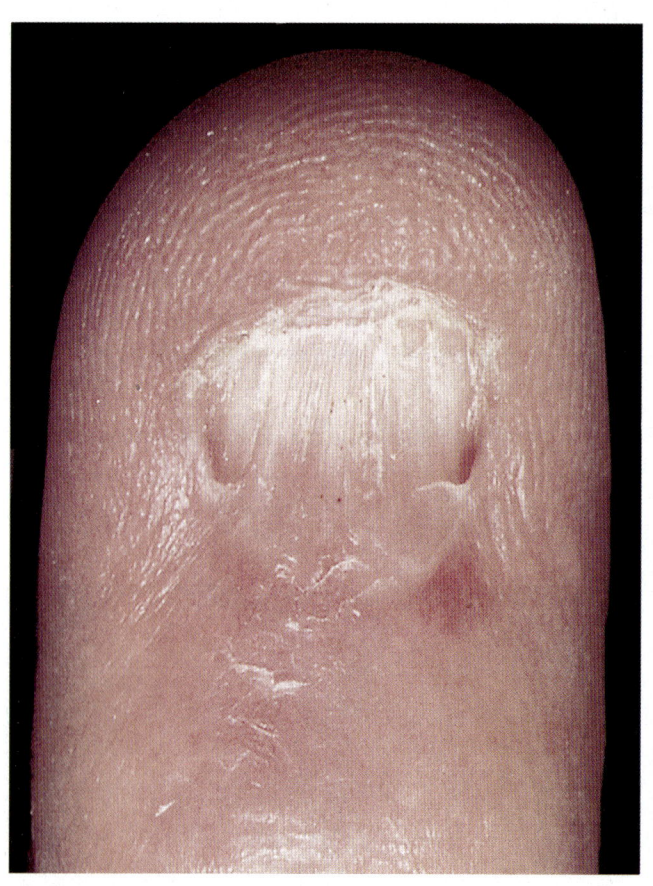

图25-10 扁平苔藓：甲母质炎症导致近端甲皱襞与瘢痕化的甲母质粘连，形成翼状胬肉。

斑秃 Alopecia areata 部分斑秃患者甲上可见浅的点状凹陷，排列整齐或者呈网格状（图 25-11）。

毛囊角化病 Darier's disease 有报道毛囊角化病存在多种甲损害，最常见并且最具有特征性的是白色纵行条纹（第 867 页）。

获得性甲病

细菌和病毒感染

急性甲沟炎 Acute paronychia 为近端甲皱襞和甲侧襞的炎症，表现为急性红肿疼痛，可自行发生，也可见于创伤或者某些操作后（图 25-12 和图 25-13）。浅表感染导致甲上皮下脓液聚集（图 25-12）。在甲皱襞和甲板间插入粉刺去除器或类似器械的尖端引流小脓肿（图 25-14），可使疼痛骤然减轻。如果出现弥漫性疼痛和肿胀提示有深层的感染，如果用葡萄球菌敏感的抗生素无效，则需进行深部切开。急性甲沟炎很少发展为慢性甲沟炎。

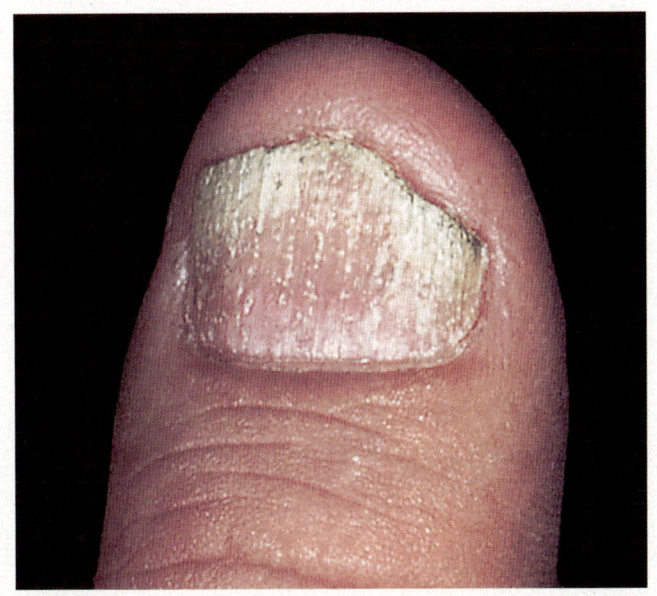

图 25-11 斑秃：部分斑秃患者的浅表点状凹陷。

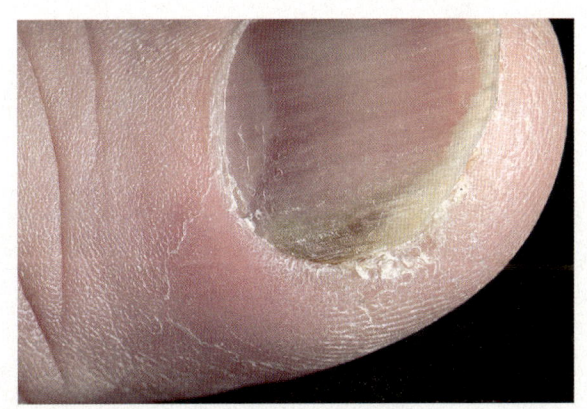

图 25-13 急性甲沟炎：甲侧襞的急性肿胀疼痛，可见于任何局部创伤后（咬、吮吸、化学刺激等）。

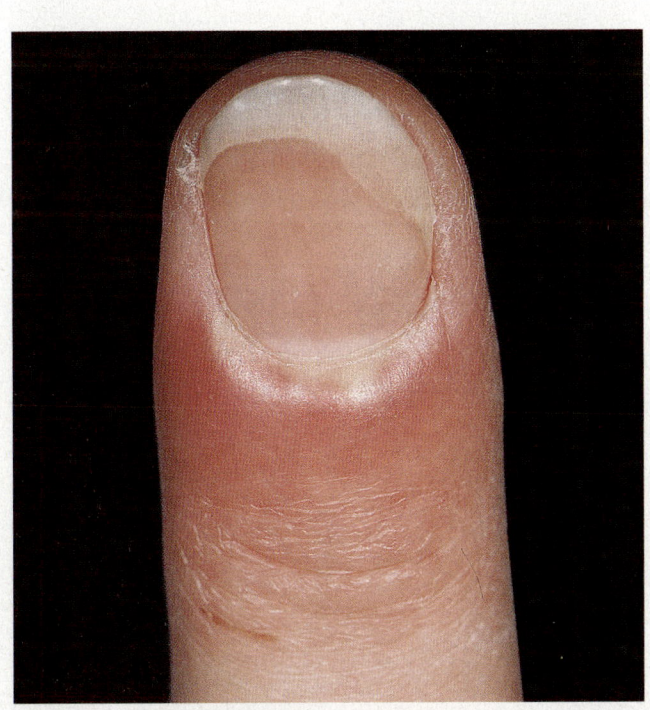

图 25-12 急性甲沟炎：近端甲皱襞可见红肿和脓性分泌物。

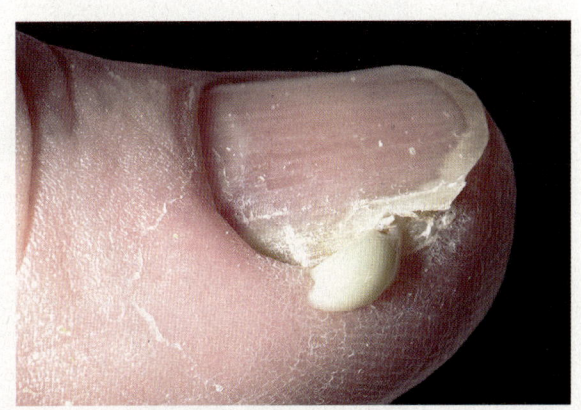

图 25-14 急性甲沟炎：甲侧襞肿胀，流出大量脓液。出脓后疼痛立即缓解。可用生理盐水冲洗脓腔。

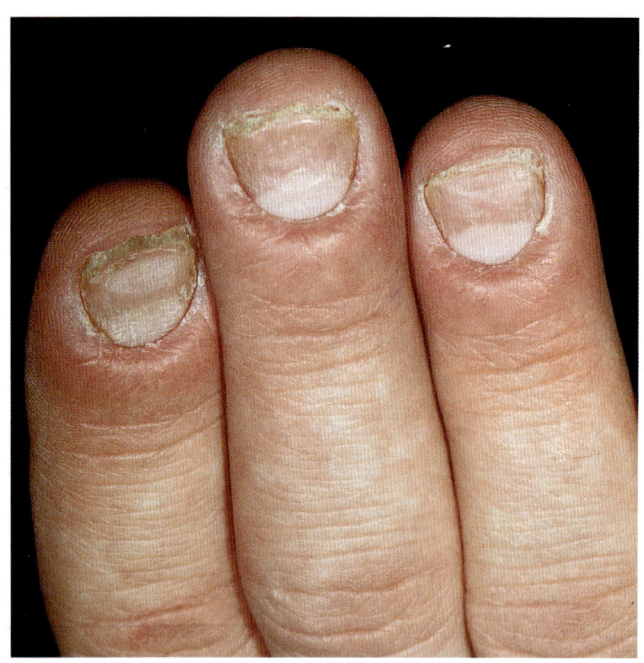

图 25-15 慢性甲沟炎：甲皱襞红斑肿胀。甲上皮缺如。慢性炎症导致甲横嵴。

慢性甲沟炎 Chronic paronychia 慢性甲沟炎不是酵母菌感染，而是近端甲皱襞的炎症[13]。慢性甲沟炎进展缓慢，最初表现为近端甲皱襞和甲侧襞的轻度肿胀和触痛（图 25-15）。接触刺激性物品是发病的主要原因。双手总是处于潮湿环境的人（如面包师、洗碗工和牙医等）发病率最高。修剪甲上皮可促进疾病的发展。典型病例多个或者全部指甲同时发病。甲上皮与甲板分离，致使近端甲皱襞与甲板之间出现空隙，容易感染。包括致病菌和污染菌在内的许多微生物在这种温暖潮湿的环境里可大量繁殖。甲周皮肤变成暗红色、触痛或自发疼痛和肿胀，有时也可以从近端甲皱襞下挤出少量脓液。脓液培养可有念珠菌或者革兰阳性菌、革兰阴性菌生长。念珠菌可能仅仅是近端甲皱襞的一个定植菌，而不是慢性甲沟炎的直接致病菌，重筑甲皱襞的生理屏障后念珠菌即可消失[13]。虽然甲板表面可能出现波纹或者变成褐色，但是甲板并未感染病菌，能够保持完整性。慢性甲沟炎没有甲下增厚，而在某些真菌感染时会增厚。慢性甲沟炎病程慢性，治疗见效慢。甲银屑病可出现类似的表现（图25-16）。

图 25-16 银屑病累及近端甲皱襞、甲侧襞和甲母质，出现红斑、肿胀和甲板变形。与慢性甲沟炎难以区分。甲点状凹陷提示为银屑病。

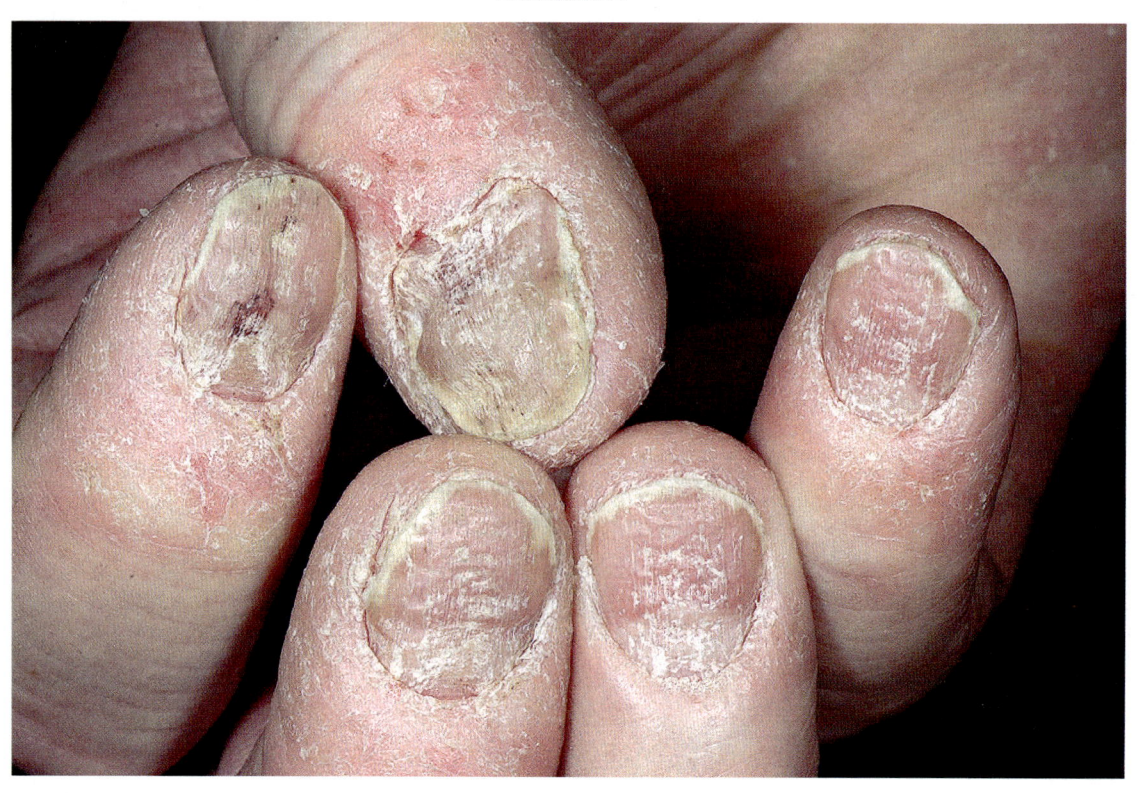

治疗 慢性甲沟炎的治疗首先应避免接触刺激物，并控制炎症和感染[14]。尽量保持近端甲皱襞干燥。患者应避免洗碗和洗发。戴橡胶手套或者塑料手套是有益的，但是戴的时间太长会增加手的湿度。在橡胶手套内戴上一双棉质手套能够保持双手干燥。治疗慢性甲沟炎的主要目的是控制炎症。外用糖皮质激素乳膏（第Ⅴ级）每天2次，连续3周，比口服抗真菌药物效果更好[13]。口服抗生素一般不能使病灶处达到足够的抗菌浓度，而且病灶局部的微生物太多，对单一的抗菌药物反应较差。维持甲板和近端甲皱襞的空隙可能是有益的。外用抗真菌酊剂（咪康唑）或1～2滴3%麝香草酚溶于70%的酒精中（由药剂师配制）涂于近端甲皱襞，依靠毛细管作用药液进入分离的甲上皮空隙内。用牙签轻抬近端甲皱襞可促进穿透作用。每日用药2～3次持续数周，直至甲上皮再形成。存在长期炎症的患者可能永远不会再形成甲上皮。氟康唑（200mg/d）治疗1～4周可控制慢性炎症。再感染时需重复短程氟康唑治疗。

药物诱发的甲沟炎 据报道，约4%的患者使用了治疗人类免疫缺陷病毒（HIV）感染的蛋白酶抑制剂拉米夫定和茚地那韦后会出现甲沟炎和趾甲嵌甲。可能同时伴有化脓性肉芽肿样皮损、葡萄球菌的浅表感染、甲松解和严重的皮肤干燥。最常见于大踇趾甲[15]。治疗2～12个月后出现皮疹[16]。停药后9～12周皮疹完全缓解。内源性蛋白酶抑制或许能够解释甲皱襞的增厚和随后出现的化脓性肉芽肿样损害[17]。

假单胞菌感染 反复接触肥皂和水可使甲下皮浸渍，甲板软化。甲板分离（甲松解）后在甲板和甲床之间出现潮湿浸渍的空隙，正好是假单胞菌生长的沃土。感染后甲板呈现绿色（图25-17）。没有不适或炎症。该病有时可与甲下血管瘤相混淆（见图25-36），但假单胞菌感染一般不会疼痛，可以鉴别。可每天3次甲下使用数滴氯漂白剂（1份氯漂白剂和4份水的混合物）水溶液。也可以使用醋（醋酸）进行治疗。

指瘭疽 Herpetic whitlow 口腔科医护人员过去经常会有单纯疱疹病毒指尖感染的风险。戴手套后患该病的风险明显降低。指瘭疽的皮疹形态和病程与其他部位的疱疹类似，但是指尖肿胀会伴有明显疼痛（见图25-18）。艾滋病患者感染单纯疱疹病毒后的特点是皮疹发生部位不典型，表现也不典型。艾滋病患者指部发生疱疹后可很快进展至甲结构完全破坏[18]。

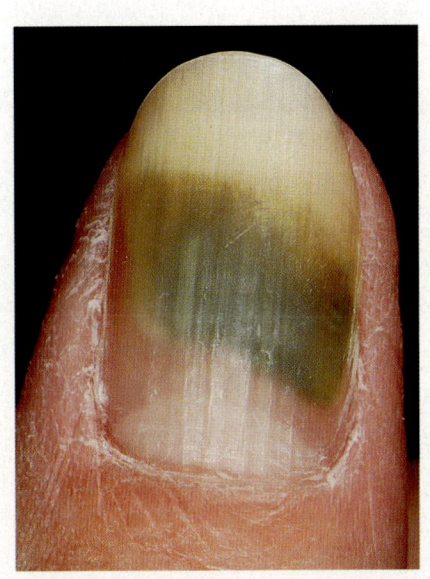

图 25-17 甲剥离后假单胞菌聚集在甲和甲板之间的空腔内，使甲板呈现为绿色。

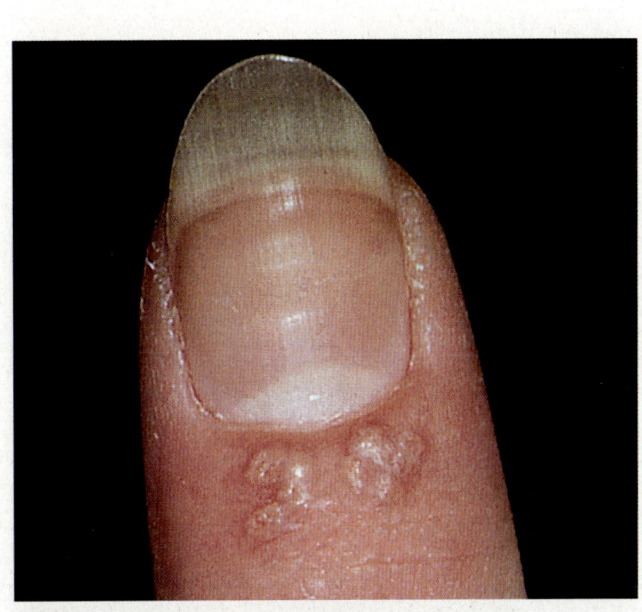

图 25-18 指的单纯疱疹（指瘭疽）：检查单纯疱疹患者口腔后病毒接种在指部。

甲真菌感染

甲的真菌感染称为甲真菌病。多数指（趾）甲感染的真菌是皮肤癣菌中的红色毛癣菌和须癣毛癣菌，不过所谓的非致病真菌（污染菌）和念珠菌也可以感染甲板[19]。一个指甲可能有多个致病菌。甲真菌感染可伴发手癣和足癣，也可单独发生。40~60岁的人群中15%~20%患有趾甲真菌感染。该病也可发生在儿童。

甲创伤后容易继发感染。现在有一种倾向，即凡是甲板的疾病都诊断为真菌感染，但实际上许多其他的皮肤病都可改变甲的结构。50%的厚甲并不是真菌感染所致。许多甲病患者有银屑病，而不是真菌感染。下文将讨论鉴别诊断。

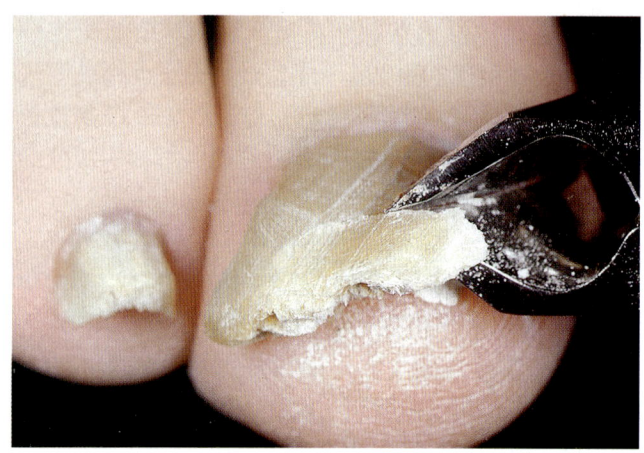

图 25-19 切下甲板缓解疼痛，取甲下物质进行真菌镜检，切下的甲板可以进行组织学检查以评价甲真菌病病情。

甲癣与银屑病 甲真菌感染与银屑病或者其他疾病所致的甲病鉴别困难。可以通过真菌镜检、甲培养和活检组织学检查进行鉴别。这些检查费时，也可能存在假阴性结果。远端甲片进行常规组织学检查和过碘酸雪夫（PAS）染色，是一种简单而准确的鉴别甲真菌病与银屑病的方法（图25-19）。这种方法诊断皮肤癣菌感染的正确率与培养相当，高于真菌镜检[20]。

实验室诊断 甲真菌感染的诊断建立在真菌镜检和真菌培养基础上。无法进行真菌镜检和甲培养的医生可以求助于地方实验室或者专业实验室，比如大学的皮肤科医学真菌学中心。那里能够提供方便的取材器械和标本容器。记住要在患者口服抗真菌药物之前取材。进行甲培养时，应从多个甲下和甲的不同部位（病甲的近端和远端）取材（图25-20）。用刮匙刮取远端甲下的碎屑。用刮匙在甲表面取材或用15号手术刀片刮甲表面（图25-21）。可以在甲板和甲床的角质细胞中找到真菌。甲板中存在的菌丝不易培养，因此如果可能应尽量取甲床的角质形成细胞。

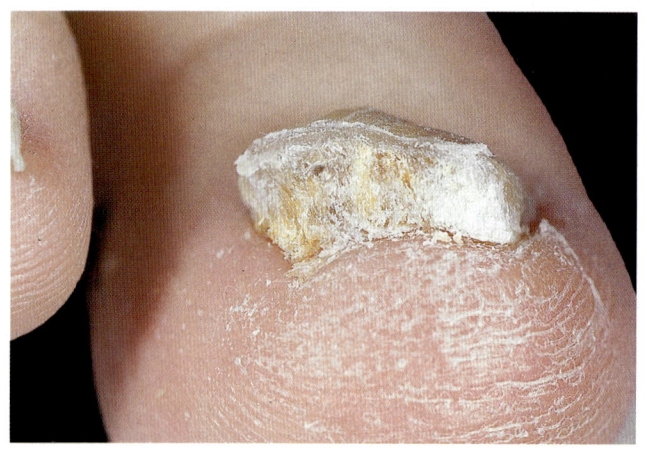

图 25-20 露出甲下碎屑以便取材。使用铁砧切割器削薄厚甲以缓解穿鞋时的压力。

甲真菌培养及标本采集方法 首先用酒精擦甲板以去除细菌。将甲板碎片和甲床刮出物接种在沙氏培养基上，培养基中可以含有或者不含有抗生素，从而鉴定真菌菌种。含有抗生素的沙氏培养基要使用新鲜的，旧培养基中的抗生素会降解，不能有效抑制细菌感染。皮肤癣菌培养基含有抗生素放线菌酮和酚红作为pH指示剂。7~14天后，皮肤癣菌释放碱性代谢产物使培养基从黄色变成红色，一些非皮肤癣菌如帚霉属、曲霉属、青霉属、黑霉和酵母菌也会改变甲的颜

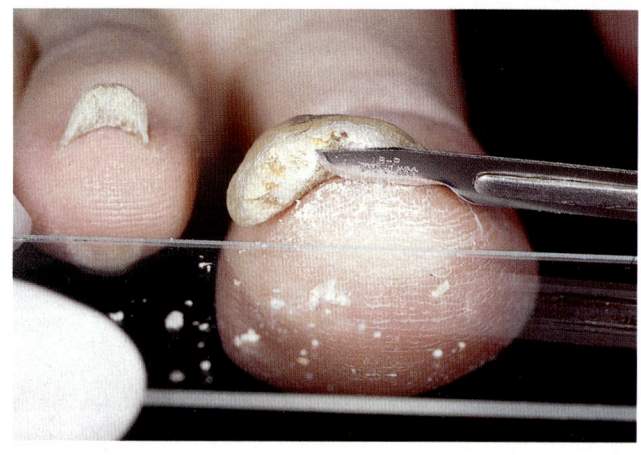

图 25-21 取甲下碎屑进行真菌镜检。

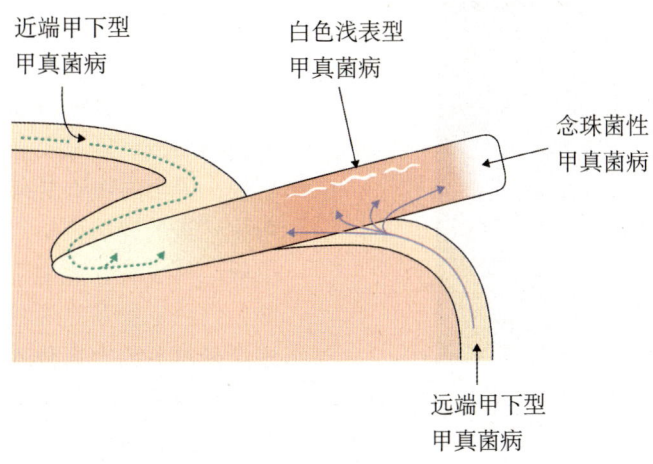

图 25-22　四种类型的甲真菌病。真菌从不同部位侵入。

色,出现假阳性反应[21]。直接镜检时,可以在覆盖培养皿的表面玻璃上加入几滴氢氧化钾,24小时后甲板和硬的甲碎屑软化(真菌镜检详见第13章)。

感染类型　甲真菌感染有四种类型[22]。不同类型的感染可以发生在同一甲板。红色毛癣菌和须癣毛癣菌侵犯甲板比紫色毛癣菌或断发癣菌更常见。从病甲中也可分离出曲霉、头孢霉、镰刀菌和帚霉菌等污染菌或者非致病菌。这些菌可见于任何类型的甲真菌感染,特别是远端甲下型甲真菌病和白色浅表型甲真菌病。口服灰黄霉素或新一代抗真菌药物治疗无效。甲真菌感染的四种类型见图 25-22。

远端甲下型甲真菌病　远端甲下型甲真菌病(图 25-23 和 25-24)是最常见的甲真菌病类型。真菌侵袭甲下皮,即甲床的远端。远端甲板变成黄色或者白色,因为角化亢进的碎屑聚集导致甲板抬高,与其下的甲床分离。真菌在甲板中生长,导致甲板碎裂分解。甲板增厚和甲下碎屑可使患者穿鞋不适。

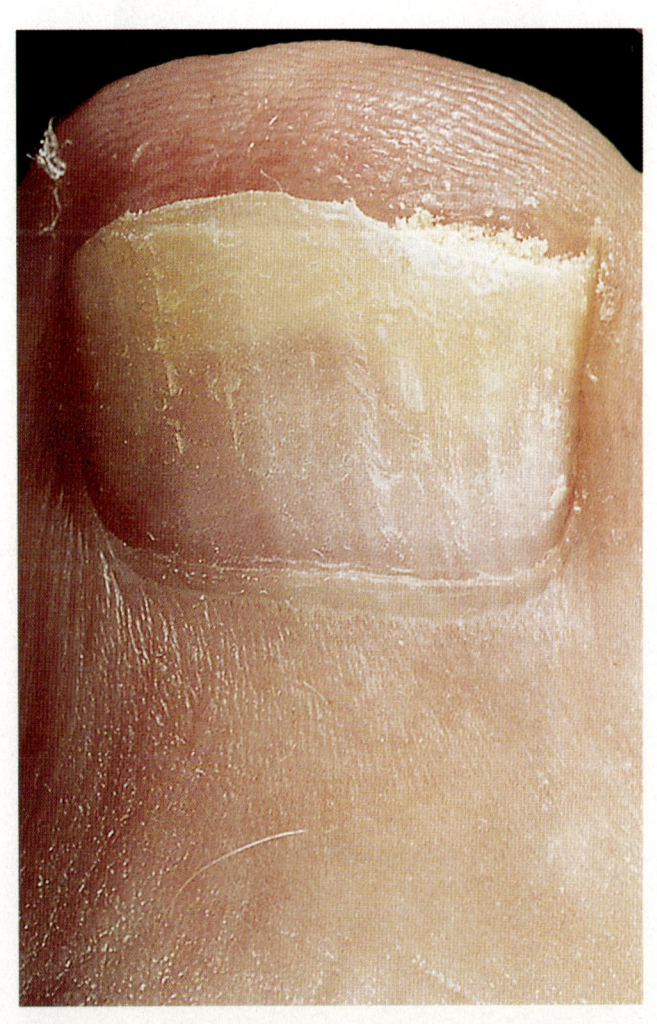

图 25-23　远端甲下型甲真菌病:早期改变为甲板远端甲下碎屑。

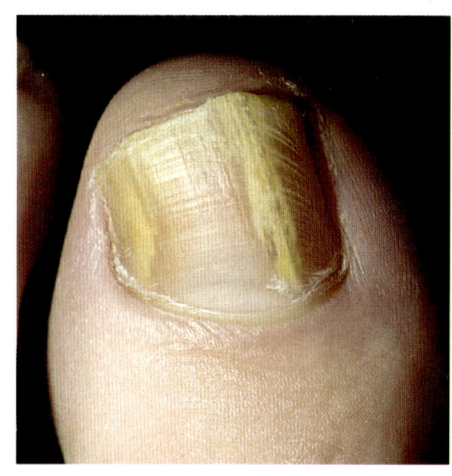

图25-24 远端甲下型甲真菌病：感染向近端扩散，形成线状沟槽损害，沟槽征是甲真菌感染的高度特异性表现。

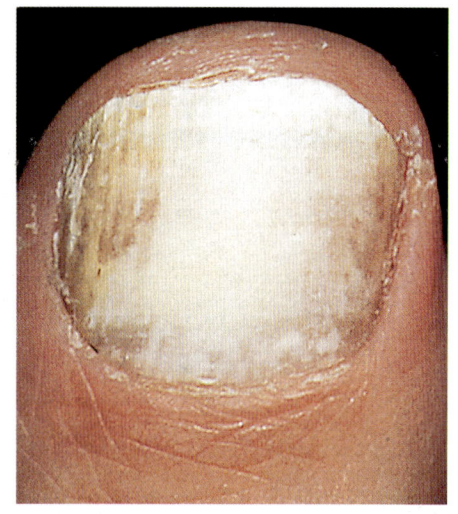

图25-25 白色浅表型甲真菌病：甲表面柔软、干燥、呈现粉末状，容易刮除。甲板不会增厚，仍然和甲床连接。

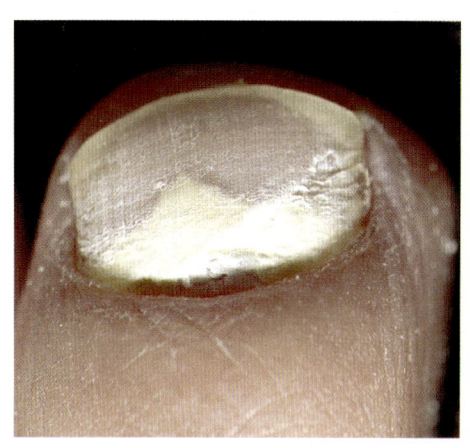

图25-26 近端甲下型甲真菌病：真菌侵入近端甲板，产生白甲。真菌可能感染近端甲板全层。

白色浅表型甲真菌病 该病是真菌侵袭甲板表面的结果，最常见的真菌是须癣毛癣菌。甲表面柔软、干燥、呈现粉末状，容易刮除（图25-25）。甲板不增厚，仍然和甲床连接。

近端甲下型甲真菌病 微生物进入甲皱襞-甲上皮区域后方，迁移至其下的甲母质，最后从下方侵袭甲板。甲板内物质受到真菌感染，但是表面保持完整。角化亢进的碎屑聚集，导致甲分离（图25-26）。随着甲板向外生长，近端甲板的横向白色带逐渐向远端延伸。红色毛癣菌是最常见的致病菌。该类型是艾滋病患者最常见的甲真菌感染类型。

念珠菌性甲真菌病 白色念珠菌所致的甲板感染几乎均见于慢性皮肤黏膜念珠菌病患者，通常全甲受累（图25-16）。甲板增厚，变成黄褐色。

还有许多其他的感染类型。某些类型表现为甲远端黄色或者深褐色带状损害，逐渐向近端延伸。另一些类型部分或者全甲变成黄色；变色区甲板与其下甲床分离。

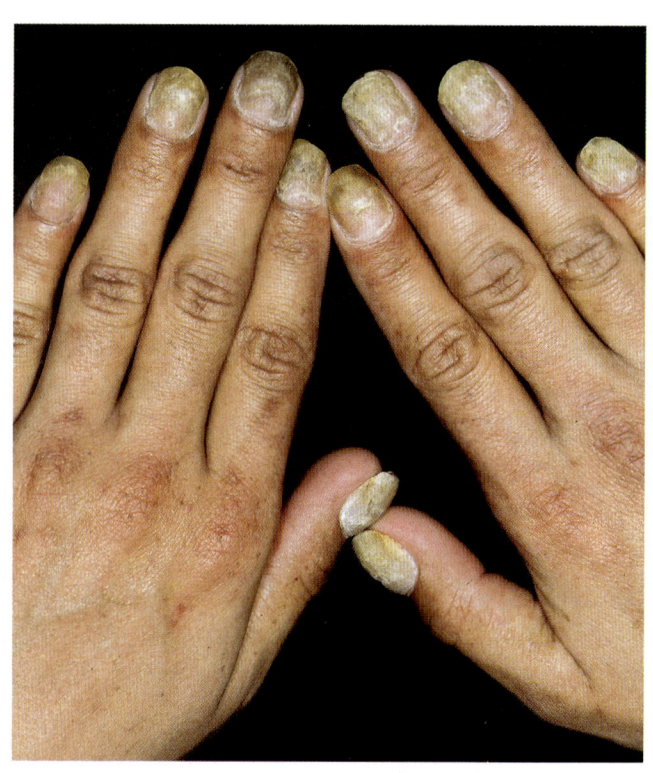

图25-27 一个慢性皮肤黏膜念珠菌病患者的念珠菌性甲真菌病，累及全部指甲。

鉴别诊断 银屑病最易与甲真菌病混淆，而且二者可能同时存在。因为银屑病甲病可能不伴有皮肤损害，所以与甲真菌病更容易混淆。银屑病的一个简单特征是甲板的点状凹陷，而甲真菌病没有这一表现。出现在甲近端的白色斑点或者条带，向远端延伸，形成白甲，可能是轻微创伤所致，可能与近端甲下型甲真菌病混淆。湿疹或习惯性抠挖近端甲皱襞会使甲板呈波浪形，出现纵嵴，不过甲板仍然保持坚硬完整。许多不常见的甲病都容易与甲癣混淆。

遗传倾向 红色毛癣菌引起的甲真菌病经常见于同一家族中几代人的数个成员。与感染家族成员结婚的人群则很少发病。有遗传倾向的个体在儿童期即可从父母那儿传染到红色毛癣菌。这种感染没有症状，并局限在跖部。成人期才会出现甲损害，可能在甲外伤后发生。

对生活质量的影响 甲真菌病在生理上和心理上都会影响患者的生活。甲真菌病通过造成患者社交障碍和影响日常活动而降低患者的生活质量，包括工作中面临的困窘、社交活动减少、害怕将真菌传染他人、部分患者还有明显的疼痛[23]。甲真菌病可能影响患者站立、行走和体育活动，随之而来的是患者的感觉异常、疼痛、不适和躯体灵活性降低。患者可能会失去自尊心，无法参加社交活动。保险公司认为甲真菌病属于"美容损害"，不愿意支付治疗费用，除非患者因为该病出现生理活动障碍。

治疗

口服药物——特比萘芬、伊曲康唑、氟康唑 这些药物能够穿透角化组织。甲板中的药物浓度可超过血浆中的药物浓度。停药至少1个月后，甲中药物浓度仍维持在治疗水平。特比萘芬的治愈率更高，复发率更低。伊曲康唑会影响很多药物的浓度。特比萘芬相对很少发生药物间相互作用。表25-1列出了推荐的药物剂量。

连续服用特比萘芬 连续服用特比萘芬（250mg/d，12周）治疗趾甲真菌病效果明显好于间断服用伊曲康唑（400mg/d，每4周服用1周，持续12周）[24]。一项大型对照研究得出以下数据：在第72周，真菌学治愈率特比萘芬为75.5%，而伊曲康唑组为38.3%[25]。特比萘芬组的高治愈率可维持两年以上，而伊曲康唑组治疗失败率和复发率都明显高于特比萘芬组[26]。特比萘芬每天250mg连续服用12周治疗甲真菌病，效果明显好于氟康唑每周150mg连续服用12周或24周。第60周真菌学治愈率分别为：特比萘芬组89%，氟康唑51%和49%。第60周靶甲临床完全治愈率分别为：特比萘芬组为67%，而氟康唑组为21%和32%[27]。

伊曲康唑应该在饱餐后服用，从而保证药物完全吸收。

灰黄霉素疗效低于新型抗真菌药物。治疗期间定期清除病甲可使治愈率提高。

间断服用特比萘芬 目前抗真菌药物的使用方案并不理想。Zaias治疗甲真菌病的方法如下：每天口服特比萘芬250mg，每个月服药1周，连续服药11个月甚至更长时间，直到有真菌的甲床完全被新生的无真菌的甲床代替。

治疗前在靶甲的甲板损害近端做一切迹，以标记甲床损害的近端线，以后每个月对该处进行检查。治疗期间在切迹近端出现任何损害都视为治疗失败，需要停药。治愈率为90%。

伊曲康唑的疗效较低[28]。

难治病例 甲侧缘感染、损害为黄色条带和全甲营养不良型甲真菌病治疗困难，需要更长疗程。部分医生使用环吡酮甲涂剂（巴特芬）联合口服抗真菌药物以提高疗效。

表25-1 口服抗真菌药物治疗甲癣

药物	剂量
氟康唑（大扶康）	150mg，1次/周，连续9个月
伊曲康唑（斯皮仁诺）	200mg/d，趾甲连续12周，指甲连续6周 "冲击疗法"：400mg/d，每个月的第1周 指甲2~3个疗程 趾甲3~4个疗程
特比萘芬	250mg/d（趾甲12周，指甲6周）

预防复发 口服抗真菌药物后，患者可以在甲和甲皱襞部位使用环吡酮甲涂剂（巴特芬），每周2～3次，以预防甲真菌病复发。预防足癣复发也可以预防甲真菌病的复发。口服药物治疗甲真菌病后，有证据显示继续在足趾附近外用抗真菌药物，能够预防甲的再感染[29]。在一项12个月随访中，甲真菌病临床治愈后，局部使用抗真菌乳膏连续1年，未见再感染发生[30]。在甲周围、趾间和足底涂特比萘芬乳膏，每周1次，是一种合理的预防方法。过紧的鞋会挤压趾甲尖，促进菌丝进入甲下皮，从而导致远端甲下型甲真菌病。鞋或靴容易产生温暖潮湿的环境，有利于发生真菌感染。在公共浴室要注意保护足部。直接在趾间和足底应用医用粉剂（不是直接倒入鞋里）会有助于维持鞋内的干燥环境。

药物间相互作用 伊曲康唑结合细胞色素P-450酶，因此存在药物间相互作用的可能。而特比萘芬并不经过这一途径代谢，因此几乎不存在药物间相互作用。通常情况下，氟康唑的药物间相互作用比伊曲康唑轻[28,29]。

实验室监测 在连续6周的特比萘芬治疗前和治疗中，许多医生会检查患者的肝功能和全血细胞计数。伊曲康唑冲击疗法一般不需要进行实验室检查。

口服药物的安全性 特比萘芬和伊曲康唑都通过媒体进行宣传，不过患者有这样的印象，这两种药物有许多副作用，尤其容易导致肝病。事实上，这两种药物已经在欧洲和美国应用了多年，严重副作用的发生率很低[31]。

评估药物的有效性 本节描述的方法用于评估远端甲下型甲真菌病[29]（图25-28）。患者服用治疗剂量的抗真菌药物后，药物会在甲内形成一个屏障，阻止真菌侵犯近端甲（图25-29）。用手术刀在正常甲板中线邻近甲真菌损害的边缘刻一个浅表的水平沟槽，沟内填上墨水或者染料，测量该点到近端甲皱襞的距离。如果患者服用了有效剂量的药物，那么从标志处到近

图25-28 甲真菌病药物疗效的判定。该模式图描述抗真菌药物治疗甲真菌病疗效的客观评估方法。某患者每天服用最小治疗剂量的抗真菌药物，以下为患甲的示意图，按时间顺序排列。PNF代表近端甲皱襞。褐色区域代表临床甲真菌病损害区域。X是邻近甲真菌损害边缘的正常甲板上的刻槽。Y是近端甲皱襞到X的距离，反映生成正常甲板的情况。有效剂量能够产生真菌屏障，如图甲2～甲5所示。初始药物剂量无效（甲8），则需要增加药物剂量直到完全治愈（甲9和甲10）。(From Zaias N, Drachman D: J Am Acad Dermatol 1983; 9:912.)

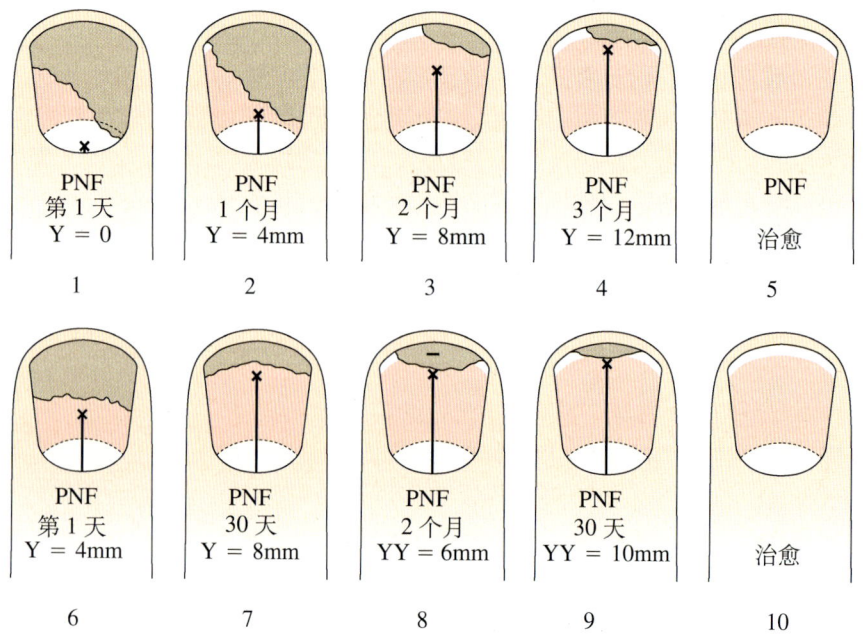

端甲皱襞不会出现真菌损害；新生甲板的长度反映患者开始生成正常甲板。1个月后患者复诊。多数正常健康的个体大踇趾甲每个月生长1.5~2.0mm，指甲每个月生长3~4mm。如果真菌进入水平刻槽的近端，就应增加药物剂量，并重新开始测量与评估。

外用环吡酮甲涂剂（巴特芬） 8%的环吡酮甲涂剂（ciclopirox nail lacquer）（巴特芬）已获准用于由红色毛癣菌引起、未感染甲半月的轻中度指（趾）甲真菌病。每天使用1次甲涂剂，用于病甲及周围5mm的皮肤，如果可能，还应用于甲床、甲下皮和甲板下表面。每一次涂药都要完全覆盖前一次的区域，每周用酒精擦掉所有涂上的药物。涂剂内的挥发性溶剂挥发后，剩余药膜中环吡酮的浓度接近35%，如此高浓度的药物能够渗透到甲内[32]。患者还应该每个月去除长出的病甲1次。在治疗的第48周末，真菌学治愈率（真菌镜检和真菌培养均为阴性）为29%[32]。

机械方法去除感染的甲板 使用具有钳子手柄的大指甲剪刀去除大量又硬又厚的甲碎屑。应该将剪刀的尖端尽可能插入病甲甲板和甲床之间。用剪刀修剪或用砂纸打磨，以便减少黏附的厚甲板。去除感染甲能加速甲真菌病的治愈。

外科拔甲 可以使用外科方法去除疼痛的病甲或者严重感染的病甲（通常为大踇趾甲）（见第864页）。

非外科方法拔除营养不良甲 用尿素复合物拔除有症状的营养不良甲不会引起患者疼痛（图25-30）。这种方法最常用于去除肥厚的真菌病甲，也可用于其他如银屑病甲之类的甲板肥厚性疾病[33]。这种方法也有利于后续的外用抗真菌药物治疗。这种方法仅去除肉眼可见的病甲或者营养不良甲，不累及正常甲。40%的尿素凝胶（carmol-40凝胶，Vanamide霜）已经商品化或者可以处方获得。

用黏性布胶带覆盖感染甲板周围的正常皮肤，用安息香酊预先处理病甲，然后直接在甲表面大量涂用尿素乳膏，并用塑胶带覆盖，然后使用从塑胶手套上剪下的指头套依次包裹病甲所在指（趾），再用胶带固定。指导患者通过使用塑胶手套或者毛线鞋来保持局部区域完全干燥。

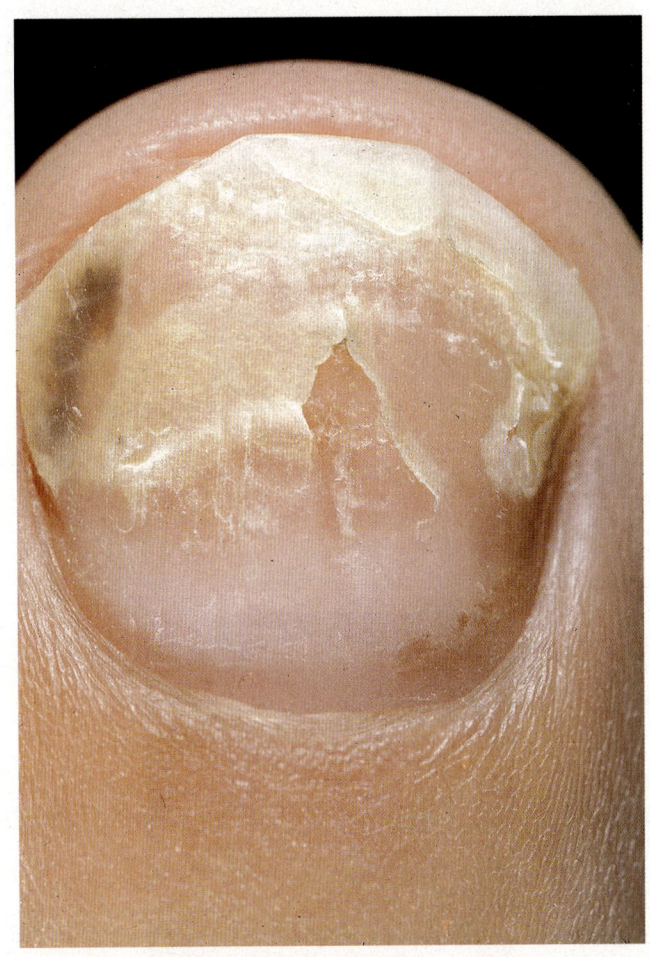

图25-29 远端甲下型甲真菌病治疗8周后。远端损害的甲板和近端正常甲板间有一个明显的界限。

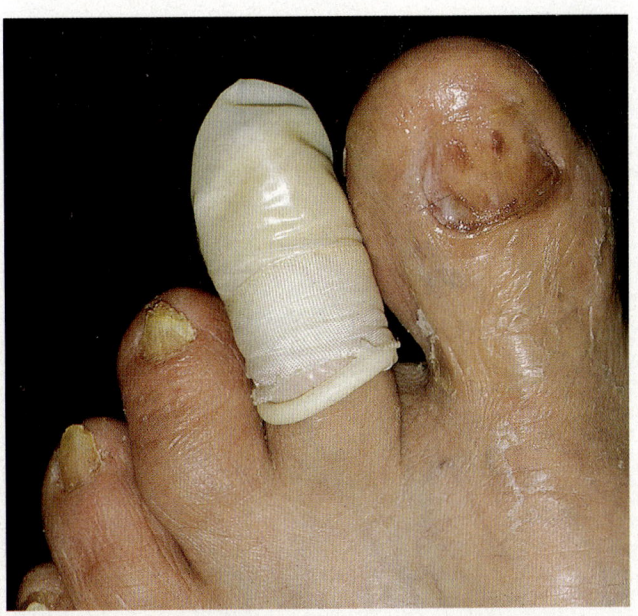

图25-30 非手术方法拔除营养不良甲。用40%的尿素封包病甲能够使之剥离。

另一方法是使用黏合毡和防水弹性绷带（Blenderm）。将一块黏合毡剪出一个趾甲形状的孔，然后将其黏性表面向下贴在趾背，趾甲恰好从孔中露出来。在露出的趾甲上涂上尿素乳膏，覆盖弹性绷带[34]。患者每7~10天复诊1次。每次复诊应尽可能去除病甲，可以通过分离整个甲板与甲床的方法，也可以用指甲刀剪掉病甲，然后轻刮病甲，直到临床可见正常甲完全替代病甲。

创伤

甲剥离 Onycholysis 甲剥离，即无痛性甲板甲床分离，是常见病。分离通常起始于远端甲沟，不规则的向近端进展，形成部分或者大部分甲分离。甲分离部位甲板不透明，呈白色（图25-31）、黄色（图25-32和图25-33）或绿色。甲剥离的病因包括银屑病、创伤、念珠菌或者假单胞菌感染、内服药物、PUVA光化学治疗[35]、接触化学试剂、长期浸水导致的浸渍和变态反应性接触性皮炎（如甲硬化剂和黏合剂）[36]。目前已经知道有些甲剥离与甲状腺疾病（尤其是甲状腺功能亢进症）相关。对于无法解释的甲剥离患者，要考虑筛查无症状的甲状腺疾病[37]。

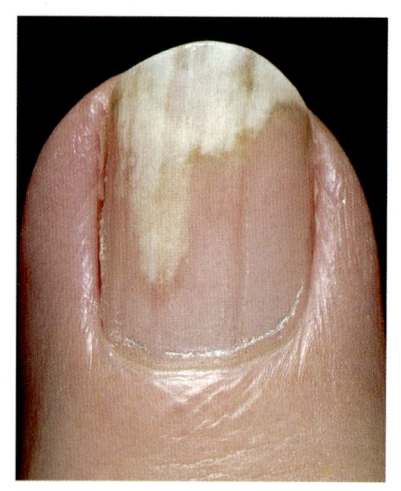

图25-31 甲剥离：甲板最初在远端甲沟分离。最常见的病因是长指甲的轻度创伤。

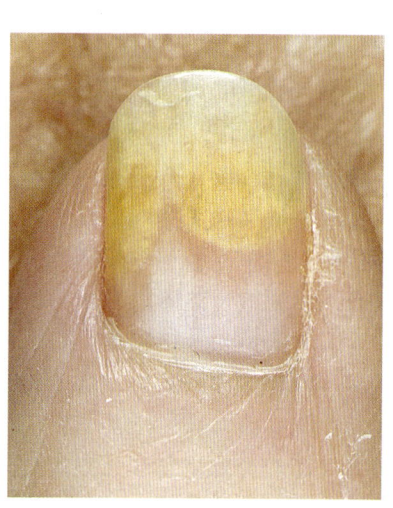

图25-32 甲剥离：黄色提示可能存在继发的念珠菌感染。银屑病甲和甲癣外观相似。

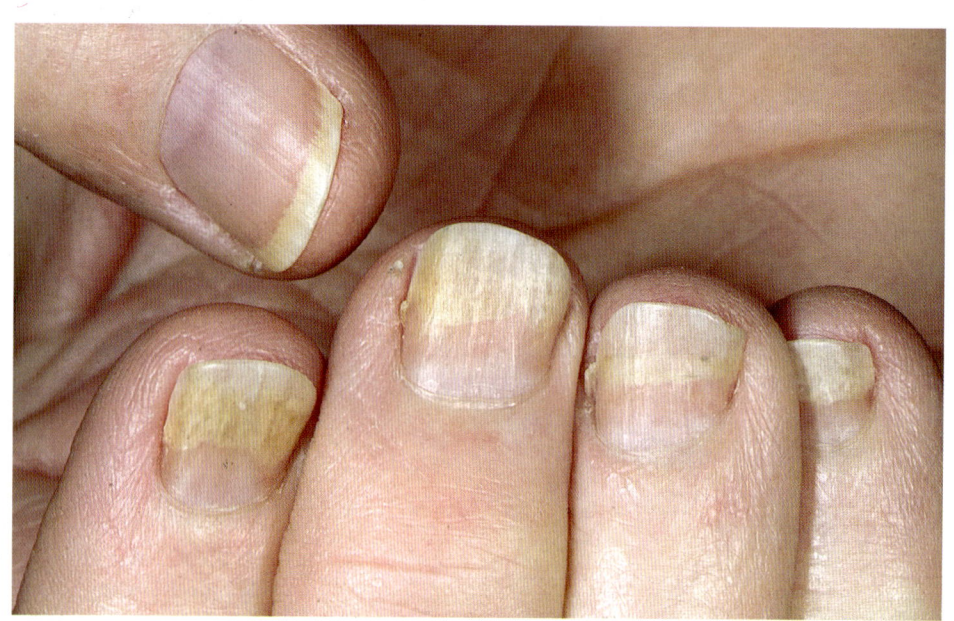

图25-33 甲剥离：多个甲同时发病是典型的临床表现。

如果没有其他皮肤病体征时，甲剥离最常见于留长指甲的女性。日常活动时，过长的指甲不经意撞在物体上，像杠杆一样使甲板与甲床分离。修指甲时在甲板与甲床间施加的铁笔也会导致甲剥离。

治疗 去除所有甲剥离的甲，保持手指干燥。去除甲剥离甲也就去除了杠杆，保持皮肤干燥就不利于真菌感染。患者不要包上剪过的指甲，封包会促进浸渍。不鼓励患者进行任何处理并避免接触刺激物。酵母菌通常在甲板与甲床之间生长。使用液体药物可以流入甲下，比如含有咪康唑的抗真菌酊剂。难治病例可口服氟康唑（大扶康）。甲向外生长时，可短期口服氟康唑（每天口服150mg，连续5～7天）。

光线性甲剥离 Photoonycholysis 紫外线照射可能促使甲剥离。使用四环素和细胞毒药物可能会发生光照性甲剥离。有报道使用紫杉烷类，主要是使用多西紫杉醇的患者有30%～40%出现甲改变。部分患者长期每周应用紫杉醇，其他紫杉烷类和蒽环类抗生素会出现甲剥离，可由日晒诱发。服用这些药物的患者应该避免甲日晒[38]。不能因为出现甲剥离而停药。

咬指甲和甲上皮 Nail and cuticle biting 咬指甲通常是儿童期紧张时形成的一种习惯，可能持续多年。患者可能会咬一个或者多个指甲直至甲半月。甲板可被牙齿从甲床上咬脱下来。患者体力活动时甲继续生长，但是患者无事可做时似乎会热衷于咬指甲。甲侧襞和近端甲皱襞的条形皮肤也会被剥离（图25-34）。

有的患者会意识到这是个坏习惯，但是不能控制自己。在某项研究中，研究者使用厌恶疗法，比如在指甲上涂上味道不佳的试剂如Nail Cure（Purepac）或Sally Hansen咬甲治疗液，结果指甲的长度明显增加。另一个有效的改掉坏习惯的方法是只要患者一有咬指甲的冲动或者正在咬指甲，就让他们马上做一个对抗性动作[39]。

甲板剥脱 Nail plate excoriation 挖指甲或者剥离甲板不及咬指甲常见，但是会使甲板明显变形。

甲缘逆剥 Hangnail 甲侧襞的三角带容易分离，尤其是冬季。试图去除时可能会引起疼痛，并撕裂真皮。应该剪掉分离的皮肤以免扩大。经常在指尖使用护肤霜（如羊毛脂软膏）并且避免双手反复在水中浸泡都是有好处的。

嵌甲 Ingrown toenail 指（趾）甲嵌甲常见，最常见于大蹈趾甲。指（趾）甲刺入甲侧襞，进入真皮并导致异物反应。最初的体征是局部疼痛和肿胀。刺入区水化脓肿，然后沿着嵌甲边缘出现高度增生的肉芽组织（图25-35）。嵌甲可由以下原因导致：夹脚的鞋子、侧甲板修剪不当、过度修剪或外伤。

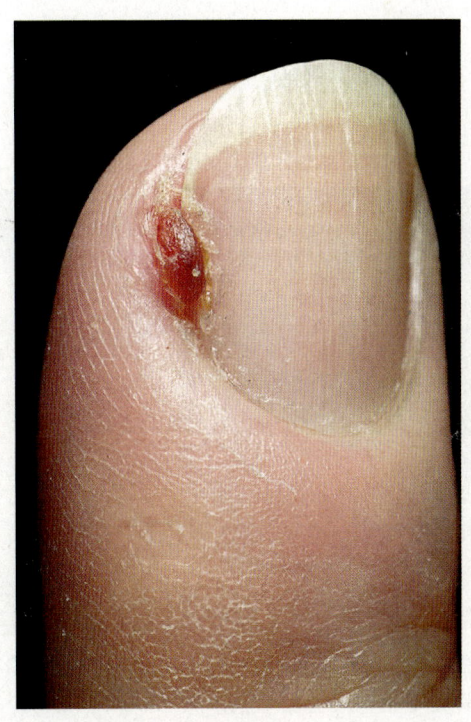

图25-35 嵌甲刺激形成肉芽组织。

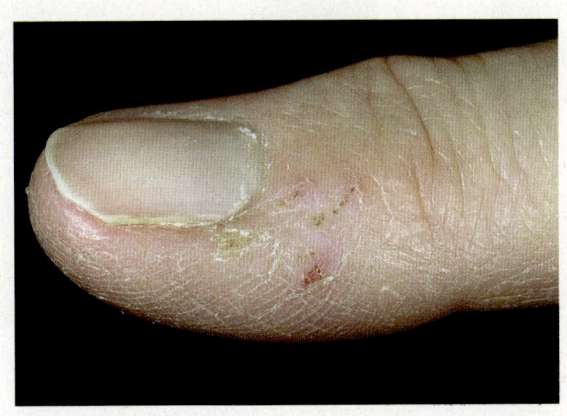

图25-34 咬指甲和甲上皮。

治疗

不伴有炎症的嵌甲 用覆盖火棉胶的吸收棉条将远端嵌甲前面、嵌甲侧缘与邻近软组织分离。这样可以立即缓解疼痛,避免嵌甲进一步内生。火棉胶将棉条固定在局部,并且防水,使患者能够洗澡。3~6周后再次插入棉条。也可使用没有火棉胶的棉条,不过更换棉条的频率就要高一些。甲侧襞急性感染的患者不能采用这种方法[40]。

伴有炎症的嵌甲 用1%~2%的利多卡因浸润甲侧襞。沿着甲侧襞将切甲剪刀与之平行插入嵌甲下。剪刀尖端向甲母质插入直到遇到阻力,然后剪下楔形甲。外用硝酸银或者用刮匙刮除以减少肉芽组织。用 Burrow 溶液冷湿敷,数日后局部的水肿和炎症会消退。患者应该穿宽松舒适的鞋子,避免挤压脚趾。在甲侧缘插入棉条数日或者数周,从而迫使新生甲在甲侧襞上面向远端生长。

复发嵌甲 复发嵌甲患者可能需要使用液体苯酚使侧缘部分甲母质永久性破坏[41-44]。治疗嵌甲时口服抗生素作为辅助疗法并不能缩短疗程或者减少复发[45]。

甲下血肿 Subungual hematoma 甲板外伤后迅速出血可引起甲下血肿(图 25-36),伴有疼痛。出血量达到一定程度会导致甲剥离或甲板剥脱。使用烧红的大头针穿刺甲板的传统方法仍然是最快最有效的引流方法。替代方法是用二氧化碳激光融化变色区域中心的甲板,解除血肿部位的压力[46]。这一过程无需麻醉。使用手钻、牙钻或者尖手术刀片穿刺指(趾)甲时会产生疼痛,因为操作过程中会产生压力,此时经常需要阻滞指(趾)部神经。近端甲皱襞受伤引起出血,可能伤后数日都不会出现明显症状,从甲皱襞生长出来的甲板带有血迹,直到甲板脱落为止。儿童受虐待可发生甲下血肿[47]。

甲肥厚 穿紧鞋或者其他形式的慢性损伤可能使甲板明显增厚。增厚的甲板呈褐色,且向一侧偏斜(图25-37)。鞋子将甲板挤压向足趾,导致疼痛。可用砂纸或锉刀磨薄甲板,也可用苯酚去除趾甲并永久性破坏甲母,直至不出现新生甲[41]。

白斑或者白线 甲板白斑(点状白甲)很常见,可能是修剪甲上皮或者其他形式的轻微创伤所致(图25-38)。白斑或白线可以发生在甲半月或同时出现在甲板上,随着甲的生长而生长或者消失[48]。轻度的银屑病甲母质病变也会出现这些变化。

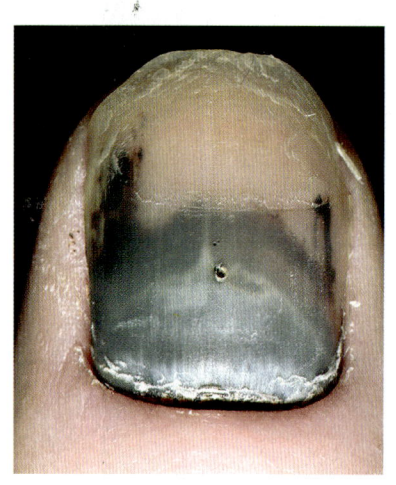

图25-36 甲下血肿:如果没有外伤史,应怀疑变形菌或者假单胞菌感染。

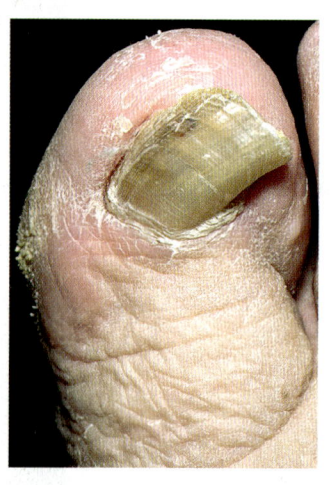

图25-37 甲肥厚:甲板增厚变形,经常由穿鞋不当所致。

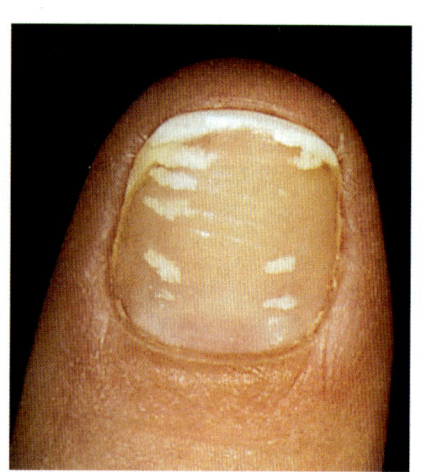

图25-38 白斑(点状白甲):本病常见,容易误诊为真菌感染。

远端甲板分裂（脆甲）Distal plate splitting (brittle nails) 远端甲板层状分裂或剥脱，类似干燥皮肤的鳞屑（图25-39）。约20%的成年人可有这种甲改变[49]。反复浸入水中或频繁使用抛光剂会增加病变的发生率，尤其是在女性[50]。首先应该采取的局部疗法是使甲板重新水合。甲板接触水以后，应该涂上保湿剂。改善甲板的方法还有戴上棉质手套，再戴上橡胶手套，并且直接在甲板上涂上厚厚一层润滑剂。可以用白色棉质手套或者短袜封包保湿剂[51]。指甲油会减慢甲板的水分蒸发，应去除原来的指甲油后重新涂上新的，每周使用不超过1次。还可用其他一些甲护理产品（如Elon甲产品），可从Dartmouth药物在线（www.ilovemynails.com）或药房买到。

脆甲患者口服复合维生素B（2.5mg/d）可能会改善病情，增加的甲板厚度可高达25%[52,53]。

习惯所致甲变形 Habit-tic deformity 本病常见，由咬指甲或者食指挖拇指近端甲皱襞所致。是患者因其他皮肤病就医时无意中发现的，最常见于大拇指，也可见于其他指甲。经常为横沟组成的纵行带，常为黄色。此带由近端甲皱襞一直延伸至甲尖（图25-40）。

本病不要与慢性甲沟炎或者近端甲皱襞慢性湿疹所致的甲波纹混淆。慢性炎症所致的波纹呈圆形波浪状（图25-41），而患者持续刺激所致的是紧密排列的境界清楚的横沟。

应告诉患者该病的病因。部分患者并未意识到自己的习惯，部分患者承认挖甲，但是并未意识到是这个动作导致了甲变形。停止习惯动作的患者能够长出相对正常的指甲，但是也有部分患者无法改掉这一习惯动作。

从心理学角度而言，习惯所致疾病经常难以分类。行为的异质性使诊断过程复杂化。部分病例可归为强迫症，而其他病例中患者的行为是无意识的，类似于冲动控制障碍性疾病如拔毛癖，也许与强迫症有关。有时使用5-羟色胺再摄取抑制剂氟西汀治疗强迫症有效，习惯所致甲变形患者使用此药也许会有效[54]。

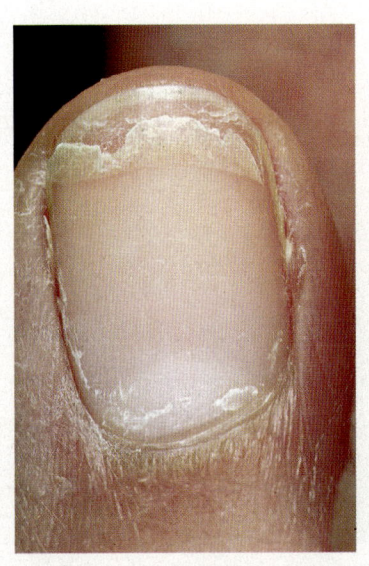

图25-39 远端甲板分裂。远端甲板层状分裂或者剥脱，类似于干燥皮肤鳞屑的一种变化。

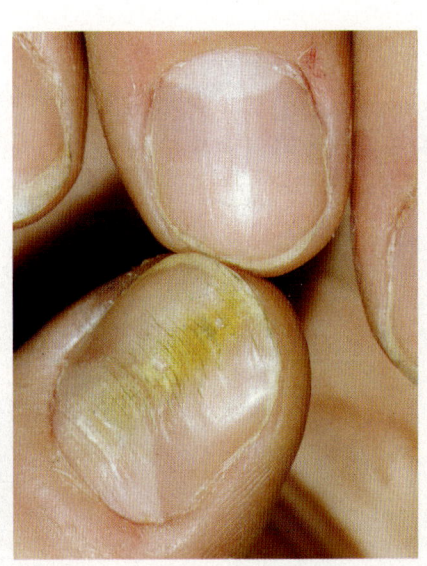

图25-40 习惯所致甲变形。常见于大拇指，由食指挖其近端甲皱襞所致。

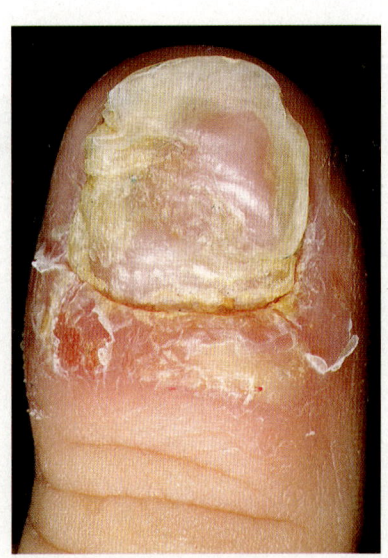

图25-41 近端甲皱襞慢性炎症所致的甲波纹。一旦湿疹得到控制，患者会长出正常指甲。

甲中线营养不良 Median nail dystrophy 本病甲板改变明显，病因不清。甲板中心出现纵行裂口，在裂口两侧发出细小裂纹，外观类似冷杉树。最常见于大拇指（图25-42）。无有效治疗方法，数月或者数年后甲可能恢复正常。本病可能复发。

钳状甲（弯曲甲）Pincer nails curvature 甲侧缘向内弯曲，形成管状甲或者钳状甲（图25-43）。管中的甲床被牵拉，引起患者疼痛。趾甲比指甲更易受累。有人认为穿着过紧的鞋是本病病因，但是多数人认为本病病因不清。如果患者疼痛明显，则需要拔甲或者重建甲单元。

甲与内脏疾病

Beau 线 Beau 线可见于所有甲，为出现在甲半月底部的横向凹陷，是由应激事件暂时影响了甲形成所致（图25-44）。随着正常甲的生成，Beau 线向远端移位，最后在游离缘消失。许多疾病会伴有 Beau 线，如梅毒、未控制的糖尿病、心肌炎、外周血管病、锌缺乏症以及伴有高热的疾病，如猩红热、麻疹、流行性腮腺炎、手足口病[55]、肺炎[56]，使用化疗药物时也会出现 Beau 线[57]。

黄甲综合征 Yellow nail syndrome 在患有某些呼吸系统疾病之前、患病过程中和患病之后以及患有淋巴水肿性疾病时都会出现自发性黄甲。患者注意到甲生长变慢，似乎已经停止生长。甲板可能过度弯曲，变成黄褐色（图25-45）。甲表面保持光滑或者出现横嵴，提示为甲生长速度发生了变化；甲生长速度不及正常速度的一半。可能发生部分或者全部甲剥离。甲长轴曲率增加，甲上皮和甲半月消失，通常累及所有甲。甲生长速度降低，变为每周 0.1～0.25mm，而正常成人指甲生长速度为每周 0.5～2.0mm。生长缓慢的甲经常会变厚[58]。已报道的与黄甲综合征相关的疾病包括下肢水肿、颜面水肿、胸腔积液、支气管扩张、鼻窦炎[59]、支气管炎和慢性呼吸道感染[60]。与黄甲综合征相关的淋巴系统疾病可能是继发的，主要是功能变化所致，而不是结构变化所致[61]。已报道艾滋病患者会出现甲的黄

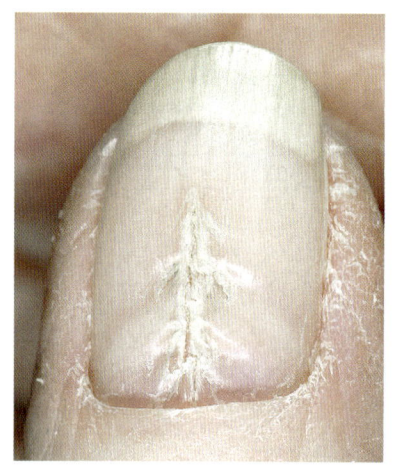

图 25-42　甲中线营养不良。

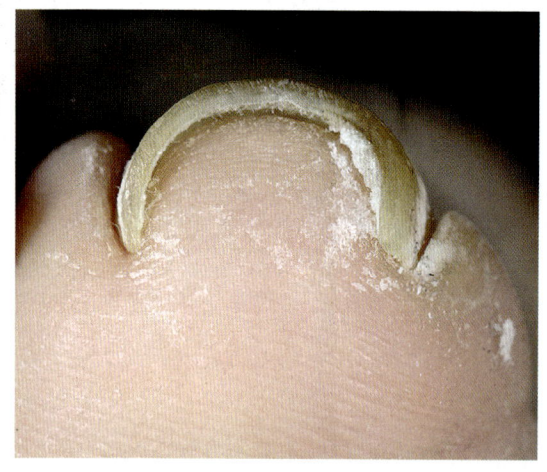

图 25-43　钳状甲（弯曲甲）甲侧缘向内弯曲，形成管状甲或者钳状甲。

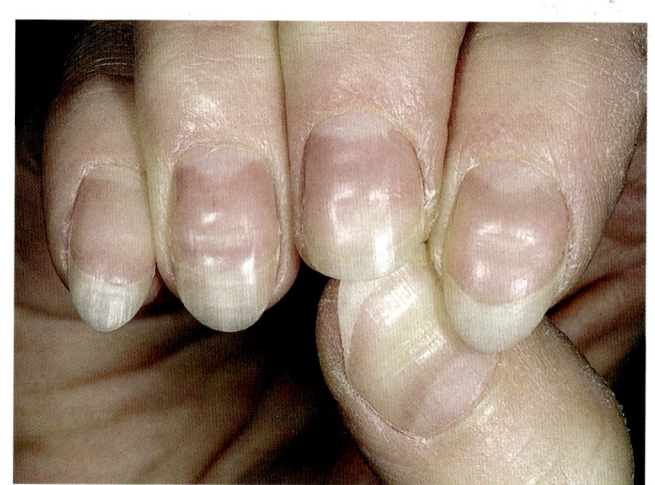

图 25-44　Beau 线：某些疾病数周后出现在甲板的横向凹陷。

色色素沉着。即使相关疾病没有改善，病甲也可能自发好转[62,63]。口服维生素E，剂量800IU/日，连续18个月，可能有助于改善病情。使用5%的维生素E溶液（含α消旋维生素E的二甲基亚砜），每日2次，每次两滴，可使病甲明显好转，加快甲生长[64]。

匙状甲 Spoon nails 甲板侧缘抬高，中央凹陷，形成匙状，即所谓的匙状甲（图25-46）。正常儿童可见匙状甲，并可能伴其终生，与任何疾病无关。有报道自发性匙状甲见于缺铁性贫血患者和50%的特发性血色素沉积症患者[65]。纠正贫血后，匙状甲可恢复正常。

杵状指 Finger clubbing 杵状指（希波克拉底甲）特征明显，与许多疾病相关，也见于正常变异个体。指(趾)的远端指（趾）骨增生成为圆球形。甲板增大增厚，变得弯曲坚硬（图25-47）。近端甲皱襞与甲板间的角度（Lovibond角）增加，达到或者超过180度。近端甲皱襞摸起来有漂浮感。杵状指与多种肺部疾病、心血管疾病、肝硬化、结肠炎和甲状腺疾病相关。一项研究显示，发现1/3的肺癌患者有杵状指[66]。这种病变是永久性的。

Terry 甲 Terry甲为白色或者淡粉色，不过远端有0.5~3mm的粉色带（图25-48）。本病与肝硬化、慢性充血性心力衰竭、成人发病的糖尿病和衰老有关[67]。有人推测Terry甲是衰老的表现，那些相关的疾病使甲"老化"。本病与低蛋白血症或者贫血无关。

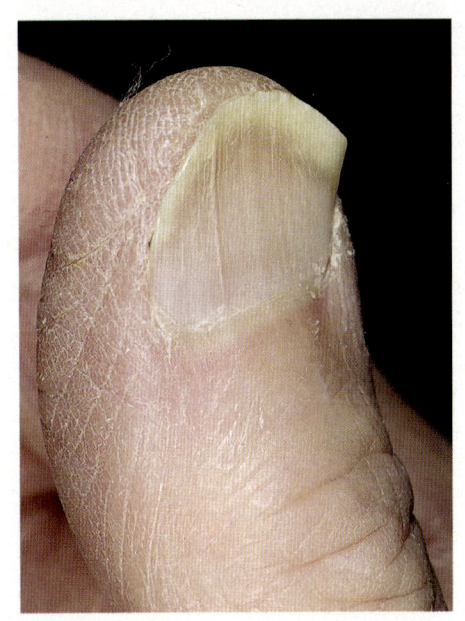

图25-46 匙状甲（凹甲）：多数病例为正常变异。

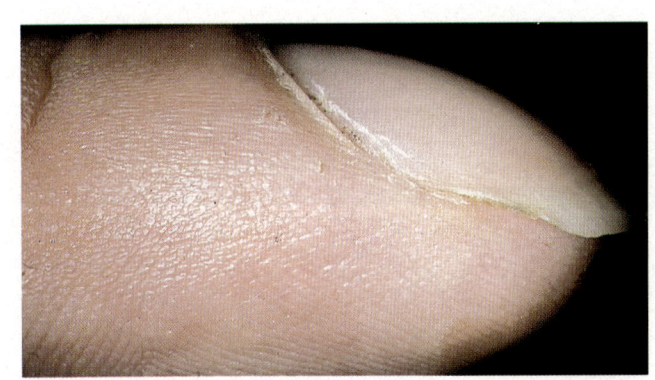

图25-47 杵状指：远端指骨增生成为圆球形。甲板增大增厚，变得弯曲坚硬。

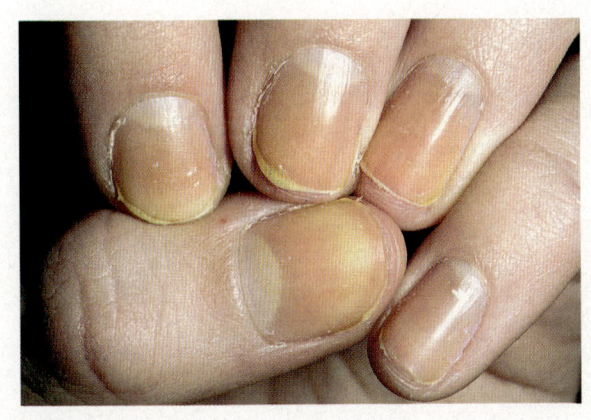

图25-45 黄甲综合征。

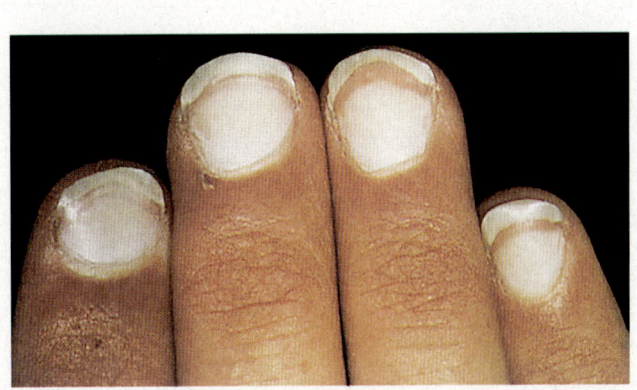

图25-48 Terry甲：甲床白色，远端可见一条狭窄的粉色带。

遗传性甲异常

许多先天性综合征伴有甲改变。多数已经得到确认的综合征为常染色体显性遗传。

先天性指（趾）甲肥厚的其他体征还有黄色增厚的甲床、甲板抬高、掌跖角化和舌白色角化增厚。部分患者出生时即有牙齿萌出。在甲髌骨综合征中，除了其他体征，还包括有缺陷的短甲和小的甚至缺如的髌骨等缺陷。

甲颜色变化和药物诱发的甲变化

甲颜色变化可能是由于甲板或者甲床的颜色变化所致。有几篇文章列出了甲颜色改变的情况[68,69,70]。部分改变见表25-2和表25-3。恶性肿瘤的化疗药物与多种甲改变相关（表25-4）。

表25-2　甲颜色改变

病因	颜色改变的模式
褐色甲	
抗疟药	弥漫蓝褐色
癌症化疗药物（表25-4）	横行黑色带
高胆红素血症	弥漫褐色
交界痣	纵行褐色带
营养不良	弥漫褐色或者黑色带
促黑素细胞激素过度分泌　　Addsion 病　　Cushing 病（肾上腺切除后）　　垂体肿瘤	纵行褐色带
黑素瘤	纵行带，宽度可能增加（Hutchinson 征）
90% 以上黑人的正常体征	纵行褐色带
冲洗相片者	弥漫褐色
绿甲	
假单胞菌	绿色条带或者斑片
黄甲	
黄甲综合征	弥漫黄色
甲剥离	远端甲分离
蓝甲（黑人）	
艾滋病应用齐多夫定治疗	弥漫蓝色
抗疟药	弥漫蓝色
米诺环素	弥漫蓝色
Wilson 病	弥漫蓝色
出血	不规则

表 25-3 白甲或甲床改变

疾病	临床表现
贫血	弥漫白甲
砷中毒	Mee 线：横行的白线
肝硬化	Terry 甲：多数甲远端粉色带（图 25-48）
先天性白甲（常染色体显性遗传；多种模式）	白甲，指节垫，耳聋；仅有白甲；部分甲变白
毛囊角化病	纵行白色带
对半甲	近端白色，远端粉色；氮质血症
高热（某些疾病）	横行白线
低蛋白血症	Muehrcke 线：固定的成对的横行带
低钙血症	多种白色
营养不良	弥漫白色
陪拉格	弥漫乳白色
点状白甲	通常为白点
甲癣和酵母菌感染	多种模式
铊中毒（鼠药中毒）	多种白色
外伤	反复修甲：横行带
锌缺乏症	弥漫白色

表 25-4 化疗药物诱发的甲改变

药物	明显改变	作用点/作用机理/备注
阿霉素（多柔比星）	甲剥离；色素沉着；横行色素带；纵行灰色、褐色和黑色色素带；蓝甲	对甲床和甲母质的毒性
博来霉素（患者也口服长春花碱）	甲剥离；"营养不良"；纵行色素带；甲脱落，甲床增厚，甲上皮变黑	对甲床和甲母质的毒性
一般癌症化疗药物	生长缓慢，有时有 Beau 线 白色横行线（Mee 线）	对甲母质的毒性 联合化疗（多柔比星，环磷酰胺，长春新碱）——甲板
环磷酰胺	色素沉着；横行色素带；纵行色素带	甲床甲板颜色改变 对甲母质和甲床的毒性
氮烯米胺（DTIC）	色素沉着	对甲母质的毒性
柔红霉素	横行褐色-黑色带	可能对甲母质有毒性
5-氟尿嘧啶（外用和系统应用）	弥漫浅表蓝色色素；色素沉着；甲剥离"营养不良"；甲沟炎；疼痛和甲床增厚；横行带，对半甲样改变	浅表的蓝色色素可被刮落
化疗后甲色素的遗传倾向	褐色	可能是对甲母质的毒性
羟基脲	甲萎缩，脆甲	对甲母质的毒性
美法仑（爱克兰）	纵行色素带	甲床——增加基底层黑素细胞，对甲母质的毒性
6 巯基嘌呤	甲脱落	可能对甲床和甲母质有细胞毒作用和光敏作用
甲氨蝶呤	色素沉着，急性甲沟炎	可能对甲母质有毒性
氮芥	色素沉着	可能对甲母质有毒性
亚硝基脲	色素沉着	可能对甲母质有毒性

From Daniell CR III, Scher RK: J Am Acad Dermatol 1984; 10:250.

肿瘤

发生在甲周和甲下的肿瘤（表25-5）数量不多。

疣 甲周最常见的增生物是甲周疣。在第12章已经讨论过。疣最常见于咬指甲的儿童。甲侧襞和指尖的疣能够生长深入到甲下（图25-49）。甲母质疣可使甲表面出现纵沟。疣是表皮增生所致，但是如果疣体巨大，可以通过移位侵入其下的骨性组织。

指（趾）黏液囊肿 Digital mucous cysts 本病（局灶性黏蛋白沉积症）并非真正的囊肿，而是没有囊壁的局灶性黏液聚集。见于中老年人指（趾）骨背侧，为柔软半球形半透明的粉白色结构（图25-50）。如果切开囊肿，可见清亮的黏液性凝胶样物质流出。本病有两种类型近端甲皱襞的囊肿不与关节腔和腱鞘相连。囊肿是局灶性纤维母细胞增生所致。囊肿压迫甲母质细胞，导致甲板出现纵沟。远端指（趾）间关节背部两侧的囊肿可能就是腱鞘疝或者关节线疝，与神经节和滑膜囊肿有关[71]。

单纯外科切除、皮损内注射糖皮质激素、电干燥和匙刮术去除囊顶这些治疗方法的复发率都很高[72]。切除囊肿蒂部和相关的部分关节囊的方法治愈率较高，但是可能引起部分活动障碍[73]。

冷冻 冷冻（开放式的直接喷射或者冷冻探针技术）治愈率高达75%[74]。治疗前需局部注射麻醉。用剪刀剪除囊顶，挤出胶状物以便冷冻损害基底部。使用囊肿大小的扁平冷冻探针或者直接向损害中央间断的喷射液氮。使用冷冻探针术的冷却时间为30~40秒，

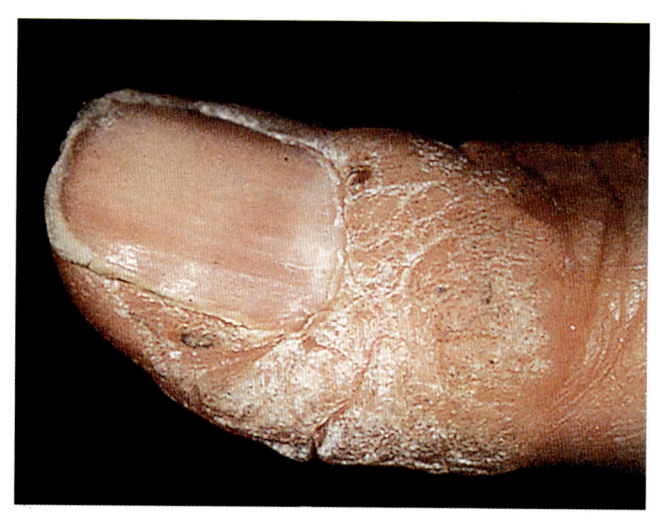

图25-49 甲周疣。

表25-5	见于甲部的肿瘤
诊断	临床表现
恶性肿瘤	
鳞状细胞癌	疣状增生性皮疹，甲剥离，或者甲下恶性肿瘤；甲板被破坏
Bowen病	角化过度，甲剥离
恶性黑素瘤	甲下纵行褐色带；延伸至甲周的色斑（Hutchinson征）；甲下肿物，甲板缺失，溃疡
良性肿瘤	
黏液囊肿	半球形，半透明的，近端甲皱襞
获得性指趾部纤维角化瘤	像蒜瓣样，外表皮肤剥脱，通常从近端甲沟突出
血管瘤	红色或蓝色弥漫于甲板下；压迫使毛细血管变白，并有疼痛
腱鞘巨细胞瘤	起源于滑膜衬细胞，与远端指间关节滑膜和腱鞘相关；质硬，固定于其下纤维组织，不会出现在甲上
外生骨疣	疼痛的骨性突起；X线摄像能够确诊
疣	可见于甲周任何部位；通过咬甲而扩散
角化棘皮瘤	快速生长的结节，中央结痂
化脓性肉芽肿	红色，血管来源的赘生物,通常没有上皮覆盖；轻微创伤可致大量出血

直接喷射时冷冻时间为 20～30 秒。治疗部位水肿，有渗出，多数病例会出现大疱。4～6 周后完全治愈。如果必要可以重复治疗。

多次穿刺 通过简单重复穿刺并挤出囊肿内容物的方法也能够获得较高的治愈率（图25-50，B）。多次穿刺的囊肿通常会缩小为无症状的结节。使用中等大小的皮内针（26号），无需麻醉，刺入皮下 3～5mm。指尖轻压可见清亮内容物，有时略带血性。如果囊肿复发，可以为患者提供多个穿刺针，以便重复穿刺治疗。反复治疗 1～10 次甚至更多次，囊肿治愈或者变成无症状性皮损。

二氧化碳激光 有报道在局部麻醉条件下，使用二氧化碳激光汽化治疗 6 例患者，其中 4 例患者完全缓解。治疗未发生副作用。

化脓性肉芽肿 Pyogenic granuloma 化脓性肉芽肿偶尔见于甲侧襞。仔细的干燥术和刮除术能够清除这种血管组织的良性增生（图 25-51）。如果有病变残留，就会经常复发。甲周恶性黑素瘤有时表现类似于化脓性肉芽肿。

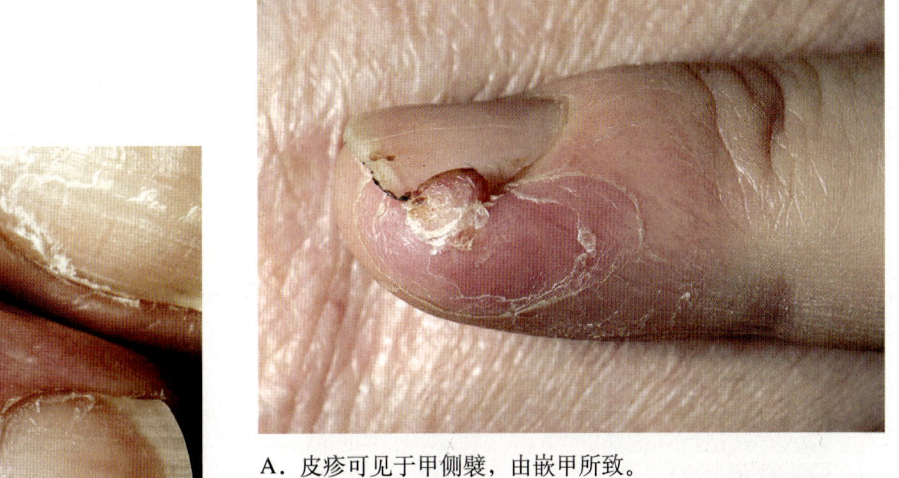

A．皮疹可见于甲侧襞，由嵌甲所致。

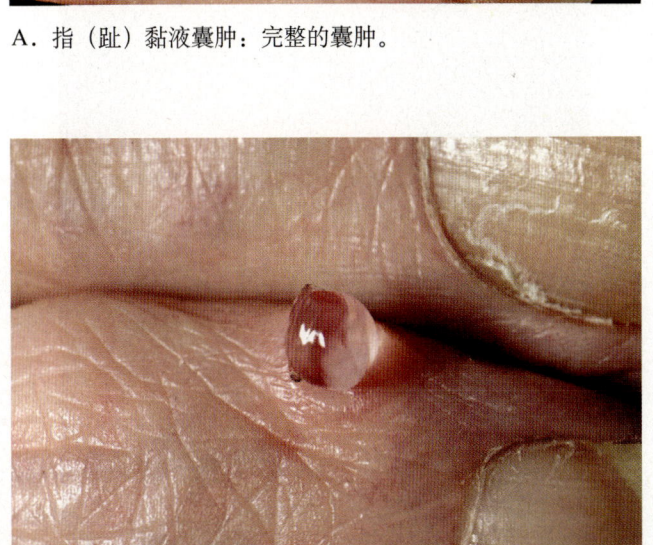

A．指（趾）黏液囊肿：完整的囊肿。

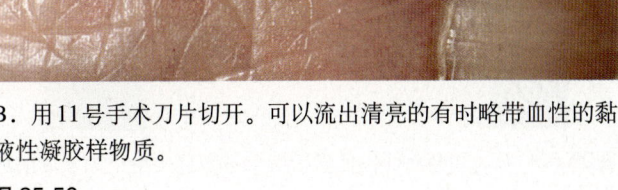

B．用11号手术刀片切开。可以流出清亮的有时略带血性的黏液性凝胶样物质。

图 25-50

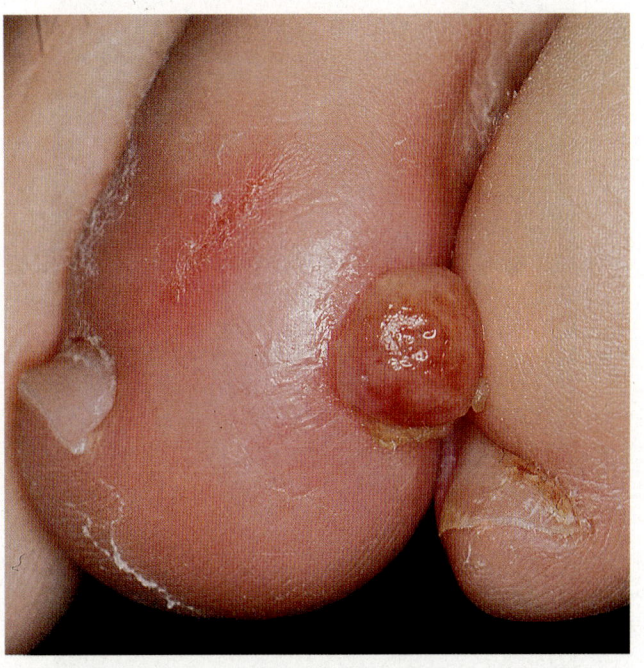

B．化脓性肉芽肿：表面光滑发亮的有蒂结节。表面经常结痂、糜烂或者溃疡。轻微创伤可能导致大量出血。

图 25-51　化脓性肉芽肿

痣和黑素瘤 Nevi and melanoma 甲母质的交界痣表现为一褐色条带。纵行的褐色条带常见于黑人（见图25-5），但在白人很少见。尽管甲周围的黑素瘤或者黑变性瘭疽（melanotic whitlow）很少见，但是皮疹特征明显（见图22-52）。多数为肢端雀斑痣样黑素瘤。肿瘤没有症状，生长缓慢，可见于甲周与甲下的任何部位[76]。皮疹可以表现为一条色素带，逐渐增宽。关于如何处理白人的色素带，目前还没有确定的建议。自发出现的色素带应该引起医生的注意，并应进行活检。白人很少见良性的甲下色素痣，因此甲下的痣样损害应考虑为恶性肿瘤，除非活检证实为良性[77]。

正常甲母质的黑素细胞分布在基底层和表皮的下半部分。因此甲母质的恶性黑素瘤可来源于鳞状上皮基底层以上的黑素细胞。

ABCDEF标准 根据最新推荐，甲下黑素瘤的最显著特征可以总结为以字母表的字母排列顺序命名的ABCDEF标准。A代表年龄（发病高峰为五十几岁到七十几岁的人群），1/3的黑素瘤病例为非洲裔美国人、亚洲人和本土美国人的甲下黑素瘤。B代表宽度≥3mm的褐色至黑色条带，边界不规则。C代表甲条带的变化，或者是假设经过足够的治疗，甲形态学没有变化。D代表最常累及的指头。E代表色素向近端甲皱襞和/或甲侧襞的延伸（即Hutchinson征）。F代表发育不良痣或黑素瘤的家族史或者个人史[78]。

Hutchinson 征 Hutchinson征是指已有纵向黑甲的褐色-黑色色素向近端甲皱襞或者甲侧襞扩散，是甲下黑素瘤的重要指征。甲周色素沉着也见于甲Bowen病。因为甲皱襞"透明"，甲床与甲母的色素沉着可以类似于Hutchinson征[79]。

（陈雪　张建中译　陈洪铎校）

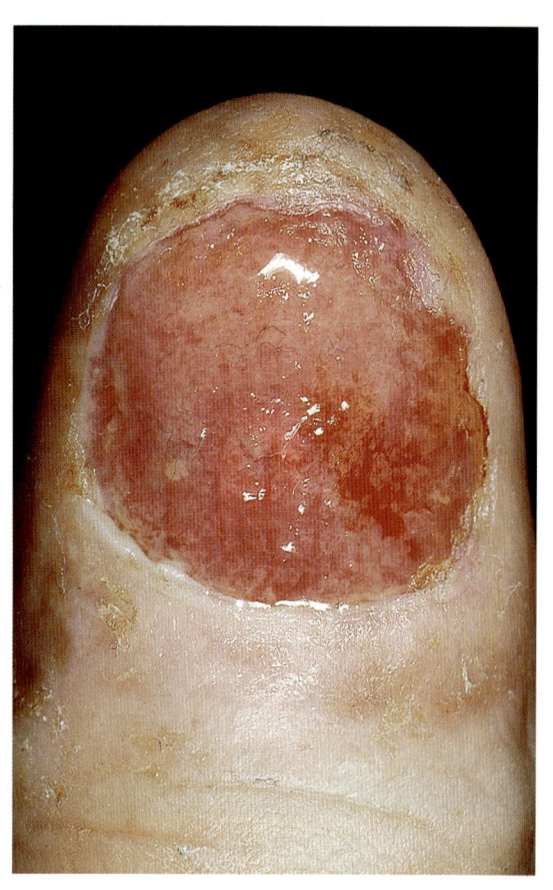

图25-52 累及整个甲床的黑素瘤。本病少见。

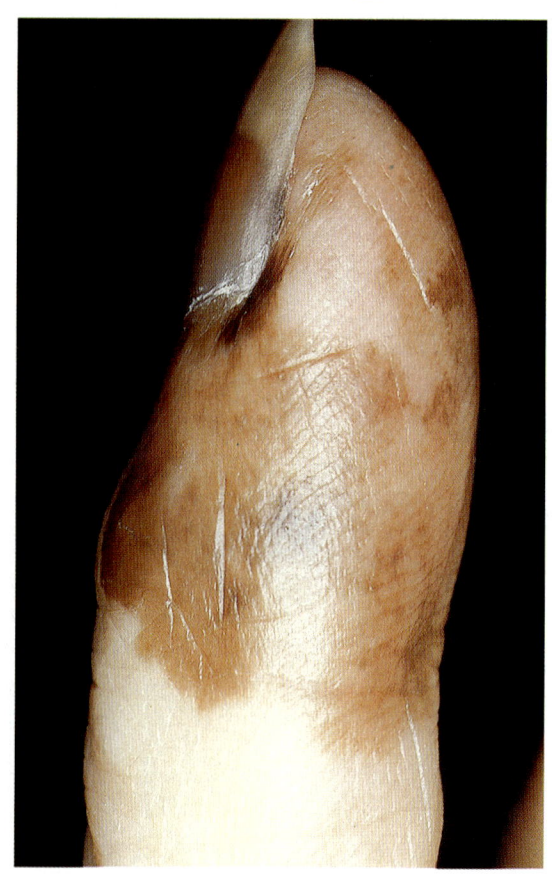

图25-53 Hutchinson征：色素扩展至甲皱襞为甲下黑素瘤的典型体征。

参考文献

1. Johnson M, Comaish JS, Shuster S: Nail is produced by the normal nail bed: a controversy resolved, Br J Dermatol 1991; 125:27.
2. Daniel CR: Basic nail plate avulsion, J Dermatol Surg Oncol 1992; 18:685.
3. Fleegler EJ: A surgical approach to melanonychia striata, J Dermatol Surg Oncol 1992; 18:708.
4. Rich P: Nail biopsy. Indications and methods, J Dermatol Surg Oncol 1992; 18:673.
5. De BD: Management of nail psoriasis [In Process Citation], Clin Exp Dermatol 2000; 25(5):357.
6. Van LS, Scher R. Developments in the treatment of nail psoriasis, melanonychia striata, and onychomycosis. A review of the literature, Dermatol Clin 2000; 18(1):37.
7. de BD, Lawrence C: A simplified protocol of steroid injection for psoriatic nail dystrophy, Br J Dermatol 1998; 138(1):90.
8. Tosti A, et al: Calcipotriol ointment in nail psoriasis: a controlled double-blind comparison with betamethasone dipropionate and salicylic acid, Br J Dermatol 1998; 139(4):655.
9. Scher R, Stiller M, Zhu Y, Tazarotene 0.1% gel in the treatment of fingernail psoriasis: a double-blind, randomized, vehicle-controlled study, Cutis 2001; 68(5):355.
10. Yamamoto T, Katayama I, Nishioka K: Topical anthralin therapy for refractory nail psoriasis, J Dermatol 1998; 25(4):231.
11. Piraccini B, et al: Pustular psoriasis of the nails: treatment and long-term follow-up of 46 patients, Br J Dermatol 2001; 144(5): 1000.
12. Tosti A, et al: Nail lichen planus: clinical and pathologic study of twenty-four patients, J Am Acad Dermatol 1993; 28:724.
13. Tosti A, et al: Topical steroids versus systemic antifungals in the treatment of chronic paronychia: an open, randomized double blind study and double dummy study, J Am Acad Dermatol 2002; 47:73.
14. Daniel CR, et al: Chronic paronychia and onycholysis: a thirteen-year experience, Cutis 1996; 58(6):397.
15. Alam M, Scher R: Indinavir-related recurrent paronychia and ingrown toenails, Cutis 1999; 64(4):277.
16. Tosti A, et al: Paronychia associated with antiretroviral therapy, Br J Dermatol 1999; 140(6):1165.
17. Bouscarat F, Bouchard C, Bouhour D: Paronychia and pyogenic granuloma of the great toes in patients treated with indinavir [letter], N Engl J Med 1998; 338(24):1776.
18. Robayna M, et al: Destructive herpetic whitlow in AIDS: report of three cases, Br J Dermatol 1997; 137(5):812.
19. Haneke E: Fungal infections of the nail, Semin Dermatol 1991; 10: 41.
20. Machler B, Kirsner R, Elgart G: Routine histologic examination for the diagnosis of onychomycosis: an evaluation of sensitivity and specificity, Cutis 1998; 61(4):217.
21. Cooper A: The diagnosis of nail fungal infections, Arch Dermatol 1991; 127:1566.
22. Zaias N: Onychomycosis, Arch Dermatol 1972; 105:273.
23. Drake L, et al: The impact of onychomycosis on quality of life: development of an international onychomycosis-specific questionnaire to measure patient quality of life, J Am Acad Dermatol 1999; 41(2 Pt 1):189.
24. Crawford F, et al: Oral treatments for toenail onychomycosis, Arch Dermatol 2002; 138:811.
25. Evans E, Sigurgeirsson B: Double blind, randomised study of continuous terbinafine compared with intermittent itraconazole in treatment of toenail onychomycosis. The LION Study Group, BMJ 1999; 318(7190):1031.
26. De CC, Hindryckx P: Long-term outcomes in the treatment of toenail onychomycosis, Br J Dermatol 1999; 141(Suppl 56):15.
27. Havu V, et al: A double-blind, randomized study to compare the efficacy and safety of terbinafine (Lamisil) with fluconazole (Diflucan) in the treatment of onychomycosis, Br J Dermatol 2000; 142(1):97.
28. Zaias N, et al: Onychomycosis treated until the nail is replaced by normal growth or there is failure, Arch Dermatol 2000; 136(7): 940.
29. Zaias N, Drachman D: A method for the determination of drug effectiveness in onychomycosis: trials with ketoconazole and griseofulvin ultramicrosize, J Am Acad Dermatol 1983; 9:912.
30. Ciclopirox (Penlac) nail lacquer for onychomycosis, Med Lett Drugs Ther 2000; 42(1080):51.
31. Hall M, et al: Safety of oral terbinafine: results of a postmarketing surveillance study in 25,884 patients, Arch Dermatol 1997; 133 (10):1213.
32. Bohn M, Kraemer K: Dermatopharmacology of ciclopirox nail lacquer topical solution 8% in the treatment of onychomycosis [Record Supplied By Publisher], J Am Acad Dermatol 2000; 43 Pt 2(4):S57.
33. South DA, Farber EM: Urea ointment in the nonsurgical avulsion of nail dystrophies: a reappraisal, Cutis 1982; 25:609.
34. Averill RW, Scher RK: Simplified nail taping with urea ointment for nonsurgical nail avulsion, Cutis 1986; Oct:231.
35. Morgan JM, et al: Onycholysis in a case of atopic eczema treated with PUVA photochemotherapy, Clin Exp Dermatol 1992; 17:65.
36. Guin J, Baas K, Nelson-Adesokan P: Contact sensitization to cyanoacrylate adhesive as a cause of severe onychodystrophy, Int J Dermatol 1998; 37(1):31.
37. Nakatsui T, Lin A: Onycholysis and thyroid disease: report of three cases, J Cutan Med Surg 1998; 3(1):40.
38. Hussain S, et al: Onycholysis as a complication of systemic chemotherapy: report of five cases associated with prolonged weekly paclitaxel therapy and review of the literature, Cancer 2000; 88(10):2367.
39. Allen K: Chronic nailbiting: a controlled comparison of competing response and mild aversion treatments, Behav Res Ther 1996; 34(3):269.
40. Ilfeld FW: Ingrown toenail treated with cotton collodion insert, Foot Ankle 1991; 11:312.
41. Siegle RJ, Harkness J, Swanson NA: Phenol alcohol technique for permanent matricectomy, Arch Dermatol 1984; 120:348.
42. Siegle RJ, Stewart R: Recalcitrant ingrowing nails. Surgical approaches, J Dermatol Surg Oncol 1992; 18:744.
43. Ceilley RI, Collison DW: Matricectomy, J Dermatol Surg Oncol 1992; 18:728.
44. Felton P, Weaver T: Phenol and alcohol chemical matrixectomy in diabetic versus nondiabetic patients. A retrospective study, J Am Podiatr Med Assoc 1999; 89(8):410.
45. Reyzelman A, et al: Are antibiotics necessary in the treatment of locally infected ingrown toenails? [In Process Citation], Arch Fam Med 2000; 9(9):930.
46. Helms A, Brodell R: Surgical pearl: prompt treatment of subungual hematoma by decompression, J Am Acad Dermatol 2000; 42(3):508.
47. Gavin L, et al: Chronic subungual hematomas: a presumed immunologic puzzle resolved with a diagnosis of child abuse, Arch Pediatr Adolesc Med 1997; 151(1):103.
48. Zaun H. Leukonychias, Semin Dermatol 1991; 10:17.
49. Lubach D, et al: Incidence of brittle nails, Dermatologica 1986; 172:144.
50. Lubach D, Beckers P: Wet working conditions increase brittleness of nails, but do not cause it, Dermatology 1992; 185:120.
51. Cohen PR, Scher RK: Geriatric nail disorders: diagnosis and treatment, J Am Acad Dermatol 1992; 26:521.
52. Hochman LG, et al: Brittle nails: response to daily biotin supplementation, Cutis 1993; 51:303.
53. Colombo VE, et al: Treatment of brittle fingernails and onychoschizia with biotin: scanning electron microscopy, J Am Acad Dermatol 1990; 23:1127.
54. Vittorio C, Phillips K: Treatment of habit-tic deformity with fluoxetine, Arch Dermatol 1997; 133(10):1203.

55. Clementz G, Mancini A: Nail matrix arrest following hand-foot-mouth disease: a report of five children, Pediatr Dermatol 2000; 17(1):7.
56. Sweren RJ, Burnett JW: Multiple Beau's lines, Cutis 1982; 29:41.
57. Ben-Dayan D, et al: Transverse nail ridgings (Beau's lines) induced by chemotherapy [see comments], Acta Haematol 1994; 91(2):89.
58. Moffitt D, de BD: Yellow nail syndrome: the nail that grows half as fast grows twice as thick, Clin Exp Dermatol 2000; 25(1):21.
59. Varney V, et al: Rhinitis, sinusitis and the yellow nail syndrome: a review of symptoms and response to treatment in 17 patients, Clin Otolaryngol 1994; 19(3):237.
60. Venincie PY, Dicken CH: Yellow nail syndrome: report of five cases, J Am Acad Dermatol 1984; 10:187.
61. Bull R, Fenton D, Mortimer P: Lymphatic function in the yellow nail syndrome, Br J Dermatol 1996; 134(2):307.
62. De CSD, et al: Yellow nail syndrome, J Am Acad Dermatol 1990; 22:608.
63. Pavlidakey GP, Hashimoto K, Blum D: Yellow nail syndrome, J Am Acad Dermatol 1984; 11:509.
64. Williams HC, et al: Successful use of topical vitamin E solution in the treatment of nail changes in yellow nail syndrome, Arch Dermatol 1991; 127:1023.
65. Chevrant-Breton J, et al: Cutaneous manifestations of idiopathic hemochromatosis, Arch Dermatol 1977; 113:161.
66. Baughman R, et al: Prevalence of digital clubbing in bronchogenic carcinoma by a new digital index, Clin Exp Rheumatol 1998; 16(1):21.
67. Holzberg M, Walker HK: Terry's nails: revised definition and new correlations, Lancet 1984; April:896.
68. Daniel CR III, Scher RK: Nail changes secondary to systemic drugs or ingestants, J Am Acad Dermatol 1984; 10:250.
69. Daniel CR III, Osment LS: Nail pigmentation abnormalities: their importance and proper examination, Cutis 1982; 30:348.
70. Unamuno P, et al: Leukonychia due to cytostatic agents, Clin Exp Dermatol 1992; 17:273.
71. Newmeyer et al: Mucous cysts: the dorsal digital interphalangeal joint ganglion, Plast Reconstr Surg 1974; 53:313.
72. Sonnex TS: Digital myxoid cysts: a review, Cutis 1986; Feb:89.
73. Miller PK, et al: Focal mucinosis (myxoid cyst). Surgical therapy, J Dermatol Surg Oncol 1992; 18:716.
74. Kuflik EG: Specific indications for cryosurgery of the nail unit. Myxoid cysts and periungual verrucae, J Dermatol Surg Oncol 1992; 18:702.
75. Karrer S, et al: Treatment of digital mucous cysts with a carbon dioxide laser, Acta Dermatol Venereol 1999; 79(3):224.
76. Mikhail GR: Subungual epidermoid carcinoma, J Am Acad Dermatol 1984; 11:291.
77. Shukla VK, Hughes LE: How common are benign subungual naevi? Eur J Surg Oncol 1992; 18:249.
78. Levit E, et al: The ABC rule for clinical detection of subungual melanoma, J Am Acad Dermatol 2000; 42(2 Pt 1):269.
79. Baran R, Kechijian P: Hutchinson's sign: a reappraisal, J Am Acad Dermatol 1996; 34(1):87.

26 内脏疾病的皮肤表现
Cutaneous Manifestations of Internal Disease

- 内脏恶性肿瘤与皮肤病　　893
  - 皮肤副肿瘤综合征　　893
- 糖尿病的皮肤表现　　896
  - 类脂质渐进性坏死　　896
  - 环状肉芽肿　　898
- 黑棘皮病　　900
- 黄色瘤和异常脂蛋白血症　　902
- 神经纤维瘤病　　905
- 结节性硬化症　　909
- 恶性肿瘤相关的遗传性皮肤病　　912
  - Cowden病（多发性错构瘤综合征）　　912
  - Muir-Torre综合征　　914
  - Gardner综合征　　915
- 弹性假黄瘤　　916
- 遗传性皮肤病家庭咨询指导　　917

某些皮肤病常与内脏疾病有关，皮肤病本身可能并不重要，但此类皮肤病的存在有助于寻找可能存在的相关的内脏疾病。本章选择性讨论一些此类皮肤病。与内脏疾病相关的皮肤色素改变已在第十九章中讨论。

内脏恶性肿瘤与皮肤病

皮肤能以不同的方式与内脏恶性肿瘤相关：皮肤损害可能是遗传性综合征的标志（如遗传性皮肤病），可能为皮肤对肿瘤的反应（副肿瘤综合征）（图26-1），可能由致癌物所导致，可能是治疗的结果，也可能是肿瘤直接扩散或转移的结果[1-4]。这些相关的皮肤病见表26-1和框26-1与框26-2。与恶性肿瘤相关的遗传性皮肤病综合征将在本章的后面讨论。

皮肤副肿瘤综合征
Cutaneous paraneoplastic syndromes

副肿瘤综合征是指出现在内脏恶性肿瘤之前或与内在恶性肿瘤同时出现的疾病，为肿瘤远距离或系统性反应（见框26-1）。副肿瘤综合征有很多类型，包括内分泌性、神经性、血液性、风湿性、肾性和皮肤性[5]。它们可能为潜在肿瘤存在的最初线索[5]。副肿瘤综合征的活动性可与肿瘤的发展过程平行，可作为肿瘤消退

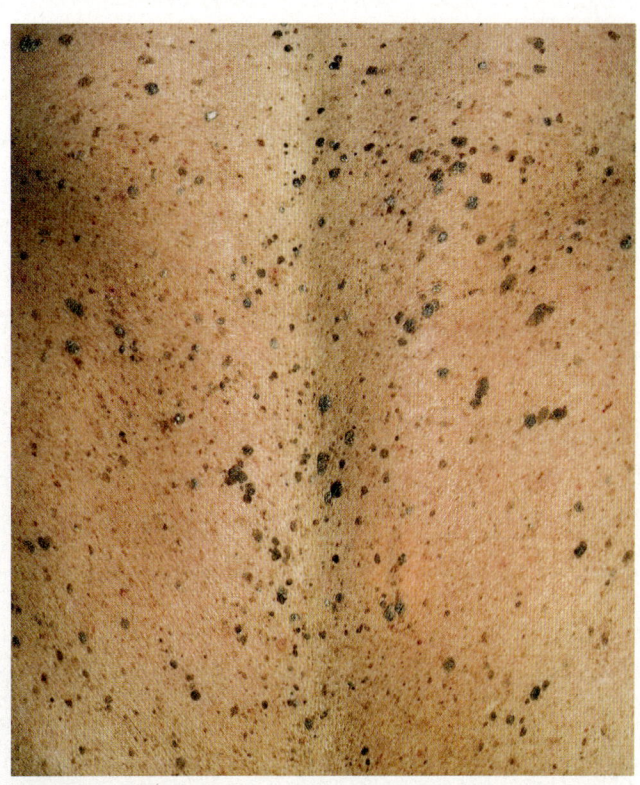

图26-1　副肿瘤综合征；Leser-Trélat综合征。突然出现大量脂溢性角化与内脏恶性肿瘤相关。

表 26-1 皮肤损害和内脏恶性肿瘤

综合征	临床表现	恶性肿瘤
共济失调-毛细血管扩张症	小脑共济失调,毛细血管扩张(如耳廓,球结膜)	网织细胞肉瘤、霍奇金病、胃肠道肿瘤
黏蛋白性脱发	片状毛囊性丘疹和沼泽样浸润,见于面部、躯干、头皮	蕈样肉芽肿
淀粉样变	巨舌:舌面光滑、眼睑、鼻唇沟、唇和间擦部位发亮的半透明的有蜡样光泽的丘疹;"挤捏性紫癜"——损伤后皮肤出血	多发性骨髓瘤
黑棘皮病	成年发病,无肥胖症、内分泌疾病及家族史;皮肤皱褶部位的过度角化和色素沉着(颈、腋窝、肘窝、乳房、腹股沟)	腹部恶性肿瘤,其他腺癌
Bazex 综合征(副肿瘤性肢端角化病)	三个阶段:(1)手指尖脚趾尖银屑病样损害;(2)手足角化;(3)损害局部扩展,膝部、小腿、大腿和手臂出现新损害	食管、舌、下唇和肺上叶的癌
Bloom 综合征	面部红斑("蝴蝶区"),发育矮小	急性白血病
类癌综合征	阵发性潮红(面部、颈部、胸部),呼吸困难,哮喘,腹泻,肺动脉瓣狭窄和关闭不全	躯干部如阑尾、小肠和支气管等部位分泌 5-羟色胺的肿瘤
Cowden 综合征(多发性错构瘤综合征)	面部、手部和口部的疣状丘疹	乳腺、甲状腺
皮肌炎(成人)	眼睑紫红色斑,指节蓝红色斑块	乳腺、胃肠道、泌尿生殖器、肺、卵巢
匐行性回状红斑	迅速移动的蜡样光泽的红斑带,匐行外观,"木纹"样	乳腺,肺,胃,膀胱,前列腺
Gardner 综合征	表皮囊肿,皮肤骨瘤和纤维瘤,小肠和大肠息肉	结肠腺癌
胰高血糖素瘤综合征	间擦部位和附近的坏死松解性游走性红斑,血胰高血糖素升高	胰腺分泌高血糖素的α细胞肿瘤
胎毛增多症(获得性)	面部和躯干部毛发变长	支气管、胆囊、直肠
鱼鳞病(获得性)	泛发性脱屑,主要见四肢,屈侧没有损害	霍奇金病,其他淋巴增生性恶性肿瘤,肺癌,乳腺癌,宫颈癌
Kaposi 肉瘤	常见于小腿的红色丘疹和结节性肿瘤	内脏器官的 Kaposi 肉瘤,其他肿瘤发生率高
Leser-Trélat 征	突然出现的(3~6个月内)大小和数目迅速增加的脂溢性角化	结肠、乳腺
黑变病(泛发性)	泛发性皮肤黑色素沉着	转移性黑素瘤
转移至皮肤的肿瘤	肿瘤转移到皮肤的任何部位	各种类型的肿瘤
Muir-Torre 综合征	多发性皮脂腺瘤	内脏癌
Paget 病(乳房)	乳头和乳晕湿疹样结痂性损害	乳腺
Paget 病(乳房外)	外阴、阴囊、腋窝、肛周及腹股沟侵蚀性鳞屑性斑块	宫颈癌、肛门和直肠腺癌
掌跖角皮病(胼胝)	掌跖皮肤增厚	胃肠道癌
副肿瘤性天疱疮	水疱、糜烂性口腔炎	恶性淋巴瘤、胸腺瘤、肉瘤

表 26-1　皮肤损害和内脏恶性肿瘤（续）

综合征	临床表现	恶性肿瘤
Peutz-Jeghers 综合征	口唇和口腔黏膜的色素沉着斑，多发性小肠息肉	胃、十二指肠和结肠腺癌
Sipple 综合征	多发性黏膜神经瘤	甲状腺髓样癌、C 细胞肿瘤、嗜铬细胞瘤
Sweet 综合征	发热，疼痛性皮肤斑块	血液系统恶性肿瘤
色素性荨麻疹（播散性斑丘疹型）	含有肥大细胞的棕红色斑疹和丘疹，损伤时出现荨麻疹	血液系统恶性肿瘤
von Hippel-Lindau 病	皮肤血管瘤，小脑或脊髓的血管瘤病	肾上腺样瘤，嗜铬细胞瘤
von Recklinghausen 神经纤维瘤病	咖啡牛奶色斑，白色斑疹，多发性皮肤神经瘤，内脏神经瘤	恶性神经鞘瘤，星形细胞瘤，嗜铬细胞瘤
Wiskott-Aldrich 综合征	在特应性皮炎分布区出现湿疹样损害	恶性网状内皮组织肿瘤

框 26-1　与皮肤病相关的恶性肿瘤综合征

有皮肤表现的遗传性综合征——遗传性皮肤病（与内脏恶性肿瘤有关）

Howel-Evans 综合征（掌跖角皮病）
（皮肤病与肿瘤有关，但不是由肿瘤导致）

共济失调-毛细血管扩张症	免疫缺陷综合征
基底细胞痣综合征（Gorlin 综合征）	多发性黏膜神经瘤综合征
	Peutz-Jeghers 综合征
	Torre-Muir 综合征
Cowden 病（多发性错构瘤综合征）	von Hippel-Lindau 综合征
	von Recklinghausen 综合征
Gronkhite-Canada 综合征	Werner 综合征
Gardner 综合征	Wiskott-Aldrich 综合征

副肿瘤综合征（皮肤对内脏恶性肿瘤的反应）

黑棘皮病	带状疱疹
获得性胎毛增多症	角化棘皮瘤
获得性鱼鳞病	Leser-Trélat 征
Bazek 综合征	游走性血栓性静脉炎
类癌性潮红	多发性发疹性血管瘤
皮肌炎	瘙痒症
匐行性回状红斑	坏疽性脓皮病
红皮病	Raynaud 综合征-非典型性
胰高血糖素瘤综合征	荨麻疹

激素分泌肿瘤

APUD 瘤
异位性 ACTH 综合征
类癌综合征
胰高血糖素瘤综合征

由致癌物质诱发的皮肤癌

砷角化病
遮盖部位皮肤 Bowen 病

皮肤病发作迅速的疾病

黑棘皮病
获得性鱼鳞病
湿疹样反应
发疹性脂溢性角化病——Leser-Trélat 征
发疹性胎毛增多症（获得性）
匐行性回状红斑
多发性发疹性血管瘤病回状红斑

或复发的标志。据估计副肿瘤综合征见于7%～15%的癌症患者。

据认为，副肿瘤综合征的皮肤改变是由有生物学活性的激素、生长因子或肿瘤诱导或产生的抗原抗体反应导致的[6,7]。许多此类综合征如黑棘皮病等都是皮肤增生性紊乱。肿瘤分泌的物质如TGF-α能刺激角质形成细胞增生[8]。

糖尿病的皮肤表现

大约30%的糖尿病患者在病程中有时出现皮肤症状[9]，这些皮肤症状如下[10]：

念珠菌感染（口腔，生殖器）
胡萝卜素黄皮病（黄色皮肤）
糖尿病性大疱
糖尿病性皮病（胫前斑）
糖尿病性皮肤增厚
红斑（面部，小腿，足）
外耳炎
卵石样手指
足溃疡
黑棘皮病（胰岛素抵抗综合征）
气性坏疽（非梭菌性）
环状肉芽肿（限局性或泛发性）
胰岛素性脂肪营养不良
类脂质渐进性坏死
黄甲
穿通性疾病
发疹性黄瘤病

类脂质渐进性坏死 Necrobiosis lipoidica

类脂质渐进性坏死（NL）是一种病因尚不清楚的疾病，但是，通常50%以上的患者为胰岛素依赖性。因为有少数类脂质渐进性坏死患者没有糖尿病，所以将本病以前的名称糖尿病性类脂质渐进性坏死改为类脂质渐进性坏死。皮肤损害可在糖尿病发生前数年出现，而多数糖尿病患者并不产生类脂质渐进性坏死。任何年龄均可发病，以30～40岁年龄段发病最为常见，女性多见，多数患者损害局限于胫前[11]（图26-2）。

皮损开始为椭圆形青紫色斑，缓慢扩大，皮损的活动性边界为红色，中央变为棕黄色，并萎缩呈蜡样外观，毛细血管扩张非常明显（图26-2，B和C），13%的患者出现溃疡，特别是在外伤后（图26-2，D）[12]。多数情况下，临床表现非常典型，以至于不必要做活检[13]。

治疗

局部和皮损内应用类固醇 局部和皮损内应用类固醇能缓解损害的炎症，但会加重萎缩。丙酸氯倍他索局部封包6周后，大的斑块能完全消退[14]。皮损内注射能有效地控制小面积的损害，但是，曲安奈德（10mg/ml）的浓度应由生理盐水或利多卡因稀释至2.5mg/ml，避免发生局部萎缩。

系统性应用皮质类固醇 连续5周系统性使用皮质类固醇能完全缓解疾病的活动，6例患者平均7个月的追踪观察期间没有发现疾病复发，但萎缩性皮肤损害没有缓解[15]。口服泼尼松龙成功治愈了类脂质渐进性坏死的溃疡性损害[12]。

己酮可可碱 有一位患者使用己酮可可碱（Trental），每次400mg，每日3次，治疗1个月后，病情显著改善。乙酰水杨酸治疗无效的溃疡性类脂质渐进性坏死，应用己酮可可碱每次400mg，每日2次治疗，8周内溃疡完全愈合[16]。一般认为，己酮可可碱是通过减少纤维蛋白溶解和红细胞变形以及抑制血小板聚集，降低血液黏度来达到治疗作用的。

阿司匹林和双嘧达莫 类脂质渐进性坏死斑块的真皮内存在大量的微血管改变。其原因可能为伴有小血管阻塞的免疫复合物介导的血管炎，或者为迟发性过敏反应。自发性血小板聚集的倾向性增高也可能在血管阻塞中起作用。治疗就在于抑制这些改变。据认为，小剂量的阿司匹林和双嘧达莫能抑制血小板的聚集，但对治疗类脂质渐进性坏死斑块溃疡疗效的报道不尽一致[17-19]。推荐的治疗为阿司匹林（每48小时3.5mg/kg）[20]，平均每个病人的剂量是325mg（1片），或双嘧达莫（25、50、75mg片剂）[2～3mg/(kg·d)]，平均每个病人的剂量为150～200mg/d，分次口服。为有效地控制溃疡，血小板抑制治疗最少要持续3～7个月。推荐的治疗方案不应随意改变，因为有证据表明更大的剂量能降低治疗效果。

其他治疗 据报道环孢素、霉酚酸酯、局部PUVA光化学疗法和氯喹[22]治疗有效[23]。

皮肤移植 皮肤移植对泛发性损害有效[24]。

类脂质渐进性坏死

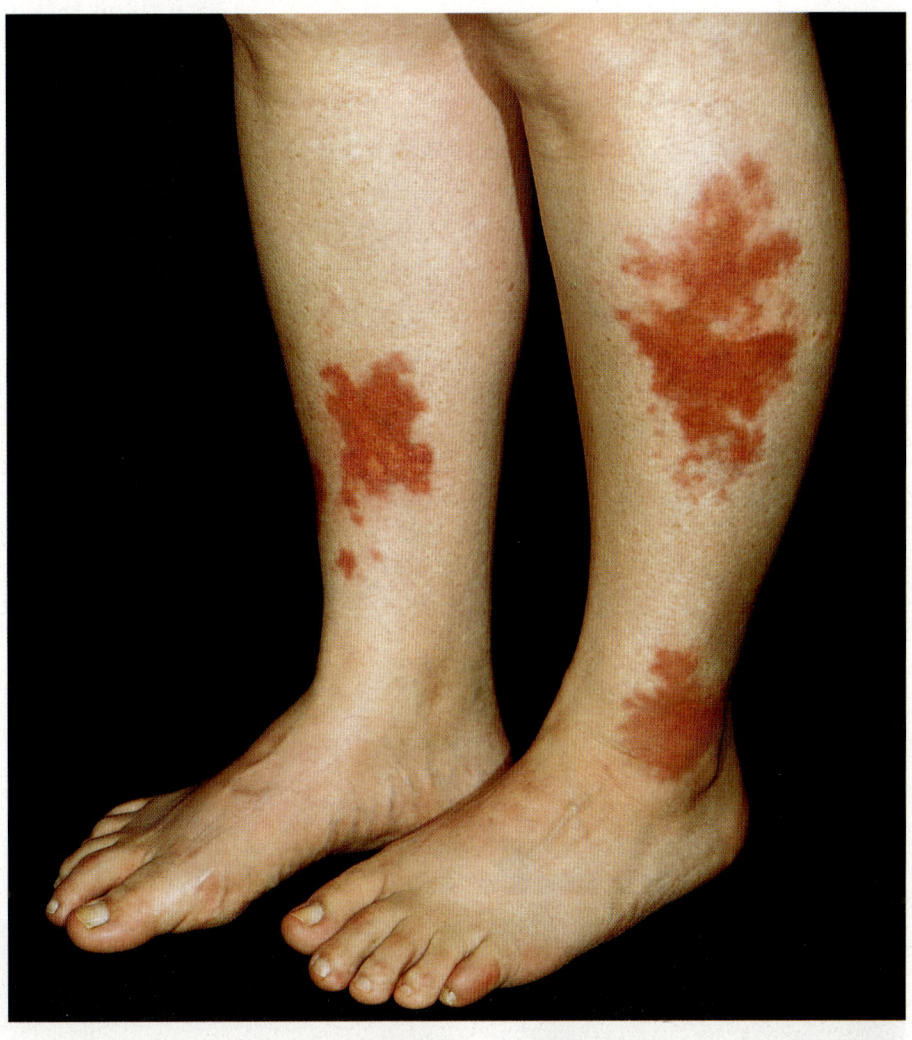

A. 小腿胫前青紫色斑块。

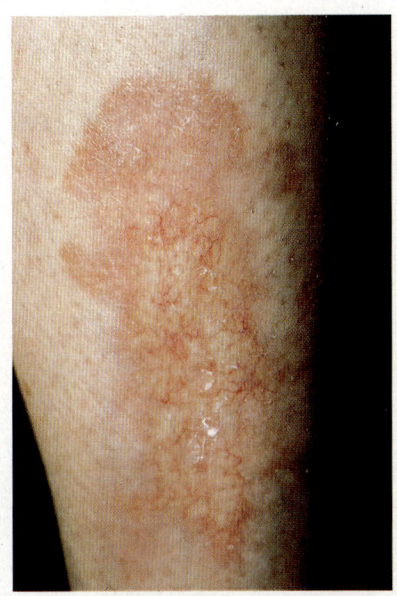

B. 损害中央为蜡黄色，伴有明显的毛细血管扩张。

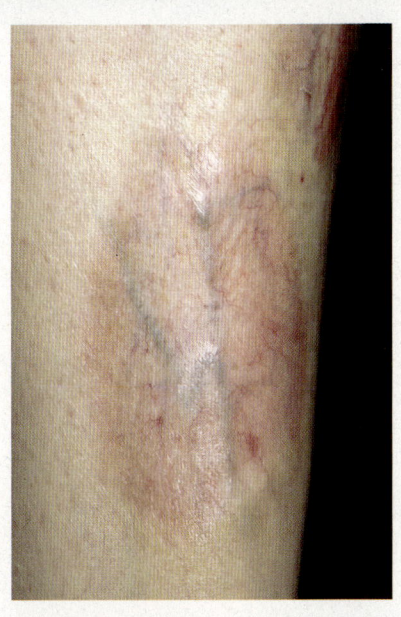

C. 损害晚期的表现，有萎缩和毛细血管扩张。

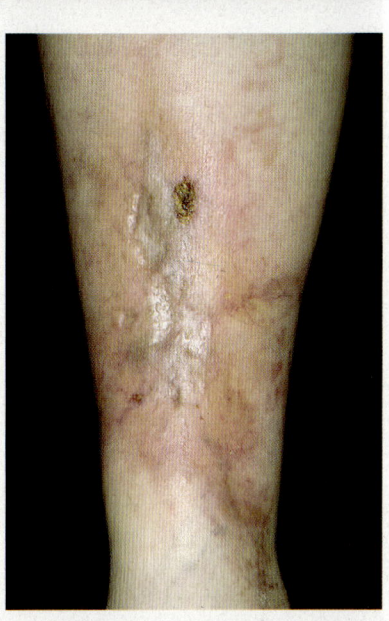

D. 有致密纤维化和溃疡的严重损害。

图 26-2

环状肉芽肿 Granuloma annulare

有关环状肉芽肿和糖尿病的关系，目前的报道不尽一致。一项病例对照研究表明，环状肉芽肿和2型糖尿病没有任何统计学上有意义的相关性[25]。大多数限局型环状肉芽肿患者没有糖尿病的临床表现和实验室证据。播散型环状肉芽肿和糖尿病关系已明确，但发病率仍不清楚[26]。一项回顾性研究表明，12%的环状肉芽肿患者合并有糖尿病，与非糖尿病患者相比，糖尿病患者更易患慢性复发性环状肉芽肿[27]。环状肉芽肿与HIV感染有关，可见于HIV感染的任何阶段，其中泛发型环状肉芽肿在HIV感染者中最常见[28]。

临床表现 环状肉芽肿的临床特征为小而坚实的肤色或红色环状丘疹。限局型最常见于年轻女性，损害好发于手足的侧面和背面（图26-3）。本病开始无症状，肤色丘疹中央部逐渐消退，几个月后，环状丘疹的直径逐渐增大到0.5～5cm（图26-4）。损害持续时间差异很大，许多损害自行消退，不留瘢痕，而另一些损害则持续数年。家族发病少见，但也可见到同胞和双胞胎发病以及连续世代遗传[29]。

播散型环状肉芽肿见于成人，表现为大量的肤色或红色丘疹，部分形成环状。丘疹可集中在暴露部位，病程也不尽相同，许多损害持续数年。

图26-3 环状肉芽肿。手足背面及上臂、小腿伸侧是最好发的部位。损害为丘疹或为浅表而宽的斑块。

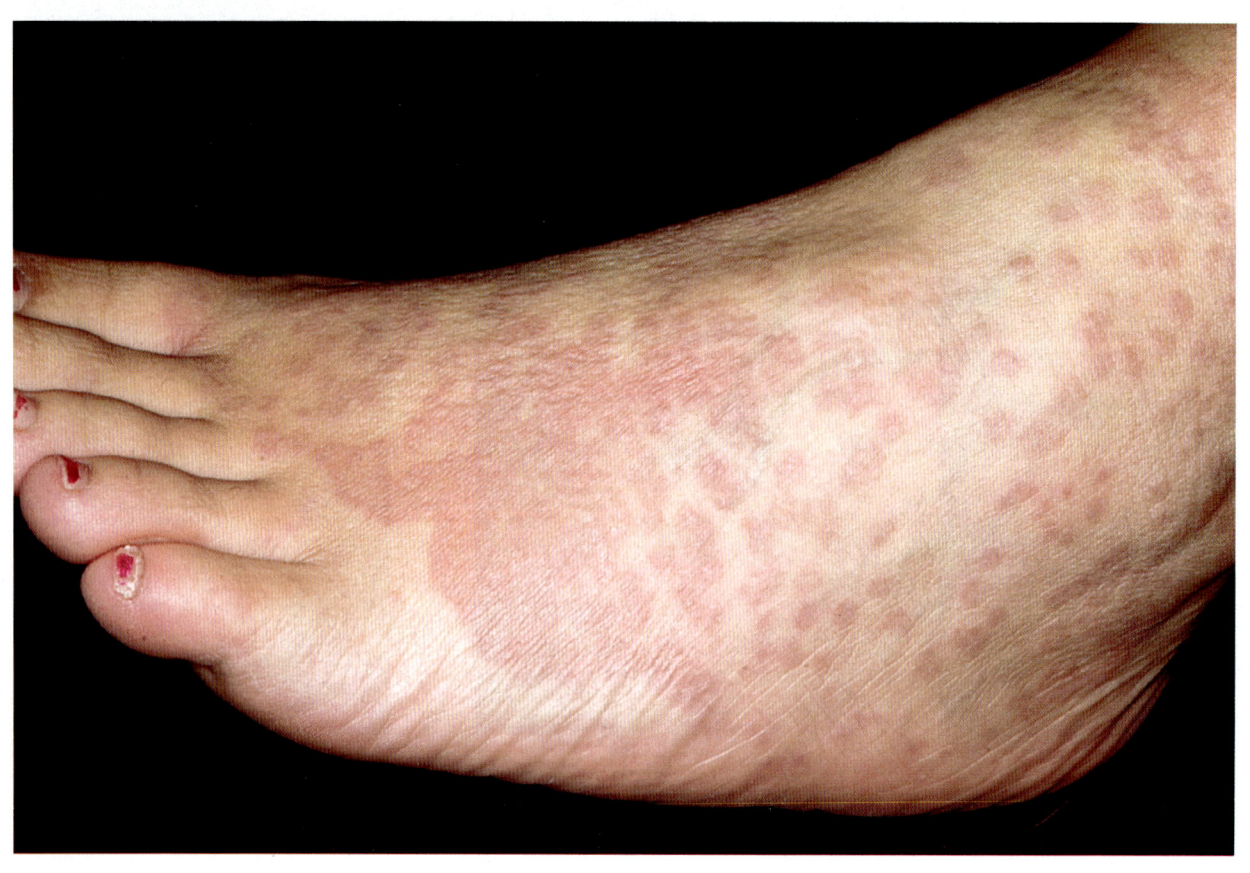

泛发性穿通性环状肉芽肿表现为发生在四肢的直径1～4mm的脐状丘疹,最常见于儿童和青年人。活检可见经表皮排出的变性的胶原纤维。有报道,穿通性环状肉芽肿在夏威夷群岛高发[30]。

皮下型环状肉芽肿见于儿童,多表现为发生于小腿胫前下部、足及头皮的无痛性皮下结节,特征性的部位是枕部[31]。发病的平均年龄为3.9岁。诊断要求行切除活检,切除后可能复发。损害能自行消退,切除后可复发。尚没有发展成系统性疾病的报道[32,33]。

诊断 临床表现典型,可能不需要活检。组织病理表现为胶原纤维变性类似于类脂质渐进性坏死。

治疗 局限性损害无症状,最好不治疗。对于那些对损害外观不满意的患者,可在损害内注射曲安奈德(2.5～5mg/ml),药物应仅注射进损害隆起的边缘。局部使用类固醇几乎无效。丙酸氯倍他索洗剂局部涂擦后,用DuoDerm贴完全封包,治疗4周有效,可每天封包8～12小时,可能出现局部萎缩的副作用[34]。采用封闭探头每次以10～60秒冻融周期的氧化亚氮或液氮治疗,有效率达80.6%[35]。有报道,氨苯砜[36,37]、异维A酸[38,39]、依曲替酯[40]、羟氯喹[41,42]、环孢素(3mg/kg)[43]、烟酰胺(1.5g/d)及PUVA[44]对播散型环状肉芽肿治疗有效。

3例病程超过1年的播散型环状肉芽肿女性患者,采用维生素E 400IU/d和齐留通2400mg/d治疗,3个月内损害均完全消除[45]。

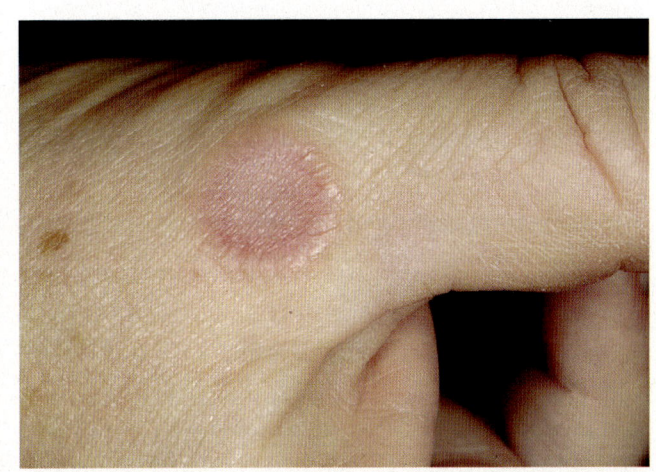

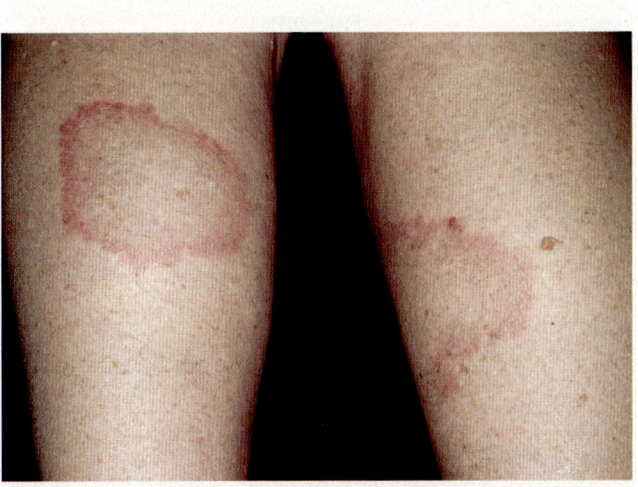

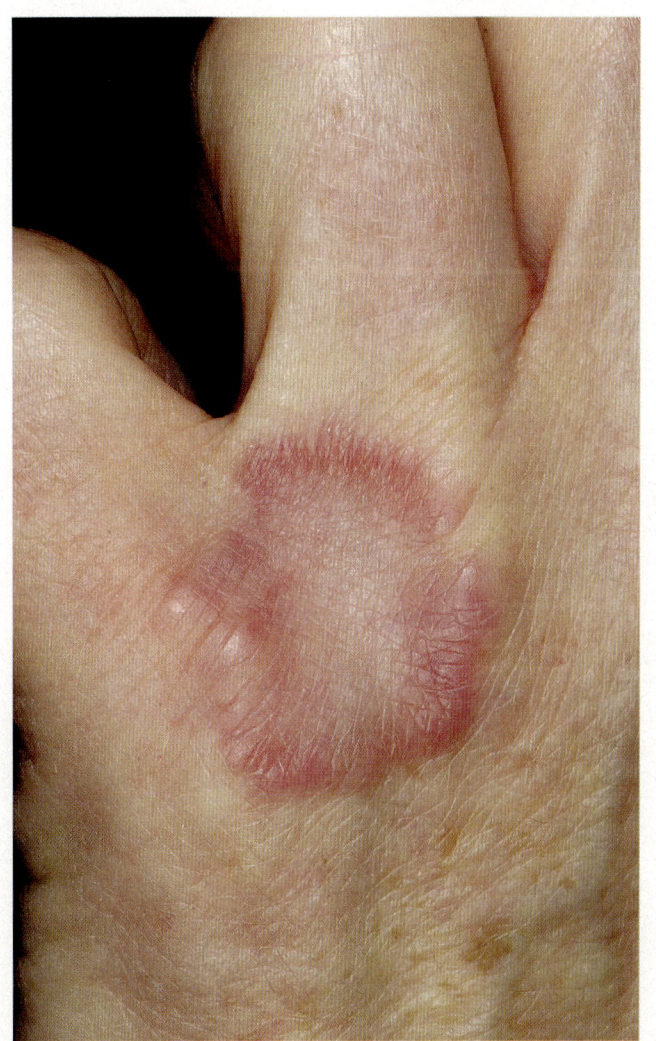

图26-4 环状肉芽肿。**A.** 缓慢扩大的肤色到红色的环状丘疹。**B.** 边缘为丘疹或者光滑,中央消退。**C.** 扩展至大面积的圆形和环状损害。

黑棘皮病 Acanthosis nigricans

黑棘皮病是一种非特异性反应，可伴发肥胖、糖尿病、皮质类固醇增多、松果体肿瘤、其他内分泌紊乱（框26-2）、多基因遗传变异、药物如烟酸、雌激素和皮质类固醇，以及腺癌。黑棘皮病可分为恶性型和良性型（框26-3）。

临床特征 所有患者均表现为对称的褐色的皮肤增厚，有时皮肤变得相当厚，损害呈皮革样、疣状或乳头瘤样外观（图26-5）。损害可为小面积的轻度色素改变到大面积的广泛受累。最常见的好发部位是腋窝，但也可见于颈后（图26-6）和腹股沟的皮肤皱褶处、腰线、手指的伸侧面、口腔、脐和乳晕周围。发病过程中，有乳突肥大、角化过度，以及表皮黑素细胞数量增加等表现。

框26-2　合并有黑棘皮病的内分泌综合征（多数有胰岛素抵抗＋高胰岛素血症＋黑棘皮病）
胰岛素抵抗状态
A 型综合征
B 型综合征
脂肪缺乏性糖尿病
矮妖精貌综合征
肢端肥大综合征
松果体瘤
松果体增生综合征
高雄性激素状态
A 型综合征和 B 型综合征
多囊卵巢病
卵巢卵泡膜细胞增殖症
基质黄体瘤
卵巢皮样囊肿
肢端肥大症
Cushing 综合征
垂体嗜碱细胞增多症
肥胖
甲状腺功能减退
Addison 病
性腺功能减退综合征伴胰岛素抵抗
Prader-Willi 综合征
Alstrom 综合征
Adapted from: Lowella EE, Fenske NA: JAAD 1996; 34:892

良性黑棘皮病 大多数良性黑棘皮病为特发性，并与肥胖有关，称为假性黑棘皮病。肥胖的成年人黑棘皮病发病率高，肥胖的严重程度与黑棘皮病的发病成正相关。皱褶部位受热、摩擦和浸渍被认为是发病的原因，但是有一项肥胖患者的研究表明，黑棘皮病患者的空腹血胰岛素水平明显高于没有黑棘皮病的患者。因此，黑棘皮病可能是肥胖人群高胰岛素血症的皮肤标志[46,47]。幼儿的黑棘皮病和肥胖发病率均较低，但随年龄的增长，二者的发病率均上升。在10～19岁青少年人群中，有近40%的美国土著青少年，13%的非洲裔、6%西班牙裔和少于1%的非西班牙裔白种人青少年患有黑棘皮病。黑棘皮病已在种群里分出了一个亚群，这个亚群有最高的胰岛素浓度和最严重的胰岛素抵抗，最容易发展成2型糖尿病[48]。

过量的循环胰岛素和角质形成细胞上胰岛素样生长因子受体的相互作用，可能是黑棘皮病的形成原因[49]。

少数情况下，黑棘皮病可能是一种无肥胖的常染色体显性遗传性状，可能与内分泌疾病或先天异常有关，可能在出生时或儿童期发病，青春期加重[50]。

药物诱导的黑棘皮病 使用烟酸[51]可诱发药物诱导的黑棘皮病，极少数情况下其他药物也可以诱发[52]。

伴有黑棘皮病的内分泌综合征 一项不同种族的群体研究表明，细胞水平的胰岛素活性明显降低（见框26-2）[53]。黑棘皮病是组织胰岛素抵抗的皮肤标志，形成的原因是多方面的（胰岛素受体抗体、先天性或获得性受体缺陷或受体后功能缺陷）[54-58]。这些患者不需要胰岛素治疗，而且许多人根本没有糖尿病。对没有糖尿病的患者，通过检测到高水平的循环胰岛素或观察到对外源性胰岛素反应缺陷，可以确定胰岛素抵抗。长期的胰岛素过度分泌，可能导致胰腺衰竭、葡萄糖不耐受以及2型糖尿病。

框 26-3　黑棘皮病的分类
良性
肥胖相关
遗传（许多综合征）
内分泌综合征
恶性

关于胰岛素抵抗和黑棘皮病两种综合征，讨论如下：

A型综合征 A型综合征又称HAIR-AN综合征，特征为高雄性激素血症，极高的胰岛素抵抗，黑棘皮病不伴肥胖或脂肪萎缩。其与B型胰岛素抵抗的区别在于，无胰岛素受体抗体或其他自身免疫性疾病的指征。有家族性，好发于黑人女性，于婴儿期或儿童期发病。有男性化或生长加速的表现，包括痤疮、多毛症、雄激素性脱发、无月经、性欲增强、肌肉块增多、乳腺组织萎缩、阴蒂增大以及不孕。致病原因包括卵巢或肾上腺肿瘤、多囊卵巢、先天性或获得性肾上腺过度增生、Cushing病、药物作用以及性腺发育不全。黑棘皮病常为泛发性，青春期前和育龄早期疾病迅速发展。黑棘皮病的产生与极高的胰岛素血症有关。此型患者血睾酮增高，DHEA-S、24小时尿17-甾酮和17-羟孕酮正常，基础促性腺激素（LH，FSH）正常。

B型综合征 B型综合征好发于老年女性，伴有自身免疫性疾病的表现，包括循环抗胰岛素受体抗体。平均发病年龄为39岁。患者黑棘皮病的严重程度不一，多数患者仅有自身免疫性疾病的实验室指标，如白细胞减少、高滴度的抗DNA抗体。此型患者有未得到控制的糖尿病、黑棘皮病，绝经前女性有卵巢高雄性激素。

对于肥胖、多毛、高雄性激素及胰岛素抵抗的女性，常可出现外阴黑棘皮病[59]。

治疗 损害常无症状，不需要治疗。对于浸渍部位，减少较厚的损害，能减轻气味，增加舒适感。12%的乳酸霜（LacHydrin），按要求使用，能软化损害。维甲酸（维A酸霜和凝胶）每天外用有效，如有刺激性则减少使用次数[60]。口服异维A酸（Accutane）也有效，但停药后易复发[61]。

恶性黑棘皮病 与此型最有关的是那些无肥胖的成年发病的患者，这些病例可能由肿瘤分泌的产物所致，包括胰岛素样活性物质和能刺激角质形成细胞增生的转化生长因子α[8]。这些患者必须寻找内在的恶性肿瘤，肿瘤最好发的部位是胃[62]，但也有其他部位癌的报道[63]。恶性黑棘皮病的临床表现不同，损害发展迅速，且更严重更广泛，色素沉着明显，且不仅仅局限在过度角化部位，黏膜受累、掌跖增厚更常见，常伴有瘙痒。

大约三分之一的患者，皮肤损害的出现较癌的临床症状出现早，许多病例在成功去除肿瘤后，皮肤损害消失[64]。黑棘皮病的复发，可能标志着以前治疗的癌症再次复发或转移。对恶性黑棘皮病患者，化疗可能缓解许多令人痛苦的皮肤症状[65]。

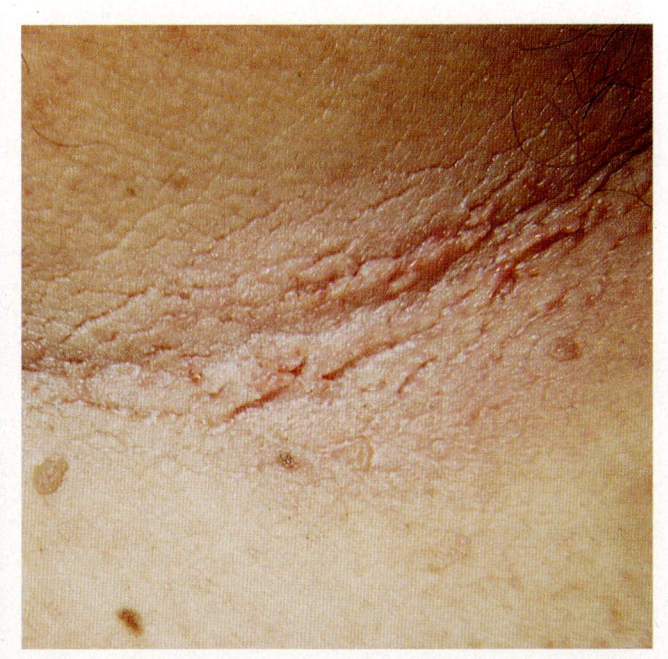

图26-5 黑棘皮病。皮肤为褐色并增厚，呈乳头瘤样外观。

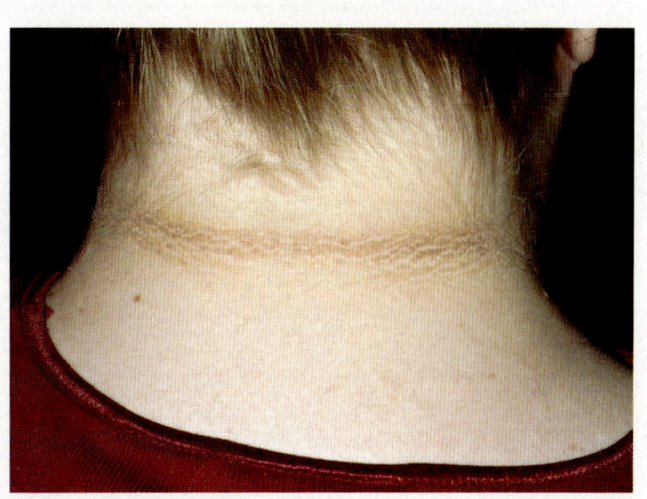

图26-6 颈部黑棘皮病。患者肥胖。

黄色瘤和异常脂蛋白血症
Xanthomas and dyslipoproteinemia

血脂和脂蛋白水平受许多遗传和环境因素控制，脂质或脂质成分的异常造成了异常脂蛋白血症和黄色瘤。黄色瘤是继发于脂质异常的皮肤和肌腱的脂质沉积，这些局部的沉积为黄色，常十分坚硬。尽管某种类型的黄色瘤是某种脂质异常的特征，但并非具有绝对特异性，因为许多不同的疾病可产生同种类型的黄瘤[66]，常需要进一步的检查。目前，各种脂质异常的分子缺陷已经明了，但此类疾病的分类和诊断仍依靠组织学和临床表现（表26-2）。

病理生理 肝脏分泌脂蛋白，脂蛋白呈颗粒状，由各种不同的胆固醇和甘油三酯结合组成。这些颗粒是水溶性的，被有极性的磷脂和12种不同的载脂蛋白转运至外周组织。载脂蛋白也充当血浆酶的辅助因子，与细胞表面的受体相互作用。脂蛋白分为5大类：乳糜微粒、极低密度脂蛋白（VLDL）、中间密度脂蛋白（IDL）、低密度脂蛋白（LDL）和高密度脂蛋白（HDL）。低密度脂蛋白和高密度脂蛋白又再各分为两个亚群。

分类：原发性与继发性高脂蛋白血症 异常脂蛋白血症可分为原发性或继发性。原发性（表26-3）由遗传决定，Fredrickson根据特异性脂蛋白的升高分为5型或6型[67]，这种分类分清了各种脂蛋白的升高：乳糜微粒升高（Ⅰ型），极低密度脂蛋白或前β脂蛋白升高（Ⅳ型），宽β病（或Ⅲ型高脂蛋白血症），β脂蛋白升高（Ⅱ型），以及乳糜微粒和极低密度脂蛋白均升高（Ⅴ型）。另外前β和β脂蛋白的共同升高被认为是Ⅱb型。这种老的分类方法仍然能提供有益的概念性框架。但是，这种分类方法既不包括高密度脂蛋白胆固醇HDL，也不能将严重的单基因脂蛋白异常和更常见

表26-2 黄色瘤

类型	临床特征	相关的脂肪异常
睑黄瘤	内眦或外眦，扁平或丘疹	无脂质异常：载脂蛋白E-ND表型和高β载脂蛋白血症发生率增高：Ⅱ型*
发疹性黄瘤	红斑基础上的散在的成群黄色丘疹，分布于臀部、肘和膝伸侧，甘油三酯恢复正常后损害消失	高甘油三酯血症的标志，见于Ⅰ型、Ⅱ型、Ⅳ型，少见于Ⅲ型和糖尿病
扁平黄瘤	手掌，掌纹，眼睑，面部，颈，胸部	胆汁性肝硬化，Ⅲ型，有报道见于Ⅱ型，Ⅳ型
结节性黄瘤	脂肪沉积在真皮和皮下组织，斑块样或结节，好发于肘和膝	高甘油三酯血症（家族性或获得性），Ⅱ型和Ⅲ型，胆汁性肝硬化
腱黄瘤	结节累及肘，膝，跟腱，手和足背侧	高胆固醇血症，Ⅱ型，偶见于Ⅲ型

* 家族性高脂血症有5个亚型

表26-3 原发性脂质异常血症（遗传性脂质异常血症）

表型	升高浓度的脂蛋白	胆固醇浓度	甘油三酯浓度	皮肤的损害
Ⅰ	乳糜微粒	+	++++	发疹性黄瘤
Ⅱa	LDL	++++	+	腱、结节、间擦黄瘤，睑黄瘤
Ⅱb	VLDL 和 LDL	++++	++	腱、结节、间擦黄瘤，睑黄瘤
Ⅲ	IDL	+++	+++	掌黄瘤
Ⅳ	VLDL	+	+++	发疹性黄瘤
Ⅴ	乳糜微粒和VLDL	++	++++	发疹性黄瘤

的多基因脂蛋白异常区别开来。世界卫生组织根据任意切割点分类脂蛋白异常，但是本书仍将使用传统的分类方法。

继发性高脂蛋白血症由其他疾病所导致，这些疾病能诱发出现症状（框26-4）、产生脂蛋白改变以及类似原发综合征的黄色瘤。诊断过程如下：

1. 确定黄色瘤的类型。
2. 检测空腹血胆固醇、甘油三酯，以及HDL、VLDL和LDL水平。
3. 排除继发性疾病（框26-4）。原发性高脂蛋白血症的诊断是一种排除性诊断。
   a．甲状腺、肝和肾功能检测
   b．糖耐量试验
   c．全血细胞计数，血清和尿免疫电泳
   d．胸部X片，骨髓检查
   e．抗核抗体

睑黄瘤和扁平黄瘤 Xanthelasma and plane xanthomas　扁平黄瘤可发生于身体的多个部位，扁平或轻度隆起（图26-7和图26-8），睑黄瘤是最常见的类型（图26-7）。睑黄瘤与家族性高胆固醇血症、Ⅱa和Ⅱb亚型有关，但50%的患者胆固醇水平正常。长期研究发现，不管有没有高胆固醇血症，睑黄瘤都是动脉粥样硬化性疾病所导致的死亡的主要危险因素之一，对那些胆固醇和甘油三酯正常的患者的进一步研究发现，患者的LDL和VLDL常升高，而HDL常降低[68]，为易患动脉粥样硬化性心血管疾病的患者建立了一个概貌。研究表明，大量的睑黄瘤患者载脂蛋白B和其他致粥样硬化的片段升高[69]，可能所有睑黄瘤患者粥样硬化的危险性均升高。

框 26-4　获得性脂蛋白代谢异常
高胆固醇血症
肾病综合征
甲状腺功能减退
异常γ球蛋白血症
急性间歇性卟啉病
阻塞性肝脏疾病
混合性高脂血症
肾病综合征
甲状腺功能减退
糖皮质激素过多/Cushing病
利尿剂
未控制的糖尿病
高甘油三酯血症
糖尿病
尿毒症
败血症
肥胖症
系统性红斑狼疮
异常γ球蛋白血症
糖原积累病，Ⅰ型
脂肪营养不良
药物
酒精
雌激素
β-肾上腺素受体阻滞剂
异维A酸（13-顺维甲酸）

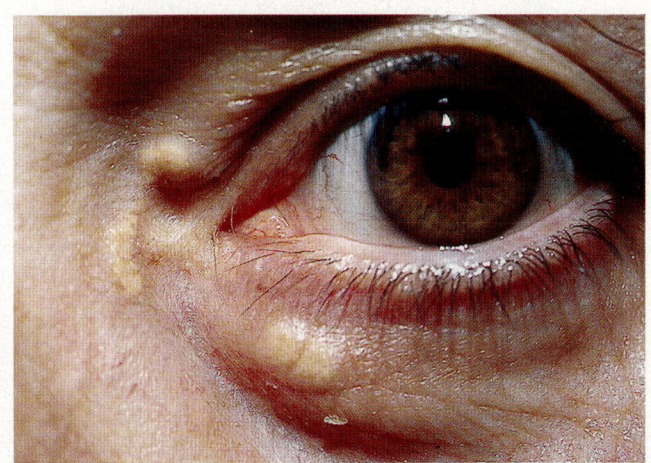

图26-7　睑黄瘤。损害常常位于眼睑的内侧。

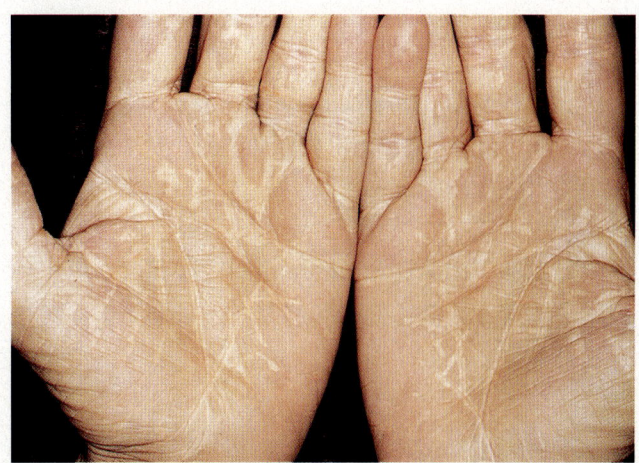

图26-8　掌部扁平黄瘤（斑点）是Ⅲ型β脂蛋白异常血症的特征。

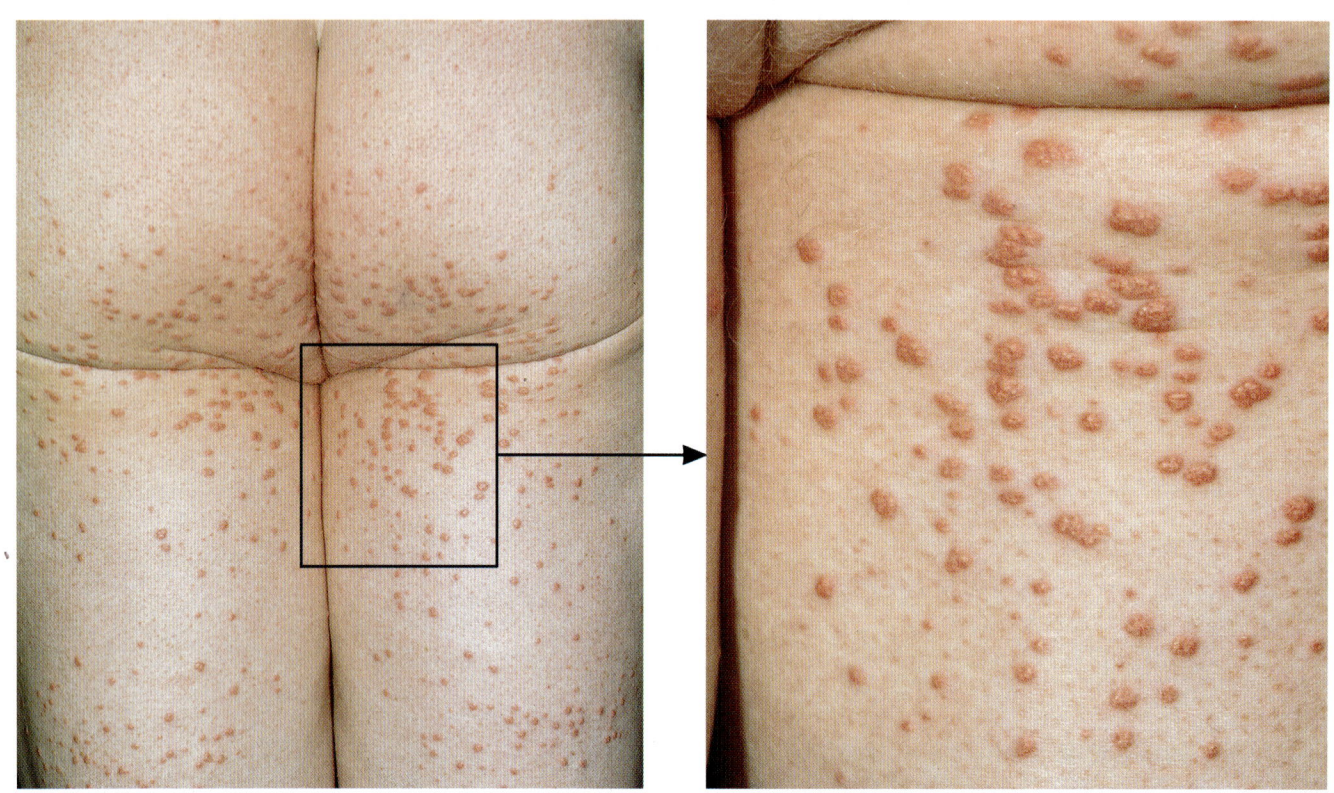

图26-9 见于臀部、肩部和四肢伸侧的发疹性黄瘤。黄红色丘疹迅速发生，几周内可消退，常有瘙痒。为高甘油三酯血症的表现，发生于继发性高脂血症（如糖尿病）。

发疹性黄瘤 Eruptive xanthomas 黄色，基底绕有红晕的1～4mm的丘疹，突然出现、成批发生于臂和腿伸侧、臀和受压部位（图26-9），血脂水平降低后，损害迅速消退。

结节性黄瘤 Tuberous xanthomas 缓慢发展的黄色丘疹、结节和肿物，好发于膝、肘，身体的伸侧面和手掌（图26-10）。

腱黄瘤 Tendinous xanthomas 这些深在的光滑的结节附着在肌腱、韧带和筋膜上。最常见于跟腱和手指的伸侧。

黄瘤的消退 经治疗某些黄瘤可以自行消退[70]。发疹性黄瘤和掌黄瘤可迅速消退，发疹型结节性黄瘤能自行消失，腱黄瘤性损害倾向于持续存在。

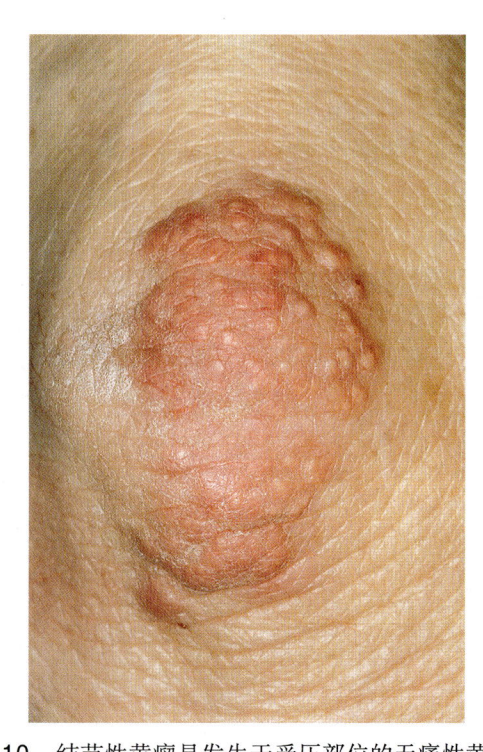

图26-10 结节性黄瘤是发生于受压部位的无痛性黄红色结节。

神经纤维瘤病 Neurofibromatosis

神经纤维瘤病至少包含两个常染色体显性遗传异常，发病率大约为 1/3000，都存在围绕神经的肿瘤。神经纤维瘤病 1 型（NF1）最常见，特征为皮肤、中枢神经系统、骨和内分泌腺的先天性损害。本病主要特征为咖啡牛奶色斑、腋窝着色斑、皮肤神经纤维瘤以及虹膜错构瘤（里希结节）。常见的并发症包括学习困难、脊柱侧凸及视神经胶质瘤。神经纤维瘤病 2 型（NF2）的特征为双侧听神经瘤和其他神经肿瘤，皮肤和其他系统的症状轻微或没有[71]。咖啡牛奶色斑、着色斑和神经纤维瘤位于身体的某一段者，称为节段性神经纤维瘤病（NF5）[72]。NF1 型的基因位于第 17 号染色体，NF2 型的基因位于第 22 号染色体。

神经纤维瘤病 1 型　NF1 是神经嵴源性细胞的异常，特征为咖啡牛奶色斑、多发性神经纤维瘤和里希结节（色素沉着性虹膜错构瘤），也存在一些其他少见的特征。同一个家庭临床表现存在很大的不同。发病率在新生儿大约为 1/3500，男女发病率和严重程度相当。神经纤维瘤病是人类最常见的突变之一，至少一半的病例为新突变。

临床表现

咖啡牛奶色斑 Café-au-lait spots　这是一种浅褐色斑（参见第 19 章）。根据咖啡牛奶色斑的大小和数目建立的诊断要点[73] 见框 26-5。斑点实际上见于每个神经纤维瘤病患者，通常出生时即有，但也可能出生数月后出现，斑的大小和数目随年龄增大而增加（图26-11A）。间擦部位着色斑具有特异性，可见于腋窝、乳房下和腹股沟（图26-11B）。不论咖啡牛奶色斑的数目和大小如何，单独的咖啡牛奶色斑本身并不能构成 NF1 的绝对诊断。

框 26-5　神经纤维瘤病 1 型的诊断标准
6 个或以上的咖啡牛奶色斑
青春期后的患者斑直径 1.5cm
青春期前的患者斑直径 0.5cm
2 个或以上的任何类型的神经纤维瘤或
1 个或以上丛状神经纤维瘤
腋窝或腹股沟的着色斑
双侧视神经胶质瘤
2 个或以上里希结节
蝶翼发育不良或
先天性弓形突出或
长骨皮质变薄（伴有或不伴假性关节病）
直系亲属患有以此标准诊断的 NF1
NF1 的诊断：2 项或以上的以上特征
Adapted from National Institutes of Health Consensus Development Conference. Neurofibromatosis. Conference statement Arch Neurol 1988; 45:576.

图 26-11　von Recklinghausen 神经纤维瘤病。**A.** 不同大小的咖啡牛奶色斑，边缘光滑。**B.** 腋窝着色斑（Crowe 征）具有特异性。

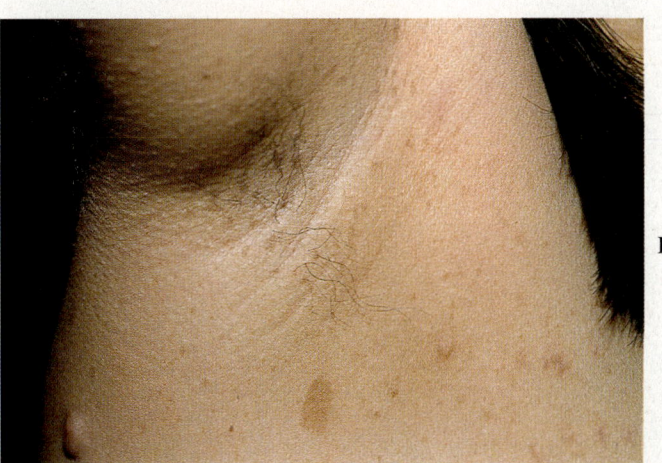

神经纤维瘤病的推定证据

- 青春期前，6个或以上最大直径大于5mm的咖啡牛奶色斑
- 青春期后，6个或以上最大直径大于15mm的咖啡牛奶色斑

神经纤维瘤 儿童期常不出现肿瘤，青春期开始出现，肿瘤的数目和大小随年龄的增长而增加，一些患者仅有少数小的肿瘤，而另一些人则有数百个肿瘤，遍及体表，包括掌跖部（图26-12）。

神经纤维瘤存在三种不同类型的皮肤肿瘤，最为常见的是无蒂或有蒂型，肿瘤早期为柔软的半球形的丘疹或结节，呈特征性的紫罗兰色。指压柔软的肿瘤，能产生内陷或"钮孔"。当柔软的肿瘤长到一定的大小，肿瘤会出现弯曲和悬挂，或呈下垂状。丛状神经纤维瘤是一种细长的肿瘤，沿着周围神经的分布发生。神经纤维瘤性象皮肿是指神经干的弥散性肿瘤，这些肿瘤向周边组织扩展，形成肉眼可见的变形。英国伦敦的Joseph Merrick就是本型神经纤维瘤的一个典型病例。肿瘤使他的面部变得畸形，在戏剧和电影《象人》中可看到这个形象。多数肿瘤是良性的，但也有报道称，大约2%的患者可恶变为神经纤维肉瘤或恶性神经鞘瘤[24]，这种恶变在40岁之前极少发生。

里希结节Lisch nodules 里希结节是一种色素沉着的黑素细胞性[75]虹膜错构瘤（图26-13）[76]，无任何症状，数目随年龄增长而增多。里希结节和神经纤维瘤随年龄的发展见图26-14，里希结节见于所有的21岁或以上的神经纤维瘤病患者。在无神经纤维瘤病的患者中从未见过里希结节。里希结节也绝不是NF1唯一的症状。与神经纤维瘤相比，里希结节在年轻患者中更为多见（图26-14），因此，有助于年轻患者诊断的确定[77]。至今尚未发现里希结节与疾病的临床严重程度相关。里希结节是von Recklinghausen神经纤维瘤病基因的标志，也可见于没有皮肤损害或其他特殊疾病表现的直系亲属中[78]。观察里希结节不需要任何仪器设备，肉眼就可以看见，但与虹膜着色斑或痣相鉴别时，需要使用裂隙灯。虹膜着色斑扁平，有花边样结构，而里希结节为高起、圆形、半球形褐色的丘疹，见于双侧眼睛。

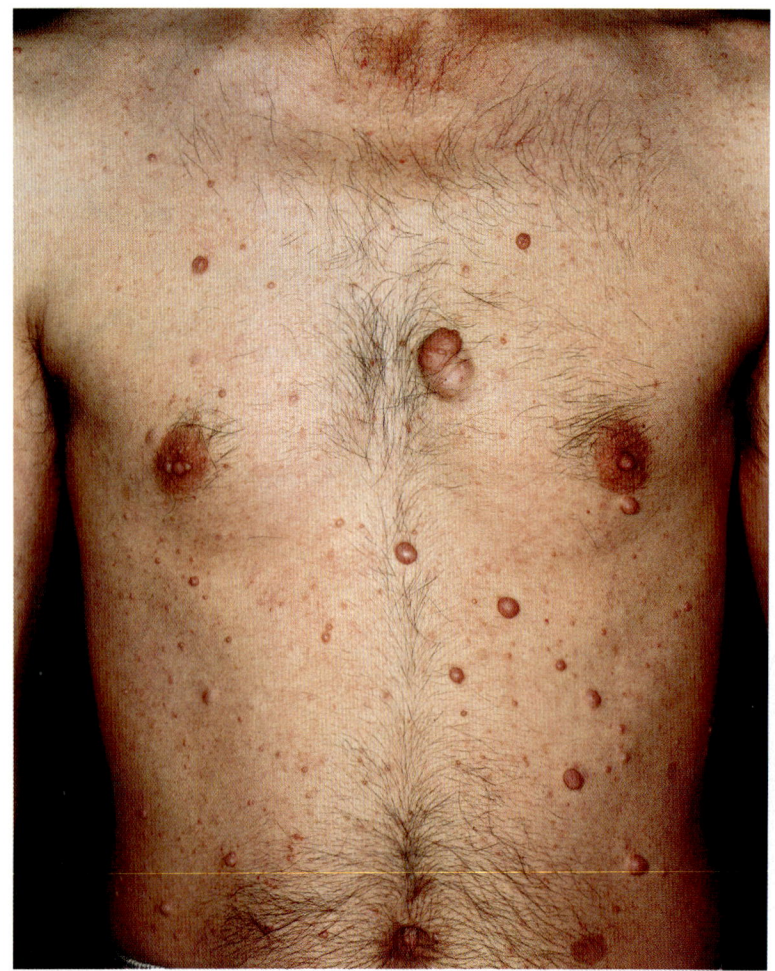

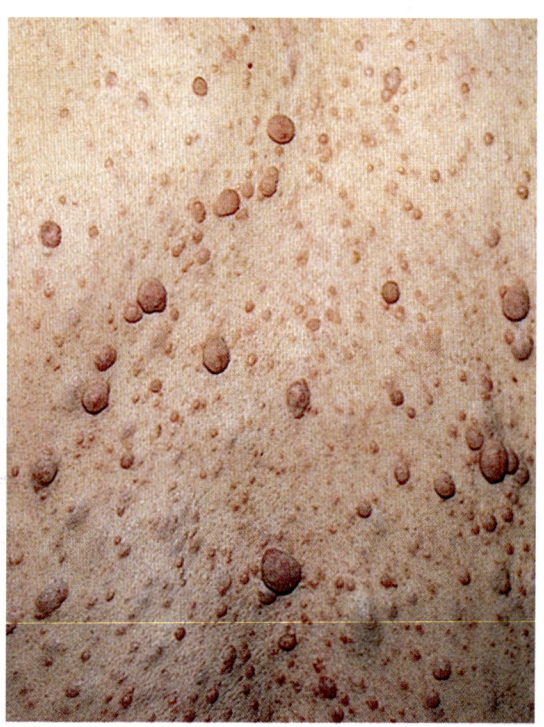

图26-12 von Recklinghausen神经纤维瘤病。有数百个神经纤维瘤的成年患者。

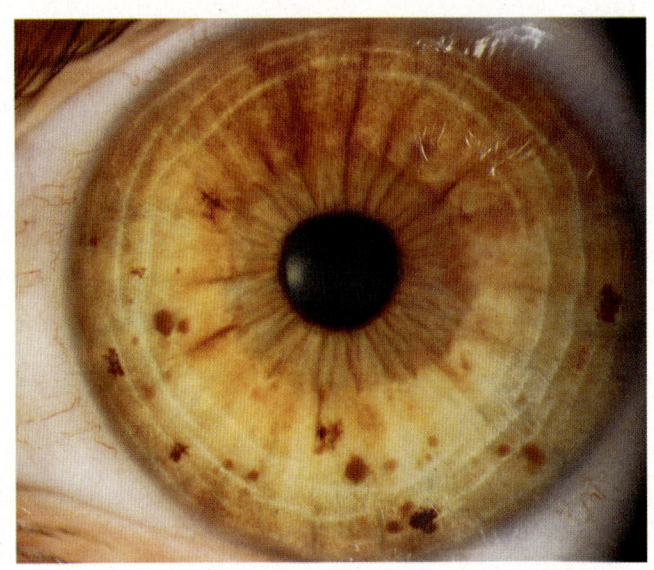
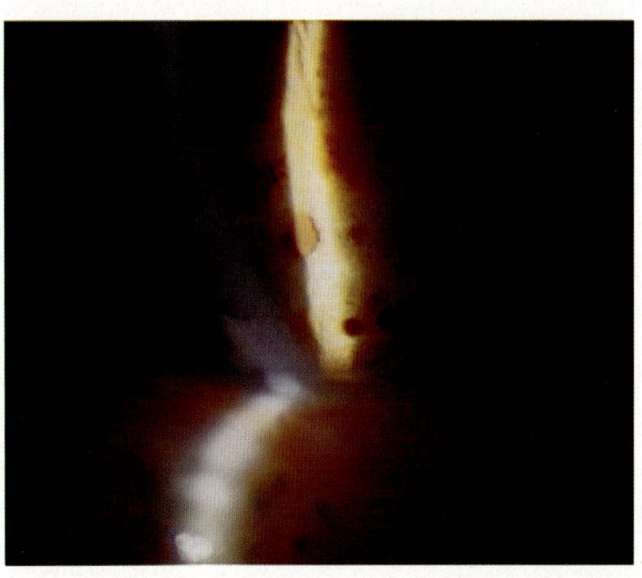

A. 里希结节：色素沉着性虹膜错构瘤见于超过60%的7岁或以上的神经纤维瘤病患者。

B. 与虹膜着色斑相鉴别必须使用裂隙灯。虹膜着色斑扁平，有花边样结构，而里希结节高起、圆形、松散，呈淡褐色。（*Courtesy Lucian Szmyd，M.D.*）

图 26-13　von Recklinghausen 神经纤维瘤病——里希结节

系统表现　神经纤维瘤病有广泛的系统表现，最常见的系统表现见框 26-6。

自然病程　神经纤维瘤病患者的亲属生存率显著降低，先证者更为严重，女性先证者最为严重。45%的先证者患恶性肿瘤或良性中枢神经系统肿瘤。神经纤维瘤病患者的男性亲属肿瘤发生率与一般人群相同，而女性亲属则比一般人群几乎高两倍，神经系统肿瘤的出现不成比例[79]。

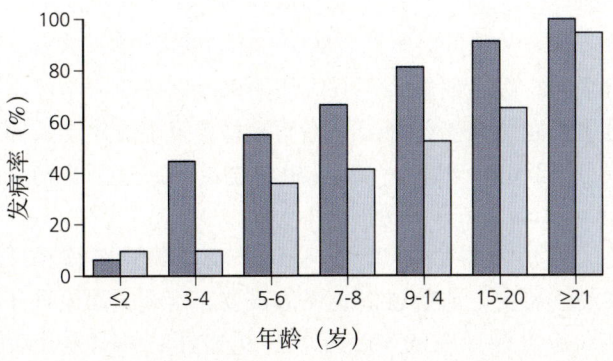

图 26-14　167 例神经纤维瘤病 1 型患者里希结节（深蓝色柱）和神经纤维瘤（浅蓝色柱）发生率按年龄分布（*Modified from Lubs MI et al: N Engl J Med 324: 1264, 1991.*）

框 26-6　神经纤维瘤病的系统性表现
中枢神经系统肿瘤
视神经胶质瘤
星形细胞瘤，听神经瘤，脑膜瘤，神经鞘瘤
便秘
头痛
智力障碍
脊柱后凸侧弯
大头畸形
恶性疾病
神经纤维肉瘤
恶性神经鞘瘤
神经母细胞瘤
Wilm 肿瘤
横纹肌肉瘤
白血病
嗜铬细胞瘤
早熟或青春期延迟
假关节（胫骨，桡骨）
癫痫发作
言语障碍
身材矮小
From Riccardi VM: N Engl J Med 1981; 305:1617.

诊断　如果患者符合框 26-5 的两个及以上标准，且不能用其他疾病解释，就可以考虑诊断NF1[30]。儿童如果头径大（大于97%的同龄儿童），而且有轻度认知障碍、学习障碍或选择性视野缺陷三者表现之一者，就应怀疑神经纤维瘤病 1 型。

节段型神经纤维瘤病（NF5）　节段型神经纤维瘤病（神经纤维瘤病 5 型）是一种少见的疾病，表现为局限于身体的一部分的咖啡牛奶色斑和神经纤维瘤或仅有神经纤维瘤（图 26-15）。已报道的节段型神经纤维瘤病患者仅约100例，平均发病年龄为28岁。神经纤维瘤最常见于颈部或者胸部皮节，单侧分布。咖啡牛奶色斑见于26%的患者，腋窝着色斑仅见于10%的患者。大多数节段型神经纤维瘤病患者（93%）没有家族史[72]，原始神经嵴细胞的合子后体细胞突变是这种皮肤错构瘤最可能的发病机制[81,82]。损害严格的单侧分布，多数病例没有遗传性，但少数患者疾病可以泛发[83]，这些患者必须进行里希结节和其他神经纤维瘤病体征的检查。

遗传咨询　患者的后代，无论男女，均有50%的机会遗传这种常染色体显性遗传性疾病，外显率实际上是 100%，但表现度有很大的差别。患病母亲所生育者疾病最为严重[84]。50%的病例为父母未患病的新发突变。患者的所有家庭成员和亲属都应进行里希虹膜结节、孤立的神经纤维瘤和咖啡牛奶色斑三联征的检查[78]。

里希结节是 NF1 的一种可靠标志，裂隙灯检查对确定诊断十分重要。所有20岁以上患有NF1的患者都有里希结节[77]，这种检查能帮助确定极其轻微的患病和未患病的父母和成年同胞；如果诊断可疑或是没有里希结节的小儿，应定期重复检查，里希结节常在神经纤维瘤之前出现。可以告知患者的成年同胞和成年子女，如果他们没有三联征的体征，他们生育患病孩子的可能性（大约 1/3500）与那些偶然患病的患者的父母一样[85]。告知节段型神经纤维瘤病患者，尽管该病很少见，但他们症状的遗传还是有可能的[86]。

治疗　美国有超过60个神经纤维瘤病诊所，这些诊所常以教学中心为基础，在那里，专家组能提供一个研究治疗的小组。国家神经纤维瘤病基金会有一个诊所目录，通过打电话（800）323-7938，能与这些诊所联系，医生或患者还可以和遗传顾问交流。神经纤维瘤病联合会能给神经纤维瘤病患者家庭提供支持和服务（1-800-942-6825），患者也可以通过浏览网页 www.nfinc.org 寻求帮助。

皮肤肿瘤可以切除。必须严密监测患者神经纤维瘤的恶变，遗传咨询也极为重要，定期全面检查评估大量可能存在的内在症状。钆增强的MRI是一种主要的神经成像方法，用于诊断、治疗和家庭成员的筛检[87,88]。

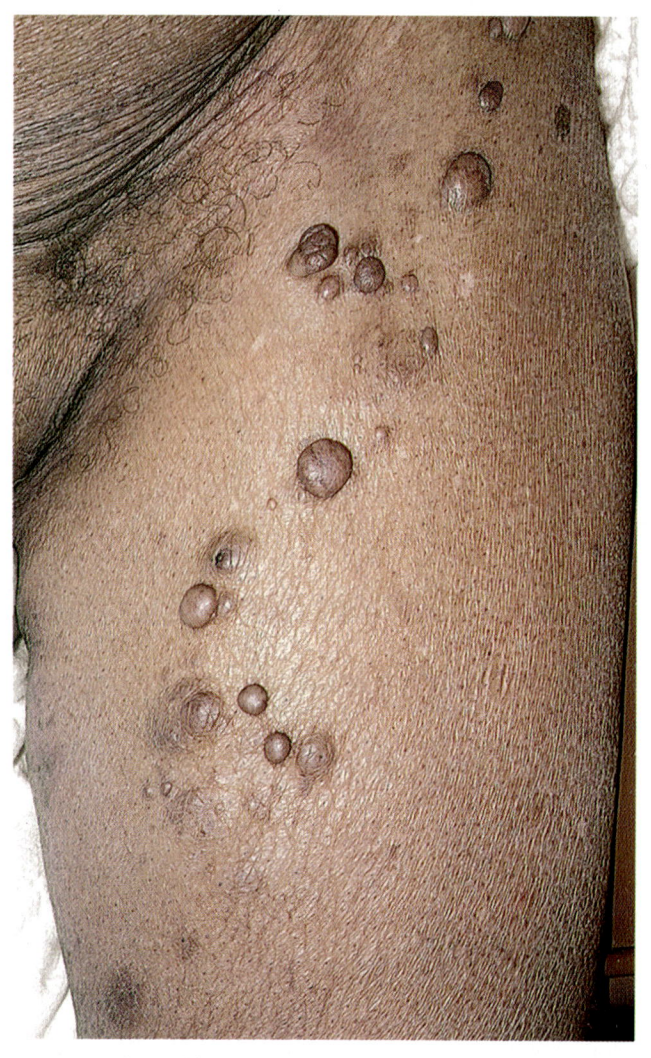

图26-15　节段型神经纤维瘤病（NF5）肿瘤局限于一个皮节。

结节性硬化症 Tuberous sclerosis

结节性硬化症（epiloia）是一种有不同外显率的常染色体显性遗传性疾病，表现为多发性皮肤、中枢神经系统、肾脏、心脏、视网膜和其他器官的错构瘤，皮肤损害是本病的可靠标志（皮脂腺腺瘤、鲨革样斑、白色斑疹、甲周纤维瘤）。结节性硬化症发病率至少为1/6000，三分之二的病例为散发，三分之一为家族性。轻症患者可能漏诊。结节性硬化症典型的三联征癫痫、血管纤维瘤（皮脂腺腺瘤）和智力低下（Vogt三联征）仅见于25%的患者，智力低下的患者少于50%。

框 26-7　修订的结节性硬化症的诊断标准（TSC）*
主要特征
1. 面部血管纤维瘤或前额斑块
2. 非外伤性甲或甲周纤维瘤
3. 色素减退斑（多于3个）
4. 鲨革样斑（结缔组织痣）
5. 多发性视网膜结节性错构瘤
6. 皮质结节（a）
7. 室管膜下结节
8. 室管膜下巨细胞星形细胞瘤
9. 心脏横纹肌瘤，单个或多发
10. 淋巴管肌瘤病（b）
11. 肾脏血管肌脂瘤（b）
次要特征
1. 多发性随机分布的牙釉质点窝
2. 错构瘤样直肠息肉（c）
3. 骨囊肿（d）
4. 脑白质移行线（a,d,e）
5. 齿龈纤维瘤
6. 非肾错构瘤（c）
7. 视网膜无色素斑
8. "五彩纸屑"样皮肤损害
9. 多发性肾囊肿（c）
确定的TSC：2项主要特征或者1项主要特征加2项次要特征
可能TSC：1项主要特征加1项次要特征
可疑TSC：1项主要特征，或2项以上次要特征
(a) 当脑皮质发育不良和脑白质移行线同时出现时，应该算作1个而不是2个TSC特征
(b) 当淋巴管肌瘤病和肾脏血管肌脂瘤同时存在时，诊断TSC前，一定要有TSC的其他特征
(c) 建议通过组织学证实
(d) 仅需影像学证实
(e) 有会员建议，三个或以上的放射状迁移线组成一个主要特征

* From the 1998 Tuberous Sclerosis Alliance, consensus conference[89] and National Institutes of Health consensus conference: tuberous sclerosis complex.[90]

诊断标准　1998年7月结节性硬化症联合会[后称为国家结节性硬化症协会（www.tsalliance.org）(800-225-NTSA)]，召开了一次会议，制定了结节性硬化症诊断标准的修订方案（框26-7）。

新诊断标准排除了将任何单一的临床表现作为本病特殊性或特征性表现。最初认为，大脑皮质结节是本病的特异性病征，但现有的证据表明，脑部放射性成像和组织学研究并不能将这些结节和单个的皮质发育不良区分开来。两种其他类型的脑部损害——室管膜下巨细胞星形细胞瘤和室管膜下结节，能与皮质节区分开来，二者彼此也能区分开来。这两种室管膜下损害的放射性成像和组织学表现与皮质结节不同，而巨细胞星形细胞瘤是唯一趋向于增大的损害。区分这三种脑损害，对确诊和监测十分重要。诊断结节性硬化症，皮肤表现特别重要。

临床表现　结节性硬化症的损害随时间变化的进程在下图中说明。

皮脂腺腺瘤 adenoma sebaceum　皮脂腺腺瘤是结节性硬化症最常见的皮肤表现[91]。损害由表面光滑、坚实、1～5mm大小、伴有轻度毛细血管扩张的黄色-粉红色丘疹组成（图26-16），损害的颜色和部位提示它们源于皮脂腺。但其实质是良性的错构瘤，由纤维和血管组织组成（血管纤维瘤）。血管纤维瘤位于鼻唇沟、面颊部和颏部，偶尔也见于前额、头皮和耳部。数目多少不等，少者仅有几个不引人注意的丘疹，多者为密集的成簇的丘疹。损害出生时很少，也可能2～3岁时开始出现，青春期增多。损害可能与多发性毛发上皮瘤相混淆，后者是一种见于面中部的常染色体显性遗传性疾病。还有一个次要的特征为"前额斑块"，这是一种大的血管纤维瘤。患有常染色体显性遗传异常的I型多发性内分泌瘤的患者，能发生多发性血管纤维瘤和脑下垂体、甲状旁腺、肠胰内分泌组织肿瘤及许多其他类型的皮肤肿瘤[92]。

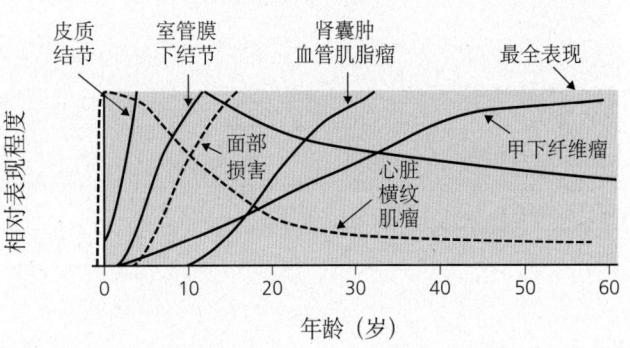

结节性硬化症病程

结节性硬化症

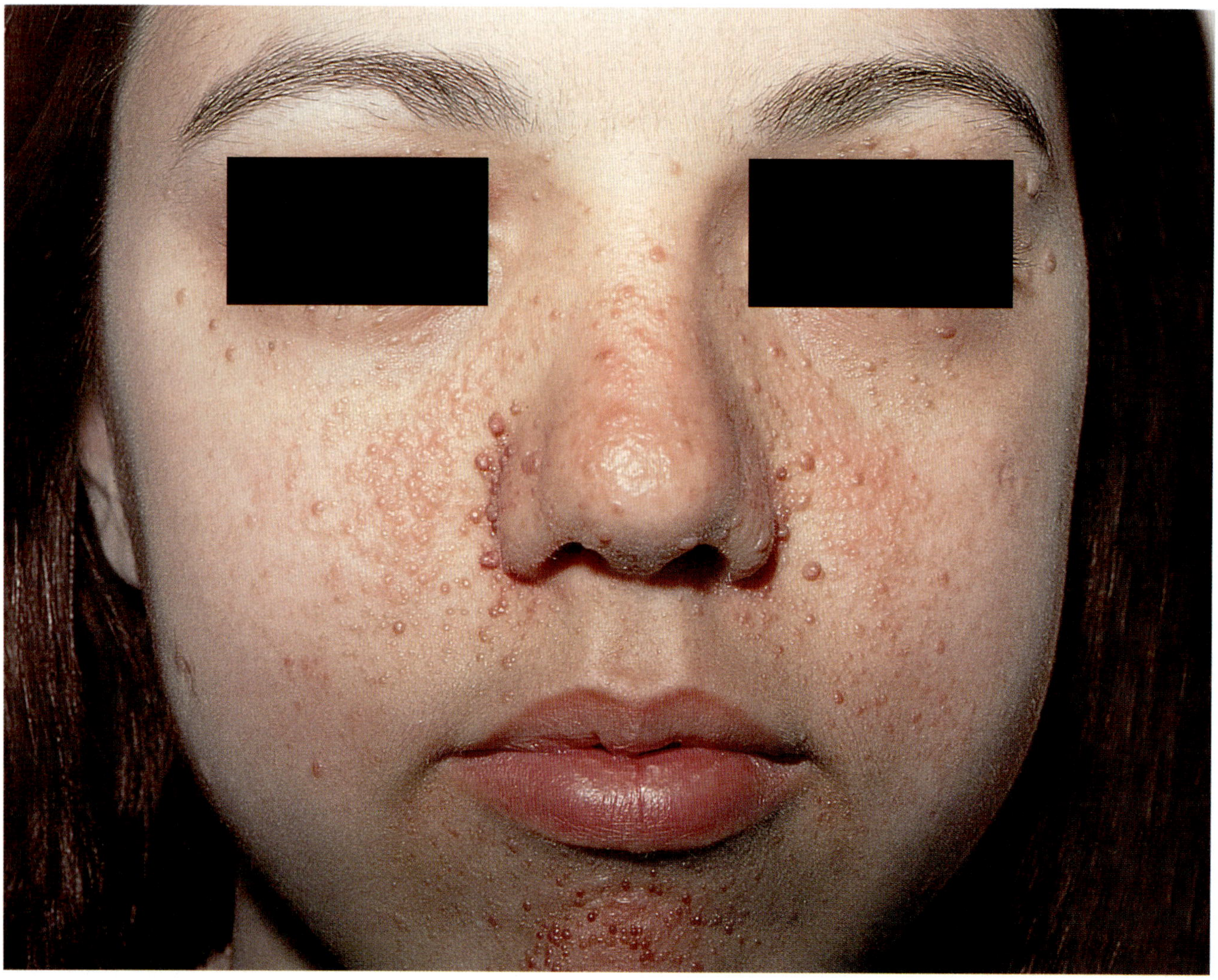

图 26-16　儿童或青少年期出现的皮脂腺腺瘤。这些血管纤维瘤开始表现为扁平粉红色斑疹，后来表现为丘疹。损害出血。

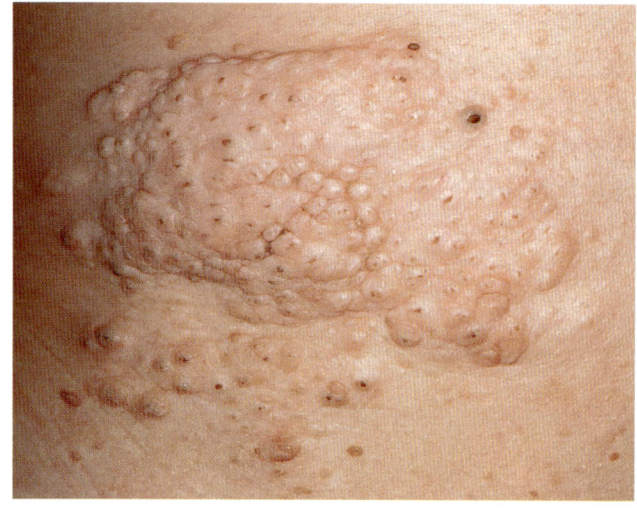

图 26-17　鲨革样斑最常见于腰骶部，在儿童期或青少年早期出现。

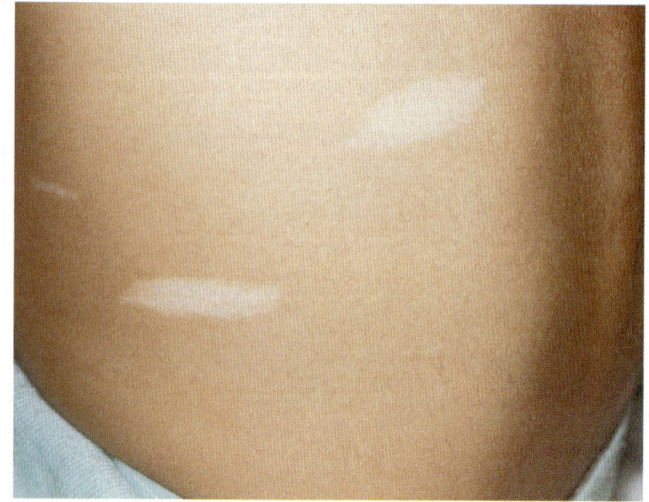

图 26-18　桉叶状斑（色素减退斑）通常出生时即有。

鲨革样斑Shagreen patch 鲨革样斑对结节性硬化症有高度的特异性，见于80%的患者，在儿童早期出现，可能为疾病的第一个表现。损害大小不等，1～10cm，常为单发，但也可以出现多个损害。为柔软的肤色至黄色的斑块，表面不规则，被形容为猪皮（图26-17）。损害由真皮结缔组织组成，最常见于腰骶部。

白斑和簇状白发 色素减退斑（椭圆形，桉叶形，斑点状，"五彩纸屑样"）随机集中分布于臂、腿和躯干部，是结节性硬化症最早的表现（图26-18）[93]。见于40%～80%的结节性硬化症患者，数目为1～32个[94-96]。白斑出生时即有，数目和大小逐渐增加，直径为0.5～12cm。"五彩纸屑样"斑是三种类型中最少见的，由大量的1～3mm大小的斑疹组成，Wood灯能强化白色斑疹，对检查浅肤色患者特别有用。活检可见黑素细胞，因而可排除白癜风的诊断。出生时即有的色素减退斑，并不总是与结节性硬化症有关，但这些色素减退斑的存在是进一步研究的指征。必须尽快的确定诊断，使患者的父母能得到遗传咨询。已有报道，簇状白发及簇状白发下方的头皮皮肤没有色素脱失是结节性硬化症的早期表现[97]。

甲周纤维瘤 约50%的病例在青春期或青春期后出现甲周纤维瘤，为表面光滑的肤色圆锥形突起，见于趾／指甲皱襞（图26-19）。

系统表现 少于50%的患者存在智力迟钝。室管膜下结节和皮质及白质结节，是结节性硬化症的特征性损害。硬化斑（结节）由散在分布于皮层灰质中的星形胶质细胞和巨细胞组成。钙质沉着于结节中，出生后不久即可通过计算机断层（CT）扫描、磁共振成像（MRI）、X光片检查发现，见于90%的患儿[98,99]。90%以上患者的脑部损害可导致癫痫发作。由血管纤维组织、脂肪和平滑肌组成的良性肿瘤见于许多器官，包括肾脏、肝脏和消化道。25%的病例存在灰色或黄色的视网膜斑块。100%的成人有牙釉质点窝，在干燥的牙齿上用牙齿显示液擦拭后，可露出这些点窝[100]。

遗传咨询 结节性硬化症属于肿瘤抑制基因家族综合征，这些基因为细胞的"制动器"，当它们失去功能时（突变的结果），就会出现无限制的增生和肿瘤形成。受累患者有典型的生殖系和体细胞的TSC_1或TSC_2基因失活突变[101]。患者的男性和女性后代有50%的机会遗传这种常染色体显性遗传性疾病，外显率高，表现度不尽相同。父母正常的患者可通过新发突变获得此病。

大约50%的TSC家庭表现为TSC_1连锁，50%表现为TSC_2连锁。散发病例中，TSC_2突变更为常见，常伴有更为严重的神经系统缺陷。TSC_2突变散发病例智力低下的发生率明显比TSC_1突变散发病例更高[102]。TSC_2（染色体9）和TSC_1（染色体16）基因分别编码不同的蛋白质：错构蛋白和薯球蛋白，这些蛋白质在脑部广泛表达。部分而非全部生殖细胞和体细胞含有染色体异常突变的现象，称为镶嵌现象，该现象见于所有存在自发性突变的遗传性疾病。由于存在这种现象，所以现有的检查方法不可能检测到一些患者的突变。因为不能检测镶嵌现象，所以遗传咨询有重要的意义[103]。

结节性硬化症联合会可以为医生、患者和患者家庭提供咨询和支持。联合会总部设在 8000 Corporate Drive, Suite 120, Landover, MD 20785; (800) 225-NTSA。

诊断和治疗 对于有白斑、簇状白发或其他皮肤表现的婴儿，必须进一步检查以确认结节性硬化症的诊断。如检查证实存在可能发生于婴儿早期的脑钙化，那么结节性硬化症的诊断可以确立。结节性硬化症脑部的损害有三种：皮质结节，白质异常和室管膜下结节。CT能显示钙化的室管膜下结节，MR成像比CT能更清楚地显示皮质和白质的损害[104,105]。通常，在

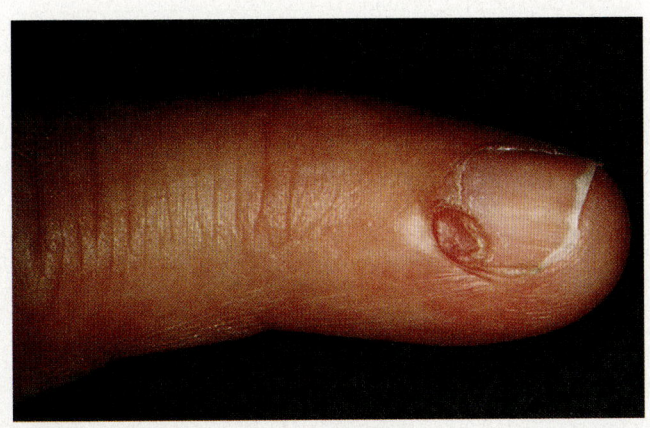

图26-19 结节性硬化病。甲周纤维瘤。

表26-4 结节性硬化症评议会议推荐的检查

评估	初次检查	重复检查
神经发育试验	诊断和入学时	需要时
眼科检查	诊断时	需要时
脑电图检查	如果癫痫发作	癫痫治疗需要时
心电图检查	诊断时	需要时
超声心动图检查	如果出现心脏症状	如出现心功能不全时
肾脏超声检查	诊断时	每1～3年
胸部CT	成年时（仅女性）	如肺功能不全出现时
头部CT*	诊断时	儿童/青少年：每1～3年
头部MRI*	诊断时	儿童/青少年：每1～3年

Roash ES, et al: J Child Neurol 1999; 14:41
* 头部CT或头部磁共振成像二者选一，通常不用同时检查

头颅X光片出现钙化之前，甚至在特征性的皮肤表现出现之前，就能获得阳性的扫描结果。

基于美容的目的，面部血管纤维瘤可用电外科、冷冻外科、皮肤磨削术或激光等方法去除。

诊断性检查 对新诊断患者，检查（表26-4）有助于证实诊断和确定并发症。对已明确诊断的患者，检查可确定能治疗的并发症。对结节性硬化症患儿的无症状亲属，检查有时能找到疾病存在的证据，这些存在异常检查结果的受累亲属，常常至少有一些细微的临床表现。

恶性肿瘤相关的遗传性皮肤病

有皮肤表现的家族性多发性癌综合征的概述见下页的图表。

Cowden病（多发性错构瘤综合征）

Cowden病是一种常染色体显性遗传的多系统疾病，这种遗传有不完全的外显率和不同程度的表达。本病的特征为，来源于外胚层、内胚层和中胚层的多发性错构瘤，高发的乳腺和/或甲状腺恶性肿瘤。皮肤黏膜损害最具特征性，是诊断的关键。Cowden病诊断标准见框26-8。

框26-8 Cowden综合征诊断标准

特征性的标准
皮肤黏膜损害
多发性面部毛根鞘瘤
乳头瘤样丘疹
黏膜损害
肢端角化
主要标准
乳腺癌
甲状腺癌，特别是滤泡性甲状腺癌
巨脑
小脑错构瘤样增生（Lhermitte-Duclos病）
次要标准
甲状腺损害（如腺瘤或甲状腺肿）
智力低下（智商75）
错构瘤样肠息肉
乳腺纤维囊性增生病
脂肪瘤
纤维瘤
泌尿生殖系统肿瘤或者畸形
对个别病人有效的诊断
(1) 仅有皮肤黏膜损害且
a. 6个面部丘疹加3个毛根鞘瘤
b. 面部丘疹和口腔黏膜乳头瘤病
c. 口腔黏膜乳头瘤病和肢端角化病
d. 6个或更多的掌跖角化病
或者
(2) 2项主要标准，但一项必须包括巨脑或Lhermitte-Duclos病
或者
(3) 1项主要标准加3项次要标准
或者
(4) 4项次要标准

Adapted from Lindor NM, Greene MH: J Natl Cancer Inst 1998; 90:1059, and from Hensin Tsao: J Am Acad Dermatol 2000; 42:939.

家族性多发性癌综合征
常染色体显性遗传"癌家族综合征"

Cowden 病	Muir-Torre 综合征	Gardner 综合征
（多发性错构瘤综合征）		（合并有肠外表现的家族性腺瘤样息肉病）

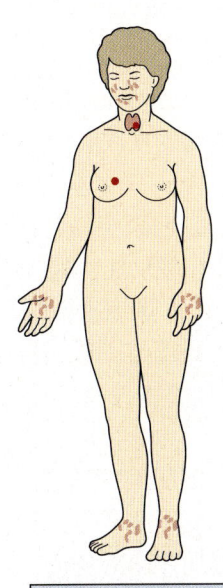

女性
皮肤黏膜损害
　面部丘疹
　口腔丘疹
　手部角化
乳腺损害
　乳腺癌
　纤维囊腺瘤
甲状腺
　甲状腺肿
　甲状腺癌

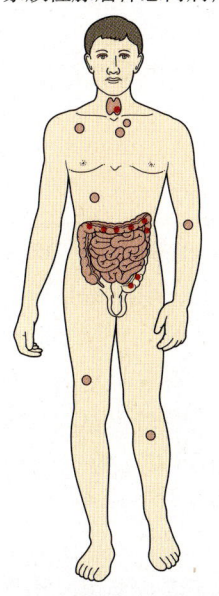

男性＝女性
皮肤肿瘤
　皮脂腺肿瘤
　（至少一处）
角化棘皮瘤
内在肿瘤
　结直肠
　泌尿生殖道
　乳腺

● 实体肿瘤

男性＝女性
皮肤表现
　表皮囊肿
骨瘤
　颅骨
　下颌
眼底色素损害
结肠
　息肉＞100
　腺癌
甲状腺癌

皮肤黏膜损害　面部丘疹和口腔乳头瘤病是本病最敏感的指征。这种无症状的损害通常 20 岁开始出现，30 岁以后便不会加重。主要的皮肤损害是表面光滑或角化的丘疹，面部丘疹有两种类型：苔藓样肤色平顶的丘疹见于面中部和口周；肤色、长形、疣状、乳头瘤样损害成簇分布于口、鼻、眼周围和耳部。大多数损害是毛根鞘瘤[106]。面部丘疹的鉴别诊断包括Darier病和结节性硬化症的皮脂腺腺瘤。肢端角化主要位于手足背，损害类似扁平疣（肤色、平顶、直径为1～4mm的丘疹）。掌跖角化为孤立、针尖至豌豆大小、半透明、坚硬的丘疹，中央可能有凹陷[107]。

口腔损害为白色表面光滑的丘疹，直径1～3mm，常融合成鹅卵石样外观。损害主要位于齿龈，唇和上颚表面。

乳腺损害　乳腺损害是 Cowden 病最重要和潜在的最严重的异常[108,109]。超过 30% 的患者有导管腺癌，60%的患者有纤维囊性增生病。诊断乳腺癌的年龄中位数是41岁。所有患Cowden病的女性，在她们20～30岁时，都应考虑行预防性双侧乳房完全切除术[110,111]。

甲状腺损害 可触知的甲状腺增大（甲状腺肿和腺瘤）是Cowden病报道最多的内在异常，若干病例报道有癌发生。

许多其他异常和恶性肿瘤也有报道，但发病率低。

Muir-Torre 综合征

Muir-Torre综合征（MTS）是一种有至少一个皮脂腺肿瘤[112a]和至少一个内脏恶性肿瘤的罕见的常染色体显性遗传性皮肤病。常表现为皮脂腺肿瘤伴内脏低度恶性肿瘤。皮脂腺肿瘤的存在提示要寻找内脏恶性肿瘤。现在认为，本病是一种较常见的遗传性非息肉性结肠直肠癌综合征（HNPCC）的一个亚型。MTS和HNPCC综合征与hMSH2基因突变有关。

皮肤肿瘤 22%的患者皮脂腺肿瘤在内脏恶性肿瘤之前出现，6%的患者同时出现，56%的患者在内脏肿瘤之后出现[112a]。皮脂腺肿瘤（腺瘤、皮脂腺瘤、上皮瘤或癌）位于躯干、面部和头皮（图26-20），表现为无症状的类似囊肿或良性肿物的小丘疹、结节或蜡样丘疹，个别人可能仅有单个的皮脂腺肿瘤[112]。MTS的一些良性皮脂腺新生物有高度的恶变潜能，或可能转变为类似皮脂腺腺瘤/皮脂腺瘤的低度恶性的高分化皮脂腺癌[113]。

大约20%的患者存在单发或多发性角化棘皮瘤，出现皮肤损害的年龄中位数为53岁（范围是23～89岁）[114]。皮脂腺肿瘤在一般人群中很罕见。皮脂腺腺瘤、皮脂腺上皮瘤或皮脂腺癌的诊断应该使临床医生警觉，患者和患者的家庭成员有存在内脏癌的可能性。常见于面部的皮脂腺增生与恶变无关。

内脏肿瘤 肿瘤最常见的好发部位是结直肠（47%），58%的肿瘤发生于结肠脾曲或其附近。

Muir-Torre综合征患者有好发遗传性非息肉性结肠直肠癌（HNPCC）的倾向。至少还有8个其他主要的癌易感综合征的结肠直肠癌和/或结肠直肠息肉的危险性增高。因此，遗传性结肠直肠癌的鉴别诊断十分复杂[114a]。泌尿生殖道肿瘤（21%）、乳腺癌（12%）以及血液病（9%）也常见[115]。53%的患者患一个癌，37%的患者患2～3个癌，10%的患者患4～9个癌。63%的患者皮肤损害出现在初发癌的诊断之前或与之同时。发现初发内脏肿瘤的年龄中位数是53岁（范围是23～89岁）[114]。部分病例与结肠息肉有关，但泛发的消化道息肉病少见。皮肤和内脏肿瘤恶变的可能性相对较低，但可发生内脏恶性肿瘤的转移特别是结肠癌的转移[116]。

流行病学 Muir-Torre综合征可能为新发生[117]，但通常有不同程度的皮肤和/或内脏肿瘤的家族史，男女发病率相当。Muir-Torre综合征可能是癌家族综合征的四个亚型之一，癌家族综合征是指遗传决定的（常染色体显性遗传）多发性内脏恶性肿瘤倾向，发病早，发病过程相对良性。像癌家族综合征一样，Muir-Torre综合征患者的结肠癌与一般人群相比，发病常常更靠近结肠脾曲[118]。

处理 必须定期追踪观察，寻找新的恶变部位，评估和监测患者的家庭成员。为患者及其家庭成员提供有关遗传易感性方面的咨询。

治疗 联合应用干扰素和维甲酸可预防肿瘤的发展。一位患多发性皮脂腺肿瘤、角化棘皮瘤和内脏癌的患者，使用干扰素（INF α-2a）3×10⁶ U皮下注射，每周3次，同时口服异维A酸每天50mg以及外用异维A酸凝胶治疗，随访29个月，仅产生了一个皮肤皮脂腺肿瘤，未见内脏肿瘤的产生和复发。

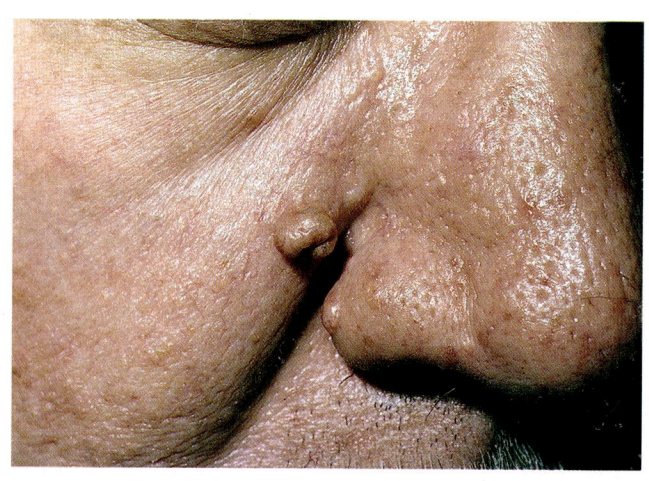

图26-20 Muir-Torre综合征。皮脂腺腺瘤是本病最特征性的标志。

Gardner 综合征

Gardner综合征（合并有肠外表现的家族性腺瘤样息肉病）是一种常染色体显性遗传性疾病，男女发病相当，外显率几乎为100%。本病表现为肠道息肉、表皮囊肿、多发性骨瘤、肠系膜纤维瘤[119]、硬纤维瘤[120]、色素沉着性眼底损害、阻生牙以及牙瘤[121]。发病率大约为1/8300～1/16000[122]。Gardner综合征患者生殖系细胞发生点突变，导致了染色体5q21上的结肠腺瘤样息肉（APC）基因发生改变。这些基因的确定，有助于为结直肠癌易感者提供咨询[123-125]。

皮肤表现 息肉病几乎是本病的一个不变的特征，而表皮囊肿见于大约35%患者。表皮囊肿常常是患者的主诉，常见于头颈部，但也可见于极少发生的部位如腿部。如患者在非表皮囊肿好发部位发生表皮囊肿，就应考虑到Gardner综合征。囊肿可在儿童期发生，平均发病年龄是13岁[126]。损害可为数个至很多个，可以为小的损害，也可以大到使正常结构变形。儿童时期可通过临床和放射线检查发现骨瘤，最常见于头颈部，能被看到和感觉到。

骨瘤 多发性骨瘤特别是颅骨和颌骨的多发性骨瘤在患者的受累和高危亲属中常见。有些人在结肠息肉出现之前，很小的时候就能见到这些"标志"，颌骨影像检查可作为早期监测Gardner综合征携带者的有用工具[127]。

色素沉着性眼底损害 色素沉着性眼底损害是本病的一个可靠的临床标志，见于90%的患者，以及47%的亲属，这些亲属有50%的人会发病[128,129]。双侧损害，多发性损害（多于4个），或二者同时存在，是Gardner综合征敏感的特征性临床标志。损害散在分布，为深色的色素沉着，呈圆形、椭圆形或肾形[128]。损害大小为0.1～1（或更大）个视神经盘直径，数目为1～30个。

甲状腺癌 Gardner综合征患者常有患甲状腺癌的报道。甲状腺癌有以下特征：女性发病为主（89%），年轻（平均23.6岁，范围16～40岁），乳头状（88%），多中心性（70%）[130]。多数（55.5%）甲状腺癌在家族性腺瘤样息肉病确诊1～17年后发现，也有一些在此之前（29.6%）或与之同时（14.8%）发现[131]。本病多中心乳头状甲状腺癌的发生率高，需要积极定期进行颈部触诊和超声波检查等诊断性筛查。

结肠息肉和癌 患者青春期之前就可以检查到结肠息肉，常无症状，数目大于100个，总是发展成腺癌。舒林酸（Sulindac）能够减少家族性腺瘤样息肉病患者结直肠腺瘤的数目和大小，但作用并不完全，不可能取代结肠切除术作为主要的治疗手段[132]。Gardner综合征患者对息肉进行扩大的肠切除手术后，其寿命与正常人一样。患者所有的家庭成员也应接受检查。对于这种常染色体显性遗传疾病，遗传咨询是必要的。

弹性假黄瘤 Pseudoxanthoma elasticum

弹性假黄瘤是弹力组织的遗传性缺陷，有许多系统表现。本病的诊断依赖于临床特征以及组织学上异常钙化的弹力纤维[133]。疾病的严重程度不尽相同，据推测，发病率为1：160000。尽管皮肤是受累最轻的器官，但弹性假黄瘤的名称仅指疾病皮肤方面的表现。综合征的临床特征为：分布于屈侧的黄色丘疹；血管并发症，如过早发生的动脉粥样硬化，高血压，间歇性跛行；消化道出血；眼底血管样条纹；失明；以及许多其他异常。真皮、血管中层和内膜以及其他器官的弹力纤维钙化和断裂导致了本病的并发症。弹性假黄瘤患者常在30～40岁年龄段确诊。

遗传 弹性假黄瘤是一种遗传性疾病，有不同的遗传模式，临床表现不同，有常染色体显性和常染色体隐性两种遗传模式。90%的患者表现为散发或常染色体隐性遗传类型，发病早（平均年龄13岁），女性与男性的比例为2：1。

皮肤损害 最常见的皮肤损害为成群的黄色小丘疹，线状分布于屈侧，最常受累的部位是颈部和腋窝（图26-21）。肘窝、腘窝、腹股沟及脐周也可受累。黏膜受累也可发生，最常见的部位是下唇的内侧。外观类似拔了毛的鸡的皮肤。严重病例皱褶部位皮肤松弛和悬垂。损害有黄瘤的质地，因此命名为假黄瘤。如果皮肤仅轻度受累，损害很难识别。皮肤组织学可发现弹力纤维的变性和钙化。尽管症状出现的年龄各不相同，但常于10～20岁时出现，儿童期极少能确诊本病。

眼部改变 超过80%的弹性假黄瘤患者存在血管样条纹（图26-22），血管样条纹看起来像色素沉着不一致的红褐色带，类似不规则的血管，几乎总是双侧发病。脉络膜基底层是一种含有胶原蛋白和弹性蛋白的膜，位于视网膜和脉络膜之间，脉络膜基底层弹性成分的变性导致增厚和钙化了的膜断裂，这些裂隙形成后，裂隙上的色素上皮增生，视盘之外就形成了轮辐状放射性分布的类似血管的深褐色条纹。20岁以后才可能见到视网膜的改变。在很多年内，这些眼部的症状可能是本病的唯一表现。可能有中心视力的丧失，常有视敏度降低，但极少出现完全失明。

荧光素血管造影可见到由完整的脉络膜毛细血管层上的视网膜色素上皮萎缩导致的早期阶段的荧光增加。脉络膜基底层的缺陷可使脉络膜新生血管呈内向

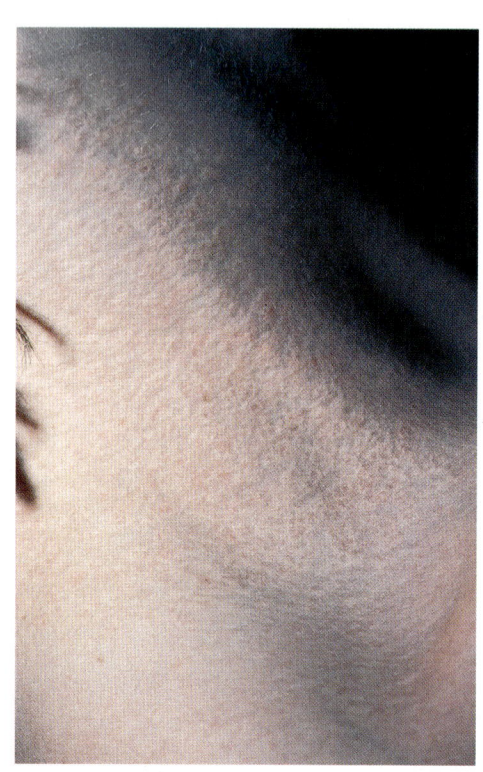

图26-21 弹性假黄瘤。见于屈侧部位如颈部和腋窝的黄色丘疹。

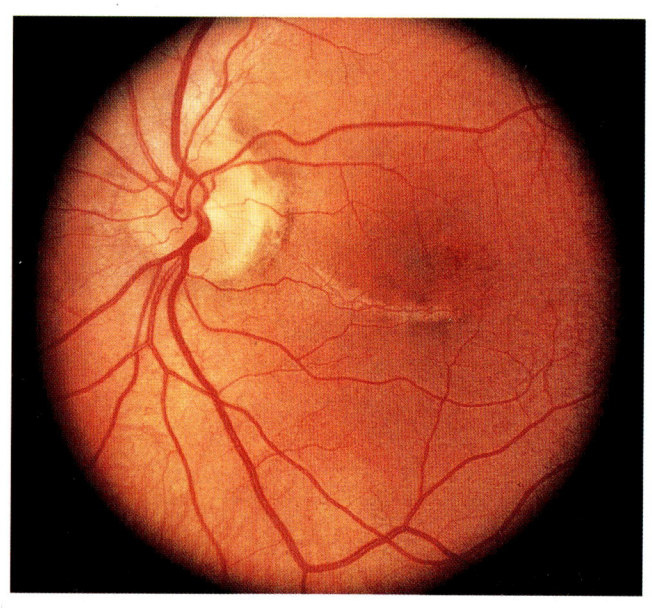

图26-22 弹性假黄瘤。由视网膜脉络膜基底层弹力纤维钙化导致的血管样条纹（视网膜的裂开和裂隙形成）。

性增生，导致视网膜下出血和最终的盘状变性。伴有视力丧失的斑状受累常在 40 岁以后出现，可能由视网膜色素上皮萎缩或脉络膜新生血管膜所导致。脉络膜新生血管膜可用激光凝固治疗。

花斑状的色素沉着过度是本病的早期症状，由黄斑颞侧后极的斑点状黄色斑纹组成，这种外观称为橘皮状皮肤（peau d'orange），据认为是由钙化和变性的脉络膜基底层上的视网膜色素上皮改变导致。这种表现实际上是弹性假黄瘤特征性的改变，可能存在于本病最初的 10 年，在血管样条纹之前出现[134]。尽管有血管样条纹的患者常常诊断为弹性假黄瘤，但此种表现也可见于骨 Paget 病和镰状细胞性贫血。

心血管系统疾病　冠状动脉内弹力膜钙化导致大多数中等大小动脉管腔狭窄，产生类似于过早发生的动脉粥样硬化的症状[135]。可出现高血压、不成熟的动脉粥样硬化、心绞痛、心肌梗死、动脉搏动减弱、间歇性跛行等心血管病发症。如果没有心脏病的危险因素存在，患者早年出现心肌梗死或其他动脉粥样硬化性血管疾病，就应检查寻找弹性假黄瘤。

出血素质　消化道出血是致命性的，消化道可见浅表糜烂性损害，但可能没有出血点，消化道黏膜也存在黄色丘疹样损害。其他已报道的出血部位包括蛛网膜下、视网膜、肾脏、子宫、膀胱、鼻以及关节的出血。

诊断　缺乏皮肤损害不能排除本病，无损害的屈侧皮肤活检用来确诊，组织学改变是诊断弹性假黄瘤主要的标准。皮肤活检显示真皮深层或随机选择的瘢痕部位或外观正常的屈侧皮肤出现弹力纤维钙化断裂和聚集，是诊断弹性假黄瘤的金标准[136,137]。Verhoeff-van Gieson 染色可显示弹力组织的改变。Von Kossa 染色显示真皮中层和深层的弹力组织的钙化。

弹性假黄瘤患者的一级亲属都应进行皮肤检查和眼底检查，如果有任何本病的征兆，均应考虑做瘢痕和屈侧皮肤的活检。对没有明显危险因素的早发心血管疾病症状的患者，应进行眼底镜检查。如果发现眼部改变，就应进行瘢痕或 / 腋部皮肤活检。

遗传性皮肤病家庭咨询指导

国家母子健康教育中心（NCEMCH）
　2000 15th Street, North, suite 701 Arlington, VA 22201-2607
　(730)524-7802
　www.necmch.org

遗传联合会（前国家遗传帮助组织联合会）
　4301 Connecticut Avenue, NW, #404 Washington, DC 2008-2304
　(202)966-5557
　(800)336-GENE
　www.geneticalliance.org/

国家少见疾病组织（NORD）
　P.O.Box 8923
　New Fairfield, CT06812-8923
　(203)746-6518
　www.rarediseases.org/

国家神经纤维瘤病基金会
　95 Pine Street, 16th Floor
　New York, NY10005
　(212)344-NNFF(6633)
　(800)323-7938
　www.nf.org

结节性硬化病联合会
　801 Roeder Road, Suite 750
　Silver Spring, MD 20910
　(301)562-9890
　(800)225-6872
　www.tsalliance.org/

除以上组织外，还有很多医学遗传中心对此类人群提供咨询，与美国医学遗传联合会联系可获得最近的咨询中心的电话号码和地址，9650 Rockville Pike, Bethesda, MD20814; (301)571-1825, www.abmg.org。

（傅继成　徐世正译　陈洪铎校）

参考文献

1. McLean DI: Cutaneous paraneoplastic syndromes, Arch Dermatol 1986; 122:765.
2. Thiers BH: Dermatologic manifestations of internal cancer, CA-A CA, J Clinicians 1986; 36:130.
3. Callen JP: Skin signs of internal malignancy: fact, fancy, and fiction, Semin Dermatol 1984; 3:340.
4. Elewski BE, Gilgor RS: Eruptive lesions and malignancy, Int J Dermatol 1985; 24:617.
5. Kurzrock R, Cohen P: Cutaneous paraneoplastic syndromes in solid tumors, Am J Med 1995; 99(6):662.
6. Ellis DL, et al: Melanoma, growth factors, acanthosis nigricans, the sign of Leser-Trélat, and multiple acrochordons: a possible role for alpha-transforming growth factor in cutaneous paraneoplastic syndromes, N Engl J Med 1987; 317: 1582.
7. Abeloff MD: Paraneoplastic syndromes: a window on the biology of cancer, N Engl J Med 1986; 317:1598.
8. Wilgenbus K, et al: Further evidence that acanthosis nigricans maligna is linked to enhanced secretion by the tumour of transforming growth factor alpha, Arch Dermatol Res 1992; 284:266.
9. Sibbald R, Landolt S, Toth D: Skin and diabetes, Endocrinol Metab Clin North Am 1996; 25(2):463.
10. Perez MI, Kohn SR: Cutaneous manifestations of diabetes mellitus, J Am Acad Dermatol 1994; 30:519.
11. Lowitt MH, Dover JS: Necrobiosis lipoidica, J Am Acad Dermatol 1991; 25: 735.
12. Dwyer CM, Dick D: Ulceration in necrobiosis lipoidica: a case report and study, Clin Exp Dermatol 1993; 18:366.
13. Ferringer T, Miller F: Cutaneous manifestations of diabetes mellitus [In Process Citation], Dermatol Clin 2002; 20(3):483.
14. Goette DK: Resolution of necrobiosis lipoidica with exclusive clobetasol propionate treatment, J Am Acad Dermatol 1990; 22: 855.
15. Petzelbauer P, et al: Necrobiosis lipoidica: treatment with systemic corticosteroids, Br J Dermatol 1992; 126:542.
16. Noz KC, et al: Ulcerating necrobiosis lipoidica effectively treated with pentoxifylline, Clin Exp Dermatol 1993; 18:78.
17. Statham B, Finlay AY, Marks R: A randomized double-blind comparison of an aspirin dipyridamole combination versus a placebo in the treatment of necrobiosis lipoidica, Acta Derm Venereol 1981; 61:270.
18. Eldor A, Diaz EG, Naparstek E: Treatment of diabetic necrobiosis with aspirin and dipyridamole, N Engl J Med 1977; 297:1033.
19. Beck H, et al: Treatment of necrobiosis lipoidica with low- dose acetylsalicylic acid: a randomized double-blind trial, Acta Derm Venereol 1985; 65:230.
20. Karkavitsas K, et al: Aspirin in the management of necrobiosis lipoidica, Acta Derm Venereol 1982; 62:183.
21. Unge G, Tornling G: Treatment of diabetic necrobiosis with aspirin or pipyridamole, N Engl J Med 1978; 299:1366.
22. Nguyen K, Washenik K, Shupack J: Necrobiosis lipoidica diabeticorum treated with chloroquine, J Am Acad Dermatol 2002; 46(2 Suppl Case Reports): S34.
23. Tidman M: Management of necrobiosis lipoidica [In Process Citation], Clin Exp Dermatol 2002; 27(4):328.
24. Youshock E, Beninson J: Necrobiosis lipoidica: treatment with porcine dressings, split-thickness skin grafts and pressure garments: a case report and review of treatment modalities, Angiology 1985; 36:821.
25. Nebesio C, Lewis C, Chuang T: Lack of an association between granuloma annulare and type 2 diabetes mellitus, Br J Dermatol 2002; 146(1):122.
26. Haim S, Friedman-Birnbaum R, Shafrir A: Generalized granuloma annulare: relationship to diabetes mellitus as revealed in 8 cases, Br J Dermatol 1970; 83:302.
27. Studer E, Calza A, Saurat J: Precipitating factors and associated diseases in 84 patients with granuloma annulare: a retrospective study, Dermatology 1996; 193(4):364.
28. Toro J, et al: Granuloma annulare and human immunodeficiency virus infection [see comments], Arch Dermatol 1999; 135 (11):1341.
29. Friedman SJ, Winkelmann RK: Familial granuloma annulare: report of two cases and review of the literature, J Am Acad Dermatol 1987; 16:600.
30. Samlaska CP, et al: Generalized perforating granuloma annulare, J Am Acad Dermatol 1992; 27:319.
31. McDermott M, et al: Deep granuloma annulare (pseudorheumatoid nodule) in children: clinicopathologic study of 35 cases, Pediatr Dev Pathol 1998; 1(4): 300.
32. Davids JR, et al: Subcutaneous granuloma annulare: recognition and treatment, J Pediatr Orthop 1993; 13:582.
33. Felner E, Steinberg J, Weinberg A: Subcutaneous granuloma annulare: a review of 47 cases, Pediatrics 1997; 100(6):965.
34. Volden G:Successful treatment of chronic skin diseases with clobetasol propionate and a hydrocolloid occlusive dressing, Acta Derm Venereol 1992; 2(1):69.
35. Blume-Peytavi U, et al: Successful outcome of cryosurgery in patients with granuloma annulare, Br J Dermatol 1994; 130(4): 494.
36. Saied N, Schwartz RA, Estes SA: Treatment of generalized annulare with dapsone, Arch Dermatol 1980; 116:1345.
37. Steiner A, Pehamberger H, Wolff K: Sulfone treatment of granuloma annulare, J Am Acad Dermatol 1985; 13:1004.
38. Schleicher SM, Milstein HJ: Resolution of disseminated granuloma annulare following isotretinoin therapy, Cutis 1985; Aug:147.
39. Czarnecki D, Gin D: The response of generalized granuloma annulare to dapsone, Acta Derm Venereol 1986; 66(1):82.
40. Botella-Estrada R, et al: Disseminated granuloma annulare: resolution with etretinate therapy, J Am Acad Dermatol 1992; 26:777.
41. Simon M, von den Driesch P: Antimalarials for control of disseminated granuloma annulare in children, J Am Acad Dermatol 1994; 31(6):1064.
42. Carlin MC, Ratz JL: A case of generalized granuloma annulare responding to hydroxychloroquine, Cleve Clin J Med 1987; 54: 229.
43. Fiallo P: Cyclosporin for the treatment of granuloma annulare, Br J Dermatol 1998; 138(2):369.
44. Setterfield J, Huilgol S, Black M: Generalised granuloma annulare successfully treated with PUVA, Clin Exp Dermatol 1999; 24(6):458.
45. Smith K, Norwood C, Skelton H: Treatment of disseminated granuloma annulare with a 5-lipoxygenase inhibitor and vitamin E, Br J Dermatol 2002; 146(4):667.
46. Stone OJ: Acanthosis nigricans-decreased extracellular matrix viscosity: cancer, obesity, diabetes, corticosteroids, somatotrophin, Med Hypotheses 1993; 40:154.
47. Hud J, Jr., et al: Prevalence and significance of acanthosis nigricans in an adult obese population, Arch Dermatol 1992; 128:941.

48. Stuart C, et al: Acanthosis nigricans, J Basic Clin Physiol Pharmacol 1998; 9(2-4):407.
49. Cruz P, Jr.; Hud J, Jr: Excess insulin binding to insulin-like growth factor receptors: proposed mechanism for acanthosis nigrican, J Invest Dermatol 1992; 98:82S.
50. Tasjian D, Jarratt M: Familial acanthosis nigricans, Arch Dermatol 1984; 120:1351.
51. Coates P, et al: Resolution of nicotinic acid-induced acanthosis nigricans by substitution of an analogue (acipimox) in a patient with type V hyperlipidaemia, Br J Dermatol 1992; 126:412.
52. Pedro S: Drug-induced acanthosis nigricans, N Engl J Med 1974; 291:422.
53. Moller DE, Flier JS: Insulin resistance-mechanisms, syndromes, and implications, N Eng J Med 1991; 325:938.
54. Stuart CA, et al: Insulin resistance with acanthosis nigricans: the roles of obesity and androgen excess, Metabolism 1986; 35: 197.
55. Stuart CA, et al: Prevalence of acanthosis nigricans in an unselected population, Am J Med 1989; 87:269.
56. Plourde PV, Marks JG, Jr, Hammond JM: Acanthosis nigricans and insulin resistance, J Am Acad Dermatol 1984; 10:887.
57. Cohen P, et al: Insulin resistance and acanthosis nigricans: evidence for a postbinding defect in vivo, Metabolism 1990; 39: 1006.
58. Rendon MI, et al: Acanthosis nigricans: a cutaneous marker of tissue resistance to insulin, J Am Acad Dermatol 1989; 21:461.
59. Grasinger CC, et al: Vulvar acanthosis nigricans: a marker for insulin resistance in hirsute women, Fertil Steril 1993; 59:583.
60. Darmstadt GL, Yokel BK, Horn TD: Treatment of acanthosis nigricans with tretinoin, Arch Dermatol 1991; 127:1139.
61. Katz RA: Treatment of acanthosis nigricans with oral isotretinoin, Arch Dermatol 1980; 116:110.
62. Rigel DS, Jacobs MI: Malignant acanthosis nigricans: a review, J Dermatol Surg Oncol 1980; 6:923.
63. Curth HO, et al: The site and histology of the cancer associated with acanthosis nigricans, Cancer 1962; 15:433.
64. Brown J, Winkelmann RK: Acanthosis nigricans: study of 90 cases, Medicine 1968. 47:33.
65. Anderson S, Hudson-Peacock M, Muller A: Malignant acanthosis nigricans: potential role of chemotherapy, Br J Dermatol 1999; 141(4):714.
66. Cruz PD, Jr., East C, Bergstresser PR: Dermal, subcutaneous, and tendon xanthomas: diagnostic markers for specific lipoprotein disorders, J Am Acad Dermatol 1988; 19:95.
67. Fredrickson DS, Lees RS: A system for phenotyping hyperlipoproteinemia, Circulation 1965; 31:321.
68. Bergman R: The pathogenesis and clinical significance of xanthelasma palpebrarum, J Am Acad Dermatol 1994; 30:236.
69. Douste-Blazy P, et al: Increased frequency of Apo E-ND phenotype and hyperapobeta-lipoproteinemia in normolipidemic subjects with xanthelasmas of the eyelids; Ann Intern Med 1982; 96:164.
70. Illingworth D: Management of hypercholesterolemia, Med Clin North Am 2000; 84(1):23.
71. Mulvihill JJ, et al: NIH conference. Neurofibromatosis 1 (Recklinghausen disease) and neurofibromatosis 2 (bilateral acoustic neurofibromatosis). An update, Ann Intern Med 1990; 113:39.
72. Hager C, Cohen P, Tschen J: Segmental neurofibromatosis: case reports and review, J Am Acad Dermatol 1997; 37(5 Pt 2): 864.
73. Crowe FW, Schull WJ, Neel JV: A clinical, pathologic, and genetic study of multiple neurofibromatosis, Adv Neurol 1981; 29:33.
74. Hope DG, Mulvihill JJ: Malignancy in neurofibromatosis, Adv Neurol 1981; 29:33.
75. Williamson TH, et al: Structure of Lisch nodules in neurofibromatosis type 1, Ophthalmic Paediatr Genet 1991; 12:11.
76. Lewis RA, Riccardi VM: von Recklinghausen neurofibromatosis: incidence of iris hamartomata, Ophthalmology 1981; 88:348.
77. Lubs ML, et al: Lisch nodules in neurofibromatosis type 1, N Engl J Med 1991; 324:1264.
78. Toonstra J, et al: Are Lisch nodules an ocular marker of the neurofibromatosis gene in otherwise unaffected family members? Dermatologica 1987; 174:232.
79. Sorensen SA, Mulvihill JJ, Nielsen A: Long-term follow-up of von Recklinghausen neurofibromatosis, N Engl J Med 1986; 314:1010.
80. Neurofibromatosis, C., Statement, National Institutes of Health Consensus Development Conference, Arch Neurol 1988; 45: 575.
81. Trattner A, et al: Segmental neurofibromatosis, J Am Acad Dermatol 1990; 23:866.
82. Riccardi VM: Neurofibromatosis: the importance of localized or otherwise atypical forms, Arch Dermatol 1987; 123:882.
83. Roth RR, Martines R, James WD: Segmental neurofibromatosis, Arch Dermatol 1987; 123:917.
84. Miller M, Hall JG: Possible maternal effect on severity of neurofibromatosis, Lancet 1978; 11:1071.
85. Riccardi VM: Neurofibromatosis: past, present, and future, N Engl J Med 1991; 324:1283.
86. Sloan JB, et al: Genetic counseling in segmental neurofibromatosis, J Am Acad Dermatol 1990; 22:461.
87. Truhan AP, Filipek PA: Magnetic resonance imaging: Its role in the neuroradiologic evaluation of neurofibromatosis, tuberous sclerosis, and Sturge-Weber syndrome, Arch Dermatol 1993; 129:219.
88. Shu HH, et al: Neurofibromatosis: MR imaging findings involving the head and spine, AJR 1993; 160:159.
89. Roach E, et al: Tuberous Sclerosis Consensus Conference: recommendations for diagnostic evaluation. National Tuberous Sclerosis Association, J Child Neurol 1999; 14(6):401.
90. Hyman M, Whittemore V: National Institutes of Health consensus conference: tuberous sclerosis complex, Arch Neurol 2000; 57(5):662.
91. Nickel WR, Reed WB: Tuberous sclerosis, Arch Dermatol 962; 85:209.
92. Pack S, et al: Cutaneous tumors in patients with multiple endocrine neoplasia type 1 show allelic deletion of the MEN1 gene, J Invest Dermatol 1998; 110(4):438.
93. Hurwitz S, Braverman IM: White spots in tuberous sclerosis, J Pediatr 1970; 77:587.
94. Roth JC, Epstein CJ: Infantile spasms and hypopigmented macules: early manifestations of tuberous sclerosis, Arch Neurol 1971; 20:547.
95. Fois A, et al: Early signs of tuberous sclerosis in infancy and childhood, Helv Paediatr Acta 1973; 28:313.
96. Jozwiak S: Diagnostic value of clinical features and supplementary investigations in tuberous sclerosis in children, Acta Paediatr Hung 1992; 32:71.
97. McWilliam RC, Stephenson JBP: Depigmented hair: the earliest sign of tuberous sclerosis, Arch Dis Child 1978; 53:961.

98. Burkhart CG, El-Shaar A: Computerized axial tomography in the early diagnosis of tuberous sclerosis, J Am Acad Dermatol 1981; 4:59.
99. Menor F, et al: Neuroimaging in tuberous sclerosis: a clinicoradiological evaluation in pediatric patients, Pediatr Radiol 1992; 22:485.
100. Mlynarczyk G: Enamel pitting. A common sign of tuberous sclerosis, Ann N Y Acad Sci 1991; 615:367.
101. Crino P, Henske E: New developments in the neurobiology of the tuberous sclerosis complex, Neurology 1999; 53(7):1384.
102. Jones A, et al: Comprehensive mutation analysis of TSC1 and TSC2: and phenotypic correlations in 150 families with tuberous sclerosis, Am J Hum Genet 1999; 64(5):1305.
103. Kwiatkowska J, et al: Mosaicism in tuberous sclerosis as a potential cause of the failure of molecular diagnosis, N Engl J Med 1999; 340(9):703.
104. Inoue Y, et al: CT and MR imaging of cerebral tuberous sclerosis, Brain Dev 1998; 20(4):209.
105. Evans J, Curtis J: The radiological appearances of tuberous sclerosis, Br J Radiol 2000; 73(865):91.
106. Brownstein MH, et al: The dermatopathology of Cowden's syndrome, Br J Dermatol 1979; 100:667.
107. Salem OS, Steck WD: Cowden's disease (multiple hamartoma and neoplasia syndrome): a case report and review of the English literature, J Am Acad Dermatol 1983; 8:686.
108. Schrager C, et al: Clinical and pathological features of breast disease in Cowden's syndrome: an underrecognized syndrome with an increased risk of breast cancer, Hum Pathol 1998; 29(1):47.
109. Schrager C, et al: Similarities of cutaneous and breast pathology in Cowden's Syndrome, Exp Dermatol 1998; 7(6):380.
110. Williard W, et al: Cowden's disease. A case report with analyses at the molecular level, Cancer 1992; 69:2969.
111. Walton BJ, et al: Cowden's disease: a further indication for prophylactic mastectomy, Surgery 1986; 90:82.
112. Rothenberg J, et al: The Muir-Torre (Torre's) syndrome: the significance of a solitary sebaceous tumor, J Am Acad Dermatol 1990; 23:638.
112a. Akhtar S, et al: Muir-Torre syndrome: case report of a patient with concurrent jejunal and ureteral cancer and a review of the literature [see comments], J Am Acad Dermatol 1999; 41:681.
113. Misago N, Narisawa Y: Sebaceous neoplasms in Muir-Torre syndrome, Am J Dermatopathol 2000; 22:155.
114. Cohen PR, et al: Association of sebaceous gland tumors and internal malignancy: the Muir-Torre syndrome, Am J Med 1991; 90:606.
114a. Hampel H, Peltomaki P: Hereditary colorectal cancer: risk assessment and management, Clin Genet 2000; 58:89.
115. Cohen PR: Muir-Torre syndrome in patients with hematologic malignancies, Am J Hematol 1992; 40:64.
116. Finan MC, Connolly SM: Sebaceous gland tumors and systemic disease: a clinicopathologic analysis, Medicine 1984; 63:232.
117. Bisceglia M, Zenarola P: Muir-Torre syndrome: a case report, Tumori 1991; 77:277.
118. Lynch HT, et al: The cancer family syndrome: rare cutaneous phenotypic linkage of Torre's syndrome, Ann Intern Med 1981; 141:607.
119. Burke AP, et al: Mesenteric fibromatosis. A follow-up study, Arch Pathol Lab Med 1990; 114:832.
120. Zissiadis A, et al: Desmoid tumor in Gardner's syndrome, Am Surg 1990; 56:305.
121. Jones K, Korzcak P: The diagnostic significance and management of Gardner's syndrome, Br J Oral Maxillofac Surg 1990; 28:80.
122. Sanchez MA, et al: Be aware of Gardner's syndrome: a review of the literature, Am J Gastroenterol 1979; 71:68.
123. Paraskeva C, Williams AC: Cell and molecular biology of gastrointestinal tract cancer, Curr Opin Oncol 1992; 4:707.
124. Pathak S, et al: Identification of colon cancer-predisposed individuals: a cytogenetic analysis, Am J Gastroenterol 1991; 86:679.
125. Powell SM, et al: Molecular diagnosis of familial adenomatous polyposis, N Engl J Med 1993; 329:1982.
126. Leppard B, Bussey HJR: Epidermoid cysts, polyposis coli and Gardner's syndrome, Br J Surg 1975; 62:387.
127. Halling F, et al: Clinical and radiological findings in Gardner's syndrome: a case report and follow-up study, Dentomaxillofac Radiol 1992; 21:93.
128. Traboulsi EI, et al: A clinicopathologic study of the eyes in familial adenomatous polyposis with extracolonic manifestations (Gardner's syndrome), Am J Ophthalmol 1990; 110:550.
129. Iwama T, et al: Association of congenital hypertrophy of the retinal pigment epithelium with familial adenomatous polyposis, Br J Surg 1990; 77:273.
130. Kelly MD, et al: Carcinoma of the thyroid gland and Gardner's syndrome, Aust N Z J Surg 1993; 63:505.
131. Bell B, Mazzaferri EL: Familial adenomatous polyposis (Gardner's syndrome) and thyroid carcinoma. A case report and review of the literature, Dig Dis Sci 1993; 38:185.
132. Giardiello FM, et al: Treatment of colonic and rectal adenomas with sulindac in familial adenomatous polyposis, N Engl J Med 1993; 328:1313.
133. Sherer D, Sapadin A, Lebwohl M: Pseudoxanthoma elasticum: an update, Dermatology 1999; 199(1):3.
134. Pisani M, et al: Mottled hyperpigmentation of the fundus oculi associated with angioid streaks in pseudoxanthoma elasticum, G Ital Dermatol Venereol 1990; 125:569.
135. Lebwohl M, et al: Brief report: occult pseudoxanthoma elasticum in patients with premature cardiovascular disease, N Engl J Med 1993; 329:1237.
136. Lebwohl M, et al: Diagnosis of pseudoxanthoma elasticum by scar biopsy in patients without characteristic skin lesions. N Engl J Med 1987; 317:347.
137. Hausser I, Anton-Lamprecht I: Early preclinical diagnosis of dominant pseudoxanthoma elasticum by specific ultrastructural changes of dermal elastic and collagen tissue in a family at risk, Hum Genet 1991; 87:693.

27 皮肤外科操作
Dermatologic Surgical Procedures

- 局部麻醉　922
- 止血　922
- 伤口愈合　923
  - 手术后伤口护理　925
- 皮肤活检术　926
  - 钻孔活检术　926
  - 削切活检术和削切术　926
  - 单纯剪除术　928
- 电干燥法和匙刮术　929
- 匙刮术　930
  - 技术——匙刮术　930
  - 技术——基底细胞癌的电干燥法和匙刮术　930
- 钝性分离　931
- 冷冻外科　931
- 囊肿摘除术　933
- Mohs 显微外科　934
- 化学剥脱术　936
- 填充物质　936
- 吸脂术　936
- 激光　937
- 肉毒毒素　938

钻孔活检术、削切活检术、电干燥法和匙刮术、钝性分离以及单纯切除和缝合是医生治疗皮肤病患者应该学习的基本技术。医生也应该熟悉更高级的技术，如 Mohs 显微外科，才能在适当的时候转诊给施行该项技术的医生。大多数基本的皮肤外科所用器械见图 27-1。

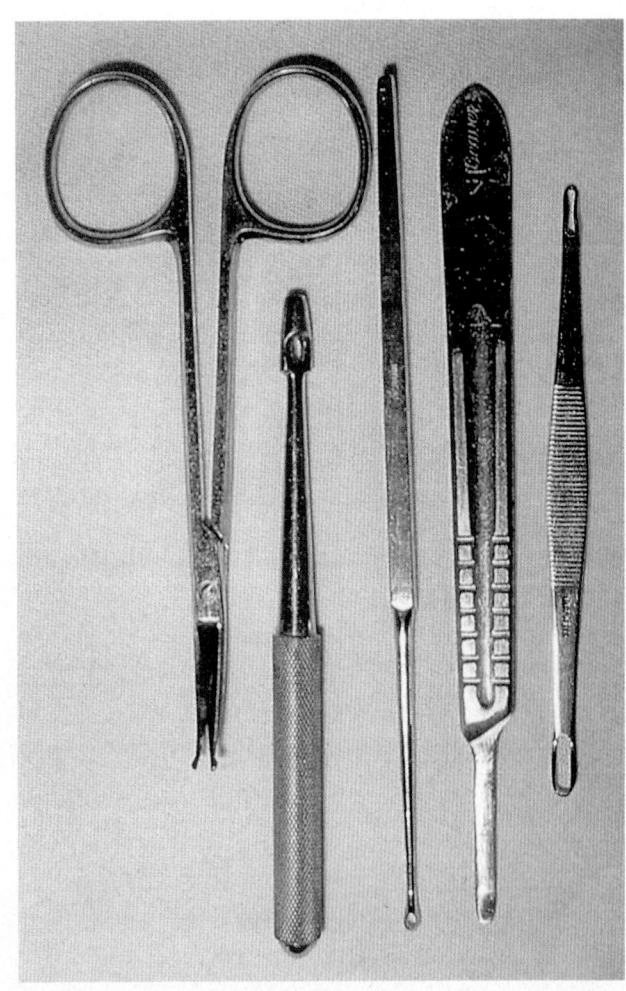

图 27-1　基本的皮肤外科操作所用器械。从左至右：弯探针头剪刀，3毫米皮肤钻孔器，1号刮匙，钝性分离器，Schamberg 粉刺挤压器。

局部麻醉 Local anesthesia

1%或2%的利多卡因（赛鲁卡因）加或不加肾上腺素适用于大多数外科操作[1]。麻醉作用几乎即刻产生，麻醉时间适合进行多数小手术。麻醉选用27号（最好是30号针头）。

肾上腺素 肾上腺素诱导血管收缩，能延缓利多卡因的吸收，延长麻醉时间和控制出血。利多卡因加肾上腺素不能常规用于指端。鼻和耳廓部位常常只能耐受极小量的肾上腺素。

利多卡因过敏 利多卡因过敏非常少见[2,3]。多数声称对利多卡因过敏的患者有血管迷走神经反应。对有利多卡因过敏的患者，无菌盐水是一种可替代的选择（见下面的讨论）。

减轻疼痛 麻醉在皮肤浸润时产生锐痛。快速注射产生的疼痛比较重，通过30号针头缓慢注射可减轻疼痛。针头应缓慢而稳定地插入真皮，针柄与皮面呈90度可减轻疼痛，因为这样只有少数神经被针头横切[4]。拇指和食指快速地挤压皮肤，注射前和注射期间摇动皮肤[5]。挤压注射部位的皮肤能分散患者的注意力，也可能阻断注射产生的痛觉传导，在挤压部位远端进针更为有效。注射少量液体后，麻醉就开始了；几秒钟后，浸润缓慢开始，直到皮疹周围皮肤变白；近乎垂直的进针可产生风团，掌跖部皮肤穿刺时非常疼痛，鼻孔附近部位非常敏感。对于鼻部和颊部大的毛囊，行毛囊内注射疼痛最小，阴茎和女阴对浅表性注射的耐受性良好。

无痛麻醉 冰敷损害部位1分钟，使损害部位麻木，能减轻针头刺入的疼痛。以下的药物能诱导有效的麻醉，仅有轻微的或没有浸润性疼痛。无菌盐水和无菌盐水稀释的利多卡因溶液，比1%利多卡因加碳酸氢钠所产生的疼痛更轻。浸润性疼痛不会仅由麻醉溶液pH值决定[6]。

灭菌盐水 市售的灭菌盐水含有苯乙醇，可用作无痛性麻醉，皮下注射时，麻醉效果快速消散，取得麻醉效果所要盐水的容积至少是用1%利多卡因的2~3倍，麻醉时间短。

盐水和肾上腺素 30ml灭菌盐水加浓度为1mg/ml肾上腺素0.3ml（1:100 000稀释）能将麻醉时间从4分钟延长到120分钟。灭菌盐水不应用作新生儿的麻醉。

利多卡因稀释盐水 盐水（27ml）和1%利多卡因（3ml）加或不加肾上腺素混合也有效。

利多卡因缓冲液 加入碳酸氢钠能减轻利多卡因加或不加肾上腺素产生的浸润性疼痛[7]。1ml的Neutra-Caine（一种7.5%的碳酸氢钠缓冲液）加入到5ml的利多卡因或布比卡因中。缓冲利多卡因和肾上腺素配制后于0~4℃下保存，2周后可保持90%以上的浓度。因此在合适的低温条件下，批量配制的缓冲溶液可储存达2周[8]。如同单用利多卡因一样，加入$NaHCO_3$能提高杀菌效果。活检标本接触$NaHCO_3$缓冲的利多卡因后，导致活检标本上普通的致病细菌灭活。将局麻混合液加温至40℃时，能进一步减轻注射的不适感。

冰-盐水-利多卡因技术 这是一种局部麻醉减轻疼痛的简单方法。局麻前采用冰袋冷敷能减轻注射针头穿刺的疼痛，然后，手术部位用含有生理盐水的苯乙醇浸润，这样再注射利多卡因加肾上腺素就没有不适感了[10]。

EMLA, ELA-Max EMLA是2.5%利多卡因和2.5%丙胺卡因的油水混合乳剂，ELA-Max是一种pH值为7.4的4%利多卡因表面麻醉霜剂，这些药物应涂擦在准备注射部位，密封包敷大约1小时，可提供有效的麻醉，适用于浅表的手术、分层厚皮肤移植、静脉穿刺、氩激光治疗、脱毛，以及溃疡感染清创术。其他指征包括：带状疱疹后遗神经痛、多汗症、疼痛性溃疡，以及抑制痒感和烧灼感[11]。儿童体重低于10kg及介于10~20kg之间，单次使用ELA-Max面积不能大于100cm^2。

止血 Hemostasis

Monsel溶液（硫酸亚铁溶液）是一种能快速止血的有价值的药物，对脂溢性角化病和基底细胞癌匙刮术后止血特别有效。如果伤口不再出血时使用此溶液，其瞬间止血效果很好。加压止血时，拇指和食指放在伤口的两边，皮肤拉伸，然后用纱布清除血液，用棉头涂药器涂抹Monsel溶液，压力大约保持15秒，无明显的血液流出可使凝血更完全。

Monsel 人工现象 重复活检时，用 Monsel 溶液治疗后的皮肤有色素沉着的人工现象，可干扰组织病理检查。对色素沉着性损害或肿瘤，活检后应避免使用 Monsel 液。如果已使用 Monsel 液，应告知病理专家[12]。

伤口愈合 Wound healing

皮肤伤口的类型

全厚伤口 Full-thickness wounds 表皮和全层的真皮缺失，缺损较皮肤附属器（毛囊、汗腺导管）水平深，这些伤口的愈合通过收缩（与成肌纤维细胞增生有关）、肉芽组织形成（有纤维组织形成和新生血管形成），以及上皮再生。收缩使伤口大小减少40%，上皮形成从伤口边缘开始。

部分厚伤口 Partial-thickness wounds 表皮和含有部分附属器的部分真皮残存于创面。此种伤口由削切术、匙刮术和电干燥术、皮肤磨削术、化学剥脱术和二氧化碳（CO_2）激光手术所致，通过伤口边缘和伤口基底部附属器结构的上皮再生，这些伤口很快愈合。当仅有真皮的最表浅部分缺失时，伤口收缩很少。

伤口愈合的生理学

伤口愈合和瘢痕形成 伤口形成1周后开始出现伤口收缩。轻度的致病细菌菌落形成并不影响伤口收缩，但感染能抑制愈合。伤口形成后，伤口张力在1年内渐进性增加，愈合伤口的张力通常低于正常的80%，愈合时间与面积的对数相关。与伤口面积相比，伤口的宽度是一个更好的愈合时间预测因子。由破坏性技术形成的伤口（如冷冻外科、电外科、激光术和化学腐蚀）比由手术刀和刮匙形成的清洁伤口愈合更慢。

细胞学改变 伤口形成6小时后，中性粒细胞开始在伤口出现，24～48小时数量最多，72小时后开始消失。中性粒细胞并不是伤口愈合的关键，也不影响伤口愈合。48～72小时后成纤维细胞开始在伤口聚集，低氧和高乳酸水平促进它们增生。成纤维细胞分泌胶原纤维和弹性纤维，成肌纤维细胞由成纤维细胞变化而来，形态和功能上类似平滑肌细胞，它们含有大量的收缩蛋白，负责伤口的收缩[13]。

上皮再生 表皮愈合最初依赖于表皮细胞的移行（开始24小时），后来是表皮细胞的分裂，48小时后达到高峰。表皮细胞最初移行在纤维连接蛋白、纤维蛋白、胶原蛋白和弹性蛋白的基质上，这种基质充当细胞移行的结构支持。表皮的移行和增生从伤口边缘的上皮细胞和存在于创面的皮肤附属结构开始。上皮再生率与伤口的湿度直接相关。开放的干燥伤口的上皮再生较封闭的湿润伤口慢。角质形成细胞在干燥痂皮下的移行比在封闭的湿润伤口慢，封闭湿润伤口上皮细胞移行平面位于近伤口表面（图 27-2）。

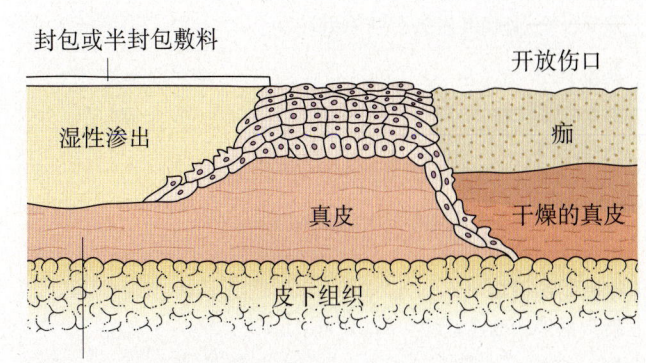

图27-2 密封包敷。显示组织湿度对上皮再生的影响。密封包敷允许伤口表面出现上皮形成。在开放性伤口，上皮细胞在干燥的痂皮和失活的真皮下移行。

伤口愈合的不利影响

外用药物治疗 外用糖皮质激素的抗炎作用可能影响伤口愈合。

抗菌溶液 1%聚维酮碘、3%过氧化氢和0.5%氯己定溶液对成纤维细胞和角质形成细胞有毒性，可能延迟肉芽组织形成。

止血溶液 Monsel溶液、30%氯化铝和硝酸银溶液可产生组织坏死，延迟上皮再生。对小伤口影响小。

接触性皮炎

胶布和抗生素软膏可发生接触性变态反应。新霉素是常见的致敏物质，应避免使用。多黏菌素和杆菌肽不是常见的致敏物质。

系统因素 营养不良影响愈合，维生素C和锌缺乏时愈合差。每日系统使用10mg以上糖皮质激素影响愈合。临床经验表明，患者口服化疗药物对伤口愈合没有负面影响。

伤口的敷料

伤口的敷料——作用机制 封闭伤口可加快伤口愈合[14]。缺氧环境刺激肉芽组织内的新生血管形成，如那些发生在密闭、不透气的敷料下的愈合。密封敷料抑制痂皮形成和创面干燥，密封敷料下的上皮形成较快。密封敷料下伤口的液体有利于成纤维细胞的增生。黏性密封敷料可能会去除新生的上皮细胞。水状胶体黏性密封敷料能阻止细菌进入伤口。对慢性伤口使用密封敷料，能减轻疼痛，产生更好的肉芽组织和无痛性伤口清创。对急性伤口，密封敷料能促进细菌的生长，但也能加快上皮再生。

功能 敷料能施加压力保护伤口，能保持一个湿润的伤口环境，用于部分层厚伤口时，能减轻疼痛。能促进上皮再生的外用抗生素包括新霉素、多黏菌素、新孢霉素软膏，磺胺嘧啶银和20%过氧化苯甲酰洗剂。六氯酚、氯乙定和乙醇可抑制上皮再生。

密封敷料 伤口表面以密封带或覆盖多黏菌素纱布保持湿润，能抑制痂皮形成。皮肤表面有足够的湿度水平，上皮在湿润的创面上快速移行。应用密封敷料的患者倾向于形成较软、较光滑、较小和更表浅的瘢痕。密闭包敷似乎并没有增加感染率。密封敷料能减轻疼痛。但所谓的透氧性膜似乎并不能让氧气到达伤口[16]。对各种不同类型的伤口，有许多合成密封敷料可供选择（参见第三章）。临床应用举例如下：

- 动脉和静脉插管部位
- 烧伤
- 褥疮
- 去除文身的磨削部位
- 颗粒状植皮后的腿部溃疡
- Mohs显微外科术后伤口
- 皮肤移植的供皮区
- 郁积性溃疡
- 外科切开
- 创伤性伤口

使用技术

密封敷料 密封敷料（如Duoderm）最适合慢性伤口，如静脉溃疡。伤口周围皮肤用过氧化氢清洁，并用纱布干燥，以确保牢固黏附。用乙醇清除皮肤过多的油脂，伤口周围至少要有2.5cm的边缘以防渗漏。密封包敷时间长短视伤口而定，敷料应放置在创面局部，直到敷料边缘有液体漏出。敷料过早去除可导致脆弱的新生上皮细胞条纹状改变。最初敷料需要隔日更换一次，随后如果没有过多的液体积聚，敷料可保持多天。覆盖在新鲜伤口上的纱布如果积聚了大量的液体，可用针头抽吸去除。患者如不小心去掉了黏附的敷料，会破坏新生的上皮细胞，故应该使用非粘附性敷料如Vigilon[17]。郁积性溃疡边缘的炎性湿疹样皮肤不应使用敷料。

表27-1 影响表皮愈合的外用药物

药物	相对愈合率（%）*
曲安奈德软膏（0.1%）	− 34
呋喃西林	− 30
美国药典凡士林	− 8
优塞林（从羊毛脂中制得的亲油物质）	+ 5
过氧化苯甲酰	+ 14
磺胺嘧啶银霜	+ 28
新孢霉素软膏	+ 28
Telfa敷料	+ 14

*与未治疗者进行对照

半通透性敷料 半通透性敷料（Opsite, Tegaderm）适于部分厚开放性伤口。当伤口渗出物量多时，就要更换这些敷料。Vigilon是一种氧通透性敷料，含4%的氧化聚乙烯和96%的水，能吸收相当于自身重量的渗出物，去除外面的聚乙烯膜，其上的吸收性敷料能吸收过多的渗出物。Vigilon是一种非黏附性敷料，能保持湿润的伤口环境。Vigilon每24～48小时更换一次。

手术后伤口护理（框 27-1）

部分厚和全厚开放性伤口

1. 手术后短时间内避免使用乙醇和阿司匹林。
2. 覆盖伤口保持湿润（如用多黏菌素或杆菌肽）防止结痂。
3. 肉芽肿性伤口可以清洗，避免使用过氧化氢或聚维酮碘。
4. 未包扎的缝合伤口可从手术后的次日早晨开始用肥皂水清洗，每日2次。

缝合伤口

在诊所

1. 半通透性包扎条（如 Steristrips, Clearon skin closures）减小缝合线的张力，空隙允许伤口渗出物溢出并被其上的敷料吸收。
2. 然后使用非黏附性基本敷料，包扎在创面局部，盖以加压性敷料（大块纱布），黏性胶带固定。
3. 创面皮肤使用组织黏附剂（安息香酊）能提高胶带对皮肤的黏附性。
4. 加压敷料（使用24～36小时）能减少囊肿切除后血肿形成的危险。

在家里 小的伤口超过24～48小时后不用包敷。

1. 每天更换1次或2次敷料，对无并发症的干燥伤口，敷料保存至拆线。
2. 用温和的液体肥皂、无菌盐水或过氧化氢溶液清洗。
3. 使用抗生素软膏（如杆菌肽），伤口覆以非黏附性敷料，抗生素软膏能减少敷料接触层附着于创面的危险。
4. 如果需要，使用加压敷料。

过度肉芽组织形成 肉芽组织是水肿基质上成纤维细胞、炎细胞和新生血管的松散聚集，构成了开放性伤口的基底部，为上皮再生覆盖提供了基础条件。过度肉芽组织形成高出伤口表面，为向内移行的表皮加上了一道屏障。某些部位，如头皮、颞部和小腿，开放性外科伤口或溃疡易形成过多的肉芽组织。必须去除或抑制过多的肉芽组织，可刮除肉芽组织，再用硝酸银棒摩擦基底部。

猩红纱布 猩红纱布可非常有效地抑制复发性肉芽组织形成，现有包装好的敷料包可用。将深紫色的纱布覆盖在组织表面，再盖上白色纱布，以胶带固定。每日更换敷料，直到上皮再生完全。效果令人惊奇。

瘢痕形成 瘢痕形成需要几个月时间，新瘢痕肥厚且为血管性，但几个月后，瘢痕渐渐地可变为少血管、不肥大和扁平状。瘢痕肥厚（肥大性瘢痕）或异常增大（瘢痕疙瘩）可采用皮损内注射糖皮质激素治疗（参见第20章）

框 27-1　伤口处理指南
1. 消毒剂仅用于完整皮肤消毒
2. 选择组织坏死小的损伤性方法
3. 使用针尖电凝、加压、外用抗凝剂、胶原蛋白或明胶止血，而不是腐蚀性药物
4. 伤口使用外用抗生素而不是消毒剂防止伤口感染和促进愈合
5. 自来水代替过氧化氢清洁伤口
6. 伤口使用非黏附性密封敷料，以加速愈合
From Brown CD, Zitelli JA: J Dermatol Srug Oncol 1993; 19:732

皮肤活检术 Skin biopsy

皮肤活检术简单易行，可在诊所进行。皮肤活检术有多种技术，每种技术都有其特殊用途（表27-2）。

部位的选择 一般来说，如果有其他部位损害，活检通常不选择膝以下部位的损害。对病理专家来说，有时这种部位的标本难以解释，特别是老年人的标本，因为存在由淤滞产生的轻度炎症和色素沉着。面部，尤其是老年人的面部，以下三个部位的动脉表浅：颞部侧面至眉毛（颞动脉），与鼻翼相交的鼻唇沟皱褶，和眉毛内侧末端的眶上切迹（眶上动脉）。这些部位深的钻孔活检可能损伤动脉。

损害的选择 一般的原则是，活检应选择新鲜且发展成熟的损害，极早期的损害可能没有诊断性的组织学特征，陈旧损害可能有剥脱或结痂，但是对于水疱大疱性疾病的诊断，选择极早期的损害进行活检十分重要，如天疱疮和疱疹样皮炎。对于慢性疾病如盘状红斑狼疮，数周内不可能出现诊断性特征，对这类病例，应选择较陈旧的损害进行活检。

钻孔活检术 Punch biopsy

使用环状皮肤钻孔活检器很容易获得全厚皮肤，使用钻孔器十分方便（如the Baker-Cummins钻孔器），现有2-mm、3-mm、4-mm、5-mm、6-mm宽几种型号，3-mm钻孔器适合大多数损害，面部的活检选用2-mm钻孔器以减小瘢痕形成。产生的伤口有光滑的圆形边缘，愈合后有轻度凹陷性瘢痕。

这种方法足以应付多数肿瘤的诊断。如果可能，对于怀疑为恶性黑素瘤的损害，应采用切除活检术完整地去除损害。对于炎症性疾病和脂肪组织疾病，如结节性红斑，钻孔活检术所取组织量不足以用于诊断。

缝合钻孔产生的圆形或椭圆形缺损可缩短愈合时间，二期愈合慢，但美容上可接受。

钻孔活检技术 活检部位用酒精棉球涂擦，并不要求无菌技术，1%利多卡因加肾上腺素诱导局部麻醉，指端的活检避免使用肾上腺素，围绕损害和损害下注射，但不要直接注射入损害内。

操作者用拇指和食指撑开注射部位皮肤，使周边的组织得到支撑，另一手的拇指和食指来回旋转钻孔器，同时将钻孔器垂直推进组织。钻孔器透过真皮时可感觉到抵抗，当钻孔器进入皮下组织时，停止钻孔操作（图27-3，A和B）。

回抽钻孔器，用尖镊子轻轻地持住环状组织块，用剪刀从深部剪断标本，标本包含皮下组织，有齿镊可能压碎标本（图27-3，C）。

组织立即放入保存液，纱布加压或Monsel溶液止血（图27-3，D），有些外科医生喜欢一针缝合大于3mm的钻孔缺损。

削切活检术和削切术 Shave biopsy and shave excision

当全厚组织对诊断和治疗并不重要时，削切活检术和削切术对隆起的损害有用。但这种技术并不适用于大多数炎症性皮肤疾病。消切术去痣有极好的美容效果。但任何怀疑为黑素瘤的色素性损害均应采用切除活检术完全切除。

削切技术 通过利多卡因的渗透，损害高于周围皮肤，操作者用另一手的拇指和食指支撑周围的皮肤，将15号手术刀片平放在皮损旁，持续用力，刀片平稳地刮过损害，来回锯的动作将产生锯齿状的外观（图27-4）。较大损害的边缘可能需要几次用力。用剪刀剪除最后的皮肤连接可能比手术刀更容易。电烙器烙平粗糙的边缘和外观，Monsel溶液止血。

表27-2 皮肤活检术	
活检术类型	适应证
钻孔术	多数浅表的炎性和大疱性疾病，除恶性黑素瘤外的良性和恶性肿瘤
削切术	浅表的良性和恶性肿瘤（如脂溢性角化、穹隆型痣、非黑素瘤的恶性肿瘤）
切除术	深在的炎性疾病（如结节性红斑），恶性黑素瘤

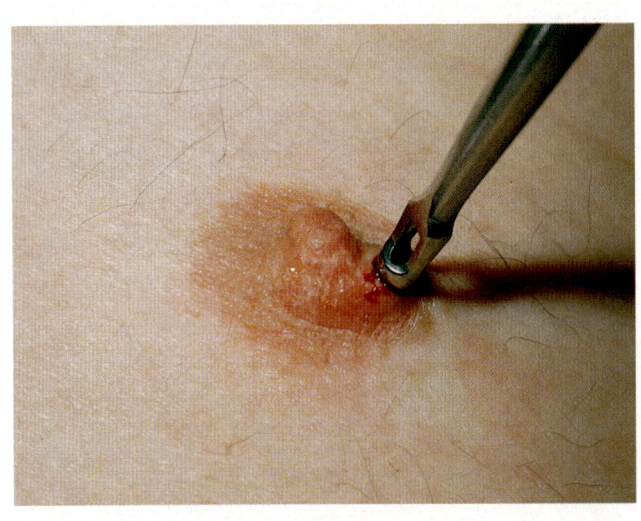 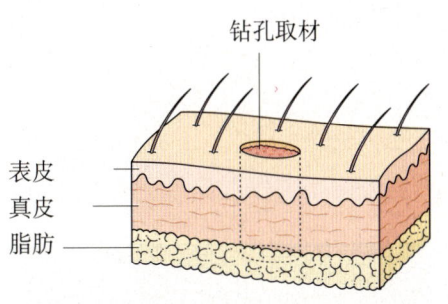

A. 皮肤钻孔器来回旋转，同时轻轻地推进透过真皮至皮下组织。

B. 皮肤钻孔器应当穿过真皮到达脂肪层。

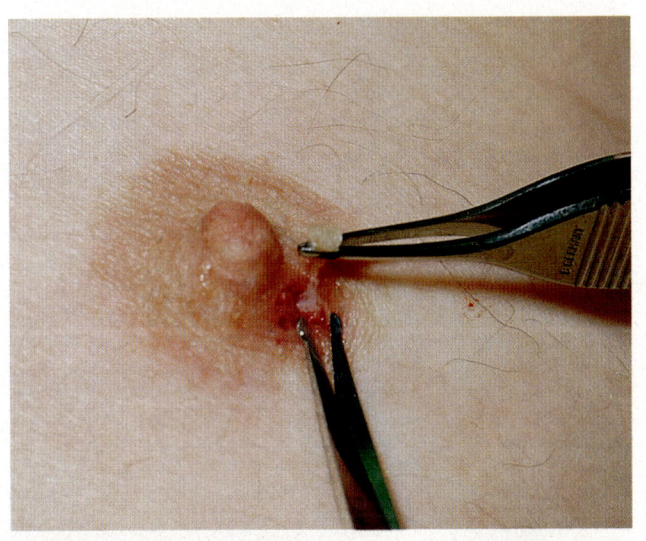 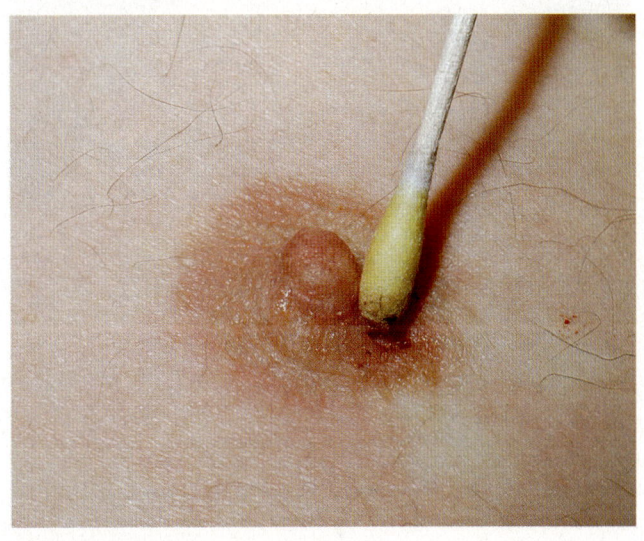

C. 镊子轻轻地持住柱状组织块，从深部包含皮下组织剪断。

D. Monsel 溶液止血。

图 27-3　钻孔活检技术

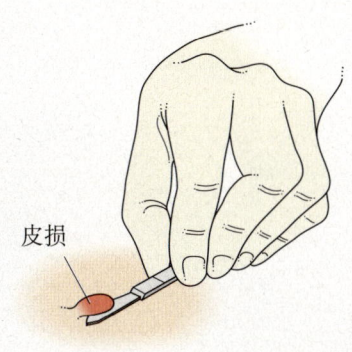

图 27-4　削切术：弯手术刀片平放在皮肤上，刀片平稳地刮过损害的基底部。

928 临床皮肤病学

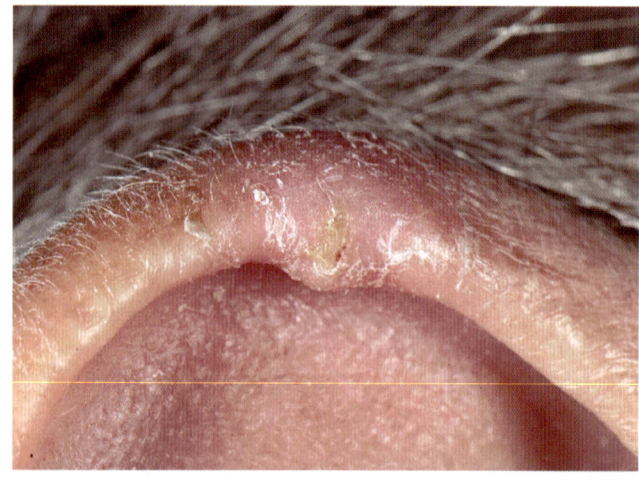

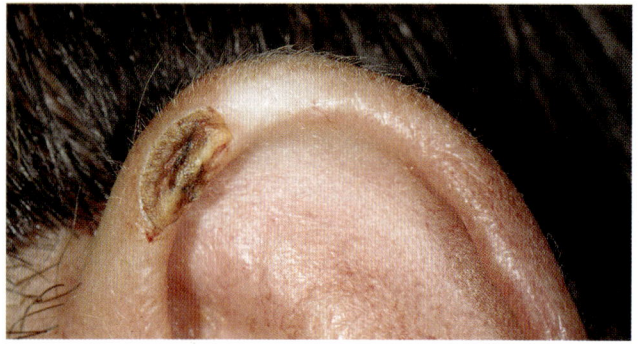

图 27-6 单纯剪除术。

单纯剪除术 Simple scissor excision

对于匙刮有困难的坚实的损害，可使用单纯剪除术去除。对于息肉样和半球形痣、坚实的脂溢性角化症、疣和鸡眼，可将弯探头剪刀的弯曲部分放置在皮肤表面，沿着损害边缘剪，同时慢慢地将剪刀的尖端进入损害的中央，去除损害，刮除任何残留的组织碎块，手术后留下的缺损通常光滑且与皮肤表面一样平整（图27-5和图27-6）。可用电烙器烙平粗糙的边缘和外观。

A. 剪除术前的耳轮慢性结节性软骨皮炎。
B. 损害剪除后，表面白色光滑的瘢痕愈合；另一个损害位于第一个损害之前，已被剪除。注意暴露的软骨。

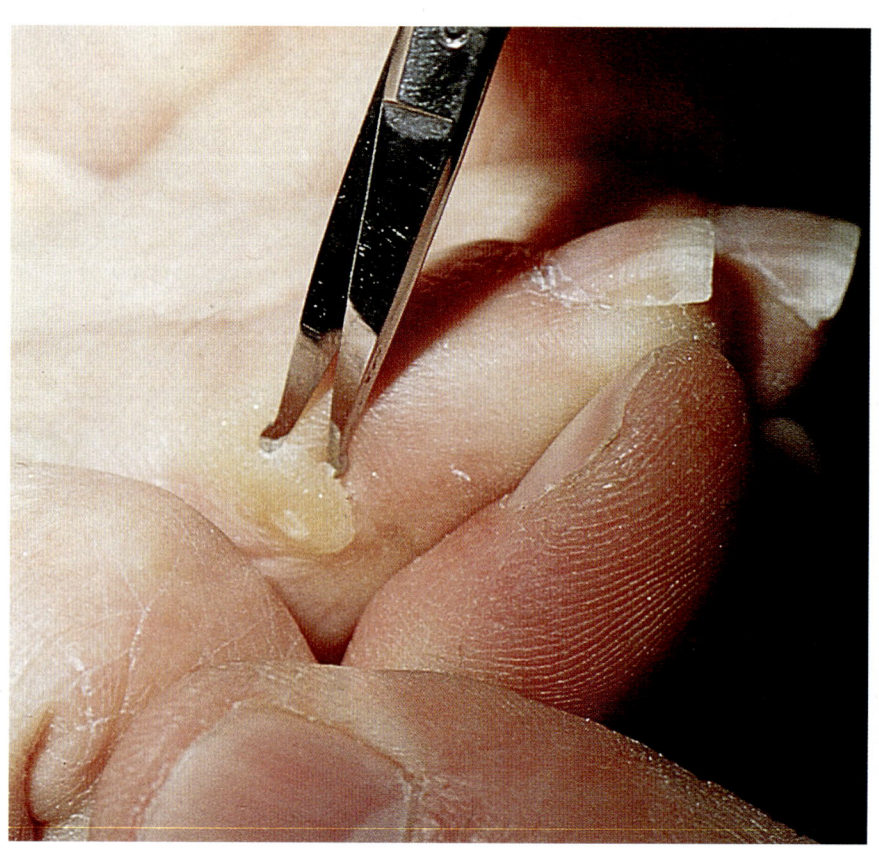

图 27-5 鸡眼的剪除术。

电干燥法和匙刮术
Electrodesiccation and curettage

适应证 对各种浅表性损害，如脂溢性角化症、基底细胞上皮瘤、鳞状细胞癌、化脓性肉芽肿、肉芽组织和生殖器疣，电干燥法和匙刮术去除损害非常实用。单用电干燥法足以去除蜘蛛痣、小的指状、线状疣和生殖器疣，颈部和腋部的小皮赘。单用匙刮术可用于去除软的脂溢性角化、日光性角化和丝状疣。

设备 电干燥法和匙刮术所要求的设备为一台电干燥仪和一套锋利的匙刮器。许多廉价的电外科治疗室有能力实施电干燥法、电灼疗法和电凝疗法。电外科治疗室常用的设备有电干燥仪、透热治疗仪、电烧灼仪（Bantam Bovie）和 Ritter 电凝器。

装有起搏器的患者 现代起搏器抗电干扰能力极强，相对健康的装有起搏器的患者，进行小损害的电外科手术危险性微乎其微。但是，心脏起搏器和除颤器均会受到电外科手术的影响[18]。当知道了适当的电外科技术的输入功率时，心脏病学专家可以帮助明确患者的治疗风险、患者对设备的依赖性，以及帮助选择适当的预防性措施。

技术

不使用无关电极，电干燥法和电灼疗法均能完成，但治疗深度表浅。电干燥法和电灼疗法在皮肤科适应证广泛[19,20]。因凝固可产生更严重的组织损伤，所以要求使用无关电极[21]。

电灼疗法 Fulguration 被治疗的损害表面应干燥和相对无出血，尖电极稍稍离开组织表面，"火花"出现，组织表面脱水（图27-7，A），邻近的周围组织炭化，仅当创面干燥时才能止血。

电干燥法 Desiccation 电极尖端接触皮肤表面，或稍微插入组织（图 27-7，B），电灼疗法必然产生炭化。如同电灼疗法，仅仅在创面擦干后，止血才有可能。

电凝疗法 Electrocoagulation 电凝疗法需要双极设备，活动电极（针头、小球）接触治疗组织，由于电流增加，电凝疗法的组织坏死比电灼疗法或电干燥法更为广泛。由于产生更高的热量和电流沿着血管的传导，使出血部位的止血成为可能。

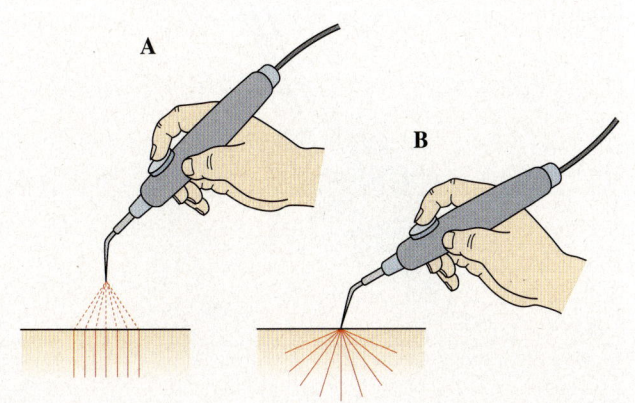

图 27-7 A. 电灼疗法——针头放置皮肤表面之上。B. 电干燥法——针头接触皮肤表面（*From Bougton RS, Spencer SK: J Am Acad Dermatol 862-867, 1987.*）

匙刮术 Curettage

匙刮术是一种刮或匙技术，用于去除柔软的肿瘤，如脂溢性角化症或电外科手术后软化了的组织。可去除呈浅表生长的组织，正常组织损伤小。很多情况下，匙刮术后使用电干燥法止血和去除残留的组织碎块，但是，电干燥法会产生更重的色素减退和瘢痕形成。

适应证　匙刮术单用或加电外科手术可以治疗脂溢性角化症、疣、传染性软疣、日光性角化、Bowen病、基底细胞癌和鳞状细胞癌。

仪器　皮肤匙刮器有圆形或椭圆形锐利的环，现有的匙刮器直径为1～7mm，对小手术，直径较小的最为有用。

技术——匙刮术

1%利多卡因加肾上腺素局部麻醉，注射使用27号或30号针头。

执笔式技术　执笔式技术最适合大多数柔软损害，采用这种技术，使匙刮器的精细移动成为可能。用拇指、食指和中指像握铅笔一样握住匙刮器柄，手掌的底部放在皮肤上固定，术者另一手抻开和绷紧损害周围的皮肤。几次均匀有力的匙刮（图27-8，A和B），匙刮器刮过组织时，可用食指将匙刮器拖向术者[22,23]，或用拇指推离术者，术者实际上可感觉到肿瘤的质地。在匙刮结节性基底细胞癌时，这一点非常有用，结节性基底细胞癌有坚实的凝胶样的质地，肿瘤基底部的真皮非常坚固且抵抗匙刮。在真皮结缔组织有日光性损伤的老年患者，肿瘤和真皮的界面并不清楚。Monsel溶液用于止血。

技术——基底细胞癌的电干燥法和匙刮术[24,25]

结节性和浅表性基底细胞癌电干燥法和匙刮术的操作技术如下：1%利多卡因加肾上腺素局部麻醉，用手指支撑周围组织；黏附结构少、柔软易碎的肿瘤，匙刮到坚实的真皮，其下的真皮纤维组织坚硬，几乎不可能被匙刮；质地柔软的肿瘤只有微弱的抵抗力，超过90%的肿瘤团块能很快被去除（图27-8，B）。电干燥或电凝整个表面和边缘，缓慢地来回拖动探针，直到基底部均匀炭化。用匙刮器去除炭化组织，电干燥和匙刮重复2次以上，或直到见到正常组织面或完全为正常组织面。继续干燥和匙刮到超过损害可见边缘0.5cm，以确保肿瘤的微小扩散被完全破坏。基底部的活动性出血提示存在残余肿瘤，去除肿瘤的真皮均匀渗血。Monsel溶液止血。

术后护理　伤口可暴露，或绷带覆盖或轻度包扎，鼓励每日肥皂水清洗。对二期愈合的较大的手术缺损，可使用凡士林或软膏基质的外用抗生素如杆菌肽，以防止感染和预防结痂。如有要求，伤口可以清洗，间断使用黏附性绷带或纱布覆盖。

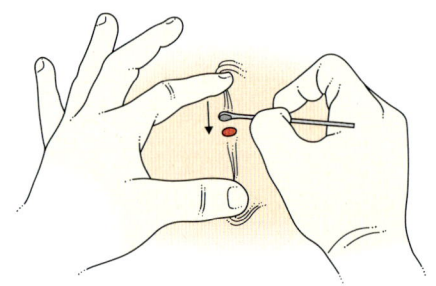

A. 执笔式技术显示匙刮器的使用方法和固定损害的张力平面。

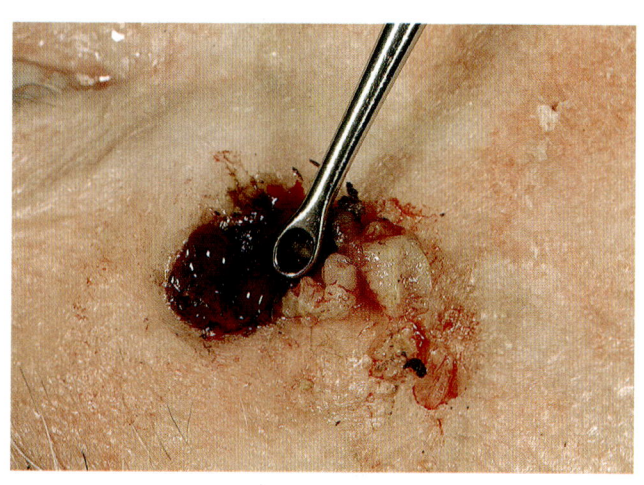

B. 用1号匙刮器和执笔式技术匙刮基底细胞癌。

图27-8　匙刮术

钝性分离 Blunt dissection

钝性分离是一种简单的外科操作,用以去除表皮肿瘤,如疣[26,27]和角化棘皮瘤[28],该技术快速、有效,常无瘢痕形成。很多情况下因其不影响正常组织,该技术优于电干燥法、匙刮术及切除术。

商品化的钝性分离器有售,也可自制,用磨轮磨平 Bard-Parker 刀柄的刀片端,并将尖端弯曲成 30 度角。Schamberg 粉刺挤压器也可用作钝性分离器。

技术

对于估计有术后疼痛的损害,如较大的跖疣和甲周疣,可提前麻醉处理。掌跖以外其他部位的手术相对无疼痛。

2% 利多卡因加肾上腺素局部麻醉。

在损害和正常皮肤之间插入钝头剪刀的尖端,环形剪开皮肤,形成一个解剖平面(图 27-9,A)。

钝性分离器插入裂隙面,短促而有力的剥离,很容易将完整的损害从其周边及下方的正常组织中分离出来(图 27-9,B)。这种粗糙的解剖完成后,钝性解剖器在暴露的创面表面有力地来回拖动,以确保无残留组织存在(图 27-9,C)。

Monsel 溶液止血,伤口用绷带覆盖,建议患者每日更换 1 次,连续 3~4 天,此后暴露伤口。应该告诉患者,甲周疣和跖疣手术后 15 分钟~2 小时可能出现中度至剧烈的疼痛。

冷冻外科 Cryosurgery

液氮冷冻能快速有效地治疗小的浅表的非恶性损害(沸点 -196℃)。冷冻外科治疗恶性损害时,需要经验和热电耦设备,以测定冷冻的深度[29,30]。冷冻皮肤较厚的部位如掌跖部,或解剖学上受限制的部位如甲周[31],可产生剧烈的疼痛。这些部位的损害最好用其他方法治疗。表皮细胞、黑素细胞和神经组织冷冻后比真皮和血管的结缔组织更易受冷冻损伤。

适应证 冷冻外科对寻常疣和生殖器疣、日光性角化症、脂溢性角化症、色斑和传染性软疣非常有效[32]。皮肤纤维瘤和皮脂腺增生的表浅部分可用冷冻破坏。肥厚的脂溢性角化最好用匙刮术去除。

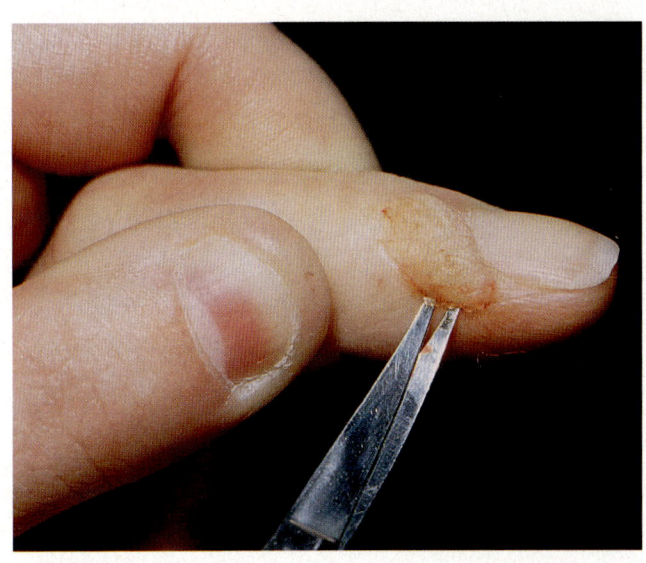

A. 在损害周围用弯探针头剪刀剪切形成一个解剖平面。

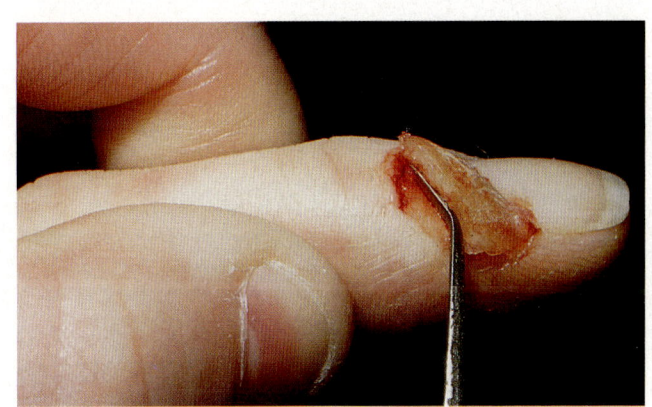

B. 钝性分离器插入裂隙面短促而有力地剥离。

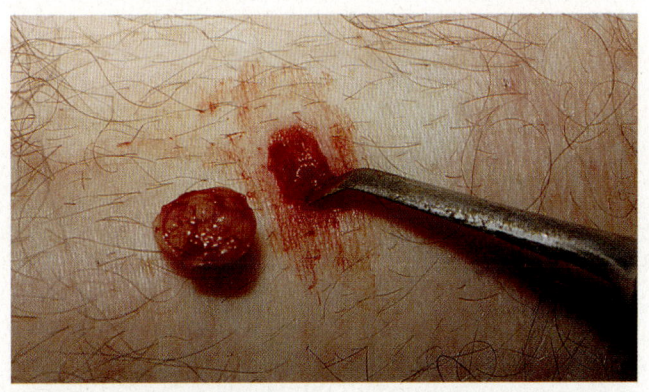

C. 钝性分离器在暴露的创面表面有力地来回拖动,以清除残留组织碎片。

图 27-9 疣的钝性分离

设备 大多数城市可获得液氮，可用1～2加仑的罐存储放在门诊部，存放时间大约10天。液氮可用棉签给药，但棉签也能传播病毒颗粒。现在推荐使用有高压灭菌头的喷雾器或接触性探头给药[33]，如Cry-Ac（Owen Instruments）。

技术

快速冷冻和缓慢解冻可致最大程度的组织损伤，反复的冷冻和解冻循环则会加重细胞损伤[34]。冷冻时有中等到重度的疼痛。冷冻的深度大约为横向距离的1.5倍[35]。冷冻至损害周围1～3mm大约需要20～40秒的解冻时间，适用于表皮损害如疣和日光性角化症。更长的冷冻-解冻时间可破坏部分真皮。使用这种技术必须保守，对一个损害的治疗最好是治疗不足，一段时间后再重复治疗，而不要过度冷冻，否则会破坏过多的正常组织，产生色素减退。冷冻手术期间反复挤捏皮肤能减轻疼痛[4]。

薄的损害 脂溢性角化症、扁平疣和日光性角化症7～10天内结痂并脱落。宽而扁平的脂溢性角化病可分次冷冻（图27-10，A），从中间开始冷冻大的损害，可致冷冻过深。

厚的损害 为有效地治疗疣，必须形成血性大疱。疣比薄的脂溢性角化症和日光性角化症需要更长的冷冻时间，愈合时间为2～3周。

冷冻麻醉和切割或匙刮 对隆起性损害如厚的脂溢性角化病和小的皮内痣（小于5mm），冷冻喷雾可用于获得快速的冷冻麻醉。然后隆起的部分用匙刮器去除，或用剪刀或手术刀直接切除到与皮肤表面齐平。用该法治疗痣还有一个好处，任何残留在损害基部的色素，能通过短暂冷冻损害基底部破坏。

"浸渍片"法 将大棉头拭子的尖端卷头，把施药器浸泡在液氮罐中，其尖端立即点在损害的中央，白色坚硬的冷冻区域迅速向各个方向扩散开，当冷冻扩展到损害周围1～3mm后，移开拭子。

冷冻喷雾 良性的浅表损害，通常要冷冻5～15秒，形成一超过损害1～3mm冷冻环。

冷冻术后 解冻几分钟内出现红斑和水肿。表浅的冷冻导致表皮和真皮交界处分离，形成水疱和大疱。大疱可出现在臂和手上（图27-10，B），大疱可以很大，并可为出血性，一般可在数日内吸收，如果出现不适时，有时需要抽疱液。冷冻术后伤口比激光或手术伤口愈合慢。

并发症 表浅的冷冻后瘢痕很轻微，美容效果与电干燥法和匙刮术相当或比后者更好。如果疣或角化病后出现肥大性瘢痕、明显的色素减退或色素过度沉着或伤口渗出，说明冷冻过度。色素沉着可出现在肤色较黑的人群中。躯干和腿部冷冻术后易出现圆形色素过沉着斑。

指/趾侧面[36]、下颌角和肘尺侧窝的神经浅表，这些部位尽量避免冷冻手术，以免损伤神经。

黑素细胞对冷冻损伤非常敏感，愈合常有色素减退，因此肤色黑的患者应用冷冻手术应慎重。

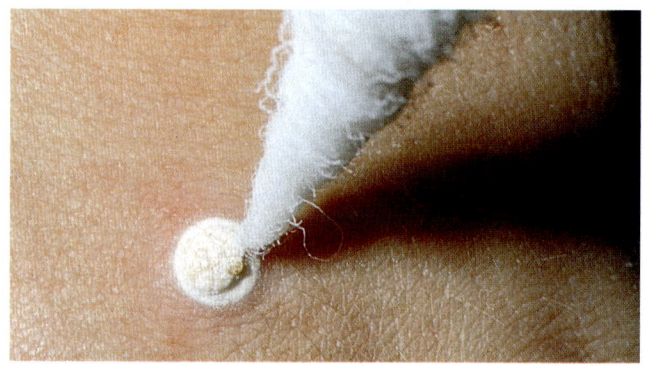

A. 液氮浸泡的棉头施药器置于损害表面，直到1mm的冷冻组织环形成。

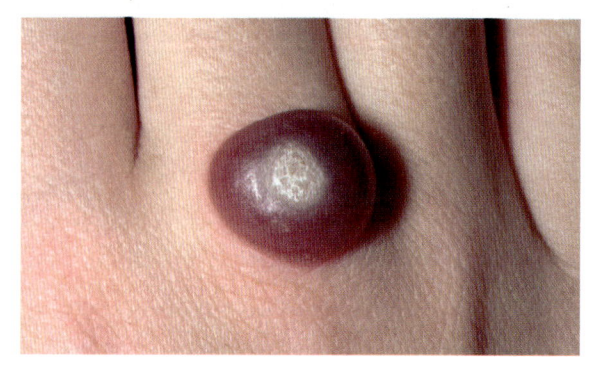

B. 冷冻术后24～48小时出现出血性大疱，最可能出现于臂和手上。

图27-10　冷冻术

囊肿摘除术 Extraction of cysts

小的表皮（皮脂腺）和毛发（头皮皮脂性囊肿）囊肿可用快速简单的技术去除。不去除正常组织，不需要缝合，瘢痕形成小。

技术

局部麻醉后，用11号尖手术刀线状（3～10mm）切开皮肤和囊肿（图27-11，A）；用力压迫周围组织，从小切口挤出囊肿内容物；通过切口将1～3mm的匙刮器插入囊肿，刮出和去除任何残留的组织碎片（图27-11，B）。全部排出后，用力通过切口挤压出部分或全部囊壁，用镊子拉出囊壁（图27-11，C），用剪刀与结缔组织分离（图27-11，D）。吸干血液和血清，压迫伤口几分钟，然后用小敷料覆盖，次日清洗伤口部位。

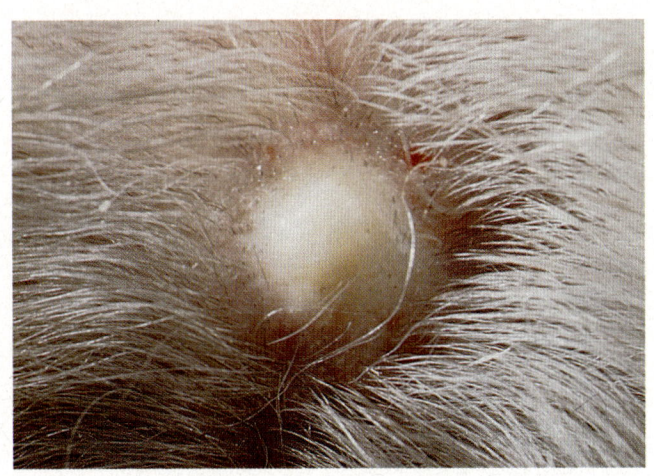

A. 用11号尖手术刀线状（3～10mm）切开皮肤和囊肿。

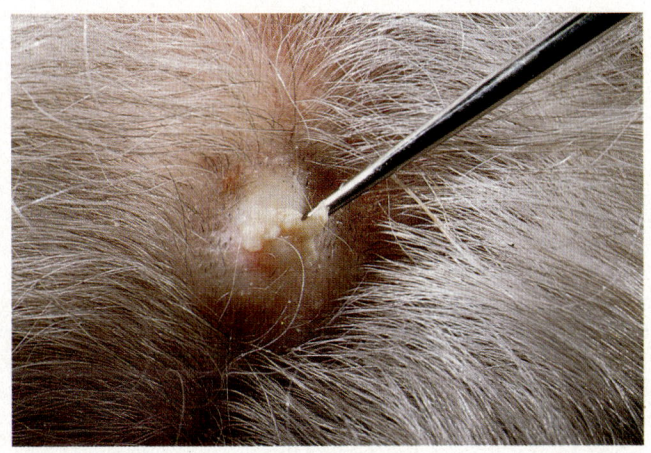

B. 通过切口将1～3mm的匙刮器插入囊肿，尽可能多地刮出和去除囊肿内容物，用力压迫周围组织，从小切口挤出囊肿内容物。

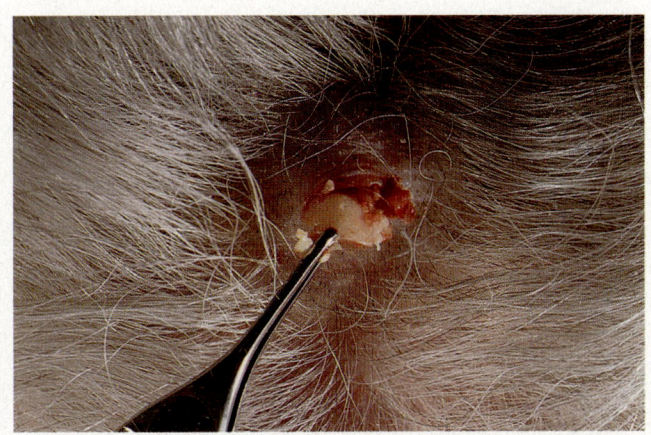

C. 排空囊肿内容物后用力通过切口挤压出部分或全部囊壁，用镊子拉出囊壁。

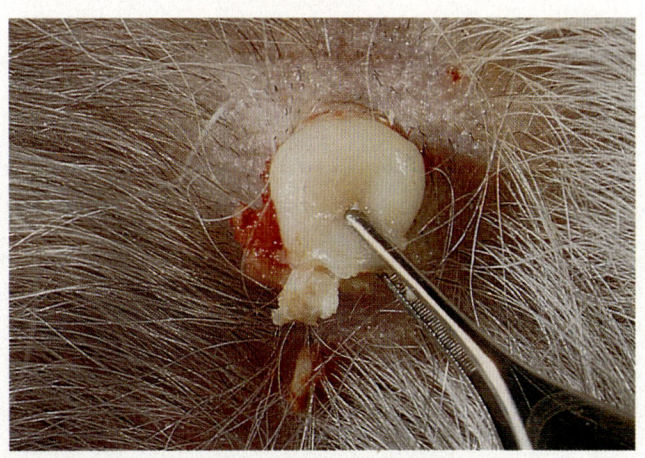

D. 用剪刀将其与结缔组织分离，并去除囊肿。

图27-11　囊肿摘除术

Mohs 显微外科 Mohs' Micrographic Surgery

某些皮肤肿瘤如基底细胞癌，不是呈球形增生，而是随机生长，指状突入周围的结缔组织。电干燥法、匙刮术或切除术可能治疗不彻底，导致肿瘤复发。过去，复发的患者经历多次手术，而多次手术仍不彻底，肿瘤最终发展成边界不清的实质性肿物。

1941年，弗雷德里克·莫斯描述了一种显微镜指导下的基底细胞癌追踪和切除方法[37]。从此以后，该技术用来治疗许多向周围扩散的皮肤癌[38]。现在该技术已被改进，通常使用在门诊切取的一天以内的新鲜组织。薄层去除组织，标记标本的所有边缘，以决定肿瘤是否残留。治愈率极高。该技术能节省组织，精确定位肿瘤，最大程度地保留正常皮肤[39]。

技术

用匙刮器去除临床上明显病变部位（图 27-12）。过去，使用化学固定剂——氯化锌糊剂——后者可渗透进组织。由于糊剂的使用，产生了现已过时的概念即"Mohs化学外科"的提法。目前，已省去了化学固定的步骤，而称为"新鲜组织技术"[40-42]。

用手术刀沿水平方向薄层切除组织，并分成几块，以便于制冷冻切片。两块相邻的组织边缘染成红色和蓝色，以便空间定位。准备切片图解，图上标明编码的数字和颜色。标本冷冻固定，然后切片，切片进行染色和显微镜检查。

在图上标明肿瘤细胞的部位，在有肿瘤的部位重复以上步骤，直至达到无肿瘤的平面。

图 27-12 显微镜指导下的肿瘤切除——Mohs 显微外科。

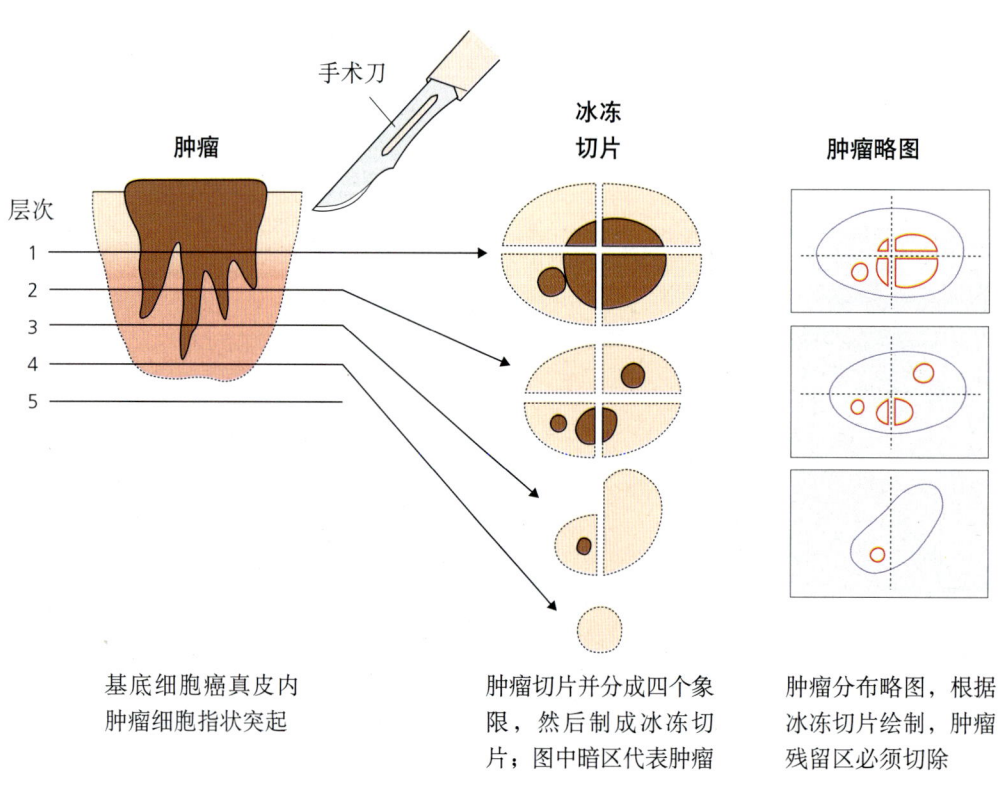

基底细胞癌真皮内肿瘤细胞指状突起

肿瘤切片并分成四个象限，然后制成冰冻切片；图中暗区代表肿瘤

肿瘤分布略图，根据冰冻切片绘制，肿瘤残留区必须切除

新鲜组织技术的缺点是导致二期愈合，也可一期愈合。对于面部缺损，皮瓣比皮肤移植更好，前额和鼻唇部的皮瓣对鼻特别有用[41]。治愈率达94%～99%（图27-13）。

这种显微镜控制技术的优点是最大限度地保存了癌周围的正常组织，为切除范围是否足够提供了可靠保证。缺点是耗费时间，需要数小时或数天的时间。

Mohs显微外科的适应证列表见框27-2。

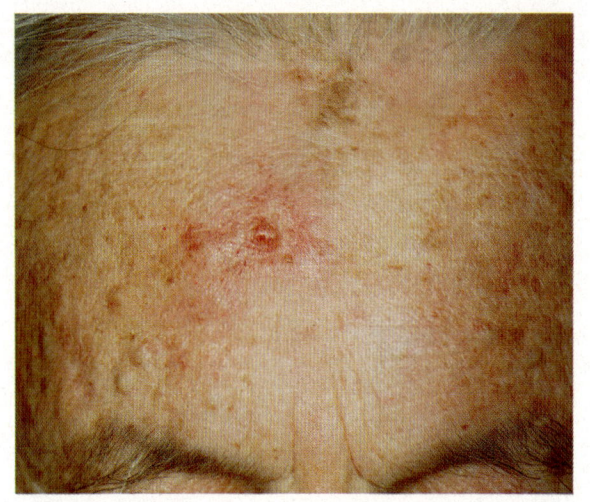

A. 硬化性基底细胞癌：一个小结节周围绕以边缘不清的硬性红斑损害。

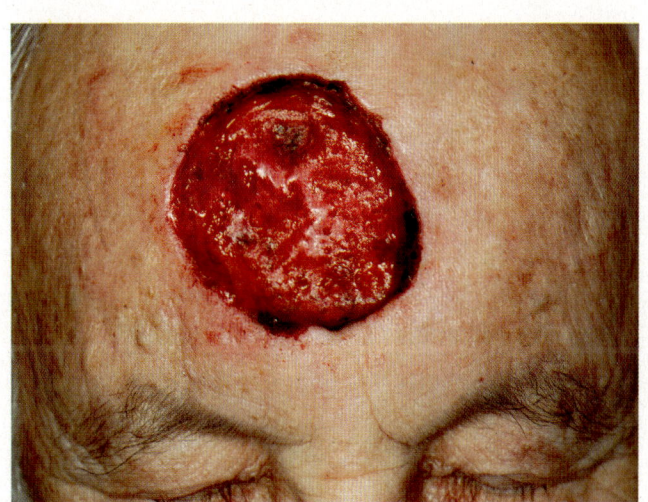

B. Mohs显微外科显示了肿瘤的真实范围，临床上肿瘤看起来相当小。

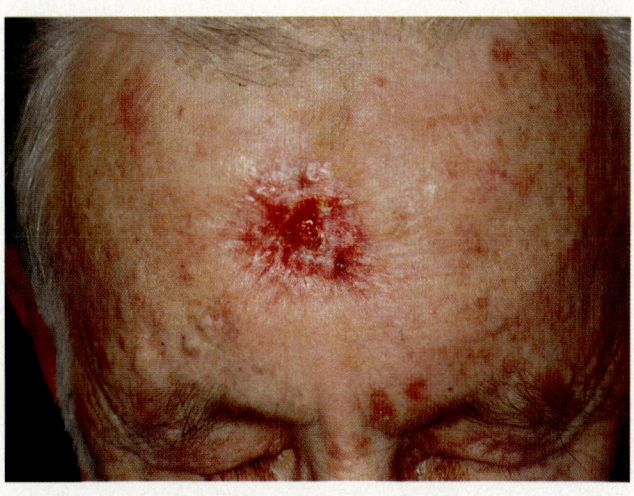

C. Mohs显微外科手术后6周，缺损二期愈合。

图27-13 Mohs显微外科技术

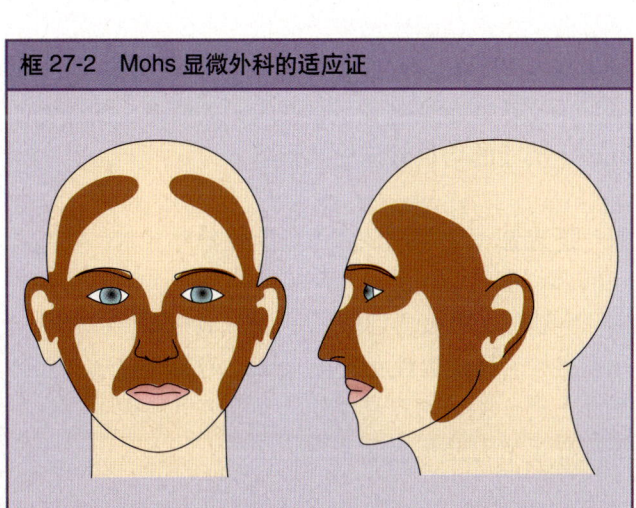

框27-2　Mohs显微外科的适应证
1. 广泛的复发性皮肤癌，传统的破坏性外科技术或放疗无效
2. 长时间的异常巨大的原发性皮肤癌
3. 分化差的鳞状细胞癌
4. 硬斑病样或纤维性基底细胞癌
5. 临床边界不清的肿瘤
6. 可能沿着自然皮肤平面深侵袭的面部肿瘤，或肿瘤易扩散程度难以确定的部位，如眼睑、鼻翼、鼻唇沟和耳周部位
7. 最大限度保存无肿瘤组织对保持功能十分重要的部位，如阴茎或手指

Modified from Albright SD III: J Am Acad Dermatol 1982; 7:143.

化学剥脱术 Chemical peels

面部化学剥脱术常由美容外科医生完成。剥脱导致表皮和真皮浅层可控制的部分厚度化学烧伤。有几种技术可用来精细调节剥脱的深度。由毛囊和汗腺导管上皮细胞形成的新鲜的、有序的和有组织的表皮完成了剥脱皮肤的再生。表皮和其下受损的真皮之间，形成了一条 2～3mm 宽的致密完整有序的胶原纤维带，从而有效地去除皮肤的细小皱纹，减少色素沉着。这些临床和组织学的改变可持续很长时间（15～20 年），有些病人也许是永久性的。剥脱术局部并发症包括色素沉着改变、瘢痕形成、粟疹、睑外翻、感染、单纯疱疹的活动以及中毒性休克综合征[43]。根据所用的腐蚀剂的渗透深度，面部化学剥脱可分成深度、中度或表浅三种。

至深部网状真皮的深度剥脱 当使用 Baker 配方时[3ml苯酚，2ml水，8滴0.25%消毒液体肥皂（六氯苯皂），3滴巴豆油]，苯酚（石炭酸）可产生明显的治疗效果，但有系统性并发症的危险。酚是一种蛋白沉淀剂，可引起表皮和真皮外层表面角蛋白和其他蛋白的快速变性。这种烧伤性损伤可扩展至 2～3mm 深。苯酚被快速吸收进循环，可能导致心律失常。6～7天内出现完全的上皮再生。酚剥脱术最适合于浅肤色的女性，能实质性地改善皱纹和日光性损伤。

至真皮乳头层的中度剥脱 用三氯醋酸进行中等深度剥脱术的剥脱深度并不深。三氯醋酸（35%～50%）剥脱能减轻色素问题，改善皱纹，潜在系统性毒性小，但仍有可能出现局部并发症，包括瘢痕形成和色素改变。

至真皮乳头层的表浅剥脱 三氯醋酸（10%～25%）和其他试剂的表浅剥脱，重复使用时，能改善色素不规则和一些皮肤表面问题，使面部皮肤呈现新的外观[44]。羟基乙酸是一种α羟酸，也用作化学剥脱剂，羟基乙酸（50%～70%）产生表浅的剥脱，用以去除日光性角化症、细皱纹、色斑、黄褐斑、脂溢性角化症。和其他的剥脱一样，渗透的深度也可通过使用酸的时间长短来调节。剥脱剂留在皮肤上3～7分钟，可重复3～4次。羟基乙酸能用于所有类型皮肤的剥脱，危险性小[45]。

填充物质 Filling materials

现在有软组织填充物用于治疗面部皱纹、痤疮瘢痕以及手术后缺陷。牛胶原蛋白（Zyderm Ⅰ和Ⅱ）置于真皮浅层，用以改善面部表浅皱纹线。Zyplast是一种牛胶原蛋白交联产物，置入较深，能使凹陷部位隆起，如痤疮瘢痕、深的鼻唇沟皱褶和手术后缺损。有些患者对这种物质过敏，Dermalogen 是一种可注射的人类组织基质填充物，从供者组织获得，不需要过敏试验。Cosmoderm 和 CosmoPlast 含有在实验室培养的人类成纤维细胞合成的胶原蛋白，不需要皮肤试验。

自体脂肪组织注射是一种外科技术，不需要FDA批准。用针头收集脂肪细胞，然后冲洗和注射回需要的部位。这种方法收集的细胞成活率低，限制了这种技术的应用效果。

吸脂术 Liposuction

在由训练有素的医生完成吸脂手术时，吸脂手术是一种安全的手术。皮肤弹性好，40岁以下的患者，是吸脂手术最佳的候选者。但是，年龄在16岁以上甚至超过70岁的患者都能成功地接受吸脂手术。以前通过手术切除脂肪来瘦身，会产生大的瘢痕，而吸脂术只要半英寸的切口就能去除脂肪。

适应证 由于可使用多种新仪器和技术，实际上任何部位都可以接受治疗——小腹膨隆、腹部赘肉、髋、大腿侧面以及男性的"爱柄"。其他适合的部位包括：男性乳房（男性女乳）、颏部、颈部、腋前脂肪皱褶和上臂。脂肪瘤容易被摘除。许多外科医生在做面部提升手术时使用吸脂术[46]。

技术 使用放射状隧道穿凿方法。通过1/2英寸的切口插入圆孔插管，插管推进到脂肪，使其与纤维基质松解，多次来回移动，机械性地破坏脂肪，形成隧道，通过非常有力的吸引去除松散的脂肪。

激光 Lasers

有多种类型的激光用于治疗皮肤疾病[47]（表27-3）。

光热分解 Photothermolysis 色基或皮肤的光吸收成分（黑素、血红蛋白、水和文身墨水）可吸收激光。吸收的能量转变成加热色基的热能，如果靶组织（色基）强烈吸收特定波长的激光，且脉冲突变短于组织热弛豫（冷却时间）的时间，那么就会发生组织选择性热损伤。通过限制对靶色基的热损伤，周边组织损伤减轻，减少瘢痕形成的危险。

激光是如何工作的 激光使用一种电装置，激活介质，常为气体样的二氧化碳或晶体如红宝石柱。激活的介质释放光线，通过镜子集中，成束释放。激光由三部分组成，泵系统提供能量，闪光灯是泵系统的一种类型。激光介质提供激发辐射需要的电子，激光介质可以是气体的（氩、二氧化碳、氦-氖、铜蒸气、准分子、氪）、液体的（可调染料）、固体的（翠绿宝石、红宝石、Nd:YAG、Er:YAG、Ga:As）或者由自由电子组成。激光腔由围绕着被泵系统激活的激光介质的两面平行的镜子（一面部分反射）组成。

激光的波长由存在于激光腔的激光介质决定。

表27-3 皮肤科应用的激光

波长（nm）	激光	适应证
488-514（蓝-绿）	氩（连续）	毛细血管扩张，成人厚的鲜红斑痣，表皮色素性损害
504-690（绿-黄-红）	氩-泵可调染料（连续）	毛细血管扩张，成人厚的鲜红斑痣，表皮色素性损害，光动力学治疗
510（绿）	闪光灯-泵染料（短-脉冲）	表皮色素性损害，红色文身
511（绿）	铜蒸汽/溴化物（非-连续）	表皮色素性损害
521；531（绿）	氪（连续）	表皮色素性损害
532（绿）	KTP（非-连续）	毛细血管扩张，成人厚的鲜红斑痣，表皮色素性损害
532（绿）	KTP（长-脉冲）	毛细血管扩张，成人鲜红斑痣，表皮色素性损害
532（绿）	倍频Q开关Nd:YAG（脉冲）	表皮色素性损害，红色文身
568（黄）	氪（连续）	毛细血管扩张，成人厚的鲜红斑痣
578（黄）	铜蒸气/溴化物（非-连续）	毛细血管扩张，成人厚的鲜红斑痣
585-600（黄）	闪光灯-泵染料（长-脉冲）	鲜红斑痣，儿童鲜红斑痣，毛细血管扩张，疣，肥大性瘢痕，纹
694（红）	Q开关红宝石（脉冲）	表皮和真皮色素性损害，蓝、黑、绿文身
694（红）	红宝石（长-脉冲）	脱毛，真皮色素性损害
755（红外线）	Q开关翠绿宝石（脉冲）	表皮和真皮色素性损害，蓝、黑、绿文身
755（红外线）	翠绿宝石（长-脉冲）	脱毛
810（红外线）	二极管（长-脉冲）	脱毛
1064（红外线）	Q开关Nd:YAG（脉冲）	真皮色素性损害，蓝、黑、文身
1064（红外线）	Nd:YAG	脱毛
1064（红外线）	Nd:YAG	深的组织凝固
1320（红外线）	Nd:YAG	非剥脱性换肤术
2940（红外线）	Er:YAG（脉冲）	换肤术
10600（红外线）	二氧化碳（连续，脉冲）	组织凝固、汽化和切割，换肤术

Adapted from: Hruza GJ: Skin & Aging, Jan 2000.

激光的类型　连续波激光（氩、氩泵可调染料，氪）产生持续发射的激光束。不考虑波长，长时间暴露下多数皮肤会被热传导加热。脉冲激光产生由单个短脉冲发射的光束，脉冲之间有一个长的间歇（0.1～1秒）。

Q开关是指一个允许所有激光能量在一个强脉冲里释放的开关，靶色基迅速加热以至于破碎。短脉冲激光（Q开关红宝石、翠绿宝石Nd:YAG）用于较小的结构（黑素小体、文身墨水颗粒）。

二氧化碳激光有不同的发光模式，连续波模式激光束能凝固、汽化和切割。"超脉冲"和扫描模式能将组织完全汽化，有极少的副损伤，用于换肤术去除皱纹和瘢痕。

血管损害　激光用于先天性和获得性血管损害，包括鲜红斑痣、血管瘤、面部毛细血管扩张、皮肤异色症、草莓状血管瘤、静脉湖和蜘蛛状腿部静脉。靶色基是血红蛋白，血红蛋白吸收能量后可导致局部热损伤。

闪光灯泵脉冲染料激光使婴儿和成人鲜红斑痣的治疗发生了革命性的变化，对鲜红斑痣的治疗效果非常好，大约只有约1%的瘢痕形成率，仅偶尔发生暂时性色素沉着。以下的激光用于治疗血管性损害：488～514nm的氩激光，532nm Nd：YAG倍频激光，568nm的氪激光，577～600nm的氩染料激光，578nm铜蒸气激光以及585、595和600nm的脉冲染料激光。没有任何一种激光对所有类型的血管损害都有理想的疗效。长波激光穿透更深。

文身和色素性损害　主要为表皮成分的良性色素性损害（日光性色斑、雀斑、黄褐斑及太田痣），以及红、蓝、黑和绿色文身，Q开关激光能有效治疗。咖啡牛奶色斑、Becker痣和黄褐斑对激光的反应不同，Q开关激光产生非常高的能量和极短的光脉冲，Q开关激光包括695nm的红宝石激光、近红外光谱的1064nm和绿色光谱的532nm Nd:YAG激光，以及755nm的翠绿宝石激光。这些激光的色基为黑素和文身色素。这些激光的波长足以透入真皮作用于文身墨水或色素[47]。

这些激光的超短脉冲时间产生的光声波使文身颗粒碎裂成小的碎片，碎片被吞噬和去除。蓝-黑色文身对Q开关红宝石和1064nm Nd:YAG激光反应最好，绿色纹身用翠绿宝石激光治疗，红色文身用532nm Nd:YAG激光治疗。专业文身不如业余文身对激光反应快。

非Q开关激光也用于治疗色素性损害，采用510nm的绿色闪光灯浦泵脉冲染料激光和氩激光，同时产生521nm和530nm绿光和568nm的黄光。

换肤术 Skin resurfacing　换肤术用于治疗面部皱纹和痤疮瘢痕。用于换肤术的激光为10600nm的二氧化碳激光和2940nm的Er:YAG激光。水是靶色基。热能导致组织的汽化。使用新的超脉冲激光和计算机扫描能减少外周热损伤和瘢痕形成。肤色较黑的患者可能产生难以接受色素改变。

脱毛　激光能有效的并可能永久性的脱毛，不适感少，瘢痕形成的危险性低。1064nm Nd:YAG激光、红宝石激光、长脉冲翠绿宝石、二极管激光和非激光脉冲光源都能用于脱毛。激光穿透进入真皮，被毛囊黑素吸收，脉冲宽度必须足够长，以使毛囊出现热损伤。正常模式的红宝石激光的脉宽，短于毛囊热弛豫时间并允许更多的热传导和毛囊破坏。将一块冷却手巾放皮肤表面，传导从表皮发散的热量，可减少热损伤。红宝石激光对浅肤色黑头发患者更为有效。非激光脉冲光源也可使用。

肉毒毒素 Botulinum toxin

这是美国最流行的非手术美容方法，肉毒毒素在美国和欧洲均可获得。不同公司的产品效果不同。肉毒毒素A是一种不稳定的蛋白，盐水稀释后应立即使用。每个患者必须单独评估，注射的剂量和次数根据患者的肌肉决定。注射要注入肌肉内。肉毒毒素注射后3～7天起效，持续3～5个月。男性剂量可能要大一些。注射前1周避免使用阿司匹林和其他血液稀释剂。

适应证和副作用　肉毒毒素A被批准用于治疗眉间皱纹，大约20单位的肉毒毒素注射入降眉间肌和皱眉肌，最明显的治疗反应出现在30天后。13%的患者出现头痛，3%的患者出现眼睑下垂。

眉间、前额和眼角皱纹是最常见的治疗部位。肉毒毒素不能代替睑成形术，对皮肤松弛也毫无帮助。并发症包括青肿，头痛，上睑下垂，复视，矫正不足或矫正过度。眼外角皱纹注射后常有瘀斑，浅表注射和冰敷能最大限度的减少瘀斑。口周和颈部（对水平皱纹和软化过度肥大的颈阔肌）注射技术上更难，副作用包括吞咽困难、发音困难，以及虚弱和"松垂"颈。小剂量、精确注射及远离潜在的"困难"部位注射，使药物弥散至其他肌肉的机会最大程度的减少。避免过度稀释产品。有些医生用10ml无菌盐水来稀释一瓶肉毒毒素，而其他人用2ml盐水稀释达到每0.1ml含5U的肉毒毒素的浓度。毒素浓度越高扩散越少。

（傅继成　徐世正译　陈洪铎校）

参考文献

1. Huang W, Vidimos A: Topical anesthetics in dermatology, J Am Acad Dermatol 2000; 43(2 Pt 1):286.
2. Ruzicka T, et al: Allergy to local anesthetics: comparison of patch test with prick and intradermal test results, J Am Acad Dermatol 1987; 16:1202.
3. Glinert RJ, Zachary CB: Local anesthetic allergy. Its recognition and avoidance, J Dermatol Surg Oncol 1991; 17:491.
4. Fosko S: Reply [Record Supplied By Publisher], J Am Acad Dermatol 1999; 41(6):1048.
5. Fosko S, Gibney M, Harrison B: Repetitive pinching of the skin during lidocaine infiltration reduces patient discomfort, J Am Acad Dermatol 1998; 39(1):74.
6. Lugo-Janer G, et al: Less painful alternatives for local anesthesia, J Dermatol Surg Oncol 1993; 19:237.
7. McKay W, Morris R, Mushlin P: Sodium bicarbonate attenuates pain on skin infiltration with lidocaine, with or without epinephrine, Anesth Analg 1987; 66:572.
8. Larson PO, et al: Stability of buffered lidocaine and epinephrine used for local anesthesia, J Dermatol Surg Oncol 1991; 17:411.
9. Mader TJ, et al: Reducing pain of local anesthetic infiltration: warming and buffering have a synergistic effect, Ann Emerg Med 1994; 23:550.
10. Swinehart JM: The ice-saline-Xylocaine technique. A simple method for minimizing pain in obtaining local anesthesia, J Dermatol Surg Oncol 1992; 18:28.
11. Lycka BA: BMLA. A new and effective topical anesthetic, J Dermatol Surg Oncol 1992; 18:859.
12. Olmstead PM, Lund HZ, Leonard DD: Monsel's solution: a histologic nuisance, J Am Acad Dermatol 1980; 3:492.
13. Telfer NR, Moy RL: Wound care after office procedures, J Dermatol Surg Oncol 1993; 19:722.
14. Eaglstein WH: Occlusive dressings, J Dermatol Surg Oncol 1993; 19:716.
15. Brown CD, Zitelli JA: A review of topical agents for wounds and methods of wounding. Guidelines for wound management, J Dermatol Surg Oncol 1993; 19:732.
16. Varghese MC, et al: Local environment of chronic wounds under synthetic dressings, Arch Dermatol 1986; 122:52.
17. Falanga V: Occlusive wound dressings: why, when, which? Arch Dermatol 1988; 124:872.
18. Riordan A, Gamache C, Fosko S: Electrosurgery and cardiac devices, J Am Acad Dermatol 1997; 37(2 Pt 1):250.
19. Sheridan A, Dawber R: Curettage, electrosurgery and skin cancer, Australas J Dermatol 2000; 41(1):19.
20. Goldman G: The current status of curettage and electrodesiccation [In Process Citation], Dermatol Clin 2002; 20(3):569, ix.
21. Boughton RS, Spencer SK: Electrosurgical fundamentals, J Am Acad Dermatol 1987; 16:862.
22. Adam JE: The technic of curettage surgery, J Am Acad Dermatol 1986; 15:697.
23. Mohs FE: The technic of curettage surgery, J Am Acad Dermatol 1987 (letter); 16:886.
24. Whelan CS, Deckers PJ: Electrocoagulation for skin cancer: an old oncologic tool revisited, Cancer 1981; 47:2280.
25. Salasche SJ: Curettage and electrodesiccation in the treatment of midfacial basal cell epithelioma, J Am Acad Dermatol 1983; 8:496.
26. Pringle WM, Helms BC: Treatment of plantar warts by blunt dissection, Arch Dermatol 1973; 108:79.
27. Habif TP, Graf FA: Extirpation of subungual and periungual warts by blunt dissection, J Dermatol Surg Oncol 1981; 7:553.
28. Habif TP: Extirpation of keratoacanthomas by blunt dissection, J Dermatol Surg Oncol 1980; 6:652.
29. Kuflik EG, Gage AA: The five-year cure rate achieved by cryosurgery for skin cancer, J Am Acad Dermatol 1991; 24:1002.
30. Torre D: Cryosurgery of basal cell carcinoma, J Am Acad Dermatol 1986; 15:929.
31. Kuflik EG: Specific indications for cryosurgery of the nail unit. Myxoid cysts and periungual verrucae, J Dermatol Surg Oncol 1992; 18:702.
32. Kuflik EG: Cryosurgery updated, J Am Acad Dermatol 1994; 31:925.
33. Boulier IC, et al: Disposable attachments in cryosurgery: a useful adjunct in the treatment of HIV-associated neoplasms, J Dermatol Surg Oncol 1991; 17:277.
34. Farrant J, Walter CA: The cryobiological basis for cryosurgery, J Dermatol Surg Oncol 1977; 3:403.
35. Torre D: Understanding the relationship between lateral spread of freeze and depth of freeze, J Dermatol Surg Oncol 1979; 5:51.
36. Elton RF: Complications of cutaneous cryosurgery, J Am Acad Dermatol 1983; 8:513.
37. Mohs FE: Chemosurgery, a microscopically controlled method of cancer excision, Arch Surg 1941; 42:279.
38. Bennett RG: Current concepts in Mohs micrographic surgery, Dermatol Clin 1991; 9:777.
39. Roenigk RK: Mohs' micrographic surgery, Mayo Clin Proc 1988; 63:175.
40. Tromovitch TA, Stegman SJ: Microscopic-controlled excision of cutaneous tumors: chemosurgery, fresh tissue technique, Cancer 1978; 41:653.
41. Rudolph R, Miller SH: Reconstruction after Mohs cancer excision, Clin Plast Surg 1993; 20:157.
42. Albright SD: Treatment of skin cancer using multiple modalities, J Am Acad Dermatol 1982; 7:143.
43. Peters W: The chemical peel, Ann Plast Surg 1991; 26:564.
44. Matarasso SL, Glogau RG: Chemical face peels, Dermatol Clin 1991; 9:131.
45. Moy LS, et al: Glycolic acid peels for the treatment of wrinkles and photoaging, J Dermatol Surg Oncol 1993; 19:243.
46. Field LM: Lipo-suction surgery: a review, J Dermatol Surg Oncol 1984; 10:530.
47. Massey R, et al: Lasers in dermatology: a review, Cutis 2001; 67(6):47.

附录 近期归来的旅游者所携带的病原体与皮肤病
Appendix Dermatology and the Recently Returned Traveler

表1 引起皮肤结节和囊肿的原因		
疾病	病原体	注释
细菌引起的		
巴尔通体病	杆菌状巴尔通体	多发的,可以是疣状的
	五日热立克次体	多形性皮肤损害
猫抓病	通常是汉森巴尔通体	
(马)鼻疽	鼻疽假单胞菌	
腹股沟肉芽肿	肉芽肿鞘杆菌	
麻风	麻风分枝杆菌,麻风杆菌	
钩端螺旋体病	多种血清型的问号钩端螺旋体	
莱姆病	布氏疏螺旋体	少见
性病性淋巴肉芽肿	沙眼衣原体 L1,L2,L3 型	
足菌肿	多种细菌和真菌	开始为皮下结节
分枝杆菌病	海分枝杆菌	常为多个结节
	溃疡分枝杆菌	开始为结节
	结核分枝杆菌,结核杆菌	
鼻硬结病	鼻硬结克雷白菌,又称弗里斯菌	鼻部易被感染
梅毒	梅毒密螺旋体	地方性流行病和性病
雅司病	细弱密螺旋体,又称雅司螺旋体	
真菌引起的		
芽生菌病	皮炎芽生菌	
着色芽生菌病	几种不同的真菌	
球孢子菌病	粗球孢子菌	
隐球菌病	新型隐球菌	
组织胞浆菌病	荚膜组织胞浆菌荚膜变种	
	荚膜组织胞浆菌杜氏变种	在非洲发现
瘢痕型芽生菌病	罗布(芽生)菌	
足菌肿	多种细菌及真菌	
青霉病	马尼弗青霉菌	
孢子丝菌病	申克孢子丝菌	
蠕虫引起的		
多头(绦虫)蚴病	几种绦虫	
皮肤幼虫移行症	主要是巴西(钩口)线虫和犬(钩口)线虫	猫钩虫和犬钩虫的幼虫
皮肤猪囊虫病	猪肉绦虫	可以是多发的
恶丝虫病	犬恶丝虫和其他恶丝虫属的种类	
麦地那丝虫病	麦地那龙线虫	

表1 引起皮肤结节和囊肿的原因（续）		
疾病	病原体	注释
棘球绦虫病	主要是细粒棘球绦虫和多房棘球绦虫	
丝虫病	班（克罗夫特）氏吴策线虫，马来吴策线虫	在阴囊聚集成团块
鄂口线虫病	棘鄂口线虫	
罗阿丝虫病	罗阿丝虫	炎性肿块
盘尾丝虫病	旋盘尾丝虫	无痛，可以移动的，真皮内结节
肺吸虫病	主要是卫（斯特曼）氏并殖吸虫，即肺吸虫	
血吸虫病	埃及血吸虫，日本血吸虫，曼氏血吸虫	疣状，增殖性
裂头蚴病	迭宫绦虫属的绦虫幼虫	
内脏幼虫移行症	主要是犬弓蛔虫和其他蛔虫	
原虫引起的		
阿米巴病（皮肤）	溶组织内阿米巴	
利什曼病（皮肤和黏膜）	多种利什曼原虫	单发或多发的溃疡
利什曼病（内脏）	主要是杜偌凡小体	泛发的结节
锥虫病（非洲的）	布（鲁斯）氏锥虫	在叮咬部位的下疳
	罗德西亚锥虫	
锥虫病（美洲的）	克（鲁斯）氏锥虫	夏氏肿
病毒引起的		
羊痘	羊痘病毒	形成溃疡，结痂
假牛痘	假牛痘病毒	挤奶人结节
节肢动物叮咬和侵袭引起		
蝇蛆病	双翅目的幼虫	
疥疮	人疥螨	阴茎结节及其他皮损
蜱肉芽肿	几种蜱	保留蜱的一部分，小结节，瘙痒，可持续存在数月或更长时间
潜蚤病	穿皮潜蚤	

From Wilson ME: A World guide to infections: diseases, distribution, diagnosis, New York, 1991, oxford University press.

表2　引起溃疡性皮损的原因

疾病	病原体	注释
细菌引起的		
炭疽*	炭疽芽孢杆菌	出血性，周围水肿
软下疳*	杜克雷嗜血杆菌	疼痛的，浅表溃疡，边缘粗糙，单发或多发
白喉（皮肤型）*	白喉（棒状）杆菌	浅表溃疡
（马）鼻疽*	鼻疽假单胞菌	溃疡性结节
腹股沟肉芽肿*	肉芽肿鞘杆菌	无痛性溃疡
麻风	麻风杆菌	神经性的溃疡
性病性淋巴肉芽肿*	沙眼衣原体 L1，L2，L3 型	晚发溃疡
类鼻疽*	类鼻疽假单胞菌（类鼻疽杆菌）	合并蜂窝织炎和淋巴管炎的坏死性溃疡
足菌肿*	多种细菌和真菌	溃疡，窦道
分枝杆菌病*	海分枝杆菌	结节可能溃烂
	溃疡分枝杆菌	深溃疡
	结核分枝杆菌	在最初接种部位的丘疹溃烂
鼠疫	鼠疫耶尔森菌	邻近接种部位；横痃破溃
立克次体感染*	多种立克次体	部分斑点热和斑疹伤寒患者在节肢动物叮咬处有焦痂形成
梅毒（性病）*	梅毒密螺旋体	无痛性溃疡，边缘坚硬
热带溃疡*	多种细菌	疼痛性、坏死性溃疡
野兔病*	土拉热弗朗西丝菌	溃疡性结节
雅司病*	细弱密螺旋体，即雅司螺旋体	丘疹性溃疡，乳头瘤状表面
真菌引起的		
所有侵袭性的真菌感染（如组织胞浆菌病，球孢子菌病，隐球菌病等）可导致皮肤溃疡。同时可以形成深脓肿和窦道。		
蠕虫引起的		
麦地那线虫病	麦地那龙线虫	蠕虫引起皮疹部位发生溃疡
原生动物引起的		
阿米巴病	溶组织内阿米巴	疼痛性迅速扩大的溃疡；坏死性
利什曼病	多种利什曼原虫	侵犯皮肤和黏膜
病毒引起的		
羊痘*	羊痘病毒	
单纯疱疹*	单纯疱疹病毒	
节肢动物咬伤和侵袭引起的		
蜘蛛咬伤*	棕蛛或其他种类蜘蛛	在叮咬部位出现坏疽性腐肉
蝇蛆病*	双翅目的幼虫	
潜蚤病*	穿皮潜蚤	

From Wilson ME: A World guide to infections: diseases, distribution, diagnosis, New York, 1991, oxford University press.
*初次接种部位

表3 引起游走性皮损的原因

疾病	病原体	注释
皮肤幼虫移行症	主要是巴西钩口线虫（猫线虫）和犬钩口线虫（犬钩虫）	狗钩虫和猫钩虫的幼虫
麦地那丝虫病	麦地那龙线虫	在发疹之前，蠕虫在真皮下移行
片吸虫病	肝片吸虫	移行处有炎症，特别是巨大片吸虫
	巨大片吸虫	
鄂口线虫病	棘鄂口线虫	游走性炎症性损害，在皮下时，以每小时1厘米或更快的速度移行
钩虫病	十二指肠钩口线虫和美洲钩虫	
罗阿丝虫病	罗阿丝虫（眼丝虫）	游走性的炎性肿块；蠕虫在穿过结膜时可能被看到
蝇蛆病	双翅目的蝇的幼虫	在皮损内可以看到蛆的移行
		在软组织内可以看到双翅目（例如皮下蝇属）幼虫的移行
肺吸虫病	主要是四川和卫（斯特曼）氏并殖吸虫	皮下移行性肿块或结节
裂头蚴病	迭宫绦虫属的绦虫幼虫	
类圆线虫病	粪类圆线虫（肠类圆线虫）	游走，匍行性皮损（肛周匍行疹），约每小时5～10厘米

From Wilson ME: A World guide to infections: diseases, distribution, diagnosis, New York, 1991, Oxford University press.

表4　引起瘙痒性皮损的原因

疾病	病原体	诊断试验
蠕虫引起的*		
尾蚴皮炎	多种禽类和小哺乳动物类的血吸虫	
皮肤幼虫移行症	主要是巴西钩口线虫（猫线虫）和犬钩口线虫（犬钩虫）	
麦地那丝虫病	麦地那龙线虫	通过排出的能动的幼虫鉴别
蛲虫病	蛲虫	在肛周做胶带试验可以发现虫卵或成虫
鄂口线虫病	棘鄂口线虫	在所取标本中发现幼虫
钩虫病	十二指肠钩口线虫和美洲钩虫	在粪便中发现虫卵
罗阿丝虫病	罗阿丝虫（眼丝虫）	在结膜等部位取出或识别成虫，特殊的血清学试验对其诊断也有帮助
盘尾丝虫病	旋盘尾丝虫	在切取的皮片中发现微丝蚴或在切取的结节中发现成虫
血吸虫病（早期）	主要是尿路血吸虫、日本血吸虫和曼氏血吸虫	
类圆线虫病	粪类圆线虫（肠类圆线虫）	在粪便和小肠内容物中可以发现幼虫，而在唾液、腹水、尿液、脑脊液或胸水中很少见
锥虫病(非洲)	冈比亚布氏锥虫 罗德西亚布氏锥虫	当虫体侵入时或侵入后感觉瘙痒,可有下疳。通常各种诊断方法在此时没有多大意义
节肢动物叮咬和侵袭引起的		
蝇蛆病	双翅目的蝇的幼虫	找到幼虫
蚤	人蚤、扰蚤、长喙蚤和动物蚤	找到蚤
虱（体虱和阴虱）	头虱 体虱（衣虱） 阴虱	找到虱
蚊	多种蚊	
疥疮	人疥螨	在隧道或者活检组织中发现疥螨、虫卵或其排泄物
腔肠动物引起的		
海水浴者皮疹	Edwardsie lineate（一种寄生性海葵），海葵的幼虫 Linuche unguiculata（一种水母的名称），水母的幼虫	

From Wilson ME: A World guide to infections: diseases, distribution, diagnosis, New York, 1991, Oxford University press.
*在蠕虫感染性皮肤病中，当皮损出现时虫体和虫卵一般不会在粪便中出现。瘙痒可短暂或间断出现。所有的蠕虫感染均可以引起荨麻疹。

皮肤病药物配方
Dermatologic Formulary

- 治疗痤疮的药物，945
- 抗生素（口服），950
- 抗生素（外用），951
- 抗真菌药（口服），951
- 抗真菌药（外用），952
- 抗组胺药，954
- 抗肿瘤药（外用），955
- 止汗剂，955
- 止痒乳膏和洗剂，956
- 抗病毒药，956
- 避孕药（口服），957
- 糖皮质激素（外用），958
- 糖皮质激素（口服），960
- 脱色剂和美容遮盖剂，960
- 生发剂，961
- 免疫调节剂（外用），961
- 润肤剂，961
- 保护剂，962
- 银屑病和脂溢性皮炎（洗发剂），963
- 治疗银屑病的药物（口服），965
- 治疗银屑病的药物（外用），966
- 治疗玫瑰痤疮的药物（外用），968
- 杀疥螨和虱的药物，969
- 无香味、无染料的洗发剂，969
- 无皂基清洁剂，970
- 肥皂（温和，无刺激），970
- 遮阳衣物，970
- 抗阴道念珠菌的药物，971
- 治疗疣的药物，972
- 湿敷料，973
- 可以配制药物的药剂师，973

治疗痤疮的药物

维 A 酸类

Retin-A（维 A 酸）	基质	浓度	规格
	乳膏	0.025%	20g
			45g
		0.05%	20g
			45g
			20g
		0.1%	45g

维 A 酸类			
	基质	浓度	规格
	凝胶	0.01%	15g
			45g
		0.025%	15g
			45g
	液体	0.05%	28ml
Retin-A Micro (维 A 酸)	凝胶	0.1%	20g
			45g
		0.04%	20g
			45g
Tazorac (他扎罗汀)	凝胶	0.1%	30g
			100g
		0.05%	30g
			100g
	乳膏	0.1%	15g
			30g
			60g
		0.5%	15g
			30g
			60g
Differin (阿达帕林)	凝胶	0.1%	45g
	乳膏	0.1%	45g
	拭子	0.1%	1 盒
	溶液	0.1%	30ml
Azelex (壬二酸)	20% 乳膏	20% 酸	30g, 50g

过氧化苯甲酰清洁剂		
产品	配方	包装
Bwnzac AC wash 2.5%	5% 液体	8 盎司
Bwnzac AC wash 5%	5% 液体	8 盎司
Benzac AC wash 10%	10% 液体	8 盎司
Benzac W wash (处方药)	5% 液体	4 盎司, 8 盎司
Benzac W wash (处方药)	10% 液体	8 盎司
Brevoxyl Cleansing 洗剂 (处方药)	4% 液体	10.5 盎司
Brevoxyl Cleansing 洗剂 (处方药)	8% 液体	10.5 盎司
Brevoxyl Creamy Wash	4% 液体	6 盎司 / 管
Brevoxyl Creamy Wash	8% 液体	6 盎司 / 管
Desquam-X 5% wash (处方药)	5% 液体	150ml
Desquam-X 10% wash (处方药)	10% 液体	150ml
Desquam-X 10% bar (处方药)	10% 条	4 盎司 / 条
Panoxyl 5 bar (非处方药)	5% 条	4 盎司 / 条
Panoxyl 10 bar (非处方药)	10% 条	4 盎司 / 条
Triaz 3%	3% 液体	6 盎司, 12 盎司
Triaz 6%	6% 液体	6 盎司, 12 盎司
Triaz 9%	9% 液体	6 盎司, 12 盎司

过氧化苯甲酰凝胶(2.5%-3.0%)		
产品	基质	包装
Benzac W 2.5	水	60g, 90g
Benzac AC 2.5%	水	60g, 90g
Clear By Design (非处方药)	水	45g, 90g
Desquam-X 2.5%	水	1.5 盎司
Desquam-E 2.5	水	1.5 盎司
Panoxyl AQ 2.5	水	60g, 120g
Triaz 3%	水	42.5g

过氧化苯甲酰凝胶(4%-8%)		
产品	基质	规格
Benoxyl 5(非处方药)	水	1盎司,2盎司
Benzac 5	12% 酒精	60g
Benzac AC 5%	水	60g，90g
Benzac W 5	水	60g，90g
Brevoxy 14%(处方药)	水	42.5g，90g
Brevoxy 18%(处方药)	水	42.5g，90g
5-Benzagel	14% 酒精	42.5g，85g
Clinac BPO	7% 酒精	45g
Desquam-X 5	水	45g，90g
Desquam-E 5	水	1.5盎司
Netrogena Acne Mask 5%		2盎司/管
Panoxyl 5	20% 酒精	60g,120g
Panoxyl AQ 5	水	60g,120g
Sulfoxyl Reguar 5 (含5%硫)	水	30ml
Triaz 6%	水	42.5g

过氧化苯甲酰(10%)		
产品	基质	规格
Acne-Aid (非处方药)	肉色的	1.8盎司
Benoxyl 10 (非处方药)	水	1盎司,2盎司
Benzac 10	12% 酒精	60g
Benzac AC 10%	水	60g，90g
Benzac W 10	水	60g，90g
10-Benzagel	14% 酒精	42.5g，85g
Desquam-X 10	水	42.5g，85g
Desquam-E 10	水	1.5盎司
Panoxyl 10	20% 酒精	60g，120g
Panoxyl AQ 10	水	60g，120g
Sulfoxyl Strong 10 (含5%硫)	水	2盎司

治疗痤疮的外用抗生素		
产品	抗生素	规格
Akne-Mycin	2% 红霉素	20g 软膏
A/T/S	2% 红霉素	60ml 液体
A/T/S gel	2% 红霉素	60ml 液体
Azelex	20% 壬二酸	30g，50g 乳膏
Benzaclin	1% 克林霉素 5% 过氧化苯甲酰	25g，50g 凝胶
Benzamycin（必麦森）	3% 红霉素 5% 过氧化苯甲酰	23.3，46.6g 凝胶
Benzamycin Pak（必麦森）	3% 红霉素 5% 过氧化苯甲酰	60 小包
Cleocin T	1% 克林霉素	30g，60ml 液体 30g，60ml 凝胶 60ml 洗剂 60 号拭子
Clindagel	1% 克林霉素	42g，77g 凝胶
Clindets	1% 克林霉素	60 号拭子
Duac gel	1% 克林霉素 5% 过氧化苯甲酰	45g 凝胶
Emgel	2% 红霉素	27g，50g 凝胶
Erycette	2% 红霉素	60 号药签
EryDerm	2% 红霉素	60ml 液体
Erygel	2% 红霉素	30g，60g 凝胶

治疗痤疮的局部抗生素（续）

产品	抗生素	规格
Erymax	2% 红霉素	2 盎司，4 盎司液体
Finacea	15% 壬二酸	30g 凝胶
Klaron 10%	10% 磺胺醋酰钠	4 盎司/瓶
Plexion TS（外用混悬液）	5% 硫磺，10% 磺胺醋酰钠	30 克/管
Plexion Cleanser	5% 硫磺，10% 磺胺醋酰钠	6 盎司，12 盎司/管
Staticin	1.5% 红霉素	60ml 液体
Theramycin Z	2% 红霉素	60ml 液体

含抗生素成份的干燥、脱屑剂

产品	硫磺	其他成分	规格
Avar	5%	10% 磺胺醋酰钠	45g 水凝胶
Avar Green	5%	10% 磺胺醋酰钠	45g水凝胶（含有绿色素以遮盖红色）
Clenia	5%	10% 磺胺醋酰钠	1 盎司润肤乳膏
Plexion TS（外用混悬液）	5%	10% 磺胺醋酰钠	30 克/管
Plexion SCT	5%	10% 磺胺醋酰钠	4 盎司
Rosula	5%	10% 磺胺醋酰钠	45ml 水凝胶（含 10% 尿素）
Sulfacet-R 洗剂（处方药）	5%	10% 磺胺醋酰钠	25ml
Sulfacet-R 洗剂无色洗剂	5%	10% 磺胺醋酰钠	25ml
Sulfoxyl 常规 洗剂（处方药）	2%	5% 过氧化苯甲酰	59ml
Sulfoxyl 强效洗剂（处方药）	5%	10% 过氧化苯甲酰	59ml

治疗痤疮的洁面皂

产品	活性成分	规格
Acne-Acid-Cleansing Bar（去痘洗剂）	6.3% 表面活性剂	4 盎司，5.8 盎司/条
Panoxyl Bar 5%, 10%	过氧化苯甲酰	4 盎司/条
Salicylic acid soap（水杨酸皂）	2% 水杨酸	4 盎司/条
Sulfur soap（硫磺皂）	10% 硫磺	116 克/条

治疗痤疮的清洁剂

产品	活性成分	规格
AVAR cleanser	5% 硫，10% 磺胺醋酰钠	8 盎司 / 挤压瓶
Brasivol	氧化铝磨擦颗粒	基质，精细，介质，粗糙
Clenia	5% 硫，10% 磺胺醋酰钠	6 盎司，12 盎司泡沫洁面剂
Neutrogena Oil-free Acne Wash	2% 水杨酸	6 盎司 / 挤压瓶
Ovace wash	10% 磺胺醋酰钠	6 盎司，12 盎司
Plexion Cleanser	5% 硫，10% 磺胺醋酰钠	6 盎司，12 盎司
Rosanil	5% 硫，10% 磺胺醋酰钠	6 盎司
SalAC Foam	2% 水杨酸	100 克 / 罐
SalAC	2% 水杨酸	6 盎司 / 瓶

异维 A 酸（Accutane, Amnesteen, Sotret）

胶囊	10mg
	20mg
	40mg

异维 A 酸按照体重用量

体重		总量 mg/d		
千克	英镑	0.5mg/kg	1mg/kg	2mg/kg
40	88	20	40	80
50	110	25	50	100
60	132	30	60	120
70	154	35	70	140
80	176	40	80	160
90	198	45	90	180
100	220	50	100	200

抗皱霜

产品	活性成分	规格
Renova 0.02% 润肤霜	维 A 酸	40g
Renova 0.05% 润肤霜	维 A 酸	40g
Avage 0.1% 乳膏	他扎罗汀	30g

治疗痤疮的维生素类药物

Nicomide 片剂内含：烟酰胺 750mg，，锌 25mg，叶酸 500mg

常用量为 1 片，每日 2 次，口服

抗生素（口服）

通用名	商品名	制剂*	成人剂量（除非特殊注明，均为 mg）
头孢菌素			
头孢拉定	Velosef	250, 500mg	1～2g/24h (bid，qid)
头孢氨苄	Keflex	250, 500mg	250~1000, qid
头孢地尼	Omnicef	300mg 片剂，口服混悬液	300，bid
头孢羟氨苄	Duricef	500, 1000mg	1g-24h (qd-bid)
第二代头孢菌素			
头孢克洛	Ceclor	250, 500mg	250～500, tid
头孢呋辛	Ceftin	125, 250, 500mg	250～500, bid
头孢丙烯	Cefzil	250, 500mg 125mg/5ml 250mg/5ml	250 bid-500 qd
头孢克肟	Suprax	200, 400 mg	200 bid, 400 qd
喹诺酮类			
氧氟沙星	Floxin	200, 300, 400mg	200～400, q12h
环丙沙星	Cipro	500, 750mg	500～750 bid
大环内酯类			
红霉素（硬脂酸乙酯）	E.E.S, E-Mycin, Pediamycin	250, 400mg	250～800, qid*
红霉素（肠溶片）	ERYC, Ery-Tab, E-Mycin	125, 250, 330, 500mg	250～500, q6h*
克拉霉素	Biaxin	250, 500mg	250～500, bid
阿奇霉素	Zithromax	250mg 200mg 口服混悬液	第1天 500 之后 3-4天, 250 qd
青霉素族			
氨苄西林	Amcill	250, 500mg	250～500, qid
青霉素 V 钾	Pen-Vee K, etc	250, 500mg	250～500, qid
双氯西林	Dynapen	125, 250, 500mg	125～500, q6h
氯唑西林	Generic	250, 500mg	500, qid
阿莫西林	Generic	250, 500mg	250～500, tid
阿莫西林-克拉维酸钾	Augmentin	250～500mg	250～500, q8h
磺胺类，砜类			
磺胺甲噁唑+甲氧苄啶	Bactrim DS, Septra DS	800mg/160mg	1 片，bid
氨苯砜	Generic	25, 100mg	50~300, qid
四环素族			
克林霉素	Cleocin	75, 150, 300mg	150-300 q6h
地美环素（去甲金霉素）	Declomycin	150 mg	150qid 或 300bid 300 bid
多西环素（强力霉素）	Monodox, Vibramycin, Doryx, Adoxa	50, 75, 100mg	100～200/24h (qid-bid)
米诺环素	Dynacin tablets	50, 75, 100 mg	100～200/24h (qid-bid)

*有各种液体形式的制剂

抗生素（外用）*

通用名	商品名	制剂
杆菌肽	Baciguent ointment	15, 30, 120g
氯霉素	Chloromycetin cream	30g
氯碘羟喹和 1% 六氯乙烷	Vioform cream	20g
庆大霉素	Garamycin cream,ointment,solution	15g, 5ml 洗剂
双碘喹啉和 0.5% 或 1% 六氯乙烷	Vytone	1 盎司/管
磺胺米隆	Sulfamylon cream	60, 120, 480g
甲硝唑	MetroGel cream ,lotion	45g, 1 盎司洗剂
2% 莫匹罗星	Noritate	30g
	Bactroban cream,ointment	15, 30g
新霉素	许多品牌	7.5～60g
呋喃西林	Furacin cream	28g
多粘菌素和杆菌肽	polysporin ointment（许多品牌）	15, 30g（软膏）
	Neosporin power	10g（粉剂）
多霉素、新霉素和杆菌肽	Neosporin（许多品牌）	15, 30g
聚维酮碘	Betadine ointment	30g
磺胺嘧啶银	Silvadene cream	20, 50, 85, 400g

*治疗痤疮的外用抗生素列于痤疮用药章节

抗真菌药（口服）

商品名	通用名	规格
大扶康	氟康唑	50, 100, 150, 200mg
Fulvicn P/G	灰黄霉素超微粒	125, 165, 250, 330mg
Fulvicn	灰黄霉素微粒	250, 500mg; 125mg/ml 混悬液
Grifulvin V	灰黄霉素微粒	250, 500mg; 125mg/5ml(4 盎司/瓶)
Gris-PEG	灰黄霉素超微粒	125，250mg
Mycosatin	克霉唑	50 万，100 万 U 胶囊
		10 万 U/ml 混悬液
Nizoral（里素芬）	酮康唑	200 mg
Lamisil（兰美抒）	特比萘芬	250 mg
Sporanox（斯皮仁诺）	伊曲康唑	100 mg
Mycelex troches for oral Candida（治疗口腔念珠菌的克霉唑含片）		10 毫克/含片; 70, 140 含片/瓶 含化 5 次/天，连续 14 天

抗真菌药（外用）

局部抗皮肤癣菌和念珠菌有效的外用药物		
商品名	通用名	规格
Exelderm	硫康唑	15, 30, 60g 乳膏
		30ml 洗剂
Lamisil（兰美抒）（不用来治疗念珠菌感染）	盐酸特比萘芬	12, 24g 乳膏
		30ml 滴剂或喷雾剂
Loprox	环吡酮胺（环己吡酮乙醇胺）	15, 30, 90g 乳膏
		30, 100 凝胶
		30, 60ml 外用混悬液
Lotrimin	克霉唑	几种乳膏或洗剂
		15, 30, 45, 90g 乳膏
		10, 30ml 洗剂
Lotrisone *	克霉唑和二丙酸倍他米松	15, 45g 乳膏
		30ml 洗剂
Micatin	咪康唑	0.5 盎司乳膏
		3.5 盎司喷雾剂
		3.5 盎司喷粉剂
Naftin（萘替芬霜）	盐酸特比萘芬	15, 30, 60g 乳膏
		20, 40, 60g 凝胶
Nizoral（里素劳）	酮康唑	15, 30, 60g
Oxistat	奥昔康唑	15, 30, 60g 乳膏
		30ml 洗剂
Penlac	环吡酮胺	6.6ml 指（趾）甲胶溶液
Spectazole	益霉唑	15, 30, 85g 乳膏

*是一种含有抗真菌药和外用强效糖皮质激素制剂；用来治疗炎症性真菌感染。外用强效糖皮质激素在腹股沟等间擦部位应当短期应用。炎症控制后，改用抗真菌药。

局部抗念珠菌有效的药物		
商品名	通用名	包装
Fungizone	两性霉素 B	20 克乳膏
		30 毫升洗剂
Fungoid tincture	咪康唑	2 盎司/瓶 洗剂
Mycostatin	制霉菌素	30g 乳膏
Mycolog 11 *	制霉菌素和曲安西龙	15, 30, 60 克乳膏或软膏
Mycelex troches†	克霉唑	10 毫克/含片, 70 含片/瓶

*是一种含有抗念珠菌药物和外用糖皮质激素制剂；用于炎症性酵母菌感染，外用糖皮质激素在腹股沟等间擦部位应短期使用。炎症控制后，改用抗念珠菌药物。

†含化 5 次/天，持续 14 天。

治疗花斑癣有效的药物

商品名	通用名	规格*	注意事项
DHS Zinc（或其他含锌的洗发剂）	2% 吡硫翁锌	6 盎司，12 盎司	外用于躯干，上肢和股部，10 分钟后冲洗；应用 14 天
Exelderm	硫康唑	15, 30, 60g 30ml/瓶	每日 1 次，共 14 天
Lamisil（兰美抒）	盐酸特比萘芬	24 克/挤压瓶	每日 1 次，共 14 天
Loprox	环吡酮胺	15, 30, 60g 乳膏	每日 1 次，共 14 天
Lotrimin	克霉唑	15, 30, 45, 90g 乳膏	每日 1 次，共 14 天
Micatin	咪康唑	0.5oz 乳膏	每日 2 次，共 3 周
Sebulex	2% 硫磺, 2% 水杨酸	240ml 洗剂	每晚应用，早上冲洗，应用 7 天
Selsun lotion	2.5% 二硫化硒	一般的洗剂	每日应用 10 分钟，连续用 7 天
Spectazole	益康唑	15, 30, 85g 乳膏	每日 1 次，共 14 天
Nizoral（里素劳）	酮康唑	200mg 片剂 15, 30, 60g 乳膏 120ml 洗剂	400mg/月，或 200mg/天，共 5 天 使用一次，冲洗
Diflucan（大扶康）	氟康唑	50, 100, 150, 200mg	300mg 顿服
Sporanox（斯皮仁诺）	伊曲康唑	100mg	200mg/d 共 7 天

*有不同剂量的制剂，因为需要治疗大面积皮损，选择最大包装的最经济。

抗组胺药

治疗荨麻疹的药				
药物	初始剂量（成人）	最大剂量*（成人）	口服液	片剂
H1 受体拮抗剂				
无中枢镇静作用的*				
非索非那定(Allegra)	180mg 每日 1 次	180mg 每日 2 次	—	30mg, 60mg, 180mg
地氯雷他定(Clarinex)	5mg	10mg	—	5mg
氯雷他定（Claritin）	10mg 每日 1 次	20mg 每日 2 次	5mg/5ml	10mg
西替利嗪(Zyrtec)	10mg 每日 1 次	10mg 每日 2 次	5mg/5ml	5mg, 10mg
有中枢镇静作用的				
羟嗪（Atarax）	10mg 每日 4 次	50mg 每日 4 次	10mg/5ml 混悬液 25mg/5ml	10mg, 25mg, 50mg, 100mg
盐酸苯海拉明（Benadryl）	25mg 每日 2 次	50mg 每日 4 次	酏剂 12.5mg/5ml 糖浆 6.25mg/5ml	25, 50mg 12.5mg 咀嚼片
盐酸赛庚啶（Periactin）	4mg 每日 4 次	8mg 每日 4 次	2mg/5ml	8mg
H2 受体阻断剂				
西米替丁（Tagamet）	400mg 每日 2 次	800mg 每日 2 次	300mg/5cc	200mg, 300mg 400mg, 800mg
雷尼替丁（Zantac）	150mg 每日 2 次	300mg 每日 2 次	75mg/5cc	150mg, 300mg
法莫替丁(Pepcid)	20mg 每日 2 次	40mg 每日 2 次	40mg/5cc	20mg, 40mg
H1 和 H2 受体阻断剂				
多虑平(Sinequan)	10mg 每日 4 次	50mg 每日 4 次	10mg/ml	10mg, 25mg, 50mg, 75mg, 100mg, 150mg
糖皮质激素				
泼尼松龙	20mg 隔日 1 次，以后逐渐减量	其他一些剂量方案	5mg/5ml	2.5mg, 5mg, 10mg, 20mg, 50mg
甲基泼尼松龙(Medrol)	16mg 隔日一次，以后逐渐减量	其他一些剂量方案	—	2mg, 4mg, 8mg, 16mg, 24mg, 32mg
白三烯拮抗剂				
扎鲁司特(Accolate)	20mg 每日 2 次	—	—	10mg, 20mg
孟鲁司特(Singulait)	10mg 每日 2 次	—	—	4mg 咀嚼片 5mg 咀嚼片 10mg
肾上腺素	注射			
* Ana-Guard (1∶1000)	单次剂量皮下注射 0.3ml			
* EpiPen (1∶1000)	每次 0.3mg			
* EpiPen Jr (1∶2000)	小于 12 岁儿童：每次 0.15mg			
免疫治疗				
环孢素	2～3 mg/(kg·d)	4～6mg/(kg·d)	100mg/ml	25mg, 50mg, 100mg
甲氨蝶呤	2.5mg 口服，每日 2 次，每周连用 3 天	5mg 口服，每日 2 次，每周连用 3 天	25mg/ml	2.5mg

*为了达到最好的治疗效果,应用剂量可以比制造商推荐剂量大。

抗肿瘤药（外用）

产品		规格
Aldara	5% 咪喹莫特	12 包/盒
Carac	0.5% 氟尿嘧啶	每管 30g
Fluoroplex	1% 氟尿嘧啶	30ml 溶液
	1% 氟尿嘧啶	30g 乳膏
Efudex	2% 氟尿嘧啶	10ml 液体
	5% 氟尿嘧啶	10ml 液体
	5% 氟尿嘧啶	25g 乳膏

止汗剂

商品名	活性成分	规格
Certain-Dri（非处方药）	氯化铝（六水）	1，2 盎司滚涂剂 泵式喷雾器(不用喷雾剂的)
Drysol（处方药）	20% 氯化铝（六水）溶于 93% 的无水乙醇	35 毫升/瓶（带 Dab-O-Matic 棉棒） 37.5 毫升/瓶
Hypercare	20% 氯化铝（六水）溶于 93% 的无水乙醇	37.5 毫升/瓶，35 毫升/瓶和 60 毫升/瓶（带 Dab-o-Matic 棉棒）
Lazerformalyde 溶液（处方药）	10% 福尔马林	3 盎司滚涂剂
Formaldehyde-10 喷雾剂	10% 福尔马林	2 盎司瓶装喷雾剂
Xerac-AC（处方药）	6.25% 氯化铝（六水）溶于 96% 的无水乙醇	35 毫升/瓶，60 毫升/瓶（带 Dab-O-Matic 棉棒）

汗力克治疗多汗症（电离子导入疗法）

电离子导入疗法（将低压电流作用于皮肤表面）可使作用部位出汗减少。这种电池驱动的设备与治疗部位形状一致。将自来水浸湿的垫子紧贴于手掌、足跖和腋窝，病人可以自己操作。每次治疗20分钟，共4～15次，可以有效抑制出汗长达6周。95%患者在治疗第二周时即有明显疗效，86%患者在治疗后六周仍保持良好效果。为了维持疗效，至少每6周进行一次治疗。皮肤活检示在治疗后的皮肤汗腺管中有角栓。

可提供三种设备（汗力克手设备，汗力克腋下设备，汗力克足设备），每对$125，病人可以从以下地址定购：General Medical Co, Dept DM-8, 1935 Armacost Ave, Los Angeles, CA 90025. (www.drionic.com)

其他的生产商可以提供更为复杂的设备。

止痒乳膏和洗剂

商品名	活性成分	规格
Eucerin itch relief	0.15% 薄荷醇	6.8 盎司喷雾剂
Neutrogena antiitch moisturizer	0.1% 樟脑，0.1% 二甲基硅油	10.1 盎司
PrameGel	1% 普莫卡因，0.5% 樟脑	
Pramosone 乳膏 1%, 2.5%	氢化可的松和盐酸普莫卡因	1 盎司, 2 盎司
Pramosone 洗剂 1%	氢化可的松和盐酸普莫卡因	2 盎司, 4 盎司, 8 盎司
Pramosone 洗剂 2.5%	氢化可的松和盐酸普莫卡因	2 盎司, 4 盎司
Pramosone 软膏 1%, 2.5%	氢化可的松和盐酸普莫卡因	1 盎司
Sarna	0.5% 樟脑，0.5% 薄荷醇	7.5 盎司 / 瓶
Zonalon	5% 多虑平	45g

抗病毒药

Abreva（二十二烷醇）2g（非处方药）
Denavir（喷昔洛韦），1.5g 软膏
Famvir（泛昔洛韦），125，250，500mg 片剂
Valtrex（伐昔洛韦），500mg，1g 胶囊
Zovirax（阿昔洛韦），200mg，400mg，800mg 胶囊
Zovirax ointment（阿昔洛韦软膏）5%，3g，15 克 / 管

治疗带状疱疹后遗神经痛的外用药物

Zostrix（辣椒碱，0.075% 乳膏），1 盎司 / 管 (非处方药)

避孕药(口服)

药物	孕激素(mg)	雌激素(乙炔雌二醇 mg)
Desogen	0.15 去氧孕烯	30
Ortho-Cept	0.15 去氧孕烯	30
Ortho-Cyclen	0.25 诺孕酯	35
Ortho Tri-Cyclen	0.25 诺孕酯	35
Ovcon-35	0.4 诺孕酯	
Brevicon 21,28	0.5 诺孕酯	35
Modicon 21,28	0.5 诺孕酯	35
Ortho-Novum 7/7/7 *	0.5, 0.75, 1.0 诺孕酯	35
Ortho-Novum 10-11 *	0.5, 1.0 诺孕酯	35
N.E.E. 10/11 21, 28	1.0 诺孕酯	35
Tri-Norinyl *	0.5, 1.0, 0.5 诺孕酯	35
Norinyl 1 1 35 21, 28	1.0 诺孕酯	35
Ortho 1/35 21	1.0 诺孕酯	35
Demulen 1/50 21, 28	1.0 双醋炔诺醇	50
Demulen 1/35 21, 28	1.0 双醋炔诺醇	35
Triphasil 21, 28	0.05, 0.075, 0.125 左炔诺孕酮	30, 40, 30
Tri-Levlen 21, 28	0.05, 0.075, 0.125 左炔诺孕酮	30, 40, 30
Levlen 21, 28	0.15 左炔诺孕酮	30
Nordette 21, 28	0.15 左炔诺孕酮	30
Lo/Ovral 21, 28	0.3 炔诺孕酮	30
Ovral	0.5 炔诺孕酮	50
Loestrin 1/20	1.0 炔诺酮	20
Loestrin 1.5/30	1.5 炔诺酮	30

Modified from The Medical Letter 1992; 34(885), DEC 11; and Dichey RP: Managing contraceptive pill patients, ed 4, Durant, OK, 1986, Creative Informatics.

* 多数口服避孕药服用 21～28 天有效，一片药产生雄性作用的大小取决于雌激素和孕激素之间的比例。产生雄性作用低的药物更适合用于痤疮、斑秃、多毛症的治疗。个体对药物的反应不同。某些女性痤疮患者，在服用产生雄性作用较高的药物后症状明显改善。

糖皮质激素（外用）

级别	商品名	%	通用名	规格（除非特殊注明，以下单位均为g）
I	Condran tape		氟羟氢可松	大卷，小卷，片
	Cormax cream	0.05	丙酸氯倍他索	15, 30, 45
	Cormax ointment	0.05		15，30，45
	Cormax scalp solution	0.05		25ml, 50ml
	Ultravate cream	0.05	丙酸卤倍他索	15, 50
	Ultravate ointment	0.05		15, 50
	Diprolene lotion	0.05	增效二丙酸倍他米松	30ml, 60ml
	Diprolene ointment	0.05		15, 50
	Diprolene gel	0.05		15, 50
	Olux foam	0.05	丙酸卤倍他索	50g, 100g/罐
	Psorcon ointment	0.05	双醋二氟(拉)松	15, 30, 60
	Temovate-E cream	0.05	丙酸卤倍他索	15, 30, 60
	Temovate ointment	0.05	丙酸卤倍他索	15, 30, 45, 60
	Temovate gel	0.05	丙酸卤倍他索	15, 30, 60
II	Cyclocort ointment	0.1	安西奈德	15, 30, 60
	Diprolene AF cream	0.05	增效二丙酸倍他米松	15, 50
	Diprosone ointment	0.05	二丙酸倍他米松	15, 45
	Diprosone aeaosol	0.1	二丙酸倍他米松	85g/罐
	Elocon ointment	0.1	糠酸莫米松	
	Halog cream	0.1	哈西奈德	15, 30, 60
	Halog ointment	0.1		15, 30, 60
	Halog solution	0.1		20, 60ml
	Halog-E cream	0.1		30, 60
	Lidex cream	0.05	氟轻松	15, 30, 60, 120
	Lidex-E	0.05	氟轻松	15, 30, 60
	Lidex gel	0.05		15, 30, 60
	Lidex ointment	0.05		30, 60
	Lidex solution	0.05		20, 60ml
	Psorcon-E cream	0.05	双醋二氟拉松	15, 30, 60
	Psorcon-E ointment	0.05		15, 30, 60
	Topicort cream	0.25	去羟米松	15, 60
	Topicort gel	0.05		15, 60
	Topicort ointment	0.25		15, 60
III	Alphatrex cream	0.05	二丙酸倍他米松	45
	Alphatrex ointment	0.05		45
	Aristocort A cream	0.5	曲安奈德	15
	Betatrex ointment	0.1	戊酸倍他米松	45
	Cultivate ointment	0.005	丙酸氟替卡松	15, 30, 60
	Cyclocort lotion	0.1	安西奈德	20, 60ml
	Cyclocort cream	0.1	安西奈德	15, 30, 60
	Diprosone cream	0.05	二丙酸倍他米松	15, 45
	Diprosone lotion	0.05	二丙酸倍他米松	20, 60ml
	Elocon ointment	0.1	糠酸莫米松	15, 45
	Kenalog cream	0.5	曲安奈德	20
IV	Aristocort A ointment	0.1	曲安奈德	15, 60
	Cordran ointment	0.05	氟羟氢可松	15, 30, 60
	Cyclocort cream	0.1	安西奈德	15, 30, 60
	Dermatop-E ointment	0.1	泼尼卡酯	15, 60

级别	商品名	%	通用名	规格（除非特殊注明，以下单位均为 g）
	Elocon cream	0.1	糖酸莫米松	15, 45
	Elocon lotion	0.1		30, 60ml
	Kenalog ointment	0.1	曲安奈德	15, 60
	Luxig foam	0.12	戊酸倍他米松	50 克, 100 克/罐
	Synalar ointment	0.025	氟轻松	15, 60
	Westcort ointment	0.2	氢化可的松	15, 45, 60
V	Aristocort cream	0.1	曲安奈德	15
	Betatrex cream	0.1	戊酸倍他米松	45
	Cloderm cream	0.1	氯可托龙戊酸酯	15, 45
	Cordran SP cream	0.05	氟羟氢可松	15, 30, 60
	Cordran lotion	0.5		15, 60ml
	Cordran ointment	0.025		15, 30, 60
	Cutivate cream	0.05	丙酸氟替卡松	15, 30, 60
	Dermatop-E cream	0.1	泼尼卡酯	15, 60
	DesOwen ointment	0.05	地奈德	15, 60
	Kenalog cream	0.1	曲安奈德	15, 60, 80
	Kenalog lotion	0.1		60ml
	Locoid lipocream	0.1	丁酸氢化可的松	15, 45
	Locoid cream	0.1	丁酸氢化可的松	15, 45
	Locoid ointment	0.1		15, 45
	Locoid solution			20, 60cc
	Synalar cream	0.025	氟轻松	15, 60
	Synemol cream	0.025	氟轻松	60
	Tridesilon ointment	0.05	地奈德	15, 60
	Westcort cream	0.2	戊酸氢化可的松	15, 45, 60
VI	Aclovate cream	0.05	泼尼卡酯	15, 45, 60
	Aclovate ointment	0.05	泼尼卡酯	15, 45, 60
	Aristocort A cream	0.025	曲安奈德	15, 60
	Capex shampoo	0.01	氟轻松	120ml
	Dermasmooth	0.01	氟轻松	4 盎司
	Cordran SP cream	0.025	氟羟氢可松	30, 60
	DesOwen cream	0.05	地奈德	15, 60, 90
	DesOwen lotion	0.05		2, 4 盎司
	Kenalog lotion	0.05	曲安奈德	60ml
	Synalar solution	0.01		20, 60ml
VII	Epifoam	1.0	醋酸氢化可的松	10 克/罐
	Hytone cream	2.5	氢化可的松	1, 2 盎司
	Hytone lotion	2.5		2 盎司
	Hytone ointment	2.5		1 盎司
	Lacticare HC lotion	1.0	氢化可的松	4 盎司
		2.5		2 盎司
	Pramosone	1.0	醋酸氢化可的松 1 普莫卡因	2, 4, 8 盎司洗剂
				1, 2 盎司乳膏
				1 盎司软膏
		2.5		2, 4 盎司洗剂
				1, 2 盎司乳膏
				1 盎司软膏
		1.0	氢化可的松	多种品牌

*以上根据效力分级，I 级最强。

糖皮质激素（口服）

通用名	商品名	制剂	等效剂量（mg）
倍他米松	Celestone	0.6mg, 0.6mg/5ml	0.6
氢化可的松	Cortef	5, 10, 20mg	20
	Hydrocortone	10, 20mg	20
可的松	Cortone	25mg	25
地塞米松	Decadron	0.25, 0.5, 0.75, 1.5, 4, 6mg	0.75
地塞米松	Hexadrol	0.5, 0.75, 1.5, 4 mg, 5mg/5ml	0.75
甲基泼尼松龙	美卓乐	2, 4, 8, 16, 24, 32mg	4
泼尼松龙	Delta-Cortef	5mg	5
	Prelone	15mg/5ml	5
泼尼松	Deltasone	1, 2.5, 5, 10, 20, 50mg	5
	Liquid Pred	5mg/5ml	5
	Metricorten	1, 5mg	5
	orasone	1, 5, 10, 20, 50mg	5
去炎松	Aristocort	1, 2, 4, 8, 16mg, 2mg/5ml	4
	曲安西龙	1, 2, 4, 8mg, 4mg/5ml	4

脱色剂和美容遮盖剂

皮肤增白剂和脱色剂			
商品名	活性成分	防晒剂	规格
Benoquin 乳膏(处方药)*	20% 莫诺苯宗	无	1.25 盎司/管
Ciaripel	4% 氢醌	遮光剂	28 克, 45 克/管
Eldopaque Forte 4% 乳膏（处方药）+	4% 氢醌	防晒霜	1 盎司/管
Eldoquin Forte 4% 乳膏（处方药）	4% 氢醌	无	1 盎司/管
Glyquin	4% 氢醌	遮光剂	1 盎司/瓶
Glyquin XM	4% 氢醌 维生素 C、E 透明质酸	遮光剂	1 盎司/瓶
Lustra	4% 氢醌	无	1 盎司, 2 盎司/瓶
Lustra AF	4% 氢醌	遮光剂	1 盎司, 2 盎司/瓶
Alustra	4% 氢醌 维生素 A	无	1 盎司/瓶
Melanex topical solution（外用氢醌乙醇溶液‡）	3% 氢醌	无	1 盎司/瓶
Solaquin Forte 4% 乳膏（处方药）	4% 氢醌	遮光剂	1 盎司/管
Solaquin Forte 4% 凝胶（处方药）	4% 氢醌	遮光剂	1 盎司/管
Solage	2% 对甲氧酚 0.01% 维 A 酸	无	30ml
TriLuma	4% 氢醌 0.01% 氟轻松 0.05% 维 A 酸	无	30g
Ultraquin	氢醌结晶化合物		

*指泛发性白癜风全身色素脱失。
+淡果肉色的乳膏基质。
‡包有窄塑料和宽头的棉签。

美容遮盖剂

商品名	基质	包装	遮光物
Covermark *	乳膏	许多产品	9~10
Dermablend cover cream *	乳膏	许多产品	21
Dy-O-Derm	液体	4 盎司	
Vitady +	液体	15 ml	

* 防水性遮瑕性化妆品。
+ 遮盖白癜风的溶液；可使大部分 UVA 穿过，因此可与补骨脂素同时应用于白癜风的治疗中。

生发剂

保法止	非那雄胺	1mg
Rogaine	米诺地尔溶液 2% 用于女性 5% 用于男性	60ml/瓶

免疫调节剂（外用）

不含类固醇的局部抗炎药

1%Elidal（爱宁达）乳膏	吡美莫司	15g, 30g, 100g
0.1%Protopic（普特彼）软膏	他克莫司	30g, 60g, 100g
0.03%Protopic（普特彼）软膏	他克莫司	30g, 60g, 100g

润肤剂

润肤剂

润肤剂是一类包含多种成分的复合混合物。它们的主要成分见下表。

含尿素成分的润肤剂

尿素促进水合作用且可去除多余角质。

产品	活性成分	规格
尿素 10 洗剂	10% 尿素	6 盎司
尿素 20 乳膏	20% 尿素	3 盎司
尿素 40 洗剂（处方药）	40% 尿素	8 盎司
尿素 40 凝胶（处方药）	40% 尿素	10m
尿素 40 乳膏（处方药）	40% 尿素	1 盎司, 3 盎司, 7 盎司
Ultra Mide 洗剂	25% 尿素	8 盎司
Vanamide 尿素乳膏	40% 尿素	85g, 199g

含乳酸的润肤剂

乳酸可促进水合作用且可去除多余角质。

产品	活性成分	规格
Amlactin 乳膏	12% 乳酸	4.9 盎司
Amlactin AP 乳膏	12% 乳酸	4.9 盎司止痒乳膏 + 1% 普莫卡因
Amlactin 洗剂	12% 乳酸	8 盎司,14 盎司
Epilyt 洗剂	5% 乳酸	4 盎司
Lac-Hydrin 乳膏（处方药）	12% 乳酸	每瓶 385g
Lac-Hydrin 洗剂（处方药）	12% 乳酸	400g
Lacticare 洗剂	5% 乳酸	8, 12 盎司/瓶
Lactinol 洗剂	10% 乳酸	8 盎司
U-Lactin 洗剂	—	8 盎司

软膏

含凡士林的软膏
Aquaphor（阿夸福）
DML Forté
Elta
Eucerin
Moisturel
没有油脂的软膏
酸性外膜（Acid Mantle）
吸水性软膏基质（Unibase）

去除多余角质的凝胶

Keralyt 凝胶，6% 水杨酸和丙二醇，1 盎司

保护剂

商品/通用名	规格	用途
Dermaguard	2, 12 盎司	工业的（防酸）
Desitin 软膏	30, 60, 120, 240, 480g	保护软膏
Ivy Shield	1.25, 4, 16 盎司	预防毒常春藤和橡树皮炎
Kerodex 51	120, 480g	干燥，油滑工作的保护剂
Kerodex 71	120, 480g	保护剂（防水的）
pH-Stabil	60, 240g	保护乳膏
Sbr-Lipocream	30, 100g	保护乳膏
TheraSeal	6 盎司	保护乳膏
氧化锌		
20% 软膏	60g	保护软膏
25% 糊膏	30, 60, 480g	保护糊剂

银屑病和脂溢性皮炎（洗发剂）

抗微生物和皮脂溢的洗发剂（吡硫翁锌及其他）

商品名	活性成分	规格
Capitrol（氯喔星）（处方药）	2% 二氯羟喹	85g
DHS Zinc	2% 吡硫翁锌	8, 12 盎司
Head & Shoulders（海飞丝）	2% 吡硫翁锌	400ml
Nizoral（里素劳）	2% 酮康唑	4 盎司
ZNP Bar	2% 吡硫翁锌	4.2 盎司/条

含二硫化硒的洗发剂

商品名	浓度	规格
Selsun	2.5%	120ml
Selsun Blue	1%	120, 210, 330ml
Head & Shoulders Intensive Treatment（海飞丝精华素）	1%	400ml

焦油和复合焦油洗发剂

商品名	浓度	规格
Ala Seb T	5% 煤焦油溶液 2% 胶态硫 2% 水杨酸	4 盎司, 12 盎司
Denorex	2% 煤焦油凝胶 2% 煤焦油洗剂	60, 120ml 120, 240ml
DHS Tar	0.5% 煤焦油（美国药典）	4, 8, 16 盎司
DHS Tar 凝胶	0.5% 煤焦油（美国药典）	8 盎司
Ionil T	1.0% 煤焦油（美国药典）	16 盎司
Liquor carbonis detergents	10-15% 煤焦油	不同剂量的软皂*
Neutrogena T/凝胶	2%Newtar	4.4, 8.5, 16 盎司
Neutrogena T/凝胶 extra strength	4%Newtar（1% 煤焦油）	6 盎司
Neutrogena T/sal	3% 水杨酸	4.5 盎司
Packer's pine tar	0.82% 松焦油	180ml
Pentrax tar	5% 粗煤焦油	8 盎司
Pentrax Gold	2% 粗煤焦油	5.7 盎司
Polytar	1% 焦油的混合物	6 盎司，12 盎司
Sebutone	0.5% 煤焦油, 2% 水杨酸, 2% 硫磺	120, 240g 洗剂
Tarsum	2% 煤焦油	4, 8 盎司
Tegrin Medicated	5% 煤焦油提取物	60, 132ml 乳膏 112.5, 198ml 洗剂
Theraplex T shampoo	1% 煤焦油	8 盎司
Tiseb-T	0.5% 煤焦油	
Vanseb-T	5% 煤焦油	120ml 洗剂
Xseb-T plus	10% 粗煤焦油	4, 8 盎司
Zetar（泽它）	1% 全煤焦油	180ml

*药剂师配制

含硫和水杨酸的洗发剂

产品	硫磺	杨酸	规格
Ala-Seb	2%	2%	4 盎司, 12 盎司
Ionil Plus		2%	240ml
DHS Sal		3%	4 盎司
Meted	5%	3%	120ml
Salicylic Acid & Sulfur Soap	5%	3%	4.1 盎司
Sebulex	2%	2%	120ml
			120, 240ml
Sulfoam	2%		4, 8, 16 盎司
Tiseb	−	2%	8 盎司
Vanseb	2%	1%	90g 乳膏
			120ml 洗剂
Xseb	−	4%	4, 8 盎司
P&S	−	2%	4, 8 盎司

抗皮脂溢制剂

商品名	活性成分	规格
Derma Zinc Therapy spray/drops	(0.25%) 吡硫锌	4 盎司
Loprox 凝胶	环吡酮	45g
Nizoral 乳膏	酮康唑	15, 30, 60g
Ovace wash	10% 磺胺醋酰钠	6 盎司, 12 盎司
Ovace foam	10% 磺胺醋酰钠	50 克, 100 克 / 罐
Carmol scalp treatment 洗剂	10% 磺胺醋酰钠	90g

含糖皮质激素、焦油和其他成分治疗头屑的制剂和洗发剂

商品名	活性成分	基质	规格
Derma-smoothe/FS（处方药）	0.01% 氟轻松	花生油	120ml
P&S liquid	少于 1% 苯酚，氯化钠	石蜡油	120ml, 240ml
Estar Therapeutic Tar Gel	5% 煤焦油	水	3 盎司
10% liquor carbonis detergens in Nivea oil *	煤焦油溶液, 8、16 盎司	Nivea oil（妮维雅油）	处方药
Capex shampoo（处方药）	0.01% 氟轻松		120ml
Overnight scalp treatment	2% 水杨酸	喷雾剂	6 盎司
*药剂师配制			

治疗银屑病的药物（口服）

补骨脂素		
商品名	活性成分	规格
Oxsoralen lotion	1% 甲氧沙林洗剂	1 盎司 / 瓶
Oxsoralen-Ultra	甲氧沙林（液体形式）	10mg 胶囊, 50 胶囊 / 瓶（绿色胶囊）
8-MOP	甲氧沙林（晶体形式）	10mg 胶囊, 30 胶囊 / 瓶（粉红色胶囊）
Trisoralen tablets	三甲沙林	5mg 片剂, 28, 100 片 / 瓶

甲氧补骨脂素 – 紫外线联合治疗时根据体重用药的推荐剂量			
病人体重		剂量	
(kg)	(lbs)	低	高
<30	<65	10	10
30～50	65～100	10	20
51～65	101～145	20	30
66～80	146～175	20	40
81～90	176～200	30	50
91～115	200～250	30	60
>115	>250	40	70

阿维 A（Soriatane）	
胶囊	10, 25mg

甲氨蝶呤		
片剂	2.5, 5, 7.5, 10, 15mg	
无防腐剂的注射剂	25mg/ml	2, 4, 8 毫升 / 瓶
注射粉剂	20mg, 1g	20 毫升 / 瓶或一次性小瓶

治疗银屑病的药物（外用）

地蒽酚（Dithranol）

商品名	浓度（%）	基质	规格
Drithocreme	0.1	乳膏	50 克/管
Drithocreme HP 1%	1	乳膏	50 克/管
Dritho-Scalp	0.5	乳膏	50 克/管*
Psoriatec	1.0	乳膏	50 克/管
*用专用棉棒			

地蒽酚治疗后污染预防

商品名	活性成分	规格	用途
CuraStain	三乙醇胺	4盎司乳膏或喷雾剂	去除皮肤的污物；清洗前在皮损及其周边使用。清洗后用于皮损区。

外用的维A酸类药物

他扎罗汀（tazarotene）		
凝胶	0.05%, 0.1%	30g
		100g
乳膏	0.05%, 0.1%	15g
		30g
		60g

外用维生素 D3 衍生物

商品名	活性成分	规格
Dovonex ointment	0.05 卡泊三烯	30, 60, 100 克/管
Dovonex cream	0.05 卡泊三烯	30, 60, 100 克/管

含焦油的沐浴油

商品名	浓度	规格
Balnetar	2.5% 煤焦油	240ml
Doak Oil	2% 蒸馏焦油	240ml
Doak Oil Forte	5% 蒸馏焦油	120ml
Lavatar	33.3% 蒸馏焦油	120,480ml
Polytar Bath	25% 多聚焦油 polytar（保丽娜液）	240ml
Zetar emulsion（处方药）	30% 全煤焦油	177ml（6盎司）

焦油乳膏和洗剂

商品名	浓度	其他成分	基质	规格
Aqua Tar	2.5% 煤焦油提取物	—	凝胶(水)	90g
Cutar	7.5%LCD		乳液	6盎司,1加仑
Doak Tar Lotion	5% 蒸馏焦油	—	洗剂	4盎司
Elta lite tar	10%LCD		洗剂	8盎司
Elta tar	10% 煤焦油		乳膏	3.8,16盎司
Estar	5% 煤焦油	13.8% 酒精	凝胶	90g
Fototar	2% 煤焦油,美国药典	—	乳膏	85g,1磅/瓶
Fototar Stik	5% 煤焦油,美国药典	—	蜡	15g
Ichthyol	10% 鱼石脂	—	软膏	30g
Liquor carbonis detergens *	20% 煤焦油溶液	—	溶液	4盎司,品脱,加仑
Mason cream	0.18% 煤焦油	1% 水杨酸,1% 间苯二酚,0.5% 苯甲酸	乳膏	
Oxipor VHC	48.5% 煤焦油溶液	1% 水杨酸	洗剂	2盎司,4盎司
P&S Plus	8% 煤焦油溶液	2% 水杨酸	凝胶	105g
Packer's	5.87% 松焦油		肥皂	
PolyTar Soap	焦油混合物		肥皂	条
Pragmatar	4% 蒸馏煤焦油	3% 水杨酸,3% 硫磺	软膏	
PsoriGel	7.5% 煤焦油溶液	1% 酒精	凝胶	4盎司
T/Derm	5% 煤焦油提取物	不含酒精	油剂	4盎司
Tegrin Medicated	5% 粗煤焦油提取物		洗剂	6盎司
			乳膏	60,132g
Unguentum Bossi	5% 蒸馏焦油	5% 氨化汞	软膏	60,480g

*药剂师在吸水性软膏基质和其他软膏基质中混合配制。

去除多余角质的凝胶

Keralyt 凝胶，6% 水杨酸和丙二醇，1盎司

治疗玫瑰痤疮的药物（外用）

商品名	通用名	规格
Avar	5% 硫磺，10% 磺胺醋酰钠	45g 水凝胶
Avar Green	5% 硫磺，10% 磺胺醋酰钠	45g 水凝胶含有遮盖红色的绿色色素
Clenia	5% 硫磺，10% 磺胺醋酰钠	1 盎司润肤乳膏（不含酒精） 6盎司，12盎司 泡沫洗剂
Finacea 15%	壬二酸	30g 凝胶
Klaron 10%	10% 磺胺醋酰钠	2 盎司 / 瓶
Metro 凝胶 0.75%	甲硝唑	45 克 / 管
Metro 乳膏 0.75%	甲硝唑	45 克 / 管
Metro 洗剂 0.75%	甲硝唑	2 盎司 / 瓶
Noritate 乳膏 1%	甲硝唑	30 克 / 管
Sulfacet-R 洗剂	5% 硫磺，10% 磺胺醋酰钠	25 克 / 瓶
Sulfacet-R 洗剂（无色）	5% 硫磺，10% 磺胺醋酰钠	25 克 / 瓶
Plexion TS （外用混悬液）	5% 硫磺，10% 磺胺醋酰钠	30 克 / 瓶
Plexion Cleanser	5% 硫磺，10% 磺胺醋酰钠	6 盎司 / 管
Rosula	5% 硫磺，10% 磺胺醋酰钠	45ml 水凝胶含 10% 尿素

治疗玫瑰痤疮的维生素

Nicomide 片剂包含 750mg 烟酰胺，锌 25mg，叶酸 500mg

常用剂量为 1 片，每日 2 次口服

杀疥螨和虱的药物

杀疥螨药

商品名	通用名	规格
Actin	扑灭司林	5% 乳膏：60g
Elimite	扑灭司林	5% 乳膏：60g
Eurax *	克罗米通	10% 乳膏：60g
		10% 洗剂：2 盎司，1 品脱
Kwell	林旦	1% 乳膏：2 盎司，16 盎司
		1% 洗剂：2 盎司，16 盎司
Kwell 香波	林旦	1% 洗剂：2 盎司，16 盎司
5%-10% precipitated	硫磺	在凡士林中混有硫磺†
Stromectol	伊维菌素‡	6mg/ 片‡

* 据报道克罗米通效力小于林旦
† 药剂师配制
‡ 参见 504 页

杀虱剂

商品名	通用名	规格
A-200（非处方药）	0.33% 除虫菊酯	30g 凝胶
A-200 Pyrinate 凝胶香波（非处方药）	0.17% 除虫菊酯	2，4 盎司洗发剂
NIX 乳膏清洗剂	扑灭司林	2 盎司
Ovide（奥维德）	0.05% 马拉硫磷	2 盎司洗剂
R&C 香波（非处方药）	0.3% 除虫菊酯	2，4 盎司洗发剂
RID（非处方药）	0.3% 除虫菊酯	2 盎司，4 盎司，1 加仑液体

只是去除虱卵；不杀虱。

无香味，无染料的洗发剂

DHS Clear，8，16 盎司

无皂基清洁剂

常用于治疗特应性皮炎上	
Aquanil 洗剂	8, 16 盎司
Cetapil 洗剂	4, 8, 16 盎司
Cetapil Daily Facial Cleanser	8 盎司
Moisturel sensitive cleanser	8.75 盎司
Neutrogena-nondrying	5.5 盎司
SFC 洗剂	8, 16 盎司

肥皂（温和，无刺激）

Alpha-Keri	Dove（多芬）	Oilatum（爱丽她）
Basis glycerin	Neutrogena dry skin（露得清干燥肌肤）	Purpose
Basis superfatted	Nivea Creme（妮维雅乳膏）	Shepard's moisturizing
Cetaphil（丝塔芙）	Cetaphil anti-bacterial（丝塔芙抗菌）	

遮阳衣物

Coolibar 952-922-1445 www.coolbar.com
提供遮阳服和太阳镜，全天在线
Radicool Australia 714-220-4900 ext.224 www.radicoolaustralia.com
提供 100 SPF+ 泳衣，全天在线
Sunday Afternoons 888-874-2642 www.sundayafternoons.com
提供遮阳服和遮阳帽
SunPrecautions 800-882-7860 www.sunprecautions.com
提供遮阳服，全天在线
Tilley Endurables 800-338-2797 www.tilley.com
遮阳服和遮阳帽
Tuga Sun Protective sunwear 800-428-TUGA www.plangea.com
提供 UPF 50+ 的儿童泳衣
Wallaroo Hat Company 888-925-2766 www.wallaroohats.com
提供 UPF 50+ 的遮阳帽

抗阴道念珠菌的药物

外用治疗急性阴道念珠菌的药物

药物	成分	药量
Butoconazole（布康唑）	乳膏	睡前 5g，连用 3 天
Clotrimazole（克雷唑）	1% 乳膏	睡前 5g，连用 7～14 天
	10% 乳膏	5g 单次使用
	阴道片剂，100 毫克/片	睡前 1 片，连用 7 天或 睡前 2 片，连用 7 天
	阴道片剂，500 毫克/片	1 片单次使用
Miconazole（咪康唑）	2% 乳膏	睡前 5g，连用 7 天
	阴道栓剂，100 毫克/栓	睡前 1 栓，连用 7 天
	阴道栓剂，200 毫克/栓	睡前 1 栓，连用 7 天
	阴道栓剂，1200 毫克/栓	1 栓单次使用
Econazole（益康唑）	阴道片剂，150 毫克片	睡前 1 片，连用 3 天
Fenticonazole（芬替康唑）	2% 乳膏	睡前 5 g，连用 7 天
Tioconazole（噻康唑）	2% 乳膏	睡前 5g，连用 3 天
	6.5% 乳膏	睡前 5g 单次使用
Terconazole（特康唑）	0.4% 乳膏	睡前 5g，连用 7 天
	0.8% 乳膏	睡前 5g，连用 3 天
	阴道栓剂	睡前 80mg，连用 3 天
Nystatin（制霉菌素）	阴道片剂，100,000 U/片	睡前 1 片，连用 14 天

保持或恢复阴道内酸度的药物

Aci-Jel therapeutic vaginal jelly, 0.921% 醋酸，85 克/管，每早晚各用一次，每次需要装满涂药器。

治疗疣的药物

斑蝥素		
商品名	成份	规格
Cantharone	0.7% 斑蝥素	7.5ml
Cantharone Plus	30% 盐酸,	7.5ml
	5% 鬼臼树脂	
	1% 斑蝥素	

请从以下途径定购产品：KRONOS Pharmacy, 800-723-7455;
Dormer Laboratories Inc, www.dormer.com, 416-242-6167;
Pharmascience Inc, www.pharmascience.com.

硝酸银		
产品	硝酸银	规格
硝酸银	10%	30ml 溶液
硝酸银	10%	30g 软膏
硝酸银棒		12 个 / 包

用来治疗疣、胼胝和角化过度皮肤的水杨酸制剂（均为非处方药）		
商品名	水杨酸（%）	规格
Comound W		
Liquid	17	液体，9.3ml/ 瓶
Gel	17	凝胶，7.5 克 / 支
Duofilm	17	凝胶，15 克 / 支
Duofilm patch	40	18 克 / 盒
Keralyt	6	凝胶，30 克 / 支
Mediplast	40	硬膏
Trans-Plantar	21	25 片（每片长 20 mm）/ 盒，附安全胶带，干净的纸盒
Trans-Ver-Sal	15	15，40 片（每片长 6, 12, 20 mm）/ 盒，附安全胶带，金刚砂纸
还有其他品牌		

鬼臼树脂		
商品名	鬼臼树脂	规格
Condylox gel	0.5% 鬼臼树脂（鬼臼毒素）	3.5g
Condylox solution	0.5% 鬼臼树脂（鬼臼毒素）	3.5ml
Podocon-25	25% 安息香酊	15ml
pododerm	25% 安息香酊	5ml

干扰素

Intron-A（干扰素α-2b），10000000IU/瓶
Alferon N injection（干扰素α-N3）1ml

二氯乙酸－角质软化剂和腐蚀剂

二氯乙酸	1盎司，2盎司
定购地址：Delasco 800-831-6273, www.delasco.com	

湿敷料

通用/商品名	活性成分
醋酸	醋剂即5%醋酸
AluWets 晶体	六水氯化铝
Buro-Sol 粉剂	醋酸铝
Burrow 溶液 (Domeboro, Bluboro, Pedi-Boro, Buro-Sol)	醋酸铝
Domeboro 耳溶液	2%醋酸(60ml)
Domrboro 粉剂, Bluboro, Pedi-Boro	硫酸铝，醋酸钙（12,100包/盒）
Domrboro 片剂, Bluboro, Pedi-Boro	硫酸铝，醋酸钙（2,100片/盒）
高锰酸钾	0.025%～0.1%，可将皮肤染成紫色
硝酸银	0.1%～0.5%，可将皮肤染成黑色（由药剂师配制）

可以配制药物的药剂师

Custom Scripts（惯用药方）
800-226-7094
www.custom-rx.com

（舒春梅 肖汀 何春涤译 陈洪铎校）

中文索引

Ⅰ期梅毒 317
Ⅱ期梅毒 318
Ⅲ期梅毒 320
5-氟尿嘧啶霜 342

A

ABCDEF 标准 890
ABCD 法则 787, 806
ANCA 相关小血管炎 648
ANCA 阴性小血管炎 649
阿司匹林 896
氨苄西林疹 488
奥杜盎小孢子菌 428, 432

B

Bazex综合征（副肿瘤性肢端角化病） 894
Beau 线 884
Becker 痣 780
Bloom 综合征 894
Bowen 病 748
Bowen 样丘疹病 343
Breslow 镜下分期 807
Buschke-Löwenstein 肿瘤 336
Buschke-Löwenstein 肿瘤 753
巴氏导管 331
巴西天疱疮 562
拔毛癣 858
白癜风 362, 684
白痱 205
白念珠菌 440
白色糠疹 118, 689
白色浅表型甲真菌病 876
斑点状雀斑样痣 778

斑蝥素 345
斑贴试验 98
斑秃 855, 871
瘢痕疙瘩 709
瘢痕疙瘩性痤疮 283
瘢痕性秃发 860
半通透性敷料 925
伴有黑棘皮病的内分泌综合征 900
暴发性痤疮 176
扁平黄瘤 903
扁平苔藓 250
扁平疣 373
变态反应 531
变应性接触性皮炎 54, 84
表皮 1
表皮剥脱性痤疮 193
表皮剥脱性红皮症 491
表皮囊肿 717
表皮痣 713
丙烯胺 436
播散性淋球菌感染 332
卟啉病 675
补体固定试验 326
布替萘芬 415

C

Churg-Strauss 综合征 649
Clark 分级 807
Cowden 病 912
Cowden综合征（多发性错构瘤综合征） 894
CREST 综合征 617
苍白螺旋体 317
苍白螺旋体颗粒凝集试验 323

草莓状血管瘤 816
肠道病毒：埃可病毒和柯萨奇病毒疹 473
常春藤毒素 88
超抗原毒素介导的疾病 478
超敏综合征 626
成人黑子 691
成人硬化萎缩性苔藓 258
迟发性皮肤卟啉病 675
持久斑疹性毛细血管扩张 157
持久性隆起性红斑 653
匙刮术 930
匙状甲 885
杵状指 885
川崎综合征 474
传染性红斑 468
传染性软疣 344, 379
唇部黑素斑 782
刺激性接触性皮炎 51, 82
刺丝囊叮咬 539
醋酸白实验 340
痤疮 162
痤疮样（脓疱）疹 490

D

Donovan 小体 329
大疱性表皮松解症 576
大疱性类天疱疮 567
大疱性类天疱疮样获得性大疱性表皮松解症 574
大疱性脓疱病 268
带状疱疹 394
带状疱疹与 HIV 感染 398
单侧疣状线状痣 713
单侧痣样毛细血管扩张综合征 832
单纯剪除术 928
单纯疱疹 381
单纯疱疹病毒 346, 351
单纯性大疱性表皮松解症 576
胆碱能性荨麻疹 145
弹性假黄瘤 916
刀砍状硬皮病 622
点滴状银屑病 212
点状白甲 882

电干燥法 929
电干燥法及匙刮术 734
电凝疗法 929
电灼疗法 929
淀粉样变 894
斗士癣 422
毒性反应 531
断发毛癣菌 428, 429
对称性关节炎 220
钝性分离 931
多发性错构瘤综合征 912
多形红斑 626
多形红斑和中毒性表皮坏死松解 491
多形性日光疹 671
多血管炎 649

E

恶性黑棘皮病 901
恶性黑素瘤 786
恶性雀斑痣样黑素瘤 794
恶性外耳炎 297
蒽林 225
儿童黑子 691
儿童阶段（2～12岁） 111
儿童慢性良性大疱性皮病 572
儿童皮肌炎 609
儿童生殖器疣 339
二甲基乙二肟斑点试验 94
二氧化碳激光 342

F

发疱性末端指（趾）炎 287
发育不良痣 782
发疹性黄瘤 904
反向银屑病 217
泛发性扁平苔藓和苔藓样药疹 252
泛发性脓疱型银屑病 213
泛发性特发性毛细血管扩张症 832
非大疱性脓疱病 270
非典型痣 782
非典型痣综合征 782
非对称性关节炎 220

非结核分枝杆菌　304
非淋球菌性尿道炎　334
肥大细胞增生病　156
肥大性瘢痕　709
肥厚性扁平苔藓　252
狒狒综合征　94
痱　205
粉刺性痤疮　171
风疹　467
封闭性斑贴试验　98
蜂窝织炎和丹毒　273
氟康唑　415, 419, 423
匐行性回状红斑　894
妇女多毛症　846
附睾炎　312
复发性基底细胞癌　733
复发性疖病　286
复发性局灶性掌部角质剥脱　55
副肿瘤性天疱疮　567, 894
赋形剂　26
腹股沟肉芽肿　329

G

Gardner 综合征　717, 894, 915
Gorlin-Goltz 综合征　731
Gottron 丘疹　609
干皮病　115, 361
杆菌性血管瘤病　528, 827
感染性口角炎　450
革兰阴性菌痤疮　190
宫颈炎　331
共济失调 - 毛细血管扩张症　894
孤立性肥大细胞瘤　156
谷胶敏感性肠病　556
股癣　417
固定型药疹　492
关节毁形　220
关节炎 - 皮炎综合征　333
光毒反应　681
光感性疹　493
光过敏反应　683
光化性唇炎　742

光化性角化病　736
光敏性银屑病　214
光热分解　937
光生物学　661
光线性甲剥离　881
龟分枝杆菌和胞内鸟型分枝杆菌　304
鲑鱼斑　823
鬼臼树脂　341
过敏性血管炎　642
过敏性紫癜　645

H

HAIR-AN 综合征　901
Higoumenakia 征　321
Hutchinson 齿　321
Hutchinson 三联症　321
Hutchinson 征　890
海棉状血管瘤　818
海浴疹　541
海藻糖琼脂培养基　412
寒冷性荨麻疹　146
汗管瘤　721
汗疱疹　41, 59
黑变病（泛发性）　894
黑变性瘭疽　890
黑点癣　429
黑寡妇蜘蛛　512
黑棘皮病　894, 900
黑色斑点痣　776
黑色丘疹性皮病　706
黑色疣（black warts）　374
黑素瘤分期系统　810
黑素细胞痣　773
黑踵（black heel）　374
黑子　691
红斑狼疮　592
红斑狼疮样药疹　493
红斑型天疱疮　562
红痱　205
红霉素　419
红皮病型银屑病　213
红色毛癣菌　874

红色阴囊综合征 64
红细胞生成性原卟啉病 680
红癣 419
后遗神经痛 404
槲叶毒葛 88
花斑癣 360,451
化疗引起的肢端红斑 494
化脓性汗腺炎 202
化脓性肉芽肿 826,889
化学剥脱术 936
化学品诱发性硬皮病 613
化妆品及香料过敏 97
化妆品性痤疮 192
坏疽性臁疮 298
坏疽性脓皮病 653
坏死性筋膜炎 278
环状肉芽肿 898
换肤术 938
黄褐斑 692
黄甲 362
黄甲综合征 884
黄色瘤 902
灰黄霉素 415,419,436,438
灰泥角化病 705
混合痣 774
火激红斑 694
火蚁 538
获得性大疱性表皮松解症 574
获得性甲病 871
获得性免疫缺陷综合征 245,356
获得性血管损害 824
获得性血管性水肿 148

I

IgA 型天疱疮 562

J

Jadassohn 综合征 715
机械性痤疮 192
肌肉活检 610
鸡眼 374
基底膜带 550

基底细胞癌 724
吉赫反应 323,523
急性痘疮样苔藓样糠疹 261
急性泛发性发疹性脓疱病 490
急性甲沟炎 871
急性荨麻疹 134
急性湿疹性炎症 43
急性水疱型足癣 414
急性阴道念珠菌病 442
己酮可可碱 896
继发性高脂蛋白血症 902
继发性损害 2
家族性黑素瘤 782
家族性慢性良性天疱疮 575
家族性腺瘤样息肉病 915
甲板白斑 882
甲板剥脱 881
甲扁平苔藓 870
甲变形 869
甲剥离 869,880
甲点状凹陷 869
甲肥厚 882
甲沟活检术 865
甲活检 864
甲母活检术 865
甲下及甲周疣 378
甲下血肿 882
甲癣 874
甲缘逆剥 881
甲真菌病 874
甲真菌感染 874
甲中线营养不良 884
甲周纤维瘤 911
甲周疣 888
甲皱襞毛细血管显微检查术 618
假单胞菌蜂窝织炎 292
假单胞菌感染 873
假单胞菌毛囊炎 290
假单胞菌热足综合征 290
假性卟啉病 679
假性黑素瘤 776
间擦疹 419

间接免疫荧光检查 569
间歇用药 28
睑黄瘤 903
腱黄瘤 904
交界性大疱性表皮松解症 576
交界痣 774
角化过度性湿疹 55
角化棘皮瘤 711
酵母环状糠秕孢子菌 454
酵母菌 440
酵母培养基 412
疖和痈 284
接触性皮炎 39, 81
接触性荨麻疹综合征 152
节段型神经纤维瘤病 908
结节型基底细胞癌 726
结节性黑素瘤 792
结节性红斑 635
结节性黄瘤 904
结节性痒疹 68
结节性硬化症 690, 909
疥疮 360, 497
金黄色葡萄球菌 360
金属皮炎 93
堇色发癣菌 428
近端甲下型甲真菌病 876
经典型获得性大疱性表皮松解症 574
精神性寄生虫病 70
静脉湖 825
静脉曲张性溃疡 76
静脉性小腿溃疡 74
静脉炎症后综合征 72
酒渣鼻（玫瑰痤疮） 198
局部麻醉 922
局限性类天疱疮 571
局限性硬皮病 620
聚合性痤疮 176

K

Kaposi 肉瘤 362, 827, 894
Kasabach-Merritt 综合征 818
咖啡斑 694

卡泊三醇 224, 870
开放性斑贴试验 98
糠秕孢子菌性毛囊炎 454
抗核抗体检查 587
抗惊厥过敏反应综合征 494
抗组胺剂 140
克拉霉素 419
克林霉素 419
克霉唑 419
口唇单纯疱疹 384
口角唇炎 450
口腔尖锐湿疣 339
口腔黏膜扁平苔藓 254
口腔念珠菌病 443
口周皮炎 195
溃疡分枝杆菌 304
昆虫叮咬 533
昆虫螫刺 531

L

Leser-Trélat 征 705, 894
Lewis 三联征 133
莱姆病 517
狼疮带 605
老年性粉刺 194
老年性皮脂腺增生 720
老年性血管瘤 824
类癌综合征 894
类丹毒 287
类脂质渐进性坏死 896
冷冻外科 931
里希结节 906
臁疮 272
良性黑棘皮病 900
淋巴瘤 556
淋巴瘤样丘疹病 762
淋巴瘤样药疹 494
淋病 312, 330
淋病奈瑟菌 330
淋球菌性咽炎 332
鳞状细胞癌 744
卵状糠秕孢子菌 451

落矶山斑点热 524
落叶型天疱疮 562

M

Majocchi 肉芽肿 422
Marjolin 溃疡 747
Meridian Premier 试验 351
Mohs 显微外科 934
Monsel 人工现象 923
Mucha-Habermann 病 261
Muir-Torre 综合征 711, 894, 914
麻疹 460
马尔尼菲青霉菌病 360
蚂蚁 538
慢性斑块状银屑病 212
慢性单纯性苔藓 54, 63
慢性甲沟炎 872
慢性结节性耳轮软骨皮炎 716
慢性皮肤黏膜念珠菌病 450
慢性皮肤型红斑狼疮 596
慢性荨麻疹 136
慢性湿疹性炎症 48
慢性苔藓样糠疹 261
慢性外阴瘙痒 64
猫抓病 528
毛虫皮炎 510
毛发红糠疹 240
毛发囊肿（皮脂腺囊肿） 719
毛发癣菌病 862
毛囊角化病 871
毛囊性扁平苔藓 252
毛囊炎 279
毛细血管扩张 830
毛周角化病 116, 280
玫瑰糠疹 246
梅毒 315, 360
梅毒的治疗 323
梅毒的治疗后评估 324
梅毒和人免疫缺陷病毒 320
梅毒性天疱疮 320
梅毒血清学 321
咪康唑 419

咪喹莫特 340
弥漫性脱发 841
弥漫性硬皮病 613
糜烂性阴道扁平苔藓 255
密封敷料 924
免疫抑制患者水痘 391
免疫状况评估（CD4+T淋巴细胞测定） 357
面部脓皮病 176
面部实性水肿 194
面癣 420

N

男性的雄激素源性脱发（男性型秃发） 842
难治性疣 372
囊肿型基底细胞癌 729
囊肿性痤疮 174
囊肿摘除术 933
脑膜炎球菌血症 299
黏蛋白性脱发 894
黏膜白斑 751
黏膜类天疱疮 571
念珠菌病 440
念珠菌性龟头炎 445
念珠菌性甲真菌病 876
念珠菌性外阴阴道炎 440
尿布念珠菌病 448
尿道炎 331
凝胶 27
脓疱病 267
脓疱型银屑病甲 870
脓癣 430
脓溢性角皮病（Reiter综合征） 216

O

偶然分枝杆菌 304

P

Paget病（乳房） 894
Paget病（乳房外） 894
Peutz-Jeghers 综合征 895
POCkit HSV-2 试验 351
帕里诺眼腺综合征 528

疱疹性瘭疽 386
疱疹性湿疹 388
疱疹样皮炎和线状 IgA 大疱性皮病 554
盆腔炎性疾病 331
皮肤 T 细胞淋巴瘤 754
皮肤单纯疱疹 386
皮肤副肿瘤综合征 893
皮肤干燥 115
皮肤感染 267
皮肤划痕症 142
皮肤活检术 926
皮肤解剖学 1
皮肤镜 798
皮肤纤维瘤 708
皮肤型红斑狼疮亚型 593
皮肤癣菌 409
皮肤癣菌病 360
皮肤癣菌试验培养基 412
皮肤药物反应 482
皮肤异色病 609
皮肤转移癌 765
皮肌炎 607
皮肌炎（成人） 894
皮肌炎与多发性肌炎 607
皮角 706
皮内痣 776
皮脂缺乏性湿疹 60
皮脂腺腺瘤 909
皮脂腺痣 715
皮赘（软垂疣） 706
蜱 516
蜱叮咬麻痹 526
贫血痣 690
匐行疹 537
葡萄球菌烫伤样皮肤综合征 632
葡萄球菌性毛囊炎 279
葡萄球菌性烫伤样皮肤综合征 288
普达非洛 341
普通痣 774

Q

Queyrat 增殖性红斑 750
七分检查表 806
漆树皮炎 88
牵拉性（美容性）秃发 859
前带现象 321
前驱皮损 788
前哨淋巴结节 808
荨麻疹性血管炎 154
钱币状湿疹 54, 61
钳状甲（弯曲甲） 884
潜伏梅毒 320
浅表扩散性黑素瘤 789
浅表型基底细胞癌 730
浅表血管瘤 815
嵌甲 881
强直性脊柱炎 220
桥粒芯糖蛋白 561
侵袭性皮肤癣菌 423
青春期前硬化萎缩性苔藓 258
丘疹性荨麻疹 533
丘疹 - 紫癜"手套和袜套"综合征 469
曲安奈德 870
躯干下部痣 776
去除蜱 527
全身诱导的变应性接触性皮炎 84
犬小孢子菌 428, 432
雀斑 691

R

Raynaud 现象 602, 615
热、水及震动性荨麻疹 147
人类免疫缺陷病毒 356
人类免疫缺陷病毒致病机制 356
人乳头状瘤病毒 336
妊娠疱疹(妊娠性类天疱疮) 573
妊娠期带状疱疹 398
妊娠期生殖器单纯疱疹 354
妊娠期水痘 391
妊娠瘙痒性荨麻疹 152
日光损伤性皮肤 662
日光性荨麻疹 147
溶液 27
肉毒毒素 938

乳房 Paget 病 763
乳房外 Paget 病 764
乳痂 242
软膏 27
软下疳 327
润肤霜 23

S

Schamberg 病 656
Sipple 综合征 895
Spitz 痣 781
Stevens-Johnson 综合征 630
Sweet 综合征 650, 895
Sézary 综合征 760
三氯乙酸 341
三唑类 436
桑葚状磨牙 321
瘙痒症 362
色素沉着 494
色素沉着性疾病 691
色素型基底细胞癌 729
色素性荨麻疹 156
色素性荨麻疹（播散性斑丘疹型） 895
沙保葡萄糖琼脂培养基 412
鲨革样斑 911
晒黑和晒伤 668
砷角化症 753
深部血管瘤 818
深痱 205
深蓝色甲 362
神经官能症性表皮剥脱 68
神经纤维瘤 906
神经纤维瘤病 905
神经纤维瘤病 1 型 905
肾上腺雄激素源性女性型脱发 844
生殖器单纯疱疹 346
生殖器溃疡 307
生殖器疱疹的治疗（疾病预防与控制中心指南） 352
生殖器疣 336, 378
生殖器 - 直肠 - 肛门综合征 326
虱病 506
湿疹 490

湿疹性炎症分期 43
石膏样小孢子菌 427
石棉状糠疹 242
嗜酸性脓疱性毛囊炎 361
嗜脂双相酵母环状糠秕孢子菌 451
嗜中性粒细胞性皮病 650
手部湿疹 50
手癣 425
手足口病 462
疏螺旋体性淋巴细胞瘤 517
输卵管炎 331
双嘧达莫 896
双足 - 单手综合征 415
霜剂 26
水痘 389
水痘和 HIV 感染 391
水痘免疫后的带状疱疹 398
水泥皮炎及烧伤 95
水疱 547
水疱性药疹 491
水源性瘙痒 147
丝状疣和指状疣 372
四肢鳞状细胞癌 747
苏丹奈斯发癣菌 428
速发型超敏反应 90
粟粒疹 194

T

Terry 甲 885
胎毛增多症（获得性） 894
苔藓样变（扁平苔藓样药疹） 493
苔藓样糠疹 261
糖尿病性大疱病 559
糖尿病性皮病 694
糖皮质激素性痤疮 191
糖皮质激素性玫瑰痤疮和口周皮炎 30
特比萘芬 415, 419, 436
特发性点状色素减少症 689
特应性皮炎 105
特应性手部皮炎 53
体虱 507
体癣 420

天疱疮 559
天然橡胶胶乳（NRL）过敏 90
填充物质 936
跳蚤 533
跳蚤叮咬 534
铜绿假单胞菌感染 290
头皮银屑病 214
头虱 507
头癣 427
脱毛 938

V

von Hippel-Lindau 病 895
von Recklinghausen 神经纤维瘤病 895

W

Wegener 肉芽肿 648
Wiskott-Aldrich 综合征 895
Wood 灯检查 412
外耳炎 294
外阴局限性类天疱疮 573
外阴阴道炎 440
外用糖皮质激素过敏 39
网状色素沉着 799
萎缩 34
蚊子 536
窝状角质松解症 416
无肌病性皮肌炎 607
物理性荨麻疹 142

X

吸脂术 936
息肉 706
洗剂 23, 27
系统性红斑狼疮 600
系统性硬化症 613
下疳 317
夏令水疱病 674
先天梅毒 320
先天性风疹综合征 467
先天性和新生儿水痘 392
先天性血管损害 814

先天性痣 776
鲜红斑痣 819
线状表皮痣 713
线状硬皮病 622
限局性淋巴管瘤 825
限局性脱发 842
削切活检术 926
削切术 926
鞋过敏 92
新生儿 HSV 感染 354
新生儿伴有有大疱、脓疱、糜烂和溃疡的疾病 577
新生儿痤疮 191, 582
新生儿红斑狼疮 604
新生儿中毒性红斑 582
新型隐球菌病 360
兴奋皮肤综合征（怒背） 102
猩红热 464
性病性淋巴肉芽肿 312, 325
性传播疾病 307
须部假性毛囊炎（剃刀肿块） 280
须癣 434
须癣毛癣菌 874
癣 413
血管畸形 819
血管角化瘤 824
血管性水肿 147
血管性水肿-嗜酸性粒细胞增多综合征 151
血管炎 494, 637
血清病 155
血清学 351
血小板减少性紫癜 362
寻常型天疱疮 561
寻常型鱼鳞病 115
寻常须疮 282
寻常疣 371
蕈样肉芽肿 754

Y

压迫性荨麻疹 144
亚急性皮肤型红斑狼疮 598
亚急性湿疹性炎症 44
炎性线形疣状表皮痣 713

炎症型脂溢性角化病 704
眼玫瑰痤疮 200
咬指甲和甲上皮 881
药物性红斑狼疮 603
药物诱导的黑棘皮病 900
药物诱发的甲沟炎 873
药物诱发的天疱疮 566
药疹 485，490
伊曲康唑 419，423，436
衣原体感染 312
胰高血糖素瘤综合征 894
遗传性出血性毛细血管扩张症 831
遗传性多形性日光疹 671
遗传性血管性水肿 151
遗传咨询 908，911
以尿道炎和宫颈炎为特征的疾病 330
异常脂蛋白血症 902
益康唑 415，419
阴茎银屑病 216
阴茎硬化萎缩性苔藓 258
阴茎珍珠状丘疹 339
阴虱病 508
银屑病 209，361，869
银屑病性关节炎 220
隐匿癣 38，417，426
婴儿痤疮 191
婴儿阶段（出生至2岁） 108
婴儿血管瘤 815
樱桃样血管瘤 824
荧光密螺旋体抗体吸收试验 323
营养不良性大疱性表皮松解症 576
蝇蛆病 534
硬斑病 620
硬化萎缩性苔藓 257
硬化型或硬斑病样型基底细胞癌 729
硬皮病 613，832
硬皮病隐性狭窄性小肠 617
油斑样损害 869
疣 368
疣状癌 753
疣状毛癣菌 427，428
疣状痣 713

游泳相关皮炎 539
游泳者瘙痒（淡水） 539
幼儿急疹 471
游走性红斑 517
鱼鳞病 361，894
与HIV感染相关皮肤病 358
与特殊药物相关的皮疹 494
郁积性皮炎 72
郁积性乳头状瘤病 76
原发性皮损 2
原位鳞癌 748
远端甲板分裂（脆甲） 883
远端甲下型甲真菌病 875
远端指（趾）间关节病变 220
运动诱发的过敏反应 145
晕痣 781

Z

暂时性新生儿脓疱黑变病 582
掌纹加深 118
掌跖扁平苔藓 252
掌跖角皮病（胼胝） 894
掌跖脓疱型银屑病 214
掌跖银屑病 214
沼泽漆树 88
遮光剂 605
"疹样"反应 59
肢端雀斑痣样黑素瘤 796
脂溢性角化病 698
脂溢性皮炎 242，245，361
蜘蛛 512
蜘蛛痣 830
直肠淋病 332
直接免疫荧光检查 569
职业性痤疮 192
跖疣 374
指（趾）甲扁平苔藓 255
指（趾）甲银屑病 218
指（趾）黏液囊肿 888
指（趾）脓疱型银屑病 216
指瘭疽 873
指尖湿疹 57

趾间足癣 413
趾蹼感染 298
痣 713
痣样基底细胞癌综合征 731
痣样肿瘤 715
中毒性表皮坏死松解症 632
中毒性休克综合征 479
重叠综合征 610
重组干扰素α-2b 342
种痘样水疱病 674

猪状鱼鳞病 713
转移至皮肤的肿瘤 894
自身免疫性水疱病 547
自身因素所致皮肤病 63
棕隐士蜘蛛 514
足部皲裂性湿疹 62
足癣 413
组织胞浆菌病 360
钻孔活检术 926

索引
Index

A

A-200 (pyrethrin), 509
ABCD rule of dermoscopy, 787, 806
ABCDEF criteria for subungual melanoma, 890
Abortion, spontaneous, 470
Abreva (n-Docosanol cream), 383t, 384
Abscesses, 284-286
Acanthosis nigricans, 894t, 900-901, 901
   classification of, 900b
   clinical characteristics of, 900, 901
   endocrine syndromes with, 900-901, 900b
Accolate (zafirlukast), 139b
Accutane (isotretinoin), 167b
Acebutolol, 486b
Acetic acid, 24t
   colistin sulfate, neomycin sulfate, hydrocortisone, acetic acid (Cortisporin-TC Otic Suspension), 295t
   for external otitis, 294, 295t
   hydrocortisone and acetic acid (VoSol Otic Solution), 295t
   test for genital warts, 340
   for toe web infection, 298
Acetowhitening, 340
Achrochordon, 4
Acid peels, 742
Acitretin (Soriatane)
   for cutaneous lichen planus, 256
   for cutaneous lupus erythematosus, 606
   dosing strategy, 234
   for eosinophilic pustular folliculitis, 361t
   indications for, 234
   laboratory changes, 234
   for lichen sclerosis et atrophicus, 260
   for psoriasis, 223t, 234, 234b, 237b
   for psoriatic arthritis, 221
   PUVA plus, 227
   side effects, 234
Acne, 162-194
   classification of, 163, 164, 165
   comedonal, 171
   cystic, 174-176, 175, 186
   definition of, 9
   diagnosis of, 164-166, 167b
   diet and, 170
   differential diagnosis, 4, 9, 16
   etiology of, 169-170
   excoriated, 193, 193
   grading, 165
   gram-negative, 190
   hormonal treatment of, 182-185, 183t
   infantile, 191
   inflammatory
      mild, 172, 172
      moderate-to-severe, 172, 172, 173
      treatment of, 186
   inflammatory cystic, severe, 175
   initial evaluation of, 170

Acne (Continued)
   initial visit, 170
   lesions, 163, 165
   medications for, 167b
   mild, 165
   moderate, 165, 186
   moderate-to-severe pustular, 167
   neonatal, 191, 191, 578t-579t, 582
   nodulocystic, 174
      localized, 173
      severe, 167, 174, 174-175
      treatment of, 177, 186
   occupational, 192, 192
   papular and pustular, 172, 172
   pathogenesis of, 168, 169-170
   patient evaluation, 164
   postadolescent, in women, 163
   psychosocial effects of, 162
   pustular, 167, 172, 172
   severe, 165
   steroid, 33, 191, 191
   therapeutic agents for, 178-189
   treatment approach, 170-171
   treatment of, 164-166, 166, 167b, 169, 171-177
   types of, 190-194
Acne conglobata, 176, 177
Acne cosmetica, 192
Acne cyst, 17
Acne excoriee, 64t-65t
Acne excorieé des jeunes filles, 193, 193
Acne fulminans, 176
Acne keloidalis, 283, 283, 861, 861
Acne mechanica, 192, 192
Acne rosacea, 198-200
Acne scars, 186, 190, 190
Acne surgery, 190
Acneiform (pustular) eruptions, 486b, 490
Acquired immunodeficiency syndrome, 356-365
   evolution of disease, 357
   seborrheic dermatitis in, 245
Acral erythema, chemotherapy-induced, 487b, 494
Acral lentiginous melanoma, 796, 796, 796b
Acrochordon, 706, 707
Acrodermatitis, papular, of childhood, 458t-459t
Acrodermatitis chronica atrophicans, 519
Acrodermatitis continua, 216
Acrodermatitis enteropathica, 580t-581t
Acrokeratosis para neoplastica, 894t
Acropustulosis of infancy, 578t-579t
ACTH, 486b, 487b
Acticin cream (permethrin), 504
Actinic cheilitis, 738, 739
   treatment of, 742, 742, 743
Actinic comedones, 664, 665
Actinic keratosis, 736, 736-743, 737, 739
   clinical presentation of, 736, 736-737
   clinical variants, 738, 738, 739
   5-FU treatment of, 741, 741, 742
   pigmented, 738, 738
   treatment preparations for, 740t
Actinic prurigo, 671

Acyclovir (Zovirax)
   in children and adolescents, 393
   for congenital and neonatal chickenpox, 393
   for disseminated herpes zoster in immunocompromised hosts, 404
   for genital herpes, 314t, 352t
   for genital ulcers, 308
   for herpes zoster, 403, 404, 405
   for HSV infection, 355, 383t
   in immunocompromised patients, 393
   for neonatal HSV infection, 355
   for varicella-zoster infections, 403t
Acyclovir-resistant infections, 404
Adapalene (Differin), 167b, 179
Addison's disease, 886t
Adenoma sebaceum, 4, 909, 910
Adolescents
   seborrheic dermatitis in (classic), 243, 244, 245, 245
   varicella in, 393
Adrenal androgenetic female-pattern alopecia, 844
Adrenal virilization, 846
Adriamycin, 887t
Adult-onset recalcitrant eczema and malignancy, 61
Adults (12 years to adults)
   absorption of topical steroids in, 30
   atopic dermatitis in, 114, 114
      treatment of, 123, 123-124
   cellulitis in, 273
   facial erysipelas and cellulitis in, 275, 275
   hand dermatitis in, 114
   Henoch-Schönlein purpura in, 645, 647
   lichen sclerosis et atrophicus in, 258, 259
   oral candidiasis in, 443-444
   polyarthropathy syndrome and pruritus in, 469
   seborrheic dermatitis in (classic), 243, 244, 245, 245
   vulvar lichen sclerosis et atrophicus in, 260
Adverse drug reactions. See also specific drugs
   immunologic mechanisms, 483t
   mechanisms of, 482t
   rates of, 482t
Aeroallergens
   and atopic dermatitis, 107, 120
   controlling, 126
African Kaposi's sarcoma, endemic, 828
Aging
   differential diagnosis, 15
   normal, 662
   photoaging, 662, 663, 663-664, 664
      treatment of, 666-667
   vs. sun damage, 662
AIDS. See Acquired immunodeficiency syndrome
AIDS-related Kaposi's sarcoma, 828-829
Alcohol, 159b
Aldactone (spironolactone), 185t
Aldara (imiquimod)
   for actinic keratosis, 741
   for basal cell carcinoma, 735
   for Bowen's disease, 748
   for erythroplasia of Queyrat, 749

Page references followed by t or b indicate tables or boxes, respectively. References in *italics* indicate illustrations and figures.

Aldara (imiquimod) (Continued)
  for keratoacanthoma, 712
  for molluscum contagiosum, 345, 380
  for plantar warts, 376
  for superficial hemangiomas, 817
Alefacept (Amevive), 223t, 238
Alexandrite laser, 854, 937t, 938
Alginates, 78t
Aliretinoid (Panretin), 829
Alkeran (melphalan), 887t
Alkylating agents, 486b
Allegra (fexofenadine)
  for mosquito bites, 536
  for urticaria, 139, 139b, 140
Allergen patch test, 98-102, 100
Allergens
  aeroallergens, 107
  contact, alternatives to, 103
Allergic contact dermatitis, 81t, 84-97, 86, 91, 96
  evaluation of, 99
  with 5-fluorouracil, 742, 743
  of hands, 54, 54t
  of natural rubber latex allergy, 90, 91
  systematically induced, 84, 84
Allergic reactions
  to benzoyl peroxide, 179
  rates, 482t
  to stinging insects, 531-532
  to topical glucocorticosteroids, 97
Allergy
  chromate, 95
  contact
    and atopic dermatitis, 120
    to 5-fluorouracil, 742
  cosmetic and fragrance, 97, 97
  food
    frequency of, 126
    immediate-type reactions, 127
    late-phase reactions, 127
  lidocaine, 922
  mercury dental amalgam, 95
  natural rubber latex, 90
  nickel, 93, 93, 94, 94
  penicillin, 323-324
  photoallergy, 683
  shoe, 92
  to topical agents, 72
  to topical steroids, 39, 39-40
The Alliance of Genetic Support Groups, Inc., 917
Allopurinol, 237t, 486b, 487b
Allylamines, 436
Alopecia
  androgenetic
    adrenal female-pattern, 844
    diagnosis of, 839t
    in men, 842-844
  diagnosis of, 839t
  diffuse female, 844, 844t
  drugs that cause, 486b
  evaluation of, 838-840
  female-pattern, 844, 845
  localized, 839t
  scarring, 860-861
  in systemic lupus erythematosus, 602
  traction (cosmetic), 839t, 859
Alopecia areata, 855, 855-858
  diffuse, 839t
  nail changes with, 856, 856, 871, 871
  topical steroids for, 25b
  treatment of, 856-857, 856b, 857b
Alopecia mucinosa, 894t
Alopecia totalis, 855, 855
Alopecia universalis, 855
Alpha-hydroxy acids, 667
Aluminum acetate. See Burow's solution
Aluminum chloride (Drysol), 298, 416
Americaine Otic Topical Anesthetic Ear Drops (benzocaine), 295t

American Board of Medical Genetics, 917
American College of Rheumatoloby
  classification criteria for vasculitis, 639t
  criteria for classification of systemic lupus erythematosus, 592, 592t
Amevive (alefacept), 223t, 238
Amikacin, 303t
Aminophylline, 491t
Amiodarone, 486b, 487b
Amitriptyline, 406
Amnesteen (isotretinoin), 167b
Amoxicillin (Amoxil)
  for acne, 167b, 180t, 182
  for chlamydial infection, 312t
  for Lyme disease, 522t
Amoxicillin-clavulanate potassium (Augmentin), 283
Amphotericin B, 237t, 359t, 360t
Ampicillin
  for acne, 180t, 182
  adverse reactions, 486b
  for pelvic inflammatory disease, 312t
Ampicillin rashes, 488, 488
Amyloidosis, 894t
Amyopathic dermatomyositis, 607
Anagen effluvium, 841b, 841t, 842
Ana-Guard (epinephrine), 139b
Anakit (epinephrine), 532
Anal excoriations, 63
Anal inflammation, 25b
Anal warts, 364
Analgesics, 406, 513
Anaphylactic reactions
  drug-induced, 486b, 489
  exercise-induced, 142t-143t, 145
Anatomy, 1, 1
Ancylostoma braziliense, 537
Androgenetic alopecia
  adrenal female-pattern, 844
  diagnosis of, 839t
  in men, 842-844
Androgens
  for acne, 182
  adverse reactions, 486b
  circulating, 848
  -dependent hirsutism, 848, 849
  -mediated skin disease, 184t
  skin metabolism of, 843
Anemia
  of erythema infectiosum, 470
  nail changes with, 887t
Anemones, 543
Anesthesia
  cryoanesthesia and cutting or curetting (C&C), 932
  local, 922
  otic solutions, 295t
  painless, 922
Angel's kiss, 823
Angioedema, 129, 132, 147-151
  acquired, 148-151, 150b
  acute, 148, 148, 149
  clinical classification of, 132, 132b
  differential diagnosis of, 11
  forms of, 147b
  hereditary, 150b, 151
  vibratory, 142t-143t
Angioedema-eosinophilia syndrome, 151
Angiokeratoma, 4, 824, 824
Angioma
  cherry, 824, 824
  definition of, 5
  differential diagnosis, 4, 5
  spider, 17, 830, 830-831
Angiomatosis, bacillary (epithelioid), 827
  with cat-scratch disease, 528
  in HIV infection, 361t
Angiotensin-converting enzyme inhibitors, 150-151
Angry back, 102-103, 103

Angular cheilitis, 450, 450
Animal bites, 529-530
Ankle blow out syndrome, 76t
Ankylosing spondylitis, 220, 220t
Annular lesions, round, 420
Anogenital lesions, 258, 258
Antabuse, 491t
Anthralin
  for alopecia areata, 857b, 858
  preparations and use, 225
  for psoriasis, 222t, 225, 225, 228, 237b, 870
  short contact therapy, 225
Antibacterial solutions, otic, 295t
Antibiotics
  for acne, 180t
  for acute eczematous inflammation, 43
  for animal and human bites, 530
  antifungal, 454
  for atopic dermatitis, 121b, 122
  benzoyl peroxide/antibiotic formulations, 180
  for bullous pemphigoid, 570
  cyclosporine interactions, 237t
  for furuncles (boils), 286
  for hidradenitis suppurativa, 203
  for mucous membrane pemphigoid, 572
  oral
    for acne, 166, 167b, 180-182
    dosage, 180-181
    duration of therapy, 181
    for impetigo, 272
    long-term treatment, 181
    mechanism of action, 180-181
    for rosacea, 200
  and oral contraceptives, 184
  -resistant propionibacteria, 181
  steroid-antibiotic mixtures, 27
  for subacute eczematous inflammation, 47
  for tinea versicolor, 454
  topical
    for acne, 166, 167b, 180
    for venous ulcers, 78
  for venous ulcers, 78
Antibody tests, 611
Anticentromere antibody, serum, 618t
Anticoagulants, 486b
Anticonvulsant hypersensitivity syndrome, 494
Anticonvulsant-cyclosporine interactions, 237t
Anticytoplasmic antibodies, 605
Antidepressants, early, 404
Antifungals
  cyclosporine interactions, 237t
  for monilial vulvovaginitis, 441-442
  oral, 437t, 438t-439t
    for monilial vulvovaginitis, 442
    for nail infections, 877
    safety of, 878
    for tinea of the nails, 877, 877t
  for tinea versicolor, 454
Antigens, 550
Antihistamines
  for acute eczematous inflammation, 43
  for atopic dermatitis, 121b, 125
  for cutaneous lichen planus, 256
  ethylenediamine, 491t
  H_1, 139, 139b, 140
  H_2, 140
  H_2 receptor, 139b
  for mosquito bites, 536
  for urticaria, 140-141
Anti-inflammatory drugs, 237t
Antimalarials
  adverse reactions, 486b, 487b
  for cutaneous lupus erythematosus, 606
  nail changes induced by, 886t
  ocular toxicity, 606
  for polymorphous light eruptions, 673
  and psoriasis, 211
Antimetabolites, 486b
Antimicrobial therapy, systemic, 296
Antineoplastics, 237t

Antineutrophilic cytoplasmic antibodies, 641, 641t
Antineutrophilic cytoplasmic antibody-associated vasculitis, 641, 648
Antinuclear antibody screening tests, 587-591
   in connective tissue diseases, 590t
   in cutaneous lupus erythematosus, 605
Antiprutitic lotions (Sarna), 361t
Antipyrine (Auralgan Otic Solution), 295t
Antiseptic solutions, 924
Anti-synthetase antibodies, serum, 611t
Antithyroid drugs, 486b
Antivenin
   black widow spider, 513
   brown recluse spider, 515
Antiviral therapy
   early, combined with antidepressants, 404
   for genital herpes simplex during pregnancy, 354
   for herpes zoster, 403
   for molluscum contagiosum, 345
Antiyeast medications, 245
Ants, 538
Anus
   perianal cellulitis, 277, 277
   skin diseases of, 19
Aphthae, 14
Aplasia cutis congenital, 580t-581t
Aquagenic pruritus, 147
Aquagenic urticaria, 142t-143t
Aquaphor, 760
Areolae (breast)
   eczema of, 45
   skin diseases of, 19
Argasidae, 516
Argon laser, 937t, 938
Aristocort (triamcinolone acetonide), 124, 450
Arms
   dermatitis of, 82
   occlusion of, 28, 29
   skin diseases of, 19
Arrector pili muscle, 1
Arsenic
   adverse reactions, 487b
   nail changes with, 887t
   -related skin diseases, 753
Arsenical keratoses, 753, 753
Arsenicals, 486b, 487b
Arterial leg ulcers, 74, 74t, 75t
Arteritis
   giant-cell (temporal)
     classification criteria for, 639t
     clinical signs of necrotizing vasculitis in, 639t
     definition of, 638b
   Takayasu's
     classification criteria for, 639t
     definition of, 638b
Artery, 1
Arthralgia, 476
Arthritis
   asymmetric, 220, 220t
   in Kawasaki syndrome, 476
   with Lyme disease, 520, 522t, 523
   nongonococcal bacterial, 333t
   psoriatic, 220-221, 220t, 221
   rheumatoid, 641t
   septic, localized, 333-334
   symmetric, 220, 220t
Arthritis mutilans, 220, 220t
Arthritis-dermatitis syndrome, 333
Arthropods, 360t
Aspergillus, 578t-579t
Aspirin
   adverse reactions, 486b
   for necrobiosis lipoidica, 896
   for venous ulcers, 79
Aspirin urticaria, 489
Asteatotic eczema (xerosis), 60, 60-61
Atarax (hydroxyzine), 139b, 569
Ataxia telangiectasia, 821t, 894t

Athlete's foot, 413-414
Atopic dermatitis, 49, 105-128
   adult phase (12 years to adult), 114, 114
     treatment of, 123, 123-124
   associated features of, 115-119
   breast feeding in, 127
   childhood phase (2 to 12 years), 111-112, 111-113, 113
     topical steroids for, 25b
     treatment of, 123, 123-124
   clinical aspects, 107-114
   course of, 105
   diagnostic criteria for, 105, 106b
   diagnostic features, 107
   diet restriction in, 127
   differential diagnosis, 4
   generalized, 113
   generalized infantile, 110
   of hand, 52, 53, 53
   immunology of, 106-107
   infant phase (birth to 2 years), 108, 108, 109, 110
     treatment of, 123
   inflammation patterns, 107, 107
   pathogenesis of, 106-107
   phototherapy for, 126
   prevalence of, 105, 126
   primary lesions, 107
   prognosis for, 105, 106b
   topical steroids for, 25b
   treatment of, 120-125, 121b
   triggering factors, 120
   of upper eyelids, 114, 114
Atopic eczema, 109
Atopic pleats, 118
Atopic winter feet, 62
Atopy, 105
Atrophie blanche, 76t
Atrophy
   definition of, 15
   differential diagnoses, 15
   at steroid injection sites, 37
   steroid-induced, 34-37, 35, 36
Atypical mole and melanoma syndrome, 783
Atypical mole syndrome, 782, 784b
Augmentin (amoxicillin-clavulanate potassium), 283
Auralgan Otic Solution (Antipyrine, Benzocaine), 295t
Auricular folds, posterior, 218
Autoantibody tests
   in connective tissue diseases, 590t
   in diffuse scleroderma, 617-618
   Dsg1 and Dsg3, 561
   serum
     in idiopathic inflammatory myopathies, 611t
     in scleroderma, 618t
     in systemic lupus erythematosus, 601t
Autoimmune diseases
   bullous or blistering, 547, 552t
   characterized by cutaneous eruptions after exposure to light, 662b
   hepatitis, 641t
Autonomic (motor) nerve, 1
Autosomal-dominant cancer family syndromes, 913
Avage (tazarotene cream), 691
Avon's Skin-So-Soft Moisturizing Suncare Plus lotion, 523
Axillae
   candidiasis of, 447
   skin diseases of, 19
Azathioprine (Imuran)
   for atopic dermatitis, 121b, 126
   for bullous pemphigoid, 570
   for cutaneous lichen planus, 256
   for cutaneous lupus erythematosus, 606
   for dermatomyositis, 612
   for Henoch-Schönlein purpura, 648
   for pemphigus, 565

Azelaic acid (Azelex cream), 167b
   for acne, 179
   for melasma, 692
   for rosacea, 200
Azithromycin (Zithromax)
   for acne, 167b
   for chancroid, 313t
   for chlamydial infection, 312t
   for genital ulcers, 308
   for meningococcemia chemoprophylaxis, 302t
   for syphilis, 313t
   for urethritis and cervicitis, 309
Azo dyes, 491t
Azulfidine (sulfasalazine), 557, 621

B

Baboon syndrome, 94
Bacillary angiomatosis, 827
   with cat-scratch disease, 528
   in HIV infection, 361t
Bacitracin, 925
Back
   seborrheic keratosis on, 699
   skin diseases of, 19
Bacterial infections, 267-306
   alteration with topical steroids, 39
   cellulitis, 358t
   chancroid, 327
   colonization in acne, 170
   in furuncles and carbuncles, 284
   in HIV infection, 358t, 360t
   of leg, 75t
   of nails, 871-873
   nongonococcal arthritis, 333t
   sexually transmitted, 307-335
   of skin, 267-278
   toxins that induce systemic mast cell degranulation, 159b
   vaginosis, 313t, 441t
Bacteriostatic saline, 922
Bactrim (trimethoprim/sulfamethoxazole, TMP/SMX), 283, 509
Bactroban (mupirocin)
   for diaper candidiasis, 448
   for impetigo, 272
   for pitted keratolysis, 416
   for sycosis barbae, 282
Bahamas, dermatitis associated with swimming in, 541-543
Baker's P & S liquid, 228
Baldness
   female-pattern, 844, 845
   male-pattern, 842, 842-844
Balsam of Peru avoidance diet, 97, 97b
Bandages, 79
Bands, white, 882, 882
Barbiturates, 233t, 486b, 487b
Barrier-protectant creams
   for hands, 53, 53t
   for Rhus dermatitis, 88
Bartholin ducts, infection of, 331
Bartonella henselae, 528
Basal cell carcinoma, 720, 721, 724-735
   definition of, 8
   differential diagnosis, 8
   electrodissection and curettage of, 930
   histologic type, 732, 733
   nevoid syndrome, 731, 731, 731b
   nodular, 726, 726, 727, 728
   pigmented, 729, 729
   PUVA risks, 226b
   recurrent, 733, 733
   sclerosing, 729, 729
   superficial, 726, 726, 730, 730
   vs. squamous cell carcinoma, 724, 725t
Basal cell epithelioma, 4, 4
Bathing trunk nevus, 778
Bazex's syndrome, 894t
Beading, of nails, 866, 868, 868
Beard, tinea of, 434, 434

Beau's lines, 463, *466*, 865, *866*, 884, *884*
　treatment of, 466
Becker's nevus, 3, *3*, 780, *780*
Bee stings, 531, *531*
Behçet's disease, neonatal, 580t-581t
Benadryl (diphenhydramine), 139b, 491t
Benign acanthosis nigricans, 900
Benign chronic bullous dermatosis of childhood, 553t, 572
Benign familial chronic pemphigus, 10, 575, *575*
Benign juvenile melanoma, 781, *781*
Benign lesions
　examination of, 797
　pigmented
　　dermatoscopic characteristics of, 799, *801*
　　dermoscopic characteristics of, 800t
　　that resemble melanoma, 797, *797*
Benign moles, 787
Benign skin tumors, 698-723
Benoxyl lotion, 924t
Benzac AC (benzoyl peroide), 179
Benzaclin gel, 167b
Benzagel (benzoyl peroide), 179
Benzamycin, 167b
Benzathine penicillin G, 308
Benzocaine (Americaine Otic Topical Anesthetic Ear Drops, Auralgan Otic Solution), 295t, 491t
Benzodiazepine, 71
Benzoyl peroxide (Benzac AC, Benzagel, Panoxyl, Persa-Gel)
　for acne, 166, 167b, 179-180
　allergic reaction to, 179
　antibiotic formulations, 180
　effects on wound healing, 924t
　for pitted keratolysis, 416
　principles of treatment with, 179
Berlock dermatitis, 682, *683*
Beta carotene (Solatene), 680
Beta-blockers, 209, 486b
Betamethasone dipropionate (Diprolene), 27
　for cutaneous mastocytosis, 159
　for nail psoriasis, 870
　restrictions on use of, 26t
Betamethasone dipropionate/clotrimazole (Lotrisone), 419
Betamethasone valerate (Luxiq), 27, 225, 228
Beutner Laboratories, 552
Bexarotene (Targretin), 762
Bichloroacetic acid, 313t
Biliary cirrhosis, primary, 641t
Biobrane, 634
Biologic therapy, 223t, 238-239
Biopsy
　in basal cell carcinoma, 734
　in bullous disorders, 551
　dermatologic techniques for, 926, 926t
　in erythema nodosum, 636
　excision after, 808
　for immunofluorescence, 551
　for light microscopy, 551
　liver, 231, 232
　　classification of findings and management of, 232t
　　guidelines for, 232t
　in Lyme disease, 522
　in morphea, 620
　muscle, in dermatomyosites, 610
　in mycosis fungoides, 754
　nail, 864
　nail-matrix, 865
　paronychial, 864
　punch, 926, *927*
　sentinel lymph node, 808
　serum, in connective tissue diseases, 591t
　shave, 926
　skin, 926-928
　　in connective tissue diseases, 591t
　　in dermatitis herpetiformis, 556
　　for light microscopy, 564
　in urticarial vasculitis, 155

Birthmarks, 776-777
Bismuth compounds, 487b
Bite wounds, 530
Bites, 497-546
　animal, 529-530
　ant, 538
　black widow spider, 512-513
　brown recluse spider, 514-515
　flea, 533-534, *534*
　human, 529-530
　insect, 533-536
　mosquito, 536
　spider, 512-515
　from stinging insects, 531-532
　tick, 516-527
　tick bite paralysis, 526
Biting, nail and cuticle, 881, *881*
Biting insects, 533-536
Black dot ringworm, 428b, 429, *429*
Black dot tinea capitis, 428
Black heel, 374, *375*
Black warts, 374, *375*
Black widow spider, 512, *512*
Black widow spider bites, 512-513
Blackheads, 171, *171*
Blaschko's lines, *714*
Bleaching, 854
Blenderm, 880
Bleomycin
　adverse reactions, 487b
　for hypertrophic scars and keloids, 710
　nail changes induced by, 887t
　for plantar warts, 377
Blepharitis, 242, *243*
Blistering diseases
　autoimmune, 547
　differential diagnosis of, 549
　major, 547, *548*
Blistering distal dactylitis, 287, *287*
Blisters, 547-550
　in diabetes, 558
　drugs that cause, 487b
　flaccid, 560
　level of formation, 552
　in newborns, 577-582, 578t-581t
　sucking, 578t-579t
Blood eosinophilia, 106
Blood studies, 159
Bloom's syndrome, 894t
Blue macules, 3, *3*
Blue nails, 886t
　in HIV infection, 362t, *364*
Blue nevus, 782, *782*
　dermatoscopic characteristics of, *801*
　dermoscopic characteristics of, 800t
　differential diagnosis, 4
Blue papules, 4, *4*
Blunt dissection, 931
　of plantar warts, 376
　of subungual and periungual warts, 378
　technique for, 931, *931*
Body
　occlusion of, 28, *29*
　ringworm of, 420-423
　tinea of, 420-423
Body hair, 848
Body lice, 506, *506*, 509
Boils, *284*, 284-286
Bony changes, 189
Boric acid, 441t, 443t
Borrelia burgdorferi, 517
Borrelia lymphocytoma, 517
Borreliosis, Lyme, *521*
Bots, 534
Botulinum toxin, 938-939
Bovine collagen (Zyderm I and II, Zyplast), 936
Bowel disease, 653
Bowenoid papulosis, 311, 343, *343*
Bowen's disease, 748, *748-749*
　clinical features of, 888t
　treatment of, 748

Breast(s)
　candidiasis under, 446
　metastatic carcinoma of, 765, *766*
　Paget's disease of, 763, *763*, 894t
　seborrheic keratosis under, *702*
Breast feeding, 126-127
Breast lesions, 913-914
Breslow microstage, 807, *807*
Brevoxyl-4,8, 167b
Brittle nails, 883, *883*
Bromides, 486b, 487b
Bromocriptine, 237t
Brown macules, 3, *3*
Brown nails, 886t
Brown papules, 4, *4*
Brown recluse spider, 514, *514*
Brown recluse spider bites, *514*, 514-515, *515*
　severity and treatment of, 515t
Brunsting-Perry, localized chronic pemphigoid of, 571
Bullae
　conditions where bullae may predominate, 577t
　definition of, 10
　in diabetes, 558-559, *559*
　differential diagnoses, 10
Bullous dermatosis
　of childhood, benign chronic, 553t, 572
　linear IgA, 554-558
Bullous diseases, 547-586
　autoimmune, 552t
　biopsy of, 551
　in dermoepidermal junction, *549*
　diagnosis of, 551-553
　in epidermis, *549*
　immunofluorescence tests in, 552, 553t
　　direct, 552, 552t
　　indirect, 552, 552t
　major, *548*
　subepidermal, 550t
Bullous impetigo, 268, *268*, 269
Bullous lichen planus, 551t
Bullous pemphigoid, 567-570, *568*, *569*
　differential diagnosis, 10, 568
　immunofluorescence tests in, 553t
Burn center treatment, 634
Burns
　cement, 95
　differential diagnosis, 16
Burow's solution (aluminum acetate), 24t
Burrows, 17
Buschke-Löwenstein, giant condylomata of, *752*, 753
Busulphan, 487b
Butenafine (Mentax, Lotrimin Ultra), 415
Butoconazole (Femstat), 310, 313t, 441t
Buttock(s)
　herpes simplex of, 386, *387*
　perinatal gangrene of, 578t-579t
　skin diseases of, 19
　tinea of, *421*
Button-holing, 906

C

C_1 inhibitor deficiency, acquired, 148-151, 150b
Cadexomer-iodine (Iodoflex pad, Iodosorb gel), 78
Café-au-lait spots, 694, *694*, 905, *905*
　differential diagnosis, 3
Caladryl lotion, 491t
Calcineurin, 122
Calcinosis, 617
Calcipotriene, 224, 237b, 621
Calcipotriol, 222t, 360t, 870
Calcitriol, oral, 621
Calcium channel blockers, 237t
Calcium gluconate, 513
Cancer. See also Carcinoma
　-associated genodermatoses, 912-915
　autosomal-dominant family syndromes, 913
　familial multiple cancer syndromes, 913

Cancer. *(Continued)*
  in Gardners' syndrome, 915
  genital warts and, 340
  internal, 893-896
  skin; *See also* Melanoma
    carcinogen-induced, 895*b*
    in HIV infection, 358*t*
    syndromes associated with cutaneous disease, 895*b*
Candida albicans, 440, *440*
  in HIV infection, 359*t,* 363
  skin test antigen injection, 372
Candida balanitis, 445, *445*
Candida glabrata, 442
Candida intertrigo, *446,* 446-448, *447*
Candida onychomycosis, 876, *876*
Candidiasis, 440-450
  of angles of the mouth, 450
  of axillae, *447*
  under breast, *446*
  chronic mucocutaneous, 450
  congenital, 578*t*-579*t*
  diaper, 448, *448*
  differential diagnosis, 9, *14*
  of finger webs, 449, *449*
  of large skin folds, 446-448
  neonatal, 578*t*-579*t*
  nodular, *448*
  non-*albicans,* 443
  of normally moist areas, 440
  oral, 443-444, *444*
  recurrent (resistant) disease, 442
  of small skin folds, 449-450
  of toe webs, 449
  vaginal, 441*t*
    acute, 442
    oral antifungal drug dosages for, 437*t*
  vulvovaginal, 313*t*
Candin, 372
Cantharidin (Cantharone)
  for molluscum contagiosum, 345, 380
  for plantar warts, 376
  for subungual and periungual warts, 378
Cantharone plus podophyllin plus salicylic acid (Canthacur PS), 376
Capillary hemangioma, lobular, 826-827
Capillary microscopy, office nailfold, 618-619
Capsaicin cream (Zostrix, Zostrix-HP), 147, 406
Captopril, 486*b,* 487*b,* 566
Carbamazepine, 237*t,* 486*b*
Carbon dioxide laser, 937*t,* 938
  for digital mucous cysts, 889
  for genital warts, 342
Carbuncles, 284-286
Carcinogen-induced skin cancer, 895*b*
Carcinoid syndrome, 894*t*
Carcinoma
  basal cell, 720, *721,* 724-735
    definition of, 8
    differential diagnosis, *8*
    electrodissection and curettage of, 930
    PUVA risks, 226*b*
    vs. squamous cell, 724, *725t*
  metastatic
    of breast, 765, *766*
    differential diagnosis, 8
    of prostate, 765, *766*
  squamous cell, 744-747, *745*
    definition of, 8
    differential diagnosis, *8,* 711
    of nail-unit, 888*t*
    PUVA risks, 226*b,* 227
    transformation into, 738
    vs. actinic keratosis, 738
    vs. basal cell carcinoma, 724, *725t*
  thyroid, 915
  verrucous, *752,* 753
Cardiovascular disease
  with Lyme disease, 520, 522*t,* 523
  with pseudoxanthoma elasticum, 917

Caribbean, dermatitis associated with swimming in, 541-543
Carmol (urea cream), 245, 712
Carotenoids, 670
Castellani's paint (Derma-Cas gel), 298
Cat bites, 529
Cataracts, 118, 227
Caterpillar dermatitis, 510-512
Caterpillars, gypsy moth, 510, *511*
Cat-scratch disease, 528-529
  differential diagnosis, 4, 10
Cavernous hemangiomas, 818, *818*
CD4+ T lymphocytes, 356, 357
Cefadroxil (Duricef), 121*b*
Cefixime, 309, 312*t*
Cefotaxime (Claforan), 522*t*
Cefotetan, 312*t*
Cefoxitin, 303*t,* 312*t,* 486*b*
Ceftriaxone (Rocephin)
  for chancroid, 313*t*
  for epididymitis, 312*t*
  for genital ulcers, 308
  for gonorrhea, 312*t*
  for Lyme disease, 522*t*
  for meningococcemia chemoprophylaxis, 302*t*
  for pelvic inflammatory disease, 312*t*
  for syphilis, 313*t*
  for urethritis and cervicitis, 309
Cefuroxime axetil, 522*t*
Celery, phototoxic reaction to, 681, *681*
Celiac-type dental enamel defects, 556
Cellulitis, 273-274, *274*
  in adults, 273, 275
  around eye, 276
  bacterial, 358*t*
  in children, 273, 276
  differential diagnosis of, 402
  dissecting, 861, *861*
  of extremities, 274, *274*
  facial, 275, 276
  of foot, *274*
  H. influenzae type b, 276
  orbital, 277
  perianal, 277, *277*
  periorbital, *276,* 276-277
  prevention of recurrent infection, 274
  Pseudomonas, 292, *292,* 293, *294*
  treatment of, 273, *274*
Cement dermatitis and burns, 95, *95*
Centers for Disease Control and Prevention (CDC)
  definition of toxic shock syndrome, 480*b*
  diagnostic criteria for Kawasaki syndrome, 474*t*
  guidelines for treatment of genital herpes, 352-354
  revised classification and management of AIDS, 357-358
Central centrifugal scarring alopecia, 860
Centromere antibody tests, 590*t*
Cephalexin (Keflex), 121*b,* 123
Cephalosporins
  for acne, 167*b,* 180*t,* 182
  adverse reactions, 487*b*
Cephalothin-methotrexate interactions, 233*t*
Cervical gonorrhea, 312*t*
Cervical lymphadenopathy, 476
Cervicitis, 309, 331
  diseases characterized by, 330-335
  treatment of, 312*t*
Cetirizine (Zyrtec)
  for cholinergic urticaria, 145
  for dermographism, 144
  for urticaria, 139*b,* 140
Chancroid, *14, 308, 327,* 327-328, *328*
  differential diagnosis of, 314*t*
  treatment of, 313*t,* 328
Chapel Hill Consensus Conference on the Nomenclature of Systemic Vasculitis, 638*t*

Chapped feet
  fissured, 62, *62*
  topical steroids for, 25*b*
Chapping, 15
Cheilitis
  actinic, 738, *739*
    treatment of, 742, *742, 743*
  angular, 450, *450*
  with isotretinoin therapy, 189
Chemical debridement, 78
Chemical peels, 936
  deep, 936
  deeper, 667
  glycolic acid peels, 667
  medium-depth, 936
  for melasma, 692
  superficial, 936
Chemically induced scleroderma, 613-617
Chemically induced scleroderma-like conditions, 613*t*
Chemotherapy
  for actinic keratosis, 740, 741
  adverse reactions, 487*b*
  cutaneous complications of, 486*b,* 494
  with 5-fluorouracil, 740
  with imiquimod, 741
  for Kaposi's sarcoma, 829
  nail changes induced by, 886, 886*t,* 887*t*
  photochemotherapy with methoxsalen plus UVA; *See* Psoralen UVA (PUVA)
  for plantar warts, 376
Chemotherapy-induced acral erythema, 487*b,* 494
Cherry angioma, 824, *824*
  definition of, 5
  differential diagnosis, 4, 5
"Cherry red" lips, *476*
Chest, skin diseases of, 19
Chest wall, anterior, telangiectasia of, 361*t*
Chickenpox, *9, 10, 311,* 389-393, *390,* 458*t*-459*t*
  congenital, 392-393
  definition of, 9, 10
  hemorrhagic, 391, *391*
  and HIV infection, 359*t,* 391
  in immunocompromised patient, 391
  neonatal, 392-393
  during pregnancy, 391
Children (2 to 12 years). *See also* Infants; Newborns
  acyclovir and vidarabine in, 393
  allergic contact dermatitis in, 87
  atopic dermatitis in, *111-112,* 111-113, *113*
    topical steroids for, 25*b*
    treatment of, *123,* 123-124
  benign chronic bullous dermatosis in, 553*t*
  blepharitis in, 242, *243*
  bullous dermatosis in, 572
  cellulitis in, 273, 276
  dermatitis herpetiformis in, 554
  exanthems in, 458*t*-461*t*
  facial cellulitis in, 276
  genital warts in, 339, 340
  Henoch-Schönlein purpura in, 645
  hives in, 134
  lentigo in, 691
  papular acrodermatitis in, 458*t*-459*t*
  pityriasis rubra pilaris in, 241
  polyarthropathy syndrome and pruritus in, 469
  safety of topical steroids in, 122
  seborrheic dermatitis in, 242, *243*
  sun protection for, 669
  tinea amiantacea in, 242, *243*
  tinea capitis in, 433*t*
  topical steroids for, 30
  varicella in, 393
  vitiligo in, 686
  vulvar lichen sclerosis et atrophicus in, 260
Chin, skin diseases of, 19

Chlamydial infection, 312t
Chloasma, 692
Chloroquine, 486b, 678
Chlorpromazine, 486b, 487b
Chlorpropamide, 486b
Cholangiitis, sclerosing, 641t
Cholinergic urticaria, 142t-143t, 145, 145
　differential diagnosis, 4, 11
Chondrodermatitis nodularis chronica hellicis, 716, 716
　definition of, 5
　differential diagnosis, 4, 5
Chromates, allergy to, 95
Churg-Strauss syndrome, 640, 649
　antineutrophilic cytoplasmic antibodies in, 641t
　classification criteria for, 639t
　clinical signs of necrotizing vasculitis in, 639t
　definition of, 638b
　organ involvement in, 638t
Cica Care (silicone gel sheeting), 710
Cicatricial pemphigoid, 548
　differential diagnosis, 10
　immunofluorescence tests in, 553t
　ocular, 571, 571
　oral, 571, 571
　specimen selection for diagnosis of, 551t
Cicatricial pemphigoid-like reactions, 487b
Ciclopirox (Penlac), 454, 878-879
Cigarette-paper skin, 756, 757
Cimetidine (Tagamet)
　adverse reactions, 486b
　cyclosporine interactions, 237t
　for molluscum contagiosum, 345
　for urticaria, 139b
Ciprofloxacin (Cipro)
　for chancroid, 313t
　for genital ulcers, 308
　for gonorrhea, 312t
　for meningococcemia chemoprophylaxis, 302t
　for toe web infection, 298
　for urethritis and cervicitis, 309
Ciprofloxacin hydrochloride and hydrocortisone otic suspension (CIPRO HC OTIC), 295t
Cirrhosis
　biliary, 641t
　liver, 231
　nail changes with, 887t
Citronella oil, 536
Claforan (cefotaxime), 522t
Clarinex (desloratadine), 139b, 141
Clarithromycin, 237t, 419
Claritin (loratadine), 139b, 141
Clark level, 807
"Claw deformity," 614, 616
Cleansers, 170, 294
Cleocin-T (clindamycin), 167b, 419
Clinac BPO Gel USP, 167b
Clindamycin (Clindagel, Clindets Pledgets, Cleocin-T)
　for acne, 167b, 180t, 182
　for erythrasma, 419
　for pelvic inflammatory disease, 312t
　for vaginal discharge, 310
　for vaginal infection, 313t
Clip tests, 838
Clobetasol (Cormax), 25b, 26t, 260
Clobetasol propionate (Olux)
　for acne keloidalis, 283
　for bullous pemphigoid, 570
　for mucous membrane lichen planus, 256
　for psoriasis, 225, 228
Clofazimine, 487b
Clomiphene citrate (Clomid), 852
Clonidine, 487b
Closed patch test, 98, 98, 99
Clotrimazole (Gyne-Lotrimin, Mycelex-7, Mycelex Troche), 27, 441t
　betamethasone dipropionate/clotrimazole (Lotrisone), 419

Clotrimazole (Gyne-Lotrimin, Mycelex-7, Mycelex Troche) (Continued)
　for Candida balanitis, 445
　for fungal infections, 359t
　for oral candidiasis, 444
　for tinea of groin, 419
　for tinea versicolor, 454
　for vulvovaginal candidiasis, 313t, 443t
Clubbing, finger, 885, 885
CNH Pillow, 716
Cobb syndrome, 820t
Colchicine
　adverse reactions, 486b
　for diffuse scleroderma, 620
　for epidermolysis bullosa acquisita, 574
　for hypersensitivity vasculitis, 645
　methotrexate interactions, 233t
　for urticarial vasculitis, 155
Cold urticaria, 146, 146
　essential acquired, 142t-143t
　familial, 142t-143t
Colistin sulfate, neomycin sulfate, hydrocortisone, acetic acid (Cortisporin-TC Otic Suspension), 295t
Colitis, ulcerative, 641t
Collagen
　bovine implants (Zyderm I and II, Zyplast), 936
　human implants (Cosmoderm, CosmoPlast), 936
　type VII, 574
Colonic polyps, 706, 915
Color changes, of nails, 886, 886t
Combination therapy
　for hirsutism, 853
　oral contraceptive, 853
　for oral-labial herpes simplex, 384
　for plantar warts, 376-377
Combing for lice, 508
Comedonal acne, 171
Comedones
　actinic, 664, 665
　closed (whiteheads), 165, 171, 171
　　differential diagnosis, 4
　description of, 16
　giant, 717
　open (blackheads), 165, 171, 171
　removal of, 190
　senile, 194, 194
Complement fixation test for lymphogranuloma venereum, 326
Complement-mediated acute urticaria, 135
Compound nevi, 774, 775
　dermatoscopic characteristics of, 801
　dermoscopic characteristics of, 800t
Compresses, 24
　cool, for genital herpes, 353
　warm, for furuncles, 285
　wet, 24, 24b
Compression, for venous ulcers, 79
Compression bandages, 79
Compression pumps, pneumatic, 79
Compression stockings, 79, 79t
Condyloma
　giant condylomata of Buschke-Löwenstein, 752, 753
　oral, 339
Condyloma acuminata, 358, 358t, 359t
Condylox (podofilox, podophyllotoxin)
　for genital warts, 313t, 341, 359t
　for molluscum contagiosum, 380
Congenital abnormalities, hemangiomas associated with, 818
Congenital candidiasis, 578t-579t
Congenital chickenpox, 392-393
Congenital leukonychia, 887t
Congenital nevi, 776-777, 777
　dermatoscopic characteristics of, 801
　giant, 778
　large, 778, 778
　malignant melanoma precursors, 788

Congenital nevi (Continued)
　medium-sized, 777, 777
　melanocytic, 800t
　small, 777
Congenital rubella syndrome, 467
Congenital self-healing histiocytosis, 580t-581t
Congenital syphilis, 320-321
　differential diagnosis, 578t-579t
　early, 320
　late, 321, 321
Congenital vascular lesions, 814-823, 814t, 815b
Congenital vascular malformations, 814t, 815b
Conjunctivitis
　in Kawasaki syndrome, 474
　treatment of, 312t
Connective tissue diseases, 587-625
　autoantibody tests for, 590t
　diagnosis of, 587-591
　immunologic findings in, 591t
　mixed
　　ANA-screening test for, 590t
　　immunologic findings in, 591t
　serologic profiles in, 589
　vasculitis associated with, clinical signs of, 639t
Contact allergens, alternatives to, 103
Contact allergy
　and atopic dermatitis, 120
　to 5-fluorouracil, 742, 743
Contact dermatitis, 81
　allergic, 81t, 84-97, 91
　　with 5-fluorouracil, 742, 743
　　of hands, 54, 54t
　　with leg ulcers, 97
　diagnosis of, 98-103
　distribution diagnosis, 85t
　irritant, 81t, 82-83
　　of hands, 50b, 51-53
　occupational exposure, 87t
　patch testing for, 98-103
　shoe, 92, 92
　systemic factors, 924
　with topical steroids, 39, 39
　and wound healing, 924
Contact immunotherapy
　for plantar warts, 377
　for warts, 372
Contact urticaria syndrome, 152
Contraction, wound, 923
Cool compresses, 353
Copper vapor/bromide laser, 937t
Coral poisoning, 543, 543
Cordylobia anthropophaga, 534
Cormax (clobetasol), 25b, 26t
Corns
　differential diagnosis of, 374, 375
　scissor excision of, 928
Corticosteroids
　for acne, 185
　adverse reactions, 486b
　antibiotic mixtures, 27
　for atopic dermatitis, 121b
　for brown recluse spider bites, 515
　for dermatomyositis, 612
　for disseminated herpes zoster in immunocompromised hosts, 404
　for Henoch-Schönlein purpura, 648
　intralesional
　　for acne, 189
　　for alopecia areata, 858
　　for cutaneous lichen planus, 256
　　for cutaneous lupus erythematosus, 606
　　definition of, 15
　　differential diagnoses, 15
　　for hypertrophic scars and keloids, 710
　　for necrobiosis lipoidica, 896
　　for periorbital hemangiomas, 817b
　　for psoriasis, 222t, 225
　　for superficial hemangiomas, 816

Corticosteroids (Continued)
    for mucous membrane lichen planus, 256
    for mucous membrane pemphigoid, 572
    oral
        for acute eczematous inflammation, 43
        for cutaneous lupus erythematosus, 606
        for disseminated herpes zoster in
            immunocompromised hosts, 404
        for polymorphous light eruptions, 673
        for urticaria, 141
    and patch testing, 102
    for pemphigus, 565
    for psoriasis, 237b
    for pyoderma gangrenosum, 654
    for superficial hemangiomas, 816
    systemic
        for alopecia areata, 858
        for atopic dermatitis, 124
        for cutaneous lichen planus, 256
        for necrobiosis lipoidica, 896
        and psoriasis, 211
        for toxic epidermal necrolysis, 634
        for vitiligo, 688
    topical, 25-40
        for actinic keratosis, 742
        adverse reactions to, 30-40, 31, 32
        allergic reactions to, 39, 39-40, 97
        for alopecia areata, 857b, 858
        amount to dispense, 27
        application, 28-30
        for atopic dermatitis, 121b, 122
        for bullous pemphigoid, 570
        for children, 30
        choosing appropriate strength, 25, 25b
        compounding, 26
        concentration, 26
        contact dermatitis with, 30, 39, 39
        creams, 26-27
        for cutaneous lichen planus, 256
        for cutaneous lupus erythematosus, 606
        definition of, 15
        differential diagnoses, 15
        effects on wound healing, 924, 924t
        generic vs. brand names, 26
        glaucoma with, 41
        group I, 26, 26t, 28
        groups II through VII, 28
        how to use, 122
        intermittent dosing, 28
        for lichen sclerosis et atrophicus, 260
        long-term use, 37, 37
        lotions, 27
        megapotent (group I), 26, 26t
        for necrobiosis lipoidica, 896
        ointments, 27
        for pemphigus, 565
        for polymorphous light eruptions, 673
        potency, 25
        for psoriasis, 222t, 224-225
        for Rhus dermatitis, 89
        "safe" preparations, 30
        safety in children, 122
        for seborrheic dermatitis, 245
        for Sézary syndrome, 762
        solutions, 27
        for stasis dermatitis, 73
        strength, 25-26
        for subacute eczematous inflammation, 47
        suggested strength to initiate treatment,
            25b
        systemic absorption of, 30
        for urticaria, 139b
        vehicle, 26-27
        and wound healing, 924, 924t
        for urticaria, 139b
Cortisporin-TC Otic Suspension (colistin sulfate,
    neomycin sulfate, hydrocortisone, acetic
    acid), 295t
Corynebacterium minutissimum, 412
Cosmetic allergy, 97, 97

Cosmetic alopecia, 859
Cosmetics
    and acne, 170
    for hirsutism, 854
    for nevus flammeus (port-wine stains), 823
    for vitiligo, 688
Cosmoderm (collagen), 936
CosmoPlast (collagen), 936
Cotton swab technique for culture, 412
Counseling
    genetic
        for epidermal nevus, 714
        for neurofibromatosis, 908
        for genital herpes, 353, 353b
Cowden's disease, 912-914
Cowden's syndrome, 894t, 912b
Coxsackievirus A16, 460t-461t
Coxsackievirus exanthem, 473
Crab lice, 506, 506
Cradle cap, 242, 242
Creams
    emollient, 23
    self-tanning lotions, 670
    steroid, 26-27
    for subacute eczematous inflammation, 47
Creatinine, 235
Creeping eruptions, 537
Crescentic GN, idiopathic, 641t
CREST syndrome, 617, 832
Crohn's disease, 641t
Cross-sensitivity, drug, 493
Cross-sensitization, 84
Crotamiton (Eurax), 200, 505
Crown Drugs, 762
Crusted (Norwegian) scabies, 503
Crusts, 13, 13
Cryoanesthesia and cutting or curetting (C&C),
    932
Cryoglobulinemia, 649
    essential mixed, 639t, 649
Cryoglobulinemic vasculitis
    essential, 638b
    organ involvement in, 638t
Cryoglobulins, 649
Cryospray, 932
Cryosurgery, 931-932
    for basal cell carcinoma, 734
    complications of, 932, 932
    for digital mucous cysts, 888-889
    "dip-stick" method, 932
    equipment for, 932
    for genital warts, 341
    indications for, 931-932
    of lentigo maligna, 810
    for molluscum contagiosum, 345, 380
    for plantar warts, 377
    postcryosurgery, 932
    for subungual and periungual warts, 378
    technique for, 932
    of thick lesions, 932
    of thin lesions, 932, 932
Cryotherapy
    for actinic keratosis, 740
    for hypertrophic scars and keloids, 710
    for Kaposi's sarcoma, 829
    for warts, 371, 371
Cryptococcus neoformans infection, 360t
Culture
    for cellulitis, 273
    for chancroid, 328
    for congenital and neonatal chickenpox, 392
    cotton swab technique for, 412
    for dermatophyte fungal infections, 412
    for disseminated gonococcal infection, 334
    for HSV infection, 350-351
    for Lyme disease, 522
    for lymphogranuloma venereum, 326
    nail collection techniques for, 874-875
    for nongonococcal urethritis, 334-335
    for tinea, 412

Culture (Continued)
    for tinea capitis, 432
    for yeast, 412
Curettage, 930
    cryoanesthesia and cutting or curetting
        (C&C), 932
    electrodissecation and, 929
        of basal cell carcinoma, 732, 734, 930
    indications for, 930
    instruments for, 930
    of molluscum contagiosum, 345, 380
    pencil technique for, 930, 930
    preoperative, of basal cell carcinoma, 734
    techniques for, 930, 930
Curvature, nail, 884, 884
Cushing's disease, 886t
Cutaneous disease. See also Skin disease
    cancer syndromes associated with, 895b
    in diffuse scleroderma, 620
Cutaneous drug reactions, 482-484
    diagnostic tests for, 484, 484b
    in HIV infection, 361t
    incidence of, 482, 482t
    management of, 484, 484b
    patterns of eruptions, 483t
Cutaneous herpes simplex, 386, 386, 387
Cutaneous horn, 706, 706
Cutaneous larva migrans, 537
Cutaneous lesions. See Skin lesions
Cutaneous leukocytoclastic angiitis, 638b
Cutaneous lichen planus, 256
Cutaneous lupus erythematosus, 602, 602
    acute, 600
        autoantibody profiles and cutaneous
            manifestations, 595
        classification of, 593t
    anticytoplasmic antibodies in, 605
    antinuclear antibodies in, 605
    chronic, 596, 596, 861
        autoantibody profiles and cutaneous
            manifestations, 595
        classification of, 593t
    diagnosis of, 605
    laboratory findings in, 594t
    laboratory studies in, 605
    management of, 605
    subacute, 598-599
        annular-polycyclic pattern, 598, 599
        autoantibody profiles and cutaneous
            manifestations, 595
        classification of, 593t
        immunologic findings in, 591t
        papulosquamous, 598, 598
    treatment of, 605-606
Cutaneous mastocytosis, 156-157, 157
    diffuse
        in newborns, 580t-581t
    types of, 157
Cutaneous melanoma, 786t
Cutaneous metastasis, 765-767
    inflammatory, 767, 767
    patterns of, 765, 766
Cutaneous paraneoplastic syndromes, 893-896
Cutaneous small-vessel vasculitis
    drugs that cause, 487b
    tests for evaluation of, 644b
Cutaneous T-cell lyphoma, 754-762
    definition of, 7, 8
    differential diagnosis, 6, 7, 8
    modified TNM and staging classification for,
        755b
Cutaneous wounds, 923
Cuticle, 1
Cuticle biting, 881, 881
Cutis rhomboidalis nuchae, 664, 664
Cutivate (fluticasone propionate cream), 122
Cyclophosphamide (Cytoxan)
    adverse reactions, 487b
    for dermatomyositis, 612
    for Henoch-Schönlein purpura, 648

Cyclophosphamide (Cytoxan) *(Continued)*
　for hypersensitivity vasculitis, 645
　for mucous membrane pemphigoid, 572
　nail changes induced by, 887t
　for pemphigus, 565
　for toxic epidermal necrolysis, 634
Cyclosporine
　adverse reactions to, 235b
　for alopecia areata, 858
　for atopic dermatitis, 121b, 126
　baseline monitoring, 235
　chemistries, 235
　combination therapy, 236, 237b
　contraindications to, 236t
　for cutaneous lichen planus, 256
　dosage, 236, 236b
　drug interactions, 236, 237t
　for epidermolysis bullosa acquisita, 574
　for granuloma annulare, 899
　high-dose approach, 236
　for hypersensitivity vasculitis, 645
　intermittent short courses, 236
　low-dose approach, 236
　microemulsion (Neoral), 235, 236b
　monitoring, 235b
　for mucous membrane lichen planus, 256
　for psoriasis, 223t, 235-236
　response to, 236
　side effects, 236
　for toxic epidermal necrolysis, 634
　for urticaria, 139b, 141
Cyproheptadine (Periactin), 139b
Cyproterone, 185, 853
Cystic acne, 174, 174-176, 175
　localized, 173
　severe inflammatory, 175
Cystic basal cell carcinoma, 729
Cysts
　acne, 17
　description of, 17
　digital mucous, 888-889, 889
　drainage of, 190
　epidermal, 17, 717, 717
　extraction of, 933, 933
　myxoid, of nails, 888t
　pilar, 17, 719, 719
　ruptured epidermal, 285
　scrotal, 311
Cytosine arabinoside, 487b
Cytotoxic therapy
　adverse reactions, 486b
　for Kaposi's sarcoma, 829
　Klein regimen, 829
Cytoxan (cyclophosphamide), 612, 887t

D

Dacarbazine (DTIC), 887t
Dactylitis, blistering distal, 287, 287
Danazol, 151, 237t
Dapsone
　adverse reactions to, 557
　for brown recluse spider bites, 515, 515t
　for cutaneous lupus erythematosus, 606
　for dermatitis herpetiformis, 557-558
　for eosinophilic pustular folliculitis, 361t
　for erythema multiforme, 629
　hypersensitivity syndrome, 557-558
　for mucous membrane lichen planus, 256
　for mucous membrane pemphigoid, 572
　for pruritic papular eruptions, 361t
　for urticarial vasculitis, 155
Darier's disease
　nail changes with, 867, 871, 887t
　specimen selection for diagnosis of, 551
Darier's sign, 144, 156, 157
Dark spots, small, 776
Dark-blue nails, 362t, 364
Daunorubicin, 887t

Debridement
　chemical, 78
　for external otitis, 294
　of plantar warts, 376
　surgical or mechanical, 78
　of ulcer bed, 78
　for venous ulcers, 78
Decubitus ulcers, 14
Deer ticks, 516, 518
DEET (N,N-diethyl-meta-toluamide), 523, 536
Delusions of parasitosis, 70, 70
Demecarium bromide, 487b
Demeclocycline, 487b
Denavir (penciclovir), 383t, 384
Dennie Morgan infraorbital fold, 118
Dental amalgams, mercury, 95
Dental enamel defects, celiac-type, 556
Denture sore mouth, 444
Depigmentation, 688-689
Depilatories, 854
Depo-Medrol (methylprednisolone acetate), 256
Depression, 187, 189
Dermablend, 692
Dermabrasion, 667
Derma-Cas gel (Castellani's paint), 298
Dermal nerves and vasculature, 1
Dermal nevi, 775, 776
　definition of, 4
　dermoscopic characteristics of, 800t
　developmental stages, 774
　differential diagnosis, 4
Dermashield, 53t
Derma-Smoothe FS lotion, 242, 245
Dermatitis
　acrodermatitis chronica atrophicans, 519
　acrodermatitis continua, 216
　acrodermatitis enteropathica, 580t-581t
　allergic contact, 81t, 84-97, 86, 91, 96
　　with 5-fluorouracil, 742, 743
　　of hands, 54, 54t
　of arms, 82
　arthritis-dermatitis syndrome, 333
　associated with swimming, 539-543
　atopic, 49, 105-128
　　differential diagnosis, 4
　　of hand, 52, 53, 53
　　topical steroids for, 25b
　berlock, 682, 683
　caterpillar, 510-512
　cement, 95, 95
　chondrodermatitis nodularis chronica hellicis, 716, 716
　　definition of, 5
　　differential diagnosis, 4, 5
　contact
　　diagnosis of, 98-103
　　systemic factors, 924
　　with topical steroids, 39, 39
　　and wound healing, 924
　diaper area, 25b
　eczematous, 107
　eyelid, 25b
　facial, 25b
　factitial, 64t-65t
　gypsy moth, 510, 511
　of hand, in adults, 114
　irritant contact, 81t, 82-83
　　of hands, 50, 51, 51-53, 90, 90
　　of natural rubber latex allergy, 90, 90
　metal, 93-95
　mild, 25b
　neurodermatitis, localized, 54
　nickel, 93-94
　nummular neurodermatitis, 61
　papular acrodermatitis of childhood, 458t-459t
　perioral, 30-32, 33, 195, 195-197, 196, 197
　phytophotodermatitis, 682, 682
　poison ivy, 88, 88

Dermatitis *(Continued)*
　radiodermatitis, 3, 14, 15
　retinoid, 666
　Rhus, 88-89
　seborrheic, 242-245, 243, 245
　　definition of, 6
　　differential diagnosis, 6, 12
　　in HIV infection, 358, 358t, 360t, 363
　　T. tonsurans infection type, 431
　　topical steroids for, 25b
　shoe contact, 92, 92
　stasis, 72, 72-73, 73
　　chronic, 76
　　differential diagnosis, 3
　　topical steroids for, 25b
Dermatitis herpetiformis, 548, 554-555, 554-558, 556
　definition of, 10
　diagnosis of, 551t, 556-557
　differential diagnosis, 10
　immunofluorescence tests in, 553t, 556-55
Dermatobia hominis, 534
Dermatofibroma, 708, 708
　definition of, 5
　dermatoscopic characteristics of, 801
　dermoscopic characteristics of, 800t
　differential diagnosis, 4, 5
Dermatological surgery. *See also* Surgery
　instruments for, 921, 921
　procedures, 921-939
Dermatome areas, 394
Dermatomyositis, 607, 607-612, 609
　in adults, 894t
　ANA-screening test for, 590t
　diagnosis of, 588, 610-611
　diagnostic criteria for, 607t
　diagnostic workup for, 610t
　differential diagnosis, 15, 609
　immunologic findings in, 591t
　office nailfold capillary microscopy in, 618, 619
Dermatophyte Test Medium (DTM), 412
Dermatophytes, 409-439
　active border of infection, 410, 410
　classification of, 409
　clinical classification of, 409-410
　diagnosis of, 410-412
　differential diagnosis, 9, 14
　in HIV infection, 360t
　invasive infection, 423
　transmission of, 427
　treatment of carriers, 433
Dermatophytid reaction, 414
Dermatosis
　acute febrile neutrophilic, 627, 650-652
　benign chronic bullous, of childhood, 572, 573t
　erosive, 580t-581t
　neutrophilic, 650-652
　photoexacerbated, 662b
　self-inflicted, 63-69, 64t-65t
　vesicular, 580t-581t
Dermatosis papulosa nigra, 706, 706
Dermis, 1, 1
DermLite™, 798, 799
Dermoepidermal junction, 549
Dermographism, 142-144, 143
　delayed, 142t-143t
　diagnosis of, 144, 144
　differential diagnosis of, 11
　symptomatic, 142t-143t
Dermopathy, diabetic, 694
Dermoscopy, 798-799
　7-point checklist for, 804t-805t, 806
　ABCD rule of, 787, 787
　hand lens and, 773
　of lesions, 797
　limitations of, 806
　of melanocytic nevi, 773

Dermoscopy (Continued)
  observation plus magnification plus, 797
  patterns seen with, 798t
  of pigmented lesions, 799
Desensitization, with phototherapy, 673
Desiccation, 929
Desloratadine (Clarinex), 139b, 141
Desmoglein, 561
Desonide (DesOwen), 25b
Desoximetasone (Topicort), 25b
Desquamation, 12
Detergent hands, 51
Dexamethasone
  for acne, 183t, 185
  for hirsutism, 854
  for mucous membrane pemphigoid, 572
Diabetes mellitus
  bullae in, 558-559, 559
  cutaneous manifestations of, 896-899
  skin disorders with, 896
Diabetic dermopathy, 694
Diagnosis, principles of, 1-22
Dialysis, renal, 679
Diane, 853
Diaper area dermatitis, 25b
Diaper candidiasis, 448, 448
Diascopy, magnified oil immersion, 798-799
Diclofenac, 237t, 741
Dicloxacillin, 121b, 289
Diet(s)
  and acne, 170
  balsam of Peru avoidance, 97, 97b
  elemental, 558
  exclusion, in infants, 127
  gluten-free, 558
  low-nickel, 94b
Diet restriction
  for atopic dermatitis, 127
  for chronic urticaria, 138
N,N-Diethyl-meta-toluamide (DEET), 523, 536
Differin (Adapalene), 167b, 171, 179
Diffuse alopecia
  diagnosis of, 839t
  female, 844, 844t
Diffuse cutaneous mastocytosis
  in newborns, 580t-581t
  types of, 157
Diffuse inflammation, 124, 124
Diffuse scleroderma, 613-617
  diagnosis of, 617-618
  treatment of, 620
Diffuse sclerosis
  diagnosis of, 588
  diagnostic workup for, 617b
Diflorasone. See Psorcon
Diflucan (fluconazole), 439t
  dosages, 437t
  for fungal infections, 436
  for monilial vulvovaginitis, 442
  for recurrent vulvovaginal candidiasis, 443t
  for tinea of the nails, 877, 877t
Diflunisal (Dolobid), 486b
Digital fibrokeratoma, acquired, 888t
Digital mucous cysts, 888-889, 889
Digitate warts, 372, 372
Digits, pustular psoriasis of, 216, 218
Diltiazem, 237t
Dimethyglyoxime spot test for nickel, 94
Diode laser, 854, 937t
Diphenhydramine (Benadryl), 139b, 491t, 572
Diphenylhydantoin, 487b
Diprolene (betamethasone dipropionate), 26t, 159
"Dip-stick" method of cryosurgery, 932
Dipyridamole (Persantine), 233t, 896
Discoid lupus erythematosus, 596, 597, 861, 861
  chronic, 595
  classification of, 593t
  definition of, 7

Discoid lupus erythematosus, (Continued)
  diagnosis of, 588, 839t
  differential diagnosis, 6, 7, 15
  immunologic findings in, 591t
  topical steroids for, 25b
Dishpan hands, 51
Dissecting cellulitis, 861, 861
Dissecting folliculitis, 861, 861
Dissection
  blunt, 931
    of plantar warts, 376
    of subungual and periungual warts, 378
  elective, of lymph nodes, 808
Disseminated maculopapular urticaria pigmentosa, 895t
Distal interphalangeal joints, psoriatic arthritis of, 220, 220t
Distal nail splitting, 883, 883
Distal plate splitting, 883, 883
Distal subungual onycholysis, 866
Disulfiram, 491t
Diuretics, mercurial, 486b
DNP antibody tests, 590t
n-Docosanol cream (Abreva), 383t, 384
Dog bites, 529
Dolobid (diflunisal), 486b
Domeboro® Astirngent Powder Packets, 24t
Donovanosis, 329
Dovonex (calcipotriene/calcipotriol), 222t, 224, 621
Doxepin (Sinequan, Zonalon)
  for atopic dermatitis, 121b, 125
  for subacute eczematous inflammation, 47
  for urticaria, 139b, 141
Doxorubicin, 487b, 887t
Doxycycline (Vibramycin)
  for acne, 167b, 180t, 181
  adverse reactions, 487b
  for chlamydial infection, 312t
  dosing, 181
  for genital ulcers, 308
  for hidradenitis suppurativa, 203
  for Lyme disease, 522t, 523b
  for mucous membrane pemphigoid, 572
  for pelvic inflammatory disease, 312t
  for rosacea, 200
  for steroid rosacea, 32
  for syphilis, 313t
  for urethritis and cervicitis, 309
Dr. Scholl's Lamb's Wool, 415
Dramamine, 491t
Dressings
  occlusive, 923, 923, 924
    application techniques, 924-925
    for psoriasis, 222t, 227-228
    for venous ulcers, 78, 79
  semipermeable, 925
  wet, 24, 73
  wound, 924-925
Drug eruptions, 488, 490-494
  acneiform (pustular), 486b, 490
  blistering, 491
  clinical patterns, 485-489
  cutaneous patterns, 483t
  diagnosis of, 488
  diagnostic tests for, 484b, 484t
  differential diagnosis, 3, 488
  eczematous, 491t
  erythema multiforme-like, 486b
  fixed, 486b, 492, 492
    diagnosis of, 493
    differential diagnosis, 3, 10
    reactivation and refractory phase, 493
  in HIV infection, 358t
  intertriginous, 94
  lichen planus-like, 486b, 493
  lichenoid, 252, 493
  lupus erythematosus-like, 493
  lupus-like, 486b
  lymphomatoid, 494

Drug eruptions (Continued)
  maculopapular, 485, 485-488, 486b
  management of, 488
  most frequent, 485-489
  photoallergic, 3
  phototoxic, 3, 3
  pityriasis rosea-like, 487b
  pustular, 486b, 490, 490
Drug exanthems, 460t-461t
Drug rash, 485
Drug reactions, 486b-487b. See also Drug eruptions
  accelerated, 489
  adverse, 482t, 483t
  allergic, 482t
  anaphylactic, 486b, 489
  cutaneous, 361t, 482-484
  in HIV infection, 358
  management of, 484b
  phototoxic, 682
Drug-induced acanthosis nigricans, 900
Drug-induced hair loss, 841, 841b
Drug-induced lupus erythematosus, 603
  ANA-screening test for, 590t
  autoantibody profiles and cutaneous manifestations, 595
  immunologic findings in, 591t
Drug-induced nail changes, 886, 887t
Drug-induced paronychia, 873
Drug-induced pemphigus, 566, 566
Drug-induced vasculitis, 641t
Drugs. See also specific drugs
  associated with telogen effluvium, 841b
  cross-sensitivity, 493
  for genital herpes, 352t, 353
  implicated in erythema nodosum, 636
  implicated in pseudoporphyria, 679
  implicated in toxic epidermal necrolysis, 632
  for lymphogranuloma venereum, 326
  that cause hair loss, 841
  that cause lupus, 603
  that induce systemic mast cell degranulation, 159b
  for varicella-zoster infections, 403t
Drug-triggered pemphigus, 566
Dry diseases, topical therapy for, 23
Dry skin
  of atopic dermatitis, 115
  severe (xerosis), 23
  treatment of, 122
Drying agents, 180
Drysol (aluminum chloride), 298, 416
DTIC (dacarbazine), 887t
Dukes' disease, 457
DuraSil (silicone gel sheeting), 710
Duricef (cefadroxil), 121b
Dyshidrosis (pompholyx), 58, 59
  definition of, 9
  differential diagnosis, 9
Dyslipidemia
  genetic, 902t
  primary, 902t
Dyslipoproteinemia, 902-904
Dysmorphophobia, 187
Dyspigmentation, 666
Dysplastic nevi, 782
Dystrophic epidermolysis bullosa, 576, 576
Dystrophic Epidermolysis Bullosa Research Foundation, 576
Dystrophy, nail
  median, 867, 884, 884
  nonsurgical avulsion of, 879-880

E

Ear(s)
  skin diseases of, 19
  in vitiligo, 686
Earrings, allergy to, 93, 93
Echinoderms, 543

Echothiophate iodide, 487b
Echovirus exanthem, 473
Econazole, 419, 454
Ecthyma, 272
Ecthyma gangrenosum, 298-299, 299
Ectodermal dysplasias, 580t-581t
Ectothrix hair invasion, 428
Eczema, 41
   acute, 41, 491
   adult-onset recalcitrant, 61
   of areola, 45
   asteatotic, 60, 60-61
      topical steroids for, 25b
      treatment of, 60-61
   atopic, 109
   chronic, 41, 48
   definition of, 6, 10, 15
   differential diagnoses, 15
   differential diagnosis, 4, 6, 10
   drug-induced, 490
   fingertip, 56, 57, 57
   hand, 50-60, 82
      predictive factors, 50b
      topical steroids for, 25b
   housewives', 51
   hyperkeratotic, 55, 55
   nummular, 45, 47, 54, 54, 61, 61
      topical steroids for, 25b
   presentations of, 60-61
   stages of, 41
   subacute, 41, 48
   treatment of, 296
Eczema craquele, 60, 60
Eczema herpeticum, 388, 388
Eczematous dermatitis, 107
Eczematous eruptions, 491t
Eczematous inflammation, 42t
   acute, 42, 42t, 43, 46, 72
      differential diagnosis, 13
   chronic, 42t, 44, 48, 48, 49, 73
   with scabies, 505
   stages of, 43
   subacute, 42t, 44, 44-47, 46, 47, 72
      diseases presenting as, 45b
   types of, 72-73
Eczematous mycosis fungoides, 756, 757, 758
Eczematous polymorphous light eruptions, 671
Edema
   angioneurotic, 147
   solid facial, 194
   and ulceration, 76t
Eflornithine HCl topical cream (Vaniqa), 854
Efudex (5-fluorouracil), 373, 741, 742
EJ antibody, serum, 611t
Elastic compression stockings, 79
Elastic fibers, 1
Elastosis, 663
   solar, 663, 664
Elbows, skin diseases of, 19-20
Elderly, scabies on, 502
Electrocoagulation, 929
Electrodissecation, 929, 929
Electrodissecation and curettage, 929
   of basal cell carcinoma, 732, 734
      postoperative care, 930
      techniques for, 930
Electrofulguration, 929, 929
Electrolysis, 854
Electron beam therapy, total skin, 762
Electrosurgery, 341
Elemental diet, 558
Elidel (pimecrolimus)
   for atopic dermatitis, 121b, 122
   for mucous membrane lichen planus, 256
   for subacute eczematous inflammation, 47
Elimite (permethrin)
   for eosinophilic pustular folliculitis, 361t
   for lice, 509
   for scabies, 360t, 504
Embrel (etanercept), 221, 223t, 239
Emgel Gel (erythromycin), 167b

EMLA cream (ELA-Max), 341, 857b, 922
Emollient creams and lotions, 23
Emotional stress, 120
Emotional support, 406
En coup de sabre, 622, 622
Enanthems, 457
Encephalitis, 401
Encephalotrigeminal angiomatosis, 822b
Endemic African Kaposi's sarcoma, 828
Endocrine syndromes, 900-901, 900b
Endothrix hair invasion, 427, 428
ENA:Sm antibody tests, 590t
ENER-G Foods, Inc., 558
Enteropathy, gluten-sensitive, 556
Enteroviruses, 473
Environmental management
   for chronic urticaria, 138
   of scabies, 505
Enzyme-linked immunosorbent assay, 520
Eosinophilia
   angioedema-eosinophilia syndrome, 151
   blood, 106
Eosinophilic folliculitis
   in HIV infection, 358, 358t
   pustular
      in HIV infection, 361t
      in newborns, 580t-581t
Ephelides, 691, 800t
Epidemic or AIDS-related Kaposi's sarcoma, 828-829
Epidemics, scabies, 505b
Epi-Derm (silicone gel sheeting), 710
Epidermal basement membrane, 549
   blisters in, 550
Epidermal basement membrane antigens, 550
Epidermal cysts, 17, 717, 717, 718
   ruptured, 285
Epidermal migration, topical agents that affect, 924t
Epidermal necrolysis, toxic, 491, 627, 630, 632-634, 633
   differential diagnosis, 14, 580t-581t, 632
   drugs that cause, 487b
Epidermal nevus, 713, 713-714, 714
Epidermis, 1, 1
   anatomy of, 549
   blisters in, 550
   bullous diseases in, 549
Epidermolysis bullosa, 576
   dystrophic, 576, 576
   in newborns, 580t-581t
Epidermolysis bullosa acquisita, 574
   bullous pemphigoid-like, 574, 574
   classic, 574, 574
   differential diagnosis, 10
   immunofluorescence tests in, 553t
   specimen selection for diagnosis of, 551t
Epidermolysis bullosa simplex, 576, 576
Epidermolytic hyperkeratosis, 580t-581t
Epidermophyton, 409
Epididymitis, 312t
Epiloia, 819
Epiluminescent microscopy, 798-799
Epinephrine (Ana-Guard, EpiPen, EpiPen Jr, Anakit)
   adverse reactions, 487b
   for disseminated herpes zoster in immunocompromised hosts, 404
   for insect stings, 532
   for local anesthesia, 922
   for painless anesthesia, 922
   for urticaria, 139b, 141
Epithelioid angiomatosis, 361t
Epithelioma cuniculatum, 752, 753
Epstein-Barr virus infection, 359t
Equipment
   for cryosurgery, 932
   for electrodissecation and curettage, 929
   instruments for curettage, 930
   instruments for dermatological surgical procedures, 921, 921

Erosions
   conditions where erosions or ulcerations may predominate, 577t
   definition of, 14
   differential diagnoses, 14
   newborns with, 577-582
Erosive dermatosis, 580t-581t
Erosive lichen planus
   oral, 254, 254
   specimen selection for diagnosis of, 551t
   vaginal, 255, 255
Eruptions. See also Drug eruptions
   acneiform (pustular), 486b, 490
   associated with specific drugs, 494
   creeping, 537
   distribution of, 2
   eczematous, 491t
   erythema multiforme-like, 486b
   in erythema nodosum, 635
   after exposure to light, 661, 662b
   maculopapular (exanthematous), 482t, 486b
   morbilliform, 462
   papular, 364
   pityriasis rosea-like, 487b
   polymorphic eruption of pregnancy, 152, 153
   polymorphous light, 671-673
   pruritic papular, 361t
   pustular, 486b, 490
   seabather's, 540, 541
Eruptive seborrheic keratosis, 705
Eruptive xanthoma, 902t, 904, 904
Er:YAG laser, 937t
Erysipelas, 273-274, 275
   of extremities, 274
   facial, 275, 275
   recurrent, 275, 275
Erysipeloid, 287, 287
Erythema
   acral, chemotherapy-induced, 487b, 494
   facial, 468, 469
   net pattern, 468, 469
   periungual, 609, 609
   steroid-induced, 34
Erythema ab igne, 694, 694
Erythema craquele, 12
Erythema elevatum diutinum, 653-655
Erythema gyratum repens, 894t
Erythema infectiosum, 458t-459t, 468, 468-470
Erythema migrans, 519, 519
   treatment of, 522t, 523
Erythema multiforme, 458t-459t, 491, 626-629, 628, 629, 630
   definition of, 10
   differential diagnosis, 10
   immunofluorescence tests in, 553t
   polymorphous light eruptions, 671
   severe bullous form, 630, 631
Erythema multiforme-like eruptions, 486b
Erythema nodosum, 486b, 627, 635, 635-636
   differential diagnosis, 8, 636
   etiology of, 635, 636b
Erythema toxicum neonatorum, 578t-579t, 582
Erythrasma, 419
   definition of, 3
   differential diagnosis, 3, 419
Erythroderma
   exfoliative, 486b, 491
   psoriatic, 213, 213
Erythrodermic psoriasis, 213, 213
Erythromycin (Emgel Gel)
   for acne, 167b, 180t
   for bullous pemphigoid, 570
   for cervicitis, 309
   for chancroid, 313t
   for chlamydial infection, 312t
   cyclosporine interactions, 237t
   for erythrasma, 419
   for genital ulcers, 308
   for hidradenitis suppurativa, 203
   for pityriasis rosea, 248
   for steroid rosacea, 32
   for urethritis, 309

Erythroplasia of Queyrat, 749, *749*
Erythropoietic porphyria, 680, *680*
   classification of, 677*t*
   clinical features of, 676*t*
   differential diagnosis, 580*t*-581*t*
   hepatic
     classification of, 677*t*
     clinical features of, 676*t*
Erythropoietic protoporphyria
   classification of, 677*t*
   clinical features of, 676*t*
Essential telangiectasia, generalized, 832
Estrogen, 184*t*, 853
Estrogen replacement, 667
Estrostep, 167*b*
Etanercept (Embrel), 221, 223*t*, 239
Ethambutol, 303*t*
Ethanol-methotrexate interactions, 233*t*
Ethosuximide, 486*b*
Ethylenediamine antihistamines, 491*t*
Eucerin, 924*t*
Eulexin (flutamide), 853
Eurax (crotamiton), 200, 505
Examination technique, 2
Exanthem subitum, 471-472
Exanthem subitum HHV-6, 458*t*-459*t*
Exanthema, HIV, 359*t*
Exanthematous eruptions, 486*b*
Exanthematous pustulosis, generalized, 490
Exanthems, 457, 460-484
   drug, 460*t*-461*t*, 485, 485-488
   enteroviral, 473
   Kawasaki syndrome, *477*
   pediatric, 458*t*-461*t*
   unilateral laterothoracic, 458*t*-459*t*
   viral, *473*
Excision
   of basal cell carcinoma, 734
   shave, 926, *927*
   simple scissor, 928, *928*
Excited skin syndrome, 102-103, *103*
Exclusion diets, 127
Excoriated acne, 193, *193*
Excoriations
   anal, 63
   description of, 16
   nail plate, 881
   neurotic, 64*t*-65*t*, 68, 68-69, *69*
     description of, 16
     differential diagnosis, 14
Exercise-induced anaphylaxis, 142*t*-143*t*, 145
Exfoliative erythroderma, 486*b*, 491
Exogenous agents, diseases secondary to, 662*b*
Exostosis, 888*t*
Extended-care facilities, 505*b*
External otitis, 294-296, *296*
   malignant, 297, *297*
Extra Strength Rogaine (minoxidil), 843
Extracorporeal photopheresis, 762
Extramammary Paget's disease, 764, *764*, 894*t*
Extremities
   cellulitis of, 274, *274*
   changes in Kawasaki syndrome, 474
   erysipelas of, 274
   lower
     actinic keratosis of, 742
     skin diseases of, 21
     squamous cell carcinoma of, 747
   upper, actinic keratosis of, 742
Eye(s)
   cellulitis around, 276
   inflammation around, 114, *114*
   in mucous membrane pemphigoid, 571, *571*, *572*
   in ophthalmic zoster, 399, *399t*
   toxic epidermal necrolysis, 632
   in vitiligo, 686
"Eye mask" facial rash, 604
Eyelash infestation, lice, 507, 510

Eyelid(s)
   heliotrope erythema of, *607*
   lower, extra line on, 118
   upper, atopic dermatitis of, 114, *114*
Eyelid dermatitis, 25*b*

F

Fabry-Andersen syndrome, 821*t*
Face
   actinic keratosis of, 742
   tinea of, 420-423, *421*
Facial cellulitis
   in adults, 275
   in children, 276
Facial dermatitis, 123
Facial edema, solid, 194
Facial erysipelas, 275, *275*
Facial erythema, 468, *469*
Facial nerve palsy, 522*t*
Facial port-wine stains, *822*
Facial rashes
   "eye mask," 604
   "owl-eye," 604
Factitial dermatitis, 64*t*-65*t*
Factitial ulcers, 14
Famciclovir (Famvir)
   for genital herpes, 314*t*, 352*t*
   for genital ulcers, 308
   for herpes zoster, 403, 405
   for HSV infection, 383*t*
   for oral-labial herpes simplex, 384
   for varicella-zoster infections, 403*t*
Familial adenomatous polyposis, 913
   with extraintestinal manifestations, 915
Familial chronic pemphigus, benign, 10, 575, *575*
Familial cold urticaria, 142*t*-143*t*
Familial melanoma, 782
Familial multiple cancer syndromes, 913
Families with inherited skin disorders, guide to information for, 917
Famotidine (Pepcid), 139*b*
Fasciitis, necrotizing, 278
Febrile neutrophilic dermatosis, acute, 627, 650-652
Feldene (piroxicam), 487*b*
Felty's syndrome, 641*t*
Female-pattern alopecia, 844, *845*
   adrenal androgenetic, 844
   diffuse, 844, *844t*
Females
   anogenital lesions in, 258, *258*
   genital infection in, 331
   nongonococcal urethritis in, 334
   urethritis in, 331
Femstat (butoconazole), 441*t*
Fer antibody, serum, 611*t*
Ferriman-Gallwey hirsute score for women, 846, 847*t*
Fetal varicella infection, 578*t*-579*t*
Fever
   high, 887*t*
   in Kawasaki syndrome, 474
Fexofenadine (Allegra), 139*b*, 140
Fibrillarin (U3-RNP) antibody, serum, 618*t*
Fibrokeratoma, digital, 888*t*
Fibroma, periungual, 911, *911*
Fibrosis, liver, 231
Fiddle-back spider, 514-515
Fifth disease, 458*t*-459*t*, 468
Filiform warts, 372, *372*
Filling materials, 936
Films, for leg ulcers, 78*t*
Finasteride (Propecia, Proscar), 843, 852-853
Finger webs, candidiasis of, 449, *449*
Fingers
   clubbing of, 885, *885*
   herpes simplex of, 386, *387*, 873, *873*
   psoriasis of, 872, *872*
   pustular psoriasis of, 216, *218*

Fingertip unit (FTU), 27
Fingertips
   eczema of, 56, 57, *57*
   herpes simplex of, 386, *387*
   psoriasis of, *215*
Fire ant stings, 538, *538*
First aid, immediate, 513
Fissures
   in chapped feet, 62, *62*
   definition of, 15
   differential diagnoses, 15
Flaps, scalp, 844
Flat warts, 373, *373*
Flea bites, 533, *534*
Fleas, *533*, 533-534
Flesh-colored papules, 4, *4*
Flexural areas
   inflammation in, *110*, 114
   psoriasis of, 216, *218*
Florid papillomatosis, oral, *752*, 753
Florida, dermatitis associated with swimming in, 541-543
FLOXIN Otic (ofloxacin otic solution), 295*t*
Fluconazole (Diflucan), 439*t*
   for *Candida* balanitis, 445
   for chronic paronychia, 873
   cyclosporine interactions, 237*t*
   for dermatophyte carriers, 433
   dosages, 437*t*
   drug interactions, 878
   for fungal infections, 359*t*, 360*t*, 436
   for monilial vulvovaginitis, 442
   for onychomycosis, 877
   for oral candidiasis, 444
   for tinea capitis in children, 433*t*
   for tinea corporis, 423
   for tinea cruris, 419
   for tinea of the nails, 877, 877*t*
   for tinea pedis, 415
   for tinea versicolor, 454
   for vaginal discharge, 310
   for vulvovaginal candidiasis, 313*t*, 443*t*
Flucytosine, 360*t*
Fluocinolone acetonide gel, 256
Fluocinonide (Lidex), 64, 383*t*, 384
Fluorescent treponemal antibody absorption (FTA-ABS) test, 321, 321*t*, 323
   false-positive reactions, 321, 323*t*
   interpretation of, 322
5-Fluorouracil
   adverse reactions, 487*b*
   for Bowen's disease, 748
   contact allergy to, 742, *743*
   for erythroplasia of Queyrat, 749
   guidelines for duration of therapy with, 740*t*
   for keratoacanthoma, 712
   for leukoplakia, 751
   nail changes induced by, 887*t*
   topical
     for actinic cheilitis, 742, *742*, *743*
     for actinic keratosis, 740, *741*, 741-742, *742*
     for basal cell carcinoma, 735
     for genital warts, 342
     for hypertrophic scars and keloids, 710
     for keratoacanthoma, 712
     for warts, 373
Fluoxetine (Prozac), 883
Flutamide (Eulexin), 852, 853
Fluticasone propionate cream (Cutivate), 122
Fly larvae, 534
Foams, 27, 78*t*
Fogo selvagem, 562
Foliaceus, 562
Folic acid supplements, 231
Folinic acid supplements, 231
Follicles, 848
Follicular degeneration syndrome, 839*t*, 860
Follicular infection, deep, 434, *434*, 435
Follicular lichen planus, 252
Follicular occlusion triad, *177*, 861

Folliculitis, 279-283, *280*
  deep, *283*
  definition of, 9
  differential diagnosis, 4, *9*
  diseases initially manifesting in, 279t
  dissecting, 861, *861*
  eosinophilic, *358*, 358t
  eosinophilic pustular
    differential diagnosis, 580t-581t
    in HIV infection, 361t
  pseudofolliculitis barbae (razor bumps), 280, *281*
  Pseudomonas, 290, *291*
  staphylococcal, 279, *279*, *281*
  tufted, *860*, 860
Folliculitis decalvans, 839t, 860
Fomite control, 510
Food(s), and atopic dermatitis, 120, 126
Food allergy, 126, 127, 127b
Food and Drug Administration
  monograph sunscreen product guide, 669t
  sunscreen final monograph ingredients, 669t
Food hypersensitivity, 126, 127
Foot (feet)
  cellulitis of, *274*
  chapped, topical steroids for, 25b
  chapped fissured, 62, *62*
  skin diseases of, 20
  tinea of, 413-414
Fordyce, *824*, 824
Forearms, skin diseases of, 19
Forehead, skin diseases of, 20
Forehead plaque, 909
Foreskin, steroid atrophy under, 36, *36*
Formaldehyde (Lazer Formalyde Solution), 416, 491t
Formalin, 376
Fragrance allergy, 97
Freckles, 3, 691
Fresh water swimmer's itch, 539
FTU. *See* Fingertip unit
Fulguration, 929
Fungal infections
  dermatophyte, 409-439
  in erythema nodosum, 635-636
  in HIV infection, 359t-360t
  of nails, 874-880
    laboratory diagnosis of, *874*, 874-875
    mechanical reduction of, 879, *879*
    patterns of, 875, *875*
    surgical removal of, 879, *879*
  superficial, 409-456
  treatment of, 434-436
Furacin, 924t
Furosemide, 486b, 487b
Furuncles (boils), *284*, 284-286
  differential diagnosis, 8, 285, 285t
  diseases initially manifesting as, 285t
Furunculosis, recurrent, 286, 286b

G

Gabapentin, 405, 406
Gammaglobulin, 393
Gangrene, perinatal, of buttock, 578t-579t
Gardnerella vaginalis, 440, 441t
Gardner's syndrome, 894t, 913, 915
Gastrointestinal agents, 237t
Gauze, scarlet red, 925
Gels, topical steroid, 27
Gene rearrangement analysis, 755
Generalized reactions, to stinging insects, 531-532
Generic *versus* brand names, 26
Genetic Alliance, 917
Genetic counseling
  for epidermal nevus, 714
  for neurofibromatosis, 908
  for tuberous sclerosis, 911
Genetic dyslipidemias, 902t

Genital eruptions, recurrent, 352
Genital herpes simplex, 346-355, *349*
  antiviral therapy for, 354
  asymptomatic transmission of, 350
  counseling for, 353b
  daily suppressive therapy for, 353
  first-episode, 348-349, 353
  in HIV infection, 348
  in HSV type 1 infection, 348
  laboratory diagnosis of, 350-351
  management at labor, 354-355
  during pregnancy, 354-355
  prenatal screening and management of, 354
  prevalence of, 346, 348
  prevention of, 350
  primary, 348-350
  psychosocial implications, 352
  rate of transmission, 348
  recurrent, 349-350, 349b
  risk factors for, 346
  treatment of, 314t, 352-354, 352t
Genital human papillomavirus infection, 339
Genital infection
  in females, 331
  in males, 330
Genital papules, 311, *311*
Genital scabies, *501*
Genital ulcers, 307, 308, 314t
Genital warts, *311*, 336-342, *338*
  and cancer, 340
  in children (2 to 12 years), 339, 340
  clinical presentation of, 337-340
  diagnosis of, 340
  incidence of, 336
  patient-applied therapies for, 340-341
  in pregnancy, 340
  provider-administered therapies for, 341-342
  surgical removal of, 341
  transmission of, 336
  treatment of, 313t, 340-342
Genitoanorectal syndrome, 326
Genodermatoses, 895b
  cancer-associated, 912-915
  characterized by cutaneous eruptions after exposure to light, 662b
Gentamicin
  adverse reactions, 486b, 491t
  cyclosporine interactions, 237t
  for pelvic inflammatory disease, 312t
Gentian violet, 441t
German measles, 458t-459t, 467
Gianotti-Crosti syndrome, 458t-459t
Giant comedones, 717
Giant condylomata of Buschke-Löwenstein, 752, *753*
Giant congenital nevus, *778*
Giant-cell (temporal) arteritis
  classification criteria for, 639t
  clinical signs of necrotizing vasculitis in, 639t
  definition of, 638b
Giant-cell tumors, of tendon sheath, 888t
Glans, scabies on, *501*
Glass filters, 670
Glaucoma, 41
Glomas tumor, 888t
Glomerulonephritis, poststreptococcal, 270-271
Glucagonoma syndrome, 894t
Glucocorticoids
  allergic reaction to, 97
  for alopecia areata, 856b, 857b
  cyclosporine interactions, 237t
  for hirsutism, 854
Glucophage (metformin), 852
Glucose-6-phosphate dehydrogenase, 515t
Gluten Intolerance Group of North America, 558
Gluten-free diet, 558
Gluten-sensitive enteropathy, 556
Glyceryl PABA sunscreens, 491t
Glycolic acid peels, 667

Goeckerman therapy, 223, 226
Gold compounds, 487b
Gold salts, 486b
Gonococcal infection, disseminated, 332-334, 333t
Gonococcal pharyngitis, 332
Gonococcal urethritis, 334t
Gonococcemia, 9, *9*
Gonorrhea, 330-334
  genital infection in females, 331
  genital infection in males, 330
  rectal, 332
  treatment of, 312t
Gorlin-Goltz syndrome, 731, *731*
Gottron's papules, *608*, 609
Graded elastic compression stockings, 79
Grafting
  for necrobiosis lipoidica, 896
  for venous ulcers, 79-80
  for vitiligo, 688
Gram stain
  for chancroid, 328
  for disseminated gonococcal infection, 334
  for nongonococcal urethritis, 334
Gram-negative acne, 190
Granulation tissue, excess, 925
Granuloma, pyogenic, 888t
Granuloma annulare, *898*, 898-899, *899*
  definition of, 5
  differential diagnosis, 4, *5*
Granuloma inguinale, 314t, 329, *329*
Green nails, 886t
Grey patch ringworm, 428b
Griseofulvin, 438t
  adverse reactions to, 436, 487b
  for dermatophyte carriers, 433
  dosages, 437t
  for fungal infections, 436
  for mucous membrane lichen planus, 256
  for tinea capitis, 432, 433t
  for tinea cruris, 419
  for tinea pedis, 415
  for tinea versicolor, 454
Groin
  skin diseases of, 20
  tinea of, 417-419, 419-420
Group A streptococcal disease, 578t-579t
Group B streptococcal disease, 578t-579t
Guttate hypomelanosis, idiopathic, 689, *689*
Guttate psoriasis, 212, *212*
Gyne-Lotrimin (clotrimazole), 441t
Gypsy moth caterpillars, 510, *511*
Gypsy moth dermatitis, 510, *511*

H

HAART (highly active anti-HIV therapy), 829
Habit-tic deformity, 883, *883*
  of nails, 866
Haemophilus influenzae, 578t-579t
Haemophilus influenzae type b cellulitis, 276
Hailey-Hailey, 551t
Hair(s)
  anagen (growth), 836, *837*
  anatomy of, 834-837
  body, 848
  catagen (involution), 836
  daily counts, 838
  growth cycle of, 836, *837*
  growth window, 838
  part width, 838
  physical examination of, 838
  physiology of, 836, *837*
  premature graying of, 362t
  structure of, 834-836, *835*
  telogen (rest), 836, *837*
  types of, 836
  white tufts of, 911
Hair breakage, 839t
Hair bulb, 834, *835*

HAIR CLUB FOR MEN, 844
Hair cuticle, 1
Hair diseases, 834-863
  systemic, 839t
Hair follicle, 1, 834, 835
Hair invasion
  in dermatophyte fungal infection, 409
  ectothrix pattern of, 428
  endothrix pattern of, 428
  large spore endothrix pattern of, 427
  microscopic, 428
Hair loss
  diffuse, 841, 841b
    diagnosis of, 839t
    laboratory findings in, 844, 844t
  drugs in, 841, 841b
  evaluation of, 838-840, 838b
  generalized, 841-842, 841b
  Hamilton patterns of, 842, 842
  localized, 841b, 842-862
  patchy, generalized, 841b
  patchy (nonscarring), 839t
  patchy (scarring), 839t
  postpartum, 841
Hair matrix, 1
Hair pluck—trichogram, 838
Hair pull test, 838
Hair removal, 938
Hair shaft, 1
Hair shaft examination (clip tests), 838
Hair shaft infection, 427
Hair transplants, 844
Hair weaves, 844
HAIR-AN syndrome, 901
Hairy leukoplakia, 359t, 363
Haldol (haloperidol), 70
Half-and-half nail, 887t
Halo nevi, 781, 781
  dermatoscopic characteristics of, 801
  dermoscopic characteristics of, 800t
  histologic characteristics of, 781
Halobetasol propionate. *See* Ultravate
Haloperidol (Haldol), 70
Hamartoma, multiple, 894t, 912-914
Hamilton patterns of hair loss, 842, 842
Hand(s)
  allergic contact dermatitis of, 54t
  atopic dermatitis of, 52, 53, 53
  dermatitis of
    in adults, 114
    differential diagnosis and distribution, 50t
  detergent, 51
  dishpan, 51
  irritant contact dermatitis of, 51-53
    instructions for patients, 50b
  of natural rubber latex allergy, 90, 90
  in Kawasaki syndrome, 476
  lentigo of, 691, 691
  occlusion of, 28, 29
  psoriasis of, 215
  seborrheic keratosis of, 664, 665, 702
  skin diseases of, 20
  tinea of, 424, 425
  vitiligo of, 684, 685
  warts on, 371, 371
Hand, foot, and mouth disease, 460t-461t, 462-464, 463
Hand, rule of, 27
Hand eczema, 50-60, 82
  in natural rubber latex allergy, 90
  predictive factors, 50b, 53
  topical steroids for, 25b
  types of, 51b
Hand lens examination of melanocytic nevi, 773
Hangnail, 881
Head & Shoulders shampoo, 245
Head lice, 509
Healing, wound, 923-925
Heat rash, 205, 205
Heat urticaria, 142t-143t, 147

Heavy metals, 487b
Heliotrope erythema, 607
Hemangioma
  associated with congenital abnormalities, 818
  cavernous, 818, 818
  deep, 818
  definition of, 8
  differential diagnosis, 8
  of infancy, 814t, 815-818, 815b
  lobular capillary, 826-827
  in newborns, 580t-581t
  periorbital, 817b
  superficial (strawberry), 815, 815-817, 816
Hematologic leg ulcers, 75t
Hematoma, subungual, 882, 882
Hemorrhage, nail changes with, 886t
Hemorrhagic chicken pox, 391, 391
Hemorrhagic diathesis, 917
Hemorrhagic polymorphous light eruptions, 671
Hemorrhagic telangiectasia, hereditary, 831, 831
Hemostasis, 922-923
Hemostatic solutions, 924
Henle's layer, 1, 834, 835
Henoch-Schönlein purpura, 458t-459t, 640, 645-648, 646
  abdominal symptoms of, 646-647
  in adults, 647
  in adults *vs.* children, 645
  classification criteria for, 639t
  clinical features of, 645t, 646, 646-647
  clinical signs of, 639t
  definition of, 638b
  diagnosis of, 647
  drugs that cause, 487b
  etiology of, 646
  immunofluorescence tests in, 553t
  management of, 648
  organ involvement in, 638b
  pathology of, 647
  prognosis for, 645
Hepatic porphyria
  classification of, 677t
  erythropoietic, 676t, 677t
Hepatitis, autoimmune, 641t
Hepatitis B, acute, 639t
Hepatitis C, 675
Hepatoerythropoietic porphyria, 676t, 677t
Hereditary angioedema, 150b, 151
Hereditary coproporphyria, 676t, 677t
Hereditary hemorrhagic telangiectasia, 831, 831
Hereditary polymorphous light eruptions, 671
Herpes gestationis, 573, 573
  differential diagnosis, 10
  immunofluorescence tests in, 553t
Herpes gladiatorum, 386
Herpes simplex, 9, 10, 381-388
  of buttock, 386, 387
  cutaneous, 386, 386, 387
  definition of, 9, 10
  differential diagnosis of, 14, 314t, 402
  of finger, 386, 387
  of fingers, 873, 873
  of fingertip, 386, 387
  genital, 346-355
    treatment of, 314t, 352-354, 352t
  in HIV infection, 352, 358, 358t, 359t, 362
  intrauterine, 578t-579t
  laboratory diagnosis of, 383
  lesions, 381, 381, 382
  neonatal, 355, 578t-579t
  oral-labial, 384
  primary, 346, 347, 381, 382
  recurrent, 308, 347, 382, 383
    topical medication for, 383t
    treatment of, 353
  of skin, 386, 386
  systemic medication for, 383t
  treatment of, 383
  of trunk, 386
  type-specific serologic tests, 351

Herpes simplex labialis, 385
Herpes simplex virus
  culture for, 350-351
  cytologic detection of, 351
  indications for testing, 351-352
  polymerase chain reaction for, 351
  serology, 351-352
  subtyping, 351
Herpes simplex virus type 1, 348, 351
Herpes ulcers, 308
Herpes vesicles, 308
Herpes zoster, 9, 10, 16, 308, 394-406, 395, 401
  clinical presentation of, 394
  complications of, 400-402
  definition of, 10
  differential diagnosis of, 402-403
  disseminated, 404
  eruptive phase, 395, 396, 396, 397
  in HIV infection, 358, 358t, 359t, 363, 398
  ilioinguinal, 400
  laboratory diagnosis of, 402
  ophthalmic, 398, 398-399
  during pregnancy, 398, 402
  sacral, 400, 400
  syndromes, 398-399
  topical therapy for, 403
  treatment of, 403-406
  after varicella immunization, 398
Herpes zoster ophthalmicus, 399t
HerpeSelect 1 Immunoblot IgG, 351
HerpeSelect 2 Immunoblot IgG, 351
HerpeSelect-1 ELISA IgG, 351
HerpeSelect-2 ELISA IgG, 351
Herpetic whitlow, 386, 387, 873, 873
Hidradenitis suppurativa, 202-204, 202-204
  differential diagnosis, 9, 16
Highly active anti-HIV therapy (HAART), 829
Hippocratic nails, 885, 885
Hirsutism, 846-854, 849
  androgen-dependent, 848, 849
  causes of, 846b
  clinical findings in women, 846b
  cosmetic approach to, 854
  diagnosis of, 848
  evaluation of, 850b, 851
  examination of, 850
  Ferriman-Gallwey score for women, 846, 847t
  idiopathic, 846
  laboratory evaluation of, 850b
  pathophysiology of, 848
  tests of, 850
  treatment of, 852-854, 852b
  with virilization, 846b
  without virilization, 846b
Histamine, 133, 135
Histamine H_1 receptors, 133
  antagonists (antihistamines), 139, 139b, 140
Histamine H_2 receptors, 133
  antagonists (antihistamines), 139b, 140
Histamine releasers, nonimmunologic, 489
Histiocytosis, self-healing, 580t-581t
Histone antibody tests, 590t
Histoplasma capsulatum infection, 360t
History, 2
Hives (wheals), 130, 131. *See also* Urticaria
  in children, 134
  definition of, 11, 130
  differential diagnoses, 11
  duration of, 132b
Home care, postoperative, 925
Home Goeckerman therapy, 223
Home hospitalization, for atopic dermatitis, 125b
Hookworm infestation, 537, 537
Hormonal treatment
  of acne, 182-185, 183t
  adverse reactions to, 486b
  women best suited for, 183b
Hormone tests, 183

Hormone-secreting tumors, 895b
Horns, cutaneous, 706, 706
Hospitalization, 121b, 125, 125b
Housewives' eczema, 51
Human bites, 529-530
Human herpesvirus type 6
  exanthem subitum HHV-6, 458t-459t
  infection, 471-472
Human herpesvirus type 7 infection, 471-472
Human immunodeficiency virus
  highly active anti-HIV therapy (HAART), 829
  –induced psoriasis, 216-218
  infection
    chickenpox and, 391
    cutaneous manifestations, 359t-362t, 363, 364, 365
    dermatologic diseases associated with, 358
    diagnosis of, 356
    evolution of disease, 356, 357
    genital herpes simplex in, 348
    herpes zoster and, 398
    initial, 356
    oral candidiasis in, 443
    pathogenesis of, 356
    progression to acquired immunodeficiency syndrome, 356
    skin disorders in, 358, 358, 358t
    syphilis serology in, 323
    viral burden, 356-357
  syphilis and, 320
Human immunodeficiency virus exanthema, acute, 359t
Human immunoglobulin, 462, 481
Human papillomavirus, 336, 369t
Human papillomavirus infection
  clinical manifestations of, 369t
  genital, 339
  in HIV infection, 359t
Humidity, decreased, 120
Hutchinson's sign, 796, 796, 890, 890
Huxley's layer, 1, 834, 835
Hydantoins, 486b
Hydralazine, 486b, 487b, 603
Hydrea, 223t
Hydroa aestivale, 674, 674
Hydroa vacciniforme, 674, 674
Hydrochlorothiazide, 486b
Hydrocolloids, 78t
Hydrocortisone (Hytone, VoSol Otic HC, VoSol Otic Solution, Westcort)
  for atopic dermatitis, 25b
  ciprofloxacin hydrochloride and hydrocortisone otic suspension (CIPRO HC OTIC), 295t
  colistin sulfate, neomycin sulfate, hydrocortisone, acetic acid (Cortisporin-TC Otic Suspension), 295t
  for external otitis, 294, 295t
  for eyelid dermatitis, 25b
  neomycin, polymyxin B sulfates, hydrocortisone (PEDIOTIC Suspension), 295t
Hydrogels, 78t
Hydrogen peroxide, 572
Hydroids, 543
Hydroxychloroquine (Plaquenil), 256, 565, 612
Hydroxyurea
  adverse reactions, 487b
  combination therapy for psoriasis, 237b
  nail changes induced by, 887t
  for psoriasis, 239t
Hydroxyzine (Atarax)
  for atopic dermatitis in infants, 123
  for bullous pemphigoid, 569
  for cholinergic urticaria, 145
  for urticaria, 139b
Hymenoptera stings, 531, 531, 532
Hyperbilirubinemia, 886t
Hypercholesterolemia, 903b
Hyperimmunoglobulin E syndrome, 580t-581t

Hyperkeratosis, epidermolytic, 580t-581t
Hyperkeratotic eczema, 25b, 55, 55
Hyperlinear palmar creases, 118, 118
Hyperlipidemia, combined, 903b
Hyperlipoproteinemia, 902-903
Hyperpigmentation
  disorders of, 691-694
  postinflammatory, 73
Hyperplasia
  reactive, of melanocytes, 664, 664
  sebaceous, 720, 721
    definition of, 4
    differential diagnosis, 4
    senile, 720, 720
    treatment of, 187
Hypersensitivity syndromes, 626-636
  anticonvulsant, 494
  dapsone, 557-558
  immediate-type, in natural rubber latex allergy, 90
Hypersensitivity vasculitis, 640, 642-645, 643
  classification criteria for, 639t
  clinical signs of, 639t
  laboratory tests in, 644, 644b
  skin lesions in, 642, 643
Hypertension, 235
Hypertrichosis lanuginosa, 894t
Hypertriglyceridemia, 903b
Hypertrophic scars, 709-710
Hypertrophy, nail, 882, 882
Hypoalbuminemia, 887t
Hypoallergenic surgical adhesive tape, 380
Hypocalcemia, 887t
Hypocholesteremic drugs, 486b
Hypocomplement urticarial vasculitis, 155
Hypomelanosis, idiopathic guttate, 689, 689
Hypopigmentation
  in atopic dermatitis, 113
  disorders of, 684-690
Hypopigmented macules, 910, 911
  definition of, 3
  differential diagnoses, 3
Hypopigmenting agents, 692
Hytone (hydrocortisone), 25b

I

Ice-saline–lidocaine technique for painless anesthesia, 922
Ichthyosis
  acquired, 894t
  dominant, 12
  in HIV infection, 361t
  sex-linked, 12
Ichthyosis vulgaris, 115, 115
Id reaction, 59, 59, 414
  differential diagnosis, 16
  to therapy, 430
  treatment of, 415
Idiopathic guttate hypomelanosis, 689, 689
  definition of, 3
  differential diagnosis, 3
Idoxuridine, 487b
Ilumar UV shield, 673
Imiquimod cream (Aldara)
  for actinic keratosis, 741
  for basal cell carcinoma, 735
  for Bowen's disease, 748
  for erythroplasia of Queyrat, 749
  for genital warts, 313t, 340, 359t
  for keratoacanthoma, 712
  for molluscum contagiosum, 345, 359t, 380
  for plantar warts, 376
  for superficial hemangiomas, 817
  for warts, 372
IMMCO Diagnostics, 552
Immersion diascopy, magnified oil, 798-799
Immune-complex mediated acute urticaria, 135

Immunization
  for rabies, 530
  for tetanus, 530
  varicella, herpes zoster after, 398
Immunocompromised patients
  acyclovir and vidarabine in, 393
  chicken pox in, 391, 393
  disseminated herpes zoster in, 404
  trichloroacetic acid peel in, 380
Immunofluorescence tests
  biopsy for, 551
  in bullous disorders, 552, 553t
  in dermatitis herpetiformis, 556-557
  direct
    in bullous disorders, 552, 552t
    in bullous pemphigoid, 569
    in paraneoplastic pemphigus, 567
    in pemphigus, 564
  in hypersensitivity vasculitis, 644-645
  indirect
    in bullous disorders, 552, 552t
    in bullous pemphigoid, 569
    in paraneoplastic pemphigus, 567
    in pemphigus, 564
  in urticarial vasculitis, 155
  in vasculitic disorders, 553t
Immunoglobulin
  for Henoch-Schönlein purpura, 648
  intravenous
    for pemphigus, 565
    for pyoderma gangrenosum, 654
    for toxic epidermal necrolysis, 634
    for toxic shock syndrome, 481
  for toxic epidermal necrolysis, 634
Immunoglobulin A, 646
Immunoglobulin A disease, linear, 554-558
  immunofluorescence tests in, 553t
  specimen selection for diagnosis of, 551t
Immunoglobulin A pemphigus, 562
Immunoglobulin E
  in atopic dermatitis, 106
  and food hypersensitivity, 127
  -mediated reactions, 134
Immunoglobulin G, intravenous, 481
Immunologic contact urticaria, 152
Immunology
  of atopic dermatitis, 106-107
  of scabies, 499
Immunomodulatory therapy
  for molluscum contagiosum, 345
  for vitiligo, 688
Immunophenotyping, 755
Immunosuppression, 828
Immunosuppressives
  for bullous pemphigoid, 570
  cyclosporine interactions, 237t
  for mucous membrane pemphigoid, 572
  oral
    for atopic dermatitis, 126
    for pyoderma gangrenosum, 654
  for pemphigus, 565
  for subacute eczematous inflammation, 47
Immunotherapy
  for alopecia areata, 857b, 858
  contact
    for plantar warts, 377
    for warts, 372
  for fire ant stings, 538
  for stinging insects, 532
  for urticaria, 139b, 141
Impetigo, 267-272, 270, 271
  bullous, 268, 268, 269
  definition of, 9
  differential diagnosis, 9, 10, 13
Implants, 936
Imuran (azathioprine), 612
Incontinentia pigmenti, in newborns, 580t-581t
Indomethacin
  adverse reactions, 486b
  for erythema nodosum, 636

Indomethacin (Continued)
　　for Sweet's syndrome, 651
　　for urticarial vasculitis, 155
Infantile acne, 191
Infants (birth to 2 years). See also Newborns
　　acropustulosis in, 578t-579t
　　atopic dermatitis in, 108, *108, 109, 110*
　　　　treatment of, 123
　　exclusion diets in, 127
　　generalized inflammation in, 123
　　hemangiomas in, 814t, 815-818, 815b
　　localized inflammation in, 123
　　oral candidiasis in, 443
　　scabies in, 502, *502*
　　seborrheic dermatitis in (cradle cap), 242, *242*
Infarcted polyps, 707
Infections. See also specific infections
　　acyclovir-resistant, 404
　　alteration with topical steroids, 38-39
　　bacterial, 267-306
　　　　alteration with topical steroids, 39
　　　　in HIV infection, 360t
　　　　of leg, 75t
　　　　of nails, 871-873
　　　　sexually transmitted, 307-335
　　　　of skin, 267-278
　　characterized by cutaneous eruptions after exposure to light, 662b
　　chronic, 641t
　　fungal
　　　　in erythema nodosum, 635-636
　　　　in HIV infection, 359t-360t
　　　　of nails, 874-880
　　　　superficial, 409-456
　　genital
　　　　in females, 331
　　　　in males, 330
　　hair shaft, 427
　　with herpes zoster, 401
　　invasive dermatophyte, 423
　　mycobacteria, nontuberculous, 303t
　　in newborns, 578t-579t
　　after occlusion, 29, *29*
　　occult, 138
　　in pregnancy, 312t
　　rubella reinfection, 467
　　scaly, chronic, of plantar surface, 414, *414-415*
　　sexually transmitted bacterial, 307-335
　　sexually transmitted viral, 336-367
　　skin
　　　　bacterial, 267-278
　　　　with varicella, 390
　　superficial fungal, 409-456
　　in superficial hemangiomas, 816
　　syphilis reinfection, 324
　　that induce systemic mast cell degranulation, 159b
　　toe web, 298
　　in toxic epidermal necrolysis, 634
　　treatment of, 122-123
　　vaginal, 313t, 441t
　　viral
　　　　of nails, 871-873
　　　　sexually transmitted, 336-367
Infestations, 497-546
　　alteration with topical steroids, 39
　　eyelash, with lice, 507, 510
　　with fly larvae (maggots), 534
　　hookworm, 537, *537*
　　leg, 75t
　　with lice, 506-510
　　scabies, 499
Inflammation
　　in acne, 170
　　acute eczematous, 13
　　anal, 25b
　　around eyes, 114, *114*
　　in atopic dermatitis, 106, 107, *107*
　　in dermatophyte fungal infection, 409

Inflammation (Continued)
　　determination of degree, 222
　　diffuse, 124, *124*
　　eczematous, with scabies, 505
　　in flexural areas, 110, 114
　　generalized, in infants, 123
　　ingrown toenail with, 882
　　in irritant hand dermatitis, 51
　　localized, in infants, 123
　　postinflammatory hyperpigmentation, 73
　　in Rhus dermatitis, 89
　　surrounding ulcer, 78
　　treatment of, 122-123
Inflammatory acne
　　mild, 172, *172*
　　moderate-to-severe, 172, *172, 173*
Inflammatory bowel disease, 636
Inflammatory cutaneous metastasis, 767, *767*
Inflammatory cystic acne, severe, *175*
Inflammatory lesions, deep, 422
Inflammatory linear verrucous epidermal nevus, 714
Inflammatory myopathy, idiopathic
　　classification of, 607
　　serum autoantibody tests in, 611t
Inflammatory plaque psoriasis, 222, *223*
Inflammatory tinea capitis, 430, *430, 431*
Infliximab (Remicade), 221, 223t
Information guide, 917
Inframammary skin diseases, 20
Ingrown toenail, 881, *881*, 882
Inherited skin disorders, guide to information for families with, 917
Injections
　　intralesional; See also Corticosteroids, intralesional
　　　　for alopecia areata, 858
　　　　for hypertrophic scars and keloids, 710
　　steroid, atrophy at sites of, 37
Ink (tattoo), 3
Insect bites, 4
Insect stings
　　diagnosis of, 532
　　that induce systemic mast cell degranulation, 159b
　　treatment of, 532
Insects
　　biting, 533-536
　　stinging, 531-532
Instruments
　　for curettage, 930
　　for dermatological surgical procedures, 921, *921*
　　for electrodissecation and curettage, 929
Interferon, 313t, 829
Interferon alfa, 735
Interferon alfa-2a, 712, 914
Interferon alfa-2b (Intron-A), 342, 817
Internal disease
　　cutaneous lesions with, 894t-895t
　　cutaneous manifestations of, 893-919
　　cutaneous reactions to, 895b
　　in Muir-Torre syndrome, 914
Intertriginous areas
　　drug eruptions in, 94
　　lesions in, 575
　　psoriasis of, 216, *218*
Intertrigo, *418*
　　definition of, 15
　　differential diagnosis, 14, *15*, 419
　　topical steroids for, 25b
Intoxication porphyria (chemicals), 677t
Intralesional therapy
　　for alopecia areata, 857b, 858
　　for Kaposi's sarcoma, 829
　　for keratoacanthoma, 712
　　for mucous membrane pemphigoid, 572
　　steroids
　　　　for acne, 189
　　　　for alopecia areata, 858

Intralesional therapy (Continued)
　　for cutaneous lupus erythematosus, 606
　　guidelines for use in periorbital hemangiomas, 817b
　　for hypertrophic scars and keloids, 710
　　for necrobiosis lipoidica, 896
　　for psoriasis, 222t, 225
　　for superficial hemangiomas, 816
Intrauterine herpes simplex, 578t-579t
Intravenous immunoglobulin (IVIG)
　　for pemphigus, 565
　　for pyoderma gangrenosum, 654
　　for toxic epidermal necrolysis, 634
　　for toxic shock syndrome, 481
Intron-A (interferon alfa-2b recombinant), 342
Invasive dermatophyte infection, 423
"Inverted bottle leg," 75
Iodides, 486b
　　adverse reactions, 487b
Iodoflex pad (cadexomer-iodine), 78
Iodosorb gel (cadexomer-iodine), 78
Irritant contact dermatitis, 81t, 82-83
　　of hands, 51-53, *52, 53*
　　early, *51*
　　instructions for patients, 50b
　　of natural rubber latex allergy, 90, *90*
Irritating substances, contact with, and atopic dermatitis, 120
Irritation, mechanical, 159b
Ischemic ulcers, 14
Isoniazid, 303t, 486b
Isotretinoin (Accutane)
　　for acne, 166, 167b, 186-188, 186t
　　for acne fulminans, 176
　　for cutaneous lupus erythematosus, 606
　　dosage, 187
　　duration of therapy, 187
　　for genital warts, 342
　　for hidradenitis suppurativa, 204
　　indications for, 186-187
　　keratoacanthoma, 712
　　for Muir-Torre syndrome, 914
　　for psoriasis, 234
　　psychosocial implications, 187-188
　　for pyoderma faciale, 176
　　relapse and repeat courses of, 187
　　resistant patients, 187
　　response to, 187
　　for rosacea, 200
　　side effects of, 188-189, 188t
　　teratogenicity, 188
Itching. See also Pruritus
　　in atopic dermatitis, 107
　　chronic vulvar, 64
　　jock itch, *417*, 417-419
　　sea itch, 541
　　swimmer's itch, 539
　　winter itch, 23
Itraconazole (Sporanox), 439t
　　cyclosporine interactions, 237t
　　for dermatophyte carriers, 433
　　dosages, 437t
　　drug interactions, 878
　　for eosinophilic pustular folliculitis, 361t
　　for fungal infections, 360t, 436, 877
　　for oral candidiasis, 444
　　for recurrent vulvovaginal candidiasis, 443t
　　safety of, 878
　　for tinea capitis, 433t
　　for tinea corporis, 423
　　for tinea cruris, 419
　　for tinea of the nails, 877, 877t
　　for tinea pedis, 415
　　for tinea versicolor, 454
Ivermectin (Stromectol), 504, 505, 509
Ivy-Block, 88
Ixodes, 516
Ixodes dammini, 517, *518*

J

Jarisch-Herxheimer reaction, 323
Jarisch-Herxheimer-like reaction, 523
Jellyfish, 541, 542, *542*
Jellyfish stings, 542
Jo-1 antibody, 590*t*, 611*t*
Jock itch, *417*, 417-419
Joint disease
  in disseminated gonococcal infection, 332-333
  with Lyme disease, 520
Joint symptoms
  in erythema nodosum, 635
  in Henoch-Schönlein purpura, 647
Junction nevus, 774, *775*
  dermatoscopic characteristics of, *801*
  dermoscopic characteristics of, 800*t*
  differential diagnosis, 3
  nail changes in, 886*t*
Junctional epidermolysis bullosa, 576
Juvenile melanoma, benign, 781, *781*
Juvenile rheumatoid arthritis (Still's disease), 3

K

Kanamycin, 491*t*
Kaposi's sarcoma, 827-829, 894*t*
  classic, 828, *828*
  clinical features of, 827*t*
  definition of, 8
  differential diagnosis, 4, *8*
  in HIV infection, 358, 358*t*, 361*t*, 365
Kaposi's varicelliform eruption, 388
Kasabach-Merritt syndrome, 818, *818*
Kawasaki disease, 638*b*
Kawasaki syndrome, 12, 458*t*-459*t*, 474-478, *475*
  CDC diagnostic criteria for, 474*t*
  exanthems, *477*
  hand lesions in, *476*
Keflex (cephalexin), 121*b*, 123
Keloids, 16, *709*, 709-710
Kenalog (triamcinolone acetonide)
  for acne, 172
  for atopic dermatitis, 25*b*, 124
  for cutaneous lupus erythematosus, 606
  for hypertrophic scars and keloids, 710
  for lichen simplex chronicus, 64
  for nail psoriasis, 870
  for psoriasis, 224, 225
  for pyoderma gangrenosum, 654
  for subacute eczematous inflammation, 47
Keralyt (salicylic acid gel), 712
Keratoacanthoma, *711*, 711-712
  clinical features of, 888*t*
  definition of, 8
  differential diagnosis, *8*, 711
  vs. squamous cell carcinoma, 746
Keratoconus, 118
Keratoderma, palmoplantar, 894*t*
Keratoderma blennorrhagicum (Reiter's syndrome), 216, *216*, 217
Keratolysis, pitted, *416*, 416
Keratolysis exfoliativa, 55
Keratolytic therapy
  for plantar warts, 376
  for subungual and periungual warts, 378
Keratosis
  actinic, 736-743
  arsenical, 753, *753*
  seborrheic, 698-705
    of hand, 664, *665*
  stucco, 705, *705*
Keratosis follicularis, 4
Keratosis pilaris, 116, *116*, *117*, 280, *280*
  definition of, 9
  differential diagnosis, 4, 9
Kerion, 428, 430, *430*, 431
Kerodex, 53*t*

Ketoconazole (Nizoral), 438*t*
  cyclosporine interactions, 237*t*
  dosages, 437*t*
  for fungal infections, 359*t*, 436
  for oral candidiasis, 444
  for psoriasis of scalp, 228
  for recurrent vulvovaginal candidiasis, 443*t*
  for tinea versicolor, 453, 454
Kidneys
  and cyclosporine, 235
  in diffuse scleroderma, 617
  in pseudoporphyria, 679
KJ antibody, serum, 611*t*
Klaron Lotion (sulfacetamide + sulfur), 167*b*
Klippel-Trenaunay syndrome, 823
Knees, skin diseases of, 19-20
Köebner's phenomenon, 210, *211*, 685
Koilonychia (spoon nail), 867
Krypton laser, 937*t*, 938
KTP laser, 937*t*
Ku (Ki) antibody, 590*t*, 611*t*

L

Labial melanocytic macule, 782, *782*
Labor and delivery, 354-355
Laboratory studies
  with isotretinoin, 188, 188*t*
  for recurrent (resistant) disease, 442
Lactic acid emollients (Lac-Hydrin), 361*t*
Lamisil (terbinafine), 439*t*
  dosages, 437*t*
  for tinea pedis, 415
  for tinea versicolor, 453
Langerhans' cells, 1
Large skin folds, candidiasis of, 446-448
Large spore endothrix hair invasion, *427*
Laser therapy, 937-938, 937*t*
  alexandrite, 854, 937*t*, 938
  argon, 937*t*, 938
  carbon dioxide, 937*t*, 938
    for digital mucous cysts, 889
    for genital warts, 342
  copper vapor/bromide, 937*t*
  diode, 854, 937*t*
  Er:YAG, 937*t*
  for genital warts, 313*t*
  for hair removal, 938
  for hirsutism, 854
  krypton laser, 937*t*, 938
  KTP, 937*t*
  mechanism of action, 937
  for melasma, 692
  for molluscum contagiosum, 345, 380
  Nd:YAG, 854, 937*t*, 938
  for nevus flammeus, 823
  for plantar warts, 376
  for port-wine stains, 823
  pulsed-dye, 937*t*, 938
    for hirsutism, 854
    for hypertrophic scars and keloids, 710
    for superficial hemangiomas, 817
  Q-switching, 937*t*, 938
  ruby, 854, 937*t*, 938
  for skin resurfacing, 667, 938
  for superficial hemangiomas, 817
  types of lasers, 938
  for vascular lesions, 938
Latrodectism, 513, *513*
Latrodectus mactans, 512-513
Lazer Formalyde Solution (formaldehyde), 416
LCD (liquor carbonis detergens), 228
Leg, skin diseases of, 20-21
Leg elevation, 77
Leg ulcers
  allergic contact dermatitis with, 97
  arterial, 74, 74*t*, 75*t*
  bacterial infections, 75*t*
  differential diagnosis of, 74, 75*t*
  hematologic, 75*t*

Leg ulcers (Continued)
  infestations, 75*t*
  metabolic, 75*t*
  neoplastic, 75*t*
  neuropathic, 74, 74*t*, 75*t*
  occlusive wound dressings for, 78
  traumatic, 75*t*
  types of, 74, 74*t*
  vasculitic, 75*t*
  venous, 74-80, 74*t*, 75*t*
Lentiginous melanoma, acral, 796, *796*, 796*b*
Lentiginous nevus, speckled, 778, *779*
Lentigo (liver spots), 691, *691*
  definition of, 3
  dermatoscopic characteristics of, *801*
  dermoscopic characteristics of, 800*t*
  differential diagnosis, 3
  PUVA-induced, 227
Lentigo maligna, 794, *794-795*, 795*b*
  cryosurgery of, 810
  differential diagnosis, 3
Leser-Trélat sign, 705, *893*, 894*t*
Lesions
  acne, 163, *165*
  anogenital, 258, *258*
  in atopic dermatitis, 107
  benign, that resemble melanoma, 797, *797*
  of breast, 913-914
  in Cowden's disease, 913
  cryosurgery of, 932, *932*
  deep inflammatory, 422
  in disseminated gonococcal infection, 333
  in erythema multiforme, 628
  examination of, 797
  examination technique, 2
  and internal malignancy, 894*t*-895*t*
  in Kawasaki syndrome, *476*
  in lichen planus, 250, *251*
  in lymphogranuloma venereum, 326
  oil spot, 869, *869*
  papular, 107
  papulosquamous (papular and scaling), 6
  pigmented
    benign, 799, 800*t*, *801*
    dermoscopy of, 799
    laser treatment of, 938
    management of, 776
    of ocular fundus, 915
    signs suggesting malignancy in, 787*t*
  poikiloderma-parapsoriasis, 756
  primary, 2, 3-11
  in pseudoxanthoma elasticum, 916, *916*
  rapidly proliferating, 816
  round annular, 420
  of scabies, 500-501, *501*
  secondary
    approach to treatment, 2
    differential diagnoses, 12-16
  of secondary syphilis, 318, *318-319*
  special, 16-17
  in Stevens-Johnson syndrome, 630
  suspicious, 776
  thyroid gland, 914
  vascular
    acquired, 824-829
    congenital, 814-823, 814*t*, 815*b*
    laser treatment of, 938
  washboard, 48
Leukocytoclastic vasculitis, 642, *643*
  differential diagnosis, 4
  immunofluorescence tests in, 553*t*
Leukonychia
  congenital, 887*t*
  punctate, 887*t*
Leukoplakia, 751, *751*
  hairy, 359*t*, *363*
Leukotriene antagonists, 139*b*
Levodopa, 486*b*
Levofloxacin, 312*t*

Lice (maculae ceruleae), 506, *506*
  differential diagnosis, 3
  infestation with, 506-510
  nit removal, 510
  nits, 506, *507*
LiceMeister comb, 509, 510
Lichen nitidus, 4
Lichen planopilaris, 839*t*, 861
Lichen planus, *250*, 250-256, *251*
  bullous, 551*t*
  cutaneous, 256
  definition of, 4, 7
  diagnosis of, 255, 551*t*
  differential diagnosis, 4, *4*, 6, *7*, 10
  erosive, 551*t*
  erosive oral, 254, *254*
  erosive vaginal, 255, *255*
  follicular, 252
  generalized, 252, *253*
  hypertrophic, 252, *252*
  immunofluorescence tests in, 553*t*
  localized, 250, *251*, 252
  mucous membrane, 254, *254*, 256
  of nails, 255, 870, *870*
  oral mucous membrane, 254
  of palms and soles, 252, *253*
  patterns of, 250*t*
  on penis, 254, *255*
  primary lesions, 250, *251*
  topical steroids for, 25*b*
  treatment of, 256
Lichen planus–like drug eruptions, 486*b*, 493
Lichen sclerosis et atrophicus, *257*, 257-260, *258*
  adult, 258
  anogenital lesions in females, 258, *258*
  definition of, 4, 15
  differential diagnosis, *4*, 15
  management of, 260
  penile, 258-260, *259*
  prepubertal, 258, *259*
  surgery for, 260
  topical steroids for, 25*b*
  vulvar, 258, *258*, 260
Lichen simplex chronicus, *49*, 54, *54*, 63, 64*t*-65*t*, *66*, 67
  areas most commonly affected, 63*b*
  topical steroids for, 25*b*
  of vulva, 63
Lichen simplex nuchae, 64, *66*
Lichenification, 64
  of anogenital area, 114
  in atopic dermatitis, *107*
  description of, *17*
  of rectum, 63, 114
  of scrotum, *67*, 114
  of vulva, 63, 114
Lichenoid drug eruptions, 252, 493
Lidex (fluocinonide), 64
Lidocaine (Lidoderm, Xylocaine)
  allergy to, 922
  for alopecia areata, 857*b*
  buffered, 922
  EMLA cream (ELA-Max), 922
  for erythroplasia of Queyrat, 749
  ice-saline–lidocaine technique, 922
  for local anesthesia, 922
  for painless anesthesia, 922
  for postherpetic neuralgia, 405, 406
  for Stevens-Johnson syndrome, 631
Light eruptions
  diseases characterized by, 661, 662*b*
  polymorphous, 671-673
Light microscopy, 551
Light therapy, 121*b*, 126
Light-induced psoriasis, 214, *214*
Light-related diseases, 661-697
Light-sensitive psoriasis, 214
Lindane (Kwell), 360*t*, 504, 509
Linear IgA bullous dermatosis, 556
Linear scleroderma, 622, *622*

Linear verrucous epidermal nevus, inflammatory, 714
Linuche unguiculata (sea thimble), 541
Lip(s)
  "cherry red," 476
  skin diseases of, 21
Lipodermatosclerosis and ulceration, 76*t*
Lipoma, 8
Lipoprotein disorders, acquired, 903*b*
Liposuction, 936
Liquid nitrogen
  for genital warts, 313*t*
  for Kaposi's sarcoma, 829
  for warts, 371, *371*
Liquor carbonis detergens (LCD), 228, 242, 245
Lisch nodules, 906, *907*
Listeria monocytogenes, 578*t*-579*t*
Lithium, 209, 486*b*
Liver biopsy, 232
  classification of findings and management of, 232*t*
  guidelines for, 232*t*
  interval with methotrexate treatment, 231
Liver cirrhosis, 231
Liver disease, 680
Liver fibrosis, 231
Liver spots, *691*
Lobular capillary hemangioma, 826-827
Local anesthesia, 922
Local wound care, 816
Localized pemphigoid, 571-572
Localized reactions to stinging insects, 531
Localized septic arthritis, 333-334
Localized vulvar pemphigoid, 572
Lomefloxacin, 487*b*
Long-term care facilities, scabies in, 505
Loratadine (Claritin), 139*b*, 140, 141
Lotions
  emollient, 23
  self-tanning, 670
  steroid, 27
  for subacute eczematous inflammation, 47
Lotrimin Ultra (butenafine), 415
Lotrisone (betamethasone dipropionate/clotrimazole), 27, 419
Lower extremity
  actinic keratosis of, 742
  skin diseases of, 21
Lower eyelids, extra line on, 118
Lower lip, brown macules on, 782, *782*
Loxoscelidae reclusus, 514-515
Loxoscelism, 515
Lubrication
  for atopic dermatitis, 125
  for genital herpes, 354
  for psoriasis, 222*t*, 226
  for subacute eczematous inflammation, 47
Lung disease, 617
Lupus band test, 605
Lupus erythematosus, 592-606
  acute cutaneous (systemic), *600*
  autoantibody profiles, 595
  carpet tack, 12
  chronic, 595
  chronic cutaneous (discoid), 595, *596*, *596*, *597*
  clinical classification of, 592
  cutaneous
    acute, 593*t*, 595
    chronic, 861
    classification of, 593*t*
    laboratory findings in, 594*t*
    subacute, 595
    treatment of, 605-606
  cutaneous signs of, 595, 602
  diagnosis of, 588
  differential diagnosis, 10
  discoid, 596, *596*, *597*, 861, *861*
    classification of, 593*t*
    definition of, 7
    diagnosis of, 588, 839*t*

Lupus erythematosus *(Continued)*
  differential diagnosis, 6, *7*, 15
  immunologic findings in, 591*t*
  topical steroids for, 25*b*
  drug-induced, 603
    ANA-screening test for, 590*t*
    autoantibody profiles and cutaneous manifestations, 595
    immunologic findings in, 591*t*
  neonatal, 604, *604*
    autoantibody profiles and cutaneous manifestations, 595
    differential diagnosis, 580*t*-581*t*
    immunologic findings in, 591*t*
  office nailfold capillary microscopy in, 619
  overview of, 595
  subacute cutaneous, 598-599
    classification of, 593*t*
    diagnosis of, 588
    immunologic findings in, 591*t*
  subsets, 593
  systemic, 600, *600*
    ANA-screening test for, 590*t*
    antineutrophilic cytoplasmic antibodies in, 641*t*
    autoantibody patterns, 595, 601*t*
    classification of, 592, 592*t*
    clinical manifestations of, 601*t*
    cutaneous manifestations of, 595
    diagnosis of, 588
    immunologic findings in, 591*t*
    serum autoantibodies in, 601*t*
Lupus erythematosus–like drug eruptions, 486*b*, 493
Luxiq (betamethasone valerate), 27, 225, 228
Lyme disease, 517-523
  geographic distribution of, 517, *517*
  stages of infection, 519-520, *521*
  strategies for prevention of, 523*b*
  treatment of, 522-523, 522*t*
LYMErix, 523
Lymph node syndrome, 458*t*-459*t*
Lymph nodes
  elective dissection, 808
  histopathology of cat-scratch disease, 529
  sentinel lymph node biopsy, 808
Lymphadenopathy
  cervical, 476
  chancroid, 328
Lymphangioma circumscriptum, 825, *825*
Lymphedema, secondary, 76*t*
Lymphocytes, tumor-infiltrating, 807
Lymphocytoma, *Borrelia*, 517
Lymphogranuloma venereum, *325*, 325-326, *326*
  differential diagnosis of, 314*t*
  treatment of, 312*t*
Lymphoma
  with dermatitis herpetiformis, 556
  differential diagnosis of, 4, 8
  in erythema nodosum, 636
Lymphomatoid drug eruptions, 494
Lymphomatoid papulosis, 762
Lyphoma, cutaneous T-cell, 754-762
  definition of, 7, 8
  differential diagnosis, 6, *7*, 8

M

Macrolide immune suppressants, 47
Maculae ceruleae, 3
Macules
  definition of, 3
  differential diagnoses, *3*
  hypopigmented or whitish, *910*, 911
  labial melanocytic, 782, *782*
Maculopapular disease, 457
Maculopapular drug eruptions, *485*, 485-488, 486*b*
  generalized, 482*t*
Maculopapular urticaria pigmentosa, disseminated, 895*t*

Mafenide acetate, 634
Maggots, 534-536
Magic Shave Powder, 280
Magnetic resonance imaging, 610
Magnification. See also Microscopy
　　hand lens and dermoscopy, 773
　　observation plus magnification plus dermoscopy, 797
Magnified oil immersion diascopy, 798-799
Malassezia furfur, 451
Malathion (Ovide), 509
Male-pattern baldness, 842, 842-844
Males
　　genital infection in, 330
　　nongonococcal urethritis in, 334
　　urethritis in, 330
Malformations, vascular, 819-823
　　congenital, 815b
　　in newborns, 580t-581t
Malignancy
　　adult-onset recalcitrant eczema and, 61
　　association with extramammary Paget's disease, 764
　　childhood, 609-610
　　dermatomyositis with, 609
　　evaluation for, 611-612
　　initial evaluation for, 611b
　　internal
　　　　cutaneous lesions and, 894t-895t
　　　　cutaneous reactions to, 895t
　　　　eruptive seborrheic keratosis sign of, 705
　　in pigmented lesions, 787t
　　potential, of congenital nevi, 777
　　vasculitis associated with, 639t
Malignant external otitis, 297, 297, 297b
Malignant melanoma, 786-806
　　ABCDs of, 787, 806
　　PUVA risks, 226b, 227
　　superficial spreading, 789, 789
Malignant skin tumors, 724-771
Malnutrition, 886t, 887t
Marjolin's ulcer, 747
Mas antibody, serum, 611t
Mask of pregnancy, 692
Mast cells, 159b
Mastocytoma, solitary, 156
Mastocytosis, 156-159
　　classification of, 156, 156b
　　cutaneous, 156, 156-157, 157
　　　　management of, 159
　　diffuse cutaneous
　　　　in newborns, 580t-581t
　　　　types of, 157
　　systemic, 157-159, 158
"Matchbox" sign, 70
Maternal varicella, 392
Mayo Medical Laboratories, 552
Measles, 458t-459t, 460-462, 461
Mechanical debridement, 78
Mechanical reduction of infected nail plate, 879, 879
Meclofenamate (Meclomen), 486b
Medications. See also specific medications
　　and toxic epidermal necrolysis, 632
　　for urticaria, 139b
Medrol (methylprednisolone), 139b
Medroxyprogesterone (Provera), 851
Meissner's corpuscle, 1, 1
Melanin, 1
Melanocytes, 1
　　reactive hyperplasia of, 664, 664
Melanocyte-stimulating hormone oversecretion, 886t
Melanocytic macule, labial, 782, 782
Melanocytic nevi, 773-785
　　acquired, 788
　　atypical
　　　　classification of, 799-806, 802t, 803-807, 803t
　　　　dermatoscopic types, 803t

Melanocytic nevi (Continued)
　　dermoscopic types, 802t
　　globular, 802
　　globular-homogeneous, 802
　　homogeneous, 802
　　reticular, 802
　　reticular-globular, 802
　　reticular-homogeneous, 802
　　congenital, 800t
　　evolution of, 773
　　examination with hand lens and dermoscope, 773
　　incidence of, 773
　　special forms, 776-777
Melanoma
　　7-point checklist for, 804t-805t, 806
　　acral lentiginous, 796, 796, 796b
　　association with atypical nevi, 783
　　atypical mole and melanoma syndrome, 783
　　benign juvenile, 781, 781
　　benign lesions that resemble, 797, 797
　　Breslow microstage, 807, 807
　　Clark level, 807
　　definition of, 5, 8
　　dermoscopic characteristics of, 806
　　　　7-point checklist for, 804t-805t, 806
　　differential diagnosis, 4, 5, 8
　　excision of
　　　　after biopsy (resection margins), 808
　　　　surgical margins for, 808t
　　familial, 782
　　follow-up examinations, 808-809
　　follow-up guidelines, 809t
　　histologic findings in, 806-807
　　initial diagnostic workup, 808
　　lentigo maligna, 794, 794-795, 795b
　　malignant, 786-806
　　　　ABCDs of, 787, 806
　　　　PUVA risks, 226b, 227
　　　　vs. seborrheic keratosis, 703
　　management of, 806-809
　　medical treatment of, 810
　　metastatic staging and prognosis, 808
　　mitotic rate, 807
　　in nail, 890, 890
　　nail changes with, 886t, 888t
　　nodular, 792, 792-793, 792b
　　pathology report, 807
　　precursors, 782
　　prognosis for, 810
　　pseudomelanoma, 776, 776
　　radial growth phase tumors, 806
　　risk factors for, 786t
　　risk of, 786
　　screening for, 797
　　special stains for, 807
　　staging system, 810
　　　　pathologic grouping, 811t
　　　　tumor-node-metastasis (TNM) criteria, 810
　　subungual, 890, 890
　　superficial spreading, 788, 789, 789b
　　　　development of, 790, 790-791
　　survival rates, 811t
　　T classification for, 810t
　　tumor thickness, 807
　　tumor-infiltrating lymphocytes, 807
　　ulceration of, 807
　　vertical growth phase tumors, 807
　　vs. nevus, 773
Melanoma mimics, 703, 703
Melanosis
　　generalized, 894t
　　neonatal pustular
　　　　differential diagnosis, 578t-579t
　　　　transient, 582
Melasma, 3, 692, 693
Melphalan (Alkeran), 237t, 887t
Men
　　androgenic alopecia in, 842-844
　　penile lichen sclerosis et atrophicus in, 260

Meningitis
　　aseptic, 476
　　and no rash, 301
　　septicemia and, 302
Meningococcemia, 299-302, 300, 458t-459t
　　chemoprophylaxis of, 302, 302t
　　early detection and treatment of, 301t
Menobenzone (Benoquin cream), 688
Mentax (butenafine), 415
Mercaptopurine, 487b, 887t
Mercurial diuretics, 486b
Mercury dental amalgam allergy, 95
Meridian's Premier test, 351
Merkel's cells, 1
Merrick, Joseph, 906
Metabolic leg ulcers, 75t
Metal dermatitis, 93-95
Metastasis
　　cutaneous, 765-767, 894t
　　　　distant, 765t
　　　　origins of, 765t
　　staging and prognosis, 808
Metastatic carcinoma
　　of breast, 765, 766
　　differential diagnosis, 8
　　of prostate, 765, 766
Metformin (Glucophage), 852
Methaqualone, 486b
Methenamine, 491t
Methocarbamol (Robaxin), 513
Methotrexate
　　abnormal laboratory studies and management, 231b
　　adverse reactions, 487b
　　adverse reactions to, 231b
　　for bullous pemphigoid, 570
　　contraindications to, 230b
　　for dermatomyositis, 612
　　dosage, 230b
　　dosing, 229
　　drug interactions, 233, 233t
　　duration of treatment, 232t
　　for hypersensitivity vasculitis, 645
　　indications for, 229, 230b
　　for keratoacanthoma, 712
　　for linear scleroderma, 622
　　lung toxicity, 232
　　mechanism of action, 229
　　monitoring, 229-231, 230b
　　nail changes induced by, 887t
　　for pityriasis rubra pilaris, 241
　　for psoriasis, 223t, 229-233, 237b
　　for psoriatic arthritis, 221
　　risk factors for liver disease, 231b
　　side effects, 231
　　for urticaria, 139b, 141
　　for urticarial vasculitis, 155
Methoxypromazine, 487b
Methsergide maleate, 487b
Methyldopa, 486b
Methylprednisolone (Medrol, Depo-Medrol)
　　cyclosporine interactions, 237t
　　for mucous membrane lichen planus, 256
　　for postherpetic neuralgia, 406
　　for urticaria, 139b
Metoclopramide-cyclosporine interactions, 237t
Metrocream (metronidazole cream), 200
Metrogel (metronidazole cream), 197
Metronidazole (Flagyl, Metrocream, Metrogel, Noritate)
　　adverse reactions, 487b
　　for eosinophilic pustular folliculitis, 361t
　　for pelvic inflammatory disease, 312t
　　for perioral dermatitis, 197
　　for rosacea, 200
　　for urethritis and cervicitis, 309
　　for vaginal discharge, 310
　　for vaginal infection, 313t
Mi-2 antibody, serum, 611t

Miconazole (Monistat-7, Monistat-Derm), 441t
  for candidiasis of large skin folds, 447
  for tinea versicolor, 454
  for vulvovaginal candidiasis, 313t
Micro, 171
Microbic agents, 120
Microdermabrasion, 667
Micrographic surgery, Mohs', 934, 934-935
  for basal cell carcinoma, 735
  indications for, 735b
Microscopic polyangiitis, 649
  antineutrophilic cytoplasmic antibodies in, 641t
  definition of, 638b
  organ involvement in, 638t
Microscopy
  epiluminescent, 798-799
  light, 551
  office nailfold capillary, 618-619
  scale, 410
Microsporum, 409
Microsporum audouinii, 412
Microsporum canis, 412, 428
Milia, 4, 16, 194, *194*
Miliaria, 4, 205, 582
Miliaria crystallina, 205, *205*, 578t-579t
Miliaria profunda, 205
Miliaria rubra (prickly heat, heat rash), 205, *205*
Mineral oil mounts, 503
Minocycline
  for acne, 167b, 180t, 181-182
  adverse reactions, 182, 487b
  for bullous pemphigoid, 570
  for dermatitis herpetiformis, 558
  dosing, 182
  for hidradenitis suppurativa, 203
  nail changes induced by, 886t
  for nontuberculous mycobacteria infection, 303t
  for pemphigus, 565
  for rosacea, 200
Minoxidil (Rogaine/Regaine)
  for adrenal androgenetic female-pattern alopecia, 844
  adverse reactions to, 486b
  for alopecia areata, 856b, 857b, 858
  for androgenetic alopecia, 843
Mitotane, 487b
Mitotic rate, 807
Mixed connective tissue disease
  ANA-screening test for, 590t
  immunologic findings in, 591t
  office nailfold capillary microscopy in, 618, 619
Mixed cryoglobulinemia, essential, 649
Mohs' micrographic surgery, 934, 934-935
  for basal cell carcinoma, 735
  indications for, 735b, 935b
  technique for, 934-935, *935*
Moles
  atypical, 782, 783t
    clinical features of, 784, *784*, *785*
    development of, 784
    distribution of, 784
    histologic characteristics of, 784
    management of, 784
    morphology of, 784
    surface characteristics of, 784
  atypical mole and melanoma syndrome, 783
  atypical mole syndrome, 782, 784b
  benign, 787
  common, 774-776
  recent change in, 787
Molluscum contagiosum, 311, 344, 344-345, *345*, 379, 379-380
  antiviral therapies for, 345
  clinical manifestations of, 344, 379
  definition of, 5
  diagnosis of, 344, 380
  differential diagnosis, 4, *5*
  in HIV infection, 358, 358t, 359t, 363, 380

Mongolian spots, 3
Monilial vulvovaginitis, 440-442, 441t
Moniliasis, 440-450
  vaginal, 441t
Monistat-7 (miconazole), 441t
Monistat-Derm lotion (miconazole), 447
Monsel's artifact, 923
Monsel's solution, 345, 922-923
Montelukast (Singulair), 139b
Morbilli, 460-462
Morbilliform eruptions, 462
Morphea, 620-621, *621*
  definition of, 15
  differential diagnoses, 15
  linear pattern, 622
Morpheaform basal cell carcinoma, 729
Mosquito bites, 536
Motor (autonomic) nerve, 1
Motor paresis, 401
Mouth angles, candidiasis of, 450
Mucha-Habermann disease, 261, *261*
Mucocutaneous candidiasis, chronic, 450
Mucocutaneous lesions, 913
Mucocutaneous syndrome, 458t-459t
Mucosal areas, steroid atrophy in, 36, *36*
Mucosal lesions, 630
Mucous cysts, digital, 888-889, *889*
Mucous membrane lichen planus, 254, *254*, 256
Mucous membrane pemphigoid, 571-572, 572-573
Mucous membranes, 632
Muir-Torre syndrome, 711, 894t, 913, 914
  skin tumors in, 914, *914*
Multi-layer bandages, 79
Multiple cancer syndromes, familial, 913
Multiple hamartoma syndrome, 894t, 912-914
Mupirocin (Bactroban)
  for diaper candidiasis, 448
  for impetigo, 272
  for pitted keratolysis, 416
  for prevention of impetigo, 272
  for sycosis barbae, 282
Muscle biopsy, 610
Muscle enzymes, 610
Muscle relaxants, 513
Mycelex (clotrimazole), 359t, 444
Mycelex-7 (clotrimazole), 441t
Mycobacteria, nontuberculous, 303t, 304
Mycobacterium avium-intracellulare, 303t, 304
Mycobacterium chelonei, 303t, 304
Mycobacterium fortuitum, 303t, 304
Mycobacterium kansasii, 303t
Mycobacterium marinum, 303t
Mycobacterium ulcerans, 303t, 304
Mycobiotic (Mycosel), 432
Mycolog II (Nystatin and triamcinolone acetonide), 27
Mycophenolate mofetil, 121b, 126, 238t
Mycophenolic acid, 237b
Mycosel (Mycobiotic), 432
Mycosis fungoides, 754-756, 761
  differential diagnosis, 4
  eczematous form, 756, *757*, *758*
  patch stage, 756, *758*
  plaque stage, 756, *758*
  staging, 755, 756t
  tumor stage, 756, *759*
Mycostatin (nystatin), 441-442, 441t, 444
Myiasis, 534-536, *535*
Myositis-specific antibodies, serum, 611t
Myxoid cysts, 888t

N

Nafcillin, 237t, 289
Naftifine hydrochloride (Naftin), 862
Nail(s)
  anatomy of, 864, *865*
  bacterial infections of, 871-873
  beading, 866, 868, *868*

Nail(s) *(Continued)*
  blue, 886t
  brittle, 883, *883*
  brown, 886t
  changes with alopecia areata, 856, *856*, 871, *871*
  collection techniques, 874-875
  color changes, 886, 886t
  congenital anomalies, 886
  curvature of, 884, *884*
  dark-blue, 362t, 364
  diseases of, 864-891
    acquired, 871-884
    associated with skin disease, 869-871
    common, *866-867*
    treatment of, 870
  drug-induced changes, 886, 887t
  fungal infections of, 874-880
    laboratory diagnosis of, 874, 874-875
    mechanical reduction of, 879, *879*
    patterns of, 875, *875*
    surgical removal of, 879, *879*
  green, 886t
  growth rates, 865
  habit-tic deformity of, *866*
  Hippocratic, 885, *885*
  and internal disease, 884-885
  lichen planus of, 255
  melanoma in, 890, *890*
  myxoid cysts of, 888t
  nevi in, 890, *890*
  normal variations, 868, *868*
  physiology of, 864-865
  pigmented bands in, *867*, 868, *868*
  pincer, *867*, 884, *884*
  pitting, 218, *219*, 869, *869*
  psoriasis of, 218, *219*, *866*, *869*, 869-870
  ridging, *866*, 868, *868*
  rippling, 883, *883*
  splitting, *867*
  spoon, *867*, 885, *885*
  Terry's, 885, *885*
  tinea of, 877, 877t
  tinea vs. psoriasis of, 874, *874*
  trauma to, *867*, 880-884
  tumors of, 888-890
  viral infections of, 871-873
  white, 886, 887t
  yellow, 362t, 886t
  yellow nails syndrome, 884-885, *885*
Nail apparatus, 870
Nail biopsy, 864
Nail biting, 881, *881*
Nail deformity, 218, *219*, 869, *869*
Nail dystrophy
  median, *867*, 884, *884*
  nonsurgical avulsion of, 879-880
Nail hypertrophy, 882, *882*
Nail plate
  avulsion of, 864
  distal splitting, 883, *883*
  excoriation of, 881
  mechanical reduction of infection, 879, *879*
  white spots or bands in, 882, *882*
Nail-bed changes, 886, 887t
Nailfold capillary microscopy, office, 618-619
Nail-matrix biopsy, 865
Nail-unit tumors, 888t
Nair, 280
Nalidixic acid, 487b
Naproxen, 487b
National Center for Education in Maternal and Child Health (NCEMCH), 917
National Institutes of Health (NIH) Consensus Conference on Diagnosis and Treatment of Early Melanoma, 783
National Neurofibromatosis Foundation, Inc., 908, 917
National Organizations for Rare Disorders (NORD), 917

National Tuberous Sclerosis Association, 909, 911
National Vitiligo Foundation, 686
Natural rubber latex allergy, 90, *90, 91*
Nausea, PUVA-induced, 227
nDNA antibody tests, 590t
Nd:YAG (neodymium:yttrium-aluminium-garnet) laser, 854, 937t, 938
Neck, skin diseases of, 21
Necrobiosis lipoidica, 14, *897*
Necrobiosis lipoidica diabeticorum, 15, 896
Necrolysis, toxic epidermal, 491, 627, 630, 632-634, *633*
 differential diagnosis, 14, 580t-581t, 632
 drugs that cause, 487b
Necrosis
 with brown recluse spider bites, 515
 with herpes zoster, 401
Necrotizing fasciitis, 278
Necrotizing vasculitis, 639t
Neisseria gonorrhoeae, 330, 440
Neisseria meningitidis, 299-302, 458t-459t
Nematocyst stings, 539-541
Nematocysts, 539, *539*
Neodymium:yttrium-aluminium-garnet (Nd:YAG) laser, 854, 937t, 938
Neomycin, polymyxin B sulfates, hydrocortisone (PEDIOTIC Suspension), 295t
Neomycin sulfate
 adverse reactions, 491t
 colistin sulfate, neomycin sulfate, hydrocortisone, acetic acid (Cortisporin-TC Otic Suspension), 295t
Neonatal acne, 191, *191*, 582
 differential diagnosis, 578t-579t
Neonatal Behçet's disease, 580t-581t
Neonatal candidiasis, 578t-579t
Neonatal chickenpox, 392-393
Neonatal herpes simplex, 355
 differential diagnosis, 578t-579t
 genital, 354
Neonatal lupus erythematosus, 604, *604*
 autoantibody profiles and cutaneous manifestations, 595
 differential diagnosis, 580t-581t
 immunologic findings in, 591t
 management of, 604
Neonatal ophthalmia or pneumonia, 312t
Neonatal pustular melanosis
 differential diagnosis, 578t-579t
 transient, 582
Neonatal trauma, 578t-579t
Neonatal varicella, 578t-579t
Neoplasia-associated pemphigus, 567, 567t
Neoplasms, 14
Neoplastic diseases
 characterized by cutaneous eruptions after exposure to light, 662b
 in HIV infection, 361t
 leg ulcers, 75t
Neoral (cyclosporine microemulsion), 235, 236b
Neosporin, 924t
Nephritis
 acute, 270-272
 in Henoch-Schönlein purpura, 647
Nephrotoxins, 233t
Nerve blocks, 404
Neuralgia, postherpetic, 400, 404-406
Neurocutaneoous syndromes with vascular abnormalities, 820t-821t
Neurodermatitis
 localized, 54
 nummular, 61
Neurofibroma, 4, 906
Neurofibromatosis, 905-908
 definition of, 8
 differential diagnosis, 8
 segmental (NF5), 908, *908*
 systemic manifestations of, 907, 907b
 von Recklinghausen's, 895t, *905*, 906, *906*, *907*

Neurofibromatosis, Inc., 908
Neurofibromatosis 1, 905, 905b
Neuropathic leg ulcers, 74, 74t, 75t
Neurosyphilis, 313t, 323
Neurotic excoriations, 64t-65t, *68*, 68-69, *69*
 description of, 16
 differential diagnosis, 14
Neutrophilic dermatosis, 650-652
 acute febrile, 627, 650-652
Nevoid basal cell carcinoma syndrome, 731, *731*, 731b
Nevoid telangiectasia, unilateral, 832, *832*
Nevus(i)
 atypical, 782-787, *785*, 788
 bathing trunk, *778*
 Becker's, 780, *780*
 blue, 782, *782*
  dermatoscopic characteristics of, *801*
  dermoscopic characteristics of, 800t
 cells, 773
 common, 782, 783t
 compound, 774, *775*
  dermatoscopic characteristics of, *801*
  dermoscopic characteristics of, 800t
 congenital, 776-777, *777*
  dermatoscopic characteristics of, *801*
  giant, *778*
  large, 778, *778*
  malignant melanoma precursors, 788
  medium-sized, 777, *777*
  small, 777
 dermal, *775*, 776
  definition of, 4
  dermoscopic characteristics of, 800t
  developmental stages, 774
  differential diagnosis, 4
 differential diagnosis, 4
 dysplastic, 782
 epidermal, 713, 713-714
 halo, 781, *781*
  dermatoscopic characteristics of, *801*
  dermoscopic characteristics of, 800t
 junction, 774, *775*
  dermatoscopic characteristics of, *801*
  dermoscopic characteristics of, 800t
 large congenital, 778, *778*
 management of, 776
 medium-sized congenital, 777, *777*
 melanocytic, 773-785
  acquired, 788
  atypical, 799-806, *802*, 802t, 803-807, *803*
  congenital, 800t
 in nail, 890, *890*
 recurrent previously excised, 776, *776*
 small congenital, 777
 with small dark spots, 776
 speckled lentiginous, 778, *779*
 Spitz, 781, *781*
 vs. melanoma, 773
Nevus anemicus, 3, 690, *690*
Nevus araneus, 830-831
Nevus flammeus (port-wine stains), 819, 819-823
 facial, *822*
Nevus sebaceous, 715, *715*
Newborns. *See also under* Neonatal
 blisters in, 577-582, 577t
 erosions and ulcerations in, 577-582, 577t
 pustules or vesicles in, 577-582, 577t
 varicella in, 392, *392*
Niacinamide, 570
Nicardipine, 237t
Nickel allergy, 93, *93*, 94, *94*
Nickel dermatitis, 93-94
Nickel sensitivity, diet for, 94b
Nicotinamide, 558, 565
Nikolsky's sign, 561
Nitrofurantoin, 486b

Nitrogen, liquid
 for genital warts, 313t
 for Kaposi's sarcoma, 829
 for warts, 371, *371*
Nitrogen mustard, 760-762, 887t
Nitrosoureas, 887t
Nits, 506, *507*, 510
Nivea oil, 228, 242, 245
Nix (permethrin), 509
Nizoral (ketoconazole), 438t
 dosages, 437t
 for fungal infections, 436
 for oral candidiasis, 444
 for recurrent vulvovaginal candidiasis, 443t
"No Nit" policies, 510
Nodular basal cell carcinoma, 726, *726*, 727, *728*
Nodular candidiasis, of diaper area, *448*
Nodular melanoma, 792, *792-793*, 792b
Nodular scabies, 505
Nodules
 acne, *165*
 definition of, 8
 differential diagnoses, 8
 Lisch, 906, *907*
Nodulocystic acne
 localized, *173*
 severe, *167*, 174, *174-175*
 treatment of, 177
Nonsteroidal anti-inflammatory drugs
 adverse reactions, 486b
 for atopic dermatitis, 121b, 122
 methotrexate interactions, 233t
 urticaria, 489
Norgestimate (Ortho Tri-Cyclen), 852
Noritate (metronidazole cream), 200
North 201, 53t
North 222, 53t
Nortriptyline, 405
Norwegian scabies, 503
Norwood/Hamilton classification of male-pattern baldness, *842*
Nose, skin diseases of, 21
Nummular eczema, 45, *47*, 54, *54*, 61, *61*
 topical steroids for, 25b
Nummular neurodermatitis, 61
Nursing homes, scabies eradication program for, 505
Nutritional deficiency, 662b
Nystatin (Mycostatin), 441-442
 for oral candidiasis, 444
 and triamcinolone acetonide (Mycolog II), 27
 for vaginal candidiasis, 441t

O

Occlusal (salicylic acid), 380
Occlusion, 28
 of arm, 28, *29*
 and atrophy, 36
 of body, 28, *29*
 of hand, 28, *29*
 infection after, 29, *29*
 method of, 28-29
 "psoriasis suit," 124
 tape, for subungual and periungual warts, 378
Occlusive dressings, 923, *923*, 924
 application techniques, 924-925
 for leg ulcers, 78t
 for psoriasis, 222t, 227-228
 for venous ulcers, 78, 79
Occupational acne, 192, *192*
Ochronosis, 3
Octreotide, 237t
Ocular changes, 916, 916-917
Ocular cicatricial pemphigoid, 571, *571*
 specimen selection for diagnosis of, 551t
 therapy for, 572
Ocular disease, 571, *571*
Ocular fundus lesions, pigmented, 915

Ocular pemphigoid, 487b
Ocular rosacea, 200, 201, 201b
Ocular toxicity, 606
Office care, postoperative, 925
Office nailfold capillary microscopy, 618-619, 619
Ofloxacin, 309, 312t
Ofloxacin otic solution (FLOXIN Otic), 295t
Oil of citronella, 536
Oil spot lesions, 218, 219, 869, 869
Oiliness, excessive, 186-187
Ointments, 27
OJ antibody, serum, 611t
Olux (clobetasol propionate foam), 27
 for acne keloidalis, 283
 for psoriasis, 225, 228
 restrictions on use, 26t
Onychogryphosis, 867
Onycholysis, 218, 219, 866, 869, 869, 880, 880
 distal subungual, 866
 nail changes with, 886t
 photoonycholysis, 881
Onychomycosis
 Candida, 876, 876
 distal subungual, 875, 875, 876
  determination of drug effectiveness in, 878, 878
  treatment of, 878, 879
 in HIV infection, 360t
 oral antifungal drug dosages for, 437t
 patterns of infection, 875, 875
 proximal subungual, 876, 876
 white superficial, 876, 876
Open patch test, 98
Opera glass deformity, 220
Ophthalmic zoster, 398, 398-399, 399t
Opiates, 489
Oral candidiasis, 443-444, 444
Oral cicatricial pemphigoid, 571, 571
Oral condyloma, 339
Oral contraceptives (Estrostep, Ortho Tri-Cyclen, Norinyl, Ortho-Novum, Triphasil/Tri-Levlen, Demulen, Ortho-Cept, Desogen, Ortho-Cyclen, Ovcon)
 for acne, 167b, 183t, 184
 adverse reactions, 486b, 487b
 for androgen-mediated skin disease, 184t
 antibiotics and, 184
 for hirsutism, 853
 and risk of malignant melanoma, 806
Oral disease, 571, 571
Oral florid papillomatosis, 752, 753
Oral lichen planus, erosive, 254, 254
Oral mucous membrane changes, 474
Oral mucous membrane lichen planus, 254
Oral mucous membrane pemphigoid, 572
Oral therapy. See also specific agents, preparations
 for tinea capitis, 433t
 for tinea versicolor, 454
Oral-labial herpes simplex, 384
 primary infection, 382, 384, 384, 385
 recurrent infection, 384, 384
Orap (pimozide), 70
Orbital cellulitis, 277
Organ disease, 617
Ortho Cyclen, 853
Ortho Tri-Cyclen, 167b, 853
Osteoma, 915
Otic antibacterial and anesthetic solutions, 295t
Otic Domeboro (acetic acid), 294, 295t
Otitis externa, 294-296, 296
Ovarian virilization, 846
Ovcon, 853
Overlap syndromes
 of dermatomyositis, 610
 office nailfold capillary microscopy in, 618
Ovide (malathion), 509

Ovulation abnormalities, 182-183
"Owl-eye" facial rash, 604
Oxycodone, 405, 406

P

Pacemaker patients, electrodissecation and curettage in, 929
Paget's disease
 of breast, 763, 763, 894t
 definition of, 7
 differential diagnosis, 6, 7
 extramammary, 764, 764, 894t
Pain
 with herpes zoster, 398, 400-401, 401
 of postherpetic neuralgia, 404
Pain reduction, 922
Painless anesthesia, 922
Palm(s)
 lichen planus of, 252
 psoriasis of, 214, 215
 pustular psoriasis of, 214, 215
 skin diseases of, 20
 tinea of, 425, 425
Palmar creases, hyperlinear, 118, 118
Palmar peeling, recurrent focal, 55
Palmoplantar keratoderma, 894t
Panniculitis, 75t
Panoxyl (benzoyl peroxide), 416
Panretin (aliretinoid), 829
Papillary layer, 1
Papillomatosis, oral florid, 752, 753
Papular acrodermatitis of childhood, 458t-459t
Papular and pustular acne, 172, 172
Papular eruptions
 in HIV infection, 358, 358t, 361t, 364
 pruritic, 358, 358t, 361t
Papular lesions, 107
Papular polymorphous light eruptions, 671, 672
Papular urticaria, 533, 533
Papular-purpuric gloves and socks syndrome, 458t-459t, 469
Papules
 acne, 165
 definition of, 4
 differential diagnoses, 4-5
 in erythema multiforme, 628
 genital, 311, 311
 localized lichen planus, 250, 251, 252
 pearly penile, 4, 311, 338, 339
 pruritic urticarial papules and plaques of pregnancy, 152, 153
 scabies, 500, 503
Papulosis, lymphomatoid, 762
Papulosquamous (papular and scaling) lesions, 6
Papulovesicular polymorphous light eruptions, 671, 672
Paraaminosalicylic acid, 486b
Paralysis, tick bite, 526
Paraneoplastic pemphigus, 567, 894t
Paraneoplastic syndromes, 893, 893-896, 895b
Parasitosis
 delusions of, 70, 70
 psychogenic, 64t-65t
Parenteral steroids, 121t
Parinaud oculoglandular syndrome, 528
Parkes-Weber syndrome, 823
Paronychia, 867
 acute, 867, 871, 871
 chronic, 872, 872-873
 drug-induced, 873
Paronychial biopsy, 864
Part width, 838
Parvovirus B-19
 infection, 458t-459t
 recommendations for pregnant women exposed to, 470t
Parvovirus B-19 infection, 468

Patch testing
 allergens, 98-102, 100
 allergic vs. irritant reactions, 102-103
 closed patch test, 98, 98, 99
 for contact dermatitis, 98-103
 management of, 103
 negative, 103
 for nickel allergy, 94
 open patch test, 98
 relevance of, 103
 for shoe allergy, 92, 93
 steroids and, 102
 test reading and interpretation, 102, 102
 for topical steroid allergy, 40
 T.R.U.E. TEST Allergen Patch Test, 100, 101, 101t
 use test, 98
 when not to perform, 102
Patches
 mycosis fungoides stage, 756, 758
 shagreen, 910, 911
 violaceous scaling, 608, 609
Patchy hair loss
 nonscarring, 839t
 scarring, 839t
Pearly penile papules, 311, 339, 339
 differential diagnosis, 4
Pediculosis, 506-510
Pediculosis capitis, 507, 507
Pediculosis corporis, 507
Pediculosis pubis, 508, 508
Pediculus humanus, 506
PEDIOTIC Suspension (neomycin, polymyxin B sulfates, hydrocortisone), 295t
Peeling, recurrent focal palmar, 55
Peeling agents, 180
Pellagra, 887t
Pelvic inflammatory disease, 331-332
 diagnostic criteria for, 331b
 treatment of, 312t
Pemphigoid, 548, 567-573
 bullous, 567-570, 568
  differential diagnosis, 10
  immunofluorescence tests in, 553t
 cicatricial, 548
  differential diagnosis, 10
  immunofluorescence tests in, 553t
  ocular, 571, 571
  oral, 571, 571
  specimen selection for diagnosis of, 551t
 localized, 571-572
 localized chronic, of Brunsting-Perry, 571
 localized vulvar, 572
 ocular, 487b
 ocular cicatricial, 551t
 specimen selection for diagnosis of, 551t
 vulvar, localized, 572
Pemphigoid gestationis, 573
Pemphigoid-like disease, 574
Pemphigoid-like reactions, cicatricial, 487b
Pemphigus, 548, 559-567
 course of, 565
 diagnosis of, 551t, 564
 differential diagnosis, 10
 drug-induced, 566, 566
 drug-triggered, 566
 IgA, 562
 immunofluorescence tests in, 553t
 molecular classification of, 550t
 neoplasia-associated, 567, 567t
 with other diseases, 566-567
 paraneoplastic, 567, 894t
 pathophysiology of, 561
 remission, 565
 treatment of, 565
Pemphigus erythematosus, 562, 562
Pemphigus foliaceus, 548, 562, 563, 564
 differential diagnosis, 10, 13
 drug-induced, 566
Pemphigus foliaceus-like reactions, 487b

Pemphigus vulgaris, 560, 561, 561, 564
　　specimen selection for diagnosis of, 551t
Pemphigus-like reactions, 487b
Penciclovir (Denavir), 359t, 383t, 384
Pencil technique for curettage, 930, 930
Penicillamine
　　adverse reactions, 486b, 487b
　　for diffuse scleroderma, 620
　　in pemphigus, 566, 566
Penicillin
　　adverse reactions to, 486b, 487b
　　allergy to, 323-324
　　methotrexate interactions, 233t
Penicillin G, 313t, 522t
Penicillin G benzathine, 313t
Penicillin G procaine, 313t
Penicillium marneffei infection, 360t
Penile papules, pearly, 311, 339, 339
　　differential diagnosis, 4
Penis
　　erythroplasia of Queyrat, 749, 749
　　lichen planus on, 254, 255
　　lichen sclerosis et atrophicus of, 258-260, 259
　　psoriasis of, 216, 217
　　scabies on, 501
　　skin diseases of, 21
　　warts on, 311, 337, 338
Penlac (ciclopirox nail lacquer), 878-879
Pentoxifylline (Trental), 79, 896
Pepcid (famotidine), 139b
Periactin (cyproheptadine), 139b
Perianal cellulitis, 277, 277
Perinatal/neonatal trauma, 578t-579t
Perioral dermatitis, 30-32, 33, 195, 195-197, 196, 197
Periorbital cellulitis, 276, 276-277
Periorbital hemangiomas, 817b
Periorbital skin diseases, 21
Periungual erythema, 609, 609
Periungual fibroma, 911, 911
Periungual warts, 378, 378, 888, 888, 888t
Perlèche, 450, 450
　　definition of, 15
　　differential diagnosis, 14, 15
Permethrin (Elimite, Acticin, Nix)
　　application technique for, 504
　　for eosinophilic pustular folliculitis, 361t
　　for lice, 509
　　for mosquito bites, 536
　　for scabies, 360t, 504
Persa-Gel (benzoyl peroide), 179
Persantine (dipyridamole), 896
Petechiae, 17
Petroleum jelly (Vaseline), 816
Peutz-Jeghers syndrome, 895t
Pharyngitis, gonococcal, 312t, 332
Phenazones, 486b, 487b
Phenobarbital, 237t, 486b
Phenolphthalein, 486b
Phenothiazines, 486b, 487b
Phenylbutazone, 233t, 486b, 487b
Phenytoin
　　adverse reactions, 486b, 487b
　　cyclosporine interactions, 237t
　　methotrexate interactions, 233t
Phlebitis, 76, 76t
Phlebotomy, 675
Phospholipid antibody test, 590t
Phosphorus 31 magnetic resonance spectroscopy, 610
Photoaging, 662, 663, 663-664, 664
　　treatment of, 666-667
Photoallergic drug eruptions, 3
Photoallergy, 683
Photobiology, 661
Photochemotherapy with methoxsalen plus UVA. See Psoralen UVA (PUVA)
Photodermatitis, 682, 682
Photodermatoses, 663b

Photodynamic therapy, 735
Photoexacerbated dermatoses, 662b
Photographic developer, nail changes induced by, 886t
Photoonycholysis, 881
Photopheresis, extracorporeal, 762
Photosensitivity
　　diseases, 661, 662b
　　drug, 486b-487b, 493-494
Phototherapy
　　for atopic dermatitis, 126
　　desensitization with, 673
Photothermolysis, 937
Phototoxic reactions, 681-682, 683
　　agents causing, 682b
　　drug eruptions
　　　definition of, 3
　　　differential diagnosis, 3
　　　drugs that cause, 487b
　　management of, 682
　　to topical exposures, 681, 681
Physical therapy, 612
Physical urticarias, 138, 142-147, 142t-143t
Physician-patient relationship, 163
Phytophotodermatitis, 682, 682
Piebaldism, 3
Pigment network, 799, 799
Pigmentation
　　disorders of, 661-697, 684t
　　distribution of, 799, 803, 803t
　　drug-induced, 494
　　drugs that cause, 487b
Pigmented actinic keratosis, 738, 738
Pigmented bands, 867, 868, 868
Pigmented basal cell carcinoma, 729, 729
Pigmented lesions
　　benign
　　　dermatoscopic characteristics of, 799, 801
　　　dermoscopic characteristics of, 800t
　　diagnosis by dermoscopy, 799
　　laser treatment of, 938
　　management of, 776
　　of ocular fundus, 915
　　signs suggesting malignancy in, 787t
Pilar cysts, 17, 719, 719
Pilocarpine, 487b
Pilosebaceous duct obstruction, 170
Pimecrolimus (Elidel)
　　for atopic dermatitis, 121b, 122
　　for mucous membrane lichen planus, 256
　　for subacute eczematous inflammation, 47
Pimozide (Orap), 70
Pincer nails, 867, 884, 884
Piroxicam (Feldene), 487b
Pitted keratolysis, 416, 416
Pitting, nail, 218, 219, 869, 869
Pituitary tumors, 886t
Pityriasis alba, 118, 119, 689
Pityriasis lichenoides, 261
Pityriasis lichenoides chronica, 261
Pityriasis lichenoides et varioliformis acuta, 261, 261
Pityriasis rosea, 246, 246-248, 247, 248, 249
　　definition of, 6
　　differential diagnosis, 6, 12, 246
Pityriasis rosea-like eruptions, 487b
Pityriasis rubra pilaris, 240, 240-241, 241
Pityrosporum, 120
Pityrosporum folliculitis, 454, 454
Pityrosporum orbiculare, 451
Pityrosporum ovale, 451
PL-7 antibody, serum, 611t
PL-12 antibody, serum, 611t
Plane xanthoma, 902t, 903, 903
Plantar infection, chronic scaly, 414, 414-415
Plantar warts, 374, 374-377, 375, 377
Plaque psoriasis
　　chronic, 212, 212
　　inflammatory, 222, 223
Plaquenil (hydroxychloroquine sulfate), 256

Plaques
　　definition of, 6-7
　　differential diagnoses, 6-7
　　forehead, 909
　　mycosis fungoides stage, 756, 758
　　pruritic urticarial papules and plaques of pregnancy, 152, 153
Plaque-type polymorphous light eruptions, 671, 672
Plasma exchange, 634
Plasma lipid abnormalities, 188-189
Plasmapheresis, 570
PLEVA. See Pityriasis lichenoides et varioliformis acuta
Plexion (sulfacetamide + sulfur), 167b
Plucking, 854
PM-SCl antibody, serum, 611t, 618t
Pneumatic compression pumps, 79
Pneumonia
　　neonatal, 312t
　　varicella, 390
POCkit™HSV-2, 351
Podofilox (Condylox), 313t, 341
Podophyllin, 313t, 376
Podophyllotoxin (Condylox), 359t, 380
Podophyllum resin
　　alteration of histopathology with, 342
　　for genital warts, 341-342
　　for keratoacanthoma, 712
　　warning, 342
Poikiloderma, 609
Poikiloderma vasculare atrophicans, 756, 757
Poikiloderma-parapsoriasis lesion, 756
Poison ivy, 85, 85, 88, 88
　　differential diagnosis of, 402
　　topical steroids for, 25b
Poisoning, coral, 543, 543
Polyangiitis, microscopic, 649
　　antineutrophilic cytoplasmic antibodies in, 641t
　　definition of, 638b
　　organ involvement in, 638t
Polyarteritis nodosa, 640
　　classification criteria for, 639t
　　clinical signs of necrotizing vasculitis in, 639t
　　definition of, 638b
　　organ involvement in, 638t
Polyarthritis
　　destructive, 220t
　　symmetric, 220, 220t
Polyarthropathy syndrome, 469
Polycystic ovary syndrome, 850-851
　　diagnosis of, 851, 852b
　　treatment of, 851-852
Polyfuse, 844
Polymerase chain reaction, 351
Polymorphic eruption of pregnancy, 152, 153
Polymorphous light eruptions, 671-673
　　differential diagnosis, 4, 671
　　papular type, 671, 672
　　papulovesicular type, 671, 672
　　plaque type, 671, 672
Polymyositis, 607
　　ANA-screening test for, 590t
　　diagnostic criteria for, 607t
　　immunologic findings in, 591t
Polymyxin B sulfate, 295t
Polyps
　　colonic
　　　in Gardners' syndrome, 915
　　　skin tags and, 706
　　infarcted, 707
　　skin, 706, 707
Pomades, 510
Pompholyx (dyshidrosis), 58, 59, 94b
Porphyria, 675-680
　　acute intermittent
　　　classification of, 677t
　　　clinical features of, 676t
　　classification of, 677t

Porphyria (Continued)
  clinical features of, 676t
  differential diagnosis, 16
  erythropoietic
    classification of, 677t
    clinical features of, 676t
    differential diagnosis, 580t-581t
    hepatic, 677t
  hepatic
    classification of, 677t
    clinical features of, 676t
  hepatic, erythropoietic
    classification of, 677t
    clinical features of, 676t
  immunofluorescence tests in, 553t
  intoxication, 677t
  pseudoporphyria, 679
  specimen selection for diagnosis of, 551t
  variegate
    classification of, 677t
    clinical features of, 676t
Porphyria cutania tarda, 675, 677, 678
  classification of, 677t
  clinical features of, 676t
  differential diagnosis, 10
  immunofluorescence tests in, 553t
  treatment of, 675-678
Portuguese man-of-war, 542, 542
Port-wine stains, 819, 819-823, 822
Postherpetic neuralgia, 400
Poststreptococcal glomerulonephritis, 270-271
Potassium hydroxide (KOH)
  for molluscum contagiosum, 345, 380
  wet mounts, 410-411, 411, 428b, 432
    artifacts, 411, 411
    interpretation of, 411, 411
    preparation of, 410, 503
Potassium iodide, 636, 645
Prednisolone
  for acne fulminans, 176
  for bullous pemphigoid, 570
  for disseminated herpes zoster in
      immunocompromised hosts, 404
  for pyoderma faciale, 176
  for superficial hemangiomas, 816
Prednisone
  for acne, 183t, 185, 189
  for alopecia areata, 857b, 858
  for atopic dermatitis, 121b, 124, 124t
  for brown recluse spider bites, 515
  for bullous pemphigoid, 570
  for cutaneous lupus erythematosus, 606
  for dermatomyositis, 612
  for dermographism, 144
  for disseminated herpes zoster in
      immunocompromised hosts, 404
  for erythema multiforme, 629
  for herpes gestationis, 573
  for herpes zoster, 405
  for hirsutism, 854
  for hypersensitivity vasculitis, 645
  for id reactions, 415
  for lichen simplex chronicus, 64
  for mucous membrane lichen planus, 256
  for mucous membrane pemphigoid, 572
  for nail lichen planus, 870
  for nodulocystic acne, 177
  for pemphigus, 565
  for pityriasis rosea, 248
  for poison ivy dermatitis, 89b
  for pyoderma gangrenosum, 654
  for Rhus dermatitis, 89
  for serum sickness, 155
  for Stevens-Johnson syndrome, 631
  for superficial hemangiomas, 816
  for Sweet's syndrome, 651
  for urticaria, 139b
  for urticarial vasculitis, 155
Pregnancy
  chickenpox during, 391
  genital herpes simplex during, 354-355

Pregnancy (Continued)
  genital warts in, 340
  herpes zoster during, 398, 402
  HSV testing in, 351
  infection in, 312t
  and malignant melanoma survival rate, 806
  mask of, 692, 693
  measles vaccination during, 462
  and methotrexate, 233
  pruritic urticarial papules and plaques of, 152, 153
  recommendations for exposure to parvovirus
      B-19 during, 470t
  tretinoin use and, 666-667
  vaginal candidiasis during, 442
Prepubertal lichen sclerosis et atrophicus, 258, 259
Pressure urticaria, 142t-143t, 144
Prickle cells, 1
Prickly heat, 205, 205
Prilocaine, 857b, 922
Probenecid, 233t, 312t, 313t
Procainamide, 486b, 603
Proctitis, 312t
Progestin, 184t
Proliferating cell nuclear antigen test, 590t
Proliferative disorders, 360t-361t
Propecia (finasteride), 843, 853
Propionibacteria, antibiotic-resistant, 181
Propranolol, 486b
Propylthiouracil, 486b, 487b
Proscar (finasteride), 843, 853
Prostate carcinoma, metastatic, 765, 766
Protein C deficiency, 580t-581t
Protein S deficiency, 580t-581t
Protopic (tacrolimus)
  for atopic dermatitis, 121b, 122-123
  how to use, 122
  for mucous membrane lichen planus, 256
  for pyoderma gangrenosum, 654
  for subacute eczematous inflammation, 47
Provera (medroxyprogesterone), 851
Provocation tests, 127
Prozac (fluoxetine), 883
Prozone phenomenon, 321
Prurigo nodularis, 64t-65t, 68, 68
  definition of, 8
  differential diagnosis, 8
Pruritic papular eruptions, 358, 358t, 361t
Pruritic urticarial papules and plaques of
      pregnancy, 152, 153
Pruritus
  aquagenic, 147
  drug-induced, 489
  drug-induced generalized, 482t
  in HIV infection, 362t
  polyarthropathy syndrome and, 469
  postscabietic, 505
Pseudofolliculitis barbae (razor bumps), 280, 281
  prevention of, 280, 281b
  treatment of, 280, 281b
Pseudomelanoma, 776, 776
Pseudomonas aeruginosa infection, 290-299
  in newborns, 578t-579t
  toe web, 298
Pseudomonas hot-foot syndrome, 290
Pseudomonas infection
  cellulitis, 292, 292, 293, 294
  folliculitis, 290, 291
    definition of, 9
    differential diagnosis, 9
  nail changes with, 886t
  of nails, 873, 873
Pseudopelade, 839t, 860
Pseudoporphyria, 551t, 679, 679
Pseudoscars, 664, 665
Pseudoxanthoma elasticum, 916, 916-917
  differential diagnosis, 4
Psoralen UVA (PUVA)
  for atopic dermatitis, 121b, 126
  cancer risks, 226b, 227

Psoralen UVA (PUVA) (Continued)
  for cutaneous lichen planus, 256
  indications for, 227
  long-term side effects of, 227
  plus acitretin, 227
  for polymorphous light eruptions, 673
  for psoriasis, 223t, 226-227. 234
  response to treatment, 227
  and risk of melanoma, 786
  for Sézary syndrome, 762
  short-term side effects of, 227
  treatment regimen, 227
psoralens
  adverse reactions, 487b
  and sunlight (PUVAsol), 688
  for vitiligo, 688, 688t
Psorcon (diflorasone), 25b, 26t
Psoriasis, 209, 209-239, 211
  biologic therapy for, 238-239
  chronic plaque, 212, 212
  clinical manifestations, 209, 210, 211, 214-215
  clinical presentations, 211-218
  combination therapy for, 237b
  differential diagnosis, 4, 6, 7, 9, 12
  drugs that precipitate or exacerbate, 209-210
  erythrodermic, 213, 213
  of fingers, 872, 872
  of fingertips, 215
  of flexural areas, 216, 218
  generalized pustular, 213, 213
  guttate, 212, 212
  of hand, 215
  histology, 211
  in HIV infection, 216-218, 358t, 360t, 364
  inflammatory plaque, 222, 223
  of intertriginous areas, 216, 218
  light-induced, 214, 214
  light-sensitive, 214
  of nails, 218, 219, 866, 869, 869-870
  of palms and soles, 214, 215
  of penis, 216, 217
  plaque
    chronic, 212, 212
    inflammatory, 222, 223
  poikiloderma-parapsoriasis lesions, 756
  of posterior auricular fold, 218
  postinflammatory, 3
  pustular
    of digitis, 216, 218
    generalized, 213, 213
    of nail apparatus, 870
    of palms and soles, 214, 215
  remission of, 223
  rotational therapy for, 228, 229, 237
  of scalp, 214, 214, 228
  systemic therapy for, 228-237
  tinea vs., 874, 874
  topical therapy for, 25b, 224-228
  treatment of, 222-223, 222t, 223t
Psoriasis inversus, 216, 218
"Psoriasis suit" occlusion, 124
Psoriatic arthritis, 220-221, 220t, 221
  asymmetric, 220, 220t
  distal interphalangeal joint disease, 220, 220t
  symmetric, 220, 220t
Psychogenic parasitosis, 64t-65t, 70-71
Pubic lice, 508, 508, 509
Pulsed-dye laser, 937t, 938
  for hirsutism, 854
  for hypertrophic scars and keloids, 710
  for superficial hemangiomas, 817
Punch biopsy, 926, 927
Punctate leukonychia, 887t
Purpura, 17
Purpura fulminans, 300-301
Pustular acne, 167, 172, 172
Pustular drug eruptions, 490
Pustular eruptions, 486b, 490
Pustular folliculitis, eosinophilic
  in HIV infection, 361t
  in newborns, 580t-581t

Pustular melanosis, neonatal
    differential diagnosis, 578t-579t
    transient, 582
Pustular psoriasis
    of digitis, 216, *218*
    generalized, 213, *213*
    of nail apparatus, 870
    of palms and soles, 214, *215*
Pustules
    conditions where pustules or vesicles
        predominate, 577t
    definition of, 9
    differential diagnoses, 9
    drainage of, 190
    in newborns, 577-582, 578t-581t
    T. tonsurans infection type, 431
PUVA (photochemotherapy with methoxsalen
        plus UVA). See Psoralen UVA (PUVA)
PUVAsol, 688
Pyoderma, 505
Pyoderma faciale, 176, *176*
Pyoderma gangrenosum, 653, *653, 654*
    diagnosis of, 654, 655b
    differential diagnosis, 9, *14*
    treatment of, 654
    ulcers resembling, 655b
Pyogenic granuloma, 826, 826-827, 889, *889*
    clinical features of, 888t
    definition of, 5
    differential diagnosis, 4, *5*
Pyrethrin (RID, A-200, R & C), 509
Pyribenzamine, 487b
Pyrimethamine-methotrexate interactions, 233t

Q

Q-switching lasers, 937t, 938
Quality of life issues, 877
Queyrat, erythroplasia of, 749, *749*
Quinacrine, 486b
Quinidine, 486b, 487b
Quinine, 487b

R

R & C (pyrethrin), 509
Rabies immunization, 530
Radial growth phase tumors, 806
Radiation therapy
    for basal cell carcinoma, 735
    for hypertrophic scars and keloids, 710
    for Kaposi's sarcoma, 829
    for keratoacanthoma, 712
Radiocontrast media reactions, 489
Radiodermatitis, 3, 14, 15
Radiographic dye, 486b
Ramsay Hunt syndrome, 399
Ranitidine (Zantac), 139b, 237t
Rapid plasma reagin test, 321, 322
Rashes
    ampicillin, 488, *488*
    drug, *485*
    "eye mask," 604
    heat, 205, *205*
    in Kawasaki syndrome, 476
    "owl-eye," 604
    rose rash of infants, 471-472
    "sudden rash," 471-472
Raynaud's phenomenon
    in lupus erythematosus, 602
    in scleroderma, 615
Razor bumps, 280
Rectal gonorrhea, 312t, 332
Rectum, lichenification of, *63*, 114
Red dot ringworm, 429
Red macules, 3
Red papules, 4, *4*
Red scrotum syndrome, 64
Reef urchins, 543, *543*
Reepithelialization, 923, *923*

Regaine (minoxidil), 844
Regional differential diagnoses, 18-22
Reiter's syndrome, 216, *216, 217*
ReJuveness (silicone gel sheeting), 710
Remicade (infliximab), 221, 223t
Renal failure/disease
    chronic, in pseudoporphyria, 679
    in diffuse scleroderma, 617
Rendu-Osler-Weber syndrome, 820t
Repigmentation, 686
Respiratory tract, 634
Resurfacing, laser, 667
Reticular layer, 1
Retin-A (tretinoin), 167b
    for acne, 178-179
    for comedonal acne, 171
    for leukoplakia, 751
    for molluscum contagiosum, 380
    response to, 178
Retinoid dermatitis, 666
Retinoids
    for acne, 166, 167b, 178-179
    adverse reactions, 486b
    application procedures, 666
    baseline and follow-up monitoring, 234b
    for Kaposi's sarcoma, 829
    methotrexate interactions, 233t
    for pityriasis rubra pilaris, 241
    for psoriasis, 224, 234
Rheumatic fever, 3
Rheumatoid arthritis
    ANA-screening test for, 590t
    antineutrophilic cytoplasmic antibodies in,
        641t
    immunologic findings in, 591t
    juvenile (Still's disease), 3
Rhinopyma, *200*
Rhus dermatitis, 88, *88-89, 89*
Rickettsia rickettsii, 458t-459t, 524
RID (pyrethrin), 509
Rifampin (Rimactane)
    adverse reactions, 486b, 487b
    cyclosporine interactions, 237t
    for meningococcemia chemoprophylaxis, 302t
    for nontuberculous mycobacteria infection,
        303t
Rimactane (rifampin), 302t
Ringworm
    black dot, 428b, 429, *429*
    of body, 420-423
    grey patch, 428b
    red dot, 429
RNA polymerase I, serum, 618t
RNA polymerase II, serum, 618t
RNA polymerase III, serum, 618t
RNP antibody tests, 590t
Robaxin (methocarbamol), 513
Rocephin (ceftriaxone), 522t
Rocky Mountain spotted fever, 458t-459t,
    524-526, *525*
    incidence of, 524, *524*
Rogaine (minoxidil), 843, 844, 858
Rosacea, *198*, 198-200, *199, 200*
    differential diagnosis, 9
    guidelines for diagnosis, 199b
    ocular, 200, *201*, 201b
    skin manifestations, *197, 198, 199, 200*
Rosacea fulminans, 176
Rosanil (sulfacetamide + sulfur), 167b
Rose rash of infants, 471-472
Roseola, 458t-459t
Roseola infantum, *471*, 471-472, *472*
Rosula (sulfacetamide + sulfur), 167b
Rotational therapy, 228, 229, 237
Round annular lesions, 420
Royal Crown Powder, 280
Rubella, 458t-459t, 467, *467*
Rubeola, 460-462
Ruby laser, 854, 937t, 938
Rule of hand, 27

S

Sacral zoster, 400, *400*
SADBE (squaric acid dibutylester), 372
Sal acid (T-Sal), 245
Salicylate-methotrexate interactions, 233t
Salicylic acid (Keralyt, Occlusal)
    cantharone plus podophyllin plus salicylic acid
        (Canthacur PS), 376
    for keratoacanthoma, 712
    for molluscum contagiosum, 380
    for plantar warts, 376
Saline
    bacteriostatic, 922
    ice-saline–lidocaine technique for painless
        anesthesia, 922
    for painless anesthesia, 922
Salmon patches, 823, *823*
Sarcoidosis, 636
Sarcoma. See Kaposi's sarcoma
Sarcoptes scabiei, 497, *498, 499*
Sarna, 361t
SBR Lipocream, 53t
SBS-44, 53t
SBS-46, 53t
Scabies, 497-505, *498, 500, 503*
    burrows, *17, 498*, 500
        identification of, 503, *504*
    differential diagnosis, 4, 9, 10
    distribution of, 502, *502*
    epidemics in extended-care facilities, 505b
    on genitals, *501*
    in HIV infection, 358t, 360t
    in infants, 502, *502*
    on infants, 502, *502*
    in newborns, 578t-579t
    nodular, 505
    primary lesions, 500-501
    secondary lesions, 501, *501*
    signs and symptoms, 503b
    topical steroids for, 25b
Scale
    definition of, 12
    differential diagnoses, *12*
    papulosquamous (papular and scaling)
        lesions, 6
    removal of, 228
    sampling, 410
Scaling patches, violaceous, 608, *609*
Scalp
    psoriasis of, 214, *214*, 228
    skin diseases of, 21-22
    tinea of, 427-428
Scalp reduction and flaps, 844
Scaly infection, chronic plantar, 414, *414-415*
Scaly red scalp, 609
Scarlet fever, 458t-459t, *464*, 464-466, *465,
    466*
    differential diagnosis, 12
Scarlet red gauze, 925
Scarring alopecia, 860-861
Scarring hair loss, 839t
Scars
    acne, 186, 190
    definition of, 16
    differential diagnoses, *16*
    formation of, 923
    with herpes zoster, 401
    hypertrophic, 709-710
    postoperative, 925
    pseudoscars, 664, *665*
Schamberg's disease, 656, *656*
Scissor excision, simple, 928, *928*
Scl-70 antibody, serum, 618t
Sclerodactyly, 614, *616*
Scleroderma, 613-622, *615, 616*
    ANA-screening test for, 590t
    chemically induced, 613-617
    classification of, 613t
    diagnostic criteria for, 613t

Scleroderma (Continued)
   diffuse, 613-617
      cutaneous disease in, 620
      diagnosis of, 617-618
      prognosis for, 617
      treatment of, 620
   immunologic findings in, 591t
   linear, 622, 622
   localized, 613t, 620
   office nailfold capillary microscopy in, 618, 619
   serum autoantibodies in, 618t
   telangiectasia of, 832
Scleroderma-like conditions, chemical-induced, 613t
Scleroderma-like disorders, 613t
Sclerosing basal cell carcinoma, 729, 729
Sclerosing cholangiitis, 641t
Sclerosis
   diffuse, 588, 617b
   progressive systemic (scleroderma)
      immunologic findings in, 591t
      organ involvement in, 614t
   systemic, 613
      classification of, 613t
      visceral involvement in, 614t
   tuberous, 690, 690, 909-912
Scrotal cysts, 311
Scrotal swelling, acute, 647
Scrotum
   lichenification of, 67, 114
   red scrotum syndrome, 64
   skin diseases of, 22
Sea itch, 541
Sea thimbles (Linuche unguiculata), 540, 541
Sea urchins, 543, 543
Seabather's eruption, 540, 541
Sebaceous glands, 1, 169, 169
Sebaceous hyperplasia, 720, 721
   definition of, 4
   differential diagnosis, 4
   senile, 720, 720
   treatment of, 187
Seborrheic dermatitis, 242-245, 243, 245
   in adolescents and adults (classic), 243, 244, 245, 245
   in AIDS, 245
   classic, 243, 244, 245, 245
   definition of, 6
   differential diagnosis, 6, 12
   in HIV infection, 358, 358t, 360t, 363
   in infants (cradle cap), 242, 242
   T. tonsurans infection type, 431
   topical steroids for, 25b
   in young children (tinea amiantacea and blepharitis), 242, 243
Seborrheic keratosis, 698-705, 699, 702
   on back, 699
   under breasts, 702
   definition of, 5
   differential diagnosis, 4, 5
   eruptive, 705
   of hand, 664, 665
   on hand, 702
   irritated, 704, 704
   mimicking melanoma, 703, 703
   rough-surface lesions, 698, 700
   smooth-surface lesions, 698, 701
   surface characteristics of, 698, 699, 702
   vs. malignant melanoma, 703
Secondary hyperlipoproteinemia, 902-903
Sedation, 125
Segmental neurofibromatosis (NF5), 908, 908
Selenium sulfide suspension (Selsun), 453
Self-healing histiocytosis, congenital, 580t-581t
Self-inflicted dermatoses, 63-69, 64t-65t
Self-tanning lotions, 670
Selsun, 245
Semipermeable dressings, 925
Senile comedones, 194, 194

Senile sebaceous hyperplasia, 720, 720
Senile skin, 14
Sensitization
   drug cross-sensitivity, 493
   external-internal, 491t
Sensory nerves, 1
Sentinel lymph node biopsy, 808
Septic arthritis, localized, 333-334
Septicemia
   gonococcal, 333
   and meningitis, 302
Septicemic ecthyma gangrenosum, 299
Septra (trimethoprim/sulfamethoxazole, TMP/SMX), 283, 509
Serofast reaction, 321t
Serology
   congenital and neonatal chickenpox, 392
   herpes simplex virus, 351-352
   Lyme disease, 520
   syphilis, 321-323, 321t
      follow-up, 324, 324t
Serum autoantibodies
   in idiopathic inflammatory myopathies, 611t
   in scleroderma, 618t
   in systemic lupus erythematosus, 601t
Serum biopsy, 591t
Serum sickness, 155
   clinical signs of necrotizing vasculitis in, 639t
   drug-induced, 486b, 489
Serum sickness–like reactions, 639t
Serum tryptase, 484
Sex hormone–binding globulin, 848
Sex-linked ichthyosis, 12
Sex-linked ichthyosis vulgaris, 115, 115
Sexual partners, 340
Sexually transmitted diseases, 308-311
   bacterial infections, 307-335
   presentations, 307
   rare, 325-329
   treatment of, 312t-314t
   viral infections, 336-367
Sézary syndrome, 760, 760-762
Shagreen patch, 910, 911
Shampoos
   for lice, 509
   for seborrheic dermatitis, 245
Shave biopsy, 926
Shave excision, 926, 927
Shave technique, 926, 927
Shaving, 280, 854
Shingles, 394-406, 395
   in HIV infection, 359t
Shoe allergy, 92, 93
Shoe contact dermatitis, 92, 92
Shoe-button spider, 512-513
Silicone gel sheeting (Silastic Gel Sheeting, Sil-K), 710
Silvadene (silver sulfadiazine cream), 298, 924t
Silver nitrate, 24t, 298
Silver sulfadiazine (Silvadene)
   effects on wound healing, 924t
   silver sulfadiazine and mafenide acetate (Sulfamylon), 634
   for toe web infection, 298
   for toxic epidermal necrolysis, 634
Simple scissor excision, 928, 928
Sinequan (doxepin), 139b
Singulair (montelukast), 139b
Sipple's syndrome, 895t
Sixth disease, 471-472
Sjögren's syndrome, 590t, 591t
Skin
   anatomy of, 1, 1
   androgen metabolism of, 843
   cigarette-paper, 756, 757
   dry
      of atopic dermatitis, 115
      severe (xerosis), 23
      treatment of, 122
   excited skin syndrome, 102-103, 103

Skin (Continued)
   herpes simplex of, 386, 386
   metastasis to, 894t
      distant, 765t
      origins of, 765t
   perinatal/neonatal trauma changes, 578t-579t
   resurfacing, 938
   senile, 14
   sensitivity of, 170
   sun-damaged, 662-667, 663b
Skin biopsy, 926-928
   in chronic urticaria, 138
   in connective tissue diseases, 591t
   in cutaneous lupus erythematosus, 605
   in dermatitis herpetiformis, 556
   in hypersensitivity vasculitis, 644
   for light microscopy
      in bullous pemphigoid, 569
      in pemphigus, 564
   selection of lesion for, 926
Skin cancer. See also Melanoma
   carcinogen-induced, 895b
   in HIV infection, 358t
Skin disease(s). See also Cutaneous disease
   androgen-mediated, 184t
   arsenic-related, 753
   characterized by cutaneous eruptions after exposure to light, 662b
   diagnosis, 2
   differential diagnosis, 2
   in HIV infection, 358, 358, 358t
   inframammary, 20
   inherited, guide to information for families with, 917
   internal cancer and, 893-896
   maculopapular, 457
   in mucous membrane pemphigoid, 572
   nail disorders associated with, 869-871
   recommended approach to, 2
   regional differential diagnoses, 18-22
   surface characteristics, 2
   treatment approach for, 2
Skin flaps, scalp, 844
Skin folds, 446
   candidiasis of, 446-448, 449-450
Skin grafting
   for necrobiosis lipoidica, 896
   for venous ulcers, 79-80
   for vitiligo, 688
Skin infections
   bacterial, 267-278
   with varicella, 390
Skin lesions. See also Lesions
   in dermatomyositis, 610
   in hypersensitivity vasculitis, 642, 643
   and internal malignancy, 894t-895t
   in pseudoxanthoma elasticum, 916, 916
   in Stevens-Johnson syndrome, 630
   transient
      common, 582
      differential diagnosis, 578t-579t
Skin polyps, 706, 707
Skin tags, 4, 706, 707
Skin tests, 2
   for food hypersensitivity, 127
   venom, 532
Skin tumors
   benign, 698-723
   malignant, 724-771
   in Muir-Torre syndrome, 914, 914
   premalignant, 724-771
   PUVA risks, 226b, 227
Skin types, 667t
Skin writing, 142
"Slapped cheek," 468, 469
Slide mounts, 503
Small dark spots, 776
Small skin folds, candidiasis of, 449-450

Small-vessel vasculitis, 637b, 638b, 642-656
  causal agents, associated conditions, and vasculitis syndromes, 642t
  cutaneous
    drugs that cause, 487b
    tests for evaluation of, 644b
Soaps, mild, 47
Sodium bicarbonate, 147
Soft tissue implants, 936
Soft-Dorb, 634
Solar elastosis, 663, 664
Solar urticaria, 142t-143t, 147
Soles
  lichen planus of, 252, 253
  psoriasis of, 214, 215
  pustular psoriasis of, 214, 215
Solutions, 27
Soriatane (acitretin), 223t
  for psoriasis, 234
Sotret (isotretinoin), 167b
Specimen collection, 335
Speckled lentiginous nevus, 778, 779
Spectinomycin, 312t
Spider angioma, 17, 830, 830-831
Spider bites, 512-515
Spironolactone (Aldactone)
  for acne, 167b, 183t, 184-185, 185t
  adverse reactions to, 185
  for hirsutism, 852, 853
  indications for, 184
  for polycystic ovary syndrome, 851-852
Spitz nevus, 781, 781
Splinters, nail, 867
Splitting, distal nail, 883, 883
Spoon nails, 867, 885, 885
Sporanox (itraconazole), 439t
  dosages, 437t
  for fungal infections, 436
  for recurrent vulvovaginal candidiasis, 443t
  for tinea of the nails, 877, 877t
Sporotrichosis, 8
Spots or bands, white, 882, 882
Squamous cell carcinoma, 744-747, 745
  clinical manifestations of, 744, 745
  definition of, 8
  differential diagnosis, 8, 711
  local recurrence of, 746t
  metastasis, 746, 746t
  of nail-unit, 888t
  precursor lesions, 744, 744b
  PUVA risks, 226b, 227
  recommended follow-up evaluation, 747
  surgical guidelines for, 747t
  transformation into, 738
  vs. actinic keratosis, 738
  vs. basal cell carcinoma, 724, 725t
Squaric acid dibutylester (SADBE), 372
SRP antibody, serum, 611t
SS-A (Ro)/SS-B (La) antibody
  serum, 611t
  tests for connective tissue diseases, 590t
SScl-70 antibody tests, 590t
St. Anthony's Fire, 275
Stains
  for dermatophyte fungal infections, 412
  in melanoma, 807
Stanozolol, 151
Staphylococcal impetigo, 268
Staphylococcal scalded skin syndrome, 288-289, 288-289, 460t-461t
  differential diagnosis, 12, 632
  in newborns, 578t-579t
Staphylococcus aureus
  in atopic dermatitis, 120
  in HIV infection, 360t
Staphylococcus infection
  folliculitis, 279, 279, 281
  toxin-mediated disease, 478, 478t
Starfish, 543

Stasis dermatitis, 72, 72-73, 73
  chronic, 76
  differential diagnosis, 3
  topical steroids for, 25b
Stasis papillomatosis, 76, 76
Stasis ulcers, 14
Steroid acne, 33, 191, 191
Steroid atrophy, 34-37, 35
  under foreskin, 36, 36
  with long-term use, 37, 37
  in mucosal areas, 36, 36
Steroid rosacea, 30-32, 31, 33
  management of, 32, 32, 33
Steroids. See Corticosteroids
Stevens-Johnson syndrome, 627, 630, 630-631, 631
Still's disease (juvenile rheumatoid arthritis), 3
Stinging insects, 531-532
  bees, 531, 531
Stings
  fire ant, 538, 538
  jellyfish, 542
  nematocyst, 539-541
Stork bite, 823, 823
Stratum basale, 1
Stratum corneum, 1, 1
Stratum granulosum, 1, 1
Stratum lucidum, 1
Stratum spinosum, 1
Strawberry hemangiomas, 815, 815-817, 816
Streptococcus infection
  poststreptococcal glomerulonephritis, 270-271
  toxin-mediated disease, 478, 478t
Streptococcus pyogenes, 440
Streptomycin, 486b, 491t
Stress, emotional, 120
Striae, 15
Stromectol (ivermectin), 509
Stucco keratosis, 705, 705
Sturge-Weber syndrome, 820t, 822, 822b, 823
Subcutaneous tissue, 1
Subungual debris, 218, 219
Subungual hematoma, 882, 882
Subungual melanoma, 890, 890
Subungual onycholysis, distal, 866
Subungual onychomycosis
  distal, 875, 875, 876
    determination of drug effectiveness in, 878, 878
    treatment of, 878, 879
  proximal, 876, 876
Subungual warts, 378
Sucking blisters, 578t-579t
"Sudden rash," 471-472
Suggestive therapy, 376
Sulbactam, 312t
Sulfacetamide + sulfur (Sulfacet, Rosula, Plexion, Rosanil, Klaron Lotion), 167b, 200
Sulfamylon (silver sulfadiazine and mafenide acetate), 634
Sulfapyridine, 557-558
Sulfasalazine (Azulfidine)
  adverse reactions, 486b
  combination therapy for psoriasis, 237b
  for dermatitis herpetiformis, 557
  for morphea, 621
  for psoriasis, 239t
  for psoriatic arthritis, 221
Sulfhydryl, 566
Sulfonamides, 233t, 486b, 487b
Sulfones, 557, 570
Sulfonylureas, 233t, 486b
Sulfur, 504-505
Sulindac, 486b, 487b
Sun damage, 662
Sun protection, 668-670
  melanoma prevention and, 786
  for melasma, 692
  for polymorphous light eruptions, 673

Sun protection (Continued)
  during tretinoin use, 666
  against UV damage, 668b
Sun protection factor, 668, 670, 673
Sunburn, 233, 668
Sun-damaged skin, 662-667, 663b
Sun-induced wrinkling, 664, 664
Sunlight
  psoralens and sunlight (PUVAsol), 688
  skin interactions, 662
Sunscreens, 669
  absorption spectra, 669
  for actinic keratosis, 740
  adverse reactions to, 670
  chemical, 669
  choice of strength, 670
  for cutaneous lupus erythematosus, 605
  daily use of, 666
  effectiveness of, 786-787
  FDA final monograph ingredients, 669t
  FDA monograph sunscreen product guide, 669t
  frequency of use, 670
  inorganic, 669
  nonchemical, 669
  physical, 669
  water-resistant, 669
Suntan, 668
Superantigen toxin-mediated illnesses, 478, 478t
Superantigens, 478, 479
Superficial basal cell carcinoma, 726, 726, 730, 730
Superficial hemangiomas, 815-817
Superficial onychomycosis, white, 876, 876
Superficial spreading melanoma, 788, 789, 789b
  development of, 790, 790-791
  distribution of, 789, 789
Surgery. See also Cryosurgery
  acne, 190
  blunt dissection of plantar warts, 376
  blunt dissection of subungual and periungual warts, 378
  for brown recluse spider bites, 515
  for chondrodermatitis nodularis chronica helicis, 716
  debridement of venous ulcers, 78
  dermatological procedures, 921-939
  excision, of basal cell carcinoma, 734
  for genital warts, 313t
  for hidradenitis suppurativa, 204
  for hypertrophic scars and keloids, 710
  for Kaposi's sarcoma, 829
  for keratoacanthoma, 712
  for lichen sclerosis et atrophicus, 260
  liposuction, 936
  Mohs' micrographic, 934, 934-935
    for basal cell carcinoma, 735
    indications for, 735b, 935b
  for mucous membrane pemphigoid, 572
  removal of actinic keratosis, 740
  removal of genital warts, 341
  removal of infected nails, 879, 879
  shave excision, 926, 927
  simple scissor excision, 928, 928
  for superficial hemangiomas, 817
  vein, 80
Surgex cream, 280
Surgical adhesive tape, hypoallergenic, 380
Sutured wounds, 925
Suturing bite wounds, 530
Sweat glands, 1
Sweating, 120
Sweet's syndrome, 627, 650-652, 651, 652, 895t
  definition of, 7
  diagnostic criteria for, 650b
  differential diagnosis, 6, 7
Swimmer's itch, 539

Swimming, dermatitis associated with, 539-543
Sycosis barbae, 282, *282*
Syphilis, 315-324
    congenital, 320-321, 578t-579t
    diagnosis of, 839t
    differential diagnosis of, 14, 314t
    early latent, 320
    follow-up serology, 324, 324t
    in HIV infection, 320, 358t, 360t
    incidence of, 315, *315*
    latent, 320, 324
    natural history of, 315, *316*
    primary, 308, *316*, 317, *317*
    reinfection, 324
    risk of transmission, 317
    secondary, 318, *318*, *319*
        definition of, 6
        differential diagnosis, 3, *6*, 12
    serology, 321-323, 321t
    stages of, 315
    tertiary, 320
    treatment of, 313t, 323-324, *324*
Syringoma, 4, 721, *721*
Systemic lupus erythematosus, 600, *600*
    ANA-screening test for, 590t
    antineutrophilic cytoplasmic antibodies in, 641t
    autoantibody profiles and cutaneous manifestations, 595
    classification of, 592, 592t
    clinical findings in, 594
    clinical manifestations of, 600t, 601t
    diagnosis of, 588
    immunologic findings in, 591t
    laboratory findings in, 594
    serum autoantibodies in, 601t
Systemic sclerosis, 613
    classification of, 613t
    progressive (scleroderma)
        immunologic findings in, 591t
        organ involvement in, 614t
    visceral involvement in, 614t
Systemic therapy. *See also specific agents, preparations*
    corticosteroid
        for alopecia areata, 858
        for atopic dermatitis, 124
        for cutaneous lichen planus, 256
        for necrobiosis lipoidica, 896
        and psoriasis, 211
        for toxic epidermal necrolysis, 634
        for vitiligo, 688
    for diffuse scleroderma, 620
    for external otitis, 296
    for fungal infections, 436
    for HSV infection, 383t
    for mucous membrane pemphigoid, 572
    for psoriasis, 228-237, 237b, 238t-239t, 239
Systemic vasculitis
    indicators of, 644b
    names and definitions, 638t

T

T lymphocytes, CD4+, 356, 357
Tachyphylaxis, 28
Tacrolimus (Protopic)
    absorption of, 123
    adverse effects of, 123
    for atopic dermatitis, 121b, 122-123
    cyclosporine interactions, 237t
    dosage and administration of, 122-123
    efficacy of, 123
    for facial treatment, 123
    how to use, 122
    indications for, 122
    for mucous membrane lichen planus, 256
    for psoriasis, 238t
    for pyoderma gangrenosum, 654
    safety in children, 123
    for subacute eczematous inflammation, 47

Tagamet (cimetidine), 139b
Takayasu arteritis, 638b, 639t
Tanning beds, 679
Tanning parlors, 668
Tape occlusion
    hypoallergenic surgical adhesive tape, 380
    for molluscum contagiosum, 380
    for psoriasis, 222t, 227-228
    for subungual and periungual warts, 378
Tar (Tarsum, T-Gel)
    for atopic dermatitis, 121b, 124
    for psoriasis, 222t, 226, 228
    for seborrheic dermatitis, 245
    for subacute eczematous inflammation, 47
Targretin (bexarotene), 762
Tattoos, 3, 938
Tazarotene (Avage, Tazorac), 167b
    for acne, 171, 179
    effects of, 666b
    for lentigo, 691
    for photoaging, 666
    for psoriasis, 222t, 224, 237b, 870
T-cell lymphoma, cutaneous, 754-762
    definition of, 7, 8
    differential diagnosis, 6, *7*, *8*
Telangiectasia, 830-832
    of anterior chest well, 361t
    classification of, 830b
    in CREST syndrome, 832
    in dermatomyositis, 609, *609*
    description of, *17*
    generalized essential, 832
    hereditary hemorrhagic, 831, *831*
    in lupus erythematosus, 602, *602*
    in scleroderma, 615, 832
    steroid-induced, 34
    unilateral nevoid syndrome, 832, *832*
Telangiectasia macularis eruptiva perstans, 157
Telangiectasia rosacea, 17
Telfa dressing, 924t
Telogen effluvium, 841, 841b
    clinical presentation of, 841t
    diagnosis of, 839t
    drugs associated with, 841b
Temperature change(s)
    and atopic dermatitis, 120
    that induce systemic mast cell degranulation, 159b
Tendinous xanthoma, 902t, 904
Tendon sheath, giant cell tumors of, 888t
Terazol-3 (terconazole), 441t
Terbinafine (Lamisil), 439t
    for dermatophyte carriers, 433
    dosages, 437t
    drug interactions, 878
    for fungal infections, 436, 877
    indications for, 436
    safety of, 878
    for tinea capitis, 433t
    for tinea corporis, 423
    for tinea cruris, 419
    for tinea of the nails, 877, 877t
    for tinea pedis, 415
    for tinea versicolor, 453, 454
Terconazole (Terazol-3), 313t, 441t, 443t
Terry's nails, 885, *885*
Tetanus immunization, 530
Tetracycline
    for acne, 167b, 180t, 181
    adverse reactions, 181, 486b, 487b
    for bullous pemphigoid, 570
    for dermatitis herpetiformis, 558
    dosing, 181
    for hidradenitis suppurativa, 203
    methotrexate interactions, 233t
    for pemphigus, 565
T-Gel, 245
Thalidomide, 606
Thallium, 486b, 887t
TheraSeal, 53t
Thiamine hydrochloride (vitamin B-1), 536

Thiazides, 486b, 487b
Thigh, skin diseases of, 22
Thioguanine, 237b, 239t
Thiopurine methyltransferase, 570
Thiouracil, 486b
Thiuram, 491t
Thrombocytopenic purpura, 361t
Th/To antibody, serum, 618t
Thyroid autoimmune disease, 138
Thyroid carcinoma, 915
Thyroid gland lesions, 914
Thyroid-related chronic urticaria, 138, 138b
Tick bite paralysis, 526
Tickborne diseases, 516t
TICKED OFF, 526, *527*
Ticks, *516*, 516-527
    removal of, 527, *527*, 527b
Ticlopidine-cyclosporine interactions, 237t
Timolol, 487b
Tinea, 409, 413
    of beard, 434, *434*
    of body, 420-423
    of buttocks, *421*
    culture media for, 412
    differential diagnosis, 12
    of face, 420-423, *421*
    of foot, 413-414
    of groin, 417-419, 419-420
    of hand, *424*, 425
    in HIV infection, 358t
    of nails, 877, 877t, 887t
    of palms, *425*, *425*
    proximal subungual, 876, *876*
    of scalp, 427-428
    topical steroids for, 25b
    vs. psoriasis, 874, *874*
    of wrist, *424*
Tinea amiantacea, 242, *243*
Tinea barbae, 434, *434*, *435*
Tinea capitis, 13, 427-428, *431*
    definition of, 413
    diagnosis of, 839t
    inflammatory, 430, *430*, *431*
    laboratory diagnosis of, 432
    oral antifungal drug dosages for, 437t
    oral drugs for children with, 433t
    systematic approach to investigation of, 428b
    treatment of, 432
Tinea corporis, 420, 420-423
    definition of, 7
    differential diagnosis, 6, 7
    in HIV infection, 360t
    oral antifungal drug dosages for, 437t
Tinea cruris, *417*, 417-419
    in HIV infection, 360t
    oral antifungal drug dosages for, 437t
Tinea gladiatorum, 422
Tinea incognito, 38, *38*, 417, *417*, 426, *426*
Tinea infection, 410
Tinea nigra palmaris, 3
Tinea pedis, *413*, 413-414, *414*, *415*
    acute vesicular, 414, *416*
    definition of, 7
    differential diagnosis, 6, *7*, 14
    in HIV infection, 360t
    oral antifungal drug dosages for, 437t
Tinea unguium, 874, *874*
Tinea versicolor, 451, 451-454, *452*, *453*
    clinical presentation of, 451, *451-452*
    definition of, 7
    differential diagnosis, 3, 6, 7, 12, *12*
    in HIV infection, 359t
    oral antifungal drug dosages for, 437t
Tioconazole (Vagistat-1), 313t, 441t
Tobramycin-cyclosporine interactions, 237t
Toe web infection, 298, 413, *413*
    candidiasis, 449
    treatment of, 298
Toenail, ingrown, 881, *881*, *882*
Tolbutamide, 487b
Tolmetin (Tolectin), 486b

Topical chemotherapy, 740, 741
Topical immunotherapy, 857b, 858
Topical therapy, 23-24. See also Corticosteroids, topical; specific agents, preparations
   agents that affect epidermal migration, 924, 924t
      allergy to, 39, 39-40, 72
      for alopecia areata, 856b
      antibiotic
         for acne, 166, 167b, 180
         for venous ulcers, 78
      antifungal, 441-442
      antihistamine, 125
      for atopic dermatitis, 121b
      for external otitis, 294-296
      for fungal infections, 434
      for herpes zoster, 403
      impairment of wound healing by, 924
      macrolide immune suppressants, 47
      for mucous membrane pemphigoid, 572
      for onychomycosis, 879-880
      for oral-labial herpes simplex, 384
      for photoaging, 666
      for psoriasis, 224-228, 237b
      for recurrent herpes simplex infection, 383t
      retinoid, 829
      for rosacea, 200
      for seborrheic dermatitis, 245
      for tinea versicolor, 453-454
      for urticaria, 141
      for vitiligo, 688
Topicort (Desoximetasone), 25b
Total skin electron beam therapy, 762
Toxic epidermal necrolysis, 491, 627, 630, 632-634, 633
   differential diagnosis, 14, 580t-581t, 632
   drugs that cause, 487b
Toxic shock syndrome, 460t-461t, 479, 479-481
   CDC definition of, 480b
   dermatologic manifestations of, 479, 481b
   differential diagnosis, 12, 479
   laboratory abnormalities in, 481b
Toxicity
   of antimalarial agents, 606
   methotrexate, 232
   reactions to stinging insects, 531
   thallium, 887t
Traction (cosmetic) alopecia, 839t, 859
Tranexamic acid, 831
Transient neonatal pustular melanosis, 582
Transient skin lesions
   common, 582
   in newborns, 578t-579t
Transplants
   hair, 844
   for vitiligo, 688
Trauma
   nail, 867, 880-884, 887t
   perinatal/neonatal, 578t-579t
Traumatic leg ulcers, 75t
Trental (pentoxifylline), 896
Treponema pallidum, 315, 316, 317
   particle agglutination test, 323
Tretinoin (Retin-A), 167b
   for acne, 178-179
   application procedures, 666
   application techniques, 178-179
   combination therapy–synergism with, 179
   for lentigo, 691
   for leukoplakia, 751
   mechanism of action, 178
   for melasma, 692
   for molluscum contagiosum, 380
   and pregnancy, 666-667
   response to, 179
   sun protection during use, 666
   topical
      effects of, 666b
      for photoaging, 666

Triamcinolone acetonide (Aristocort, Kenalog)
   for alopecia areata, 857b
   for angular cheilitis, 450
   for atopic dermatitis, 25b, 121b, 124
   for cutaneous lichen planus, 256
   for cutaneous lupus erythematosus, 606
   for granuloma annulare, 899
   for hidradenitis suppurativa, 203
   for hypertrophic scars and keloids, 710
   for lichen simplex chronicus, 64
   for mucous membrane pemphigoid, 572
   for nail lichen planus, 870
   for nail psoriasis, 870
   for necrobiosis lipoidica, 896
   nystatin and triamcinolone acetonide (Mycolog II), 27
   for periorbital hemangiomas, 817b
   for psoriasis, 224, 225, 870
   for pyoderma gangrenosum, 654
   for superficial hemangiomas, 816
   and wound healing, 924t
Triaz, 167b
Trichloroacetic acid
   for genital warts, 313t, 341
   for molluscum contagiosum, 345, 380
Trichomonas vaginalis, 440
Trichomoniasis, 313t, 441t
Trichomycosis, 862
Trichomycosis axillaris, 862, 862
Trichophyton, 409
Trichophyton schoenleinii, 412
Trichophyton soudanense, 428
Trichophyton tonsurans, 427, 428, 429, 429-433, 432
Trichophyton verrucosum, 422, 427, 428
Trichophyton violaceum, 428, 433
Trichotillomania, 64t-65t, 858-859
   dermatologic manifestations of, 858, 859
   diagnosis of, 839t, 859
   guidelines for treatment of, 859b
Tricyclic antidepressants, 406
Tricyclic antihistamines, 141
Tri-Luma Cream, 692
Trimethoprim, 167b, 180t, 182
Trimethoprim/sulfamethoxazole (TMP/SMX) (Bactrim, Septra)
   for acne, 180t, 182
   for acne keloidalis, 283
   adverse reactions, 486b
   cyclosporine interactions, 237t
   for lice, 509
   methotrexate interactions, 233t
   for nontuberculous mycobacteria infection, 303t
T.R.U.E. TEST Allergen Patch Test, 100, 101, 101t
Trunk
   herpes simplex of, 386
   skin diseases of, 22
T-Sal, 245
Tuberous sclerosis, 690, 690, 909-912
   definition of, 3
   differential diagnosis, 3, 3
   testing recommendations, 912t
Tuberous Sclerosis Alliance, 909, 917
Tuberous sclerosis complex, 909b
Tuberous Sclerosis Consensus Conference, 912t
Tuberous xanthoma, 902t, 904, 904
Tufted folliculitis, 860, 860
Tumor-infiltrating lymphocytes, 807
Tumor-node-metastasis (TNM) staging
   of cutaneous T-cell lyphoma, 755b
   of melanoma
      major revisions in criteria, 810
      pathologic grouping, 811t
      survival rates for categories, 811t
      T classification, 810t

Tumors
   giant cell, of tendon sheath, 888t
   glomas, 888t
   hormone-secreting, 895b
   internal, 914
   mycosis fungoides stage, 756, 759
   of nails, 888-890
   nail-unit, 888t
   pituitary, 886t
   radial growth phase, 806
   skin
      benign, 698-723
      malignant, 724-771
      in Muir-Torre syndrome, 914, 914
      premalignant, 724-771
   squamous cell carcinoma, 746
   thickness of, 807
   vascular, 814-833
   vertical growth phase, 807
Tunga penetrans, 534
Tungiasis, 534
Two feet–one hand syndrome, 415
Tylosis, 894t
Tzanck smear, 349, 392

U

U1-RNP antibody, serum, 611t
Ulcerative colitis, 641t
Ulcers
   bed debridement, 78
   conditions where erosions or ulcerations may predominate, 577t
   definition of, 14
   dependent edema and, 76t
   differential diagnoses, 14
   genital, 307, 308, 314t
   herpes, 308
   leg, 97
   lipodermatosclerosis and, 76t
   Marjolin's ulcer, 747
   melanoma, 807
   newborns with, 577-582
   resembling pyoderma gangrenosum, 655b
   secondary lymphedema with, 76t
   secondary venous varicosity with, 76t
   treatment of, 816
   venous, 73, 77-80
   venous leg, 74-80
Ultravate (halobetasol propionate), 26t
Ultraviolet A, 121b, 126, 661. See also Psoralen UVA (PUVA)
Ultraviolet B, 661
   for atopic dermatitis, 121b, 126
   narrowband, 226
   for pityriasis rosea, 248
   for psoriasis, 222t, 223t, 225, 226, 234
   for Sézary syndrome, 762
   for vitiligo, 687-688
Ultraviolet C, 661
Ultraviolet radiation exposure
   and malignant melanoma, 786
   sun protection against, 668b
Unilateral nevoid telangiectasia syndrome, 832, 832
University Center for Medical Mycology, 874-875
Unna's boots, 79
Upper extremity, actinic keratosis of, 742
Upper eyelids, atopic dermatitis of, 114, 114
Urea cream (Carmol), 712
Urethral gonorrhea, 312t
Urethritis, 309
   characteristics of, 330b
   diseases characterized by, 330-335
   in females, 331
   gonococcal, 334t
   in Kawasaki syndrome, 476
   in males, 330

Urethritis (Continued)
 nongonococcal, 334-335, 334t
 treatment of, 312t
Urticaria, 129-161
 acute, 129, 134-135, 135
  evaluation of, 134, 135b
  management of, 134, 135b
 aquagenic, 142t-143t
 aspirin-induced, 489
 cholinergic, 142t-143t, 145
 chronic, 129, 136-138, 138
  clinical signs of necrotizing vasculitis in, 639t
  evaluation and management of, 138, 139f
  thyroid-related, 138b
 clinical aspects, 130-132
 clinical classification of, 132, 132b
 clinical presentation of, 130, 130-131
 cold, 146, 146
  essential acquired, 142t-143t
  familial, 142t-143t
 contact urticaria syndrome, 152
 definition of, 130
 differential diagnosis, 4, 130b
 drug-induced, 482t, 488-489
 etiologic classification of, 134t
 heat, 142t-143t, 147
 initial evaluation of, 134
 in lupus erythematosus, 602
 medications for, 139f
 non–IgE-induced, 489
 NSAID-induced, 489
 papular, 533, 533
 pathophysiology of, 133
 physical, 138, 142-147
 pressure, 142t-143t, 144
 solar, 142t-143t, 147
 symptoms of, 132
 treatment of, 139-141
 vibration, 147
 water, 147
Urticaria pigmentosa, 156, 156, 157
 differential diagnosis, 4, 11
 disseminated maculopapular form, 895t
Urticarial prodrome, 639t
Urticarial vasculitis, 154, 154-155
 clinical signs of, 639t
 organ involvement in, 638b
Use test, 98
USP Petrolatum, 924t

V

Vaccines
 Lyme disease, 523
 measles, 460, 462
 for meningococcemia, 302
 varicella, 393
Vaginal candidiasis, 441t
 acute, 442
 oral antifungal drug dosages for, 437t
 partner treatment, 442
 during pregnancy, 442
 treatment of, 442
Vaginal discharge, 310
Vaginal infections, 313t, 441t
Vaginal lichen planus, erosive, 255, 255
Vaginosis, bacterial, 313t, 441t
Vagistat-1 (tioconazole), 441t
Valacyclovir (Valtrex)
 for genital herpes, 314t, 352t
 for genital ulcers, 308
 for herpes zoster, 403, 405
 for HSV infection, 383t
 for varicella-zoster infections, 403t
Valium, 513
Vancomycin, 237t
Vaniqa (eflornithine HCl topical cream), 854
Varicella, 389-393, 458t-459t
 differential diagnosis, 9, 16, 390
 eruptive phase, 389, 389-390, 390

Varicella (Continued)
 fetal infection, 578t-579t
 herpes zoster after immunization for, 398
 in immunocompromised patients, 393
 maternal, 392
 neonatal, 392, 392, 578t-579t
Varicella pneumonia, 390
Varicella vaccine, 393
Varicella-zoster immune globulin, 393
Varicella-zoster infections, 403t
Varicose veins, 76t, 77
Vascular disorders, 361t
Vascular malformations, 819-823
 acquired lesions, 824-829
 congenital lesions, 814-823, 814t, 815b
 laser treatment of, 938
 neurocutaneoous syndromes with, 820t-821t
 in newborns, 580t-581t
Vascular tumors, 814-833
Vasculitic disorders, 553t
Vasculitic leg ulcers, 75t
Vasculitic syndromes, 640
Vasculitis, 637-641
 antineutrophilic cytoplasmic antibodies in, 641, 641t
 associated with connective tissue diseases, 639t
 associated with malignancies, 639t
 classification criteria for, 639t
 cryoglobulinemic
  definition of, 638b
  organ involvement in, 638t
 drug-induced, 494, 641t
 essential cryoglobulinemic, 638b
 hypersensitivity, 640, 642-645
  classification criteria for, 639t
  clinical signs of, 639t
 large-vessel, 637b, 638b
 leukocytoclastic, 642, 643
 medium-sized vessel, 637b, 638b
 names and definitions, 638b
 necrotizing, 639t
 noninfectious, 637b
 organ involvement in, 638t
 small-vessel, 637b, 638b, 642-656
  ANCA-associated, 648
  ANCA-negative, 649
  drugs that cause, 487b
  tests for evaluation of, 644b
 systemic
  indicators of, 644b
  names and definitions, 638t
 urticarial, 154, 154-155
  clinical signs of, 639t
  organ involvement in, 638b
Vaseline (petroleum jelly), 816
Vasoconstriction, 1
Vater-Pacini corpuscle, 1, 1
Vein surgery, 80
Veins, 1
Venereal Disease Research Laboratory (VDRL) test, 321, 321t
Venom skin testing, 532
Venous insufficiency
 chronic, 74
 pathophysiology of, 74
Venous lake, 825, 825
 definition of, 5
 differential diagnosis, 4, 5
Venous ulceration syndromes, 76, 76t
Venous ulcers, 73
 function studies, 77
 inflammation surrounding, 78
 initial evaluation and treatment, 77
 laboratory evaluation of, 77
 of leg, 74-80, 74t
  clinical features of, 75, 75
  differential diagnosis of, 75t
  management of, 77-80
  treatment of, 77, 78
Venous varicosity, 76t, 77

Verapamil-cyclosporine interactions, 237t
Verruca vulgaris, 358t
Verrucous carcinoma, 752, 753
Verrucous carcinoma plantare, 752, 753
Verrucous epidermal nevus, 714
Vertical growth phase tumors, 807
Vesicles
 conditions where pustules or vesicles predominate, 577t
 definition of, 10
 differential diagnoses, 10
 drugs that cause, 487b
 scabies, 500, 500, 503
Vesicular dermatosis, 580t-581t
Vesicular diseases, 547-586
Vesicular tinea pedis, acute, 414, 416
Vesiculobullous disease
 differential diagnosis, 14
 specimen selection for diagnosis of, 551t, 552
Vibramycin (doxycycline), 522t
Vibration urticaria, 147
Vibratory angioedema, 142t-143t
Vidarabine, 393
Vinblastine, 361t, 829, 887t
Vinegar, 539
Violaceous papules, 4, 4
Violaceous scaling patches, 608, 609
Viral exanthems, 3, 473
Viral infections. See also specific infections, viruses
 in HIV infection, 359t
 of nails, 871-873
 sexually transmitted, 336-367
Virilization, 846, 846b
Vitamin A
 adverse reactions, 486b
 for measles, 462
 for pityriasis rubra pilaris, 241
 for plantar warts, 376
Vitamin A acid (Retin-A), 178
Vitamin B-1 (thiamine hydrochloride), 536
Vitamin C, 670
Vitamin D, 670
Vitamin E, 670
Vitamin therapy, 79
Vitiligo, 684-689
 clinical manifestations of, 684-685, 684t, 685
 in HIV infection, 362t
 treatment scheme, 687t
von Hippel-Lindau disease, 821t, 895t
Von Recklinghausen's neurofibromatosis, 895t, 905, 906, 906, 907
VoSol Otic HC (hydrocortisone), 294
VoSol Otic Solution (hydrocortisone and acetic acid), 295t
Vulva
 lichen sclerosis et atrophicus of, 258, 258
  clobetasol for, 260
  topical steroids for, 25b
 lichen simplex chronicus of, 63
 lichenification of, 63, 114
 skin diseases of, 22
Vulvar itching, chronic, 64
Vulvar pemphigoid, localized, 572
Vulvovaginal candidiasis, 313t, 443t
Vulvovaginitis, 440
 monilial, 440-442, 441t
VZIG. See Varicella-zoster immune globulin

W

Warbles, 534
Warm compresses, 285
Warts, 4, 368-378, 369
 anal, 364
 black, 374, 375
 common, 371, 371
 confluent, 311
 definition of, 4
 differential diagnosis, 4, 8

Warts *(Continued)*
 digitate, 372, *372*
 filiform, 372, *372*
 flat, *5*, 373, *373*
  definition of, 5
  differential diagnosis, 4
 genital, *311*, 313*t*, *338*
 on hand, 371, *371*
 in HIV infection, 359*t*
 on penis, *311*, *337*, *338*
 periungual, 378, *378*, 888, *888*, 888*t*
 plantar, *374*, 374-377, *377*
 primary lesion, 370, *370*
 recalcitrant, 372
 subungual, 378
Washboard lesions, 48
Washing, excessive, 120
Water urticaria, 147
Water-resistant sunscreens, 669
Waxing, 854
Wegener's granulomatosis, 640, 648
 antineutrophilic cytoplasmic antibodies in, 641*t*
 classification criteria for, 639*t*
 clinical signs of necrotizing vasculitis in, 639*t*
 definition of, 638*b*
 organ involvement in, 638*t*
Westcort (hydrocortisone butyrate), 25*b*
Wet combing, 510
Wet compresses
 benefits of, 24
 diseases treated with, 24*b*
 for Rhus dermatitis, 89
 technique for preparation and application, 24
Wet diseases, 23
Wet dressings, 24
 cool, 43
 solutions, 24*t*
 for stasis dermatitis, 73
Wheals (hives). *See also* Urticaria
 definition of, 11, 130
 differential diagnoses, *11*
White lines, Darier's, *867*, 871
White nail changes, 886, 887*t*
White papules, 4, *4*
White spots or bands, 882, *882*
White superficial onychomycosis, 876, *876*
White tufts of hair, 911
Whiteheads, 171, *171*
Whitish macules, *910*, 911
Wigs, 858
Wilson's disease, 886*t*
Winter itch, 23
Wiskott-Aldrich syndrome, 895*t*
Women
 best suited for hormonal treatment, 183*b*
 Ferriman-Gallwey hirsute score for, 846, 847*t*
 hirsutism in, 846, 846*b*
 postadolescent acne in, 163
 virilization in, 846, 846*b*
Wood's light examination, 412, 428*b*, 432
 of vitiligo, 686
Wound dressings, 924-925
Wound healing, 923-925
Wounds
 bite, 530
 contraction of, 923
 cutaneous, 923
 debridement of, 78
 full-thickness, 923
 guidelines for management of, 925*b*
 local care, 816
 open, 925
 partial-thickness, 923
 postoperative care, 925
 sutured, 925
Wrinkling, sun-induced, 664, *664*
Wrist, tinea of, *424*

X

Xanthelasma, 902*t*, 903, *903*
Xanthoma, 902-904, 902*t*
 differential diagnosis, 8
 eruptive, 902*t*, 904, *904*
 plane, 902*t*, 903, *903*
 tendinous, 902*t*, 904
 tuberous, 902*t*, 904, *904*
Xeroderma, 361*t*

Xerosis, 60, *60*
 of atopic dermatitis, 115
 differential diagnosis, 12
 in HIV infection, 358*t*
 topical therapy for, 23
Xylocaine (lidocaine)
 for disseminated herpes zoster in immunocompromised hosts, 404
 for local anesthesia, 922
 for necrobiosis lipoidica, 896
 for seborrheic keratosis, 705
 for Stevens-Johnson syndrome, 631

Y

Yale Medical Center Pharmacy, 762
Yeast infection
 in atopic dermatitis, 120
 culture media for, 412
 nail changes with, 887*t*
Yellow nails, 362*t*, 886*t*
Yellow nails syndrome, 884-885, *885*
Yellow papules, 4, *4*
Yellow-nail syndrome, 886*t*

Z

Zafirlukast (Accolate), 139*b*
Zantac (ranitidine), 139*b*
Zidovudine, 886*t*
Zileuton, 899
Zinc deficiency, 887*t*
Zithromax (azithromycin), 302*t*
ZNP bar soap, 245
Zonalon (doxepin), 47, 121*b*, 125
Zoster sine herpete, 402
Zostrix (capsaicin cream), 147, 406
Zovirax (acyclovir), 352*t*, 383*t*
Zyderm I and II (bovine collagen), 936
Zyplast (bovine collagen), 936
Zyrtec (cetirizine)
 for cholinergic urticaria, 145
 for mosquito bites, 536
 for urticaria, 139*b*, 140